# Farmacologia
## // ilustrada

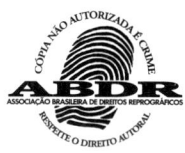
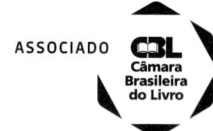

W552f    Whalen, Karen.
        Farmacologia ilustrada / Karen Whalen, organizadores colaboradores Sarah M. Lerchenfeldt, Chris R. Giordano; tradução : Simone Kobe de Oliveira; revisão técnica : Vladi Olga Consigliere de Matta. – 8. ed. – Porto Alegre : Artmed, 2025.
        xv, 768 p. : il. color. ; 28 cm.

        ISBN 978-65-5882-288-2

        1. Farmacologia. I. Título.

                                  CDU 615-028.22

Catalogação na publicação: Karin Lorien Menoncin – CRB 10/2147

# Farmacologia
// ilustrada

**Karen L. Whalen, PharmD, BCPS, FAPhA**
Clinical Professor, Department of Pharmacotherapy and Translational Research
College of Pharmacy, University of Florida
Gainesville, Florida

**8ª edição**

**Organizadores colaboradores**

**Sarah M. Lerchenfeldt, PharmD, BCPS**
Associate Professor, Department of Foundational Medical Studies
William Beaumont School of Medicine, Oakland University
Rochester, Minnesota

**Chris R. Giordano, MD**
Associate Professor of Anesthesiology
College of Medicine, University of Florida
Gainesville, Florida

**Tradução**
Simone Kobe de Oliveira

**Revisão técnica**
Vladi Olga Consigliere de Matta
Farmacêutica-Bioquímica. Professora doutora do Curso de Farmácia e Bioquímica e do Programa de
Pós-graduação em Fármacos e Medicamentos do Departamento de Farmácia da Faculdade de Ciências Farmacêuticas
da Universidade de São Paulo (FCF-USP). Mestre e Doutora em Fármacos e Medicamentos pela FCF-USP.

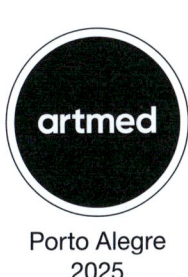

Porto Alegre
2025

Obra originalmente publicada sob o título *Lippincott illustrated reviews: pharmacology*, 8th edition
ISBN 9781975170554

Copyright©2023 Wolters Kluwer Health, Inc.
Wolters Kluwer did not participate in the translation of this title.

Publicado mediante acordo com Wolters Kluwer Health, Inc., USA

Coordenador editorial: *Alberto Schwanke*

Editora: *Mirian Raquel Fachinetto*

Preparação de originais: *Cecília Beatriz Alves Teixeira* e *Mirela Favaretto*

Leitura final: *Carine Garcia Prates*

Ilustração e design gráfico original: *Matt Chansky*

Capa: *Tatiana Sperhacke / Tat Studio*

Editoração: *Clic Editoração Eletônica Ltda.*

---

**Nota**

A farmacologia está em constante evolução e, à medida que novas pesquisas e a experiência clínica ampliam o nosso conhecimento, são necessárias modificações no tratamento e na farmacoterapia. Os organizadores desta obra consultaram as fontes consideradas confiáveis, em um esforço para oferecer informações completas e, geralmente, de acordo com os padrões aceitos à época da publicação. Entretanto, tendo em vista a possibilidade de falha humana ou de mudanças na área, os leitores devem confirmar estas informações com outras fontes: por exemplo, e em particular, os leitores são aconselhados a conferir a bula de qualquer medicamento que pretendam administrar, para se certificar de que a informação contida neste livro está correta e de que não houve alteração na dose recomendada nem nas contraindicações para o seu uso. Esta recomendação é particularmente importante em relação a medicamentos novos ou raramente usados.

---

Reservados todos os direitos de publicação, em língua portuguesa, ao
GA EDUCAÇÃO LTDA.
(Artmed é um selo editorial do GA EDUCAÇÃO LTDA.)
Rua Ernesto Alves, 150 – Bairro Floresta
90220-190 – Porto Alegre – RS
Fone: (51) 3027-7000

SAC 0800 703 3444 – www.grupoa.com.br

É proibida a duplicação ou reprodução deste volume, no todo ou em parte, sob quaisquer formas ou por quaisquer meios (eletrônico, mecânico, gravação, fotocópia, distribuição na Web e outros), sem permissão expressa da Editora.

IMPRESSO NO BRASIL
*PRINTED IN BRAZIL*

## *IN MEMORIAM*

Richard A. Harvey, PhD

1936–2017

Cocriador e organizador da série Ilustrada em colaboração com Pamela C. Champe, PhD (1945-2008)

Ilustrador e coautor dos primeiros livros da série: *Bioquímica, Farmacologia, Microbiologia e Imunologia*

# Coautores

**Adonice Khoury, PharmD, BCPS**
Clinical Assistant Professor
Pharmacotherapy and Translational Research
University of Florida College of Pharmacy
Gainesville, Florida

**Aksha Memon, MBBS, MD, MPH**
Department of Medical Education
Creighton University School of Medicine
Phoenix Regional Campus
Phoenix, Arizona

**Angela K. Birnbaum, PhD**
Professor
Experimental and Clinical Pharmacology
University of Minnesota College of Pharmacy
Minneapolis, Minnesota

**Anthony M. Casapao, PharmD, MPH**
Clinical Assistant Professor
Pharmacotherapy and Translational Research
University of Florida College of Pharmacy
Jacksonville, Florida

**Barbara A. Santevecchi, PharmD, BCPS, BCIDP**
Clinical Assistant Professor
Pharmacotherapy and Translational Research
University of Florida College of Pharmacy
Gainesville, Florida

**Benjamin Gross, PharmD, MBA**
Department of Pharmacy and Pharmaceutical Sciences
Lipscomb University College of Pharmacy and Health Sciences
Nashville, Tennessee

**Brandon M. Lopez, MD**
Assistant Professor of Anesthesiology
University of Florida College of Medicine
Gainesville, Florida

**Carinda Feild, PharmD, FCCM**
Clinical Associate Professor
Pharmacotherapy and Translational Research
University of Florida College of Pharmacy
St. Petersburg, Florida

**Carol Motycka, PharmD, CHSE**
Associate Professor
Pharmacotherapy and Translational Research
University of Florida College of Pharmacy
Jacksonville, Florida

**Charles A. Peloquin, PharmD**
Professor
Pharmacotherapy and Translational Research
University of Florida College of Pharmacy
Gainesville, Florida

**Chris R. Giordano, MD**
Associate Professor of Anesthesiology
University of Florida College of Medicine
Gainesville, Florida

**Christina E. DeRemer, PharmD, BCACP, FASHP**
Clinical Associate Professor
Pharmacotherapy and Translational Research
University of Florida College of Pharmacy
Gainesville, Florida

**Daniel Rubin, MD**
Clinical Associate Professor
Department of Community Health and Family Medicine
University of Florida College of Medicine
Gainesville, Florida

**David Skyba, DC, PhD**
Associate Professor of Neuroscience
College of Osteopathic Medicine
Touro University Nevada
Henderson, Nevada

### Dawn R. Sollee, PharmD, DABAT
Associate Professor
Department of Emergency Medicine
University of Florida
Jacksonville, Florida

### Elizabeth Sherman, PharmD, AAHIVP
Associate Professor
Pharmacy Practice
Nova Southeastern University College of Pharmacy
Fort Lauderdale, Florida

### Emily J. Cicali, PharmD, BCPS
Clinical Assistant Professor
Pharmacotherapy and Translational Research
Center for Pharmacogenomics and Precision Medicine
University of Florida College of Pharmacy
Gainesville, Florida

### Emily Jaynes Winograd, PharmD, DABAT
Adjunct Clinical Instructor
Department of Pharmacy
University of Michigan College of Pharmacy
Ann Arbor, Michigan

### Eric Dietrich, PharmD, BCACP
Clinical Associate Professor
Pharmacotherapy and Translational Research
University of Florida College of Pharmacy
Gainesville, Florida

### Eric F. Egelund, PharmD, PhD
Clinical Assistant Professor
Pharmacotherapy and Translational Research
University of Florida College of Pharmacy
Jacksonville, Florida

### Felix Amissah, PhD
Associate Professor of Pharmacology
College of Pharmacy
Ferris State University
Big Rapids, Michigan

### Jacinda C. Abdul-Mutakabbir, PharmD, MPH, AAHIVP
Assistant Professor
Department of Pharmacy Practice
Loma Linda School of Pharmacy
Loma Linda, California

### Jamie K. Alan, PharmD, PhD
Associate Professor
Pharmacology and Toxicology
Michigan State University
East Lansing, Michigan

### Jeannine M. Conway, PharmD, BCPS
Associate Professor
Experimental and Clinical Pharmacology
University of Minnesota College of Pharmacy
Minneapolis, Minnesota

### Joanna Peris, PhD
Associate Professor
Pharmacodynamics
University of Florida College of Pharmacy
Gainesville, Florida

### Jody K. Takemoto, PhD, MEd
Associate Professor
Biomedical Education
California Health Sciences University
Clovis, California

### John M. Allen, PharmD, BCPS, BCCCP, FCCM, FCCP
Clinical Associate Professor
Pharmacotherapy and Translational Research
University of Florida College of Pharmacy
Orlando, Florida

### Jonathan C. Cho, PharmD, MBA, BCIDP, BCPS
Director, PGY2 Infectious Diseases Residency Program
Department of Pharmacy
MountainView Hospital
Las Vegas, Nevada

### Jose A. Rey, MS, PharmD, BCPP
Professor
Department of Pharmacy Practice
Nova Southeastern University College of Pharmacy
Fort Lauderdale, Florida

### Joseph Spillane, PharmD, DABAT
Emergency Medicine Pharmacist
Clinical Associate Professor
UF Health Jacksonville
Jacksonville, Florida

### Karen L. Whalen, PharmD, BCPS, FAPhA
Clinical Professor
Pharmacotherapy and Translational Research
University of Florida College of Pharmacy
Gainesville, Florida

### Katherine Vogel Anderson, PharmD, BCACP
Associate Professor
University of Florida Colleges of Pharmacy and Medicine
Pharmacotherapy and Translational Research
Division of General Internal Medicine
Gainesville, Florida

**Kelli A. Kronsberg, PharmD**
Infectious Diseases Clinical Pharmacist
Department of Pharmacy
MountainView Hospital
Las Vegas, Nevada

**Kelly M. Quesnelle, PhD**
Professor
Department of Biomedical Sciences
School of Medicine Greenville
University of South Carolina
Greenville, South Carolina

**Kelsey Jean Cook, PharmD**
Clinical Assistant Professor
Pharmacotherapy and Translational Research
University of Florida College of Pharmacy
Jacksonville, Florida

**Kimberly Atkinson, PharmD**
Clinical Pharmacist
Outpatient Pharmacy
HCA Florida North Florida Hospital
Gainesville, Florida

**Kristyn M. Pardo, PharmD, BCACP**
Clinical Pharmacy Specialist
North Florida/South Georgia Veterans Health System
Gainesville, Florida

**Lihui Yuan, PharmD, PhD**
Pharmacodynamics
University of Florida College of Pharmacy
Gainesville, Florida

**Lindsey M. Childs-Kean, PharmD, MPH, BCPS**
Clinical Associate Professor
Pharmacotherapy and Translational Research
University of Florida College of Pharmacy
Gainesville, Florida

**Lisa Deacon, PharmD**
Ambulatory Care Clinical Pharmacy Specialist
Middleburg, Florida

**Marylee V. Worley, PharmD, BCIDP**
Assistant Professor
Pharmacy Practice
Nova Southeastern University College of Pharmacy
Fort Lauderdale, Florida

**Matthew G. Hermenau, PharmD**
Pain Management Stewardship Pharmacist
Pharmacy Department
Jackson Health System
Miami, Florida

**Maya Leiva, PharmD, BCOP**
Pharmacy Clinical Specialist – Hematology and Oncology
Pharmacy Department
Inova Schar Cancer Institute
Fairfax, Virginia

**Nancy Borja-Hart, PharmD, FCCP, BCPS**
Associate Professor
Department of Clinical Pharmacy and Translational Science
The University of Tennessee Health Science Center College of Pharmacy
Nashville, Tennessee

**Rajan Radhakrishnan, BPharm, MSc, PhD**
Professor of Pharmacology
College of Medicine
Mohammed Bin Rashid University of Medicine and Health Sciences
Dubai Healthcare City
Dubai, United Arab Emirates

**Reem Kais Jan, BPharm, PhD**
Assistant Professor
College of Medicine
Mohammed Bin Rashid University of Medicine and Health Sciences
Dubai, United Arab Emirates

**Robin Moorman Li, PharmD, BCACP**
Clinical Associate Professor
Pharmacotherapy & Translational Research
University of Florida College of Pharmacy
Jacksonville, Florida

**Rosemary A. Poku, PhD**
Assistant Professor
College of Medicine
Central Michigan University
Mount Pleasant, Michigan

**Sandhya Jinesh, BPharm, MS, PharmD**
Chief Pharmacist
West Haven Pharmacy
West Haven, Connecticut

**Shannon A. Miller, PharmD, BCACP**
Clinical Associate Professor
Pharmacotherapy and Translational Research
University of Florida College of Pharmacy
Orlando, Florida

**Shawn David Anderson, PharmD, BCACP, BCCP, AACC**
Clinical Assistant Professor
Pharmacotherapy and Translational Research
University of Florida College of Pharmacy
Gainesville, Florida

**Stacey D. Curtis, PharmD**
Clinical Assistant Professor
Pharmacotherapy and Translational Research
University of Florida College of Pharmacy
Gainesville, Florida

**Stacy L. Miller, PharmD, MBA, BCACP**
Clinical Assistant Professor
Pharmacotherapy and Translational Research
University of Florida College of Pharmacy
Gainesville, Florida

**Veena Venugopalan, PharmD**
Associate Professor
Pharmacotherapy and Translational Research
University of Florida College of Pharmacy
Gainesville, Florida

**Venkata Kashyap Yellepeddi, PhD, DABCP**
Associate Professor
Division of Clinical Pharmacology
Department of Pediatrics
University of Utah
Salt Lake City, Utah

**Vidhu Kariyawasam, MD**
Assistant Professor of Medicine
Division of Infectious Diseases and Global Medicine
University of Florida College of Medicine
Gainesville, Florida

**William Cary Mobley, PhD**
Clinical Associate Professor
Pharmaceutics
University of Florida College of Pharmacy
Gainesville, Florida

**Young S. Baek, PharmD**
Clinical Pharmacist
Department of Pharmacy
Tampa General Hospital
Tampa, Florida

**Zachary L. Cox, PharmD, FHFSA**
Associate Professor
Department of Pharmacy Practice
Lipscomb University College of Pharmacy
Nashville, Tennessee

# Revisores

## Corpo docente

**Edward Freeman, PhD**
St. John Fisher College
Rochester, New York

**Michael M. White, PhD**
Drexel University College of Medicine
Philadelphia, Pennsylvania

**Michelle M. Duffourc, PhD**
Quillen College of Medicine
East Tennessee State University
Johnson City, Tennessee

**Yan Leyfman, MD**
Icahn School of Medicine at Mount Sinai
New York, New York

## Corpo discente

**Nathan Gardner, MS, PA-C**
**Paul Tonog**
**Rina Joshi**
**Ummul Asfeen**

# Sumário

**UNIDADE I** Princípios da terapia farmacológica

**Capítulo 1** Farmacocinética — 1
*Venkata Kashyap Yellepeddi*

**Capítulo 2** Interações fármaco-receptor e farmacodinâmica — 24
*Joanna Peris*

**UNIDADE II** Fármacos que afetam o sistema nervoso autônomo

**Capítulo 3** O sistema nervoso autônomo — 39
*David Skyba e Rajan Radhakrishnan*

**Capítulo 4** Agonistas colinérgicos — 52
*Rosemary A. Poku e Felix Amissah*

**Capítulo 5** Antagonistas colinérgicos — 67
*Carinda Feild, Felix Amissah e Rosemary A. Poku*

**Capítulo 6** Agonistas adrenérgicos — 81
*Reem Kais Jan e Rajan Radhakrishnan*

**Capítulo 7** Antagonistas adrenérgicos — 102
*Sandhya Jinesh e Rajan Radhakrishnan*

**UNIDADE III** Fármacos que afetam o sistema cardiovascular

**Capítulo 8** Anti-hipertensivos — 115
*Benjamin Gross*

**Capítulo 9** Diuréticos — 131
*Zachary L. Cox*

**Capítulo 10** Medicamentos para insuficiência cardíaca — 146
*Shawn David Anderson e Katherine Vogel Anderson*

**Capítulo 11** Antiarrítmicos — 168
*Shawn David Anderson e Lisa Deacon*

**Capítulo 12** Antianginosos — 182
*Kristyn M. Pardo*

**Capítulo 13** Anticoagulantes e antiplaquetários — 193
*Katherine Vogel Anderson e Kimberly Atkinson*

**Capítulo 14** Anti-hiperlipêmicos — 215
*Christina E. DeRemer e Eric Dietrich*

## UNIDADE IV  Fármacos que afetam o sistema nervoso central

**Capítulo 15**  Medicamentos para doenças neurodegenerativas  231
*Jose A. Rey*

**Capítulo 16**  Ansiolíticos e hipnóticos  248
*Jose A. Rey*

**Capítulo 17**  Antidepressivos  263
*Jose A. Rey*

**Capítulo 18**  Antipsicóticos  276
*Jose A. Rey*

**Capítulo 19**  Antiepilépticos  287
*Jeannine M. Conway e Angela K. Birnbaum*

**Capítulo 20**  Anestésicos  302
*Brandon M. Lopez e Chris R. Giordano*

**Capítulo 21**  Opioides  323
*Robin Moorman Li e Matthew G. Hermenau*

**Capítulo 22**  Estimulantes do sistema nervoso central  341
*Jose A. Rey e Carol Motycka*

## UNIDADE V  Fármacos que afetam o sistema endócrino

**Capítulo 23**  Hipófise e tireoide  355
*Shannon A. Miller e Christina E. DeRemer*

**Capítulo 24**  Medicamentos para diabetes  367
*Karen L. Whalen e Lihui Yuan*

**Capítulo 25**  Estrogênios, progestogênios e androgênios  385
*Karen L. Whalen e Stacy L. Miller*

**Capítulo 26**  Hormônios suprarrenais  401
*Shannon A. Miller e Karen L. Whalen*

**Capítulo 27**  Medicamentos que afetam o metabolismo ósseo  411
*Karen L. Whalen*

## UNIDADE VI  Fármacos quimioterápicos

**Capítulo 28**  Princípios da terapia antimicrobiana  421
*Young S. Baek, Eric F. Egelund e Anthony M. Casapao*

**Capítulo 29**  Inibidores da parede celular  437
*Veena Venugopalan e Barbara A. Santevecchi*

**Capítulo 30**  Inibidores da síntese proteica  455
*Lindsey M. Childs-Kean*

**Capítulo 31**  Quinolonas, antagonistas do ácido fólico e antissépticos do trato urinário  472
*John M. Allen e Jacinda C. Abdul-Mutakabbir*

**Capítulo 32**  Antimicobacterianos  486
*Charles A. Peloquin e Eric F. Egelund*

**Capítulo 33**  Antifúngicos  496
*Lindsey M. Childs-Kean e Vidhu Kariyawasam*

**Capítulo 34**  Antivirais  510
*Elizabeth Sherman*

| Capítulo 35 | Antiprotozoários<br>*Marylee V. Worley e Jonathan C. Cho* | 529 |
|---|---|---|
| Capítulo 36 | Anti-helmínticos<br>*Kelli A. Kronsberg, Jonathan C. Cho e Marylee V. Worley* | 545 |
| Capítulo 37 | Medicamentos anticâncer<br>*Kelly M. Quesnelle* | 553 |
| Capítulo 38 | Imunossupressores<br>*Maya Leiva e Jody K. Takemoto* | 583 |

## UNIDADE VII  Tópicos especiais em farmacologia

| Capítulo 39 | Histamina e serotonina<br>*Nancy Borja-Hart* | 599 |
|---|---|---|
| Capítulo 40 | Anti-inflamatórios, antipiréticos e analgésicos<br>*Eric Dietrich e Daniel Rubin* | 613 |
| Capítulo 41 | Medicamentos para distúrbios do sistema respiratório<br>*Aksha Memon* | 634 |
| Capítulo 42 | Medicamentos para distúrbios gastrintestinais e antieméticos<br>*Carol Motycka e Adonice Khoury* | 650 |
| Capítulo 43 | Medicamentos para distúrbios urológicos<br>*Katherine Vogel Anderson e Kimberly Atkinson* | 670 |
| Capítulo 44 | Medicamentos para anemia<br>*Jamie K. Alan* | 680 |
| Capítulo 45 | Medicamentos para distúrbios dermatológicos<br>*Stacey D. Curtis e William Cary Mobley* | 690 |
| Capítulo 46 | Toxicologia clínica<br>*Dawn R. Sollee e Emily Jaynes Winograd* | 705 |
| Capítulo 47 | Substâncias de abuso<br>*Carol Motycka e Joseph Spillane* | 716 |
| Capítulo 48 | Farmacogenômica<br>*Emily J. Cicali e Kelsey Jean Cook* | 728 |
| | Créditos das figuras | 747 |
| | Índice | 749 |

# UNIDADE I
PRINCÍPIOS DA TERAPIA FARMACOLÓGICA

# Farmacocinética  1
Venkata Kashyap Yellepeddi

## I. VISÃO GERAL

A farmacocinética estuda o que o organismo faz com o fármaco, ao passo que a farmacodinâmica (ver Capítulo 2) descreve o que o fármaco faz no organismo. Quatro propriedades farmacocinéticas determinam o início, a intensidade e a duração da ação do fármaco (Figura 1.1):

- **Absorção:** Primeiro, a absorção desde o local de administração permite a entrada do fármaco (direta ou indiretamente) no plasma.
- **Distribuição:** Segundo, o fármaco pode, reversivelmente, sair da circulação sanguínea e distribuir-se nos líquidos intersticial e intracelular.
- **Biotransformação:** Terceiro, o fármaco pode ser biotransformado no fígado ou em outros tecidos.
- **Eliminação:** Finalmente, o fármaco e seus metabólitos são eliminados do organismo na urina, na bile ou nas fezes.

Usando o conhecimento das variáveis farmacocinéticas, os clínicos podem eleger condutas terapêuticas ideais, incluindo via de administração, dosagem, frequência e duração do tratamento.

## II. VIAS DE ADMINISTRAÇÃO DE FÁRMACOS

A via de administração é determinada primariamente pelas propriedades do fármaco (p. ex., hidro ou lipossolubilidade, ionização) e pelos objetivos terapêuticos (p. ex., a necessidade de início rápido, de tratamento a longo prazo ou a restrição da liberação a um determinado sítio). As principais vias de administração de fármacos são a enteral, a parenteral e a tópica, entre outras (Figura 1.2).

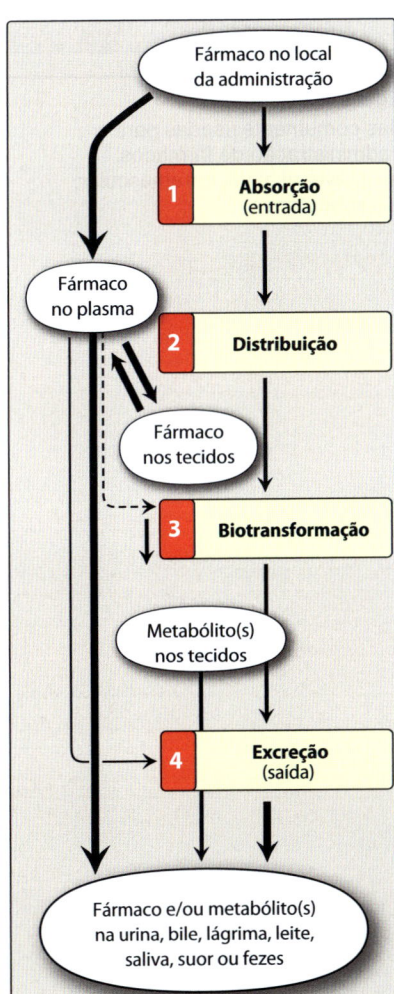

**Figura 1.1**
Representação esquemática de absorção, distribuição, biotransformação e excreção de fármacos.

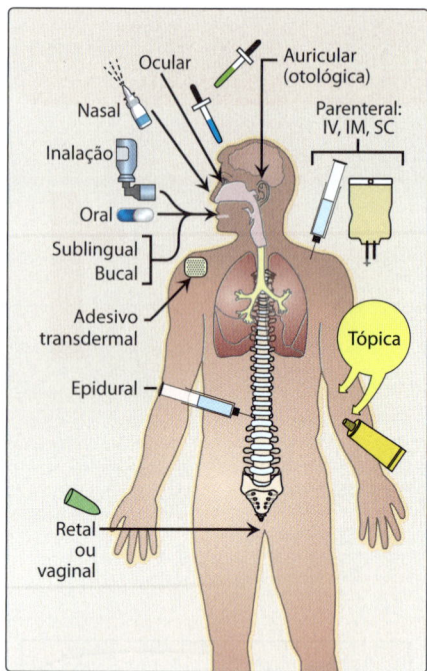

**Figura 1.2**
Vias comumente usadas para a administração de fármacos.
IV, intravenosa; IM, intramuscular; SC, subcutânea.

### A. Enteral

A administração enteral (administração de um medicamento por via oral) é o método mais comum, conveniente e econômico de administração de medicamentos. O fármaco pode ser deglutido por via oral, pode ser colocado sob a língua (sublingual) ou entre a bochecha e a gengiva (bucal), facilitando a absorção direta na circulação sanguínea.

1. **Oral:** A administração oral oferece várias vantagens. Os fármacos orais são facilmente autoadministrados, e a toxicidade e/ou a dosagem excessiva podem ser neutralizadas com antídotos como o carvão ativado. Porém, as vias envolvidas na absorção oral são as mais complicadas, e o baixo pH do estômago inativa alguns fármacos. Existe uma ampla variedade de preparações orais, incluindo preparações revestidas (entéricas) e de liberação prolongada.

    a. **Preparações revestidas (entéricas):** O revestimento entérico é um envoltório químico que protege o fármaco do ácido gástrico, liberando-o no intestino (menos ácido), onde o envoltório se dissolve e permite a liberação do fármaco. O revestimento entérico é útil para certos medicamentos (p. ex., *omeprazol*) que são ácidos instáveis e para medicamentos que são irritantes para o estômago, como o *ácido acetilsalicílico*.

    b. **Preparações de liberação prolongada:** Medicamentos de liberação prolongada (abreviados como ER, XR, XL, SR, CR, etc.) têm revestimentos ou ingredientes especiais que controlam a liberação do fármaco, permitindo, assim, uma absorção mais lenta e uma duração de ação mais longa. As formulações ER podem ser administradas com menor frequência e podem aumentar a aderência do paciente. Além disso, podem manter as concentrações dentro da faixa terapêutica por um período mais longo, ao contrário das formas farmacêuticas de liberação imediata, que podem resultar em picos e vales maiores na concentração plasmática. As formulações ER são vantajosas para os fármacos que têm meia-vida curta. Por exemplo, a meia-vida da *morfina* por via oral é de 2 a 4 horas, e ela precisa ser administrada seis vezes ao dia para proporcionar alívio contínuo da dor. Entretanto, são necessárias apenas duas doses ao usar comprimidos ER.

2. **Sublingual e bucal:** A via sublingual envolve a colocação do medicamento sob a língua. A via bucal envolve a colocação do medicamento entre a bochecha e a gengiva. Ambas as vias de absorção, sublingual e bucal, apresentam várias vantagens, incluindo facilidade de administração, absorção rápida, transposição do ambiente gastrintestinal (GI) hostil e capacidade de evitar a biotransformação de primeira passagem (ver discussão adiante).

### B. Parenteral

A via parenteral intravascular introduz o fármaco diretamente na circulação sistêmica. Ela é usada para fármacos que são pouco absorvidos no trato gastrintestinal (TGI) (p. ex., *heparina*) e para os que são instáveis no TGI (p. ex., *insulina*). A administração parenteral também é usada para pacientes incapazes de tomar medicamentos orais (pacientes inconscientes) e em circunstâncias que requerem um rápido início de ação. Ela também assegura o melhor controle sobre a dose do fármaco administrada ao organismo. No entanto, esta via de administração é irreversível e pode causar dor, medo, dano tecidual local e infecções. As quatro principais vias parenterais são intravascular (intravenosa ou intra-arterial), intramuscular, subcutânea e intradérmica (Figura 1.3).

1. **Intravenosa:** A injeção intravenosa (IV) é a via parenteral mais comum. Ela é útil para fármacos que não são absorvidos por via oral, como o bloqueador neuromuscular *rocurônio*. A via IV permite um efeito rápido e um grau de controle máximo sobre a quantidade de fármaco administrada. Quando injetada em bólus, toda a dose de fármaco é administrada na circulação sistêmica quase imediatamente. Se for administrado como infusão IV, o fármaco é infundido em um período maior, resultando em um pico de concentração plasmática mais baixo e em um aumento da duração do fármaco circulante.

2. **Intramuscular:** Fármacos administrados por via intramuscular (IM) podem estar em soluções aquosas, que são absorvidas rapidamente, ou em preparações especializadas de depósito, absorvidas lentamente. As preparações de depósito, com frequência, consistem em uma suspensão do fármaco em um veículo não aquoso, como o polietilenoglicol ou óleo. À medida que o veículo se difunde para fora do músculo, o fármaco precipita-se no local da injeção e se dissolve lentamente, fornecendo uma dose sustentada durante um intervalo prolongado.

3. **Subcutânea:** Esta via de administração, como a IM, oferece absorção por difusão simples e é mais lenta do que a via IV. A injeção SC minimiza os riscos de hemólise ou trombose associados à injeção IV e pode proporcionar efeitos lentos, constantes e prolongados. Esta via não deve ser usada com fármacos que causam irritação tissular, porque pode ocorrer dor intensa e necrose.

4. **Intradérmica:** A via intradérmica envolve a injeção na derme, a camada mais vascularizada da pele sob a epiderme. Agentes para determinação diagnóstica e dessensibilização são geralmente administrados por esta via.

C. Outras

1. **Inalação oral e preparações nasais:** Tanto a inalação oral como as vias de administração nasal proporcionam uma rápida distribuição do fármaco através da grande área de superfície das membranas mucosas do trato respiratório e/ou epitélio pulmonar. Os efeitos dos fármacos são quase tão rápidos como os da injeção IV em bólus. Fármacos gasosos (p. ex., alguns anestésicos) e aqueles que podem ser dispersados em aerossol são administrados por inalação. Esta via é particularmente eficaz e conveniente para pacientes com problemas respiratórios, como asma ou doença pulmonar obstrutiva crônica, pois o fármaco é administrado diretamente no local de ação, minimizando, assim, os efeitos sistêmicos. A via nasal envolve a administração tópica de medicamentos diretamente no nariz e é frequentemente utilizada para pacientes com rinite alérgica.

2. **Intratecal e intraventricular:** A barreira hematencefálica retarda ou impede a entrada dos fármacos no sistema nervoso central (SNC). Quando se desejam efeitos locais e rápidos, é necessário introduzir o fármaco diretamente no líquido cerebrospinal.

3. **Tópica:** A aplicação tópica é usada quando se deseja um efeito local do fármaco.

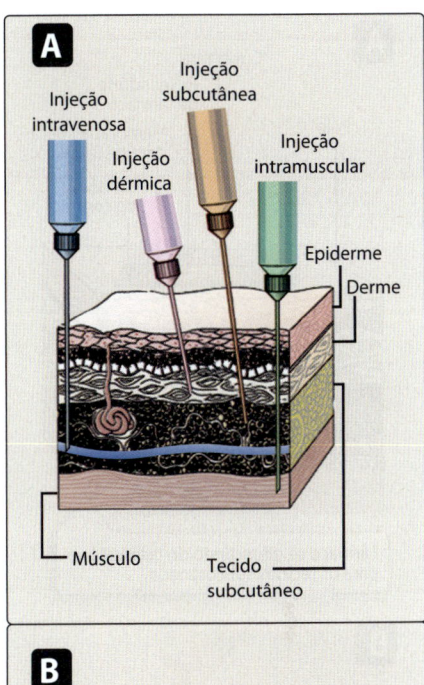

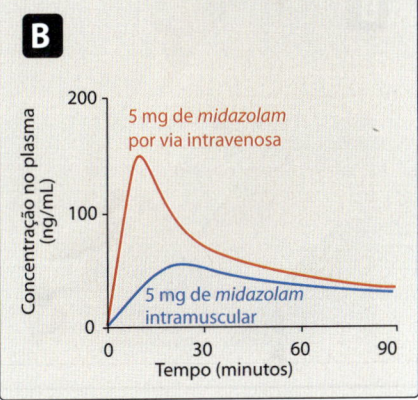

**Figura 1.3**
**A.** Representação esquemática da injeção subcutânea e intramuscular.
**B.** Concentração de *midazolam* no plasma após injeção intravenosa e intramuscular.

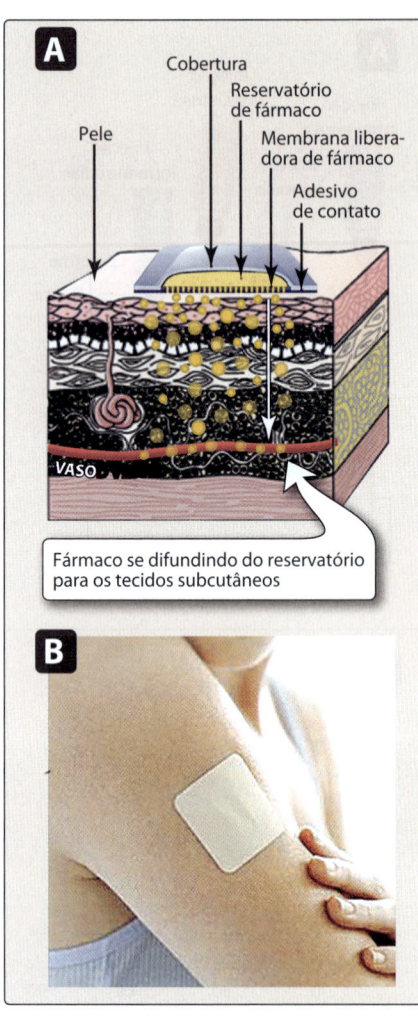

**Figura 1.4**
**A.** Representação esquemática de um adesivo transcutâneo. **B.** Adesivo transdérmico de nicotina aplicado no braço.

4. **Transdérmica:** Esta via de administração proporciona efeitos sistêmicos pela aplicação do fármaco na pele, em geral, por meio de um adesivo cutâneo (Figura 1.4). A velocidade de absorção pode variar de modo acentuado, dependendo das características físicas da pele no local da aplicação e da lipossolubilidade do fármaco.

5. **Retal:** Como 50% da drenagem da região retal não passa pela circulação portal, a biotransformação dos fármacos pelo fígado é minimizada com o uso desta via. A vantagem adicional da via retal é evitar a destruição do fármaco no ambiente GI. Ela também é útil se o fármaco provoca êmese, quando administrado por via oral, se o paciente já se encontra vomitando ou se está inconsciente. Com frequência, a absorção retal é errática e incompleta, e vários fármacos irritam a mucosa retal. A Figura 1.5 resume as características das vias comuns de administração, juntamente com exemplos de fármacos.

## III. ABSORÇÃO DE FÁRMACOS

Absorção é a transferência de um fármaco do seu local de administração para a corrente sanguínea. A velocidade e a eficiência da absorção dependem do ambiente onde o fármaco é absorvido, das suas características químicas e da via de administração (o que influencia sua biodisponibilidade). Excetuando-se a via IV, as demais podem resultar em absorção parcial e menor biodisponibilidade.

### A. Mecanismos de absorção de fármacos a partir do TGI

Dependendo das propriedades químicas, os fármacos podem ser absorvidos do TGI por difusão passiva, difusão facilitada, transporte ativo ou endocitose (Figura 1.6).

1. **Difusão passiva:** A força motora da difusão passiva de um fármaco é o gradiente de concentração através da membrana que separa dois compartimentos corporais. Em outros termos, o fármaco se move da área de concentração alta para a de concentração baixa. A difusão passiva não envolve transportador, não é saturável e apresenta baixa especificidade estrutural. A maioria dos fármacos é absorvida por esse mecanismo. Os fármacos hidrossolúveis atravessam as membranas celulares pelos canais ou poros aquosos, e os lipossolúveis movem-se facilmente através da maioria das membranas biológicas, devido à solubilidade na bicamada lipídica.

2. **Difusão facilitada:** Outros fármacos podem entrar na célula por meio de proteínas transportadoras transmembrana especializadas que facilitam a passagem de moléculas grandes. Essas proteínas transportadoras sofrem alterações conformacionais, permitindo a passagem de fármacos ou moléculas endógenas para o interior das células. Esse processo é denominado difusão facilitada. Ele não requer energia, pode ser saturado e inibido por compostos que competem pelo transportador.

3. **Transporte ativo:** Esta forma de entrada de fármacos também envolve transportadores proteicos específicos que atravessam a membrana. No entanto, o transporte ativo é dependente de energia, impulsionado pela hidrólise do trifosfato de adenosina (ATP, do inglês *adenosine triphosphate*). Ele é capaz de mover fármacos contra um gradiente de concentração – ou seja, de uma região com baixa concentração de fármaco para outra com concentração mais

| VIA DE ADMINIS- TRAÇÃO | ABSORÇÃO PADRÃO | VANTAGENS | DESVANTAGENS | EXEMPLOS |
|---|---|---|---|---|
| Oral | • Variável; afetada por muitos fatores | • Via de administração mais comum, conveniente e econômica | • Absorção limitada de alguns medicamentos<br>• Alimentos podem afetar a absorção<br>• A adesão do paciente é necessária<br>• Os fármacos podem ser metabolizados antes da absorção sistêmica | • Paracetamol<br>• Amoxicilina |
| Sub- lingual | • Depende do medicamento: Poucos medicamentos (p. ex., nitroglicerina) têm absorção sistêmica rápida e direta. A maioria dos medicamentos é absorvida de forma errática ou incompleta | • Ignora o efeito de primeira passagem<br>• Ignora a destruição pelo ácido estomacal<br>• A estabilidade do medicamento é mantida porque o pH da saliva é relativamente neutro<br>• Pode causar efeitos farmacológicos imediatos | • Limitada a certos tipos de medicamentos<br>• Limitada a medicamentos que podem ser tomados em pequenas doses<br>• Pode perder parte da dose do medicamento, se ingerido | • Nitroglicerina<br>• Buprenorfina |
| Intra- venosa | • Absorção não necessária | • Pode ter efeitos imediatos<br>• Ideal se administrada em grandes volumes<br>• Adequada para substâncias irritantes e misturas complexas<br>• Valiosa em situações de emergência<br>• Titulação de dosagem permitida<br>• Ideal para proteínas de alto peso molecular e medicamentos peptídicos | • Inadequada para substâncias oleosas<br>• A maioria das substâncias deve ser injetada lentamente<br>• Técnicas assépticas rigorosas são necessárias | • Vancomicina<br>• Heparina |
| Intra- muscular | • Depende dos diluentes do medicamento: Solução aquosa: preparações prontas de depósito: lentas e contínuas | • Adequada se o volume do medicamento for moderado<br>• Adequada para veículos oleosos e certas substâncias irritantes<br>• Preferível à intravenosa, se o paciente precisar se autoadministrar | • Afeta certos testes de laboratório (creatina-cinase)<br>• Pode ser dolorosa<br>• Pode causar hemorragia intramuscular (impedida durante a terapia de anticoagulação) | • Haloperidol<br>• Medroxipro- gesterona de depósito |
| Sub- cutânea | • Depende dos diluentes do medicamento: Solução aquosa: preparações prontas de depósito: lentas e contínuas | • Adequada para medicamentos de liberação lenta<br>• Ideal para algumas suspensões pouco solúveis | • Dor ou necrose se o medicamento for irritante<br>• Inadequada para medicamentos administrados em grandes volumes | • Epinefrina<br>• Insulina<br>• Heparina |
| Inalação | • Pode ocorrer absorção sistêmica; isso nem sempre é desejável | • A absorção é rápida; pode ter efeitos imediatos<br>• Ideal para gases<br>• Eficaz para pacientes com problemas respiratórios<br>• A dose pode ser titulada<br>• Efeito localizado nos pulmões; doses mais baixas usadas em comparação com a administração oral ou parenteral<br>• Menos efeitos colaterais sistêmicos | • Via mais viciante (o medicamento pode entrar no cérebro rapidamente)<br>• O paciente pode ter dificuldade em regular a dose<br>• Alguns pacientes podem ter dificuldade em usar inaladores | • Salbutamol<br>• Fluticasona |
| Tópica | • Variável; afetada pela condição da pele, área da pele e outros fatores | • Adequada quando o efeito local do medicamento é desejado<br>• Pode ser usada para produtos para pele, olhos, intravaginal e intranasal<br>• Minimiza a absorção sistêmica<br>• Fácil para o paciente | • Pode ocorrer alguma absorção sistêmica<br>• Inadequada para medicamentos com alto peso molecular ou baixa solubilidade lipídica | • Creme de clotrimazol<br>• Creme de hidrocortisona |
| Trans- dérmica (adesivo) | • Lenta e sustentada | • Evita o efeito de primeira passagem<br>• Conveniente e indolor<br>• Ideal para medicamentos lipofílicos e com baixa biodisponibilidade oral<br>• Ideal para medicamentos que são rapidamente eliminados do organismo | • Alguns pacientes são alérgicos a adesivos, que podem causar irritação<br>• O medicamento deve ser altamente lipofílico<br>• Pode causar atraso na disponibilidade do medicamento ao local de ação farmacológica<br>• Limitada a medicamentos que podem ser tomados diariamente em pequenas doses | • Nitroglicerina<br>• Nicotina<br>• Escopolamina |
| Retal | • Errática e variável | • Ignora parcialmente o efeito de primeira passagem<br>• Evita a destruição pelo ácido estomacal<br>• Ideal se o medicamento causar vômito<br>• Ideal em pacientes que estão vomitando ou em coma | • Os medicamentos podem irritar a mucosa retal<br>• Não é uma rota bem aceita | • Bisacodil<br>• Prometazina |

**Figura 1.5**
Padrão de absorção, vantagens e desvantagens das vias de administração mais comuns.

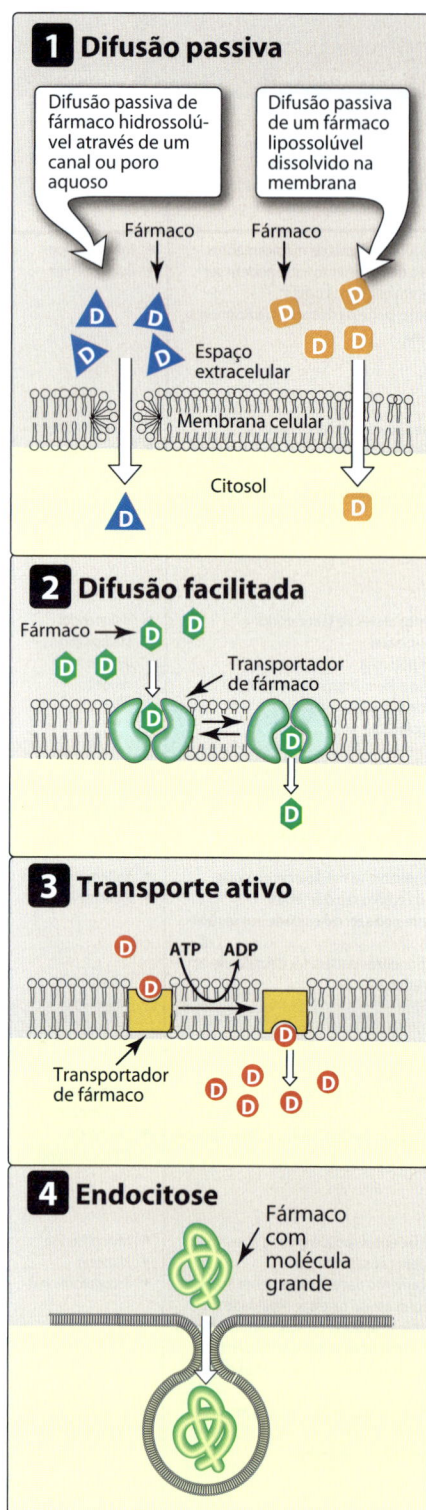

**Figura 1.6**
Representação esquemática de fármacos atravessando a membrana celular.
ATP, trifosfato de adenosina;
ADP, difosfato de adenosina.

elevada. Esse processo é saturável. Os sistemas de transporte ativo são seletivos e podem ser inibidos competitivamente por outras substâncias cotransportadas.

4. **Endocitose:** Este tipo de absorção é usado para transportar fármacos excepcionalmente grandes através da membrana celular. Na endocitose, as moléculas do fármaco são envolvidas pela membrana celular que se projeta para o interior da célula, destacando-se e formando uma vesícula cheia de fármaco. Por exemplo, a vitamina $B_{12}$ é transportada através da parede intestinal por endocitose. (Nota: A exocitose é o inverso da endocitose. Muitas células usam a exocitose para secretar substâncias para fora por um processo similar ao da formação de vesículas. Certos neurotransmissores [p. ex., norepinefrina] são armazenados em vesículas intracelulares no terminal nervoso e liberados por exocitose).

B. **Fatores que influenciam a absorção**

1. **Efeito do pH na absorção de fármacos:** A maioria dos fármacos é um ácido fraco ou uma base fraca. Fármacos ácidos (HA) liberam um próton ($H^+$), causando a formação de um ânion carregado ($A^-$):

$$HA \rightleftarrows H^+ + A^-$$

Bases fracas ($BH^+$) também podem liberar um $H^+$. Contudo, a forma protonada dos fármacos básicos, em geral, é carregada, e a perda do próton produz a base (B) não ionizada:

$$BH^+ \rightleftarrows B + H^+$$

Um fármaco atravessa a membrana mais facilmente se não estiver ionizado (Figura 1.7). Assim, para um ácido fraco, o HA protonado e sem carga pode permear através das membranas, e o $A^-$ não. Para a base fraca, a forma não ionizada, B, consegue penetrar através das membranas celulares, mas a $BH^+$ protonada não. Por isso, a concentração efetiva da forma permeável de cada fármaco no seu local de absorção é determinada pelas concentrações relativas entre as formas ionizada e não ionizada. A relação entre as duas formas é, por sua vez, determinada pelo pH no local de absorção e pela força do ácido ou base fracos, que é representada pela constante de ionização, o $pK_a$ (Figura 1.8). (Nota: O $pK_a$ é uma medida da força da interação de um composto com um próton. Quanto menor o $pK_a$ de um fármaco, mais ácido ele é. Ao contrário, quanto maior o $pK_a$, mais básico ele é.) O equilíbrio de distribuição é alcançado quando a forma permeável de um fármaco alcança uma concentração igual em todos os espaços aquosos do organismo.

2. **Fluxo de sangue no local de absorção:** Os intestinos recebem um fluxo de sangue muito maior do que o estômago, de modo que a absorção no intestino é favorecida ante a do estômago. (Nota: O choque reduz drasticamente o fluxo sanguíneo aos tecidos cutâneos, minimizando a absorção de administrações SC.)

3. **Área ou superfície disponível para absorção:** Com uma superfície rica em bordas em escova contendo microvilosidades, o intestino tem uma superfície cerca de 1.000 vezes maior que a do estômago; por isso, a absorção de fármacos pelo intestino é mais eficiente.

4. **Tempo de contato com a superfície de absorção:** Se um fármaco se desloca muito rapidamente ao longo do TGI, como pode

ocorrer em uma diarreia intensa, ele não é bem absorvido. Contudo, qualquer retardo no transporte do fármaco do estômago para o intestino reduz a sua velocidade de absorção. (Nota: A presença de alimento no estômago dilui o fármaco e retarda o esvaziamento gástrico. Portanto, quando um fármaco é ingerido com o alimento, em geral, é absorvido mais lentamente.)

5. **Expressão da glicoproteína P:** A glicoproteína P é uma proteína transportadora transmembrana responsável pelo transporte de várias moléculas, incluindo fármacos, através da membrana celular (Figura 1.9). Ela é expressa em tecidos por todo o organismo, incluindo fígado, rins, placenta, intestinos e capilares cerebrais, e está envolvida no transporte de fármacos dos tecidos para o sangue. Ou seja, ela "bombeia" fármacos para fora das células. Assim, nas áreas de expressão elevada, a glicoproteína P diminui a absorção de fármacos. Além de transportar vários fármacos para fora das células, ela também está associada com a resistência a vários deles.

### Aplicação clínica 1.1: Glicoproteína P e resistência a múltiplos fármacos no câncer

A resistência a múltiplos fármacos (MDR, do inglês *multiple drug resistance*) é um obstáculo significativo para o alcance de resultados positivos no tratamento com quimioterapia para o câncer. A MDR é causada pela superexpressão das bombas de efluxo de glicoproteína P nas células cancerígenas. As bombas de glicoproteína P reduzem o acúmulo intracelular de fármacos anticancerígenos, como o *paclitaxel*, alcaloides da vinca e antraciclinas (*doxorrubicina, daunorrubicina*), bombeando de maneira eficaz os medicamentos para fora da célula. O acúmulo reduzido dos fármacos quimioterápicos nas células cancerígenas leva à resistência e, em última análise, resulta em prognósticos ruins em vários tipos de câncer. A MDR mediada pela glicoproteína P no câncer pode ser superada pela coadministração de inibidores da bomba de glicoproteína P com os agentes quimioterapêuticos. Infelizmente, não há inibidores de glicoproteína P aprovados para uso clínico na quimioterapia do câncer para reverter a MDR. No entanto, vários ensaios clínicos estão atualmente investigando a utilidade da coadministração de inibidores da bomba de glicoproteína P com medicamentos anticancerígenos, como *paclitaxel*, *docetaxel*, *doxorrubicina* e *vinorelbina*, para reverter a MDR em vários tipos de câncer.

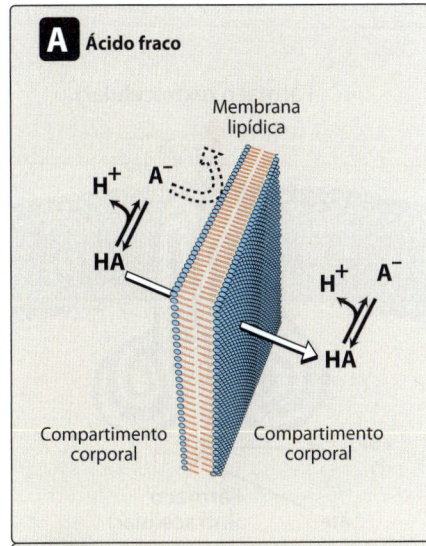
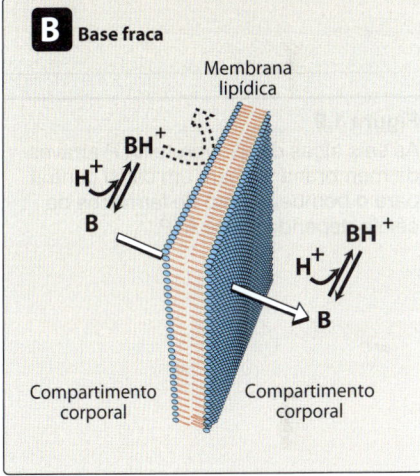

**Figura 1.7**
**A.** Difusão da forma não ionizada de um ácido fraco através da membrana lipídica.
**B.** Difusão da forma não ionizada de uma base fraca através da membrana lipídica.

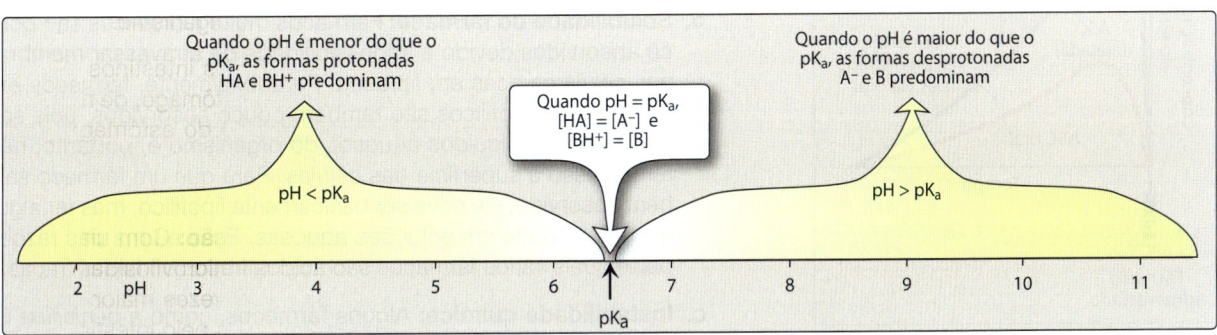

**Figura 1.8**
A distribuição de um fármaco entre sua forma ionizada e não ionizada depende do pH do ambiente e do $pK_a$ do fármaco. Para exemplificar, o fármaco nesta figura foi imaginado com um $pK_a$ de 6,5.

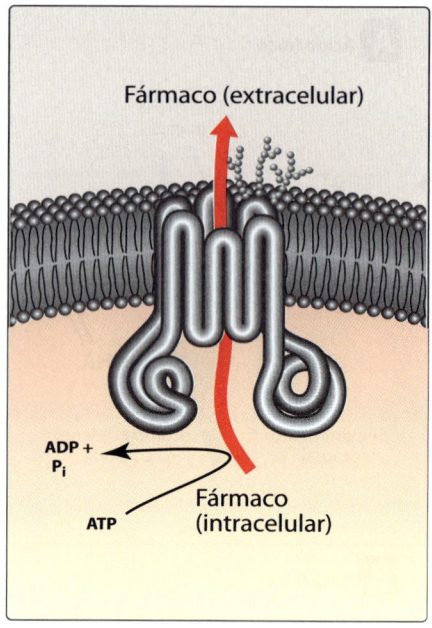

**Figura 1.9**
As seis alças da glicoproteína P através da membrana formam um canal central para o bombeamento de fármacos da célula dependente de ATP.

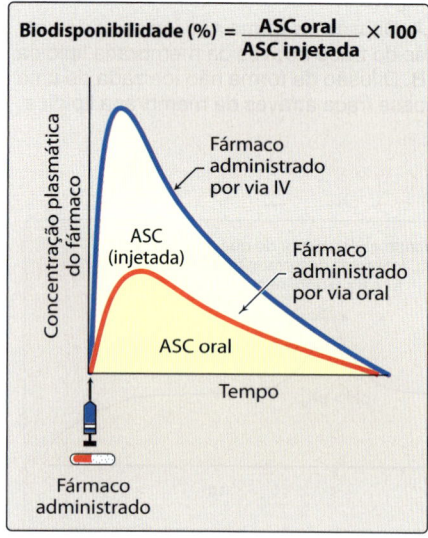

**Figura 1.10**
Determinação da biodisponibilidade de um fármaco. ASC, área sob a curva; IV, intravenosa.

### C. Biodisponibilidade

Biodisponibilidade representa a taxa e a extensão com que um fármaco administrado alcança a circulação sistêmica. Por exemplo, se 100 mg de um fármaco são administrados por via oral, e 70 mg desse fármaco são absorvidos inalteradamente, a sua biodisponibilidade é de 0,7 ou 70%. Conhecer a biodisponibilidade é importante para calcular a dosagem de fármaco para vias de administração não IV.

1. **Determinação de biodisponibilidade:** A biodisponibilidade é determinada pela comparação das concentrações plasmáticas do fármaco depois de uma via de administração particular (p. ex., administração oral) com as concentrações plasmáticas obtidas por administração IV. Na administração IV, 100% do fármaco entra na circulação rapidamente. Quando o fármaco é administrado por via oral, somente parte da dose aparece no plasma. Considerando a concentração plasmática do fármaco em função do tempo, pode-se mensurar a área sob a curva (ASC). Uma descrição esquemática da determinação da biodisponibilidade é fornecida na Figura 1.10.

2. **Fatores que influenciam a biodisponibilidade:** Ao contrário da administração IV, que confere 100% de biodisponibilidade, a administração oral de um fármaco envolve frequentemente biotransformação de primeira passagem. A biotransformação, além das características físicas e químicas do fármaco, determina a velocidade e a extensão com que ele alcança a circulação sistêmica.

   a. **Biotransformação hepática de primeira passagem:** Quando um fármaco é absorvido a partir do TGI, primeiro ele entra na circulação portal antes de entrar na circulação sistêmica (ver Figura 1.11). Se o fármaco é rapidamente biotransformado no fígado ou na parede intestinal durante essa passagem inicial, a quantidade de fármaco inalterado que tem acesso à circulação sistêmica diminui. Isso é denominado biotransformação de primeira passagem. (Nota: A biotransformação de primeira passagem pelo intestino ou fígado limita a eficácia de vários fármacos quando usados por via oral. Por exemplo, mais de 90% da *nitroglicerina* é destruída durante a biotransformação de primeira passagem. Por isso, os fármacos são administrados principalmente por via sublingual, transdérmica ou intravenosa.) Fármacos com intensa biotransformação de primeira passagem devem ser administrados em dosagem suficiente para assegurar a quantidade necessária de fármaco ativo no local de ação desejado.

   b. **Solubilidade do fármaco:** Fármacos muito hidrofílicos são pouco absorvidos devido à impossibilidade de atravessar membranas celulares ricas em lipídeos. Paradoxalmente, fármacos extremamente lipofílicos são também pouco absorvidos, pois são insolúveis nos líquidos aquosos do organismo e, portanto, não têm acesso à superfície das células. Para que um fármaco seja bem absorvido, ele deve ser basicamente lipofílico, mas ter alguma solubilidade em soluções aquosas. Essa é uma das razões pelas quais vários fármacos são ácidos fracos ou bases fracas.

   c. **Instabilidade química:** Alguns fármacos, como a *penicilina G*, são instáveis no pH gástrico. Outros, como a *insulina*, são destruídos no TGI pelas enzimas digestivas.

   d. **Natureza da formulação do fármaco:** A absorção do fármaco pode ser alterada por fatores não relacionados com a sua estrutura química. Por exemplo, o tamanho da partícula, o tipo de sal, o polimorfismo cristalino, o revestimento entérico e a presença de excipientes (como os agentes aglutinantes e dispersantes) podem influenciar a facilidade da dissolução e, por isso, alterar a velocidade de absorção.

### D. Bioequivalência e outros tipos de equivalência

Duas formulações de fármacos são bioequivalentes se apresentam biodisponibilidades comparáveis e tempos similares para alcançar o pico de concentração plasmática. Duas formulações de medicamentos são terapeuticamente equivalentes se forem farmaceuticamente equivalentes (i.e., têm a mesma forma farmacêutica, contêm o mesmo princípio ativo na mesma dosagem e usam a mesma via de administração), com perfis clínicos e de segurança semelhantes. Assim, a equivalência terapêutica requer que os medicamentos sejam bioequivalentes e farmaceuticamente equivalentes.

## IV. DISTRIBUIÇÃO DE FÁRMACOS

A distribuição de fármacos é o processo pelo qual um fármaco deixa reversivelmente a corrente sanguínea e entra no líquido extracelular e nos tecidos. Para fármacos administrados por via IV, a absorção não é um fator*, e a fase inicial imediatamente após a administração representa a fase de distribuição, durante a qual o fármaco sai rapidamente da circulação e entra nos tecidos (Figura 1.12). A passagem do fármaco do plasma ao interstício depende do débito cardíaco e do fluxo sanguíneo regional, da permeabilidade capilar, do volume do tecido, do grau de ligação do fármaco às proteínas plasmáticas e tissulares e da lipofilicidade relativa do fármaco.

### A. Fluxo sanguíneo

A taxa de fluxo de sangue para os capilares dos tecidos varia amplamente. Por exemplo, o fluxo de sangue para os órgãos ricos em vasos (cérebro, fígado e rins) é maior do que para os músculos esqueléticos. O tecido adiposo, a pele e as vísceras têm fluxo sanguíneo ainda menor. A variação no fluxo de sangue explica parcialmente a curta duração da hipnose produzida por um bólus de injeção IV de *propofol* (ver Capítulo 20). O alto fluxo sanguíneo, juntamente com a alta lipofilicidade do *propofol*, permite uma rápida distribuição no SNC e produz anestesia. A subsequente distribuição lenta aos músculos esqueléticos e ao tecido adiposo diminui a concentração plasmática, de modo que a concentração elevada no SNC se reduz e a consciência é recuperada.

### B. Permeabilidade capilar

A permeabilidade capilar é determinada pela estrutura capilar e pela natureza química do fármaco. A estrutura capilar varia em termos de fração exposta da membrana basal com junções com frestas entre as células endoteliais. No fígado e no baço, uma fração significativa da membrana basal é exposta em razão de os capilares serem descontínuos e grandes, através dos quais podem passar grandes proteínas plasmáticas (Figura 1.13A). No cérebro, a estrutura capilar é contínua, e não existem frestas (Figura 1.13B). Para entrar no cérebro, o fármaco precisa passar através das células endoteliais dos capilares do SNC ou passar por transporte ativo. Por exemplo, um transportador específico

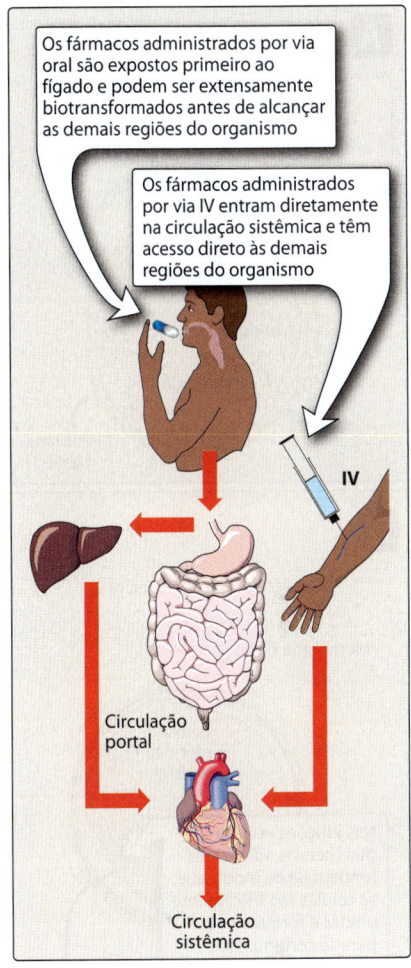

**Figura 1.11**
A biotransformação de primeira passagem pode ocorrer com fármacos administrados por via oral. IV, intravenosa.

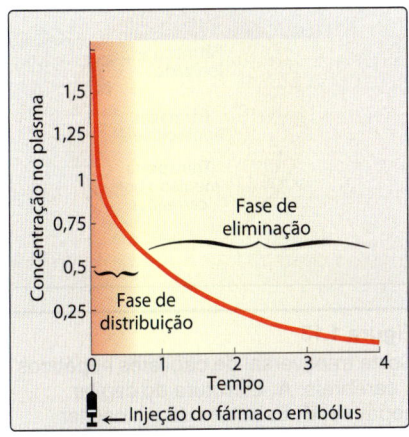

**Figura 1.12**
Concentrações do fármaco no soro após uma injeção única do fármaco. Admite-se que o fármaco se distribui e depois é eliminado.

---

*N. de T. A absorção não é um fator pois 100% da dose é administrado diretamente na corrente sanguínea, assim, a absorção é um processo que não está presente na administração IV.

# 10 Unidade I  Princípios da terapia farmacológica

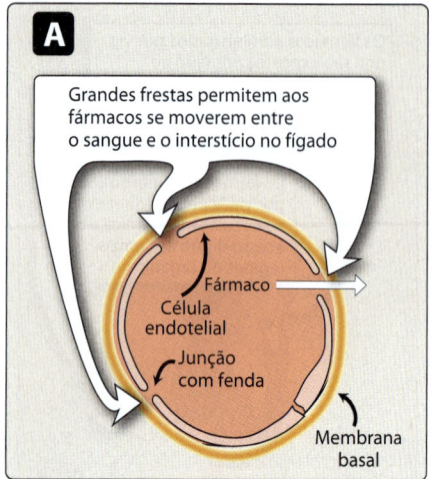

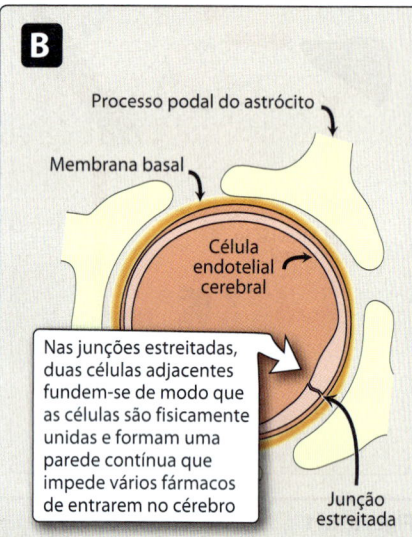

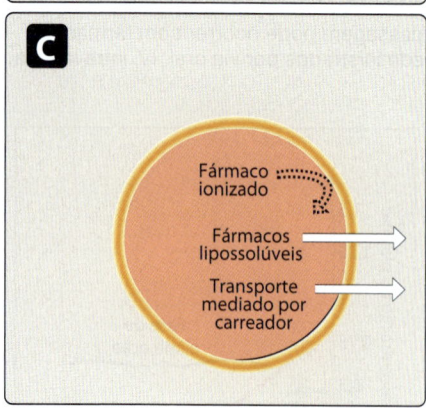

**Figura 1.13**
Corte transversal de capilares hepáticos e cerebrais. **A.** Estrutura do capilar hepático. **B.** Estrutura de um capilar cerebral. **C.** Permeabilidade de um capilar cerebral.

leva o fármaco *levodopa* para o interior do cérebro. Fármacos lipossolúveis entram facilmente no SNC, pois se dissolvem na membrana das células endoteliais. Em contrapartida, os fármacos ionizados ou polares em geral fracassam tentando entrar no SNC, pois não conseguem passar através das células endoteliais, as quais não apresentam junção com frestas (Figura 1.13C). Essas células intimamente justapostas formam junções estreitadas que constituem a barreira hematencefálica.

C. **Ligação de fármacos a proteínas plasmáticas e dos tecidos**

1. **Ligação a proteínas plasmáticas:** A ligação reversível às proteínas plasmáticas fixa os fármacos de forma não difusível e retarda a transferência para fora do compartimento vascular. A albumina é a principal proteína de ligação do fármaco e pode atuar como reservatório dele. À medida que a concentração do fármaco livre diminui devido à eliminação, o fármaco ligado dissocia-se da albumina. Isso mantém a concentração de fármaco livre como uma fração constante do fármaco total no plasma.

2. **Ligação a proteínas dos tecidos:** Vários fármacos se acumulam nos tecidos, levando a concentrações mais elevadas no tecido do que no líquido intersticial e no sangue. Os fármacos podem acumular-se por causa da ligação a lipídeos, proteínas ou ácidos nucleicos. Também podem passar por transporte ativo para os tecidos. Os reservatórios nos tecidos podem servir de fonte principal de fármaco e prolongar sua ação ou causar toxicidade local ao fármaco (p. ex., a acroleína, metabólito da *ciclofosfamida*, pode causar cistite hemorrágica porque se acumula na bexiga).

D. **Lipofilicidade**

A natureza química do fármaco influencia fortemente a sua capacidade de atravessar membranas celulares. Os fármacos lipofílicos se movem mais facilmente através das membranas biológicas. Eles se dissolvem nas membranas lipídicas e permeiam toda a superfície celular. O principal fator que influencia a distribuição do fármaco lipofílico é o fluxo de sangue para aquela área. Em contrapartida, os fármacos hidrofílicos não penetram facilmente nas membranas celulares e devem passar através de junções com fendas.

E. **Volume de distribuição**

O volume de distribuição aparente, $V_d$, é o volume de líquido necessário para conter todo o fármaco do organismo na mesma concentração presente no plasma. O $V_d$ é calculado dividindo-se a dose que alcança a circulação sistêmica pela concentração no plasma no tempo zero ($C_0$):

$$V_d = \frac{\text{quantidade de fármaco no organismo}}{C_0}$$

Embora o $V_d$ não tenha base física ou fisiológica, pode ser útil para comparar a distribuição de um fármaco com os volumes dos compartimentos de água no organismo.

1. **Distribuição no compartimento aquoso do organismo:** Logo que o fármaco entra no organismo, ele tem o potencial de distribuir-se em qualquer um dos três compartimentos funcionalmente distintos de água corporal ou ser sequestrado em um local celular.

    a. **Compartimento plasmático:** Se um fármaco tem massa molecular muito alta ou liga-se extensamente às proteínas, ele é muito grande para atravessar as fendas dos capilares e, assim, é efetivamente aprisionado dentro do compartimento plasmático (vascular). Como resultado, ele tem um $V_d$ baixo que se aproxima do volume de plasma, ou cerca de 4 L em um indivíduo com 70 kg. A *heparina* (ver Capítulo 13) tem esse tipo de distribuição.

b. **Líquido extracelular:** Se um fármaco apresenta baixa massa molecular, mas é hidrofílico, ele pode passar através das fendas endoteliais dos capilares para o líquido intersticial. Contudo, fármacos hidrofílicos não podem se mover através das membranas celulares lipídicas para entrar no líquido intracelular. Por isso, esses fármacos se distribuem em um volume que é a soma do volume de plasma com a água intersticial, os quais, juntos, constituem o líquido extracelular (cerca de 20% da massa corpórea, ou 14 L em uma pessoa com 70 kg). Os antimicrobianos aminoglicosídeos (ver Capítulo 30) mostram esse tipo de distribuição.

c. **Água corporal total:** Se um fármaco apresenta baixa massa molecular e é lipofílico suficiente, ele pode se mover para o interstício pelas fendas e passar através das membranas celulares para o líquido intracelular. Esses fármacos se distribuem em um volume de cerca de 60% da massa corporal, ou cerca de 42 L em uma pessoa com 70 kg. O *etanol* tem este $V_d$. (Nota: Em geral, um $V_d$ maior indica maior distribuição nos tecidos; um $V_d$ menor sugere confinamento ao plasma ou fluido extracelular.)

2. **Determinação do $V_d$:** Como a depuração do fármaco geralmente é um processo de primeira ordem, pode-se calcular o $V_d$. A primeira ordem considera que uma fração constante do fármaco é eliminada por unidade de tempo. Este processo pode ser analisado de modo mais fácil lançando-se em um gráfico o log da concentração do fármaco no plasma ($C_{plasma}$) em relação ao tempo (Figura 1.14). A concentração do fármaco no plasma pode ser extrapolada para o tempo zero (o momento da injeção IV) no eixo Y, para determinar $C_0$, que é a concentração que teria sido alcançada se a fase de distribuição tivesse ocorrido instantaneamente. Isso permite o cálculo do $V_d$ da seguinte maneira:

$$V_d = \frac{dose}{C_0}$$

Por exemplo, se 10 mg de um fármaco são injetados em um paciente, e a concentração plasmática extrapolada para o tempo zero ($C_0$) é igual a 1 mg/L (do gráfico na Figura 1.14B), então $V_d$ = 10 mg / 1 mg/L = 10 L.

3. **Efeito de $V_d$ na meia-vida ($t_{1/2}$) do fármaco:** O $V_d$ tem influência importante na meia-vida do fármaco, pois a sua eliminação depende da quantidade de fármaco ofertada ao fígado ou aos rins (ou outro órgão onde ocorra a biotransformação) por unidade de tempo. A oferta de fármaco aos órgãos de eliminação depende não só do fluxo sanguíneo como também da fração de fármaco no plasma. Se o fármaco tem um $V_d$ elevado, a maior parte dele está no espaço extraplasmático e indisponível para os órgãos excretores. Portanto, qualquer fator que eleve o $V_d$ pode aumentar a meia-vida e prolongar a duração de ação do fármaco. (Nota: Um valor de $V_d$ excepcionalmente elevado indica considerável sequestro do fármaco em algum tecido ou compartimento do organismo.)

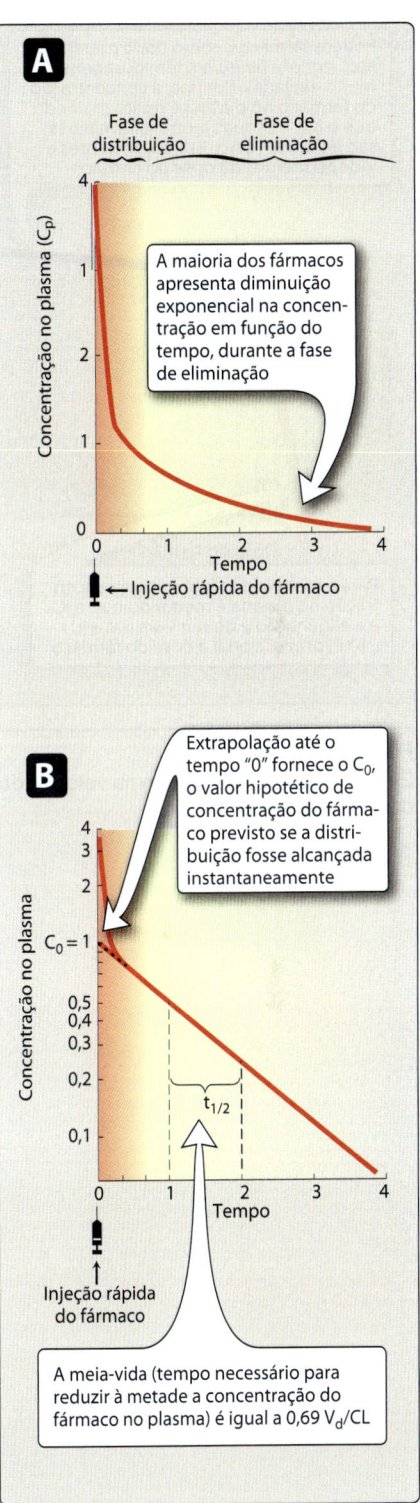

**Figura 1.14**
Concentrações do fármaco no plasma após uma injeção única de um fármaco no tempo zero. **A.** Os dados de concentração foram lançados em uma escala linear. **B.** Os dados de concentração foram lançados em uma escala logarítmica.

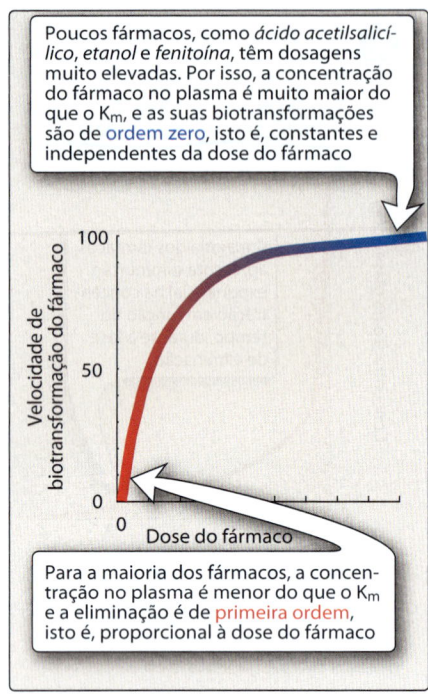

**Figura 1.15**
Efeitos da dose do fármaco na velocidade da sua biotransformação.

# V. DEPURAÇÃO DE FÁRMACOS POR MEIO DO METABOLISMO

Logo que o fármaco entra no organismo, começa o processo de eliminação. As três principais vias de eliminação são biotransformação hepática, eliminação biliar e excreção urinária. (Nota: A eliminação é a remoção irreversível do fármaco do organismo. Envolve biotransformação [metabolismo de fármacos] e excreção. A excreção é a remoção do fármaco intacto do corpo.) Juntos, esses processos de eliminação diminuem exponencialmente a concentração no plasma. Ou seja, uma fração constante do fármaco é eliminada por unidade de tempo (Figura 1.14A). A biotransformação resulta em produtos com maior polaridade, que facilita a eliminação. A depuração (CL) estima o volume de sangue do qual o fármaco é eliminado por unidade de tempo. A CL total é uma estimativa composta que reflete todos os mecanismos de eliminação do fármaco e é calculada pela seguinte equação:

$$CL = 0{,}693\, V_d/t_{1/2}$$

em que $t_{1/2}$ é a meia-vida de eliminação, $V_d$ é o volume de distribuição aparente, e 0,693 é a constante log natural. A meia-vida do fármaco é usada com frequência para medir a CL do fármaco porque, para vários fármacos, $V_d$ é uma constante.

## A. Cinética da biotransformação

1. **Cinética de primeira ordem:** A transformação metabólica dos fármacos é catalisada por enzimas, e a maioria das reações obedece à cinética de Michaelis-Menten, em que o $K_m$ é a constante de Michaelis (a concentração do substrato na metade da velocidade máxima).

$$v = \text{velocidade de biotransformação do fármaco} = \frac{V_{máx}\,[C]}{K_m + [C]}$$

Na maioria das situações clínicas, a concentração do fármaco, [C], é muito menor do que a constante de Michaelis, $K_m$; então a equação se reduz para:

$$v = \text{velocidade de biotransformação} = \frac{V_{máx}\,[C]}{K_m}$$

Isto é, a velocidade de biotransformação do fármaco é diretamente proporcional à concentração do fármaco livre, e é observada uma cinética de primeira ordem (Figura 1.15). Isso indica que uma fração constante do fármaco é biotransformada por unidade de tempo (i.e., a cada meia-vida, a concentração se reduz em 50%). A cinética de primeira ordem também é referida como cinética linear.

2. **Cinética de ordem zero:** Com poucos fármacos, como o *ácido acetilsalicílico*, o *etanol* e a *fenitoína*, as doses são muito grandes. Por isso, [C] é muito maior do que $K_m$, e a equação de velocidade se torna a seguinte:

$$V = \text{velocidade de biotransformação do fármaco} = \frac{V_{máx}\,[C]}{[C]} = V_{máx}$$

A enzima é saturada pela concentração elevada de fármaco livre, e a velocidade da biotransformação permanece constante no tempo.

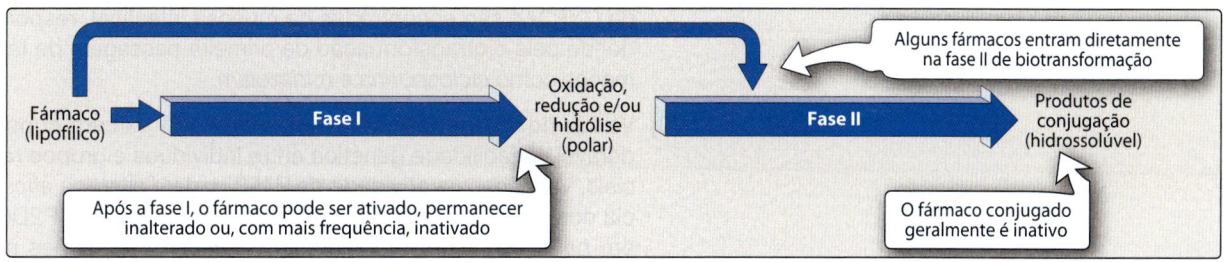

**Figura 1.16**
Biotransformação dos fármacos.

Isso é denominado cinética de ordem zero (também denominado cinética não linear). Uma quantidade constante de fármaco é biotransformada por unidade de tempo. A velocidade de eliminação é constante e independe da concentração do fármaco.

**B. Reações de biotransformação de fármacos**

Os rins não conseguem excretar os fármacos lipofílicos de modo eficiente, pois estes facilmente atravessam as membranas celulares e são reabsorvidos nos túbulos contorcidos distais. Por isso, os fármacos lipossolúveis são primeiramente biotransformados no fígado em substâncias mais polares (hidrofílicas), usando dois grupos gerais de reações, denominados fase I e fase II (Figura 1.16).

1. **Fase I:** As reações de fase I convertem fármacos lipofílicos em moléculas mais polares, introduzindo ou desmascarando um grupo funcional polar, como –OH ou –$NH_2$. As reações de fase I em geral envolvem redução, oxidação ou hidrólise. A biotransformação de fase I pode aumentar ou diminuir a atividade farmacológica ou não ter efeito sobre ela.

    a. **Reações de fase I utilizando o sistema P450:** As reações de fase I mais frequentemente envolvidas no metabolismo de fármacos são catalisadas pelo sistema do citocromo P450 (CYP). O sistema P450 é importante para a biotransformação de vários compostos endógenos (como esteroides, lipídeos) e para a biotransformação de substâncias exógenas (fármacos, carcinógenos e poluentes ambientais). CYP é uma superfamília de isoenzimas contendo heme presentes na maioria das células, mas principalmente no fígado e no TGI.

    [1] **Nomenclatura:** O nome da família é indicado pelo algarismo arábico que segue a sigla CYP, e a letra maiúscula designa a subfamília; por exemplo, CYP3A (Figura 1.17). Um segundo algarismo indica a isoenzima específica, como em CYP3A4.

    [2] **Especificidade:** Como há vários genes diferentes que codificam múltiplas enzimas, há várias isoformas P450. Essas enzimas têm a capacidade de modificar muitos substratos estruturalmente distintos. Além disso, um fármaco individual pode ser substrato para mais de uma isoenzima. Quatro isoenzimas (CYP3A4/5, CYP2D6, CYP2C8/9 e CYP1A2) são responsáveis pela grande maioria das reações catalisadas por P450 (Figura 1.17). Quantidades consideráveis

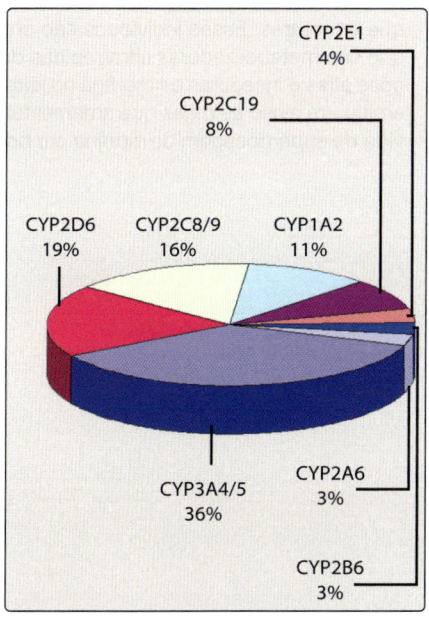

**Figura 1.17**
Contribuição relativa das isoformas de citocromos P450 (CYP) na biotransformação de fármacos.

da CYP3A4 são encontradas na mucosa intestinal, respondendo pela biotransformação de primeira passagem de fármacos como *ciclosporina e midazolam*.

[3] **Variabilidade genética:** As enzimas P450 exibem considerável variabilidade genética entre indivíduos e grupos raciais. Variações na atividade de P450 podem alterar a eficácia dos fármacos e o risco de efeitos adversos. A CYP2D6, em particular, exibe polimorfismo genético. Mutações na CYP2D6 resultam em capacidade muito baixa de biotransformar substratos. Por exemplo, alguns indivíduos não obtêm benefício do analgésico opiáceo *codeína*, porque não têm a enzima CYP2D6, que o ativa. Polimorfismos similares foram caracterizados para a subfamília CYP2C. Por exemplo, o *clopidogrel* traz um aviso de que os pacientes que são "metabolizadores fracos" da CYP2C19 têm um efeito antiplaquetário diminuído ao tomar este medicamento e um medicamento alternativo deve ser considerado. O *clopidogrel* é um profármaco, e a ativação pela CYP2C19 é necessária para convertê-lo no metabólito ativo.

### Aplicação clínica 1.2: Superdosagem de *codeína* em bebês de mães que amamentam

A *codeína* é um analgésico que é metabolizado no fígado em *morfina* pelas enzimas CYP2D6. A Food and Drug Administration (FDA) revisou a literatura médica em busca de dados sobre o uso de *codeína* durante a amamentação e encontrou vários casos de sonolência excessiva e insuficiência respiratória, incluindo morte em bebês de mães que amamentavam tomando *codeína*. Após uma investigação mais aprofundada, a FDA descobriu que algumas das mães que amamentavam tinham uma variação da enzima CYP2D6, que metaboliza a *codeína* em *morfina* mais rapidamente e em maior extensão do que em outras. Esses indivíduos são chamados metabolizadores ultrarrápidos da CYP2D6. Portanto, em mães lactantes que são metabolizadoras ultrarrápidas da CYP2D6, a conversão ultrarrápida de *codeína* em *morfina* resulta em concentrações altas e inseguras de morfina no leite materno e pode levar à superdosagem de *morfina* em lactentes. A FDA finalmente emitiu um aviso às mães que amamentam para evitar o uso de *codeína* devido ao risco de eventos adversos com risco de vida de superdosagem de *morfina* em bebês.

[4] **Indutores de CYP:** As enzimas dependentes de CYP são um alvo importante de interações farmacocinéticas. Certos medicamentos (p. ex., *fenobarbital, rifampicina* e *carbamazepina*) são capazes de induzir isoenzimas CYP. Isso resulta no aumento da biotransformação de fármacos e pode levar a reduções significativas nas concentrações plasmáticas dos fármacos biotransformados por essas isoenzimas CYP, frequentemente, com concomitante redução do efeito farmacológico. Por exemplo, a *rifampicina*, um fármaco antituberculose (ver Capítulo 32), diminui de modo significativo a concentração plasmática dos inibidores da protease do HIV, diminuindo, assim, a capacidade de suprimir a replicação do HIV. A Figura 1.18 lista alguns dos mais importantes indutores para isoenzimas CYP representativas.

[5] **Inibidores de CYP:** A inibição do metabolismo do medicamento pode levar a aumentos significativos na concentração plasmática do fármaco e a consequentes efeitos adversos ou toxicidade do fármaco. A forma mais comum de inibição é pela competição pela mesma isoenzima. Alguns fármacos, contudo, são capazes de inibir reações das quais nem são substratos (p. ex., *cetoconazol*), provocando interações. Numerosos medicamentos inibem uma ou mais das vias de biotransformação dependentes de CYP do anticoagulante *varfarina*. Por exemplo, o *omeprazol* é um potente inibidor de três das isoenzimas CYP responsáveis pela biotransformação da *varfarina*. Quando tomado com *omeprazol*, as concentrações plasmáticas de *varfarina* aumentam, o que leva a um maior efeito anticoagulante e aumento do risco de sangramento. (Nota: Os inibidores CYP mais importantes são *claritromicina, cetoconazol* e *ritonavir*, porque cada um inibe várias isoenzimas CYP.)

b. **Reações de fase I que não envolvem o sistema P450:** Essas reações incluem a oxidação de aminas (p. ex., oxidação de catecolaminas ou histamina), a desidrogenação do álcool (p. ex., oxidação do *etanol*), as esterases (p. ex., biotransformação do *ácido acetilsalicílico* no fígado) e a hidrólise (p. ex., *metilfenidato*).

2. **Fase II:** Esta fase consiste em reações de conjugação. Se o metabólito resultante da fase I é suficientemente polar, ele pode ser excretado pelos rins. Contudo, vários metabólitos de fase I continuam muito lipofílicos para serem excretados. Uma reação subsequente de conjugação com um substrato endógeno – como ácido glicurônico, ácido sulfúrico, ácido acético ou aminoácido – produz um composto polar em geral mais hidrossolúvel e terapeuticamente inativo. Uma exceção notável é o *glicuronídeo-6-morfina*, que é mais potente do que a morfina. A glicuronidação é a reação de conjugação mais comum e mais importante. (Nota: Os fármacos que já possuem um grupo –OH, –NH$_2$ ou –COOH podem entrar diretamente na fase II e ser conjugados sem o metabolismo anterior da fase I [Figura 1.16]). O fármaco conjugado altamente polar é então excretado pelos rins ou pela bile.

**Isoenzima: CYP2C9**

| SUBSTRATOS COMUNS | INDUTORES |
|---|---|
| Celecoxibe | |
| Glimepirida | Carbamazepina |
| Ibuprofeno | Fenobarbital |
| Fenitoína | Rifampicina |
| Varfarina | |

**Isoenzima: CYP2D6**

| SUBSTRATOS COMUNS | INDUTORES |
|---|---|
| Fluoxetina | Nenhum* |
| Haloperidol | |
| Paroxetina | |
| Propranolol | |

**Isoenzima: CYP3A4/5**

| SUBSTRATOS COMUNS | INDUTORES |
|---|---|
| Carbamazepina | Carbamazepina |
| Ciclosporina | Dexametasona |
| Eritromicina | Fenobarbital |
| Nifedipino | Fenitoína |
| Sinvastatina | Rifampicina |
| Verapamil | |

**Figura 1.18**
Algumas isoenzimas citocromo P450 representativas. CYP, citocromo P. *Diferentemente da maioria das outras enzimas CYP, a CYP2D6 não é muito suscetível à indução enzimática.

## VI. DEPURAÇÃO DE MEDICAMENTOS PELO RIM

Os fármacos devem ser suficientemente polares para serem eliminados do organismo. A saída do fármaco do organismo ocorre por numerosas vias, sendo a eliminação na urina por meio dos rins a mais importante. Pacientes com disfunção renal podem ser incapazes de excretar os fármacos, ficando sujeitos ao risco de acumulá-los e a apresentar efeitos adversos.

### A. Eliminação renal dos fármacos

Um fármaco passa por vários processos no rim antes da eliminação: filtração glomerular, secreção tubular ativa e reabsorção tubular passiva.

1. **Filtração glomerular:** Os fármacos chegam aos rins pelas artérias renais, que se dividem para formar o plexo capilar glomerular.

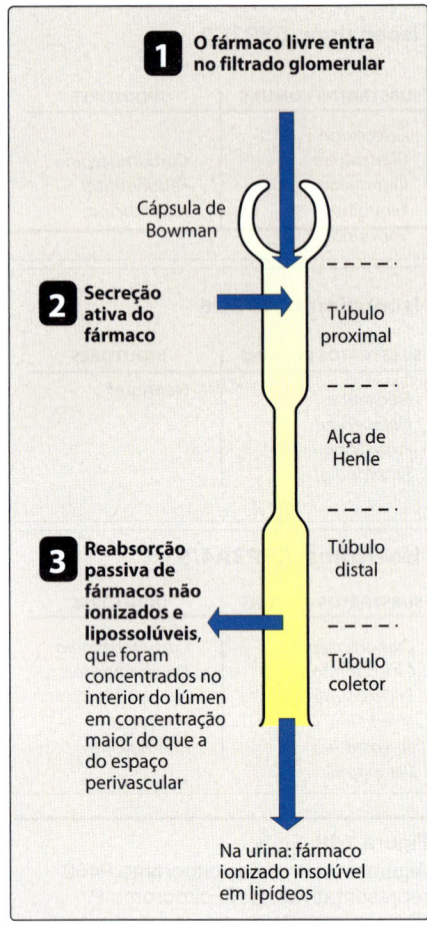

**Figura 1.19**
Eliminação de fármacos pelos rins.

O fármaco livre (não ligado à albumina) difunde-se através das fendas capilares para o espaço urinário como parte do filtrado glomerular (Figura 1.19). A velocidade de filtração glomerular (VFG) em geral é de 120 mL/min/1,73 m², mas pode diminuir significativamente na doença renal. A lipossolubilidade e o pH não influenciam a passagem dos fármacos para o filtrado glomerular. Contudo, variações na VFG e a ligação dos fármacos às proteínas afetam esse processo.

2. **Secreção tubular proximal:** Os fármacos que não foram transferidos para o filtrado glomerular saem dos glomérulos através das arteríolas eferentes, que se dividem formando um plexo capilar ao redor do lúmen no túbulo proximal. A secreção ocorre primariamente nos túbulos proximais por dois mecanismos de transporte ativo que exigem energia: um para ânions (p. ex., formas desprotonadas de ácidos fracos) e outro para cátions (p. ex., formas protonadas de bases fracas). Cada um desses sistemas de transporte apresenta baixa especificidade e pode transportar vários compostos. Assim, pode ocorrer competição entre fármacos pelos transportadores em cada um dos sistemas. (Nota: Prematuros e recém-nascidos não têm esse mecanismo secretor tubular completamente desenvolvido e, assim, podem reter certos fármacos no sangue.)

3. **Reabsorção tubular distal:** Enquanto o fármaco se desloca em direção ao túbulo contorcido distal, sua concentração aumenta e excede à do espaço perivascular. O fármaco, se for neutro, pode difundir-se para fora do lúmen, retornando à circulação sistêmica (Figura 1.20). A manipulação do pH da urina, para aumentar a fração ionizada do fármaco no lúmen, pode ser feita para minimizar a retrodifusão e, assim, aumentar a depuração de um fármaco indesejável. Geralmente, ácidos fracos podem ser eliminados alcalinizando a urina, ao passo que a eliminação de bases fracas pode ser aumentada por acidificação da urina. Esse processo é denominado prisão iônica. Por exemplo, um paciente apresentando dose excessiva de *fenobarbital* (um ácido fraco) pode receber *bicarbonato*, que alcaliniza a urina e mantém o fármaco ionizado, diminuindo, assim, a sua reabsorção.

## VII. EXCREÇÃO POR OUTRAS VIAS

A excreção de fármacos pode ocorrer também pelo intestino, pela bile, pelos pulmões, pelo leite, entre outros. Os fármacos que não são absorvidos após administração oral ou os que são secretados diretamente nos intestinos ou na bile são excretados com as fezes. Os pulmões estão envolvidos primariamente na eliminação dos gases anestésicos (p. ex., *desflurano*). A eliminação de fármacos no leite pode expor a criança lactente aos medicamentos e/ou seus metabólitos ingeridos pela mãe, e é uma fonte potencial de efeitos indesejados na criança. A excreção da maioria dos fármacos no suor, na saliva, nas lágrimas, nos pelos e na pele ocorre em pequena extensão. A depuração corporal total e a meia-vida do fármaco são variáveis importantes da sua depuração, sendo usadas para otimizar o tratamento medicamentoso e minimizar a toxicidade.

### A. Depuração corporal total

A depuração corporal total (sistêmica), $CL_{total}$, é a soma de todas as depurações dos órgãos biotransformadores e eliminadores. Os rins, frequentemente, são os principais órgãos de excreção. O fígado também contribui na depuração dos fármacos por meio da biotransformação e/ou excreção na bile. A depuração total é calculada usando-se a seguinte equação:

$$CL_{total} = CL_{hepática} + CL_{renal} = CL_{pulmonar} + CL_{outras}$$

em que $CL_{hepática} + CL_{renal}$ são, no geral, as mais importantes.

### B. Situações clínicas que alteram a meia-vida do fármaco

Quando o paciente apresenta uma anormalidade que altera a meia-vida do fármaco, são necessários ajustes na dosagem. Pacientes que podem apresentar aumento da meia-vida de fármacos são aqueles que têm (1) diminuição do fluxo de sangue renal ou hepático (p. ex., choque cardiogênico, insuficiência cardíaca ou hemorragia); (2) diminuição na capacidade de extrair o fármaco do plasma (p. ex., doença renal); e (3) diminuição da biotransformação (p. ex., quando outros fármacos concomitantes inibem a biotransformação, ou na insuficiência hepática, como na cirrose). Nesses pacientes, pode ser necessário diminuir a dosagem ou aumentar o tempo entre as doses. Em contrapartida, a meia-vida de um fármaco pode ser reduzida aumentando o fluxo sanguíneo hepático, diminuindo a ligação às proteínas ou elevando a biotransformação. Isso pode exigir dosagens maiores ou intervalos entre doses mais frequentes.

## VIII. ESQUEMA E OTIMIZAÇÃO DO REGIME DE DOSAGEM

Para iniciar o tratamento medicamentoso, o clínico deve selecionar a via de administração, a dose e a posologia apropriadas. A escolha do regime terapêutico depende de vários fatores do paciente e do fármaco, incluindo quão rápido este deve alcançar as concentrações terapêuticas. O tratamento pode consistir em uma dose simples do fármaco, por exemplo, uma dose única de um fármaco indutor do sono, como o *zolpidem*. Mais comumente, os fármacos são administrados continuamente, seja como infusão IV, IV ou em doses fixas orais e em intervalos constantes (p. ex., um comprimido a cada 4 h). A administração contínua ou repetida resulta em acúmulo do fármaco até alcançar um estado de equilíbrio. A concentração de equilíbrio é alcançada quando a velocidade de eliminação é igual à de administração, de modo que a concentração no plasma e nos tecidos fique relativamente constante.

### A. Regimes de infusão contínua

Com a administração IV contínua, a velocidade de entrada do fármaco no organismo é constante. A maioria dos fármacos exibe eliminação de primeira ordem, isto é, uma fração constante do fármaco é eliminada por unidade de tempo. Portanto, a velocidade de eliminação do fármaco aumenta proporcionalmente com o aumento da concentração no plasma.

1. **Concentração plasmática do fármaco após infusão IV contínua:** Ao iniciar a infusão IV contínua, a concentração do fármaco no plasma aumenta até alcançar um estado de equilíbrio (a velocidade de eliminação se iguala à de administração). Nesse momento, a concentração plasmática do fármaco permanece constante.

    a. **Influência da velocidade de infusão do fármaco na concentração do estado de equilíbrio:** A concentração plasmática no estado de equilíbrio ($C_{ss}$) é diretamente proporcional à

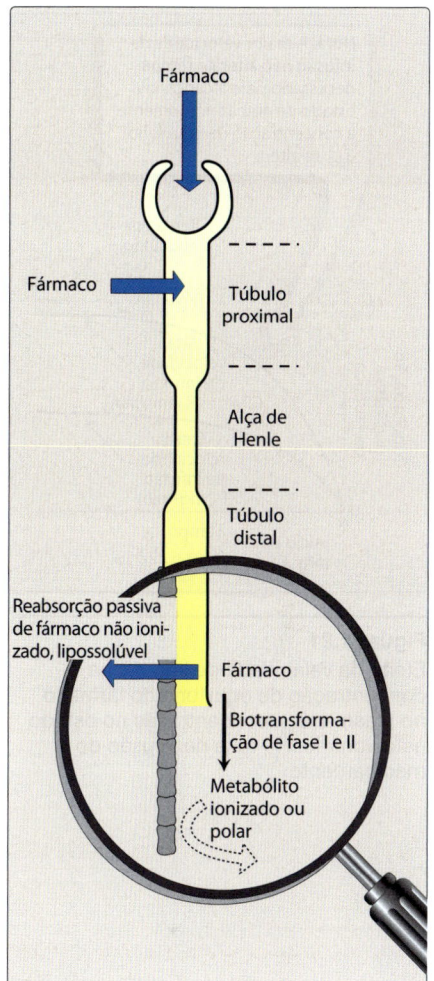

**Figura 1.20**
Efeito da biotransformação de fármacos na reabsorção no túbulo distal.

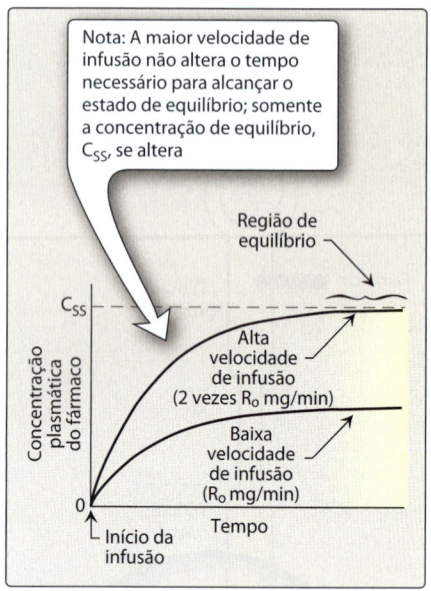

**Figura 1.21**
Efeito da velocidade de infusão na concentração de equilíbrio do fármaco no plasma. $C_{ss}$, concentração no estado estacionário; $R_o$, taxa de infusão do medicamento.

velocidade de infusão. Por exemplo, se a velocidade de infusão é duplicada, o $C_{ss}$ duplica (Figura 1.21). Além disso, a $C_{ss}$ é inversamente proporcional à depuração do fármaco. Assim, qualquer fator que diminui a depuração, como doença hepática ou renal, aumenta a $C_{ss}$ de um fármaco infundido (admitindo que a $V_d$ permaneça constante). Fatores que aumentam a depuração, como o aumento da biotransformação, diminuem a $C_{ss}$.

b. **Tempo para atingir a concentração do fármaco no estado estacionário:** A concentração de um fármaco aumenta desde zero, no início da infusão, até alcançar o nível de equilíbrio $C_{ss}$ (Figura 1.21). A constante de velocidade para alcançar o estado de equilíbrio é a constante de velocidade para a eliminação corporal total do fármaco. Assim, 50% da $C_{ss}$ do fármaco, observada após o tempo decorrido entre a infusão (t), é igual a t½, em que t½ é o tempo necessário para que a concentração do fármaco se altere em 50%. Após outra meia-vida, a concentração do fármaco alcança 75% da $C_{ss}$ (Figura 1.22). A concentração do fármaco é de 87,5% da $C_{ss}$ após 3 meias-vidas, e 90% em 3,3 meias-vidas. Assim, o fármaco alcança o estado de equilíbrio em cerca de 4 a 5 meias-vidas.

O único determinante da taxa com que um fármaco atinge o estado estacionário é a meia-vida ($t_{1/2}$) do fármaco, e essa taxa é influenciada apenas por fatores que afetam a meia-vida. A velocidade para alcançar o estado de equilíbrio não é afetada pela velocidade de infusão. Quando a infusão é interrompida, a concentração plasmática do fármaco diminui até zerar com a mesma trajetória temporal observada para alcançar o equilíbrio (Figura 1.22).

B. **Regimes de doses fixas/intervalo de tempo fixo**

A administração de um fármaco em doses fixas, em vez de infusão contínua, com frequência é mais conveniente. Contudo, doses fixas de medicações IV ou orais administradas em intervalos fixos resultam em flutuações tempo-dependentes nas concentrações de fármaco

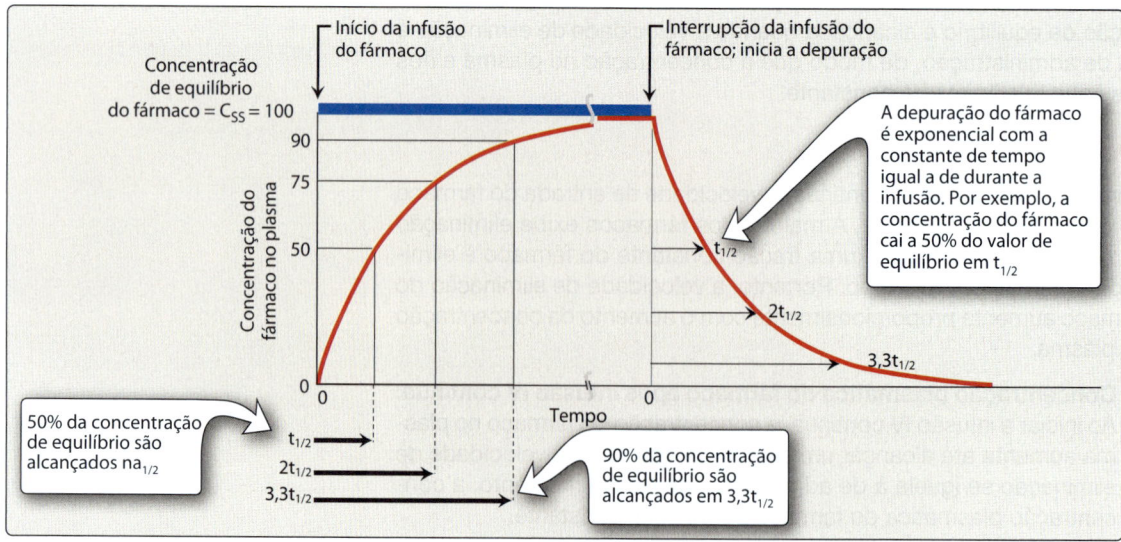

**Figura 1.22**
Velocidade para alcançar a concentração de equilíbrio de um fármaco no plasma após infusão intravenosa.

circulante, diferindo do aumento contínuo da concentração do fármaco na infusão contínua.

1. **Injeções IV múltiplas:** Quando um fármaco é administrado repetidamente a intervalos regulares, a concentração plasmática aumenta até alcançar um estado de equilíbrio (Figura 1.23). Como a maioria dos fármacos é administrada em intervalos mais curtos do que 5 meias-vidas e é eliminada exponencialmente com o tempo, algum fármaco da primeira dose permanece no organismo quando a segunda dose é administrada; algum fármaco da segunda dose permanece no momento da terceira dose, e assim por diante. Portanto, o fármaco acumula até que, dentro do intervalo de dosagens, a velocidade de eliminação do fármaco se iguala à velocidade de administração – isto é, até que seja alcançado o estado de equilíbrio.

   a. **Efeitos da frequência de administração:** Com administração repetida em intervalos regulares, a concentração do fármaco no plasma oscila ao redor da média. Doses menores e intervalos mais curtos diminuem a amplitude das flutuações na concentração do fármaco. No entanto, a frequência da administração não altera nem a magnitude da $C_{ss}$ nem a velocidade para alcançar a $C_{ss}$.

   b. **Exemplos de obtenção de equilíbrio usando diferentes regimes de dosagens:** A curva B da Figura 1.23 mostra a quantidade de fármaco no organismo quando uma unidade de um fármaco é administrada por via IV e repetida em intervalos de tempo que correspondem à meia-vida do fármaco. Ao final do primeiro período de dosagem, permanece 0,5 unidade de fármaco da primeira dose quando a segunda é administrada. Ao final do segundo intervalo de dosagem, 0,75 unidade está presente quando a terceira dose é administrada. A quantidade mínima de fármaco remanescente durante o intervalo de dosagem progressivamente se aproxima do valor de uma unidade, enquanto o valor máximo alcança progressivamente duas unidades logo após a administração. Por isso, no equilíbrio, uma unidade de fármaco se perde no intervalo das dosagens, o que é compensado exatamente pela velocidade de administração. Ou seja, a "taxa de entrada" é igual à "taxa de saída". Como na infusão IV, 90% do valor de equilíbrio é alcançado em 3,3 meias-vidas.

2. **Administrações orais múltiplas:** A maioria dos medicamentos administrados em regime ambulatorial são orais tomados em uma dose específica uma, duas ou mais vezes ao dia. Ao contrário da injeção IV, a absorção dos fármacos administrados por via oral pode ser lenta, e sua concentração plasmática é influenciada tanto pela velocidade de absorção quanto pela velocidade de eliminação (Figura 1.24).

### C. Otimização da dose

O objetivo do tratamento com fármacos é alcançar e manter a concentração dentro da janela terapêutica* e minimizar os efeitos adversos. Com titulação cuidadosa, a maioria dos fármacos permite alcançar esse objetivo. Se a janela terapêutica (ver Capítulo 2) do fármaco for pequena (p. ex., *digoxina* ou *lítio*), deve-se tomar cuidado extra ao selecionar um regime de dosagem, e as concentrações do fármaco devem ser monitoradas para garantir a obtenção da faixa terapêutica. Regimes

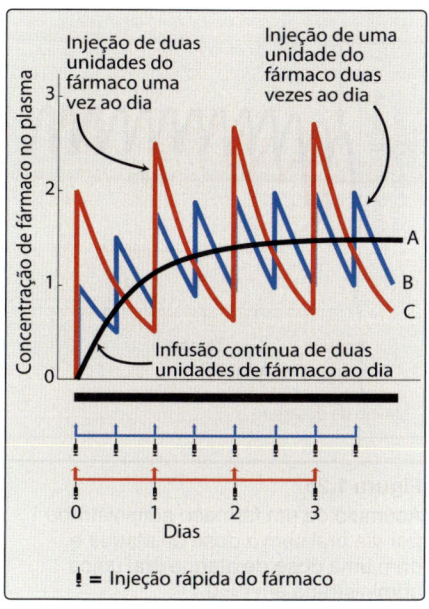

**Figura 1.23**
Concentração plasmática prevista para um fármaco administrado por infusão. **A.** Duas injeções diárias. **B.** Uma injeção diária. **C.** O modelo considera a rápida homogeneização em um compartimento corporal simples e uma meia-vida de 12 horas.

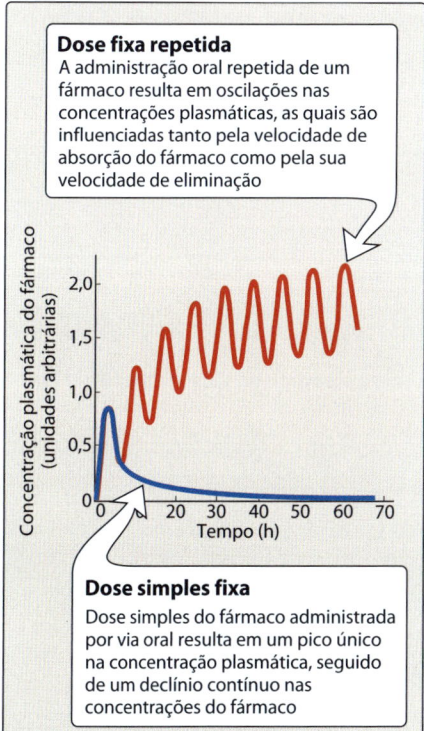

**Figura 1.24**
Concentrações plasmáticas previstas para um fármaco obtidas por administrações orais repetidas.

---

*N. de T. Janela terapêutica é o intervalo de dose em que o fármaco exerce o efeito terapêutico, ou seja, tem eficácia, sem causar toxicidade.

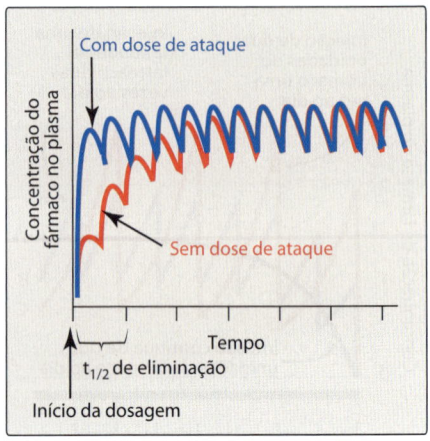

**Figura 1.25**
Acúmulo de um fármaco administrado por via oral sem a dose de ataque e com uma dose de ataque oral única administrada em t = 0.

de fármacos são administrados como doses de manutenção. Se for desejado um efeito rápido, pode ser necessária uma dose de carga.

1. **Dose de manutenção:** Os fármacos em geral são administrados para manter a $C_{ss}$ na janela terapêutica. São necessárias 4 a 5 meias-vidas para um fármaco alcançar a $C_{ss}$. Para alcançar uma dada concentração, são importantes a velocidade de administração e a velocidade de eliminação do fármaco. A dose de manutenção pode ser determinada conhecendo-se a concentração desejada no plasma ($C_{plasma}$), a depuração (CL) do fármaco da circulação sistêmica e a fração (F) absorvida (biodisponibilidade):

$$\text{Dose de manutenção} = \frac{(C_{plasma\ desejada})(CL)}{F}$$

2. **Dose de ataque:** Às vezes, é preciso alcançar a concentração plasmática necessária rapidamente (p. ex., em infecções graves ou arritmias). Portanto, uma dose de ataque (ou dose de carga) do fármaco é administrada para alcançar com rapidez nas concentrações plasmáticas desejadas, seguida de uma dose de manutenção para manter o estado de equilíbrio (Figura 1.25). Em geral, a dose de ataque pode ser calculada da seguinte maneira:

$$\text{Dose de ataque} = (V_d) \times \text{(concentração plasmática de equilíbrio desejada)}/F$$

As desvantagens das doses de ataque são o aumento do risco de toxicidade e a necessidade de um tempo maior para a concentração no plasma diminuir caso se alcance uma concentração excessiva.

3. **Dose de ajuste:** A quantidade de fármaco administrada em uma dada condição é estimada com base em um "paciente médio". Essa conduta negligencia a variabilidade entre pacientes nas variáveis farmacocinéticas, como depuração e $V_d$, que são muito significativas em alguns casos. O conhecimento dos princípios farmacocinéticos é útil para ajustar dosagens e otimizar o tratamento em certos pacientes. Monitorar o tratamento farmacológico e correlacioná-lo com os benefícios clínicos constitui outra ferramenta para individualizar o tratamento.

Para fármacos com faixa terapêutica definida, a concentração é mensurada para ajustar a dosagem e a frequência, de modo a obter e manter as concentrações desejadas. Ao determinar o ajuste da dosagem, o $V_d$ pode ser usado para calcular a quantidade de fármaco necessária para obter a concentração plasmática desejada. Por exemplo, suponha que um paciente com insuficiência cardíaca não esteja bem controlado devido a concentrações plasmáticas inadequadas do fármaco X. Suponha que a concentração do fármaco X no plasma seja $C_1$ e a concentração alvo desejada seja $C_2$, uma concentração mais alta. O cálculo a seguir pode ser usado para determinar quanto do fármaco X adicional deve ser administrado para levar o nível de $C_1$ a $C_2$.

$(V_d)(C_1)$ = Quantidade de fármaco inicialmente presente no organismo

$(V_d)(C_2)$ = Quantidade de fármaco necessária no organismo para obter a concentração plasmática desejada

A diferença entre os dois valores é a dose necessária para igualar $V_d (C_2 - C_1)$.

A Figura 1.26 mostra a evolução temporal da concentração do fármaco quando o tratamento é iniciado e quando a dose é alterada.

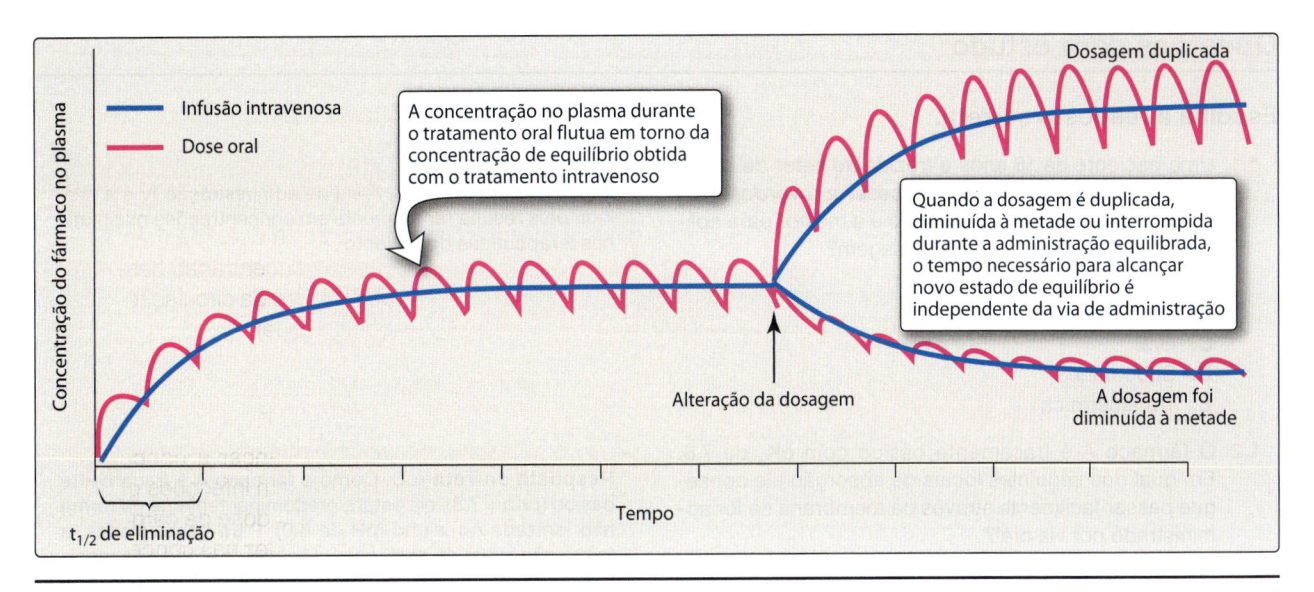

**Figura 1.26**
Acúmulo do fármaco após administração prolongada e após alterações na dosagem. A administração oral ocorreu em intervalos de 50% do $t_{1/2}$.

## Resumo

- A farmacocinética refere-se ao que o corpo faz com um medicamento. As propriedades farmacocinéticas que determinam o início, a intensidade e a duração das ações dos fármacos são: **absorção, distribuição, metabolismo e eliminação (ADME)**.
- Os mecanismos de absorção de fármacos pelo trato gastrintestinal são: **difusão passiva, difusão facilitada, transporte ativo e endocitose**.
- A glicoproteína P é uma proteína transportadora transmembrana expressa em vários tecidos e está envolvida no **efluxo de substâncias** dos tecidos para o sangue, resultando em **biodisponibilidade reduzida** e **resistência a múltiplos fármacos**.
- O metabolismo de primeira passagem de fármacos refere-se ao **rápido metabolismo** de um fármaco no fígado ou na parede intestinal quando o fármaco entra na **circulação portal** antes de entrar na circulação sistêmica.
- A distribuição de fármacos é o processo pelo qual um fármaco deixa reversivelmente a corrente sanguínea e entra no **líquido extracelular e nos tecidos**.
- O **volume de distribuição aparente**, $V_d$, é o volume de líquido necessário para conter todo o fármaco do organismo na mesma concentração presente no plasma.
- Os rins não conseguem excretar os fármacos lipofílicos de modo eficiente, pois estes atravessam facilmente as membranas celulares e são reabsorvidos nos túbulos contorcidos distais. Por isso, os fármacos lipossolúveis são primeiramente biotransformados no fígado em substâncias mais polares (hidrofílicas), usando dois grupos gerais de reações, denominados **fase I** e **fase II**.
- As reações de fase I introduzem um grupo funcional polar, como $-OH$ ou $-NH_2$, para converter fármacos lipofílicos em moléculas mais polares. As reações da fase I são catalisadas pelo **sistema enzimático do citocromo P450 (CYP)**.
- As reações de fase II consistem em reações de conjugação em que um metabólito de fase I é conjugado com um substrato endógeno, como **ácido glicurônico, ácido sulfúrico, ácido acético** ou um **aminoácido**.
- Pacientes com disfunção renal podem ser incapazes de excretar os fármacos, ficando sujeitos ao risco de **acumulá-los e apresentar efeitos adversos**.
- Para iniciar o tratamento medicamentoso, o clínico deve selecionar a **via de administração**, a **dosagem** e **o intervalo entre as doses (posologia) apropriado**. A seleção de um regime depende de vários fatores, **do paciente e do medicamento**, incluindo a rapidez com que as concentrações terapêuticas de um medicamento devem ser alcançados.

# Questões para estudo

**Escolha a resposta correta.**

**1.1** Uma paciente de 18 anos é trazida ao setor de emergências devido à dosagem excessiva (*overdose*) de droga. Qual via de administração é a melhor para aplicar o antídoto contra a superdosagem?

- A. Intramuscular
- B. Intravenosa
- C. Oral
- D. Subcutânea
- E. Transdérmica

**Resposta correta = B.** A via de administração IV é a melhor, pois resulta rapidamente em concentrações plasmáticas terapêuticas do antídoto.

**1.2** O fármaco A é fracamente básico com $pK_a$ de 7,8. Em qual dos seguintes locais de absorção ele consegue passar facilmente através da membrana se for administrado por via oral?

- A. Boca (pH aproximado de 7,0)
- B. Estômago (pH de 2,5)
- C. Duodeno (pH aproximado de 6,1)
- D. Jejuno (pH aproximado de 8,0)
- E. Íleo (pH aproximado de 7,0).

**Resposta correta = D.** Como o fármaco A é fracamente básico (pKa = 7,8), ele estará predominantemente na forma não ionizada no jejuno (pH de 8,0). Para bases fracas, a forma não ionizada irá permear facilmente através da membrana celular.

**1.3** O KR2250 é um agente redutor de colesterol experimental. Ele tem um alto peso molecular e é amplamente ligado à albumina. O KR2250 terá um volume aparente de distribuição ($V_d$) _____.

- A. alto
- B. baixo
- C. extremamente alto
- D. normal

**Resposta correta = B.** Devido ao seu alto peso molecular e à alta ligação às proteínas, o KR2250 ficará efetivamente preso dentro do compartimento plasmático (vascular) e terá um baixo volume aparente de distribuição.

**1.4** Um homem de 40 anos (70 kg) foi recentemente diagnosticado com infecção por *Staphylococcus aureus* resistente à *meticilina*. Ele recebeu 2.000 mg de *vancomicina* como dose de ataque IV. O pico da concentração de vancomicina no plasma foi de 28,5 mg/L. O volume de distribuição aparente é:

- A. 1 L/kg
- B. 7 L/kg
- C. 10 L/kg
- D. 14 L/kg
- E. 70 L/kg

**Resposta correta = A.** $V_d$ = dose / C = 2.000 mg / 28,5 mg/L = 70,1 L. Como o paciente tem 70 kg, o volume de distribuição aparente em L/kg é aproximadamente 1 L/kg (70,1 L/70 kg).

**1.5** Uma mulher de 55 anos é trazida ao pronto-socorro por causa de convulsões. Ela tem histórico de doença renal e atualmente faz diálise. Ela recebe uma infusão intravenosa do anticonvulsivante fármaco X. O que é mais provável de ser observado com o uso do fármaco X nessa paciente?

|   | Meia-vida | Dosagem |
|---|---|---|
| A. | ↑ | ↑ |
| B. | ↓ | ↓ |
| C. | ↑ | ↔ |
| D. | ↑ | ↓ |
| E. | ↔ | ↔ |

**Resposta correta = D.** Como a paciente tem um distúrbio renal, ela pode não ser capaz de excretar o medicamento de forma eficaz. Portanto, a meia-vida do fármaco X será prolongada. Como a meia-vida é prolongada, a dosagem deve ser reduzida para que a paciente não tenha efeitos tóxicos graves do fármaco X.

**1.6** O *ritonavir* é coadministrado com outros medicamentos anti-HIV para aumentar sua farmacocinética. Qual propriedade do *ritonavir* é responsável por melhorar a farmacocinética de outros medicamentos anti-HIV?

A. Inibição da glicoproteína P
B. Inibição de CYP
C. Acidificação da urina
D. Indução de CYP

**Resposta correta = B.** O *ritonavir* é um inibidor potente de CYP. Portanto, reduz o metabolismo de outros medicamentos anti-HIV pelo CYP e aumenta seus níveis plasmáticos.

**1.7** Qual das seguintes reações representa a fase II do metabolismo de fármacos?

A. Amidação
B. Hidrólise
C. Oxidação
D. Redução
E. Sulfatação

**Resposta correta = E.** As reações metabólicas da fase II envolvem reações de conjugação para tornar os metabólitos da fase I mais polares. Sulfatação e glicuronidação são as reações de conjugação de fase II mais comuns.

**1.8** Um estudo farmacocinético de um novo medicamento anti-hipertensivo está sendo realizado em voluntários humanos saudáveis. A meia-vida do medicamento após administração por infusão intravenosa contínua é de 12 horas. Qual das alternativas a seguir melhor se aproxima do tempo para o fármaco atingir o estado estacionário?

A. 24 horas
B. 36 horas
C. 60 horas
D. 120 horas
E. 240 horas

**Resposta correta = C.** Um fármaco atingirá o estado de equilíbrio em cerca de 4 a 5 meias-vidas. Portanto, para esse fármaco com meia-vida de 12 horas, o tempo aproximado para atingir o estado de equilíbrio será de 60 horas.

**1.9** Uma mulher de 64 anos (60 kg) é tratada com o fármaco experimental A para diabetes melito tipo 2. O fármaco A está disponível na forma de comprimidos com uma biodisponibilidade oral de 90%. Se o $V_d$ for 2 L/kg e a concentração plasmática desejada no estado estacionário for 3,0 mg/L, qual das seguintes opções é a dose de ataque oral mais apropriada do fármaco A?

A. 6 mg
B. 6,6 mg
C. 108 mg
D. 360 mg
E. 400 mg

**Resposta correta = E.** Para dosagem oral, dose de ataque = [($V_d$) × (concentração plasmática desejada no estado estacionário)/F]. O $V_d$ neste caso, corrigido para o peso do paciente, é de 120 L. O valor de F é 0,9 (porque a biodisponibilidade é de 90%, ou seja, 90/100 = 0,9). Assim, dose de ataque = (120 L × 3,0 mg/L)/0,9 = 400 mg.

**1.10** O *ácido valproico* é um fármaco altamente ligado a proteínas, comumente usado como agente antiepiléptico. Em qual estado da doença a dose de *ácido valproico* deve ser reduzida para evitar eventos adversos?

A. Infecção bacteriana
B. Hipoalbuminemia
C. Infarto do miocárdio
D. Transtorno de déficit de atenção/hiperatividade (TDAH)

**Resposta correta = B.** O *ácido valproico* é altamente ligado (90%-95%) à proteína albumina plasmática. Em pacientes com hipoalbuminemia (baixa albumina), a concentração de *ácido valproico* não ligado aumentará e, portanto, a dose deve ser reduzida para evitar possíveis eventos adversos.

# 2 Interações fármaco-receptor e farmacodinâmica

Joanna Peris

## I. VISÃO GERAL

A farmacodinâmica descreve as ações de um medicamento no corpo. A maioria dos fármacos exerce efeitos, tanto benéficos quanto prejudiciais, interagindo com macromoléculas-alvo especializadas chamadas receptores, que estão presentes na superfície da célula ou dentro dela. O complexo fármaco-receptor inicia alterações na atividade bioquímica e/ou molecular da célula por meio de um processo denominado transdução de sinal (Figura 2.1).

## II. TRANSDUÇÃO DE SINAL

Os fármacos atuam como sinais, e os receptores atuam como detectores de sinais. Um fármaco é chamado "agonista" se ele se liga a um sítio em uma proteína receptora e o ativa para iniciar uma série de reações que, por fim, resultam em uma resposta intracelular específica. Segundos-mensageiros ou moléculas efetoras são parte da cascata de eventos que traduz a ligação do agonista em uma resposta celular.

### A. O complexo fármaco-receptor

As células têm muitos tipos de receptores diferentes, cada qual específico para um agonista particular e que produz uma resposta única. As membranas das células cardíacas, por exemplo, contêm receptores β-adrenérgicos que se ligam e respondem à epinefrina ou norepinefrina. As células cardíacas também contêm receptores muscarínicos que se ligam e respondem à acetilcolina. Essas duas populações de receptores interagem dinamicamente para controlar as funções vitais do coração.

A intensidade da resposta celular é proporcional ao número de complexos fármaco-receptor: esse conceito é análogo à formação do complexo enzima e substrato e compartilha muitas características comuns, como a especificidade do receptor para determinado agonista. Embora este capítulo esteja focado na interação dos fármacos com os receptores específicos, é importante saber que nem todos os fármacos exercem efeitos interagindo com receptores. Os antiácidos, por exemplo, neutralizam quimicamente o excesso de ácido gástrico, reduzindo o desconforto estomacal.

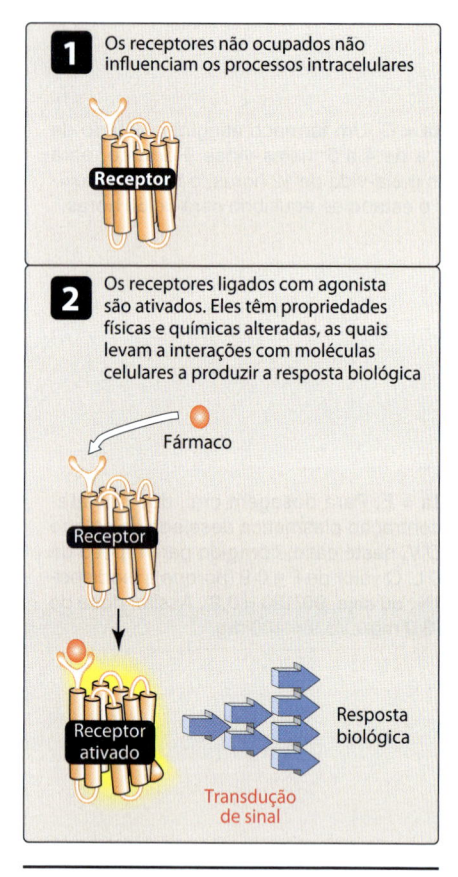

**Figura 2.1**
O reconhecimento de um fármaco pelo receptor inicia a resposta biológica.

## B. Conformações dos receptores

Os receptores existem em pelo menos dois estados: inativo (R) e ativo (R*), que estão em equilíbrio reversível entre si, em geral favorecendo o estado inativo. A ligação dos agonistas desloca o equilíbrio de R para R*, produzindo um efeito biológico. Os antagonistas são substâncias que se ligam ao receptor, mas não aumentam a fração R*; em vez disso, eles estabilizam a fração R. Alguns fármacos (agonistas parciais) deslocam o equilíbrio de R para R*, mas a fração R* é menor do que aquela causada por um agonista. A intensidade do efeito biológico é diretamente relacionada com a fração R*. Em resumo, agonistas, antagonistas e agonistas parciais são exemplos de moléculas ou ligantes que se ligam ao sítio de ativação no receptor e podem afetar a fração de R*.

## C. Principais famílias de receptores

Um receptor é definido como qualquer molécula biológica à qual um fármaco se fixa e produz uma resposta mensurável. Assim, enzimas, ácidos nucleicos e proteínas estruturais podem atuar como receptores de fármacos ou de agonistas endógenos. No entanto, as fontes mais ricas de receptores são proteínas ligadas à membrana que transduzem sinais extracelulares em respostas intracelulares. Esses receptores podem ser divididos em quatro famílias: (1) canais iônicos disparados por ligantes; (2) receptores acoplados à proteína G; (3) receptores ligados a enzimas; e (4) receptores intracelulares (Figura 2.2). Geralmente, ligantes hidrofílicos interagem com receptores situados na superfície da célula (Figura 2.2A-C). Em contrapartida, os ligantes hidrofóbicos entram nas células através da bicamada lipídica da membrana celular para interagir com receptores situados dentro das células (Figura 2.2D).

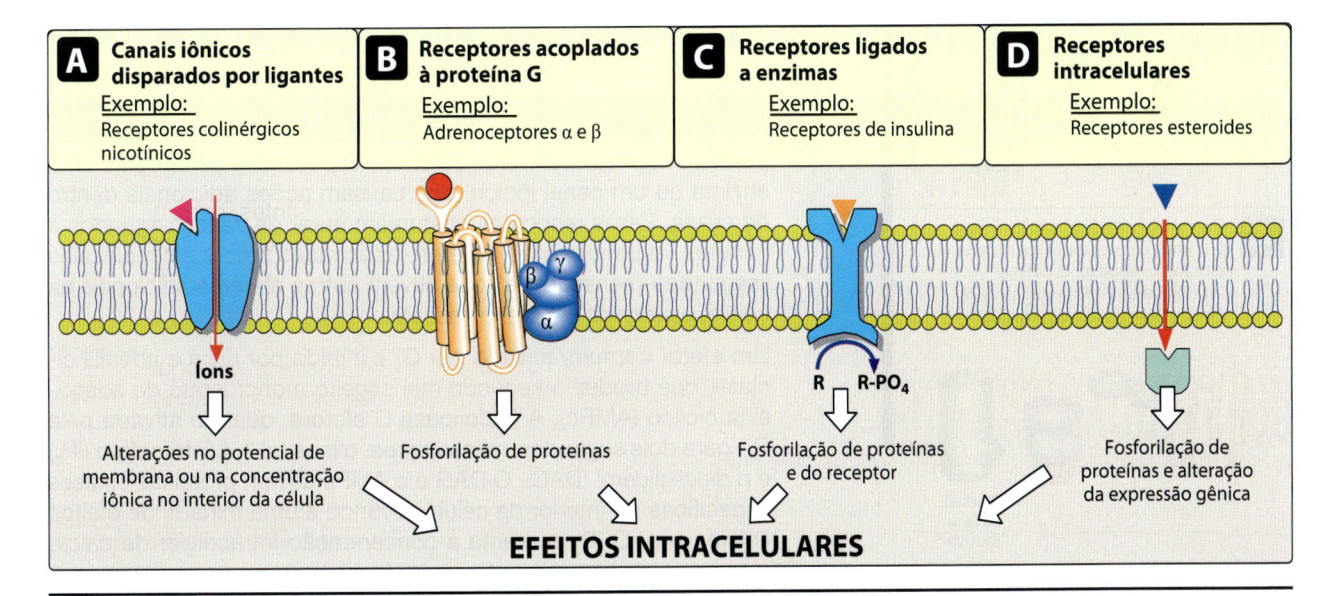

**A** Canais iônicos disparados por ligantes
Exemplo:
Receptores colinérgicos nicotínicos

**B** Receptores acoplados à proteína G
Exemplo:
Adrenoceptores α e β

**C** Receptores ligados a enzimas
Exemplo:
Receptores de insulina

**D** Receptores intracelulares
Exemplo:
Receptores esteroides

Íons → Alterações no potencial de membrana ou na concentração iônica no interior da célula

Fosforilação de proteínas

R → R-PO$_4$
Fosforilação de proteínas e do receptor

Fosforilação de proteínas e alteração da expressão gênica

**EFEITOS INTRACELULARES**

**Figura 2.2**
Mecanismos de sinalização transmembrana. **A.** O ligante une-se a domínios extracelulares do canal estimulado por ligante. **B.** O ligante une-se a um domínio extracelular do receptor transmembrana que está acoplado à proteína G. **C.** O ligante une-se ao domínio extracelular de um receptor transmembrana que ativa uma enzima cinase. **D.** O ligante lipossolúvel difunde-se através da membrana para interagir com seu receptor intracelular. R, proteína inativa.

## 26 Unidade I  Princípios da terapia farmacológica

**1** O receptor não ocupado não interage com a proteína $G_s$.

Espaço extracelular — Hormônio ou neurotransmissor — Membrana celular

Citosol — Proteína $G_s$ unida ao GDP — Adenilil ciclase inativa

**2** O receptor ocupado altera a forma e interage com a proteína $G_s$. A proteína $G_s$ libera GDP e liga GTP.

GTP → GDP — Adenilil ciclase inativa

**3** A subunidade α da proteína $G_s$ dissocia e ativa a adenilil ciclase.

ATP — Adenilil ciclase ativa — AMPc + $PP_i$

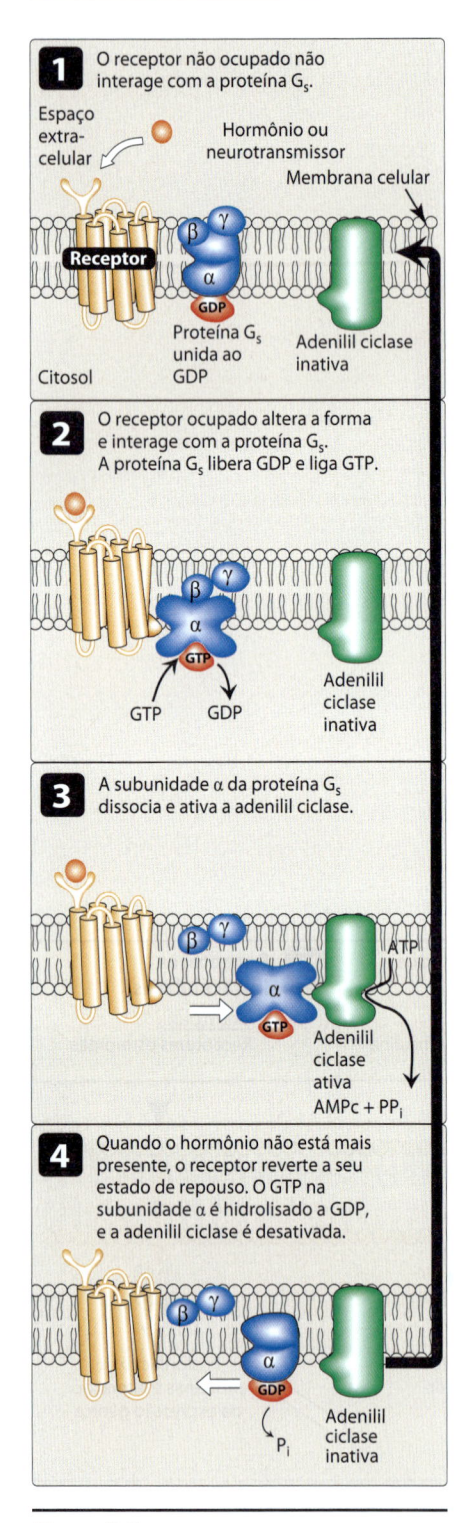

**4** Quando o hormônio não está mais presente, o receptor reverte a seu estado de repouso. O GTP na subunidade α é hidrolisado a GDP, e a adenilil ciclase é desativada.

$P_i$ — Adenilil ciclase inativa

**Figura 2.3**
O reconhecimento do sinal químico pela proteína G acoplada ao receptor de membrana afeta a atividade da adenilil ciclase. $PP_i$, pirofosfato inorgânico.

1. **Canais iônicos transmembrana disparados por ligantes:** A porção extracelular dos canais iônicos controlados por ligantes contém o sítio de ligação do fármaco. Esse local regula a abertura do poro através do qual os íons podem fluir das membranas celulares (Figura 2.2A). Em geral, o canal está fechado até que o receptor seja ativado por um agonista que abre o canal por poucos milissegundos. Dependendo do íon conduzido através desses canais, os receptores medeiam diversas funções, incluindo neurotransmissão e contração muscular. Por exemplo, a estimulação do receptor nicotínico pela acetilcolina abre um canal que permite o influxo de sódio e o efluxo de potássio através das membranas celulares de neurônios ou de células musculares. Essa mudança nas concentrações iônicas através da membrana gera um potencial de ação em um neurônio e a contração dos músculos esquelético e cardíaco. Por outro lado, a estimulação agonista do subtipo A do receptor do ácido γ-aminobutírico (GABA) aumenta o influxo de cloreto, resultando em hiperpolarização dos neurônios e menor chance de geração de potencial de ação. Locais de ligação de fármacos também são encontrados em muitos canais iônicos controlados por voltagem, onde podem regular a função do canal. Por exemplo, os anestésicos locais se ligam ao canal de sódio disparado por voltagem, inibindo o influxo de sódio e diminuindo a condução neuronal.

2. **Receptores transmembrana acoplados à proteína G:** A porção extracelular deste receptor contém o sítio de ligação ao ligante, e a porção intracelular interage (quando ativada) com uma proteína G. Há vários tipos de proteínas G (p. ex., $G_s$, $G_i$ e $G_q$), mas todas são compostas por três subunidades de proteínas. A subunidade α liga o trifosfato de guanosina (GTP, do inglês *guanosine triphosphate*), e as subunidades β e γ ancoram a proteína G na membrana celular (Figura 2.3). A ligação de um agonista ao receptor aumenta a ligação de GTP na subunidade α, causando a dissociação do complexo α-GTP do complexo βγ. As subunidades α e βγ ficam então livres para interagir com efetores celulares específicos, geralmente uma enzima ou um canal iônico, que causam ações adicionais dentro da célula. Essas respostas costumam durar de vários segundos a minutos. Algumas vezes, os efetores ativados produzem moléculas "segundos-mensageiros" que ativam outros efetores adicionais na célula, causando um efeito cascata.

   Um efetor comum, ativado por $G_s$ e inibido por $G_i$, é a adenilil ciclase, que produz o segundo mensageiro monofosfato de adenosina cíclico (AMPc). A fosfolipase C efetora, quando ativada pela $G_q$, gera dois segundos-mensageiros: o inositol 1,4,5-trifosfato ($IP_3$) e o diacilglicerol (DAG). O DAG e o AMPc ativam proteínas cinases específicas no interior da célula, levando a uma miríade de efeitos fisiológicos. O $IP_3$ aumenta a concentração intracelular de cálcio que, por sua vez, ativa outras proteínas cinases.

3. **Receptores ligados a enzimas:** Essa família de receptores ligados à membrana sofre alterações conformacionais quando ativada por um ligante, resultando em aumento da atividade enzimática intracelular (Figura 2.4). Essa resposta dura de minutos a horas. Os receptores ligados a enzimas mais comuns (p. ex., fatores de crescimento e insulina) possuem atividade de tirosina cinase. Quando ativado, o receptor fosforila resíduos de tirosina nele mesmo e em outras proteínas específicas (Figura 2.4). A fosforilação

pode modificar de modo substancial a estrutura da proteína-alvo, atuando, assim, como um interruptor molecular. Por exemplo, o receptor de insulina fosforilado torna-se ativo e, por sua vez, fosforila outras proteínas que se tornam ativas. Assim, os receptores ligados a enzimas muitas vezes causam um efeito em cascata de sinal, como aquele causado pelos receptores acoplados à proteína G.

4. **Receptores intracelulares:** A quarta família de receptores difere consideravelmente das outras três, pois o receptor é inteiramente intracelular e, portanto, o ligante (p. ex., hormônios esteroides) deve ter solubilidade lipídica suficiente para se difundir na célula e interagir com o receptor (Figura 2.5). Os alvos primários dos receptores intracelulares ativados são fatores de transcrição no núcleo celular, que regulam a expressão gênica. A ativação ou inativação de fatores de transcrição altera a transcrição do DNA em RNA e, subsequentemente, a tradução do RNA em proteínas. O efeito de fármacos ou ligantes endógenos que ativam os receptores intracelulares leva de horas a dias para ocorrer. Outros alvos dos ligantes intracelulares são proteínas estruturais, enzimas, RNA e ribossomos. Por exemplo, a tubulina é o alvo de antineoplásicos como o *paclitaxel* (ver Capítulo 37), a enzima di-hidrofolato redutase é o alvo de antimicrobianos como a *trimetoprima* (ver Capítulo 31), e a subunidade 50S do ribossomo bacteriano é o alvo de antimicrobianos macrolídeos, como a *eritromicina* (ver Capítulo 30).

## D. Características da transdução de sinais

A transdução de sinais tem dois aspectos importantes: (1) amplificar sinais pequenos e (2) mecanismos para proteger a célula contra a estimulação excessiva.

1. **Amplificação de sinais:** Uma característica dos receptores ligados à proteína G e ligados a enzimas é a capacidade de amplificar a intensidade e a duração do sinal por meio do efeito cascata de sinal. Além disso, a proteína G ativada persiste por mais tempo do que o complexo ligante-receptor original. Por exemplo, a ligação do *salbutamol* só existe por poucos milissegundos, mas a proteína G ativada subsequente pode persistir por centenas de milissegundos. O sinal inicial é prolongado e amplificado adicionalmente pela interação entre a proteína G e seus respectivos alvos intracelulares. Devido a essa amplificação, apenas uma fração do total de receptores para um ligante específico precisa ser ocupada para evocar a resposta máxima. Diz-se que os sistemas que exibem essa característica possuem receptores de reserva. Cerca de 99% dos receptores de insulina são "sobressalentes", proporcionando uma imensa reserva funcional que garante a entrada de quantidades adequadas de glicose na célula, mesmo que apenas uma pequena fração dos receptores esteja ocupada. Por outro lado, apenas cerca de 5 a 10% do total de adrenoceptores β no coração são sobressalentes. Portanto, existe pouca reserva funcional no coração em insuficiência, porque a maioria dos receptores deve estar ocupada para obter a contratilidade máxima.

2. **Dessensibilização e regulação negativa de receptores:** A administração repetida ou contínua de um agonista ou antagonista conduz frequentemente a alterações na capacidade de resposta do receptor. O receptor pode ficar insensível devido à estimulação

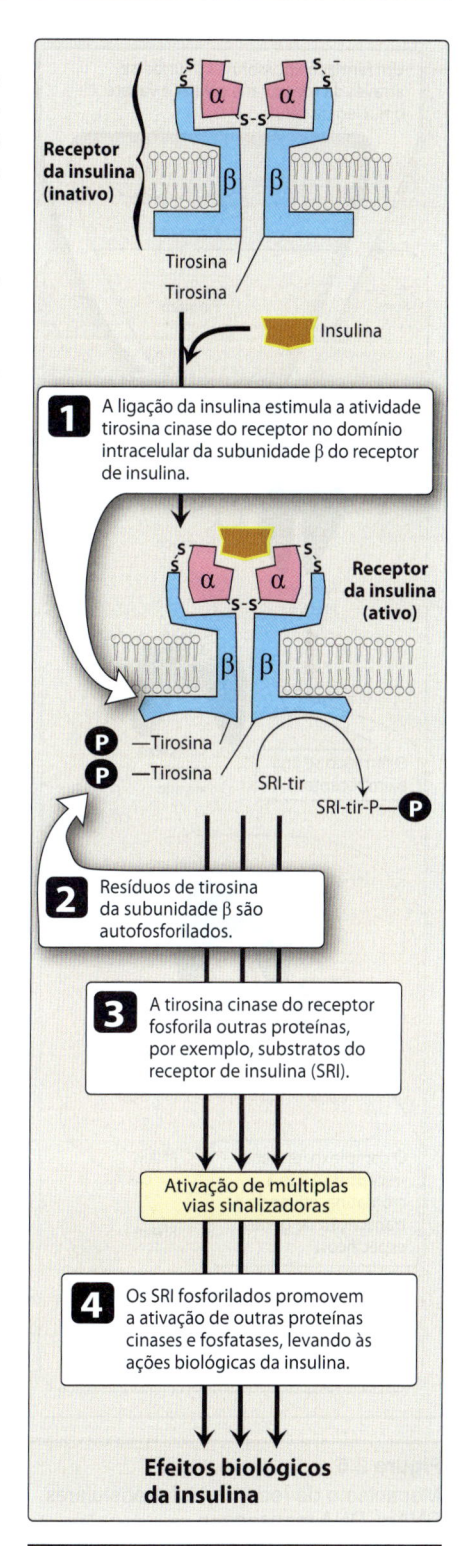

**Figura 2.4**
Receptor da insulina.

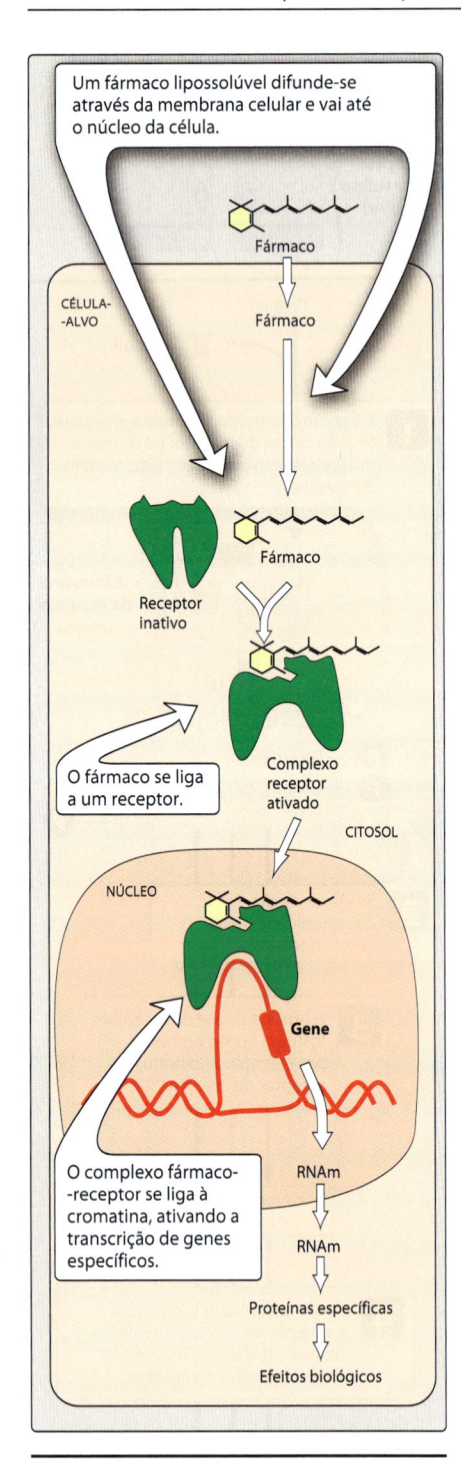

**Figura 2.5**
Mecanismo de receptores intracelulares.
RNAm, RNA mensageiro.

Um fármaco lipossolúvel difunde-se através da membrana celular e vai até o núcleo da célula.

CÉLULA-ALVO
Fármaco
Fármaco
Fármaco
Receptor inativo
O fármaco se liga a um receptor.
Complexo receptor ativado
CITOSOL
NÚCLEO
Gene
O complexo fármaco-receptor se liga à cromatina, ativando a transcrição de genes específicos.
RNAm
RNAm
Proteínas específicas
Efeitos biológicos

excessiva do agonista (Figura 2.6), resultando em uma resposta diminuída. Este fenômeno, denominado taquifilaxia, é frequentemente devido à fosforilação, que torna os receptores indiferentes ao agonista. Além disso, os receptores podem ser internalizados dentro da célula, tornando-se indisponíveis para futuras interações com os agonistas (regulação negativa). Alguns receptores, particularmente os canais iônicos, exigem um tempo finito após a estimulação antes de poderem ser ativados novamente. Durante essa fase de recuperação, diz-se que são "refratários". A exposição repetida de um receptor a um antagonista, por outro lado, resulta na regulação positiva dos receptores, na qual as reservas dos receptores são inseridas na membrana, aumentando o número de receptores disponíveis. A regulação positiva dos receptores pode tornar as células mais sensíveis aos agonistas e/ou mais resistentes aos efeitos do antagonista.

## Aplicação clínica 2.1: Regulação negativa de receptores

A superestimulação de receptores com agonista, geralmente, resulta na regulação negativa do receptor e na diminuição da eficácia de um medicamento. Por exemplo, um paciente pode apresentar resposta analgésica adequada com uma dose inicial de *morfina* para dores nas costas; no entanto, após o uso repetido desse medicamento opioide, o paciente pode descobrir que não sente mais o mesmo alívio da dor e que desenvolveu tolerância ao regime de doses. O mecanismo desta tolerância ao medicamento é uma diminuição no número e na capacidade de resposta dos receptores opioides aos quais a morfina se liga, exigindo uma dose mais elevada para causar o mesmo sinal celular que resulta no alívio da dor.

## III. RELAÇÕES DOSE-RESPOSTA

Os fármacos agonistas mimetizam a ação de um ligante endógeno no seu receptor (p. ex., o *isoproterenol* mimetiza a norepinefrina nos receptores $\beta_1$ cardíacos). A magnitude do efeito do medicamento depende da sensibilidade do receptor ao fármaco e da sua concentração no local do receptor, o que, por sua vez, é determinada pela dose administrada e pelo perfil farmacocinético do fármaco, como velocidades de absorção, distribuição, biotransformação e eliminação.

### A. Relação dose-resposta gradual

Conforme a concentração do fármaco aumenta, seu efeito farmacológico também é elevado gradualmente até que todos os receptores estejam ocupados (efeito máximo). Lançando a intensidade da resposta contra as doses crescentes de um fármaco, produz-se uma curva dose-resposta gradual que tem o formato geral apresentado na Figura 2.7A. Duas características importantes dos fármacos, potência e eficácia, podem ser determinadas nas curvas dose-resposta graduais.

1. **Potência:** A potência é uma medida da quantidade de fármaco necessária para produzir um efeito. A concentração do medicamento que produz 50% do efeito máximo ($EC_{50}$) é frequentemente usada

para determinar a potência. Na Figura 2.7, a CE$_{50}$ para os fármacos A e B indica que o fármaco A é mais potente do que o fármaco B, porque é necessária uma quantidade menor de fármaco A para obter 50% de efeito. As preparações terapêuticas dos fármacos refletem sua potência. Por exemplo, *candesartana* e *irbesartana* são bloqueadores do receptor de angiotensina usados no tratamento da hipertensão. A faixa de doses terapêuticas da *candesartana* é 4 a 32 mg; a da *irbesartana* é de 75 a 300 mg. Portanto, a *candesartana* é mais potente do que a *irbesartana* (possui um valor de CE$_{50}$ mais baixo). Como a faixa de concentrações do medicamento que causa de 1 a 99% da resposta máxima, geralmente, abrange várias ordens de grandeza, gráficos semilogarítmicos são usados para representar graficamente a faixa completa de doses. Como apresentado na Figura 2.7B, as curvas assumem a forma sigmoide, o que simplifica a interpretação da curva dose-resposta.

2. **Eficácia:** Eficácia é o tamanho da resposta que o fármaco causa quando interage com um receptor. Ela depende do número de complexos farmacorreceptores formados e da atividade intrínseca do fármaco (sua capacidade de ativar o receptor e causar a resposta celular). A eficácia máxima de um fármaco (E$_{máx}$) pressupõe que ele ocupe todos os receptores, e nenhum aumento na resposta é observado em reação a concentrações mais elevadas do medicamento. A resposta máxima difere entre agonistas totais e parciais, mesmo quando o fármaco ocupa 100% dos receptores. De modo similar, mesmo que um antagonista ocupe 100% dos receptores, não ocorre ativação, e o E$_{máx}$ é zero. A eficácia é uma característica clinicamente mais útil do que a potência, pois um fármaco com maior eficácia é mais benéfico terapeuticamente do que um que seja mais potente. A Figura 2.8 mostra a resposta a fármacos de diferentes potências e eficácias.

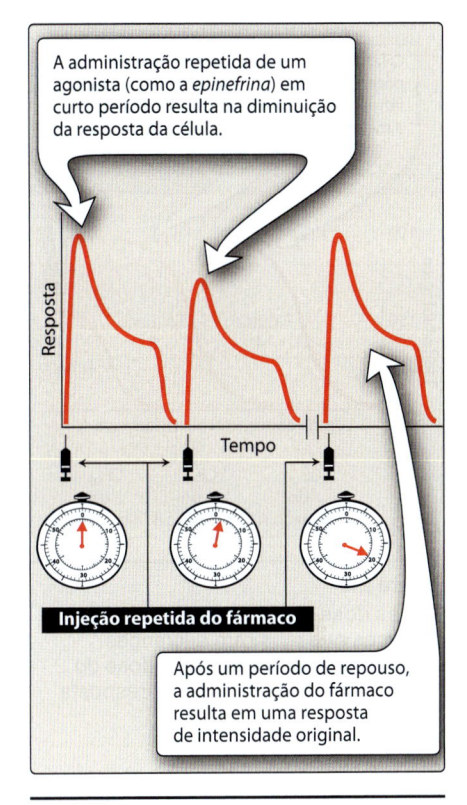

**Figura 2.6**
Dessensibilização de receptores.

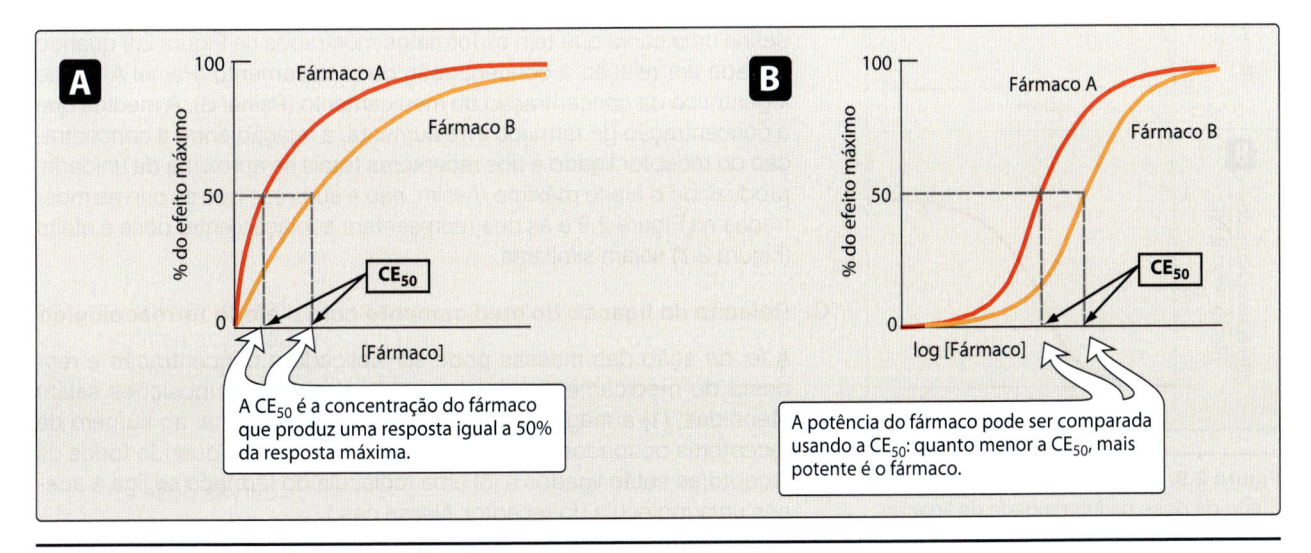

**Figura 2.7**
Efeito da dose na intensidade da resposta farmacológica. Em **A**, um gráfico linear. Em **B**, um gráfico semilogarítmico dos mesmos dados. CE$_{50}$, dose de fármaco que causa 50% da resposta máxima.

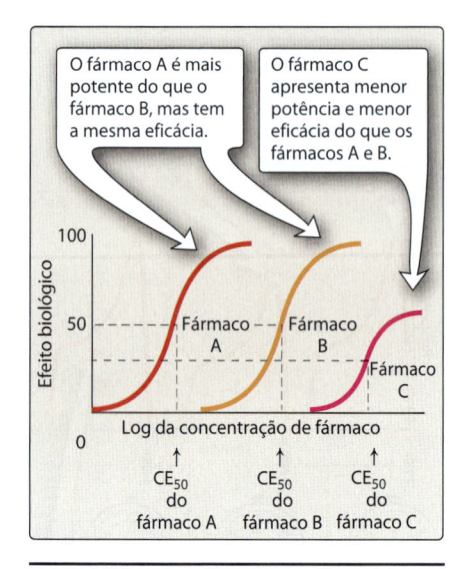

**Figura 2.8**
Curvas dose-resposta típicas para fármacos que mostram diferenças em potência e eficácia. $CE_{50}$, dose do fármaco que provoca 50% da resposta máxima.

O fármaco A é mais potente do que o fármaco B, mas tem a mesma eficácia.

O fármaco C apresenta menor potência e menor eficácia do que os fármacos A e B.

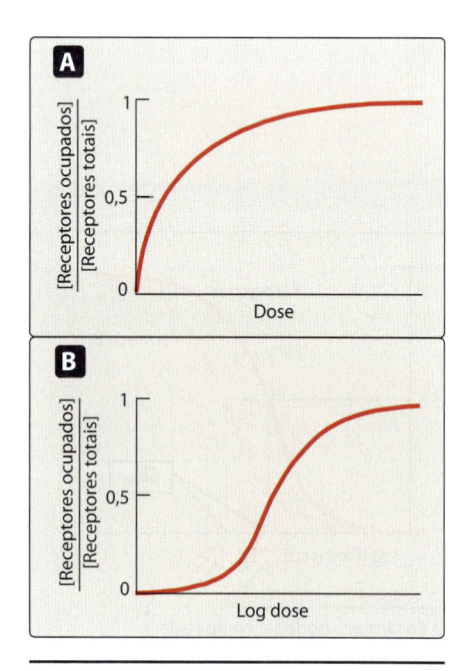

**Figura 2.9**
Efeito da dose na intensidade da ligação do fármaco. Em **A**, um gráfico linear. Em **B**, um gráfico semilogarítmico dos mesmos dados.

## Aplicação clínica 2.2: Relevância clínica da potência *versus* eficácia dos medicamentos

Os medicamentos de menor potência (p. ex., o *ibuprofeno*) requerem a administração de doses mais elevadas para atingir a mesma eficácia que os medicamentos de maior potência (p. ex., o *naproxeno*). Embora possa parecer que o naproxeno teria melhor utilidade clínica do que o ibuprofeno, uma vez que ambos os medicamentos têm a mesma eficácia máxima no alívio da dor de cabeça e da febre, eles são terapeuticamente equivalentes. Por outro lado, um analgésico com maior eficácia que o *naproxeno* (p. ex., a *morfina*) tem maior utilidade clínica, uma vez que a *morfina* pode ser usada para aliviar a dor intensa (p. ex., dor oncológica), enquanto o *naproxeno* é menos eficaz.

### B. Efeito da concentração do medicamento na ligação ao receptor

A relação quantitativa entre a concentração do fármaco e a ocupação dos receptores se aplica à cinética de ligação do fármaco com as moléculas receptoras:

Fármaco + Receptor $\rightleftarrows$ Fármaco – Complexo receptor → Efeito biológico

Admitindo que a ligação de uma molécula não altera a ligação de moléculas subsequentes e aplicando a lei de ação das massas, pode-se expressar matematicamente a relação entre a porcentagem (ou a fração) de receptores ocupados e a concentração do fármaco:

$$\frac{[DR]}{[R_t]} = \frac{[D]}{K_d + [D]} \quad (1)$$

em que [D] = a concentração do medicamento livre, [DR] = a concentração do medicamento ligado, [$R_t$] = o número total de receptores e $K_d$ = a constante de dissociação de equilíbrio entre o medicamento e o receptor. O valor $K_d$ pode ser usado para determinar a afinidade do fármaco pelo seu receptor. A afinidade descreve a força da interação (ligação) entre o ligante e seu receptor. Quanto maior o valor de $K_d$, mais fraca é a interação e menor a afinidade, e vice-versa. A Equação 1 define uma curva que tem os formatos mostrados na Figura 2.9 quando plotada em relação à concentração do medicamento (Painel A) ou ao logarítmico da concentração do medicamento (Painel B). À medida que a concentração do fármaco livre aumenta, a relação entre a concentração do receptor ligado e dos receptores totais se aproxima da unidade, produzindo o efeito máximo. Assim, não é surpresa que as curvas mostradas na Figura 2.9 e as que representam a relação entre dose e efeito (Figura 2.7) sejam similares.

### C. Relação da ligação do medicamento com o efeito farmacológico

A lei de ação das massas pode ser aplicada à concentração e resposta do medicamento, desde que as seguintes suposições sejam atendidas: (1) a magnitude da resposta é proporcional ao número de receptores ocupados pelo fármaco, (2) o $E_{máx}$ ocorre quando todos os receptores estão ligados e (3) uma molécula do fármaco se liga a apenas uma molécula do receptor. Nesse caso,

$$\frac{[E]}{[E_{máx}]} = \frac{[D]}{K_d + [D]} \quad (2)$$

em que [E] = o efeito do medicamento na concentração [D] e [$E_{máx}$] = o efeito máximo do medicamento.

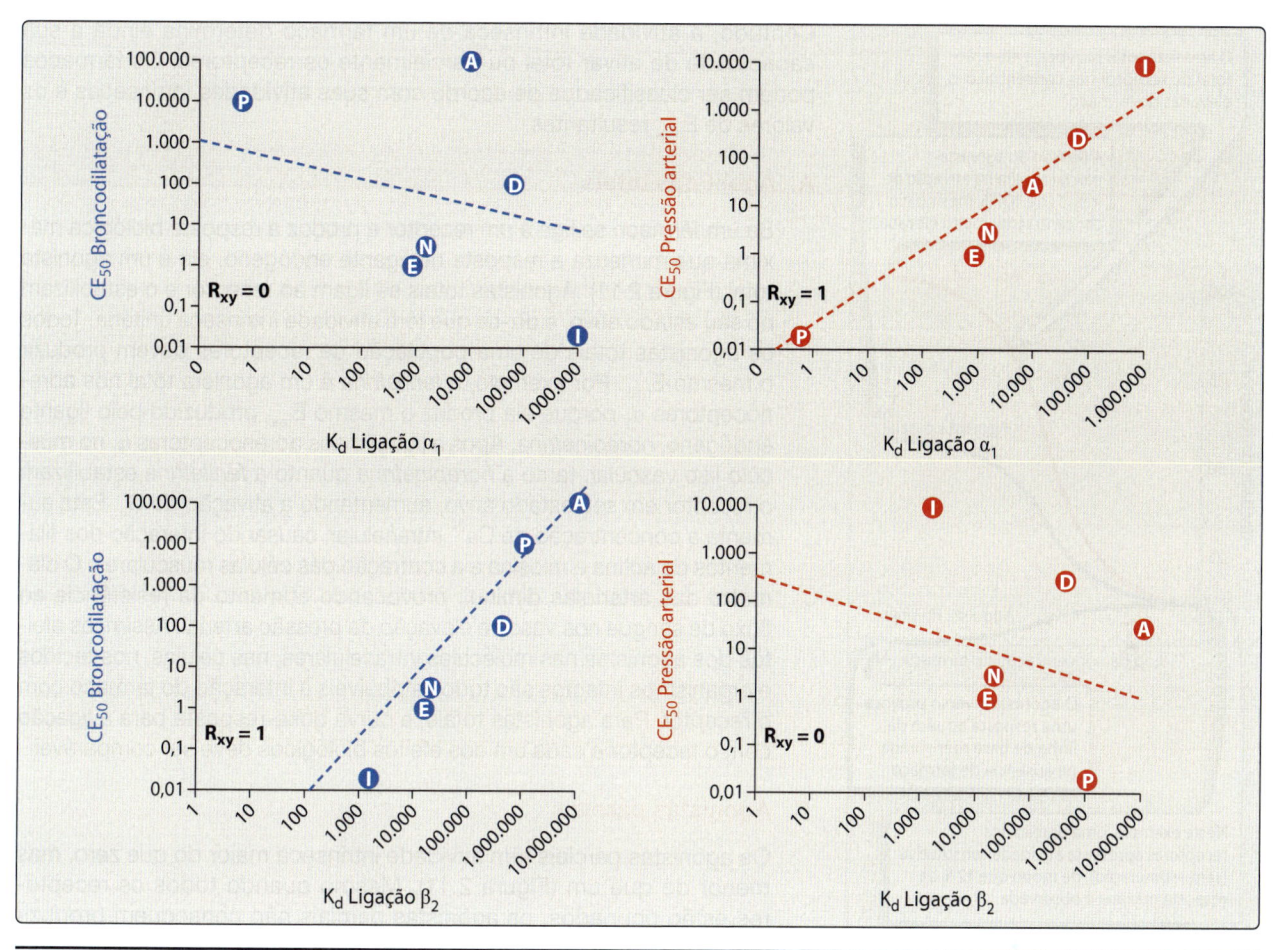

**Figura 2.10**
Correlação da afinidade do fármaco pela ligação com o receptor e a potência em produzir um efeito fisiológico. Deve haver uma correlação positiva entre a afinidade (valor de $K_d$) do fármaco para ligar-se a um subtipo de receptor específico e a potência (valor de $CE_{50}$) do fármaco para produzir uma resposta fisiológica mediada por esse grupo de receptores. Por exemplo, vários fármacos têm afinidade por ambos os receptores $\alpha_1$ e adrenérgicos $\beta_2$. As letras dentro de círculos na figura representam agonistas com afinidades variáveis pelos receptores $\alpha_1$ e $\beta_2$. Contudo, dos dados apresentados, fica claro que os receptores $\alpha_1$ só medeiam alterações na pressão arterial, ao passo que os receptores $\beta_2$ só medeiam alterações na broncodilatação.

Portanto, se uma população de receptores específicos é vital na mediação de um efeito fisiológico, a afinidade de um agonista para ligar-se nesses receptores deve estar relacionada com a potência desse fármaco em causar o efeito biológico. Muitos medicamentos e a maioria dos neurotransmissores podem ligar-se a mais de um tipo de receptor, causando efeitos terapêuticos desejados e efeitos adversos indesejados. Com o objetivo de estabelecer a relação entre a ocupação de um subtipo particular de receptores pelo fármaco e a resposta biológica correspondente a esse medicamento, com frequência se constroem curvas de correlação entre a afinidade do receptor e a potência do fármaco (Figura 2.10).

## IV. ATIVIDADE INTRÍNSECA

Como mencionado anteriormente, um agonista liga-se a um receptor e produz uma resposta biológica baseada na concentração do agonista, na sua afinidade pelo receptor e, portanto, na fração de receptores ocupados.

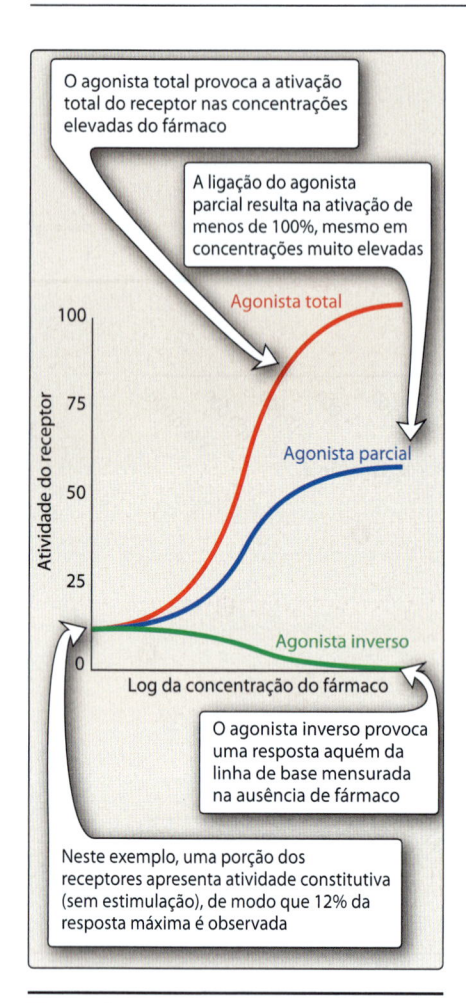

**Figura 2.11**
Efeitos dos agonistas total, parcial e inverso na atividade do receptor.

Contudo, a atividade intrínseca de um fármaco determina ainda a sua capacidade de ativar total ou parcialmente os receptores. Os fármacos podem ser classificados de acordo com suas atividades intrínsecas e os valores de $E_{máx}$ resultantes.

### A. Agonistas totais

Se um fármaco se liga a um receptor e produz a resposta biológica máxima que mimetiza a resposta do ligante endógeno, ele é um agonista total (Figura 2.11). Agonistas totais se ligam ao receptor e o estabilizam no seu estado ativo, e diz-se que têm atividade intrínseca unitária. Todos os agonistas totais de uma população de receptores devem produzir o mesmo $E_{máx}$. Por exemplo, a *fenilefrina* é um agonista total nos adrenoceptores $\alpha_1$ porque ela produz o mesmo $E_{máx}$ produzido pelo ligante endógeno, *norepinefrina*. Após a ligação aos adrenoceptores $\alpha_1$ no músculo liso vascular, tanto a *norepinefrina* quanto a *fenilefrina* estabilizam o receptor em seu estado ativo, aumentando a ativação de $G_q$. Esta aumenta a concentração de $Ca^{2+}$ intracelular, causando interação dos filamentos de actina e miosina e a contração das células musculares. O diâmetro das arteríolas diminui, provocando aumento da resistência ao fluxo de sangue nos vasos e elevação da pressão arterial. Assim, os efeitos dos agonistas nas moléculas intracelulares, nas células, nos tecidos e organismos intactos são todos atribuíveis à interação do fármaco com o receptor. Para agonistas totais, a curva dose-resposta para a ligação com o receptor e cada um dos efeitos biológicos deve ser comparável.

### B. Agonistas parciais

Os agonistas parciais têm atividade intrínseca maior do que zero, mas menor do que um (Figura 2.11). Mesmo quando todos os receptores estão ocupados, os agonistas parciais não conseguem produzir o mesmo $E_{máx}$ que um agonista completo. Ainda assim, um agonista parcial pode ter uma afinidade maior, menor ou equivalente à de um agonista completo. Um agonista parcial também pode atuar como antagonista parcial de um agonista completo (Figura 2.12). À medida que o número de receptores ocupados pelo agonista parcial aumenta, o número de receptores que podem ser ocupados pelo agonista completo diminui e, portanto, o $E_{máx}$ diminuiria até atingir o $E_{máx}$ do agonista parcial. Esse potencial dos agonistas parciais para atuarem tanto como agonista quanto como antagonista pode ter utilidade terapêutica. Por exemplo, o *aripiprazol*, um antipsicótico atípico, é um agonista parcial em receptores de dopamina específicos. As vias dopaminérgicas hiperativas tendem a ser inibidas pelo *aripiprazol*, enquanto as vias subativas são estimuladas. Isso explica a habilidade desse fármaco de reduzir os sintomas da esquizofrenia, com riscos mínimos de causar efeitos adversos extrapiramidais (ver Capítulo 18).

### C. Agonistas inversos

Comumente, os receptores livres são inativos e precisam da interação com um agonista para assumir uma conformação ativa. Contudo, alguns receptores apresentam conversão espontânea de R para R* na ausência de um agonista. Agonistas inversos, ao contrário de agonistas totais, estabilizam a forma R (inativa) e convertem R* em R. Isso diminui o número de receptores ativados para menos do que observado na ausência do fármaco (Figura 2.11). Assim, os agonistas inversos têm atividade intrínseca menor do que zero, revertem o estado ativado de receptores e exercem efeito farmacológico oposto ao dos agonistas.

## D. Antagonistas

Os antagonistas ligam-se ao receptor com alta afinidade, mas têm atividade intrínseca nula. Um antagonista não tem efeito sobre a função biológica na ausência de um agonista, mas pode diminuir o efeito de um agonista quando presente. Pode ocorrer antagonismo pelo bloqueio da ligação do fármaco ao receptor ou da capacidade de ativar o receptor.

1. **Antagonistas competitivos:** Se o antagonista se ligar ao receptor no mesmo local do agonista, de maneira reversível, ele é "competitivo". Um antagonista competitivo interfere na ligação de um agonista ao seu receptor e o mantém em seu estado inativo. Por exemplo, o anti-hipertensivo *terazosina* compete com o ligante endógeno *norepinefrina* nos adrenoceptores $\alpha_1$, diminuindo, assim, o tônus do músculo liso vascular e reduzindo a pressão arterial. Contudo, aumentar a concentração do agonista em relação ao antagonista pode superar essa inibição. Assim, de modo característico, os antagonistas competitivos deslocam as curvas dose-resposta para a direita (aumenta o $CE_{50}$) sem afetar o $E_{máx}$ (Figura 2.13).

2. **Antagonistas irreversíveis:** Antagonistas irreversíveis se fixam de modo covalente ao local ativo do receptor, reduzindo permanentemente o número de receptores disponíveis para o agonista. Um antagonista irreversível causa um deslocamento descendente de $E_{máx}$, sem alteração dos valores de $EC_{50}$ (Figura 2.13). Ao contrário dos antagonistas competitivos, a adição de mais agonista não supera o efeito dos antagonistas irreversíveis. Assim, antagonistas irreversíveis e antagonistas alostéricos (ver adiante) são considerados antagonistas não competitivos. A diferença fundamental entre os antagonistas competitivos e os não competitivos é que os competitivos reduzem a potência do agonista (aumentam a $CE_{50}$) e os não competitivos reduzem a eficácia do agonista (diminuem a $E_{máx}$).

3. **Antagonistas alostéricos:** Um antagonista alostérico liga-se a um sítio (sítio alostérico) diferente do sítio de ligação do agonista, impedindo-o de ativar o receptor. Este tipo de antagonista também causa um deslocamento descendente do $E_{máx}$ de um agonista, sem alteração no valor da $CE_{50}$. A *picrotoxina* é um exemplo de agonista alostérico, pois se fixa no interior do canal de cloreto controlado pelo GABA. Quando a *picrotoxina* se liga no interior do canal, nenhum cloreto consegue passar através dele, mesmo quando o GABA ocupa totalmente o receptor.

4. **Antagonismo funcional:** Um antagonista pode atuar em um receptor completamente separado, iniciando eventos que são funcionalmente opostos aos do agonista. O exemplo clássico é o antagonismo funcional pela *epinefrina* da broncoconstrição induzida pela *histamina*. Esta se liga aos receptores $H_1$ histamínicos na musculatura lisa bronquial, causando broncoconstrição da árvore brônquica. A *epinefrina* é um agonista nos adrenoceptores $\beta_2$ na musculatura lisa bronquial, que causa o relaxamento do músculo. O antagonismo funcional também é conhecido como "antagonismo fisiológico".

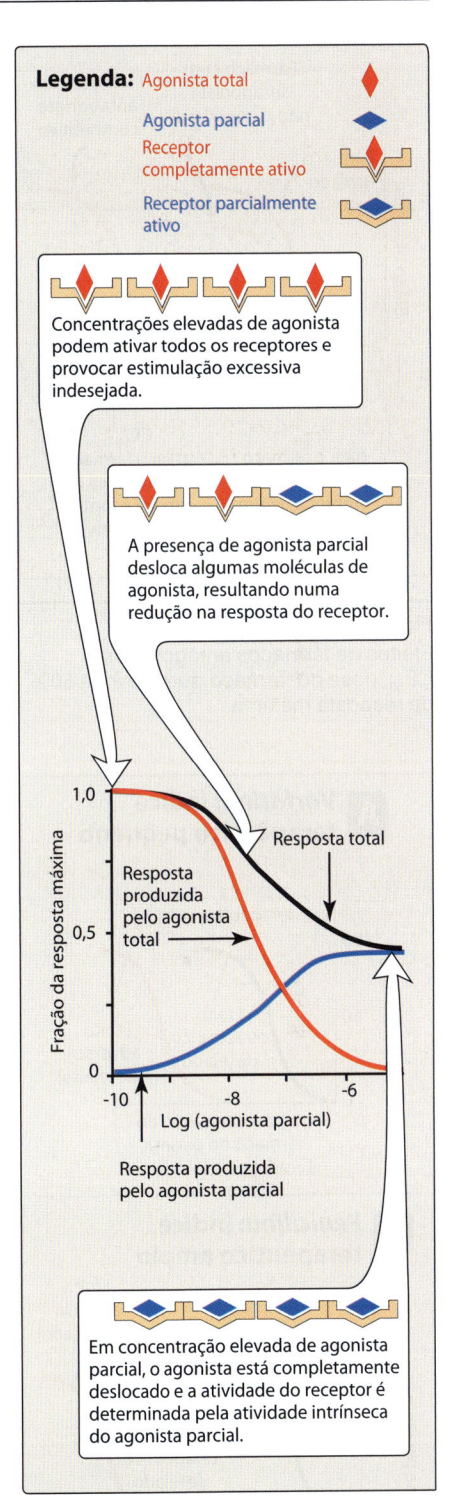

**Figura 2.12**
Efeitos dos agonistas parciais.

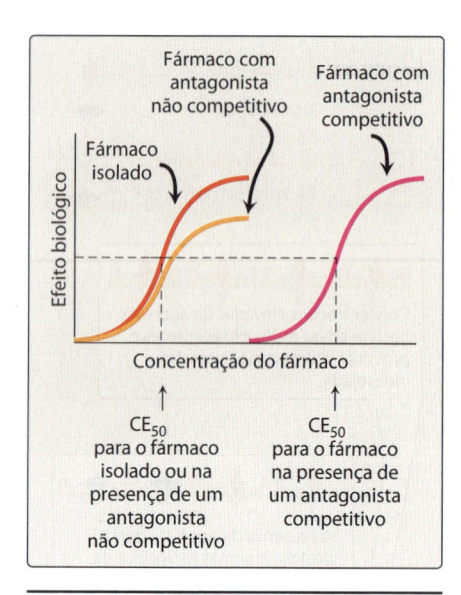

**Figura 2.13**
Efeitos de fármacos antagonistas. CE$_{50}$, dose do fármaco que provoca 50% da resposta máxima.

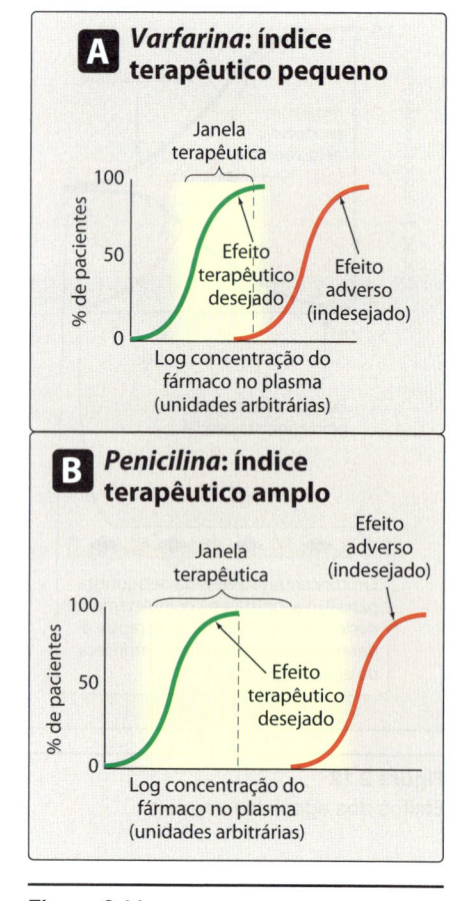

**Figura 2.14**
Porcentagem cumulativa de pacientes que respondem às concentrações plasmáticas de *varfarina* (**A**) e de *penicilina* (**B**).

## V. RELAÇÕES DOSE-RESPOSTA QUANTAL

Outra relação dose-resposta importante é a que ocorre entre a dose de um fármaco e a proporção da população que responde a ela. Estas respostas são conhecidas como respostas quantais porque, para qualquer indivíduo, o efeito ocorre ou não. Respostas graduais podem ser transformadas em quantais definindo-se um determinado nível de resposta gradual, como o ponto no qual a resposta ocorreu ou não. Por exemplo, pode ser determinada uma relação dose-resposta quantal na população para o anti-hipertensivo *atenolol*. A resposta positiva é definida como uma redução de no mínimo 5 mmHg na pressão arterial diastólica. Curvas dose-resposta quantais são úteis na determinação das doses às quais a maioria da população responde. Elas têm formatos semelhantes às curvas logarítmicas dose-resposta, e a dose que produz uma resposta terapêutica ou eficaz em metade da população é designada ED$_{50}$.

### A. Índice terapêutico

O índice terapêutico (IT) de um fármaco é a relação entre a dose que produz toxicidade em metade da população (DT$_{50}$) e a dose que produz o efeito eficaz ou clinicamente desejado em metade da população (DE$_{50}$):

$$IT = DT_{50}/DE_{50}$$

O IT é uma medida da segurança de um medicamento, pois um valor maior indica uma ampla margem entre as doses eficazes e as doses tóxicas.

### B. Utilidade clínica do índice terapêutico

O IT é determinado usando-se a triagem do fármaco e a experiência clínica acumulada. Em geral, ele revela uma faixa de doses eficazes e uma faixa distinta (algumas vezes, com sobreposição) de doses tóxicas. Embora sejam desejados valores altos de IT para a maioria dos fármacos, alguns com IT baixo são usados rotineiramente no tratamento de doenças graves. Nesses casos, o risco de obter efeitos adversos não é tão elevado quanto o risco de deixar o paciente sem tratamento. A Figura 2.14 mostra as respostas à *varfarina*, um anticoagulante oral com IT baixo, e à *penicilina*, um medicamento antimicrobiano com IT alto.

1. ***Varfarina* (exemplo de fármaco com índice terapêutico baixo):** À medida que a dose de *varfarina* aumenta, uma maior fração dos pacientes responde (para esse fármaco, a resposta desejada é o aumento de duas a três vezes na relação normalizada internacional [INR, do inglês, *international normalized ratio*]), até que finalmente todos os pacientes respondam (Figura 2.14A). Contudo, nas doses elevadas de *varfarina*, ocorre hemorragia devido à anticoagulação em uma pequena porcentagem de pacientes. Fármacos com IT baixos – ou seja, para os quais a dose é crucialmente importante – são aqueles cuja biodisponibilidade altera de modo crítico o efeito terapêutico (ver Capítulo 1).

2. ***Penicilina* (exemplo de fármaco com índice terapêutico alto):** Para fármacos como a *penicilina* (Figura 2.14B), é seguro e comum administrar uma dose excessiva em relação àquela que é necessária minimamente para obter a resposta desejada, sem o risco de efeitos adversos. Nesse caso, a biodisponibilidade não altera criticamente os efeitos terapêuticos ou clínicos.

## Resumo

- Os fármacos atuam como sinais ligando-se a proteínas receptoras que ativam uma cascata de efeitos intracelulares. Estes resultam em uma alteração na função celular e na resposta fisiológica ao medicamento.
- Dependendo da classe da proteína receptora, ocorre uma sequência diferente de eventos moleculares para causar um efeito celular de ativação do receptor. Esses eventos mediados por receptores podem incluir alterações na transferência de íons através da membrana celular, a geração de moléculas de segundo mensageiro e alterações na transcrição genética.
- A ligação do medicamento aos receptores pode ativar o receptor (agonista), bloquear a ativação do receptor (antagonista) ou causar uma "ativação reversa" do receptor (agonista inverso). A direção do efeito do medicamento é determinada pela sua atividade intrínseca.
- A ativação repetida do receptor por um medicamento pode levar à dessensibilização ou à regulação negativa da resposta do receptor.
- A interação medicamentosa com os receptores resulta em uma curva dose-resposta graduada, isto é, à medida que a concentração do medicamento aumenta, a resposta aumenta até que todos os receptores estejam ocupados. Eficácia é o tamanho da resposta que o fármaco causa quando interage com um receptor. Potência é a concentração do medicamento que causa metade da resposta máxima a um medicamento.
- Os fármacos sem atividade intrínseca (antagonistas) podem atuar de forma competitiva ou não competitiva. O antagonismo competitivo pode ser superado por meio do aumento da concentração do agonista. Os antagonistas não competitivos diminuem a eficácia do agonista, independentemente da quantidade de agonista presente.
- O índice terapêutico é a razão entre a concentração do medicamento que causa efeitos adversos indesejados em 50% dos pacientes e a concentração do medicamento que causa os efeitos terapêuticos desejados em 50% dos pacientes. Um índice terapêutico mais elevado é geralmente uma medida da segurança para um medicamento.

## Questões para estudo

**Escolha a resposta correta.**

2.1 Qual das alternativas a seguir melhor descreve como um medicamento que atua como agonista no subtipo A dos receptores GABA afeta a transdução de sinal em um neurônio?
   A. A ativação desse subtipo de receptor altera a transcrição do DNA no núcleo do neurônio.
   B. A ativação desse subtipo de receptor abre canais iônicos que permitem a entrada de sódio nas células e aumenta a chance de gerar um potencial de ação.
   C. A ativação desse subtipo de receptor abre canais iônicos que permitem que o cloreto entre nas células e diminui a chance de gerar um potencial de ação.
   D. A ativação desse subtipo de receptor resulta na ativação da proteína G e no aumento dos níveis intracelulares de segundos-mensageiros.

**Resposta correta = C.** O receptor GABA-A é um canal iônico controlado por ligante seletivo para cloreto. Os agonistas do receptor GABA-A aumentam a abertura dos canais, resultando na entrada de cloreto no neurônio, hiperpolarização e diminuição dos eventos de potencial de ação.

2.2 Se 1 mg de *lorazepam* produz a mesma resposta ansiolítica que 10 mg de *diazepam*, qual das alternativas a seguir está correta?
   A. *Lorazepam* é mais potente que o *diazepam*.
   B. *Lorazepam* é mais eficaz que o *diazepam*.
   C. *Lorazepam* é um agonista completo e o *diazepam* é um agonista parcial.
   D. *Lorazepam* é um medicamento melhor para tratar a ansiedade do que o *diazepam*.

**Resposta correta = A.** Um medicamento que causa o mesmo efeito em uma dose menor é mais potente. B e C estão incorretas porque, sem informações sobre o efeito máximo desses medicamentos, nenhuma conclusão pode ser tirada sobre eficácia ou atividade intrínseca. D está incorreta porque a resposta máxima obtida é muitas vezes mais importante do que a quantidade de medicamento necessária para alcançá-la.

## Unidade I  Princípios da terapia farmacológica

**2.3** Se 10 mg de *oxicodona* produz uma resposta analgésica maior do que o *ácido acetilsalicílico* em qualquer dose, qual das alternativas a seguir está correta?

  A. A *oxicodona* é mais eficaz que o *ácido acetilsalicílico*.
  B. A *oxicodona* é menos potente que o *ácido acetilsalicílico*.
  C. O *ácido acetilsalicílico* é um agonista completo e a *oxicodona* é um agonista parcial.
  D. A *oxicodona* e o *ácido acetilsalicílico* atuam no mesmo alvo medicamentoso.

**Resposta correta = A.** Os medicamentos com maior resposta em concentrações máximas eficazes são mais eficazes do que os medicamentos com resposta máxima mais baixa. A escolha B está incorreta, uma vez que nenhuma informação é fornecida sobre a metade das concentrações máximas dos medicamentos. As opções C e D estão incorretas, pois não se sabe se ambos os medicamentos se ligam à mesma população de receptores.

**2.4** O *diazepam*, o *flumazenil* e o medicamento experimental RO15-4513 ligam-se reversivelmente ao receptor de benzodiazepínicos. O *diazepam* é o agonista clássico desse receptor e, quando o ocupa, reduz a chance de hiperexcitabilidade neuronal, diminuindo a sensibilidade convulsiva. Quando o *flumazenil* se liga ao receptor benzodiazepínico, não altera a hiperexcitabilidade neuronal ou a sensibilidade convulsiva. Qual das alternativas a seguir melhor descreve a atividade do *flumazenil*?

  A. Agonista parcial
  B. Antagonista competitivo
  C. Antagonista não competitivo
  D. Agonista inverso

**Resposta correta = B.** O *flumazenil* liga-se reversivelmente ao mesmo local no receptor que o *diazepam*, mas não tem ação. Portanto, é um antagonista competitivo. A opção A está incorreta, pois o *flumazenil* teria que ter alguma atividade anticonvulsivante (mas não tanto quanto o *diazepam*) para ser classificado como agonista parcial. C está incorreta porque o *flumazenil* teria que se ligar irreversivelmente para ser um antagonista não competitivo. D está incorreta porque o *flumazenil* não causa a resposta oposta ao *diazepam*.

**2.5** Na presença de *picrotoxina*, o *diazepam* é menos eficaz em causar sedação, independentemente da sua dose. A *picrotoxina* não tem efeito sedativo, mesmo na maior dosagem. Qual das seguintes afirmações é correta com relação a esses agentes?

  A. A *picrotoxina* é um antagonista competitivo.
  B. A *picrotoxina* é um antagonista não competitivo.
  C. O *diazepam* é menos eficaz do que a *picrotoxina*.
  D. O *diazepam* é menos potente do que a *picrotoxina*.

**Resposta correta = B.** Como a *picrotoxina* diminui o efeito máximo do *diazepam*, independentemente da dose deste, ela é um antagonista não competitivo. A *picrotoxina* não tem eficácia por si só, então C está incorreta. Nenhuma informação é fornecida sobre a potência de qualquer um dos medicamentos.

**2.6** Quando o *salbutamol* se liga ao receptor β-adrenérgico, ele se dissocia após alguns milissegundos. Porém, suas ações celulares duram centenas de milissegundos devido à geração de moléculas de segundos-mensageiros, cujas ações nos sistemas efetores demoram mais para ocorrer. Qual dos seguintes termos descreve melhor esse fenômeno?

  A. Amplificação de sinal
  B. Dessensibilização
  C. Regulação negativa de receptores
  D. Taquifilaxia

**Resposta correta = A.** A amplificação do sinal ocorre quando o evento inicial de ligação ao receptor resulta em uma cascata de eventos moleculares subsequentes que duram mais tempo (e causam efeitos celulares de maior duração). B está incorreta porque a dessensibilização ocorre quando a hiperatividade dos receptores resulta em uma diminuição na transdução de sinal. C está incorreta porque a regulação negativa ocorre quando a superativação dos receptores causa uma diminuição no número de receptores. D está incorreta porque taquifilaxia é outro nome para dessensibilização.

**2.7** Se houvesse receptores $β_1$-adrenérgicos sobressalentes nas células do músculo cardíaco, qual das seguintes afirmações estaria correta?

  A. O número de receptores $β_1$-adrenérgicos sobressalentes determina o tamanho do efeito máximo do agonista *epinefrina*.
  B. Os receptores $β_1$-adrenérgicos sobressalentes tornam o tecido cardíaco menos sensível à *epinefrina*.
  C. Um efeito máximo da *epinefrina* é observado quando apenas uma porção dos receptores $β_1$-adrenérgicos está ocupada.
  D. Os receptores sobressalentes estão ativos mesmo na ausência de *epinefrina*.

**Resposta correta = C.** Apenas uma fração do total de receptores precisa ser ligada para provocar uma resposta celular máxima quando receptores sobressalentes estão presentes. As outras opções não descrevem com precisão os efeitos de haver receptores sobressalentes.

**2.8** Qual das alternativas a seguir regula positivamente os receptores $\alpha_1$-adrenérgicos pós-sinápticos?

  **A.** Uso diário de *anfetamina*, que causa liberação de *norepinefrina*.
  **B.** Uma doença que causa aumento na atividade dos neurônios noradrenérgicos.
  **C.** Uso diário de *fenilefrina*, um agonista do receptor $\alpha_1$.
  **D.** Uso diário de *prazosina*, um antagonista do receptor $\alpha_1$.

**Resposta correta = D.** A regulação positiva dos receptores ocorre quando a ativação do receptor é inferior ao normal, como quando o receptor é continuamente exposto a um antagonista desse receptor. A regulação negativa dos receptores ocorre quando a ativação dos receptores é maior do que o normal devido à exposição contínua a um agonista, conforme descrito em A, B e C.

**2.9** O *metilfenidato* ajuda pacientes com transtorno de déficit de atenção e hiperatividade (TDAH) a manterem a atenção e terem melhor desempenho na escola ou no trabalho, com uma $DE_{50}$ de 10 mg. No entanto, esse fármaco também pode causar náuseas significativas em doses mais elevadas ($DT_{50}$ = 30 mg). Qual das alternativas a seguir está correta em relação ao *metilfenidato*?

  **A.** O índice terapêutico do *metilfenidato* é 3.
  **B.** O índice terapêutico do *metilfenidato* é 0,3.
  **C.** O *metilfenidato* é mais potente para causar náuseas do que para tratar o TDAH.
  **D.** O *metilfenidato* é mais eficaz em causar náuseas do que no tratamento do TDAH.

**Resposta correta = A.** O índice terapêutico é calculado dividindo-se $DT_{50}$ por $DE_{50}$ (30/10), tornando B incorreta. C está incorreta porque o *metilfenidato* é mais potente no tratamento do TDAH (é necessária uma dose menor) do que na indução de náuseas. D. Nenhuma informação sobre sua eficácia é fornecida.

**2.10** Qual das afirmações a seguir está correta em relação à segurança do uso de *varfarina* (com baixo índice terapêutico) *versus penicilina* (com alto índice terapêutico)?

  **A.** A *varfarina* é um medicamento mais seguro porque tem baixo índice terapêutico.
  **B.** O tratamento com *varfarina* tem grandes chances de resultar em efeitos adversos perigosos se sua biodisponibilidade for alterada.
  **C.** O alto índice terapêutico torna a *penicilina* um medicamento seguro para todos os pacientes.
  **D.** O tratamento com *penicilina* tem grandes chances de causar efeitos adversos perigosos se sua biodisponibilidade for alterada.

**Resposta correta = B.** Agentes com IT baixo (i.e., medicamentos para os quais a dose é extremamente importante) são aqueles para os quais a biodisponibilidade altera criticamente os efeitos terapêuticos e adversos. A opção A está incorreta, porque um medicamento com IT baixo, geralmente, não é considerado seguro. C está incorreta porque um IT alto não garante segurança para toda a população de pacientes. D está incorreta porque o IT elevado torna improvável que a biodisponibilidade altere a incidência de efeitos terapêuticos ou adversos.

# UNIDADE II
## FÁRMACOS QUE AFETAM O SISTEMA NERVOSO AUTÔNOMO

# O sistema nervoso autônomo 3

David Skyba e Rajan Radhakrishnan

## I. VISÃO GERAL

O sistema nervoso autônomo (SNA), junto com o sistema endócrino, coordena a regulação e a integração das funções corporais. O sistema endócrino envia sinais aos tecidos-alvo, variando as concentrações de hormônios na corrente sanguínea. Por outro lado, o sistema nervoso exerce efeitos pela rápida transmissão de impulsos elétricos nas fibras nervosas que terminam nas células efetoras, as quais respondem especificamente à liberação de substâncias neurotransmissoras. Fármacos que produzem efeito terapêutico primário mimetizando ou alterando as funções do SNA são denominados fármacos autonômicos, e são discutidos nos próximos quatro capítulos. Os agentes autonômicos atuam estimulando porções do SNA ou bloqueando as ações do SNA. Este capítulo resume a fisiologia e a anatomia fundamentais do SNA e descreve o papel dos neurotransmissores na comunicação entre eventos extracelulares e alterações químicas no interior da célula.

## II. INTRODUÇÃO AO SISTEMA NERVOSO

O sistema nervoso é dividido em sistema nervoso central (SNC), que é composto pelo encéfalo e pela medula espinal, e sistema nervoso periférico (SNP), que inclui nervos que conectam o SNC às estruturas periféricas (Figura 3.1). O SNP está subdividido em eferente e aferente. Os neurônios eferentes transportam os sinais oriundos do cérebro e da medula espinal para os tecidos periféricos, e os neurônios aferentes trazem as informações da periferia para o SNC. Os neurônios aferentes proveem impulsos sensoriais para modular a função da divisão eferente por meio de arcos reflexos ou vias neurais que intermedeiam a ação reflexa.

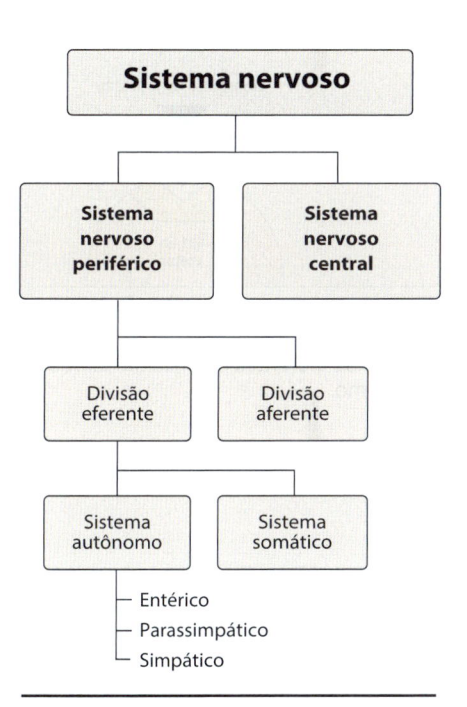

**Figura 3.1**
Organização do sistema nervoso.

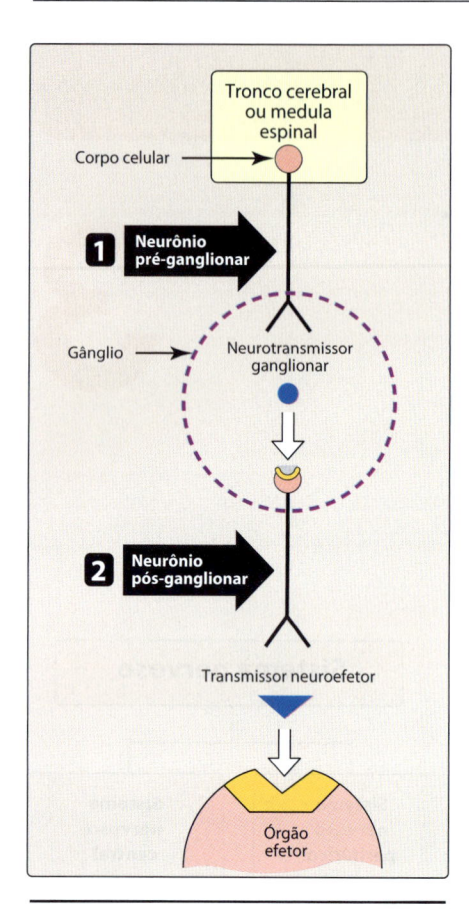

**Figura 3.2**
Neurônios eferentes do sistema nervoso autônomo.

## A. Divisão funcional do sistema nervoso

A porção eferente do SNP é dividida em duas subdivisões funcionais principais: o sistema nervoso somático e o SNA (ver Figura 3.1). Os neurônios eferentes somáticos estão envolvidos no controle voluntário de funções como a contração dos músculos esqueléticos, essencial para a locomoção. O SNA, por sua vez, regula as exigências diárias das funções corporais vitais sem a participação consciente do cérebro. Devido à natureza involuntária do SNA, bem como das suas funções, também é denominado sistema nervoso visceral, vegetativo ou involuntário. Ele é composto por neurônios eferentes que inervam os músculos lisos das vísceras, o músculo cardíaco, o músculo vascular e as glândulas exócrinas, controlando, assim, a digestão, o débito cardíaco, o fluxo sanguíneo e as secreções glandulares.

## B. Anatomia do SNA

1. **Organização geral:** O SNA transporta impulsos nervosos eferentes do SNC para os órgãos efetores por meio de uma via de dois neurônios que consiste em um neurônio pré-ganglionar e um neurônio pós-ganglionar (Figura 3.2). O corpo celular da primeira célula nervosa, o neurônio pré-ganglionar, está localizado dentro do SNC, enquanto o corpo celular do neurônio pós-ganglionar é encontrado dentro de um gânglio (uma coleção de corpos celulares de neurônios no SNP). Os gânglios funcionam como uma estação retransmissora para a comunicação entre o neurônio pré-ganglionar e a segunda célula nervosa, o neurônio pós-ganglionar. Os axônios levemente mielinizados dos neurônios pré-ganglionares emergem do tronco cerebral e da medula espinal através dos nervos cranianos e espinais, respectivamente, e viajam para os gânglios autônomos, onde fazem sinapse com os neurônios pós-ganglionares. Os axônios amielínicos dos neurônios pós-ganglionares completam, então, a segunda parte da via terminando nos órgãos efetores da periferia, como o músculo liso visceral, o músculo cardíaco e as glândulas exócrinas.

   O SNA tem três divisões funcionais: o sistema nervoso simpático, o sistema nervoso parassimpático e o sistema nervoso entérico (Figura 3.1).

2. **Sistema nervoso simpático:** A divisão simpática do SNA é organizada anatomicamente de modo que suas fibras pré-ganglionares, relativamente curtas, emergem da medula espinal torácica e lombar superior e terminam em gânglios paravertebrais ou pré-vertebrais localizados próximos à coluna vertebral (Figura 3.3). Por esse motivo, o sistema nervoso simpático (SNS) também é conhecido como divisão toracolombar do SNA. Neurônios simpáticos pré-ganglionares são encontrados no corno lateral da substância cinzenta espinal (coluna celular intermediolateral) nos níveis segmentares T1-L2. Seus axônios viajam por meio das raízes ventrais até os nervos espinais nesses níveis e depois para os gânglios do tronco simpático (gânglios paravertebrais) por meio de ramos comunicantes brancos. Geralmente, as fibras simpáticas pré-ganglionares exibem alto grau de ramificação, permitindo que um único neurônio pré-ganglionar entre em contato com múltiplos neurônios pós-ganglionares dentro de um ou mais gânglios. Esse arranjo permite que o fluxo espinal segmentar do SNS ative um grande número de órgãos efetores disseminados, ao mesmo tempo. (Nota: A medula suprarrenal

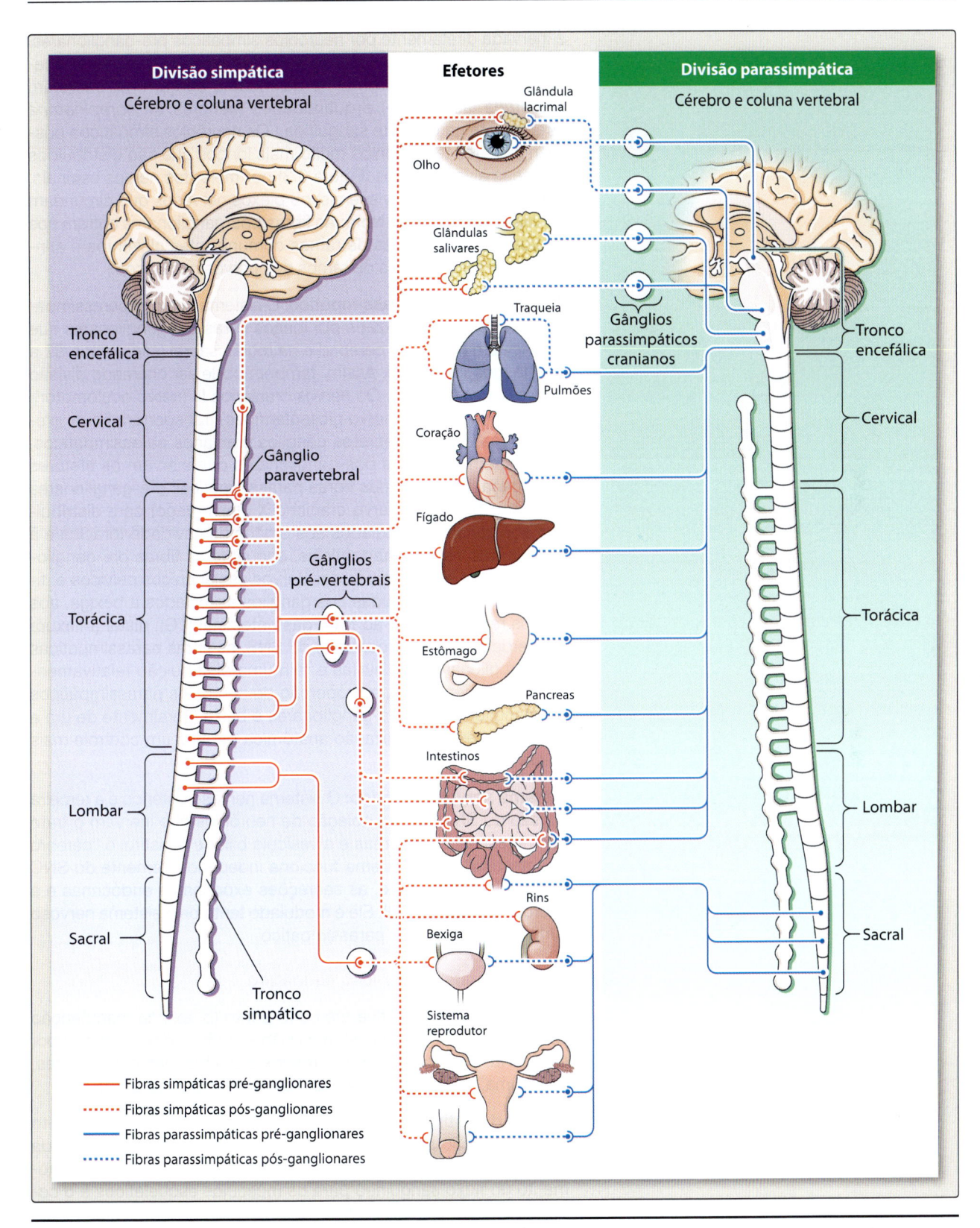

**Figura 3.3**
Sistema nervoso autônomo.

é inervada diretamente por neurônios simpáticos pré-ganglionares. Em resposta à estimulação do neurotransmissor ganglionar acetilcolina, as células cromafins da medula suprarrenal secretam *epinefrina* [adrenalina] e quantidades menores de *norepinefrina* diretamente na corrente sanguínea.) Os neurônios simpáticos pós-ganglionares têm axônios muito mais longos que são distribuídos aos seus alvos efetores (Figura 3.3) por meio dos nervos espinais, nervos esplâncnicos (viscerais) ou plexos nervosos que circundam os vasos sanguíneos. (Nota: As fibras pós-ganglionares entram nos nervos espinais através de ramos comunicantes cinzentos e atingem seus alvos através de ramos dos nervos periféricos.)

3. **Sistema nervoso parassimpático:** O sistema nervoso parassimpático (SNPS) é caracterizado por longas fibras pré-ganglionares que se originam no tronco cerebral e na região sacral (segmentos S2 a S4) da medula espinal. Assim, também pode ser chamado divisão craniossacral do SNA. Os nervos cranianos III (nervo oculomotor), VII (nervo facial) e IX (nervo glossofaríngeo) transportam fibras pré-ganglionares para discretos gânglios cranianos parassimpáticos, que contêm neurônios pós-ganglionares que inervam os efetores da cabeça. A maioria das fibras parassimpáticas pré-ganglionares deixam o SNC pelo nervo craniano X (nervo vago) para distribuição aos gânglios associados aos órgãos da cavidade torácica e à maioria das vísceras abdominais, enquanto as fibras pré-ganglionares sacrais saem através dos nervos esplâncnicos pélvicos e, finalmente, são distribuídas aos gânglios associados à bexiga, aos órgãos reprodutivos e ao trato gastrintestinal (TGI) distal à flexura esquerda do colo. Ao contrário do SNS, as fibras parassimpáticas pós-ganglionares são curtas e têm uma distribuição relativamente restrita. Além disso, a proporção de neurônios parassimpáticos pré-ganglionares e pós-ganglionares é baixa (geralmente de um a poucos), e essa organização anatômica permite um controle mais seletivo dos efetores.

4. **Sistema nervoso entérico:** O sistema nervoso entérico é a terceira divisão do SNA. É uma coleção de neurônios que inervam o trato gastrintestinal, o pâncreas e a vesícula biliar e constitui o "cérebro do intestino". Esse sistema funciona independentemente do SNC e controla a motilidade, as secreções exócrinas e endócrinas e a microcirculação do TGI. Ele é modulado tanto pelo sistema nervoso simpático quanto pelo parassimpático.

### C. Funções do sistema nervoso simpático

Embora continuamente ativa até certo ponto (p. ex., na manutenção do tônus dos leitos vasculares), a divisão simpática é responsável por ajustar as funções corporais em resposta a situações estressantes, como trauma, medo, hipoglicemia, frio e exercício (Figura 3.4).

1. **Efeitos da estimulação da divisão simpática:** O principal efeito da estimulação simpática é o aumento do débito cardíaco e da pressão arterial, a mobilização dos estoques de energia e o aumento do fluxo sanguíneo para os músculos esqueléticos e o coração, enquanto desvia o fluxo da pele e do sistema esplâncnico (TGI, fígado, pâncreas e baço). A estimulação simpática resulta na dilatação das pupilas (midríase) e dos bronquíolos (Figura 3.4). Também reduz a motilidade GI e afeta a função da bexiga e dos órgãos sexuais.

| | |
|---|---|
| **Em vermelho = efeitos simpáticos** | |
| **Em azul = efeitos parassimpáticos** | |

**Olho**
Contração do músculo radial da íris (pupila dilata)
Contração do músculo esfíncter (pupila contrai)
Contração do músculo ciliar (cristalino se acomoda para visão próxima)

**Traqueia e bronquíolos**
Dilatação
Constrição, aumentam as secreções

**Medula suprarrenal**
Secreção de epinefrina e norepinefrina

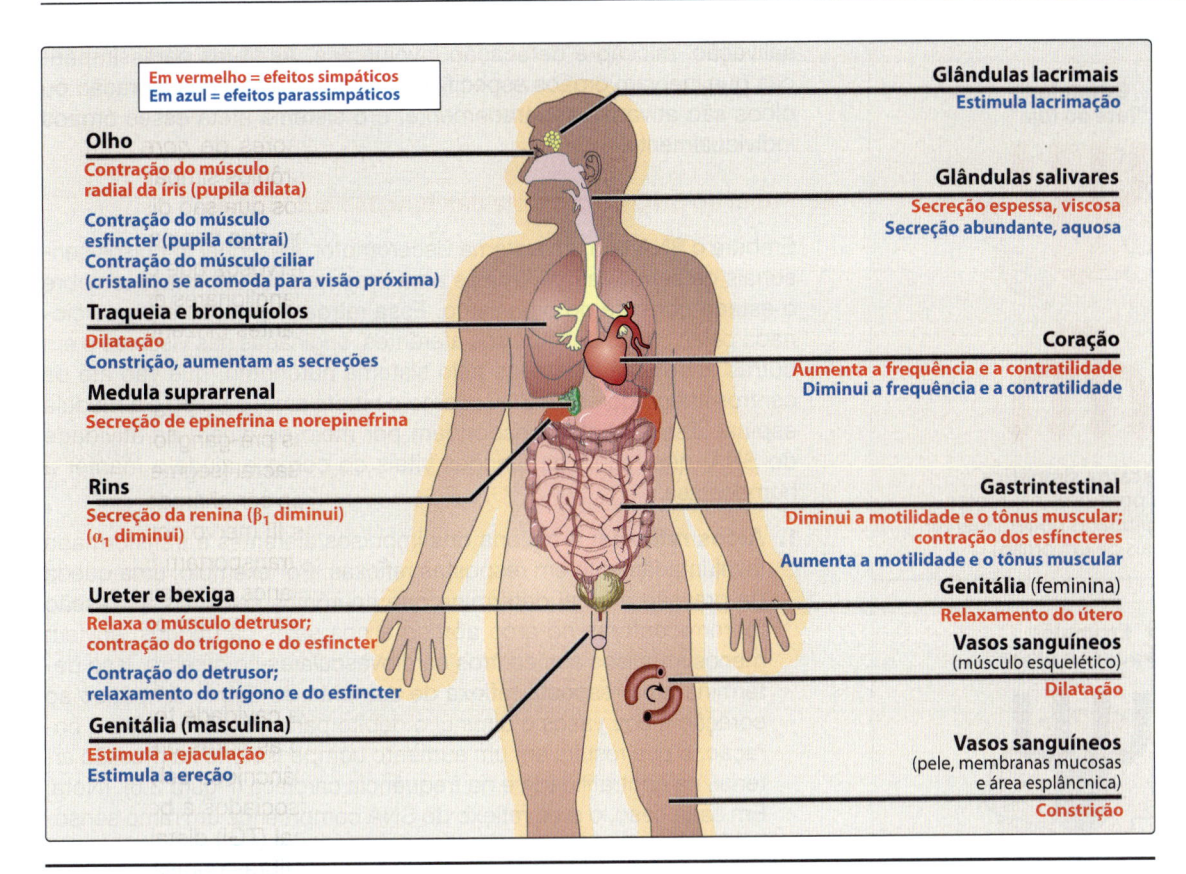

**Rins**
Secreção da renina ($\beta_1$ diminui)
($\alpha_1$ diminui)

**Ureter e bexiga**
Relaxa o músculo detrusor; contração do trígono e do esfíncter
Contração do detrusor; relaxamento do trígono e do esfíncter

**Genitália (masculina)**
Estimula a ejaculação
Estimula a ereção

**Glândulas lacrimais**
Estimula lacrimação

**Glândulas salivares**
Secreção espessa, viscosa
Secreção abundante, aquosa

**Coração**
Aumenta a frequência e a contratilidade
Diminui a frequência e a contratilidade

**Gastrintestinal**
Diminui a motilidade e o tônus muscular; contração dos esfíncteres
Aumenta a motilidade e o tônus muscular

**Genitália** (feminina)
Relaxamento do útero

**Vasos sanguíneos** (músculo esquelético)
Dilatação

**Vasos sanguíneos** (pele, membranas mucosas e área esplâncnica)
Constrição

**Figura 3.4**
Ação do sistema nervoso parassimpático e simpático nos órgãos efetores.

2. **Reação de luta ou fuga:** As alterações experimentadas pelo organismo durante emergências são referidas como reações de luta ou fuga (Figura 3.5). Essas reações são iniciadas tanto por ativação simpática direta dos órgãos efetores quanto por estimulação da medula suprarrenal, liberando *epinefrina* e, em menor extensão, *norepinefrina*. Os hormônios liberados pela medula suprarrenal entram na circulação sanguínea e promovem resposta nos órgãos efetores, que contêm receptores adrenérgicos (ver Capítulo 6). O SNS tende a funcionar como uma unidade e, com frequência, descarrega como um sistema completo, como pode ser visto durante um exercício intenso ou em situações de medo (Figura 3.5). Esse sistema, com a sua distribuição difusa de fibras pós-ganglionares, está envolvido numa ampla gama de atividades fisiológicas e é essencial na preparação do corpo para lidar com situações incertas e estímulos inesperados.

D. **Funções do sistema nervoso parassimpático**

A divisão parassimpática está envolvida com a manutenção da homeostasia do organismo. Ela é fundamental para a vida, pois mantém funções corporais essenciais como a digestão e excreção. A divisão parassimpática geralmente atua para opor ou equilibrar as ações da divisão simpática e, em geral, predomina em situações de "repouso e digestão". Ao contrário do sistema simpático, o parassimpático nunca "descarrega" como um sistema completo. Se isso acontecer, ele produz sintomas massivos, indesejáveis e desagradáveis, como salivação, micção e defecação involuntária. As fibras parassimpáticas que inervam órgãos específicos tais como intestinos, coração ou olhos são ativadas separadamente, e o sistema afeta esses órgãos individualmente.

### E. Papel do SNC no controle das funções autônomas

Embora o SNA seja um sistema visceromotor, ele requer impulsos sensoriais de estruturas periféricas para proporcionar informações sobre o estado corrente do organismo. Essa retroalimentação é proporcionada pelas ondas de impulsos aferentes, originadas nas vísceras e em outras estruturas inervadas pelo sistema autônomo, que vão até os centros integradores no SNC, como o hipotálamo, o bulbo e a medula espinal. Esses centros respondem por meio do ajuste da atividade do SNA, que regula as funções vitais do corpo e ajuda a manter a homeostase.

1. **Arcos reflexos:** A maioria dos impulsos aferentes é transformada involuntariamente em respostas reflexas. Por exemplo, uma queda da pressão arterial determina que neurônios sensíveis à pressão (barorreceptores no arco aórtico e nos seios carotídeos) enviem menos impulsos aos centros cardiovasculares no cérebro. Isso determina uma resposta reflexa de aumento do débito simpático ao coração e aos vasos e diminui o débito parassimpático para o coração, o que resulta em um aumento compensatório na pressão arterial, na contratilidade e na frequência cardíaca (Figura 3.6). (Nota: Em cada caso, o arco reflexo do SNA compreende um ramo sensorial [aferente] e um ramo motor [eferente ou efetor].)

2. **Emoções e o SNA:** Estímulos que provocam sensações fortes, como raiva, medo ou prazer, podem modificar a atividade do SNA.

### F. Inervação pelo SNA

A maioria dos órgãos é inervada por ambas as divisões do SNA. Assim, a inervação parassimpática diminui a frequência cardíaca, e a inervação simpática a aumenta. Apesar dessa inervação dual, em geral um sistema predomina no controle da atividade de determinado órgão. Por exemplo, o nervo vago (nervo craniano X) é o fator predominante para controlar a frequência cardíaca. A dupla inervação dos órgãos é dinâmica e continuamente ajustada para manter a homeostase. Embora a maioria dos tecidos receba inervação dual, alguns órgãos efetores, como a medula suprarrenal, os rins, os músculos piloeretores e as glândulas sudoríparas, recebem somente inervação do sistema simpático.

### G. Sistema nervoso somático

O sistema motor somático difere do SNA porque suas fibras motoras mielinizadas viajam do SNC para inervar diretamente o músculo esquelético, sem gânglios intermediários. Como já salientado, o sistema nervoso somático está sob controle voluntário, ao passo que o SNA é involuntário. Em geral, as respostas na divisão somática são mais velozes do que as do SNA.

### H. Resumo das diferenças entre os nervos simpáticos, parassimpáticos e motores

As principais diferenças no arranjo anatômico dos neurônios levam a variações nas funções de cada divisão (Figura 3.7). O SNS é amplamente distribuído, inervando praticamente todos os sistemas efetores

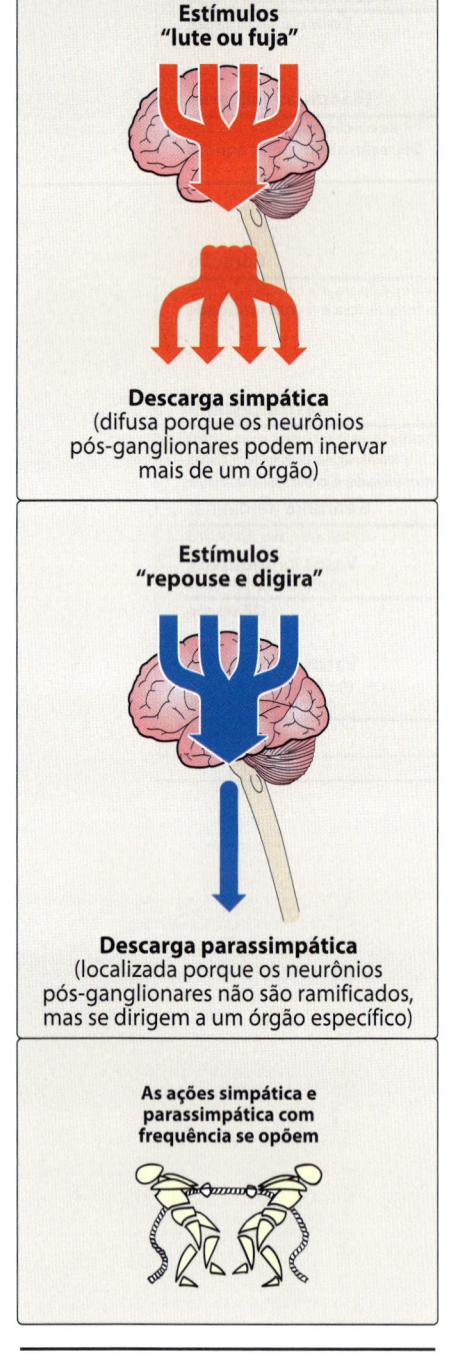

**Figura 3.5**
As ações simpática e parassimpática são desencadeadas por estímulos diferentes.

do corpo. Em contrapartida, a distribuição da divisão simpática é mais limitada. As fibras pré-ganglionares simpáticas têm uma influência muito mais ampla do que as fibras parassimpáticas e fazem sinapse com um número maior de neurônios pós-ganglionares. Esse tipo de organização permite a descarga difusa do SNS. A divisão parassimpática é mais circunscrita, com interações de uma para poucas, e os gânglios estão próximos ou no interior do órgão que inervam. Isso limita a quantidade de ramificação que pode ocorrer com a divisão parassimpática. (Uma exceção notável é encontrada no plexo mioentérico [principal suprimento nervoso do trato GI], onde foi demonstrado que um neurônio pré-ganglionar interage com vários milhares de fibras pós-ganglionares.) O arranjo anatômico do sistema parassimpático resulta em funções distintas dessa divisão. O sistema nervoso somático inerva os músculos esqueléticos. Os axônios dos neurônios motores somáticos são altamente ramificados, com cada um dos ramos terminais inervando uma única fibra muscular. Assim, um neurônio motor somático pode inervar um grande número de fibras musculares. Esse arranjo leva à formação da unidade motora. A ausência de gânglios e a mielinização dos nervos motores permitem uma resposta rápida por esse sistema nervoso somático.

## III. SINALIZAÇÃO QUÍMICA ENTRE AS CÉLULAS

A neurotransmissão no SNA é um exemplo de sinalização química entre as células. Além da neurotransmissão, outros tipos de sinalização química incluem a secreção de hormônios e a liberação de mediadores locais (Figura 3.8).

### A. Hormônios

Células endócrinas especializadas secretam hormônios na corrente sanguínea, por meio da qual se distribuem pelo organismo exercendo efeitos em células-alvo amplamente distribuídas (ver Capítulos 23 a 26).

### B. Mediadores locais

A maioria das células secreta substâncias químicas que atuam localmente, ou seja, nas células do seu ambiente imediato. Como esses sinalizadores químicos são destruídos ou removidos de forma rápida,

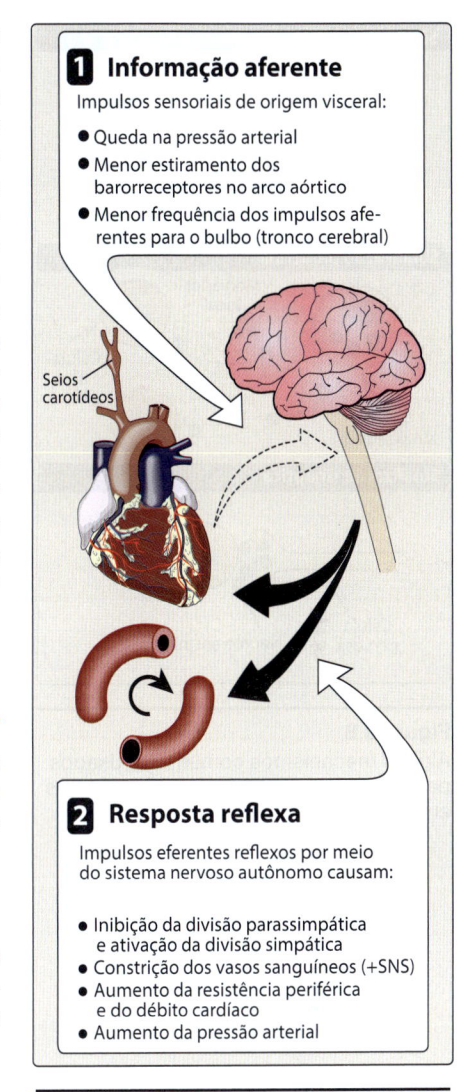

**1 Informação aferente**

Impulsos sensoriais de origem visceral:
- Queda na pressão arterial
- Menor estiramento dos barorreceptores no arco aórtico
- Menor frequência dos impulsos aferentes para o bulbo (tronco cerebral)

**2 Resposta reflexa**

Impulsos eferentes reflexos por meio do sistema nervoso autônomo causam:

- Inibição da divisão parassimpática e ativação da divisão simpática
- Constrição dos vasos sanguíneos (+SNS)
- Aumento da resistência periférica e do débito cardíaco
- Aumento da pressão arterial

**Figura 3.6**
O arco reflexo barorreceptor responde à diminuição da pressão arterial.

|  | SIMPÁTICO | PARASSIMPÁTICO |
|---|---|---|
| **Local de origem** | Região torácica e lombar da medula espinal (toracolombar) | Tronco cerebral e área sacral da medula espinal (craniossacral) |
| **Comprimento das fibras** | Pré-ganglionar curto<br>Pós-ganglionar longo | Pré-ganglionar longo<br>Pós-ganglionar curto |
| **Localização do gânglio** | Perto da medula espinal | Dentro ou perto de órgãos efetores |
| **Ramificação da fibra pré-ganglionar** | Extensa | Mínima |
| **Distribuição** | Ampla | Limitada |
| **Tipo de resposta** | Difusa | Discreta |

**Figura 3.7**
Características do sistema nervoso simpático e parassimpático.

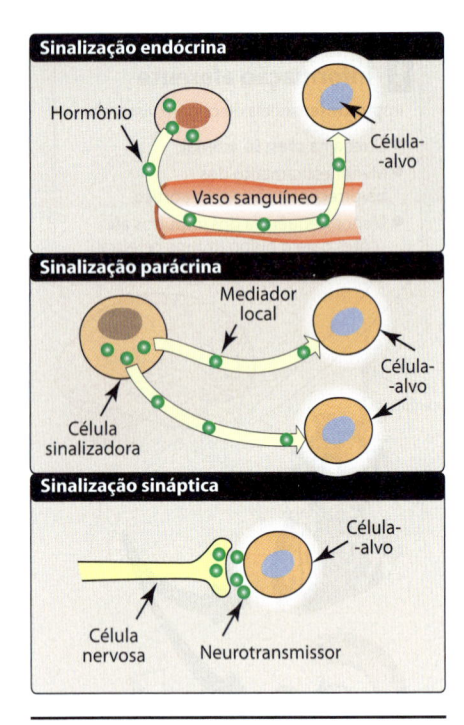

**Figura 3.8**
Alguns mecanismos comumente usados para a transmissão de sinais reguladores entre as células.

eles não entram na circulação e não são distribuídos pelo organismo. A histamina (ver Capítulo 39) e as prostaglandinas são exemplos de mediadores locais.

### C. Neurotransmissores

A comunicação entre as células nervosas, e entre estas e os órgãos efetores, ocorre por meio da liberação de sinais químicos específicos (neurotransmissores) dos terminais nervosos. A liberação é desencadeada pela chegada do potencial de ação aos terminais do axônio, levando à despolarização da membrana celular. O aumento resultante no $Ca^{2+}$ intracelular inicia a fusão das vesículas sinápticas com a membrana pré-sináptica e a liberação de seu conteúdo. Os neurotransmissores difundem-se rapidamente através da fenda sináptica (espaço sináptico) e ligam-se a receptores específicos na célula pós-sináptica (alvo).

1. **Receptores de membrana:** Todos os neurotransmissores e a maioria dos hormônios e mediadores locais são muito hidrofílicos para penetrar a camada bimolecular lipídica das membranas plasmáticas das células-alvo. Então, o sinal é mediado pela ligação a receptores específicos na superfície celular dos órgãos-alvo. (Nota: O receptor é definido como um local de reconhecimento de uma substância. Ele apresenta especificidade de ligação e é acoplado a processos que, por fim, provocam uma resposta. A maioria dos receptores é uma proteína [ver Capítulo 2].)

2. **Tipos de neurotransmissores:** Embora mais de 50 moléculas sinalizadoras tenham sido identificadas no sistema nervoso, norepinefrina (e epinefrina), acetilcolina, dopamina, serotonina, histamina e ácido γ-aminobutírico (GABA) estão envolvidos mais comumente com as ações dos fármacos terapeuticamente úteis. Cada uma dessas substâncias sinalizadoras se liga a uma família específica de receptores. A acetilcolina e a norepinefrina são os principais sinalizadores químicos no SNA, e uma ampla variedade de neurotransmissores funciona no SNC.

3. **Acetilcolina:** A fibra nervosa autônoma pode ser dividida em dois grupos com base no tipo de neurotransmissor liberado. Se a transmissão é mediada pela acetilcolina, o neurônio é denominado colinérgico (Figura 3.9 e Capítulos 4 e 5). A acetilcolina intermedeia a transmissão do impulso nervoso por meio dos gânglios autônomos no sistema nervoso simpático e parassimpático. Ela é a neurotransmissora na medula da suprarrenal. A transmissão das fibras pós-ganglionares autônomas para os órgãos efetores no sistema parassimpático e para alguns efetores do sistema simpático também envolve a liberação de acetilcolina. No sistema nervoso somático, a transmissão na junção neuromuscular (i.e., entre a fibra nervosa e o músculo esquelético) também é colinérgica (Figura 3.9).

4. **Norepinefrina e epinefrina:** Como a norepinefrina é o neurotransmissor, a fibra é denominada adrenérgica (Figura 3.9 e Capítulos 6 e 7). No sistema simpático, a norepinefrina medeia a transmissão de impulsos nervosos dos neurônios pós-ganglionares autônomos para os órgãos efetores. A epinefrina secretada pela medula suprarrenal (não pelos neurônios simpáticos) também atua como mensageiro químico nos órgãos efetores. (Nota: Algumas fibras simpáticas, como as que inervam as glândulas sudoríparas, são colinérgicas. Para simplificar, elas não são mostradas na Figura 3.9.)

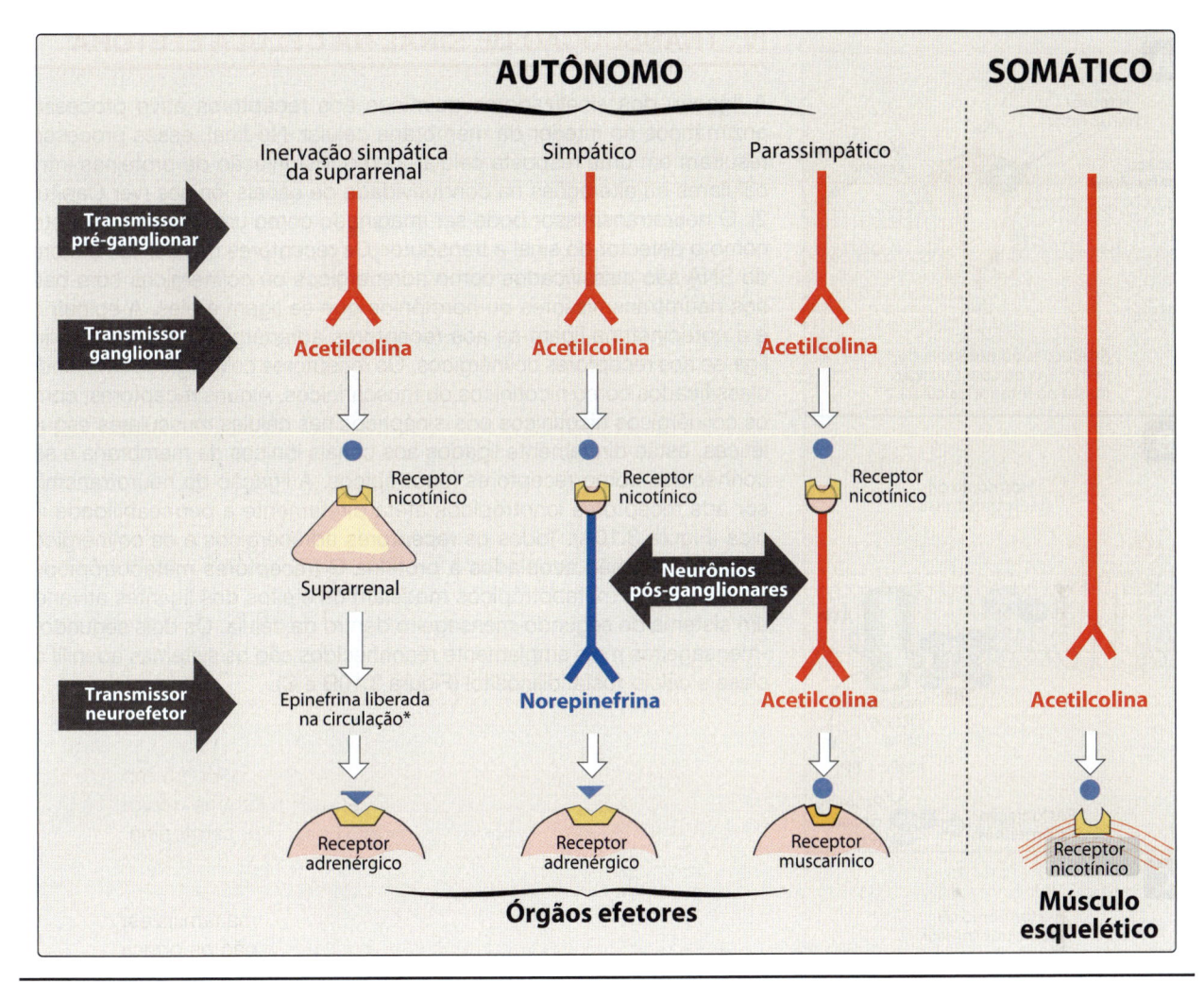

**Figura 3.9**
Resumo dos neurotransmissores liberados e dos tipos de receptores encontrados no sistema nervoso autônomo e somático. Os neurônios colinérgicos estão representados em vermelho, e os adrenérgicos, em azul. (Nota: Este diagrama não mostra que os gânglios parassimpáticos estão próximos ou na própria superfície dos órgãos efetores e que as fibras pós-ganglionares em geral são mais curtas do que as fibras pré-ganglionares. Em contrapartida, os gânglios do sistema nervoso simpático estão próximos da medula espinal. As fibras pós-ganglionares são longas, permitindo extensa ramificação.) *80% de epinefrina e 20% de norepinefrina são liberados da suprarrenal.

## Aplicação clínica 3.1: Compreendendo o papel do SNS e do SNPS nas estratégias farmacológicas

Compreender as funções básicas do sistema nervoso simpático e do parassimpático (SNS e SNPS) mediadas por neurotransmissores na modulação da função de vários tecidos e órgãos do corpo é crucial para a compreensão dos mecanismos dos agentes farmacológicos que atuam nesses sistemas. Embora este capítulo não descreva as ações dos sistemas simpático ou parassimpático no nível dos receptores, ele fornece uma visão geral dos efeitos fisiológicos causados pelos neurotransmissores envolvidos nesses sistemas. Por exemplo, a ativação do SNS leva a um aumento da frequência cardíaca, da força de contração do coração e à vasoconstrição que resulta em um aumento da pressão arterial. Essas ações são mediadas principalmente por dois neurotransmissores, a epinefrina e a norepinefrina, que atuam nos receptores adrenérgicos localizados no coração e nos vasos sanguíneos. A inibição das ações desses neurotransmissores no coração e/ou nos vasos sanguíneos pode, teoricamente, reduzir a pressão arterial. Da mesma forma, a hiperatividade do SNPS por meio da ação da acetilcolina nos receptores muscarínicos no trato gastrintestinal aumenta a motilidade e as secreções. A inibição das ações da acetilcolina nos receptores muscarínicos pode, portanto, teoricamente, reverter essas alterações. Assim, a compreensão dos efeitos fisiológicos gerais do SNS e do SNPS ajuda a prever e formular estratégias farmacológicas que podem ser utilizadas para tratar condições causadas pela hiperatividade ou inatividade desses sistemas.

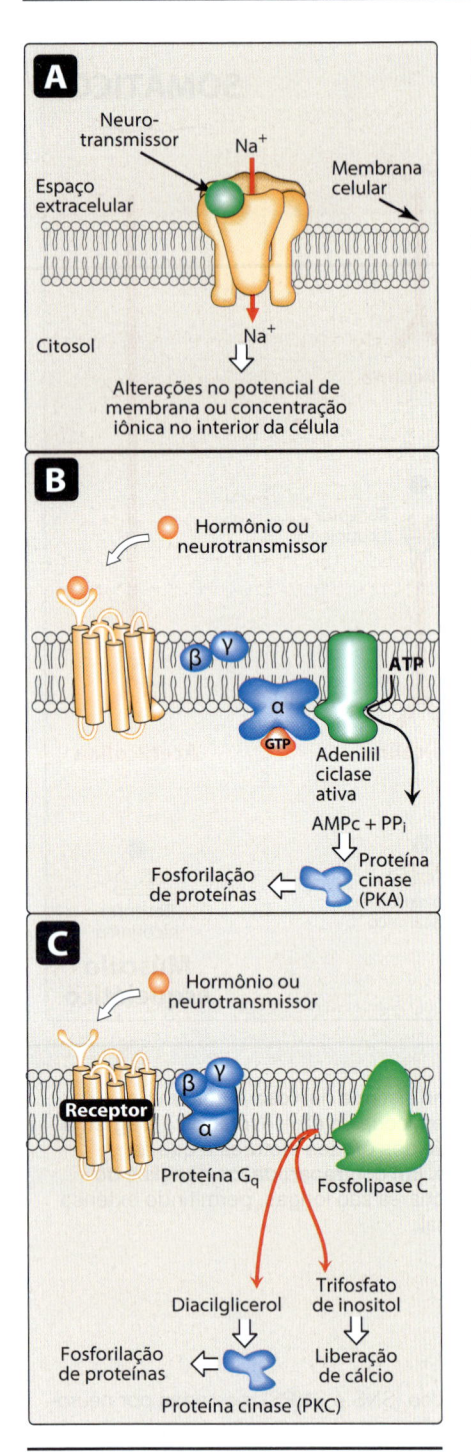

## IV. TRANSDUÇÃO DE SINAL NA CÉLULA EFETORA

A ligação dos sinalizadores químicos aos receptores ativa processos enzimáticos no interior da membrana celular. No final, esses processos resultam em uma resposta celular, como fosforilação de proteínas intracelulares ou alterações na condutividade de canais iônicos (ver Capítulo 2). O neurotransmissor pode ser imaginado como um sinal, e o receptor, como o detector do sinal e transdutor. Os receptores nas células efetoras do SNA são classificados como adrenérgicos ou colinérgicos com base nos neurotransmissores ou hormônios que se ligam a eles. A epinefrina e a norepinefrina ligam-se aos receptores adrenérgicos, e a acetilcolina liga-se aos receptores colinérgicos. Os receptores colinérgicos são, ainda, classificados como nicotínicos ou muscarínicos. Alguns receptores, como os colinérgicos nicotínicos pós-sinápticos nas células musculares esqueléticas, estão diretamente ligados aos canais iônicos da membrana e são conhecidos como receptores ionotrópicos. A ligação do neurotransmissor aos receptores ionotrópicos afeta diretamente a permeabilidade iônica (Figura 3.10A). Todos os receptores adrenérgicos e os colinérgicos muscarínicos são acoplados à proteína G (receptores metabotrópicos). Os receptores metabotrópicos medeiam os efeitos dos ligantes ativando um sistema de segundo-mensageiro dentro da célula. Os dois segundos-mensageiros mais amplamente reconhecidos são os sistemas adenilil ciclase e cálcio-fosfatidilinositol (Figura 3.10B e C).

**Figura 3.10**
Três mecanismos pelos quais a ligação com o neurotransmissor leva a um efeito biológico. **A.** Receptores acoplados a canais iônicos (receptores ionotrópicos). **B.** Receptores acoplados à adenilil ciclase (receptores metabotrópicos). **C.** Receptores acoplados ao diacilglicerol e ao trifosfato de inositol (receptores metabotrópicos).

## Resumo

- Os principais componentes eferentes do sistema nervoso autônomo (SNA) são o sistema nervoso simpático (SNS) e o sistema nervoso parassimpático (SNPS).
- O SNS e o SNPS inervam os principais órgãos e os sistemas de órgãos do corpo, como coração, pulmões, olhos, fígado, rim, sistema circulatório, sistema gastrintestinal e sistema urogenital.
- Os principais efeitos da ativação do SNS são aumento da pressão arterial, dilatação das pupilas, diminuição da atividade do sistema gastrintestinal, redução das secreções, dilatação da musculatura lisa brônquica e diminuição da frequência urinária.
- Os efeitos do SNS são mediados por dois neurotransmissores principais, a epinefrina e a norepinefrina; o primeiro é liberado pela medula suprarrenal, enquanto o último é liberado pelos neurônios simpáticos.
- O SNS é amplamente distribuído, inervando praticamente todos os sistemas efetores do corpo. As fibras pré-ganglionares simpáticas têm uma influência muito mais ampla do que as fibras parassimpáticas e fazem sinapse com um número maior de neurônios pós-ganglionares. Esse tipo de organização permite a descarga difusa do SNS.
- A divisão parassimpática é mais circunscrita do que o SNS, com interações principalmente de uma para poucas, e os gânglios também estão próximos ou dentro dos órgãos que inervam.
- Os principais efeitos da ativação do SNPS são quase opostos aos da ativação do SNS, como diminuição da pressão arterial, constrição das pupilas, aumento da atividade do sistema gastrintestinal, aumento das secreções, constrição dos músculos lisos brônquicos e aumento da frequência urinária.
- Os efeitos do SNPS são mediados pela acetilcolina liberada pelos neurônios colinérgicos.
- A acetilcolina produz seus efeitos fisiológicos atuando nos receptores colinérgicos muscarínicos e/ou nicotínicos.

## Questões para estudo

**Escolha a resposta correta.**

**3.1** A acetilcolina é o neurotransmissor que medeia a contração dos músculos esqueléticos. À qual dos seguintes tipos de receptores autonômicos a acetilcolina se liga nas células do músculo esquelético para mediar a contração muscular?
- **A.** Nicotínico
- **B.** Muscarínico
- **C.** Alfa-1
- **D.** Beta-1

**Resposta correta = A.** As células musculares esqueléticas têm receptores colinérgicos nicotínicos, não muscarínicos (ver Figura 3.9), e os neurônios motores liberam acetilcolina na junção neuromuscular que se liga aos receptores nicotínicos e causa contração muscular. A acetilcolina não se liga aos receptores alfa-1 ou beta-1, que são adrenérgicos.

**3.2** Qual das seguintes alterações fisiológicas ocorre quando o sistema nervoso parassimpático é ativado?
- **A.** Aumento da frequência cardíaca.
- **B.** Inibição do lacrimejamento (lágrimas).
- **C.** Dilatação da pupila (midríase).
- **D.** Aumento da motilidade gástrica.

**Resposta correta = D.** A ativação do sistema nervoso parassimpático causa aumento na motilidade gástrica, aumento nas secreções fluidas, redução na frequência cardíaca e constrição da pupila. No modo "descansar e digerir", o sistema parassimpático fica mais ativo, o que auxilia na digestão.

**3.3** Qual alteração fisiológica é esperada quando o sistema nervoso simpático é inibido pelo uso de um agente farmacológico?
- **A.** Redução da frequência cardíaca.
- **B.** Aumento da pressão arterial.
- **C.** Diminuição das secreções fluidas.
- **D.** Constrição dos vasos sanguíneos.

**Resposta correta = A.** A ativação do sistema nervoso simpático causa aumento da frequência cardíaca, aumento da pressão arterial, redução ou espessamento das secreções fluidas e constrição dos vasos sanguíneos. Portanto, a inibição do sistema simpático deveria, teoricamente, causar redução da frequência cardíaca, diminuição da pressão arterial, aumento das secreções fluidas e relaxamento dos vasos sanguíneos.

**3.4** Qual das afirmações a seguir está correta em relação à ativação de receptores nos órgãos efetores do SNA?

  A. A acetilcolina ativa receptores muscarínicos.
  B. A acetilcolina ativa receptores adrenérgicos.
  C. A epinefrina ativa os receptores nicotínicos.
  D. A norepinefrina ativa os receptores muscarínicos.

**Resposta correta = A.** A acetilcolina é o neurotransmissor no sistema colinérgico e ativa receptores colinérgicos muscarínicos e nicotínicos, e não receptores adrenérgicos. A norepinefrina e a epinefrina ativam receptores adrenérgicos, e não receptores muscarínicos.

**3.5** Qual das afirmações a seguir está correta em relação à transmissão sináptica?

  A. Os neurotransmissores são liberados dos terminais axônicos dos neurônios pré-sinápticos.
  B. A chegada de um potencial de ação na célula pós-sináptica desencadeia a liberação do neurotransmissor.
  C. As concentrações de cálcio intracelular caem nos terminais do axônio antes da liberação do neurotransmissor.
  D. Serotonina e dopamina são os neurotransmissores primários no SNA.

**Resposta correta = A.** Os neurotransmissores são liberados dos terminais axônicos dos neurônios pré-sinápticos, desencadeados pela chegada de um potencial de ação no terminal axônico do neurônio pré-sináptico (não na célula pós-sináptica). Quando um potencial de ação chega ao terminal do axônio, o cálcio entra na célula e as concentrações de cálcio aumentam, resultando na liberação do neurotransmissor. Os principais neurotransmissores no SNA são norepinefrina e acetilcolina.

**3.6** A estratégia farmacológica para reduzir a pressão arterial em um paciente com hipertensão é reduzir o débito cardíaco e/ou reduzir a resistência vascular periférica causada pela vasoconstrição. O débito cardíaco é uma função da frequência cardíaca e da força de contração. Qual das estratégias a seguir ajudará a reduzir a pressão arterial em um paciente?

  A. Inibir os efeitos do sistema nervoso simpático no coração.
  B. Aumentar os efeitos do sistema nervoso simpático no coração.
  C. Inibir os efeitos do sistema nervoso parassimpático nos vasos sanguíneos.
  D. Aumentar os efeitos do sistema nervoso simpático nos vasos sanguíneos.

**Resposta correta = A.** A inibição dos efeitos do SNS no coração reduzirá a frequência cardíaca e a força de contração, reduzindo o débito cardíaco e a pressão arterial. Aumentar os efeitos do SNS no coração elevará a pressão arterial. O SNPS tem um efeito relaxante nos vasos sanguíneos, portanto, a inibição dos efeitos do SNPS levará a um aumento da pressão arterial. O SNS tem um efeito vasoconstrictor nos vasos sanguíneos, então, o aumento dos efeitos do SNS levará a um aumento da pressão arterial.

**3.7** Qual dos seguintes efeitos é mediado pela ativação de neurônios colinérgicos pós-ganglionares?

  A. Broncodilatação.
  B. Redução da motilidade gástrica.
  C. Constrição da pupila.
  D. Relaxamento do músculo detrusor.

**Resposta correta = C.** Os neurônios parassimpáticos pós-ganglionares que inervam o músculo esfíncter pupilar são colinérgicos, e a contração resulta em miose. A broncodilatação resulta da ativação do SNS, e não do SNPS. A redução da motilidade gástrica advém da ativação do SNS. O relaxamento do músculo detrusor decorre da ativação do SNS.

**3.8** Um homem de 67 anos é avaliado por seu médico após desmaiar. Ele relata sentir-se tonto e depois perder a consciência enquanto amarrava a gravata em preparação para uma reunião formal. Os testes clínicos e eletrofisiológicos apoiam o diagnóstico da síndrome do seio carotídeo. A compressão do seio carotídeo neste cenário provavelmente resultou em qual das seguintes respostas autonômicas?

  A. Aumento do fluxo simpático para a vasculatura periférica.
  B. Diminuição do fluxo parassimpático para a vasculatura periférica.
  C. Aumento do fluxo parassimpático para o coração.
  D. Aumento do fluxo simpático para o coração.

**Resposta correta = C.** A compressão do seio carotídeo resulta em um aumento na frequência de disparo dos aferentes dos barorreceptores, que viajam no nervo do seio carotídeo, um ramo do nervo glossofaríngeo. Esses aferentes têm como alvo a porção caudal (cardiorrespiratória) do núcleo solitário dentro da medula. O núcleo solitário ativará os eferentes cardiovagais e, em conjunto com os centros reticulares da medula, diminuirá o fluxo da coluna celular intermediolateral para os neurônios simpáticos pós-ganglionares que inervam o coração e o músculo liso da vasculatura periférica. A diminuição resultante no débito cardíaco e na resistência vascular sistêmica produz uma queda na pressão arterial. Ver Figura 3.6. Observe que a resposta neste caso é oposta à descrita na figura.

**3.9** A ligação de neurotransmissores a receptores em neurônios pós-ganglionares em gânglios autonômicos resulta em qual das seguintes opções?

  A. Influxo de cátions através de um canal iônico intrínseco.
  B. Ativação da adenilil ciclase mediada pela proteína G.
  C. Ativação da fosfolipase C mediada pela proteína G.
  D. Inibição da adenilil ciclase mediada pela proteína G.

**Resposta correta = A.** Os neurônios autonômicos pré-ganglionares são colinérgicos. Os receptores nicotínicos ganglionares de acetilcolina são receptores de canais iônicos controlados por ligantes e produzem respostas pós-sinápticas diretas, permitindo que íons de sódio e cálcio (cátions) passem através de um poro intrínseco e seletivo de cátions. Os receptores muscarínicos de acetilcolina são receptores acoplados à proteína G que produzem efeitos moduladores por meio da ativação de segundos mensageiros. Ver Figura 3.10.

**3.10** A ativação do SNS durante a resposta de luta ou fuga resulta na liberação de epinefrina e norepinefrina da medula suprarrenal para a corrente sanguínea. Essas catecolaminas viajam pela corrente sanguínea para se ligarem aos receptores adrenérgicos em outras partes do corpo, por exemplo, no nó sinoatrial (SA) do coração. Qual das alternativas a seguir melhor caracteriza o modo de comunicação entre as células cromafins da medula suprarrenal e as células do nó SA do coração?

  A. Parácrina
  B. Contato direto
  C. Endócrina
  D. Sináptica

**Resposta correta = C.** As células cromafins da medula suprarrenal liberam epinefrina e norepinefrina na corrente sanguínea. Como as catecolaminas viajam pela corrente sanguínea para atingir as células-alvo, esse tipo de comunicação intercelular é mais bem caracterizado como sinalização endócrina. Ver Figura 3.8.

# 4 Agonistas colinérgicos

Rosemary A. Poku e Felix Amissah

**AÇÃO DIRETA**
- Acetilcolina
- Betanecol
- Carbacol
- Cevimelina
- Metacolina
- Nicotina
- Pilocarpina

**AÇÃO INDIRETA (Reversíveis)**
- Ambenônio
- Donepezila
- Edrofônio
- Galantamina
- Neostigmina
- Fisostigmina
- Piridostigmina
- Rivastigmina

**AÇÃO INDIRETA (Irreversíveis)**
- Ecotiofato

**REATIVADOR DA ACETILCOLINESTERASE**
- Pralidoxima

**Figura 4.1**
Resumo dos agonistas colinérgicos.

## I. VISÃO GERAL

Os fármacos que afetam o sistema nervoso autônomo (SNA) são divididos em dois grupos, de acordo com o tipo de receptor envolvido no mecanismo de ação. Os medicamentos colinérgicos, descritos neste capítulo, e os anticolinérgicos, descritos no Capítulo 5, atuam em receptores ativados por acetilcolina (ACh). Os fármacos adrenérgicos (Capítulos 6 e 7) atuam em receptores estimulados por norepinefrina ou epinefrina. Os fármacos colinérgicos e adrenérgicos atuam estimulando ou bloqueando receptores do SNA. A Figura 4.1 resume os agonistas colinérgicos discutidos neste capítulo.

## II. O NEURÔNIO COLINÉRGICO

A fibra pré-ganglionar que termina na suprarrenal, o gânglio autônomo (tanto parassimpático como simpático) e as fibras pós-ganglionares da divisão parassimpática usam a ACh como neurotransmissor (Figura 4.2). A divisão pós-ganglionar simpática das glândulas sudoríparas também usa a ACh. Além disso, neurônios colinérgicos inervam os músculos do sistema somático e desempenham funções importantes no sistema nervoso central (SNC).

### A. A neurotransmissão nos neurônios colinérgicos

A neurotransmissão nos neurônios colinérgicos envolve seis etapas sequenciais: (1) síntese de ACh, (2) armazenamento, (3) liberação, (4) ligação da ACh ao receptor, (5) degradação da ACh na fenda sináptica (o espaço entre os terminais nervosos e os receptores adjacentes nos nervos ou órgãos efetores) e (6) reciclagem de colina (Figura 4.3).

1. **Síntese de acetilcolina:** A colina é transportada do líquido extracelular para o citoplasma do neurônio colinérgico por um sistema carreador dependente de energia que cotransporta sódio. (Nota: A colina tem um nitrogênio quaternário e carrega permanentemente uma carga positiva; dessa forma, não consegue difundir-se através da membrana.) A captação da colina é o passo limitante da síntese de ACh. A colina-acetiltransferase catalisa a reação da colina com a acetilcoenzima A (CoA) para formar ACh (um éster) no citosol.

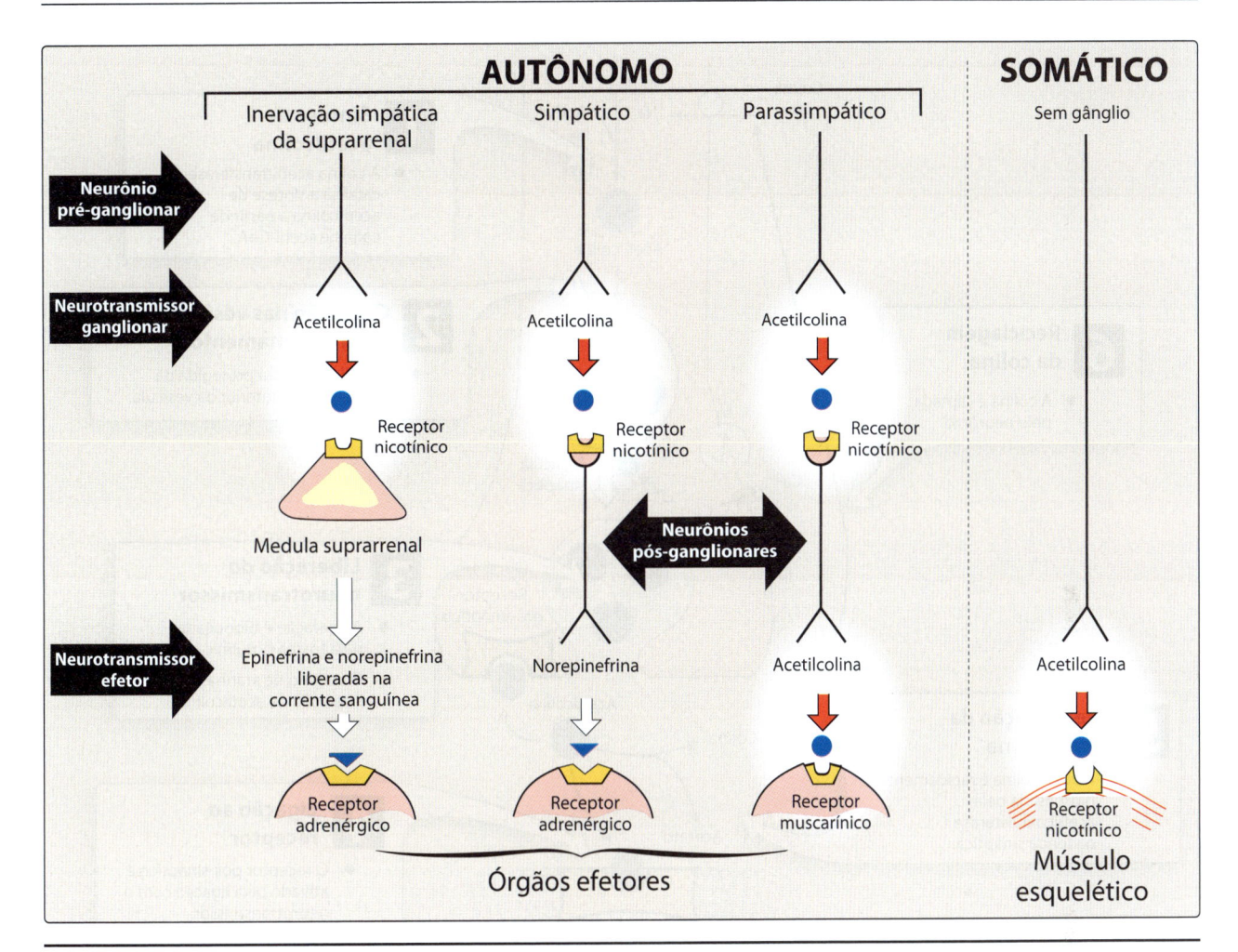

**Figura 4.2**
Locais de ação dos agonistas colinérgicos no sistema nervoso autônomo e somático.

2. **Armazenamento da ACh em vesículas:** A ACh é empacotada em vesículas pré-sinápticas por um processo de transporte ativo. A vesícula madura contém não só ACh (o neurotransmissor primário), mas também trifosfato de adenosina (ATP, do inglês *adenosine triphosphate*), que é um cotransmissor e proteoglicano. A cotransmissão nos neurônios autônomos é uma regra, e não uma exceção. Isto significa que a maioria das vesículas sinápticas contém o neurotransmissor primário (aqui, ACh), bem como um cotransmissor (aqui, ATP).

3. **Liberação da ACh:** Quando um potencial de ação, propagado por canais de sódio voltagem-dependentes, chega ao terminal nervoso, abrem-se canais de cálcio voltagem-dependentes na membrana pré-sináptica, causando um aumento na concentração de cálcio intracelular. Concentrações elevadas de cálcio promovem a fusão das vesículas sinápticas com a membrana pré-sináptica e a liberação do conteúdo vesicular no espaço sináptico. Essa liberação pode ser bloqueada pela toxina botulínica. Em contrapartida, a toxina da aranha viúva-negra provoca a liberação de toda a ACh armazenada nas vesículas, esvaziando-a na fenda sináptica.

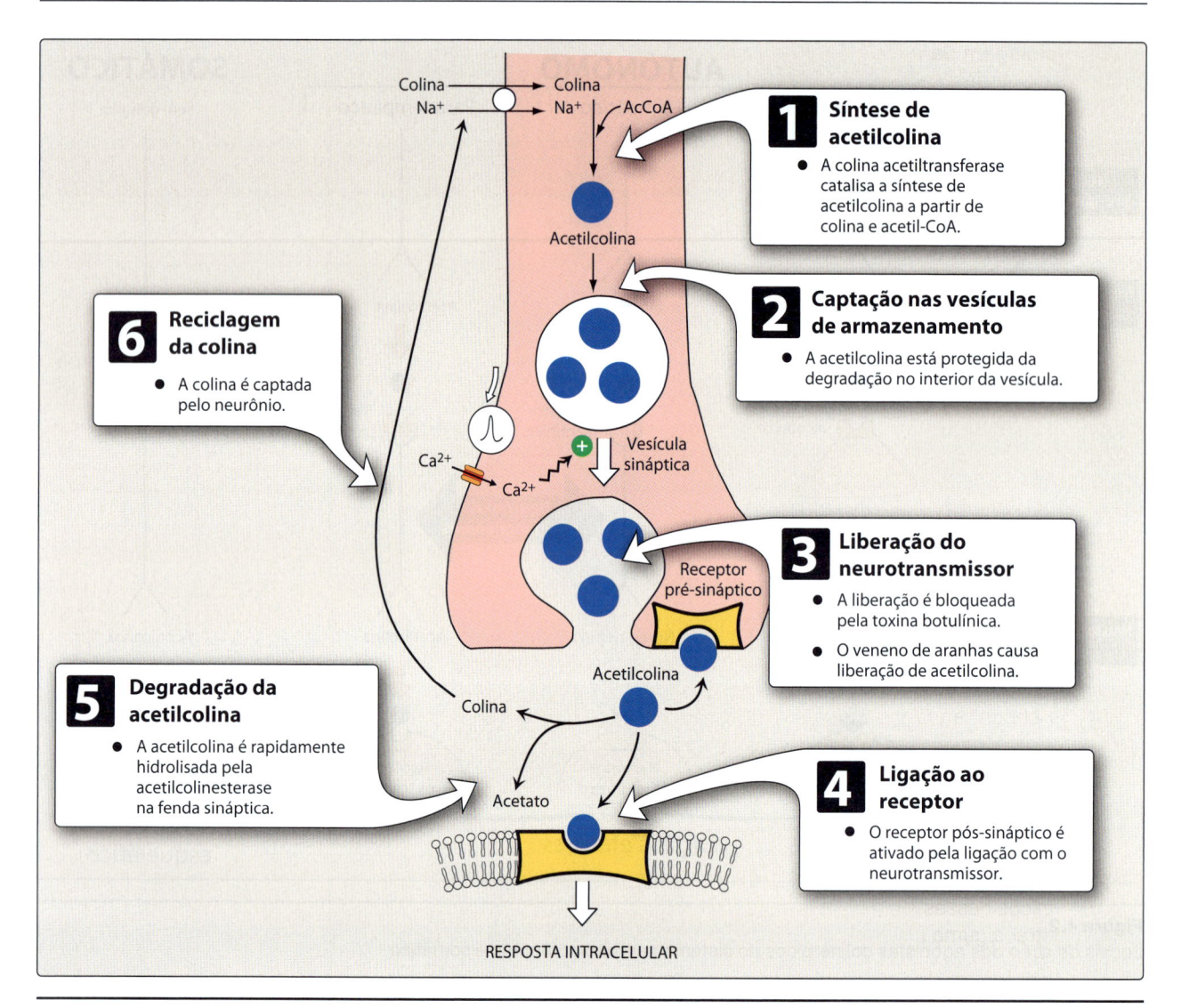

## Figura 4.3
Síntese e liberação da acetilcolina do neurônio colinérgico. AcCoA, acetilcoenzima A.

**1 Síntese de acetilcolina**
- A colina acetiltransferase catalisa a síntese de acetilcolina a partir de colina e acetil-CoA.

**2 Captação nas vesículas de armazenamento**
- A acetilcolina está protegida da degradação no interior da vesícula.

**3 Liberação do neurotransmissor**
- A liberação é bloqueada pela toxina botulínica.
- O veneno de aranhas causa liberação de acetilcolina.

**4 Ligação ao receptor**
- O receptor pós-sináptico é ativado pela ligação com o neurotransmissor.

**5 Degradação da acetilcolina**
- A acetilcolina é rapidamente hidrolisada pela acetilcolinesterase na fenda sináptica.

**6 Reciclagem da colina**
- A colina é captada pelo neurônio.

4. **Ligação com o receptor:** A ACh liberada das vesículas sinápticas difunde-se através do espaço sináptico e se liga a receptores pós-sinápticos na célula-alvo, ao receptor pré-sináptico na membrana do neurônio que liberou ACh ou a outros receptores-alvo pré-sinápticos. Os receptores pós-sinápticos colinérgicos na superfície dos órgãos efetores são divididos em duas classes: muscarínicos e nicotínicos (Figura 4.2). A ligação ao receptor leva a uma resposta fisiológica no interior da célula, como o início de um impulso nervoso na fibra pós-ganglionar ou a ativação de enzimas específicas nas células efetoras, mediadas por segundos-mensageiros.

5. **Degradação da ACh:** O sinal no local efetor pós-juncional termina rapidamente devido à hidrólise da ACh pela acetilcolinesterase (AChE), formando colina e acetato na fenda sináptica.

6. **Reciclagem da colina:** A colina pode ser recaptada por um sistema de captação de alta afinidade acoplado ao sódio, que transporta a molécula de volta para o neurônio. Lá, está disponível para ser acetilada em ACh.

## III. RECEPTORES COLINÉRGICOS (COLINOCEPTORES)

Duas famílias de receptores colinérgicos, designados muscarínicos e nicotínicos, podem ser diferenciadas entre si com base em suas diferentes afinidades para fármacos que mimetizam a ação da ACh (fármacos colinomiméticos).

### A. Receptores muscarínicos

Os receptores muscarínicos pertencem à classe dos receptores acoplados à proteína G (receptores metabotrópicos). Esses receptores, além de se ligarem à ACh, reconhecem a *muscarina*, um alcaloide de certos cogumelos venenosos. Por outro lado, os receptores muscarínicos apresentam apenas uma fraca afinidade pela *nicotina*, um alcaloide encontrado no tabaco e em outras plantas (Figura 4.4A). Existem cinco subclasses de receptores muscarínicos; no entanto, apenas os receptores $M_1$, $M_2$ e $M_3$ foram caracterizados funcionalmente.

1. **Localização dos receptores muscarínicos:** Esses receptores são encontrados nos órgãos efetores autonômicos, como coração, músculo liso, encéfalo e glândulas exócrinas. Embora os cinco subtipos sejam identificados nos neurônios, receptores $M_1$ também são detectados nas células parietais gástricas; $M_2$, nas células cardíacas e nos músculos lisos; e $M_3$, nos pulmões, na bexiga, nas glândulas exócrinas e no músculo liso. (Nota: Fármacos com ações muscarínicas preferencialmente estimulam receptores muscarínicos nesses tecidos, mas, em concentrações elevadas, podem mostrar alguma atividade em receptores nicotínicos.)

2. **Mecanismos de transdução do sinal de ACh:** Inúmeros mecanismos moleculares diferentes transmitem o sinal gerado na ocupação do receptor pela ACh. Por exemplo, quando os receptores $M_1$ ou $M_3$ são ativados, o receptor sofre uma mudança conformacional e interage com uma proteína G que ativa a fosfolipase C. Isso leva, em última análise, à produção dos segundos-mensageiros inositol-1,4,5-trifosfato ($IP_3$) e diacilglicerol (DAG). O $IP_3$ causa um aumento no $Ca^{2+}$ intracelular, o que permite que o cálcio estimule ou iniba enzimas ou que provoque hiperpolarização, secreção ou contração. O DAG ativa a proteína cinase C, uma enzima que fosforila inúmeras proteínas no interior da célula. Em contrapartida, a ativação do subtipo $M_2$ no músculo cardíaco estimula a proteína G, que inibe a adenilil ciclase e aumenta a condutância do $K^+$. Posteriormente, o coração responde diminuindo a frequência e a força da contração.

3. **Agonistas muscarínicos:** Os agonistas muscarínicos podem atuar diretamente ligando-se e ativando os receptores muscarínicos (ver Seção IV) ou indiretamente inibindo a AChE, que decompõe a ACh (ver Seção V).

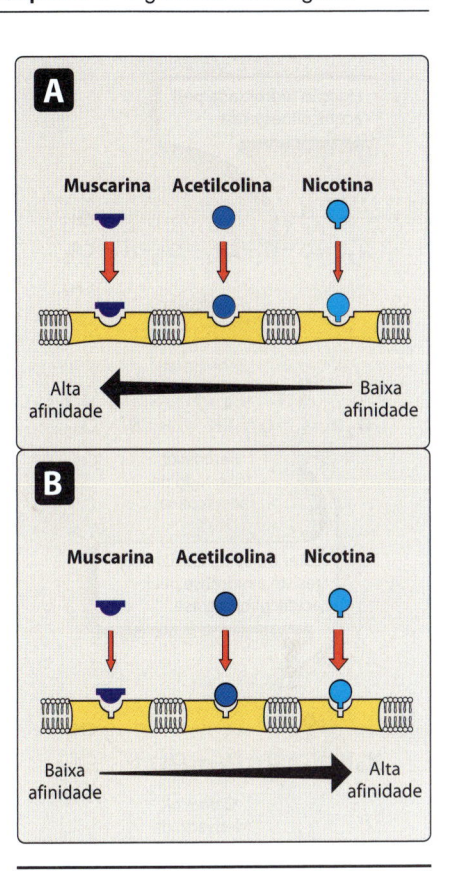

**Figura 4.4**
Tipos de receptores colinérgicos.
**A.** Receptores muscarínicos
**B.** Receptores nicotínicos.

## B. Receptores nicotínicos

Os receptores nicotínicos, além de ligarem a ACh, reconhecem a *nicotina*, mas têm baixa afinidade pela muscarina (Figura 4.4B). O receptor nicotínico é composto por cinco subunidades e funciona como um canal iônico disparado pelo ligante (receptor ionotrópico). A ligação de duas moléculas de ACh provoca uma alteração conformacional que permite a entrada de íons sódio, resultando na despolarização da célula efetora. A *nicotina* em concentração baixa estimula o receptor; em concentração alta, o bloqueia. Os receptores nicotínicos estão localizados no SNC, na suprarrenal, nos gânglios autônomos e na junção neuromuscular (JNM) nos músculos esqueléticos. Aqueles localizados na JNM algumas vezes são designados $N_M$, e os outros, $N_N$. Os receptores nicotínicos dos gânglios autônomos diferem daqueles situados na JNM. Por exemplo, os receptores ganglionares são bloqueados seletivamente pela *mecamilamina*, enquanto os receptores da JNM são especificamente bloqueados por fármacos bloqueadores neuromusculares, como o *atracúrio*.

## IV. AGONISTAS COLINÉRGICOS DE AÇÃO DIRETA

Os agonistas colinérgicos mimetizam os efeitos da ACh ligando-se diretamente aos colinoceptores (muscarínicos ou nicotínicos). Estes fármacos podem ser classificados em dois grupos: (1) ésteres de colina, que incluem ACh endógena e ésteres sintéticos de colina, como *carbacol* e *betanecol*, e (2) alcaloides de ocorrência natural, como *nicotina* e *pilocarpina* (Figura 4.5) e seus análogos sintéticos (*cevimelina*). Todos os fármacos colinérgicos de ação direta têm efeitos mais prolongados do que a ACh. Alguns dos fármacos terapeuticamente úteis (*pilocarpina* e *betanecol*) se ligam preferencialmente aos receptores muscarínicos e são referidos como fármacos muscarínicos. Contudo, como grupo, os agonistas de ação direta manifestam fraca especificidade nas suas ações, o que limita a utilidade clínica.

### A. Acetilcolina

A acetilcolina é um composto de amônio quaternário que não consegue penetrar membranas devido à sua carga positiva. Embora seja o neurotransmissor de nervos parassimpáticos e somáticos, bem como dos gânglios autônomos, não tem importância terapêutica, devido à sua multiplicidade de ações (que provoca efeitos difusos) e à sua rápida inativação pelas colinesterases. A ACh mantém atividade muscarínica e nicotínica. Suas ações incluem os itens descritos a seguir:

1. **Diminuição da frequência e do débito cardíaco:** As ações da ACh no coração mimetizam os efeitos da estimulação vagal. Por exemplo, se injetada por via intravenosa, a ACh atua nos receptores $M_2$ para produzir uma breve diminuição na frequência cardíaca (bradicardia) e, subsequentemente, no débito cardíaco resultante de uma redução na taxa de disparo no nó sinoatrial (SA). (Nota: A atividade vagal normal regula o coração pela liberação de ACh no nó SA.)

2. **Diminuição da pressão arterial:** A injeção de ACh causa vasodilatação e diminuição da pressão sanguínea por mecanismo indireto. A ACh ativa receptores $M_3$ situados nas células endoteliais que

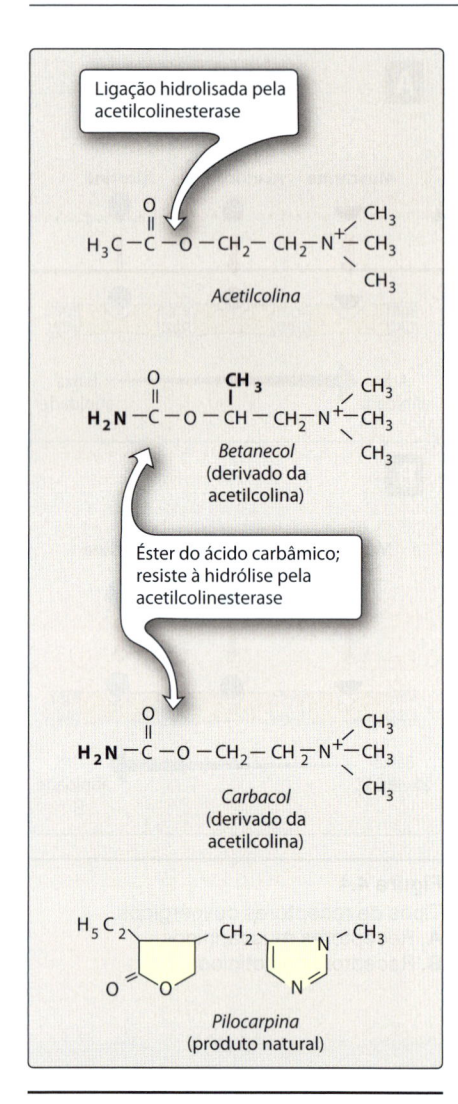

**Figura 4.5**
Comparação das estruturas de alguns agonistas colinérgicos.

cobrem o músculo liso dos vasos sanguíneos. Isso resulta na produção de óxido nítrico (NO) a partir da arginina. O NO então difunde-se até as células musculares lisas dos vasos para estimular a produção de proteína cinase G, levando à hiperpolarização e ao relaxamento do músculo liso por meio da inibição da fosfodiesterase-3. Na ausência da administração de fármacos colinérgicos, os receptores vasculares não têm função conhecida, pois a ACh nunca é liberada no sangue em quantidade significativa. A *atropina* bloqueia esses receptores muscarínicos e evita que a ACh produza vasodilatação.

3. **Outras ações:** No trato gastrintestinal (TGI), a acetilcolina aumenta a secreção salivar, a secreção de ácido gástrico e estimula as secreções intestinais e a motilidade. Também aumenta as secreções bronquiolares e causa broncoconstrição. (Nota: A *metacolina*, um agonista colinérgico de ação direta, é usada para auxiliar no diagnóstico de asma devido às suas propriedades broncoconstritoras.) No trato geniturinário, a ACh aumenta o tônus do músculo detrusor, causando micção. No olho, a ACh estimula a contração do músculo ciliar para a visão próxima e contrai o esfíncter da pupila, causando miose (constrição acentuada da pupila). A ACh (em solução a 1%) é instilada na câmara anterior do olho para produzir miose durante cirurgias oftálmicas.

## B. Betanecol

O *betanecol* é um éster carbamila não substituído, relacionado estruturalmente com a ACh (ver Figura 4.5). Ele não é hidrolisado pela AChE (devido à esterificação do ácido carbâmico), embora seja inativado por meio de hidrólise por outras esterases. Ele não tem ações nicotínicas (pela presença do grupo metila), mas apresenta forte atividade muscarínica. Suas principais ações são na musculatura lisa da bexiga urinária e no TGI. Tem duração de ação de cerca de 1 hora.

1. **Ações:** O *betanecol* estimula diretamente os receptores muscarínicos, aumentando a motilidade e o tônus intestinal. Ele também estimula o músculo detrusor da bexiga e relaxa os músculos trígonos e o esfíncter. Esses efeitos estimulam a micção.

2. **Usos terapêuticos:** No tratamento urológico, o *betanecol* é usado para estimular a bexiga atônica, particularmente na retenção urinária não obstrutiva no pós-parto ou no pós-operatório. Esse fármaco também pode ser usado para tratar a atonia neurogênica manifestada em doenças clínicas, como o megacólon tóxico.

3. **Efeitos adversos:** O *betanecol* pode causar estimulação colinérgica generalizada (Figura 4.6), com sudorese, salivação, rubor, diminuição da pressão arterial (com taquicardia reflexa), náusea, dor abdominal, diarreia e broncoespasmo. O *sulfato de atropina* pode ser administrado para superar as graves respostas cardiovasculares ou broncoconstritoras desse fármaco.

## C. Carbacol (carbamilcolina)

O *carbacol* apresenta ações muscarínicas e nicotínicas. Como o *betanecol*, ele é um éster do ácido carbâmico (ver Figura 4.5) e um mau substrato para a AChE. Ele é biotransformado por outras esterases, mas em uma velocidade muito menor.

Diarreia

Diaforese

Miose

Náusea

Emergência urinária

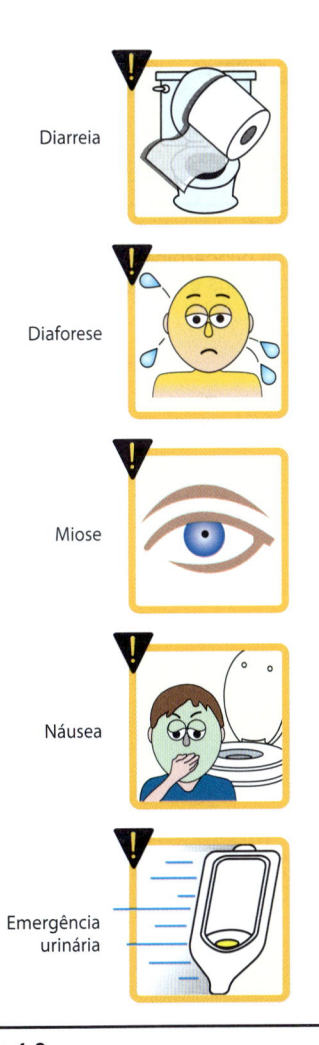

**Figura 4.6**
Alguns efeitos adversos observados com o uso dos agonistas colinérgicos.

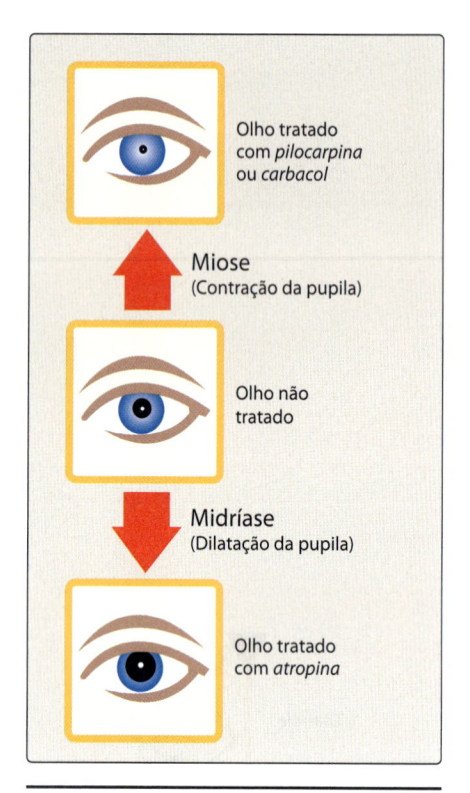

**Figura 4.7**
Ações da *pilocarpina, carbacol* e da *atropina* na íris e no músculo ciliar do olho.

1. **Ações:** O *carbacol* tem amplos efeitos nos sistemas cardiovascular e gastrintestinal devido à sua atividade estimulante ganglionar, podendo primeiro estimular e depois deprimir esses sistemas. Ele pode causar liberação de epinefrina da suprarrenal por sua ação nicotínica. Instilado localmente no olho, o carbacol mimetiza os efeitos da ACh, causando miose e espasmo de acomodação, no qual o músculo ciliar permanece em um estado constante de contração. A visão se torna fixa para uma distância particular, tornando impossível a focalização (Figura 4.7). (Note o efeito oposto da *atropina*, um bloqueador muscarínico, no olho.)

2. **Usos terapêuticos:** Devido à sua alta potência, não seletividade aos receptores e duração de ação relativamente longa, o *carbacol* raramente é usado. O uso intraocular proporciona miose para cirurgia ocular e reduz a pressão intraocular no tratamento do glaucoma.

3. **Efeitos adversos:** Com o uso oftalmológico, ocorrem poucos efeitos adversos devido à falta de absorção sistêmica (amina quaternária – carregada positivamente).

### D. Pilocarpina

O alcaloide *pilocarpina* é uma amina terciária e não sofre hidrólise pela AChE (ver Figura 4.5). Comparado com a ACh e seus derivados, a *pilocarpina* é muito menos potente; porém, por não possuir carga elétrica, penetra no SNC nas dosagens terapêuticas. A *pilocarpina* apresenta atividade muscarínica e é usada primariamente em oftalmologia.

1. **Ações:** Aplicada topicamente no olho, a *pilocarpina* produz miose rápida, contração do músculo ciliar e espasmo de acomodação. É um dos mais potentes estimulantes das secreções, como suor, lágrimas e saliva, mas seu emprego para esses efeitos é limitado devido à sua falta de seletividade.

2. **Usos terapêuticos:** A *pilocarpina* é usada para tratar o glaucoma e é o medicamento de escolha para reduzir emergencialmente a pressão intraocular tanto no glaucoma de ângulo aberto quanto no de ângulo fechado. É extremamente eficaz na abertura da rede trabecular ao redor do canal de Schlemm (também conhecido como seio venoso da esclera), causando uma redução imediata na pressão intraocular devido à drenagem do humor aquoso. Essa ação ocorre em minutos, dura de 4 a 8 horas e pode ser repetida. (Nota: Inibidores tópicos da anidrase carbônica, como *dorzolamida* e bloqueadores β-adrenérgicos, como o *timolol*, são eficazes no tratamento do glaucoma, mas não são usados para reduzir a pressão intraocular emergencialmente.) A ação miótica da *pilocarpina* também é útil na reversão da midríase devido à administração de *atropina*.

A *pilocarpina* facilita a salivação em pacientes com xerostomia resultante da irradiação da cabeça e pescoço. A síndrome de Sjögren, caracterizada por boca seca e falta de lágrimas, é tratada com comprimidos orais de *pilocarpina* ou *cevimelina*, medicamento colinérgico que também tem a desvantagem de ser inespecífico.

3. **Efeitos adversos:** A *pilocarpina* pode causar visão turva, cegueira noturna e dor na testa. A intoxicação com esse fármaco se caracteriza pelo exagero de vários efeitos parassimpáticos, incluindo sudoração (diaforese) e salivação. Os efeitos são semelhantes aos

produzidos pelo consumo de cogumelos do gênero *Inocybe*, que contêm muscarina. *Atropina* parenteral, em doses altas o suficiente para atravessar a barreira hematencefálica, é administrada para neutralizar a toxicidade da *pilocarpina*.

## V. AGONISTAS COLINÉRGICOS DE AÇÃO INDIRETA: AGENTES ANTICOLINESTERÁSICOS (REVERSÍVEIS)

A AChE é uma enzima que especificamente hidrolisa a ACh a acetato e colina e, dessa forma, termina com sua ação. Localiza-se no terminal nervoso, onde está ligada às membranas pré e pós-sinápticas. Os inibidores da AChE (fármacos anticolinesterásicos, ou inibidores da colinesterase) aumentam as ações colinérgicas indiretamente, prevenindo a degradação da ACh. Isso resulta em acúmulo de ACh na fenda sináptica (Figura 4.8). Portanto, esses fármacos podem provocar uma resposta em todos os colinoceptores, incluindo os receptores muscarínicos e nicotínicos do SNA, bem como nas JNMs e no cérebro. Os inibidores reversíveis da AChE podem ser classificados como fármacos de ação curta ou intermediária.

### A. Edrofônio

O *edrofônio* é o protótipo do inibidor da AChE de ação curta. Ele se liga de modo reversível ao centro ativo da AChE, impedindo a hidrólise da ACh. Possui curta duração de ação de 10 a 20 minutos devido à rápida eliminação renal. Esse fármaco é uma amina quaternária e suas ações são limitadas à periferia porque sua polaridade impede a passagem pela barreira hematencefálica. Historicamente, o *edrofônio* era utilizado no diagnóstico da miastenia *gravis*, uma doença autoimune causada por anticorpos contra o receptor nicotínico na JNM. Nessa condição, a degradação dos receptores nicotínicos resulta em menos receptores disponíveis para interação com a ACh. A injeção intravenosa de *edrofônio* leva a um rápido aumento da força muscular em pacientes com miastenia *gravis*, aumentando as quantidades locais de ACh disponíveis para se ligar à JNM. Devido à disponibilidade de outros agentes e melhores técnicas de diagnóstico para a miastenia *gravis* (p. ex., exames de sangue para detecção de anticorpos contra o receptor de ACh), o *edrofônio* foi retirado do mercado.

### B. Fisostigmina

A *fisostigmina* é um éster nitrogenado do ácido carbâmico encontrado em plantas e é uma amina terciária. Ela é substrato da AChE, com a qual forma um intermediário carbamilado relativamente estável, que, então, se torna reversivelmente inativado. O resultado é a potenciação da atividade colinérgica em todo o organismo.

1. **Ações:** A *fisostigmina* tem uma ampla gama de efeitos e estimula não apenas os sítios muscarínicos e nicotínicos do SNA, mas também os receptores nicotínicos da JNM. A estimulação muscarínica pode causar contração dos músculos lisos gastrintestinais, miose, bradicardia e hipotensão (Figura 4.9). A estimulação nicotínica pode causar espasmos musculares esqueléticos, fasciculações e paralisia muscular esquelética (em doses mais altas). Sua duração de ação é de cerca de 30 minutos a 2 horas, sendo considerado um agente de ação intermediária. A estrutura da amina terciária permite que a *fisostigmina* entre e estimule os sítios colinérgicos do SNC.

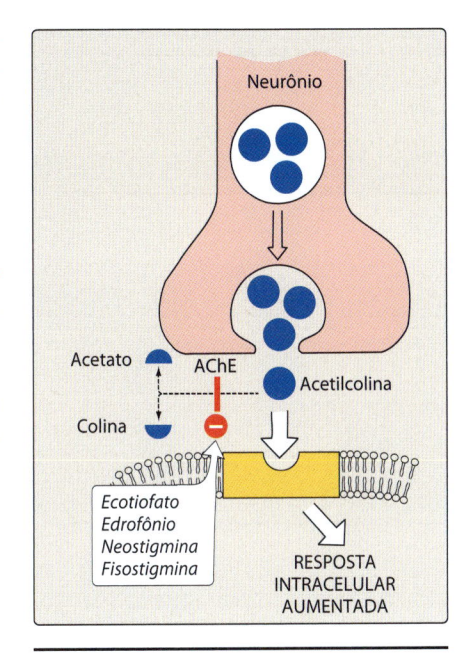

**Figura 4.8**
Mecanismos de ação dos agonistas colinérgicos indiretos. AChE, acetilcolinesterase.

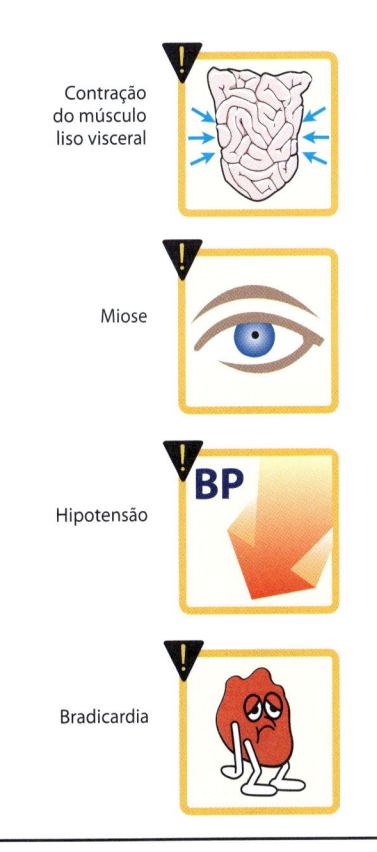

**Figura 4.9**
Algumas ações da *fisostigmina*.

2. **Usos terapêuticos:** A *fisostigmina* é utilizada no tratamento da superdosagem de medicamentos com ação anticolinérgica, como a *atropina*. Devido à sua capacidade de entrar no SNC, pode reverter os efeitos indesejados dos anticolinérgicos no SNC.

3. **Efeitos adversos:** Altas doses de *fisostigmina* podem causar convulsões. Bradicardia e diminuição da pressão arterial também podem ocorrer. A inibição da AChE na JNM leva ao acúmulo de ACh e, teoricamente, a despolarização contínua resultante da JNM pode resultar em paralisia do músculo esquelético. Contudo, esses efeitos raramente são observados com doses terapêuticas.

### C. Neostigmina

A *neostigmina* é um fármaco sintético que também é um éster do ácido carbâmico e inibe reversivelmente a AChE de forma similar à *fisostigmina*.

1. **Ações:** Ao contrário da *fisostigmina*, a *neostigmina* tem um nitrogênio quaternário. Portanto, é mais polar, pouco absorvida pelo trato gastrintestinal e incapaz de entrar no SNC. Seu efeito no músculo esquelético é maior do que o da *fisostigmina* e pode estimular a contratilidade antes de paralisar qualquer atividade muscular. A *neostigmina* tem uma duração de ação intermediária, em geral de 30 minutos a 2 horas.

2. **Usos terapêuticos:** É usada para estimular a bexiga e o trato gastrintestinal e como agente de reversão da atividade paralítica de agentes bloqueadores neuromusculares competitivos. A *neostigmina* é usada ainda no tratamento sintomático da miastenia *gravis*.

3. **Efeitos adversos:** Os efeitos adversos da *neostigmina* incluem os da estimulação colinérgica generalizada, como salivação, rubor, redução da pressão arterial, náusea, dor abdominal, diarreia e broncoespasmo. A *neostigmina* não causa efeitos colaterais no SNC e não é usada para superar a toxicidade de agentes antimuscarínicos de ação central, como a *atropina*. A *neostigmina* é contraindicada quando há obstrução do intestino ou da bexiga.

### D. Piridostigmina

A *piridostigmina* é outro inibidor da colinesterase utilizado no tratamento crônico da miastenia *gravis*. A sua duração de ação é intermediária (3 a 6 horas), mas superior à da neostigmina. Os efeitos adversos são similares aos da *neostigmina*.

### E. Tacrina, donepezila, rivastigmina e galantamina

Pacientes com doença de Alzheimer (DA) apresentam deficiência de neurônios colinérgicos e, portanto, concentrações mais baixas de ACh estão presentes no SNC. Essa observação levou ao desenvolvimento de anticolinesterásicos como possíveis terapias para a deterioração da função cognitiva. A *tacrina*, o primeiro agente dessa categoria, foi substituída por outros devido à sua hepatotoxicidade. Apesar da capacidade da *donepezila*, da *rivastigmina* e da *galantamina* de retardar a progressão da DA, nenhum deles pode impedir a sua progressão. O efeito adverso primário desses fármacos é o distúrbio gastrintestinal (GI) (ver Capítulo 15).

## Aplicação clínica 4.1: Inibidores da colinesterase usados na doença de Alzheimer

O manejo da doença de Alzheimer (DA) é desafiador devido à ausência de um tratamento farmacológico robusto. O foco principal da farmacoterapia para DA é melhorar áreas de cognição, sintomas neuropsiquiátricos e capacidade funcional. Os inibidores da colinesterase são úteis no tratamento dos sintomas cognitivos da DA. Eles produzem melhorias modestas nos resultados cognitivos, globais e funcionais em pessoas com DA leve a moderada. A duração do benefício varia de 3 a 24 meses. A *tacrina*, o primeiro anticolinesterásico recomendado para a DA, não é mais utilizada devido à hepatotoxicidade. Foi amplamente substituída por inibidores da colinesterase mais recentes que são relativamente mais seguros e toleráveis, como a *donepezila*, a *rivastigmina* e a *galantamina*. Para cada um desses medicamentos, a dose deve ser aumentada gradualmente ao longo de 4 a 6 semanas para minimizar possíveis efeitos colaterais. Embora o mecanismo específico de ação inibitória da colinesterase seja ligeiramente diferente entre os medicamentos dessa classe, a importância clínica dessas diferenças não é aparente. A facilidade de uso, a preferência do paciente, as questões de custo e segurança e as propriedades farmacocinéticas determinam em grande parte a escolha do inibidor da colinesterase para cada paciente. Por exemplo, se o tratamento com agentes com meia-vida curta, como a *rivastigmina* (1,5 h) e a *galantamina* (7 h), for interrompido por vários dias ou mais, o paciente deve ser reiniciado com a dose mais baixa e titulado para a dose corrente. Isso não acontece com a *donepezila*, que tem meia-vida de 70 horas. A combinação de inibidores da colinesterase com *memantina* (antagonista do *N*-metil-D-aspartato glutamato) na DA moderada a grave demonstrou melhorar a capacidade funcional com uma taxa reduzida de deterioração cognitiva.

## VI. AGONISTAS COLINÉRGICOS DE AÇÃO INDIRETA: AGENTES ANTICOLINESTERÁSICOS (IRREVERSÍVEIS)

Inúmeros compostos organofosforados sintéticos apresentam a propriedade de ligar-se covalentemente à AChE. O resultado é um aumento de longa duração nas concentrações de ACh em todos os locais onde ela é liberada. Vários desses fármacos são extremamente tóxicos e foram desenvolvidos como agentes "contranervos" com fins militares para guerra química. Os compostos relacionados, como *parationa* e *malationa*, são usados como inseticidas.

### A. Ecotiofato

1. **Mecanismo de ação:** O *ecotiofato* é um organofosforado que se liga covalentemente no local ativo da AChE por meio do seu grupo fosfato (Figura 4.10). Quando isso ocorre, a enzima é inativada permanentemente, e o restabelecimento da atividade da AChE requer a síntese de novas moléculas de enzimas. Após a modificação covalente da AChE, a enzima fosforilada libera lentamente um de seus grupos etila. A perda do grupo alquila, o que é denominado "envelhecimento", torna impossível para os reativadores químicos, como a *pralidoxima*, romper a ligação entre o fármaco remanescente e a enzima.

2. **Ações:** As ações do *ecotiofato* incluem estimulação colinérgica generalizada, paralisia da função motora (causando dificuldades respiratórias) e convulsões. Esse fármaco produz miose intensa e queda da pressão intraocular pela facilitação da saída do humor aquoso. A *atropina* em dosagem elevada pode reverter vários dos efeitos periféricos e alguns dos efeitos muscarínicos centrais do *ecotiofato*, se administrada com rapidez suficiente.

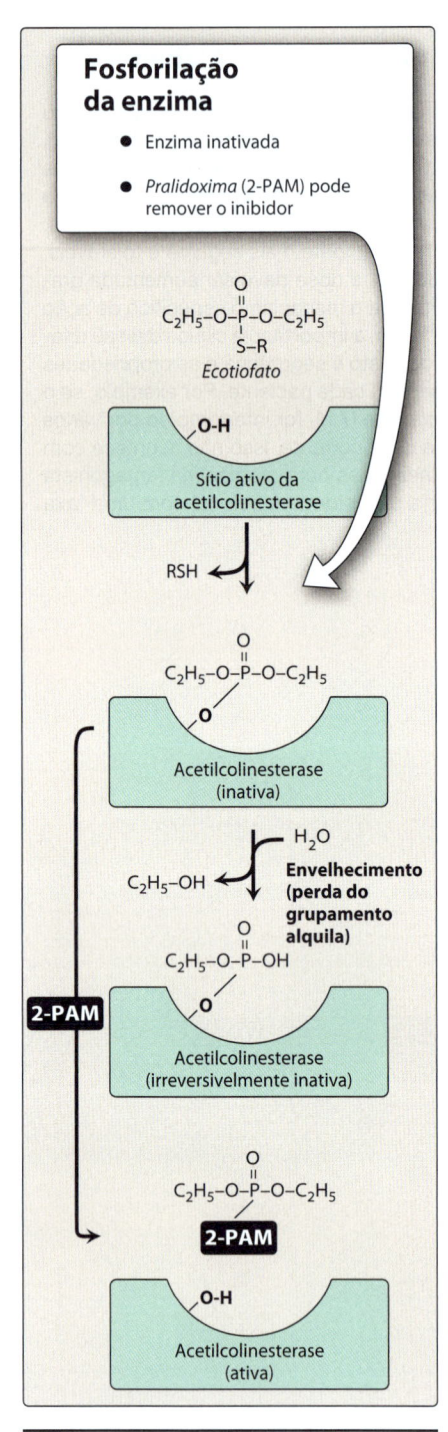

## 3. Usos terapêuticos:
Historicamente, uma solução oftálmica tópica de *ecotiofato* foi utilizada para o tratamento do glaucoma de ângulo aberto. Porém, devido ao seu perfil de efeitos colaterais, que inclui o risco de desenvolver catarata, ela era raramente utilizada e não está mais disponível. A Figura 4.11 resume as ações de alguns agonistas colinérgicos.

## VII. TOXICOLOGIA DOS AGENTES ANTICOLINESTERÁSICOS

Nos Estados Unidos, os inibidores irreversíveis da AChE (na maioria compostos organofosforados) são usados comumente como inseticidas na agricultura, o que tem gerado numerosos casos de envenenamentos acidentais com essas substâncias. Além disso, são frequentemente utilizados com propósito suicida e homicida. Gases organofosforados que atuam em nervos, como o *sarin*, são usados em armas de guerra e terrorismo químico. A toxicidade dessas substâncias se manifesta com sinais e sintomas nicotínicos e muscarínicos (crise colinérgica). Dependendo da substância, o efeito pode ser apenas periférico ou afetar todo o organismo.

### A. Reativação da acetilcolinesterase

A *pralidoxima* (2-PAM) pode reativar a AChE inibida (Figura 4.10). Contudo, ela é incapaz de entrar no SNC e, por isso, não é útil no tratamento dos efeitos dos organosfosforados no SNC. A presença de um grupo químico carregado permite que a *pralidoxima* se aproxime do sítio aniônico na enzima, onde ela essencialmente desloca o grupo fosfato do organofosforado e regenera a enzima. Se for administrada antes de acontecer a estabilização da enzima alquilada, ela consegue reverter os efeitos periféricos muscarínicos e nicotínicos, mas não os efeitos no SNC. Com os novos fármacos, que produzem a estabilização do complexo enzimático em segundos, a *pralidoxima* é menos eficaz. Além disso, ela não consegue reverter a toxicidade dos inibidores reversíveis de AChE (p. ex., *fisostigmina*).

### B. Outros tratamentos

A *atropina* é administrada para prevenir os efeitos adversos muscarínicos dessas substâncias. Tais efeitos incluem aumento das secreções bronquiais e da saliva, broncoconstrição e bradicardia. O *diazepam* também é administrado para diminuir a convulsão persistente causada por essas substâncias. Medidas gerais de apoio, como manutenção da patência das vias aéreas, suprimento de oxigênio e respiração assistida, também podem ser necessárias.

**Figura 4.10**
Modificação covalente da acetilcolinesterase pelo *ecotiofato*. Também é mostrada a reativação da enzima com a *pralidoxima* (2-PAM). R = $(CH_3)_3N^+-CH_2-CH_2-$; RSH = $(CH_3)_3N^+-CH_2-CH_2-S-H$.

| Acetilcolina | Betanecol | Carbacol | Pilocarpina |
|---|---|---|---|
| • Usada para produzir miose em cirurgia oftalmológica | • Usado no tratamento da retenção urinária<br>• Liga-se preferencialmente a receptores muscarínicos | • Liga-se a receptores muscarínicos e nicotínicos<br>• Produz miose durante cirurgia ocular<br>• Usado topicamente para reduzir a pressão intraocular no glaucoma de ângulo aberto ou de ângulo estreito, particularmente em pacientes que se tornaram tolerantes à *pilocarpina* | • Reduz a pressão intraocular no glaucoma de ângulo aberto e de ângulo estreito<br>• Liga-se preferencialmente a receptores muscarínicos<br>• Amina terciária sem carga que pode penetrar no SNC |
| *Fisostigmina* | *Neostigmina* | *Rivastigmina, galantamina, donepezila* | |
| • Aumenta a motilidade intestinal e da bexiga<br>• Reverte os efeitos cardíacos e centrais dos antidepressivos tricíclicos<br>• Reverte os efeitos da atropina no SNC<br>• Amina terciária sem carga que pode penetrar no SNC | • Previne distensão abdominal pós-operatória e retenção urinária<br>• Usada no tratamento da miastenia *gravis*<br>• Usada como antídoto para bloqueadores neuromusculares competitivos<br>• Tem duração de ação intermediária (0,5 a 2 h) | • Usadas como tratamento de primeira linha para a doença de Alzheimer, embora confiram benefícios modestos<br>• Não foi demonstrado que reduzam os custos de saúde ou atrasem a institucionalização<br>• Podem ser usadas com *memantina* (antagonista do *N*-metil-D-aspartato) na doença moderada a grave | |

**Figura 4.11**
Resumo das ações de alguns agonistas colinérgicos. SNC, sistema nervoso central.

## Resumo

- A neurotransmissão colinérgica envolve a síntese de ACh, armazenamento sináptico, liberação via exocitose mediada por $Ca^{2+}$, ligação ao receptor, degradação de ACh na fenda sináptica pela acetilcolinesterase (AChE) e reciclagem de colina.
- Os colinoceptores são classificados como receptores muscarínicos ou nicotínicos.
- Os receptores nicotínicos estão diretamente acoplados aos canais catiônicos (receptores ionotrópicos) e medeiam a transmissão sináptica excitatória rápida na junção neuromuscular (JNM), na medula suprarrenal, nos gânglios autonômicos e em vários locais do SNC.
- Os receptores muscarínicos medeiam os efeitos da acetilcolina nas sinapses parassimpáticas pós-ganglionares (principalmente coração, músculo liso e glândulas) e contribuem para a excitação ganglionar. Eles ocorrem em muitas partes do SNC. Todos os receptores muscarínicos são ativados pela acetilcolina e bloqueados pela atropina.
- Os receptores muscarínicos são receptores acoplados à proteína G (receptores metabotrópicos) e sinalizam por meio da ativação da fosfolipase C ($M_1$, $M_3$) ou da inibição da adenilil ciclase, a ativação dos canais de potássio e/ou inibição dos canais de cálcio.
- Os agonistas colinérgicos imitam os efeitos da ACh ligando-se diretamente aos colinoceptores (muscarínicos ou nicotínicos) ou indiretamente, inibindo a acetilcolinesterase (AChE), que decompõe a ACh.
- Os agonistas dos receptores muscarínicos (p. ex., *acetilcolina*, *carbacol* e *pilocarpina*) variam em sua suscetibilidade à colinesterase. Seus principais efeitos são bradicardia e vasodilatação, contração da musculatura lisa visceral, secreções exócrinas, constrição pupilar e contração da musculatura ciliar, levando à diminuição da pressão intraocular. Os efeitos adversos são geralmente uma extensão desses efeitos farmacológicos.
- O uso principal de agonistas muscarínicos é no tratamento de glaucoma, da retenção urinária e da xerostomia.
- Os medicamentos anticolinesterásicos podem ser reversíveis (*neostigmina*, *fisostigmina*, *donepezila*, *rivastigmina*, *galantamina*) ou irreversíveis (organofosforados). Eles diferem em sua interação química com o sítio ativo da colinesterase.
- Os medicamentos anticolinesterásicos aumentam a transmissão colinérgica nas sinapses autonômicas e na JNM. Seus principais efeitos autonômicos incluem bradicardia, hipotensão, secreções excessivas, broncoconstrição, hipermotilidade gastrintestinal e diminuição da pressão intraocular. Seu uso principal é no tratamento da miastenia *gravis* e da doença de Alzheimer.
- O envenenamento por anticolinesterásicos pode ocorrer pela exposição a inseticidas ou gases nervosos.

## Questões para estudo

**Escolha a resposta correta.**

**4.1** Qual dos seguintes medicamentos corresponde corretamente ao seu mecanismo de ação?
   A. *Betanecol* – agonista nicotínico
   B. *Pilocarpina* – antagonista muscarínico
   C. *Piridostigmina* – inibidor da enzima AChE
   D. *Atropina* – agonista muscarínico

**Resposta correta** = C. A *piridostigmina* é um inibidor da enzima acetilcolinesterase. O *betanecol* (éster de colina) não possui ações nicotínicas (devido à adição do grupo metil), mas tem forte atividade muscarínica. A *pilocarpina* (alcaloide) também é um agonista muscarínico, enquanto a *atropina* é um antagonista dos receptores muscarínicos.

**4.2** Um paciente desenvolve retenção urinária após uma cirurgia abdominal. A obstrução urinária foi descartada. Qual das seguintes estratégias seria útil para promover a micção?
   A. Ativação de receptores nicotínicos
   B. Inibição da liberação de acetilcolina
   C. Inibição da enzima colinesterase
   D. Bloqueio de receptores muscarínicos

**Resposta correta** = C. A ativação de receptores muscarínicos no músculo detrusor da bexiga urinária pode promover a micção em pacientes nos quais o tônus do músculo detrusor está baixo. A inibição da enzima colinesterase aumenta as concentrações de *acetilcolina*, e esta pode aumentar o tônus do músculo detrusor. Não existem receptores nicotínicos nesse músculo; portanto, a ativação dos receptores nicotínicos não é útil. A inibição da liberação de *acetilcolina* ou o bloqueio dos receptores muscarínicos pioram a retenção urinária.

**4.3** Se o oftalmologista deseja dilatar a pupila para exame de fundo de olho, qual dos seguintes fármacos/classe de fármacos é útil, teoricamente?
   A. Ativador do receptor muscarínico (agonista)
   B. Inibidor do receptor muscarínico (antagonista)
   C. Pilocarpina
   D. Neostigmina

**Resposta correta** = B. Os agonistas muscarínicos (p. ex., a *pilocarpina*) contraem os músculos lisos circulares do esfíncter da íris e contraem a pupila (miose). Os anticolinesterásicos (p. ex., *neostigmina*, *fisostigmina*) também causam miose ao aumentar a concentração de ACh. Os antagonistas muscarínicos, por outro lado, relaxam os músculos lisos circulares do esfíncter da íris e causam dilatação da pupila (midríase).

**4.4** Uma mulher de 60 anos que apresentava um tumor cancerígeno na região do pescoço foi submetida à radioterapia. Sua secreção salivar foi reduzida devido à radiação e ela sofre de boca seca (xerostomia). Qual dos seguintes medicamentos seria mais útil no tratamento da xerostomia nessa paciente?
   A. Acetilcolina
   B. Pilocarpina
   C. Rivastigmina
   D. Atropina

**Resposta correta** = B. A secreção salivar pode ser aumentada pela ativação de receptores muscarínicos nas glândulas salivares. Isto pode ser conseguido em teoria usando um agonista muscarínico ou um agente anticolinesterásico. A *pilocarpina* é um agonista muscarínico administrado por via oral para esse fim. A *acetilcolina* tem efeitos semelhantes aos da *pilocarpina*; no entanto, não pode ser usada terapeuticamente, pois é rapidamente destruída pela colinesterase no organismo. A *rivastigmina* é um inibidor da colinesterase, mas é usada especificamente para retardar a progressão da doença de Alzheimer. A *atropina* é um antagonista muscarínico e piora a condição de boca seca.

4.5 Um homem de 40 anos procura seu médico de família porque apresenta pálpebras caídas, dificuldade para mastigar e engolir e fadiga muscular. Ele é diagnosticado com miastenia *gravis*. Qual dos seguintes agentes provavelmente será usado no tratamento da condição desse paciente?
   A. *Atropina*
   B. *Neostigmina*
   C. *Pralidoxima*
   D. *Acetilcolina*

**Resposta correta = B.** A função dos receptores nicotínicos nos músculos esqueléticos está diminuída na miastenia *gravis* devido ao desenvolvimento de anticorpos contra receptores nicotínicos (doença autoimune). Qualquer medicamento que aumente as concentrações de ACh na junção neuromuscular pode melhorar os sintomas da miastenia *gravis*. Assim, a *neostigmina*, um inibidor reversível da colinesterase, pode ser usada para controlar os sintomas da miastenia *gravis*. A *atropina* é um antagonista muscarínico e não tem papel na função do músculo esquelético. A *pralidoxima* é um medicamento usado para reverter a ligação de inibidores irreversíveis da colinesterase à enzima colinesterase e ajuda a reativar a enzima colinesterase. Portanto, a *pralidoxima* não será útil na melhoria da função muscular esquelética na miastenia *gravis*.

4.6 Uma mulher de 60 anos com retenção urinária está sendo tratada com *betanecol*. Sobre qual efeito colateral ela deve ser alertada ao tomar esse medicamento?
   A. Xerostomia
   B. Olhos secos
   C. Constipação
   D. Diaforese

**Resposta correta = D.** O *betanecol* é um agonista do receptor muscarínico. Os efeitos colaterais que essa paciente pode apresentar são uma extensão previsível da estimulação farmacológica do receptor muscarínico. Isso inclui diaforese, diarreia, cólicas abdominais, lacrimejamento, salivação, bradicardia e secreção brônquica.

4.7 Um homem de 79 anos é diagnosticado com doença de Alzheimer. Qual dos seguintes medicamentos seria benéfico como primeira linha de tratamento para esse paciente?
   A. Carbacol
   B. Fisostigmina
   C. Betanecol
   D. Donezepila

**Resposta correta = D.** A *donepezila* é um anticolinesterásico usado como tratamento de primeira linha para a doença de Alzheimer. Confere um benefício modesto aos pacientes ao atrasar a progressão da doença. No entanto, não pode impedir sua progressão.

4.8 Uma mulher de 53 anos que sofre de glaucoma de ângulo aberto recebeu prescrição de *pilocarpina* para ajudar a controlar sua pressão intraocular. O efeito terapêutico da *pilocarpina* é provavelmente devido a:
   A. inibição da anidrase carbônica.
   B. inibição da acetilcolinesterase.
   C. ativação de receptores muscarínicos $M_3$.
   D. bloqueio de receptores β-adrenérgicos.

**Resposta correta = C.** A *pilocarpina* é um alcaloide estável à hidrólise pela acetilcolinesterase. Sua administração tópica de pilocarpina ativa os receptores muscarínicos $M_3$. A ativação dos receptores muscarínicos $M_3$ leva à contração do músculo ciliar, causando a abertura da rede trabecular e do seio venoso escleral (canal de Schlemm). Isso aumenta a saída do humor aquoso, resultando em uma diminuição da pressão intraocular.

4.9 Um homem de 57 anos é acidentalmente envenenado com *atropina*. Qual das alternativas a seguir pode ser usada para reverter os efeitos dela no SNC?
   A. Carbacol
   B. Acetilcolina
   C. Neostigmina
   D. Fisostigmina

**Resposta correta = D.** A *fisostigmina* é um inibidor da colinesterase, que atravessa facilmente a barreira hematencefálica devido à sua natureza lipofílica. Isso torna a *fisostigmina* eficaz na reversão dos efeitos do envenenamento anticolinérgico no SNC.

**4.10** Uma menina de 9 anos foi levada inconsciente ao pronto-socorro 1 hora depois de comer uma maçã contaminada com inseticida organofosforado. Ela apresentou diarreia, micção frequente, convulsões, dificuldades respiratórias, pupilas pontiagudas, pele úmida e salivação abundante. Qual das seguintes combinações de medicamentos seria a mais apropriada para sua condição?

A. *Atropina* e *fisostigmina*
B. *Atropina* e *pralidoxima*
C. *Fisostigmina* e *pralidoxima*
D. *Fisostigmina* e *pilocarpina*

**Resposta correta =** B. Os sinais e sintomas da paciente são consistentes com os de crise colinérgica, que ocorre com envenenamento por organofosforados. A *atropina* é administrada para prevenir os efeitos adversos muscarínicos dessas substâncias. A inibição organofosforada da AChE é inicialmente reversível, mas "envelhece" até se tornar uma inibição enzimática que é resistente à hidrólise e à reativação. Como a paciente foi levada às pressas para o pronto-socorro, 1 hora após o envenenamento, a *pralidoxima*, um reativador da colinesterase, ainda poderia ser eficaz na reversão dos efeitos periféricos muscarínicos e nicotínicos do veneno organofosforado.

# Antagonistas colinérgicos

5

Carinda Feild, Felix Amissah e Rosemary A. Poku

## I. VISÃO GERAL

Antagonista colinérgico é um termo geral para os fármacos que se ligam aos colinoceptores (muscarínicos ou nicotínicos) e previnem os efeitos da acetilcolina (ACh) ou outros agonistas colinérgicos. Os fármacos desse grupo clinicamente mais úteis são os bloqueadores seletivos dos receptores muscarínicos. São denominados comumente de fármacos anticolinérgicos (um termo impróprio, pois antagonizam apenas os receptores muscarínicos), fármacos antimuscarínicos (termo mais preciso) ou parassimpaticolíticos. Os efeitos da inervação parassimpática são, portanto, interrompidos por esses agentes, e as ações da inervação simpática são deixadas sem oposição. Um segundo grupo de fármacos, os bloqueadores ganglionares, mostra preferência pelos receptores nicotínicos dos gânglios simpáticos e parassimpáticos. Clinicamente, são os fármacos menos importantes entre os anticolinérgicos. Uma terceira família de compostos, os bloqueadores neuromusculares (BNMs) (principalmente antagonistas nicotínicos), interferem na transmissão dos impulsos eferentes aos músculos esqueléticos. Esses medicamentos são usados como relaxantes musculares esqueléticos em anestesia cirúrgica e como agentes para facilitar a intubação em pacientes cirúrgicos e em cuidados intensivos. A Figura 5.1 resume os antagonistas colinérgicos discutidos neste capítulo.

## II. AGENTES ANTIMUSCARÍNICOS

Comumente denominados fármacos anticolinérgicos, os fármacos antimuscarínicos (p. ex., *atropina* e *escopolamina*) bloqueiam os receptores muscarínicos (Figura 5.2), causando inibição das funções muscarínicas. Além disso, esses fármacos bloqueiam o efeito dos poucos neurônios simpáticos excepcionais que são colinérgicos, como os que inervam as glândulas sudoríparas, onde os receptores muscarínicos estão envolvidos. Como não bloqueiam os receptores nicotínicos, os fármacos antimuscarínicos têm pouca ou nenhuma ação nas junções neuromusculares (JNMs) ou nos gânglios autônomos. Os fármacos antimuscarínicos são úteis em uma variedade de situações clínicas, como descrito a seguir. (Nota: Vários anti-histamínicos e antidepressivos [principalmente os tricíclicos] também têm atividade antimuscarínica.)

**AGENTES ANTIMUSCARÍNICOS**
Aclidínio
Atropina
Benzatropina
Ciclopentolato
Darifenacina
Fesoterodina
Brometo de glicopirrônio
Hiosciamina
Ipratrópio
Oxibutinina
Escopolamina
Solifenacina
Tiotrópio
Tolterodina
Triexifenidil
Tropicamida
Trópio
Umeclidínio

**BLOQUEADORES GANGLIONARES**
Nicotina

**BLOQUEADORES NEUROMUSCULARES**
Cisatracúrio
Mivacúrio
Pancurônio
Rocurônio
Succinilcolina
Vecurônio

**Figura 5.1**
Resumo dos principais antagonistas colinérgicos.

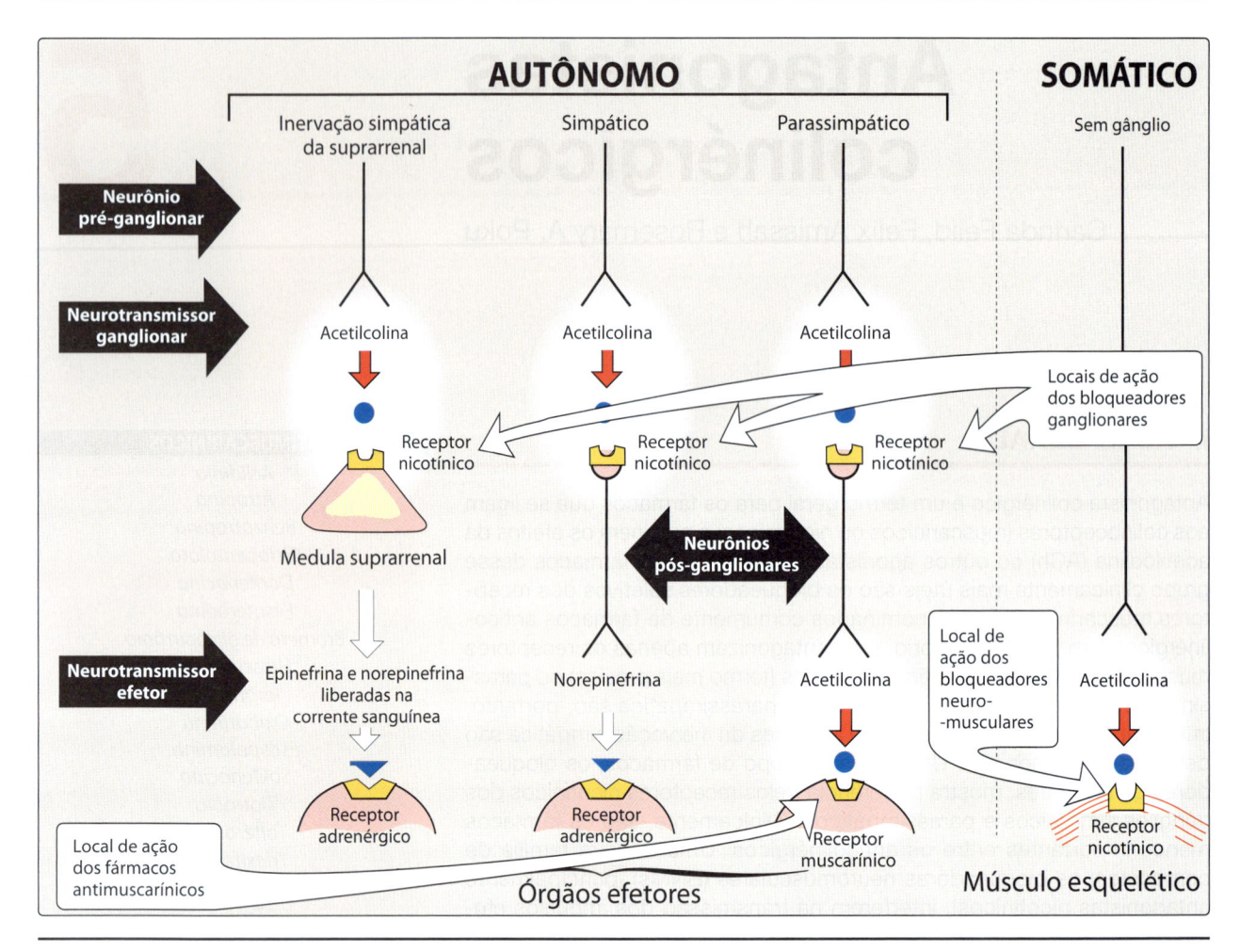

**Figura 5.2**
Locais de ação dos antagonistas colinérgicos.

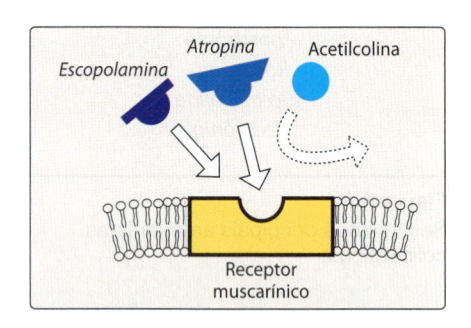

**Figura 5.3**
Competição da atropina e da escopolamina com a ACh pelo receptor muscarínico.

### A. Atropina

A *atropina* é uma amina terciária extraída do alcaloide da beladona. Tem alta afinidade pelos receptores muscarínicos e liga-se competitivamente, impedindo a ligação da ACh (Figura 5.3). Por ser uma amina terciária apolar, a *atropina* é capaz de atravessar a barreira hematencefálica e atuar tanto central quanto perifericamente. As ações gerais duram cerca de 4 horas; no entanto, os efeitos da administração tópica no olho podem persistir durante dias. Os órgãos efetores têm sensibilidade variável à *atropina*. Os maiores efeitos inibitórios são observados no tecido brônquico, nas glândulas salivares e sudoríparas e no coração.

**1. Ações**

**a. Olho:** A *atropina* bloqueia a atividade muscarínica ($M_3$) no olho, resultando em midríase (dilatação da pupila), falta de resposta à luz e cicloplegia (incapacidade de focar para visão de perto). Quando aplicada em pacientes com glaucoma de ângulo fechado, a pressão intraocular pode aumentar perigosamente.

b. **Gastrintestinal:** A *atropina* (como isômero ativo, *l-hiosciamina*) pode ser usada como antiespasmódico para reduzir a atividade do trato gastrintestinal. *Atropina* e *escopolamina* (discutida adiante) são provavelmente os antiespasmódicos mais potentes disponíveis. Embora a motilidade gástrica seja reduzida, a produção de ácido clorídrico não é afetada de forma significativa. Portanto, a *atropina* não é eficaz no tratamento de úlceras. Doses desse fármaco que reduzem os espasmos também diminuem a secreção salivar, a acomodação ocular e a micção. Esses efeitos reduzem a adesão à *atropina*.

c. **Glândulas exócrinas:** A *atropina* bloqueia os receptores muscarínicos (principalmente $M_3$) nas glândulas salivares, reduzindo a produção de saliva (antissialagogo) e produzindo boca seca (xerostomia). As glândulas salivares são muito sensíveis à *atropina*. As glândulas sudoríparas e lacrimais são afetadas de modo similar. (Nota: A inibição da secreção de suor pode causar elevação da temperatura corporal, o que pode ser perigoso em crianças e idosos.)

d. **Sistema cardiovascular:** A *atropina* produz efeitos divergentes no sistema cardiovascular, dependendo da dose (Figura 5.4). Em doses baixas, o efeito predominante é a diminuição da frequência cardíaca. Esse efeito resulta do bloqueio dos receptores $M_1$ nos neurônios pré-juncionais (ou pré-sinápticos) inibitórios, permitindo aumento da liberação de ACh. Dosagens mais altas de *atropina* causam aumento progressivo na frequência cardíaca pelo bloqueio dos receptores $M_2$ no nó sinoatrial (SA).

e. **Pulmonar:** A *atropina* causa broncodilatação. Devido aos efeitos colaterais associados à absorção sistêmica, outros agentes antimuscarínicos (ver a seguir) são utilizados clinicamente para esse fim. Além disso, o bloqueio muscarínico pode diminuir as secreções respiratórias.

2. **Usos terapêuticos**

a. **Oftálmico:** No olho, a *atropina* tópica exerce efeito midriático e cicloplégico, permitindo a mensuração de erros de refração sem interferência da capacidade adaptativa do olho. Por isso, é utilizada em exames e procedimentos oftalmológicos. Os antimuscarínicos de ação mais curta (*ciclopentolato* e *tropicamida*) substituíram amplamente a *atropina* devido à midríase prolongada que ela provoca (7 a 14 dias contra 6 a 24 horas com os outros fármacos). (Nota: A *fenilefrina* ou agonistas α-adrenérgicos similares são mais usados para a dilatação pupilar se a cicloplegia não for necessária.)

b. **Antiespasmódico:** *Atropina*, *hiosciamina* e *escopolamina* são usadas como agentes antiespasmódicos para relaxar o trato gastrintestinal.

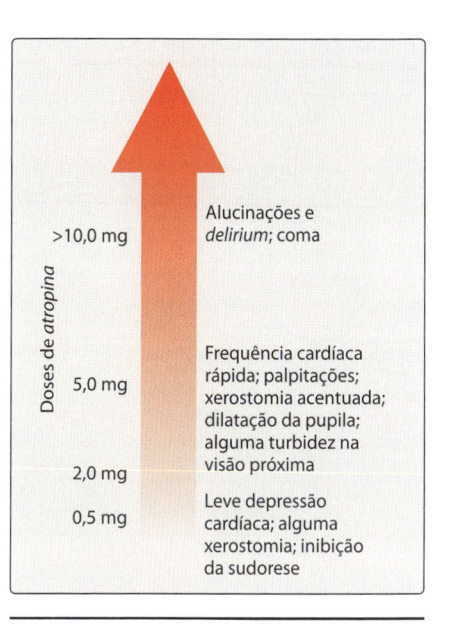

**Figura 5.4**
Efeitos dose-dependentes da atropina.

c. **Sistema cardiovascular:** A *atropina* injetável é usada para aumentar a frequência cardíaca no tratamento da bradicardia sintomática.

d. **Antídotos para agonistas colinérgicos:** A *atropina* é usada para o tratamento de envenenamento por organofosforados (inseticidas, gases nervosos) (ver Capítulos 4 e 46), para neutralizar o efeito muscarínico de outras anticolinesterases clinicamente usadas (agentes que diminuem a degradação da acetilcolina, como a *fisostigmina*), e em alguns tipos de envenenamento por cogumelos (certos cogumelos contêm muscarina, um alcaloide que imita o efeito da ACh no receptor muscarínico). A administração contínua de *atropina* injetável pode ser necessária durante um longo período para neutralizar os venenos. A capacidade que a *atropina* tem de entrar no sistema nervoso central (SNC) é de particular importância no tratamento de efeitos tóxicos centrais de anticolinesterásicos.

3. **Farmacocinética:** A *atropina* é bem absorvida, parcialmente biotransformada no fígado e eliminada primariamente na urina. Tem uma meia-vida de cerca de 4 horas.

4. **Efeitos adversos:** Dependendo da dose, a *atropina* pode causar xerostomia, visão turva, sensação de "areia nos olhos", taquicardia e constipação. Os efeitos no SNC incluem intranquilidade, confusão, alucinações e *delirium*, podendo evoluir para depressão, colapso dos sistemas circulatório e respiratório e morte. Devido à capacidade da *atropina* de atravessar a barreira hematencefálica e agir centralmente, os pacientes geriátricos correm um risco substancial de confusão, desorientação e depressão da função cognitiva. O fármaco pode ser perigoso para crianças, pois elas são sensíveis aos seus efeitos, em particular ao rápido aumento da temperatura corporal. Dosagens baixas de inibidores da colinesterase, como a *fisostigmina*, podem ser usadas para neutralizar a toxicidade por *atropina*, a qual também pode causar incômoda retenção de urina.

B. **Escopolamina**

A *escopolamina* – outro alcaloide amina terciária de origem vegetal – produz efeitos periféricos similares aos da *atropina*. Contudo, a *escopolamina* tem maior ação no SNC (ao contrário da *atropina*, os efeitos do SNC são observados em dosagens terapêuticas) e duração de ação mais longa. Ela apresenta algumas ações especiais, como indicado a seguir.

1. **Ações:** A *escopolamina* é um dos medicamentos mais eficazes disponíveis como anticinetóticos (Figura 5.5). Ela também tem o efeito incomum de bloquear a memória de curta duração. Ao contrário da *atropina*, a *escopolamina* produz sedação, mas, em doses mais elevadas, pode produzir excitação. Ela pode causar euforia e é sujeita a abuso.

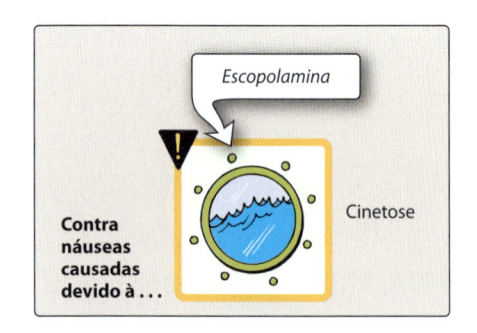

**Figura 5.5**
A *escopolamina* é um agente eficaz na cinetose.

2. **Usos terapêuticos:** As indicações terapêuticas mais comuns para a *escopolamina* incluem prevenção de enjoo e de náuseas e vômitos pós-operatórios (NVPO). Tanto para NVPO quanto para cinetose, está disponível como adesivo tópico que proporciona efeitos por até 3 dias. (Nota: Tal como acontece com todos os medicamentos utilizados para cinetose, é muito mais eficaz para prevenir do que para tratar o enjoo ou a NVPO em andamento.)

### Aplicação clínica 5.1: Uso de *escopolamina* na êmese

A *escopolamina* bloqueia os receptores muscarínicos no sistema vestibular e interrompe a sinalização para o SNC. É usada para prevenir e tratar a **cinetose**, bem como para prevenir a **NVPO**. Está disponível como **adesivo transdérmico**, que é eficaz por até 72 horas após a aplicação. Isso pode ser benéfico para pacientes incapazes de tolerar medicamentos orais ou para aqueles que necessitam de prevenção contínua da cinetose (p. ex., passageiros de navios de cruzeiro). A *escopolamina* transdérmica deve ser aplicada 4 horas antes do início previsto para a cinetose e na noite anterior à cirurgia, se usada para prevenir NVPO. O adesivo deve ser aplicado na pele atrás de uma das orelhas. Está associada a efeitos adversos, como sedação, distúrbios visuais, boca seca e tontura. Esses efeitos são agravados quando um paciente toma concomitantemente um antagonista colinérgico. Além disso, esse agente deve ser usado com cautela em idosos devido à cognição diminuída ou alterada.

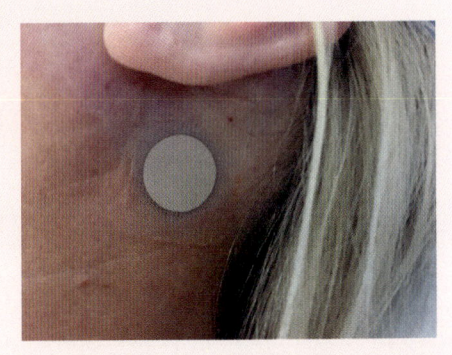

O adesivo de escopolamina deve ser aplicado atrás de uma das orelhas.

3. **Farmacocinética e efeitos adversos:** Esses aspectos são semelhantes aos da atropina, com exceção da meia-vida mais longa.

### C. Ipratrópio e outros agentes respiratórios antimuscarínicos

O *ipratrópio* é um derivado quaternário da atropina, e o *tiotrópio*, o *brometo de glicopirrônio*, o *aclidínio* e o *umeclidínio* são compostos quaternários sintéticos. Esses agentes produzem broncodilatação por meio do antagonismo do receptor $M_3$ no músculo liso das vias aéreas. O *ipratrópio* é classificado como antagonista muscarínico de ação curta (AMAC), enquanto os demais agentes são classificados como antagonistas muscarínicos de ação prolongada (AMAP), com base na duração da ação. Esses fármacos estão aprovados como broncodilatadores para o tratamento de manutenção do broncoespasmo associado à doença pulmonar obstrutiva crônica (DPOC). O *ipratrópio* e o *tiotrópio* também são usados no tratamento agudo do broncoespasmo da asma e no tratamento crônico da asma, respectivamente (ver Capítulo 41). Todos esses agentes são administrados por inalação. Devido à carga positiva, esses fármacos não entram na circulação sistêmica nem no SNC, restringindo os efeitos ao sistema pulmonar. (Nota: O *brometo de glicopirrônio* também está disponível na forma injetável e é administrado antes da cirurgia para reduzir as secreções salivares e respiratórias e prevenir o acúmulo de muco nas vias aéreas.)

> **Aplicação clínica 5.2: Terapia antimuscarínica na asma e DPOC**
>
> Os antimuscarínicos são broncodilatadores eficazes na asma e na DPOC. Eles atenuam, mas não bloqueiam a asma induzida por alérgenos e a broncoconstrição induzida por exercício. Na DPOC, os agentes antimuscarínicos inibem a entrada vagal no tônus do músculo liso e podem servir como base da terapia broncodilatadora. O *ipratrópio* é um antagonista muscarínico não seletivo usado como terapia adjuvante na exacerbação aguda da asma que não responde apenas aos agonistas $\beta_2$. O *tiotrópio* é um anticolinérgico inalado de ação prolongada. Tem maior afinidade pelos receptores muscarínicos do que o *ipratrópio*. O *tiotrópio* pode ser considerado como terapia complementar em pacientes com asma com 6 anos ou mais, cuja asma não é controlada com corticosteroides inalados e um agonista β de ação prolongada. A adição de *tiotrópio* melhora a função pulmonar e aumenta o tempo até uma exacerbação grave que requer corticoterapia oral.

### D. Tropicamida e ciclopentolato

Esses fármacos são usados como soluções oftálmicas, para midríase e cicloplegia. A duração da ação é menor do que a da *atropina*. A *tropicamida* produz midríase por 6 horas e o *ciclopentolato*, por 24 horas.

### E. Benztropina e triexifenidil

A *benztropina* e o *triexifenidil* são úteis como adjuvantes no tratamento da doença de Parkinson (ver Capítulo 15) e de outros tipos de síndromes parkinsonianas, incluindo sintomas extrapiramidais induzidos por antipsicóticos.

### F. Oxibutinina e outros agentes antimuscarínicos para bexiga hiperativa

*Oxibutinina*, *darifenacina*, *fesoterodina*, *solifenacina*, *tolterodina* e *tróspio* são medicamentos antimuscarínicos sintéticos.

1. **Ações:** Esses agentes bloqueiam competitivamente os receptores muscarínicos ($M_3$) na bexiga. Isso resulta na redução da pressão intravesical, aumento da capacidade da bexiga e redução da frequência das contrações da bexiga. As ações antimuscarínicas nos receptores $M_3$ no trato GI, nas glândulas salivares, no SNC e nos olhos podem causar efeitos adversos. A *darifenacina* e a *solifenacina* são antagonistas dos receptores muscarínicos $M_3$ relativamente mais seletivos. No entanto, os outros medicamentos são basicamente antagonistas muscarínicos não seletivos, e a ligação a outros subtipos de receptores muscarínicos pode contribuir para efeitos adversos.

2. **Usos terapêuticos:** Esses agentes são usados para o tratamento da bexiga hiperativa e da incontinência urinária. A *oxibutinina* também é usada em pacientes com bexiga neurogênica.

3. **Farmacocinética:** Todos os agentes estão disponíveis em formas farmacêuticas orais. A maioria dos agentes tem meia-vida longa, o que permite a administração uma vez ao dia. (Nota: A *oxibutinina* e a *tolterodina* de liberação imediata devem ser administradas duas ou mais vezes ao dia; no entanto, as formulações de liberação prolongada desses agentes permitem a dosagem uma vez ao dia.) A *oxibutinina* também está disponível em adesivo transdérmico e formulação de gel tópico. Esses medicamentos são metabolizados hepaticamente pelo sistema de enzimas do citocromo P450 (principalmente da CYP3A4 e CYP2D6), com exceção do *tróspio*, que se acredita sofrer hidrólise do éster.

4. **Efeitos adversos:** Os efeitos adversos desses fármacos incluem xerostomia, constipação e visão turva, o que limita a sua tolerância. As formulações de liberação prolongada e o adesivo transdérmico apresentam menor incidência de efeitos adversos e podem ser mais bem tolerados. O *tróspio* é um composto quaternário que atravessa minimamente a barreira hematencefálica e tem menos efeitos no SNC do que outros agentes, tornando-o uma escolha preferida no tratamento da bexiga hiperativa em pacientes geriátricos, particularmente aqueles em risco de disfunção cognitiva. Características importantes dos antagonistas muscarínicos estão resumidas nas Figuras 5.6 e 5.7.

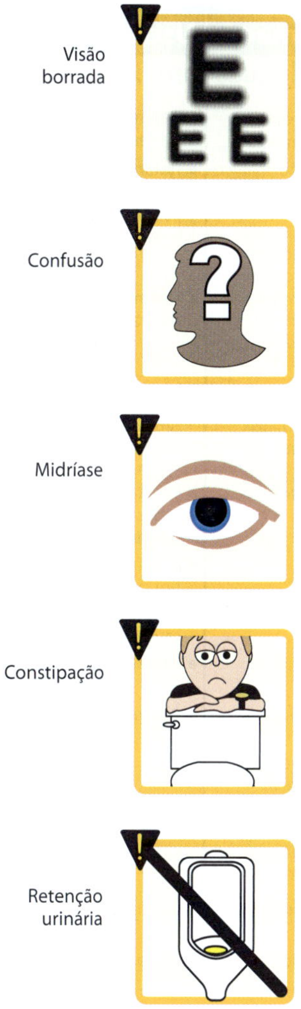

## Aplicação clínica 5.3: Uso anticolinérgico na incontinência urinária

Os agentes antimuscarínicos, que atuam no receptor $M_3$, são o tratamento farmacológico de primeira linha para melhorar os sintomas e a qualidade de vida em pacientes com incontinência urinária. Eles suprimem as contrações impulsivas do músculo detrusor e melhoram o armazenamento da bexiga. Os agentes antimuscarínicos devem ser iniciados com a dose mais baixa e gradualmente titulados para cima com base na resposta clínica e tolerabilidade. O agente de liberação imediata mais antigo, a *oxibutinina*, tem sido associado a taxas mais altas de eventos adversos, diminuindo a adesão do paciente e reduzindo a resposta clínica em comparação com agentes mais novos e produtos de liberação prolongada (*oxibutinina* XL, *tolterodina* LA, *tróspio* ER, *darifenacina* ER). Os agentes de liberação prolongada causam menos xerostomia, e o *tróspio* está associado a menos efeitos colaterais no SNC. O adesivo transdérmico de *oxibutinina* e o gel tópico são alternativas para pacientes que não conseguem tomar ou tolerar formas farmacêuticas orais.

**Figura 5.6**
Efeitos adversos comumente observados com antagonistas colinérgicos.

## III. BLOQUEADORES GANGLIONARES

Os bloqueadores ganglionares atuam especificamente nos receptores nicotínicos dos gânglios autônomos parassimpático e simpático. Alguns também bloqueiam os canais iônicos dos gânglios autônomos. Esses fármacos não mostram seletividade pelos gânglios parassimpático ou simpático, não sendo eficazes como antagonistas neuromusculares. Assim, bloqueiam completamente os impulsos do sistema nervoso autônomo (SNA)

| Fármaco | Usos terapêuticos |
|---|---|
| **Bloqueadores muscarínicos** | |
| Triexifenidila<br>Benzatropina | • Tratamento da doença de Parkinson<br>• Tratamento de efeitos extrapiramidais induzidos por antipsicóticos |
| Darifenacina<br>Fesoterodina<br>Oxibutinina<br>Solifenacina<br>Tolterodina<br>Tróspio | • Tratamento da bexiga hiperativa |
| Ciclopentolato<br>Tropicamida<br>Atropina* | • Em oftalmologia, para produzir midríase e cicloplegia antes da refração |
| Atropina* | • Para tratar distúrbios espásticos do trato gastrintestinal<br>• Para tratar envenenamento por organofosforados<br>• Para suprimir secreções respiratórias antes da cirurgia<br>• Para tratar bradicardia |
| Escopolamina | • Para prevenir cinetose |
| Aclidínio<br>Brometo de glicopirrônio<br>Ipratrópio<br>Tiotrópio<br>Umeclidínio | • Tratamento da DPOC |
| **Bloqueadores ganglionares** | |
| Nicotina | • Cessação do tabagismo |

**Figura 5.7**
Resumo dos antagonistas colinérgicos.
*Fármaco contraindicado no glaucoma de ângulo fechado; DPOC, doença pulmonar obstrutiva crônica; GI, gastrintestinal.

nos receptores nicotínicos. Com exceção da *nicotina*, os bloqueadores ganglionares raramente são usados terapeuticamente, mas muitas vezes servem como ferramentas em farmacologia experimental (p. ex., *mecamilamina*). A *nicotina* é comumente conhecida como um componente de produtos do tabaco, e preparações farmacêuticas dessa substância (p. ex., gomas, adesivos e pastilhas) podem ser usadas para ajudar na cessação do tabagismo. Em doses mais elevadas, é um veneno com muitas ações indesejáveis. Dependendo da dose, a *nicotina* despolariza os gânglios autônomos, resultando primeiro em estimulação e depois em paralisia de todos eles. Os efeitos estimulantes são complexos e resultam do aumento da liberação de neurotransmissores (Figura 5.8) devido ao seu efeito tanto nos gânglios simpáticos como nos parassimpáticos (ver Capítulo 22 para uma discussão completa sobre a *nicotina*). (Nota: Os pacientes que usam produtos de *nicotina* para parar de fumar devem ser alertados para mantê-los fora do alcance de crianças pequenas e animais de estimação devido ao risco de efeitos tóxicos se quantidades excessivas forem consumidas.)

## IV. AGENTES BLOQUEADORES NEUROMUSCULARES

Esses medicamentos bloqueiam a transmissão colinérgica entre as terminações nervosas motoras e os receptores nicotínicos no músculo esquelético (ver Figura 5.2). Eles possuem alguma similaridade química com a ACh e atuam como antagonistas (não despolarizante) ou como agonistas (despolarizante) nos receptores da placa motora da JNM. Os bloqueadores neuromusculares (BNMs) são clinicamente úteis para facilitar a intubação endotraqueal e subsequente ventilação mecânica, bem como o relaxamento muscular em procedimentos cirúrgicos que requerem campo operatório receptivo.

### A. Bloqueadores não despolarizantes (competitivos)

O primeiro BNM conhecido foi o *curare*, que os caçadores da Amazônia usavam para paralisar as presas, administrando-o com uma lança ou dardo. Seguiu-se o desenvolvimento da *tubocurarina*, mas esta foi substituída por agentes com menos efeitos adversos, como *cisatracúrio*, *mivacúrio*, *pancurônio*, *rocurônio* e *vecurônio*.

1. **Mecanismo de ação:** Os BNMs bloqueiam competitivamente a ACh nos receptores nicotínicos no músculo esquelético (Figura 5.9). Eles competem com a ACh no receptor sem estimulá-lo, evitando a despolarização da membrana da célula muscular e inibindo a contração muscular subsequente.

2. **Ações:** Os músculos têm diferentes sensibilidades ao bloqueio por agentes BNMs competitivos. Os músculos pequenos de contração rápida da face e dos olhos são mais suscetíveis e são paralisados primeiro, seguidos de dedos, pernas, músculos do pescoço e do tronco. Em seguida, são atingidos os músculos intercostais e, finalmente, o diafragma. Os músculos se recuperam na ordem inversa. A dosagem adequada de BNMs não despolarizantes é baseada no peso e no tempo e pode ser avaliada e titulada por meio da monitoração da força muscular periférica com um estimulador de nervo periférico.

Após procedimentos cirúrgicos, é necessária a reversão da ação dos BNMs para facilitar o processo de recuperação. A ação competitiva dos BNMs no receptor nicotínico pode ser neutralizada pela administração de inibidores da colinesterase (p. ex., *neostigmina*), que aumenta a concentração disponível de ACh na JNM. Os médicos empregam essa estratégia para encurtar a duração do bloqueio neuromuscular. Quando a *neostigmina* é usada para reverter o bloqueio neuromuscular, é necessária a coadministração de um medicamento antimuscarínico (*brometo de glicopirrônio*) para prevenir bradicardia, salivação, náuseas e vômitos que podem ocorrer com o uso desse agente. A reversão de alguns BNMs não despolarizantes também pode ser realizada com o uso de *sugamadex*, um agente seletivo que se liga ao relaxante e encerra a ação do *rocurônio* e do *vecurônio*, podendo ser usado para acelerar a recuperação (ver Capítulo 20).

3. **Farmacocinética:** Todos os BNMs são injetados por via intravenosa ou ocasionalmente por via intramuscular. Esses fármacos possuem duas ou mais aminas quaternárias na sua estrutura anelar volumosa que previnem a absorção intestinal. Eles penetram pouco nas membranas, não entram nas células nem atravessam a barreira hematencefálica. A ação do medicamento é encerrada de diversas maneiras (Figura 5.10). O *pancurônio* é excretado inalterado na urina. O *cisatracúrio* sofre metabolismo independente de órgão (via eliminação de Hofmann) em *laudanosina*, que é posteriormente metabolizada e excretada por via renal. Os medicamentos aminoesteroides *vecurônio* e *rocurônio* são principalmente desacetilados no fígado e excretados inalterados na bile. Eles também são excretados por via renal, embora em menor grau que o *pancurônio*. O *mivacúrio* é eliminado pela colinesterase plasmática. A escolha do agente depende do tempo de início desejado, da duração do relaxamento muscular e da via de eliminação. As características dos medicamentos bloqueadores neuromusculares são mostradas na Figura 5.11.

4. **Efeitos adversos:** Em geral, os fármacos são seguros, com efeitos adversos mínimos. Os efeitos adversos dos BNMs específicos são mostrados na Figura 5.11.

5. **Interações farmacológicas**

    a. **Inibidores da colinesterase:** Fármacos como a *neostigmina* e a *fisostigmina* podem subjugar a ação dos BNMs não despolarizantes. No entanto, com o aumento da dosagem, os inibidores da colinesterase podem causar um bloqueio despolarizante devido às concentrações elevadas de ACh na membrana da placa motora. Se o BNM entrou no canal iônico (está ligado ao receptor), os inibidores da colinesterase não são tão eficazes em reverter o bloqueio.

    b. **Anestésicos hidrocarbonetos halogenados:** Fármacos como *isoflurano*, *sevoflurano* e *desflurano* atuam para aumentar o bloqueio neuromuscular, exercendo uma ação estabilizadora na JNM. Esses fármacos sensibilizam a JNM aos efeitos dos BNMs.

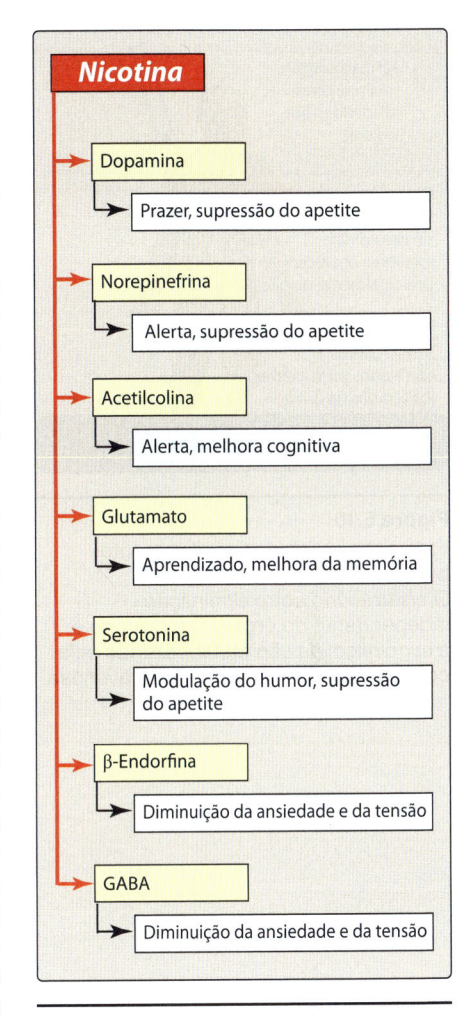

**Figura 5.8**
Efeitos neuroquímicos da *nicotina*. GABA, ácido γ-aminobutírico.

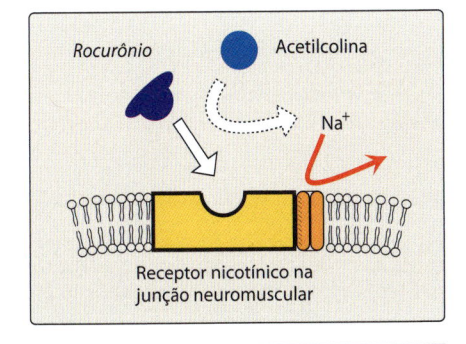

**Figura 5.9**
Mecanismo de ação dos fármacos bloqueadores neuromusculares competitivos.

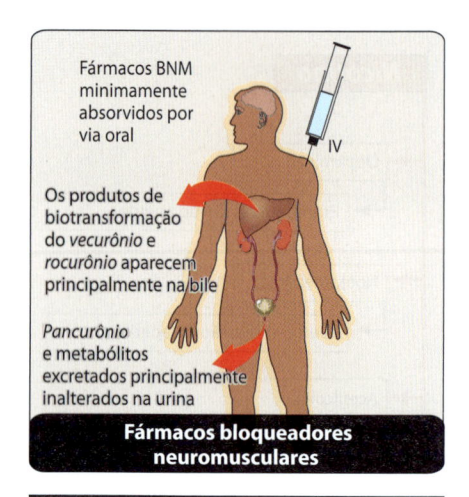

**Figura 5.10**
Farmacocinética dos medicamentos bloqueadores neuromusculares. O *cisatracúrio* sofre eliminação independente do órgão. O *mivacúrio* e a *succinilcolina* são metabolizados pela colinesterase plasmática. IV, intravenosa.

c. **Antimicrobianos aminoglicosídeos:** Fármacos como a *gentamicina* e a *tobramicina* inibem a liberação de ACh dos nervos colinérgicos, competindo com os íons cálcio. Eles sinergizam com bloqueadores competitivos, aumentando o bloqueio neuromuscular.

d. **Bloqueadores dos canais de cálcio:** Esses fármacos podem aumentar o bloqueio neuromuscular dos bloqueadores competitivos.

B. **Fármacos despolarizantes**

Os fármacos bloqueadores neuromusculares despolarizantes atuam por despolarização da membrana plasmática da fibra muscular na JNM, similarmente à ação da ACh. Entretanto, esses fármacos são mais resistentes à degradação pela acetilcolinesterase (AChE) e despolarizam as fibras musculares de modo mais persistente. A *succinilcolina* é o único relaxante muscular despolarizante usado atualmente.

1. **Mecanismo de ação:** A *succinilcolina* liga-se ao receptor nicotínico e age como a ACh para despolarizar a JNM (Figura 5.12). Ao contrário da ACh, que é rapidamente metabolizada pela AChE, o agente despolarizante persiste em altas concentrações na fenda sináptica, ligando-se ao receptor por mais tempo e proporcionando despolarização sustentada da célula muscular. (Nota: A duração da ação depende da difusão na placa motora e da hidrólise pela colinesterase plasmática [também chamada butirilcolinesterase ou pseudocolinesterase]. Variantes genéticas nas quais as concentrações plasmáticas de colinesterase são baixas ou ausentes apresentam paralisia neuromuscular prolongada.) O fármaco despolarizante inicialmente causa a abertura do canal de sódio associado ao receptor nicotínico, o que resulta na despolarização do receptor (fase I). Isso leva a abalos contráteis transitórios do músculo (fasciculações). A ligação persistente torna o receptor incapaz de transmitir impulsos adicionais. Com o tempo, a despolarização contínua dá origem a uma repolarização gradual quando o canal de sódio se fecha ou é bloqueado. Isso causa resistência à despolarização (fase II) e paralisia flácida.

2. **Ações:** Tal como acontece com os BNMs não despolarizantes, os músculos respiratórios (intercostais e diafragma) apresentam maior resistência à *succinilcolina*; são os últimos a relaxar e os primeiros a se recuperar. A *succinilcolina* produz inicialmente fasciculações musculares breves, que são facilmente visíveis e causam dor muscular intensa em até 30% dos pacientes. Normalmente, a duração de ação da *succinilcolina* é curta (5 a 8 minutos), devido à rápida hidrólise pela colinesterase plasmática. Porém, a *succinilcolina* que atinge a JNM não é metabolizada, permitindo que o agente se ligue aos receptores nicotínicos, sendo necessária sua redistribuição plasmática para o metabolismo.

3. **Usos terapêuticos:** Devido ao seu rápido início de ação, a *succinilcolina* é útil quando é necessária uma rápida intubação endotraqueal

ou quando o procedimento que requer relaxamento muscular é muito breve (p. ex., tratamento com choque eletroconvulsivo).

4. **Farmacocinética:** A *succinilcolina* é injetada por via IV ou IM. Sua breve duração de ação resulta da redistribuição e da rápida hidrólise pela colinesterase plasmática. O efeito do fármaco desaparece rapidamente ao ser descontinuado.

5. **Efeitos adversos**

   a. **Hipertermia:** A s*uccinilcolina* potencialmente pode induzir hipertermia maligna em pacientes suscetíveis (ver Capítulo 20).

   b. **Fraqueza muscular prolongada:** A administração de *succinilcolina* a um paciente com deficiência na quantidade ou qualidade (forma atípica da enzima) da colinesterase plasmática pode levar a uma paralisia prolongada devido à atividade contínua do BNM.

   c. **Hipercalemia:** A *succinilcolina* causa despolarização na JNM, o que resulta no efluxo de potássio intracelular do músculo para o plasma e em um aumento transitório na concentração de potássio. Em condições normais, o corpo pode lidar com a hipercalemia transitória. No entanto, pacientes paralisados ou imóveis, pacientes queimados, pacientes traumatizados e aqueles com miopatias podem apresentar significativa proliferação e regulação positiva dos receptores nicotínicos, resultando em aumento da sensibilidade à *succinilcolina*. Nesses pacientes, a administração de *succinilcolina* pode resultar em hipercalemia grave que pode causar arritmias cardíacas ou parada cardíaca. Seu uso deve ser evitado nesses pacientes e naqueles com hipercalemia preexistente.

## Aplicação clínica 5.4: Paralisia com bloqueadores neuromusculares

Quando os receptores nicotínicos do músculo esquelético são bloqueados, o resultado é paralisia. O agente despolarizante *succinilcolina* liga-se ao receptor, causa despolarização e depois permanece no receptor, evitando a repolarização e causando paralisia. Esse agente tem início rápido e curta duração de ação e é ideal para intubação de pacientes com insuficiência respiratória ou intubação para procedimentos cirúrgicos em pacientes com risco de aspiração. Por outro lado, os agentes não despolarizantes ligam-se ao receptor, mas não causam despolarização e provocam paralisia. Todos os agentes não despolarizantes têm início e duração de ação mais longos. Esses agentes podem ser usados na unidade de terapia intensiva ou na sala de cirurgia para facilitar a intubação e manter a paralisia. É importante observar que esses medicamentos afetam o músculo esquelético, mas não o músculo liso, e não proporcionam analgesia ou sedação. Os pacientes que recebem esses agentes precisam de sedação programada e medicação para dor, implementadas antes do início da terapia com BNM.

Tempo para bloqueio máximo (min)
Tempo para recuperação de 25% da resposta máxima (min)

Atracúrio | 2 | 40

O *cisatracúrio* degrada-se espontaneamente no plasma. É frequentemente utilizado em pacientes com falência de órgãos multissistêmicos porque seu metabolismo é independente da função hepática ou renal. O *cisatracúrio* é útil na ventilação mecânica de pacientes críticos.

Cisatracúrio | 3 | 55

Vagolítico (aumento da frequência cardíaca)

Pancurônio | 3 | 86

Rocurônio | 1 | 43

É comum a dor muscular pós-cirúrgica; pode ocorrer hipercalemia e aumento das pressões intraocular e intragástrica. O fármaco pode desencadear hipertermia maligna. O início rápido da ação torna a *succinilcolina* útil para a intubação traqueal em pacientes com conteúdo gástrico.

Succinilcolina | 1,1 | 8

Vecurônio | 2 | 44

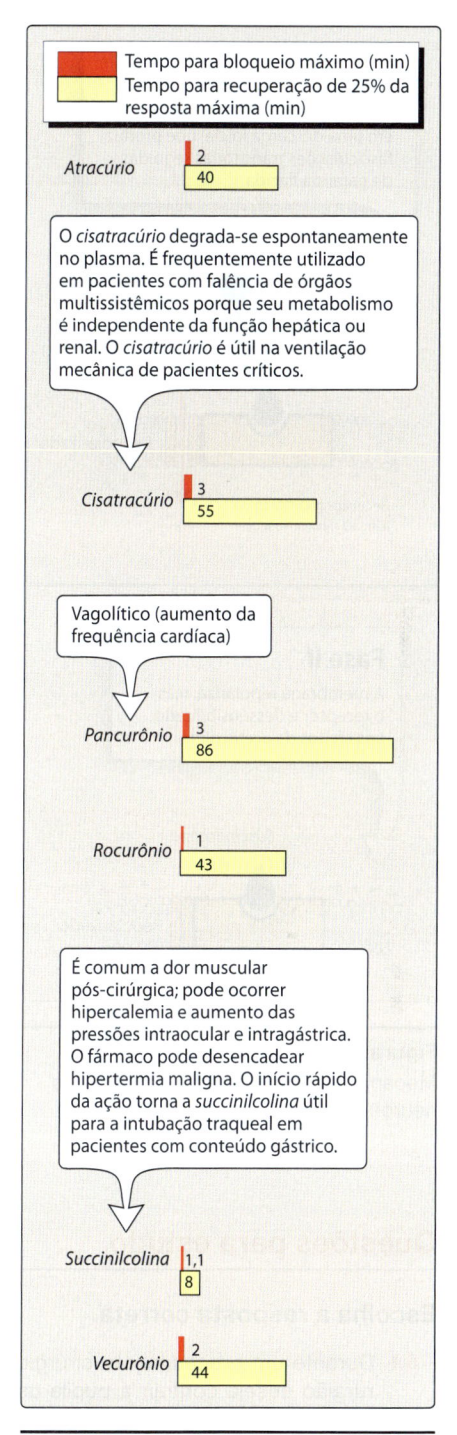

**Figura 5.11**
Características dos bloqueadores neuromusculares.

## Fase I
A membrana despolariza, resultando em uma descarga inicial que produz fasciculações transitórias seguidas de paralisia flácida.

*Succinilcolina*

Receptor nicotínico na junção neuromuscular

## Fase II
A membrana repolariza, mas o receptor é dessensibilizado aos efeitos da acetilcolina.

*Succinilcolina*

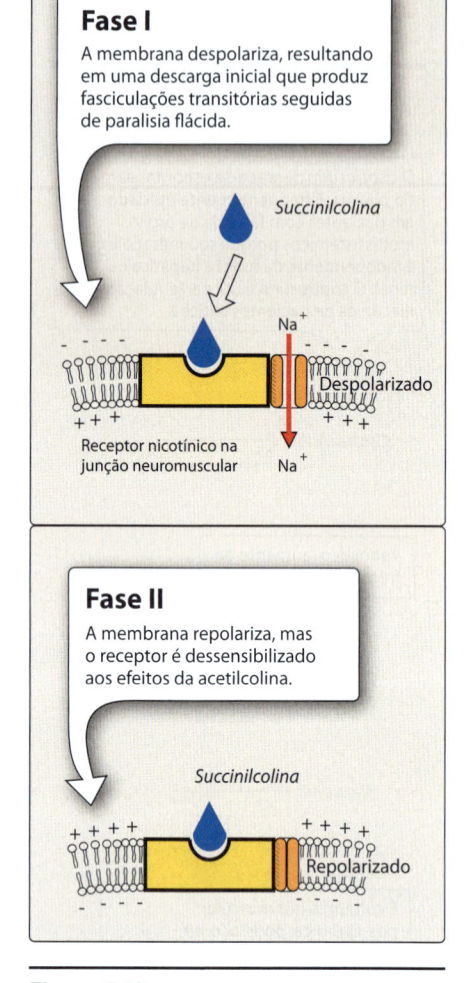

**Figura 5.12**
Mecanismo de ação dos bloqueadores neuromusculares despolarizantes.

## Resumo

- A *acetilcolina* é o neurotransmissor dos receptores nicotínicos do sistema nervoso autônomo (simpático e parassimpático) e somático, bem como dos receptores muscarínicos do sistema nervoso parassimpático.

- Os antagonistas colinérgicos (agentes anticolinérgicos) incluem medicamentos que bloqueiam os receptores muscarínicos ou nicotínicos e previnem os efeitos da *acetilcolina* e de outros agonistas colinérgicos.

- Os agentes que antagonizam os receptores muscarínicos são mais especificamente conhecidos como agentes antimuscarínicos. A *atropina* é o antagonista muscarínico icônico.

- O bloqueio dos receptores muscarínicos no sistema nervoso parassimpático leva a uma série de efeitos clínicos, incluindo midríase, aumento da frequência cardíaca, broncodilatação, redução das secreções e efeitos antiespasmódicos nos tratos gastrintestinal e geniturinário.

- Medicamentos antimuscarínicos para indicações específicas foram formulados para otimizar certos efeitos antagônicos, enquanto minimizam outros para evitar efeitos colaterais. Exemplos incluem *ipratrópio* para DPOC, *escopolamina* para NVPO e *tolterodina* para incontinência urinária.

- Os efeitos adversos dos antagonistas muscarínicos incluem xerostomia, midríase, confusão, retenção urinária, constipação e visão turva.

- Os agentes bloqueadores neuromusculares atuam como antagonistas dos receptores nicotínicos no sistema nervoso somático para induzir paralisia no músculo esquelético. Esses agentes são usados para facilitar a intubação e a cirurgia e para auxiliar no cuidado de pacientes gravemente enfermos, como aqueles com lesões cerebrais ou pulmonares graves.

- Os agentes bloqueadores neuromusculares são classificados como despolarizantes ou não despolarizantes. A *succinilcolina* é um BNM despolarizante que se liga ao receptor nicotínico no músculo esquelético e atua como a ACh para despolarizar a JNM. Ao contrário da ACh, a *succinilcolina* permanece ligada ao receptor por mais tempo, proporcionando despolarização sustentada da célula muscular e paralisia flácida. BNMs não despolarizantes (*cisatracúrio*, *mivacúrio*, *pancurônio*, *rocurônio* e *vecurônio*) antagonizam competitivamente a ACh nos receptores nicotínicos do músculo esquelético, prevenindo a despolarização da membrana da célula muscular e inibindo a contração muscular subsequente.

## Questões para estudo

**Escolha a resposta correta.**

**5.1** Durante um procedimento cirúrgico oftálmico, o cirurgião deseja contrair a pupila usando um miótico. Contudo, acidentalmente, usou um fármaco que causou dilatação da pupila (midríase). Que substância foi provavelmente utilizada?
   A. Acetilcolina
   B. Pilocarpina
   C. Ciclopentolato
   D. Betanecol

**Resposta correta** = C. Agonistas muscarínicos como ACh, *pilocarpina* e *betanecol* contraem o músculo circular do esfíncter da íris e causam constrição da pupila (miose), ao passo que os antagonistas muscarínicos, como o *ciclopentolato*, previnem a contração do músculo circular da íris e causam dilatação da pupila (midríase).

**5.2** Uma mulher de 54 anos que não adere à medicação foi recentemente diagnosticada com doença pulmonar obstrutiva crônica (DPOC). Seu médico gostaria de prescrever um anticolinérgico inalatório administrado uma ou duas vezes ao dia. Qual medicamento é mais apropriado para essa paciente?
   A. *Atropina*
   B. *Ipratrópio*
   C. *Tiotrópio*
   D. *Salbutamol*

**Resposta correta = C.** O médico deve prescrever um antagonista muscarínico de ação prolongada (AMAP) para que a paciente inale o medicamento apenas 1 ou 2 vezes ao dia. O *tiotrópio* é um AMAP, enquanto o *ipratrópio* é um AMAC (antagonista muscarínico de ação curta). A *atropina* é um antagonista muscarínico, mas não é indicada para doenças como asma ou DPOC e não está disponível como formulação inalada. O *salbutamol* causa broncodilatação, mas é um agonista β de curta ação, não um anticolinérgico.

**5.3** Qual é o medicamento mais eficaz para a cinetose, para uma pessoa que planeja fazer um cruzeiro?
   A. *Ipratrópio*
   B. *Fesoterodina*
   C. *Escopolamina*
   D. *Tropicamida*

**Resposta correta = C.** Todos os antagonistas muscarínicos (fármacos anticolinérgicos) citados nas alternativas são, teoricamente, úteis como anticinetóticos; contudo, a *escopolamina* é a mais eficaz na prevenção da cinetose. O *ipratrópio* tem apenas indicações pulmonares, a *tropicamida* tem uso principalmente oftálmico e a *fesoterodina* é usada para bexiga hiperativa.

**5.4** O que é correto em relação aos medicamentos bloqueadores ganglionares?
   A. O bloqueio dos gânglios simpáticos pode causar queda da pressão arterial.
   B. O bloqueio dos gânglios parassimpáticos pode diminuir a frequência cardíaca.
   C. A *nicotina* é um bloqueador ganglionar não despolarizante.
   D. A *atropina* é um bloqueador ganglionar não despolarizante.

**Resposta correta = A.** O bloqueio seletivo (teoricamente) dos gânglios simpáticos causa diminuição da liberação de *norepinefrina* e, por isso, redução da frequência cardíaca e da pressão arterial. O bloqueio seletivo (teoricamente) dos gânglios parassimpáticos diminui a liberação de ACh e aumento da frequência cardíaca. Os receptores tanto nos gânglios simpáticos como nos parassimpáticos são do tipo nicotínico. A *nicotina* é um agonista nos receptores nicotínicos e produz bloqueio por despolarização nos gânglios. A *atropina* é um antagonista muscarínico e não tem efeito nos receptores nicotínicos presentes nos gânglios.

**5.5** Qual das alternativas a seguir estimula a liberação dos neurotransmissores serotonina, GABA, glutamato e acetilcolina?
   A. Pesticidas organofosforados
   B. *Atropina*
   C. *Succinilcolina*
   D. *Nicotina*

**Resposta correta = D.** A *nicotina* é um bloqueador ganglionar cujos efeitos estimulatórios são complexos e resultam do aumento da liberação de neurotransmissores devido aos efeitos nos gânglios simpáticos e parassimpáticos. A *atropina* atua bloqueando os receptores muscarínicos. Os pesticidas organofosforados estimulam os receptores muscarínicos. A *succinilcolina* atua bloqueando a acetilcolina na junção neuromuscular.

**5.6** Um paciente hospitalizado é diagnosticado com bradicardia sintomática. Qual dos seguintes seria o agente mais adequado para tratar a bradicardia?
   A. *Ipratrópio*
   B. *Atropina*
   C. *Vecurônio*
   D. *Solifenacina*

**Resposta correta = B.** Após doses normais de *atropina*, há um bloqueio dos receptores $M_2$ no nó SA, levando a um aumento na frequência cardíaca. O *ipratrópio* é indicado para broncodilatação; não é bem absorvido e, portanto, não seria um bom agente. O *vecurônio* é um agente bloqueador neuromuscular e não se espera que aumente a frequência cardíaca. A *solifenacina* é indicada para o tratamento da bexiga hiperativa.

## 80 Unidade II Fármacos que afetam o sistema nervoso autônomo

**5.7** Um homem de 38 anos recebe uma injeção intramuscular de *escopolamina* para relaxar o intestino durante a colonoscopia. Qual dos seguintes efeitos esse paciente provavelmente sentirá após a administração do medicamento?

A. Incontinência urinária
B. Aumento da salivação
C. Broncoespasmo
D. Aumento da frequência cardíaca

**Resposta correta = D.** A *escopolamina* é um medicamento antimuscarínico. Ela bloqueia os receptores $M_2$ principalmente nos nós sinoatrial e atrioventricular para diminuir o controle vagal do coração. Isso pode levar a um aumento da frequência cardíaca que pode causar uma percepção consciente dos batimentos cardíacos (também conhecidos como palpitações). A está incorreta, pois os efeitos antimuscarínicos levariam à retenção urinária, e não à incontinência. B está incorreta, pois os efeitos antimuscarínicos levariam à diminuição da salivação. C está incorreta, pois os efeitos antimuscarínicos levariam à broncodilatação.

**5.8** Um paciente precisa ser intubado rapidamente e o médico gostaria de usar um medicamento para paralisar o paciente que tenha um início de ação rápido, mas não dure muito. Qual das alternativas a seguir seria a melhor escolha?

A. *Pancurônio*
B. *Cisatracúrio*
C. *Vecurônio*
D. *Succinilcolina*

**Resposta correta = D.** A *succinilcolina* tem o início mais rápido, cerca de 1 minuto, e a duração mais curta, cerca de 5 a 8 minutos. *Pancurônio*, *cisatracúrio* e *vecurônio* demoram mais para agir e têm duração de ação mais longa.

**5.9** Um paciente na UTI com lesão pulmonar grave necessita de um agente bloqueador neuromuscular para auxiliar no manejo do ventilador. Atualmente ele sofre de doença hepática. Qual bloqueador neuromuscular não despolarizante é a melhor escolha para esse paciente?

A. *Cisatracúrio*
B. *Succinilcolina*
C. *Vecurônio*
D. *Rocurônio*

**Resposta correta = A.** O *cisatracúrio* é eliminado pelo metabolismo independente do órgão (eliminação de Hofmann). A *succinilcolina* é um agente bloqueador neuromuscular despolarizante. O *vecurônio* e o *rocurônio* são metabolizados hepaticamente e o paciente apresenta doença hepática.

**5.10** Um paciente está iniciando terapia para espasmos da bexiga. Ele também está tomando medicação que inibe a via metabólica da CYP3A4. Qual dos seguintes seria o melhor agente para tratar espasmos da bexiga nesse paciente?

A. *Tróspio*
B. *Tolterodina*
C. *Oxibutinina*
D. *Darifenacina*

**Resposta correta = A.** Acredita-se que o *tróspio* seja metabolizado por meio da hidrólise do éster e, portanto, é menos provável que seja afetado pelas interações da via metabólica da CYP3A4 do que outros agentes para espasmo da bexiga. Os outros agentes são todos metabolizados até certo ponto por meio da via metabólica da CYP3A4.

# Agonistas adrenérgicos

Reem Kais Jan e Rajan Radhakrishnan

## I. VISÃO GERAL

Os fármacos adrenérgicos atuam em receptores que são estimulados pela *norepinefrina* (*noradrenalina*) ou pela *epinefrina* (*adrenalina*). Esses receptores são denominados receptores adrenérgicos ou adrenoceptores. Os medicamentos que ativam os receptores adrenérgicos são simpaticomiméticos, e os medicamentos que bloqueiam a ativação dos receptores adrenérgicos são simpatolíticos. Alguns simpaticomiméticos ativam diretamente os receptores adrenérgicos (agonistas de ação direta), enquanto outros atuam indiretamente, aumentando a liberação ou bloqueando a captação de *norepinefrina* (agonistas de ação indireta). Este capítulo descreve os fármacos que estimulam direta ou indiretamente os adrenoceptores (Figura 6.1). Os simpaticolíticos serão discutidos no Capítulo 7.

## II. O NEURÔNIO ADRENÉRGICO

Os neurônios adrenérgicos liberam norepinefrina como neurotransmissor primário. Esses neurônios são encontrados no sistema nervoso central (SNC) e no sistema nervoso simpático periférico, onde servem de ligação entre os gânglios e os órgãos efetores. Os fármacos adrenérgicos atuam em receptores adrenérgicos localizados no neurônio na pré-sinapse ou no órgão efetor pós-sináptico (Figura 6.2).

### A. Neurotransmissão nos neurônios adrenérgicos

A neurotransmissão nos neurônios adrenérgicos é muito similar à descrita para os neurônios colinérgicos (ver Capítulo 4), exceto que o neurotransmissor é a norepinefrina, em vez de acetilcolina (ACh). A neurotransmissão envolve as seguintes etapas: síntese, armazenamento, liberação e ligação da norepinefrina com o receptor, seguidas da remoção do neurotransmissor da fenda sináptica (Figura 6.3).

1. **Síntese de norepinefrina:** A tirosina é transportada para dentro do neurônio adrenérgico por um carreador, onde é hidroxilada em di-hidroxifenilalanina (DOPA) pela tirosina hidroxilase. Esta é a etapa que limita a velocidade na formação de norepinefrina. Então a DOPA é descarboxilada pela enzima descarboxilase de L-aminoácido aromático, formando dopamina no neurônio pré-sináptico.

---

**AGENTES DE AÇÃO DIRETA**

Salbutamol
Arformoterol
Clonidina
Dobutamina*
Dopamina*
Epinefrina*
Formoterol
Guanfacina
Indacaterol
Isoproterenol*
Levossalbutamol
Metaproterenol
Midodrina
Mirabegrona
Nafazolina
Norepinefrina*
Olodaterol
Oximetazolina
Fenilefrina
Salmeterol
Tetrizolina
Terbutalina
Vibegrona

**AGENTES DE AÇÃO INDIRETA**

Anfetamina
Cocaína

**AGENTES DE AÇÃO DIRETA E INDIRETA (ação mista)**

Efedrina
Pseudoefedrina

**Figura 6.1**
Resumo dos agonistas adrenérgicos. Fármacos com * são catecolaminas.

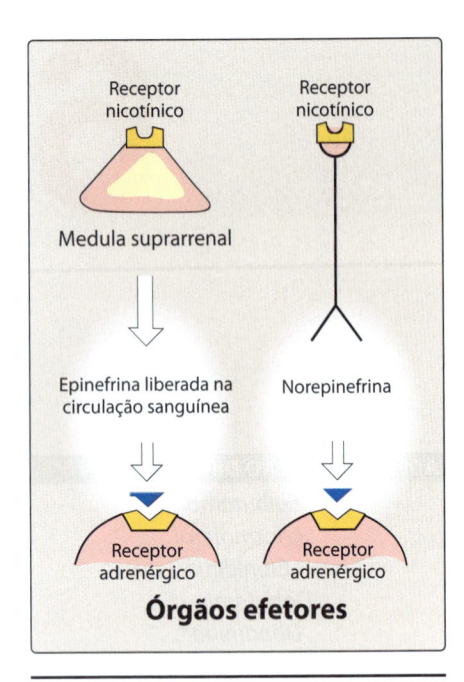

**Figura 6.2**
Locais de ação dos agonistas adrenérgicos.

2. **Armazenamento da norepinefrina em vesículas:** A dopamina, então, é transportada para dentro de vesículas sinápticas por um sistema transportador de aminas. Esse sistema é bloqueado pela *reserpina* (ver Capítulo 7). Em seguida, a *dopamina* é hidroxilada pela enzima dopamina hidroxilase, formando norepinefrina.

3. **Liberação de norepinefrina:** A chegada do potencial de ação na junção neuromuscular (JNM) inicia a entrada de íons cálcio do líquido extracelular para o axoplasma. O aumento no cálcio promove a fusão das vesículas sinápticas com a membrana celular, que sofrem exocitose e liberam seu conteúdo na sinapse.

4. **Ligação aos receptores:** A norepinefrina liberada das vesículas sinápticas difunde-se para o espaço sináptico e se liga aos receptores pós-sinápticos no órgão efetor ou aos receptores pré-sinápticos no terminal nervoso. A ligação da norepinefrina aos receptores inicia uma cascata de eventos no interior da célula, resultando na formação do segundo mensageiro intracelular, que atua como intermediário (transdutor) na comunicação entre o neurotransmissor e a ação gerada no interior da célula efetora. Receptores adrenérgicos usam o monofosfato de adenosina cíclico (AMPc) como segundo mensageiro e o ciclo do fosfatidilinositol para transduzir o sinal em um efeito fisiológico ou farmacológico. A norepinefrina também se liga a receptores pré-sinápticos (principalmente do subtipo $\alpha_2$) que inibem a liberação do neurotransmissor.

5. **Remoção da norepinefrina:** Uma vez no espaço sináptico, a norepinefrina pode (1) difundir-se para a circulação sistêmica, (2) ser metabolizada em metabólitos inativos pela catecol-*O*-metiltransferase (COMT) no espaço sináptico ou (3) sofrer recaptação de volta ao neurônio. A captação pela membrana neuronal envolve um transportador de norepinefrina dependente de sódio-cloreto ($Na^+/Cl^-$) que pode ser inibido pelos antidepressivos tricíclicos como a *imipramina*; por inibidores da recaptação de serotonina-norepinefrina, como a *duloxetina*; ou pela *cocaína* e, em menor grau, pelas *anfetaminas*, *metanfetaminas* e *metilfenidato* (ver Capítulo 22). O mecanismo de captação da norepinefrina para o interior do neurônio pré-sináptico é o mecanismo primário para terminar seus efeitos.

6. **Possíveis destinos da norepinefrina captada:** Logo que a norepinefrina entra no citoplasma do neurônio adrenérgico, ela pode ser captada para o interior das vesículas sinápticas por meio do sistema transportador de aminas e ser sequestrada para liberação por outro potencial de ação, ou pode permanecer no citoplasma em um *pool* protegido. Alternativamente, a norepinefrina pode ser oxidada pela monoaminoxidase (MAO) presente na mitocôndria neuronal.

B. **Receptores adrenérgicos (adrenoceptores)**

No sistema nervoso simpático, várias classes de adrenoceptores podem ser diferenciadas farmacologicamente. Duas famílias de receptores, designadas α e β, são classificadas com base nas suas respostas diferenciais aos agonistas adrenérgicos *epinefrina*, *norepinefrina* e *isoproterenol*. Ambos os tipos de receptores α e β possuem vários subtipos de receptores específicos. Alterações na estrutura primária dos receptores influenciam sua afinidade para vários fármacos.

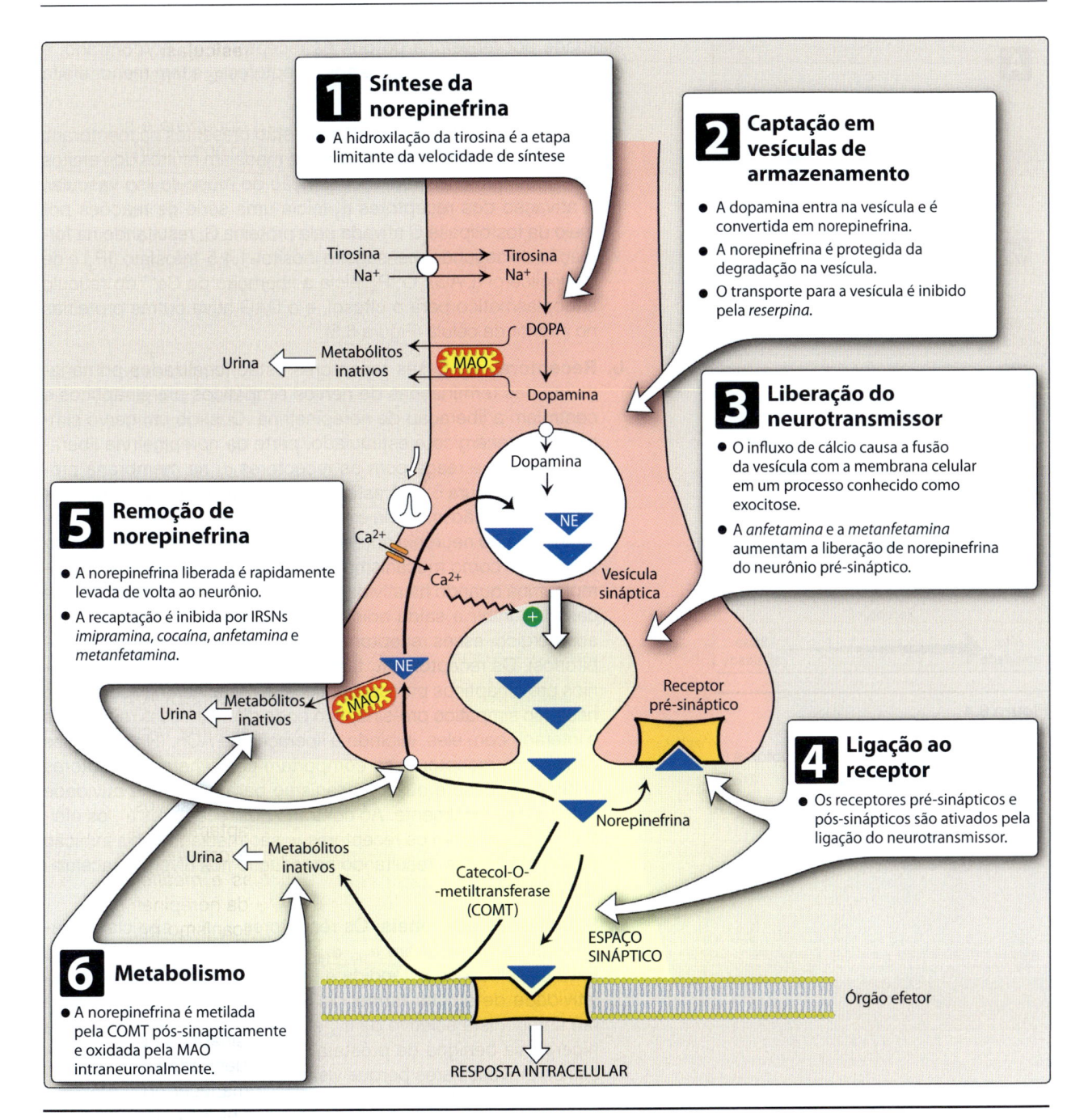

**Figura 6.3**
Síntese e liberação de norepinefrina do neurônio adrenérgico. DOPA, di-hidroxifenilalanina; MAO, monoaminoxidase; NE, norepinefrina; IRSN, inibidor da recaptação de serotonina-norepinefrina.

1. **Adrenoceptores α:** Os adrenoceptores α apresentam respostas fracas ao agonista sintético *isoproterenol*, mas respondem às catecolaminas naturais *epinefrina* e *norepinefrina* (Figura 6.4A). Para os receptores αβ, a ordem de potência e afinidade é *epinefrina* ≥ *norepinefrina* >> *isoproterenol*. Os adrenoceptores α são divididos em dois subtipos, $α_1$ e $α_2$, com base nas suas afinidades por agonistas αβ e bloqueadores α. Por exemplo, receptores $α_1$ têm maior

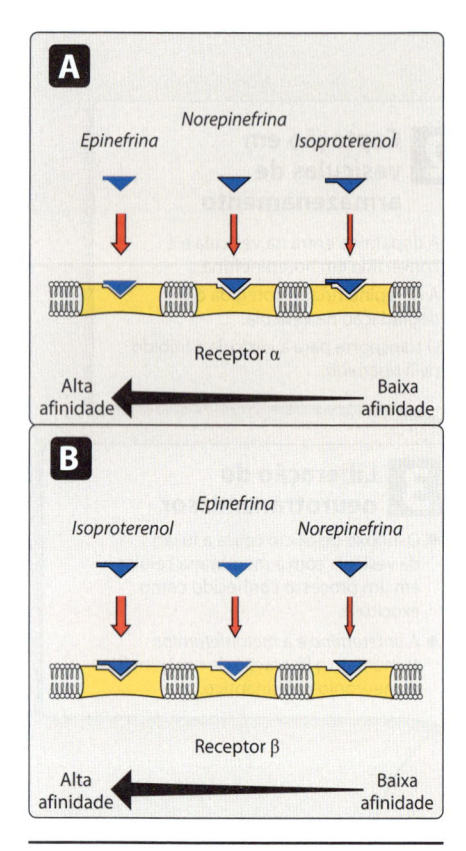

**Figura 6.4**
Tipos de receptores adrenérgicos.
**A.** Adrenoceptores αβ. **B.** Adrenoceptores β.

afinidade por *fenilefrina* do que os receptores $\alpha_2$. Ao contrário, a *clonidina* se liga seletivamente aos receptores $\alpha_2$ e tem menor efeito nos receptores $\alpha_1$.

a. **Receptores $\alpha_1$:** Esses receptores estão presentes na membrana pós-sináptica dos órgãos efetores e medeiam muitos dos efeitos clássicos que envolvem a constrição do músculo liso vascular. A ativação dos receptores $\alpha_1$ inicia uma série de reações por meio da fosfolipase C ativada pela proteína G, resultando na formação do segundo mensageiro inositol-1,4,5-trifosfato ($IP_3$) e de diacilglicerol (DAG). O $IP_3$ inicia a liberação de $Ca^{2+}$ do retículo endoplasmático para o citosol, e o DAG ativa outras proteínas no interior da célula (Figura 6.5).

b. **Receptores $\alpha_2$:** Esses receptores estão localizados primariamente nas terminações de nervos simpáticos pré-sinápticos e controlam a liberação de norepinefrina. Quando um nervo simpático adrenérgico é estimulado, parte da norepinefrina liberada "retorna" e reage com os receptores $\alpha_2$ na membrana pré-sináptica (Figura 6.5). A estimulação dos receptores $\alpha_2$ promove retroalimentação inibitória e inibe uma liberação adicional de norepinefrina do neurônio adrenérgico estimulado. Essa ação inibitória serve como mecanismo local para modular a saída de norepinefrina quando há atividade simpática elevada. (Nota: Nesse caso, ao inibir a saída adicional de norepinefrina do neurônio adrenérgico, esses receptores atuam como autorreceptores inibitórios). Os receptores $\alpha_2$ também são encontrados em neurônios pré-sinápticos parassimpáticos. A norepinefrina liberada do neurônio simpático pré-sináptico pode difundir esses receptores e interagir com eles, inibindo a liberação de ACh. (Nota: Nesses casos, tais receptores se comportam como heterorreceptores inibitórios). Esse é outro mecanismo para modular a atividade autonômica localmente. Ao contrário dos receptores $\alpha_1$, os efeitos da ligação com os receptores $\alpha_2$ são mediados pela inibição da adenilil ciclase, resultando na redução nos níveis intracelulares de AMPc.

c. **Subdivisões adicionais:** Os receptores $\alpha_1$ e $\alpha_2$ são classificados adicionalmente em $\alpha_{1A}$, $\alpha_{1B}$, $\alpha_{1C}$ e $\alpha_{1D}$, e em $\alpha_{2A}$, $\alpha_{2B}$ e $\alpha_{2C}$. Essa classificação estendida é necessária para entender a seletividade de alguns fármacos. Por exemplo, a *tansulosina* é um antagonista seletivo de $\alpha_{1A}$ e é usada para o tratamento da hiperplasia benigna de próstata. Ela tem menos efeitos adversos cardiovasculares porque visa aos receptores do subtipo $\alpha_{1A}$ encontrados primariamente no trato urinário e na próstata e não afeta o subtipo $\alpha_{1B}$ encontrado nos vasos sanguíneos.

2. **Adrenoceptores β:** As respostas dos receptores β diferem daquelas dos receptores α e são caracterizadas por uma intensa resposta ao *isoproterenol*, com pouca sensibilidade para *epinefrina* e *norepinefrina* (Figura 6.4B). Para os receptores β, a ordem de potência é *isoproterenol > epinefrina > norepinefrina*. Os adrenoceptores β podem ser subdivididos em três principais subgrupos, $\beta_1$, $\beta_2$ e $\beta_3$, com base nas suas afinidades por agonistas e antagonistas adrenérgicos. Os receptores $\beta_1$ têm afinidade praticamente igual por *epinefrina* e *norepinefrina*, e os receptores $\beta_2$ têm maior afinidade por *epinefrina* do que por *norepinefrina*. Assim, os tecidos com

predominância de receptores $\beta_2$ (como a vasculatura do músculo esquelético e do músculo liso brônquico) são particularmente responsivos aos efeitos da epinefrina circulante liberada pela medula suprarrenal. A ligação de um neurotransmissor a qualquer dos três receptores $\beta$ resulta na ativação de adenilil ciclase e aumenta a concentração de AMPc no interior da célula.

3. **Distribuição dos receptores:** Os órgãos e tecidos inervados adrenergicamente, em geral, têm um tipo de receptor predominante. Por exemplo, os tecidos como os vasos dos músculos esqueléticos têm os receptores $\alpha_1$ e $\beta_2$, mas os $\beta_2$ predominam. Outros tecidos podem ter quase exclusivamente um tipo de receptor. Por exemplo, o coração contém predominantemente receptores $\beta_1$.

4. **Respostas características mediadas pelos adrenoceptores:** É útil organizar as respostas fisiológicas à estimulação adrenérgica de acordo com o tipo de receptor, pois vários fármacos estimulam ou bloqueiam preferencialmente algum tipo. A Figura 6.6 resume os efeitos mais proeminentes mediados pelos adrenoceptores. Como generalização, a estimulação de receptores $\alpha_1$ caracteristicamente provoca vasoconstrição (particularmente na pele e nas vísceras abdominais) e um aumento na resistência periférica total e subsequente aumento na pressão arterial. A estimulação dos receptores $\beta_1$ causa estimulação cardíaca (aumento na frequência e na contratilidade), ao passo que a estimulação dos receptores $\beta_2$ produz vasodilatação (no leito vascular esquelético) e relaxamento do músculo liso dos brônquios. Os receptores $\beta_3$ estão envolvidos na lipólise e medeiam os efeitos relaxantes no músculo detrusor da bexiga.

5. **Dessensibilização de receptores:** A exposição prolongada às catecolaminas reduz a sensibilidade desses receptores, um fenômeno denominado dessensibilização (*down-regulation*). Três mecanismos tentam explicar o fenômeno: (1) sequestro dos receptores de forma que ficam indisponíveis para interação com o ligante; (2) dessensibilização, isto é, o desaparecimento do receptor por destruição ou por diminuição de síntese; e (3) incapacidade de acoplar-se à proteína G, porque o receptor foi fosforilado no lado citoplasmático.

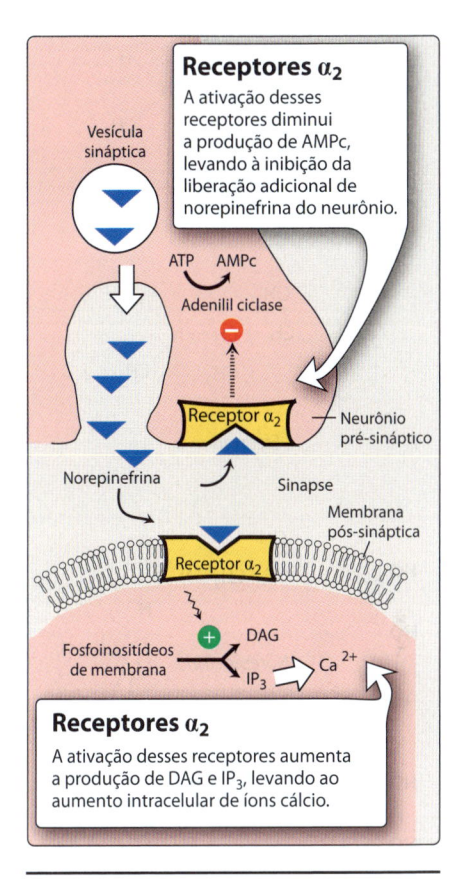

**Figura 6.5**
Segundos mensageiros medeiam os efeitos dos receptores $\alpha$. ATP, trifosfato de adenosina; AMPc, monofosfato de adenosina cíclico; DAG, diacilglicerol; $IP_3$, trifosfato de inositol.

**ADRENOCEPTORES**

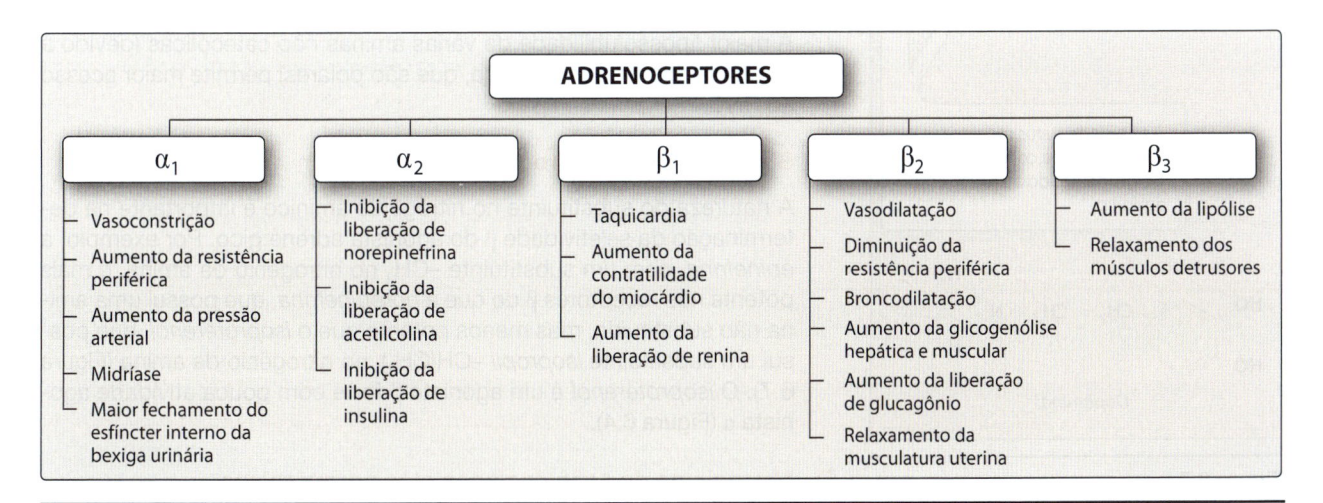

| $\alpha_1$ | $\alpha_2$ | $\beta_1$ | $\beta_2$ | $\beta_3$ |
|---|---|---|---|---|
| Vasoconstrição | Inibição da liberação de norepinefrina | Taquicardia | Vasodilatação | Aumento da lipólise |
| Aumento da resistência periférica | Inibição da liberação de acetilcolina | Aumento da contratilidade do miocárdio | Diminuição da resistência periférica | Relaxamento dos músculos detrusores |
| Aumento da pressão arterial | Inibição da liberação de insulina | Aumento da liberação de renina | Broncodilatação | |
| Midríase | | | Aumento da glicogenólise hepática e muscular | |
| Maior fechamento do esfíncter interno da bexiga urinária | | | Aumento da liberação de glucagônio | |
| | | | Relaxamento da musculatura uterina | |

**Figura 6.6**
Principais efeitos mediados pelos adrenoceptores $\alpha$ e $\beta$.

## III. CARACTERÍSTICAS DOS AGONISTAS ADRENÉRGICOS

A maioria dos fármacos adrenérgicos é derivada da β-feniletilamina. Substituições no anel benzênico ou na cadeia lateral etilamina produzem muitos compostos com variadas capacidades de diferenciar entre adrenoceptores α e β e de entrar no SNC. Dois aspectos estruturais importantes desses fármacos são (1) o número e a localização das substituições nas OH no anel benzênico e (2) a natureza dos substitutos no nitrogênio amino (Figura 6.7).

### A. Catecolaminas

As aminas simpaticomiméticas que contêm o grupo 3,4-di-hidroxibenzeno (como *epinefrina*, *norepinefrina*, *isoproterenol* e *dopamina*) são denominadas catecolaminas. Esses compostos compartilham as propriedades descritas a seguir.

1. **Alta potência:** As catecolaminas apresentam a maior potência na ativação direta dos receptores α ou β.

2. **Inativação rápida:** As catecolaminas são metabolizadas pela COMT pós-sinapticamente e pela MAO intraneuronalmente, pela COMT e pela MAO na parede intestinal e pela MAO no fígado. Assim, as catecolaminas têm um curto período de ação quando administradas parenteralmente e são inativadas (ineficazes) quando administradas por via oral.

3. **Escassa penetração no SNC:** As catecolaminas são polares e, por isso, não penetram facilmente no SNC. Apesar disso, a maioria delas tem alguns efeitos clínicos (ansiedade, tremores e cefaleias) que são atribuídos à ação sobre o SNC.

### B. Aminas não catecólicas

Compostos que não têm os grupos hidroxicatecólicos têm meias-vidas mais longas, pois não são inativados pela COMT. Esses incluem *fenilefrina*, *efedrina* (Figura 6.7) e *anfetamina* (ver Capítulo 22). Esses agentes são substratos fracos para a MAO, uma importante via de metabolismo, e, portanto, apresentam uma duração de ação prolongada. A maior lipossolubilidade de várias aminas não catecólicas (devido à ausência dos grupos hidroxila, que são polares) permite maior acesso ao SNC.

### C. Substituições no nitrogênio amínico

A natureza do substituinte no nitrogênio amínico é importante na determinação da seletividade β do agonista adrenérgico. Por exemplo, a *epinefrina*, com um substituinte –$CH_3$ no nitrogênio da amina, é mais potente nos receptores β do que a *norepinefrina*, que possui uma amina não substituída, mas menos potente que o *isoproterenol*, que possui um substituinte *isopropil* –$CH(CH_3)_2$ no nitrogênio da amina (Figura 6.7). O *isoproterenol* é um agonista β forte com pouca atividade agonista α (Figura 6.4).

### D. Mecanismo de ação dos agonistas adrenérgicos

1. **Agonistas de ação direta:** Esses fármacos agem diretamente nos receptores α ou β, produzindo efeitos semelhantes aos que ocorrem após a liberação de norepinefrina dos nervos simpáticos ou a

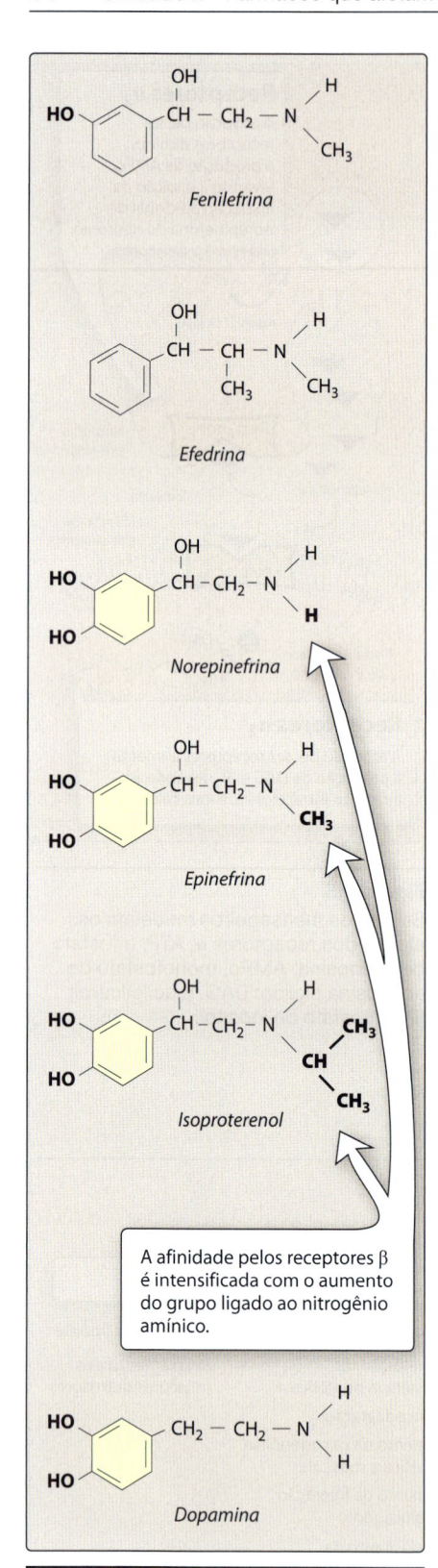

**Figura 6.7**
Estrutura de vários agonistas adrenérgicos importantes. Os fármacos contendo o anel catecólico (catecolaminas) estão representados em *amarelo*.

A afinidade pelos receptores β é intensificada com o aumento do grupo ligado ao nitrogênio amínico.

liberação de epinefrina da medula suprarrenal (Figura 6.8). Exemplos de agonistas de ação direta incluem *epinefrina*, *norepinefrina*, *isoproterenol*, *dopamina* e *fenilefrina*.

2. **Agonistas de ação indireta:** Esses fármacos podem bloquear a captação de *norepinefrina* ou promover sua liberação das reservas citoplasmáticas ou das vesículas dos neurônios adrenérgicos (Figura 6.8). A *norepinefrina*, então, atravessa a sinapse e se liga aos receptores α ou β. Exemplos de inibidores da captação e de liberadores de *norepinefrina* são a *cocaína* e as *anfetaminas*, respectivamente.

3. **Agonistas de ação mista:** A *efedrina* e seu estereoisômero, *pseudoefedrina*, estimulam diretamente os adrenoceptores e aumentam a liberação de *norepinefrina* do neurônio adrenérgico (Figura 6.8).

## IV. AGONISTAS ADRENÉRGICOS DE AÇÃO DIRETA

Em geral, os agonistas de ação direta se ligam aos receptores nos órgãos efetores sem interagir com o neurônio pré-sináptico. (Nota: Uma exceção são os agonistas $\alpha_2$ [p. ex., *clonidina*), que exercem efeitos por meio da ligação ao neurônio pré-sináptico). Como grupo, esses fármacos são bastante usados na prática clínica. As catecolaminas endógenas de ação direta (*epinefrina*, *norepinefrina*, *dopamina*) são revisadas primeiro, seguidas pelos agonistas $\alpha_1$ e $\alpha_2$ sintéticos e, em seguida, pelos agonistas $\beta_1$, $\beta_2$ e $\beta_3$ sintéticos.

### A. Epinefrina

A *epinefrina* é uma das poucas catecolaminas endógenas comumente utilizadas como terapia medicamentosa na prática clínica. Na medula suprarrenal, a *norepinefrina* é metilada à *epinefrina*, que é armazenada nas células cromafins junto com a *norepinefrina*. Sob estimulação, a medula suprarrenal libera cerca de 80% de *epinefrina* e 20% de *norepinefrina* diretamente na circulação. A *epinefrina* interage com os receptores α e β. Em doses baixas, predominam os efeitos β (vasodilatação) no leito vascular; em doses altas, os efeitos α (vasoconstrição) são os mais fortes.

1. **Ações**

   a. **Sistema cardiovascular:** As principais ações da *epinefrina* são no sistema cardiovascular. A *epinefrina* reforça a contratilidade do miocárdio (inotropismo positivo: ação $\beta_1$) e aumenta a frequência de contração (cronotropismo positivo: ação $\beta_1$), levando a um aumento no débito cardíaco. Esses efeitos elevam a demanda de oxigênio pelo miocárdio. A *epinefrina* ativa receptores $\beta_1$ nos rins, promovendo a liberação de renina. A renina é uma enzima envolvida na produção de angiotensina II, um vasoconstritor potente. A *epinefrina* contrai as arteríolas da pele, das mucosas e das vísceras (efeito α) e dilata os vasos que vão ao fígado e aos músculos esqueléticos (efeito $\beta_2$). Esses efeitos combinados resultam em uma diminuição do fluxo sanguíneo renal. Portanto, o efeito cumulativo é um aumento na pressão arterial sistólica, associado à ligeira redução na pressão diastólica devido à vasodilatação mediada por receptores $\beta_2$ no leito vascular dos músculos esqueléticos (Figura 6.9).

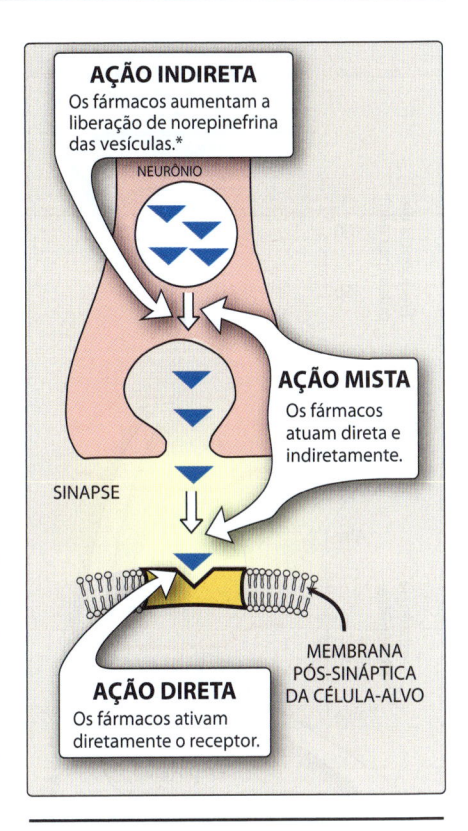

**Figura 6.8**
Locais de ação direta, indireta e mista dos agonistas adrenérgicos. *Agonistas de ação indireta também podem bloquear a recaptação de noradrenalina no neurônio pré-sináptico.

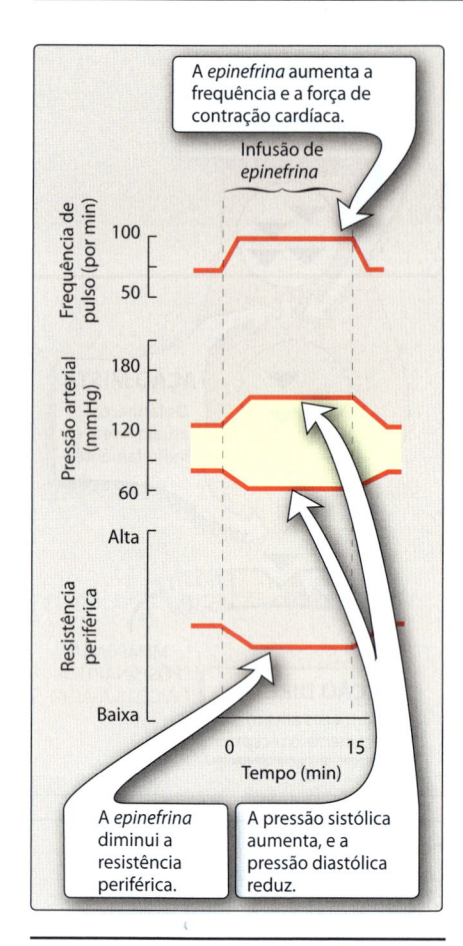

**Figura 6.9**
Efeitos cardiovasculares da infusão intravenosa de doses baixas de epinefrina.

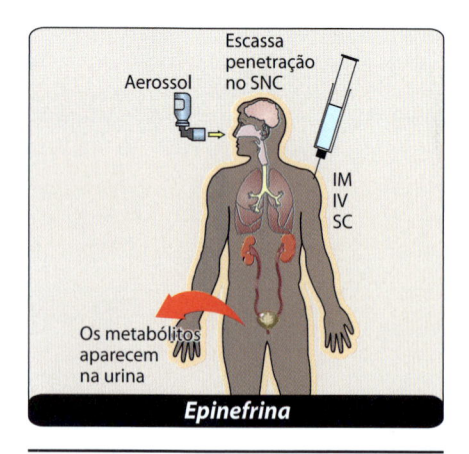

**Figura 6.10**
Farmacocinética da epinefrina.
SNC, sistema nervoso central.

b. **Sistema respiratório:** A *epinefrina* causa poderosa broncodilatação por ação direta na musculatura lisa bronquial (ação $\beta_2$). Ela também inibe a liberação de mediadores alérgicos, como a histamina dos mastócitos.

c. **Hiperglicemia:** A *epinefrina* tem um efeito hiperglicemiante significativo porque aumenta a glicogenólise no fígado (efeito $\beta_2$), intensifica a liberação de glucagônio (efeito $\beta_2$) e diminui a liberação de insulina (efeito $\alpha_2$; ver Figura 6.6).

2. **Usos terapêuticos**

   a. **Broncoespasmo:** A *epinefrina* é o fármaco usado no tratamento de emergência de condições respiratórias quando a broncoconstrição compromete a função respiratória. Poucos minutos após a administração intramuscular ou subcutânea, a função respiratória melhora significativamente.

   b. **Choque anafilático:** A *epinefrina* é o fármaco de escolha para o tratamento das reações de hipersensibilidade tipo I (incluindo anafilaxia) em resposta a alérgenos e pode salvar vidas nesses casos. Geralmente é fornecido na forma de autoinjetores para uso por pacientes propensos a reações alérgicas graves.

   c. **Parada cardíaca:** A *epinefrina* pode ser empregada para restabelecer o ritmo cardíaco em pacientes com parada cardíaca independente da causa.

   d. **Adjuvante em anestesia local:** Soluções de anestésicos locais podem conter baixas concentrações de *epinefrina* (p. ex., 1:100.000 partes). Ela aumenta significativamente a duração da anestesia local, produzindo vasoconstrição no local da injeção. A *epinefrina* também reduz a absorção sistêmica do anestésico local e promove hemostasia local.

   e. **Cirurgia intraocular:** A *epinefrina* é utilizada na indução e manutenção da midríase durante cirurgia intraocular.

3. **Farmacocinética:** A *epinefrina* tem início rápido, mas ação de curta duração (devido à rápida degradação). A via preferida para anafilaxia em ambiente ambulatorial é a intramuscular (parte anterior da coxa) devido à rápida absorção. Em emergências, ela é administrada por via intravenosa (IV) para início mais rápido de ação. Ela também pode ser administrada por vias subcutânea (SC), endotraqueal ou por inalação (Figura 6.10). Ela é rapidamente metabolizada pela MAO e pela COMT, e os metabólitos *metanefrina* e *ácido vanilmandélico* são excretados na urina.

4. **Efeitos adversos:** A *epinefrina* pode produzir efeitos adversos no SNC, incluindo ansiedade, medo, tensão, cefaleia e tremores. Pode desencadear arritmias cardíacas ou angina, principalmente se o paciente tiver doença arterial coronariana ou hipertensão. A *epinefrina* também pode induzir edema pulmonar devido ao aumento da pós-carga causada pelas propriedades vasoconstritoras do fármaco. Pacientes com hipertireoidismo podem apresentar resposta aumentada à *epinefrina*; portanto, a dose deve ser reduzida nesses

## Aplicação clínica 6.1: Uso de autoinjetores de epinefrina para anafilaxia

A *epinefrina* é o medicamento de escolha para o tratamento de reações alérgicas potencialmente fatais (anafilaxia). As reações anafiláticas podem ocorrer segundos a minutos após a exposição a um alérgeno desencadeante. Alguns dos gatilhos mais comuns para anafilaxia incluem alergias alimentares (p. ex., nozes, mariscos, ovos), picadas de insetos (abelhas, vespas e formigas de fogo) e outros gatilhos alérgicos, como o látex. A enxurrada de mediadores (*histamina* e outros) liberados em resposta ao alérgeno causa redução da pressão arterial (hipotensão), aumento da frequência cardíaca (taquicardia) e broncoconstrição, o que pode provocar dificuldade respiratória.

As reações anafiláticas podem ocorrer em vários locais (p. ex., em restaurantes, no recreio da escola ou em um avião), e é essencial que os pacientes com reações alérgicas graves conhecidas carreguem consigo *epinefrina*, uma vez que a administração oportuna pode salvar vidas. Ela é fornecida como autoinjetor (dispositivo portátil semelhante a uma caneta que permite ao paciente autoadministrar a injeção) para uso nesses casos. Esses dispositivos são projetados para administração intramuscular, e o paciente, familiares próximos ou cuidadores devem ser treinados sobre a administração adequada do autoinjetor de *epinefrina*. Os pacientes devem ser instruídos a injetá-la no músculo da região anterolateral da coxa (meio da parte externa da coxa). A injeção pode ser administrada através da roupa, se necessário. Após a administração, o dispositivo deve ser mantido no lugar durante 2 a 10 segundos (o tempo varia de acordo com o tipo de injetor utilizado), e os serviços de emergência devem ser contactados para assistência no tratamento adicional da anafilaxia.

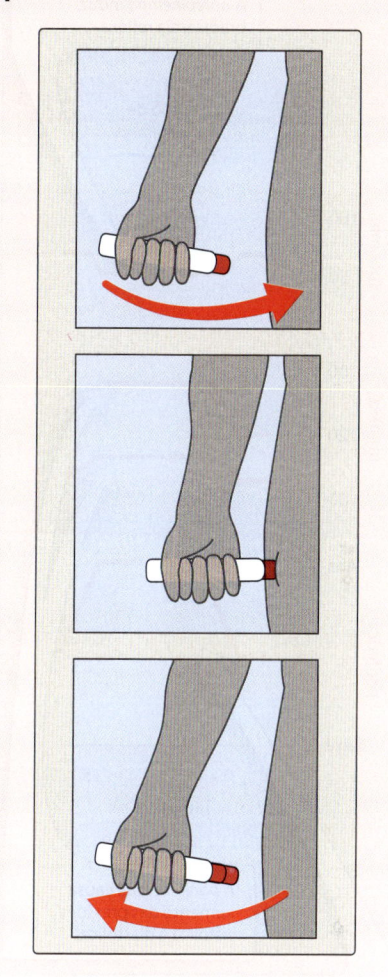

---

indivíduos. Os anestésicos inalatórios também sensibilizam o coração aos efeitos da *epinefrina*, o que pode causar taquicardia. A *epinefrina* aumenta a liberação das reservas endógenas de glicose. Em pacientes com diabetes, pode ser necessário aumentar as dosagens de *insulina*. Em pacientes que tomam β-bloqueadores não seletivos, os efeitos vasodilatadores da *epinefrina* nos receptores $\beta_2$ podem ser bloqueados, deixando a estimulação do receptor α sem oposição. Isso pode aumentar a resistência periférica e elevar a pressão arterial.

### B. Norepinefrina

Como a *norepinefrina* é o neurotransmissor dos neurônios adrenérgicos, teoricamente ela deveria estimular todos os tipos de receptores adrenérgicos. Contudo, administrada em doses terapêuticas, o receptor α-adrenérgico é o mais afetado.

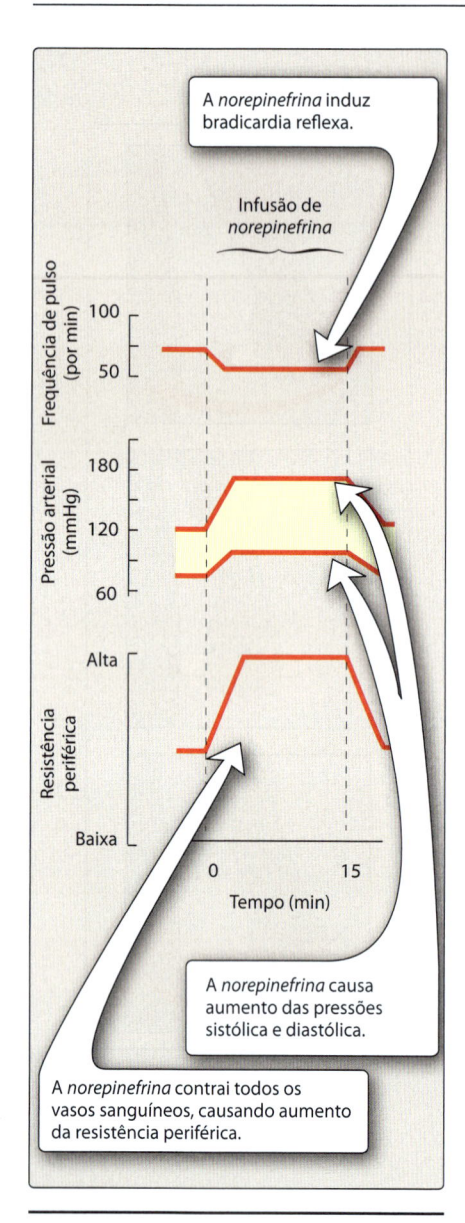

**Figura 6.11**
Efeitos cardiovasculares da infusão intravenosa de *norepinefrina*.

Anotações na figura:
- A *norepinefrina* induz bradicardia reflexa.
- Infusão de *norepinefrina*
- A *norepinefrina* causa aumento das pressões sistólica e diastólica.
- A *norepinefrina* contrai todos os vasos sanguíneos, causando aumento da resistência periférica.

1. **Ações cardiovasculares**

   a. **Vasoconstrição:** A *norepinefrina* causa um aumento na resistência periférica devido à intensa vasoconstrição da maior parte dos leitos vasculares, incluindo os rins (efeito $\alpha_1$). A pressão arterial sistólica e a diastólica aumentam (Figura 6.11). (Nota: A *norepinefrina* causa maior vasoconstrição do que a *epinefrina* porque ela não induz vasodilatação compensadora via receptores $\beta_2$ nos vasos sanguíneos que suprem os músculos esqueléticos. A fraca atividade $\beta_2$ da *norepinefrina* também explica por que ela não é útil no tratamento do broncoespasmo ou anafilaxia.)

   b. **Reflexo barorreceptor:** A *norepinefrina* aumenta a pressão arterial, e isso estimula os barorreceptores, induzindo o aumento na atividade vagal. Esse aumento na atividade vagal produz bradicardia reflexa (Figura 6.11), que é suficiente para neutralizar as ações locais da *norepinefrina* no coração, embora a compensação reflexa não afete os efeitos inotrópicos positivos do fármaco. Se a *atropina*, que bloqueia os efeitos da transmissão vagal, for administrada antes da *norepinefrina*, então o efeito estimulante no coração é evidenciado como taquicardia.

2. **Usos terapêuticos:** A *norepinefrina* é usada para tratar choque (p. ex., choque séptico), porque aumenta a resistência vascular e, portanto, eleva a pressão arterial. Ela não tem outros usos clínicos significativos.

3. **Farmacocinética:** A *norepinefrina* é administrada por via IV para início rápido de ação. A ação dura de 1 a 2 minutos após o fim da infusão. Então, geralmente é administrada como infusão intravenosa contínua no tratamento do choque. Ela é rapidamente metabolizada pela MAO e pela COMT. Os metabólitos inativos são excretados na urina.

4. **Efeitos adversos:** Os efeitos adversos são similares aos da *epinefrina*. Além disso, a *norepinefrina* é um potente vasoconstritor e pode causar palidez e descamação na pele ao longo da veia injetada. Se ocorrer extravasamento (fuga do vaso para o tecido vizinho ao local de injeção), pode haver necrose. A *norepinefrina* não deve ser administrada em veias periféricas, se possível. O comprometimento da circulação por *norepinefrina* pode ser tratado com o receptor $\alpha$-antagonista *fentolamina*. Alternativas a ela incluem *terbutalina* intradérmica e *nitroglicerina* tópica.

C. **Dopamina**

A *dopamina* – metabólito precursor imediato da *norepinefrina* – está presente naturalmente no SNC nos gânglios basais, onde funciona como neurotransmissor, bem como na medula suprarrenal. Ela pode ativar receptores $\alpha$ e $\beta$-adrenérgicos. Por exemplo, em doses mais elevadas, ela causa vasoconstrição, ativando receptores $\alpha_1$, ao passo que, em doses menores, estimula os receptores $\beta_1$ cardíacos. Além disso, os receptores dopaminérgicos $D_1$ e $D_2$ se diferenciam dos receptores α e β-adrenérgicos e estão presentes nos leitos vasculares mesentérico periférico e nos renais, onde a ligação da *dopamina* produz vasodilatação. Os receptores $D_2$ também são encontrados nos neurônios adrenérgicos pré-sinápticos, onde sua ativação interfere com a liberação de *norepinefrina*.

1. **Ações**

    a. **Sistema cardiovascular:** A *dopamina* exerce efeito estimulante nos receptores $β_1$ cardíacos com efeitos inotrópico e cronotrópico positivos (ver Figura 6.12). Em concentrações muito elevadas, ela ativa os receptores $α_1$ dos vasos, causando vasoconstrição.

    b. **Renal e visceral:** A *dopamina* dilata as arteríolas renais e esplâncnicas, ativando os receptores dopaminérgicos e aumentando, assim, o fluxo sanguíneo para os rins e para outras vísceras (Figura 6.12). Esses receptores não são afetados por medicamentos bloqueadores α ou β; no passado, a *dopamina* em dose baixa ("dose renal") era frequentemente usada na prevenção ou no tratamento da insuficiência renal aguda. No entanto, dados mais recentes sugerem que há utilidade clínica limitada nos efeitos protetores renais da dopamina.

2. **Usos terapêuticos:** A *dopamina* pode ser usada para choque cardiogênico e séptico e é administrada por infusão intravenosa contínua. Ela aumenta a pressão arterial, estimulando os receptores $β_1$ no coração a aumentar o débito cardíaco e os receptores $α_1$ nos vasos sanguíneos a elevar a resistência periférica, o que aumenta a perfusão para as áreas renais e esplâncnicas, conforme descrito. O aumento do fluxo sanguíneo renal intensifica a velocidade de filtração glomerular e causa diurese. Por outro lado, a *norepinefrina* pode diminuir o fornecimento de sangue aos rins e reduzir a função renal. A *dopamina* também é usada para tratar hipotensão, insuficiência cardíaca grave e a bradicardia que não responde a outros tratamentos.

3. **Efeitos adversos:** Uma dose excessiva de *dopamina* produz os mesmos efeitos da estimulação simpática. A *dopamina* é rapidamente metabolizada pela MAO ou pela COMT; portanto, seus efeitos adversos (náuseas, hipertensão e arritmias) são de curta duração.

D. **Fenilefrina**

A *fenilefrina* é um fármaco adrenérgico sintético de ação direta que se liga primariamente aos receptores $α_1$. Ela é um vasoconstritor que aumenta as pressões sistólica e diastólica e não tem efeito direto no coração, mas induz bradicardia reflexa quando administrada por via parenteral. É usada no tratamento da hipotensão em pacientes hospitalizados ou cirúrgicos (especialmente aqueles com frequência cardíaca aumentada). Doses elevadas podem causar cefaleia hipertensiva e irregularidades cardíacas. A *fenilefrina* atua como descongestionante nasal quando aplicada topicamente ou ingerida por via oral. Embora os dados sugiram que pode não ser tão eficaz, a

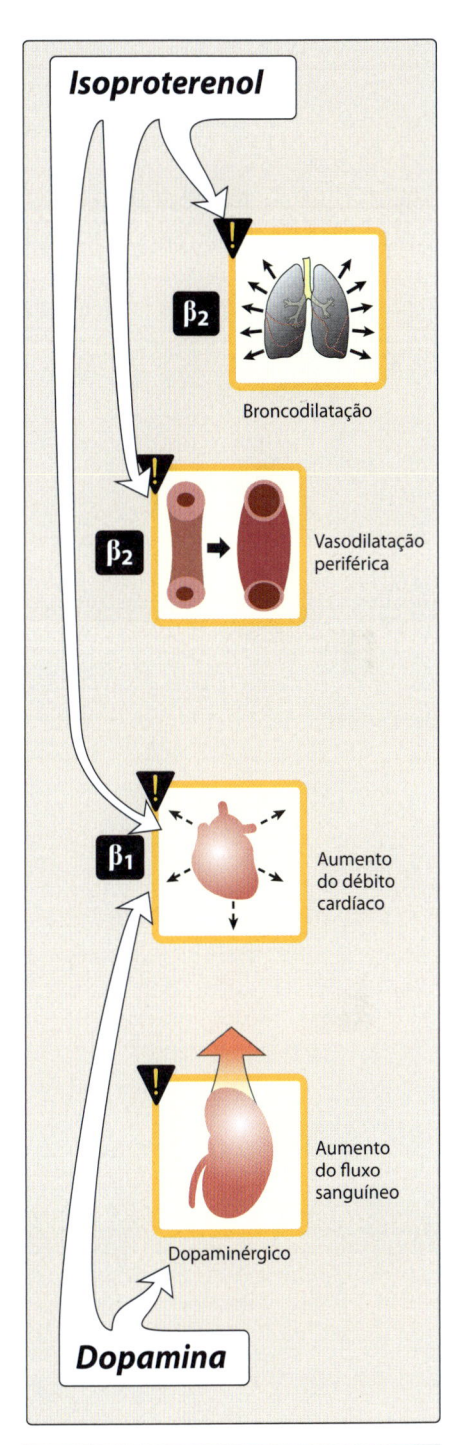

**Figura 6.12**
Ações clinicamente importantes do *isoproterenol* e da *dopamina*.

*fenilefrina* substituiu a *pseudoefedrina* em muitos descongestionantes orais, uma vez que a *pseudoefedrina* tem sido mal utilizada para sintetizar a *metanfetamina*. A *fenilefrina* também é usada em soluções oftálmicas para midríase.

### E. Nafazolina, oximetazolina e tetrizolina

*Nafazolina*, *oximetazolina* e tetrizolina são agonistas adrenérgicos sintéticos de ação direta que estimulam os receptores $\alpha_1$ e $\alpha_2$-adrenérgicos. Esses agentes encontram utilidade clínica por sua capacidade de causar vasoconstrição local quando aplicados topicamente (efeito agonista $\alpha_1$). São encontradas em muitos descongestionantes de venda livre em *spray* nasal, bem como em colírios oftálmicos para o alívio da vermelhidão dos olhos. Esses agentes estimulam diretamente os receptores $\alpha$ nos vasos sanguíneos que irrigam a mucosa nasal e a conjuntiva, produzindo vasoconstrição e descongestão. (Nota: A *oximetazolina* também é usada como creme tópico para reduzir a vermelhidão da pele associada à rosácea [ver Capítulo 45].) A *oximetazolina* é absorvida independentemente da via de administração e pode causar nervosismo, cefaleia e sono agitado. Não se sabe se a *nafazolina* ou a tetrizolina atingem concentrações significativas na circulação sistêmica. Irritação local e espirros podem ocorrer com a administração intranasal desses medicamentos. O uso por mais de três dias não é recomendado, pois pode ocorrer congestão rebote e dependência.

### F. Midodrina

A *midodrina*, um profármaco, é metabolizada em *desglimidodrina* farmacologicamente ativa. É um agonista $\alpha_1$ seletivo que atua na periferia para aumentar o tônus arterial e venoso. A *midodrina* é indicada para o tratamento da hipotensão ortostática. O medicamento deve ser administrado três vezes ao dia, com doses em intervalos de 3 ou 4 horas. Para evitar hipertensão supina, não são recomendadas doses dentro de 4 horas antes de dormir.

### G. Clonidina

A *clonidina* é um agonista $\alpha_2$ usado no tratamento da hipertensão. Atua centralmente em receptores $\alpha_2$ pré-sinápticos, produzindo inibição dos centros vasomotores simpáticos e diminuindo a estimulação simpática para a periferia. Ela pode ser usada também para minimizar os sintomas da retirada dos opiáceos, do cigarro ou dos benzodiazepínicos. Tanto a *clonidina* quanto o agonista $\alpha_2$ *guanfacina* podem ser usados no tratamento do transtorno de déficit de atenção e hiperatividade (ver Capítulo 22). Os efeitos adversos mais comuns da *clonidina* são letargia, sedação, constipação e xerostomia. A interrupção abrupta da medicação deve ser evitada para prevenir a hipertensão de rebote. A *clonidina* e outro agonista $\alpha_2$, a *metildopa*, são discutidos com outros anti-hipertensivos no Capítulo 8. (Nota: As preparações oftálmicas dos agonistas $\alpha_2$ *apraclonidina* e *brimonidina* são utilizadas no tratamento de glaucoma ou hipertensão ocular. A *brimonidina* tópica também é usada no tratamento da rosácea [ver Capítulo 45].)

## H. Dobutamina

A *dobutamina* é uma catecolamina sintética de ação direta que é, principalmente, um agonista do receptor $\beta_1$ com efeitos $\beta_2$ e $\alpha_1$ menores. Ela aumenta a frequência e o débito cardíaco com poucos efeitos vasculares. É usada para aumentar o débito cardíaco na insuficiência cardíaca aguda (ver Capítulo 10), bem como para dar apoio inotrópico após cirurgia cardíaca. O fármaco aumenta o débito cardíaco e não eleva as demandas de oxigênio do miocárdio tanto quanto outros medicamentos simpaticomiméticos. A *dobutamina* deve ser usada com cautela na fibrilação atrial, porque aumenta a condução atrioventricular. Os outros efeitos adversos são similares aos da *epinefrina*. Pode-se desenvolver tolerância com o uso prolongado.

## I. Isoproterenol

O *isoproterenol* é uma catecolamina sintética de ação direta que estimula os receptores $\beta_1$ e $\beta_2$-adrenérgicos. Sua falta de seletividade é uma desvantagem, motivo pelo qual raras vezes é usado terapeuticamente. Sua ação em receptores $\alpha$ é insignificante. O *isoproterenol* produz intensa estimulação cardíaca (efeito $\beta_1$), aumentando a frequência, a contratilidade e o débito (Figura 6.12). Ele é tão ativo quanto a *epinefrina* na sua ação. Também dilata as arteríolas dos músculos esqueléticos (efeito $\beta_2$), diminuindo a resistência periférica. Devido à sua ação estimulante cardíaca, pode aumentar levemente a pressão arterial sistólica, mas reduz muito a pressão arterial média e a diastólica (Figura 6.13). O *isoproterenol* é também um broncodilatador potente (efeito $\beta_2$). Os efeitos adversos do *isoproterenol* são semelhantes aos efeitos colaterais da *epinefrina* relacionados ao receptor $\beta$.

## J. Salbutamol, levossalbutamol, metaproterenol e terbutalina

*Salbutamol*, *levossalbutamol*, *metaproterenol* e *terbutalina* são agonistas $\beta_2$ de ação curta (ABACs) usados principalmente como broncodilatadores, geralmente administrados por inaladores dosimetrados (Figura 6.14). O *salbutamol* e seu isômero R *levalbuterol (levossalbutamol)* são os ABACs de escolha para o tratamento do broncoespasmo agudo, porque esses agentes são mais seletivos para os receptores $\beta_2$ do que o *metaproterenol (orciprenalina)*. A *terbutalina* para inalação não está mais disponível nos Estados Unidos, mas continua em uso em outros países. A *terbutalina* injetável é usada para a reversão do broncoespasmo agudo e, sem indicação formal na bula, como relaxante uterino para suprimir o trabalho de parto prematuro (o uso para esta indicação não deve exceder 48 a 72 horas). Um dos efeitos adversos mais comuns é o tremor, mas os pacientes tendem a desenvolver tolerância a ele. Outros efeitos adversos incluem intranquilidade, apreensão e ansiedade. Quando esses fármacos são administrados por via oral, podem causar taquicardia ou arritmias (devido à ativação dos receptores $\beta_1$), especialmente em pacientes com doença cardíaca subjacente. Os inibidores da *monoaminoxidase* (iMAOs) também aumentam o risco de efeitos adversos cardiovasculares, e o uso simultâneo deve ser evitado. O uso de antagonistas beta não seletivos pode diminuir ou neutralizar os efeitos broncodilatadores dos ABACs.

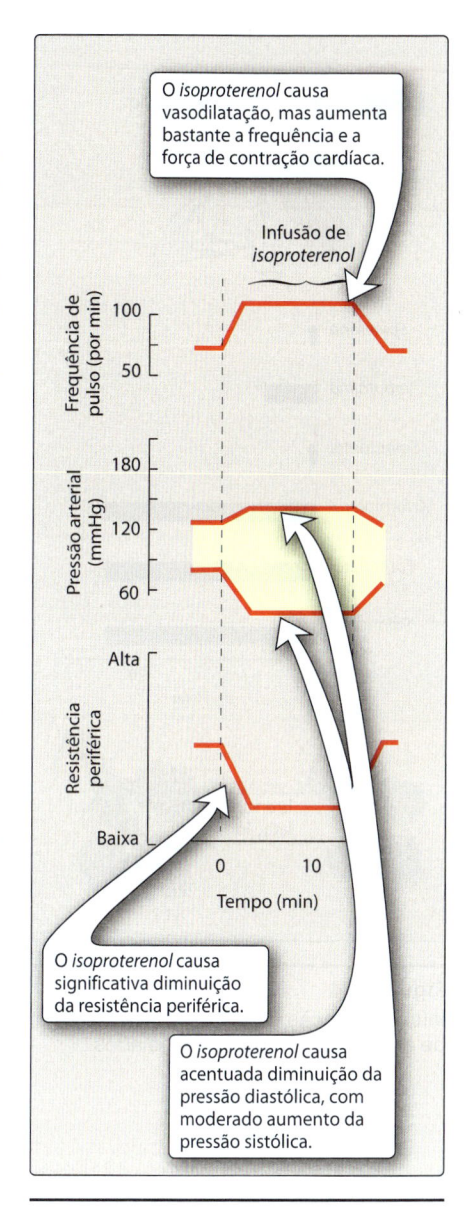

**Figura 6.13**
Efeitos cardiovasculares da infusão intravenosa de *isoproterenol*.

## K. Formoterol, indacaterol, olodaterol e salmeterol

*Formoterol*, *arformoterol* (o enantiômero [R,R] do *formoterol*), *indacaterol*, *olodaterol* e o *salmeterol* são agonistas $\beta_2$ seletivos de longa ação (ABLAs) usados para o tratamento de distúrbios respiratórios, como asma e doença pulmonar obstrutiva crônica (ver Capítulo 41). Uma dose única por um inalador dosável – por exemplo, um inalador de pó – provê broncodilatação por 12 horas; o *salbutamol*, por exemplo, provê menos de 3 horas. Ao contrário do *formoterol*, o *salmeterol* tem um início lento de ação (Figura 6.14). Os ABLAs não são recomendados como monoterapia para o tratamento da asma, porque foi demonstrado que aumentam o risco de mortes relacionadas à asma; entretanto, esses agentes são altamente eficazes quando combinados com um medicamento controlador da asma, como um corticosteroide inalado.

## L. Mirabegrona e vibegrona

*Mirabegrona* e *vibegrona* são agonistas $\beta_3$ que relaxam o músculo liso do detrusor e aumentam a capacidade da bexiga. Esses agentes são usados para pacientes com bexiga hiperativa. A *mirabegrona* pode aumentar a pressão arterial e não deve ser usado em pacientes com hipertensão não controlada. Ambos os medicamentos podem aumentar as concentrações de *digoxina* ao inibir a eliminação mediada pela glicoproteína P, e a *mirabegrona* inibe a isozima CYP2D6, o que pode potencializar os efeitos de outros medicamentos metabolizados por essa via (p. ex., *metoprolol*). A *vibegrona* tem interação mínima com o sistema enzimático CYP; portanto, o potencial para interações medicamentosas é menor quando comparado à *mirabegrona*.

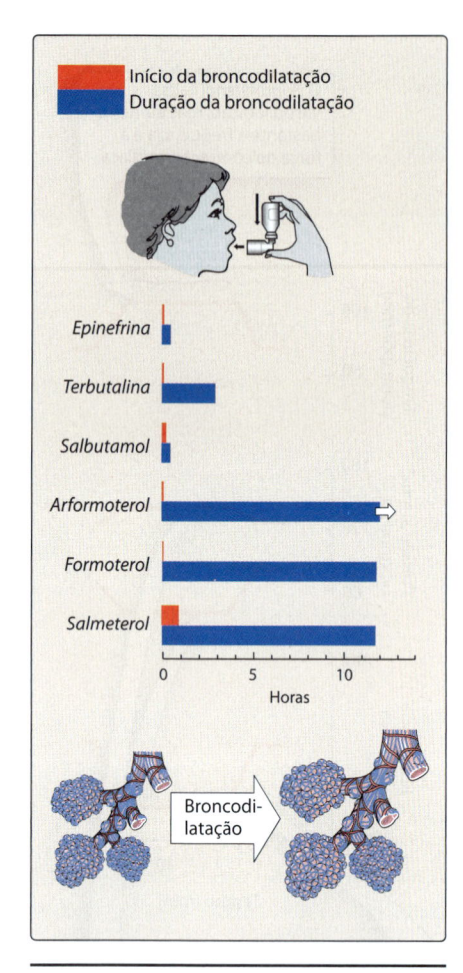

**Figura 6.14**
Início e duração do efeito broncodilatador de agonistas adrenérgicos inalados.

---

### Aplicação clínica 6.2: Agonistas $\beta_3$ no tratamento da bexiga hiperativa

A bexiga hiperativa (BH) é uma condição caracterizada por sintomas urinários incômodos. A urgência urinária (definida como uma necessidade súbita e forte de urinar, difícil de retardar) é considerada um sintoma característico. Outros sintomas podem incluir frequência urinária, noctúria (necessidade de acordar para urinar) e, em alguns casos, incontinência urinária de urgência. Os pacientes são diagnosticados com BH por meio do autorrelato de sintomas urinários e exclusão de outros distúrbios. O tratamento inicial para BH inclui modificações comportamentais, como controle de fluidos, exercícios para os músculos do assoalho pélvico e estratégias de controle da bexiga. A farmacoterapia pode ser considerada para pacientes que não obtenham resposta satisfatória às modificações comportamentais. Os agonistas $\beta_3$, como *mirabegrona* e *vibegrona*, ajudam a aliviar os sintomas da bexiga hiperativa, relaxando o músculo detrusor. O relaxamento desse músculo aumenta a capacidade de armazenamento da bexiga e reduz os sintomas de urgência, frequência e incontinência. Tanto os agonistas $\beta_3$ como os medicamentos antimuscarínicos (ver Capítulo 5) são considerados agentes de primeira linha para o tratamento da bexiga hiperativa. A terapia combinada com um agonista $\beta_3$ e um medicamento antimuscarínico pode serem usados em pacientes que não respondem à terapia com um único agente.

## V. AGONISTAS ADRENÉRGICOS DE AÇÃO INDIRETA

Agonistas adrenérgicos de ação indireta causam a liberação, inibem a captação ou inibem a degradação da *epinefrina* ou da *norepinefrina* (Figura 6.8). Eles potencializam os efeitos da *epinefrina* ou *norepinefrina* produzidos endogenamente, mas não se ligam diretamente nem afetam os receptores pós-sinápticos.

### A. Anfetamina

A acentuada ação estimulante central da *anfetamina* com frequência é considerada sua única ação pelos adictos. Contudo, o fármaco pode também aumentar significativamente a pressão arterial por ação de agonista $\alpha_1$ nos vasos, bem como por efeitos estimulantes $\beta_1$ no coração. Suas ações são mediadas primariamente pelo aumento da liberação não vesicular de catecolaminas como *dopamina* e *norepinefrina* dos terminais dos nervos. Esse mecanismo é complementado pela inibição da recaptação dessas catecolaminas e pela inibição da MAO. Assim, a *anfetamina* é um fármaco adrenérgico de ação indireta. As ações e os usos terapêuticos da *anfetamina* e seus derivados são discutidos com os estimulantes do SNC (ver Capítulo 22).

### B. Tiramina

A *tiramina* não é um fármaco clinicamente útil, mas é importante porque é encontrada em alimentos fermentados, como em alguns queijos envelhecidos e vinhos. Ela é um coproduto do metabolismo da *tirosina*. Normalmente, é oxidada pela MAO no TGI, mas, se o paciente estiver recebendo iMAO, podem acontecer episódios vasopressores graves. Como a *anfetamina*, a *tiramina* entra no terminal nervoso e desloca a *norepinefrina* armazenada. A catecolamina liberada, então, atua nos adrenoceptores.

### C. Cocaína

A *cocaína* é a única entre os anestésicos locais que tem a propriedade de bloquear o transportador de *norepinefrina* dependente de sódio--cloreto ($Na^+/Cl^-$), necessário para a recaptação de *norepinefrina* pelo neurônio adrenérgico. Em consequência, a *norepinefrina* se acumula na fenda sináptica, resultando em aumento da atividade simpática e potenciação das ações da *epinefrina* e da *norepinefrina*. Por isso, pequenas doses de catecolaminas produzem efeitos muito aumentados em indivíduos que usam *cocaína*. Além disso, a duração de ação da *epinefrina* e da *norepinefrina* é prolongada. Semelhantemente às *anfetaminas*, a *cocaína* pode aumentar a pressão arterial, indiretamente, por ação de agonista $\alpha_1$ e efeitos estimulantes $\beta$. A *cocaína* é uma substância de abuso discutida no Capítulo 47.

## VI. AGONISTAS ADRENÉRGICOS DE AÇÃO MISTA

A *efedrina* e a *pseudoefedrina* são adrenérgicos de ação mista. Elas não apenas aumentam a liberação de *noradrenalina* armazenada nas terminações nervosas (Figura 6.8), mas também estimulam diretamente os receptores $\alpha$ e $\beta$. Dessa forma, produzem vários efeitos adrenérgicos que são similares aos da *epinefrina*, embora menos potentes. A *efedrina* e a *pseudoefedrina* não são catecolaminas, mas substratos fracos para MAO e COMT. Portanto, esses fármacos têm ação longa. A *efedrina* e a *pseudoefedrina* têm excelente absorção após administração oral e penetram no SNC, mas a *pseudoefedrina* tem menos efeitos no SNC. A *efedrina* é eliminada praticamente inalterada na urina, e a *pseudoefedrina* sofre biotransformação hepática incompleta antes de sua eliminação na urina. A *efedrina* aumenta a pressão arterial sistólica e diastólica por vasoconstrição e estimulação cardíaca e é indicada na hipotensão induzida por anestesia. Ela produz broncodilatação, mas é menos potente e mais lenta do que a *epinefrina* ou o *isoproterenol*. Foi usada anteriormente para prevenir ataques de asma, mas foi substituída por medicações mais eficazes. A *efedrina* produz leve estimulação do SNC. Isso aumenta o estado de alerta, diminui a fadiga e previne o sono. Ela também melhora o desempenho atlético. (Nota: O uso clínico da *efedrina* está em declínio devido à existência de fármacos mais potentes e melhores que causam menos efeitos adversos. Suplementos fitoterápicos contendo *efedrina* [principalmente produtos contendo *efedra*] foram proibidos pela Food and Drug Administration dos Estados Unidos devido a reações cardiovasculares potencialmente fatais.) A *pseudoefedrina* oral é usada principalmente para tratar congestão nasal e sinusal. Tem sido utilizada ilegalmente para produzir *metanfetamina*. Por isso, os produtos que contêm *pseudoefedrina* têm restrições, e a comercialização é mantida sob controle rígido nos Estados Unidos e em outros países. As características importantes dos agonistas adrenérgicos estão resumidas nas Figuras 6.15 a 6.17.

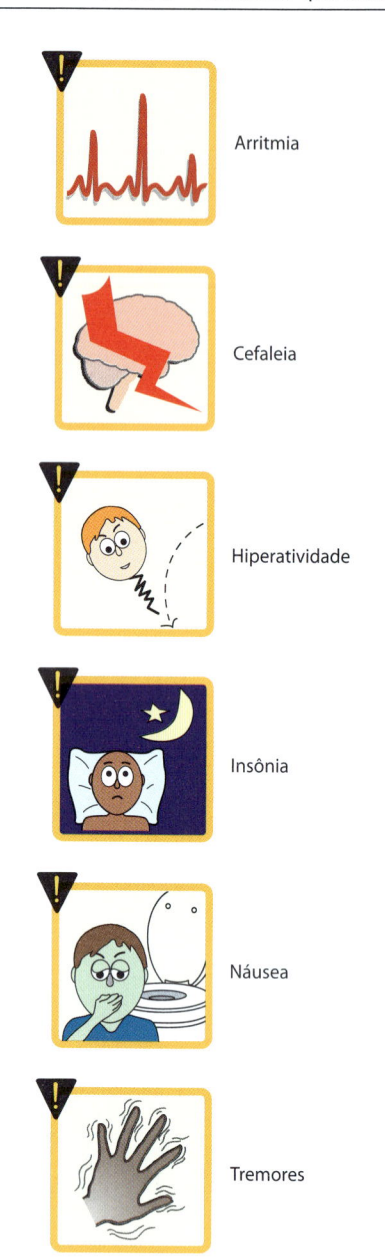

**Figura 6.15**
Alguns efeitos adversos observados com o uso agonistas adrenérgicos.

| TECIDO | TIPO DE RECEPTOR | EFEITO | AÇÕES OPOSTAS |
|---|---|---|---|
| **Coração** | | | |
| • Nó AV e sinusal | β₁ | ↑ Automaticidade | Receptores colinérgicos |
| • Vias de condução | β₁ | ↑ Velocidade de condução e automaticidade | Receptores colinérgicos |
| • Miofibrilas | β₁ | ↑ Contratilidade e automaticidade | |
| **Músculo liso vascular** | β₂ | Vasodilatação | Receptores α-adrenérgicos |
| **Músculo liso dos brônquios** | β₂ | Broncodilatação | Receptores colinérgicos |
| **Rins** | β₁ | ↑ Liberação de renina | Receptores α₁-adrenérgicos |
| **Fígado** | β₂, α₁ | ↑ Glicogenólise e gliconeogênese | — |
| **Músculo esquelético** | β₂ | Contratilidade aumentada<br>Captação de potássio; glicogenólise<br>↑ Dilata as artérias que vão ao músculo esquelético<br>Tremores | — |
| **Olho, músculo ciliar** | β₂ | Relaxamento | Receptores colinérgicos |
| **Trato gastrintestinal** | β₂ | ↓ Motilidade | Receptores colinérgicos |
| **Vesícula biliar** | β₂ | Relaxamento | Receptores colinérgicos |
| **Bexiga, músculo detrusor** | β₂, β₃ | Relaxamento | Receptores colinérgicos |
| **Útero** | β₂ | Relaxamento | Ocitocina |
| **Tecido adiposo** | β₃ | Lipólise | Receptores α₂-adrenérgicos |

**Figura 6.16**
Resumo dos receptores β-adrenérgicos. AV, atrioventricular; GI, gastrintestinal.

| FÁRMACO | ESPECIFICIDADE DO RECEPTOR | USOS TERAPÊUTICOS |
|---|---|---|
| Epinefrina | $\alpha_1, \alpha_2$ $\beta_1, \beta_2$ | Choque anafilático |
| | | Parada cardíaca |
| | | Em anestésicos locais para aumentar a duração da ação |
| Norepinefrina | $\alpha_1, \alpha_2$ $\beta_1$ | Tratamento do choque |
| Isoproterenol | $\beta_1, \beta_2$ | Como estimulante cardíaco |
| Dopamina | Dopaminérgico | Tratamento do choque |
| | $\alpha_1, \beta_1$ | Tratamento da insuficiência cardíaca congestiva |
| | | Elevação da pressão arterial |
| Dobutamina | $\beta_1$ | Tratamento da insuficiência cardíaca congestiva |
| Oximetazolina Nafazolina Tetrizolina | $\alpha_1$ | Como descongestionante nasal |
| | | Para alívio da vermelhidão dos olhos |
| Fenilefrina | $\alpha_1$ | Como descongestionante nasal |
| | | Aumentar a pressão arterial |
| Clonidina | $\alpha_2$ | Tratamento da hipertensão |
| Salbutamol Levossalbutamol Metaproterenol | $\beta_2$ | Tratamento do broncoespasmo (ação curta) |
| Arformoterol Formoterol Indacaterol Olodaterol Salmeterol | $\beta_2$ | Tratamento de manutenção da asma ou DPOC (ação prolongada) |
| Anfetamina | $\alpha, \beta$, SNC | Como estimulante do SNC no tratamento de crianças com síndrome de déficit de atenção, narcolepsia e controle de apetite |
| Efedrina Pseudoefedrina | $\alpha, \beta$, SNC | Aumentar a pressão arterial Como descongestionante nasal |

**Catecolaminas**
- Rápido início de ação
- Curta duração de ação
- Não administradas por via oral
- Não penetram a barreira hematencefálica

**Aminas não catecólicas**

Comparadas com as catecolaminas:
- Duração de ação mais longa
- Todas podem ser administradas por via oral ou inalação

**Figura 6.17**
Resumo dos usos terapêuticos dos agonistas adrenérgicos. TDAH, transtorno de déficit de atenção e hiperatividade; SNC, sistema nervoso central; DPOC, doença pulmonar obstrutiva crônica.

## Resumo

- Existem três classes de agonistas adrenérgicos – agonistas de ação direta, de ação indireta e de ação mista.
- Os agonistas de ação direta atuam estimulando diretamente os receptores α e/ou β.
- Agonistas $α_1$, como a *fenilefrina*, causam vasoconstrição ao ativar os receptores $α_1$ e são usados principalmente no tratamento de congestão nasal e sinusal.
- Agonistas $α_2$, como a *clonidina*, ativam os receptores $α_2$ pré-sinápticos, causando inibição por retroalimentação da liberação de *norepinefrina*. Esses agentes são utilizados principalmente no tratamento da hipertensão.
- Os agonistas $β_1$, como a *dobutamina*, ativam os receptores $β_1$ no coração, causando aumento da frequência cardíaca, contratilidade e subsequente aumento do débito cardíaco. Esses agentes são utilizados principalmente no tratamento da insuficiência cardíaca aguda.
- Os agonistas $β_2$, como o *salbutamol*, exercem seu efeito clínico ativando os receptores $β_2$ nos bronquíolos dos pulmões, causando broncodilatação, e são utilizados principalmente no tratamento da asma e da doença pulmonar obstrutiva crônica.
- Os agonistas adrenérgicos de ação indireta atuam bloqueando a recaptação de *norepinefrina* (p. ex., *cocaína* e *anfetamina*) e aumentando sua liberação ou inibindo sua degradação (p. ex., *anfetamina*). Esses agentes não afetam diretamente os receptores adrenérgicos pós-sinápticos.
- Agonistas adrenérgicos de ação mista, como *efedrina* e *pseudoefedrina*, aumentam a liberação de *norepinefrina* e estimulam diretamente os adrenoceptores α e β. A *pseudoefedrina* é usada principalmente no tratamento da congestão nasal e sinusal.

## Questões para estudo

**Escolha a resposta correta.**

**6.1** Qual dos seguintes é o principal neurotransmissor liberado pelos neurônios simpáticos pós-ganglionares que inervam os músculos cardíacos?

A. Norepinefrina
B. Epinefrina
C. Dopamina
D. Acetilcolina

**Resposta correta = A.** A *norepinefrina* é o principal neurotransmissor liberado pelos terminais nervosos simpáticos pós-ganglionares nos tecidos cardíacos e músculos lisos vasculares. A *epinefrina* é liberada principalmente pelas glândulas suprarrenais, e a *dopamina* é liberada pelos neurônios simpáticos pós-ganglionares nos vasos sanguíneos renais. A *acetilcolina* é liberada pelos neurônios parassimpáticos pós-ganglionares nos músculos lisos efetores.

**6.2** Qual dos seguintes medicamentos adrenérgicos é utilizado no tratamento da bexiga hiperativa?

A. Epinefrina
B. Dobutamina
C. Fenilefrina
D. Mirabegrona

**Resposta correta = D.** Os músculos detrusores na parede da bexiga urinária possuem receptores $β_3$. A estimulação desses receptores relaxa a parede da bexiga urinária e alivia os sintomas da bexiga hiperativa. A *mirabegrona* é um agonista $β_3$ e, portanto, usada no tratamento da bexiga hiperativa. Nenhum dos outros medicamentos listados possui atividade agonista $β_3$.

**6.3** Qual das seguintes afirmações é correta com relação às respostas mediadas pelos receptores adrenérgicos?

A. A estimulação de receptores $α_1$ aumenta a pressão arterial.
B. A estimulação dos receptores $α_2$ pré-sinápticos aumenta a liberação de *norepinefrina*.
C. A estimulação de receptores $β_2$ aumenta a frequência cardíaca (taquicardia).
D. A estimulação dos receptores $β_2$ causa broncoconstrição.

**Resposta correta = A.** A estimulação dos receptores $α_1$, encontrados principalmente nos vasos sanguíneos, causa vasoconstrição e aumento da pressão arterial. A estimulação dos receptores $α_2$ do terminal simpático pré-sináptico reduz a liberação de *norepinefrina*. Não há receptores $β_2$ no coração; assim, a sua ativação não afeta a frequência cardíaca. A estimulação dos receptores $β_2$ encontrados nos tecidos bronquiais causa broncodilatação, e não broncoconstrição.

**6.4** Um paciente asmático recebeu um agonista β não seletivo para alívio da broncoconstrição. Qual efeito adverso você esperaria nesse paciente?

A. Bradicardia
B. Taquicardia
C. Hipotensão (redução da pressão arterial)
D. Agravamento da broncoconstrição

**Resposta correta = B.** Um agonista β não seletivo ativa os receptores $β_1$ e $β_2$. A ativação de $β_1$ causa aumento da frequência cardíaca (taquicardia), contratilidade e subsequente aumento da pressão arterial. Ele alivia a broncoconstrição devido à ativação dos receptores $β_2$.

**6.5** Um menino de 12 anos com alergia a amendoim é levado ao pronto-socorro após o consumo acidental de amendoim. Ele está em choque anafilático. Qual dos seguintes medicamentos é mais apropriado para tratar esse paciente?

A. *Norepinefrina*
B. *Fenilefrina*
C. *Dobutamina*
D. *Epinefrina*

**Resposta correta = D.** A *norepinefrina* tem mais efeitos do tipo agonista α e ativa principalmente receptores $α_1$, $α_2$ e $β_1$. A *epinefrina* tem mais efeitos do tipo agonista β e ativa principalmente receptores $α_1$, $α_2$, $β_1$ e $β_2$. A *fenilefrina* tem efeitos predominantemente α e ativa principalmente receptores $α_1$. A *dobutamina* ativa principalmente receptores $β_1$ e não tem efeitos significativos em $β_2$. Assim, a *epinefrina* é o fármaco de escolha no choque anafilático e pode estimular o coração (ativação $β_1$) e dilatar os bronquíolos (ativação $β_2$).

**6.6** Um paciente idoso é levado ao pronto-socorro com pressão arterial de 76/60 mmHg, taquicardia e baixo débito cardíaco. Ele é diagnosticado com insuficiência cardíaca aguda. Qual dos seguintes medicamentos é mais apropriado para melhorar a função cardíaca?

A. *Epinefrina*
B. *Clonidina*
C. *Dobutamina*
D. *Isoproterenol*

**Resposta correta = C.** Entre as alternativas, o fármaco ideal para aumentar a contratilidade na insuficiência cardíaca aguda é a *dobutamina*, pois é um agonistas $β_1$ adrenérgico seletivo. A *clonidina* é um agonista $α_2$ usado para tratar hipertensão (não hipotensão). Os outros fármacos são agonistas adrenérgicos não seletivos e podem causar efeitos indesejados.

**6.7** A *epinefrina* é adicionada às formulações anestésicas locais utilizadas em procedimentos odontológicos para prolongar sua duração de ação. Quais dos seguintes receptores adrenérgicos contribuem para o aumento da duração da ação dos anestésicos locais?

A. $α_1$
B. $α_2$
C. $β_1$
D. $β_2$

**Resposta correta = A.** Quando injetada nos tecidos, a *epinefrina* causa constrição da vasculatura local pela ativação dos receptores $α_1$. A constrição da vasculatura reduz a remoção do anestésico local do tecido injetado e prolonga o efeito anestésico local. A ativação de outros receptores adrenérgicos não leva à vasoconstrição.

**6.8** Qual dos seguintes agonistas adrenérgicos usado no tratamento da asma aumenta o risco de morte relacionada à asma, quando usado como agente único?

A. *Salbutamol*
B. *Epinefrina*
C. *Efedrina*
D. *Salmeterol*

**Resposta correta = D.** Demonstrou-se que agonistas β de ação prolongada (ABAPs), como o *salmeterol*, aumentam o risco de mortes relacionadas à asma quando usados isoladamente e possuem uma advertência relacionada a isso. A combinação de um ABAP com um corticosteroide inalado é o regime preferido para asma moderada a grave.

**6.9** Qual dos seguintes agentes adrenérgicos tem restrições de venda sem receita devido ao seu uso potencial para a síntese ilegal de metanfetamina?

A. *Nafazolina*
B. *Pseudoefedrina*
C. *Epinefrina*
D. *Tetrizolina*

**Resposta correta = B.** A *pseudoefedrina* é um precursor direto na síntese da *metanfetamina*, devido à sua semelhança estrutural estereoquímica com esse composto. As estruturas químicas dos outros fármacos listados não são adequadas para a síntese de *metanfetamina*.

6.10 Uma empresa farmacêutica desenvolve um novo medicamento para tratar os sintomas da doença pulmonar obstrutiva crônica. Em estudos pré-clínicos, o medicamento causou broncodilatação, mas não causou vasoconstrição significativa nem aumento da frequência cardíaca ou da contratilidade. Com qual dos seguintes medicamentos esse novo medicamento se assemelha?

A. *Epinefrina*
B. *Arformoterol*
C. *Norepinefrina*
D. *Dobutamina*

**Resposta correta =** B. Como o novo medicamento causa broncodilatação e não causa vasoconstrição ou aumento da frequência e contratilidade cardíaca, é provável que o fármaco tenha atividade agonista $\beta_2$, mas não atividade agonista $\alpha_1$ ou $\beta_1$, semelhante ao *arformoterol*, que é um agonista $\beta_2$ seletivo. *Epinefrina*, *norepinefrina* e *dobutamina* causam aumento da pressão arterial.

# 7 Antagonistas adrenérgicos

Sandhya Jinesh e Rajan Radhakrishnan

### α-BLOQUEADORES
*Alfuzosina*
*Doxazosina*
*Fenoxibenzamina*
*Fentolamina*
*Prazosina*
*Silodosina*
*Tansulosina*
*Terazosina*

### β-BLOQUEADORES
*Acebutolol*
*Atenolol*
*Betaxolol*
*Bisoprolol*
*Carteolol*
*Carvedilol*
*Esmolol*
*Labetalol*
*Levobunolol*
*Metoprolol*
*Nadolol*
*Nebivolol*
*Pindolol*
*Propranolol*
*Timolol*

### FÁRMACOS QUE AFETAM A ABSORÇÃO OU LIBERAÇÃO DE NEUROTRANSMISSORES
*Reserpina*

**Figura 7.1**
Resumo dos bloqueadores adrenérgicos e daqueles que afetam a captação ou a liberação do neurotransmissor.

## I. VISÃO GERAL

Os antagonistas adrenérgicos (também denominados bloqueadores adrenérgicos ou simpaticolíticos) ligam-se aos adrenoceptores, mas não iniciam os usuais efeitos intracelulares mediados pelos receptores. Esses fármacos agem ligando-se de forma reversível ou irreversível aos adrenoceptores, evitando a ativação por agonistas endógenos ou exógenos. Como os agonistas, os antagonistas adrenérgicos são classificados de acordo com suas afinidades relativas para os receptores α ou β no sistema nervoso simpático. Numerosos antagonistas adrenérgicos têm papéis importantes na clínica, principalmente para tratar doenças associadas com o sistema cardiovascular. (Nota: Antagonistas que bloqueiam os receptores dopaminérgicos são mais importantes no sistema nervoso central [SNC] e, portanto, são considerados na respectiva seção.) Os antagonistas adrenérgicos discutidos neste capítulo estão resumidos na Figura 7.1.

## II. AGENTES BLOQUEADORES α-ADRENÉRGICOS

Os agentes bloqueadores α-adrenérgicos antagonizam o(s) subtipo(s) de receptor(es) α-adrenérgico(s) ($\alpha_1$ ou $\alpha_2$), dependendo da especificidade do agente para o(s) subtipo(s) de receptor(es). Os medicamentos que bloqueiam os adrenoceptores $\alpha_1$ afetam significativamente a pressão arterial. Como o controle simpático normal dos vasos ocorre em grande parte por ações agonistas nos receptores α-adrenérgicos, o bloqueio desses receptores reduz o tônus simpático dos vasos sanguíneos, resultando em menor resistência vascular periférica e uma subsequente redução da pressão arterial. Esta diminuição da pressão arterial induz taquicardia reflexa. A intensidade da resposta depende do tônus simpático do indivíduo quando o fármaco é administrado. Os bloqueadores $\alpha_2$-adrenérgicos seletivos podem, teoricamente, aumentar a liberação de *norepinefrina*, mas têm utilidade clínica limitada.

### A. Fenoxibenzamina

A *fenoxibenzamina* é um bloqueador irreversível (não competitivo) e não seletivo dos receptores $\alpha_1$ e $\alpha_2$-adrenérgicos.

1. **Ações**

    a. **Efeitos cardiovasculares:** O fármaco previne a vasoconstrição dos vasos sanguíneos periféricos mediada pelo receptor $\alpha_1$, causada por catecolaminas endógenas, o que leva à diminuição da resistência periférica e à taquicardia reflexa em consequência.

No entanto, ao bloquear os receptores $\alpha_2$ pré-sinápticos nas terminações nervosas simpáticas do coração, a *fenoxibenzamina* causa um aumento na liberação de *norepinefrina*, que, por sua vez, aumenta a frequência cardíaca e o débito cardíaco (mediado pelos receptores $\beta_1$). Isso também pode causar arritmias cardíacas e dor anginosa. Por estas razões, a *fenoxibenzamina* não é utilizada como terapia de manutenção para o tratamento da hipertensão, embora seja útil no tratamento a curto prazo de algumas crises hipertensivas.

  b. **Reversão da epinefrina:** Todos os bloqueadores $\alpha$-adrenérgicos revertem as ações $\alpha$-agonistas da *epinefrina*. Por exemplo, a ação vasoconstritora é interrompida, mas a vasodilatação dos outros leitos vasculares causada por estimulação dos adrenoceptores $\beta_2$ não é bloqueada. Por isso, na presença de *fenoxibenzamina*, a pressão arterial sistêmica diminui em resposta à *epinefrina* (Figura 7.2). (Nota: As ações da *norepinefrina* não são revertidas, mas diminuídas, pois a *norepinefrina* quase não tem ação $\beta$-agonista na musculatura lisa dos vasos.) A *fenoxibenzamina* não tem efeito nas ações do *isoproterenol*, que é um agonista $\beta$ puro (Figura 7.2).

2. **Usos terapêuticos:** A *fenoxibenzamina* é indicada no tratamento da sudorese e da hipertensão associada ao feocromocitoma, um tumor secretor de catecolaminas na medula suprarrenal. Os usos sem indicação formal na bula incluem o tratamento de crises hipertensivas causadas por aminas simpaticomiméticas, problemas urinários associados à bexiga neurogênica, obstrução funcional da saída e obstrução parcial da próstata.

3. **Efeitos adversos:** A *fenoxibenzamina* pode causar hipotensão postural, congestão nasal, inibição da ejaculação e irritação gastrintestinal. Também pode causar taquicardia reflexa, mediada pelo reflexo barorreceptor. A *fenoxibenzamina* deve ser usada com cautela em pacientes com doença cerebrovascular ou cardiovascular.

### B. Fentolamina

Ao contrário da *fenoxibenzamina*, a *fentolamina* é um bloqueador reversível, competitivo e não seletivo dos receptores $\alpha_1$ e $\alpha_2$. Os efeitos duram aproximadamente 4 horas após uma única injeção. Os efeitos farmacológicos da *fentolamina* são muito semelhantes aos da *fenoxibenzamina*. É utilizado para o diagnóstico e tratamento a curto prazo do feocromocitoma e da crise hipertensiva, além de prevenir a necrose dérmica após extravasamento de *norepinefrina*. Em procedimentos odontológicos e periodontais, a administração local de *fentolamina* pode auxiliar na reversão da anestesia dos tecidos moles (p. ex., lábios e língua) produzida pela injeção de um anestésico local contendo um vasoconstritor.

### C. Prazosina, terazosina e doxazosina

*Prazosina*, *terazosina* e *doxazosina* são bloqueadores competitivos seletivos de receptores $\alpha_1$. Ao contrário da *fenoxibenzamina* e da *fentolamina*, são úteis no tratamento da hipertensão, embora não sejam agentes de primeira linha. (Nota: *Tansulosina*, *alfuzosina* e *silodosina* são exemplos de outros antagonistas $\alpha_1$ seletivos, indicados para o tratamento da hiperplasia prostática benigna [ver Capítulo 43]). A biotransformação leva a produtos inativos que são excretados na urina,

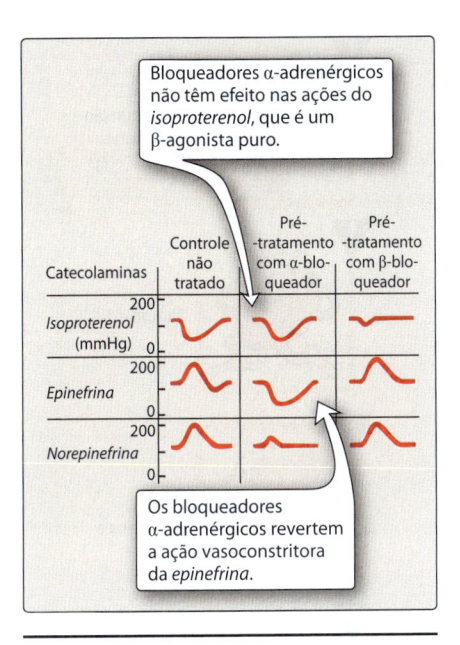

**Figura 7.2**
Resumo dos efeitos dos bloqueadores adrenérgicos nas alterações da pressão arterial induzidas por *isoproterenol*, *epinefrina* e *norepinefrina*.

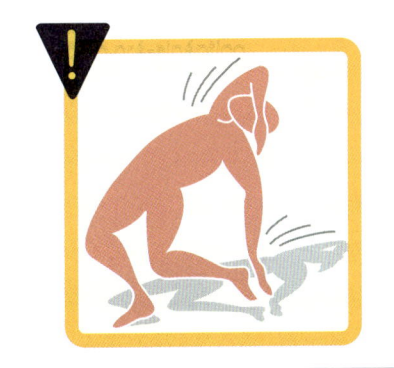

**Figura 7.3**
A primeira dose do bloqueador do receptor $\alpha_1$ pode provocar hipotensão ortostática e resultar em síncope (desmaio).

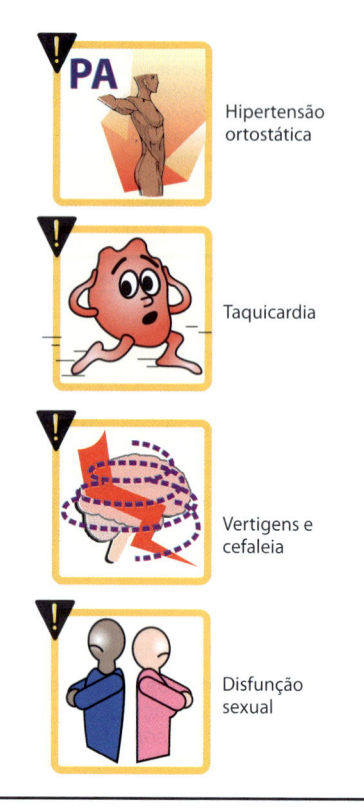

**Figura 7.4**
Alguns efeitos adversos comumente observados com o uso de agentes bloqueadores α-adrenérgicos.

(Hipertensão ortostática; Taquicardia; Vertigens e cefaleia; Disfunção sexual)

exceto os da *doxazosina*, que aparecem nas fezes. Entre esses fármacos, a *doxazosina* é o de ação mais longa.

1. **Mecanismo de ação:** Esses fármacos diminuem a resistência vascular periférica e a pressão arterial, causando relaxamento dos músculos lisos arteriais e venosos. Ao contrário da *fenoxibenzamina* e da *fentolamina*, causam alterações mínimas no débito cardíaco, no fluxo sanguíneo renal e na velocidade de filtração glomerular. A *tansulosina*, a *alfuzosina* e a *silodosina* têm efeitos menos pronunciados sobre a pressão arterial porque são menos seletivos para os receptores $\alpha_{1B}$ encontrados nos vasos sanguíneos e mais seletivos para os receptores $\alpha_{1A}$ na próstata e na bexiga. O bloqueio dos receptores $\alpha_{1A}$ diminui o tônus na musculatura lisa do colo da bexiga e da próstata e melhora o fluxo da urina.

2. **Usos terapêuticos:** Indivíduos com pressão arterial elevada tratados com um desses fármacos não se tornam tolerantes à sua ação. Contudo, a primeira dose desses fármacos pode produzir hipotensão ortostática exagerada (Figura 7.3), que pode resultar em síncope (desmaio). Essa ação, denominada efeito "primeira dose", pode ser minimizada reduzindo-se a primeira dose para um terço ou um quarto da dose normal e administrando-a na hora de dormir. Esses fármacos podem causar discreta melhora no perfil lipídico e no metabolismo da glicose em pacientes hipertensos. Como apresentam resultados cardiovasculares inferiores em comparação com outros anti-hipertensivos, os antagonistas $\alpha_1$ não são utilizados em monoterapia no tratamento da hipertensão (ver Capítulo 8).

3. **Efeitos adversos:** Os $\alpha_1$-bloqueadores, como *prazosina* e *doxazosina*, podem causar tontura, falta de energia, congestão nasal, cefaleia, sonolência e hipotensão ortostática (embora em menor intensidade do que observado com a *fenoxibenzamina* e a *fentolamina*). Um efeito hipotensor aditivo ocorre quando os antagonistas $\alpha_1$ são administrados com vasodilatadores, como nitratos ou inibidores de PDE-5 (p. ex., *sildenafila*), necessitando de uma titulação cautelosa da dose e do uso nas doses mais baixas possíveis. Esses fármacos podem causar síndrome da íris flácida, uma condição na qual a íris ondula em resposta à cirurgia intraoperatória do olho. A Figura 7.4 resume alguns efeitos adversos observados com os α-bloqueadores.

### Aplicação clínica 7.1: Uso de α-bloqueadores na hiperplasia prostática benigna

A hiperplasia prostática benigna (HPB) é uma condição comum em homens mais velhos. Na HBP, o aumento da próstata pode obstruir o fluxo de urina para fora da bexiga, resultando em sintomas urinários incômodos. Os sintomas podem incluir dificuldade em iniciar a micção, necessidade frequente ou urgente de urinar e aumento da frequência de micção à noite (noctúria), entre outros. Modificações no estilo de vida, como limitação de líquidos, aumento de exercícios e controle de peso, podem ajudar a reduzir ou minimizar os sintomas da HBP. Para pacientes que apresentam resposta inadequada às modificações no estilo de vida, os α-bloqueadores são uma opção terapêutica medicamentosa preferida para o controle dos sintomas. (Nota: Pacientes com próstata aumentada podem se beneficiar da adição de um inibidor da 5-α-redutase; ver Capítulo 43.) Os α-bloqueadores antagonizam os receptores $\alpha_1$-adrenérgicos encontrados nas células do músculo liso vascular (efeito $\alpha_{1B}$), bem como nas células do músculo liso urogenital (efeito $\alpha_{1A}$). Assim, eles relaxam a musculatura lisa dos órgãos urogenitais, especialmente do esfíncter interno (colo vesical) da bexiga, uretra e próstata. Isso ajuda a melhorar o fluxo urinário e os sintomas associados à micção na HBP. Como alguns α-bloqueadores causam vasodilatação periférica (efeito $\alpha_{1B}$), eles podem estar associados à síncope da primeira dose devido à hipotensão ortostática, principalmente medicamentos com menor seletividade para $\alpha_{1A}$, como *doxazosina* e *terazosina*. Portanto, os α-bloqueadores devem ser iniciados em doses baixas e titulados com base na tolerância do paciente e na melhora dos sintomas.

## III. AGENTES BLOQUEADORES β-ADRENÉRGICOS

Todos os β-bloqueadores disponíveis para a clínica são antagonistas competitivos. Os β-bloqueadores não seletivos atuam em receptores β₁ e β₂, ao passo que os β-antagonistas cardiosseletivos bloqueiam principalmente receptores β₁. (Nota: Não há β₂-antagonistas seletivos clinicamente úteis.) Esses fármacos também diferem na atividade simpaticomimética intrínseca (ASI), nos efeitos no SNC, no bloqueio dos receptores simpáticos, na vasodilatação e na farmacocinética (Figura 7.5). Embora todos os β-bloqueadores reduzam a pressão arterial, é menos provável que induzam hipotensão postural, porque os adrenoceptores α permanecem funcionais. Portanto, o controle simpático normal da vasculatura é mantido e responde às alterações posturais e de atividade. Os β-bloqueadores são eficazes (as indicações de cada medicamento variam) no tratamento de hipertensão sistêmica e portal, angina, arritmias cardíacas, infarto do miocárdio, insuficiência cardíaca, hipertireoidismo, tremores e glaucoma. Também são usados na profilaxia das enxaquecas. (Nota: Os nomes de todos os β-bloqueadores terminam em "-olol", exceto *labetalol* e *carvedilol*. Tanto o *labetalol* quanto o *carvedilol* também possuem alguma ação α-bloqueadora.)

### A. Propranolol: um antagonista β não seletivo

O *propranolol* é o protótipo dos antagonistas β-adrenérgicos e bloqueia os receptores β₁ e β₂ com a mesma afinidade. Existem preparações de liberação sustentada para administração uma vez ao dia. Os β-bloqueadores não seletivos, incluindo o *propranolol*, têm a capacidade de bloquear as ações do *isoproterenol* (agonistas β₁ e β₂) no sistema cardiovascular. Assim, na presença de um β-bloqueador não seletivo, o *isoproterenol* não produz estimulação cardíaca (mediada por β₁) ou reduções na pressão arterial média e na pressão diastólica (mediada por β₂; Figura 7.2). (Nota: Na presença do β-bloqueador não seletivo, a *epinefrina* não diminui a pressão diastólica ou estimula o coração, mas sua ação vasoconstritora, mediada por receptores α₁, permanece ativa. As ações da *norepinefrina* no sistema cardiovascular são mediadas primariamente pelos receptores α₁ e, portanto, não são afetadas.)

1. **Ações**

   a. **Sistema cardiovascular:** O *propranolol* diminui o débito cardíaco, tendo efeitos inotrópicos negativos (diminuição da força de contratilidade) e cronotrópicos negativos (diminuição da frequência cardíaca) (Figura 7.6). Ele deprime diretamente a atividade dos nós sinoatrial e atrioventricular. Em geral, a bradicardia limita a sua dosagem. Durante exercício ou estresse, quando o sistema nervoso simpático está ativado, os β-bloqueadores atenuam o esperado aumento da frequência cardíaca. O débito cardíaco, o trabalho e o consumo de oxigênio diminuem pelo bloqueio dos receptores β₁, e esses efeitos são úteis no tratamento da angina (ver Capítulo 12). Os β-bloqueadores são eficazes para atenuar as arritmias cardíacas supraventriculares (p. ex., fibrilação atrial), mas, em geral, não são eficazes contra as arritmias ventriculares (exceto as induzidas pelo exercício).

   b. **Vasoconstrição periférica:** O bloqueio não seletivo dos receptores β impede a vasodilatação nos músculos esqueléticos mediada pelos receptores β₂ e aumenta a resistência vascular periférica (Figura 7.6). A redução do débito cardíaco produzida por todos os β-bloqueadores leva à diminuição da pressão arterial,

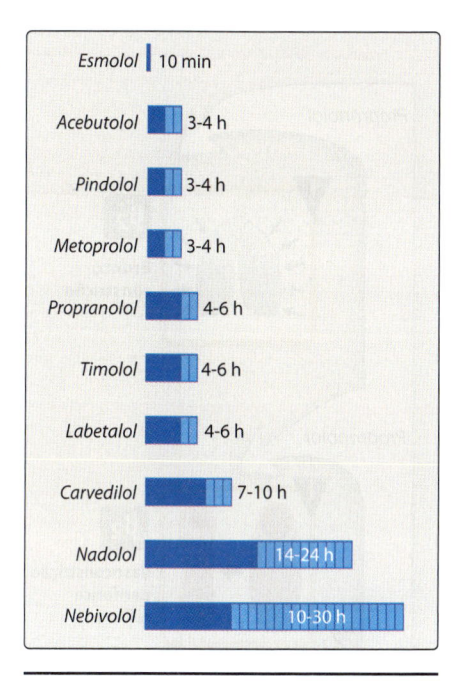

**Figura 7.5**
Meias-vidas de eliminação de alguns β-bloqueadores.

|  |  |
|---|---|
| Esmolol | 10 min |
| Acebutolol | 3-4 h |
| Pindolol | 3-4 h |
| Metoprolol | 3-4 h |
| Propranolol | 4-6 h |
| Timolol | 4-6 h |
| Labetalol | 4-6 h |
| Carvedilol | 7-10 h |
| Nadolol | 14-24 h |
| Nebivolol | 10-30 h |

o que desencadeia vasoconstrição periférica reflexa e redução do fluxo de sangue na periferia. Em pacientes com hipertensão, a resistência periférica total retorna ao normal ou diminui com o uso prolongado de *propranolol*, como resultado da regulação negativa dos receptores β. O efeito inibitório dos β-bloqueadores sobre a liberação de renina também pode contribuir para a diminuição da resistência periférica ao reduzir a produção de angiotensina II. Clinicamente, há uma redução gradual das pressões arteriais sistólica e diastólica nos pacientes hipertensos.

c. **Broncoconstrição:** O bloqueio dos receptores $β_2$ nos pulmões dos pacientes suscetíveis causa contração da musculatura lisa bronquiolar (Figura 7.6). Isso pode precipitar agravamento em pacientes com doença pulmonar obstrutiva crônica (DPOC) ou asma. Portanto, os β-bloqueadores, principalmente os não seletivos, são contraindicados em pacientes com asma e devem ser evitados na DPOC.

d. **Distúrbios no metabolismo da glicose:** O β-bloqueio diminui a glicogenólise e a secreção de glucagon. Por isso, se o *propranolol* é dado a um paciente diabético sob tratamento com *insulina*, é essencial monitorar a glicemia cuidadosamente, porque pode ocorrer hipoglicemia acentuada após ser injetada. Os β-bloqueadores também atenuam a resposta fisiológica normal à hipoglicemia, tal como taquicardia e tremores. (Nota: Ainda ocorre diaforese com hipoglicemia, já que é mediada pelo neurotransmissor *acetilcolina*.)

2. **Usos terapêuticos**

a. **Hipertensão:** O *propranolol* é ineficaz na redução da pressão arterial em indivíduos com pressão arterial normal. Ele diminui a pressão arterial na hipertensão por diversos mecanismos. A redução do débito cardíaco é o mecanismo primário, enquanto a inibição da liberação de renina pelo rim, a diminuição da resistência periférica total com o uso prolongado e a diminuição do fluxo simpático do SNC são contribuintes secundários para os efeitos anti-hipertensivos (ver Capítulo 8).

b. **Angina *pectoris*:** O *propranolol* diminui o oxigênio exigido pelo coração e, por isso, é eficaz na redução da dor torácica de esforço, que é comum na angina. O *propranolol* é, portanto, útil no tratamento da angina crônica estável.

c. **Infarto do miocárdio:** O *propranolol* e outros β-bloqueadores têm efeito protetor no miocárdio. Assim, o paciente que teve um infarto pode ser protegido contra um segundo ataque com o uso profilático dos β-bloqueadores. Além disso, a administração de um β-bloqueador imediatamente depois do infarto reduz a intensidade dele e mortalidade precoce. O mecanismo para esses efeitos pode ser uma redução nas ações das catecolaminas circulantes, que aumentam o consumo de oxigênio e a subsequente demanda do músculo cardíaco já isquêmico. O *propranolol* também reduz a incidência de morte súbita por arritmia após o infarto.

d. **Enxaqueca:** O *propranolol* é eficaz em reduzir os episódios de enxaqueca quando usado profilaticamente (ver Capítulo 39).

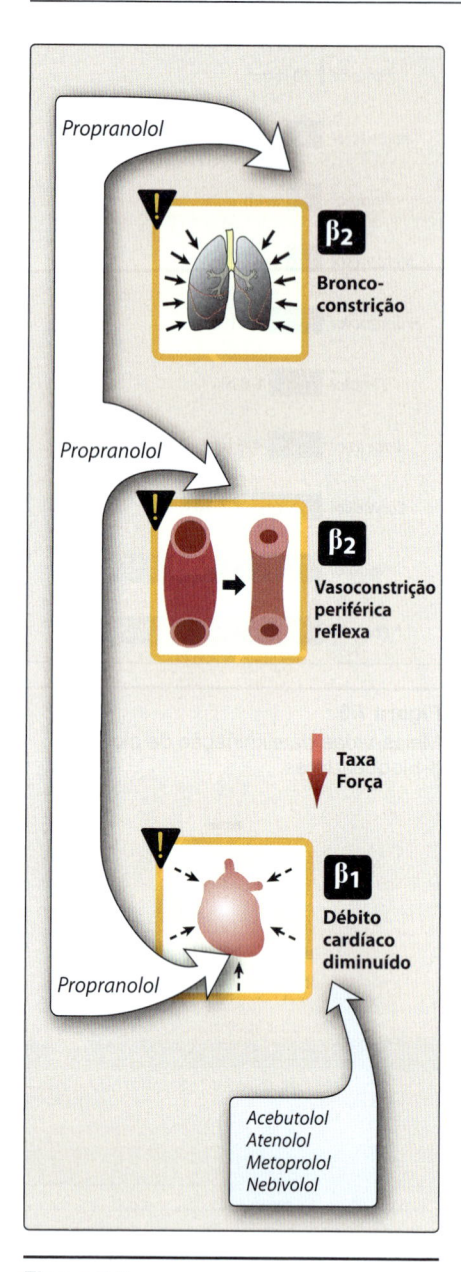

**Figura 7.6**
Ações do *propranolol* e de outros β-bloqueadores.

É um dos β-bloqueadores mais úteis para essa indicação devido à sua natureza lipofílica, que lhe dá acesso ao SNC. (Nota: Para o manejo agudo da enxaqueca, são usados agonistas da serotonina, como a *sumatriptana* e outros fármacos.)

e. **Hipertiroidismo:** O *propranolol* e outros β-bloqueadores são eficazes em diminuir a ampla estimulação simpática que ocorre no hipertiroidismo. No hipertiroidismo agudo (tempestade tireoidiana), os β-bloqueadores podem salvar a vida e proteger contra arritmias cardíacas graves.

### 3. Farmacocinética

Após administração oral, o *propranolol* é quase totalmente absorvido. Está sujeito ao efeito de primeira passagem, e apenas cerca de 25% da dose administrada alcança a circulação. O volume de distribuição do *propranolol* é muito amplo (4 L/kg), e ele facilmente atravessa a barreira hematencefálica devido à sua alta lipossolubilidade. O *propranolol* é extensamente biotransformado, e a maioria dos metabólitos é excretada na urina.

### 4. Efeitos adversos

a. **Broncoconstrição:** O *propranolol* tem potencial para causar broncoconstrição significativa (Figura 7.7) devido ao bloqueio dos receptores $\beta_2$. Morte por asfixia foi relatada em pacientes com asma que receberam inadvertidamente o medicamento. Portanto, o *propranolol* é contraindicado em pacientes com asma brônquica e seu uso deve ser evitado na DPOC.

b. **Arritmias:** O tratamento com β-bloqueadores nunca deve ser interrompido abruptamente, devido ao risco de precipitar arritmias cardíacas, que podem ser graves. Os β-bloqueadores devem ser retirados gradualmente ao longo de algumas semanas. O tratamento de longa duração com o β-antagonista leva à supersensibilização do receptor β. A suspensão da terapia pode precipitar o agravamento da angina, o infarto do miocárdio ou a hipertensão por meio da ação das catecolaminas endógenas nos receptores β regulados positivamente.

c. **Distúrbios no metabolismo:** O β-bloqueio diminui a glicogenólise e a secreção de glucagon. Pode ocorrer hipoglicemia de jejum. Além disso, os β-bloqueadores podem prevenir os efeitos contrarreguladores das catecolaminas durante a hipoglicemia. Assim, a percepção de sintomas de hipoglicemia, como tremores, taquicardia e nervosismo, são embotados pelos β-bloqueadores. A principal função dos receptores β é mobilizar moléculas energéticas, como os aminoácidos. (Nota: As lipases nas células adiposas são ativadas principalmente pela estimulação dos receptores β, levando ao metabolismo dos triglicerídeos em ácidos graxos livres.) Os pacientes aos quais foram administrados β-bloqueadores não seletivos podem ter os triglicerídeos aumentados e a lipoproteína de alta densidade (colesterol "bom") reduzida, devido ao β-bloqueio. Esses efeitos no perfil lipídico do soro podem ser menos pronunciados com o uso de $\beta_1$-antagonistas seletivos, como o *metoprolol*.

d. **Efeitos no SNC:** O *propranolol* tem numerosos efeitos mediados pelo SNC, incluindo depressão, tonturas, letargia, fadiga,

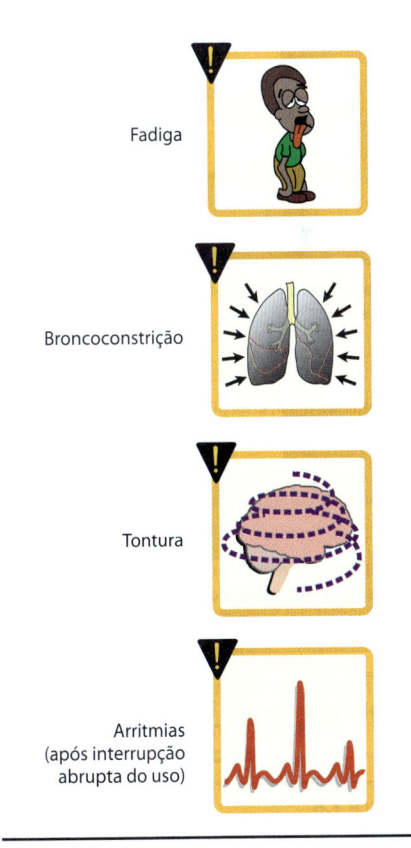

**Figura 7.7**
Efeitos adversos comumente observados com o uso do *propranolol*.

fraqueza, distúrbios visuais, alucinações, perda de memória de curta duração, fragilidade emocional, sonhos intensos (incluindo pesadelos) e depressão. Menos efeitos no SNC são vistos com β-bloqueadores mais hidrofílicos (p. ex., *atenolol*), pois não atravessam tão facilmente a barreira hematencefálica.

e. **Interações medicamentosas:** O *propranolol* é metabolizado no fígado principalmente pelas enzimas CYP1A2 e CYP2D6. Portanto, os inibidores dessas enzimas (p. ex., *bupropiona, fluoxetina, paroxetina, quinidina, ritonavir*) podem potencializar, e os indutores (p. ex., tabagismo) podem diminuir os efeitos anti-hipertensivos do *propranolol*. Além disso, medicamentos como *amiodarona, diltiazem, disopiramida, dobutamina, dronedarona, flecainida, lidocaína, mefloquina, mexiletina* e *verapamil* podem aumentar o risco de efeitos adversos cardiovasculares quando administrados com *propranolol*, por meio de mecanismos variados. Os β-bloqueadores não seletivos, como o *propranolol*, podem prevenir os efeitos broncodilatadores dos agonistas-$β_2$ na asma e os efeitos de resgate da *epinefrina* na anafilaxia.

B. **Nadolol e timolol: antagonistas β não seletivos**

O *nadolol* e o *timolol* também bloqueiam os adrenoceptores $β_1$ e $β_2$ e são mais potentes do que o *propranolol*. O *nadolol* tem uma duração de ação muito longa (Figura 7.5). O *timolol* reduz a produção de humor aquoso. Ele é usado topicamente no tratamento do glaucoma de ângulo aberto crônico.

1. **Tratamento do glaucoma:** Os β-bloqueadores, como o *timolol* aplicado topicamente, são eficazes na diminuição da pressão intraocular no glaucoma (Figura 7.8). Isso ocorre por diminuição da

| CLASSE FARMACOLÓGICA | NOME GENÉRICO | MECANISMO DE AÇÃO | EFEITOS COLATERAIS |
|---|---|---|---|
| Antagonistas β-adrenérgicos (tópico) | *Betaxolol, carteolol, levobunolol, timolol* | Diminuição da produção de humor aquoso | Irritação ocular; contraindicado em pacientes com asma, doença obstrutiva das vias aéreas, bradicardia e insuficiência cardíaca congestiva. |
| Agonistas α-adrenérgicos (tópicos) | *Apraclonidina, brimonidina* | Diminuição da produção de humor aquoso e aumento do fluxo aquoso | Olhos vermelhos e irritação ocular, reações alérgicas, mal-estar e dor de cabeça. |
| Agonistas colinérgicos (tópicos) | *Pilocarpina, carbacol* | Aumento do fluxo aquoso | Dor nos olhos ou na testa, aumento da miopia e diminuição da visão. |
| Análogos semelhantes à prostaglandina (tópicos) | *Latanoprosta, travoprosta, bimatoprosta* | Aumento do fluxo de humor aquoso | Olhos vermelhos e irritação ocular, aumento da pigmentação da íris e crescimento excessivo de pelos nos cílios. |
| Inibidores da anidrase carbônica (tópico e sistêmico) | *Dorzolamida* e *brinzolamida* (tópica), *acetazolamida* e *metazolamida* (oral) | Diminuição da produção de humor aquoso | Miopia transitória, náusea, diarreia, perda de apetite e paladar e cálculos renais (medicamentos orais). |

**Figura 7.8**
Classes dos fármacos usados no tratamento do glaucoma.

secreção do humor aquoso pelo corpo ciliar. O *carteolol* e o *levobunolol* são antagonistas β não seletivos, enquanto o *betaxolol* é um agente β$_1$ seletivo. Diferentemente dos colinérgicos, esses fármacos não afetam a capacidade focal do olho para a visão próxima nem alteram o tamanho da pupila. Quando são administrados intraocularmente, o início do efeito ocorre após 30 minutos e dura por 12 a 24 horas. Os β-bloqueadores são usados no tratamento do glaucoma crônico. No glaucoma agudo, a *pilocarpina* continua sendo o fármaco de escolha para a redução da pressão intraocular de emergência. Outros fármacos usados no tratamento do glaucoma estão resumidos na Figura 7.8.

2. **Hipertensão portal:** β-bloqueadores não seletivos, como o *nadolol* (e o *propranolol*), são usados no tratamento da hipertensão portal em pacientes com cirrose. O tratamento com esses agentes reduz o risco de hemorragia por varizes.

C. **Acebutolol, atenolol, betaxolol, bisoprolol, esmolol, metoprolol e nebivolol: antagonistas β$_1$ seletivos**

Os medicamentos que bloqueiam preferencialmente os receptores β$_1$ minimizam a broncoconstrição indesejada (efeito β$_2$) observada com o uso de agentes não seletivos em pacientes com asma. Os β-bloqueadores cardiosseletivos, como o *acebutolol*, *atenolol* e *metoprolol*, antagonizam os receptores β$_1$ em doses de 50 a 100 vezes menores do que as necessárias para bloquear os receptores β$_2$. Essa cardiosseletividade é mais pronunciada nas doses baixas e se perde nas doses elevadas. (Nota: Como a seletividade β$_1$ desses fármacos se perde com doses altas, eles podem antagonizar os receptores β$_2$.)

1. **Ações:** Esses fármacos reduzem a pressão arterial na hipertensão e aumentam a tolerância ao exercício na angina (Figura 7.6). O *esmolol* tem meia-vida muito curta (Figura 7.5) devido à biotransformação de uma ligação éster. Está disponível apenas por via intravenosa e é usado para controlar a pressão arterial e o ritmo cardíaco em pacientes críticos e submetidos a cirurgias ou procedimentos diagnósticos. Em adição à sua ação β-bloqueadora cardiosseletiva, o *nebivolol* libera óxido nítrico das células endoteliais e causa vasodilatação. Ao contrário do *propranolol*, os β-bloqueadores cardioespecíficos têm menos efeitos na função pulmonar, na resistência periférica e no metabolismo de carboidratos. Apesar disso, os pacientes com asma tratados com esses fármacos devem ser monitorados cuidadosamente, para garantir que a atividade respiratória não seja comprometida. Como esses fármacos têm menos efeito nos receptores β$_2$ vasculares periféricos, o frio nas extremidades (fenômeno de Raynaud), um efeito adverso comum dos β-bloqueadores, é menos frequente.

2. **Usos terapêuticos:** Os β-bloqueadores cardiosseletivos são úteis em pacientes hipertensos com função respiratória comprometida. Esses fármacos são também o tratamento de primeira opção contra a angina crônica estável. *Bisoprolol* e a formulação de liberação prolongada do *metoprolol* (*succinato de metoprolol*) são indicados no manejo da insuficiência cardíaca crônica.

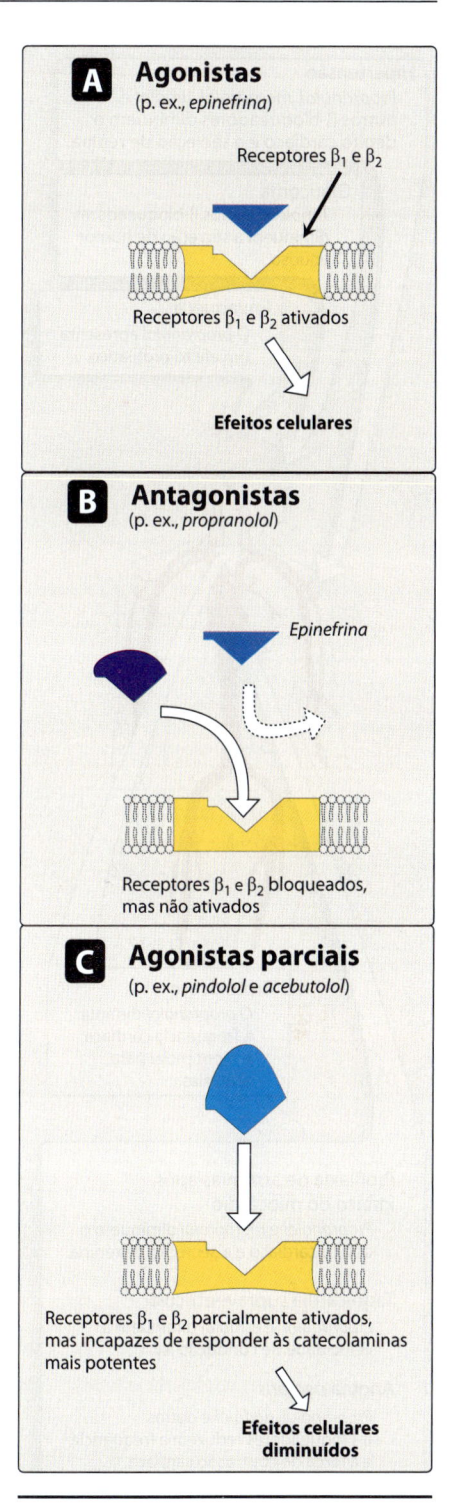

**Figura 7.9**
Comparação de agonistas, antagonistas e agonistas parciais dos adrenoceptores β.

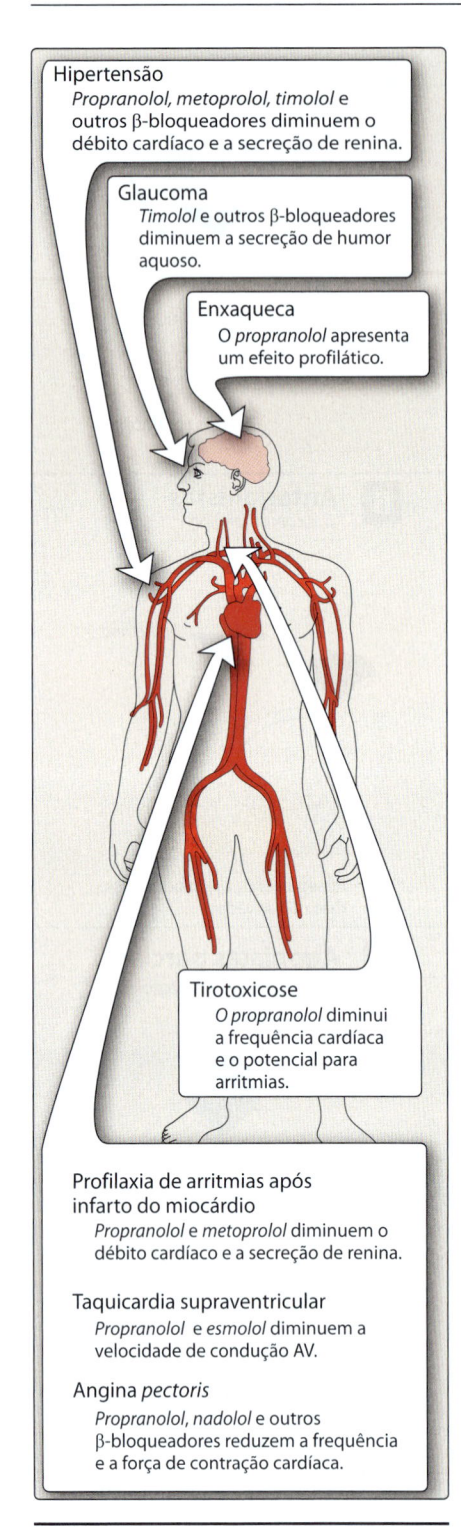

**Hipertensão**
*Propranolol, metoprolol, timolol* e outros β-bloqueadores diminuem o débito cardíaco e a secreção de renina.

**Glaucoma**
*Timolol* e outros β-bloqueadores diminuem a secreção de humor aquoso.

**Enxaqueca**
O *propranolol* apresenta um efeito profilático.

**Tirotoxicose**
O *propranolol* diminui a frequência cardíaca e o potencial para arritmias.

**Profilaxia de arritmias após infarto do miocárdio**
*Propranolol* e *metoprolol* diminuem o débito cardíaco e a secreção de renina.

**Taquicardia supraventricular**
*Propranolol* e *esmolol* diminuem a velocidade de condução AV.

**Angina *pectoris***
*Propranolol, nadolol* e outros β-bloqueadores reduzem a frequência e a força de contração cardíaca.

**Figura 7.10**
Algumas aplicações clínicas dos β-bloqueadores. AV, atrioventricular.

**D. Acebutolol e pindolol: antagonistas com atividade agonista parcial**

1. **Ações**

   a. **Sistema cardiovascular:** *Acebutolol* (antagonista-$\beta_1$ seletivo) e *pindolol* (β-bloqueador não seletivo) não são antagonistas puros. Esses medicamentos também podem estimular fracamente os receptores $\beta_1$ e $\beta_2$ (Figura 7.9) e diz-se que têm ASI. Esses agonistas parciais estimulam o receptor β ao qual se ligam, mas inibem a estimulação pelas catecolaminas endógenas mais potentes, *epinefrina* e *norepinefrina*. O resultado dessas ações opostas é um efeito diminuído na redução da frequência cardíaca e do débito cardíaco, se comparado ao efeito de β-bloqueadores sem ASI.

   b. **Diminuição dos efeitos metabólicos:** Os β-bloqueadores com ASI minimizam os distúrbios no metabolismo de carboidratos e lipídeos observados com outros β-bloqueadores. Por exemplo, esses fármacos não diminuem as concentrações plasmáticas de HDL.

2. **Uso terapêutico:** Os β-bloqueadores com ASI são eficazes em pacientes hipertensos com bradicardia moderada, pois uma redução adicional da frequência cardíaca com esses fármacos é menos pronunciada. (Nota: Os β-bloqueadores com ASI não são usados na angina estável ou nas arritmias devido ao efeito agonista parcial.) No geral, os β-bloqueadores com ASI são pouco utilizados na prática clínica. A Figura 7.10 resume as indicações para os β-bloqueadores.

**E. Labetalol e carvedilol: antagonistas dos receptores α e β-adrenérgicos**

1. **Ações:** O *labetalol* e o *carvedilol* são β-bloqueadores com ação $\alpha_1$-bloqueadora concomitante, que produzem vasodilatação periférica, reduzindo a pressão arterial. Eles contrastam com outros β-bloqueadores que produzem vasoconstrição periférica inicial e, por isso, são úteis no tratamento de pacientes hipertensos para os quais o aumento da resistência vascular periférica é indesejável. O *carvedilol* também diminui a peroxidação lipídica e o engrossamento da parede vascular, efeitos benéficos na insuficiência cardíaca.

2. **Usos terapêuticos:** O *labetalol* é usado como alternativa à *metildopa* no tratamento da hipertensão induzida pela gestação. O *labetalol* intravenoso também é usado para tratar emergências hipertensivas, porque pode reduzir rapidamente a pressão arterial, particularmente em pacientes com frequência cardíaca elevada (ver Capítulo 8). Os β-bloqueadores não devem ser administrados a pacientes com exacerbação aguda de insuficiência cardíaca, pois podem piorar o quadro. Entretanto, *carvedilol*, bem como *metoprolol* e *bisoprolol*, é benéfico em pacientes com insuficiência cardíaca crônica estável. Esses fármacos atuam bloqueando os efeitos da estimulação simpaticomimética no coração, o que, com o tempo, piora a insuficiência cardíaca (ver Capítulo 10).

3. **Efeitos adversos:** Hipotensão ortostática e tonturas são associadas com o bloqueio $\alpha_1$. A Figura 7.11 resume as especificidades do receptor e os usos dos β-antagonistas adrenérgicos.

| FÁRMACO | ESPECIFICIDADE DO RECEPTOR | USOS TERAPÊUTICOS |
|---|---|---|
| *Propranolol* | $\beta_1, \beta_2$ | Hipertensão<br>Profilaxia da enxaqueca<br>Hipertiroidismo<br>Angina *pectoris*<br>Infarto do miocárdio |
| *Nadolol*<br>*Pindolol*[1] | $\beta_1, \beta_2$ | Hipertensão |
| *Timolol* | $\beta_1, \beta_2$ | Glaucoma |
| *Atenolol*<br>*Bisoprolol*[2]<br>*Esmolol*<br>*Metoprolol*[2] | $\beta_1$ | Hipertensão<br>Angina<br>Infarto do miocárdio<br>Fibrilação atrial |
| *Acebutolol*[1] | $\beta_1$ | Hipertensão |
| *Nebivolol* | $\beta_1$, NO↑ | Hipertensão |
| *Carvedilol*[2]<br>*Labetalol* | $\alpha_1, \beta_1, \beta_2$ | Hipertensão |

**Figura 7.11**
Resumo dos antagonistas β-adrenérgicos. NO, óxido nítrico; [1]*Acebutolol* e *pindolol* também são agonistas parciais.
[2]*Bisoprolol*, *metoprolol* e *carvedilol* também são utilizados no tratamento da insuficiência cardíaca.

## Aplicação clínica 7.2: Uso terapêutico de β-bloqueadores

Os usos terapêuticos dos β-bloqueadores são muitos e existem vários agentes para escolher. Ao considerar a seleção de um β-bloqueador para terapia, é útil que o médico considere as seguintes questões:

1. O β-bloqueador é seletivo? Os β-bloqueadores seletivos antagonizam preferencialmente os receptores $\beta_1$ no coração, tornando-os úteis para aplicações cardíacas, como angina, hipertensão e insuficiência cardíaca. Por meio do seu efeito nos receptores $\beta_1$ cardíacos, os β-bloqueadores seletivos reduzem o débito cardíaco, levando a uma diminuição da pressão arterial na hipertensão e a uma redução do consumo de oxigênio pelo miocárdio na angina. Além disso, os efeitos respiratórios (broncoconstrição) são mínimos com β-bloqueadores cardiosseletivos, em doses normais.

2. O β-bloqueador é não seletivo? Os β-bloqueadores não seletivos (p. ex., *propranolol*) antagonizam os receptores $\beta_1$ encontrados no coração e os receptores $\beta_2$ encontrados nos pulmões. Ao bloquear os receptores $\beta_2$ nos pulmões, esses agentes podem piorar a broncoconstrição, devendo ser evitados em pacientes com asma e DPOC. Embora os β-bloqueadores não seletivos não sejam preferidos para muitas condições, eles são considerados agentes de escolha para o tratamento da hipertensão portal na cirrose (p. ex., *nadolol*).

3. O β-bloqueador possui atividade simpatomimética intrínseca (ASI)? Esses agentes raramente são utilizados na prática clínica (p. ex., *acebutolol* e *pindolol*).

4. O agente está disponível em formulação tópica? Apenas os β-bloqueadores disponíveis em formulação tópica (p. ex., *timolol* e *betaxolol*) são usados para tratar o glaucoma.

5. O β-bloqueador possui evidências que apoiem seu uso na indicação terapêutica desejada? Por exemplo, os β-bloqueadores são utilizados no tratamento da insuficiência cardíaca, pois reduzem a carga de trabalho no miocárdio e melhoram a sobrevida global. *Metoprolol* de liberação prolongada (*succinato de metoprolol*), *bisoprolol* e *carvedilol* são os agentes β-bloqueadores com maior evidência de benefício no tratamento da insuficiência cardíaca. Além disso, embora os β-bloqueadores não sejam considerados terapia de primeira linha para o tratamento da hipertensão (ver Capítulo 8), eles podem ser benéficos no tratamento da hipertensão em pacientes com condições coexistentes, como angina, insuficiência cardíaca ou arritmias supraventriculares.

## IV. MEDICAMENTOS QUE AFETAM A LIBERAÇÃO OU A RECAPTAÇÃO DE NEUROTRANSMISSORES

A *reserpina* é um alcaloide vegetal que bloqueia o transporte dependente de $Mg^{2+}$/trifosfato de adenosina de aminas biogênicas (*norepinefrina*, *dopamina* e *serotonina*) do citoplasma para as vesículas de armazenamento no terminal nervoso adrenérgico de todos os tecidos corporais. No final do período de bloqueio do transporte, isso causa a depleção das aminas biogênicas. Em geral, a função simpática é bloqueada devido à baixa liberação de *norepinefrina*. A *reserpina* tem início de ação lento, duração de ação longa e efeitos que persistem por vários dias depois que o seu uso é interrompido. Esse fármaco foi um dos primeiros medicamentos eficazes para o tratamento da hipertensão; entretanto, devido ao desenvolvimento de agentes mais novos e mais eficazes, com melhores perfis de efeitos colaterais e menos interações medicamentosas, a *reserpina* raramente é usada. Ela está incluída neste capítulo devido ao seu mecanismo de ação único e valor histórico.

## Resumo

- Existem duas classes de antagonistas adrenérgicos – α-bloqueadores e β-bloqueadores.
- Os α-bloqueadores exercem seu efeito clínico antagonizando os receptores $α_1$.
- Os α-bloqueadores (*terazosina*, *doxazosina*, *tansulosina*, *alfuzosina* e *silodosina*) são usados principalmente no tratamento da hiperplasia prostática benigna.
- Os α-bloqueadores, incluindo a *prazosina*, também podem ser utilizados para o tratamento da hipertensão, embora não sejam agentes de primeira linha.
- Um dos principais efeitos adversos dos α-bloqueadores é a hipotensão ortostática.
- Os β-bloqueadores exercem seu efeito clínico principalmente antagonizando os receptores $β_1$ no coração, resultando em diminuição da frequência e da contratilidade cardíaca, com subsequente redução no débito cardíaco.
- Os β-bloqueadores são utilizados no tratamento da hipertensão, angina estável, insuficiência cardíaca e fibrilação atrial.
- Preparações oftálmicas de β-bloqueadores (p. ex., *timolol*) são utilizadas no tratamento do glaucoma.
- Os β-bloqueadores não seletivos (p. ex., *propranolol*) podem piorar a broncoconstrição em pacientes com asma. Portanto, os β-bloqueadores cardiosseletivos (p. ex., *metoprolol*) são preferidos em pacientes com doenças pulmonares.

## Questões para estudo

**Escolha a resposta correta.**

7.1 Um homem de 60 anos iniciou nova medicação anti-hipertensiva. Sua pressão arterial está bem controlada, mas ele reclama de cansaço, sonolência e desmaios ao levantar-se da cama (hipotensão ortostática). Qual dos seguintes fármacos provavelmente ele está usando?
   A. *Metoprolol*
   B. *Propranolol*
   C. *Prazosina*
   D. *Alfuzosina*

**Resposta correta = C.** Como bloqueiam a vasoconstrição mediada por $α_1$, os α-bloqueadores (*prazosina*) têm maior probabilidade de causar hipotensão ortostática em comparação com os β-bloqueadores (*metoprolol*, *propranolol*). A *alfuzosina* é um antagonista mais seletivo dos receptores $α_{1A}$ na próstata e na bexiga e tem menos probabilidade de causar hipotensão do que a *prazosina*.

**7.2** Um homem de 30 anos foi levado ao pronto-socorro com superdosagem de *anfetamina*. Ele se apresenta com hipertensão e arritmias. Qual dos seguintes medicamentos é o mais apropriado para tratar os sintomas cardiovasculares da superdosagem de anfetaminas nesse paciente?

   A. *Metoprolol*
   B. *Prazosina*
   C. *Nebivolol*
   D. *Labetalol*

**Resposta correta = D.** A *anfetamina* é um agonista adrenérgico indireto que aumenta principalmente a liberação de *norepinefrina* nos neurônios simpáticos periféricos. Por isso, ela ativa todos os tipos de receptores adrenérgicos (i.e., receptores α e β) e causa um aumento da pressão arterial. Como os receptores α e β são ativados indiretamente pela *anfetamina*, os α-bloqueadores (*prazosina*) ou os β-bloqueadores (*metoprolol*, *nebivolol*) por si só não podem aliviar os efeitos cardiovasculares do envenenamento por *anfetaminas*. O *labetalol* bloqueia os receptores $α_1$ e β e pode minimizar os efeitos cardiovasculares da superdosagem de *anfetaminas*.

**7.3** Um novo medicamento anti-hipertensivo foi testado em modelo animal de hipertensão. Quando administrado isoladamente, o fármaco reduziu a pressão arterial no animal. *Norepinefrina* administrada na presença desse fármaco não provocou alteração significativa na pressão arterial ou na frequência cardíaca do animal. O mecanismo de ação do novo medicamento é semelhante ao de qual dos seguintes agentes?

   A. *Carvedilol*
   B. *Clonidina*
   C. *Atenolol*
   D. *Doxazosina*

**Resposta correta = A.** A *norepinefrina* ativa os receptores $α_1$ e $β_1$ e causa aumento na frequência cardíaca e na pressão arterial. Um medicamento que previne o aumento da pressão arterial causado pela *norepinefrina* deve ser semelhante ao *carvedilol*, que antagoniza os receptores $α_1$ e $β_1$. A *doxazosina* é um antagonista $α_1$, a *clonidina* é um agonista $α_2$ e o *atenolol* é um antagonista β. Esses fármacos não podem prevenir completamente os efeitos cardiovasculares da *norepinefrina*.

**7.4** Um β-bloqueador foi prescrito para hipertensão em um paciente com asma. Após uma semana de tratamento, os ataques de asma se tornaram piores, e foi dito a ele que interrompesse o β-bloqueador. Qual dos seguintes β-bloqueadores é uma alternativa apropriada com menor probabilidade de piorar a asma?

   A. *Propranolol*
   B. *Metoprolol*
   C. *Labetalol*
   D. *Carvedilol*

**Resposta correta = B.** O paciente provavelmente recebeu um β-bloqueador não seletivo (que antagoniza os receptores $β_1$ e $β_2$), o que agrava sua asma devido ao $β_2$-antagonismo. A alternativa é prescrever um β-bloqueador cardiosseletivo (que antagonize apenas $β_1$) e que não antagonize os receptores $β_2$ nos bronquíolos. *Metoprolol* é β-bloqueador cardiosseletivo. *Propranolol*, *labetalol* e *carvedilol* são β-bloqueadores não seletivos e podem piorar a asma.

**7.5** Um homem de 70 anos é tratado com *doxazosina* para incontinência devido ao aumento da próstata. Ele reclama de tonturas ao se levantar da cama à noite. Qual dos seguintes medicamentos é uma alternativa apropriada que pode não causar tontura?

   A. *Propranolol*
   B. *Fentolamina*
   C. *Tansulosina*
   D. *Terazosina*

**Resposta correta = C.** A tontura nesse paciente idoso pode ser devida à hipotensão ortostática causada pela *doxazosina*. A *tansulosina* é um antagonista $α_1$ mais seletivo ao subtipo de receptor $α_1$ ($α_{1A}$) presente na próstata e menos seletivo ao subtipo de receptor $α_1$ ($α_{1B}$) presente nos vasos sanguíneos. Portanto, a *tansulosina* não deve afetar significativamente a pressão arterial e pode não causar tonturas. *Terazosina* e *fentolamina* antagonizam esses dois receptores e causam significativa hipotensão como efeito adverso. O *propranolol* é um β-bloqueador não seletivo que não é indicado na incontinência.

**7.6** Qual das seguintes afirmativas é correta com relação aos β-bloqueadores?

   A. O tratamento com β-bloqueadores não deve ser interrompido abruptamente.
   B. O *propranolol* é um β-bloqueador cardiosseletivo.
   C. Os β-bloqueadores cardiosseletivos pioram a asma.
   D. Os β-bloqueadores diminuem a resistência periférica devido ao relaxamento dos vasos.

**Resposta correta = A.** Se o tratamento com β-bloqueador é interrompido abruptamente, pode ocorrer angina e hipertensão de rebote. Isso pode ser devido à sensibilização (*up-regulation*) dos receptores β no organismo. Os β-bloqueadores não causam relaxamento direto dos vasos. Portanto, não diminuem a resistência periférica com uso de curto prazo. O *propranolol* é um β-bloqueador não seletivo (não cardiosseletivo). Os β-bloqueadores cardiosseletivos antagonizam somente os receptores $β_1$ e não pioram a asma, pois não antagonizam os receptores $β_2$.

**7.7** Qual dos seguintes medicamentos tem maior potencial para piorar a hipotensão ortostática quando administrado junto com *prazosina*?

A. *Propranolol*
B. *Atenolol*
C. *Nebivolol*
D. *Labetalol*

**Resposta correta =** D. O *labetalol* é um β-bloqueador não seletivo com atividade bloqueadora $\alpha_1$. A *prazosina* causa hipotensão ortostática devido ao seu bloqueio $\alpha_1$, que pode ser potencializado pela adição de *labetalol*. *Propranolol*, *atenolol* e *nebivolol* não apresentam efeitos bloqueadores de $\alpha_1$.

**7.8** Um homem de 50 anos foi diagnosticado com angina de esforço e recebeu prescrição de *metoprolol* e *nitroglicerina*. O *metoprolol* ajudará a aliviar os sintomas da angina do paciente principalmente por qual dos seguintes mecanismos?

A. Redução da resistência vascular periférica
B. Redução do consumo de oxigênio pelo miocárdio
C. Aumento do débito cardíaco
D. Artérias coronárias relaxadas

**Resposta correta =** B. O *metoprolol* é um β-bloqueador seletivo que bloqueia os receptores $\beta_1$. Ao bloquear os receptores $\beta_1$ no coração, reduz a frequência cardíaca e a força de contração que leva à redução do débito cardíaco e ao consumo de oxigênio pelo miocárdio. O *metoprolol* não tem efeitos vasorrelaxantes diretos na vasculatura periférica ou nas artérias coronárias; portanto, não reduz diretamente a resistência periférica.

**7.9** Uma mulher de 25 anos apresenta dor ocular, cefaleia e visão turva e é diagnosticada com glaucoma de ângulo aberto. Qual dos seguintes medicamentos é mais apropriado para uso como agente tópico para tratar os sintomas dessa paciente?

A. *Propranolol*
B. *Metoprolol*
C. *Timolol*
D. *Carvedilol*

**Resposta correta =** C. Dentre os medicamentos listados, o *timolol* é o único β-bloqueador aprovado para uso tópico.

**7.10** Uma mulher de 30 anos foi diagnosticada com enxaqueca, e seu médico gostaria de prescrever um β-bloqueador como agente profilático para essa paciente. Qual dos seguintes medicamentos é mais apropriado para esse fim?

A. *Propranolol*
B. *Atenolol*
C. *Metoprolol*
D. *Carvedilol*

**Resposta correta =** A. O *propranolol* é o único β-bloqueador entre as opções de medicamentos aprovado como agente profilático para enxaqueca. Isso possivelmente se deve à sua alta lipofilicidade, que permite que ele penetre no SNC.

# UNIDADE III
## FÁRMACOS QUE AFETAM O SISTEMA CARDIOVASCULAR

# Anti-hipertensivos 8
Benjamin Gross

## I. VISÃO GERAL

A pressão arterial normal é uma pressão arterial sistólica inferior a 120 mmHg e uma pressão arterial diastólica inferior a 80 mmHg. A pressão arterial é elevada quando a pressão arterial sistólica excede 120 mmHg e a pressão arterial diastólica permanece abaixo de 80 mmHg. A hipertensão ocorre quando a pressão arterial sistólica excede 130 mmHg ou a pressão arterial diastólica excede 80 mmHg em pelo menos duas ocasiões. A hipertensão resulta do aumento do tônus do músculo liso arteriolar vascular periférico, que leva ao aumento da resistência arteriolar e à redução da capacitância do sistema venoso. Na maioria dos casos, a causa do aumento do tônus vascular é desconhecida.

Pressão arterial elevada é um distúrbio comum que afeta cerca de 45% dos adultos nos Estados Unidos. Embora muitos pacientes não apresentem sintomas, a hipertensão crônica pode levar à doença cardíaca isquêmica e ao acidente vascular encefálico (AVE), que são as duas principais causas de morte em todo o mundo. A hipertensão também é um fator de risco importante no desenvolvimento de doença renal crônica e insuficiência cardíaca. A morbidade e a mortalidade diminuem de forma significativa quando a hipertensão é diagnosticada precocemente e tratada de modo adequado. Os fármacos usados no tratamento da hipertensão são apresentados na

| DIURÉTICOS |
|---|
| Amilorida |
| Bumetanida |
| Clortalidona |
| Eplerenona |
| Ácido etacrínico |
| Furosemida |
| Hidroclorotiazida |
| Indapamida |
| Metolazona |
| Espironolactona |
| Triantereno |
| Torasemida |

| β-BLOQUEADORES |
|---|
| Acebutolol |
| Atenolol |
| Betaxolol |
| Bisoprolol |
| Carvedilol |
| Esmolol |
| Labetalol |
| Metoprolol |
| Nadolol |
| Nebivolol |
| Pindolol |
| Propranolol |

| BLOQUEADORES DO RECEPTOR DE ANGIOTENSINA II |
|---|
| Azilsartana |
| Candesartana |
| Irbesartana |
| Losartana |
| Olmesartana |
| Telmisartana |
| Valsartana |

| INIBIDORES DE RENINA |
|---|
| Alisquireno |

| INIBIDORES DA ECA |
|---|
| Benazepril |
| Captopril |
| Enalapril |
| Fosinopril |
| Lisinopril |
| Moexipril |
| Quinapril |
| Perindopril |
| Ramipril |
| Trandolapril |

**Figura 8.1**
Resumo dos medicamentos anti-hipertensivos. IECAs, inibidores da enzima conversora de angiotensina. *(Continua)*

| BLOQUEADORES DE CANAIS DE CÁLCIO |
|---|
| *Anlodipino* |
| *Clevidipino* |
| *Dialtiazem* |
| *Felodipino* |
| *Isradipino* |
| *Nicardipino* |
| *Nifedipino* |
| *Nisoldipino* |
| *Verapamil* |
| **α-BLOQUEADORES** |
| *Doxazosina* |
| *Prazosina* |
| *Terazosina* |
| **OUTROS** |
| *Clonidina* |
| *Fenoldopam* |
| *Hidralazina* |
| *Metildopa* |
| *Minoxidil* |
| *Nitroprusseto* |

**Figura 8.1** *Continuação*

|  | mmHg sistólica |  | mmHg diastólica |
|---|---|---|---|
| Normal | < 120 | e | < 80 |
| Elevada | 120-129 | ou | < 80 |
| Estágio 1 Hipertensão | 130-139 | ou | 80-89 |
| Estágio 2 Hipertensão | ≥ 140 | ou | ≥ 90 |

**Figura 8.2**
Classificação da pressão arterial.

Figura 8.1. Em reconhecimento à sua natureza progressiva, a hipertensão é classificada em quatro categorias (Figura 8.2). A maioria das diretrizes atuais recomenda esquemas de tratamento baseados nos objetivos da terapia anti-hipertensiva, e não na categoria de hipertensão.

## II. ETIOLOGIA DA HIPERTENSÃO

Embora a hipertensão possa ocorrer secundariamente a outras doenças, mais de 90% dos pacientes têm hipertensão essencial (sem causa identificável). A existência de hipertensão na família aumenta a probabilidade de um indivíduo desenvolver a condição. A prevalência de hipertensão aumenta com a idade, mas diminui com a educação e o nível econômico. Negros não hispânicos têm maior incidência de hipertensão do que brancos hispânicos e não hispânicos. Pessoas com diabetes, obesidade ou estado de deficiência são mais propensas a terem hipertensão do que as demais. Além disso, fatores ambientais, como estilo de vida estressante, ingestão elevada de sódio na dieta e tabagismo, podem adicionalmente predispor à hipertensão.

## III. MECANISMOS PARA CONTROLAR A PRESSÃO ARTERIAL

A pressão arterial é regulada dentro de uma faixa estreita para prover perfusão adequada aos tecidos sem causar lesões ao sistema vascular, particularmente à túnica íntima arterial (endotélio). Ela é diretamente proporcional ao débito cardíaco e à resistência vascular periférica (Figura 8.3). O débito cardíaco e a resistência periférica, por sua vez, são controlados principalmente por dois mecanismos sobrepostos: (1) a atividade simpática subjacente com seus barorreflexos correspondentes e (2) o sistema renina-angiotensina-aldosterona (Figura 8.4). A maioria dos anti-hipertensivos diminui a pressão arterial, reduzindo o débito cardíaco e/ou a resistência vascular periférica.

### A. Sistema nervoso autônomo

O sistema nervoso autônomo é o principal responsável pela regulação da pressão arterial, que é uma combinação de débito cardíaco e resistência vascular sistêmica. O débito cardíaco resulta de uma combinação de atividade cronotrópica, inotrópica, lusitrópica e dromotrópica, associada com uma pré-carga ventricular ajustável que determina o volume de sangue ejetado do coração. (Nota: Cronotrópico está relacionado à frequência cardíaca [p. ex., o aumento da frequência cardíaca pode elevar o débito cardíaco]; inotrópico refere-se à força de contratilidade; lusitrópico é a taxa de relaxamento do coração; e dromotrópico é a velocidade de condução.) Essas variáveis de débito cardíaco são controladas principalmente pela atividade simpática subjacente em conjunto com suas forças parassimpáticas neutralizantes. A pré-carga ventricular pode ser alterada por (1) catecolaminas de ação direta emanadas do sistema simpático que deslocam o fluido dos compartimentos periféricos para os centrais, (2) atividade parassimpática que vasodilata e reduz a pré-carga ou (3) atividade hormonal proveniente do sistema renina-angiotensina-aldosterona. A regulação rápida e momento a momento da pressão arterial é resultado direto das ações simpática e parassimpática, acopladas aos barorreflexos que funcionam para mitigar a fisiologia que muda abruptamente. Por exemplo, uma queda da pressão determina que os neurônios sensíveis à pressão (barorreceptores do arco aórtico e seios carotídeos) remetam menos impulsos aos centros cardiovasculares na medula espinal. Isso determina uma resposta reflexa imediata de aumento do estímulo simpático e diminuição parassimpática ao coração e aos vasos, resultando em vasoconstrição e intensificação do débito cardíaco. Essas mudanças levam a um aumento compensatório da pressão sanguínea (Figura 8.4). A atividade autonômica dos sistemas simpático e parassimpático também impacta diretamente a mudança de resistência na vasculatura sistêmica, o que aumenta ou diminui diretamente o tônus vascular e a subsequente pressão arterial.

### B. Sistema renina-angiotensina-aldosterona

O rim fornece controle hormonal da pressão arterial a longo prazo, alterando o volume sanguíneo dentro do sistema vascular. Os barorreceptores nos rins respondem à pressão arterial reduzida (e à estimulação simpática de adrenoceptores $\beta_1$), liberando a enzima renina (Figura 8.4). Ingestão baixa de sódio e aumento da perda de sódio também podem tornar maior a liberação de renina. Essa peptidase converte angiotensinogênio em angiotensina I, que é convertida, por sua vez, em angiotensina II na presença da enzima conversora de angiotensina (ECA). A angiotensina II é um vasoconstritor circulante potente, que contrai arteríolas e veias, resultando na elevação da pressão arterial. A angiotensina II exerce ação vasoconstritora preferencial nas arteríolas eferentes do glomérulo renal, aumentando a filtração glomerular. Além disso, a angiotensina II estimula a secreção de aldosterona, levando à maior reabsorção renal de sódio e, subsequentemente, ao aumento do volume sanguíneo, o que contribui para elevar a pressão arterial. Esses efeitos são mediados pela estimulação dos receptores da angiotensina II tipo 1 ($AT_1$).

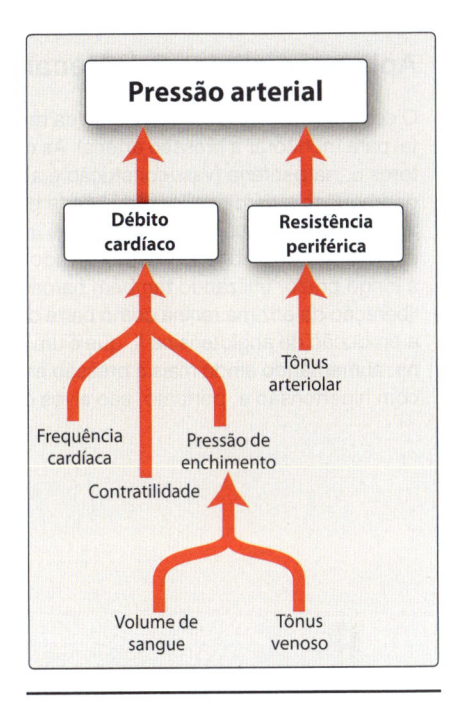

**Figura 8.3**
Principais fatores que influenciam a pressão arterial.

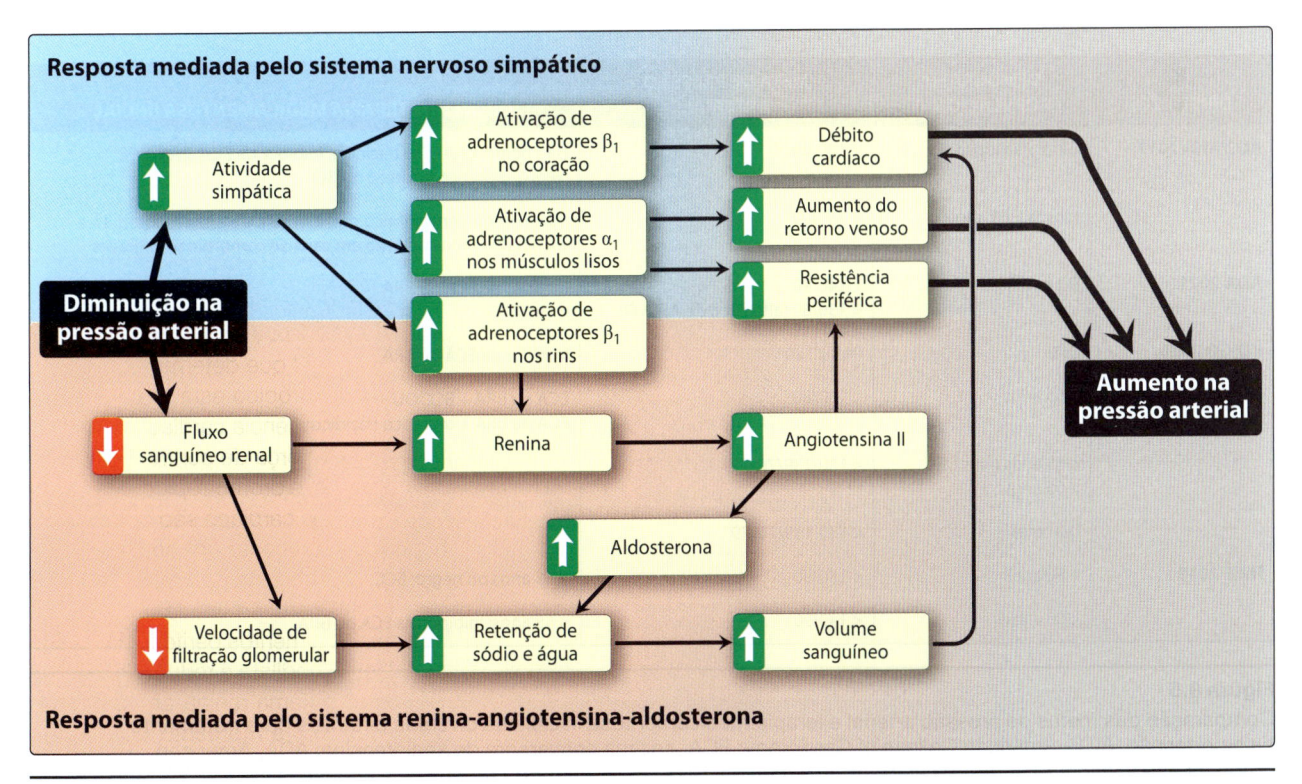

**Figura 8.4**
Resposta do sistema nervoso autônomo e do sistema renina-angiotensina-aldosterona à diminuição da pressão arterial.

### Aplicação clínica 8.1: Mecanismos de controle da pressão arterial

O controle do débito cardíaco e/ou da resistência vascular periférica por dois mecanismos sobrepostos pode ser fundamental para monitorar a pressão arterial. As catecolaminas liberadas como resultado da atividade simpática estimulam os receptores $\alpha_1$ na periferia (vasoconstrição e aumento da resistência vascular periférica) e os receptores $\beta_1$ no coração (aumento da frequência cardíaca, contratilidade e débito cardíaco), resultando em elevação da pressão arterial. A administração de agentes que bloqueiam os receptores $\alpha_1$ ou $\beta_1$ atenua as alterações imediatas e de curta ação e estabelece o controle em curto prazo do débito cardíaco elevado e da resistência vascular periférica. Os rins fornecem controle da pressão arterial a longo prazo, utilizando também barorreceptores, daí os mecanismos sobrepostos. Uma queda na pressão arterial leva à liberação da enzima renina como parte do sistema renina-angiotensina-aldosterona (Figura 8.4). Em última análise, isso gera a produção de angiotensina II, que é um potente vasoconstritor. A angiotensina II também estimula a secreção de aldosterona, aumentando ainda mais a pressão arterial. Alguns desses mecanismos compensatórios são disfuncionais em indivíduos com hipertensão e, portanto, são alvos de tratamento.

## IV. ESTRATÉGIAS DE TRATAMENTO

O objetivo do tratamento anti-hipertensivo é reduzir a morbidade e a mortalidade cardiovascular e renal. Para a maioria dos pacientes, o objetivo do tratamento da hipertensão é uma pressão arterial sistólica menor que 130 mmHg e uma pressão diastólica menor que 80 mmHg. As recomendações atuais são de iniciar o tratamento com diurético tiazídico, IECA, bloqueador do receptor de angiotensina (BRA) ou bloqueador dos canais de cálcio (BCC). No entanto, as recomendações para a terapia medicamentosa inicial podem variar dependendo da diretriz, do estado de doenças concomitantes e da idade do paciente (Figura 8.5). Se a pressão arterial estiver inadequadamente controlada, um segundo medicamento anti-hipertensivo de outra classe deve ser adicionado, com seleção baseada em alcançar a meta de pressão arterial e em minimizar os efeitos adversos do regime combinado. Pacientes

| DIRETRIZES | DEMOGRAFIA POPULACIONAL | META DE PRESSÃO ARTERIAL | OPÇÕES DE TERAPIA MEDICAMENTOSA INICIAL |
|---|---|---|---|
| ACC/AHA 2017 | Geral não idoso | < 130/80 | Não negro: diurético tiazídico, inibidor da ECA, BRA, BCC<br>Negro: diurético tiazídico ou BCC |
| | Idosos > 65 anos | < 130/80 | Usar o julgamento clínico sobre a meta de pressão arterial e a escolha do medicamento em caso de comorbidades graves |
| ADA 2021 | Diabetes | < 140/90<br>< 130/80 (alto risco de ASCVD) | Inibidor da ECA ou BRA |
| KDIGO 2020 | DRC | PAS < 120 | Inibidor da ECA ou BRA |
| ESH/ESC 2018 | < 65 anos | < 130/80 | ECA ou BRA + BCC OU<br>ECA ou BRA + diurético tiazídico |
| | < 65 anos mais DRC<br>> 65 anos | < 130-139/70-79 | |
| | Diabetes | < 130-139/70-79 | |
| NICE 2019 | > 80 anos | < 150/90 | ≥ 55 anos ou negro: BCC |
| | < 80 anos | < 140/90 | < 55 anos: Inibidor da ECA ou BRA |

**Figura 8.5**
Comparação das metas de pressão arterial e terapia medicamentosa inicial nas diversas diretrizes para tratamento da hipertensão. ACC, American College of Cardiology; ECA, enzima conversora de angiotensina; ADA, American Diabetes Association; AHA, American Heart Association; BRA, bloqueador do receptor de angiotensina; ASCVD, doença cardiovascular aterosclerótica; BCC, bloqueador dos canais de cálcio; DRC, doença renal crônica; ESC, European Society of Cardiology; ESH, European Society of Hypertension; KDIGO, Doença Renal: Improving Global Outcomes; NICE, National Institute for Health and Care Excellence; PAS, pressão arterial sistólica.

com pressão arterial sistólica superior a 20 mmHg acima da meta ou pressão arterial diastólica superior a 10 mmHg acima da meta devem iniciar o uso de dois anti-hipertensivos simultaneamente. O tratamento combinado com fármacos separados ou associados em um comprimido e em doses fixas pode reduzir a pressão arterial mais rapidamente e com menos efeitos adversos. Os comprimidos de doses fixas combinados contêm anti-hipertensivos de diferentes classes. Há uma variedade de terapias de doses fixas combinadas disponíveis para desenvolver a facilidade de adesão do paciente a regimes de tratamento que requerem múltiplos medicamentos.

### A. Cuidados individualizados

A hipertensão pode coexistir com outras condições que podem ser agravadas por alguns anti-hipertensivos ou que podem se beneficiar deles, independentemente do controle da pressão arterial. Nesses casos, é importante adequar o regime anti-hipertensivo ao paciente. A Figura 8.6 mostra as terapias preferidas em pacientes hipertensos com doenças concomitantes.

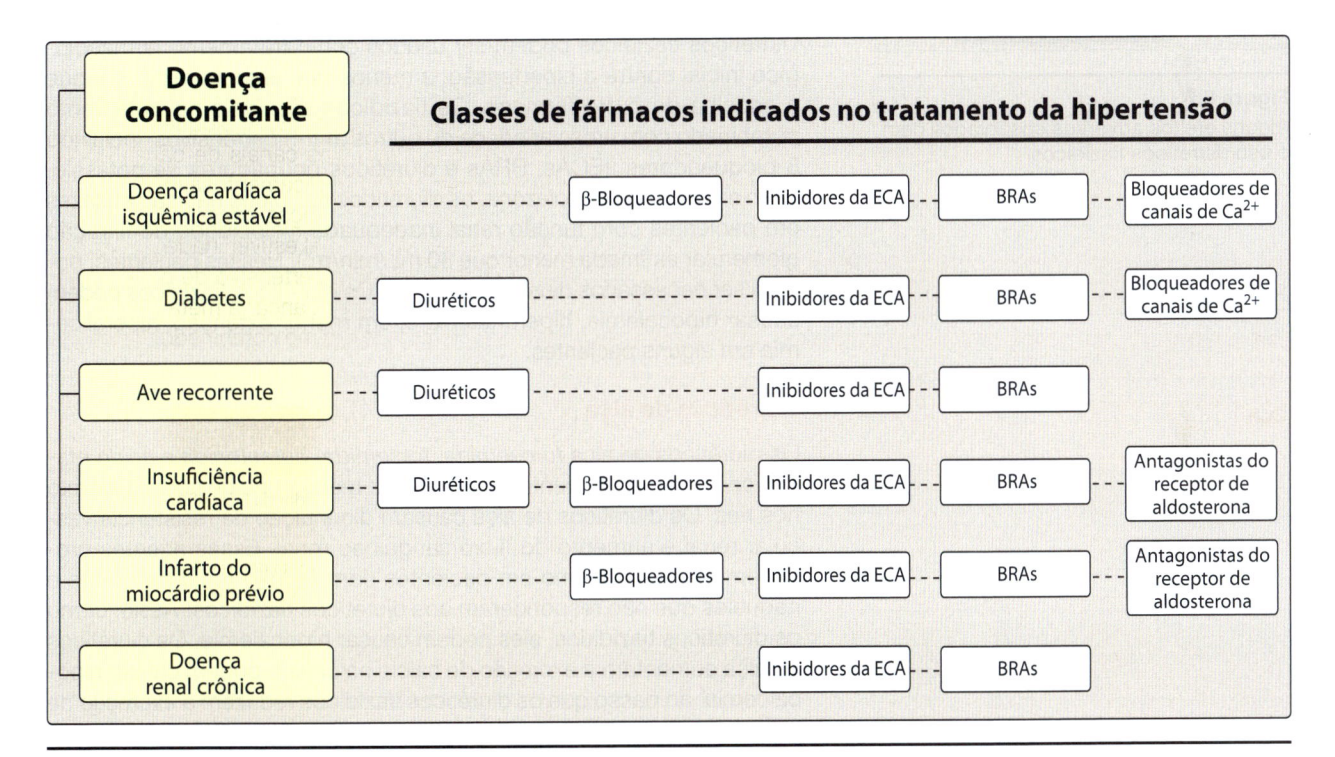

| Doença concomitante | Classes de fármacos indicados no tratamento da hipertensão | | | | |
|---|---|---|---|---|---|
| Doença cardíaca isquêmica estável | | β-Bloqueadores | Inibidores da ECA | BRAs | Bloqueadores de canais de $Ca^{2+}$ |
| Diabetes | Diuréticos | | Inibidores da ECA | BRAs | Bloqueadores de canais de $Ca^{2+}$ |
| Ave recorrente | Diuréticos | | Inibidores da ECA | BRAs | |
| Insuficiência cardíaca | Diuréticos | β-Bloqueadores | Inibidores da ECA | BRAs | Antagonistas do receptor de aldosterona |
| Infarto do miocárdio prévio | | β-Bloqueadores | Inibidores da ECA | BRAs | Antagonistas do receptor de aldosterona |
| Doença renal crônica | | | Inibidores da ECA | BRAs | |

**Figura 8.6**
Tratamento da hipertensão em pacientes com doenças concomitantes. (Nota: Os bloqueadores dos receptores da angiotensina [BRAs] são uma alternativa aos inibidores da enzima de conversão da angiotensina [ECA].)

### Aplicação clínica 8.2: Estratégias de tratamento para hipertensão

Para a maioria dos pacientes, uma meta de pressão arterial inferior a 130/80 mmHg é suficiente e apoiada pelas diretrizes atuais. A seleção da terapia medicamentosa inicial varia de acordo com as diretrizes, mas a maioria delas recomenda o uso de um diurético tiazídico, inibidor da ECA, BRA ou BCC. Em alguns casos, as comorbidades podem levar o médico a escolher um agente que não seja um dos tratamentos de primeira linha recomendados, como um β-bloqueador. Da mesma forma, há situações em que a escolha de um medicamento de primeira linha seria inadequada. Por exemplo, os inibidores da ECA e os BRAs são uma má escolha para um paciente com histórico de angioedema, e os BCCs não di-hidropiridínicos podem ser prejudiciais em pacientes com insuficiência cardíaca com fração de ejeção reduzida. Individualizar o atendimento ao paciente hipertenso é importante para melhorar os resultados clínicos, reduzir a carga de medicamentos e limitar os efeitos adversos.

## V. DIURÉTICOS

Para todas as classes de diuréticos, o mecanismo de ação inicial é baseado na redução do volume, o que leva à diminuição da pressão arterial. Devem-se monitorar os eletrólitos séricos rotineiramente em todos os pacientes que recebem diuréticos. A apresentação completa de ações, usos terapêuticos, farmacocinética e efeitos adversos dos diuréticos é encontrada no Capítulo 9.

### A. Diuréticos tiazídicos

Os diuréticos tiazídicos, como a *hidroclorotiazida*, e os diuréticos semelhantes às tiazidas, como a *clortalidona*, reduzem inicialmente a pressão arterial, aumentando a excreção de sódio e água. Isso causa redução do volume intravascular e resulta em diminuição do débito cardíaco e do fluxo sanguíneo renal (Figura 8.7). Com o tratamento prolongado, o volume de plasma volta ao normal, mas persiste um efeito hipotensor relacionado a uma diminuição direta da resistência vascular periférica que ocorre após algumas semanas de terapia. Diuréticos tiazídicos podem ser usados como tratamento farmacológico inicial contra a hipertensão, a menos que alguma razão obrigue a escolha de outro fármaco. Os tiazídicos são úteis no tratamento combinado com uma variedade de outros anti-hipertensivos, incluindo β-bloqueadores, IECAs, BRAs e diuréticos poupadores de potássio. Com exceção da *metolazona*, os diuréticos tiazídicos não são eficazes em pacientes com função renal inadequada (velocidade de filtração glomerular estimada menor que 30 mL/min/m$^2$). Nesses pacientes, podem ser necessários diuréticos de alça. Os diuréticos tiazídicos podem causar hipocalemia, hiperuricemia e, em menor extensão, hiperglicemia em alguns pacientes.

### B. Diuréticos de alça

Os diuréticos de alça *furosemida*, *torsemida*, *bumetanida* e *ácido etacrínico* agem prontamente bloqueando a reabsorção de sódio e cloreto nos rins. Os diuréticos de alça causam diminuição da resistência vascular renal e aumento do fluxo sanguíneo renal. Esses agentes produzem diurese, mesmo em pacientes com função renal deficiente e naqueles que não responderam aos diuréticos tiazídicos. Assim como os diuréticos tiazídicos, eles podem causar hipocalemia. Os diuréticos de alça aumentam a excreção de cálcio na urina e podem causar hipocalcemia, ao passo que os diuréticos tiazídicos reduzem a excreção de cálcio e podem contribuir para o aumento das concentrações plasmáticas de cálcio. Os diuréticos de alça raramente são usados de forma isolada para tratar a hipertensão, mas é comum usá-los para tratar sintomas de insuficiência cardíaca e edema periférico.

### C. Diuréticos poupadores de potássio

*Amilorida* e *triantereno* são inibidores do transporte epitelial de sódio nos ductos coletores e distais, e a *espironolactona* e a *eplerenona* são antagonistas dos receptores de aldosterona. Todos esses agentes reduzem a perda de potássio na urina. Os antagonistas da aldosterona apresentam o benefício adicional de melhorarem o remodelamento cardíaco dos ventrículos em pacientes com insuficiência cardíaca sistólica (ver Capítulo 10). Os diuréticos poupadores de potássio são usados algumas vezes associados aos diuréticos de alça e aos tiazídicos para reduzirem a espoliação do potássio causada por esses diuréticos.

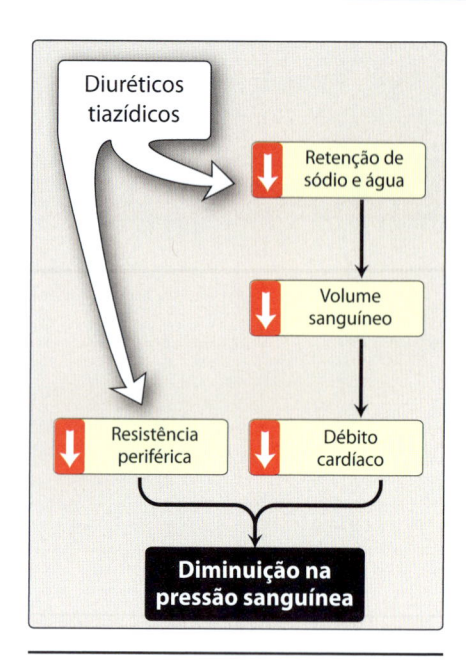

**Figura 8.7**
Alguns efeitos adversos observados com o uso diuréticos tiazídicos.

## VI. AGENTES BLOQUEADORES DE ADRENOCEPTORES β

Os β-bloqueadores são uma opção de tratamento para pacientes hipertensos e podem ser particularmente úteis aos pacientes com doença cardíaca concomitante ou insuficiência cardíaca (Figura 8.6).

### A. Ações

Os β-bloqueadores reduzem a pressão arterial principalmente pela diminuição do débito cardíaco por meio da diminuição das atividades cronotrópica, inotrópica e lusitrópica (Figura 8.8). Eles podem também diminuir o fluxo simpático do sistema nervoso central (SNC), inibindo, assim, a liberação de renina pelos rins e diminuindo subsequentemente a formação de angiotensina II e a secreção de aldosterona. O protótipo dos β-bloqueadores é o *propranolol*, que atua em receptores $β_1$ e $β_2$. Bloqueadores seletivos de receptores $β_1$, como *metoprolol* e *atenolol*, estão entre os β-bloqueadores mais comumente prescritos. O *nebivolol* é um bloqueador seletivo de receptores $β_1$ que aumenta também a produção de óxido nítrico, levando à vasodilatação periférica. Os β-bloqueadores seletivos devem ser usados com cautela em pacientes hipertensos que também apresentam asma; entretanto, os β-bloqueadores não seletivos são contraindicados devido ao seu bloqueio da broncodilatação mediada por $β_2$ (ver Capítulo 7 para uma discussão aprofundada sobre os β-bloqueadores). Os β-bloqueadores devem ser usados com cautela no tratamento de pacientes com insuficiência cardíaca aguda ou doença vascular periférica.

### B. Usos terapêuticos

A vantagem terapêutica primária dos β-bloqueadores é observada em pacientes hipertensos com doença cardíaca concomitante, como taquiarritmia supraventricular (p. ex. fibrilação atrial), infarto do miocárdio prévio, doença cardíaca isquêmica estável e insuficiência cardíaca crônica. As condições que desaconselham o uso de β-bloqueadores incluem doença broncoespástica como asma, bradicardia, bloqueio cardíaco de segundo e terceiro graus e doença vascular periférica grave.

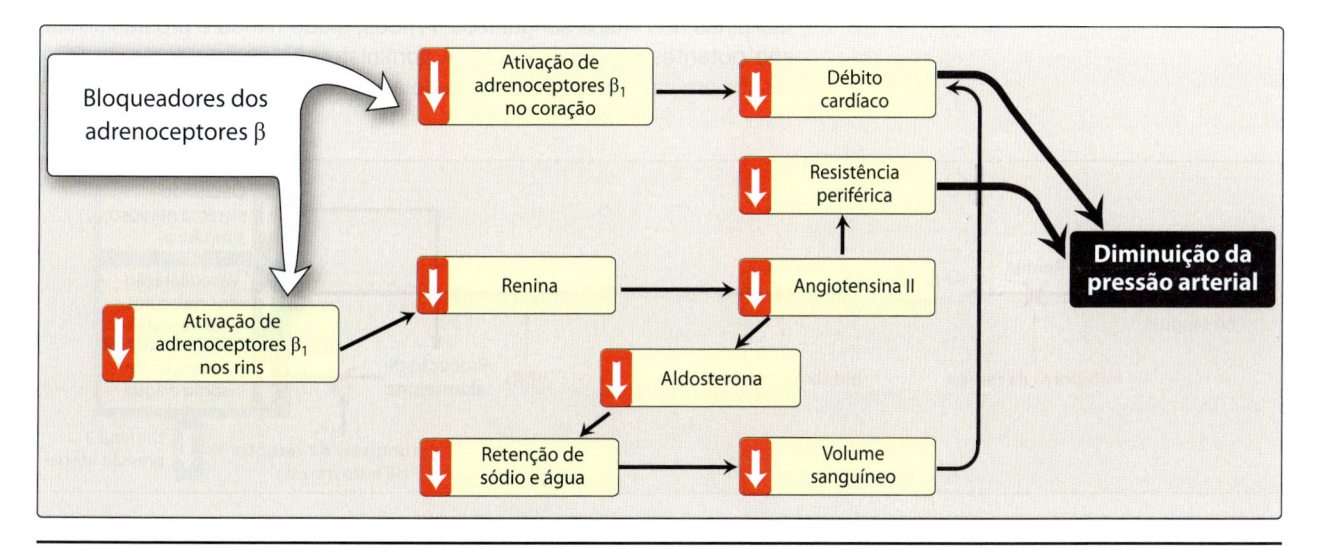

**Figura 8.8**
Ações dos agentes bloqueadores do β-adrenoceptor.

### C. Farmacocinética

Os β-bloqueadores são ativos por via oral para o tratamento da hipertensão. O *propranolol* sofre biotransformação de primeira passagem extensa e altamente variável. Os β-bloqueadores orais podem levar várias semanas para atingirem efeitos terapêuticos plenos. *Esmolol*, *metoprolol* e *propranolol* estão disponíveis em formulação intravenosa (IV).

### D. Efeitos adversos

Os β-bloqueadores reduzem a frequência cardíaca e podem resultar em bradicardia, hipotensão e restrição da tolerância ao exercício. Os β-bloqueadores não seletivos são capazes de desregular o metabolismo lipídico, diminuindo a lipoproteína de alta densidade (HDL) e aumentando os triglicerídeos. Agentes lipofílicos, como o *propranolol*, podem penetrar no SNC e causar pesadelos ou dificuldade para dormir (ver Capítulo 7). A retirada abrupta dos β-bloqueadores pode induzir hipertensão rebote grave, angina, infarto do miocárdio e mesmo a morte súbita de pacientes com doença cardíaca isquêmica. Por isso, esses fármacos devem ser reduzidos gradualmente ao longo de algumas semanas em pacientes com hipertensão e doença cardíaca isquêmica. A Figura 8.9 descreve alguns dos efeitos adversos dos β-bloqueadores.

## VII. INIBIDORES DA ECA

Os inibidores da ECA, como *captopril*, *enalapril* e *lisinopril*, são recomendados como tratamento de primeira linha da hipertensão em pacientes com uma variedade de indicações, incluindo história de doença arterial coronariana, diabetes, AVC, insuficiência cardíaca, infarto do miocárdio ou doença renal crônica (Figura 8.6).

### A. Ações

Os inibidores da ECA reduzem a pressão arterial, diminuindo a resistência vascular periférica. Esses fármacos bloqueiam a ECA, que hidrolisa a angiotensina I para formar o potente vasoconstritor angiotensina II (Figura 8.10). A ECA também é responsável pela degradação da bradicinina, um peptídeo que aumenta a produção de óxido nítrico e prostaciclinas nos vasos sanguíneos. Ambos, óxido nítrico e prostaciclinas, são potentes vasodilatadores. A administração de inibidores da ECA resulta em vasodilatação das arteríolas e das veias. Essa vasodilatação

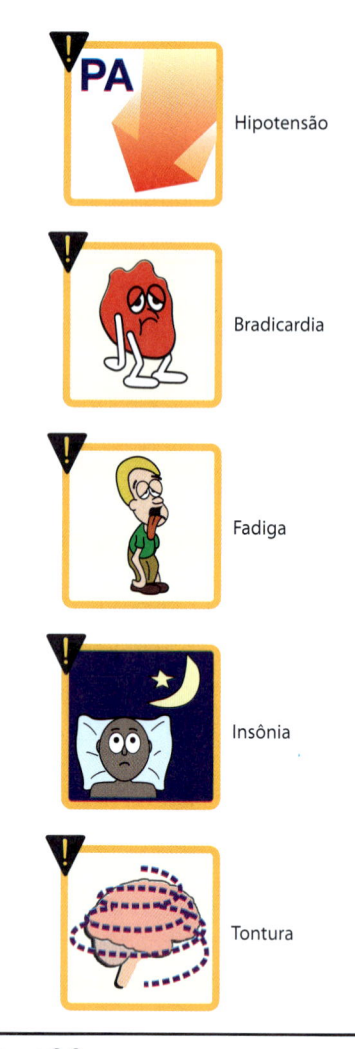

**Figura 8.9**
Alguns efeitos adversos observados com o uso dos β-bloqueadores.

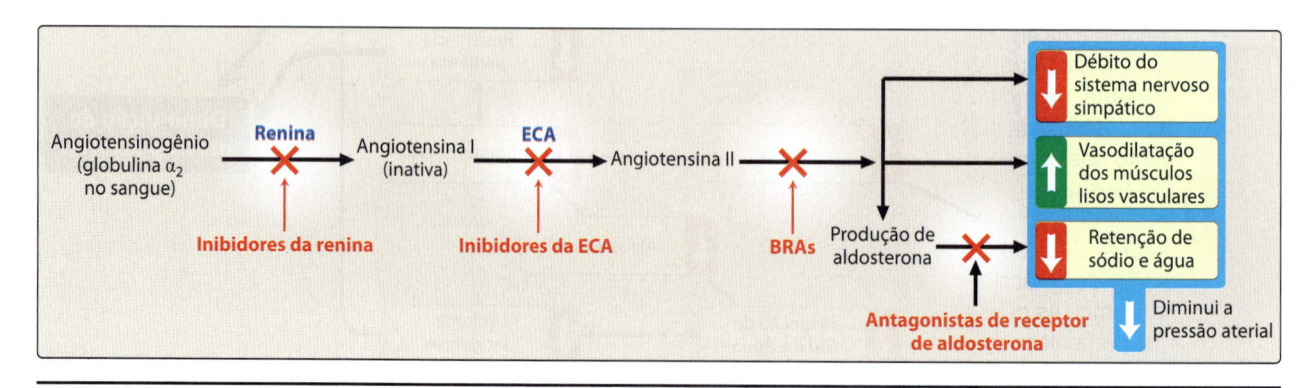

**Figura 8.10**
Efeitos de várias classes de fármacos no sistema renina-angiotensina-aldosterona. *Azul*, enzimas-alvo de fármacos; *vermelho*, classe de fármacos.

é resultado da menor vasoconstrição causada pela redução das concentrações de angiotensina II e da maior vasodilatação devido ao aumento da bradicinina. Ao reduzirem as concentrações de angiotensina II circulante, os inibidores da ECA também diminuem a secreção de aldosterona, o que resulta em menor retenção de sódio e água. Posteriormente, os inibidores da ECA reduzem a pré-carga e a pós-carga cardíaca, minimizando, assim, a carga de trabalho miocárdica. Além disso, efeitos benéficos sobre a função renal podem resultar da vasodilatação arteriolar eferente e da diminuição das pressões intraglomerulares.

### B. Usos terapêuticos

Os inibidores da ECA são a classe de medicamentos preferida para o tratamento inicial da hipertensão. Todos os inibidores da ECA são igualmente eficazes no tratamento da hipertensão, em doses equivalentes. Eles retardam a progressão da nefropatia diabética e diminuem a albuminúria, o que apoia a sua utilização em pacientes com nefropatia diabética. O tratamento crônico com inibidores da ECA obtém redução sustentada da pressão arterial, regressão da hipertrofia ventricular esquerda e melhora no remodelamento ventricular, após infarto do miocárdio. Os inibidores da ECA são usados no cuidado de pacientes após infarto do miocárdio e são fármacos de primeira escolha no tratamento de pacientes com disfunções sistólicas. Eles são os fármacos de primeira escolha para tratar a insuficiência cardíaca, os pacientes hipertensos com doença renal crônica e os pacientes com risco elevado de doença arterial coronariana.

### C. Farmacocinética

Todos os inibidores da ECA são biodisponíveis por via oral como fármaco ou profármaco. Todos são convertidos no metabólito ativo no fígado, exceto *captopril* e *lisinopril*, de forma que esses dois podem ser preferidos para pacientes com grave insuficiência hepática. O *fosinopril* é o único inibidor da ECA que não é eliminado principalmente pelos rins; portanto, não requer ajuste posológico em pacientes com insuficiência renal. *Enalaprilato* é o único fármaco dessa classe disponível para uso intravenoso.

### D. Efeitos adversos

A Figura 8.11 descreve alguns dos efeitos adversos comuns dos inibidores da ECA. Tosse seca, que ocorre em cerca de 10% dos pacientes, parece ser decorrente do aumento das concentrações de bradicinina e de substância P na árvore pulmonar. A tosse ocorre com mais frequência em mulheres e costuma desaparecer alguns dias após a interrupção. O angioedema, uma reação rara, mas potencialmente fatal, que causa inchaço dos lábios, da mucosa oral e da garganta, provavelmente resulta do aumento das concentrações de bradicinina. Devido à diminuição da produção de aldosterona, a excreção de potássio é reduzida com o uso de inibidores da ECA. As concentrações de potássio devem ser monitoradas durante o uso desses agentes, e suplemento de potássio e diurético poupador de potássio devem ser usados com cautela devido ao risco de hipercalemia. As concentrações séricas de creatinina devem ser monitoradas, particularmente em pacientes com doença renal subjacente. Contudo, um aumento da creatinina sérica até 30% acima do valor basal após o início da terapia com inibidores da ECA é aceitável e, por si só, não justifica a descontinuação do tratamento. Esses medicamentos podem induzir malformações fetais e não devem ser usados em gestantes.

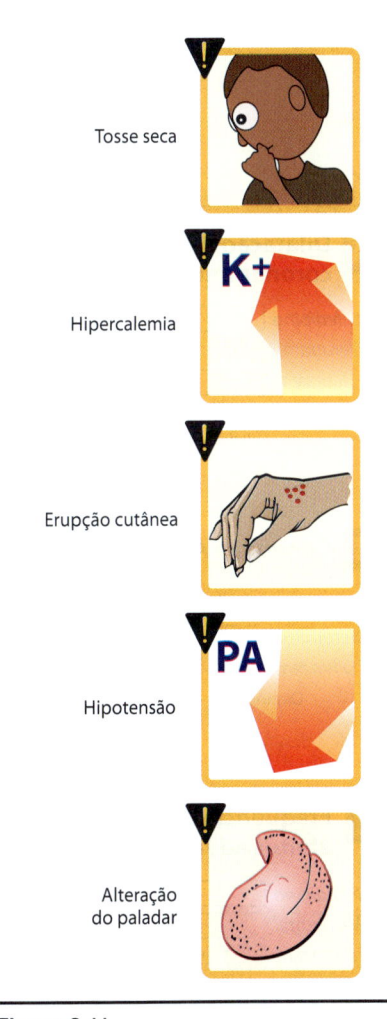

**Figura 8.11**
Alguns efeitos adversos comumente observados com o uso dos inibidores da ECA.

## VIII. BLOQUEADORES DO RECEPTOR DE ANGIOTENSINA II

Os BRAs, como *losartana* e *irbesartana*, bloqueiam os receptores $AT_1$, diminuindo a ativação desses receptores pela angiotensina II. Seus efeitos farmacológicos são similares aos dos inibidores da ECA por produzirem dilatação arteriolar e venosa e bloqueio da secreção de aldosterona, reduzindo, assim, a pressão arterial e a pré-carga ventricular, diminuindo a retenção de sal e água (Figura 8.10). Os BRAs não aumentam as concentrações de bradicinina. Eles podem ser usados como agentes de primeira linha para o tratamento da hipertensão, sobretudo em pacientes com diabetes, insuficiência cardíaca ou doença renal crônica coexistentes (Figura 8.6). Os efeitos adversos são semelhantes aos dos inibidores da ECA, embora o risco de tosse e angioedema seja significativamente menor. Os BRAs não devem ser associados com inibidores da ECA para o tratamento da hipertensão devido à similaridade do mecanismo de ação e dos efeitos adversos. Esses fármacos também são teratogênicos e não devem ser usados em gestantes. (Nota: Os BRAs são discutidos mais completamente no Capítulo 10.)

## IX. INIBIDORES DE RENINA

O inibidor seletivo da renina, *alisquireno*, está aprovado para o tratamento da hipertensão. O *alisquireno* inibe diretamente a renina e, assim, atua mais precocemente no sistema renina-angiotensina-aldosterona do que os inibidores da ECA ou os BRAs (Figura 8.10). O *alisquireno* não deve ser combinado com um inibidor da ECA ou BRA no tratamento da hipertensão. Ele pode causar diarreia, sobretudo em doses mais elevadas. Tosse e angioedema também podem ocorrer, mas com menor frequência do que com os inibidores da ECA. Como os inibidores da ECA e os BRAs, o *alisquireno* é contraindicado durante a gestação. Ele é biotransformado pela CYP3A4 e é sujeito a interações de fármacos.

## X. BLOQUEADORES DE CANAIS DE CÁLCIO

Os bloqueadores dos canais de cálcio são uma opção de tratamento de primeira linha recomendada em pacientes negros. Eles também podem ser úteis em pacientes hipertensos com diabetes ou doença cardíaca isquêmica estável. Doses elevadas de BCCs de curta duração devem ser evitadas em razão do risco aumentado de infarto do miocárdio devido à vasodilatação excessiva e à atividade cardíaca reflexa acentuada pelos barorreceptores.

### A. Classes dos bloqueadores dos canais de cálcio

Os bloqueadores dos canais de cálcio são divididos em três classes químicas, cada uma com propriedades farmacológicas e indicações clínicas distintas (Figura 8.12).

1. **Difenilalquilaminas:** O *verapamil* é o único representante dessa classe disponível nos Estados Unidos. Ele retarda a condução cardíaca (dromotropia negativa) e diminui a frequência cardíaca (cronotropia negativa) e a contratilidade (inotropia negativa). É usado também no tratamento da angina e das taquiarritmias supraventriculares, bem como para prevenir enxaquecas e cefaleias associadas.

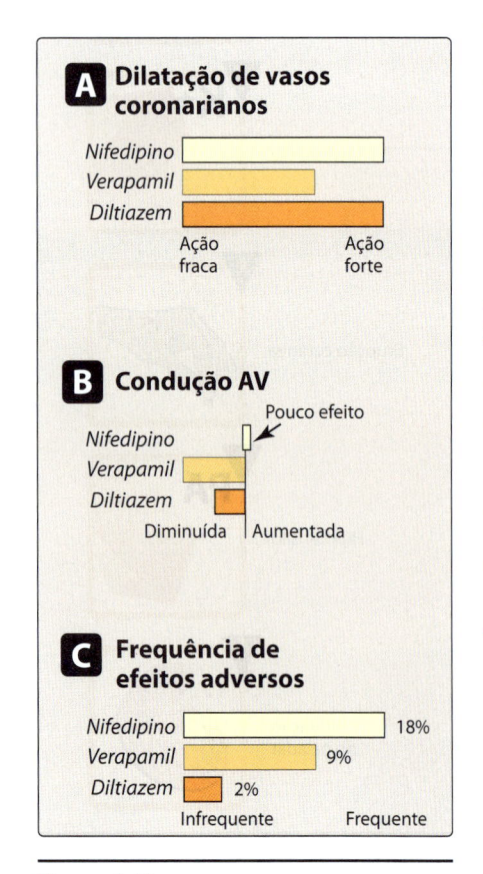

**Figura 8.12**
Ações dos bloqueadores dos canais de cálcio. AV, atrioventricular.

2. **Benzotiazepinas:** O *diltiazem* é o único membro dessa classe que está aprovado nos Estados Unidos atualmente. Ele afeta as células musculares lisas cardíacas e vasculares, mas tem um efeito inotrópico negativo menos pronunciado no coração em comparação com o do *verapamil*. O *diltiazem* apresenta um perfil de efeitos adversos favorável.

3. **Di-hidropiridinas:** Essa classe de bloqueadores dos canais de cálcio inclui *nifedipino* (o protótipo), *anlodipino*, *felodipino*, *isradipino*, *nicardipino* e *nisoldipino*. Esses fármacos diferem na farmacocinética, nos usos aprovados e nas interações farmacológicas. Todas as di-hidropiridinas apresentam muito maior afinidade pelos canais de cálcio vasculares do que pelos canais de cálcio cardíacos. Elas são, por isso, particularmente benéficas no tratamento da hipertensão. As di-hidropiridinas têm efeitos mínimos na condução cardíaca e na frequência cardíaca.

### B. Ações

A concentração intracelular de cálcio tem um papel importante na manutenção do tônus da musculatura lisa e na contração (inotropia) do miocárdio. Os antagonistas de canais de cálcio bloqueiam a entrada de cálcio por se ligarem aos canais de cálcio no coração e nos músculos lisos dos vasos coronarianos e arteriolares periféricos. Isso causa o relaxamento do músculo liso vascular, dilatando principalmente as arteríolas. Os BCCs não dilatam veias. Para *diltiazem* e *verapamil*, a diminuição da condução (dromotropia negativa) do sistema elétrico do coração, que resulta da alteração da entrada de cálcio nas células, também diminui a frequência cardíaca (cronotropia negativa).

### C. Usos terapêuticos

No tratamento da hipertensão, os BCCs podem ser usados como tratamento inicial ou adicional. Eles são úteis no tratamento de pacientes hipertensos que também têm asma, diabetes e/ou doença vascular periférica porque, diferentemente dos β-bloqueadores, eles não têm potencial de afetar adversamente essas condições. Todos os BCCs são úteis no tratamento da angina. Além disso, o *diltiazem* e o *verapamil* são utilizados no tratamento da fibrilação atrial, pois reduzem o risco de uma resposta ventricular rápida.

### D. Farmacocinética

A maioria dos BCCs apresenta meia-vida curta (3-8 horas) após uma dose oral. Preparações de liberação sustentada estão disponíveis e permitem dosificação única por dia. O *anlodipino* tem meia-vida longa (30-50 horas) e não requer formulação de liberação estendida.

### E. Efeitos adversos

Bloqueio atrioventricular de primeiro grau e constipação são efeitos adversos dose-dependentes do *verapamil*. Devido aos seus efeitos inotrópicos e dromotrópicos negativos, o *verapamil* e o *diltiazem* devem ser evitados em pacientes com bloqueio atrioventricular ou insuficiência cardíaca com fração de ejeção reduzida. Tontura, dor de cabeça e sensação de fadiga causada pela diminuição da pressão arterial são efeitos adversos mais frequentes com os agentes di-hidropiridínicos (Figura 8.13). Edema periférico é outro efeito adverso comumente registrado dessa classe. *Nifedipino* e outras di-hidropiridinas podem causar hiperplasia gengival.

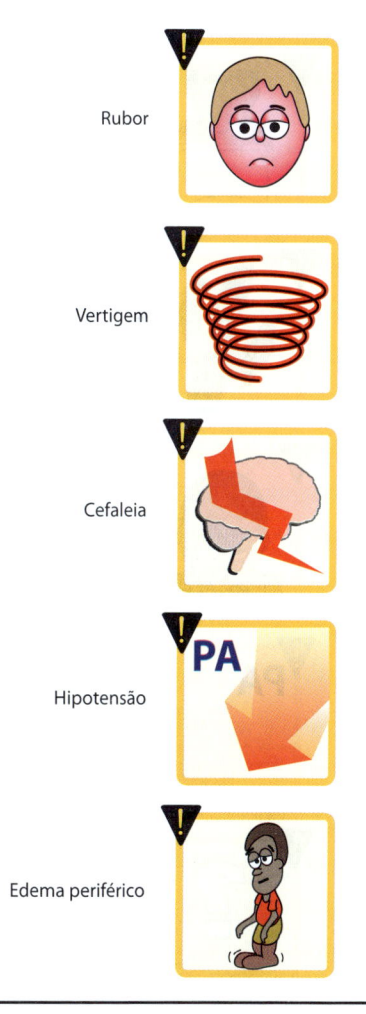

**Figura 8.13**
Alguns efeitos adversos comumente observados com o uso dos bloqueadores dos canais de cálcio.

## XI. AGENTES BLOQUEADORES DE ADRENOCEPTORES α

Os bloqueadores α-adrenérgicos utilizados no tratamento da hipertensão incluem *prazosina*, *doxazosina* e *terazosina*. Esses agentes produzem um bloqueio competitivo dos adrenoceptores $\alpha_1$. Eles diminuem a resistência vascular periférica e reduzem a pressão arterial, relaxando os músculos lisos de artérias e veias. Esses fármacos causam mudanças mínimas no débito cardíaco, no fluxo sanguíneo renal e na velocidade de filtração glomerular. Por isso, não ocorre taquicardia no tratamento prolongado, mas retenção de sal e água. Taquicardia reflexa e hipotensão postural ocorrem com frequência no início do tratamento e com o aumento da dose, exigindo lenta titulação do fármaco. Ao contrário dos anti-hipertensivos de primeira linha, os α-bloqueadores não demonstraram impacto positivo nas complicações cardiovasculares da hipertensão, como a insuficiência cardíaca. Como resultado, os α-bloqueadores não são mais recomendados como tratamento inicial para hipertensão, mas podem ser usados em casos de hipertensão resistente. Outros bloqueadores $\alpha_1$ que apresentam maior seletividade para os receptores α da próstata são usados no tratamento da hiperplasia prostática benigna (ver Capítulo 43).

## XII. AGENTES BLOQUEADORES DE ADRENOCEPTORES α/β

*Labetalol* e *carvedilol* bloqueiam os receptores $\alpha_1$, $\beta_1$ e $\beta_2$. O carvedilol é indicado para o tratamento da insuficiência cardíaca e da hipertensão. Foi demonstrado que ele reduz a morbidade e a mortalidade associadas à insuficiência cardíaca. O *labetalol* é usado no tratamento da hipertensão gestacional e em emergências hipertensivas.

## XIII. MEDICAMENTOS ADRENÉRGICOS DE AÇÃO CENTRAL

### A. Clonidina

A *clonidina* atua centralmente como um α-agonista, produzindo inibição dos centros vasomotores simpáticos que diminuem o fluxo simpático para a periferia. Isso leva à redução da resistência periférica total e à diminuição da pressão arterial. A *clonidina* é usada primariamente no tratamento da hipertensão que não responde de forma adequada ao tratamento com dois ou mais fármacos. Ela não reduz o fluxo sanguíneo renal ou a filtração glomerular e, portanto, é útil no tratamento da hipertensão complicada por doença renal. Além disso, ela é bem absorvida após administração oral e é excretada pelos rins. Também está disponível como adesivo transdérmico. Os efeitos adversos incluem sedação, boca seca e constipação (Figura 8.14). Após interrupção súbita da *clonidina*, ocorre hipertensão de rebote. Por isso, se a interrupção for necessária, o fármaco deve ser retirado lentamente.

### B. Metildopa

*Metildopa* é um agonistas $\alpha_2$ que é convertido em metilnorepinefrina no SNC, causando diminuição do efluxo adrenérgico. Os efeitos adversos mais comuns da *metildopa* são sedação e sonolência. Seu uso é limitado devido aos efeitos adversos e à necessidade de múltiplas doses

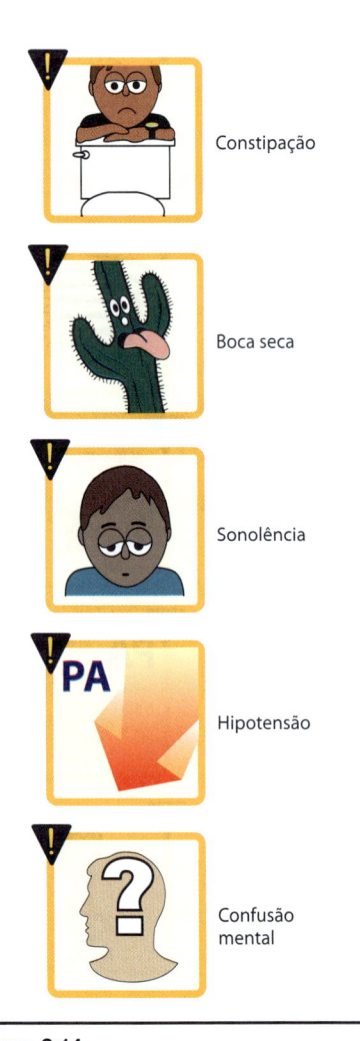

**Figura 8.14**
Alguns efeitos adversos observados com o uso da clonidina.

diárias. É usado principalmente no tratamento da hipertensão durante a gravidez, na qual possui um longo histórico de segurança.

## XIV. VASODILATADORES

Os relaxantes musculares lisos de ação direta, como a *hidralazina* e o *minoxidil*, costumam ser reservados para casos resistentes de hipertensão. Esses vasodilatadores produzem relaxamento do músculo liso vascular, primariamente em artérias e arteríolas. Isso resulta em diminuição da resistência periférica e, portanto, da pressão arterial. Esses fármacos produzem estimulação reflexa do coração, o que leva a aumentos reflexos da contratilidade miocárdica, da frequência cardíaca e do consumo de oxigênio. Essas ações podem causar angina *pectoris*, infarto do miocárdio ou insuficiência cardíaca em indivíduos predispostos. (Nota: Em casos de hipertensão grave acompanhada de bradicardia, a *hidralazina* é um agente apropriado.) Os vasodilatadores também aumentam a concentração plasmática de renina, causando retenção de sódio e água. Esses efeitos colaterais indesejáveis podem ser atenuados pela introdução dos agentes em dose baixa com titulação lenta e/ou uso concomitante de diurético (para diminuir a retenção de sódio) e de β-bloqueador (para equilibrar a taquicardia reflexa). Juntos, os três fármacos diminuem o débito cardíaco, o volume plasmático e a resistência vascular periférica. A *hidralazina* é uma terapia aprovada para controlar a pressão arterial na hipertensão induzida pela gravidez. Os efeitos adversos do tratamento com *hidralazina* incluem cefaleia, taquicardia, náusea, sudorese, arritmia e precipitação de angina (Figura 8.15). Uma síndrome semelhante ao lúpus pode ocorrer com doses elevadas, mas é reversível com a interrupção do uso do fármaco. O tratamento com *minoxidil* causa hipertricose (crescimento dos pelos do corpo). Esse medicamento é usado topicamente para tratar a calvície masculina.

## XV. EMERGÊNCIA HIPERTENSIVA

A emergência hipertensiva é uma situação rara, mas ameaçadora à sobrevivência, caracterizada por acentuado aumento da pressão arterial (pressão sanguínea sistólica acima de 180 mmHg ou pressão sanguínea diastólica maior que 120 mmHg) com evidência de lesão instalada ou progressiva de órgão-alvo (p. ex., AVC e infarto do miocárdio). (Nota: Uma elevação grave na pressão arterial sem evidência de lesão de órgão-alvo é considerada urgência hipertensiva.) A emergência hipertensiva requer imediata redução da pressão arterial com tratamento administrado por via IV para prevenir ou limitar a lesão orgânica. É usada uma variedade de fármacos, incluindo BCCs (*nicardipina* e *clevidipina*), vasodilatadores

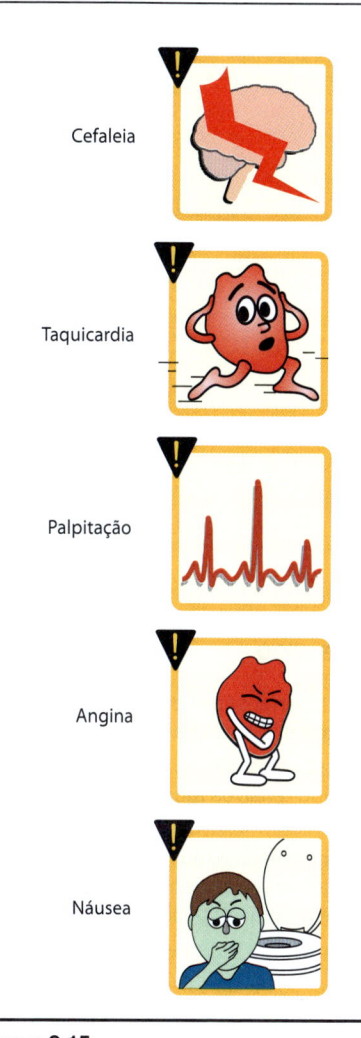

**Figura 8.15**
Alguns efeitos adversos observados com o uso da *hidralazina*.

Cefaleia
Taquicardia
Palpitação
Angina
Náusea

---

### Aplicação clínica 8.3: Emergência hipertensiva

Em geral, determinar se a pressão arterial significativamente elevada (pressão arterial sistólica superior a 180 mmHg ou pressão arterial diastólica superior a 120 mmHg) é urgente ou emergente envolve evidências de dano iminente ou progressivo a órgãos-alvo (TOD, do inglês *target organ damage*). Exemplos de TOD incluem hipertrofia ventricular esquerda, albuminúria, comprometimento da função renal, angina instável e infarto agudo do miocárdio. A hipertensão passa de urgente para emergente quando órgãos como coração, cérebro e rim mostram sinais de TOD, levando a cuidados imediatos em um hospital. A administração intravenosa de anti-hipertensivos permite uma taxa adequada de redução da pressão arterial, ao mesmo tempo em que previne e limita o TOD. O objetivo inicial na emergência hipertensiva é reduzir a pressão arterial média em não mais do que 25% em minutos a horas. Medicamentos parenterais como *enalaprilato*, *nicardipina* e *labetalol* são exemplos de tratamento para situações de emergência.

de óxido nítrico (*nitroprusseto* e *nitroglicerina*), antagonistas adrenérgicos (*fentolamina*, *esmolol* e *labetalol*), o vasodilatador *hidralazina* e o agonista da dopamina *fenoldopam*. O tratamento é direcionado pelo tipo de dano ao órgão-alvo e/ou pelas comorbidades presentes.

## XVI. HIPERTENSÃO RESISTENTE

Hipertensão resistente é definida como a pressão arterial que permanece elevada (acima da pressão desejada), apesar da administração de um regime ideal de três fármacos que inclui um diurético. As causas mais comuns de hipertensão resistente são baixa adesão ao tratamento, consumo excessivo de etanol, condições concomitantes (diabetes, obesidade, apneia do sono, hiperaldosteronismo, ingestão excessiva de sal e/ou síndrome metabólica), uso de medicação concomitante (simpatomiméticos, anti-inflamatórios não esteroides ou corticosteroides), dosagem e/ou fármacos insuficientes e uso de fármacos com mecanismos de ação similares.

### Resumo

- A hipertensão é diagnosticada quando a pressão arterial sistólica excede 130 mmHg ou a pressão arterial diastólica excede 80 mmHg.
- Ela é diretamente proporcional ao débito cardíaco e à resistência vascular periférica. A maioria dos medicamentos anti-hipertensivos atua reduzindo o débito cardíaco e/ou diminuindo a resistência vascular periférica por meio de efeitos no sistema nervoso autônomo ou no sistema renina-angiotensina-aldosterona.
- A hipertensão muitas vezes coexiste com outras condições que podem ser agravadas por alguns dos anti-hipertensivos ou que podem se beneficiar do seu uso, independentemente do controle da pressão arterial. Projetar esquemas anti-hipertensivos para um paciente específico é importante para melhorar os resultados clínicos e evitar potenciais efeitos adversos.
- A meta do tratamento para hipertensão na maioria dos indivíduos é uma pressão arterial inferior a 130/80 mmHg.
- A escolha da terapia medicamentosa inicial varia dependendo da diretriz e dos estados de doença concomitantes. No entanto, a maioria dos pacientes pode ser tratada com uma das quatro classes de medicamentos preferidas: inibidores da ECA, BRAs, BCCs ou diuréticos tiazídicos.
- A pressão arterial é frequentemente controlada de forma inadequada após a terapia inicial e é necessária a adição de um segundo agente. A seleção de um segundo agente depende da minimização dos efeitos adversos e do fornecimento do melhor esquema para atingir a meta de pressão arterial desejada. Estados de doenças coexistentes devem ser considerados.
- Os diuréticos tiazídicos diminuem a resistência vascular periférica para melhorar o controle da pressão arterial. Os diuréticos tiazídicos são muito úteis em combinação com outros anti-hipertensivos, mas esses agentes perdem eficácia em pacientes com taxa de filtração glomerular estimada inferior a 30 mL/min/m$^2$.
- Os inibidores da ECA reduzem a resistência vascular periférica ao bloquear a enzima ECA, reduzindo, assim, a produção do potente vasoconstritor angiotensina II e levando à vasodilatação das arteríolas e das veias. Os inibidores da ECA diminuem a carga de trabalho do coração e retardam a progressão da nefropatia diabética. Esses agentes são terapia de primeira linha em pacientes com histórico de diabetes, AVC, insuficiência cardíaca, infarto do miocárdio ou doença renal crônica.
- Os BRAs têm um perfil farmacológico e de efeitos adversos semelhantes aos dos inibidores da ECA. Esses agentes reduzem a pressão arterial atuando no sistema renina-angiotensina-aldosterona. Ao contrário dos inibidores da ECA, eles não aumentam as concentrações de bradicinina. Portanto, os pacientes apresentam menor risco de desenvolver tosse ou angioedema em comparação com os inibidores da ECA.
- Os bloqueadores dos canais de cálcio são divididos em três classes químicas: difenilalquilaminas (*verapamil*), benzotiazepinas (*diltiazem*) e di-hidropiridinas (*anlodipina*, *nifedipino*, etc.). As di-hidropiridinas apresentam maior afinidade pelos canais de cálcio vasculares periféricos. Isto é particularmente benéfico no tratamento da hipertensão, em comparação com outras classes de BCCs que atuam principalmente nos receptores cardíacos.
- Os β-bloqueadores reduzem a pressão arterial diminuindo o débito cardíaco (atividades inotrópica e cronotrópica negativas). Embora não seja mais considerada de primeira linha, a classe é útil em pacientes hipertensos com doença cardíaca concomitante e insuficiência cardíaca crônica. A retirada abrupta pode causar hipertensão grave, angina, infarto do miocárdio e até morte súbita em pacientes com doença cardíaca isquêmica. Esses agentes devem ser reduzidos gradualmente após a descontinuação.

## Questões para estudo

**Escolha a resposta correta.**

8.1 Um homem branco, não hispânico, de 60 anos, tem hipertensão. Seu histórico médico também inclui asma, diabetes e hiperlipidemia. De acordo com as diretrizes da ACC/AHA, qual representa a meta de pressão arterial mais adequada para o paciente?

   A. Menos de 140/80
   B. Menos de 135/85
   C. Menos de 120/85
   D. Menos de 130/80

> **Resposta correta = D.** Os objetivos da terapia diferem de acordo com as diretrizes que o médico usa na prática. De acordo com as diretrizes da ACC/AHA, a meta de pressão arterial para pacientes é inferior a 130/80.

8.2 Um homem negro não hispânico de 62 anos se apresenta para tratamento de hipertensão. Seu histórico médico também inclui diabetes, depressão e hipertensão. A pressão arterial é 152/96 (hoje e na última consulta). Qual é a terapia inicial recomendada para tratar a hipertensão nesse paciente?

   A. *Lisinopril*
   B. *Clonidina*
   C. *Diltiazem*
   D. *Propranolol*

> **Resposta correta = A.** O *lisinopril* é um inibidor da ECA e é recomendado para terapia de primeira linha em diversas populações de pacientes, incluindo aquelas que têm uma comorbidade, como diabetes. As outras terapias não são consideradas terapia de primeira linha.

8.3 Um paciente foi internado recentemente no hospital por angioedema. Os medicamentos ambulatoriais para pressão arterial incluíam *nifedipino*, *enalapril*, *prazosina* e *metoprolol*. Qual medicamento ambulatorial provavelmente causou o raro efeito colateral do angioedema e não deve ser reiniciado?

   A. *Nifedipino*
   B. *Enalapril*
   C. *Prazosina*
   D. *Metoprolol*

> **Resposta correta = B.** Inibidores da ECA (*enalapril*), BRAs (p. ex., *losartana*) e inibidores da renina (*alisquireno*) podem causar angioedema. A ocorrência de angioedema é mais comum com inibidores da ECA. O *nifedipino* pode causar tontura, cefaleia e edema periférico. A *prazosina* pode causar taquicardia reflexa e hipotensão postural. O *metoprolol* pode causar insônia, fadiga e bradicardia.

8.4 A pressão arterial de um paciente com hipertensão essencial está na meta do tratamento com *ramipril*. Desde o início de tal tratamento, a creatinina sérica aumentou 25% acima do valor basal. Qual é o próximo passo apropriado para a terapia com *ramipril*?

   A. Descontinuar o *ramipril*.
   B. Reduzir a dose de *ramipril*.
   C. Continuar a dose atual de *ramipril*.
   D. Aumentar a dose de *ramipril*.

> **Resposta correta = C.** A pressão arterial está dentro da meta. Eletrólitos (como potássio) e creatinina sérica devem ser monitorados em pacientes que iniciam inibidores da ECA. Aumentos na creatinina sérica até 30% acima do valor basal são aceitáveis e não justificam a descontinuação ou redução do tratamento. Como a pressão arterial está dentro da meta, não é necessário aumentar o *ramipril*.

8.5 Qual das alternativas a seguir descreve corretamente uma grande diferença nos distúrbios eletrolíticos associados aos diuréticos tiazídicos e de alça?

   A. Os diuréticos tiazídicos diminuem o potássio e os diuréticos de alça aumentam o potássio.
   B. Os diuréticos tiazídicos aumentam o potássio e os diuréticos de alça diminuem o potássio.
   C. Os diuréticos tiazídicos diminuem o cálcio e os diuréticos de alça aumentam o cálcio.
   D. Os diuréticos tiazídicos aumentam o cálcio e os diuréticos de alça diminuem o cálcio.

> **Resposta correta = D.** Os diuréticos tiazídicos e de alça diminuem o potássio, o sódio e o magnésio. No entanto, os diuréticos tiazídicos aumentam o cálcio (por meio da redução da excreção urinária), enquanto os diuréticos de alça reduzem o cálcio (por meio do aumento da excreção urinária).

**8.6** Um homem de 45 anos iniciou terapia para hipertensão e desenvolveu tosse seca e persistente. Seu esquema farmacológico consiste em *nifedipino, metoprolol, lisinopril, clortalidona, ácido acetilsalicílico, metformina* e *duloxetina*. Qual agente é provavelmente responsável por esse efeito colateral?

A. Lisinopril
B. Clortalidona
C. Nifedipino
D. Metoprolol

**Resposta correta = A.** A tosse é provavelmente um efeito adverso do inibidor da ECA *lisinopril*. *Clortalidona*, *nifedipino* e *metoprolol* não causam esse efeito colateral.

**8.7** Um homem de 63 anos se apresenta para verificação de pressão arterial. A pressão arterial é 140/85 mmHg, igual à da consulta anterior, há seis semanas. O histórico médico inclui diabetes e acidente vascular encefálico. O paciente relata adesão às modificações no estilo de vida. Com base nas informações fornecidas, qual agente seria uma opção razoável para o tratamento da hipertensão?

A. Lisinopril
B. Metoprolol
C. Furosemida
D. Espironolactona

**Resposta correta = A.** Como o paciente tem diabetes e histórico de acidente vascular encefálico, três classes de medicamentos seriam recomendadas para uso nesse cenário: inibidores da ECA, BRAs e diuréticos. O único medicamento que pertence a uma dessas classes é o *lisinopril*.

**8.8** Um paciente chega à clínica após recente visita hospitalar por infarto do miocárdio. A pressão arterial é 145/85 mmHg. O esquema atual consiste em *lisinopril* (dose máxima eficaz), *ácido acetilsalicílico, clopidogrel* e *anlodipino* (dose máxima eficaz). Qual é o agente mais apropriado a ser adicionado ao esquema para atingir uma meta de pressão arterial de 130/80 mmHg?

A. Metoprolol
B. Valsartana
C. Nifedipino
D. Clortalidona

**Resposta correta = A.** Os β-bloqueadores (*metoprolol*) são apropriados para um paciente com infarto do miocárdio prévio que não está na meta de pressão arterial. Os BRAs (*valsartana*) não são recomendados em combinação com inibidores da ECA (*lisinopril*). O *nifedipino* está na mesma classe de medicamentos que o *anlodipino* (bloqueador dos canais de cálcio *di-hidropiridínicos*). Os diuréticos tiazídicos são uma opção quando a dose do β-bloqueador é máxima.

**8.9** Um homem de 75 anos chega ao consultório de cuidados primários sentindo-se cansado e fraco. Ao exame, o paciente apresenta bradicardia e pressão arterial de 110/60 mmHg. O esquema anti-hipertensivo atual inclui *metoprolol, enalapril, anlodipino* e *clortalidona*. Qual de seus medicamentos está contribuindo para sua frequência cardíaca mais baixa?

A. Metoprolol
B. Enalapril
C. Clortalidona
D. Anlodipino

**Resposta correta = A.** Os β-bloqueadores podem diminuir a frequência cardíaca. Considerando o risco nesse paciente específico, a melhor recomendação seria reduzir a dose do *metoprolol* ou diminuir gradualmente o medicamento para descontinuar.

**8.10** Um paciente iniciou tratamento com *clortalidona* para tratamento inicial da pressão arterial e foi titulado até uma dose efetiva máxima. A pressão arterial ainda está acima da meta. Que tipo de informação seria útil ao considerar um segundo agente para atingir a meta de pressão arterial?

A. Peso e altura
B. Histórico familiar
C. Emprego
D. Estados de doença concomitantes

**Resposta correta = D.** A hipertensão frequentemente coexiste com outras condições que podem ser agravadas por alguns dos medicamentos anti-hipertensivos ou que podem se beneficiar do seu uso, independentemente da pressão arterial. A combinação de medicamentos anti-hipertensivos para um determinado paciente é importante para melhorar os resultados clínicos e evitar potenciais efeitos adversos.

# Diuréticos

Zachary L. Cox

## I. VISÃO GERAL

Diuréticos são fármacos que aumentam o volume de urina excretado. Em sua maioria, são inibidores dos transportadores renais de íons e diminuem a reabsorção de $Na^+$ em diferentes partes do néfron. Como resultado, o $Na^+$ é excretado em quantidades superiores às normais (natriurese) juntamente com outros íons e água, que é transportada de forma passiva para manter o equilíbrio osmótico. Os diuréticos, portanto, aumentam o volume da urina e com frequência alteram seu pH e a composição iônica correspondente da urina e do sangue. A extensão da diurese causada por diferentes classes de diuréticos varia consideravelmente, dependendo do segmento do néfron em que atuam. Além dos inibidores do transporte de íons, outros tipos de diuréticos incluem os osmóticos, os antagonistas da aldosterona e os inibidores da anidrase carbônica. Embora os diuréticos sejam comumente usados para o tratamento da retenção excessiva de líquidos (edema), muitos agentes dessa classe são prescritos para indicações não diuréticas ou para os efeitos fisiológicos resultantes de sua atividade nos rins. Exemplos, discutidos adiante, incluem o uso de tiazidas na hipertensão, de inibidores da anidrase carbônica no glaucoma e de antagonistas da aldosterona na insuficiência cardíaca. Neste capítulo, os medicamentos diuréticos (Figura 9.1) são discutidos na ordem de frequência de uso.

## II. REGULAÇÃO NORMAL DE FLUIDOS E ELETRÓLITOS PELOS RINS

Cerca de 16 a 20% do plasma que chega aos rins é filtrado dos capilares glomerulares para o interior das cápsulas de Bowman. O filtrado, embora normalmente livre de proteínas e células do sangue, contém a maioria dos componentes plasmáticos de baixa massa molecular em concentração aproximadamente igual à do plasma. Estes incluem glicose, bicarbonato de sódio, aminoácidos e outros solutos orgânicos, bem como eletrólitos, entre eles $Na^+$, $K^+$ e $Cl^-$. Os rins regulam a composição iônica e o volume de urina por reabsorção ativa ou secreção de íons e/ou reabsorção passiva de água em cinco segmentos ao longo do néfron: (1) túbulo contorcido proximal, (2) ramo descendente da alça de Henle, (3) ramo ascendente da alça de Henle, (4) túbulo contorcido distal e (5) túbulo e ducto coletor (Figura 9.2).

| DIURÉTICOS TIAZÍDICOS |
|---|
| Clorotiazida |
| Clortalidona |
| Hidroclorotiazida (HCTZ) |
| Indapamida |
| Metolazona |
| **DIURÉTICOS DE ALÇA** |
| Bumetanida |
| Ácido etacrínico |
| Furosemida |
| Torsemida |
| **DIURÉTICOS POUPADORES DE POTÁSSIO** |
| Amilorida |
| Eplerenona |
| Espironolactona |
| Triantereno |
| **INIBIDORES DA ANIDRASE CARBÔNICA** |
| Acetazolamida |
| **DIURÉTICOS OSMÓTICOS** |
| Manitol |

**Figura 9.1**
Resumo dos diuréticos.

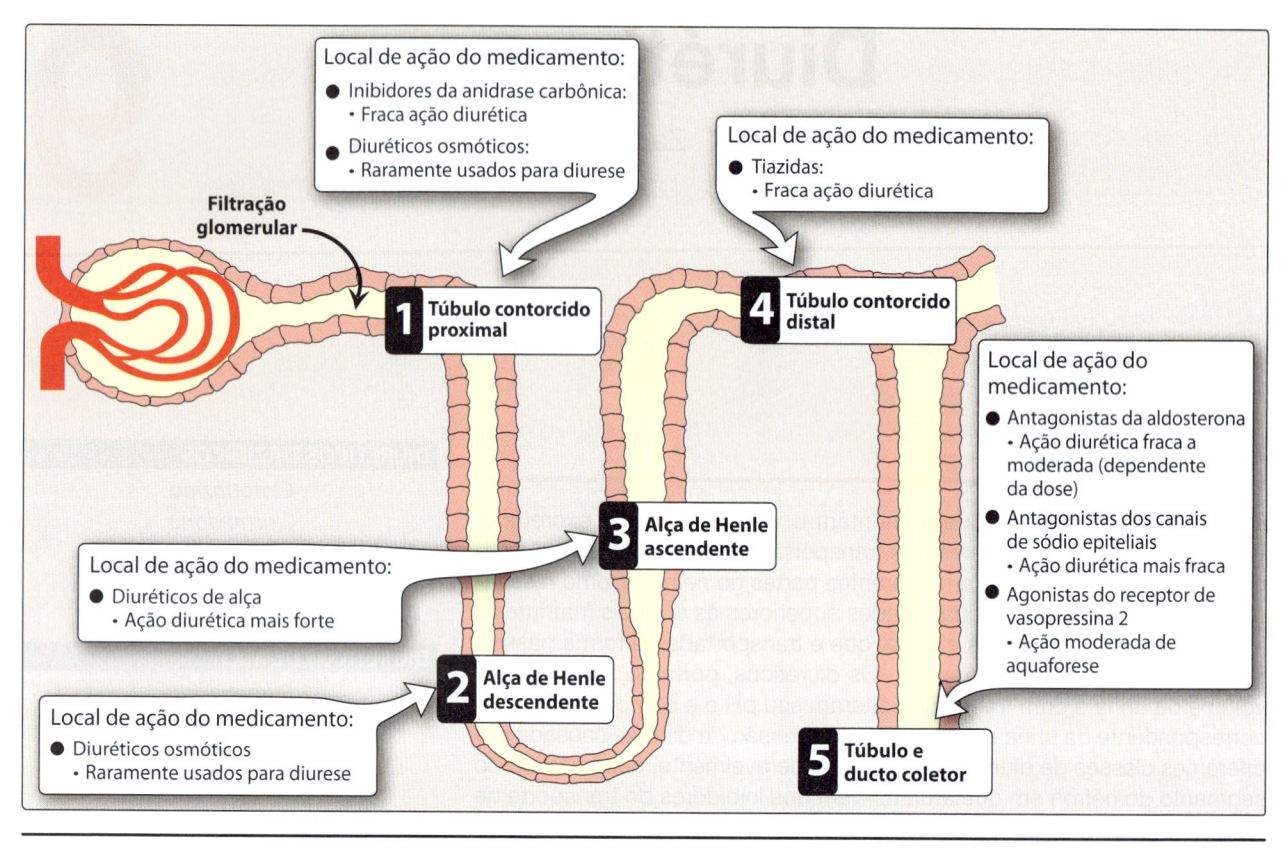

**Figura 9.2**
Principais localizações de trocas de íons e água no néfron, mostrando os locais de ação dos diuréticos.

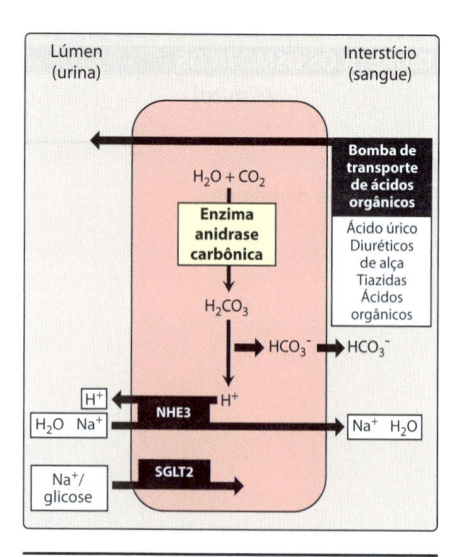

**Figura 9.3**
Célula do túbulo contorcido proximal. NHE3, trocador sódio-hidrogênio; SGLT2, cotransportador sódio-glicose-2.

### A. Túbulo contorcido proximal

O túbulo contorcido proximal, localizado no córtex do rim, reabsorve quase toda a glicose, o bicarbonato, os aminoácidos e outros solutos (Figura 9.3). Cerca de 65% do $Na^+$ filtrado (e água) é reabsorvido, o que acontece por meio do trocador sódio-hidrogênio (NHE3), em troca de $H^+$, e por meio do cotransportador sódio-glicose-2. Embora os inibidores do cotransportador sódio-glicose 2 tenham ação diurética, suas indicações primárias não estão relacionadas aos diuréticos e incluem diabetes (ver Capítulo 24), insuficiência cardíaca (ver Capítulo 10) e doença renal crônica. O $Na^+$ reabsorvido é bombeado para o interstício pela bomba $Na^+/K^+$-adenosina trifosfatase (ATPase). Dada a elevada permeabilidade à água, cerca de 60% da água são reabsorvidos do lúmen para o sangue a fim de manter a igualdade osmolar. O cloreto entra no lúmen do túbulo em troca de um ânion, por exemplo, o oxalato, bem como de forma paracelular através do lúmen. A anidrase carbônica na membrana luminal e no citoplasma das células do túbulo proximal modula a reabsorção de bicarbonato. Apesar de terem a maior porcentagem de $Na^+$ filtrado que é reabsorvido, os diuréticos que atuam no túbulo contorcido proximal apresentam propriedades diuréticas fracas. Essa atividade fraca resulta da presença de uma área de reabsorção de $Na^+$ de alta capacidade (alça de Henle), distal ao túbulo contorcido proximal, o que permite a reabsorção de qualquer $Na^+$ remanescente no lúmen e limita a diurese efetiva.

O túbulo proximal é o local dos sistemas de secreção de ácidos e bases orgânicos. O sistema secretor de ácidos orgânicos, localizado no terço médio do túbulo proximal, secreta uma variedade de ácidos orgânicos, como o ácido úrico, alguns antimicrobianos e diuréticos, do leito sanguíneo para o lúmen do túbulo proximal. O sistema secretor de ácidos orgânicos é saturável, e os diuréticos da corrente sanguínea competem com os ácidos orgânicos endógenos, como o ácido úrico, pela transferência. Várias outras interações também podem ocorrer, como a *probenecida*, que interfere na secreção de *penicilina*. O sistema secretor de bases orgânicas, localizado nos segmentos superior e médio do túbulo proximal, é responsável pela secreção de creatinina e colina.

### B. Ramo descendente da alça de Henle

O filtrado remanescente, que é isotônico, avança para o ramo descendente da alça de Henle e entra na parte medular dos rins. A água é reabsorvida devido ao interstício hipertônico da medula. A osmolaridade do filtrado aumenta ao longo do ramo descendente da alça de Henle, em decorrência do mecanismo de contracorrente, que é responsável pela reabsorção de água. Isso resulta em um fluido tubular com aumento de três vezes na concentração de $Na^+$ e $Cl^-$. Os diuréticos osmóticos exercem parte de sua ação nessa região.

### C. Ramo ascendente da alça de Henle

As células do epitélio tubular ascendente são únicas na condição de impermeáveis à água. A reabsorção ativa de $Na^+$, $K^+$ e $Cl^-$ é mediada por um cotransportador de $Na^+/K^+/2Cl^-$ (Figura 9.4). $Mg^{2+}$ e $Ca^{2+}$ são reabsorvidos pela via paracelular. Assim, a alça ascendente dilui o líquido tubular e aumenta a osmolaridade do interstício medular, o que impulsiona a reabsorção de água em outros segmentos do néfron. Cerca de 25 a 30% do cloreto de sódio filtrado são absorvidos aqui. Como a alça ascendente de Henle é um local importante para a reabsorção de sal, e nenhum segmento distal é capaz de reabsorção significativa de $Na^+$ ou água, os medicamentos que afetam esse local (p. ex., diuréticos de alça) têm o maior efeito diurético.

### D. Túbulo contorcido distal

As células do túbulo contorcido distal também são impermeáveis à água. Cerca de 5 a 10% do cloreto de sódio filtrado são reabsorvidos por meio de um transportador $Na^+/Cl^-$, que é o alvo dos diuréticos tiazídicos. Sob a regulação do hormônio da paratireoide, a reabsorção de cálcio é mediada por um canal apical, e depois ele é transportado por um trocador $Na^+/Ca^{2+-}$ para o líquido intersticial (Figura 9.5).

### E. Túbulo e ducto coletor

As células principais do túbulo e do ducto coletor são responsáveis pelo transporte de $Na^+$, $K^+$ e água, e as células intercaladas são responsáveis pela secreção de $H^+$ (Figura 9.6). Aproximadamente 1 a 2% do sódio filtrado entra nas células principais por meio dos canais epiteliais de sódio. Esses canais são inibidos pela *amilorida* e pelo *trianvtereno*. Uma vez no interior da célula, a reabsorção do $Na^+$ depende de uma bomba $Na^+/K^+$-ATPase para que ele seja transportado ao sangue. Receptores de aldosterona nas células principais influenciam a reabsorção de $Na^+$ e a secreção de $K^+$. A aldosterona aumenta a síntese

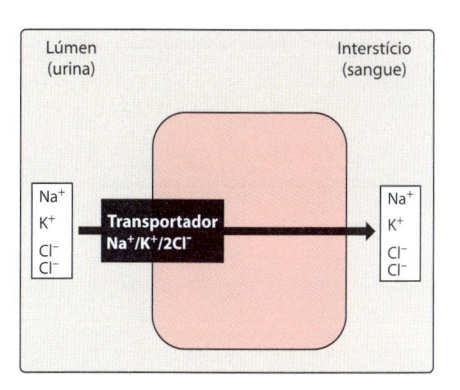

**Figura 9.4**
Célula da alça ascendente de Henle.

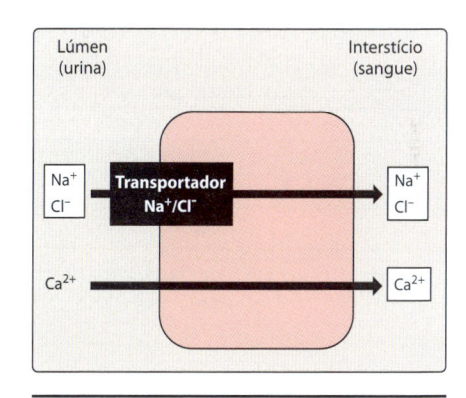

**Figura 9.5**
Célula do túbulo contorcido distal.

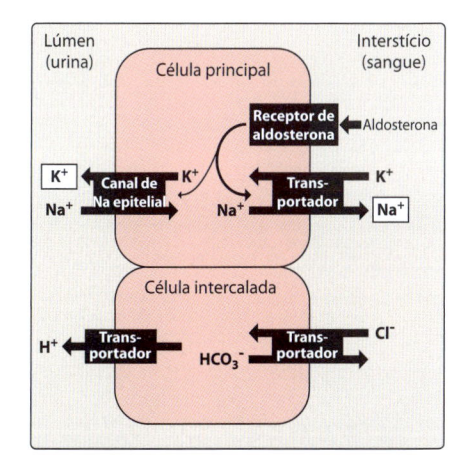

**Figura 9.6**
Células do túbulo e ducto coletor. Canal de Na epitelial, canal de sódio epitelial.

dos canais epiteliais de sódio e estimula a bomba $Na^+/K^+$-ATPase para aumentar a reabsorção de $Na^+$ e a excreção de $K^+$. O hormônio antidiurético (ADH; vasopressina) liga-se aos receptores V2 para promover a reabsorção de água por meio dos canais de aquaporina.

## III. TIAZÍDICOS

Os compostos tiazídicos, ou tiazidas, são os diuréticos mais utilizados devido aos seus efeitos anti-hipertensivos. No entanto, a eficácia das tiazidas na hipertensão não depende inteiramente das suas ações diuréticas. Esses agentes também reduzem a resistência vascular periférica, com a terapia de longo prazo. Apesar de serem derivadas de sulfonamidas, as tiazidas não costumam causar reações de hipersensibilidade em pacientes com alergia a antimicrobianos sulfonamídicos, como o *sulfametoxazol*. Todos os tiazídicos afetam o túbulo contorcido distal (Figura 9.2) e apresentam efeito diurético máximo semelhante, diferindo somente em potência. Às vezes, são denominados diuréticos de teto baixo, pois o aumento da dosagem, acima da dose terapêutica normal, não promove resposta diurética adicional.

### A. Tiazídicos e medicamentos semelhantes aos tiazídicos

A *clorotiazida* foi a primeira tiazida oralmente ativa, embora a *hidroclorotiazida* e a *clortalidona* sejam atualmente usadas com mais frequência devido à melhor biodisponibilidade. A *hidroclorotiazida* é mais potente; assim, a dose necessária é consideravelmente menor do que a da *clorotiazida*, mas as eficácias são comparáveis. Em todos os demais aspectos, a *hidroclorotiazida* assemelha-se à *clorotiazida*. A *clortalidona* é aproximadamente duas vezes mais potente do que a *hidroclorotiazida*. A *clortalidona*, a *indapamida* e a *metolazona* são referidas como diuréticos do tipo tiazídico porque não possuem a estrutura química característica da benzotiadiazina; entretanto, seus mecanismos de ação, indicações e efeitos adversos são semelhantes aos da *hidroclorotiazida*.

1. **Mecanismo de ação:** Os diuréticos tiazídicos e semelhantes aos tiazídicos atuam principalmente no túbulo contorcido distal para diminuir a reabsorção de $Na^+$ pela inibição de um cotransportador $Na^+/Cl^-$ (Figura 9.5). Como resultado, esses fármacos aumentam a concentração de $Na^+$ e $Cl^-$ no líquido tubular. As tiazidas devem ser excretadas no lúmen tubular do túbulo contorcido proximal para serem eficazes (Figura 9.3). Portanto, a diminuição da função renal reduz os efeitos diuréticos. Os efeitos anti-hipertensivos das tiazidas podem persistir mesmo quando a taxa de filtração glomerular está abaixo de 30 mL/min/1,73 $m^2$. No entanto, a hipertensão nesse nível de disfunção renal é frequentemente acompanhada de hipervolemia, o que exige uma mudança para diuréticos de alça a fim de haver controle do volume e controle correspondente da pressão arterial. A eficácia das tiazidas pode ser diminuída com o uso concomitante de anti-inflamatórios não esteroides (AINEs), como a *indometacina*, que inibe a produção de prostaglandinas renais e reduz o fluxo sanguíneo renal.

2. **Ações**

    a. **Aumento da excreção de $Na^+$ e $Cl^-$:** Os diuréticos tiazídicos e tipo tiazídicos causam diurese com aumento da excreção de $Na^+$ e $Cl^-$, que pode resultar na excreção de urina hiperosmolar

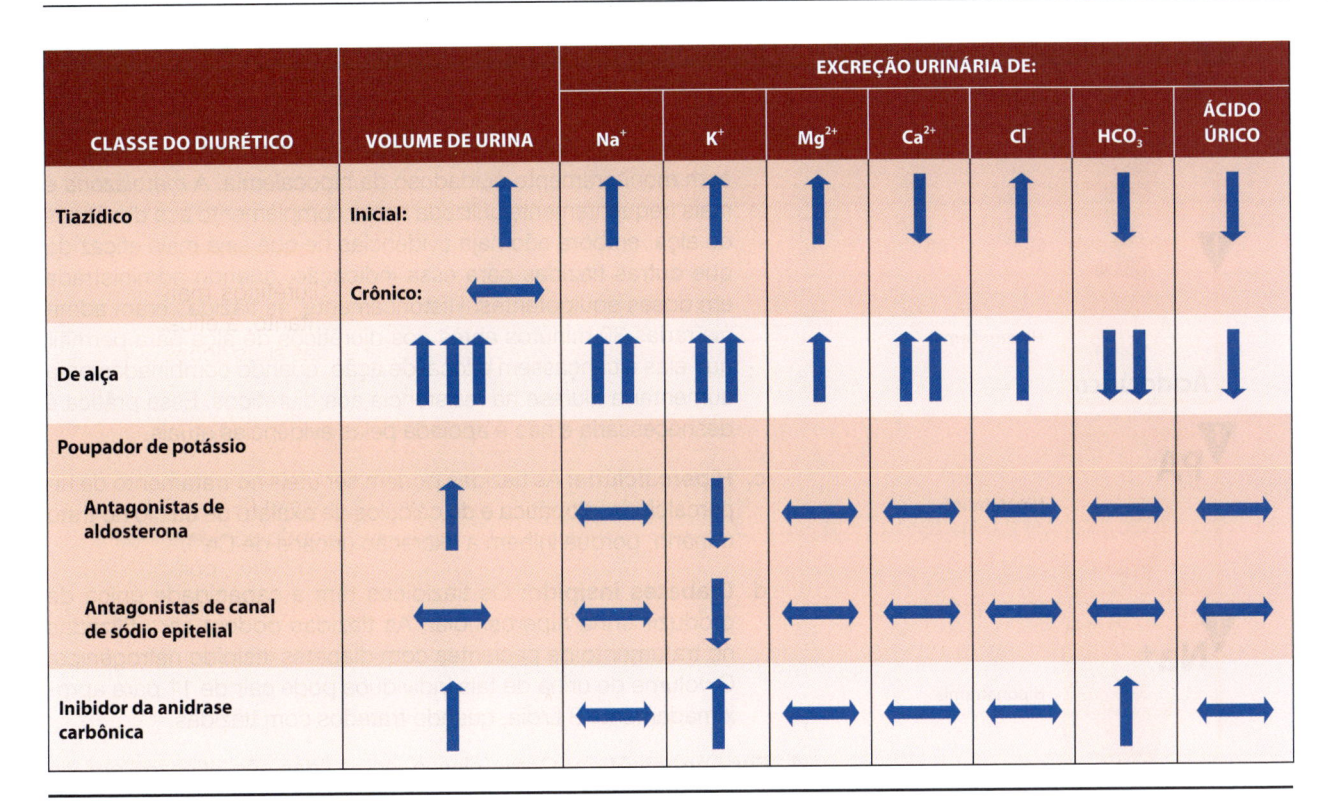

| CLASSE DO DIURÉTICO | VOLUME DE URINA | EXCREÇÃO URINÁRIA DE: | | | | | | |
|---|---|---|---|---|---|---|---|---|
| | | Na⁺ | K⁺ | Mg²⁺ | Ca²⁺ | Cl⁻ | HCO₃⁻ | ÁCIDO ÚRICO |
| Tiazídico | Inicial: ↑ Crônico: ↔ | ↑ | ↑ | ↑ | ↓ | ↑ | ↓ | ↓ |
| De alça | ↑↑↑ | ↑↑ | ↑↑ | ↑ | ↑↑ | ↑ | ↑↑ | ↓ |
| Poupador de potássio | | | | | | | | |
| Antagonistas de aldosterona | ↑ | ↔ | ↓ | ↔ | ↔ | ↔ | ↔ | ↔ |
| Antagonistas de canal de sódio epitelial | ↔ | ↔ | ↓ | ↔ | ↔ | ↔ | ↔ | ↔ |
| Inibidor da anidrase carbônica | ↑ | ↔ | ↑ | ↔ | ↔ | ↔ | ↑ | ↔ |

**Figura 9.7**
Excreção urinária da terapia diurética.

(concentrada). Este último efeito é singular, pois é improvável que as outras classes de diuréticos produzam urina hiperosmolar. A Figura 9.7 mostra as alterações relativas na composição iônica da urina com os diuréticos tiazídicos e tipo tiazídicos.

b. **Diminuição da excreção urinária de cálcio:** Os diuréticos tiazídicos e tipo tiazídicos diminuem o conteúdo de $Ca^{2+}$ na urina, promovendo sua reabsorção no túbulo contorcido distal, onde o hormônio paratireóideo regula a reabsorção.

c. **Redução da resistência vascular periférica:** Ocorre redução inicial na pressão arterial em resposta à diminuição do volume sanguíneo e, com isso, diminuição do débito cardíaco. Com a continuação da terapia, o volume sanguíneo retorna ao valor basal. Contudo, os efeitos anti-hipertensivos continuam, resultantes da redução da resistência vascular periférica causada pelo relaxamento da musculatura lisa arteriolar.

3. **Usos terapêuticos**

    a. **Hipertensão:** Clinicamente, as tiazidas são a base do tratamento anti-hipertensivo, porque são baratas, fáceis de administrar e bem toleradas. A pressão arterial pode ser reduzida com uma dose diária de tiazida. Em doses equipotentes à *hidroclorotiazida*, a *clortalidona* é considerada uma opção preferida por alguns médicos devido à sua meia-vida mais longa (50-60 horas) e ao melhor controle da pressão arterial durante todo o dia. No entanto, as diretrizes atuais de tratamento para hipertensão não têm recomendação preferencial por algum tiazídico específico.

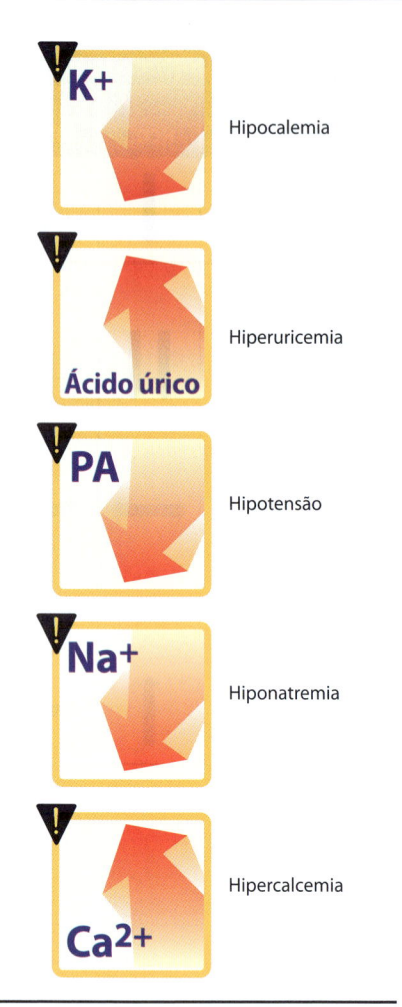

**Figura 9.8**
Resumo dos efeitos adversos comumente observados com medicamentos tiazídicos e semelhantes aos tiazídicos.

(K+ — Hipocalemia; Ácido úrico — Hiperuricemia; PA — Hipotensão; Na+ — Hiponatremia; Ca²⁺ — Hipercalcemia)

b. **Insuficiência cardíaca:** Os diuréticos de alça (não os tiazídicos) são os diuréticos de escolha para reduzir o volume extracelular na insuficiência cardíaca. Entretanto, diuréticos tiazídicos podem ser prescritos para pacientes resistentes aos diuréticos de alça, com monitoramento cuidadoso da hipocalemia. A *metolazona* é mais frequentemente utilizada como complemento aos diuréticos de alça, embora não haja evidências de que seja mais eficaz do que outras tiazidas para essa indicação, quando administrada em doses equipotentes. Historicamente, as tiazidas eram administradas 30 minutos antes dos diuréticos de alça para permitir que elas alcançassem o local de ação, quando combinadas para aumentar a diurese na resistência aos diuréticos. Essa prática é desnecessária e não é apoiada pelas evidências atuais.

c. **Hipercalciúria:** As tiazidas podem ser úteis no tratamento da hipercalciúria idiopática e de cálculos de oxalato de cálcio no trato urinário, porque inibem a excreção urinária de $Ca^{2+}$.

d. **Diabetes insípido:** Os tiazídicos têm a capacidade única de produzir urina hiperosmolar. As tiazidas podem ser utilizadas no tratamento de pacientes com diabetes insípido nefrogênico. O volume de urina de tais indivíduos pode cair de 11 para aproximadamente 3 L/dia, quando tratados com tiazidas.

4. **Farmacocinética:** Como classe, as tiazidas são eficazes por via oral, com biodisponibilidade de 60 a 70%. A *clorotiazida* tem biodisponibilidade muito menor (15 a 30%) e é a única tiazida com forma farmacêutica intravenosa (IV). A maioria das tiazidas leva de 1 a 3 semanas para produzir uma redução estável na pressão arterial e exibe uma meia-vida prolongada (aproximadamente 10-15 horas). Esses agentes são excretados inalterados, sobretudo na urina. A *indapamida* difere da classe porque sofre metabolismo hepático e é excretada na urina e na bile.

5. **Efeitos adversos:** Envolvem principalmente problemas no equilíbrio hidreletrolítico (Figura 9.8).

   a. **Hipocalemia:** A hipocalemia é o problema mais frequente dos diuréticos tiazídicos. Como os tiazídicos aumentam o $Na^+$ no filtrado que chega ao túbulo distal, mais $K^+$ também é trocado por $Na^+$; com o uso prolongado desses fármacos, ocorre perda contínua de $K^+$ do organismo. Assim, o $K^+$ sérico deve ser medido periodicamente (com frequência no início do tratamento) para evitar a hipocalemia (baixa concentração de potássio no sangue). Pode ser necessária suplementação de potássio ou combinação com um diurético poupador de potássio. Dietas pobres em sódio abrandam a depleção de potássio causada pelos diuréticos tiazídicos.

   b. **Hipomagnesemia:** A perda urinária de magnésio pode levar à hipomagnesemia.

   c. **Hiponatremia:** Hiponatremia (redução da concentração plasmática de sódio) pode se desenvolver em razão da elevação de ADH, bem como devido à diminuição da capacidade diluidora do rim e ao aumento da sede.

d. **Hiperuricemia:** As tiazidas aumentam o ácido úrico sérico, diminuindo a quantidade de ácido úrico excretado por meio da competição no sistema secretor de ácidos orgânicos. Sendo insolúvel, o ácido úrico se deposita nas articulações e pode causar ataque de gota em indivíduos predispostos. Portanto, os tiazídicos devem ser usados com cautela em pacientes com gota ou com concentrações elevadas de ácido úrico.

e. **Hipovolemia:** A hipovolemia (redução do volume sanguíneo) pode causar hipotensão ortostática ou tonturas leves.

f. **Hipercalcemia:** Os tiazídicos inibem a secreção de $Ca^{2+}$, algumas vezes levando à hipercalcemia (elevação das concentrações de $Ca^{2+}$ no sangue).

g. **Hiperglicemia:** A terapia com tiazidas pode levar a elevações leves da glicose sérica, possivelmente em razão da liberação prejudicada de insulina relacionada à hipocalemia. Pacientes com diabetes ainda se beneficiam da terapia com tiazídicos, mas devem monitorar a glicemia para avaliar a necessidade de um ajuste na terapia para o diabetes, se as tiazidas forem iniciadas.

## IV. DIURÉTICOS DE ALÇA

Os diuréticos de alça têm sua principal ação diurética no ramo ascendente da alça de Henle (Figura 9.2). Entre todos os diuréticos, esses fármacos apresentam a maior eficácia na mobilização de $Na^+$ e $Cl^-$ do organismo. Semelhantes às tiazidas, os diuréticos de alça geralmente não causam reações de hipersensibilidade em pacientes com alergia a antimicrobianos sulfonamidas, como o *sulfametoxazol*, devido a diferenças estruturais em seu derivado sulfonamida.

### A. Medicamentos diuréticos de alça

Os diuréticos de alça incluem *bumetanida*, *furosemida*, *torsemida* e *ácido etacrínico*. A *furosemida* é a mais usada do grupo. O uso de *bumetanida* e *torsemida* está aumentando, pois esses agentes apresentam melhor biodisponibilidade e são mais potentes em comparação à *furosemida*. O *ácido etacrínico* é raramente usado, devido ao perfil dos efeitos adversos.

1. **Mecanismo de ação:** Os diuréticos de alça inibem o cotransporte de $Na^+/K^+/2Cl^-$ localizado na membrana luminal, no ramo ascendente da alça de Henle (Figura 9.4). Portanto, a reabsorção desses íons na medula renal diminui. Ao reduzir a pressão osmótica na medula, menos água é reabsorvida de segmentos permeáveis à água, como a alça descendente de Henle, causando diurese. Esses fármacos têm o maior efeito diurético entre todos os diuréticos, pois o ramo ascendente é responsável pela reabsorção de 25 a 30% do NaCl filtrado, e os locais a jusante não conseguem compensar o aumento da carga de $Na^+$. Os diuréticos de alça devem ser excretados no lúmen do túbulo contorcido proximal para serem eficazes (Figura 9.3). Os AINEs inibem a síntese de prostaglandinas nos rins e podem diminuir a ação diurética dos diuréticos de alça.

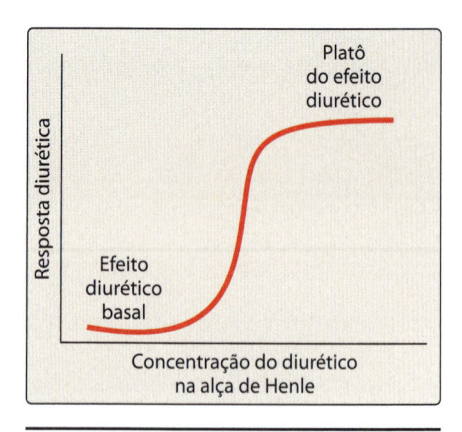

**Figura 9.9**
Curva dose-resposta do diurético de alça.

2. **Ações**

a. **Diurese:** Os diuréticos de alça causam diurese mesmo em pacientes com função renal diminuída ou que não responderam a outros diuréticos. As alterações na composição da urina induzidas pelos diuréticos de alça são mostradas na Figura 9.7.

Os diuréticos de alça exibem uma curva dose-resposta sigmoidal ("em forma de S") com três partes: (1) um efeito limiar, (2) um rápido aumento na diurese com pequenas alterações na concentração do medicamento e (3) um efeito platô (Figura 9.9). Deve ser selecionada uma dose para ultrapassar o limiar de resposta, que é específico do paciente. A redução da dose eficaz com a intenção de reduzir a diurese pode resultar na ausência de diurese, se a concentração do diurético de alça diminuir abaixo do limiar de resposta. Da mesma forma, o aumento da dose eficaz pode não causar mais diurese devido ao efeito platô. Assim, após a determinação de uma dose diurética eficaz, o médico deve modificar a frequência de administração para aumentar ou diminuir a diurese diária.

### Aplicação clínica 9.1: Dosagem de diuréticos de alça

A dosagem de diuréticos de alça é altamente individualizada em razão de a curva dose-resposta sigmoidal ser deslocada para baixo (menor efeito máximo, ou platô) e para a direita (maior concentração diurética necessária para ultrapassar o limiar diurético) em pacientes resistentes aos diuréticos. Uma das decisões mais difíceis é a seleção da dose do diurético de alça IV quando um paciente é internado no hospital por hipervolemia. A melhor dose IV inicial é 2 a 2,5 vezes a dose crônica de diurético oral administrada ao paciente. Por exemplo, um paciente tomando furosemida, 40 mg, por via oral, 2 vezes ao dia, receberia furosemida, 100 mg, IV, 2 vezes ao dia. Para pacientes que nunca foram tratados com diuréticos, furosemida, 40 a 80 mg, IV, 2 vezes ao dia, é uma estratégia de dosagem empírica razoável. As doses subsequentes devem ser tituladas com base na resposta diurética alcançada com a dose inicial. A resposta diurética pode ser medida pela quantidade de produção de urina, sódio excretado na urina ou perda de peso de líquidos. Se a produção de urina não aumentar substancialmente dentro de 2 horas após a dose do diurético, uma dose aumentada (em geral, o dobro da dose anterior) deve ser administrada imediatamente. Não há necessidade de esperar até a próxima dose programada para fazer um ajuste posológico.

b. **Aumento da excreção urinária de cálcio:** Ao contrário dos tiazídicos, os diuréticos de alça aumentam o conteúdo de $Ca^{2+}$ da urina. Em pacientes com concentrações séricas de $Ca^{2+}$ normais, não ocorre hipocalcemia, pois o $Ca^{2+}$ é reabsorvido no túbulo contorcido distal.

c. **Venodilatação:** Antes de suas ações diuréticas, os diuréticos de alça causam venodilatação aguda e reduzem as pressões de enchimento do ventrículo esquerdo por meio do aumento da síntese de prostaglandinas.

3. **Usos terapêuticos**

a. **Edema:** Os diuréticos de alça são os fármacos de escolha para o tratamento de edema pulmonar agudo e edema periférico agudo ou crônico causado por insuficiência cardíaca ou renal. Devido ao seu rápido início de ação, particularmente quando administrados por via IV, esses fármacos são úteis nas situações de emergência, como edema pulmonar agudo.

b. **Hipercalcemia:** Os diuréticos de alça (acompanhados de hidratação) são úteis no tratamento da hipercalcemia, pois estimulam a excreção tubular de $Ca^{2+}$.

c. **Hipercalemia:** Os diuréticos de alça podem ser usados com ou sem reposição de fluido IV para o tratamento da hipercalemia.

4. **Farmacocinética:** Os diuréticos de alça são administrados por via oral ou parenteral. A *furosemida* tem biodisponibilidade imprevisível de 10 a 90% após administração oral. A *bumetanida* e a *torsemida* têm biodisponibilidade confiável de 80 a 100%, o que torna esses agentes preferidos para terapia oral. A duração da ação é de aproximadamente 6 horas para a *furosemida* e a *bumetanida*, e moderadamente mais longa para a *torsemida*, o que permite aos pacientes prever a janela de diurese. (Nota: O nome comercial da *furosemida* é Lasix, denotando que a duração da atividade "dura seis [*six*]" horas.)

5. **Efeitos:** Problemas com fluidos e eletrólitos são os efeitos adversos predominantes (Figura 9.10).

    a. **Hipovolemia aguda:** Os diuréticos de alça causam redução rápida e grave do volume sanguíneo, com possibilidade de hipotensão, choque e arritmias cardíacas.

    b. **Hipocalemia:** A elevada oferta de $Na^+$ no túbulo coletor resulta no aumento da troca tubular de $Na^+$ por $K^+$, o que leva à hipocalemia, o efeito adverso mais comum dos diuréticos de alça. A perda de $K^+$ das células na troca por $H^+$ leva à alcalose com hipocalemia. O uso de diuréticos poupadores de potássio ou a suplementação de $K^+$ pode prevenir o desenvolvimento de hipocalemia.

    c. **Hipomagnesemia:** A perda urinária de magnésio pode levar à hipomagnesemia.

    d. **Ototoxicidade:** Pode ocorrer perda auditiva permanente ou reversível com os diuréticos de alça, particularmente quando infundidos por via IV em alta taxa, em altas doses ou quando usados em conjunto com outros medicamentos ototóxicos (p. ex., antibióticos aminoglicosídeos). Com dosagem e taxa de infusão adequadas, a ototoxicidade é uma ocorrência rara. O *ácido etacrínico* é o fármaco mais propenso a causar ototoxicidade. Embora menos comum, a função vestibular também pode ser afetada, induzindo vertigens.

    e. **Hiperuricemia:** Os diuréticos de alça competem com o ácido úrico pelos sistemas secretores renais, bloqueando, assim, sua secreção. Esses agentes podem causar ou agravar ataques de gota.

    f. **Hiponatremia:** A hiponatremia é menos comum do que com as tiazidas e normalmente só ocorre quando combinada com outro processo patológico que reduz o sódio sérico ou no caso de ingestão abundante de água.

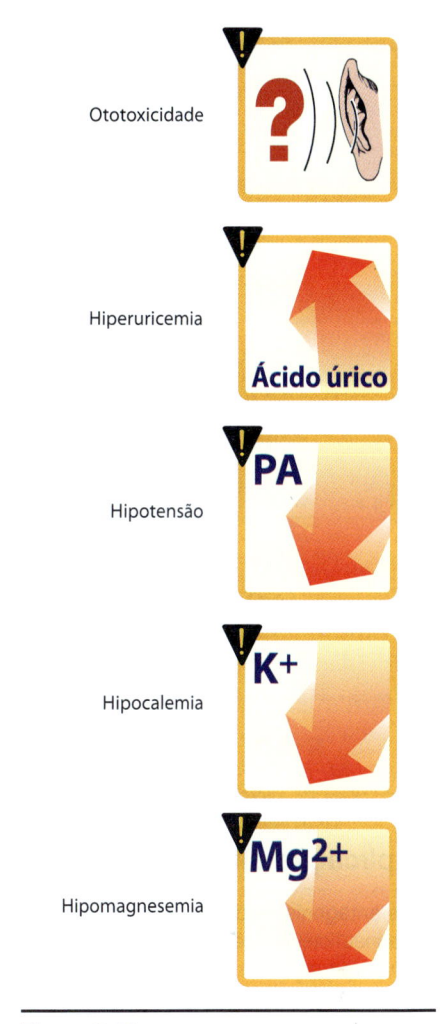

**Figura 9.10**
Resumo dos efeitos adversos comumente observados com os diuréticos de alça.

## V. DIURÉTICOS POUPADORES DE POTÁSSIO

Os diuréticos poupadores de potássio atuam no túbulo coletor inibindo a reabsorção de $Na^+$ e a excreção de $K^+$ (Figura 9.6). As concentrações de potássio devem ser monitoradas em pacientes tratados com diuréticos poupadores de potássio. Esses medicamentos devem ser usados com cautela na disfunção renal moderada e evitados em pacientes com disfunção renal grave devido ao risco aumentado de hipercalemia. Dentro dessa classe, existem medicamentos com dois mecanismos de ação distintos e diferentes indicações de uso: antagonistas da aldosterona e bloqueadores dos canais de sódio epiteliais. As alterações na composição da urina induzidas por diuréticos poupadores de potássio são mostradas na Figura 9.7.

### A. Antagonistas da aldosterona

1. **Mecanismo de ação:** A *espironolactona* e a *eplerenona* são esteroides sintéticos que antagonizam os receptores de aldosterona. Isso evita a translocação do complexo receptor para o núcleo da célula-alvo, resultando, em última análise, na falta de proteínas intracelulares que estimulam os locais de troca $Na^+/K^+$ do túbulo coletor. Assim, os antagonistas da aldosterona previnem a reabsorção de $Na^+$ e, portanto, a secreção de $K^+$ e $H^+$. A *eplerenona* é mais seletiva para os receptores de aldosterona e causa menos efeitos endócrinos (p. ex., ginecomastia) do que a *espironolactona*, que também se liga aos receptores de progesterona e de androgênios.

2. **Ações:** A *espironolactona* e a *eplerenona* antagonizam os receptores de aldosterona nos sítios renais, o que causa diurese, e em sítios não renais, o que causa múltiplos efeitos hormonais. Na maioria dos estados edematosos, as concentrações sanguíneas de aldosterona são elevadas, o que colabora na retenção de $Na^+$. A *espironolactona* antagoniza a atividade da aldosterona, resultando em retenção de $K^+$ e excreção de $Na^+$.

## Aplicação clínica 9.2: Antagonistas da aldosterona

Os antagonistas da aldosterona têm diversos efeitos, dependendo da dosagem utilizada e do estado da doença tratada. Na insuficiência cardíaca com fração de ejeção reduzida, doses de 25 a 50 mg, 1 vez ao dia, de *espironolactona* ou *eplerenona* reduzem a morte e a hospitalização, sem efeito diurético significativo ou redução da pressão arterial. Na hipertensão resistente, as mesmas doses diárias produzem uma redução significativa da pressão arterial. Em doses diárias de 100 mg ou mais, a *espironolactona* e a *eplerenona* produzem diurese clinicamente significativa e são utilizadas para o tratamento da ascite cirrótica. Independentemente do estado da doença, o risco de hipercalemia aumenta com a dose e com taxas de filtração glomerular mais baixas (particularmente menor de 30 mL/min/1,73 $m^2$).

3. **Usos terapêuticos**

    a. **Edema:** Os antagonistas da aldosterona são diuréticos particularmente eficazes quando usados em altas doses para edema associado ao hiperaldosteronismo secundário, como cirrose hepática e síndrome nefrótica. A *espironolactona* é o diurético de escolha em pacientes com cirrose hepática com líquido na cavidade peritoneal (ascite). Por outro lado, em pacientes que não apresentam concentrações circulantes significativas de aldosterona, há efeito diurético mínimo com o uso desse fármaco.

    b. **Hipocalemia:** Embora os antagonistas da aldosterona tenham baixa eficácia na remoção de $Na^+$ do organismo, em comparação com os outros diuréticos, eles têm o efeito secundário de causar a retenção de $K^+$. Posteriormente, esses agentes com frequência são administrados em conjunto com diuréticos tiazídicos ou de alça para compensar a excreção de $K^+$ que ocorre com esses fármacos.

c. **Insuficiência cardíaca:** Os antagonistas da aldosterona são empregados em doses mais baixas para prevenir a remodelação miocárdica indesejada mediada pela aldosterona. O uso desses fármacos diminui a mortalidade associada com a insuficiência cardíaca, particularmente naqueles pacientes com fração de ejeção reduzida.

d. **Hipertensão resistente:** Essa condição, definida pelo uso de três ou mais medicações sem alcançar a pressão arterial-alvo, com frequência responde bem aos antagonistas da aldosterona. Esse efeito pode ser visto em todos, com ou sem concentrações elevadas de aldosterona.

e. **Síndrome do ovário policístico:** A *espironolactona* com frequência é usada extrabula (ou *off label*) para o tratamento da síndrome do ovário policístico. Em dosagens elevadas, ela bloqueia o receptor de androgênio e inibe a síntese de esteroides, ajudando a parar as concentrações elevadas de androgênios encontrados nesse distúrbio.

4. **Farmacocinética:** Tanto a *espironolactona* quanto a *eplerenona* são bem absorvidas após administração oral. A *espironolactona* é extensamente biotransformada e convertida em diversos metabólitos ativos, que contribuem para os efeitos terapêuticos. A *eplerenona* é metabolizada pelo citocromo P450 3A4.

5. **Efeitos adversos**

    a. **Hipercalemia:** A hipercalemia é o efeito colateral mais comum. É dependente da dose e aumenta com a disfunção renal ou com o uso de outros agentes poupadores de potássio, como inibidores da enzima conversora de angiotensina e suplementos de potássio.

    b. **Ginecomastia:** A *espironolactona*, mas não a *eplerenona*, pode induzir ginecomastia em aproximadamente 10% dos homens e levar a irregularidades menstruais nas mulheres.

### B. Triantereno e amilorida

O *triantereno* e a *amilorida* bloqueiam os canais epiteliais de sódio, resultando em diminuição da troca $Na^+/K^+$. Embora apresentem ação diurética poupadora de $K^+$ semelhante à dos antagonistas da aldosterona, sua capacidade de bloquear os locais de troca $Na^+/K^+$ no túbulo coletor não depende da presença de aldosterona. Assim como os antagonistas da aldosterona, esses fármacos não são diuréticos muito eficazes. Tanto o *triantereno* quanto a *amilorida* são comumente usados em combinação com outros diuréticos, quase exclusivamente por suas propriedades poupadoras de potássio.

## VI. INIBIDORES DA ANIDRASE CARBÔNICA

A *acetazolamida* e outros inibidores da anidrase carbônica são usados com mais frequência por suas outras ações farmacológicas do que por seu efeito diurético, pois são muito menos eficazes do que os diuréticos tiazídicos ou de alça para promover a diurese.

### A. Acetazolamida

1. **Mecanismo de ação:** A *acetazolamida* inibe a anidrase carbônica intracelular (citoplasma) e a localizada na membrana apical do epitélio tubular proximal (Figura 9.3). (Nota: A anidrase carbônica catalisa a reação entre $CO_2$ e $H_2O$, produzindo $H_2CO_3$, que ioniza espontaneamente em $H^+$ e $HCO_3^-$ [bicarbonato].) A diminuição na capacidade de troca $Na^+/H^+$ na presença de *acetazolamida* resulta em uma diurese leve. Além disso, o $HCO_3^-$ é retido no lúmen, com acentuada elevação no pH urinário. A perda de $HCO_3^-$ causa acidose metabólica hiperclorêmica. As mudanças na composição de eletrólitos urinários, induzidas pela *acetazolamida*, estão resumidas na Figura 9.7.

2. **Usos terapêuticos**

    a. **Glaucoma:** A *acetazolamida* oral diminui a produção de humor aquoso e reduz a pressão intraocular em pacientes com glaucoma de ângulo aberto, provavelmente bloqueando a anidrase carbônica no corpo ciliar do olho. Os inibidores da anidrase carbônica tópicos, como *dorzolamida* e *brinzolamida*, têm a vantagem de não causar efeitos sistêmicos.

    b. **Doença da altitude:** A *acetazolamida* pode ser usada na profilaxia dos sintomas do mal da altitude, criando uma acidose metabólica, a fim de mitigar o desenvolvimento de alcalose respiratória devido à diminuição da concentração de oxigênio inalado. A *acetazolamida* previne fraqueza, falta de ar, tontura, náuseas e edemas cerebral e pulmonar característicos da síndrome.

3. **Farmacocinética:** A *acetazolamida* pode ser administrada por VO ou IV. Cerca de 90% se ligam a proteínas e é eliminada por via renal por secreção tubular ativa e reabsorção passiva.

4. **Efeitos adversos:** Podem ocorrer acidose metabólica (leve), depleção de potássio, formação de cálculos renais, sonolência e parestesia. O fármaco deve ser evitado em pacientes com cirrose hepática, pois pode levar à diminuição da excreção de $NH_4^+$.

## VII. DIURÉTICOS OSMÓTICOS

Várias substâncias químicas simples e hidrofílicas que são filtradas por meio do glomérulo, como o *manitol*, resultam em diurese (Figura 9.2). Substâncias filtradas que sofrem pouca ou nenhuma reabsorção resultam em maior osmolaridade do fluido tubular. Isso limita a reabsorção adicional de água na alça descendente de Henle e no túbulo contorcido proximal, resultando em diurese osmótica com pouca excreção adicional de $Na^+$ (aquaresia). Portanto, esses agentes não são úteis para tratar condições nas quais ocorre retenção de $Na^+$. Eles são usados para manter o fluxo urinário após a ingestão de substâncias tóxicas agudas capazes de produzir insuficiência renal aguda. Os diuréticos osmóticos são a base do tratamento para pacientes com pressão intracraniana aumentada. (Nota: O *manitol* não é absorvido quando é administrado por via oral; deve ser usado por via IV.) Os efeitos adversos incluem desidratação e expansão de água extracelular devido aos efeitos osmóticos na circulação sistêmica. A expansão da água extracelular ocorre porque a presença de *manitol* no líquido extracelular retira água das células e causa hiponatremia até acontecer a diurese.

### Resumo

- As várias classes de diuréticos atuam em diferentes segmentos do néfron, produzem magnitudes variadas de diurese, contribuem para diferentes alterações eletrolíticas séricas e têm indicações terapêuticas únicas fora de sua ação diurética.
- Os diuréticos tiazídicos (e os tipo tiazídicos) atuam nos túbulos contorcidos distais; entretanto, seu efeito diurético leve e transitório limita seu uso como monoterapia no tratamento da hipervolemia. O principal uso dessa classe é no tratamento da hipertensão.
- Os diuréticos de alça atuam na alça de Henle ascendente para produzirem a maior magnitude de diurese. Esta é a principal classe de diuréticos usada para tratar condições de hipervolemia.
- Duas classes distintas de medicamentos, os antagonistas da aldosterona e os antagonistas dos canais de sódio epiteliais, são classificados como "diuréticos poupadores de potássio", mas têm mecanismos de ação e indicações terapêuticas distintas.
- Os diuréticos poupadores de potássio, que atuam nos túbulos e ductos coletores, produzem um efeito diurético fraco e são associados a outros agentes diuréticos para mitigar seu efeito hipocalêmico.
- Os inibidores da anidrase carbônica, como a *acetazolamida*, atuam nos túbulos proximais do néfron e são diuréticos fracos. Essa classe de medicamentos é utilizada principalmente para indicações não diuréticas.

## Questões para estudo

**Escolha a resposta correta.**

**9.1** Qual segmento do néfron reabsorve a maior quantidade de sódio e água?
- **A.** Túbulos proximais
- **B.** Alça de Henle
- **C.** Túbulos contorcidos distais
- **D.** Túbulos e ductos coletores

**Resposta correta = A.** Os túbulos proximais reabsorvem aproximadamente 65% do sódio filtrado e do filtrado em indivíduos normais.

**9.2** Qual diurético tem a capacidade de produzir a maior quantidade de urina?
- **A.** *Amilorida*
- **B.** *Torsemida*
- **C.** *Clorotiazida*
- **D.** *Acetazolamida*

**Resposta correta = B.** Os diuréticos de alça têm a capacidade de produzir a maior diurese. Embora a *acetazolamida* atue nos túbulos proximais, onde uma maior quantidade de sódio e filtrado pode ser reabsorvida, ela possui um efeito diurético fraco.

**9.3** Paciente idoso, com histórico de insuficiência cardíaca com fração de ejeção preservada, apresenta dispneia e imagens radiográficas de tórax indicando edema pulmonar. A frequência respiratória é de 24 respirações por minuto. Qual é o tratamento indicado?
- **A.** *Acetazolamida* oral
- **B.** *Clorotiazida* intravenosa
- **C.** *Furosemida* intravenosa
- **D.** *Espironolactona* oral

**Resposta correta = C.** É importante administrar um diurético que reduza o acúmulo de líquido nos pulmões e melhore a oxigenação e a função cardíaca. Os diuréticos de alça são mais eficazes na remoção de grandes volumes de líquido do organismo e são o tratamento de escolha nessa situação. Nesse caso, a *furosemida* deve ser administrada por via IV. As outras opções são inadequadas, pois não causarão diurese aguda com débito urinário suficiente para tratar a hipervolemia.

**9.4** Um grupo de estudantes universitários está planejando uma viagem de alpinismo aos Andes. Qual das alternativas a seguir apresenta o medicamento mais apropriado para tomarem a fim de prevenir o mal da altitude?

A. Um diurético tiazídico, como a *hidroclorotiazida*.
B. Um anticolinérgico, como a *atropina*.
C. Um inibidor da anidrase carbônica, como a *acetazolamida*.
D. Um diurético de alça, como a *furosemida*.

**Resposta correta =** C. A *acetazolamida* é usada profilaticamente por vários dias antes de uma subida acima de 10.000 pés. Esse tratamento previne os problemas cerebrais e pulmonares associados ao mal da altitude, bem como outras dificuldades, como as náuseas.

**9.5** Um homem de 51 anos desenvolveu cirrose hepática descompensada secundária ao alcoolismo crônico. Ele sofre de ascite de grande volume e edema de membros inferiores. Para controlar a ascite e o edema, qual dos seguintes deve ser prescrito?

A. *Amilorida*
B. *Clortalidona*
C. *Furosemida*
D. *Espironolactona*

**Resposta correta =** D. A *espironolactona* em doses mais altas (100 mg por dia ou mais) é muito eficaz no tratamento de edema e ascite por cirrose. Esses pacientes também podem necessitar de combinação de diuréticos de alça com *espironolactona* para controlar o edema. Embora também seja categorizada como um diurético poupador de potássio, a *amilorida* não antagoniza os efeitos da *aldosterona* e não resulta no mesmo benefício diurético.

**9.6** Um homem de 55 anos com cálculos renais de oxalato de cálcio precisa de um medicamento para diminuir a excreção urinária de cálcio, com o objetivo de reduzir futuros cálculos renais. Qual diurético é melhor para essa indicação?

A. *Torsemida*
B. *Hidroclorotiazida*
C. *Espironolactona*
D. *Triantereno*

**Resposta correta =** B. A *hidroclorotiazida* é eficaz em aumentar a reabsorção de cálcio e, assim, diminuir a quantidade de cálcio excretada e reduzir a formação de cálculos renais que contêm fosfato de cálcio ou oxalato de cálcio. A *furosemida* aumenta a excreção de cálcio, enquanto os diuréticos poupadores de $K^+$, a *espironolactona* e o *triantereno*, não têm efeito sobre o cálcio.

**9.7** Paciente de 86 anos com insuficiência cardíaca com fração de ejeção preservada, hipertensão e doença renal crônica é internado no hospital com hipercalemia. A taxa de filtração glomerular estimada é de 20 mL/min/1,73 m². O paciente está em uso de *bumetanida*, *valsartana/hidroclorotiazida*, *carvedilol* e *eplerenona*. Qual medicamento diurético tem maior probabilidade de ser a causa da hipercalemia?

A. *Bumetanida*
B. *Hidroclorotiazida*
C. *Carvedilol*
D. *Eplerenona*

**Resposta correta =** D. A *eplerenona* atua no túbulo coletor por meio do antagonismo da *aldosterona* para inibir a reabsorção de $Na^+$ e a excreção de $K^+$. É extremamente importante que os pacientes tratados com qualquer um dos diuréticos poupadores de potássio tenham suas concentrações de potássio cuidadosamente monitoradas. A *eplerenona* costuma ser evitada quando a taxa de filtração glomerular está abaixo de 30 mL/min/1,73 m² devido ao risco de hipercalemia. A *bumetanida* e a *hidroclorotiazida* promovem a excreção de potássio, enquanto o *carvedilol* não é diurético e não afeta as concentrações séricas de potássio.

**9.8** Um homem de 59 anos na unidade de terapia intensiva apresenta alcalose metabólica. Qual terapia tratará essa condição?

A. *Amilorida*
B. *Hidroclorotiazida*
C. *Manitol*
D. *Acetazolamida*

**Resposta correta =** D. A *acetazolamida* causa aumento na excreção urinária de bicarbonato, diminuindo o pH do sangue.

**9.9** Uma mulher de 49 anos está em acompanhamento em um ambulatório para hipertensão resistente. Seu diário de pressão arterial mostra pressões sanguíneas consistentemente acima da meta. Seu regime medicamentoso atual inclui doses máximas de *lisinopril*, *hidroclorotiazida* e *nifedipino*. Ela está euvolêmica ao exame físico. Qual terapia é melhor para tratar sua hipertensão resistente?

A. Mudar *hidroclorotiazida* por *indapamida*.
B. Adicionar *furosemida*.
C. Adicionar *clortalidona*.
D. Adicionar *espironolactona*.

**Resposta correta =** D. A hipertensão resistente, definida pelo uso de três ou mais medicamentos sem alcançar a pressão arterial-alvo, com frequência responde bem aos antagonistas da aldosterona. Esse efeito pode ser visto em todos, com ou sem concentrações elevadas de aldosterona. É improvável que a mudança para uma tiazida diferente (*indapamida*) ou a adição de outra tiazida (*clortalidona*) seja melhor do que a terapia tiazídica atual. A *furosemida* não está indicada, pois a paciente não está hipervolêmica, e não resultará em vasodilatação arterial.

**9.10** Uma mulher idosa está sendo tratada no hospital com furosemida IV para hipervolemia secundária à insuficiência cardíaca. Ela não está conseguindo produzir o débito urinário necessário para resolver o edema e excreta apenas 500 mL de urina nas 6 horas seguintes à dose. Qual mudança terapêutica é melhor para aumentar sua resposta diurética?

A. Aumentar a frequência da *furosemida* para duas vezes ao dia.
B. Dobrar a dose de *furosemida*.
C. Trocar *furosemida* por *hidroclorotiazida*.
D. Adicionar *metolazona* à *furosemida*.

**Resposta correta =** B. A dose de *furosemida* não produziu uma concentração diurética alta o suficiente para ultrapassar o "limiar diurético". Aumentar a dose é o melhor método para elevar a resposta diurética. A mudança para uma tiazida não resultará em mais diurese, pois a alça de Henle reabsorve uma porcentagem maior de sódio do que os túbulos distais. A adição de uma tiazida como a *metolazona* aumentaria a resposta diurética, mas causaria anormalidades eletrolíticas significativas, como hipocalemia profunda. Isso deve ser reservado para quando uma resposta diurética não é alcançada com doses de diurético de alça significativamente mais altas.

# 10 Medicamentos para insuficiência cardíaca

Shawn David Anderson e Katherine Vogel Anderson

## I. VISÃO GERAL

A insuficiência cardíaca (IC) é uma alteração complexa progressiva na qual o coração é incapaz de bombear sangue suficiente para suprir as necessidades do organismo. Seus principais sintomas são dispneia, fadiga e retenção de líquido. A IC é decorrente de uma redução da capacidade do coração de encher-se de sangue e/ou de ejetá-lo de forma adequada. Com frequência, a IC é acompanhada por aumento anormal do volume de sangue e de líquido intersticial. As causas subjacentes da IC incluem, mas não estão limitadas a, doença cardíaca aterosclerótica, diabetes melito, doença cardíaca hipertensiva, doença cardíaca valvular e doença cardíaca congênita.

### A. Papel dos mecanismos fisiopatológicos na progressão da IC

Os objetivos do tratamento são aliviar os sintomas, tornar lenta a progressão da doença e aumentar a sobrevida. As seguintes classes de medicamentos demonstraram ser eficazes: (1) inibidores da enzima conversora de angiotensina (ECA), (2) bloqueadores dos receptores de angiotensina (BRAs), (3) inibidores do receptor da angiotensina-neprilisina (IRANs), (4) β-bloqueadores, (5) diuréticos, (6) bloqueadores de canais controlados por nucleotídeos cíclicos ativados por hiperpolarização, (7) agentes inotrópicos, (8) antagonistas do receptor de mineralocorticoide, (9) inibidores do cotransportador de sódio-glicose 2 (SGLT2), (10) estimuladores solúveis da guanilato ciclase e (11) vasodilatadores (Figura 10.1). Dependendo da gravidade da IC e de fatores individuais do paciente, uma ou mais classes de fármacos são utilizadas. A intervenção farmacológica na IC pretende proporcionar os seguintes benefícios: redução da carga de trabalho do miocárdio, diminuição do volume de líquido extracelular, melhora da contratilidade cardíaca e redução da velocidade de remodelamento cardíaco.

## II. FISIOPATOLOGIA DA INSUFICIÊNCIA CARDÍACA

O conhecimento da fisiologia da contração do músculo cardíaco é essencial para entender a resposta compensatória evocada pelo coração insuficiente e as ações dos fármacos usados no tratamento da IC. O miocárdio, como o músculo liso e o esquelético, responde à estimulação pela despolarização da membrana, a qual é seguida pelo encurtamento das proteínas contráteis e termina com relaxamento e retorno ao estado de repouso (repolarização). Os miócitos cardíacos são interconectados em grupos que respondem aos estímulos como unidade, contraindo juntos mesmo que uma única célula seja estimulada. A força de contração do músculo cardíaco relaciona-se diretamente com a concentração de cálcio livre (não ligado) no citosol. Assim, fármacos que elevam as concentrações de cálcio intracelular (ou que aumentam a sensibilidade da maquinaria contrátil ao cálcio) aumentam a força de contração (efeito inotrópico). A estimulação neuro-hormonal sustentada e inadequada do tecido cardíaco leva ao comprometimento da homeostase do cálcio, à insuficiência cardíaca e a arritmias. O movimento do cálcio nos miócitos cardíacos é ilustrado na Figura 10.2.

Na IC, a ativação crônica do sistema nervoso simpático e do sistema renina-angiotensina-aldosterona (SRAA), o estresse oxidativo, a inflamação e a resistência aos peptídeos natriuréticos estão associados à remodelação do tecido cardíaco, perda de miócitos, hipertrofia e fibrose. Estes criam um ciclo vicioso que, se não for tratado, leva à morte.

### A. Respostas fisiológicas compensatórias na insuficiência cardíaca

A insuficiência cardíaca evoca quatro mecanismos compensatórios principais para aumentar o débito cardíaco, três dos quais têm impacto negativo na sobrevivência miocárdica. Sequelas adicionais resultantes do baixo débito cardíaco são: inflamação, estresse oxidativo e resistência aos peptídeos natriuréticos (Figura 10.3).

1. **Aumento da atividade simpática:** Os barorreceptores detectam a diminuição da pressão arterial e ativam o sistema nervoso simpático. Em uma tentativa de manter a perfusão dos tecidos, essa estimulação dos receptores β-adrenérgicos faz subir a frequência cardíaca (cronotropia) e a força de contração (inotropia) do músculo cardíaco. Além disso, a vasoconstrição aumenta o retorno venoso e a pré-carga cardíaca. O aumento na pré-carga (estiramento no coração) amplifica o volume sistólico, que, por sua vez, eleva o débito cardíaco. Essas respostas compensatórias intensificam a carga de trabalho do coração, o que, em longo prazo, contribui para o declínio adicional na função cardíaca.

2. **Ativação do sistema renina-angiotensina-aldosterona:** Uma queda no débito cardíaco diminui o fluxo sanguíneo para o rim, provocando a liberação de renina. A liberação de renina também é estimulada pelo aumento da atividade simpática, resultando em mais formação de angiotensina II e na liberação de aldosterona. Isso leva à maior resistência periférica (pós-carga) e à retenção de sódio e água (pré-carga). À medida que o volume sanguíneo se eleva, mais sangue retorna ao coração. Se o coração é incapaz de bombear esse volume extra para frente, a pressão venosa sobe e ocorre edema periférico e pulmonar. Além disso, concentrações elevadas de angiotensina II e aldosterona têm efeitos prejudiciais diretos no músculo cardíaco, aumentando ainda mais a remodelação cardíaca, a fibrose e as alterações inflamatórias. Mais uma vez, essas respostas compensatórias intensificam a carga de trabalho do coração, contribuindo para o declínio contínuo da função cardíaca.

3. **Ativação de peptídeos natriuréticos:** Um aumento na pré-carga também reforça a liberação de peptídeos natriuréticos. Os peptídeos natriuréticos, que incluem os atriais (ANP), os do tipo B (BNP) e do tipo C, têm papéis diferentes na IC; os ANPs e BNPs têm o maior impacto na função cardíaca. A ativação dos peptídeos natriuréticos resulta, finalmente, em vasodilatação, natriurese, inibição da

---

**INIBIDORES DA ECA**
Captopril
Enalapril
Fosinopril
Lisinopril
Quinapril
Ramipril

**BLOQUEADORES DO RECEPTOR DE ANGIOTENSINA**
Candesartana
Losartana
Telmisartana
Valsartana

**IRAN**
Sacubitril/valsartana

**BLOQUEADORES DE ADRENOCEPTORES β**
Bisoprolol
Carvedilol
Metoprolol, succinato
Metoprolol, tartarato

**DIURÉTICOS**
Bumetanida
Furosemida
Metolazona
Torsemida

**BLOQUEADOR DE CANAL HCN**
Ivabradina

**AGENTES INOTRÓPICOS**
Digoxina
Dobutamina
Dopamina
Milrinona

**ANTAGONISTAS DO RECEPTOR DE MINERALOCORTICOIDE**
Eplerenona
Espironolactona

**ESTIMULADOR DA sGC**
Vericiguate

**INIBIDORES DO SGLT2**
Dapagliflozina
Empagliflozina

**VASODILATADORES**
Hidralazina
Isossorbida, dinitrato
CDF Hidralazina/Isossorbida, dinitrato
Nitroglicerina
Nitroprusseto

**Figura 10.1**
Resumo de fármacos usados no tratamento da insuficiência cardíaca. ECA, enzima conversora de angiotensina; BRA, bloqueador do receptor de angiotensina; IRAN, inibidor do receptor de angiotensina-neprilisina; CDF, combinação de dose fixa; HCN, canal controlado por nucleotídeos cíclicos ativados por hiperpolarização; sGC, guanilato ciclase solúvel; SGLT2, cotransportador sódio-glicose 2.

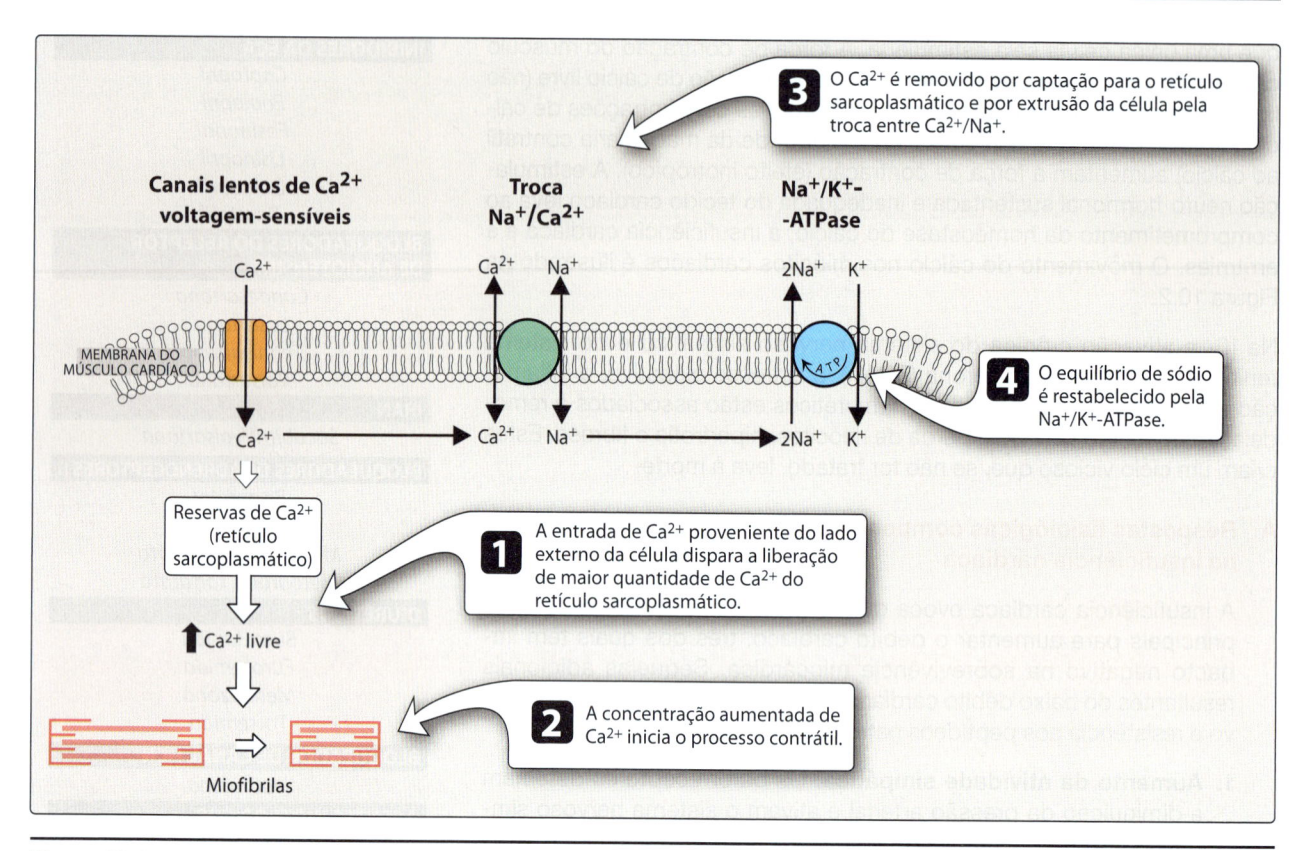

**Figura 10.2**
Movimentação de íons durante a contração do músculo cardíaco. ATPase, adenosina trifosfatase.

Diagrama (Figura 10.2):
- Canais lentos de $Ca^{2+}$ voltagem-sensíveis: $Ca^{2+}$ entra pela membrana do músculo cardíaco.
- Troca $Na^+/Ca^{2+}$: $Ca^{2+}$ sai e $Na^+$ entra.
- $Na^+/K^+$-ATPase: $2Na^+$ saem e $K^+$ entra.
- $Ca^{2+}$ vai para as Reservas de $Ca^{2+}$ (retículo sarcoplasmático), aumentando $Ca^{2+}$ livre, atuando nas Miofibrilas.

**1** A entrada de $Ca^{2+}$ proveniente do lado externo da célula dispara a liberação de maior quantidade de $Ca^{2+}$ do retículo sarcoplasmático.

**2** A concentração aumentada de $Ca^{2+}$ inicia o processo contrátil.

**3** O $Ca^{2+}$ é removido por captação para o retículo sarcoplasmático e por extrusão da célula pela troca entre $Ca^{2+}/Na^+$.

**4** O equilíbrio de sódio é restabelecido pela $Na^+/K^+$-ATPase.

---

liberação de renina e aldosterona e redução da fibrose miocárdica. Essa resposta benéfica pode melhorar a função cardíaca e os sintomas de IC.

4. **Hipertrofia miocárdica:** Inicialmente, o estiramento do músculo cardíaco leva a uma contração mais forte do coração. Contudo, o alongamento excessivo das fibras, eventualmente, resulta em contrações mais fracas e uma capacidade diminuída de ejetar sangue. Esse tipo de insuficiência é denominado insuficiência sistólica, ou IC com fração de ejeção reduzida (ICFEr), e é resultado da incapacidade do ventrículo de bombear com eficiência. Como alternativa, os pacientes com IC podem apresentar disfunção diastólica – um termo aplicado quando a capacidade do ventrículo em relaxar (lusitropia) e receber sangue é prejudicada por mudanças estruturais, como a hipertrofia. O engrossamento da parede ventricular e a subsequente redução no volume ventricular diminuem a capacidade do músculo cardíaco de relaxar. Nesse caso, o ventrículo não enche adequadamente, e o débito cardíaco inadequado é denominado "IC diastólica" ou IC com fração de ejeção preservada (ICFEp). A disfunção diastólica na sua forma pura se caracteriza por sinais e sintomas de IC na presença de um ventrículo esquerdo funcionando normalmente. Todavia, as disfunções sistólica e diastólica comumente coexistem na IC.

5. **Aumento da inflamação e estresse oxidativo:** Uma redução no débito cardíaco no contexto de ICFEr causa hipoperfusão tecidual, ativação neuro-hormonal e sobrecarga de volume. Estes,

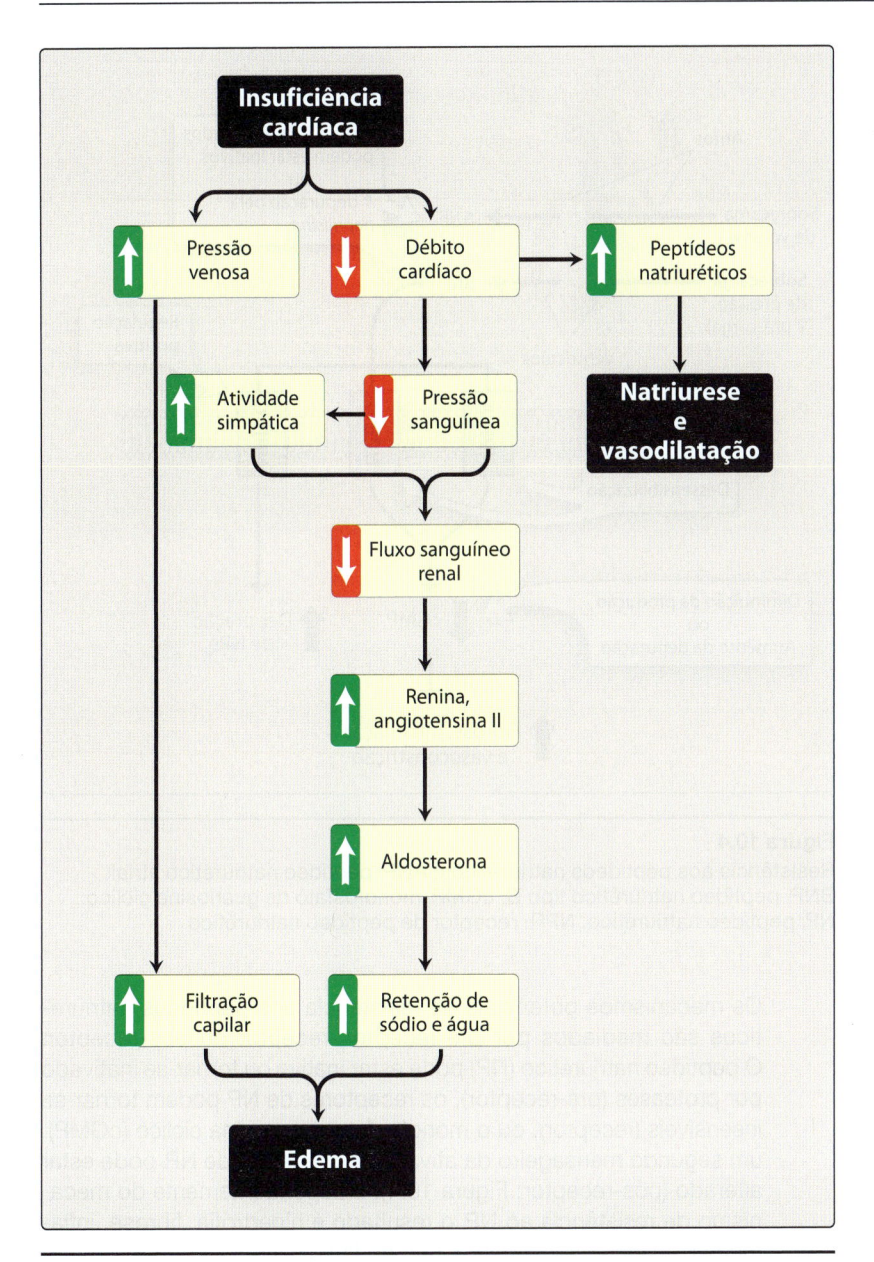

**Figura 10.3**
Consequências cardiovasculares da insuficiência cardíaca.

juntamente com o metabolismo energético cardíaco prejudicado, contribuem para a disfunção mitocondrial, o estresse oxidativo e a inflamação. Na ICFEp, acredita-se que o estresse oxidativo e a inflamação causada por comorbidades (diabetes, obesidade) sejam desencadeadores de disfunção cardíaca. Os resultados na ICFEr ou na ICFEp são a regulação prejudicada do cálcio, a hipertrofia cardíaca e a morte e a fibrose dos miócitos cardíacos.

6. **Resistência aos peptídeos natriuréticos:** Nas síndromes de IC, o coração libera peptídeos natriuréticos (p. ex., ANP, BNP) em resposta a aumentos na pós-carga ou na pré-carga. Concentrações elevadas de peptídeos natriuréticos devem gerar vasodilatação e natriurese; no entanto, essas respostas são frequentemente silenciadas.

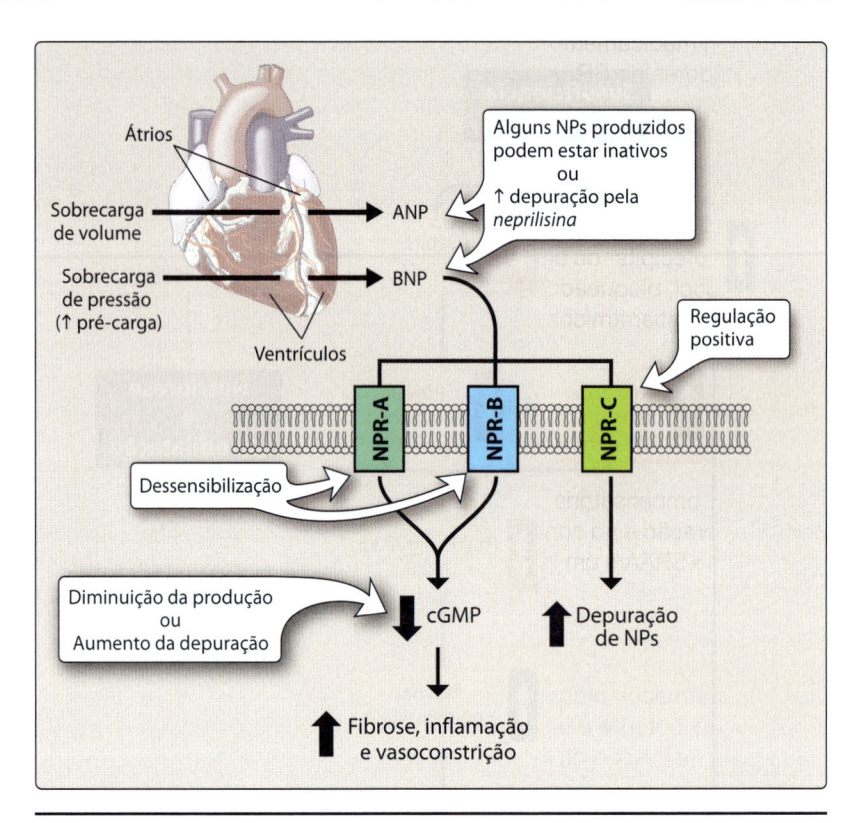

**Figura 10.4**
Resistência aos peptídeos natriuréticos. ANP, peptídeo natriurético atrial; BNP, peptídeo natriurético tipo B; cGMP, monofosfato de guanosina cíclico; NP, peptídeo natriurético; NPR, receptor de peptídeo natriurético.

Os mecanismos potenciais da resistência aos peptídeos natriuréticos são mediados por pré-receptor, receptor ou pós-receptor. O peptídeo natriurético (NP) pode estar inativo ou tornar-se inativado por proteases (pré-receptor), os receptores de NP podem tornar-se insensíveis (receptor), ou o monofosfato de guanina cíclico (cGMP), um segundo mensageiro da ativação do receptor de NP, pode estar alterado (pós-receptor; Figura 10.4). Independentemente do mecanismo de resistência ao NP, o resultado é hipertrofia, fibrose, inflamação, vasoconstrição e redução do fluxo sanguíneo renal.

### B. Insuficiência cardíaca aguda (descompensada)

Se os mecanismos compensatórios restabelecem adequadamente o débito cardíaco, a IC é considerada compensada. Se os mecanismos compensatórios não conseguem manter o débito cardíaco, a IC é considerada descompensada, e o paciente desenvolve agravamento dos sinais e sintomas. Os sinais e sintomas da IC, em geral, incluem dispneia de esforço, ortopneia, dispneia noturna paroxística, fadiga e edema periférico.

### C. Estratégias terapêuticas na insuficiência cardíaca

A IC crônica geralmente é controlada por limitações de líquidos (menos de 1,5-2 L por dia), baixa ingestão de sódio na dieta (entre 2 e 3 g/dia), tratamento de comorbidades e uso criterioso de diuréticos. Na ICFEp, nenhum medicamento demonstrou melhorar a sobrevida. No entanto, os inibidores do SRAA, os inibidores do sistema nervoso simpático e os diuréticos podem reduzir os sintomas. Na ICFEr, múltiplas classes de medicamentos são normalmente combinadas para melhorar a sobrevida e/ou reduzir os sintomas. Agentes inotrópicos e vasodilatadores intravenosos são reservados para sinais e sintomas agudos da IC e são usados principalmente em ambiente hospitalar. Fármacos que podem precipitar ou agravar a IC, como anti-inflamatórios não esteroides, álcool, bloqueadores dos canais de cálcio não di-hidropirimidinas e alguns antiarrítmicos, devem ser evitados, se possível.

## III. INIBIDORES DO SISTEMA RENINA-ANGIOTENSINA-ALDOSTERONA

A ativação compensatória do SRAA na IC leva ao aumento da carga de trabalho do coração e ao consequente declínio da função cardíaca. Portanto, a inibição do SRAA é um importante alvo farmacológico no manejo da IC.

### A. Inibidores da enzima conversora de angiotensina

Os inibidores da ECA são parte da farmacoterapia padrão da ICFEr. Esses fármacos bloqueiam a enzima que cinde a angiotensina I para formar o potente vasoconstritor angiotensina II. Eles também diminuem a inativação da bradicinina (Figura 10.5).

1. **Ações:** Os inibidores da ECA diminuem a resistência vascular (pós-carga) e o tônus venoso (pré-carga), resultando em aumento global do débito cardíaco. Eles também abrandam o aumento de epinefrina e aldosterona mediado pela angiotensina II, observado na IC. Os inibidores da ECA melhoram os sinais e sintomas clínicos da IC e demonstraram melhorar significativamente a sobrevida dos pacientes com ICFEr.

2. **Usos terapêuticos:** Os inibidores da ECA podem ser considerados para pacientes com ICFEr sintomática e assintomática. Importante: os inibidores da ECA são indicados para pacientes em todos os estágios de insuficiência ventricular esquerda. Esses agentes devem

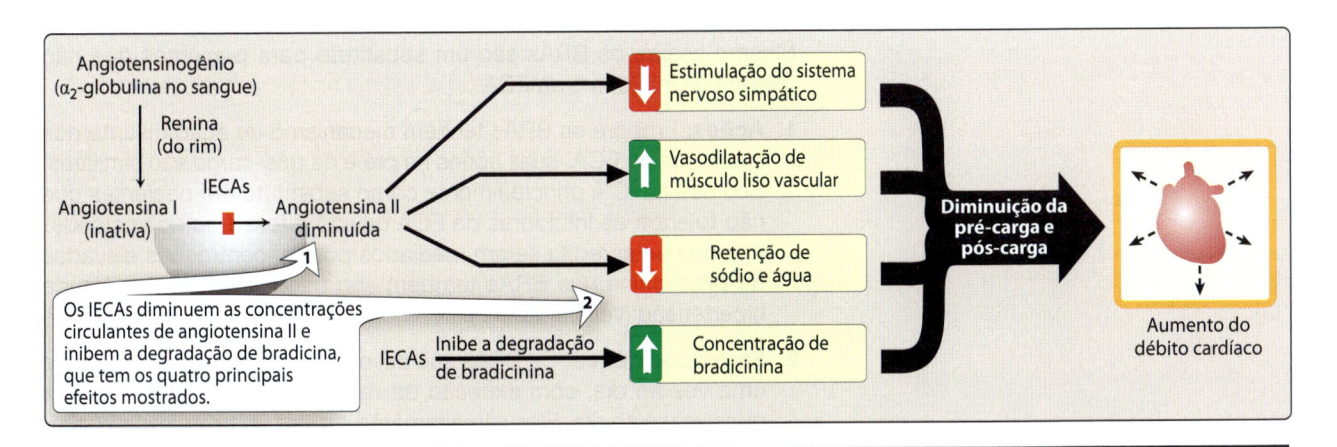

**Figura 10.5**
Efeitos dos inibidores da enzima conversora de angiotensina. (Nota: A diminuição da retenção de sódio e água resulta de duas causas: redução da produção de angiotensina II e de aldosterona.)

ser iniciados em doses baixas e titulados para doses-alvo ou doses máximas toleradas no tratamento da ICFEr. Os inibidores da ECA também são usados no tratamento da hipertensão na ICFEp (ver Capítulo 8 para obter mais informações sobre os inibidores da ECA para hipertensão). Pacientes que tiveram infarto do miocárdio recente ou que estão sob risco alto de evento cardiovascular também se beneficiam com o tratamento de longo prazo com inibidores da ECA.

3. **Farmacocinética:** Os inibidores da ECA são absorvidos de forma adequada por administração por via oral. Alimentos podem diminuir a absorção de *captopril*, razão pela qual ele deve ser tomado em jejum. Exceto pelo *captopril* e pelo *enalaprilato* injetável, os inibidores da ECA são profármacos que requerem ativação por hidrólise por enzimas hepáticas. A eliminação renal da porção ativa é importante para a maioria dos inibidores da ECA, exceto o *fosinopril*, que também é excretado nas fezes. A meia-vida plasmática dos compostos ativos varia de 2 a 12 horas, embora a inibição da ECA possa ser muito mais longa.

4. **Efeitos adversos:** Incluem hipotensão postural, insuficiência renal, hipercalemia, tosse seca persistente e angioedema (raro). Devido ao risco de hipercalemia, as concentrações de potássio devem ser monitorados, particularmente com o uso concomitante de suplementos de potássio, diuréticos poupadores de potássio ou antagonistas dos receptores mineralocorticoides. As concentrações de creatinina no soro devem ser monitorados, sobretudo em pacientes com doença renal subjacente. O potencial de hipotensão sintomática com inibidor da ECA é muito mais comum se for usado concomitantemente com um diurético. Os inibidores da ECA são teratogênicos e não devem ser usados em gestantes.

B. **Bloqueadores do receptor de angiotensina**

Os BRAs são compostos ativos por via oral que são antagonistas competitivos do receptor de angiotensina II tipo 1. Como os inibidores da ECA inibem apenas uma enzima responsável pela produção de angiotensina II, os BRAs têm a vantagem de bloquearem mais completamente as ações da angiotensina II. Além disso, os BRAs não afetam concentrações de bradicinina. Apesar de terem ações semelhantes às dos inibidores da ECA, eles não são idênticos terapeuticamente. Mesmo assim, os BRAs são um substituto para pacientes que não toleram os inibidores da ECA.

1. **Ações:** Embora os BRAs tenham mecanismo de ação distinto dos inibidores da ECA, suas ações na pré e na pós-carga são similares. Seu uso na IC é principalmente como substituto em pacientes que não toleram os inibidores da ECA devido à tosse ou ao angioedema, que se acredita serem mediados por concentrações elevadas de bradicinina. Os BRAs também são usados no tratamento da hipertensão (ver Capítulo 8).

2. **Farmacocinética:** Os BRAs são ativos por via oral e administrados uma vez ao dia, com exceção da *valsartana*, que é administrada duas vezes ao dia. Eles são altamente ligados às proteínas plasmáticas. A *losartana* difere dos demais, pois sofre extensa biotransformação de primeira passagem pelo fígado, incluindo a conversão em um metabólito ativo. Os demais fármacos apresentam metabólitos inativos. A eliminação dos metabólitos e do composto original ocorre na urina e nas fezes.

3. **Efeitos adversos:** Os BRAs têm perfil de efeitos adversos e interações similar ao dos inibidores da ECA. Contudo, os BRAs têm incidência menor de tosse e angioedema. Assim como os inibidores da ECA, eles são contraindicados na gestação.

## C. Antagonistas dos receptores de mineralocorticoides

Pacientes com IC apresentam concentrações elevadas de aldosterona devido à estimulação da angiotensina II e à redução da depuração hepática do hormônio. A *espironolactona* e a *eplerenona* são antagonistas de aldosterona no receptor de mineralocorticoides, prevenindo a retenção de sódio, a hipertrofia miocárdica e a hipocalemia. A *espironolactona* também tem afinidade pelos receptores de androgênios e de progesterona e está associada a efeitos adversos relacionados ao sistema endócrino, como ginecomastia e dismenorreia. A *eplerenona* é seletiva para o receptor de mineralocorticoides. Se ocorrerem efeitos adversos endócrinos com *espironolactona*, a transição para *eplerenona* é apropriada. Os antagonistas dos receptores de mineralocorticoides (MRAs) são indicados em pacientes com ICFEr sintomática ou ICFEr e infarto do miocárdio recente ou para prevenir hospitalizações por ICFEp. Veja o Capítulo 9 para uma discussão completa sobre os MRAs.

## IV. INIBIDOR DO RECEPTOR DE ANGIOTENSINA-NEPRILISINA

A neprilisina é a enzima responsável pela degradação de peptídeos vasoativos, como angiotensina I e II, bradicinina e peptídeos natriuréticos. A inibição da neprilisina aumenta a atividade dos peptídeos vasoativos. Para ajudar a compensar a ativação do SRAA e da bradicinina, mantendo os benefícios dos peptídeos natriuréticos, um BRA é combinado com um inibidor da neprilisina. Isso inibe a ativação do SRAA, mas não potencializa ainda mais a bradicinina. Tudo isso minimiza o risco de angioedema (Figura 10.6).

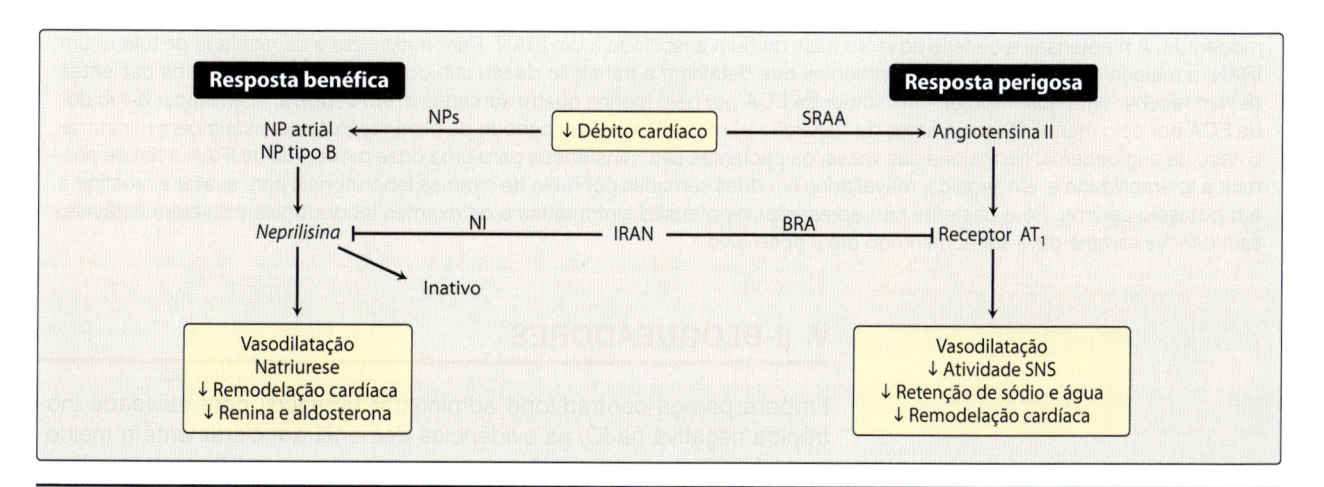

**Figura 10.6**
Efeitos dos bloqueadores dos receptores da angiotensina – inibidores da neprilisina. BRA, bloqueador do receptor de angiotensina; IRAN, inibidor do receptor de angiotensina-neprilisina; $AT_1$, angiotensina tipo 1; NI, inibidor de neprilisina; NP, peptídeo natriurético; SRAA, sistema renina-angiotensina-aldosterona; SNS, sistema nervoso simpático.

### A. Sacubitril/Valsartana

*Sacubitril/valsartana* é um IRAN.

1. **Ações:** *Sacubitril/valsartana* combina as ações de um BRA com a inibição da *neprilisina*. A inibição da *neprilisina* resulta no aumento da concentração de peptídeos vasoativos, levando à natriurese, vasodilatação e inibição da fibrose. Juntas, reduzem a pós-carga, a pré-carga e a fibrose miocárdica. A combinação IRAN melhora a sobrevida e os sinais e sintomas clínicos da IC, em comparação com a terapia com um inibidor da ECA.

2. **Usos terapêuticos:** *Sacubitril/valsartana* deve substituir um inibidor da ECA ou BRA em pacientes com ICFEr que permanecem sintomáticos com doses ideais de um β-bloqueador e de um inibidor da ECA ou BRA.

3. **Farmacocinética:** *Sacubitril/valsartana* é ativo por via oral, administrado com ou sem alimentos, e rapidamente se decompõe nos componentes separados. O *sacubitril* é transformado em fármaco ativo pelas esterases plasmáticas. Os dois fármacos têm alto volume de distribuição e ligam-se fortemente às proteínas plasmáticas. *Sacubitril* é excretado sobretudo na urina. A meia-vida de aproximadamente 10 horas para ambos os componentes permite a administração duas vezes ao dia.

4. **Efeitos adversos:** O perfil de efeitos adversos é semelhante ao de um inibidor da ECA ou BRA. Devido à redução adicional da pós-carga, a hipotensão é mais comum com um IRAN. Em virtude da inibição da *neprilisina* com *sacubitril*, as concentrações de bradicinina podem aumentar e pode ocorrer angioedema. Portanto, a combinação é contraindicada em pacientes com histórico de angioedema hereditário ou angioedema associado a um inibidor da ECA ou BRA. Para minimizar o risco de angioedema, um inibidor da ECA deve ser interrompido pelo menos 36 horas antes de iniciar o *sacubitril/valsartana*.

### Aplicação clínica 10.1: Uso de *sacubitril/valsartana* na insuficiência cardíaca

O IRAN *sacubitril/valsartana* é mais eficaz do que um inibidor da ECA ou BRA em pacientes com ICFEr sintomática leve a moderada. A hipotensão é o efeito adverso mais comum associado a um IRAN. Para maximizar a capacidade de tolerar um IRAN, a maioria dos médicos segue protocolos que detalham a transição de um inibidor da ECA. Idealmente, os pacientes devem receber uma dose-alvo de um inibidor da ECA por pelo menos quatro semanas e, em seguida, interromper o inibidor da ECA por pelo menos 36 horas antes da transição para um IRAN. Esse período de eliminação é necessário para minimizar o risco de angioedema. Na maioria das vezes, os pacientes são transferidos para uma dose moderada de IRAN a fim de permitir a tolerabilidade e, em seguida, reavaliados em duas semanas por meio de exames laboratoriais para avaliar a creatinina e o potássio séricos. Se o paciente não apresentar hipotensão sintomática e os exames laboratoriais estiverem estáveis, *sacubitril/valsartana* deve ser aumentado até a dose-alvo.

## V. β-BLOQUEADORES

Embora pareça contraditório administrar fármacos com atividade inotrópica negativa na IC, as evidências demonstram claramente a melhora do funcionamento sistólico e a reversão do remodelamento cardíaco em pacientes que recebem β-bloqueadores. Esses benefícios ocorrem apesar do eventual agravamento inicial dos sintomas. O benefício dos β-bloqueadores é atribuído, em parte, à sua propriedade de prevenir as mudanças que ocorrem devido à estimulação crônica do sistema nervoso simpático. Esses fármacos diminuem a frequência cardíaca e inibem a liberação de renina dos rins. Além disso, os β-bloqueadores previnem os efeitos prejudiciais da norepinefrina na fibra muscular cardíaca, diminuindo o remodelamento, a hipertrofia e a morte celular. Três β-bloqueadores revelaram benefícios na ICFEr: *bisoprolol*, *carvedilol* e *succinato de metoprolol* de ação prolongada. *Carvedilol* é um antagonista do adrenoceptor β não seletivo que também bloqueia adrenoceptores α, ao passo que *bisoprolol* e *succinato de metoprolol* são $β_1$-antagonistas seletivos. (Nota: A farmacologia dos β-bloqueadores é descrita detalhadamente no Capítulo 7.) O β-bloqueio é recomendado para todos os pacientes com ICFEr crônica e estável e para aqueles com ICFEp que necessitam de controle da frequência cardíaca. *Bisoprolol*, *carvedilol* e *succinato de metoprolol* reduzem a morbidade e a mortalidade associadas à ICFEr. O tratamento deve iniciar com dosagens baixas que são aumentadas gradualmente até a dosagem-alvo, com base na tolerância e nos sinais vitais do paciente. *Carvedilol* e *metoprolol* são metabolizados pela isoenzima do citocromo P450 (CYP) 2D6, e inibidores dessa via metabólica podem aumentar a concentração desses fármacos e o risco de efeitos adversos. Além disso, o *carvedilol* é substrato da glicoproteína P (gp-P). Os efeitos do *carvedilol* podem aumentar se ele for coadministrado com inibidores da gp-P. Os β-bloqueadores também devem ser usados com cautela com outros medicamentos que retardam a condução atrioventricular (AV) (dromotropia negativa), como *amiodarona*, *verapamil* e *diltiazem*.

## VI. DIURÉTICOS

Os diuréticos reduzem sinais e sintomas de sobrecarga de volume, como dispneia aos esforços, ortopneia e edema periférico. Os diuréticos diminuem o volume plasmático e, subsequentemente, o retorno venoso ao coração (pré-carga). Isso reduz a carga de trabalho cardíaco e a demanda de oxigênio. Os diuréticos podem diminuir também a pós-carga pela redução do volume plasmático, baixando ainda mais a pressão arterial. Os diuréticos de alça são os mais comumente usados na IC, em pacientes que necessitam de diurese intensa e naqueles com insuficiência renal. Como os diuréticos não mostraram aumento da sobrevida na IC, eles devem ser usados somente para tratar sinais e sintomas do excesso de volume. Veja o Capítulo 9 para uma discussão completa dos diuréticos.

## VII. BLOQUEADOR DE CANAL CONTROLADO POR NUCLEOTÍDEOS CÍCLICOS ATIVADO POR HIPERPOLARIZAÇÃO

O canal controlado por nucleotídeo cíclico ativado por hiperpolarização (HCN) é responsável pela corrente $I_f$ e pela definição do ritmo dentro do nó SA. A inibição do canal HCN resulta em desaceleração da despolarização e redução da frequência cardíaca (Figura 10.7). A redução da frequência cardíaca (cronotropia negativa) depende do uso e da dose.

### A. Ivabradina

A *ivabradina* é o único medicamento da classe dos bloqueadores dos canais HCN.

1. **Ações:** Ao desacelerar seletivamente a corrente $I_f$ no nó SA, ocorre redução da frequência cardíaca sem redução de contratilidade,

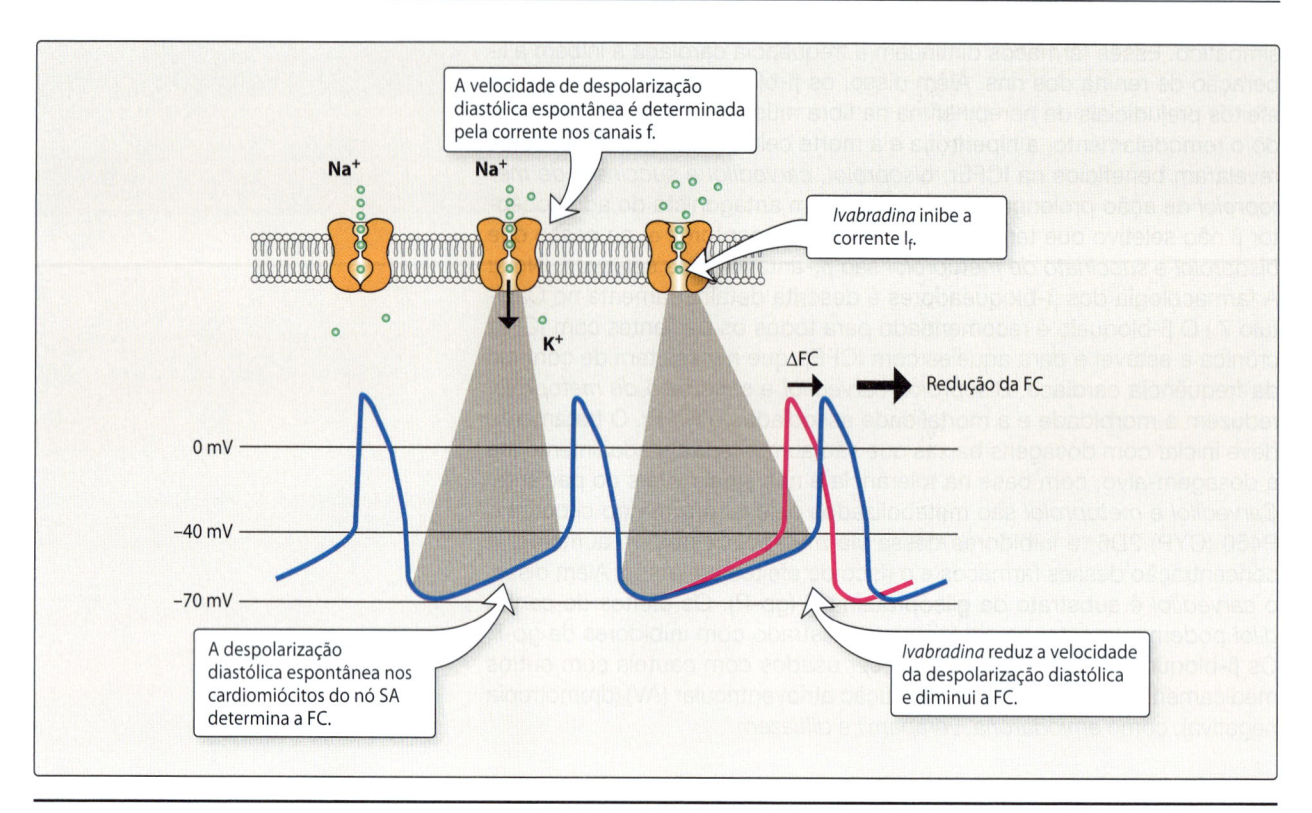

**Figura 10.7**
Efeitos da inibição da corrente I_f com *ivabradina*. FC, frequência cardíaca; $K^+$, potássio; $Na^+$, sódio; SA, sinoatrial.

condução AV, repolarização ventricular ou pressão arterial. Em pacientes com ICFEr, uma frequência cardíaca mais lenta aumenta o volume sistólico e melhora os sintomas de IC.

2. **Usos terapêuticos:** A *ivabradina* é utilizada na ICFEr para melhorar os sintomas em pacientes que estão em ritmo sinusal com frequência cardíaca acima de 70 batimentos por minuto e estão em farmacoterapia otimizada para IC. Especificamente, os pacientes devem estar em dose ideal de β-bloqueador ou ter contraindicação para β-bloqueadores.

3. **Farmacocinética:** A *ivabradina* deve ser administrada junto com as refeições para aumentar a absorção. Sofre extenso metabolismo de primeira passagem por CYP3A4, formando um metabólito ativo, que também é um substrato de 3A4. A *ivabradina* tem alto volume de distribuição e está 70% ligada às proteínas. A meia-vida é de 6 horas, o que permite a administração duas vezes ao dia.

4. **Efeitos adversos:** É possível que, com o uso de *ivabradina*, ocorra bradicardia, que pode melhorar com a redução da dose. Como a *ivabradina* é seletiva, principalmente, para o nó SA, ela não é eficaz para o controle da frequência na fibrilação atrial e demonstrou aumentar o risco de fibrilação atrial. A *ivabradina* inibe canais semelhantes no olho, e podem ocorrer fenômenos luminosos (p. ex., brilho ou halos) com a terapia. Esse brilho aumentado pode melhorar com a redução da dose. A *ivabradina* não deve ser utilizada durante a gravidez ou a amamentação, com bloqueio cardíaco mais avançado ou com inibidores potentes da 3A4.

## VIII. VASODILATADORES

Os vasodilatadores são frequentemente classificados em arteriais ou venosos. No entanto, a maioria dos medicamentos executa ambas as ações em graus variados.

### A. Vasodilatadores arteriais

A *hidralazina* é um vasodilatador arterial que pode ser usado para reduzir a pós-carga e é mais frequentemente combinada com um nitrato oral na IC crônica.

1. **Ações:** O mecanismo exato da *hidralazina* não é totalmente compreendido, mas acredita-se que reduza o cálcio no músculo liso das arteríolas, levando à vasodilatação, redução da pós-carga e aumento do débito cardíaco. A *hidralazina* também possui propriedades antioxidantes. A inibição das oxidases evita a degradação do óxido nítrico (NO) endógeno e exógeno. O aumento do óxido nítrico resulta em vasodilatação e redução da pós-carga e da pré-carga (Figura 10.8).

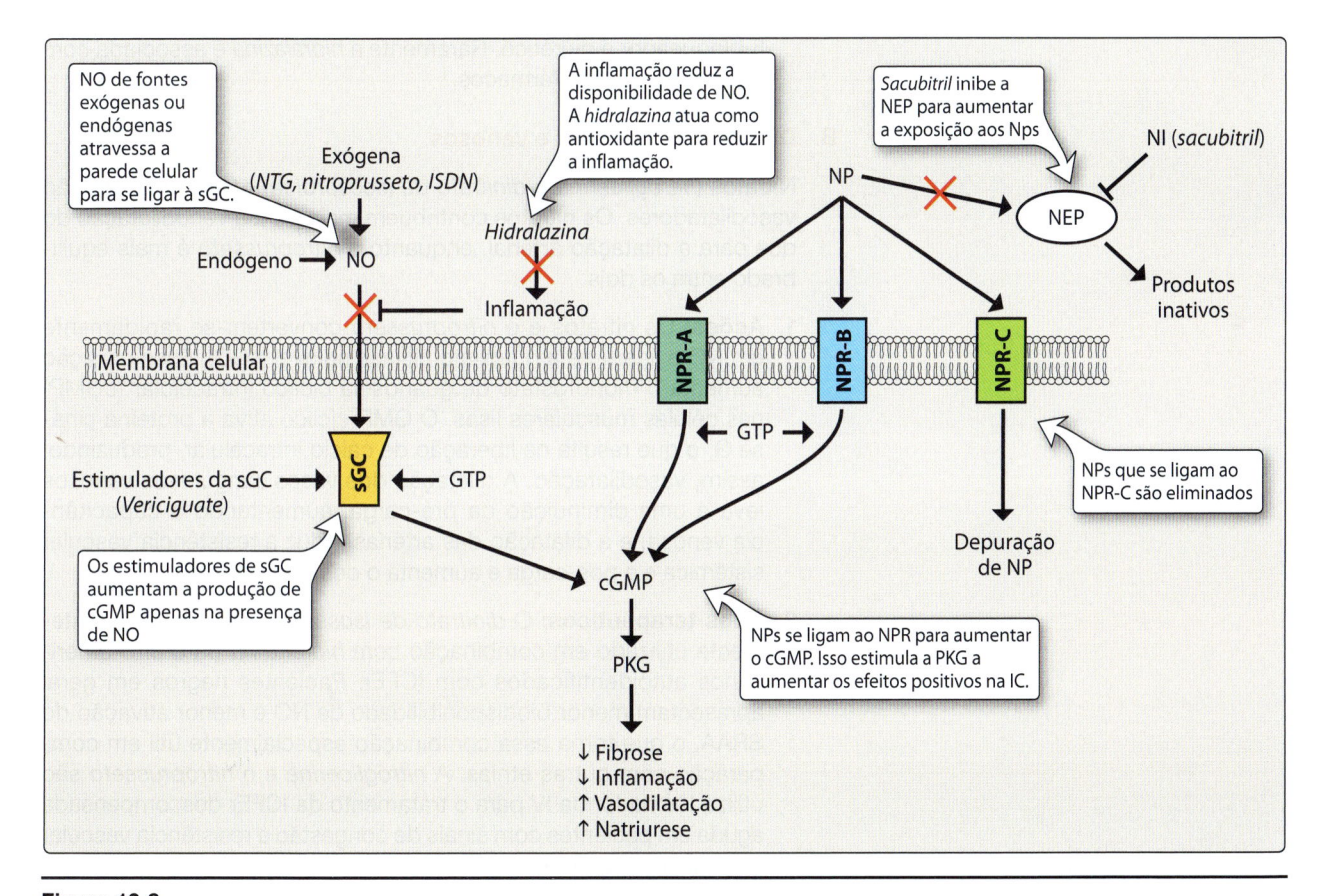

**Figura 10.8**
Ação fisiológica do óxido nítrico e dos peptídeos natriuréticos. ANP, peptídeo natriurético atrial; BNP, peptídeo natriurético tipo B; cGMP, monofosfato de guanosina cíclico; CNP, peptídeo natriurético tipo C; TP, trifosfato de guanosina; ISDN, dinitrato de isossorbida; NEP, neprilisina; NI, inibidor de neprilisina; NO, óxido nítrico; NP, peptídeo natriurético; NPR, receptor de peptídeo natriurético; NTG, nitroglicerina; PKG, proteína cinase G; sGC, guanilato ciclase solúvel.

2. **Usos terapêuticos:** Se um paciente for intolerante aos inibidores da ECA ou aos BRAs, ou se for necessária uma resposta vasodilatadora adicional, pode ser usada a associação de *hidralazina + dinitrato de isossorbida*. Foi demonstrado que uma combinação de dose fixa desses agentes melhora os sintomas e a sobrevida em pacientes afro-americanos com ICFEr em terapia farmacológica orientada por diretrizes (β-bloqueador mais inibidor da ECA ou BRA). (Nota: A hidralazina também é usada no tratamento da hipertensão não controlada com terapias de primeira ou segunda linha [ver Capítulo 8].)

3. **Farmacocinética:** A *hidralazina* está disponível na forma de comprimido oral e como solução para injeção intravenosa ou intramuscular. A formulação oral é utilizada na IC e apresenta biodisponibilidade de 90%. Os alimentos podem reduzir a absorção; portanto, a maioria dos pacientes deve tomar o medicamento sem alimentos. É metabolizada no fígado por acetilação em metabólitos inativos. A meia-vida da *hidralazina* é curta, assim como o efeito vasodilatador (2 a 4 horas). Assim, ela é frequentemente administrada duas a quatro vezes ao dia.

4. **Efeitos adversos:** Cefaleia, tontura, hipotensão, taquicardia reflexa e edema são efeitos adversos comuns. Para atenuá-los, a *hidralazina* só deve ser usada se o paciente já estiver em uso de β-bloqueador e diurético. Raramente a *hidralazina* é associada com lúpus induzido por fármacos.

### B. Dilatadores arteriais e venosos

Nitratos (*nitroglicerina* e *dinitrato de isossorbida*) e *nitroprusseto* são vasodilatadores. Os nitratos contribuem mais para a venodilatação do que para a dilatação arterial, enquanto o *nitroprusseto* é mais equilibrado entre os dois.

1. **Ações:** Os nitratos e o *nitroprusseto* convertem-se rapidamente em NO e ligam-se à guanilato ciclase solúvel (sGC). Essa ativação aumenta o monofosfato de guanosina cíclico intracelular (cGMP) nas células musculares lisas. O GMP cíclico ativa a proteína cinase G, o que resulta na liberação de cálcio intracelular, produzindo, assim, vasodilatação. A dilatação dos vasos sanguíneos venosos leva a uma diminuição da pré-carga, aumentando a capacitância venosa, e a dilatação das artérias reduz a resistência vascular sistêmica e a pós-carga e aumenta o débito cardíaco.

2. **Usos terapêuticos:** O *dinitrato de isossorbida* é mais frequentemente utilizado em combinação com *hidralazina* para afro-americanos autoidentificados com ICFEr. Pacientes negros em geral apresentam menor biodisponibilidade de NO e menor ativação do SRAA, o que torna essa combinação especialmente útil em comparação com outras etnias. A *nitroglicerina* e o *nitroprusseto* são utilizados na forma IV para o tratamento da ICFEr descompensada aguda em pacientes com sinais de congestão e resistência vascular sistêmica elevada.

3. **Farmacocinética:** O *dinitrato de isossorbida* é rapidamente absorvido e sofre extenso metabolismo de primeira passagem, formando metabólitos ativos. O início é rápido, em cerca de 30 minutos, e a duração do efeito é de 4 a 6 horas. Como tal, a combinação dessa formulação com *hidralazina* resulta em estreita correspondência farmacocinética.

A *nitroglicerina* intravenosa tem alto metabolismo hepático de primeira passagem e também é metabolizada na periferia por transferases e esterases. O início é quase imediato após a administração, e a meia-vida é de 2 a 6 minutos. A biotransformação do *nitroprusseto* é única porque ele se dissocia, ao entrar em contato com grupos sulfidrila encontrados em todas as paredes celulares, em ferro e cianeto. Também se dissocia quando em contato com a hemoglobina para formar cianometemoglobina e cianeto. O cianeto reage com o tiossulfato para formar tiocianato a fim de permitir a excreção renal. Devido ao suprimento limitado de tiossulfato e à excreção renal de tiocianato, altas doses, infusões mais longas e doença renal predispõem os pacientes à toxicidade por cianeto com o uso de *nitroprusseto*.

4. **Efeitos adversos:** Os nitratos orais são geralmente bem tolerados se iniciados em doses baixas e aumentados lentamente. No entanto, cefaleia e tonturas podem limitar a dose. Os efeitos adversos mais comuns da *nitroglicerina* intravenosa e do *nitroprusseto* são a hipotensão e seus sinais e sintomas relacionados. Ambos raramente podem causar metemoglobinemia, e o *nitroprusseto* pode causar toxicidade por cianeto.

## IX. INIBIDORES DO COTRANSPORTADOR 2 SÓDIO-GLICOSE

Uma redução em novos diagnósticos de IC foi identificada em ensaios clínicos que examinaram os inibidores do cotransportador sódio-glicose 2 (SGLT2) no tratamento do diabetes melito tipo 2 (DM2). A farmacologia dos inibidores do SGLT2 levou a estudos mais aprofundados na IC. Aumentos anormais no volume sanguíneo e no líquido intersticial são comuns na IC e podem contribuir para elevação da pré e da pós-carga, o que exacerbará os sintomas da IC. Os inibidores do SGLT2 reduzem o volume plasmático por meio de glicosúria e natriurese, diminuindo a pré-carga e a pós-carga. Embora o mecanismo não seja totalmente compreendido, os inibidores do SGLT2 também podem aumentar a eficiência cardíaca, deslocando o metabolismo energético para a oxidação dos corpos cetônicos, reduzindo o estresse oxidativo pela inibição do trocador de sódio-hidrogênio no miocárdio e prevenindo a fibrose cardíaca por meio da inibição da diferenciação dos miofibroblastos.

### A. Dapagliflozina e empagliflozina

Os inibidores do SGLT2, como a *dapagliflozina* e a *empagliflozina*, reduzem o desenvolvimento da IC em pacientes com histórico de diabetes e o risco de hospitalização por IC e morte cardiovascular naqueles com ICFEr.

1. **Ações:** Os inibidores do SGLT2 inibem principalmente o SGLT2 no túbulo proximal, reduzindo a reabsorção de glicose e sódio. Dessa forma, aumentam a excreção urinária de glicose e sódio, resultando em glicosúria, redução da glicemia e natriurese. Em comparação com os diuréticos, os inibidores do SGLT2 podem reduzir seletivamente o volume intersticial *versus* o volume intravascular, limitando a estimulação neuro-hormonal reflexiva. Embora existam vários mecanismos possíveis responsáveis pelos efeitos cardioprotetores dos inibidores do SGLT2, a teoria mais plausível é que a inibição do trocador sódio-hidrogênio previne a sobrecarga de cálcio e contribui ainda mais para a natriurese.

2. **Usos terapêuticos:** Os inibidores do SGLT2 devem ser considerados em pacientes com ICFEr sintomática que estejam em tratamento farmacoterapêutico ideal para IC com β-bloqueadores, inibidores da ECA e MRAs. Devido aos efeitos natriuréticos dos inibidores do SGLT2, as dosagens dos diuréticos podem precisar ser reduzidas após o início da terapia. Os inibidores do SGLT2 também são indicados para pacientes com DM2 devido à sua maior excreção de glicose (ver Capítulo 24).

3. **Farmacocinética:** A *dapagliflozina* e a *empagliflozina* são bem absorvidas e podem ser administradas com e sem alimentos. Ambas são metabolizadas principalmente por glicuronidação e apresentam interações farmacocinéticas mínimas. O fármaco original e os metabólitos inativos são excretados por via renal. Uma meia-vida semelhante, de aproximadamente 12 horas para cada um, permite a administração uma vez ao dia.

### Aplicação clínica 10.2: Uso de inibidores de SGLT2 em pacientes com insuficiência cardíaca e diabetes

Os inibidores do SGLT2 aumentam a excreção de glicose e induzem natriurese. Muitos pacientes com IC apresentam diabetes melito tipo 2 concomitante e usam diuréticos, sulfonilureias e/ou insulina. Essas combinações podem dificultar a adição de um inibidor do SGLT2, visto que a hipovolemia e a hipoglicemia são mais comuns nesse cenário. Se um paciente estiver euvolêmico e o diabetes estiver sob excelente controle, é apropriado reduzir ou interromper o diurético, a sulfonilureia ou a insulina antes do início do inibidor do SGLT2. Se o paciente estiver hipervolêmico ou tiver mal controle glicêmico, não será necessário ajuste dos outros medicamentos.

4. **Efeitos adversos:** Os potenciais efeitos adversos incluem aqueles relacionados a depleção de volume, insuficiência renal e infecções urogenitais. Os inibidores do SGLT2 têm maior probabilidade de causar hipoglicemia quando combinados com sulfonilureia ou insulina. Podem ocorrer efeitos adversos raros, como cetoacidose diabética, gangrena de Fournier e fraturas ósseas. Embora não existam dados disponíveis em relação à segurança, devem ser consideradas alternativas durante a gravidez e a amamentação.

## X. ESTIMULADORES DA GUANILATO CICLASE SOLÚVEL

O NO ativa a enzima guanilato ciclase solúvel (sGC), estimulando a produção de cGMP. O estresse oxidativo e a inflamação na IC inativam o NO endógeno e minimizam a ativação da sGC. Isso reduz a produção de cGMP e contribui para vasoconstrição, fibrose e inflamação. Os moduladores da sGC aumentam a capacidade de resposta da sGC ao NO endógeno, corrigindo o déficit de NO na IC. Essa abordagem mais fisiológica à produção de cGMP, em comparação com a introdução direta de NO exógeno, limita a hipotensão.

### A. Vericiguate

*Vericiguate* é um estimulador oral de sGC, de ação prolongada.

1. **Ações:** O *vericiguate* estimula diretamente a sGC em um local de ligação distinto daquele do NO, e sensibiliza a sGC ao NO endógeno. O NO difunde-se por meio das células para estimular a sGC

a sintetizar cGMP. O aumento na concentração de GMPc ativa a proteína cinase G para, em última análise, melhorar a complacência ventricular esquerda, vasodilatar, reduzir a inflamação e prevenir hipertrofia e fibrose (Figura 10.8). Um estimulador da sGC reduz o risco de hospitalização por IC naqueles com evidência de descompensação aguda recente.

2. **Usos terapêuticos:** Um estimulador da sGC pode ser iniciado em pacientes com ICFEr que foram recentemente hospitalizados por IC e estão em terapia médica orientada por diretrizes.

3. **Farmacocinética:** O *vericiguate* é ativo por via oral e deve ser administrado com alimentos para aumentar a biodisponibilidade. Ele é excretado principalmente na urina como metabólito inativo e, em menor extensão, como medicamento inalterado nas fezes. A dosagem uma vez ao dia é recomendada devido à meia-vida de aproximadamente 30 horas.

4. **Efeitos adversos:** Os efeitos adversos são mínimos com o *vericiguate* e são devidos ao aumento do efeito vasodilatador do NO. Podem ocorrer hipotensão, síncope e anemia. *Vericiguate* está contraindicado na gravidez em razão do risco aumentado de malformações cardíacas e não deve ser utilizado durante a amamentação. O uso de *vericiguate* deve ser evitado com nitratos ou inibidores da fosfodiesterase devido ao risco de hipotensão excessiva.

## XI. MEDICAMENTOS INOTRÓPICOS

Fármacos inotrópicos positivos estimulam a contratilidade cardíaca e, dessa forma, aumentam o débito cardíaco. Embora os inotrópicos atuem por mecanismos diferentes, a ação inotrópica é resultado do aumento da concentração de cálcio citoplasmático, o qual intensifica a contratilidade do músculo cardíaco. Os efeitos da função ventricular na insuficiência cardíaca, juntamente com inotrópicos positivos, são revisados na Figura 10.9. Todos os inotrópicos positivos que aumentam a concentração intracelular de cálcio foram associados com diminuição da sobrevida, especialmente em pacientes com ICFEr. Por essa razão, esses fármacos, com exceção da *digoxina*, são usados somente por períodos curtos e principalmente em pacientes hospitalizados.

### A. Glicosídeos digitálicos

Os glicosídeos cardíacos são frequentemente chamados digitálicos ou glicosídeos digitálicos, pois a maioria dos fármacos é proveniente da planta conhecida como *digitalis* (dedaleira). Trata-se de um grupo de compostos quimicamente similares que podem aumentar a contratilidade do músculo cardíaco e, em vista disso, são usados no tratamento da IC. Os glicosídeos digitálicos têm baixo índice terapêutico com uma pequena margem entre a dosagem terapêutica e a que é tóxica ou mesmo fatal. O único agente disponível é a *digoxina*.

1. **Mecanismo de ação**

    a. **Regulação da concentração de cálcio citosólico:** A *digoxina* reduz a propriedade dos miócitos de bombear $Na^+$ ativamente da célula inibindo a enzima $Na^+/K^+$-adenosina trifosfatase (ATPase). Em última análise, isso resulta em aumento pequeno no $Ca^{2+}$ livre, mas fisiologicamente importante, levando, assim, à intensificação da contratilidade cardíaca.

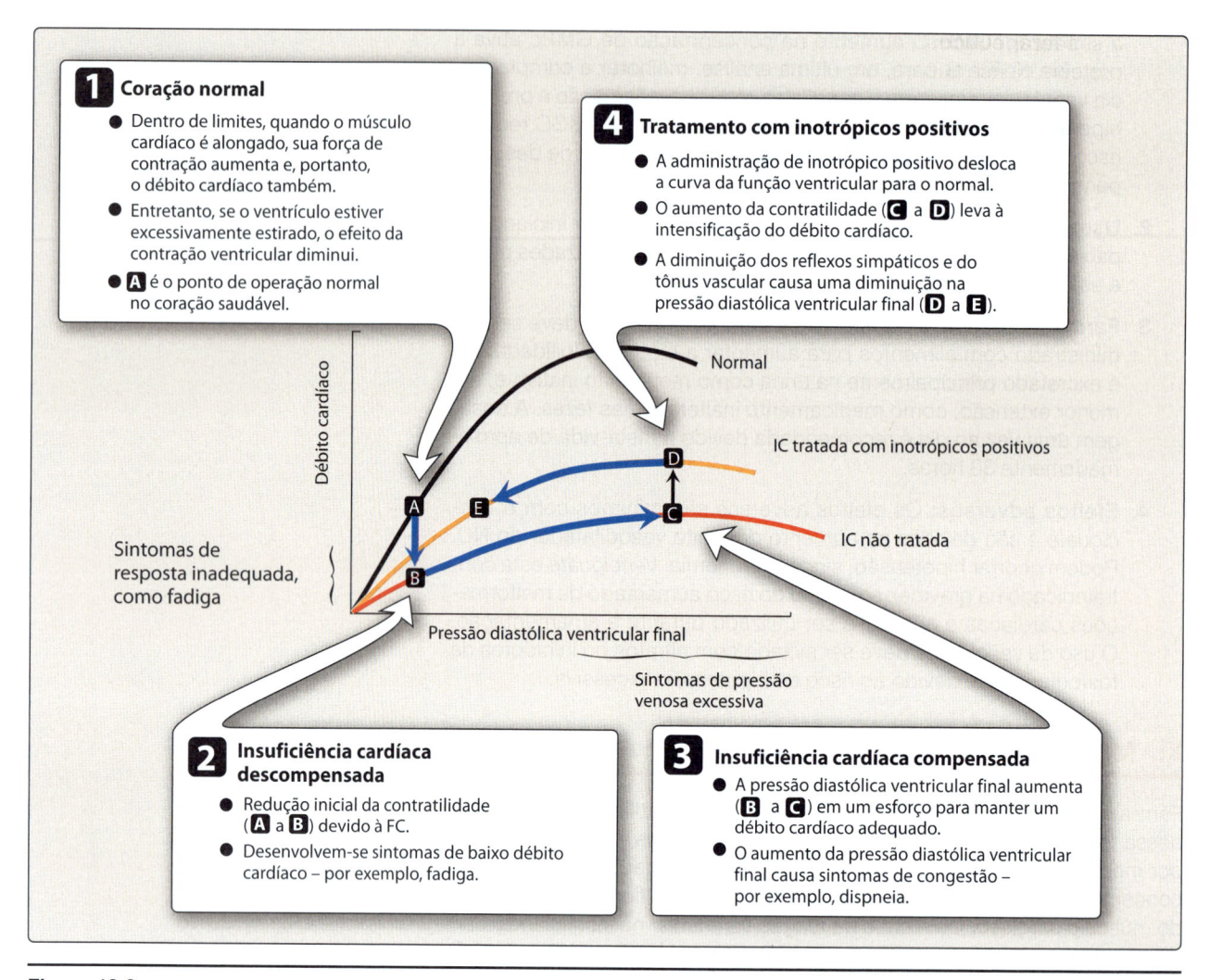

**1 Coração normal**
- Dentro de limites, quando o músculo cardíaco é alongado, sua força de contração aumenta e, portanto, o débito cardíaco também.
- Entretanto, se o ventrículo estiver excessivamente estirado, o efeito da contração ventricular diminui.
- **A** é o ponto de operação normal no coração saudável.

**4 Tratamento com inotrópicos positivos**
- A administração de inotrópico positivo desloca a curva da função ventricular para o normal.
- O aumento da contratilidade (**C** a **D**) leva à intensificação do débito cardíaco.
- A diminuição dos reflexos simpáticos e do tônus vascular causa uma diminuição na pressão diastólica ventricular final (**D** a **E**).

**2 Insuficiência cardíaca descompensada**
- Redução inicial da contratilidade (**A** a **B**) devido à FC.
- Desenvolvem-se sintomas de baixo débito cardíaco – por exemplo, fadiga.

**3 Insuficiência cardíaca compensada**
- A pressão diastólica ventricular final aumenta (**B** a **C**) em um esforço para manter um débito cardíaco adequado.
- O aumento da pressão diastólica ventricular final causa sintomas de congestão – por exemplo, dispneia.

**Figura 10.9**
Curvas de função ventricular no coração normal, na insuficiência cardíaca e na insuficiência cardíaca tratada com inotrópicos positivos.

b. **Aumento da contratilidade do músculo cardíaco:** A *digoxina* aumenta a força de contração cardíaca, causando um débito cardíaco mais próximo ao do coração normal (Figura 10.9). O tônus vagal também é elevado, de modo que a frequência cardíaca e a demanda de oxigênio pelo miocárdio diminuem. A *digoxina* reduz a velocidade de condução por meio do nó AV, o que a torna útil na fibrilação atrial.

c. **Inibição neuro-hormonal:** Embora o mecanismo exato desse efeito não esteja esclarecido, baixas dosagens de *digoxina* inibem a ativação simpática com efeitos mínimos na contratilidade. Esse efeito é a razão de usar uma concentração sérica menor na ICFEr.

2. **Usos terapêuticos:** A terapia com *digoxina* é indicada em pacientes com ICFEr que são sintomáticos com a farmacoterapia ideal para IC. Uma concentração sérica baixa de *digoxina* (0,5-0,9 ng/mL) é benéfica na ICFEr.

3. **Farmacocinética:** A *digoxina* está disponível em formulações orais e injetáveis. Ela tem amplo volume de distribuição porque acumula nos músculos. A dosagem de *digoxina* é baseada na massa corporal magra. Em situações agudas, como na fibrilação atrial sintomática, é usado o regime de dose de carga. A *digoxina* tem meia-vida de 30 a 40 horas. Ela é eliminada intacta pelos rins, o que requer ajuste de dosagem na disfunção renal.

4. **Efeitos adversos:** Em concentrações séricas baixas, a *digoxina* é bem tolerada. No entanto, tem um índice terapêutico muito estreito. Anorexia, náusea, vômito, visão turva ou visão amarelada podem ser indicadores iniciais de toxicidade. Quando a $Na^+/K^+$-ATPase é fortemente inibida pela *digoxina*, o potencial de repouso da membrana pode aumentar, o que torna a membrana mais excitável, elevando o risco de arritmias. A baixa concentração de potássio (hipocalemia) predispõe o paciente à toxicidade pela *digoxina*, pois ela normalmente compete com o potássio pelo mesmo local de ligação na bomba $Na^+/K^+$-ATPase. Com uso de concentrações séricas baixas na ICFEr, as concentrações tóxicas são infrequentes. A *digoxina* é substrato da gp-P, e inibidores da gp-P, como *claritromicina*, *verapamil* e *amiodarona*, que podem aumentar significativamente a concentração de *digoxina*, o que exige a redução da dosagem. A *digoxina* também deve ser usada com cautela junto a outros fármacos que diminuem a condução AV, como β-bloqueadores, *verapamil* e *diltiazem*.

## B. Agonistas β-adrenérgicos

Os agonistas β-adrenérgicos, como a *dobutamina* e a *dopamina*, melhoram o desempenho cardíaco por causarem efeitos inotrópicos positivos e vasodilatação (no caso da *dobutamina*). Os agonistas β-adrenérgicos, em última análise, levam ao aumento da entrada de íons cálcio nas células miocárdicas e ao aumento da contração (Figura 10.10). Ambos os medicamentos devem ser administrados por infusão intravenosa e são usados principalmente no tratamento de curto prazo da IC aguda descompensada em ambiente hospitalar, quando é necessário intensificar o débito cardíaco.

## C. Inibidores da fosfodiesterase

*Milrinona* é um inibidor da fosfodiesterase que aumenta a concentração intracelular de AMPc (Figura 10.10). Como os agonistas β-adrenérgicos, isso resulta em aumento do cálcio intracelular e, assim, em contratilidade cardíaca. A *milrinona* é geralmente administrada por infusão intravenosa para tratamento de curto prazo da IC aguda descompensada com baixo débito cardíaco. No entanto, a *dobutamina* e a *milrinona* também podem ser consideradas para tratamento de médio prazo em regime ambulatorial para cuidados paliativos. (Nota: A *milrinona* também pode reduzir a resistência da vasculatura pulmonar, tornando-a útil no tratamento agudo da hipertensão pulmonar e da insuficiência cardíaca direita.)

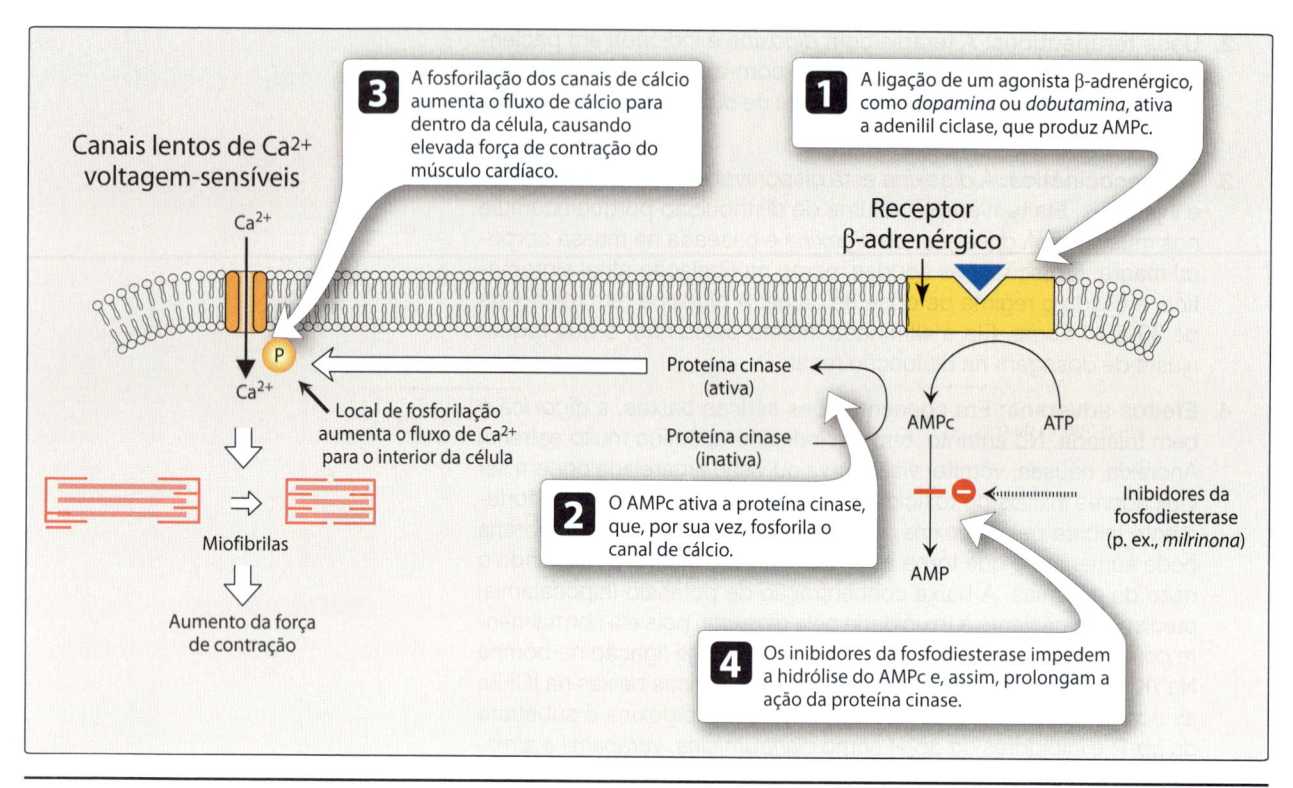

**Figura 10.10**
Locais de ação dos agonistas β-adrenérgicos no músculo cardíaco. AMP, monofosfato de adenosina; ATP, trifosfato de adenosina; AMPc, monofosfato de adenosina cíclico; P, fosfato.

## XII. ORDEM DA TERAPIA

As diretrizes classificaram a IC crônica em quatro estágios, do menos ao mais grave. A Figura 10.11 mostra uma estratégia de tratamento usando essa classificação e os fármacos descritos neste capítulo. Observe que, conforme a doença progride, a politerapia se torna a prática padrão. Pacientes com IC descompensada com frequência recebem primeiro o diurético de alça para alívio dos sinais ou sintomas do excesso de volume, como dispneia e edema periférico. Depois da otimização do tratamento diurético, são acrescentados inibidores da ECA ou BRAs (se os inibidores da ECA não são tolerados). A dosagem é gradualmente titulada até a dosagem máxima tolerada e/ou até a otimização do débito cardíaco. Historicamente, os β-bloqueadores são acrescentados após a otimização dos inibidores da ECA ou BRAs; contudo, a maioria dos pacientes recém-diagnosticados com ICFEr recebe, de início, dosagens baixas de ambos – inibidor da ECA e um β-bloqueador – após a estabilização inicial. Esses fármacos são titulados lentamente até alcançar as concentrações ideais, para aumentar a tolerabilidade. Antagonistas dos receptores de mineralocorticoides, dose fixa de *hidralazina* e *dinitrato de isossorbida* e inibidores do SGLT2 são iniciados em pacientes que continuam a apresentar sintomas de IC, apesar das doses ideais de um inibidor da ECA e de um β-bloqueador. Uma vez atingida a dose ideal de inibidor da ECA ou BRA, e se o paciente permanecer sintomático, qualquer um deles pode ser substituído por *sacubitril/valsartana*. Por último, *digoxina*, *ivabradina* e *vericiguate* são adicionados para benefício sintomático apenas em pacientes sob farmacoterapia ideal para IC.

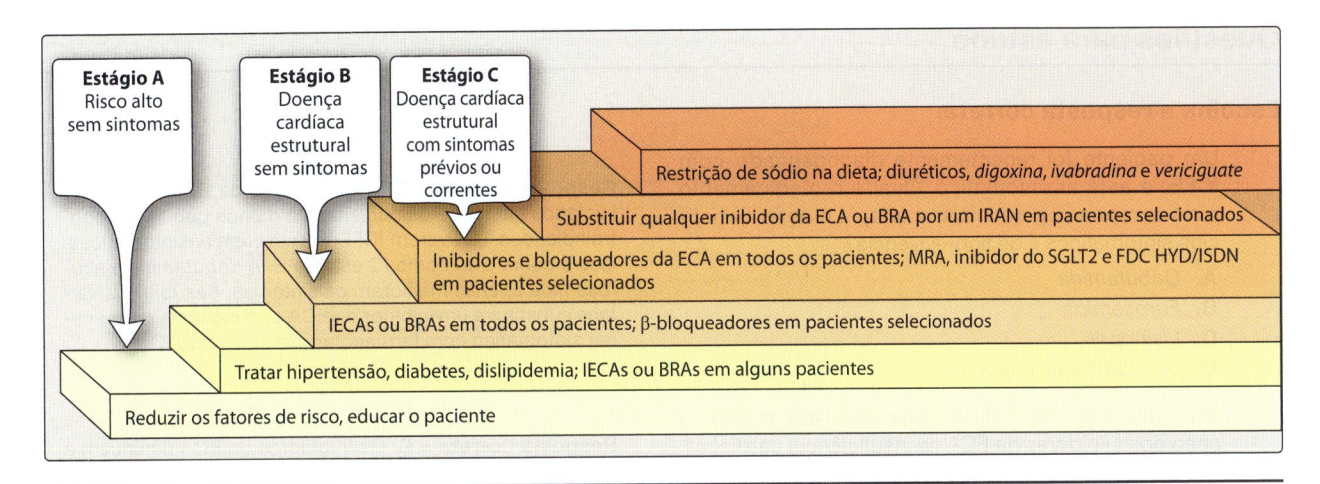

## Figura 10.11
Opções de tratamento para vários estágios da IC. ECA, enzima conversora de angiotensina; BRA, bloqueadores dos receptores da angiotensina; FDC, combinação de dose fixa; HYD, hidralazina; ISDN, dinitrato de isossorbida; MRA, antagonista do receptor de mineralocorticoide; SGLT2, cotransportador sódio-glicose 2. O estágio D (sintomas refratários que exigem intervenções especiais) não é mostrado.

**Estágio A**: Risco alto sem sintomas
**Estágio B**: Doença cardíaca estrutural sem sintomas
**Estágio C**: Doença cardíaca estrutural com sintomas prévios ou correntes

- Restrição de sódio na dieta; diuréticos, *digoxina*, *ivabradina* e *vericiguate*
- Substituir qualquer inibidor da ECA ou BRA por um IRAN em pacientes selecionados
- Inibidores e bloqueadores da ECA em todos os pacientes; MRA, inibidor do SGLT2 e FDC HYD/ISDN em pacientes selecionados
- IECAs ou BRAs em todos os pacientes; β-bloqueadores em pacientes selecionados
- Tratar hipertensão, diabetes, dislipidemia; IECAs ou BRAs em alguns pacientes
- Reduzir os fatores de risco, educar o paciente

## Resumo

- Após uma lesão inicial, como a síndrome coronariana aguda, mecanismos compensatórios que ativam o SNP e o SRAA ajudam a manter o fluxo sanguíneo e a pressão adequados. Se esses mecanismos não forem melhorados, a ativação adicional provoca inflamação, resistência aos peptídeos natriuréticos, agravamento dos sintomas de IC e morte.

- A base do tratamento da IC é a farmacoterapia. Esses medicamentos bloqueiam vias que, quando ativadas, têm consequências negativas, ou melhoram vias que apresentam resultados positivos. Os β-bloqueadores inibem a resposta do SNP; inibidores da ECA, BRAs e MRAs inibem o SRAA; os inibidores da *neprilisina* melhoram o sistema NP; e estimuladores e vasodilatadores de sGC aumentam o NO.

- Os diuréticos são usados para minimizar os sintomas congestivos na IC. Eles bloqueiam a reabsorção de sódio e água, levando à diurese e à redução da pré-carga. Os diuréticos reduzem o volume plasmático e podem ativar ainda mais o SRAA. Assim, se não houver sinais ou sintomas de sobrecarga de volume, o uso de diuréticos deve ser minimizado.

- Em alguns pacientes, a frequência cardíaca não é adequadamente controlada com a dose máxima de um β-bloqueador. Alguns desses pacientes podem não tolerar doses mais elevadas de β-bloqueadores devido à hipotensão ou a outros efeitos adversos. A *ivabradina* pode ser adicionada a um β-bloqueador para controlar ainda mais a frequência cardíaca. A *ivabradina* bloqueia o canal HCN no nó sinoatrial para inibir a corrente $I_f$. Isso retarda a despolarização diastólica e reduz a frequência cardíaca.

- Os inibidores do SGLT2 inibem o cotransportador sódio-glicose 2 no túbulo proximal para reduzir a reabsorção de glicose e sódio. Isso diminui a pré-carga e a pós-carga. Mecanismos adicionais podem contribuir para o benefício dos inibidores do SGLT2 na IC, mas são necessários mais estudos.

- Os estimuladores da guanilato ciclase solúvel aumentam a capacidade da sGC de produzir cGMP. Como o NO ainda é necessário para ativar a sGC, o *vericiguate* contribui para a vasodilatação por meio de uma ação mais fisiológica, limitando a hipotensão excessiva. A estimulação da GC solúvel também reduz hipertrofia, fibrose e remodelação vascular.

- Vasodilatadores intravenosos (*nitroglicerina* e *nitroprusseto*) fornecem NO ao músculo liso vascular para vasodilatar. O início rápido e a curta duração da ação permitem a titulação para otimizar a pré-carga, a pós-carga e o débito cardíaco na IC aguda descompensada.

- Inotrópicos positivos (*milrinona*) são normalmente usados por via intravenosa em ambiente hospitalar para IC aguda descompensada. Esses medicamentos estimulam ou previnem a degradação do AMPc para eventualmente aumentar o cálcio intracelular. O cálcio, então, se liga à actina e à miosina para intensificar a contratilidade. O excesso de cálcio intracelular aumenta o risco de arritmias e morte, se continuar por um longo prazo. Assim, os inotrópicos positivos são usados pelo menor tempo possível.

- A *digoxina* ainda está disponível para uso, mas caiu em desuso devido aos benefícios obtidos com outros medicamentos para IC. Em doses mais baixas, a *digoxina* tem maior probabilidade de inibir a ativação neuro-hormonal sem efeitos inotrópicos positivos. Se for usada, são direcionadas concentrações séricas mínimas, entre 0,5 e 0,9 ng/mL.

## Questões para estudo

**Escolha a resposta correta.**

**10.1** Um paciente foi recentemente diagnosticado com ICFEr e está assintomático. Qual é o medicamento mais apropriado para iniciar a terapia e obter benefícios sintomáticos e de sobrevivência?
- **A.** Dobutamina
- **B.** Furosemida
- **C.** Lisinopril
- **D.** Sacubitril/valsartana

**Resposta correta = C.** Os inibidores da ECA devem ser iniciados em todos os pacientes, a menos que sejam contraindicados, se tiverem ICFEr e estiverem assintomáticos. Isso é conhecido como IC estágio B. A *dobutamina* e a *furosemida* apenas melhoram os sintomas. *Sacubitril/valsartana* substituirá um inibidor da ECA se o paciente permanecer sintomático com farmacoterapia ideal para IC.

**10.2** Qual das seguintes afirmações descreve melhor a ação dos inibidores da ECA na insuficiência cardíaca?
- **A.** Aumento da resistência vascular
- **B.** Diminuição do débito cardíaco
- **C.** Redução da pré-carga
- **D.** Aumento de aldosterona

**Resposta correta = C.** Os inibidores da ECA diminuem a resistência vascular, a pré-carga e a pós-carga e aumentam o débito cardíaco. Além disso, atenuam a liberação de aldosterona.

**10.3** Um homem hispânico com ICFEr atualmente toma doses máximas toleradas de *succinato de metoprolol* e *enalapril*, juntamente com *furosemida* em dose moderada. Ele está euvolêmico, mas continua com sintomas de IC. A pressão arterial sistólica está baixa, mas o paciente não apresenta sinais ou sintomas de hipotensão. Qual é a melhor recomendação para melhorar os sintomas da IC e a sobrevida neste paciente?
- **A.** Interromper o *enalapril*, aguardar 36 horas e iniciar *sacubitril/valsartana*.
- **B.** Iniciar *digoxina*.
- **C.** Iniciar dose fixa de *hidralazina* e *dinitrato de isossorbida*.
- **D.** Iniciar *espironolactona*.

**Resposta correta = D.** Como o paciente está recebendo farmacoterapia ideal e continua apresentando sintomas, outro agente é necessário. É improvável que a adição de *espironolactona* em doses baixas diminua a pressão arterial e confira um benefício sintomático e de sobrevivência. A mudança para *sacubitril/valsartana* provavelmente piorará a pressão arterial baixa. A *digoxina* apenas melhorará os sintomas e não melhorará a sobrevivência. Dose fixa de *hidralazina* e *dinitrato de isossorbida* seria apropriada se o paciente fosse afro-americano.

**10.4** Os β-bloqueadores melhoram a função cardíaca na IC ao:
- **A.** diminuírem a remodelação cardíaca.
- **B.** aumentarem a frequência cardíaca
- **C.** aumentarem a liberação de renina.
- **D.** ativarem a norepinefrina.

**Resposta correta = A.** Embora pareça contraditório diminuir a frequência cardíaca na IC, os β-bloqueadores melhoram o funcionamento cardíaco, diminuindo a frequência e a liberação de renina e prevenindo os efeitos diretos da norepinefrina no músculo cardíaco, reduzindo o remodelamento.

**10.5** Um homem branco de 75 anos tem ICFEr e relata sintomas de IC estáveis. Sua terapia medicamentosa atual inclui *enalapril* em dose ideal, *carvedilol* e *espironolactona*. Qual é a recomendação mais adequada para melhorar os sintomas da IC e a sobrevida?
- **A.** Iniciar dose fixa de *hidralazina/dinitrato de isossorbida*.
- **B.** Iniciar *ivabradina*.
- **C.** Substituir *enalapril* por *sacubitril/valsartana*.
- **D.** Iniciar *vericiguate*.

**Resposta correta = C.** Como o paciente está tomando doses ideais de medicamentos para IC e continua apresentando sintomas, a substituição do *enalapril* por *sacubitril/valsartana* é a única opção que melhora os sintomas e a sobrevida em um paciente branco.

Capítulo 10   Medicamentos para insuficiência cardíaca    167

**10.6** Um homem branco de 55 anos tem ICFEr e relata sintomas de IC estáveis. A terapia medicamentosa atual inclui *sacubitril/valsartana* em dose ideal, *succinato de metoprolol* e *espironolactona*. Qual é a melhor recomendação para melhorar os sintomas da IC e a sobrevida?

**A.** Iniciar *dapagliflozina*.
**B.** Iniciar *torsemida*.
**C.** Iniciar *vericiguate*.
**D.** Iniciar *milrinona*.

**Resposta correta =** A. Como o paciente está tomando doses ideais de medicamentos para IC e continua apresentando sintomas, adicionar um inibidor de SGLT2 é a única opção que melhora os sintomas e a sobrevida.

**10.7** Um homem com ICFEr está tomando *carvedilol*, *candesartana* e *espironolactona* e sente dor e sensibilidade na mama esquerda. Não há aumento dos seios. Qual é a melhor opção para minimizar esse sintoma e ao mesmo tempo continuar com o manejo ideal da IC?

**A.** Reduzir a dose de *espironolactona*.
**B.** Descontinuar a *espironolactona* e iniciar a *eplerenona*.
**C.** Descontinuar a *espironolactona* e iniciar *enalapril*.
**D.** Continuar a *espironolactona* na dose atual.

**Resposta correta =** B. A *espironolactona* não é seletiva e pode antagonizar androgênios e progesterona. Como tal, a ginecomastia pode ocorrer em homens. Se isso ocorrer, a transição para a *eplerenona* seletiva é mais apropriada.

**10.8** Os inibidores do SGLT2 melhoram os sintomas da IC por meio de qual mecanismo?

**A.** Redução da pré-carga
**B.** Aumento do débito cardíaco
**C.** Redução da glicose sanguínea
**D.** Aumento de corpos cetônicos

**Resposta correta =** A. Os inibidores de SGLT2 reduzem a pré-carga por meio de glicosúria e natriurese. Embora a glicosúria contribua para a redução da glicemia, a redução da glicemia não é a causa da melhora dos sintomas da IC.

**10.9** Um homem de 49 anos está atualmente hospitalizado por insuficiência cardíaca aguda com baixo débito cardíaco. A equipe gostaria de iniciar um inotrópico positivo enquanto continua com o *succinato de metoprolol*. Qual é o inotrópico positivo mais apropriado para iniciar?

**A.** *Digoxina*
**B.** *Dobutamina*
**C.** *Milrinona*
**D.** *Diltiazem*

**Resposta correta =** C. A *digoxina* não é usada como inotrópico positivo em ambiente hospitalar para IC aguda descompensada. A *dobutamina* agoniza os receptores β para aumentar AMPc e a contratilidade. Se o paciente permanecer em uso de β-bloqueador, há ação competitiva no receptor, o que pode limitar a eficácia da *dobutamina*. A *milrinona* aumenta AMPc por meio da inibição da PDE-3 e, portanto, não interage com o *metoprolol*. O *diltiazem* é um inotrópico negativo e não deve ser usado na ICFEr.

**10.10** Uma mulher de 85 anos tem ICFEp. Ela não está tomando nenhum medicamento para IC e tem pressão arterial elevada. Qual é o medicamento mais adequado para iniciar?

**A.** *Ramipril*
**B.** *Sacubitril/valsartana*
**C.** *Empagliflozina*
**D.** FDC *hidralazina/dinitrato de isossorbida*

**Resposta correta =** A. Nenhum medicamento comprovadamente melhora a sobrevida na ICFEp. No entanto, inibidores da ECA, BRA e MRAs são utilizados para reduzir a pós-carga, diminuir a PA e melhorar os sintomas da ICFEp. *Sacubitril/valsartana*, inibidores do SGLT2 e *hidralazina/dinitrato de isossorbida* FDC só demonstraram benefício na ICFEr.

# 11 Antiarrítmicos

Shawn David Anderson e Lisa Deacon

| CLASSE I (Bloqueadores de canais de Na⁺) |
|---|
| Disopiramida |
| Flecainida |
| Lidocaína |
| Mexiletina |
| Procainamida |
| Propafenona |
| Quinidina |
| **CLASSE II (Bloqueadores de adrenoceptores β)** |
| Atenolol |
| Esmolol |
| Metoprolol |
| **CLASSE III (Bloqueadores de canais de K⁺)** |
| Amiodarona |
| Dofetilida |
| Dronedarona |
| Ibutilida |
| Sotalol |
| **CLASSE IV (Bloqueadores de canais de Ca²⁺)** |
| Diltiazem |
| Verapamil |
| **OUTROS MEDICAMENTOS ANTIARRÍTMICOS** |
| Adenosina |
| Digoxina |
| Sulfato de magnésio |
| Ranolazina |

**Figura 11.1**
Resumo dos antiarrítmicos.

## I. VISÃO GERAL

Ao contrário do músculo esquelético, que se contrai apenas quando recebe um estímulo, o coração contém "células marca-passo" especializadas que geram potenciais de ação rítmicos na ausência de estímulos externos. Isso é conhecido como "automaticidade". Essas células diferem de outras células miocárdicas porque exibem uma despolarização lenta e espontânea durante a diástole (fase 4), causada por uma corrente positiva de entrada transportada por íons sódio e cálcio. Essa despolarização é mais rápida no nó sinoatrial (SA) (local de início do potencial de ação) e diminui ao longo das vias de condução normal, passando pelo nó atrioventricular (AV) aos feixes de His e ao sistema de Purkinje. A disfunção da geração ou condução do impulso em qualquer local do coração pode causar uma anormalidade no ritmo cardíaco, uma arritmia. Este capítulo revisa os medicamentos usados para tratar arritmias (Figura 11.1) e seus vários mecanismos de ação. Os medicamentos antiarrítmicos são normalmente classificados com base no seu efeito no potencial de ação cardíaco. A Figura 11.2 ilustra o potencial de ação cardíaco e destaca os principais íons que contribuem para a despolarização e a repolarização dos miócitos cardíacos. Isso será explicado com mais detalhes ao longo do capítulo.

## II. INTRODUÇÃO ÀS ARRITMIAS

As arritmias são causadas por anormalidades na formação e na condução do impulso no miocárdio. Elas apresentam-se como uma família complexa de distúrbios com uma variedade de sintomas. Para dar sentido a esse grande grupo de distúrbios, é útil organizar as arritmias em grupos de acordo com o local anatômico da anormalidade: o átrio, o nó AV ou os ventrículos. A Figura 11.3 resume diversas arritmias comuns.

### A. Causas de arritmias

A maioria das arritmias resulta de aberrações na geração do impulso (automaticidade anormal) ou de um defeito na condução do impulso.

1. **Automaticidade anormal:** O nó SA apresenta uma taxa de descarga mais rápida do que outras células marca-passo e, portanto, normalmente define o ritmo de contração do miocárdio. Se outros locais do coração que não o nó SA aumentam sua automaticidade, eles podem gerar estímulos competitivos e originar arritmias. A maioria dos agentes antiarrítmicos suprime a automaticidade por

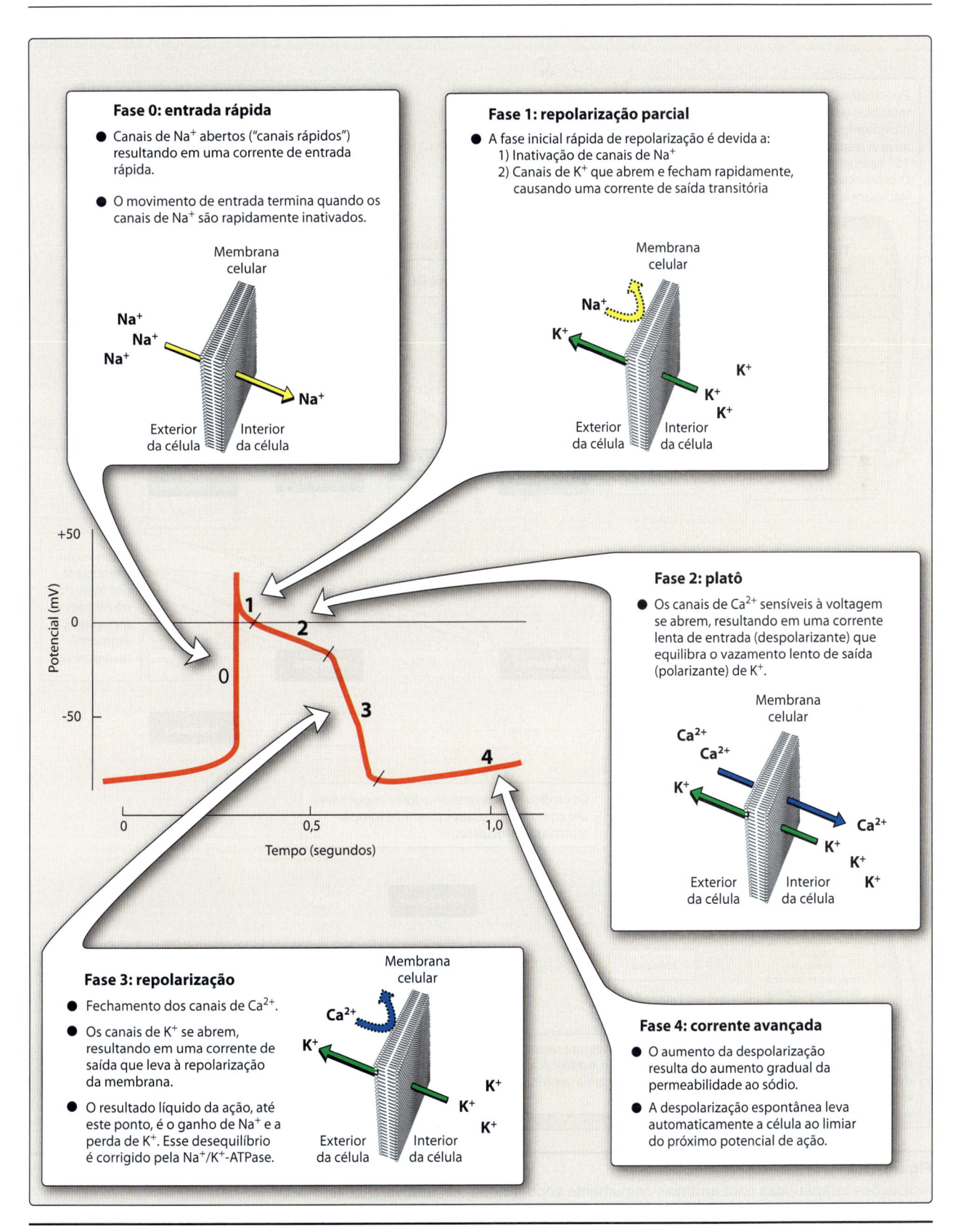

**Figura 11.2**
Potencial de ação de um miócito cardíaco. ATPase, adenosina trifosfatase.

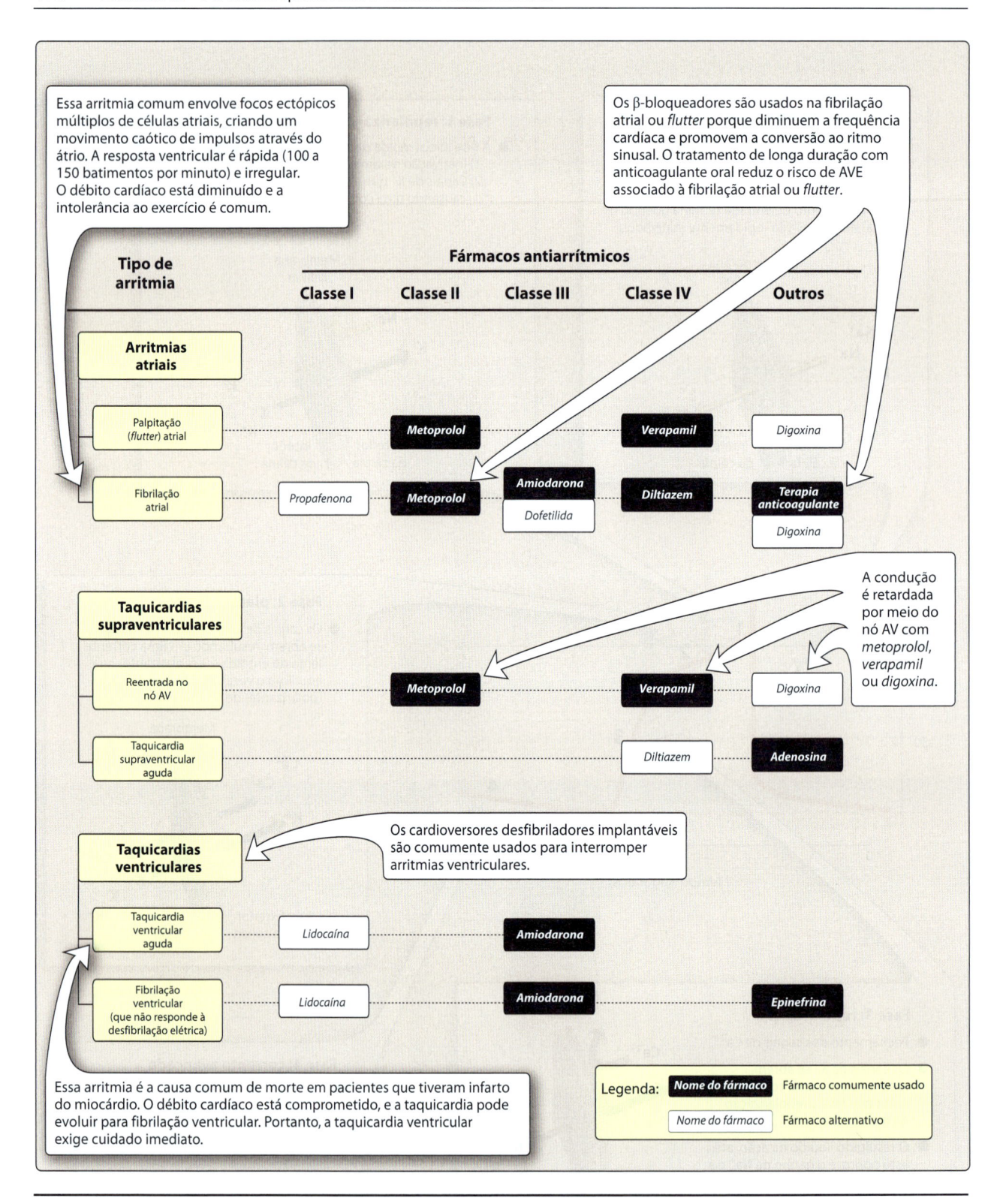

# Unidade III Fármacos que afetam o sistema cardiovascular

Essa arritmia comum envolve focos ectópicos múltiplos de células atriais, criando um movimento caótico de impulsos através do átrio. A resposta ventricular é rápida (100 a 150 batimentos por minuto) e irregular. O débito cardíaco está diminuído e a intolerância ao exercício é comum.

Os β-bloqueadores são usados na fibrilação atrial ou *flutter* porque diminuem a frequência cardíaca e promovem a conversão ao ritmo sinusal. O tratamento de longa duração com anticoagulante oral reduz o risco de AVE associado à fibrilação atrial ou *flutter*.

| Tipo de arritmia | Fármacos antiarrítmicos | | | | |
|---|---|---|---|---|---|
| | Classe I | Classe II | Classe III | Classe IV | Outros |
| **Arritmias atriais** | | | | | |
| Palpitação (*flutter*) atrial | | Metoprolol | | Verapamil | Digoxina |
| Fibrilação atrial | Propafenona | Metoprolol | Amiodarona / Dofetilida | Diltiazem | Terapia anticoagulante / Digoxina |
| **Taquicardias supraventriculares** | | | | | |
| Reentrada no nó AV | | Metoprolol | | Verapamil | Digoxina |
| Taquicardia supraventricular aguda | | | | Diltiazem | Adenosina |
| **Taquicardias ventriculares** | | | | | |
| Taquicardia ventricular aguda | Lidocaína | | Amiodarona | | |
| Fibrilação ventricular (que não responde à desfibrilação elétrica) | Lidocaína | | Amiodarona | | Epinefrina |

A condução é retardada por meio do nó AV com *metoprolol*, *verapamil* ou *digoxina*.

Os cardioversores desfibriladores implantáveis são comumente usados para interromper arritmias ventriculares.

Essa arritmia é a causa comum de morte em pacientes que tiveram infarto do miocárdio. O débito cardíaco está comprometido, e a taquicardia pode evoluir para fibrilação ventricular. Portanto, a taquicardia ventricular exige cuidado imediato.

Legenda: **Nome do fármaco** — Fármaco comumente usado; *Nome do fármaco* — Fármaco alternativo

**Figura 11.3**
Indicações terapêuticas para arritmias comumente encontradas. AV, atrioventricular.

meio do bloqueio dos canais de sódio (Na⁺) ou cálcio (Ca$^{2+}$) para reduzir a proporção desses íons em relação ao potássio (K⁺). Isso diminui a inclinação da despolarização da fase 4 (diastólica) e/ou aumenta o limiar de descargas para uma voltagem menos negativa, levando a uma diminuição geral na frequência de descarga. Esse efeito é mais acentuado nas células com atividade marca-passo ectópica do que nas células normais.

2. **Anormalidades na condução de impulso:** Os impulsos provenientes dos marca-passos mais altos normalmente são conduzidos por vias que se bifurcam para ativar toda a superfície ventricular (Figura 11.4). Pode ocorrer um fenômeno denominado reentrada se um bloqueio unidirecional causado por lesão miocárdica ou por prolongamento do período refratário resultar em uma via de condução anormal. A reentrada é a causa mais comum das arritmias e pode ocorrer em qualquer nível do sistema de condução cardíaca. Essa via de curto-circuito resulta na reexcitação do músculo cardíaco, causando contração prematura ou arritmia sustentada. Os antiarrítmicos impedem a reentrada, reduzindo a velocidade de condução (fármacos da classe I) e/ou aumentando o período refratário (fármacos da classe III). Dessa forma, convertem o bloqueio unidirecional em bloqueio bidirecional.

## B. Medicamentos antiarrítmicos

Os medicamentos antiarrítmicos podem modificar a geração e a condução dos impulsos para prevenir arritmias ou reduzir os sintomas associados a elas. Infelizmente, vários dos antiarrítmicos apresentam ações pró-arrítmicas, ou seja, causam arritmias. A inibição dos canais de K⁺ amplia o potencial de ação e pode, assim, prolongar o intervalo QT. Se o prolongamento for excessivo, esses fármacos aumentam o risco de desenvolver taquiarritmias ventriculares (*torsades de pointes*), que põem em risco a vida. A causa mais comum de prolongamento do intervalo QT está relacionada a fármacos, embora outras condições (p. ex., isquemia e hipocalemia) e anormalidades genéticas possam contribuir. Além dos antiarrítmicos, sabe-se que muitos outros medicamentos prolongam o intervalo QT, como antibióticos macrolídios e antipsicóticos. Deve-se ter cautela ao associar fármacos com efeitos aditivos no intervalo QT ou ao administrar antiarrítmicos que prolongam o intervalo QT com fármacos conhecidos por inibirem sua biotransformação.

Os medicamentos antiarrítmicos podem ser classificados (classificação de Vaughan-Williams) de acordo com seus efeitos predominantes no potencial de ação (Figura 11.5). Embora essa classificação seja conveniente, ela apresenta algumas limitações. Muitos medicamentos antiarrítmicos têm ações relacionadas a mais de uma classe ou podem ter metabólitos ativos com uma classe de ação diferente, ou podem ter uma ação que não atende a nenhuma classificação formal.

## III. MEDICAMENTOS ANTIARRÍTMICOS DE CLASSE I

Os antiarrítmicos de classe I atuam bloqueando os canais de Na⁺ sensíveis à voltagem. Eles se ligam mais rapidamente aos canais de Na⁺ abertos ou inativados do que aos canais totalmente repolarizados. Por isso, esses fármacos mostram maior grau de bloqueio em tecidos que são despolarizados frequentemente. Essa propriedade é denominada "dependência do

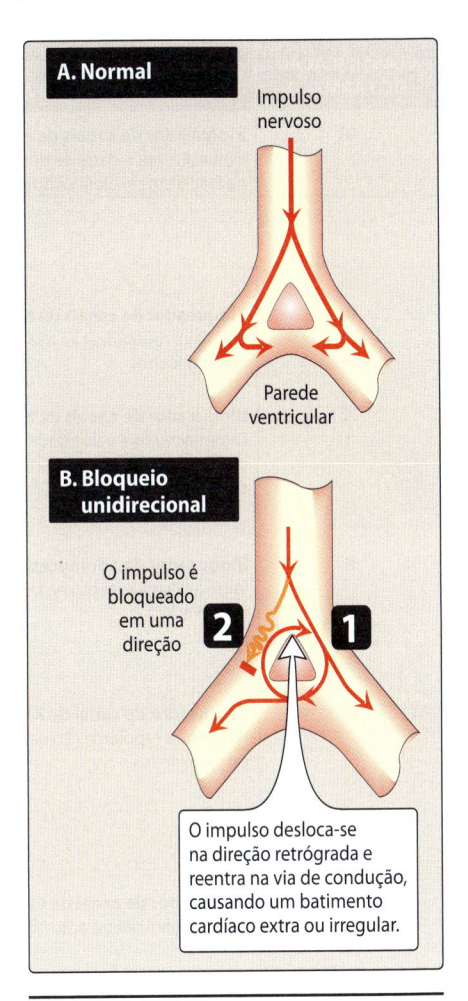

**Figura 11.4**
Representação esquemática da reentrada.

| CLASSIFICAÇÃO DO FÁRMACO | MECANISMO DE AÇÃO | NOME DO FÁRMACO | EFEITOS ADVERSOS |
|---|---|---|---|
| IA | **Bloqueador de canais de $Na^+$** Diminui a velocidade de despolarização na fase 0 em cardiomiócitos | Disopiramida Procainamida Quinidina | Arritmias ventriculares, prolongamento QT, insuficiência cardíaca aguda, desmaio, tontura, vermelhidão, anemia hemolítica, efeitos anticolinérgicos **Quinidina:** Cinchonismo, anemia hemolítica, distúrbios visuais, esofagite **Procainamida:** Síndrome semelhante a lúpus, hipotensão |
| IB | **Bloqueador de canais de $Na^+$** Encurta a repolarização na fase 3 em cardiomiócitos | Lidocaína Mexiletina | Agrava arritmias ventriculares, desmaios, tontura, tremor, ataxia, parestesia, confusão, convulsão, falência hepática **Mexiletina:** Náusea/vômito, dispepsia, disfagia |
| IC | **Bloqueador de canais de $Na^+$** Diminui muito a velocidade de despolarização na fase 0 em cardiomiócitos | Flecainida Propafenona | Bradicardia, prolongamento QT, agravamento de arritmias ventriculares, IC aguda, desmaios, tontura, hipotensão, constipação, cefaleia, tremor, distúrbios visuais **Propafenona:** Broncoespasmo, falência hepática, agranulocitose, anemia, edema |
| II | **Bloqueador de adrenoceptores β** Inibe a despolarização na fase 4 nos nós SA e AV | Atenolol Esmolol Metoprolol | Bradicardia, bloqueio cardíaco, hipotensão, agravamento da insuficiência cardíaca, tontura, broncoespasmo **Metoprolol:** Intolerância ao exercício, fadiga, distúrbios do sono, depressão, disfunção sexual, hiperglicemia, hipertrigliceridemia |
| III | **Bloqueador de canal de $K^+$** Prolonga a repolarização na fase 3 nos cardiomiócitos | Amiodarona* Dofetilida Dronedarona* Ibutilida Sotalol* | **Amiodarona:** Bradicardia, prolongamento QT, agravamento de arritmias ventriculares, desmaios, tontura, hipotensão, toxicidade pulmonar (pneumonia, fibrose), falência hepática, transaminite, neuropatia periférica, parestesia, hipo e hipertireoidismo, vermelhidão, descoloração da pele azul-acinzentada, depósitos na córnea, neurite óptica |
| IV | **Bloqueador de canal de $Ca^{2+}$** Inibe o potencial de ação nos nós SA e AV | Diltiazem Verapamil | Bradicardia, bloqueio cardíaco, insuficiência cardíaca aguda, edema periférico, hipotensão, tontura, constipação, ginecomastia, disfunção sexual **Verapamil:** Hiperplasia gengival, constipação |
| Outros | Diversos mecanismos | Adenosina Digoxina Sulfato de magnésio Ranolazina | **Adenosina:** Arritmias transitórias, tontura, dor no peito, dispneia, palpitações, hipotensão, nervosismo, cefaleia **Digoxina:** Bradicardia, agravamento de arritmias ventriculares, desmaios, hipocalemia, hipercalemia, anorexia, tontura, vermelhidão, alucinações, visão borrada e xantopsia **Magnésio:** Hipotensão, vasodilatação, rubor **Ranolazina:** Prolongamento QT, agravamento de arritmias ventriculares, desmaios, tontura, cefaleia, alucinações, visão borrada, vertigem, náusea, constipação |

**Figura 11.5**
Ações e efeitos adversos dos medicamentos antiarrítmicos. AV, atrioventricular; SA, sinoatrial; *, apresenta ações de classe I, II, III e IV; #, também exibe atividade β-bloqueadora não seletiva.

uso" (ou "estado-dependência") e possibilita a esses fármacos bloquearem células que estão disparando em uma frequência anormalmente alta, sem interferir no batimento normal do coração.

O uso dos bloqueadores dos canais de $Na^+$ declinou devido aos seus possíveis efeitos pró-arrítmicos, particularmente em pacientes com função ventricular esquerda reduzida e doença cardíaca aterosclerótica. Os medicamentos de classe I são subdivididos em três grupos de acordo com seu efeito na duração do potencial de ação cardíaco (Figura 11.5).

## A. Medicamentos antiarrítmicos da classe IA: quinidina, procainamida e disopiramida

A *quinidina* é o fármaco protótipo da classe IA. Outros fármacos desta classe incluem *procainamida* e *disopiramida*. Em razão da atividade de classe III concomitante, eles podem precipitar arritmias que evoluem para fibrilação ventricular.

1. **Mecanismo de ação:** A *quinidina* se liga aos canais de $Na^+$ abertos e inativados, impedindo o influxo de $Na^+$ e reduzindo, dessa forma, a velocidade de entrada rápida durante a fase 0 (Figura 11.6). Ela diminui a inclinação da despolarização espontânea da fase 4, inibe os canais de $K^+$ e bloqueia os canais de $Ca^{2+}$. Devido a essas razões, ela reduz a velocidade de condução e aumenta a refratariedade. A *quinidina* também tem ações bloqueadoras α-adrenérgica leve e anticolinérgica. Embora a *procainamida* e a *disopiramida* tenham ações semelhantes às da *quinidina*, há menos atividade anticolinérgica com a *procainamida* e mais com a *disopiramida*. Nem a *procainamida* nem a *disopiramida* têm atividade α-bloqueadora. A *disopiramida* produz maior efeito inotrópico negativo e, diferentemente dos demais medicamentos, causa vasoconstrição periférica.

2. **Usos terapêuticos:** A *quinidina* é usada no tratamento de uma grande variedade de arritmias, incluindo taquiarritmias atrial, juncional AV e ventricular. A *procainamida* só está disponível em formulação intravenosa (IV) e pode ser usada para tratar arritmias atriais e ventriculares agudas. Contudo, cardioversão, desfibrilação elétrica e *amiodarona* substituíram a *procainamida* na maioria dos usos clínicos. A *disopiramida* pode ser usada como tratamento alternativo de arritmias ventriculares e para controle do ritmo na fibrilação ou *flutter* atrial.

3. **Farmacocinética:** O *sulfato* ou *gliconato de quinidina* é rápido e bem absorvido após administração oral. Ele sofre extensa biotransformação primariamente pela isoenzima hepática CYP3A4, formando metabólitos ativos. Uma porção da *procainamida* é acetilada no fígado em *N*-acetilprocainamida (NAPA), que possui propriedades e efeitos adversos de um medicamento antiarrítmico de classe III. O NAPA é eliminado pelos rins; portanto, as dosagens de *procainamida* devem ser ajustadas em pacientes com disfunção renal. A *disopiramida* é bem absorvida após administração oral e é metabolizada no fígado, pela CYP3A4, em um metabólito menos ativo e em vários metabólitos inativos. Cerca de metade do fármaco é excretado inalterado pelos rins.

4. **Efeitos adversos:** Devido aos efeitos pró-arrítmicos aumentados e à capacidade de piorar os sintomas de insuficiência cardíaca, os medicamentos da classe IA não devem ser utilizados em pacientes com doença cardíaca aterosclerótica ou insuficiência cardíaca com fração de ejeção reduzida. Doses elevadas de *quinidina* podem induzir sintomas de cinchonismo (visão turva, zumbido, cefaleia, desorientação e psicose). Interações de fármacos são comuns com a

> Os fármacos da classe IA tornam lenta a despolarização da fase 0. Além disso, eles prolongam o potencial de ação devido à sua atividade de classe III.

> *Quinidina*, *procainamida* e *disopiramida* bloqueiam os canais de sódio abertos ou inativados. Esses fármacos têm velocidade intermediária ou lenta de associação com canais de sódio.

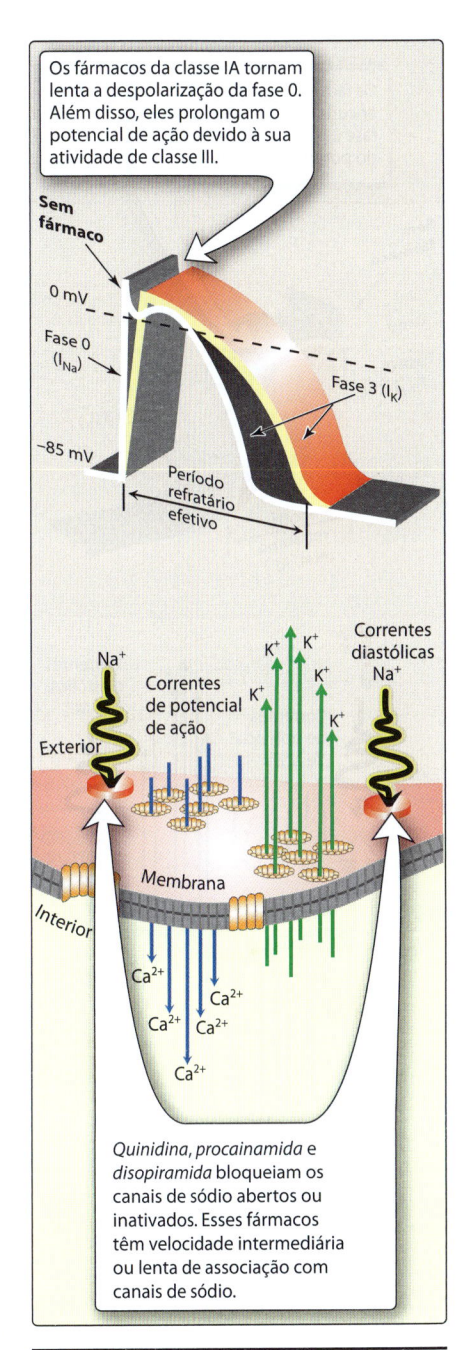

**Figura 11.6**
Diagrama esquemático dos efeitos de fármacos da classe IA. $I_{Na}$ e $I_K$ são correntes transmembrana decorrentes do movimento de $Na^+$ e $K^+$, respectivamente.

*quinidina*, pois ela inibe a CYP2D6 e a glicoproteína P. A administração IV de *procainamida* pode causar hipotensão. A *disopiramida* é que tem mais efeitos adversos anticolinérgicos dos fármacos da classe IA (boca seca, retenção urinária, visão turva e constipação). *Quinidina* e *disopiramida* devem ser usadas com cautela com inibidores potentes da CYP3A4.

### B. Antiarrítmicos classe IB: lidocaína e mexiletina

Os fármacos da classe IB se associam e se dissociam rapidamente dos canais de $Na^+$. Assim, as ações são maiores quando a célula cardíaca está despolarizada ou disparando rapidamente. Os fármacos da classe IB, *lidocaína* e *mexiletina*, são úteis para tratar arritmias ventriculares.

1. **Mecanismo de ação:** Além de bloquearem os canais de $Na^+$, a *lidocaína* e a *mexiletina* encurtam a repolarização da fase 3 e diminuem a duração do potencial de ação (Figura 11.7). Nenhum dos medicamentos contribui para a inotropia negativa.

2. **Usos terapêuticos:** Embora a *amiodarona* seja o medicamento de escolha para fibrilação ventricular ou taquicardia ventricular, a *lidocaína* pode ser utilizada como alternativa. Também pode ser combinada com *amiodarona* para tempestade de taquicardia ventricular, que se caracteriza como um estado de instabilidade elétrica cardíaca que se manifesta em múltiplos episódios de taquicardia ou fibrilação ventricular. A *lidocaína* não retarda acentuadamente a condução e, portanto, tem pouco efeito nas arritmias atriais ou da junção AV. A *mexiletina* é usada para o tratamento crônico das arritmias ventriculares, com frequência em associação com *amiodarona*.

3. **Farmacocinética:** A *lidocaína* é administrada por via intravenosa devido ao extenso metabolismo de primeira passagem pelo fígado. Ela é desalquilada a dois metabólitos ativos, primariamente pela CYP1A2, com papel menor pela CYP3A4. A *lidocaína* deve ser monitorada com atenção quando dada em associação com fármacos que afetam as isoenzimas CYP. A *mexiletina* é bem absorvida após administração oral. Ela é biotransformada no fígado, primariamente pela CYP2D6, a metabólitos inativos e excretada, sobretudo, por via biliar.

4. **Efeitos adversos:** A *lidocaína* tem um índice terapêutico bastante amplo. Os efeitos no sistema nervoso central (SNC) incluem nistagmo* (indicador precoce de toxicidade), sedação, fala enrolada, parestesia, agitação, confusão e convulsões, que frequentemente limitam a duração da infusão contínua. A *mexiletina* tem índice terapêutico estreito, e deve-se ter cautela ao administrá-la com fármacos inibidores da CYP2D6. Os efeitos adversos mais comuns são náusea, êmese e dispepsia.

### C. Antiarrítmicos da classe IC: flecainida e propafenona

Esses fármacos se dissociam lentamente dos canais de $Na^+$ em repouso e têm efeitos proeminentes, mesmo em frequências cardíacas normais. Devido aos seus efeitos inotrópicos e pró-arrítmicos negativos, o uso desses agentes é evitado em pacientes com doença cardíaca estrutural (hipertrofia ventricular esquerda, insuficiência cardíaca, doença cardíaca aterosclerótica).

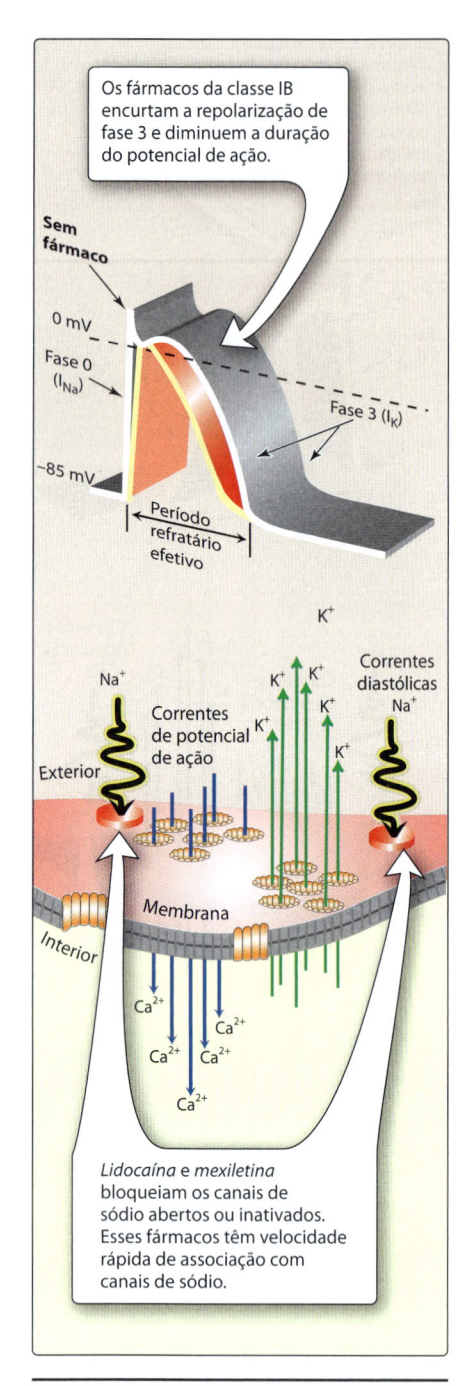

**Figura 11.7**
Diagrama esquemático dos efeitos dos fármacos da classe IB. $I_{Na}$ e $I_K$ são correntes transmembrana decorrentes do movimento de $Na^+$ e $K^+$, respectivamente.

---

*N. de R.T. Nistagmo: movimento involuntário dos olhos que faz o olho mover-se rapidamente de um lado para outro, para cima e para baixo ou em um círculo, podendo borrar a visão.

1. **Mecanismo de ação:** A *flecainida* suprime a ascensão da fase 0 nas fibras de Purkinje e miocárdicas (Figura 11.8). Isso causa redução acentuada da velocidade de condução em todo tecido cardíaco, com pouco efeito na duração do potencial de ação e no período refratário. A automaticidade é reduzida pelo aumento do potencial limiar, em vez de pela diminuição na inclinação da despolarização na fase 4. A *flecainida* também bloqueia os canais de $K^+$, levando ao aumento da duração do potencial de ação. A *propafenona*, assim como a *flecainida*, retarda a condução em todos os tecidos cardíacos, mas não bloqueia os canais de $K^+$. Possui fraca propriedade de β-bloqueio.

2. **Usos terapêuticos:** A *flecainida* é útil na manutenção do ritmo sinusal no *flutter* atrial ou na fibrilação em pacientes sem doença cardíaca estrutural e no tratamento de arritmias ventriculares refratárias. O uso de *propafenona* é restrito principalmente nas arritmias atriais, como controle do ritmo da fibrilação ou do *flutter* atrial e profilaxia da taquicardia supraventricular paroxística em pacientes com taquicardias AV reentrantes.

3. **Farmacocinética:** A *flecainida* é bem absorvida após administração oral e é metabolizada pela CYP2D6 em múltiplos metabólitos. O medicamento original e seus metabólitos são eliminados, sobretudo, por via renal. A *propafenona* é biotransformada a metabólitos ativos primariamente via CYP2D6 e via CYP1A2 e CYP3A4. Os metabólitos são excretados na urina e nas fezes.

4. **Efeitos adversos:** A *flecainida* é geralmente bem tolerada, sendo visão turva, tontura e náusea os efeitos colaterais indesejados mais frequentes. A *propafenona* tem um perfil de efeitos colaterais semelhante, mas também pode causar broncoespasmo e deve ser evitada em pacientes com asma. A *propafenona* também é inibidora da glicoproteína P. Os dois fármacos devem ser usados com cautela com inibidores potentes da CYP2D6.

## IV. MEDICAMENTOS ANTIARRÍTMICOS DA CLASSE II

Os fármacos da classe II são β-antagonistas adrenérgicos ou β-bloqueadores. Eles reduzem a despolarização de fase 4; assim, deprimem a automaticidade, prolongam a condução AV e diminuem a frequência e a contratilidade cardíacas. Os fármacos da classe II são úteis no tratamento de taquiarritmias causadas por aumento da atividade simpática. Eles também são usados contra *flutter* e fibrilação atrial e contra a taquicardia de reentrada no nó AV. Além disso, os β-bloqueadores previnem as arritmias ventriculares ameaçadoras à vida que podem causar infarto do miocárdio.

O *metoprolol* é o β-bloqueador mais utilizado no tratamento de arritmias cardíacas. Comparado com β-bloqueadores não seletivos, como o *propranolol*, apresenta risco reduzido de provocar broncoespasmo. É extensamente biotransformado pela CYP2D6 e entra no SNC (menos do que o *propranolol*, mas mais do que o *atenolol*). O *esmolol* é um β-bloqueador de ação muito curta usado por via IV no tratamento de arritmias agudas que ocorrem durante cirurgias ou situações emergenciais. O *esmolol* é rapidamente metabolizado pelas esterases encontradas no plasma. Como tal, não tem interações farmacocinéticas. Os efeitos adversos comuns com β-bloqueadores incluem bradicardia, hipotensão, fadiga e tontura (ver Capítulo 7).

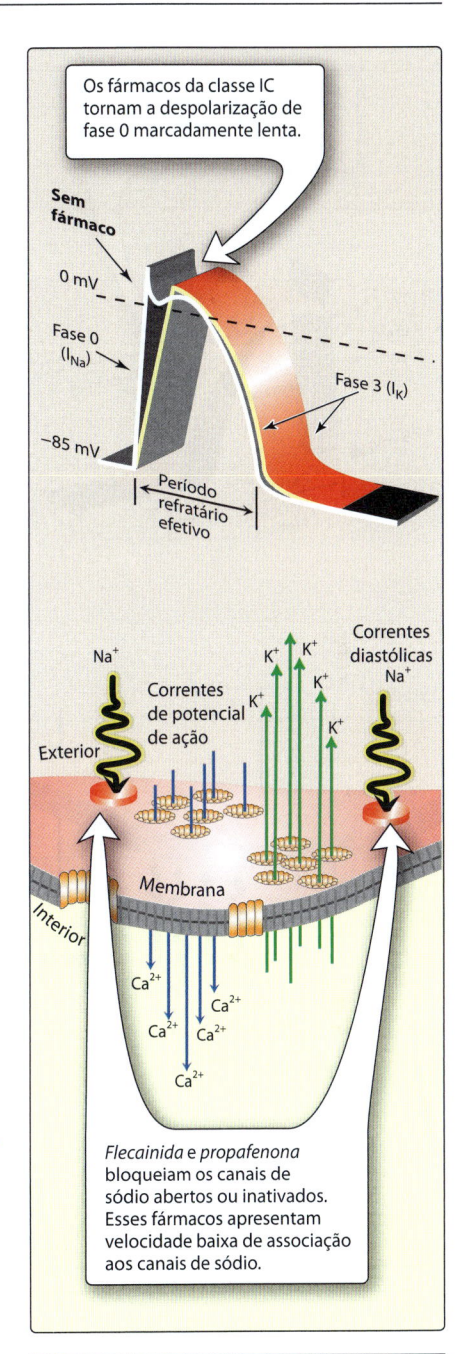

**Figura 11.8**
Diagrama esquemático dos efeitos dos fármacos da classe IC. $I_{Na}$ e $I_K$ são correntes transmembrana decorrentes do movimento de $Na^+$ e $K^+$, respectivamente.

## V. MEDICAMENTOS ANTIARRÍTMICOS DE CLASSE III

Os fármacos da classe III bloqueiam os canais de $K^+$ e, assim, diminuem o efluxo de $K^+$ durante a repolarização das células cardíacas. Esses fármacos prolongam a duração do potencial de ação sem alterar a fase 0 de despolarização ou o potencial de repouso da membrana (Figura 11.9). Ao contrário, eles prolongam o período refratário efetivo aumentando a refratariedade. Todos os fármacos da classe III têm potencial de induzir arritmias.

### A. Amiodarona

1. **Mecanismo de ação:** A *amiodarona* contém iodo e é estruturalmente relacionada com a tiroxina. Ela apresenta efeitos complexos, mostrando ações de fármacos das classes I, II, III e IV, bem como atividade α-bloqueadora. Seu efeito dominante é o prolongamento da duração do potencial de ação e do período refratário, bloqueando os canais de $K^+$.

2. **Usos terapêuticos:** A *amiodarona* é eficaz no tratamento de taquiarritmias ventriculares e supraventriculares refratárias graves. Ela tem sido a base do tratamento do ritmo da fibrilação e do *flutter* atrial. Apesar do seu perfil de efeitos adversos, a *amiodarona* é considerada o menos pró-arrítmico dos antiarrítmicos das classes I e III.

3. **Farmacocinética:** A *amiodarona* é absorvida incompletamente após a administração oral. O medicamento é incomum por ter uma meia-vida prolongada de várias semanas e um volume de distribuição muito grande. Os efeitos clínicos completos podem não ser obtidos até meses após o início do tratamento, a menos que sejam empregadas doses de ataque.

4. **Efeitos adversos:** A *amiodarona* apresenta uma variedade de efeitos tóxicos, incluindo fibrose pulmonar, neuropatia, hepatotoxicidade, depósitos na córnea, neurite óptica, coloração azul-acinzentada da pele e hipo ou hipertireoidismo. Todavia, o uso de dosagens baixas e a monitoração cuidadosa reduzem a toxicidade e mantêm a eficácia clínica. A *amiodarona* está sujeita a numerosas interações de fármacos, pois é biotransformada pela CYP3A4 e serve como inibidor da CYP1A2, CYP2C9, CYP2D6 e glicoproteína P.

### B. Dronedarona

A *dronedarona* é um derivado benzofurano da *amiodarona*. Ela é menos lipofílica e tem meia-vida menor do que a *amiodarona*. Não tem moléculas de iodo, que são responsáveis pelas disfunções tireóideas associadas com a *amiodarona*. Assim como a *amiodarona*, ela tem ações das classes I, II, III e IV. A *dronedarona* tem perfil de efeitos adversos mais favorável do que a *amiodarona*, mas ainda pode causar insuficiência hepática. A *dronedarona* é contraindicada em quem tem sintomas de insuficiência hepática ou fibrilação atrial permanente, devido ao aumento do risco de morte. Atualmente, a *dronedarona* é usada para manter o ritmo sinusal na fibrilação ou no *flutter* atrial, mas é menos eficaz do que a *amiodarona*.

### C. Sotalol

O *sotalol*, embora seja um antiarrítmico da classe III, também apresenta atividade β-bloqueadora não seletiva. O isômero levorrotatório

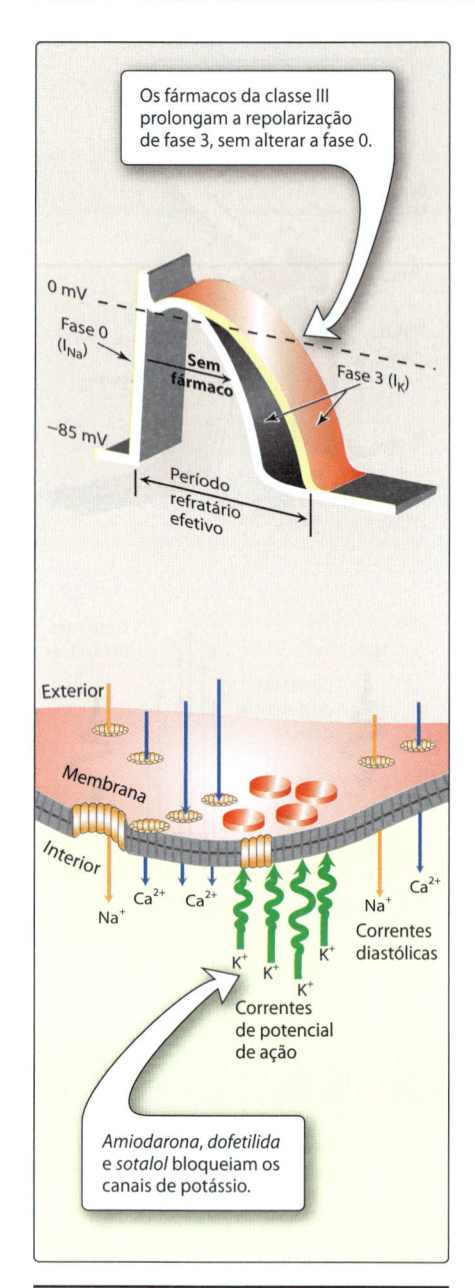

**Figura 11.9**
Diagrama esquemático dos efeitos dos fármacos da classe III. $I_{Na}$ e $I_K$ são correntes transmembrana decorrentes do movimento de $Na^+$ e $K^+$, respectivamente.

(l-sotalol) tem atividade β-bloqueadora, e o d-sotalol tem ação antiarrítmica da classe III. O sotalol bloqueia a corrente de saída rápida de K⁺, conhecida como corrente de retificação retardada. Esse bloqueio prolonga a despolarização e a duração do potencial de ação, estendendo, assim, o período refratário efetivo. O sotalol é usado na manutenção do ritmo sinusal em pacientes com fibrilação atrial, *flutter* atrial ou taquicardia supraventricular paroxística refratária e no tratamento de arritmias ventriculares. Como o sotalol tem propriedades β-bloqueadoras, ele é usado comumente para essas indicações em pacientes com hipertrofia ventricular esquerda ou doença cardíaca aterosclerótica. Este medicamento pode causar os efeitos adversos típicos associados aos β-bloqueadores, mas apresenta uma taxa geral baixa de efeitos adversos quando comparado com outros medicamentos antiarrítmicos. O intervalo entre as doses deve ser estendido em pacientes com doença renal, pois a eliminação é por essa via. Para reduzir o risco de efeitos pró-arrítmicos, o *sotalol* deve ser iniciado no hospital para monitorar o intervalo QT.

### D. Dofetilida

A *dofetilida* é um bloqueador de canais de K⁺ puro. Ela pode ser usada como fármaco antiarrítmico de primeira linha em pacientes com fibrilação atrial persistente e insuficiência cardíaca ou em pacientes com doença arterial coronariana. Devido ao risco de pró-arritmias, a *dofetilida* é iniciada no paciente hospitalizado. A meia-vida desse fármaco oral é de 5 horas. O fármaco é excretado principalmente pela urina, inalterado. Medicamentos que inibem a secreção tubular ativa são contraindicados com *dofetilida*.

### E. Ibutilida

A *ibutilida* é um bloqueador dos canais de K⁺ que também ativa a corrente de entrada de Na⁺ (ações mistas de classe III e IA). É o fármaco de escolha para a conversão química do *flutter* atrial, mas a cardioversão elétrica suplantou seu uso. A *ibutilida* sofre extensa biotransformação de primeira passagem e não é usada por via oral. A iniciação também é limitada ao ambiente hospitalar devido ao risco de arritmia.

## VI. MEDICAMENTOS ANTIARRÍTMICOS DA CLASSE IV

Os medicamentos de classe IV são os bloqueadores dos canais de Ca²⁺ não di-hidropiridínicos, *verapamil* e *diltiazem*. Embora haja canais de Ca²⁺ voltagem-sensíveis em muitos tecidos diferentes, o principal efeito dos bloqueadores dos canais de Ca²⁺ ocorre no músculo liso vascular e no coração. Os dois medicamentos apresentam maior ação no coração do que no músculo liso vascular, mas ainda mais o *verapamil*. No coração, *verapamil* e *diltiazem* somente se ligam a canais voltagem-sensíveis, despolarizados abertos, diminuindo, assim, a corrente de entrada levada pelo Ca²⁺. Esses medicamentos dependem do uso, pois evitam a repolarização até que o medicamento se dissocie do canal, resultando em uma taxa diminuída de despolarização espontânea da fase 4. Eles também diminuem a velocidade de condução em tecidos que dependem de correntes de Ca²⁺, como os nós AV e SA (Figura 11.10). Esses agentes são mais eficazes contra arritmias atriais do que contra arritmias ventriculares. Eles são úteis no tratamento de taquicardia supraventricular de reentrada e na redução da frequência ventricular no *flutter* e na fibrilação atrial. Os efeitos adversos comuns incluem bradicardia, hipotensão e edema periférico.

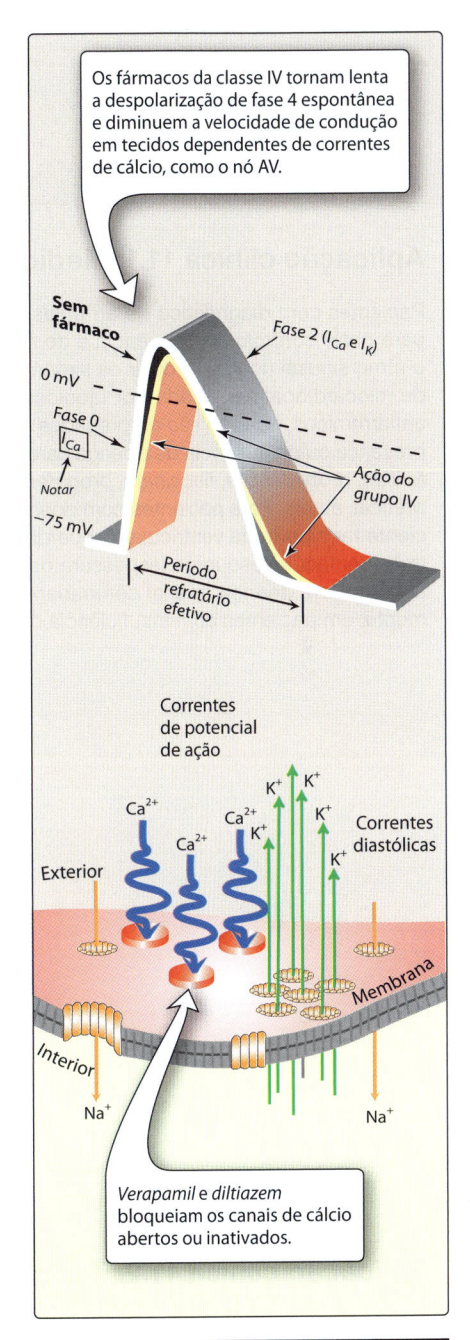

**Figura 11.10**
Diagrama esquemático dos efeitos dos fármacos da classe IV. $I_{Ca}$ e $I_K$ são correntes transmembrana decorrentes do movimento de Ca⁺ e K⁺, respectivamente. AV, atrioventricular.

Os dois fármacos são biotransformados no fígado pela CYP3A4. Ajustes de dosagem podem ser necessários em pacientes com disfunção hepática. Ambos os agentes estão sujeitos a muitas interações medicamentosas, uma vez que são inibidores da CYP3A4, bem como substratos e inibidores da glicoproteína P.

## Aplicação clínica 11.1: Medicamentos antiarrítmicos e doenças cardíacas estruturais

Pacientes com diagnóstico de arritmias cardíacas, como fibrilação atrial, recebem medicamentos comumente prescritos para obter controle da frequência e do ritmo. Estratégias de controle do ritmo podem ser usadas para restaurar e manter o ritmo sinusal normal, reduzir os sintomas da doença, melhorar a capacidade de exercício e prevenir o desenvolvimento de miocardiopatia mediada por taquicardia. Devido aos efeitos inotrópicos negativos e pró-arrítmicos de certos agentes antiarrítmicos, quando são empregadas estratégias de controle do ritmo, a escolha da terapia medicamentosa depende da presença ou da ausência de doença cardíaca estrutural coexistente. Se o paciente não tiver doença cardíaca estrutural, *dofetilida*, *dronedarona*, *flecainida*, *propafenona*, *sotalol* ou *amiodarona* são opções razoáveis e recomendadas pelas diretrizes práticas atuais. Para pacientes com doença cardíaca estrutural, a seleção do tratamento é ainda orientada pelo fato de o paciente ter hipertrofia ventricular esquerda, doença arterial coronariana ou insuficiência cardíaca. Para pacientes com hipertrofia ventricular esquerda (espessura da parede miocárdica maior que 1,5 cm), a *amiodarona* é considerada a opção mais segura. Para doença arterial coronariana, *dofetilida*, *dronedarona*, *sotalol* ou *amiodarona* são opções apropriadas. Finalmente, em pacientes com insuficiência cardíaca com fração de ejeção reduzida, deve-se utilizar *amiodarona* ou *dofetilida*.

## VII. OUTROS MEDICAMENTOS ANTIARRÍTMICOS

### A. Digoxina

A *digoxina* inibe a bomba $Na^+/K^+$-adenosina trifosfatase (ATPase), diminuindo o período refratário nas células miocárdicas atriais e ventriculares, enquanto prolonga o período refratário efetivo e reduz a velocidade de condução no nó AV. A *digoxina* é usada para controlar a velocidade de resposta ventricular na fibrilação ou no *flutter* atrial; contudo, a estimulação simpática facilmente supera o efeito inibidor da *digoxina*. Em concentrações tóxicas, a *digoxina* causa batimentos ventriculares ectópicos que podem resultar em taquicardia e fibrilação ventricular. (Nota: Concentrações séricas mínimas de 1,0-2,0 ng/mL são desejáveis para fibrilação ou *flutter* atrial, enquanto concentrações mais baixas de 0,5-0,9 ng/mL são direcionadas para insuficiência cardíaca com fração de ejeção reduzida.)

## Aplicação clínica 11.2: Toxicidade da digoxina

Embora as concentrações terapêuticas de *digoxina* sejam eficazes no auxílio ao controle de certas arritmias, sua toxicidade também é uma preocupação e pode causar outras arritmias potencialmente fatais. Portanto, quando a *digoxina* é iniciada para tratar arritmias, as concentrações séricas devem ser medidas, com quaisquer alterações na função renal ou nos eletrólitos, se houver suspeita de toxicidade, e após alterações de dose. É digno de nota que essas concentrações são aumentadas com mais frequência se a *digoxina* estiver sendo usada para tratar a insuficiência cardíaca. O risco de toxicidade da *digoxina* é maior em pacientes com anomalias eletrolíticas (como hipocalemia ou hipomagnesemia) ou diminuição da função renal. Além disso, o uso concomitante de indutores ou inibidores da glicoproteína-p, diuréticos e antiácidos pode afetar as concentrações séricas de *digoxina*. Os sintomas comuns de toxicidade por esse agente incluem bradicardia, taquicardia, náuseas/vômitos, alterações na visão (visão turva ou amarelada), confusão e perda de apetite. A hipercalemia concomitante é comum com toxicidade aguda por *digoxina*, e concentrações mais elevadas do fármaco indicam maior risco de morte. Embora possam ocorrer sinais de toxicidade em concentrações mais baixas de *digoxina*, acredita-se que esse risco seja particularmente maior com concentração séricas superiores a 2,0 ng/mL. Ao medir as concentrações séricas de *digoxina*, estas devem ser medidas no estado estacionário (pelo menos 6 horas após a administração da última dose ou 12 a 24 horas em pacientes com doença renal avançada). Se a toxicidade da *digoxina* for confirmada, ela deve ser descontinuada, e antídotos para o medicamento podem ser administrados.

## B. Adenosina

A *adenosina* é um nucleosídeo de ocorrência natural que, em doses altas, diminui a velocidade de condução, prolonga o período refratário e diminui a automaticidade no nó AV. A *adenosina* intravenosa é o medicamento de escolha para a conversão de taquicardias supraventriculares agudas. Ela tem baixa toxicidade, mas causa rubor, dor torácica e hipotensão. A *adenosina* tem duração de ação extremamente curta (cerca de 10-15 segundos), devido à rápida captação pelos eritrócitos e pelas células endoteliais.

## C. Sulfato de magnésio

O *magnésio* é necessário para o transporte de $Na^+$, $Ca^{2+}$ e $K^+$ através das membranas celulares. Ele diminui a velocidade de formação de impulsos no nó SA e prolonga o tempo de condução ao longo do tecido cardíaco. O sal usado para tratar arritmias é o *sulfato de magnésio* via IV, pois o magnésio oral não é eficaz no caso de arritmia. Mais surpreendentemente, o *magnésio* é a substância de escolha para o tratamento de arritmia potencialmente fatal, *torsades de pointes* e arritmias induzidas por *digoxina*.

## D. Ranolazina

A *ranolazina* é um medicamento antianginal com propriedades antiarrítmicas semelhantes às da *amiodarona*. No entanto, seu principal efeito é encurtar a repolarização e diminuir a duração do potencial de ação, semelhante à *mexiletina*. É usada para tratar arritmias atriais e ventriculares refratárias, muitas vezes em combinação com outros medicamentos antiarrítmicos. É bem tolerada, sendo tontura e constipação os efeitos adversos mais comuns. A *ranolazina* é extensamente metabolizada no fígado pelas isoenzimas CYP3A e CYP2D6 e é excretada principalmente pelos rins. O uso concomitante com indutores ou inibidores fortes da CYP3A é contraindicado.

---

### Resumo

- As arritmias ocorrem quando há um desvio da geração normal do impulso (automaticidade anormal) ou um defeito na condução do impulso no miocárdio.
- Medicamentos antiarrítmicos são usados para ajudar a prevenir arritmias ou reduzir os sintomas de arritmias.
- Os medicamentos antiarrítmicos não vêm sem efeitos colaterais, sendo suas ações pró-arrítmicas as mais perigosas. Assim, os intervalos QT devem ser monitorados e deve-se ter cautela quando outros medicamentos que prolongam o intervalo QT são usados concomitantemente com agentes antiarrítmicos.
- Os medicamentos antiarrítmicos são separados em quatro "classes", utilizando o sistema de classificação Vaughan-Williams, que os agrupa com base nos seus efeitos predominantes no potencial de ação.
- Devido aos efeitos pró-arrítmicos e/ou efeitos inotrópicos negativos de alguns desses agentes, o histórico de doença cardíaca estrutural (hipertrofia ventricular esquerda, insuficiência cardíaca ou doença cardíaca aterosclerótica) deve ser considerado ao escolher um medicamento antiarrítmico. Em pacientes com insuficiência cardíaca e fibrilação ou *flutter* atrial concomitante, utiliza-se *amiodarona* ou *dofetilida*. A *amiodarona* é considerada o medicamento antiarrítmico mais eficaz, pois possui diversos mecanismos antiarrítmicos.
- *Flecainida* e *propafenona* são bem toleradas e comumente usadas para controle do ritmo de fibrilação ou *flutter* atrial. Contudo, ambas devem ser evitadas em pacientes com doença cardíaca estrutural.
- Os β-bloqueadores diminuem a frequência cardíaca antagonizando diretamente os receptores β1 nos nós SA e AV. Os bloqueadores dos canais de cálcio não di-hidropiridínicos também diminuem a frequência cardíaca, bloqueando os canais de cálcio nos nós SA e AV.

# Questões para estudo

**Escolha a resposta correta.**

**11.1** Uma mulher de 60 anos teve um infarto do miocárdio. Qual agente deve ser usado para prevenir arritmias potencialmente fatais que podem ocorrer após infarto do miocárdio nessa paciente?
- A. Digoxina
- B. Flecainida
- C. Metoprolol
- D. Procainamida

**Resposta correta = C.** Os β-bloqueadores, como *metoprolol*, previnem arritmias que ocorrem subsequentemente ao infarto do miocárdio. Nenhum dos outros fármacos se mostrou eficaz na prevenção de arritmias pós-infarto. A *flecainida* deve ser evitada em pacientes com doença estrutural no coração.

**11.2** Um homem de 57 anos está sendo tratado de uma arritmia atrial. Ele se queixa de boca seca, visão turva e dificuldade urinária. Qual é o antiarrítmico que ele provavelmente esteja usando?
- A. Metoprolol
- B. Disopiramida
- C. Dronedarona
- D. Sotalol

**Resposta correta = B.** Sintomas de boca seca, visão turva e dificuldade de urinar são característicos do efeito adverso anticolinérgico causado pelos antiarrítmicos da classe IA (nesse caso, a *disopiramida*). Os outros fármacos não causam efeitos anticolinérgicos.

**11.3** Uma paciente de 78 anos acaba de ser diagnosticada com fibrilação atrial. No momento, ela não tem sintomas de palpitação ou fadiga. Qual dos seguintes fármacos é apropriado para iniciar o controle da frequência cardíaca como paciente ambulatorial?
- A. Dronedarona
- B. Esmolol
- C. Flecainida
- D. Metoprolol

**Resposta correta = D.** Somente B e D são opções para controlar a taxa. As outras opções são usadas para controlar ritmo em pacientes com fibrilação atrial. Como *esmolol* é somente administrado por via intravenosa, a única opção para iniciar como paciente ambulatorial é o *metoprolol*.

**11.4** Todos os seguintes são efeitos adversos da amiodarona, EXCETO:
- A. Cinchonismo
- B. Hipotireoidismo
- C. Fibrose pulmonar
- D. Coloração azulada da pele.

**Resposta correta = A.** Cinchonismo é uma combinação de sintomas (visão turva, zumbidos, cefaleia, psicose) que ocorrem com *quinidina*. Todas as demais opções são efeitos adversos da *amiodarona* e requerem monitoração cuidadosa.

**11.5** Qual arritmia pode ser tratada com *lidocaína*?
- A. Taquicardia ventricular supraventricular paroxística
- B. Fibrilação atrial
- C. *Flutter* atrial
- D. Taquicardia ventricular.

**Resposta correta = D.** A *lidocaína* tem pouco efeito no tecido atrial ou nó AV; assim, é usada nas arritmias ventriculares, como a taquicardia ventricular.

**11.6** O médico deseja iniciar um medicamento para controlar o ritmo de uma fibrilação atrial. Qual das seguintes doenças coexistentes recomenda iniciar com *flecainida*?
- A. Hipertensão
- B. Hipertrofia ventricular esquerda
- C. Doença arterial coronariana
- D. Insuficiência cardíaca

**Resposta correta = A.** Como a *flecainida* pode aumentar o risco de morte cardíaca súbita nos pacientes com história de doença cardíaca estrutural, apenas a hipertensão coexistente permitirá o início da *flecainida*. Doenças cardíacas estruturais incluem hipertrofia ventricular esquerda, insuficiência cardíaca e doença cardíaca aterosclerótica.

**11.7** Um ECG em um homem de 57 anos exibe *torsades de pointes*. Qual medicamento é o de escolha para o tratamento dessa arritmia fatal?

A. Amiodarona
B. Sulfato de magnésio
C. Quinidina
D. Citrato de magnésio

**Resposta correta =** B. O *sulfato de magnésio* intravenoso é o medicamento de escolha para o tratamento de *torsades de pointes*. O *citrato de magnésio* é um laxante. A *amiodarona* e a *quinidina* podem potencialmente piorar a *torsades de pointes*.

**11.8** Qual dos seguintes medicamentos antiarrítmicos da classe III pode ser iniciado em ambiente ambulatorial sem monitoramento do intervalo QT?

A. Dofetilida
B. Sotalol
C. Metoprolol
D. Amiodarona

**Resposta correta =** D. A *amiodarona* não requer monitoramento de QT no início. Recomenda-se que *dofetilida* e *sotalol* sejam iniciados no hospital para reduzir o risco de efeitos pró-arrítmicos. Embora o *metoprolol* possa ser iniciado em ambiente ambulatorial, não é um agente de classe III.

**11.9** Um homem de 62 anos queixa-se de edema periférico. Qual dos seguintes medicamentos provavelmente está contribuindo para isso?

A. Sotalol
B. Digoxina
C. Verapamil
D. Atenolol

**Resposta correta =** C. Um efeito colateral do *verapamil* é o edema periférico.

**11.10** A *propafenona* deve ser evitada em todos os seguintes estados patológicos concomitantes, exceto:

A. Diabetes
B. Insuficiência cardíaca
C. Asma
D. Doença arterial coronariana

**Resposta correta =** A. A *propafenona* deve ser evitada em pacientes com doença cardíaca estrutural (p. ex., hipertrofia ventricular esquerda, insuficiência cardíaca e doença arterial coronariana) devido aos seus efeitos inotrópicos negativos e pró-arrítmicos. Além disso, pode causar broncoespasmo e deve ser evitada em pacientes com asma.

# 12 Antianginosos

Kristyn M. Pardo

| β-BLOQUEADORES (NÃO SELETIVOS) |
|---|
| Nadolol |
| Propranolol |
| Sotalol |
| **β₁-BLOQUEADORES (CARDIOSSELETIVOS)** |
| Atenolol |
| Bisoprolol |
| Metoprolol |
| Nebivolol |
| **BLOQUEADORES DE CANAIS DE CÁLCIO (DI-HIDROPIRIDÍNICOS)** |
| Anlodipino |
| Felodipino |
| Nifedipino |
| **BLOQUEADORES DE CANAIS DE CÁLCIO (NÃO DI-HIDROPIRIDÍNICOS)** |
| Diltiazem |
| Verapamil |
| **NITRATOS** |
| Nitroglicerina |
| Dinitrato de isossorbida |
| Mononitrato de isossorbida |
| **BLOQUEADORES DOS CANAIS DE SÓDIO** |
| Ranolazina |

**Figura 12.1**
Resumo dos medicamentos antianginosos.

## I. VISÃO GERAL

A doença aterosclerótica das artérias coronárias, também denominada doença arterial coronariana (DAC) ou doença isquêmica cardíaca (DIC), é a causa mais comum de mortalidade em todo o mundo. As lesões ateroscleróticas nas artérias coronárias podem obstruir o fluxo de sangue, levando ao desequilíbrio entre demanda e suprimento de oxigênio ao miocárdio, que se apresenta como angina estável ou síndrome coronariana aguda (infarto do miocárdio [IM] ou angina instável). Espasmos do músculo liso vascular também podem impedir o fluxo de sangue, reduzir a perfusão e causar isquemia e dor anginosa. A angina do peito típica, ou "angina", é uma dor torácica súbita, intensa e compressiva característica, que pode irradiar para pescoço, mandíbula e braço esquerdo. Todos os pacientes com DIC e angina devem receber tratamento dirigido por orientação médica, com ênfase em modificações do estilo de vida (como parar de fumar, realizar atividade física, controlar o peso) e gestão de fatores de risco modificáveis (hipertensão arterial, diabetes, dislipidemia) para reduzir a morbidade e a mortalidade cardiovasculares. Os fármacos usados para lidar com a angina estável são resumidos na Figura 12.1.

> **Aplicação clínica 12.1: Doença arterial coronariana – outras opções além de medicamentos**
>
> A extensão e a gravidade da doença arterial coronariana podem ser avaliadas por testes de estresse, imagens cardíacas e angiografia. A revascularização ou as intervenções coronárias percutâneas podem beneficiar certos pacientes, como aqueles com doença cardíaca isquêmica grave ou com sintomas persistentes de angina que impactam negativamente a qualidade de vida, apesar da terapia médica ideal.

## II. TIPOS DE ANGINA

A angina *pectoris* apresenta três padrões: (1) estável, que é induzida por esforço e considerada a angina clássica ou típica; (2) instável; e (3) Prinzmetal, o subtipo variante que pode ser vasoespástico ou angina em repouso. Os diferentes tipos de angina são causados por combinações variadas de aumento da demanda de oxigênio pelo miocárdio e diminuição da perfusão miocárdica.

### A. Angina estável, angina induzida por esforço, angina clássica ou típica

A angina *pectoris* clássica ou típica é a forma mais comum de angina. Em geral, é caracterizada por uma sensação de queimação, peso ou pressão no peito, de curta duração. Alguns episódios isquêmicos podem apresentar-se de modo "atípico" – com extrema fadiga, náusea ou diaforese –, e outros podem não estar associados com quaisquer sintomas (angina silenciosa). Apresentações atípicas são mais comuns em mulheres, pacientes diabéticos e idosos.

Lesões ateroscleróticas podem reduzir o fluxo sanguíneo nas artérias coronárias. A angina clássica é causada pela redução da perfusão coronariana devido a uma obstrução fixa (lesão aterosclerótica) dentro da artéria coronária. O aumento da demanda miocárdica de oxigênio, como o produzido por atividade física, estresse emocional ou excitação, ou qualquer outra causa de aumento da carga de trabalho cardíaco (Figura 12.2), pode induzir isquemia. A angina *pectoris* típica pode ser prontamente aliviada pelo repouso ou com *nitroglicerina*. Quando o padrão da dor torácica e a intensidade do esforço necessário para iniciar as dores torácicas não variam durante um tempo, a angina é denominada estável.

### B. Angina instável

Angina instável é a dor torácica que ocorre com maior frequência, duração e intensidade e pode ser desencadeada por esforço progressivamente menor. Qualquer episódio de angina de repouso com mais de 20 minutos, qualquer nova angina, qualquer angina aumentando (crescendo) ou mesmo o desenvolvimento súbito de falta de ar são sugestivos de angina instável. Os sintomas não aliviam com repouso ou *nitroglicerina*. A angina instável é uma forma de síndrome coronariana aguda e exige hospitalização e tratamento mais agressivo para prevenir a progressão para IM e morte.

### C. Angina de Prinzmetal, variante, vasoespástica ou de repouso

A angina de Prinzmetal é um padrão incomum de angina episódica que ocorre em repouso e é causada pela diminuição do fluxo sanguíneo para o músculo cardíaco em razão de espasmo das artérias coronárias. Embora os indivíduos com essa forma de angina possam apresentar aterosclerose coronariana significativa, os ataques de angina não são relacionados com atividade física, frequência cardíaca ou pressão arterial. A angina de Prinzmetal em geral responde prontamente aos vasodilatadores coronários como *nitroglicerina* e bloqueadores dos canais de cálcio.

### D. Síndrome coronariana aguda

A síndrome coronariana aguda é uma emergência que resulta da ruptura de uma placa aterosclerótica, que produz trombose parcial ou completa de uma artéria coronária. Se o trombo obstrui a maior parte do vaso e se a oclusão não é combatida, pode ocorrer necrose do músculo cardíaco. O IM (necrose) caracteriza-se pelo aumento nas concentração séricas de biomarcadores como troponinas e creatina cinase. Uma síndrome coronariana aguda pode se apresentar por diversas alterações no eletrocardiograma (ECG), como infarto do miocárdio com elevação do segmento ST ou infarto do miocárdio sem elevação do segmento ST, ou simplesmente como angina instável. (Nota: Na angina instável, aumentos nos biomarcadores de necrose miocárdica não estão necessariamente presentes.)

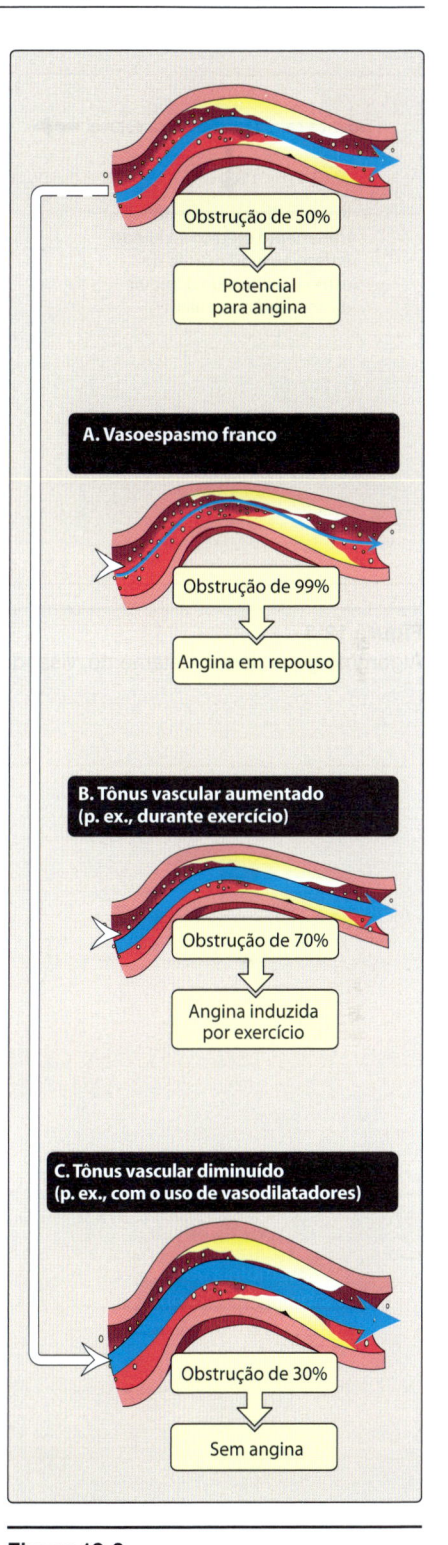

**Figura 12.2**
Fluxo de sangue na artéria coronária parcialmente bloqueada com placas ateroscleróticas.

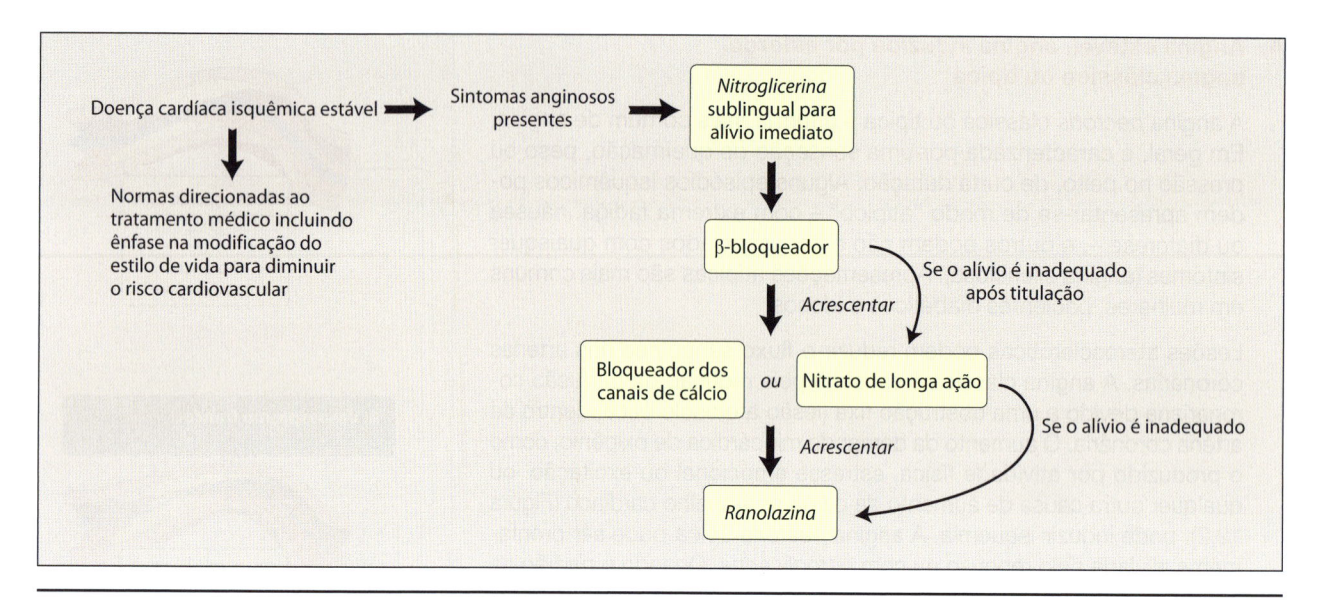

**Figura 12.3**
Algoritmo geral para o tratamento, visando à redução dos sintomas em pacientes com angina estável.

## III. ESTRATÉGIAS DE TRATAMENTO

Quatro tipos de fármacos, usados sozinhos ou em combinação, são comumente escolhidos para tratar pacientes com angina estável: β-bloqueadores, bloqueadores dos canais de cálcio, nitratos orgânicos e a *ranolazina*, que é um bloqueador dos canais de sódio (Figura 12.1). Esses fármacos ajudam a equilibrar o suprimento de oxigênio cardíaco e a demanda, afetando a pressão arterial, o retorno venoso, a frequência e a contratilidade cardíacas. A Figura 12.3 fornece um algoritmo geral de tratamento para pacientes com angina estável, e a Figura 12.4 resume as recomendações de tratamento da angina em pacientes com doenças concomitantes.

## IV. BLOQUEADORES β-ADRENÉRGICOS

Os bloqueadores β-adrenérgicos diminuem a demanda de oxigênio do miocárdio, bloqueando os receptores $\beta_1$, resultando em diminuição da frequência cardíaca e da contratilidade, o que subsequentemente diminui o débito cardíaco e a pressão arterial. Esses fármacos reduzem a demanda de oxigênio pelo miocárdio durante o exercício e no repouso. Assim, diminuem a frequência e a gravidade dos ataques de angina. Os β-bloqueadores podem ser usados para aumentar a duração e a tolerância do exercício em pacientes com angina induzida por esforço.

Os β-bloqueadores são recomendados como terapia antianginosa de primeira linha em todos os pacientes, a menos que sejam especificamente contraindicados. A exceção a essa regra é a angina vasoespástica, na qual os β-bloqueadores são ineficazes e podem até mesmo agravar os sintomas. Os β-bloqueadores diminuem o risco de morte e IM em pacientes que tiveram um IM prévio e reduzem a mortalidade em pacientes com insuficiência cardíaca com fração de ejeção reduzida.

O *propranolol* é o protótipo dessa classe de compostos; entretanto, atua nos receptores $\beta_1$ e $\beta_2$ e não é cardiosseletivo (ver Capítulo 7). Assim, são preferidos os β-bloqueadores cardiosseletivos que bloqueiam

| Condições patológicas | Considerações sobre a terapia medicamentosa antianginosa | | | |
|---|---|---|---|---|
| Infarto do miocárdio recente | β-bloqueadores | Bloqueadores de canais de Ca$^{2+}$ | Nitrato de ação prolongada | Ranolazina |
| Angina vasoespástica | β-bloqueadores | Bloqueadores de canais de Ca$^{2+}$ | Nitrato de ação prolongada | |
| Hipertensão | β-bloqueadores | Bloqueadores de canais de Ca$^{2+}$ | Nitrato de ação prolongada | Ranolazina |
| Hipotensão | β-bloqueadores | Bloqueadores de canais de Ca$^{2+}$ | Nitrato de ação prolongada | Ranolazina |
| Insuficiência cardíaca com fração de ejeção reduzida | β-bloqueadores | Bloqueadores de canais de Ca$^{2+}$ di-hidropiridínicos / Bloqueadores de canais de Ca$^{2+}$ não di-hidropiridínicos | Nitrato de ação prolongada | Ranolazina |
| Diabetes | β-bloqueadores | Bloqueadores de canais de Ca$^{2+}$ | Nitrato de ação prolongada | Ranolazina |
| Asma | β-bloqueadores não seletivos / β-bloqueadores seletivos | Bloqueadores de canais de Ca$^{2+}$ | Nitrato de ação prolongada | Ranolazina |
| DPOC | β-bloqueadores | Bloqueadores de canais deCa$^{2+}$ | Nitrato de ação prolongada | Ranolazina |

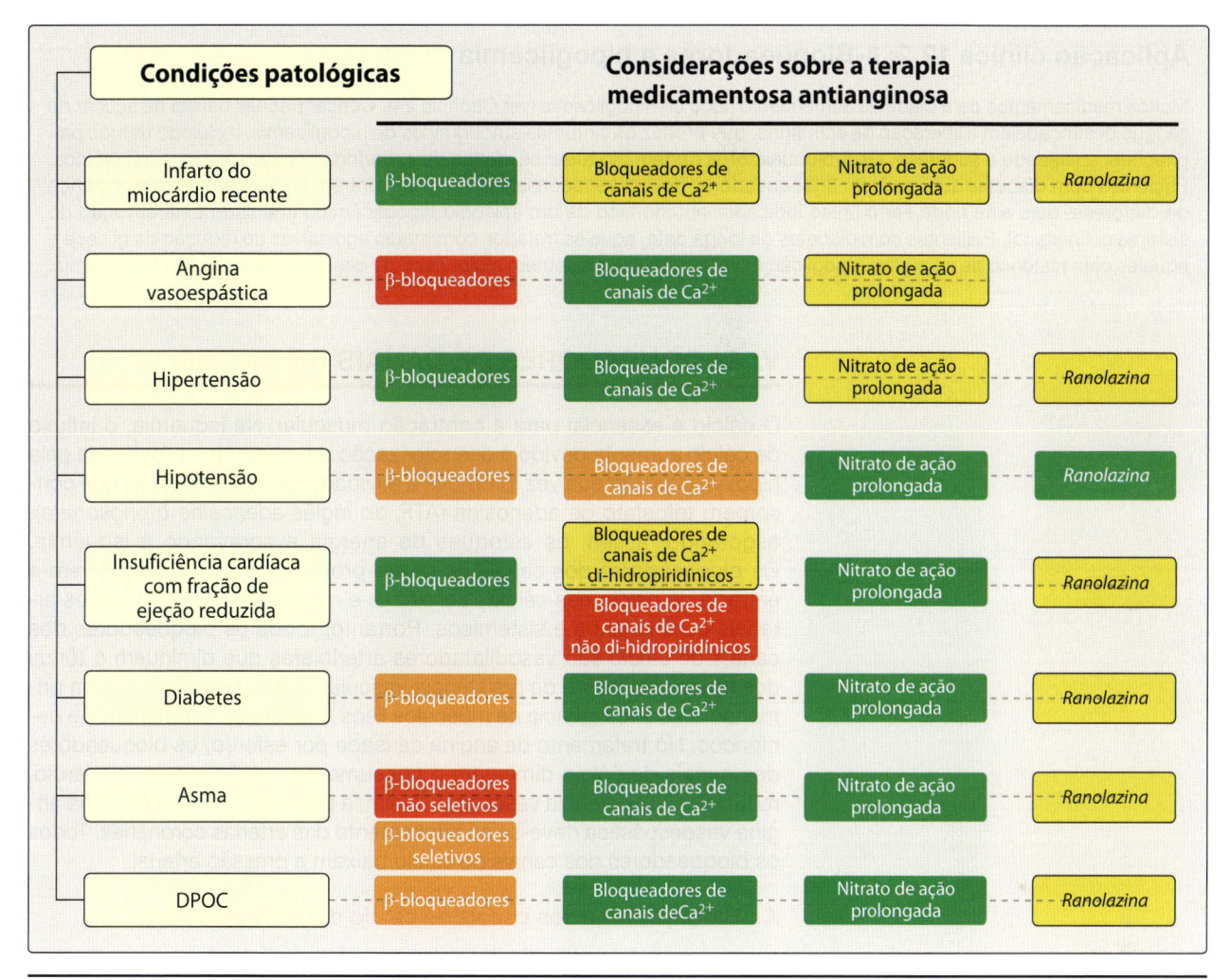

**Figura 12.4**
Tratamento da angina em pacientes com doenças concomitantes. DPOC, doença pulmonar obstrutiva crônica. Legenda: Verde = preferencial; amarelo = neutro; laranja = Use com cautela/monitoramento rigoroso; vermelho = geralmente evitado.

apenas os receptores $β_1$, como o *metoprolol* e o *atenolol*. (Nota: Todos os β-bloqueadores são não seletivos em altas doses e podem inibir os receptores $β_2$.) Alguns β-bloqueadores de nova geração também demonstram efeitos α-bloqueadores (p. ex., *carvedilol*, *labetalol*). (Nota: Agentes com atividade simpatomimética intrínseca [ASI], como o *pindolol*, devem ser evitados em pacientes com angina e naqueles com histórico de infarto do miocárdio.) Os β-bloqueadores devem ser evitados em pacientes com bradicardia; entretanto, podem ser usados em pacientes com doença vascular periférica ou doença pulmonar obstrutiva crônica, desde que monitorados de perto. Os β-bloqueadores não seletivos devem ser evitados em pacientes com asma porque podem resultar em broncoconstrição devido ao bloqueio $β_2$. Os β-bloqueadores podem ser usados em pacientes com diabetes, mas podem mascarar alguns dos sintomas principais da hipoglicemia. É importante não interromper abruptamente a terapia com β-bloqueadores. Esses agentes devem ser gradualmente reduzidos ao longo de 2 a 3 semanas para evitar angina rebote, infarto do miocárdio e hipertensão.

## Aplicação clínica 12.2: β-Bloqueadores e hipoglicemia

Muitos medicamentos para diabetes aumentam o risco de hipoglicemia (ver Capítulo 24). Concentrações baixas de açúcar no sangue desencadeiam a liberação de epinefrina, que produz os sintomas autonômicos de hipoglicemia, incluindo tremor, palpitações, ansiedade e sudorese. Os β-bloqueadores podem bloquear os efeitos da epinefrina nos receptores adrenérgicos. Pacientes com diabetes que recebem β-bloqueadores devem ser aconselhados a monitorarem cuidadosamente a presença de diaforese, pois este pode ser o único indicador autonômico de um episódio hipoglicêmico (mediado pela ativação do sistema colinérgico). Pacientes com diabetes de longa data, aqueles tratados com metas agressivas de redução da glicose e aqueles com histórico de episódios hipoglicêmicos frequentes apresentam maior risco de desconhecimento da hipoglicemia.

## V. BLOQUEADORES DE CANAIS DE CÁLCIO

O cálcio é essencial para a contração muscular. Na isquemia, o influxo de cálcio aumenta devido à despolarização da membrana provocada pela hipóxia. Isso, por sua vez, promove a atividade de várias enzimas que consomem trifosfato de adenosina (ATP, do inglês *adenosine triphosphate*), esgotando, assim, os estoques de energia e agravando a isquemia. Os bloqueadores dos canais de cálcio protegem o tecido ao inibirem a entrada de cálcio nas células cardíacas e musculares lisas dos leitos arteriais coronarianos e sistêmicos. Portanto, todos os bloqueadores dos canais de cálcio são vasodilatadores arteriolares que diminuem o tônus dos músculos lisos e da resistência vascular. Esses fármacos afetam primariamente a resistência de músculos lisos arteriolares coronarianos e periféricos. No tratamento da angina causada por esforço, os bloqueadores dos canais de cálcio diminuem o consumo de oxigênio pelo miocárdio, reduzindo a resistência vascular e, assim, a pós-carga. Sua eficácia na angina vasoespástica deve-se ao relaxamento das artérias coronárias. Todos os bloqueadores dos canais de cálcio baixam a pressão arterial.

### A. Bloqueadores dos canais de cálcio di-hidropiridínicos

O *anlodipino*, uma di-hidropiridina oral, tem efeito mínimo na condução cardíaca e funciona principalmente como vasodilatador arteriolar. O efeito vasodilatador do *anlodipino* é útil no tratamento da angina variante causada por espasmo coronariano espontâneo. O *nifedipino* é outro fármaco dessa classe; ele é administrado como uma formulação oral de liberação prolongada. (Nota: As di-hidropiridinas de curta ação devem ser evitadas na doença arterial coronariana devido a evidências de aumento de mortalidade após IM e aumento de IM agudo em pacientes hipertensos.)

### B. Bloqueadores dos canais de cálcio não di-hidropiridínicos

O *verapamil* retarda a condução atrioventricular (AV) (dromotropia) diretamente e diminui a frequência cardíaca (cronotropia) e a contratilidade (inotropia), que reduzem a pressão arterial e a correspondente demanda de oxigênio. O *verapamil* causa maior efeito inotrópico negativo do que o *anlodipino*, mas é um vasodilatador mais fraco. O *verapamil* é contraindicado em pacientes com anormalidades de condução AV. O *diltiazem* retarda a condução AV, diminui a velocidade de disparos do marca-passo sinusal e é vasodilatador da artéria coronária. O *diltiazem* pode aliviar o espasmo da artéria coronária e é particularmente útil em pacientes com angina variante. Os bloqueadores dos canais de cálcio não di-hidropiridínicos podem piorar a insuficiência cardíaca em pacientes com fração de ejeção reduzida devido ao seu efeito inotrópico negativo; portanto, seu uso deve ser evitado nessa população.

```
Nitratos administrados → ↑ Nitritos → ↑ Óxido nítrico → ↑ cGMP → ↑ Desfosforilação das cadeias leves de miosina → Relaxamento do músculo liso vascular
```

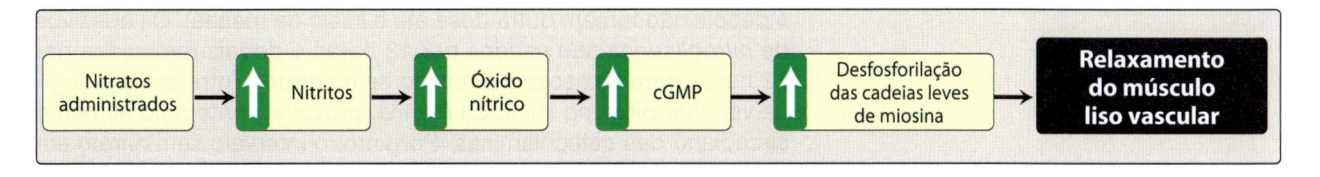

**Figura 12.5**
Efeitos de nitratos e nitritos sobre o músculo liso. cGMP, 3',5'-monofosfato de guanosina cíclico.

## VI. NITRATOS ORGÂNICOS

Esses compostos causam redução na demanda miocárdica de oxigênio, seguida por alívio dos sintomas. Eles são eficazes nas anginas estável, instável e variante.

### A. Mecanismo de ação

Os nitratos orgânicos relaxam o músculo liso vascular por meio de sua conversão intracelular em óxido nítrico, que ativa a guanililciclase e aumenta a síntese de monofosfato de guanosina cíclico (cGMP). O cGMP aumentado leva à desfosforilação das cadeias leves de miosina, resultando em relaxamento do músculo liso vascular (Figura 12.5). Os nitratos, como a *nitroglicerina*, causam dilatação das grandes veias, o que reduz a pré-carga (retorno venoso ao coração) e, portanto, a demanda miocárdica de oxigênio. Os nitratos também dilatam os vasos coronarianos, proporcionando aumento na oferta de sangue para o músculo cardíaco.

### B. Farmacocinética

Os nitratos diferem nos seus inícios de ação e velocidade de eliminação. O início da ação varia de 1 minuto para a *nitroglicerina* a 30 minutos para o *mononitrato de isossorbida* (Figura 12.6). A *nitroglicerina* sofre significativa biotransformação de primeira passagem no fígado. Portanto, é comumente administrada por via sublingual ou transdérmica (adesivo ou pomada). A *nitroglicerina* sublingual, disponível em comprimidos ou *spray*, é o medicamento de escolha para o alívio imediato de uma crise de angina precipitada por exercício ou estresse emocional. Todos os pacientes devem ter em mãos *nitroglicerina*, para tratar os ataques agudos. O *mononitrato de isossorbida* deve sua maior biodisponibilidade e longa duração de ação à sua estabilidade diante da hidrólise hepática.

### C. Efeitos adversos

O efeito adverso mais comum dos nitratos orgânicos é a cefaleia. Doses altas de nitratos também podem causar hipotensão postural, rubor facial e taquicardia. Inibidores da fosfodiesterase tipo 5, como a *sildenafila*, potencializam a ação dos nitratos. Para evitar a perigosa hipotensão que pode ocorrer, essa associação é contraindicada.

Rapidamente desenvolve-se tolerância à ação dos nitratos, pois os vasos sanguíneos se dessensibilizam à vasodilatação. A tolerância pode ser evitada estabelecendo-se um dia de "intervalo livre de nitrato", para restabelecer a sensibilidade ao fármaco. O intervalo sem nitrato de 10 a 12 horas em geral é fornecido durante a noite, quando a demanda miocárdica de oxigênio está diminuída (p. ex., os pacientes tomam a última dose no final da tarde ou no início da noite

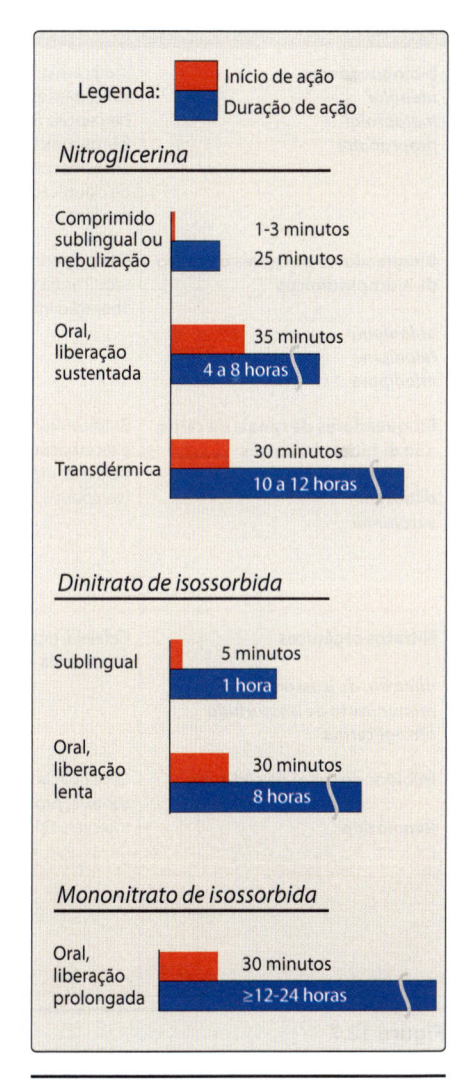

**Figura 12.6**
Tempo para o pico de efeito e a duração de ação de algumas preparações comuns de nitratos orgânicos.

Legenda: Início de ação / Duração de ação

*Nitroglicerina*
- Comprimido sublingual ou nebulização: 1-3 minutos / 25 minutos
- Oral, liberação sustentada: 35 minutos / 4 a 8 horas
- Transdérmica: 30 minutos / 10 a 12 horas

*Dinitrato de isossorbida*
- Sublingual: 5 minutos / 1 hora
- Oral, liberação lenta: 30 minutos / 8 horas

*Mononitrato de isossorbida*
- Oral, liberação prolongada: 30 minutos / ≥12-24 horas

e depois não tomam outra dose até o início da manhã). Os adesivos de *nitroglicerina* são usados por 12 horas e depois removidos por 12 horas para fornecer o intervalo sem nitrato. Entretanto, a angina variante piora no início da manhã, provavelmente pelo aumento circadiano das catecolaminas. Portanto, o intervalo sem nitrato em pacientes com angina variante deve ocorrer no final da tarde, e não durante a noite.

## VII. BLOQUEADORES DE CANAIS DE SÓDIO

A *ranolazina* inibe a última fase da corrente de sódio ($I_{Na}$ tardia), melhorando a equação de oferta e demanda de oxigênio. A inibição da $I_{Na}$ tardia reduz a sobrecarga intracelular de sódio e cálcio, melhorando, assim, a disfunção diastólica (lusitrópico). A *ranolazina* tem propriedades antianginosa e antiarrítmica (ver Capítulo 11). Mais frequentemente é usada em

| CLASSE DO MEDICAMENTO | EFEITOS ADVERSOS COMUNS | INTERAÇÕES COM FÁRMACOS | NOTAS |
|---|---|---|---|
| **β-bloqueadores**<br>*atenolol*<br>*metoprolol*<br>*propranolol* | Bradicardia, fadiga, distúrbios do sono, depressão; pode atenuar a percepção da hipoglicemia, inibir a broncodilatação mediada por $β_2$ em asmáticos e piorar os sintomas de claudicação na doença vascular periférica | Agonistas $β_2$ (efeito atenuado); canal de cálcio não di-hidropiridínico | Agentes $β_1$-seletivos preferidos (*atenolol*, *metoprolol*). Evitar agentes com ASI para terapia de angina (*pindolol*) |
| **Bloqueadores de canais de cálcio di-hidropiridínicos**<br>*anlodipino*<br>*felodipino*<br>*nifedipino* | Edema periférico, cefaleia, rubor, taquicardia rebote (formulações de liberação imediata), hipotensão | Substratos da CYP3A4 (aumentarão as concentrações do medicamento) | Use formulações de liberação prolongada (agentes de ação curta podem piorar a angina) |
| **Bloqueadores de canais de cálcio não di-hidropiridínicos**<br>*diltiazem*<br>*verapamil* | Bradicardia, constipação, exacerbações de insuficiência cardíaca, hiperplasia gengival (*verapamil*), edema (*diltiazem*) | Substratos da CYP3A4 (aumentarão as concentrações do medicamento); pode aumentar as concentrações de *digoxina*; β-bloqueadores e outros medicamentos que afetam a condução do nó AV (efeitos aditivos) | Evitar em pacientes com insuficiência cardíaca com fração de ejeção reduzida<br><br>Extensamente metabolizado pelo fígado; ter cuidado e ajustar a dose adequadamente em pacientes com cirrose |
| **Nitratos orgânicos**<br>*dinitrato de isossorbida*<br>*mononitrato de isossorbida*<br>*nitroglicerina* | Cefaleia, hipotensão, rubor, taquicardia | Contraindicado com inibidores da PDE5 (*sildenafila* e outros) | Garantir intervalo sem nitrato para evitar tolerância |
| **Inibidor de canal de sódio**<br>*Ranolazina* | Constipação, cefaleia, edema, tontura, prolongamento do intervalo QT | Evitar o uso com indutores da CYP3A4 (*fenitoína*, *carbamazepina*, *erva-de-são-joão*), inibidores fortes (*claritromicina*, antifúngicos azólicos) e agentes que prolongam o intervalo QT (*citalopram*, *quetiapina*, entre outros). Também sujeito a interações com medicamentos que afetam CYP2D6 e glicoproteína P. | Nenhum efeito nos parâmetros hemodinâmicos |

**Figura 12.7**
Resumo das características de antianginosos. CYP, citocromo P450; ASI, atividade simpatomimética intrínseca; PDE5, fosfodiesterase 5; CYP, citocromo P450; ASI, atividade simpatomimética intrínseca; PDE5, fosfodiesterase tipo 5.

pacientes em que falharam outros tratamentos antianginosos. Os efeitos antianginosos da *ranolazina* são consideravelmente menores nas mulheres do que nos homens. A razão para essa diferença de efeito é desconhecida. A *ranolazina* é extensamente biotransformada no fígado, sobretudo pela família CYP3A e pela CYP2D6. Também é substrato da glicoproteína P. Como tal, a *ranolazina* é sujeita a numerosas interações. Além disso, ela pode prolongar o intervalo QT e deve ser evitada com outros fármacos que causam prolongamento desse intervalo.

A Figura 12.7 apresenta um resumo das características dos antianginosos.

### Aplicação clínica 12.3: Seleção da terapia antianginosa

Todos os pacientes devem ser considerados para terapia com *nitroglicerina* durante crises anginosas agudas, e a maioria dos pacientes deve receber prescrição de β-bloqueadores como terapia antianginosa de primeira linha. Se os sintomas persistirem apesar da titulação adequada do β-bloqueador, ou se os efeitos adversos exigirem a descontinuação, um bloqueador dos canais de cálcio, nitrato de ação prolongada ou *ranolazina* pode ser considerado. A escolha da melhor terapia requer consideração das condições médicas e dos medicamentos concomitantes (para avaliar possíveis interações medicamentosas com *ranolazina*). Um bloqueador dos canais de cálcio, como o *anlodipino*, pode ser duplamente benéfico se o paciente tiver hipertensão não controlada. Pacientes com insuficiência cardíaca com fração de ejeção reduzida não devem ser tratados com bloqueadores dos canais de cálcio não di-hidropiridínicos devido aos seus efeitos inotrópicos negativos. Se a pressão arterial estiver bem controlada ou relativamente baixa, um nitrato de ação prolongada ou *ranolazina* pode ser considerado, já que estes geralmente não têm efeitos significativos na redução da pressão arterial.

### Resumo

- A doença arterial coronariana ou doença cardíaca isquêmica é uma das principais causas de morbidade e mortalidade. Todos os pacientes com doença cardíaca isquêmica devem receber terapia médica orientada por diretrizes, incluindo modificações no estilo de vida e manejo de fatores de risco modificáveis.
- Um desequilíbrio na oferta e na demanda de oxigênio no miocárdio resulta em angina. Essa condição pode ser causada por obstrução do fluxo sanguíneo (aterosclerose) ou vasoespasmo. A angina típica se apresenta como dor torácica súbita, intensa e compressora, mas apresentações atípicas (fadiga, náusea, sudorese ou ausência de quaisquer sintomas) também são possíveis, especialmente em mulheres, idosos e pessoas com diabetes.
- A angina estável é prontamente aliviada com repouso ou *nitroglicerina*, enquanto a angina instável ocorre com frequência, duração e intensidade aumentadas e não alivia com repouso ou *nitroglicerina*. A angina instável é uma síndrome coronariana aguda que requer atenção médica aguda a fim de prevenir a progressão para infarto do miocárdio e morte.
- β-Bloqueadores, bloqueadores dos canais de cálcio, nitratos orgânicos e a *ranolazina,* fármaco bloqueador dos canais de sódio, são usados isoladamente ou em combinação para tratar a angina estável.
- Os β-bloqueadores diminuem a demanda miocárdica de oxigênio, reduzindo a frequência cardíaca e a contratilidade. Eles são recomendados como terapia antianginosa inicial, a menos que sejam contraindicados (exceto para angina vasoespástica, na qual os β-bloqueadores podem piorar os sintomas). Os bloqueadores $\beta_1$ cardiosseletivos são preferidos; os β-bloqueadores com atividade simpatomimética intrínseca devem ser evitados.
- Os bloqueadores dos canais de cálcio são vasodilatadores arteriais (especialmente as di-hidropiridinas). Os bloqueadores dos canais de cálcio são preferidos para o tratamento da angina vasoespástica. Os bloqueadores dos canais de cálcio não di-hidropiridínicos também apresentam efeitos inotrópicos negativos e devem ser evitados em pacientes com insuficiência cardíaca com fração de ejeção reduzida.
- Os nitratos reduzem a pré-carga e dilatam as artérias coronárias. Todos os pacientes devem ter em mãos *nitroglicerina*, para tratar os ataques agudos. É necessário um intervalo sem nitratos de ação prolongada e formulações transdérmicas para prevenir a tolerância.
- O bloqueador dos canais de sódio, *ranolazina*, é normalmente usado em pacientes que falharam em outras terapias para angina estável. Pode prolongar o intervalo QT e está sujeito a inúmeras interações medicamentosas. Esse medicamento é menos eficaz em mulheres.

## Questões para estudo

**Escolha a resposta correta.**

**12.1** Qual dos seguintes medicamentos deve ser prescrito a todos os pacientes com angina para tratar uma crise aguda?
   A. *Mononitrato de isossorbida*
   B. *Propranolol*
   C. Comprimido ou *spray* sublingual de *nitroglicerina*
   D. *Ranolazina*

> **Resposta correta** = C. As outras opções não oferecem alívio imediato da angina e não devem ser usadas para tratar o ataque agudo.

**12.2** Qual das seguintes instruções é importante comunicar a um paciente que recebe uma prescrição de adesivo de *nitroglicerina*?
   A. Aplicar o adesivo no início dos sintomas de angina para alívio rápido.
   B. Remover o adesivo antigo após 24 horas de uso e aplicar imediatamente o próximo adesivo para evitar qualquer dor irruptiva de angina.
   C. Não usar *nitroglicerina* sublingual em combinação com o adesivo.
   D. Garantir um intervalo sem nitrato de 10 a 12 horas todos os dias para evitar o desenvolvimento de tolerância aos nitratos.

> **Resposta correta** = D. Intervalos sem nitrato ajudam a prevenir o desenvolvimento de tolerância aos nitratos. A *nitroglicerina* sublingual deve ser usada no tratamento da angina do tipo irruptiva devido ao seu rápido início de ação; a *nitroglicerina* transdérmica tem início de ação retardado.

**12.3** Qual das alternativas a seguir classifica corretamente os bloqueadores dos canais de cálcio, dos mais ativos perifericamente aos mais ativos centralmente no miocárdio?
   A. *Diltiazem, anlodipino, verapamil*
   B. *Verapamil, diltiazem, nifedipino*
   C. *Nifedipino, verapamil, diltiazem*
   D. *Anlodipino, diltiazem, verapamil*

> **Resposta correta** = D. O *anlodipino* (assim como o *nifedipino*) é um vasodilatador periférico, o *diltiazem* é intermediário, com ação nos canais de cálcio miocárdicos e periféricos, e o *verapamil* tem os efeitos inotrópicos mais negativos.

**12.4** Um homem de 74 anos com infarto do miocárdio recente apresenta dor típica de angina, que é aliviada com repouso e *nitroglicerina* sublingual. Sua pressão arterial está bem controlada (126/73 mmHg) e sua frequência cardíaca é de 81 bpm. Qual é a terapia mais adequada para sua angina?
   A. Adesivo de *nitroglicerina*
   B. *Verapamil*
   C. *Metoprolol*
   D. *Felodipino*

> **Resposta correta** = C. Os β-bloqueadores reduzem o risco de morte e infarto do miocárdio em pacientes que tiveram infarto do miocárdio anterior, tornando o *metoprolol* a melhor resposta. As outras respostas seriam razoáveis como terapia complementar se ele permanecer sintomático após a titulação do *metoprolol* ou se for incapaz de tolerar um β-bloqueador.

**12.5** Uma mulher de 68 anos sente dor no peito que a obriga a fazer pausas frequentes para descansar enquanto faz compras no supermercado. Ela é usuária da dose máxima de um β-bloqueador. Sua frequência cardíaca em repouso está baixa (54) e a pressão arterial na clínica está elevada (154/82 mmHg). Ela não conseguiu tolerar um aumento no *mononitrato de isossorbida* devido à cefaleia. Qual das alternativas a seguir é o complemento mais apropriado à sua terapia antianginosa?
   A. *Anlodipino*
   B. *Diltiazem*
   C. *Ranolazina*
   D. *Verapamil*

> **Resposta correta** = A. O *anlodipino* é a melhor resposta, pois também ajudará a controlar a hipertensão. A frequência cardíaca do paciente é relativamente baixa; *diltiazem* e *verapamil* podem diminuí-la ainda mais. A *ranolazina* pode ser usada quando outros agentes estão em dose máxima, mas é menos eficaz em mulheres e não ajudaria a reduzir a pressão arterial.

**12.6** Qual das afirmações a seguir está correta em relação à terapia antianginosa em pacientes com insuficiência cardíaca com fração de ejeção reduzida?

A. Os β-bloqueadores têm sido associados à redução da mortalidade.
B. Os bloqueadores dos canais de cálcio di-hidropiridínicos devem ser evitados.
C. Os β-bloqueadores com ASI são preferidos aos sem ASI.
D. Bloqueadores dos canais de cálcio não di-hidropiridínicos devem ser usados em pacientes com insuficiência cardíaca com fração de ejeção reduzida que não toleram β-bloqueadores.

**Resposta correta = A.** Foi demonstrado que os β-bloqueadores reduzem a mortalidade na insuficiência cardíaca com fração de ejeção reduzida, mas os β-bloqueadores com ASI devem ser evitados nesses pacientes. Os bloqueadores dos canais de cálcio di-hidropiridínicos podem ser usados em pacientes com insuficiência cardíaca com fração de ejeção reduzida, mas os bloqueadores dos canais de cálcio não di-hidropiridínicos devem ser evitados devido aos efeitos inotrópicos negativos.

**12.7** Uma mulher de 45 anos com diabetes melito tipo 1 foi diagnosticada com angina de Prinzmetal. Qual das afirmações a seguir está correta em relação ao tratamento da angina nessa paciente?

A. Os β-bloqueadores são o tratamento de escolha, mas devem ser evitados devido ao diabetes.
B. A *nitroglicerina* não é benéfica para esse tipo de angina.
C. Ela deve ser aconselhada a tomar *nitroglicerina* antes da atividade física para prevenir os sintomas.
D. O *felodipino* será mais eficaz do que o *verapamil*.

**Resposta correta = D.** Angina de Prinzmetal ou vasoespástica responde bem a vasodilatadores, incluindo o bloqueador dos canais de cálcio di-hidropiridínico, *felodipino*. *Verapamil* é um vasodilatador fraco. Os β-bloqueadores podem ser usados com cautela em pacientes com diabetes, mas esses medicamentos são opções menos eficazes para a angina de Prinzmetal. Os nitratos também são eficazes, mas a angina de Prinzmetal é provocada pelo vasoespasmo da artéria coronária, e não pela atividade física.

**12.8** Um homem de 56 anos com angina estável está sendo avaliado no pronto-socorro por exacerbação de asma. Quais dos seus medicamentos usuais podem afetar a eficácia da terapia broncodilatadora?

A. *Anlodipino*
B. *Propranolol*
C. *Spray* de *nitroglicerina*
D. *Valsartana*

**Resposta correta = B.** Os β-bloqueadores não seletivos devem ser evitados em pacientes com asma, pois podem bloquear os efeitos dos broncodilatadores β-agonistas usados na terapia de resgate. Os outros medicamentos não afetarão a eficácia do broncodilatador.

**12.9** Um homem de 83 anos com diabetes em terapia com insulina basal em bólus está recebendo prescrição de um β-bloqueador para sua angina. Qual das seguintes afirmativas é verdadeira para esse paciente?

A. Uma alternativa deve ser prescrita porque os β-bloqueadores são contraindicados em pacientes com diabetes.
B. Ele precisará reduzir a dose de insulina porque os β-bloqueadores podem causar hipoglicemia.
C. Ele pode apresentar sintomas de hipoglicemia mesmo com concentrações normais de glicose no sangue devido ao efeito do β-bloqueador nos receptores adrenérgicos.
D. Os β-bloqueadores podem atenuar a percepção da hipoglicemia. A diaforese pode se tornar seu principal sintoma de alerta de hipoglicemia.

**Resposta correta = D.** Os β-bloqueadores podem ser usados em pacientes com diabetes, mas eles precisam ser informados de que podem ter maior risco de desconhecimento da hipoglicemia. Os β-bloqueadores podem bloquear os efeitos da noradrenalina nos receptores adrenérgicos, o que pode deixar a diaforese como o principal sintoma autonômico nesses pacientes.

12.10 Qual dos medicamentos a seguir pode ser usado com segurança com *ranolazina*?

A. *Carbamazepina*
B. *Quetiapina*
C. *Varfarina*
D. *Fluconazol*

**Resposta correta =** C. A *carbamazepina* é um indutor da CYP3A4, e o *fluconazol* é um inibidor da CYP3A4 e teria efeitos significativos nas concentrações do medicamento *ranolazina*. A *quetiapina*, assim como a *ranolazina*, pode causar prolongamento do intervalo QT; portanto, a combinação deve ser evitada.

# Anticoagulantes e antiplaquetários

## 13

Katherine Vogel Anderson e Kimberly Atkinson

## I. VISÃO GERAL

Este capítulo descreve os fármacos que são úteis no tratamento dos distúrbios da hemostasia. Trombose, a formação de um coágulo indesejado dentro dos vasos sanguíneos, é a anormalidade mais comum da hemostasia. Os distúrbios trombóticos incluem infarto agudo do miocárdio (IAM), trombose venosa profunda (TVP), embolia pulmonar (EP) e acidente vascular encefálico (AVE) isquêmico agudo. Essas condições são tratadas com anticoagulantes e fibrinolíticos. Os distúrbios hemorrágicos relacionados à falha da hemostasia são menos comuns do que os distúrbios tromboembólicos. Os distúrbios hemorrágicos incluem hemofilia, que é tratada com transfusão de fator VIII recombinante, e deficiência de vitamina K, que é tratada com suplementação dessa vitamina. A Figura 13.1 resume os agentes utilizados para o tratamento de disfunções da hemostasia.

## II. TROMBO *VERSUS* EMBOLIA

Um coágulo que adere a uma parede vascular é denominado trombo, e um coágulo intravascular que flutua no sangue é denominado êmbolo. Assim, um trombo destacado se torna um êmbolo. Tanto o trombo quanto o êmbolo são perigosos, pois podem ocluir o vaso e privar os tecidos de oxigênio e nutrientes. A trombose arterial ocorre com maior frequência em vasos de tamanho médio tornados trombogênicos por aterosclerose. A trombose arterial, em geral, consiste em um coágulo rico em plaquetas. Em contrapartida, a trombose venosa é iniciada pela estase sanguínea ou pela ativação imprópria da cascata da coagulação. Em geral, a trombose venosa envolve um coágulo que é rico em fibrina, com menos plaquetas do que as observadas no coágulo arterial.

## III. RESPOSTA PLAQUETÁRIA À LESÃO VASCULAR

O traumatismo físico ao sistema vascular, como uma punção ou um corte, inicia uma série complexa de interações entre plaquetas, células endoteliais e a cascata da coagulação. Essas interações levam à hemostasia ou à interrupção na perda de sangue por vasos sanguíneos danificados.

**INIBIDORES PLAQUETÁRIOS**
Abciximabe
Ácido acetilsalicílico
Cangrelor
Cilostazol
Clopidogrel
Dipiridamol
Eptibatide
Prasugrel
Ticagrelor
Ticlopidina
Tirofinaba
Vorapaxar

**ANTICOAGULANTES**
Apixabana
Argatrobana
Bivalirudina
Dabigatrana
Dalteparina
Edoxabana
Enoxaparina
Fondaparinux
Heparina
Rivaroxabana
Varfarina

**AGENTES TROMBOLÍTICOS**
Alteplase (APt)
Reteplase
Tenecteplase

**TRATAMENTO DE SANGRAMENTO**
Ácido aminocaproico
Fator Xa
Idarucizumabe
Sulfato de protamina
Ácido tranexâmico
Vitamina $K_1$ (fitonadiona)

**Figura 13.1**
Resumo dos fármacos usados no tratamento das disfunções da hemostasia.

As plaquetas são centrais nesse processo. De início, ocorre um vasoespasmo no vaso danificado para prevenir perda de sangue adicional. A etapa seguinte envolve a formação de tampão de fibrina e plaquetas no local da punção. A criação de um trombo indesejado envolve várias das mesmas etapas da coagulação normal, exceto que o estímulo disparador é uma condição patológica no sistema vascular, em vez de um traumatismo físico externo.

## A. Plaquetas em repouso

As plaquetas atuam como sentinelas vasculares, monitorando a integridade do endotélio. Na ausência de lesão, as plaquetas em repouso circulam livremente, pois a sinalização química indica que o sistema vascular não está lesado (Figura 13.2, [1]).

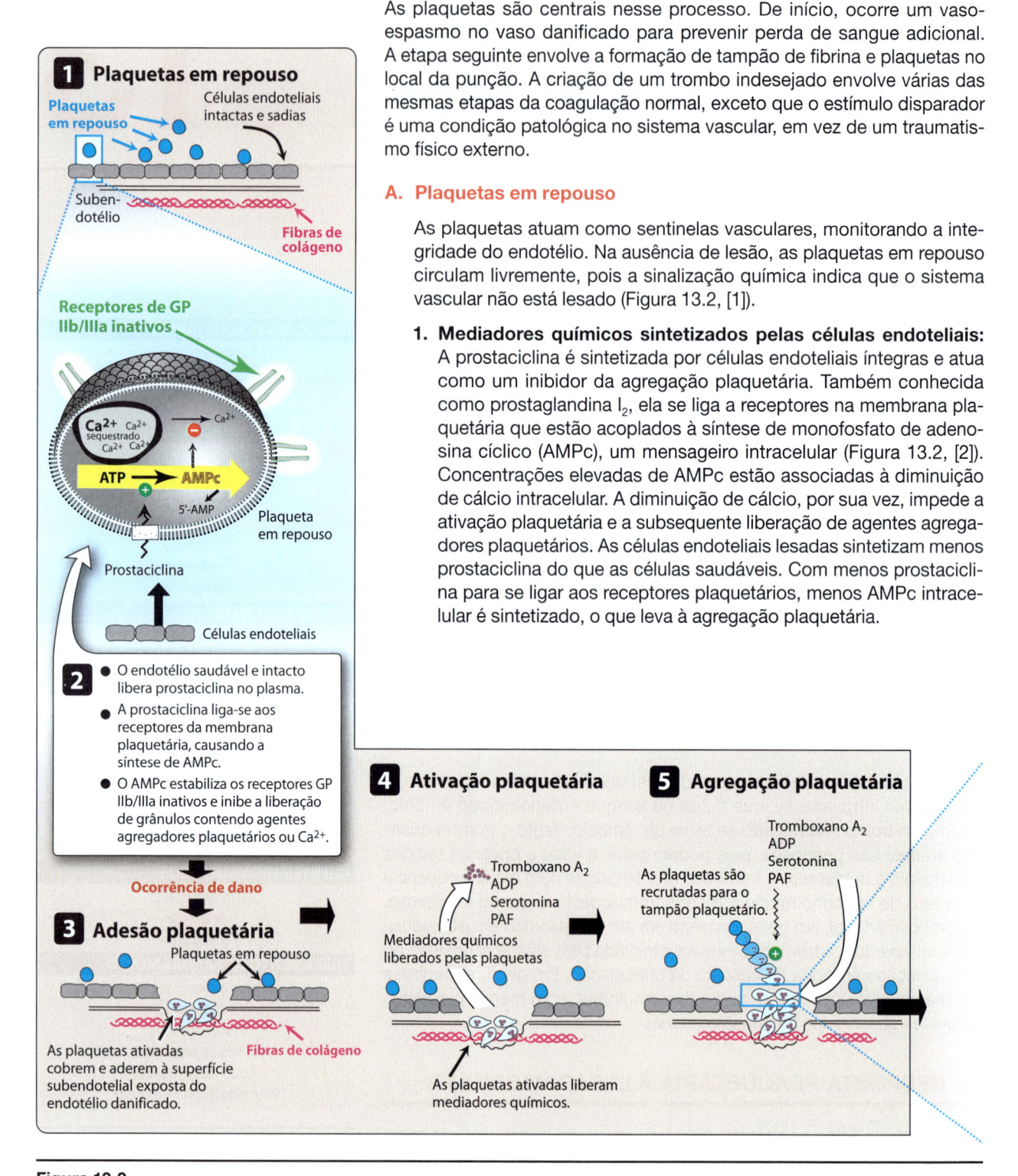

1. **Mediadores químicos sintetizados pelas células endoteliais:** A prostaciclina é sintetizada por células endoteliais íntegras e atua como um inibidor da agregação plaquetária. Também conhecida como prostaglandina $I_2$, ela se liga a receptores na membrana plaquetária que estão acoplados à síntese de monofosfato de adenosina cíclico (AMPc), um mensageiro intracelular (Figura 13.2, [2]). Concentrações elevadas de AMPc estão associadas à diminuição de cálcio intracelular. A diminuição de cálcio, por sua vez, impede a ativação plaquetária e a subsequente liberação de agentes agregadores plaquetários. As células endoteliais lesadas sintetizam menos prostaciclina do que as células saudáveis. Com menos prostaciclina para se ligar aos receptores plaquetários, menos AMPc intracelular é sintetizado, o que leva à agregação plaquetária.

**Figura 13.2**
Formação do coágulo hemostático. ADP, difosfato de adenosina; ATP, trifosfato de adenosina; AMPc, monofosfato de adenosina cíclico; GP, glicoproteína; PAF, fator de ativação plaquetária. (*Continua*)

2. **Papéis da trombina, do tromboxano e do colágeno:** A membrana da plaqueta contém também receptores que podem fixar trombina, tromboxanos e colágeno exposto. No vaso intacto, normal, os níveis de trombina e tromboxano circulantes são baixos, e o endotélio intacto cobre o colágeno nas camadas subendoteliais. Os receptores das plaquetas correspondentes estão, portanto, desocupados e, como resultado, não ocorre ativação ou agregação de plaquetas. Contudo, quando ocupados, cada um desses tipos de receptores inicia uma série de reações que leva à liberação de grânulos intracelulares pelas plaquetas na circulação. Por fim, isso estimula a agregação das plaquetas.

### B. Adesão plaquetária

Quando o endotélio está lesado, as plaquetas aderem e praticamente cobrem o colágeno exposto do subendotélio (Figura 13.2, [3]). Isso inicia uma série complexa de reações químicas, resultando na ativação plaquetária.

### C. Ativação plaquetária

Os receptores na superfície das plaquetas aderentes são ativados pelo colágeno do tecido conectivo subjacente. Isso causa alterações morfológicas nas plaquetas (Figura 13.3) e a liberação de grânulos de plaquetas contendo mediadores químicos, como difosfato de adenosina (ADP), tromboxano $A_2$, serotonina, fator de ativação plaquetária e trombina (Figura 13.2, [4]). Essas moléculas sinalizadoras se ligam aos receptores na membrana externa das plaquetas em repouso circulantes vizinhas. Esses receptores funcionam como sensores, que são ativados pelos sinais enviados das plaquetas aderentes. As plaquetas previamente dormentes se tornam ativadas e iniciam a agregação.

**9 Fibrinólise**

Ativador do plasminogênio tecidual

Plasminogênio → Plasmina — Peptídeos de fibrina

**8 Formação do tampão de fibrina**

Protrombina
Trombina
Ativação dos fatores de coagulação no plasma
Fibrinogênio → Fibrina

Coágulo fibrina-plaqueta

Trombina
ADP
Outros mediadores

Tromboxano $A_2$

**7** $Ca^{2+}$ elevado causa:
- Liberação dos grânulos de plaquetas
- Ativação da síntese de tromboxano $A_2$
- Ativação dos receptores de GP IIb/IIIa

Grânulos
Tromboxano $A_2$
$Ca^{2+}$
Prostaglandina H
Ácido araquidônico
$Ca^{2+}$

**Receptores de GP IIb/IIIa ativos**

Fibrinogênio

**6** Trombina, tromboxano $A_2$, ADP e outros mediadores liberados das plaquetas ativadas se ligam ao colágeno do subendotélio e aumentam as concentrações de $Ca^{2+}$.

Tromboxano $A_2$
Trombina  ADP

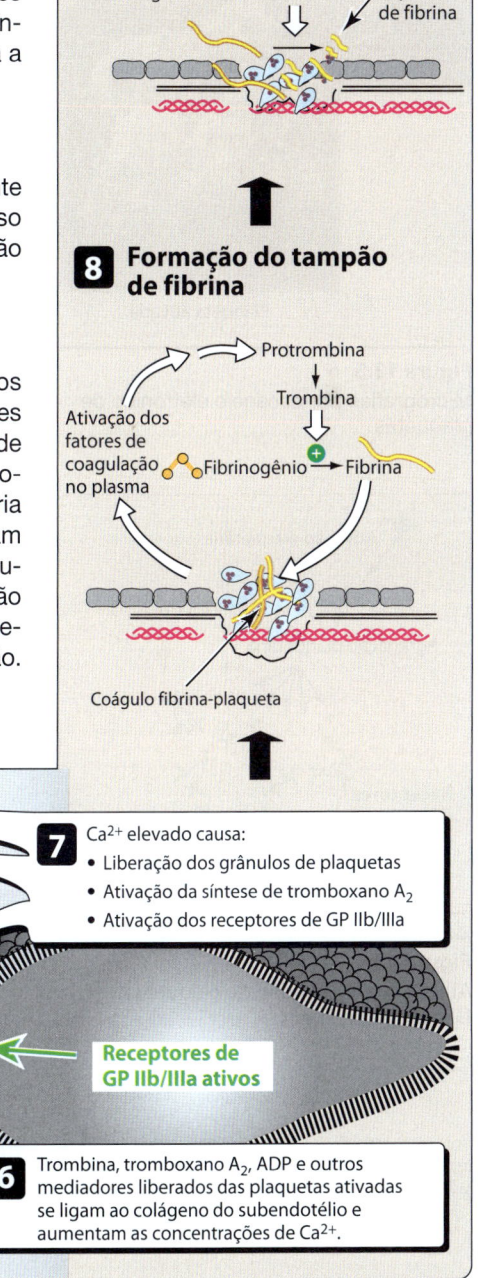

**Figura 13.2**
*Continuação*

**Figura 13.3**
Micrografias por escaneio eletrônico de plaquetas.

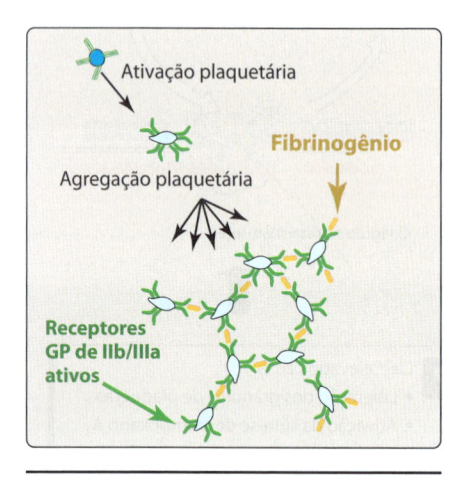

**Figura 13.4**
Ativação e agregação de plaquetas. GP, glicoproteína.

Essas ações são mediadas por vários sistemas mensageiros que, ao final, resultam na elevação das concentrações de cálcio e na diminuição da concentração de AMPc dentro da plaqueta.

### D. Agregação plaquetária

O aumento no cálcio citosólico que acompanha a ativação plaquetária é devido à liberação de reservas sequestradas nas plaquetas (Figura 13.2, [5,6,7]). Isso leva (1) à liberação de grânulos de plaquetas contendo mediadores, como ADP e serotonina, que ativam outras plaquetas; (2) à ativação da síntese de tromboxano $A_2$; e (3) à ativação dos receptores de glicoproteínas (GPs) IIb/IIIa que ligam fibrinogênio e, finalmente, regulam as interações plaquetas-plaquetas e a formação do trombo. O fibrinogênio, uma GP plasmática solúvel, liga-se simultaneamente aos receptores de GP IIb/IIIa de duas plaquetas vizinhas, resultando na ligação cruzada entre plaquetas e na sua agregação. Isso leva a uma avalanche de agregação plaquetária, pois cada plaqueta ativada pode recrutar outras plaquetas (Figura 13.4).

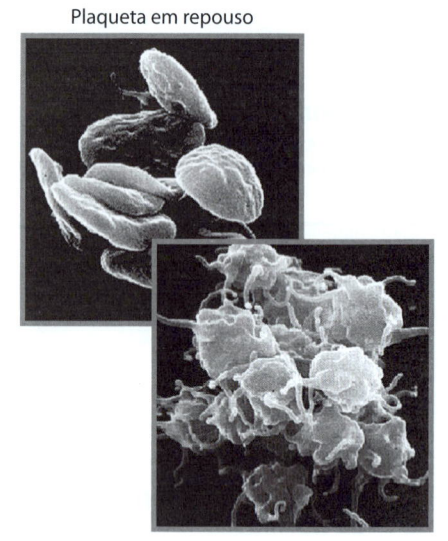

### E. Formação do coágulo

A estimulação local da cascata de coagulação pelos fatores teciduais liberados dos tecidos lesados e pelos mediadores da superfície das plaquetas resulta na formação de trombina (fator IIa). A trombina, por sua vez, catalisa a hidrólise do fibrinogênio em fibrina, que é incorporada no coágulo. Ligações cruzadas subsequentes das tiras de fibrina estabilizam o coágulo e formam um tampão fibrina-plaquetas hemostático (Figura 13.2, [8]).

### F. Fibrinólise

Durante a formação do tampão, a via fibrinolítica é ativada localmente. O plasminogênio é processado à plasmina (fibrinolisina) enzimaticamente pelos ativadores de plasminogênio nos tecidos (Figura 13.2, [9]). A plasmina limita o crescimento do coágulo e dissolve a rede de fibrina à medida que ocorre a cicatrização.

## IV. INIBIDORES DA AGREGAÇÃO PLAQUETÁRIA

Os inibidores da agregação plaquetária diminuem a formação de um coágulo rico em plaquetas ou minimizam a ação dos sinais químicos promotores da agregação (Figura 13.5). Os inibidores da agregação de plaquetas descritos a seguir inibem a cicloxigenase-1 (COX-1), bloqueiam GP IIb/IIIa ou os receptores de ADP, interferindo, assim, no sinal que promove a agregação plaquetária. Esses fármacos são benéficos na prevenção e no tratamento de doenças cardiovasculares oclusivas, na manutenção de transplantes vasculares e na patência arterial e como auxiliares dos inibidores da trombina ou do tratamento trombolítico no IAM.

### A. Ácido acetilsalicílico

1. **Mecanismo de ação:** A estimulação das plaquetas por trombina, colágeno e ADP resulta na ativação das fosfolipases da membrana plaquetária que liberam o ácido araquidônico dos fosfolipídeos da membrana. O ácido araquidônico é convertido inicialmente em

| MEDICAMENTO | EFEITOS ADVERSOS | INTERAÇÕES FARMACOLÓGICAS | PARÂMETROS MONITORADOS |
|---|---|---|---|
| **Agentes orais:** | | | |
| *Ácido acetilsalicílico* | Angioedema<br>Sangramento<br>Broncoespasmo<br>Distúrbios GI<br>Síndrome de Reye<br>SSJ | Anticoagulantes, inibidores P2Y12, AINEs<br>– aumento do sangramento<br>*cidofovir* – nefrotoxicidade<br>*metotrexato* – toxicidade aumentada<br>*probenecida* – diminuição dos efeitos uricosúricos | Hemograma completo<br>TFH |
| *Cilostazol* | Sangramento<br>Distúrbios GI<br>Cefaleia<br>Edema periférico<br>SSJ | Alimentos (administrar com o estômago vazio) | Hemograma completo |
| *Clopidogrel* | Sangramento<br>SSJ | Inibidores fortes da CYP2C19 reduzem o efeito antiplaquetário (p. ex., *omeprazol*) | Hemograma completo<br>TFH |
| *Dipiridamol* | Sangramento<br>Tontura<br>Desconforto gastrintestinal<br>Irritação na pele | Salicilatos – aumento do sangramento<br>Agentes trombolíticos – aumento do sangramento | Nenhum |
| *Prasugrel* | Angioedema<br>Sangramento<br>Cefaleia<br>Hiperlipidemia<br>Hipertensão | Anticoagulantes – aumento do sangramento<br>Outros antiplaquetários – aumento do sangramento | Hemograma completo |
| *Ticagrelor* | Sangramento<br>Dispneia<br>Cefaleia<br>CrS elevada | Inibidores fortes da CYP3A4<br>(p. ex., *cetoconazol*) – aumento do sangramento<br>Indutores fortes da CYP3A4<br>(p. ex., *rifampicina*) – eficácia diminuída | Hemograma completo<br>TFH |
| **Agentes injetáveis** | | | |
| *Abciximabe*<br>*Eptifibatida*<br>*Tirofibano* | Para todos os agentes:<br>Hipotensão<br>Náusea<br>Êmese<br>Trombocitopenia | Para todos os agentes:<br>Aumento do sangramento:<br>*Ginkgo biloba*<br>Antiplaquetários<br>Salicilatos<br>IRSSs e IRSNs | Para todos os agentes:<br>Tempo de coagulação TTPa<br>H/H<br>contagem de plaquetas<br>tempo de trombina |

**Figura 13.5**
Resumo das características dos inibidores da agregação plaquetária. TTPa, tempo de tromboplastina parcial ativada; HC, hemograma completo; GI, gastrintestinal; H/H, hemoglobina e hematócrito; TFH, teste de função hepática; AINE, anti-inflamatório não esteroide; CrS, creatinina sérica; SSJ, síndrome de Stevens-Johnson; IRSN, inibidor da recaptação de serotonina e norepinefrina; ISRS, inibidor seletivo da recaptação de serotonina.

prostaglandina $H_2$ pela COX-1 (Figura 13.6). A prostaglandina $H_2$ é metabolizada a tromboxano $A_2$, que é liberado no plasma. O tromboxano $A_2$ promove o processo de agregação, que é essencial para a rápida formação do tampão hemostático. O *ácido acetilsalicílico* inibe a síntese do tromboxano $A_2$ por acetilação do resíduo serina no centro ativo da COX-1, inativando irreversivelmente a enzima (Figura 13.7). Isso desloca o equilíbrio dos mediadores químicos em favor dos efeitos antiagregantes da prostaciclina, prevenindo a agregação plaquetária. O efeito inibitório é rápido, e a supressão do tromboxano $A_2$ e a consequente supressão da agregação das plaquetas induzida pelo *ácido acetilsalicílico* persistem por toda a vida

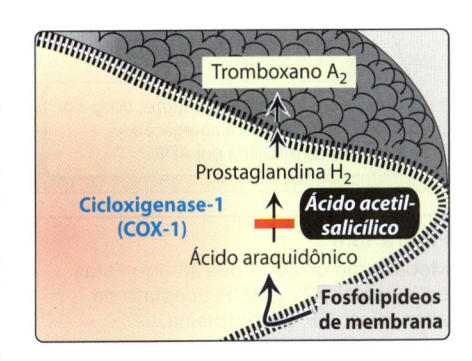

**Figura 13.6**
O *ácido acetilsalicílico* inibe a COX-1 das plaquetas.

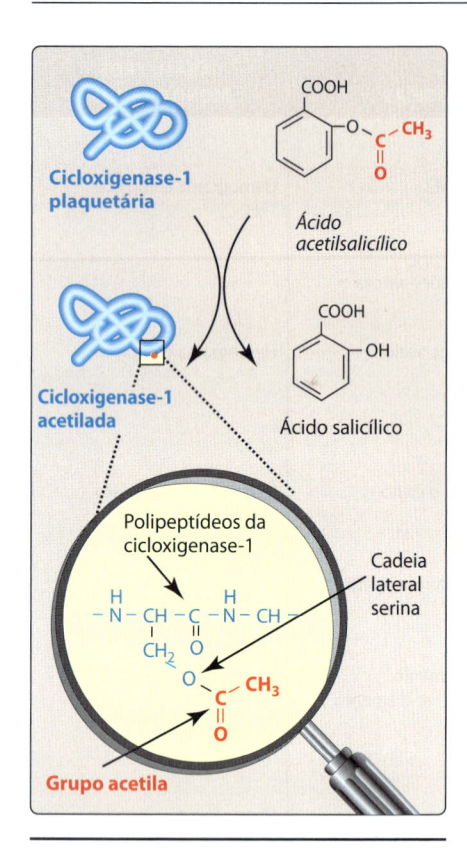

**Figura 13.7**
Acetilação da COX-1 pelo *ácido acetilsalicílico*.

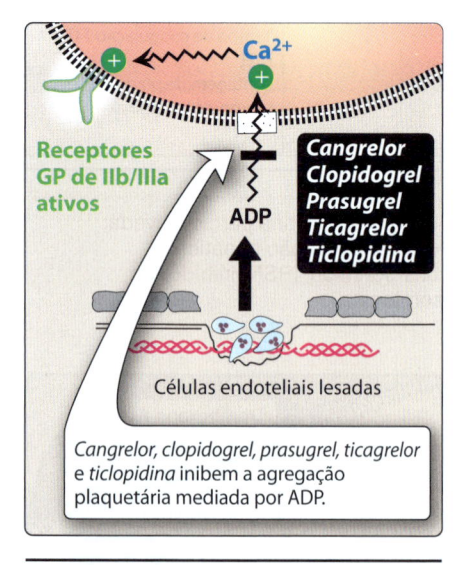

**Figura 13.8**
Mecanismo de ação dos antagonistas do receptor P2Y$_{12}$. ADP, difosfato de adenosina; GP, glicoproteína.

da plaqueta, que é 7 a 10 dias aproximadamente. A administração repetida do *ácido acetilsalicílico* tem efeito acumulativo na função das plaquetas. Ele é o único fármaco antiplaquetário que inibe irreversivelmente a função das plaquetas.

2. **Usos terapêuticos:** O *ácido acetilsalicílico* é usado no tratamento profilático da isquemia cerebral transitória, para reduzir a incidência de IAM recorrente e a mortalidade nas situações de prevenção do IAM primário e secundário. Ocorre inativação completa das plaquetas com 75 mg diários desse medicamento. A dose antiplaquetária de *ácido acetilsalicílico* recomendada vai de 50 a 325 mg/dia. (Nota: Esse fármaco também é usado no tratamento de inflamação, dor e febre [ver Capítulo 40].)

3. **Farmacocinética:** Por via oral, o *ácido acetilsalicílico* é absorvido por difusão passiva e rapidamente hidrolisado a ácido salicílico no fígado, onde é biotransformado, e parte é excretada inalterada com a urina. A meia-vida do *ácido acetilsalicílico* varia de 15 a 20 minutos, e a do ácido salicílico é de 3 a 12 horas.

4. **Efeitos adversos:** Dosagens mais altas de *ácido acetilsalicílico* aumentam sua toxicidade, bem como a probabilidade de inibir também a produção de prostaciclina. O tempo de sangramento é alongado com o tratamento com esse fármaco, causando complicações que incluem aumento da incidência de acidente cerebral hemorrágico e sangramento gastrintestinal (GI), especialmente com dosagens mais elevadas. Anti-inflamatórios não esteroides, como o *ibuprofeno*, inibem a COX-1 por competição transitória no centro catalítico (ver Capítulo 40). O *ibuprofeno*, se tomado dentro de 2 horas antes do *ácido acetilsalicílico*, pode impedir o acesso dele ao resíduo serina e, assim, antagonizar a inibição das plaquetas pelo *ácido acetilsalicílico*. Por isso, *ácido acetilsalicílico* de liberação imediata deve ser tomado no mínimo 60 minutos antes ou pelo menos 8 horas depois do *ibuprofeno*.

B. **Antagonistas do receptor P2Y$_{12}$**

*Ticlopidina*, *clopidogrel*, *prasugrel*, *ticagrelor* e *cangrelor* são inibidores do receptor P2Y$_{12}$ de ADP que também bloqueiam a agregação plaquetária, mas por um mecanismo diferente daquele do *ácido acetilsalicílico*. Todos esses agentes são administrados por via oral, com exceção do *cangrelor*, que é uma formulação injetável.

1. **Mecanismo de ação:** Esses fármacos inibem a ligação do ADP aos receptores P2Y$_{12}$ nas plaquetas e, assim, impedem a ativação dos receptores de GP IIb/IIIa necessários para que as plaquetas se liguem ao fibrinogênio e umas às outras (Figura 13.8). *Ticagrelor* e *cangrelor* ligam-se ao receptor P2Y$_{12}$ de ADP de maneira reversível. Os demais ligam-se irreversivelmente. A inibição máxima da agregação plaquetária é alcançada em 2 minutos com *cangrelor* intravenoso (IV), 1 a 3 horas com *ticagrelor*, 2 a 4 horas com *prasugrel*, 3 a 4 dias com *ticlopidina* e 3 a 5 dias com *clopidogrel*. Quando o tratamento é suspenso, o sistema plaquetário necessita de tempo para recuperação.

2. **Usos terapêuticos:** O *clopidogrel* é aprovado para a prevenção de eventos ateroscleróticos em pacientes com IAM ou AVE recentes e naqueles com doença arterial periférica estabelecida. Ele também está aprovado para a profilaxia de eventos trombóticos na síndrome coronariana aguda (angina instável ou IAM sem elevação do segmento ST). Além disso, o *clopidogrel* é usado para prevenir eventos trombóticos associados com intervenção coronária percutânea (ICP) com ou sem *stent* coronário. A estrutura da *ticlopidina* é similar à do *clopidogrel*. A *ticlopidina* é indicada para a prevenção de ataque isquêmico transitório (AIT) e AVE em pacientes com evento trombótico cerebral prévio. Contudo, devido a reações adversas hematológicas ameaçadoras à vida, a *ticlopidina* em geral é reservada para pacientes que são intolerantes ou alérgicos à terapia com *ácido acetilsalicílico*. O *prasugrel* é aprovado para diminuir os eventos trombóticos cardiovasculares em pacientes com síndromes coronarianas agudas (angina instável, IAM sem elevação ST e IAM com elevação ST tratado com ICP). O *ticagrelor* é aprovado para a prevenção do tromboembolismo arterial em pacientes com angina instável e IAM, incluindo aqueles submetidos à ICP. *Cangrelor* foi aprovado como adjuvante durante a ICP para reduzir eventos trombóticos em pacientes selecionados.

3. **Farmacocinética:** Esses agentes requerem doses de ataque orais para efeito antiplaquetário mais rápido, exceto o *cangrelor*, que tem início de ação rápido com administração intravenosa. Alimentos interferem com a absorção da *ticlopidina*, mas não com a dos demais. Após ingestão oral, os fármacos são extensamente ligados às proteínas plasmáticas. Eles sofrem biotransformação hepática pelo sistema CYP a metabólitos ativos. A eliminação dos fármacos e de seus metabólitos ocorre por vias renal e fecal. O *clopidogrel* é um profármaco, e sua eficácia terapêutica depende do metabólito ativo produzido via biotransformação pela CYP2C19. O polimorfismo genético da CYP2C19 leva a respostas clínicas diminuídas em pacientes que são "maus biotransformadores" de *clopidogrel*. Atualmente, há testes para identificar maus biotransformadores, e é recomendado que outros antiplaquetários (*prasugrel* ou *ticagrelor*) sejam prescritos para esses pacientes. Além disso, outros medicamentos que inibem CYP2C19, como *omeprazol* e *esomeprazol*, devem ser evitados durante o tratamento com *clopidogrel*.

4. **Efeitos adversos:** Esses fármacos podem prolongar o tempo de sangramento, para o que não existe antídoto. A *ticlopidina* é associada com graves reações hematológicas que limitam seu uso, como granulocitose, agranulocitose, púrpura trombocitopênica trombótica (PTT) e anemia aplástica. O *clopidogrel* causa menos efeitos adversos, e a incidência de neutropenia é menor. Embora todos os inibidores $P2Y_{12}$ apresentem risco de PTT, isso é considerado raro. O *prasugrel* é contraindicado em pacientes com histórico de AIT ou AVE. *Prasugrel*, *ticagrelor* e *cangrelor* trazem advertências sobre sangramento. Além disso, o *ticagrelor* tem advertência para diminuição de eficácia quando é usado concomitantemente com *ácido acetilsalicílico* em dose acima de 100 mg.

## Aplicação clínica 13.1: Transição entre inibidores de P2Y$_{12}$

Devido à intolerância ou a uma mudança na cobertura da prescrição, os pacientes podem precisar trocar os inibidores P2Y$_{12}$. Como tal, é importante saber se o paciente está na fase aguda (30 dias ou menos) ou na fase tardia (31 dias ou mais) após o evento cardiovascular para o qual foi prescrito o inibidor P2Y$_{12}$. Pacientes na fase aguda precisam tomar uma dose de ataque do novo inibidor de P2Y$_{12}$, 24 horas após a interrupção do agente anterior. Isso é para garantir que a inibição plaquetária seja maximizada. Por exemplo, ao mudar de *ticagrelor* para *prasugrel*, o paciente deve tomar uma dose de ataque de *prasugrel* 24 horas após interromper o *ticagrelor* e depois prosseguir com *prasugrel* uma vez ao dia, normalmente. Se os pacientes estiverem na fase tardia, não serão necessárias doses de ataque, exceto na mudança de *ticagrelor* para *clopidogrel* ou *prasugrel*. Nesse caso, são recomendadas doses de ataque de *clopidogrel* ou *prasugrel* devido ao rápido fim da ação do *ticagrelor*.

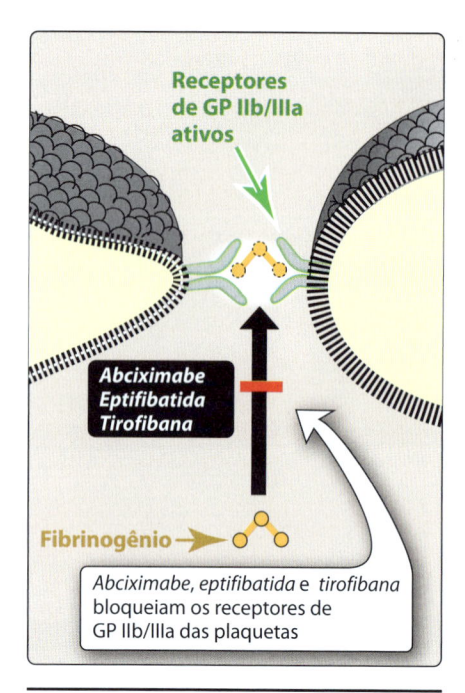

**Figura 13.9**
Mecanismo de ação dos bloqueadores dos receptores de glicoproteína IIb/IIIa.

### C. Inibidores da glicoproteína IIb/IIIa

1. **Mecanismo de ação:** O receptor GP IIb/IIIa desempenha papel fundamental na estimulação da agregação das plaquetas (Figura 13.9). *Eptifibatida* e *tirofibano* bloqueiam o receptor GP IIb/IIIa. O *eptifibatida* é um peptídeo cíclico que se liga ao GP IIb/IIIa no local que interage com a sequência arginina-glicina-ácido aspártico do fibrinogênio. O *tirofibana* não é um peptídeo, mas bloqueia o mesmo local que a *eptifibatida*. (Nota: O *abciximabe* também é um inibidor da GP IIb/IIIa, embora não esteja disponível nos Estados Unidos e no mercado brasileiro).

2. **Usos terapêuticos:** Esses fármacos são administrados por via IV, junto com *heparina* e *ácido acetilsalicílico*, como auxiliares da ICP para a prevenção de complicações cardíacas isquêmicas. No geral, o uso desses agentes diminuiu devido à aprovação de novos agentes antiplaquetários.

3. **Farmacocinética:** *Eptifibatida* e *tirofibano* são administrados por infusão intravenosa. Quando a infusão IV de *eptifibatida* ou *tirofibano* é interrompida, ambos são rapidamente depurados do plasma. A *eptifibatida* e seus metabólitos são excretados pelos rins. O *tirofibano* é excretado, principalmente inalterado, pelos rins e nas fezes.

4. **Efeitos adversos:** O principal efeito adverso desses fármacos é o sangramento, especialmente se forem usados com anticoagulantes.

### D. Dipiridamol

O *dipiridamol*, um vasodilatador coronário, aumenta as concentrações intracelulares de AMPc ao inibir a fosfodiesterase, resultando, assim, em diminuição da síntese de tromboxano A$_2$. Ele pode potencializar o efeito da prostaciclina e reduzir sua adesão às superfícies trombogênicas (Figura 13.2). O *dipiridamol* é usado para prevenção de AVE e é administrado em combinação com outro agente antiplaquetário, como o *ácido acetilsalicílico*, uma vez que possui efeitos antiplaquetários fracos por si só. O *dipiridamol* tem biodisponibilidade variável por administração oral e liga-se extensamente às proteínas. O fármaco sofre metabolismo hepático, principalmente glicuronidação, e é excretado sobretudo nas fezes. Pacientes com angina instável não usam *dipiridamol* devido à sua propriedade vasodilatadora, o que pode agravar a isquemia (fenômeno do roubo coronário). O *dipiridamol* comumente causa cefaleia e tontura e pode levar à hipotensão ortostática (especialmente se administrado por via intravenosa).

### E. Cilostazol

O *cilostazol* é um antiplaquetário de uso oral que tem também atividade vasodilatadora. Ele e seus metabólitos ativos inibem a fosfodiesterase tipo III que previne a degradação do AMPc, aumentando, assim, as suas as concentrações nas plaquetas e nos tecidos vasculares. O aumento do AMPc previne a agregação plaquetária e promove a vasodilatação dos vasos sanguíneos, respectivamente. O *cilostazol* está aprovado para a diminuição dos sintomas da claudicação intermitente. Ele é extensamente metabolizado no fígado pelas isoenzimas CYP3A4 e 2C19. Como tal, esse fármaco tem várias interações farmacológicas que exigem modificação da dosagem. A via primária de eliminação é renal. Os efeitos adversos mais comuns com *cilostazol* são cefaleia e sintomas GI (diarreia, fezes anormais, dispepsia e dor abdominal). Raramente foi relatada trombocitopenia ou leucopenia. Os inibidores da fosfodiesterase tipo III aumentam a mortalidade em pacientes com insuficiência cardíaca avançada. Por isso, o *cilostazol* é contraindicado em pacientes com insuficiência cardíaca.

### F. Vorapaxar

*Vorapaxar* é um antagonista do receptor 1 ativado por protease (um receptor de trombina) expresso nas plaquetas. Embora se ligue reversivelmente, tem meia-vida longa e duração de ação prolongada, pois seus efeitos podem ser observados até quatro semanas após a descontinuação. É um medicamento oral indicado em conjunto com *ácido acetilsalicílico* ou *clopidogrel* para reduzir eventos cardiovasculares em pacientes com história de infarto do miocárdio ou com doença arterial periférica. Não deve ser administrado a pacientes com alto risco de sangramento, incluindo aqueles com histórico de AVE, AIT ou hemorragia intracraniana.

## V. COAGULAÇÃO SANGUÍNEA

O processo de coagulação que gera trombina consiste em duas vias inter-relacionadas: os sistemas extrínseco e intrínseco (Figura 13.10). O sistema extrínseco inicia com ativação do fator de coagulação VII pelo fator tecidual (também denominado tromboplastina). O fator tecidual é uma proteína de membrana que normalmente é separada do sangue pelas células endoteliais que revestem a vasculatura. Contudo, em resposta a uma lesão no vaso, o fator tecidual fica exposto ao sangue. Ali, ele pode se ligar e ativar o fator VII, iniciando a via extrínseca. O sistema intrínseco é iniciado pela ativação do fator de coagulação XII, e isso acontece quando o sangue entra em contato com o colágeno na parede lesada de um vaso sanguíneo.

### A. Formação da fibrina

Os sistemas extrínseco e intrínseco envolvem uma cascata de reações enzimáticas que transformam sequencialmente vários fatores plasmáticos (pró-enzimas) em suas formas ativas (enzimas). (Nota: A forma ativa de um fator de coagulação é indicada pela letra "a".) Finalmente,

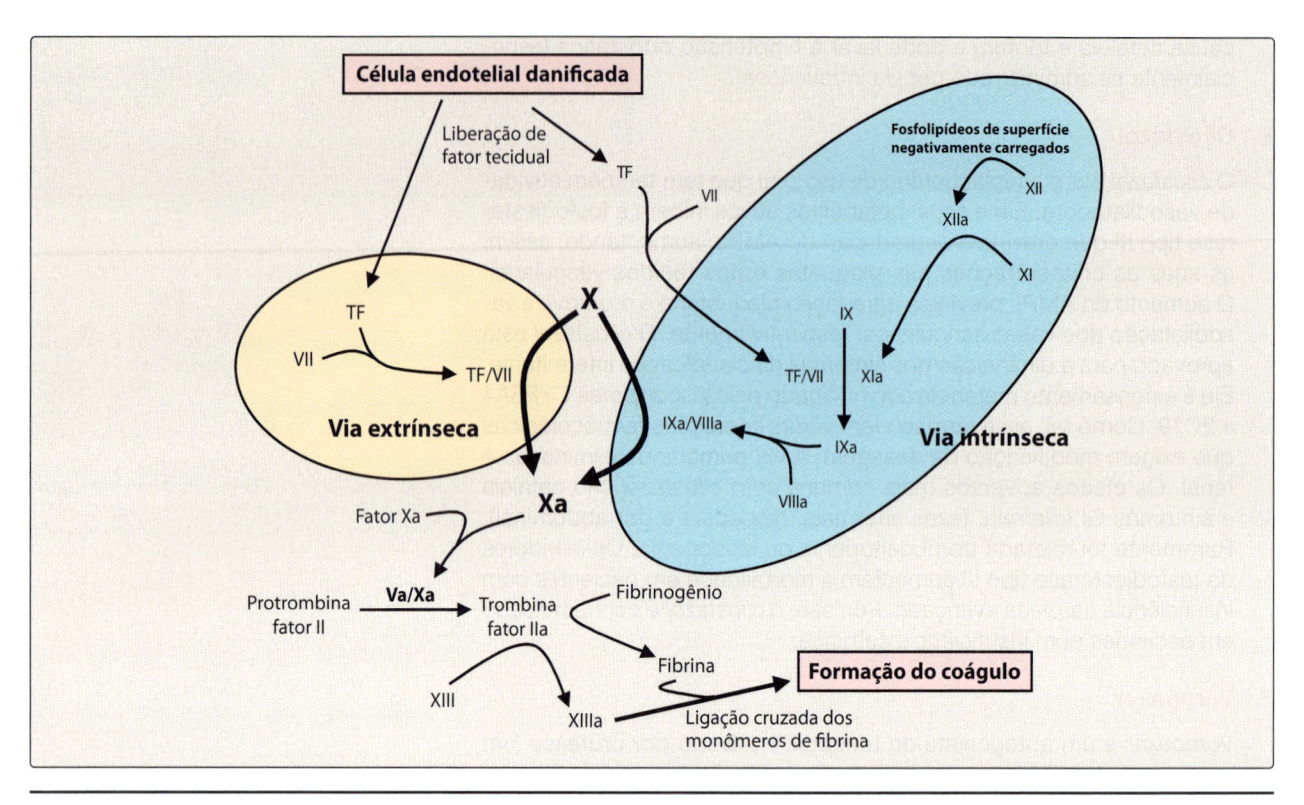

**Figura 13.10**
A cascata de coagulação. As vias extrínsecas e intrínsecas são iniciadas por mecanismos distintos. Elas se fundem na ativação do fator X para formar a via comum. Para todos os fatores da coagulação, a letra "a" indica a forma ativada do fator. TF, fator tecidual.

fator Xa é produzido, e converte a protrombina (fator II) em trombina (fator IIa; Figura 13.11). A trombina desempenha um papel fundamental na coagulação porque é responsável pela geração de fibrina, que forma a matriz, semelhante a uma malha, do coágulo sanguíneo. Se não se forma trombina ou se sua função é impedida (p. ex., pela antitrombina III), a coagulação é inibida.

### B. Inibidores da coagulação

É importante que a coagulação fique restrita ao local da lesão vascular. Endogenamente, a proteína C, a proteína S, a antitrombina III e o inibidor da via do fator tecidual inibem todos os fatores de coagulação como parte do esforço natural do corpo para evitar que coágulos locais se tornem sistêmicos após uma lesão vascular. O mecanismo de ação dos vários anticoagulantes, incluindo *heparina* e fármacos relacionados à *heparina*, envolve a ativação desses inibidores endógenos (primariamente antitrombina III).

## VI. ANTICOAGULANTES PARENTERAIS

Os anticoagulantes inibem a ação dos fatores de coagulação (p. ex., *heparina*) ou interferem com a síntese dos fatores de coagulação (*varfarina*).

## A. Heparina e heparinas de baixo peso molecular

A *heparina* é um anticoagulante injetável de ação rápida, usado com frequência para interferir agudamente na formação de trombos. A *heparina* normalmente ocorre como uma macromolécula complexada com histamina nos mastócitos, onde sua função fisiológica é desconhecida. Para uso comercial, essa substância é extraída da mucosa intestinal suína. A *heparina* não fracionada é uma mistura de glicosaminoglicanos aniônicos de cadeias retas, com uma ampla faixa de massas moleculares. Ela é muito ácida devido à presença de sulfato e grupos de ácido carboxílico. A constatação de que formas de *heparina* de baixo peso molecular (HBPM) também podem atuar como anticoagulantes levou ao isolamento da *enoxaparina* e da *dalteparina* produzidas pela despolimerização da *heparina* não fracionada. As HBPMs são compostos heterogêneos com cerca de um terço do tamanho da *heparina* não fracionada.

1. **Mecanismo de ação:** A *heparina* atua em inúmeros alvos moleculares, mas seu efeito anticoagulante é consequência da ligação à antitrombina III, com a rápida inativação subsequente dos fatores de coagulação (Figura 13.12). A antitrombina III é uma α-globulina que inibe serinoproteases da trombina (fator IIa) e do fator Xa. Na ausência de *heparina*, a antitrombina III interage lentamente com a trombina e o fator Xa. Quando a *heparina* se liga à antitrombina III, ocorre uma alteração conformacional que catalisa a inibição da trombina cerca de mil vezes. As HBPMs complexam com a antitrombina III e inativam o fator Xa (incluindo o localizado nas superfícies das plaquetas), mas não se ligam tao avidamente à trombina. A sequência singular de pentassacarídeo presente na *heparina* e nas HBPMs permite sua ligação à antitrombina III (Figura 13.13).

2. **Usos terapêuticos:** A *heparina* e as HBPMs limitam a expansão dos trombos, prevenindo a formação de fibrina. Esses fármacos são usados no tratamento do tromboembolismo venoso agudo (TVP ou EP). A *heparina* e as HBPMs são usadas também na profilaxia da trombose venosa pós-cirúrgica em pacientes que serão operados (p. ex., substituição de bacia) e naqueles com IAM. A *heparina* e as

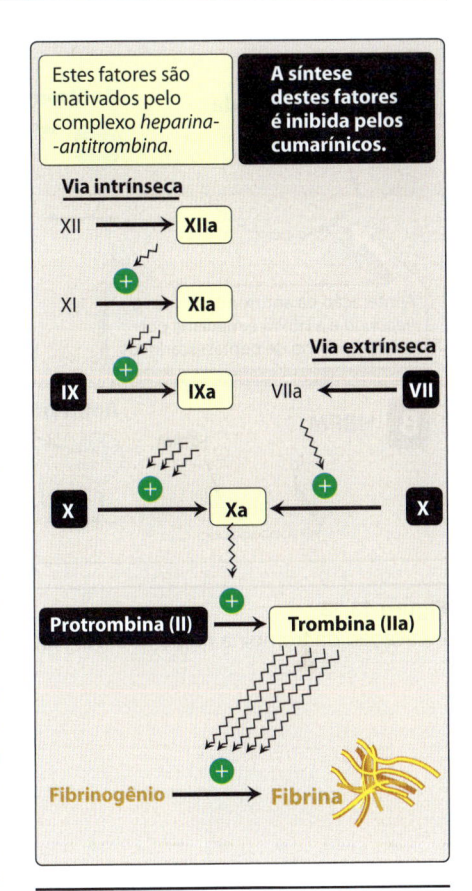

**Figura 13.11**
Formação do coágulo de fibrina.

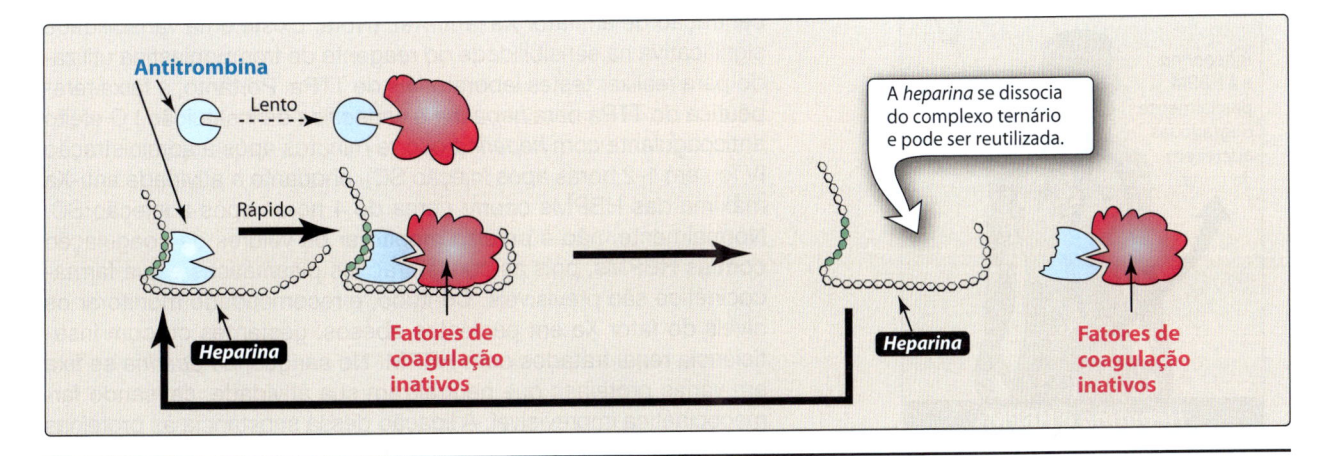

**Figura 13.12**
A *heparina* acelera a inativação dos fatores de coagulação pela antitrombina.

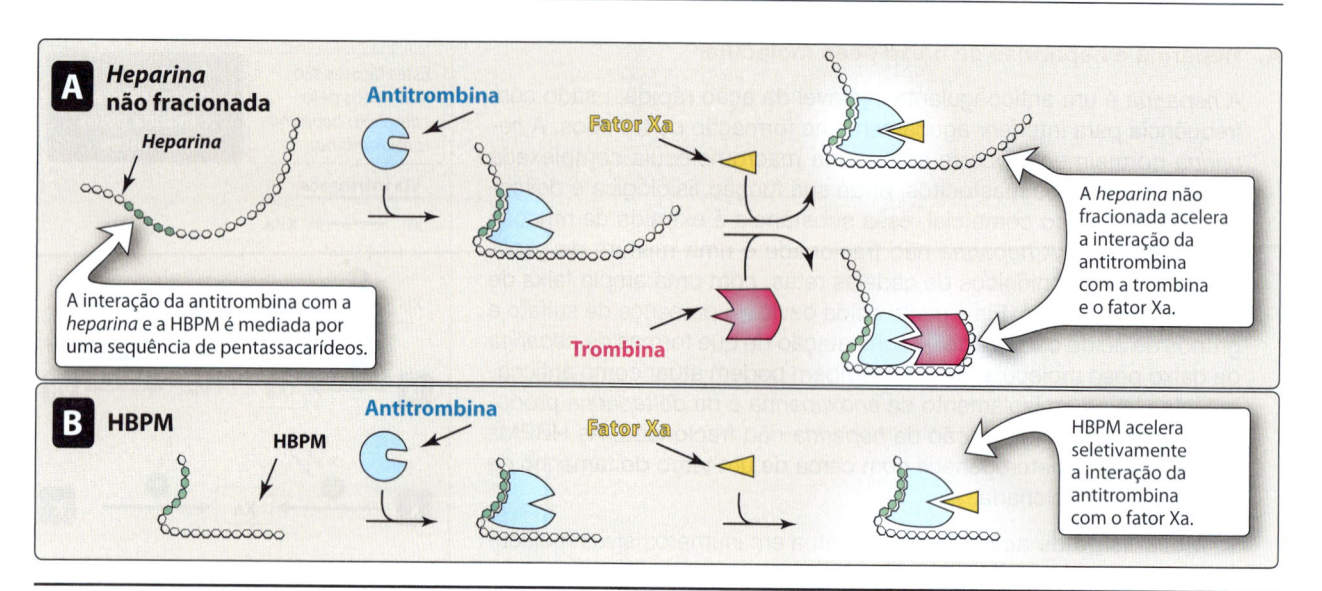

**Figura 13.13**
Inativação da trombina ou do fator Xa mediada pela *heparina* e pela heparina de baixo peso molecular (HBPM).

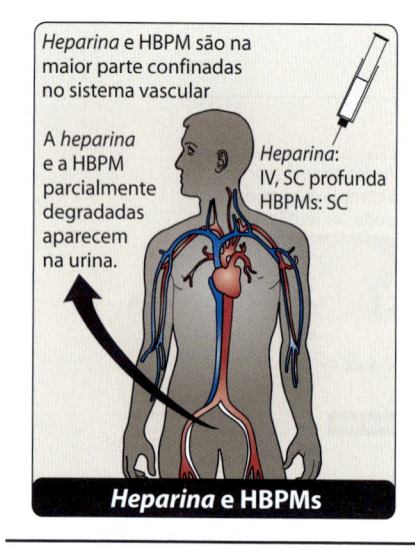

**Figura 13.14**
Administração e destino da *heparina* e das HBPMs.

HBPMs são os anticoagulantes de escolha para o tratamento da gestante, pois não atravessam a placenta, devido ao grande tamanho e à carga negativa. As HBPMs não requerem a mesma monitorização intensa que a *heparina*, poupando custos laboratoriais e tempo de pessoal clínico. Essas vantagens tornam as HBPMs úteis para pacientes hospitalizados e ambulatoriais.

3. **Farmacocinética:** A *heparina* precisa ser administrada por via subcutânea (SC) ou IV, pois não atravessa membranas com facilidade (Figura 13.14). As HBPMs são, em geral, administradas por via SC. (Nota: A *enoxaparina* pode ser administrada por via intravenosa no tratamento do infarto do miocárdio.) A *heparina* com frequência é iniciada por via IV em bólus para obter anticoagulação imediata. Após, são administradas doses mais baixas ou infusão contínua de *heparina*, titulada até alcançar a anticoagulação desejada de acordo com o tempo de tromboplastina parcial ativada (TTPa) ou concentração de antifator Xa (anti-Xa). (Nota: Existe uma variabilidade significativa na sensibilidade do reagente de tromboplastina utilizado para realizar testes laboratoriais de TTPa. Portanto, a faixa terapêutica do TTPa para *heparina* é específica da instituição.) O efeito anticoagulante com *heparina* ocorre minutos após a administração IV (ou em 1-2 horas após injeção SC), enquanto a atividade anti-Xa máxima das HBPMs ocorre cerca de 4 horas após a injeção SC. Normalmente, não é preciso monitorar os valores de coagulação com as HBPMs, pois as concentrações plasmáticas e sua farmacocinética são previsíveis. Contudo, é recomendado monitorar os níveis do fator Xa em pacientes obesos, gestantes ou com insuficiência renal tratados com HBPM. No sangue, a *heparina* se fixa em várias proteínas que neutralizam sua atividade, causando farmacocinética imprevisível. A ligação dessa substância às proteínas plasmáticas é variável em pacientes com doença tromboembólica. Embora geralmente restrita à circulação, a *heparina* é captada pelo sistema monócitos/macrófagos e sofre despolimerização e dessulfatação a produtos inativos. Os metabólitos inativos, assim como

parte da *heparina* original, são excretados por via renal. As HBPMs são eliminadas principalmente na urina. Portanto, a insuficiência renal prolonga a meia-vida da HBPM, e a dose deve ser reduzida em pacientes com insuficiência renal. A meia-vida da *heparina* é de cerca de 1,5 hora, ao passo que a das HBPMs é duas a quatro vezes mais longa, variando de 3 a 12 horas.

4. **Efeitos adversos:** A principal complicação da *heparina* e das HBPMs é o sangramento (Figura 13.15). É necessária uma monitoração cuidadosa do paciente e das variáveis laboratoriais para minimizar sangramentos. O sangramento excessivo pode ser controlado interrompendo o uso da *heparina* ou administrando *sulfato de protamina*. Infundido lentamente, este último se combina ionicamente com a *heparina* para formar um complexo 1:1 estável e inativo. É importante que a dosagem de *sulfato de protamina* seja titulada cuidadosamente (1 mg para cada 100 unidades de *heparina* administrada), pois ele é um anticoagulante fraco, e seu excesso pode iniciar sangramento ou piorar a hemorragia. (Nota: O *sulfato de protamina* tem neutralização anti-Xa por HBPM incompleta, embora ainda possa ser considerado com sangramento devido à HBPM.) As preparações de *heparina* são obtidas de suínos e, assim, podem ser antigênicas. Possíveis reações adversas incluem calafrios, febre, urticária e choque anafilático. A trombocitopenia induzida por *heparina* (TIH) é uma condição grave na qual o sangue circulante tem uma quantidade anormalmente baixa de plaquetas. Essa reação é imunomediada e traz risco de embolismo venoso e arterial. O tratamento com *heparina* deve ser interrompido em pacientes que apresentam trombocitopenia acentuada. No caso de TIH, a *heparina* pode ser substituída por outro anticoagulante, como a *argatrobana*. (Nota: Pacientes que sofreram TIH com *heparina* também podem ter sensibilidade cruzada à HBPM, e HBPMs não são recomendados em pacientes com TIH). Além disso, foi observada osteoporose em pacientes sob tratamento prolongado com *heparina*. A *heparina* e as HBPMs são contraindicadas em pacientes que têm hipersensibilidade à *heparina*, distúrbios de coagulação, histórico de transtorno por uso de álcool ou que passaram por uma cirurgia recente no cérebro, olho ou medula espinal.

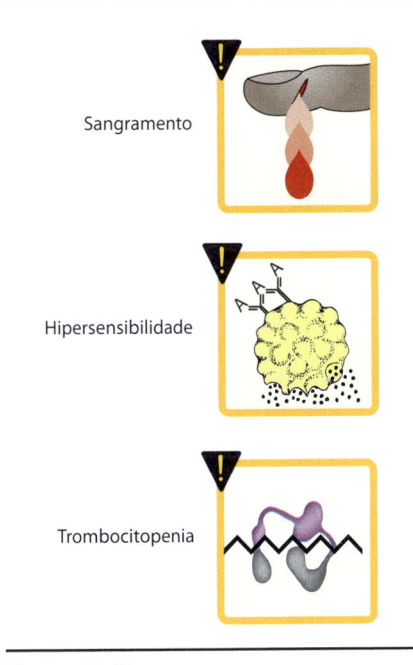

**Figura 13.15**
Efeitos adversos observados com o uso da *heparina*.

## B. Argatrobana

A *argatrobana* é um anticoagulante sintético parenteral derivado da L-arginina. É um inibidor direto da trombina. Ela é usada preventivamente no tratamento da trombose em pacientes com TIH e aprovada para uso durante ICP em pacientes que apresentam ou estão sob risco de TIH. Os efeitos anticoagulantes são imediatos. A *argatrobana* é biotransformada no fígado e tem meia-vida de 39 a 51 minutos. A redução da dose é recomendada para pacientes com insuficiência hepática. A monitoração inclui TTPa, hemoglobina e hematócrito. Assim como com os outros anticoagulantes, o principal efeito adverso é a hemorragia.

## C. Bivalirudina

A *bivalirudina* é um anticoagulante parenteral análogo à *hirudina*, um inibidor de trombina derivado da saliva da sanguessuga. É um inibidor de trombina direto e seletivo, que inibe reversivelmente o sítio catalítico da enzima livre e ligada ao coágulo. A *bivalirudina* é uma alternativa à *heparina* em pacientes que serão submetidos à ICP que têm ou poderão ter risco de desenvolver TIH, bem como em pacientes com angina instável a serem submetidos à angioplastia. Em pacientes com função renal normal, a meia-vida da *bivalirudina* é de 25 minutos. A dosagem deve ser ajustada em pacientes com disfunção renal.

### D. Fondaparinux

*Fondaparinux* é um anticoagulante pentassacarídico, de origem sintética, que inibe seletivamente o fator Xa. Ligando-se seletivamente à antitrombina III, o *fondaparinux* potencializa (300-1.000 vezes) a neutralização inata do fator Xa pela antitrombina III. Ele está aprovado para o tratamento da TVP e da EP e para a profilaxia do tromboembolismo venoso nos casos de cirurgias ortopédicas e abdominais. É bem absorvido pela via SC com perfil farmacocinético previsível e, por isso, exige menos monitoramento laboratorial do que a *heparina*. O *fondaparinux* é eliminado na urina principalmente como medicamento inalterado, com meia-vida de eliminação de 18 horas. É contraindicado em pacientes com insuficiência renal grave. Hemorragia é o principal efeito adverso do *fondaparinux*. Não existe fármaco para reverter o sangramento associado com esse agente. TIH é menos provável com *fondaparinux* do que com *heparina*, mas é uma possibilidade.

## VII. ANTAGONISTAS DE VITAMINA K

Os anticoagulantes cumarínicos devem sua ação à habilidade de antagonizar a função de cofator da vitamina K. O único anticoagulante cumarínico disponível nos Estados Unidos é a *varfarina*. A razão normalizada internacional (INR) é o padrão pelo qual a atividade anticoagulante da terapia com tal fármaco é monitorada. A *varfarina* tem um índice terapêutico estreito. Por isso, é importante que a INR seja mantida dentro da faixa ideal, podendo ser necessário monitorar com frequência. (Nota: A INR desejada para a maioria dos usos terapêuticos está na faixa de 2,0 a 3,0, com valores mais altos de INR indicando um nível maior de anticoagulação.)

### A. Varfarina

1. **Mecanismo de ação:** Os fatores II, VII, IX e X (Figura 13.11) precisam da vitamina K como um cofator para sua síntese pelo fígado. Esses fatores sofrem uma modificação pós-translacional dependente de vitamina K, na qual alguns de seus resíduos de ácido glutâmico são carboxilados para formarem resíduos de ácido γ-carboxiglutâmico (Figura 13.16). Os resíduos de γ-carboxiglutamil ligam íons cálcio, que são essenciais para a interação entre os fatores de coagulação e as membranas das plaquetas. Nas reações de carboxilação, a carboxilase dependente de vitamina K fixa $CO_2$ para formar os novos grupos COOH no ácido glutâmico. O cofator vitamina K reduzido é convertido em epóxido de vitamina K durante a reação. A vitamina K é regenerada do epóxido pela vitamina K epóxido redutase, a enzima que é inibida pela *varfarina*. O tratamento com *varfarina* resulta na produção de fatores de coagulação menos ativos (de 10 a 40% do normal), pois lhes faltam suficientes cadeias laterais γ-carboxiglutamil. Diferentemente da *heparina*, os

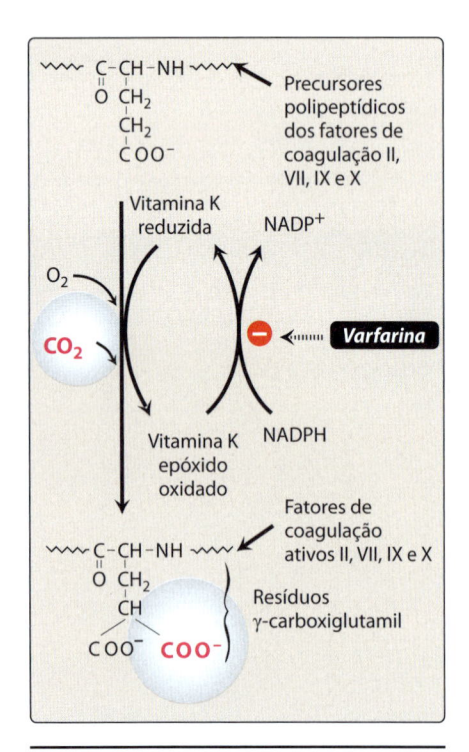

**Figura 13.16**
Mecanismos de ação da *varfarina*.
$NADP^+$, forma oxidada do fosfato de nicotinamida-adenina dinucleotídeo; NADPH, forma reduzida do fosfato de nicotinamida-adenina dinucleotídeo.

efeitos anticoagulantes da *varfarina* não são observados de imediato após a administração. Em vez disso, o pico do efeito pode atrasar por 72 a 96 horas, tempo necessário para esgotar a reserva de fatores de coagulação circulantes. (Nota: Durante o início da terapia com *varfarina*, pode ser necessário sobrepô-la a outro anticoagulante, como *heparina* ou HBPM. Isso é muitas vezes referido como "ponte" e é utilizado em pacientes com alto risco tromboembólico.) O efeito anticoagulante da *varfarina* pode ser anulado com a administração de *vitamina K*. Contudo, a reversão após a administração da *vitamina K* demora 24 horas (tempo necessário para a degradação dos fatores de coagulação já sintetizados).

2. **Usos terapêuticos:** A *varfarina* é usada na prevenção e no tratamento da TVP e da EP, na prevenção de AVE no contexto de fibrilação atrial e/ou próteses de válvulas cardíacas, deficiência de proteínas C e S e síndrome antifosfolipídica. Também é usada na prevenção de tromboembolismo venoso após cirurgia ortopédica.

3. **Farmacocinética:** A *varfarina* é rapidamente absorvida após administração via oral (100% de biodisponibilidade com pouca variação individual). Ela é extensamente ligada à albumina plasmática, o que evita sua difusão para o líquido cerebrospinal, para a urina e para o leite materno. Contudo, fármacos que tenham maior afinidade pelo local de ligação da albumina, como as sulfonamidas, podem deslocar os anticoagulantes e levar a um aumento transitório da atividade. Fármacos que afetam a ligação da *varfarina* às proteínas plasmáticas causam variabilidade na resposta terapêutica a ela. A *varfarina* atravessa facilmente a placenta. Sua meia-vida média é de cerca de 40 horas, mas esse valor é muito variável entre indivíduos. A *varfarina* é metabolizada pelo sistema CYP (principalmente CYP2C9) em componentes inativos. Após conjugação ao ácido glicurônico, os metabólitos inativos são excretados na urina e nas fezes. Os fármacos que afetam a biotransformação da *varfarina* podem alterar seus efeitos terapêuticos. Ela tem numerosas interações com medicamentos e alimentos que podem potencializar ou atenuar seu efeito anticoagulante. (Nota: As interações alimentares podem incluir produtos que contenham vitamina K, como vegetais de folhas verdes, suplementos nutricionais e toranja. É importante aconselhar os pacientes a serem consistentes com sua dieta para evitarem alterações nas concentrações do medicamento.) A relação de fármacos de interação é extensa. Um resumo das interações mais importantes é apresentado na Figura 13.17.

4. **Efeitos adversos:** O principal efeito adverso da *varfarina* é o sangramento. Pequenos sangramentos são controlados com a suspensão do fármaco ou com a administração de *vitamina K* por via oral, mas sangramentos graves exigem doses maiores da *vitamina K* administrada por via IV. Sangue total, plasma congelado e concentrados plasmáticos dos fatores sanguíneos também podem ser usados para reverter a ação da *varfarina* rapidamente. Lesões de pele e necrose são complicações raras do tratamento com *varfarina*. Síndrome do dedo roxo, uma coloração violácea de dedo, dolorosa e rara, causada por êmbolos de colesterol a partir de placas, também foi observada no tratamento com *varfarina*. Ela é teratogênica e contraindicada na gravidez.

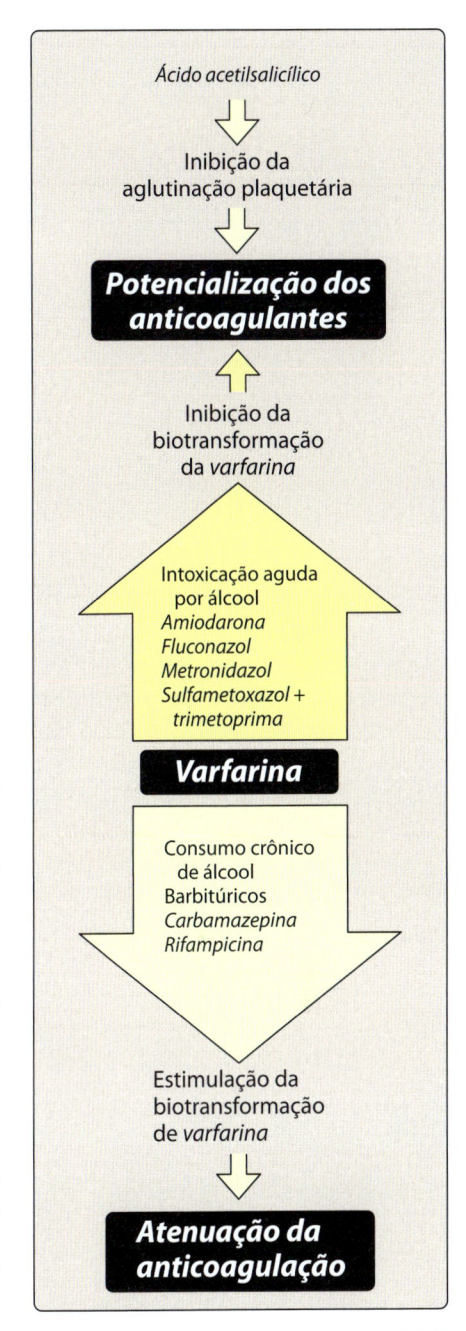

**Figura 13.17**
Fármacos que afetam o efeito anticoagulante da *varfarina*.

## VIII. ANTICOAGULANTES ORAIS DIRETOS

### A. Dabigatrana

1. **Mecanismo de ação:** O *etexilato de dabigatrana* é o profármaco da molécula ativa *dabigatrana*, que é um inibidor direto de trombina de uso oral. A trombina livre e a ligada ao coágulo são inibidas por *dabigatrana*.

2. **Usos terapêuticos:** A *dabigatrana* é aprovada para a prevenção de AVE e embolismo sistêmico em pacientes com fibrilação atrial não valvar. Também pode ser utilizada no tratamento de TVP e EP em pacientes que já receberam anticoagulantes parenterais e como profilaxia para prevenir ou reduzir o risco de recorrência de TVP e EP. O fármaco é contraindicado em pacientes com válvulas cardíacas prostéticas mecânicas e não é recomendado em pacientes com válvulas cardíacas bioprostéticas.

3. **Farmacocinética:** O *etexilato de dabigatrana* é administrado por via oral. Ele é hidrolisado ao fármaco ativo, *dabigatrana*, pelas várias esterases do plasma. A *dabigatrana* é metabolizada por esterases. Ela é substrato da glicoproteína P (gp-P) e eliminada por via renal.

4. **Efeitos adversos:** O principal efeito adverso é a hemorragia, como com outros anticoagulantes. A *dabigatrana* deve ser usada com cautela na insuficiência renal ou em pacientes com mais de 75 anos, pois o risco de hemorragia é maior nesses grupos. O *idarucizumabe* pode ser usado para reverter o sangramento em casos emergentes com sangramento grave. Efeitos adversos GI são comuns com *dabigatrana* e podem incluir dispepsia, dor abdominal, esofagite e sangramento GI. A interrupção abrupta deve ser evitada, pois os pacientes estarão sob risco de eventos trombóticos.

### B. Inibidores de fator Xa orais e diretos

1. **Mecanismo de ação:** *Apixabana*, *edoxabana* e *rivaroxabana* são inibidores orais de fator Xa. A inibição do fator Xa reduz a produção de trombina (IIa) a partir da protrombina (Figura 13.11).

2. **Usos terapêuticos:** Esses agentes são aprovados para a prevenção de AVE na fibrilação atrial não valvar, bem como para o tratamento de TVP e EP. A *rivaroxabana* e a *apixabana* também são utilizadas como profilaxia para prevenir ou reduzir o risco de recorrência de TVP e EP. Além disso, a *rivaroxabana* pode ser usada para prevenir eventos cardiovasculares maiores associados à doença arterial coronariana ou à doença arterial periférica.

3. **Farmacocinética:** Esses medicamentos são absorvidos adequadamente após administração oral. A *rivaroxabana* é metabolizada pelas isoenzimas CYP3A4/5 e CYP2J2 em metabólitos inativos. Cerca de um terço do fármaco é excretado inalterado na urina, e os metabólitos inativos são excretados na urina e nas fezes. A *apixabana* é biotransformada primariamente pela CYP3A4, ao passo que as enzimas CYP1A2, CYP2C8, CYP2C9, CYP2C19 e CYP2J2 são vias metabólicas menores – cerca de 27% é excretado por via renal. A *edoxabana* é metabolizada principalmente por hidrólise e é eliminada, sobretudo na forma inalterada, na urina. Todos esses

medicamentos são substratos da gp-P, e as dosagens devem ser reduzidas (em alguns casos, o uso concomitante deve ser evitado) com inibidores da gp-P, como *claritromicina*, *verapamil* e *amiodarona*. A administração concomitante de *apixabana* e *rivaroxabana* com medicamentos que sejam fortes indutores da gp-P e CYP3A4 (p. ex., *fenitoína*, *carbamazepina*, *rifampicina*, *erva-de-são-joão*) deve ser evitada devido ao potencial de redução da eficácia dos inibidores de fator Xa.

4. **Efeitos adversos:** Sangramento é o efeito adverso mais grave. Fator Xa pode ser usado para reverter sangramentos graves causados por *apixabana* e *rivaroxabana*. O declínio da função renal pode prolongar o efeito desses medicamentos e, portanto, aumentar o risco de hemorragia. Ajustes de dosagem renal são recomendados para esses agentes. A descontinuação abrupta dos inibidores do fator Xa deve ser evitada devido ao risco aumentado de eventos trombóticos.

### Aplicação clínica 13.2: Transição da *varfarina* para inibidores orais diretos do fator Xa

À medida que os inibidores orais diretos do fator Xa se tornam uma opção mais custo-efetiva para os pacientes, a situação se apresentará quando um paciente desejar fazer a transição da *varfarina* para esses agentes. Pode haver vários motivos pelos quais um paciente é um melhor candidato para inibidores orais diretos do fator Xa, como probabilidade de mau controle da INR, dificuldade de monitoramento da INR e flutuações perigosas na INR. A estratégia de transição da *varfarina* para inibidores orais diretos do fator Xa difere para cada medicamento. Ao mudar de *varfarina* para *apixabana*, a INR deve ser inferior a 2. A *edoxabana* pode ser iniciada quando a INR for 2,5 ou menos. A *rivaroxabana* deve ser iniciada quando a INR for inferior a 3. Portanto, é importante monitorar de perto a INR durante o período de transição para garantir que o paciente não apresente risco aumentado de sangramento.

## IX. FÁRMACOS TROMBOLÍTICOS

A doença tromboembólica aguda em determinados pacientes pode ser tratada com a administração de fármacos que ativam a conversão de plasminogênio em plasmina, uma serinoprotease que hidrolisa fibrina e, assim, dissolve coágulos.

### A. Características comuns dos agentes trombolíticos

1. **Mecanismo de ação:** Os agentes trombolíticos atuam direta ou indiretamente convertendo plasminogênio em plasmina, que, então, hidrolisa a fibrina, hidrolisando, assim, os trombos (Figura 13.18). A dissolução do coágulo e a reperfusão ocorrem com maior frequência quando o tratamento é iniciado logo após a formação do trombo, pois ele se torna mais resistente à lise à medida que envelhece. Infelizmente, um número maior de trombos pode ocorrer enquanto o trombo se dissolve, levando a uma maior agregação das plaquetas e à trombose. As estratégias para prevenir essa situação incluem a administração de medicamentos antiplaquetários, como *ácido acetilsalicílico*, ou agentes antitrombóticos, como *heparina*.

2. **Usos terapêuticos:** Originalmente utilizados para o tratamento de TVP e EP grave, os medicamentos trombolíticos são, atualmente, administrados com menos frequência devido à tendência

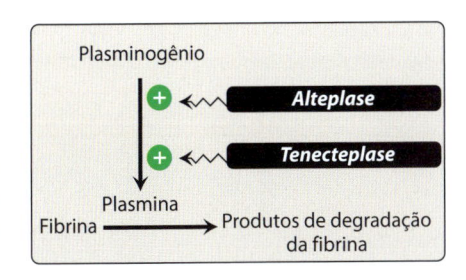

**Figura 13.18**
Ativação do plasminogênio pelos trombolíticos.

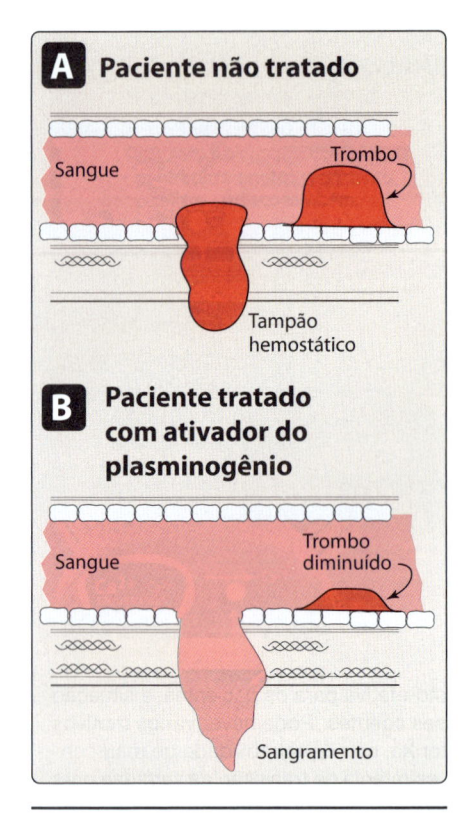

**Figura 13.19**
Degradação de um trombo indesejado e um tampão hemostático útil pelos ativadores de plasminogênio.

de causar hemorragias graves. Para o IAM, a aplicação intracoronariana do fármaco é a forma mais confiável em termos de obter a recanalização. Contudo, a cateterização cardíaca pode não ser possível entre 2 e 6 horas de "janela terapêutica", após as quais uma recuperação miocárdica significativa se torna menos provável. Assim, os trombolíticos são administrado em geral por via IV. Eles são úteis em restabelecer a função de cateteres e anastomoses (*shunts*), hidrolisando os coágulos que causam a oclusão. Eles também são usados para dissolver coágulos que resultam em AVE.

3. **Efeitos adversos:** Os agentes trombolíticos não diferenciam entre a fibrina de um trombo indesejado e a fibrina de um tampão hemostático benéfico. Assim, a hemorragia é o principal efeito adverso. Por exemplo, uma lesão prévia insuspeita, como a úlcera péptica, pode sangrar após a injeção de um trombolítico (Figura 13.19). Esses fármacos são contraindicados em gestantes e pacientes com ferimentos em cicatrização, histórico de AVE, tumor cerebral, traumatismo na cabeça, sangramento intracranial e câncer metastático.

### B. Agentes fibrinolíticos

*Alteplase* (antes conhecida como *ativador do plasminogênio tecidual* ou APt) é uma serinoprotease originalmente derivada de cultura de células de melanoma humano. Atualmente, é obtida como produto de tecnologia de DNA recombinante. *Tenecteplase* é um APt recombinante com meia-vida mais longa e maior afinidade pela fibrina do que a *alteplase*. A *alteplase* tem baixa afinidade pelo plasminogênio livre no plasma, mas ativa rapidamente o plasminogênio que está ligado à fibrina em um trombo ou um tampão hemostático. Assim, a *alteplase* em doses baixas é considerada seletiva para fibrina. *Reteplase* é outro agente disponível dessa classe, considerado específico de fibrina. Ela é aprovada para o tratamento de IAM, EP massiva e AVE isquêmico agudo. *Reteplase* e *tenecteplase* são aprovadas apenas para uso em IM agudo. A *alteplase* tem meia-vida muito curta (5-30 minutos), e, portanto, uma porção da dose total é injetada por via IV em bólus e o restante do medicamento é administrado durante 1 a 3 horas, dependendo da indicação. A *reteplase* tem meia-vida um pouco mais longa e é considerada comparável à *alteplase*, mas é mais fácil de ser usada, pois pode ser administrada em dois bólus IV com cerca de 30 minutos de intervalo. *Tenecteplase* tem meia-vida mais longa e, portanto, pode ser administrada em bólus IV. A *alteplase* pode causar angioedema, e o risco desse efeito aumenta quando há associação com inibidores da enzima conversora de angiotensina (ECA). *Tenecteplase* e *reteplase* são geralmente preferidas à *alteplase* devido ao perfil risco-benefício mais favorável e à facilidade de uso.

## X. MEDICAMENTOS USADOS PARA TRATAR SANGRAMENTO

Os problemas de sangramentos podem ter sua origem em condições patológicas de ocorrência natural, como a hemofilia, ou resultar de estados fibrinolíticos que aparecem depois de cirurgia. O uso de anticoagulantes também pode originar hemorragias. Certas proteínas naturais e a *vitamina K*, bem como antagonistas sintéticos, são eficazes no controle de sangramentos (Figura 13.20). Preparações concentradas desses fatores estão

| ANTÍDOTO | MOTIVO DO SANGRAMENTO | EFEITOS ADVERSOS | PARÂMETROS DE MONITORAMENTO |
|---|---|---|---|
| Ácido aminocaproico<br><br>Ácido tranexâmico | Estado fibrinolítico | Necrose muscular<br>Trombose<br>AVE<br>Convulsões | HC<br>Enzimas musculares<br>Pressão arterial |
| Factor Xa | Apixabana, rivaroxabana | Trombose<br>IM | Não é necessário, de acordo com fabricante |
| Idarucizumabe | Dabigatrana | Hipocalemia<br>Trombose | TTPa<br>Tempo de coagulação<br>Tempo de trombina |
| Sulfato de protamina | Heparina | Rubor<br>Náuseas/vômitos<br>Dispneia<br>Bradiarritmia<br>Hipotensão<br>Anafilaxia | Monitoramento da coagulação<br>Pressão arterial<br>Frequência cardíaca |
| Vitamina $K_1$ | Varfarina | Reação cutânea<br>Anafilaxia | TP/INR |

**Figura 13.20**
Resumo dos medicamentos usados para tratar sangramento. TTPa, tempo de tromboplastina parcial ativada, HC, hemograma completo, AVE, acidente vascular encefálico, INR, razão normalizada internacional, IM, infarto do miocárdio, TP, tempo de protrombina.

disponíveis a partir de doadores humanos. Contudo, essas preparações têm o risco de transferir infecções virais. A transfusão de sangue também é uma opção para o tratamento das hemorragias graves.

### A. Ácido aminocaproico e ácido tranexâmico

Os sangramentos podem ser controlados pela administração de *ácido aminocaproico* ou *ácido tranexâmico*. Ambos são fármacos sintéticos, ativos por via oral, excretados na urina, e que inibem a ativação do plasminogênio. O *ácido tranexâmico* é dez vezes mais potente do que o *ácido aminocaproico*. O efeito adverso potencial é trombose intravascular.

### B. Sulfato de protamina

O *sulfato de protamina* antagoniza o efeito anticoagulante da *heparina*. Essa proteína é derivada do esperma ou dos testículos de peixes e é rica em arginina, o que explica seu caráter básico. A *protamina* de cargas positivas interage com a *heparina* de cargas negativas, formando um complexo estável sem atividade anticoagulante. Os efeitos adversos da administração da protamina incluem hipersensibilidade, bem como dispneia, rubor, bradicardia e hipotensão, quando injetada rapidamente.

### C. Vitamina K

A administração de *vitamina $K_1$* (*fitonadiona*) pode interromper o sangramento devido à *varfarina*, aumentando a oferta de *vitamina $K_1$* ativa e inibindo, assim, o efeito da *varfarina*. A *vitamina $K_1$* pode ser administrada por via oral, SC ou IV. (Nota: Por via IV, a *vitamina K* deve ser administrada lentamente, por infusão, para minimizar o risco de reações de hipersensibilidade ou anafilactoides.) Para o tratamento de sangramentos, a *vitamina $K_1$* por via SC não é tão eficaz quanto pelas vias oral ou IV. A resposta à *vitamina K₁* é lenta, requerendo cerca de 24 horas para reduzir a INR (tempo para sintetizar novos fatores de coagulação). Assim, se for necessária hemostasia imediata, deve ser transfundido plasma congelado fresco.

### D. Idarucizumabe

O *idarucizumabe* é um fragmento de anticorpo monoclonal usado para reverter o sangramento causado pela *dabigatrana*. Ao ligar-se à *dabigatrana* e aos seus metabólitos, o *idarucizumabe* neutraliza a anticoagulação. É administrado por via intravenosa e é rapidamente eliminado. Ele é utilizado em situações de emergência, em ambiente hospitalar. Por reverter o efeito da *dabigatrana*, a trombose é o efeito adverso mais grave do *idarucizumabe*.

### E. Fator Xa

O *fator Xa* é uma proteína recombinante humana modificada administrada por via parenteral para a reversão de *apixabana* ou *rivaroxabana* no cenário de sangramento descontrolado ou com risco de vida. O *fator Xa* liga-se à *apixabana* ou à *rivaroxabana* para prevenir a inibição do *fator Xa*, revertendo o efeito anticoagulante desses agentes. O *fator Xa* não está aprovado para reversão de *edoxabana*. Ele está associado a eventos adversos graves e potencialmente fatais, incluindo tromboembolismo arterial e venoso, infarto do miocárdio, AVE isquêmico, parada cardíaca e morte súbita. Para reduzir o risco tromboembólico, a *apixabana* ou *rivaroxabana* devem ser retomadas assim que for clinicamente apropriado, após o tratamento com o *fator Xa*.

## Resumo

- O corpo cria coágulos naturalmente para ajudar a prevenir a perda de sangue e manter a hemostasia em resposta a traumas físicos. Trombos e êmbolos desenvolvem-se de forma semelhante, mas são desencadeados por uma condição patológica no sistema vascular. Trombos e êmbolos podem obstruir os vasos sanguíneos e isso pode ser fatal, se não forem tratados adequadamente.
- O *ácido acetilsalicílico* inibe a síntese do tromboxano A₂ pela acetilação de um resíduo de serina no sítio ativo da COX-1.
- Os antagonistas do receptor P2Y₁₂ (*clopidogrel*, *prasugrel*, *ticagrelor* e *cangrelor*) inibem a ligação do ADP ao receptor P2Y₁₂ nas plaquetas, inibindo a ativação dos receptores GP IIb/IIIa.
- Os inibidores da glicoproteína IIb/IIIa (*eptifibatida* e *tirofibana*) inibem a formação do complexo receptor GP IIb/IIIa e, portanto, inibem a agregação plaquetária. Esses medicamentos são administrados por via intravenosa como complemento da ICP para a prevenção de complicações isquêmicas cardíacas.
- A *heparina* é um anticoagulante injetável de ação rápida usado de forma aguda para interferir na formação de trombos. Tanto a *heparina* como as HBPMs limitam a expansão dos trombos, impedindo a formação de fibrina. Esses agentes são utilizados para o tratamento e a profilaxia de TVP ou EP.
- A *varfarina* é um antagonista da vitamina K e é monitorada pela INR. A *varfarina* requer monitoramento frequente para garantir que a INR seja mantida dentro da faixa terapêutica. Ela é usada na prevenção e no tratamento da TVP e da EP, prevenção de AVE no contexto de fibrilação atrial e/ou válvulas cardíacas mecânicas e protéticas, deficiência de proteínas C e S e síndrome antifosfolipídica.
- Os anticoagulantes orais diretos incluem *dabigatrana*, que é um inibidor direto oral da trombina, e os inibidores do fator Xa, que incluem *apixabana*, *edoxabana* e *rivaroxabana*. Esses medicamentos são usados para a prevenção de AVE na fibrilação atrial não valvar e prevenção ou tratamento de TVP e EP.
- Agentes trombolíticos (*alteplase*, *reteplase* e *tenecteplase*) são usados para restaurar a função do cateter e do *shunt* por meio da lise de coágulos que causam oclusões.
- *Heparina*, HBPM, *varfarina*, fibrinolíticos e anticoagulantes orais diretos podem aumentar o risco de sangramento e, em alguns casos, causar hemorragia com risco de vida. Os agentes de reversão disponíveis são *ácido aminocaproico*, *ácido tranexâmico*, *idarucizumabe*, *sulfato de protamina*, *vitamina K₁* e *fator Xa*.

# Questões para estudo

**Escolha a resposta correta.**

**13.1** Um paciente recebe alta hospitalar após sofrer um infarto do miocárdio, com a prescrição de *ácido acetilsalicílico* e *clopidogrel*. Qual medicamento deve ser evitado enquanto o paciente estiver tomando *clopidogrel*?

- A. *Omeprazol*
- B. *Lisinopril*
- C. *Atorvastatina*
- D. *Famotidina*

**Resposta correta = A.** O *clopidogrel* é um profármaco que deve ser metabolizado pela CYP2C19 em seu metabólito ativo, para atingir eficácia terapêutica. Medicamentos como *omeprazol* e *esomeprazol* devem ser evitados durante o tratamento com *clopidogrel* porque inibem CYP2C19, impedindo que o *clopidogrel* seja metabolizado na forma ativa. Os outros medicamentos listados não apresentam interações medicamentosas significativas com o *clopidogrel*.

**13.2** Um homem de 54 anos chega ao pronto-socorro com dor torácica. Ele é diagnosticado com angina instável. Qual agente antiplaquetário deve ser evitado nesse paciente?

- A. *Clopidogrel*
- B. *Cilostazol*
- C. *Ácido acetilsalicílico*
- D. *Dipiridamol*

**Resposta correta = D.** O *dipiridamol* deve ser evitado em pacientes com angina instável. Ele tem propriedades vasodilatadoras, que podem piorar a isquemia, também conhecida como fenômeno de roubo coronário.

**13.3** Uma paciente grávida chega à clínica com a panturrilha direita sensível, vermelha, dolorida e quente ao toque. Ela é diagnosticada com trombose venosa profunda e necessita de anticoagulação. Qual o anticoagulante de escolha para o tratamento dessa paciente?

- A. *Varfarina*
- B. *Enoxaparina*
- C. *Apixabana*
- D. *Rivaroxabana*

**Resposta correta = B.** *Heparina* e HBPM são os medicamentos de escolha para o tratamento de gestantes. Esses medicamentos não atravessam a placenta devido ao seu grande tamanho e carga negativa, e não causarão danos ao feto. A *varfarina* é teratogênica, atravessa a placenta, e as concentrações plasmáticas fetais são semelhantes aos valores maternos. O uso de *apixabana* e *rivaroxabana* não é recomendado porque os dados são limitados e insuficientes para determinar os riscos de defeitos congênitos graves, aborto espontâneo ou efeitos adversos no desenvolvimento.

**13.4** O monitoramento dos níveis de anti-Xa em pacientes que tomam HBPM é recomendado naqueles com qual das seguintes condições?

- A. Asplenia
- B. Disfunção renal
- C. Hipotireoidismo
- D. Disfunção hepática

**Resposta correta = B.** O monitoramento dos níveis de anti-Xa em pacientes que tomam HBPM normalmente não é recomendado porque as concentrações plasmáticas e a farmacocinética desses medicamentos são mais previsíveis em comparação com a *heparina*. No entanto, o monitoramento é recomendado em caso de insuficiência renal, gravidez ou obesidade. A HBPM é excretada principalmente na urina; portanto, a insuficiência renal prolonga a meia-vida da HBPM, e a dose de HBPM pode precisar ser ajustada em pacientes com insuficiência renal.

**13.5** Um paciente tem fibrilação atrial e está sendo tratado com *varfarina*. Qual parâmetro de monitoramento é mais adequado para avaliar a eficácia do tratamento?

- A. Hemoglobina
- B. TTPa
- C. Tempo de trombina
- D. INR

**Resposta correta = D.** A *varfarina* é monitorada pela medição da INR. Embora possa ser pertinente monitorar a hemoglobina enquanto um paciente está tomando *varfarina*, isso não é usado para avaliar o tratamento com esse fármaco. O tempo de trombina e o TTPa podem ser usados para monitorar outros anticoagulantes, mas não a *varfarina*.

**13.6** Qual medicamento pode aumentar o efeito anticoagulante da *varfarina*?
A. *Amiodarona*
B. *Rifampicina*
C. *Carbamazepina*
D. *Fenobarbital*

**Resposta correta** = A. A *amiodarona* pode aumentar o efeito anticoagulante da *varfarina*. Outros medicamentos que podem aumentar o efeito da *varfarina* incluem *fluconazol*, *metronidazol* e *sulfametoxazol/trimetoprima*. *Rifampicina*, *carbamazepina* e *fenobarbital* podem diminuir o efeito anticoagulante da *varfarina*.

**13.7** Um paciente de 32 anos recebe um novo anticoagulante durante sua ida ao hospital. Ele tem uma válvula cardíaca mecânica. Qual anticoagulante provavelmente foi iniciado nesse paciente?
A. *Apixabana*
B. *Varfarina*
C. *Dabigatrana*
D. *Rivaroxabana*

**Resposta correta** = B. A *varfarina* é o único anticoagulante indicado para uso em pacientes portadores de próteses valvares cardíacas mecânicas. *Dabigatrana*, *apixabana*, *rivaroxabana* e *edoxabana* não estão aprovados para uso em pacientes com válvulas cardíacas mecânicas.

**13.8** Um paciente está tomando *rivaroxabana* para prevenção de AVE no contexto de fibrilação atrial. Ele vai começar com *verapamil* para controle de taxa. Qual das seguintes afirmações está CORRETA?
A. Este paciente deve dobrar a dose de *rivaroxabana* após iniciar o *verapamil*.
B. A adição de *verapamil* pode aumentar o risco de sangramento do paciente.
C. A concentração de *rivaroxabana* diminuirá quando administrada com *verapamil*.
D. A dose inicial de *verapamil* deve ser aumentada, pois a *rivaroxabana* é um indutor.

**Resposta correta** = B. *Verapamil* é um inibidor da gp-P. A *rivaroxabana* é um substrato da gp-P e, quando tomada com *verapamil*, as concentrações podem aumentar, elevando o risco de sangramento. Como o *verapamil* é um inibidor da gp-P, e não um indutor, esperaríamos que as concentrações de *rivaroxabana* aumentassem em vez de diminuir. Portanto, não há razão para duplicar a dose de *rivaroxabana*. Finalmente, a *rivaroxabana* é um substrato da gp-P; não é um indutor, nem um inibidor da gp-P.

**13.9** Um paciente de 56 anos que recebeu prescrição de *dabigatrana* é internado no hospital com hemorragia intracraniana. Qual agente pode ser usado para reverter o sangramento?
A. *Idarucizumabe*
B. *Vitamina K*
C. *Fator Xa*
D. *Sulfato de protamina*

**Resposta correta** = A. O *idarucizumabe* é usado para reverter o sangramento causado pela *dabigatrana*. A *vitamina K* é usada para sangramento associado à *varfarina*. O *fator Xa* é usado para reverter o sangramento causado por *apixabana* ou *rivaroxabana*. O *sulfato de protamina* é usado para reverter o sangramento causado pela *heparina*.

**13.10** Qual das seguintes afirmações está correta em relação ao *ticagrelor*?
A. Inibe a síntese do tromboxano $A_2$.
B. Inibe o complexo receptor GP IIb/IIIa.
C. Inibe irreversivelmente a ligação do ADP ao receptor $P2Y_{12}$ nas plaquetas.
D. Inibe reversivelmente a ligação do ADP ao receptor $P2Y_{12}$ nas plaquetas.

**Resposta correta** = D. *Ticagrelor* liga-se reversivelmente ao receptor $P2Y_{12}$ de ADP. O *clopidogrel* e o *prasugrel* ligam-se irreversivelmente ao receptor $P2Y_{12}$ de ADP. O *ácido acetilsalicílico* inibe a síntese de tromboxano $A_2$, pela acetilação de um resíduo de serina no sítio ativo da COX-1. *Eptifibatida* e *tirofibana* inibem o complexo receptor GP IIb/IIIa.

# Anti-hiperlipêmicos

Christina E. DeRemer e Eric Dietrich

# 14

## I. VISÃO GERAL

A doença cardíaca coronariana (DCC) é a principal causa de mortes no mundo. Ela está correlacionada a concentrações anormais de colesterol (dislipidemia). Especificamente, a DCC está associada a concentrações elevadas de colesterol de lipoproteína de baixa densidade (LDL-C) e triglicerídeos e a baixas concentrações de colesterol de lipoproteína de alta densidade (HDL-C). Outros fatores de risco para DCC incluem tabagismo, hipertensão, obesidade, diabetes, doença renal crônica e idade avançada. Concentrações elevadas de colesterol (hiperlipidemia) podem ser devidas a fatores de estilo de vida (p. ex., falta de exercícios ou dieta contendo excesso de gorduras saturadas). Hiperlipidemia também pode resultar de um defeito genético no metabolismo das lipoproteínas ou, mais comumente, de uma combinação de fatores genéticos e estilo de vida. Mudanças apropriadas no estilo de vida, juntamente com a terapia medicamentosa anti-hiperlipidêmica, podem levar a uma redução substancial na mortalidade por DCC. Os medicamentos anti-hiperlipidêmicos (Figura 14.1) com frequência são administrados indefinidamente para reduzir o risco de doença cardiovascular aterosclerótica (DCVA) em pacientes selecionados e para controlar as concentrações plasmáticas de lipídeos. (Nota: A DCVA inclui DCC [infarto do miocárdio, também conhecido como "ataque cardíaco" e angina], acidente vascular encefálico e doença arterial periférica.) A Figura 14.2 ilustra o metabolismo normal das lipoproteínas séricas e as características das principais hiperlipidemias genéticas.

## II. OBJETIVOS DO TRATAMENTO

Os lipídeos plasmáticos consistem principalmente em lipoproteínas – complexos esféricos de lipídeos e proteínas específicas. As lipoproteínas clinicamente importantes, listadas em ordem decrescente de aterogenicidade, são LDL-C, colesterol de lipoproteína de densidade muito baixa (VLDL), quilomícrons e HDL. (Nota: VLDL é um transportador de triglicerídeos. Ele não é medido diretamente no sangue, mas é estimado por meio da divisão do valor de triglicerídeos por 5 [p. ex., um valor de triglicerídeos de 150 mg/dL se correlaciona com um VLDL de 30].) A ocorrência de DCC está positivamente associada ao colesterol total elevado e tem uma

| INIBIDORES DA HMG-CoA REDUTASE (ESTATINAS) |
|---|
| *Atorvastatina* |
| *Fluvastatina* |
| *Lovastatina* |
| *Pitavastatina* |
| *Pravastatina* |
| *Rosuvastatina* |
| *Sinvastatina* |
| **INIBIDORES DA ABSORÇÃO DE COLESTEROL** |
| *Ezetimiba* |
| **SEQUESTRANTES DE ÁCIDOS BILIARES** |
| *Colesevelam* |
| *Colestipol* |
| *Colestiramina* |
| **INIBIDORES PCSK9** |
| *Alirocumabe* |
| *Evolocumabe* |
| **INIBIDOR ACL** |
| *Ácido bempedoico* |
| **INIBIDOR MTP** |
| *Lomitapida* |
| **FIBRATOS** |
| *Genfibrozila* |
| *Fenofibrato* |
| **NIACINA** |
| *Niacina* |
| **ÁCIDOS GRAXOS ÔMEGA-3** |
| *Ácidos docosanoico e eicosanoico* |
| *Icosapente etílico* |

**Figura 14.1**
Resumo dos anti-hiperlipêmicos. ACL, ATP-citrato liase; HMG-CoA, 3-hidroxi-3-metilglutaril coenzima A; MTP, proteína de transferência de triglicerídeos microssomais; OTC, medicamento de venda livre; PCSK9, pró-proteína convertase subtilisina kexina tipo 9.

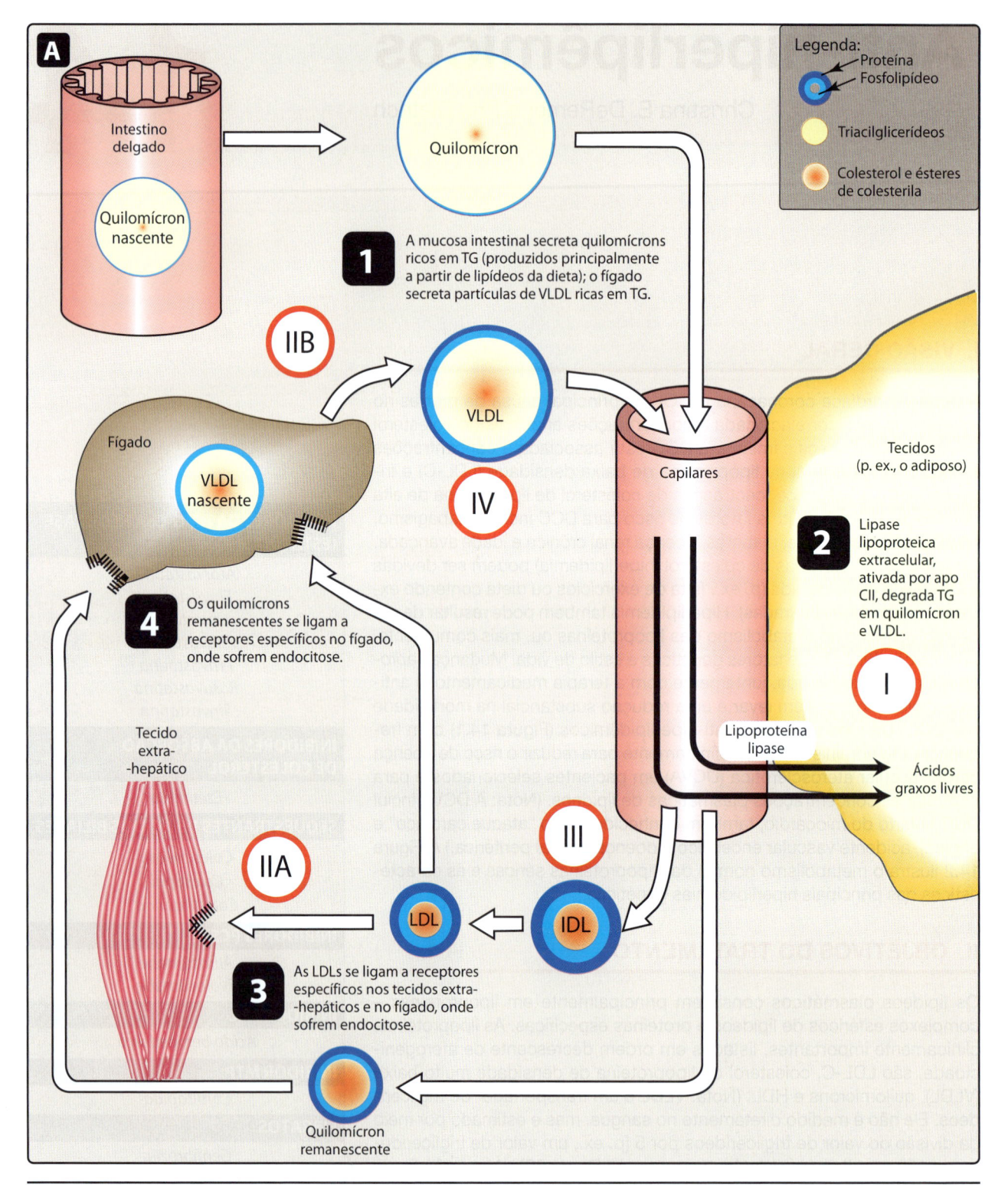

**Figura 14.2**
**A.** Metabolismo normal das lipoproteínas plasmáticas. Os algarismos romanos nos círculos brancos referem-se a tipos específicos de hiperlipidemias familiares resumidos na próxima página. **B.** Classificação de Fredrickson de hiperlipidemias familiares. apo CII, apolipoproteína CII encontrada em quilomícrons e VLDL; CM, quilomícron; IDL, lipoproteína de densidade intermediária; LDL, lipoproteína de baixa densidade; PCSK9, pró-proteína convertase subtilisina kexina tipo 9; TG, triglicerídeo; VLDL, lipoproteína de densidade muito baixa. (*Continua*)

### Tipo I (Hiperquilomicronemia familiar)

- Hiperquilomicronemia massiva em jejum, mesmo após ingestão normal de gorduras na dieta, resultando em grande elevação das concentrações plasmáticas de TG.
- Deficiência de lipoproteína lipase ou de apolipoproteína CII normal (raro).
- O Tipo I não está associado a aumento de doenças coronarianas cardíacas.
- Tratamento: dieta pobre em gorduras. Nenhum tratamento farmacológico é eficaz contra hiperlipidemia Tipo I.

### Tipo IIA (Hipercolesterolemia familiar)

- LDL elevada com concentrações normais de VLDL devido a um bloqueio na degradação da LDL. Isso resulta no aumento do colesterol plasmático, mas em concentrações normais de TG.
- Causada por defeitos na síntese ou no processamento dos receptores de LDL.
- Grande aceleração de doenças cardíacas isquêmicas.
- Tratamento: Dieta. Homozigotos: inibidor de PCSK9, *lomitapida*, estatina, *ezetimiba*; Heterozigotos: inibidor de PCSK9, *ácido bempedoico*, estatina, *ezetimiba*. Outras opções: *colestiramina*, *niacina*.

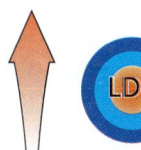

### Tipo IIB (Hiperlipidemia familiar combinada [mista])

- Semelhante ao Tipo IIA, exceto pelo fato de as concentrações de VLDL também estarem aumentadas, resultando em aumento das concentrações plasmáticas de TG e de colesterol.
- A causa é a produção excessiva de VLDL pelo fígado.
- Relativamente comum.
- Tratamento: dieta. Tratamento farmacológico semelhante ao do Tipo IIA.

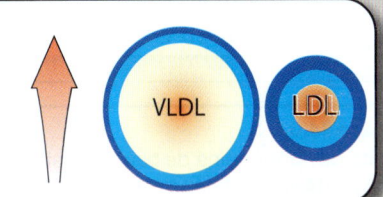

### Tipo III (Disbetalipoproteinemia familiar)

- Concentrações séricas de IDL aumentadas, resultando em aumento das concentrações de TG e colesterol.
- A causa é a produção excessiva ou a pouca utilização de IDL devido à apolipoproteína E mutante.
- Nos pacientes de meia idade, desenvolvem-se xantomas e doenças vasculares aceleradas.
- Tratamento: dieta. A terapia medicamentosa inclui *fenofibrato*, *icosapente etílico* ou *niacina*. Estatina para pacientes no grupo de benefício de estatina.

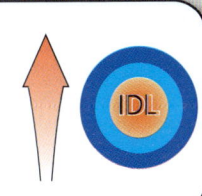

### Tipo IV (Hipertrigliceridemia familiar)

- As concentrações de VLDL estão aumentadas, ao passo que as de LDL estão normais ou diminuídas, resultando em concentrações normais ou elevadas de colesterol e concentrações muito elevadas de TG circulante.
- A causa é a produção excessiva e/ou a diminuição da remoção de TG da VLDL do soro.
- É uma doença relativamente comum. Apresenta poucas manifestações clínicas além da aceleração de doença cardíaca isquêmica. Pacientes portadores desse distúrbio frequentemente são obesos, diabéticos e hiperuricêmicos.
- Tratamento: dieta. Se necessário, a terapia medicamentosa inclui *fenofibrato*, *icosapente etílico* ou *niacina*. Estatina para pacientes no grupo de benefício de estatina.

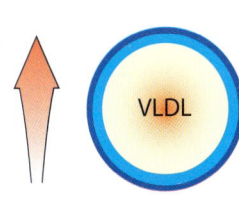

### Tipo V (Hipertrigliceridemia familiar mista)

- Concentração séricas de VLDL e quilomícrons elevados. LDL normal ou reduzida. Isso resulta na elevação das concentrações de colesterol e na grande elevação das de TG.
- A causa é o aumento na produção ou a redução na depuração da VLDL e dos quilomícrons. Em geral, é um defeito genético.
- Ocorre mais comumente em adultos obesos e/ou diabéticos.
- Tratamento: dieta. Se necessário, a terapia medicamentosa inclui *fenofibrato*, *icosapente etílico* ou *niacina*. Estatina para pacientes no grupo de benefício de estatina.

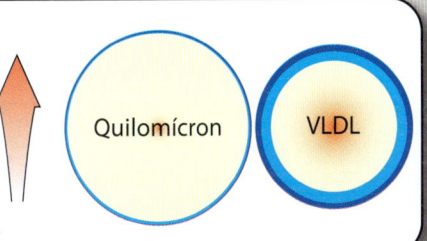

**Figura 14.2**
*Continuação*

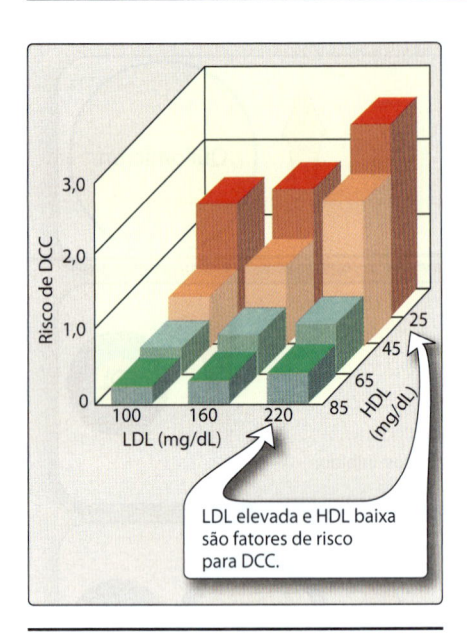

**Figura 14.3**
Efeito da lipoproteína de baixa densidade (LDL) e da lipoproteína de alta densidade (HDL) circulantes no risco de doença cardíaca coronariana (DCC).

correlação ainda mais forte com o LDL-C elevado. Ao contrário do LDL-C, concentrações elevadas de HDL-C têm sido associadas a uma diminuição do risco de doença coronariana (Figura 14.3). De acordo com as diretrizes sobre colesterol, a necessidade de terapia medicamentosa anti-hiperlipidêmica deve ser determinada com base na avaliação do risco de DCVA, em conjunto com a avaliação das concentrações de lipoproteínas.

## III. MEDICAMENTOS PARA HIPERLIPIDEMIA

Os medicamentos anti-hiperlipidêmicos incluem agentes que têm como alvo principal o LDL-C (estatinas, inibidor da absorção de colesterol, sequestradores de ácidos biliares, inibidores da pró-proteína convertase subtilisina kexina tipo 9, inibidores do trifosfato de adenosina-citrato liase e inibidores da proteína de transferência de triglicerídeos microssomais), bem como agentes que têm como alvo os triglicerídeos (fibratos, *niacina* e ácidos graxos ômega-3). A terapia medicamentosa para hiperlipidemia deve sempre ser acompanhada de modificações no estilo de vida, como exercícios e dieta pobre em gorduras saturadas.

### A. Inibidores da HMG-CoA redutase

Os inibidores da HMG-CoA redutase (mais conhecidos como estatinas) reduzem as concentrações de LDL-C, resultando em redução substancial de eventos coronarianos e de morte por DCC. Eles são tratamento de primeira linha para reduzir a ocorrência de eventos de DCVA em pacientes de alto risco (Figura 14.4). Mudanças terapêuticas no estilo de vida, como dieta, exercícios e perda de peso, podem ajudar a reduzir as concentrações de colesterol; entretanto, as modificações no estilo de vida não substituem a necessidade de terapia medicamentosa em pacientes que se enquadram em um dos quatro grupos beneficiários das estatinas, conforme descrito na Figura 14.4. (Nota: Os quatro grupos de pacientes que se beneficiam com as estatinas incluem [1] DCVA clínica, [2] LDL-C ≥ 190 mg/dL, [3] diabetes e idade entre 40 e 75 anos ou [4] risco elevado de DCVA em 10 anos e idade entre 40 e 75 anos.)

1. **Mecanismo de ação:** *Lovastatina*, *sinvastatina*, *pravastatina*, *atorvastatina*, *fluvastatina*, *pitavastatina* e *rosuvastatina* são inibidores competitivos de HMG-CoA redutase, a etapa limitante da síntese de colesterol. Ao inibirem a síntese do colesterol, eles esgotam o seu estoque intracelular (Figura 14.5). A depleção do colesterol intracelular faz a célula aumentar o número de receptores de LDL na superfície, que podem se ligar e internalizar o LDL-C circulante. Assim, o colesterol plasmático é reduzido, tanto pela diminuição da síntese de colesterol como pelo aumento do catabolismo do LDL-C. A *rosuvastatina* e a *atorvastatina* são as estatinas mais potentes na redução do LDL-C, seguidas por *pitavastatina*, *sinvastatina*, *lovastatina*, *pravastatina* e *fluvastatina*. (Nota: Como esses fármacos sofrem acentuada extração de primeira passagem no fígado, seu efeito dominante se dá nesse órgão.) Os inibidores da HMG-CoA redutase também diminuem as concentrações de triglicerídeos e podem aumentar as concentrações de HDL-C em alguns pacientes. Os benefícios clínicos vão além do mecanismo primário de redução do colesterol e incluem efeitos pleiotrópicos, como melhora da função endotelial, aumento da biodisponibilidade do óxido nítrico, propriedades antioxidantes, inibição de respostas inflamatórias e estabilização de placas ateroscleróticas.

2. **Usos terapêuticos:** Esses medicamentos são usados para diminuir o risco de eventos de DCVA em pacientes nos quatro grupos de

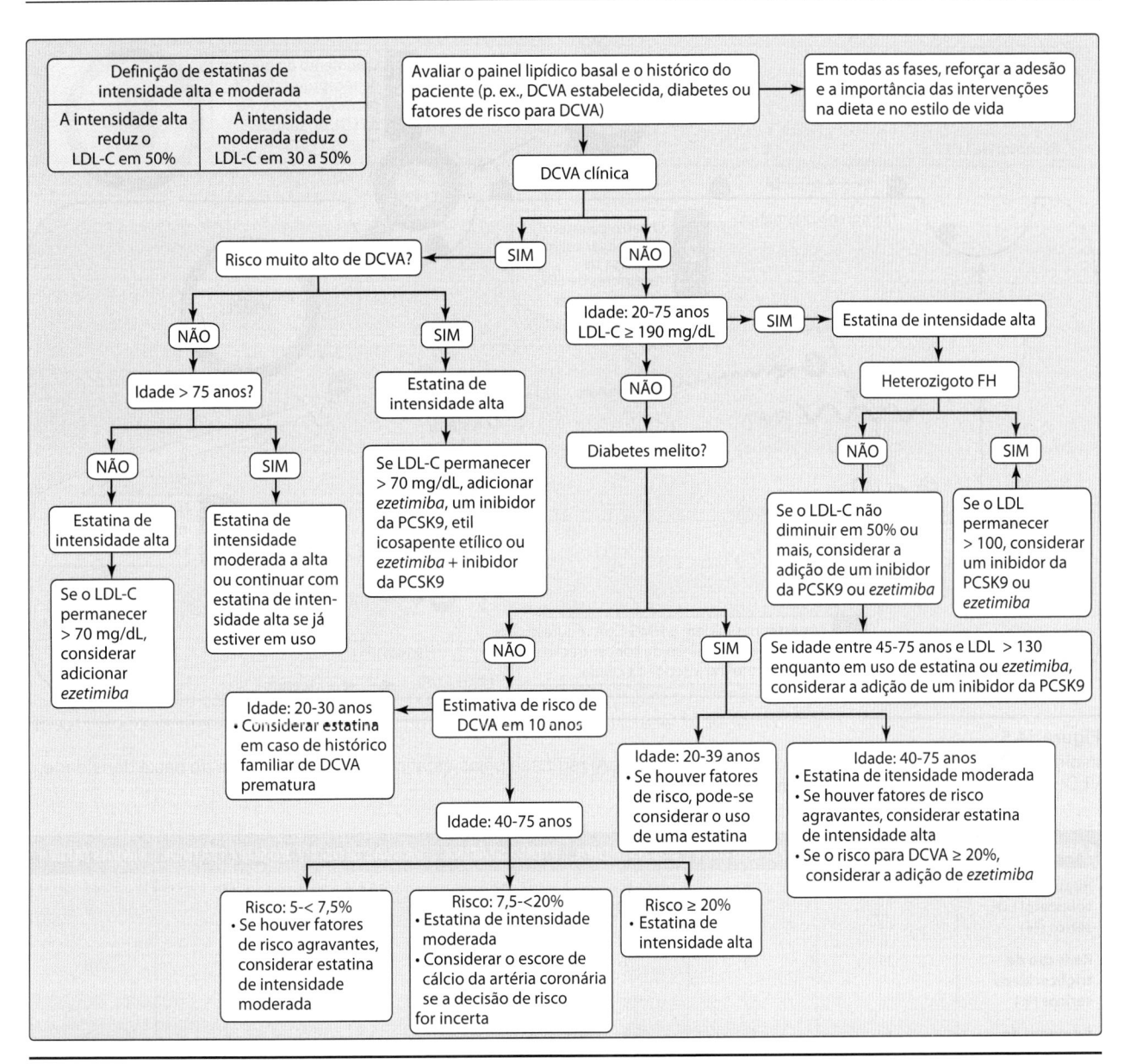

**Figura 14.4**
Normas para o tratamento das hiperlipidemias. DCVA, doença cardiovascular aterosclerótica; HF, hipercolesterolemia familiar; LDL-C, colesterol de lipoproteína de baixa densidade; PCSK9, pró-proteína convertase subtilisina kexina tipo 9; TG, triglicerídeos.

benefício das estatinas. A intensidade da terapia com estatinas deve ser orientada pelo risco absoluto do paciente para um evento de DCVA (Figura 14.4). (Nota: *Rosuvastatina* e *atorvastatina* são as únicas estatinas que podem proporcionar efeitos de alta intensidade na redução de LDL.) As estatinas são eficazes em reduzir as concentrações plasmáticas de colesterol em todos os tipos de hiperlipidemias. Contudo, os pacientes que têm hipercolesterolemia familiar homozigótica (tipo IIA) e que não possuem receptores funcionais de LDL se beneficiam muito menos do tratamento com esses medicamentos.

3. **Farmacocinética:** A *lovastatina* e a *sinvastatina* são lactonas hidrolisadas no fármaco ativo. As outras estatinas são todas administradas na sua forma ativa. A absorção das estatinas é variável (30-85%)

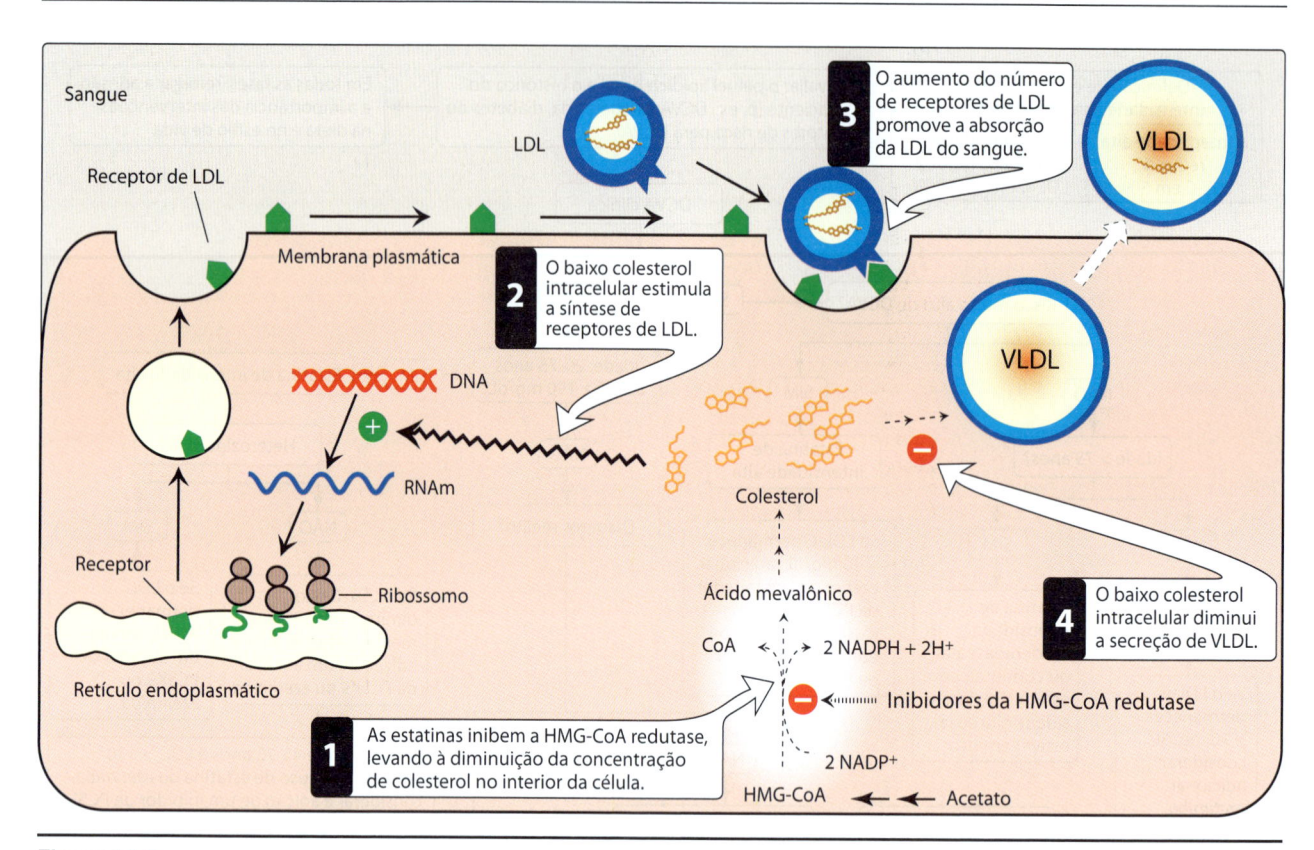

**Figura 14.5**
Inibição da 3-hidroxi-3-metilglutaril coenzima A (HMG-CoA) redutase pelas estatinas. LDL, lipoproteína de baixa densidade; VLDL, lipoproteína de muito baixa densidade.

| CARACTERÍSTICA | ATORVASTATINA | FLUVASTATINA | LOVASTATINA | PITAVASTATINA | PRAVASTATINA | ROSUVASTATINA | SINVASTATINA |
|---|---|---|---|---|---|---|---|
| Redução do colesterol LDL sérico (%) | 55 | 24 | 34 | 43 | 34 | 60 | 41 |
| Redução de triglicerídeos séricos (%) | 29 | 10 | 16 | 18 | 24 | 18 | 18 |
| Aumento do colesterol HDL sérico (%) | 6 | 8 | 9 | 8 | 12 | 8 | 12 |
| Meia-vida plasmática (h) | 14 | 2-3 | 2 | 12 | 1-2 | 19 | 1-2 |
| Penetração do sistema nervoso central | Não | Não | Sim | Sim | Não | Não | Sim |
| Excreção renal da dose absorvida (%) | 2 | < 6 | 10 | 15 | 20 | 10 | 13 |

**Figura 14.6**
Resumo dos inibidores da HMG-CoA redutase. HDL, lipoproteína de alta densidade; LDL, lipoproteína de baixa densidade.

após administração por via oral. Todas as estatinas são metabolizadas pelas isoenzimas do citocromo P450 (CYP) no fígado, exceto a *pravastatina*. A excreção ocorre principalmente pela bile e pelas fezes, mas também acontece eliminação urinária. Algumas características das estatinas estão resumidas na Figura 14.6.

4. **Efeitos adversos:** Pode ocorrer aumento das enzimas hepáticas no tratamento com estatinas. Portanto, a função hepática deve ser avaliada antes do início da terapia ou se um paciente desenvolver sintomas consistentes com disfunção hepática enquanto estiver recebendo estatina. (Nota: A insuficiência hepática pode causar acúmulo do fármaco.) Mialgia (dores musculares, dores ou cãibras), miopatia e rabdomiólise (destruição do tecido muscular que leva à liberação de mioglobina no sangue; raro) foram relatadas (Figura 14.7). Os fatores de risco para rabdomiólise incluem fragilidade ou baixa massa corporal, hipertensão, insuficiência renal, deficiência de vitamina D, hipotireoidismo, idade avançada, sexo feminino, abuso de álcool ou drogas e uso de medicamentos que aumentam o risco de efeitos adversos musculares, como antibióticos macrolídeos (*claritromicina*, *eritromicina*), *daptomicina*, *itraconazol*, *ciclosporina*, *genfibrozila*, *colchicina*, alguns inibidores de protease e suco de toranja. *Sinvastatina*, *lovastatina* e *atorvastatina* são os principais substratos da CYP3A4, e os inibidores dessa enzima podem aumentar o risco de rabdomiólise. As concentrações de creatina cinase no plasma devem ser mensuradas em pacientes com queixas musculares. Os inibidores da HMG-CoA também podem aumentar o efeito da *varfarina*. Assim, é importante avaliar a razão normalizada internacional (INR) ao iniciar uma estatina ou alterar a dosagem. Esses medicamentos são contraindicados durante gravidez, lactação e doença hepática ativa.

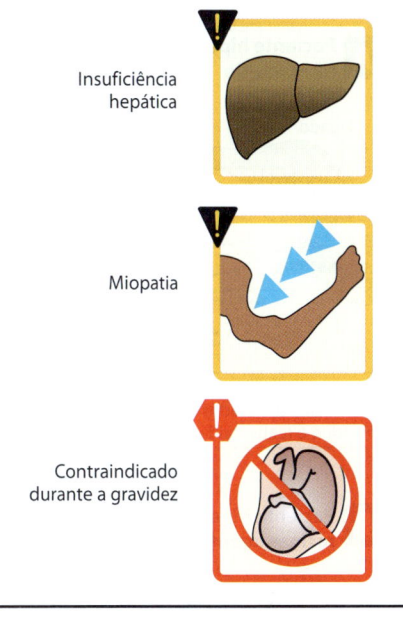

**Figura 14.7**
Alguns efeitos adversos e precauções associadas com o uso dos inibidores da HMG-CoA redutase.

B. **Inibidores da absorção de colesterol**

A *ezetimiba* inibe seletivamente a absorção de colesterol da dieta e da bile no intestino delgado, diminuindo a oferta de colesterol intestinal para o fígado. Isso reduz as reservas de colesterol hepático e aumenta a remoção de colesterol do sangue. A *ezetimiba* reduz o LDL-C em cerca de 18 a 23%. Devido a esse efeito modesto, ela é frequentemente usada como um complemento à dose máxima tolerada de estatinas em pacientes com alto risco de DCVA ou em pacientes com intolerância a estatinas. A *ezetimiba* é biotransformada principalmente no intestino delgado e no fígado por meio da conjugação de glicuronídeos com subsequente eliminação biliar e renal. Pacientes com insuficiência hepática moderada a grave não devem ser tratados com *ezetimiba*. Os efeitos adversos são incomuns com o uso de *ezetimiba*.

C. **Sequestradores de ácidos biliares**

Os sequestradores de ácidos biliares (resinas) têm efeitos modestos na redução do LDL-C, e os benefícios são inferiores aos observados com as estatinas.

1. **Mecanismo de ação:** *Resina de colestiramina*, *colestipol* e *colesevelam* são resinas que realizam trocas de ânions e se ligam aos ácidos e sais biliares com carga negativa no intestino delgado (Figura 14.8). O complexo ácido biliar/resina é excretado nas fezes, diminuindo, assim, a concentração de ácido biliar. Isso estimula os hepatócitos a aumentarem a conversão de colesterol em ácidos biliares, componentes essenciais da bile. Por consequência, a concentração de colesterol intracelular diminui, o que ativa maior captação hepática de colesterol contendo partículas LDL-C, levando a uma redução do LDL-C plasmático. (Nota: Esse aumento na captação é mediado por maior ativação/sensibilização dos receptores de LDL-C da superfície celular.)

**A** Paciente hiperlipêmico não tratado

A maior parte dos ácidos e sais biliares secretados no intestino é reabsorvida.

**B** Paciente hiperlipêmico tratado com resinas ligantes a ácidos biliares

A *colestiramina*, o *colestipol* ou o *colesevelam* formam um complexo insolúvel com os ácidos e sais biliares, impedindo sua reabsorção no intestino.

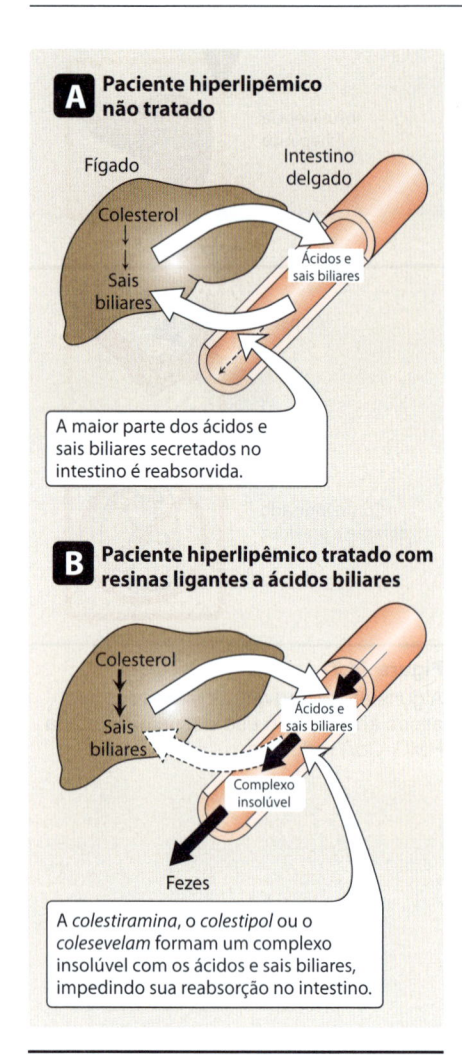

**Figura 14.8**
Mecanismo de ação dos sequestradores de ácidos biliares.

2. **Usos terapêuticos:** Os sequestradores de ácidos biliares podem ser úteis (frequentemente em combinação com dieta ou outros medicamentos) no tratamento de hiperlipidemias tipo IIA e tipo IIB. Devido à falta de evidências que demonstrem uma redução no risco de eventos de DCVA, bem como uma baixa tolerabilidade, os sequestradores de ácidos biliares são frequentemente reservados para pacientes que não toleram outras terapias hipolipemiantes. (Nota: Nos raros indivíduos homozigotos para o tipo IIA, nos quais os receptores funcionais de LDL são essencialmente indetectáveis, esses medicamentos têm pouco efeito sobre as concentrações plasmáticas de LDL-C.) A *colestiramina* também pode aliviar o prurido causado pelo acúmulo de ácidos biliares em pacientes com obstrução biliar. O *colesevelam* também é indicado para o diabetes melito tipo 2 (DM2) devido ao seu efeito de diminuição de glicose. (Nota: Esses agentes estão disponíveis na forma de pó para solução ou comprimido. A formulação em pó pode ser questionável para os pacientes devido à textura arenosa ou áspera, e a quantidade de unidades quando formulados em comprimidos é elevada [exigindo até 16 comprimidos por dia], o que limita o uso clínico desses agentes.)

3. **Farmacocinética:** Os sequestradores de ácidos biliares são insolúveis em água e têm grande massa molecular. Após administração oral, não são absorvidos, nem alterados metabolicamente no intestino. Em vez disso, são totalmente excretados nas fezes.

4. **Efeitos adversos:** Os efeitos adversos mais comuns são distúrbios gastrintestinais (GI), como constipação, náuseas e flatulência. O *colesevelam* apresenta efeitos GI menores do que os outros sequestradores dos ácidos biliares. Esses fármacos podem comprometer a absorção das vitaminas lipossolúveis (A, D, E e K) e interferem na absorção de vários fármacos (p. ex., *digoxina*, *varfarina* e hormônios tireóideos). Portanto, outros medicamentos devem ser tomados pelo menos 1 a 2 horas antes ou 4 a 6 horas depois dos sequestradores de ácidos biliares. As resinas podem aumentar concentrações de triglicerídeos e são contraindicadas em pacientes com hipertrigliceridemia significativa (maior que 400 mg/dL). Devem ser utilizados com cautela em pacientes com gastroparesia ou outros distúrbios significativos da motilidade GI.

D. **Inibidores da pró-proteína convertase subtilisina kexina tipo 9**

A pró-proteína convertase subtilisina kexina tipo 9 (PCSK9) é uma enzima produzida predominantemente no fígado. PCSK9 se liga ao receptor de LDL na superfície dos hepatócitos, levando à degradação dos receptores de LDL (Figura 14.9). Ao inibir a enzima PCSK9, mais receptores de LDL ficam disponíveis para eliminar o LDL-C sérico. *Alirocumabe* e *evolocumabe* são inibidores de PCSK9, que são anticorpos monoclonais totalmente humanizados. Esses agentes são usados em adição à terapia com estatinas na dose máxima tolerada em pacientes com hipercolesterolemia familiar heterozigótica ou homozigótica, ou em pacientes com DCVA que necessitam de redução adicional de LDL-C. Quando combinados com estatinas, os inibidores de PCSK9 proporcionam uma redução potente do LDL-C (50-70%). Eles também podem ser considerados para pacientes com alto risco de DCVA e intolerância a estatinas. Os inibidores de PCSK9 estão

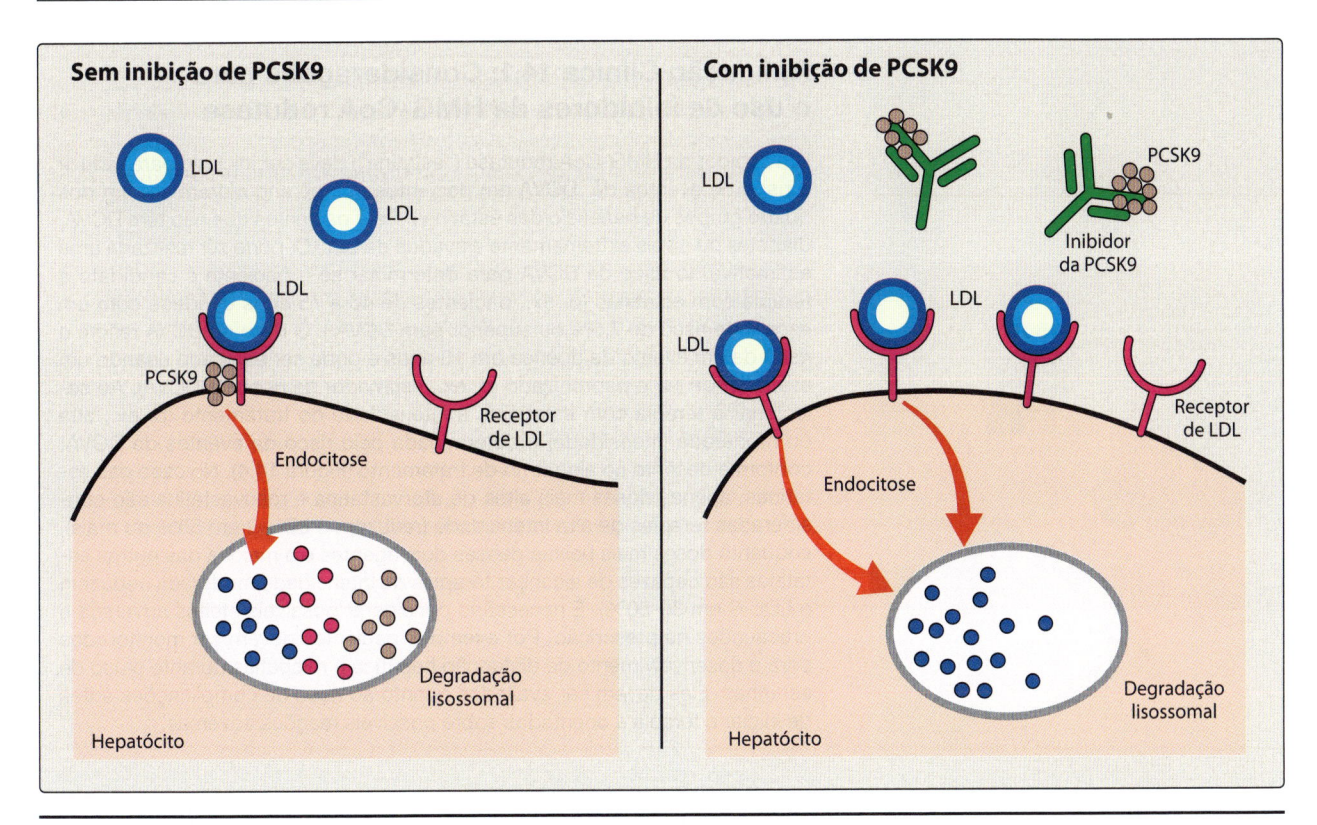

**Figura 14.9**
Mecanismo de ação dos inibidores de PCSK9. PCSK9 se liga ao receptor de LDL na superfície dos hepatócitos, levando à degradação dos receptores de LDL. A inibição da PCSK9 previne a degradação dos receptores de LDL e promove maior depuração do LDL-C sérico. LDL, colesterol de lipoproteína de baixa densidade; PCSK9, pró-proteína convertase subtilisina kexina tipo 9.

disponíveis como injeções subcutâneas e são administrados a cada duas a quatro semanas. Os inibidores da PCSK9 são geralmente bem tolerados. As reações adversas medicamentosas mais comuns são reações no local da injeção, reações imunes ou alérgicas, nasofaringite, diarreia, mialgia e infecções do trato respiratório superior.

### E. Inibidor de trifosfato de adenosina-citrato liase

O *ácido bempedoico* é um inibidor da trifosfato de adenosina-citrato liase (ACL) que reduz o LDL-C ao inibir a síntese de colesterol no fígado com um alvo, a enzima ACL, que está mais a montante da HMG-CoA redutase. Esses agentes são usados em adição à terapia com estatinas na dose máxima tolerada em pacientes com hipercolesterolemia familiar heterozigótica ou em pacientes com DCVA que necessitam de redução adicional de LDL-C. O *ácido bempedoico* reduz o LDL-C ainda mais, de 12 a 17%, quando adicionado a outras terapias. Administrado por via oral como profármaco, é metabolizado no fígado na forma ativa e secretado principalmente na urina como metabólito glicuronídico. No geral, é bem tolerado; entretanto, foi relatada hiperuricemia, e deve ser usado com cautela em pacientes com histórico de gota. Outras reações adversas podem incluir dores nos membros ou nas costas, espasmos musculares ou ruptura de tendões.

> **Aplicação Clínica 14.1: Considerações para o uso de inibidores da HMG-CoA redutase**
>
> Um inibidor da HMG-CoA redutase ("estatina") deve ser iniciado para reduzir o risco de eventos de DCVA em pacientes que se enquadram em um dos quatro grupos de benefício das estatinas. Para pacientes que não têm DCVA, diabetes ou níveis extremamente elevados de LDL-C, pode ser realizada uma estimativa do risco de DCVA para determinar se o paciente é candidato à terapia com estatinas (p. ex., pacientes de 40 a 75 anos de idade com um escore de risco de 7,5% ou superior para DCVA ). O risco de DCVA reflete o risco de um evento da doença em 10 anos e pode ser estimado usando um avaliador de risco padronizado (p. ex., estimador de risco de DCVA). Ao selecionar a terapia com estatinas, a intensidade do tratamento (p. ex., alta ou moderada intensidade) é determinada pelo risco de eventos de DCVA, conforme descrito no algoritmo de tratamento (Figura 14.4). No caso das estatinas, apenas doses mais altas de atorvastatina e rosuvastatina são consideradas terapias de alta intensidade (reduzem o LDL-C em 50% ou mais), enquanto doses mais baixas desses dois agentes e a maioria das outras estatinas são capazes de alcançar terapias de intensidade moderada (reduzem o LDL-C em 30-50%). É necessário considerar possíveis efeitos adversos e precauções na prescrição. Por exemplo, pacientes devem ser monitorados para o desenvolvimento de disfunção hepática e miopatias durante o uso de estatinas. Eles devem ser avaliados quanto ao risco de complicações antes de iniciar a terapia e orientados sobre possíveis reações adversas.

### F. Inibidor da proteína de transferência de triglicerídeos microssomais

A *lomitapida* é indicada para hipercolesterolemia familiar homozigótica (HFHo), que muitas vezes é tratada de forma ineficaz com inibidores da HMG-CoA redutase. Como inibidor da proteína de transferência de triglicerídeos microssomais, seu mecanismo de ação único leva a uma redução na liberação de VLDL e na secreção de triglicerídeos mediada por VLDL, o que causa uma redução nas concentrações de LDL em até 51%. A *lomitapida* é prescrita para tratar HFHo como complemento a outras terapias hipolipemiantes e estilo de vida otimizado. Devido ao potencial hepatotóxico, esse agente faz parte de um programa de segurança de medicamentos, avaliação de risco e estratégias de mitigação, que exige monitoramento regular da função hepática. Outras possíveis reações adversas incluem dor no peito, fadiga, desconforto gastrintestinal (diarreia, náusea, vômito, dispepsia), infecção e problemas respiratórios (nasofaringite, congestão nasal). As interações medicamentosas devem ser consideradas, pois é substrato e inibidor do metabolismo da CYP3A4. A coadministração com inibidores moderados a fortes da CYP3A4 é contraindicada.

### G. Fibratos

O *fenofibrato* e a *genfibrozila* são derivados do ácido fíbrico que reduzem os triglicerídeos séricos e aumentam o HDL-C.

1. **Mecanismo de ação:** Os receptores ativados pelo proliferador de peroxissomo (RAPPs) são membros da família de receptores nucleares que regulam o metabolismo lipídico. Os RAPPs funcionam como fatores de transcrição ativados pelo ligante. Ao se ligarem aos seus ligantes naturais (ácidos graxos ou eicosanoides) ou medicamentos anti-hiperlipidêmicos (*fenofibrato* ou *genfibrozila*), os

PPARs são ativados. Após a ativação, eles se ligam aos elementos de resposta do proliferador de peroxissoma, o que, em última análise, leva à diminuição das concentrações de triglicerídeos por meio do aumento da expressão da lipase lipoproteica (Figura 14.10) e da diminuição da concentração de apolipoproteína (apo) CIII. O *fenofibrato* é mais eficaz do que a *genfibrozila* na redução das concentrações de triglicerídeos. Os fibratos também aumentam o HDL-C, intensificando a expressão de apo AI e apo AII.

2. **Usos terapêuticos:** Os fibratos são usados no tratamento da hipertrigliceridemia. Eles são particularmente úteis no tratamento da hiperlipidemia tipo III (disbetalipoproteinemia), na qual se acumulam as partículas lipoproteicas de densidade intermediária. Os fibratos não são indicados para benefícios cardiovasculares ou redução de eventos de DCVA. No entanto, as diretrizes apoiam o seu uso na hipertrigliceridemia grave, que pode levar à pancreatite.

3. **Farmacocinética:** *Genfibrozila* e *fenofibrato* são completamente absorvidos por administração oral e se distribuem amplamente, ligados à albumina. O *fenofibrato* é um profármaco que é convertido na molécula ativa, o ácido fenofíbrico. Os dois fármacos sofrem extensa biotransformação, sendo excretados pela urina como conjugados glicuronídeos.

4. **Efeitos adversos:** Os efeitos adversos mais comuns são distúrbios gastrintestinais leves. Eles diminuem à medida que o tratamento avança. Como esses fármacos aumentam a excreção biliar de colesterol, há uma predisposição para formar cálculos biliares. Miosite (inflamação muscular) pode ocorrer com fibratos, e fraqueza ou sensibilidade muscular deve ser avaliada. Pacientes com insuficiência renal podem apresentar maior risco de miosite. Foram relatadas miopatia e rabdomiólise em pacientes que recebiam, ao mesmo tempo, *genfibrozila* e estatinas. O uso de *genfibrozila* é contraindicado com *sinvastatina* e, em geral, deve ser evitado com qualquer estatina. Ambos os fibratos podem aumentar os efeitos da *varfarina*. Portanto, a INR deve ser monitorada com mais frequência quando um fibrato é iniciado. Os fibratos não devem ser utilizados em pacientes com disfunção hepática ou renal grave, doença preexistente da vesícula biliar ou cirrose biliar. Eles devem ser usados com cautela durante a gravidez.

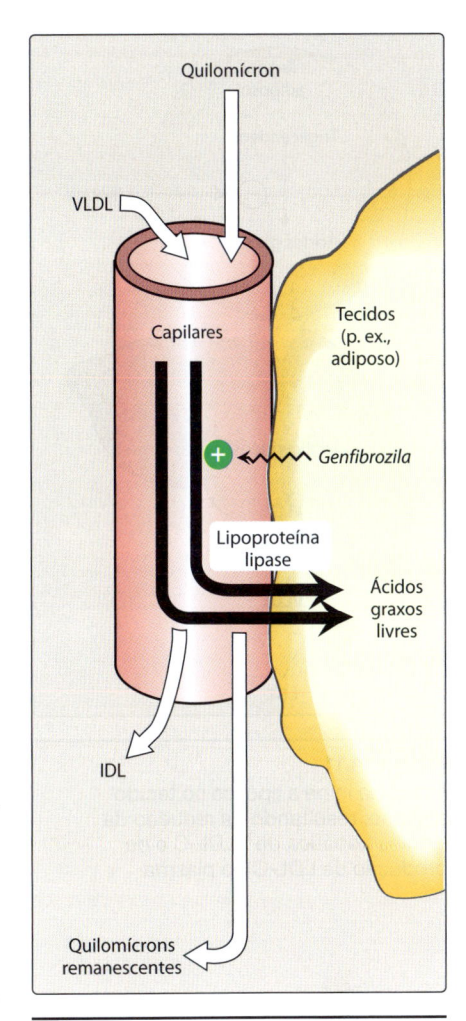

**Figura 14.10**
Ativação da lipoproteína lipase pela *genfibrozila*. IDL, lipoproteína de densidade intermediária; VLDL, lipoproteína de densidade muito baixa.

### H. Niacina (ácido nicotínico)

A *niacina* reduz os triglicerídeos em 20 a 50%. Também reduz o LDL-C em 10 a 20% e é o agente mais eficaz para aumentar o HDL-C. A *niacina* pode ser usada em combinação com estatinas. (Nota: A adição de *niacina* à terapia com estatinas não demonstrou proporcionar qualquer redução adicional no risco de eventos ou mortalidade por DCVA.)

1. **Mecanismo de ação:** A *niacina* inibe fortemente a lipólise no tecido adiposo, reduzindo, assim, a produção de ácidos graxos livres (Figura 14.11). O fígado normalmente usa os ácidos graxos livres circulantes como principais precursores na síntese de triglicerídeos. Concentrações reduzidas de triglicerídeos no fígado diminuem a produção de VLDL-C hepático, o que, por sua vez, reduz a concentração de LDL-C no plasma.

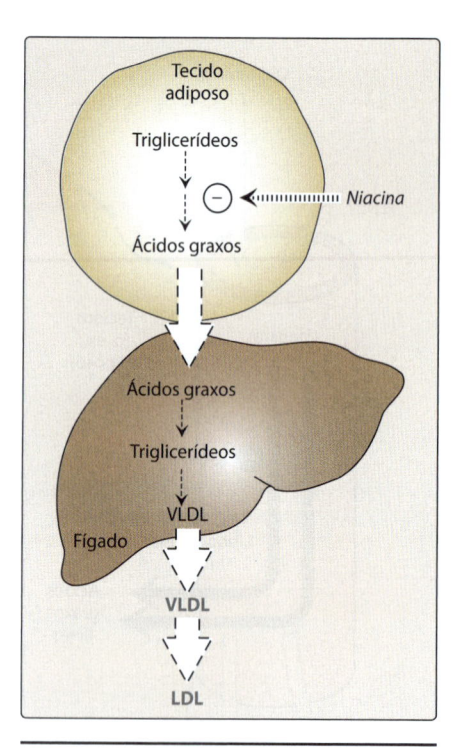

**Figura 14.11**
A *niacina* inibe a lipólise no tecido adiposo, resultando na redução da síntese hepática de VLDL-C e da produção de LDL-C no plasma.

2. **Usos terapêuticos:** A *niacina* tem indicações limitadas. Ao contrário das estatinas, ela não é indicada para benefícios cardiovasculares ou redução de eventos de DCVA. Por reduzir as concentrações plasmáticas de colesterol e triglicerídeos, a *niacina* pode ser usada no tratamento de hiperlipidemias familiares ou em pacientes com intolerância aos inibidores da HMG-CoA redutase.

3. **Farmacocinética:** A *niacina* é administrada por via oral. No organismo, ela é convertida em nicotinamida, que é incorporada ao cofator nicotinamida adenina dinucleotídeo (NAD$^+$). A *niacina*, seu derivado nicotinamida e outros metabólitos são excretados na urina. (Nota: A administração isolada de nicotinamida não diminui as concentrações plasmáticas de lipídeos.)

4. **Efeitos adversos:** Os efeitos adversos mais comuns da *niacina* são rubor cutâneo intenso acompanhado por uma sensação desconfortável de calor e prurido. A administração de *ácido acetilsalicílico*, 30 minutos antes da *niacina*, reduz o rubor mediado por prostaglandinas. Alguns pacientes também apresentam náuseas e dores abdominais com a *niacina*. A lenta titulação da dosagem ou o uso de uma formulação de liberação prolongada de *niacina* reduz os incômodos efeitos adversos iniciais. Ela inibe a secreção tubular de ácido úrico e predispõe os pacientes à hiperuricemia e à gota. Também foram relatadas hepatotoxicidade e intolerância à glicose. O medicamento deve ser evitado na doença hepática ativa ou em pacientes com úlcera péptica ativa.

I. **Ácidos graxos ômega-3**

Ácidos graxos poli-insaturados (AGPIs) ômega-3 são ácidos graxos essenciais usados predominantemente para reduzir triglicerídeos. Eles inibem a síntese de VLDL-C e triglicerídeos no fígado. Os AGPIs ômega-3 – ácido eicosanoico (EPA) e ácido docosanoico (DHA) – são encontrados em fontes marinhas como atum, alabote e salmão. Cerca de 4 g de AGPIs ômega-3 marinhos por dia diminuem a concentração de triglicerídeos séricos em 25 a 30% com pequenos aumentos no LDL-C e no HDL-C. Cápsulas de óleo de peixe de venda livre ou sujeitas à prescrição (EPA/DHA) podem ser usadas para suplementação, pois é difícil consumir AGPI ômega-3 suficiente somente com a dieta. *Icosapente etílico* é um fármaco prescrito que contém apenas EPA e não aumenta de forma significativa o LDL-C, diferentemente dos suplementos de óleo de peixe. Os AGPIs ômega-3 podem ser considerados auxiliares de outros tratamentos para reduzir os lipídeos em indivíduos que têm triglicerídeos elevados (500 mg/dL). Embora eficaz para diminuir os triglicerídeos, em geral, a suplementação com AGPIs ômega-3 não reduz a morbidade e a mortalidade cardiovascular. Uma exceção é o *icosapente etílico*, que demonstrou reduzir o risco de eventos cardiovasculares em pacientes de prevenção secundária ou de prevenção primária de alto risco quando adicionado a uma estatina. Os efeitos adversos mais comuns do AGPI ômega-3 incluem efeitos GI (dor abdominal, náusea, diarreia) e o gosto de peixe. Pode aumentar o risco de sangramentos naqueles que estão tomando simultaneamente medicamentos anticoagulantes ou antiplaquetários.

| CLASSE FARMACOLÓGICA | EFEITO SOBRE LDL | EFEITO SOBRE HDL | EFEITO SOBRE TRIGLICERÍDEOS |
|---|---|---|---|
| Inibidores da HMG-CoA redutase (estatinas) | ↓↓↓↓ | ↑↑ | ↓↓ |
| Inibidores da absorção de colesterol | ↓ | ↑ | ↓ |
| Sequestradores de ácidos biliares | ↓↓↓ | ↑ | ↑ |
| Inibidores de PCSK9 | ↓↓↓↓↓ | ↑↑ | ↓ |
| Inibidores da ACL | ↓↓ | — | — |
| Inibidores da MTP | ↓↓↓↓ | — | ↓↓ |
| Fibratos | ↓ | ↑↑↑ | ↓↓↓↓ |
| *Niacina* | ↓↓ | ↑↑↑↑ | ↓↓↓ |
| Ácidos graxos ômega-3 | | | |
| EPA+DHA | ↑↑ | — | ↓↓↓↓ |
| EPA | — | — | ↓↓ |

**Figura 14.12**
Características das famílias de anti-hiperlipêmicos. ACL, trifosfato de adenosina-citrato liase; HDL, lipoproteína de alta densidade; HMG-CoA, 3-hidroxi-3-metilglutaril coenzima A; LDL, lipoproteína de baixa densidade; MTP, proteína de transferência de triglicerídeos microssomais; PCSK9, pró-proteína convertase subtilisina kexina tipo 9.

### J. Tratamento farmacológico combinado

Às vezes é necessário usar mais de um medicamento anti-hiperlipidêmico para atingir os objetivos do tratamento. Pacientes com DCVA estabelecida ou com risco elevado de DCVA em 10 anos ou aqueles que não alcançam as reduções pretendidas de LDL-C com terapia com estatinas na dose máxima tolerada podem ser considerados para terapia combinada. A *ezetimiba*, os inibidores da PCSK9 e o *icosapente etílico* podem ser considerados para terapia complementar, uma vez que há evidências de que essas combinações reduzem ainda mais os eventos de DCVA em pacientes que já fazem terapia com estatinas. A associação de fármacos não é isenta de riscos. A toxicidade hepática e muscular ocorre com maior frequência com a associação de fármacos que diminuem os lipídeos. A Figura 14.12 resume algumas ações dos anti-hiperlipêmicos.

### Aplicação clínica 14.2: Manutenção da concentração-alvo de colesterol

A terapia combinada pode ser necessária em numerosas populações incapazes de manter a concentração-alvo de colesterol, apesar da terapia com doses máximas de inibidores da HMG-CoA redutase (estatinas) e de uma dieta otimizada. Apenas *ezetimiba*, inibidores da PCSK9 e *icosapente etílico* apresentam evidências de que essas combinações reduzem ainda mais os eventos de DCVA em pacientes que já estão em tratamento com estatinas. O *ácido bempedoico* não possui dados que sustentem o benefício cardiovascular neste momento. A *lomitapida* tem uma indicação única (HFHo) na qual a terapia de primeira linha com inibidor da HMG-CoA redutase demonstrou ser ineficaz. Agentes como *niacina*, fibratos ou sequestradores de ácidos biliares raramente podem ser usados em combinação para atingir a concentração-alvo de colesterol, mas devido ao benefício cardiovascular limitado e/ou às interações medicamentosas e à baixa tolerabilidade, esses agentes são geralmente reservados apenas para pacientes que não conseguem tolerar outras opções.

## Resumo

- A doença coronariana é a principal causa de morte em todo o mundo e tem sido correlacionada com dislipidemia. A terapia medicamentosa usada em conjunto com mudanças no estilo de vida, como dieta com baixo teor de gordura e exercícios, demonstrou uma redução significativa na mortalidade por doença coronariana.
- O objetivo principal do tratamento da hiperlipidemia é reduzir o risco de futuros eventos de DCVA. Um objetivo secundário é manter concentrações otimizadas mais baixas de LDL-C e triglicerídeos e concentrações adequadas de HDL-C.
- Os medicamentos anti-hiperlipidêmicos incluem estatinas, inibidores da absorção de colesterol, sequestradores de ácidos biliares, inibidores da pró-proteína convertase subtilisina kexina tipo 9, inibidores da trifosfato de adenosina-citrato liase (ACL), inibidores da proteína de transferência de triglicerídeos microssomais, fibratos, *niacina* e ácidos graxos ômega-3.
- Os inibidores da 3-hidroxi-3-metilglutaril coenzima A (HMG-CoA) redutase, "estatinas", como *sinvastatina*, *pravastatina*, *atorvastatina* e *rosuvastatina*, são considerados tratamento de primeira linha para pacientes com risco elevado de DCVA. Esses agentes ajudam a reduzir a ocorrência (ou recorrência) de eventos de DCVA, com benefícios que vão além da redução da concentração de colesterol, incluindo estabilização da placa aterosclerótica, melhora da função endotelial coronariana, inibição da formação de trombos plaquetários e atividade anti-inflamatória vascular.
- A terapia combinada pode ser necessária para obter o controle ideal do LDL-C. *Ezetimiba*, inibidores de PCSK9 e/ou *icosapente etílico* podem ser considerados para terapia complementar, uma vez que há evidências de que essas combinações reduzem ainda mais os eventos de DCVA em pacientes que já fazem terapia com estatinas.
- O inibidor de ACL, *ácido bempedoico*, foi aprovado para uso em combinação com inibidores da HMG-CoA redutase na dose máxima tolerada, embora seu efeito na mortalidade cardiovascular não tenha sido estabelecido.
- A *lomitapida* é um inibidor da proteína de transferência de triglicerídeos microssomal indicado para hipercolesterolemia familiar homozigótica.
- Fibratos, *niacina* e ácidos graxos ômega-3 são usados para o controle de triglicerídeos elevados.

## Questões para estudo

**Escolha a resposta correta.**

**14.1** Um homem de 19 anos é diagnosticado com hiperlipidemia tipo 1, caracterizada por concentrações plasmáticas elevados de quilomícrons. Qual das seguintes opções de tratamento seria mais apropriada para tratar a dislipidemia?

A. Ezetimiba
B. Sinvastatina
C. Inibidor de PCSK9
D. Ajustes dietéticos para incluir uma dieta com baixo teor de gordura

**Resposta correta = D.** A hiperlipidemia tipo I (hiperquilomicronemia) é tratada com uma dieta com baixo teor de gordura (o que torna a alternativa D correta). Nenhum fármaco é eficaz contra essa doença.

**14.2** Qual dos seguintes medicamentos diminui a síntese de colesterol ao inibir a enzima 3-hidroxi-3-metilglutaril coenzima A redutase?

A. Fenofibrato
B. Colestipol
C. Rosuvastatina
D. Genfibrozila

**Resposta correta = C.** A *rosuvastatina* diminui a síntese de colesterol ao inibir a HMG-CoA redutase. *Fenofibrato* e *genfibrozila* aumentam a atividade da lipoproteína lipase, acelerando, assim, a retirada de VLDL-C do plasma. O *colestipol* reduz a quantidade de ácidos biliares que voltam ao fígado pela circulação êntero-hepática.

**14.3** Um homem de 47 anos com história de insuficiência renal, gota, fibrilação atrial e hipertrigliceridemia está sendo iniciado com um inibidor da HMG-CoA redutase. Qual fator de risco provavelmente aumentará a possibilidade de mialgia ou miopatia com o novo medicamento?

A. Insuficiência renal
B. Gota
C. Hipertrigliceridemia
D. Fibrilação atrial

**Resposta correta = A.** Pacientes com histórico de insuficiência renal têm maior incidência de desenvolver mialgias, miopatia e rabdomiólise com o uso de inibidores da HMG-CoA redutase (estatinas), especialmente com aquelas que são eliminadas por via renal, que podem provocar acúmulo. Não foi relatado que outras populações tenham maior incidência desse efeito adverso com inibidores da HMG-CoA redutase.

**14.4** Uma mulher de 47 anos comparece ao seu médico de família para o exame anual. Ela tem histórico de hipertensão, obesidade e uso de tabaco (história de 20 maços-ano). Um painel lipídico em jejum revela LDL de 125 mg/dL, e seu risco estimado de DCVA é calculado em 10%. Qual das alternativas a seguir melhor caracteriza o grupo de benefício das estatinas para essa paciente?

A. Grupo 1 – história clínica de DCVA
B. Grupo 3 – idade de 40 a 75 anos com diabetes
C. Grupo 4 – idade de 40 a 75 anos sem diabetes e risco de DCVA > 7,5%
D. Não se enquadra em nenhum grupo de benefícios de estatinas

**Resposta correta = C.** A escolha A está incorreta, pois ela não tem histórico de eventos clínicos de DCVA. A alternativa B está incorreta, pois ela não tem histórico de diabetes. A escolha D está incorreta, pois ela tem mais de 40 anos de idade e tem um risco calculado de DCVA de 10%, o que a coloca no grupo de benefício 4 de estatinas (tornando a escolha C correta).

**14.5** Uma mulher de 63 anos com concentrações elevadas de LDL-C é incapaz de tolerar estatinas devido a efeitos adversos, incluindo fortes dores musculares. O médico gostaria de prescrever um medicamento sem estatina para reduzir efetivamente as concentrações de LDL-C. Qual medicamento seria o tratamento mais eficaz?

A. Niacina
B. Alirocumabe
C. Colestiramina
D. Ezetimiba

**Resposta correta = B.** O *alirocumabe* é um inibidor da PCSK9 que pode reduzir o LDL-C em aproximadamente 50%. A *niacina* aumenta principalmente o HDL-C e diminui os triglicerídeos, com efeitos menos potentes na redução do LDL-C. A *colestiramina* e a *ezetimiba* reduzem o LDL-C, embora não tão potentemente quanto os inibidores da PCSK9.

**14.6** Qual dos seguintes fármacos se liga aos ácidos biliares no intestino, evitando, assim, que os ácidos retornem ao fígado pela circulação êntero-hepática?

A. Niacina
B. Genfibrozila
C. Colestiramina
D. Sinvastatina

**Resposta correta = C.** A *colestiramina* é uma resina trocadora de ânions que fixa os ácidos e sais biliares com carga negativa no intestino delgado. O complexo resina-ácido biliar é excretado com as fezes, evitando, assim, que os ácidos biliares retornem ao fígado pela circulação êntero-hepática. Os fármacos das outras opções não fixam ácidos biliares no intestino.

**14.7** Um homem de 65 anos procura seu médico para tratamento de diabetes melito tipo 2 e LDL-C elevado de 165 mg/dL. Qual das alternativas a seguir é a melhor opção para diminuir as concentrações de LDL-C e minimizar o risco de eventos de DCVA nesse paciente?

A. Ácido bempedoico
B. Colesevelam
C. Atorvastatina
D. Fenofibrato

**Resposta correta = C.** A *atorvastatina*, um inibidor da HMG-CoA redutase (estatina), é a opção mais eficaz para reduzir o LDL-C, alcançando reduções de até 60% dos níveis basais. As estatinas são a principal modalidade para reduzir o risco de DCVA quando a terapia medicamentosa é indicada. O *ácido bempedoico* reduz modestamente o LDL-C em comparação com a redução do LDL-C alcançada pelas estatinas. O *colesevelam* pode reduzir o LDL-C, mas não tão eficazmente como as estatinas. Embora o *colesevelam* tenha efeitos redutores da glicose, esses efeitos são modestos e não é um agente preferido para o DM2. O *fenofibrato* é mais eficaz na redução das concentrações de triglicerídeos ou no aumento da concentração de HDL-C.

**14.8** Um homem de 42 anos iniciou tratamento com *niacina* de liberação sustentada há duas semanas. Ele relata rubor e coceira desconfortáveis que acredita estarem relacionados ao fármaco. Qual das alternativas a seguir pode ajudar a controlar esses efeitos adversos?

A. Administrar *ácido acetilsalicílico* 30 minutos antes de tomar *niacina*.
B. Administrar *ácido acetilsalicílico* 30 minutos após tomar *niacina*.
C. Aumentar a dose de *niacina*.
D. Alterar a *niacina* de liberação sustentada para *niacina* de liberação imediata.

**Resposta correta = A.** O rubor associado com *niacina* é mediado por prostaglandina, por isso o uso de *ácido acetilsalicílico* (um inibidor da prostaglandina) pode ajudar a minimizar esse efeito adverso. Ele deve ser administrado 30 minutos antes da dose de *niacina*, por isso a opção B está incorreta. Elevando a dose de *niacina*, provavelmente aumentam essas queixas, por isso a opção C está incorreta. A formulação de *niacina* de liberação sustentada tem menor incidência de rubor se comparada com a de liberação imediata; por isso a opção D está incorreta.

**14.9** Uma mulher de 55 anos comparece ao seu médico de cuidados primários para o exame anual. Seu histórico médico anterior inclui pré-diabetes, hipertensão e obesidade. Seu risco estimado de DCVA é calculado em 6,5%, e seu painel lipídico em jejum revela hipertrigliceridemia (triglicerídeos 655 mg/dL). Qual dos seguintes tratamentos seria mais importante para começar imediatamente?

A. *Ezetimiba*
B. *Sinvastatina*
C. *Icosapente etílico*
D. *Alirocumabe*

**Resposta correta = C.** Devido ao risco de DCVA de 6,5%, a terapia hipolipemiante não é definitivamente necessária para reduzir o risco de eventos de DCVA, pois o risco não excede 7,5% (tornando a opção B incorreta). A opção A está incorreta, pois a monoterapia com *ezetimiba* não seria indicada em pacientes que não falharam na terapia com estatinas. A escolha D está incorreta, pois o *alirocumabe* seria reservado para pacientes com falha na terapia com estatinas ou para aqueles com elevações significativas de LDL e para diminuir o risco de eventos de DCVA (para os quais esse paciente apresenta baixo risco). A opção C está correta, pois ela apresenta hipertrigliceridemia grave e corre risco de pancreatite; os óleos de peixe podem reduzir significativamente os triglicerídeos, e as opções disponíveis têm o maior efeito sobre os triglicerídeos.

**14.10** Um homem de 62 anos recebe alta hospitalar após sofrer um infarto do miocárdio. Qual das alternativas a seguir é a intensidade mais apropriada da terapia com estatinas para esse paciente?

A. Estatina de intensidade baixa
B. Estatina de intensidade moderada
C. Estatina de intensidade alta
D. Estatina não indicada

**Resposta correta = C.** O paciente tem histórico recente de evento de DCVA (infarto do miocárdio). Pacientes com DCVA clínica devem receber estatina de intensidade alta devido ao risco elevado de eventos recorrentes de DCVA. As opções A e B só seriam indicadas se o paciente não tolerasse uma intensidade maior de estatina. A escolha D está incorreta, pois uma estatina é indicada para esse paciente devido ao evento clínico de DCVA que ele sofreu.

# UNIDADE IV
## FÁRMACOS QUE AFETAM O SISTEMA NERVOSO CENTRAL

# Medicamentos para doenças neurodegenerativas
## 15
Jose A. Rey

## I. VISÃO GERAL

A maioria dos fármacos que afetam o sistema nervoso central (SNC) atua alterando alguma etapa do processo de neurotransmissão. Aqueles que afetam o SNC podem atuar na pré-sinapse influenciando a produção, o armazenamento, a liberação ou o término da ação dos neurotransmissores. Outros podem ativar ou bloquear os receptores pós-sinápticos. Este capítulo apresenta uma visão geral do SNC, com foco nos neurotransmissores que estão envolvidos nas ações de muitos fármacos clinicamente úteis. Esses conceitos são pertinentes na compreensão da etiologia e das estratégias de tratamento de doenças neurodegenerativas que respondem à terapia medicamentosa, incluindo doença de Parkinson (DP) e doença de Alzheimer (DA) (Figura 15.1), esclerose múltipla (EM) e esclerose lateral amiotrófica (ELA).

## II. A NEUROTRANSMISSÃO NO SNC

O funcionamento básico dos neurônios no SNC é similar ao do sistema nervoso autônomo (SNA), descrito no Capítulo 3. Por exemplo, a transmissão da informação no SNC e na periferia envolve a liberação de neurotransmissores que se difundem por meio da fenda sináptica e se ligam a receptores específicos no neurônio pós-sináptico. Em ambos os sistemas, o reconhecimento do neurotransmissor pelo receptor de membrana do neurônio pós-sináptico inicia alterações intracelulares. Contudo, várias diferenças existem entre os neurônios no SNA periférico e os neurônios no SNC. Os circuitos do SNC são mais complexos do que os do SNA, e o número de sinapses no SNC é muito maior. O SNC, ao contrário do SNA, contém uma rede de neurônios inibitórios que estão ativos constantemente na modulação da velocidade de transmissão neuronal. Além disso, o SNC se comunica por meio de neurotransmissores múltiplos, e o SNA usa dois neurotransmissores primários somente (acetilcolina [ACh] e norepinefrina).

**ANTIPARKINSONIANOS**
*Amantadina*
*Apomorfina*
*Benzatropina*
*Bromocriptina*
*Carbidopa*
*Entacapona*
*Levodopa (c/ carbidopa)*
*Levodopa (c/ carbidopa+entacapona)*
*Istradefilina*
*Opicapona*
*Pramipexol*
*Rasagilina*
*Ropinirol*
*Rotigotina*
*Safinamida*
*Selegilina (deprenila)*
*Tolcapona*
*Triexifenidil*

**CONTRA ALZHEIMER**
*Aducanumabe*
*Donepezila*
*Galantamina*
*Memantina*
*Rivastigmina*

**Figura 15.1**
Resumo dos agentes utilizados no tratamento da doença de Parkinson e da doença de Alzheimer.

## III. POTENCIAIS SINÁPTICOS

No SNC, os receptores da maioria das sinapses estão acoplados a canais iônicos. A fixação do neurotransmissor ao receptor de membrana pós-sináptico resulta na abertura rápida e transitória de canais iônicos. A abertura permite que íons específicos, dentro ou fora da célula, fluam conforme o gradiente de concentração. A alteração resultante na composição iônica através da membrana do neurônio altera o potencial pós-sináptico, o que produz despolarização ou hiperpolarização da membrana pós-sináptica, dependendo do íon específico que se move e da direção do seu movimento.

### A. Vias excitatórias

Os neurotransmissores podem ser classificados em excitatórios ou inibitórios, dependendo da natureza da ação que provocam. A estimulação de um neurônio excitatório causa movimento de íons que resulta em despolarização da membrana pós-sináptica. Esses potenciais pós-sinápticos excitatórios (PPSEs) são gerados pelos seguintes fatores: (1) a estimulação de um neurônio excitatório causa a liberação de neurotransmissores, como glutamato ou acetilcolina, que se ligam aos receptores na membrana pós-sináptica. Isso causa um aumento transitório na permeabilidade dos íons sódio ($Na^+$). (2) O influxo de $Na^+$ causa uma leve despolarização, ou PPSE, que desloca o potencial pós-sináptico em direção ao limiar. (3) Se aumenta o número de neurônios excitatórios estimulados, mais neurotransmissor excitatório é liberado. Por fim, isso determina que o PPSE da célula pós-sináptica ultrapasse o valor limiar, gerando um potencial de ação "tudo ou nada". (Nota: A geração de um impulso nervoso reflete a ativação de receptores sinápticos por centenas de moléculas neurotransmissoras excitatórias liberadas de várias fibras nervosas.) A Figura 15.2 mostra um exemplo de uma via excitatória.

### B. Vias inibitórias

A estimulação de neurônios inibitórios causa movimento de íons que resulta na hiperpolarização da membrana pós-sináptica. Esses potenciais pós-sinápticos inibitórios (PPSIs) são gerados pelos seguintes fatores: (1) a estimulação de neurônios inibitórios libera neurotransmissores, como ácido γ-aminobutírico (GABA) ou glicina, que se ligam a receptores na membrana pós-sináptica. Isso causa um aumento transitório na permeabilidade de íons específicos, como potássio ($K^+$) ou cloro ($Cl^-$). (2) O influxo de $Cl^-$ ou o efluxo de $K^+$ causa uma leve hiperpolarização, ou PPSI, que afasta o potencial pós-sináptico do seu limiar. Isso diminui a geração de potenciais de ação. A Figura 15.3 mostra um exemplo de via inibitória.

### C. Efeitos combinados de potenciais pós-sinápticos excitatórios e inibitórios

A maioria dos neurônios no SNC recebe PPSE e PPSI. Assim, vários tipos diferentes de neurotransmissores podem atuar no mesmo neurônio, mas cada um se liga ao seu próprio receptor específico. O resultado líquido é a soma das ações individuais dos vários neurotransmissores

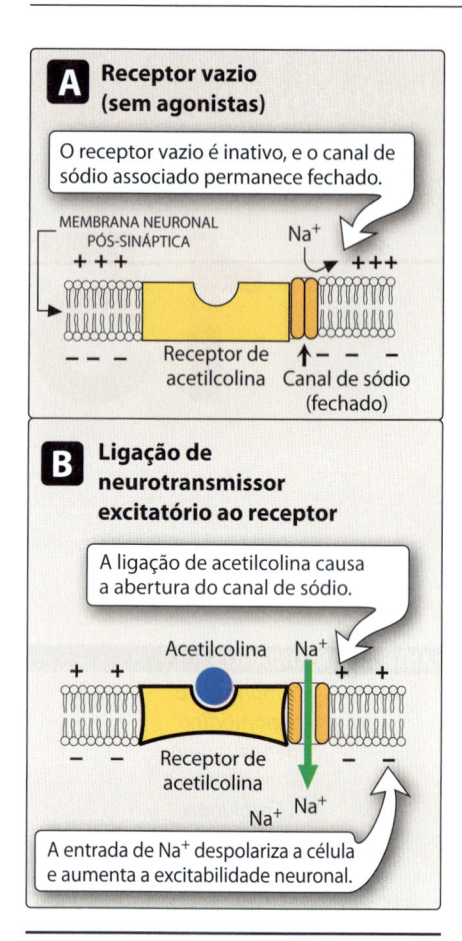

**Figura 15.2**
A ligação do neurotransmissor excitatório, acetilcolina, causa despolarização do neurônio.

no neurônio. Os neurotransmissores não estão uniformemente distribuídos no SNC, mas estão localizados em agrupamentos específicos de neurônios, cujos axônios podem fazer sinapse com regiões específicas do cérebro. Vários tratos neuronais parecem codificados quimicamente, e isso pode permitir maiores oportunidades de modulação farmacológica seletiva de certas vias neuronais.

## IV. DOENÇAS NEURODEGENERATIVAS

As doenças neurodegenerativas do SNC incluem DP, DA, EM e ELA. Essas doenças graves são caracterizadas pela perda progressiva de neurônios específicos em áreas cerebrais limitadas, resultando em distúrbios característicos de movimento, cognitivos, ou ambos.

## V. VISÃO GERAL DA DOENÇA DE PARKINSON

A doença de Parkinson é um distúrbio neurológico progressivo do movimento muscular, caracterizado por tremores, rigidez muscular, bradicinesia e anormalidades de postura e de marcha. A maioria dos casos envolve pessoas com mais de 65 anos de idade.

### A. Etiologia

A causa da DP é desconhecida para a maioria dos pacientes. A doença está relacionada com a degeneração de neurônios dopaminérgicos na substância negra com consequente redução das ações da dopamina no corpo estriado, um aglomerado de neurônios nos gânglios da base que estão envolvidos no controle motor.

1. **Substância negra:** A substância negra, parte do sistema extrapiramidal, é a origem dos neurônios dopaminérgicos que terminam no neoestriado (Figura 15.4). Cada neurônio dopaminérgico faz milhares de contatos sinápticos no interior do neoestriado e, assim, modula a atividade de um grande número de células. Essas projeções dopaminérgicas da substância negra disparam tonicamente, e não em resposta a um movimento muscular ou impulso sensorial específicos. Assim, o sistema dopaminérgico parece servir como uma influência tônica sustentada na atividade motora, em vez de participar em movimentos específicos.

2. **Neoestriado:** Normalmente, o neoestriado está conectado à substância negra por neurônios (Figura 15.4) que secretam o transmissor inibitório GABA nas suas terminações. Por sua vez, células da substância negra enviam neurônios de volta ao neoestriado, secretando o transmissor inibitório dopamina nas suas terminações. Essas vias mutuamente inibitórias em geral mantêm um grau de inibição de ambas as áreas. Na DP, a destruição das células na substância negra resulta na degeneração dos terminais nervosos que secretam dopamina no neoestriado. Assim, a influência inibitória normal da dopamina nos neurônios colinérgicos no neoestriado diminui significativamente, resultando em superprodução ou hiperatividade relativa da ACh pelos neurônios estimulantes (Figura 15.4).

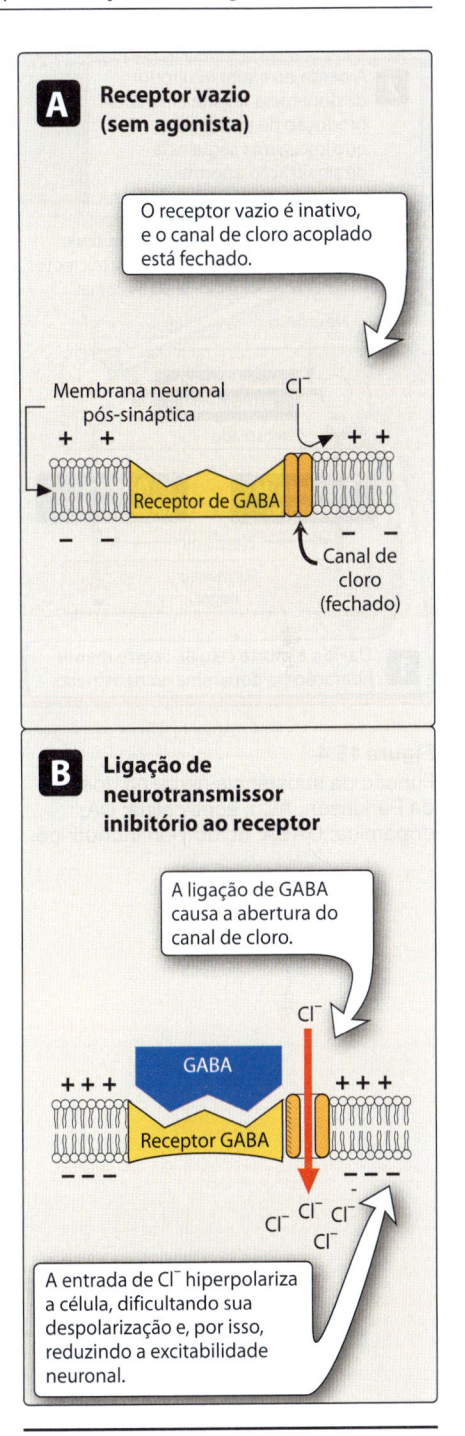

**Figura 15.3**
A ligação do neurotransmissor inibitório GABA causa hiperpolarização do neurônio.

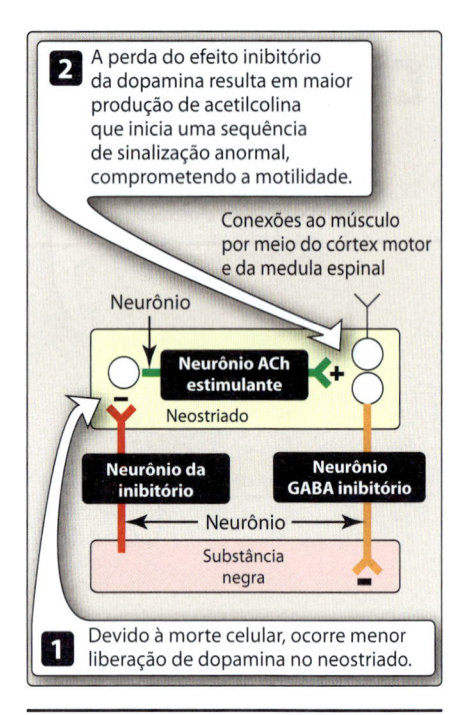

**Figura 15.4**
Função da substância negra na doença de Parkinson. ACh, acetilcolina; DA, dopamina; GABA, ácido γ-aminobutírico.

**2** A perda do efeito inibitório da dopamina resulta em maior produção de acetilcolina que inicia uma sequência de sinalização anormal, comprometendo a motilidade.

**1** Devido à morte celular, ocorre menor liberação de dopamina no neostriado.

Isso inicia uma sequência de sinais anormais, que resulta na perda do controle do movimento muscular.

3. **Parkinsonismo secundário:** Fármacos como as fenotiazinas e o *haloperidol*, cuja principal ação farmacológica é o bloqueio de receptores de dopamina no cérebro, podem produzir sintomas de parkinsonismo (também denominado pseudoparkinsonismo). Esses medicamentos devem ser usados com extrema cautela em pacientes com DP e, em alguns casos, são até contraindicados. Espera-se que todos os antipsicóticos, ou outros agentes que bloqueiam os receptores de dopamina, apresentem algum grau de risco (baixo ou alto) de causar pseudoparkinsonismo.

### B. Estratégia de tratamento

Além da abundância em neurônios dopaminérgicos inibitórios, o neoestriado também é rico em neurônios colinérgicos excitatórios que se opõem à ação da dopamina (Figura 15.4). Vários dos sintomas da doença de Parkinson refletem um desequilíbrio entre os neurônios colinérgicos excitatórios e o número muito diminuído de neurônios dopaminérgicos inibitórios. O tratamento é direcionado ao restabelecimento da dopamina nos gânglios basais e à antagonização do efeito excitatório dos neurônios colinérgicos, restabelecendo, assim, o equilíbrio normal entre dopamina e ACh.

## VI. FÁRMACOS USADOS NA DOENÇA DE PARKINSON

Vários dos fármacos disponíveis atualmente têm o objetivo de manter constantes as concentrações de dopamina, ou sua sinalização, no SNC. Esses fármacos oferecem apenas alívio temporário dos sintomas da DP e não detêm ou revertem a degeneração neuronal causada pela doença.

### A. Levodopa e carbidopa

A *levodopa* é um precursor metabólico da dopamina (Figura 15.5). Ela restabelece a neurotransmissão dopaminérgica no neoestriado, aumentando a síntese de dopamina nos neurônios ainda ativos da substância negra. No início da doença, o número de neurônios dopaminérgicos residual na substância negra (geralmente cerca de 20% do normal) é adequado para a conversão da *levodopa* à dopamina. Assim, nesses pacientes, a resposta à *levodopa* é consistente, e o paciente raramente se queixa de que os efeitos do fármaco desvanecem. Infelizmente, com o tempo, o número de neurônios diminui, e poucas células são capazes de converter a *levodopa* exógena em dopamina. Por consequência, desenvolvem-se flutuações no controle motor. O alívio oferecido pela *levodopa* é meramente sintomático e dura somente o tempo que o fármaco fica presente no organismo.

1. **Mecanismo de ação**

    a. **Levodopa:** A dopamina não atravessa a barreira hematencefálica, mas seu precursor imediato, a *levodopa*, é transportado ativamente para o SNC e transformado em dopamina (Figura 15.5). A *levodopa* precisa ser administrada com a *carbidopa*. Sem *carbidopa*, muito do fármaco é descarboxilado à dopamina na periferia, resultando em efeito reduzido, náusea, êmese, arritmias cardíacas e hipotensão.

b. **Carbidopa:** A *carbidopa*, um inibidor da dopamina-descarboxilase, diminui a biotransformação da *levodopa* na periferia, aumentando, assim, a disponibilidade de *levodopa* no SNC. Além disso, a *carbidopa* diminui a dose de *levodopa* necessária em 4 a 5 vezes e, por consequência, reduz a gravidade dos efeitos adversos resultantes da dopamina formada na periferia.

2. **Usos terapêuticos:** A *levodopa* em combinação com a *carbidopa* é um regime farmacológico eficaz para o tratamento da DP e é frequentemente considerado um tratamento de primeira linha. É eficaz no tratamento dos sintomas bradicinéticos e pode diminuir a rigidez e os tremores. Em cerca de dois terços dos pacientes com DP, a associação *levodopa* + *carbidopa* reduz substancialmente a gravidade dos sintomas nos primeiros anos de uso. Em geral, os pacientes experimentam diminuição da resposta durante o terceiro ao quinto ano de tratamento. A retirada do fármaco deve ser gradual.

3. **Absorção e biotransformação:** A *levodopa* é absorvida rapidamente no intestino delgado (quando em jejum). Ela tem uma meia-vida extremamente curta (1-2 horas), o que causa flutuação nas concentrações plasmáticas. Isso pode provocar oscilações na resposta motora, que se correlacionam, em geral, com a concentração de *levodopa* no plasma ou talvez se origine do fenômeno "liga-desliga", mais problemático, no qual as flutuações motoras não se relacionam com as concentrações plasmáticas de modo simples. As flutuações motoras fazem o paciente perder subitamente a mobilidade normal e apresentar tremores, cãibras e imobilidade. A ingestão de refeições, principalmente se forem ricas em proteínas, interfere na absorção da *levodopa*. Assim, esse medicamento deve ser ingerido em jejum, geralmente 30 minutos antes da refeição.

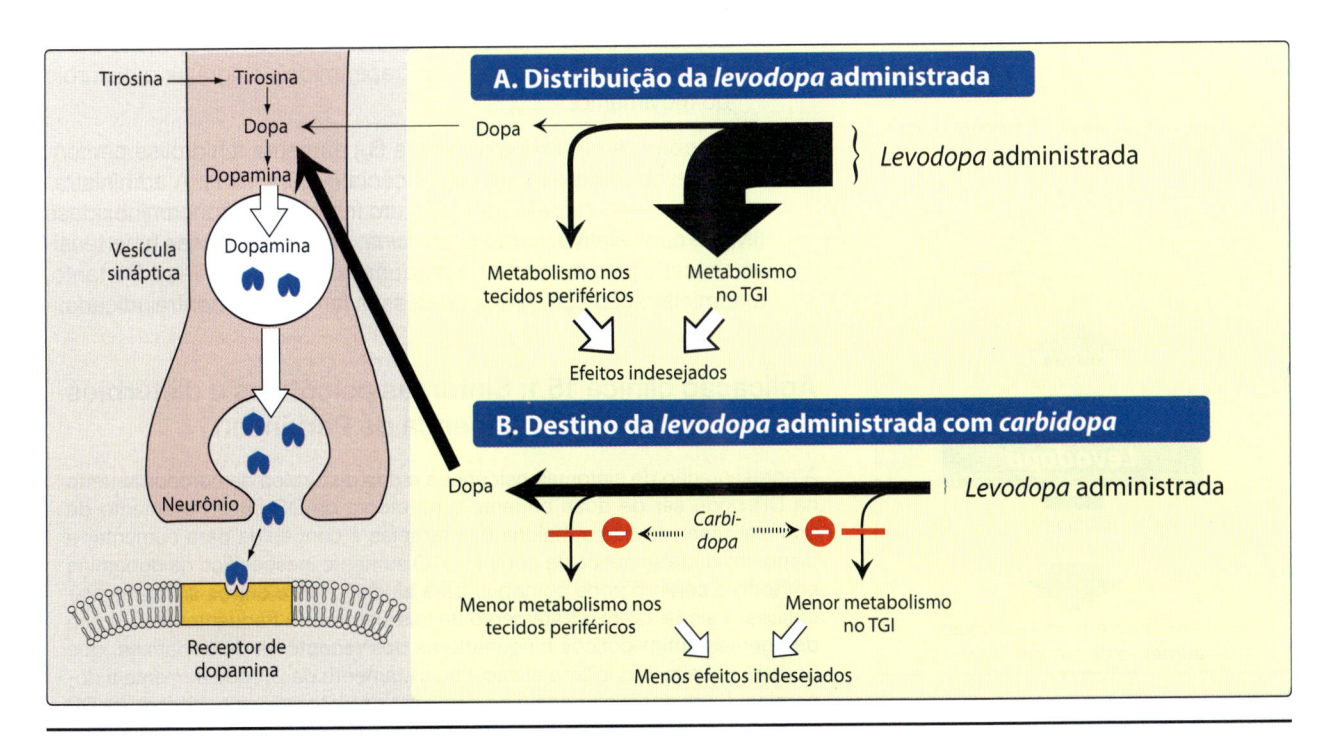

**Figura 15.5**
Síntese de dopamina a partir da *levodopa* na ausência e na presença da *carbidopa*, um inibidor da dopamina-descarboxilase nos tecidos periféricos. TGI, trato gastrintestinal.

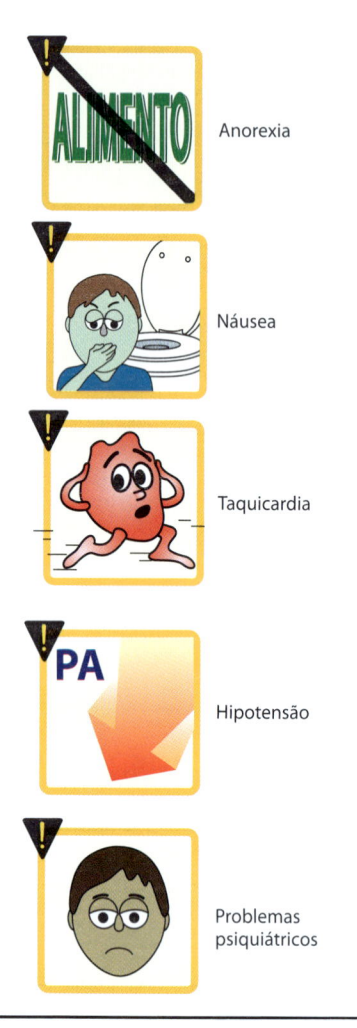

**Figura 15.6**
Efeitos adversos observados com o uso da *levodopa*.

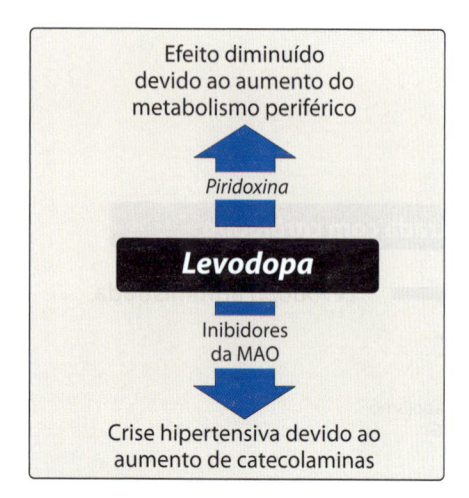

(Ícones: Anorexia, Náusea, Taquicardia, Hipotensão, Problemas psiquiátricos)

**Figura 15.7**
Algumas interações de fármacos observadas com *levodopa*.
MAO, monoaminoxidase.

4. **Efeitos adversos**

   a. **Efeitos periféricos:** Anorexia, náusea e êmese ocorrem devido à estimulação da zona do gatilho quimiorreceptora (Figura 15.6). A hipotensão ortostática é um efeito adverso comum, sobretudo na terapia precoce. Taquicardia e extrassístole ventricular resultam da ação dopaminérgica no coração, mas esses efeitos são menos frequentes. Pacientes com histórico de doença cardíaca devem ser cuidadosamente monitorados quanto ao possível desenvolvimento de arritmias. A ação adrenérgica na íris causa midríase. Em alguns indivíduos, observam-se discrasias sanguíneas e reação positiva ao teste de Coombs. A saliva e a urina podem parecer escuras devido ao pigmento melanina produzido pela oxidação das catecolaminas.

   b. **Efeitos no SNC:** Podem ocorrer alucinações visuais e auditivas e movimentos involuntários anormais (discinesia). Esses efeitos são opostos aos sintomas da doença de Parkinson e refletem a hiperatividade da dopamina nos gânglios basais. A *levodopa* também pode causar sonolência, tontura, alterações de humor, depressão, psicose, ansiedade e perda de controle dos impulsos. Em pacientes com psicose, a *levodopa* pode exacerbar os sintomas, possivelmente por meio do acúmulo de catecolaminas centrais.

   Em geral, fármacos antipsicóticos são contraindicados na DP, pois podem bloquear os receptores da dopamina e aumentar os sintomas parkinsonianos. No entanto, doses baixas de antipsicóticos atípicos, como a *quetiapina* ou a *clozapina*, são por vezes utilizadas para tratar a psicose induzida pela levodopa. A *pimavanserina* é um agonista e antagonista inverso do receptor da serotonina (5-HT)2A aprovado para o tratamento da psicose da DP. Em razão da sua falta de antagonismo direto ao receptor da dopamina, a *pimavanserina* tem um risco muito baixo de causar efeitos adversos extrapiramidais e agravar o distúrbio do movimento.

5. **Interações:** A piridoxina (vitamina $B_6$) aumenta a hidrólise periférica da *levodopa* e diminui sua eficácia (Figura 15.7). A administração concomitante de *levodopa* e um inibidor da monoaminoxidase (IMAO) não seletivo, como a *fenelzina*, pode levar à crise hipertensiva causada pelo aumento da produção de catecolaminas. Portanto, a administração concomitante desses fármacos é contraindicada.

## Aplicação clínica 15.1: Sintomas psicóticos e distúrbios do comportamento na doença de Parkinson

A apresentação de sintomas psicóticos e dos distúrbios de comportamento na DP pode ser de duas origens: a patologia da DP ou o tratamento da doença, uma vez que a maioria das terapias é concebida para aumentar a disponibilidade sináptica de dopamina. O aumento inespecífico da dopamina em todo o cérebro pode contribuir para alucinações e outros sintomas psicóticos, e ainda assim o tratamento de tais sintomas é frequentemente o uso de agentes antipsicóticos bloqueadores dos receptores de dopamina, que podem, por sua vez, inibir a eficácia do tratamento da DP que aumenta a dopamina. É um desafio terapêutico controlar os sintomas psiquiátricos da DP sem agravar o distúrbio do movimento. A *pimavanserina* e os antipsicóticos com antagonismo muito fraco da dopamina são agentes comuns utilizados no tratamento da psicose relacionada à DP.

## B. Selegilina, rasagilina e safinamida

A *selegilina*, também chamada *deprenil*, inibe seletivamente a monoaminoxidase (MAO) tipo B, a enzima que metaboliza a dopamina. Ela não inibe a MAO tipo A (metaboliza a norepinefrina e a serotonina), exceto em dosagem acima da recomendada, quando perde a seletividade. A *selegilina* aumenta as concentrações de dopamina no cérebro, diminuindo o metabolismo desse neurotransmissor (Figura 15.8). Se a *selegilina* é administrada com *levodopa*, ela aumenta as ações desse fármaco e reduz substancialmente a dose necessária. Diferentemente dos IMAOs não seletivos, a *selegilina*, nas doses recomendadas, tem baixo potencial de causar crises hipertensivas. No entanto, o medicamento perde seletividade em doses elevadas e, portanto, aumenta o risco de hipertensão grave. A *selegilina* é biotransformada em *metanfetamina* e *anfetamina*, cujas propriedades estimulantes podem causar insônia se o fármaco for administrado depois do meio da tarde. A *rasagilina*, um inibidor irreversível e seletivo da MAO tipo B cerebral, tem cinco vezes a potência da *selegilina*. Ao contrário da *selegilina*, a *rasagilina* não é biotransformada em substância tipo anfetamina. A *safinamida* também é um inibidor seletivo da MAO tipo B indicado para uso como adjuvante da *levodopa-carbidopa*. Esses agentes são usados como complemento da terapia com *levodopa*. Os efeitos adversos podem incluir náusea, cefaleia e confusão. Devido à possibilidade de precipitação da síndrome serotoninérgica, o uso concomitante com agentes serotoninérgicos, como inibidores da recaptação da serotonina, deve ser evitado.

**Figura 15.8**
Ação da *selegilina* (*deprenila*) no metabolismo da dopamina. MAO B, monoaminoxidase tipo B.

## C. Inibidores da catecol-*O*-metiltransferase

Normalmente, a metilação da *levodopa* pela catecol-*O*-metiltransferase (COMT), resultando em 3-*O*-metildopa, é uma via menor na sua biotransformação. Contudo, quando a atividade periférica da dopamina descarboxilase é inibida pela *carbidopa*, forma-se uma quantidade significativa de 3-*O*-metildopa que compete com a *levodopa* pelo transporte ativo para o SNC (Figura 15.9). *Entacapona*, *opicapona* e *tolcapona* inibem seletiva e reversivelmente a COMT. A inibição da COMT por esses agentes reduz a concentração de 3-*O*-metildopa no plasma, aumenta a captação central de *levodopa* e eleva as

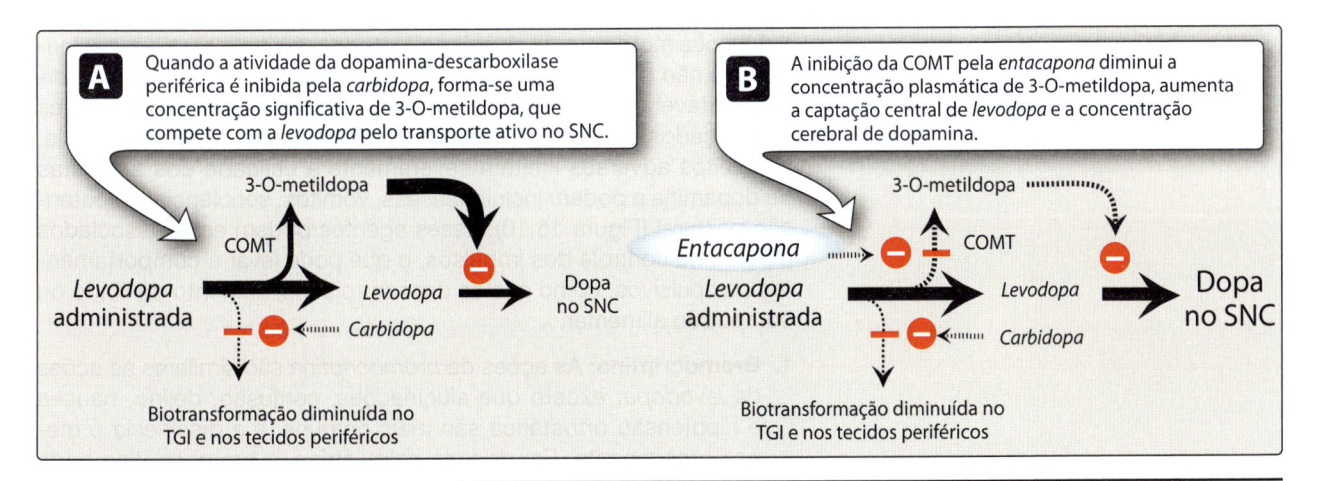

**Figura 15.9**
Efeito da *entacapona* na concentração de dopa no SNC. COMT, catecol-*O*-metiltransferase.

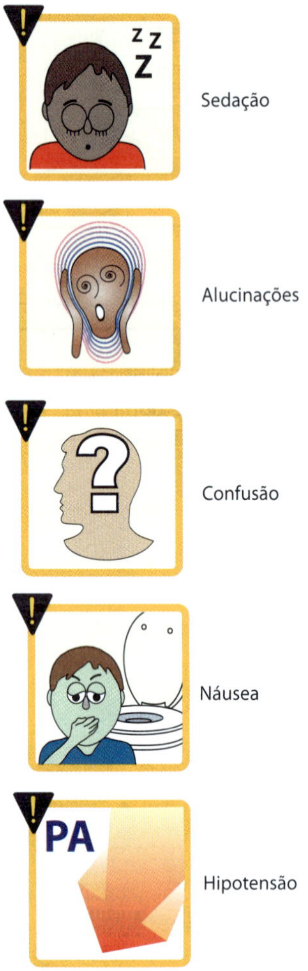

**Figura 15.10**
Alguns efeitos adversos observados com o uso dos agonistas dopaminérgicos.

(Sedação, Alucinações, Confusão, Náusea, Hipotensão)

concentrações cerebrais de dopamina. Esses fármacos diminuem os sintomas de "desvanecimento" vistos em pacientes que recebem *levodopa + carbidopa*. Os medicamentos diferem principalmente em seus perfis farmacocinéticos e de efeitos adversos.

1. **Farmacocinética:** A absorção oral de *entacapona* e *tolcapona* ocorre prontamente e não é influenciada pelos alimentos. A *opicapona* deve ser tomada com o estômago vazio, e não devem ser ingeridos alimentos 1 hora antes ou depois da administração. Esses agentes ligam-se extensivamente à albumina plasmática, com volume de distribuição limitado. A *tolcapona* tem uma duração de ação relativamente longa (provavelmente devido à sua afinidade pela COMT) em comparação com a *entacapona*, embora ambos os medicamentos exijam múltiplas doses diárias. A *opicapona* é administrada uma vez ao dia ao deitar. Esses fármacos são extensamente biotransformados e eliminados nas fezes e na urina. A posologia pode necessitar de ajuste em pacientes com insuficiência hepática moderada ou grave.

2. **Efeitos adversos:** Os inibidores da COMT apresentam efeitos adversos que são comumente observados em pacientes que tomam *levodopa-carbidopa*, incluindo diarreia, hipotensão postural, náusea, anorexia, discinesias, alucinações e distúrbios do sono. Mais gravemente, o uso de *tolcapona* está associado com necrose hepática fulminante. Portanto, além da monitoração adequada da função hepática, só deve ser utilizado em pacientes nos quais outras modalidades falharam. A *entacapona* e a *opicapona* não apresentam essa toxicidade e substituíram amplamente a *tolcapona* na prática clínica.

D. **Agonistas de receptor de dopamina**

Este grupo de compostos antiparkinsonianos inclui a *bromocriptina*, um derivado do ergot, e os fármacos não derivados do ergot, *ropinirol*, *pramipexol*, *rotigotina* e *apomorfina*. Esses fármacos têm duração de ação mais longa do que a da *levodopa* e são eficazes em pacientes que apresentam flutuações em respostas à *levodopa*. O tratamento inicial com esses fármacos está associado a menos risco de desenvolver discinesias e flutuações motoras em comparação com pacientes tratados desde o início com *levodopa*. *Bromocriptina*, *pramipexol* e *ropinirol* são eficazes em pacientes com DP complicada por flutuações motoras e discinesias. Contudo, são ineficazes em pacientes que não mostraram resposta terapêutica à *levodopa*. A *apomorfina* injetável é um agonista da dopamina usado em estágios graves e avançados da doença para complementar medicamentos orais. Os efeitos adversos limitam severamente a utilidade dos agonistas da dopamina e podem incluir náuseas, vômitos, sonolência e hipotensão postural (Figura 15.10). Esses agentes podem estar associados à perda de controle dos impulsos, o que pode levar a comportamentos compulsivos, como gastos descontrolados, aumento da libido ou compulsão alimentar.

1. **Bromocriptina:** As ações da *bromocriptina* são similares às ações da *levodopa*, exceto que alucinações, confusão, delírio, náusea e hipotensão ortostática são mais comuns, e a discinesia é menos proeminente. Em doença psiquiátrica, a *bromocriptina* pode piorar as condições mentais. Ela deve ser usada com cautela em

pacientes com histórico de infarto do miocárdio ou doença vascular periférica devido ao risco de vasoespasmo. Como a *bromocriptina* é um derivado do ergot, ela tem potencial de causar fibrose pulmonar e retroperitoneal.

2. **Apomorfina, pramipexol, ropinirol e rotigotina:** Esses fármacos são agonistas dopaminérgicos não ergot, aprovados para o tratamento da DP. (Nota: *Pramipexol*, *ropinirol* e *rotigotina* também são indicados para o tratamento da síndrome das pernas inquietas.) *Pramipexol* e *ropinirol* são ativos por via oral. A *apomorfina* está disponível em formulações injetáveis e sublinguais, e a *rotigotina* está disponível como sistema de administração transdérmica. *Apomorfina* é usada no manejo agudo da hipomotilidade no período *off* da DP avançada. A *rotigotina* é administrada uma vez ao dia como um adesivo transdérmico que assegura concetração adequada de fármaco por 24 horas. Esses fármacos aliviam a deficiência motora em pacientes que nunca usaram *levodopa* e também naqueles com DP avançada sob tratamento com *levodopa*. Os agonistas da dopamina podem retardar a necessidade de usar *levodopa* no início do Parkinson e reduzir a dose de *levodopa* na DP avançada. Diferentemente dos derivados da ergotamina, esses fármacos não agravam os distúrbios vasculares periféricos, nem causam fibrose. Náuseas, alucinações, comportamentos compulsivos, insônia, tontura, constipação e hipotensão ortostática são efeitos adversos desses medicamentos, mas as discinesias são menos frequentes do que com a *levodopa* (Figura 15.11). O *pramipexol* é excretado principalmente inalterado na urina, sendo necessários ajustes de dosagem na disfunção renal. As fluoroquinolonas e outros inibidores do citocromo P450 isoenzima 1A2 (CYP1A2) (p. ex., *fluvoxamina*) podem inibir a biotransformação do *ropinirol*, exigindo ajuste da sua dosagem. A Figura 15.12 resume algumas propriedades dos agonistas da dopamina.

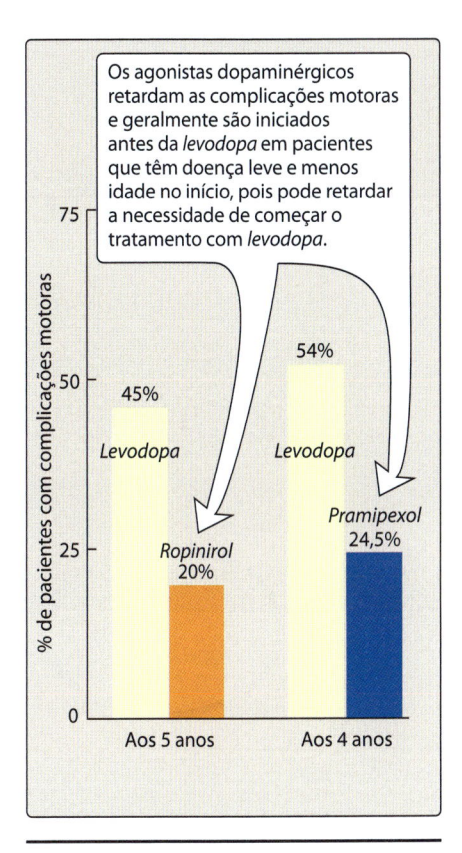

**Figura 15.11**
Complicações motoras em pacientes tratados com *levodopa* ou agonistas dopaminérgicos.

### E. Amantadina

Foi descoberto acidentalmente que o medicamento antiviral *amantadina* tem ação antiparkinsoniana. Ele tem vários efeitos em inúmeros neurotransmissores implicados no parkinsonismo, incluindo maior liberação de dopamina, bloqueio de receptores colinérgicos e inibição do receptor glutamato tipo *N*-metil-D-aspartato (NMDA). O fármaco pode causar intranquilidade, agitação, confusão e alucinações e, em doses

| CARACTERÍSTICA | PRAMIPEXOL | ROPINIROL | ROTIGOTINA |
|---|---|---|---|
| Biodisponibilidade | > 90% | 55% | 45% |
| $V_d$ | 7 L/kg | 7,5 L/kg | 84 L/kg |
| Meia-vida | 8 horas[1] | 6 horas | 7 horas[3] |
| Biotransformação | Desprezível | Extensa | Extensa |
| Eliminação | Renal | Renal[2] | Renal[2] |

**Figura 15.12**
Propriedades farmacocinéticas dos agonistas da dopamina: *pramipexol*, *ropinirol* e *rotigotina*. $V_d$, volume de distribuição.
[1]Aumenta para 12 horas em pacientes com mais de 65 anos de idade. [2]Menos de 10% excretados inalterados. [3]Administrado como adesivo transdérmico uma vez ao dia.

elevadas, pode induzir psicose tóxica aguda. Hipotensão ortostática, retenção urinária, edema periférico e xerostomia também podem ocorrer. A *amantadina* é menos eficaz do que a *levodopa* e desenvolve tolerância mais facilmente; contudo, tem menos efeitos adversos.

### F. Fármacos antimuscarínicos

Os fármacos antimuscarínicos são menos eficazes do que a *levodopa* e somente têm papel auxiliar no tratamento antiparkinsoniano. As ações da *benztropina* e do *triexifenidil* são semelhantes, embora pacientes individuais possam responder mais favoravelmente a um medicamento ou outro. O bloqueio da transmissão colinérgica provoca efeitos similares aos do aumento da transmissão dopaminérgica, pois ajuda a corrigir o desequilíbrio na relação entre dopamina e ACh (Figura 15.4). Esses agentes podem induzir alterações de humor e confusão, além de produzir xerostomia, constipação e problemas visuais típicos dos bloqueadores muscarínicos (ver Capítulo 5). Eles interferem no peristaltismo no trato gastrintestinal (TGI) e são contraindicados em pacientes com glaucoma, hiperplasia de próstata ou estenose pilórica.

### G. Antagonista do receptor de adenosina

A *istradefilina* é indicada como adjuvante da terapia com *levodopa-carbidopa* para o tratamento sintomático da DP, a fim de reduzir a frequência e a duração dos episódios *off*. O mecanismo de ação proposto para esse agente é o antagonismo do receptor $A_{2A}$ da adenosina. Os eventos adversos que podem ocorrer com o seu uso são discinesias, náuseas, constipação, alucinações, insônia e perda de controle dos impulsos.

## VII. MEDICAMENTOS USADOS NA DOENÇA DE ALZHEIMER

A demência do tipo Alzheimer tem três características diferenciais: (1) acúmulo de placas beta-amiloides no cérebro, (2) formação de numerosos emaranhados neurofibrilares (acúmulo de proteína tau) e (3) perda de neurônios corticais, particularmente neurônios colinérgicos. Os tratamentos atuais visam melhorar a transmissão colinérgica no SNC, evitar as ações excitotóxicas resultantes da superestimulação dos receptores NMDA glutamato em certas áreas do cérebro ou reduzir o acúmulo de placas beta-amiloides. Em geral, a intervenção farmacológica para a DA é apenas paliativa e proporciona benefícios modestos a curto prazo, diminuindo ou estabilizando os sintomas.

### A. Inibidores da acetilcolinesterase

Numerosos estudos relacionaram a perda progressiva de neurônios colinérgicos e, presumidamente, da transmissão colinérgica no córtex com a perda da memória, que é o sintoma característico da DA. Postula-se que a inibição da acetilcolinesterase (AChE) no SNC melhora a transmissão colinérgica, pelo menos nos neurônios que ainda estão funcionando. Os inibidores reversíveis da AChE aprovados para o tratamento da DA incluem a *donepezila*, a *galantamina* e a *rivastigmina*. Esses agentes apresentam alguma seletividade para AChE central, quando comparados com a periférica. A *galantamina* pode também aumentar a ação da ACh nos receptores nicotínicos no SNC. Na melhor hipótese, esses compostos podem oferecer uma redução modesta na velocidade de perda da função cognitiva em pacientes com Alzheimer. A *donepezila* é geralmente preferida, pois pode ser administrada uma vez ao dia. A *rivastigmina* é o único fármaco aprovado para o tratamento da demência associado à DP e também o único inibidor da AChE disponível em formulação transdérmica. A *rivastigmina* é hidrolisada pela AChE ao metabólito carbamilado e não tem interação com fármacos que alteram a atividade das enzimas do sistema CYP. Os demais fármacos são substratos para essas enzimas e têm potencial para essa interação. Os efeitos adversos comuns incluem náuseas, diarreia, êmese, anorexia, tremores, bradicardia e cãibras musculares (Figura 15.13).

### Aplicação clínica 15.2: O uso de inibidores da acetilcolinesterase na doença de Alzheimer

Quando inibidores da acetilcolinesterase são usados no tratamento da DA, o paciente pode apresentar náuseas, vômitos, enurese e diarreia. Os medicamentos comuns usados para controlar esses efeitos colaterais podem ter propriedades anticolinérgicas como parte de seu perfil terapêutico. O prescritor deve ter em mente que algumas dessas estratégias para tratar os efeitos adversos colinérgicos periféricos, secundários aos inibidores da acetilcolinesterase, também podem afetar negativamente a cognição. Isso pode ocorrer porque esses agentes são capazes de atravessar a barreira hematencefálica e interferir na intenção de aumentar a atividade sináptica da acetilcolina no SNC.

### B. Antagonistas de receptores NMDA

A estimulação de receptores glutamato no SNC parece importante na formação de certas memórias. Contudo, a superestimulação de receptores glutamato, particularmente do tipo NMDA, pode resultar em efeitos excitotóxicos nos neurônios e é sugerida como mecanismo dos processos neurodegenerativos ou apoptóticos (morte celular programada). A ligação do glutamato ao receptor NMDA causa a abertura do canal iônico que permite a entrada de $Ca^{2+}$ no neurônio. O excesso de $Ca^{2+}$ intracelular pode ativar inúmeros processos, que finalmente lesam o neurônio e levam à apoptose. *Memantina* é um antagonista do receptor NMDA indicado contra a DA moderada ou grave. Ele atua bloqueando o receptor NMDA e limitando o influxo de $Ca^{2+}$ no neurônio, de modo que não são alcançados concentrações intracelulares tóxicas. A *memantina* é bem tolerada, com poucos efeitos adversos dose-dependentes. Os efeitos adversos esperados, como confusão, agitação e intranquilidade, são frequentemente indistinguíveis dos sintomas da DA. Devido ao mecanismo de ação diferente e aos possíveis efeitos neuroprotetores, a *memantina* costuma ser administrada em associação com um inibidor da AChE.

### C. Aducanumabe

*Aducanumabe* é um anticorpo monoclonal dirigido contra as placas beta-amiloides, administrado por via intravenosa, para o tratamento da DA. Ele reduz as placas beta-amiloides no cérebro, embora seja incerto se atrasa a progressão da doença. Os efeitos adversos incluem

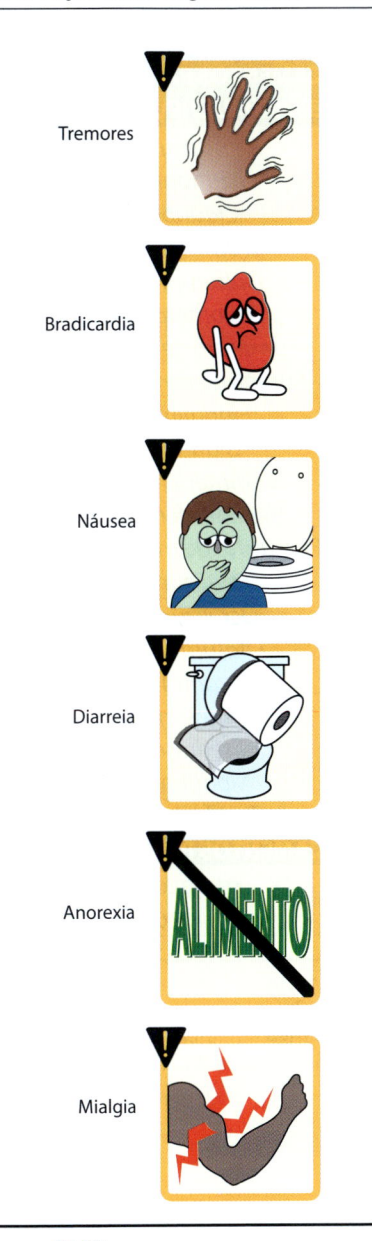

**Figura 15.13**
Efeitos adversos observados com o uso dos inibidores da AChE.

| MEDICAMENTOS PARA ESCLEROSE MÚLTIPLA |
|---|
| Alentuzumabe |
| Azatioprina |
| Cladribina |
| Ciclofosfamida |
| Dalfampridina |
| Dexametasona |
| Fumarato de dimetila |
| Fumarato de diroximel |
| Fingolimode |
| Glatirâmer |
| Betainterferona 1a |
| Betainterferona 1b |
| Fumarato de monometila |
| Natalizumabe |
| Ocrelizumabe |
| Ofatumumabe |
| Ozanimode |
| Ponesimode |
| Prednisona |
| Siponimode |
| Teriflunomida |
| **MEDICAMENTOS PARA ELA** |
| Edaravona |
| Riluzol |

**Figura 15.14**
Medicamentos utilizados no tratamento da esclerose múltipla e da esclerose lateral amiotrófica (ELA).

anormalidades em exames de imagem relacionadas à amiloide, como edema cerebral ou micro-hemorragia, cefaleia e diarreia.

## VIII. MEDICAMENTOS USADOS NA ESCLEROSE MÚLTIPLA

A EM é uma doença desmielinizante inflamatória autoimune do SNC. A evolução da EM é variável. Em alguns casos, pode consistir em um ou dois episódios neurológicos agudos. Em outros, é uma doença crônica, recidivante ou progressiva que pode durar de 10 a 20 anos. Historicamente, corticosteroides (p. ex., *dexametasona*, *metilprednisolona* e *prednisona*) foram usados para tratar exacerbações agudas da doença. Quimioterápicos, como *ciclofosfamida* e *azatioprina*, também têm sido usados.

### A. Tratamentos modificadores da doença

Os fármacos contra EM atualmente aprovados são indicados para diminuir as taxas das recaídas ou, em alguns casos, para prevenir o aumento das limitações (Figura 15.14). O principal alvo dessas medicações é modificar a resposta imune por meio da inibição dos processos inflamatórios mediados por leucócitos que, eventualmente, levam à lesão da bainha de mielina e à diminuição ou inadequação da comunicação axonal entre células.

1. **Betainterferona 1a e betainterferona 1b:** Os efeitos imunomoduladores da *interferona* injetável ajudam a diminuir a resposta inflamatória que leva à desmielinização da bainha dos axônios. Os efeitos adversos desses medicamentos podem incluir depressão, reações locais no sítio da injeção, aumento das enzimas hepáticas e sintomas semelhantes aos da gripe.

2. **Glatirâmer:** O *glatirâmer* é um polipeptídeo sintético que se assemelha à mielina e pode atuar como uma isca para o ataque das células T. Alguns pacientes apresentam reações pós-injeção que incluem rubor, dor no peito, ansiedade e prurido. Normalmente é autolimitante.

3. **Moduladores do receptor de esfingosina 1-fosfato:** *Fingolimode*, *ozanimode*, *ponesimode* e *siponimode* são medicamentos orais que alteram a migração de linfócitos por meio da modulação do receptor de esfingosina 1-fosfato (S1P), o que resulta em menor quantidade de linfócitos no SNC. O *fingolimode* pode causar bradicardia na primeira dose, exigindo um período de observação de pelo menos 6 horas após a administração. Tanto o *fingolimode* como os outros moduladores do receptor S1P estão associados a um risco aumentado de edema macular, assim como para infecções oportunistas e leucoencefalopatia multifocal progressiva (LMP), uma doença rara, mas agressiva e potencialmente fatal, que ataca o cérebro. *Ozanimode* é um substrato da CYP2C8, e a coadministração com indutores ou inibidores fortes dessa CYP não é recomendada. São necessários testes genéticos para polimorfismos da CYP2C9 a fim de ajustar a dosagem do *siponimode*, uma vez que essa é a enzima primária para o metabolismo do medicamento. A expressão do genótipo *CYP2C9\*3/\*3* é uma contraindicação ao uso desse agente, devido ao potencial para concentrações significativamente elevadas de *siponimode*.

4. **Teriflunomida:** *Teriflunomida* é um inibidor de síntese de pirimidina de uso oral que reduz a concentração de linfócitos ativos no SNC. A *teriflunomida* pode causar aumento das enzimas hepáticas. Ela deve ser evitada durante a gestação.

5. **Ativadores do fator nuclear do tipo 2 (derivado eritroide 2):** *Fumarato de dimetila*, *fumarato de diroximel* e *fumarato de monometila* são agentes orais que ativam a via de resposta antioxidante do fator nuclear do tipo 2 (derivado eritroide 2) (Nrf2). Essa ação pode alterar a resposta celular ao estresse oxidativo para reduzir a progressão da doença na EM. Rubor, dor abdominal, diarreia e náusea são os eventos adversos mais comuns. Um risco aumentado de infecções oportunistas, incluindo LMP e lesões hepáticas, é um alerta para esses agentes.

6. **Anticorpos monoclonais:** *Alentuzumabe*, *natalizumabe*, *ocrelizumabe* e *ofatumumabe* são anticorpos monoclonais indicados para o tratamento da EM que têm como alvo diferentes etapas da resposta imune envolvendo linfócitos ou leucócitos. (Nota: O *rituximabe* também pode ser usado, sem indicação formal na bula, para o tratamento da EM.) O *ocrelizumabe* é o primeiro agente aprovado para as formas progressivas primárias da doença. Esses agentes podem estar associados a efeitos adversos significativos, como LMP e outras infecções graves, além de doenças autoimunes com o uso de *alentuzumabe*. Como tais, esses agentes podem ser reservados para pacientes que falharam com outras terapias.

    O *natalizumabe** é um anticorpo monoclonal recombinante que pode ser utilizado como monoterapia para o tratamento de formas recorrentes de EM. Também é usado no tratamento da doença de Crohn. O *natalizumabe* é dirigido contra a subunidade alfa-4 das moléculas de integrina. Bloqueia a associação da integrina com receptores nas células endoteliais vasculares para limitar a adesão e a transmigração de leucócitos. Esse agente é administrado por infusão intravenosa (IV). Os efeitos adversos podem incluir reações relacionadas à infusão, artralgia, desconforto gastrintestinal, erupção cutânea e aumento do risco de infecção. Devido ao risco aumentado de LMP, está disponível apenas por meio de um programa de distribuição.

    *Ocrelizumabe* é um anticorpo monoclonal anti-CD20 com mecanismo de ação semelhante ao do *rituximabe*. Ele se liga a um epítopo do CD20 diferente do *rituximabe* e pode aumentar a depleção de células B. *Ocrelizumabe* pode ser usado para o tratamento de formas recorrentes de EM, bem como de EM progressiva primária. Ele é administrado por infusão intravenosa. Os efeitos adversos podem incluir reações à infusão e um risco aumentado de infecção, sobretudo infecções da pele e do trato respiratório. *Ofatumumabe* também é um anticorpo monoclonal anti-CD20 que leva à depleção seletiva de células B. É indicado para formas recorrentes de EM e pode ser administrado por infusão intravenosa ou injeção subcutânea. Os efeitos adversos podem incluir cefaleia, erupção cutânea, reações no local da infusão ou injeção e aumento do risco de infecções respiratórias superiores.

---

*N. de T.: No Brasil, o *natalizumabe* é fornecido pelo SUS para o tratamento da EM para pacientes que se enquadram no Protocolo Clínico e Diretrizes Terapêuticas do Ministério da Saúde.

O *alentuzumabe*\* é um anticorpo monoclonal anti-CD52 que causa depleção de células T que expressam CD52, células B, células *natural killer* e monócitos. Ele pode ser utilizado no tratamento de formas recidivantes de EM, mas, devido ao seu potencial para efeitos adversos graves, é reservado para casos críticos, que podem não responder a outra terapia. Esse agente pode causar cefaleia, erupção cutânea e desconforto gastrintestinal. Além disso, contém advertências sobre efeitos autoimunes, reações à infusão, novas doenças malignas e acidente vascular encefálico. Devido a esses riscos, está disponível apenas por meio de um programa de distribuição restrita.

7. **Cladribina:** A *cladribina* é um análogo da purina que atua como antimetabólito. O fármaco interfere nas enzimas necessárias para a síntese do DNA e causa efeitos citotóxicos nos linfócitos B e T, resultando em depleção. A *cladribina* pode causar lesões hepáticas e aumentar o risco de infecções. Malignidades e teratogenicidade são alertas sérios para esse agente, que deve ser evitado durante a gravidez.

### B. Tratamento sintomático

Várias classes distintas são usadas no manejo dos sintomas da EM, como espasticidade, constipação, disfunção vesical e depressão. *Dalfampridina*, um bloqueador dos canais de potássio de uso oral, melhora a velocidade de ambulação em pacientes com EM. É o primeiro fármaco aprovado para esse uso.

---

**Aplicação clínica 15.3: Risco de infecção com terapia farmacológica para esclerose múltipla**

Para controlar e retardar a progressão da EM, a maioria dos agentes disponíveis atua como moduladores ou inibidores de certas respostas imunes. Como resultado, muitos dos agentes para a EM aumentam o risco de infecções oportunistas (p. ex., LMP, citomegalovírus ou meningite criptocócica) ou impedem que o corpo desenvolva adequadamente uma resposta completa aos processos infecciosos. Tanto os médicos como os pacientes que tomam esses medicamentos devem estar vigilantes em relação a esse risco aumentado e aos problemas potenciais que isso pode causar a um paciente em terapia prolongada para EM.

---

## IX. MEDICAMENTOS USADOS NA ESCLEROSE LATERAL AMIOTRÓFICA

A ELA, também conhecida como doença de Lou Gehrig, se caracteriza pela degeneração progressiva dos neurônios motores, resultando na inabilidade de iniciar ou controlar o movimento muscular. *Riluzol* e *edaravone* são indicados para o tratamento da ELA. O *riluzol* é um modulador de glutamato que atua inibindo a liberação de glutamato e bloqueando os canais de sódio. Ele pode melhorar o tempo de sobrevivência dos pacientes que sofrem de ELA. Os efeitos adversos podem incluir náusea, tontura, fraqueza e aumento das enzimas hepáticas. *Edaravona* é um eliminador de radicais livres e antioxidante intravenoso que pode retardar a progressão da ELA. Os efeitos adversos desse agente podem incluir marcha anormal, hematomas e cefaleia.

---

\*N. de T.: No Brasil, o *alentuzumabe* é fornecido pelo SUS para o tratamento da EM para pacientes que se enquadram no Protocolo Clínico e Diretrizes Terapêuticas do Ministério da Saúde.

# Capítulo 15 Medicamentos para doenças neurodegenerativas

## Resumo

- Doenças neurodegenerativas progressivas, como doença de Parkinson (DP), doença de Alzheimer (DA), esclerose múltipla (EM) e esclerose lateral amiotrófica (ELA), atualmente não têm tratamentos curativos. A farmacoterapia tem como objetivo retardar a progressão da doença e controlar os sintomas para alcançar a qualidade de vida ideal.
- Acredita-se que a DP seja devida à perda de neurônios produtores de dopamina na área da substância negra dos gânglios da base, resultando em perda progressiva do controle motor e do equilíbrio do paciente.
- À medida que a condição progride, o manejo da DP pode resultar no uso de múltiplos agentes, cada um com um mecanismo de ação diferente. Eles normalmente aumentam a disponibilidade de dopamina ou a sinalização dos receptores de dopamina.
- Acredita-se que a DA resulte da perda neuronal colinérgica, que é provavelmente devida ao acúmulo de placas beta-amiloides e/ou proteína tau que resulta na morte celular neuronal.
- Os inibidores da acetilcolinesterase (*donepezila*, *galantamina* e *rivastigmina*) são a base da terapia para a DA. Esses agentes inibem a degradação enzimática da acetilcolina, disponibilizando mais acetilcolina na fenda sináptica para tratar o comprometimento cognitivo relacionado à perda da atividade neuronal colinérgica.
- A *memantina*, um antagonista do receptor NMDA, é frequentemente combinada com um inibidor da acetilcolinesterase no tratamento da DA moderada a grave.
- Uma variedade de medicamentos foi desenvolvida para controlar e tratar a EM em pacientes reincidentes; no entanto, muitos desses tratamentos são infusões que requerem administração e supervisão profissional. A maioria dos tratamentos farmacológicos da EM modifica e inibe algumas respostas imunes, aumentando o risco de infecções.

## Questões para estudo

**Escolha a resposta correta.**

**15.1** Um homem de 75 anos tem doença de Parkinson moderada. Seus tremores e bradicinesia não respondem mais ao tratamento anticolinérgico. Qual combinação de medicamentos antiparkinsonianos é um plano de tratamento apropriado?
A. *Amantadina*, *carbidopa* e *entacapona*
B. *Levodopa*, *carbidopa* e *entacapona*
C. *Pramipexol*, *carbidopa* e *entacapona*
D. *Ropinirol*, *carbidopa* e *selegilina*

**Resposta correta = B.** Para reduzir a dose de *levodopa* e seus efeitos adversos periféricos, coadministra-se *carbidopa*, um inibidor da descarboxilase periférica. Como resultado da associação, mais *levodopa* fica disponível para a metabolização pela COMT, formando 3-O-metildopa, que compete com a *levodopa* pelo transporte ativo para o SNC. Administrando *entacapona* (um inibidor da COMT), o produto competidor não se forma, e mais *levodopa* entra no cérebro. As outras opções não são apropriadas porque nem a descarboxilase periférica, nem a COMT, nem a monoaminoxidase metabolizam a *amantadina* ou os agonistas da dopamina de ação direta *ropinirol* e *pramipexol*; assim, *carbidopa* e *entacapona* só devem ser administrados com *levodopa*, caso contrário não contribuem para a resposta clínica do paciente.

**15.2** Qual medicamento utilizado no tratamento da doença de Parkinson pode causar vasoespasmo?
A. *Amantadina*
B. *Bromocriptina*
C. *Entacapona*
D. *Ropinirol*

**Resposta correta = B.** A *bromocriptina* é um agonista do receptor da dopamina e pode causar vasoespasmo. Ela é contraindicada em pacientes com doença vascular periférica. O *ropinirol* estimula diretamente os receptores da dopamina, mas não causa vasoespasmo. Os outros fármacos não atuam diretamente em receptores da dopamina.

**15.3** Pode ocorrer uma melhora modesta na memória de pacientes com doença de Alzheimer com medicamentos que aumentam a transmissão em qual receptor?

A. Adrenérgico
B. Colinérgico
C. Dopaminérgico
D. Serotoninérgico

**Resposta correta = B.** Os inibidores da AChE, como a *galantamina*, aumentam a transmissão colinérgica no SNC e podem causar um atraso modesto na progressão da doença de Alzheimer. O aumento da transmissão nos demais tipos de receptores listados não resulta em melhora da memória.

**15.4** Uma mulher de 70 anos com demência moderada a grave relacionada à doença de Alzheimer foi tratada com um inibidor da acetilcolinesterase por seis meses em dosagem máxima, com efeito mínimo. Qual medicamento é um antagonista do receptor de glutamato que poderia proporcionar benefícios adicionais no tratamento dos sintomas moderados a graves da doença de Alzheimer?

A. *Rivastigmina*
B. *Pramipexol*
C. *Memantina*
D. *Galantamina*

**Resposta correta = C.** Quando combinada com um inibidor da acetilcolinesterase, a *memantina* tem eficácia modesta em manter os pacientes com doença de Alzheimer na linha de base, ou acima dela, por pelo menos seis meses e pode atrasar a progressão da doença. Atualmente, não está aprovada para comprometimento cognitivo leve ou DA leve.

**15.5** Qual medicamento beneficiaria uma mulher de 55 anos recentemente diagnosticada com esclerose lateral amiotrófica (ELA)?

A. *Cladribina*
B. *Galantamina*
C. *Riluzol*
D. *Prednisona*

**Resposta correta = C.** *Riluzol* é aprovado para a doença debilitante ELA. Ele é usado para retardar a progressão e a necessidade de apoio ventilatório em pacientes graves. Acredita-se que atue diminuindo a liberação de glutamato do terminal pré-sináptico.

**15.6** Uma mulher de 48 anos com esclerose múltipla recidivante teve reações adversas intoleráveis à *betainterferona* (depressão) e ao *fumarato de dimetila* (angioedema) e agora requer uma opção de tratamento alternativa. Qual medicamento é mais apropriado para essa paciente?

A. *Edaravona*
B. *Fumarato de monometila*
C. *Teriflunomida*
D. *Galantamina*

**Resposta correta = C.** A *teriflunomida* pode fornecer uma opção de tratamento alternativa, com um perfil de efeitos colaterais diferente em comparação com as duas tentativas de tratamento anteriores. Se a paciente tiver potencial para engravidar, ela deverá ser alertada sobre o risco de teratogenicidade. O *fumarato de monometila* é o metabólito ativo do *fumarato de dimetila* e apresenta os mesmos riscos para essa paciente que o *fumarato de dimetila*. A *edaravona* e a *galantamina* não são indicadas para o tratamento da esclerose múltipla.

**15.7** Qual agente pode causar tremores como efeito adverso e deve ser usado com cautela em pacientes com doença de Parkinson, embora também seja indicado para o tratamento da demência associada à doença de Parkinson?

A. *Benztropina*
B. *Rotigotina*
C. *Rivastigmina*
D. *Triexifenidil*

**Resposta correta = C.** Embora a *rivastigmina* seja um inibidor da AChE que pode causar tremores como efeito adverso, seu uso não é contraindicado em pacientes com doença de Parkinson, já que esse fármaco é a única medicação aprovada contra a demência associada à doença. No entanto, ela deve ser usada com cautela, pois pode piorar os tremores associados com o Parkinson. Deve ser feita uma discussão sobre riscos e benefícios com o paciente e o seu cuidador antes de usar a *rivastigmina*. *Rotigotina*, *benzatropina* e *triexifenidil* são tratamentos para melhorar os tremores na DP.

**15.8** Uma mulher de 45 anos chega ao pronto-socorro com disfunção debilitante da marcha, dormência nas extremidades inferiores, incontinência urinária e fadiga. Seu histórico médico é negativo e ela não toma nenhum medicamento. Exames de imagem e laboratoriais confirmam o diagnóstico de esclerose múltipla. Qual agente poderia ser usado para controlar essa exacerbação aguda da esclerose múltipla na paciente?

A. Siponimode
B. Metilprednisolona
C. Cladribina
D. Ofatumumabe

**Resposta correta = B.** Os corticosteroides, como a *metilprednisolona* IV por 3 a 5 dias, são recomendados para exacerbações agudas, enquanto os outros agentes, *siponimode*, *cladribina* e *ofatumumabe*, são indicados para prevenção de recaídas ou redução na frequência de recaídas.

**15.9** Um homem de 75 anos procura seu neurologista para tratamento de demência leve do tipo Alzheimer recém-diagnosticada. O médico gostaria de prescrever um inibidor da acetilcolinesterase. Qual agente seria a melhor opção para iniciar o tratamento?

A. Glatirâmer
B. Memantina
C. Galantamina
D. Selegilina

**Resposta correta = C.** A *galantamina* é o único inibidor da acetilcolinesterase e é indicada para DA leve a moderada. Embora a *memantina* seja indicada para DA moderada a grave, é um antagonista do NMDA. O *glatirâmer* é indicado para EM, e a *selegilina* é indicada para DP.

**15.10** Um homem de 39 anos procura seu neurologista para tratamento de esclerose múltipla. Ele tem histórico de leucoencefalopatia multifocal progressiva (LMP) induzida pelo vírus JC devido ao uso de *alentuzumabe* e agora requer um tratamento alternativo, sem risco aumentado para o desenvolvimento de LMP. Qual agente tem o menor risco de LMP e seria uma opção de tratamento eficaz para EM?

A. Fingolimode
B. Ocrelizumabe
C. Natalizumabe
D. Betainterferona 1a

**Resposta correta = D.** Os interferons não apresentam risco aumentado para o desenvolvimento de LMP, enquanto os outros medicamentos modificadores da doença listados, *fingolimode*, *ocrelizumabe* e *natalizumabe*, apresentam um risco aumentado para essa perigosa infecção e doença oportunista.

# 16 Ansiolíticos e hipnóticos

Jose A. Rey

**BENZODIAZEPÍNICOS**
*Alprazolam*
*Clordiazepóxido*
*Clonazepam*
*Clorazepato*
*Diazepam*
*Estazolam*
*Flurazepam*
*Lorazepam*
*Midazolam*
*Oxazepam*
*Quazepam*
*Temazepam*
*Triazolam*

**ANTAGONISTA BENZODIAZEPÍNICO**
*Flumazenil*

**OUTROS FÁRMACOS ANSIOLÍTICOS**
*Antidepressivos*
*Buspirona*
*Meprobamato*

**BARBITÚRICOS**
*Amobarbital*
*Metoexital*
*Pentobarbital*
*Fenobarbital*
*Secobarbital*

**OUTROS AGENTES HIPNÓTICOS**
*Anti-histamínicos*
*Doxepina*
*Eszopiclona*
*Lemborexanto*
*Ramelteona*
*Suvorexanto*
*Tasimelteona*
*Zaleplona*
*Zolpidem*

**Figura 16.1**
Resumo dos fármacos ansiolíticos e hipnóticos.

## I. VISÃO GERAL

Os transtornos envolvendo ansiedade são os distúrbios mentais mais comuns. A ansiedade é um estado desagradável de tensão, apreensão e inquietação – um temor que se origina de fonte conhecida ou desconhecida. Os sintomas físicos da ansiedade grave são similares aos do medo (como taquicardia, sudoração, tremores e palpitações) e envolvem a ativação simpática. Episódios de ansiedade leve são experiências comuns na vida e não justificam tratamento. Contudo, a ansiedade intensa, crônica e debilitante pode ser tratada com fármacos ansiolíticos (ou antiansiedade) e/ou com alguma forma de psicoterapia. Como muitos dos fármacos ansiolíticos causam alguma sedação, eles podem ser usados clinicamente como ansiolíticos e como hipnóticos (indutores do sono). A Figura 16.1 resume os fármacos ansiolíticos e hipnóticos. Alguns antidepressivos também são indicados para certos transtornos de ansiedade; contudo, eles são discutidos com os antidepressivos (ver Capítulo 17).

## II. BENZODIAZEPÍNICOS

Os benzodiazepínicos são os ansiolíticos mais usados. Eles substituíram os barbitúricos e o *meprobamato* no tratamento da ansiedade e da insônia por serem fármacos considerados mais seguros e eficazes (Figura 16.2). Embora os benzodiazepínicos sejam comumente usados, muitas vezes não são medicamentos de escolha para o tratamento da ansiedade ou da insônia. Certos antidepressivos com ação ansiolítica, como os inibidores seletivos da recaptação da serotonina (ISRSs), são preferidos em muitos casos para o tratamento da ansiedade, e hipnóticos não benzodiazepínicos e anti-histamínicos podem ser preferíveis para a insônia.

### A. Mecanismo de ação

A ação dos benzodiazepínicos é mediada pelo neurotransmissor inibitório ácido γ-aminobutírico (GABA) no sistema nervoso central (SNC). Os benzodiazepínicos têm como alvo preferencial os receptores GABA subtipo A (GABA$_A$). Os receptores GABA$_A$ são compostos por uma combinação de cinco subunidades α, β e γ inseridas na membrana pós-sináptica (Figura 16.3). Para cada subunidade, existem vários subtipos (p. ex., há seis subtipos da subunidade α). A ligação do GABA ao seu receptor desencadeia uma abertura do canal iônico central, permitindo que os íons cloreto transitem pelo poro. O influxo do íon cloreto causa hiperpolarização do neurônio e diminui a neurotransmissão, inibindo a formação de potenciais de ação. Os benzodiazepínicos modulam os efeitos do GABA ligando-se a um local específico de alta afinidade (distinto do local de ligação do GABA), situado na interface da subunidade α e da subunidade γ no receptor GABA$_A$ (Figura 16.3). Os benzodiazepínicos aumentam a frequência da abertura dos canais produzida pelo GABA. Os efeitos clínicos dos benzodiazepínicos individuais se correlacionam bem com a afinidade de ligação de cada fármaco pelo complexo receptor GABA-canal de íon cloreto.

### B. Ações

Todos os benzodiazepínicos apresentam, em alguma extensão, as ações descritas a seguir.

1. **Redução da ansiedade:** Em doses baixas, os benzodiazepínicos são ansiolíticos. A redução da ansiedade é atribuída à potenciação seletiva da transmissão gabaérgica em neurônios que têm a subunidade $α_2$ em seus receptores GABA$_A$, inibindo, assim, os circuitos neuronais no sistema límbico do cérebro.

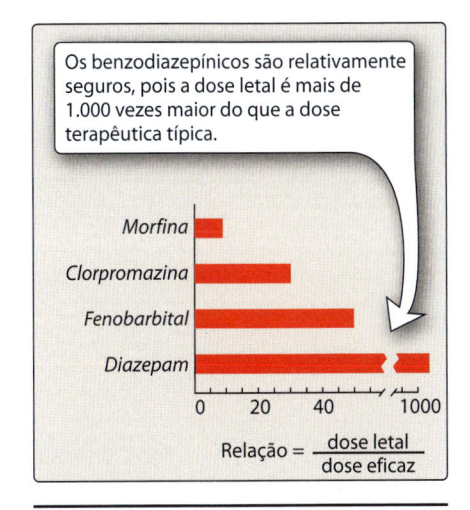

Os benzodiazepínicos são relativamente seguros, pois a dose letal é mais de 1.000 vezes maior do que a dose terapêutica típica.

**Figura 16.2**
Relação entre a dose letal e a dose eficaz para *morfina* (um opioide, ver Capítulo 21), *clorpromazina* (um antipsicótico, ver Capítulo 18) e os fármacos ansiolíticos e hipnóticos *fenobarbital* e *diazepam*.

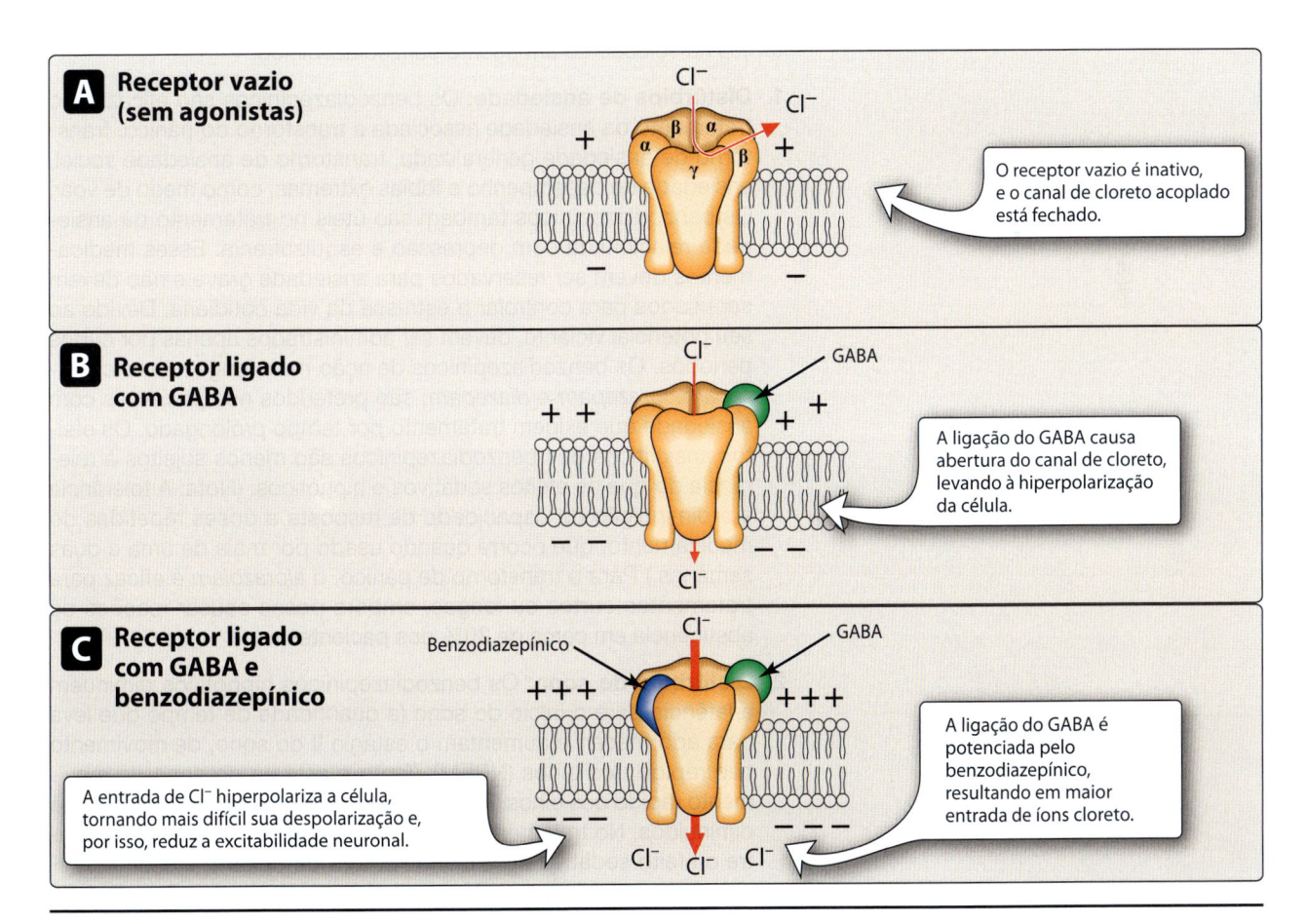

**Figura 16.3**
Diagrama esquemático do complexo canal íon cloreto-GABA-benzodiazepínico. GABA, ácido γ-aminobutiríco.

2. **Efeito hipnótico/sedativo:** Todos os benzodiazepínicos têm propriedades sedativa e calmante, e alguns podem produzir hipnose (sono produzido "artificialmente") em doses mais elevadas. O efeito hipnótico é mediado pelos receptores $\alpha_1$-$GABA_A$.

3. **Amnésia anterógrada:** A perda temporária da memória com o uso de benzodiazepínicos também é mediada pelos receptores $\alpha_1$-$GABA_A$. A capacidade de aprender e formar novas memórias também é reduzida.

4. **Anticonvulsivante:** Esse efeito é parcialmente mediado pelos receptores $\alpha_1$-$GABA_A$.

5. **Relaxamento muscular:** Em doses elevadas, os benzodiazepínicos diminuem a espasticidade do músculo esquelético, provavelmente aumentando a inibição pré-sináptica na medula espinal, onde predominam os receptores $\alpha_2$-$GABA_A$. (Nota: O *baclofeno* é um relaxante muscular que parece atuar nos receptores GABA na medula espinal.)

C. **Usos terapêuticos**

Existem pequenas diferenças nas propriedades ansiolíticas, anticonvulsivantes e sedativas entre os diversos benzodiazepínicos. No entanto, as considerações farmacocinéticas são frequentemente importantes na seleção de um agente benzodiazepínico.

1. **Distúrbios de ansiedade:** Os benzodiazepínicos são eficazes no tratamento da ansiedade associada a transtorno do pânico, transtorno de ansiedade generalizada, transtorno de ansiedade social, ansiedade de desempenho e fobias extremas, como medo de voar. Os benzodiazepínicos também são úteis no tratamento da ansiedade relacionada com depressão e esquizofrenia. Esses medicamentos devem ser reservados para ansiedade grave e não devem ser usados para controlar o estresse da vida cotidiana. Devido ao seu potencial viciante, devem ser administrados apenas por curtos períodos. Os benzodiazepínicos de ação mais longa, como *clonazepam*, *lorazepam* e *diazepam*, são preferidos nos pacientes com ansiedade que exigem tratamento por tempo prolongado. Os efeitos ansiolíticos dos benzodiazepínicos são menos sujeitos à tolerância do que os efeitos sedativos e hipnóticos. (Nota: A tolerância é a diminuição da capacidade de resposta a doses repetidas do medicamento, que ocorre quando usado por mais de uma a duas semanas.) Para o transtorno de pânico, o *alprazolam* é eficaz para tratamentos curtos ou longos, embora possa causar reações de abstinência em cerca de 30% dos pacientes.

2. **Distúrbios do sono:** Os benzodiazepínicos hipnóticos diminuem a latência para o início do sono (a quantidade de tempo que leva para adormecer) e aumentam o estágio II do sono, de movimento não rápido dos olhos (NREM). Tanto o estágio do sono de movimento rápido dos olhos (REM) quanto o sono de ondas lentas estão diminuídos. No tratamento da insônia, é importante o equilíbrio entre o efeito sedativo necessário na hora de deitar e a sedação residual ("ressaca") que pode ocorrer após o despertar. Em geral, os agentes de ação curta com início de ação rápido (p. ex., *triazolam*) são eficazes no tratamento de indivíduos que têm problemas para adormecer, e os agentes de ação intermediária (p. ex., *temazepam*)

ou de ação prolongada são úteis para pacientes que despertam frequentemente ou têm dificuldade em permanecer dormindo. O risco de abstinência e insônia rebote após a descontinuação é maior com agentes de ação mais curta, como o *triazolam*, enquanto a possibilidade de sedação diurna ("ressaca") é muito maior com agentes de ação mais prolongada. Por exemplo, o *flurazepam* de ação prolongada é raramente utilizado, devido à sua meia-vida prolongada, o que pode resultar em sedação diurna excessiva e acúmulo do medicamento, principalmente em idosos. *Estazolam* e *quazepam* são considerados agentes hipnóticos de ação intermediária e prolongada, respectivamente. Na maioria dos casos, os hipnóticos devem ser usados apenas por um período limitado, em geral de uma a três semanas.

3. **Amnésia:** Os agentes de ação mais curta são frequentemente empregados como pré-medicação para cirurgias e procedimentos que provocam ansiedade. Esses medicamentos provocam uma forma de sedação consciente, permitindo que o paciente esteja receptivo a instruções e siga comandos durante o procedimento. *Midazolam* é o benzodiazepínico mais comumente usado para fornecer esse nível de sedação, e seu uso com frequência resulta em amnésia anterógrada, que deixa o paciente sem memória do evento. Níveis mais profundos de sedação ocorrem com doses crescentes de benzodiazepínicos, e, em doses mais altas, esses agentes são capazes de produzir um estado de anestesia geral.

4. **Convulsões:** *Clonazepam* é usado ocasionalmente como tratamento adjunto contra certos tipos de convulsões, e *lorazepam* e *diazepam* são fármacos de escolha no controle do estado epilético (ver Capítulo 19). Devido à tolerância cruzada, *clordiazepóxido*, *clorazepato*, *diazepam*, *lorazepam* e *oxazepam* são úteis no tratamento agudo da abstinência do etanol, reduzindo o risco de convulsões associadas a ela.

5. **Distúrbios musculares:** O *diazepam* é útil no tratamento de espasmos dos músculos esqueléticos e da espasticidade devida a doenças degenerativas, como esclerose múltipla e paralisia cerebral.

D. **Farmacocinética**

1. **Absorção e distribuição:** Os benzodiazepínicos são lipofílicos. São rápida e completamente absorvidos após administração oral, se distribuem por todo o organismo (grande volume de distribuição) e entram no SNC.

2. **Duração de ação:** A meia-vida dos benzodiazepínicos é importante clinicamente, pois a duração da ação pode determinar sua utilidade terapêutica. Eles podem ser divididos em grupos de curta, média e longa ação (Figura 16.4). Os benzodiazepínicos de ação mais longa formam metabólitos ativos com meias-vidas longas. Contudo, com alguns deles, a duração clínica da ação não se correlaciona com a meia-vida real (caso contrário, uma dose de *diazepam* poderia ser administrada apenas em dias alternados, dada a sua meia-vida longa e seus metabólitos ativos). Isso pode ser devido à velocidade de dissociação do receptor no SNC e à subsequente redistribuição para os tecidos gordurosos e outras áreas.

**Duração de ação dos benzodiazepínicos**

**Ação prolongada**
dias 1-3
*Clordiazepóxido*
*Flurazepam*
*Quazepam*

**Ação intermediária**
10-20 horas
*Clonazepam*
*Clorazepato*
*Diazepam*
*Estazolam*
*Lorazepam*
*Oxazepam*
*Temazepam*

**Ação curta**
3-8 horas
*Alprazolam*
*Midazolam*
*Triazolam*

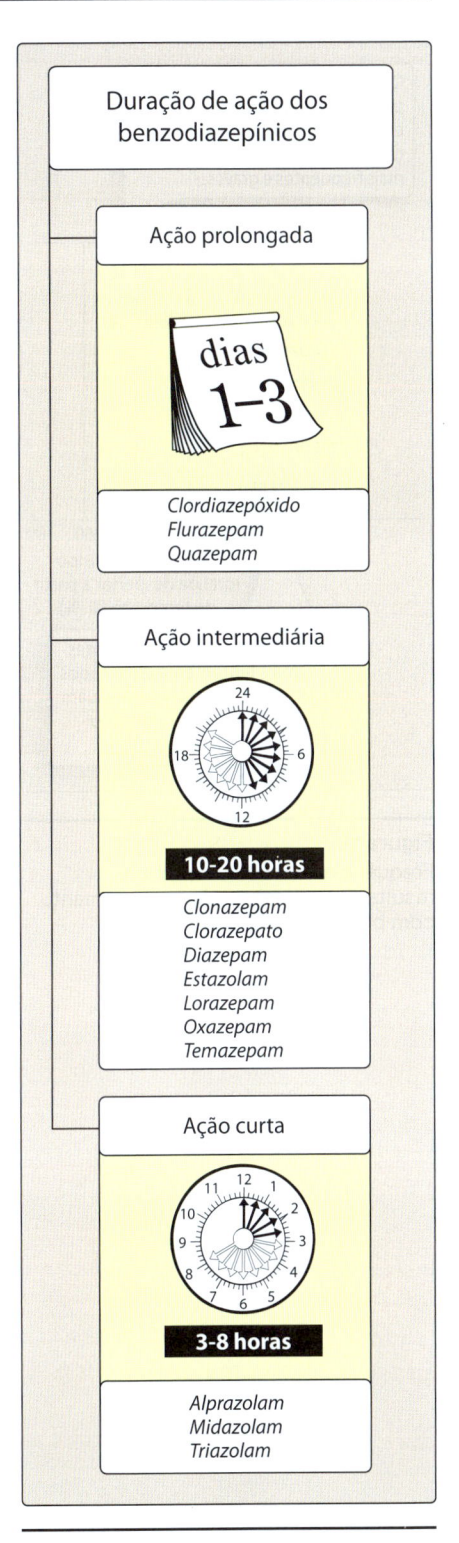

**Figura 16.4**
Comparação da duração de ação dos benzodiazepínicos.

3. **Metabolismo e eliminação:** A maioria dos benzodiazepínicos, incluindo o *clordiazepóxido* e o *diazepam*, é biotransformada pelo sistema microssomal hepático para compostos que também são ativos. (Nota: Muitos desses agentes são metabolizados pela CYP3A4 e estão sujeitos a inúmeras interações medicamentosas.) Para esses benzodiazepínicos, a meia-vida aparente representa a soma das ações do fármaco principal e seus metabólitos. Eles são excretados na urina como glicuronídeos ou metabólitos oxidados. (Nota: *Lorazepam*, *oxazepam* e *temazepam* não sofrem metabolismo de fase I. Eles são glicuronizados em metabólitos inativos. Como esses agentes não possuem metabólitos ativos, eles são menos propensos ao acúmulo e às interações medicamentosas e são úteis em pacientes com disfunção renal ou hepática.) Todos os benzodiazepínicos atravessam a placenta e podem deprimir o SNC do neonato, se forem administrados antes do parto. O uso dos benzodiazepínicos não é recomendado durante a gestação. Os lactantes também podem ser expostos aos benzodiazepínicos pelo leite materno.

### E. Dependência

Pode ocorrer dependência psicológica e física se altas doses de benzodiazepínicos forem administradas por um período prolongado. Todos eles são fármacos controlados. A interrupção abrupta resulta em sintomas de abstinência, incluindo confusão, ansiedade, agitação, intranquilidade, insônia, tensão e (raramente) convulsões. Os benzodiazepínicos com meia-vida de eliminação curta, como o *triazolam*, induzem reações de abstinência mais abruptas e graves do que as observadas com os de eliminação mais lenta, como o *flurazepam* (Figura 16.5). Reações de abstinência e ansiedade rebote ou insônia e retorno dos sintomas de pânico são comuns após a descontinuação do *alprazolam*, mesmo quando o medicamento é reduzido gradualmente.

### F. Efeitos adversos

Sedação e confusão são os efeitos adversos mais comuns dos benzodiazepínicos. Ocorre ataxia em doses elevadas, impedindo as atividades que exigem coordenação motora fina, como dirigir automóvel. Comprometimento cognitivo (diminuição da memória e retenção de novos conhecimentos) pode ocorrer. Os benzodiazepínicos devem ser usados cautelosamente em pacientes com doença hepática. Álcool e outros depressores do SNC potencializam seus efeitos hipnoticossedativos. O uso concomitante de benzodiazepínicos e opioides deve ser evitado devido ao risco de sedação profunda e depressão respiratória, que pode levar ao coma ou à morte. Os benzodiazepínicos são, contudo, consideravelmente menos perigosos do que os ansiolíticos e hipnóticos mais antigos, como os barbituratos. Como resultado, as doses excessivas raramente são letais, a menos que outros depressores do SNC, como etanol ou opioides, sejam ingeridos simultaneamente.

## III. ANTAGONISTA DE BENZODIAZEPÍNICOS

O *flumazenil* é um antagonista do receptor GABA que reverte rapidamente os efeitos dos benzodiazepínicos em casos de sobredosagem ou toxicidade. O fármaco está disponível apenas para administração intravenosa

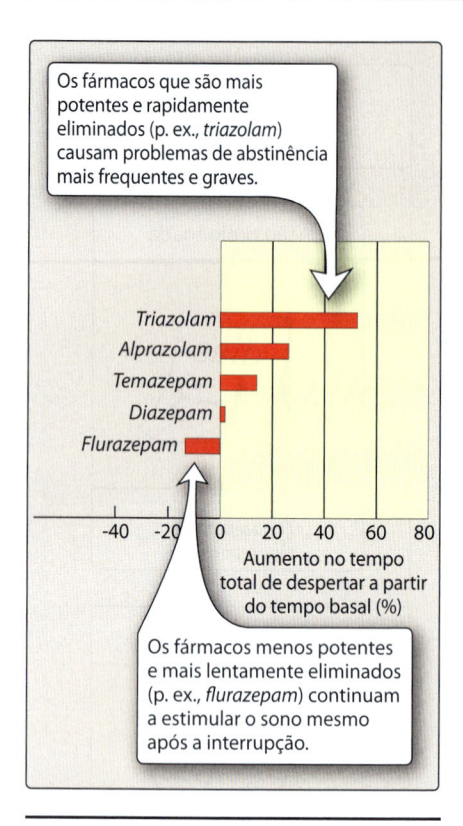

**Figura 16.5**
Frequência da insônia de rebote resultante da interrupção do tratamento com benzodiazepínicos.

(IV). O início de ação é rápido, mas a duração é curta, com meia-vida de cerca de uma hora. A administração frequente pode ser necessária para manter a reversão após uma superdosagem de um benzodiazepínico de ação prolongada. A administração de *flumazenil* pode precipitar abstinência em pacientes dependentes ou causar convulsões se um benzodiazepínico estiver sendo usado para controlar atividade convulsiva. Convulsões também podem ocorrer se o paciente tiver uma ingestão mista com antidepressivos tricíclicos ou antipsicóticos. Os efeitos adversos mais comuns são tonturas, náusea, êmese e agitação.

## IV. OUTROS AGENTES ANSIOLÍTICOS

### A. Antidepressivos

Vários antidepressivos são eficazes no tratamento da ansiedade crônica e devem ser considerados fármacos de primeira escolha, especialmente em pacientes com inclinação para dependência ou vício. ISRSs, como *escitalopram* ou *paroxetina*, ou inibidores da recaptação de serotonina e noradrenalina (IRSN), como *venlafaxina* ou *duloxetina*, podem ser usados isoladamente ou prescritos em combinação com um benzodiazepínico durante a primeira semana de tratamento (Figura 16.6). Após quatro a seis semanas, quando o antidepressivo começa seu efeito ansiolítico, a dosagem de benzodiazepínico pode ser reduzida gradualmente. Embora apenas alguns ISRSs ou IRSNs tenham sido aprovados para o tratamento de transtornos de ansiedade, como o transtorno de ansiedade generalizada (TAG), a eficácia desses medicamentos é provavelmente um efeito de classe. Em geral, o tratamento com antidepressivos e benzodiazepínicos contra os transtornos de ansiedade é necessário por longo período, de modo a manter a vantagem alcançada e evitar recaídas.

### B. Buspirona

A *buspirona* é útil no tratamento crônico do TAG e tem eficácia comparável à dos benzodiazepínicos. Esse fármaco tem início de ação lento e não é eficaz no tratamento de curto prazo ou "conforme necessário" da ansiedade aguda. As ações da *buspirona* parecem ser mediadas pelos receptores de serotonina (5-$HT_{1A}$), embora ela também tenha alguma afinidade pelos receptores $D_2$ da dopamina e 5-$HT_{2A}$ da serotonina. Assim, seu modo de ação difere do mecanismo de ação dos benzodiazepínicos. Além disso, a *buspirona* não tem as propriedades anticonvulsivantes e miorrelaxantes

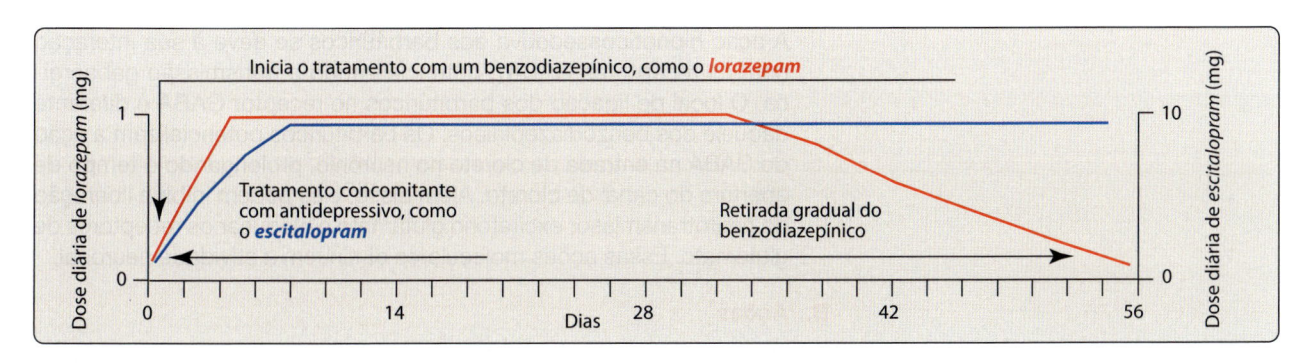

**Figura 16.6**
Orientação de tratamento da ansiedade persistente.

dos benzodiazepínicos. A frequência dos efeitos adversos é baixa, sendo os mais comuns cefaleia, nervosismo, náuseas e tonturas. Sedação e disfunções cognitivas e psicomotoras são mínimas, e a dependência é improvável. A *buspirona* não potencializa a depressão do SNC pelo álcool. A Figura 16.7 compara os efeitos adversos comuns da *buspirona* com os do benzodiazepínico *alprazolam*.

### Aplicação clínica 16.1: Tratamento do transtorno de ansiedade generalizada (TAG)

O TAG é uma condição caracterizada por ansiedade ou preocupação persistente e excessiva que ocorre na maioria dos dias por pelo menos seis meses. Pacientes com TAG podem apresentar comprometimento funcional, bem como sintomas físicos, como tensão muscular, fadiga e problemas de sono. O manejo do TAG inclui psicoterapia (terapia cognitivo-comportamental) e/ou medicamentos. Benzodiazepínicos (p. ex., *alprazolam*, *lorazepam*) podem ser usados para alívio agudo dos sintomas de ansiedade. Entretanto, no caso de pacientes que necessitam de terapia medicamentosa para o controle da ansiedade crônica, os ISRSs, como o *escitalopram* ou a *paroxetina*, ou os antidepressivos IRSNs, como a *venlafaxina* ou a *duloxetina*, são considerados terapia de primeira linha (ver Capítulo 17). Os ISRSs e os IRSNs têm a vantagem de serem capazes de tratar outras condições psiquiátricas comórbidas, como depressão e transtorno de pânico, sem as preocupações de dependência e potencial de abuso associadas aos benzodiazepínicos. A *buspirona* é um agente alternativo para o manejo do TAG. Para pacientes que não alcançam uma resposta completa com uma dose adequada de ISRS ou IRSN, pode-se considerar a mudança para outro agente ISRS ou IRSN, ou a adição de benzodiazepínicos, *buspirona* ou antipsicóticos atípicos.

## V. BARBITÚRICOS

Os barbitúricos foram, no passado, a base do tratamento usado para sedar o paciente ou para induzir e manter o sono. Com exceção de alguns usos terapêuticos especiais, eles foram amplamente substituídos pelos benzodiazepínicos, sobretudo porque os barbitúricos induzem tolerância e dependência física, são letais na superdosagem e estão associados a sintomas graves de abstinência. Todos os barbitúricos são substâncias controladas e têm potencial para abuso.

### A. Mecanismo de ação

A ação hipnoticossedativa dos barbitúricos se deve à sua interação com os receptores GABA$_A$, potencializando a transmissão gabaérgica. O local de ligação dos barbitúricos no receptor GABA é diferente daquele dos benzodiazepínicos. Os barbitúricos potencializam a ação do GABA na entrada de cloreto no neurônio, prolongando o tempo de abertura do canal de cloreto. Além disso, eles podem inibir a liberação do neurotransmissor excitatório glutamato e bloquear os receptores de glutamato. Essas ações moleculares diminuem a atividade neuronal.

### B. Ações

Os barbitúricos são classificados de acordo com sua duração de ação (Figura 16.8). A duração de ação do *fenobarbital* de ação prolongada é

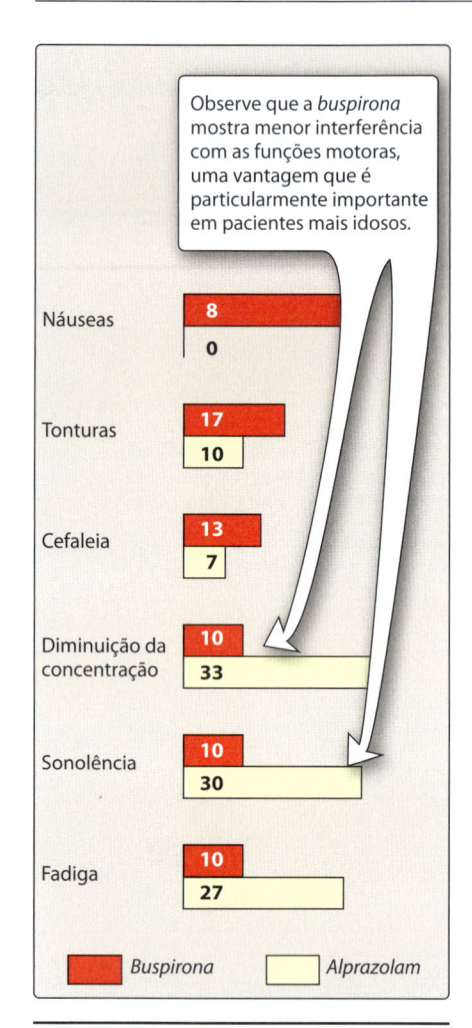

**Figura 16.7**
Comparação dos efeitos adversos comuns da *buspirona* e do *alprazolam*. Os resultados são expressos como porcentagem dos pacientes que mostram cada sintoma.

Observe que a *buspirona* mostra menor interferência com as funções motoras, uma vantagem que é particularmente importante em pacientes mais idosos.

| Sintoma | Buspirona | Alprazolam |
|---|---|---|
| Náuseas | 8 | 0 |
| Tonturas | 17 | 10 |
| Cefaleia | 13 | 7 |
| Diminuição da concentração | 10 | 33 |
| Sonolência | 10 | 30 |
| Fadiga | 10 | 27 |

superior a um dia. *Pentobarbital*, *secobarbital*, *amobarbital* e *butalbital* são barbitúricos de ação curta.

1. **Depressão do SNC:** Em doses baixas, os barbitúricos produzem sedação (têm um efeito calmante e reduzem a excitação). Em doses crescentes, eles causam hipnose, seguida de anestesia (perda das sensações) e, finalmente, coma e morte. Assim, qualquer grau de depressão do SNC é possível, dependendo da dosagem. Os barbitúricos não aumentam o limiar da dor e não têm propriedades analgésicas; eles podem inclusive exacerbar a dor. O seu uso crônico leva à tolerância.

2. **Depressão respiratória:** Os barbitúricos suprimem a resposta hipóxica e quimiorreceptora ao $CO_2$, e a superdosagem é seguida por depressão respiratória e morte.

C. **Usos terapêuticos**

1. **Anestesia:** Os barbitúricos de ação ultracurta, como o *metoexital*, são usados por via IV para induzir anestesia em cirurgias ou procedimentos curtos. O *metoexital* é particularmente útil para terapia eletroconvulsiva (ECT) porque reduz o limiar convulsivo necessário para o sucesso da terapia com ECT. (Nota: A ECT é um tratamento para depressão maior refratária. Envolve estimulação elétrica do cérebro para induzir uma breve atividade convulsiva.) O *pentobarbital* IV pode ser usado para induzir um "coma barbitúrico" em pacientes com lesão cerebral traumática e pressão intracraniana elevada que não respondem a outras terapias.

2. **Anticonvulsivante:** O *fenobarbital* tem atividade anticonvulsiva específica que se diferencia da depressão inespecífica do SNC causada por outros barbitúricos. Contudo, ele pode deprimir o desenvolvimento cognitivo em crianças e diminuir o desempenho cognitivo em adultos; portanto, deve ser usado para o tratamento da epilepsia apenas se outros tratamentos falharem. De modo similar, o *fenobarbital* pode ser usado no tratamento do estado epilético refratário.

3. **Efeito hipnótico e sedativo:** Os barbitúricos são usados como sedativos leves para aliviar ansiedade, tensão nervosa e insônia. Quando usados como hipnóticos para o tratamento da insônia, eles suprimem o sono REM mais do que os outros estágios do sono. Contudo, o uso dos barbitúricos contra insônia de modo geral não é mais aceito, devido aos efeitos adversos e ao potencial para tolerância. *Butalbital* é usado comumente em produtos associados (com *paracetamol* e *cafeína* ou com *ácido acetilsalicílico* e *cafeína*), como sedativo para ajudar no manejo de cefaleias por tensão ou enxaquecas.

D. **Farmacocinética**

Os barbitúricos são bem absorvidos após administração oral, distribuídos por todo o corpo (grande volume de distribuição) e penetram na barreira hematencefálica. Todos os barbitúricos se redistribuem do SNC para as áreas esplâncnicas, para o músculo esquelético e, por fim, para o tecido adiposo. Os barbitúricos atravessam facilmente a placenta e podem causar depressão respiratória em recém-nascidos

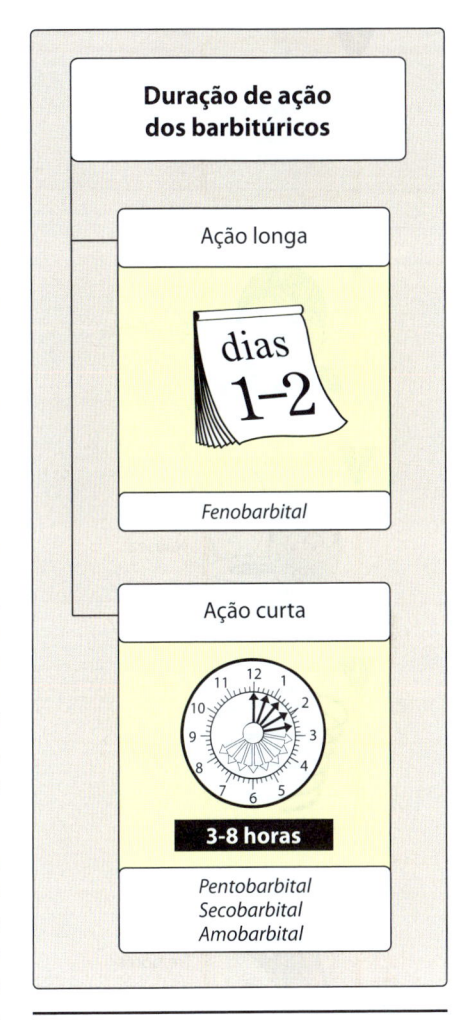

**Figura 16.8**
Barbitúricos classificados de acordo com sua duração de ação.

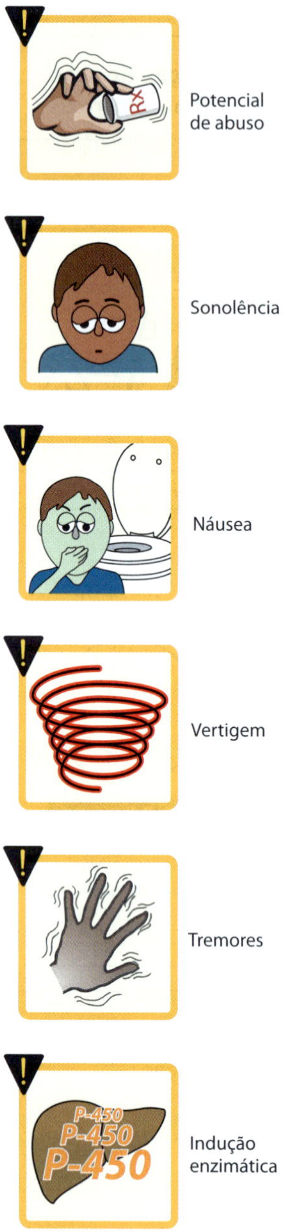

se administrados na época do parto. Eles são biotransformados no fígado, e os metabólitos inativos são excretados na urina.

### E. Efeitos adversos

Os barbitúricos causam sonolência, dificuldade de concentração e comprometimento mental e psicomotor (Figura 16.9). Os efeitos depressores do SNC são potencializados com os do *álcool*.

Dosagens hipnóticas dos barbitúricos provocam "ressaca" que compromete a capacidade do paciente de atuar normalmente durante várias horas depois do despertar. Às vezes, ocorrem náuseas e tonturas. Os barbitúricos induzem as enzimas microssomais citocromo P450 (CYP) hepáticas. Por isso, a administração crônica diminui a ação de vários fármacos que são biotransformados pelo sistema CYP. Os barbitúricos são contraindicados em pacientes com porfiria aguda intermitente, pois podem induzir enzimas envolvidas na produção de porfirina. A retirada abrupta dos barbitúricos pode causar tremores, ansiedade, fraqueza, intranquilidade, náuseas e êmese, convulsões, delírio e parada cardíaca. A abstinência é muito mais grave do que aquela associada aos opioides e pode resultar em morte. A morte também pode resultar de sobredosagem, secundária à apneia ou ao colapso cardiovascular. Não existe antídoto, e o tratamento inclui cuidados de suporte e descontaminação gástrica para ingestões recentes.

## VI. OUTROS AGENTES HIPNÓTICOS

### A. Zolpidem

O hipnótico *zolpidem* não está estruturalmente relacionado aos benzodiazepínicos, mas se liga aos receptores $GABA_A$ com relativa seletividade para o sítio benzodiazepínico com a subunidade $\alpha_1$. Esse medicamento não tem propriedades anticonvulsivantes ou miorrelaxantes nas doses hipnóticas. Ele apresenta poucos efeitos de abstinência e provoca insônia de rebote mínima. Com o uso prolongado, ocorre pouca tolerância. *Zolpidem* é rapidamente absorvido após administração oral. Tem rápido início de ação e meia-vida de eliminação curta (cerca de duas a três horas). O fármaco proporciona efeito hipnótico por aproximadamente cinco horas (Figura 16.10). (Nota: Também estão disponíveis um *spray* lingual e uma formulação de liberação prolongada. O comprimido sublingual é a formulação que pode ser usada para o despertar no meio da noite.) O *zolpidem* sofre oxidação hepática resultando em produtos inativos, pelo sistema CYP. Assim, fármacos como a *rifampicina*, que induzem esse sistema enzimático, encurtam a meia-vida do *zolpidem*, e aqueles que inibem a isoenzima CYP3A4 podem aumentar a sua meia-vida. Os efeitos adversos do *zolpidem* incluem cefaleia, tontura, amnésia anterógrada e comprometimento na manhã seguinte (especialmente com formulações de liberação prolongada). Comportamentos complexos de sono, como sonambulismo, dirigir dormindo e realizar outras atividades sem estar totalmente acordado, foram relatados e são um alerta para essa classe de medicamentos. Diferentemente dos benzodiazepínicos, nas dosagens hipnóticas usuais, os fármacos não benzodiazepínicos *zolpidem*, *zaleplona* e *eszopiclona* não alteram significativamente os vários estágios do sono e, assim, costumam ser os hipnóticos preferidos.

**Figura 16.9**
Efeitos adversos observados com o uso dos barbitúricos.

Todos os três agentes são substâncias controladas com advertências de dependência. Em caso de sobredosagem, os efeitos sedativos do *zolpidem* e da *eszopiclona* podem ser revertidos com o antagonista benzodiazepínico *flumazenil*.

### B. Zaleplona

*Zaleplona* é um hipnótico não benzodiazepínico oral similar ao *zolpidem*; contudo, causa menos efeitos residuais nas funções psicomotoras e cognitivas em comparação ao *zolpidem* ou aos benzodiazepínicos. Isso pode ser devido à sua rápida eliminação, com uma meia-vida de cerca de uma hora. Devido ao seu rápido início de ação e à sua meia-vida curta, o medicamento é mais utilizado em pacientes que têm dificuldade em adormecer. *Zaleplon* é metabolizado pela CYP3A4.

### C. Eszopiclona

A *eszopiclona* é um hipnótico oral não benzodiazepínico que demonstrou ser eficaz para a insônia por até seis meses. É rapidamente absorvido (tempo para o pico de uma hora), extensamente biotransformado por oxidação e desmetilação pelo sistema CYP e excretado principalmente na urina. A sua meia-vida de eliminação é de cerca de seis horas. Os efeitos adversos da *eszopiclona* incluem ansiedade, xerostomia, cefaleia, edema periférico, sonolência e gosto desagradável.

### D. Agonistas do receptor de melatonina

*Ramelteona* e *tasimelteona* são agonistas seletivos nos subtipos MT$_1$ e MT$_2$ de receptores de melatonina. A melatonina é um hormônio secretado pela glândula pineal que auxilia na manutenção do ritmo circadiano subjacente ao ciclo sono-vigília normal. Acredita-se que a estimulação dos receptores MT$_1$ e MT$_2$ por *ramelteona* e *tasimelteona* induza e promova o sono. Esses agentes têm potencial mínimo para abuso e não foi observada evidência de dependência ou abstinência. Portanto, elas podem ser administradas a longo prazo. A *ramelteona* é indicada para o tratamento da insônia caracterizada pela dificuldade de "começar" a dormir (aumento da latência até dormir). Os efeitos adversos incluem tonturas, fadiga e sonolência, e ela pode aumentar as concentrações de prolactina. *Tasimelteona* é indicada para distúrbios do sono-vigília fora de 24 horas, frequentemente vivenciados por pacientes cegos. Os efeitos adversos mais comuns são cefaleia, sonhos anormais, aumento nos testes de função hepática e possíveis infecções do trato respiratório superior. CYP1A2 e CYP3A4 são as principais isoenzimas necessárias para o metabolismo da *ramelteona* e da *tasimelteona* e, portanto, são possíveis interações medicamentosas com indutores ou inibidores dessas enzimas.

### E. Anti-histamínicos

Os anti-histamínicos com propriedades sedativas, como *difenidramina*, *hidroxizina* e *doxilamina*, são eficazes no tratamento da insônia situacional leve (ver Capítulo 39). Contudo, eles têm efeitos indesejados (como os efeitos anticolinérgicos) que os tornam menos úteis do que os benzodiazepínicos e os não benzodiazepínicos. Os anti-histamínicos sedativos são comercializados em numerosos produtos de venda livre.

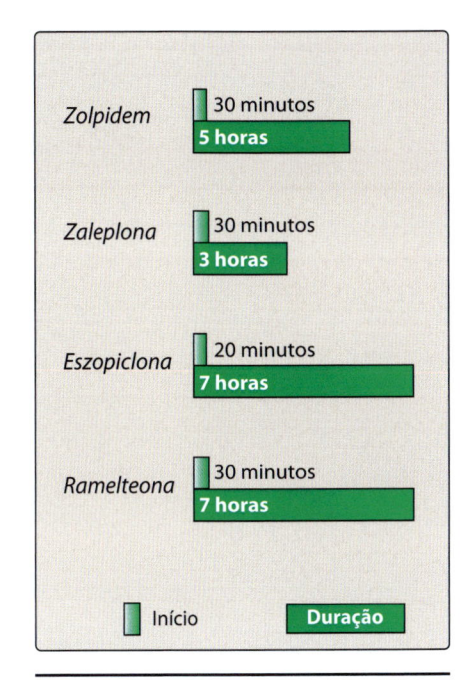

**Figura 16.10**
Início e duração de ação dos não benzodiazepínicos comumente usados como fármacos hipnóticos.

| Fármaco | Início | Duração |
|---|---|---|
| Zolpidem | 30 minutos | 5 horas |
| Zaleplona | 30 minutos | 3 horas |
| Eszopiclona | 20 minutos | 7 horas |
| Ramelteona | 30 minutos | 7 horas |

### F. Antidepressivos

O uso de antidepressivos sedativos com forte perfil anti-histamínico ocorre há décadas. A *doxepina*, um agente tricíclico mais antigo com mecanismo IRSN de ação antidepressiva e ansiolítica, é aprovada em doses baixas para o tratamento da insônia. Outros antidepressivos, como *trazodona*, *mirtazapina* e tricíclicos mais antigos, com fortes propriedades anti-histamínicas, são usados sem indicação formal na bula para o tratamento da insônia (ver Capítulo 17).

---

**Aplicação clínica 16.2: Gerenciamento da insônia**

Pacientes com insônia apresentam dificuldade em adormecer ou permanecer dormindo. Tanto insônia de curto prazo (insônia por menos de 3 meses, geralmente devido a um estressor agudo na vida, como morte na família, divórcio ou outra mudança importante na vida) quanto insônia crônica se beneficiam do emprego de princípios de higiene do sono e controle do estresse. Muitos agentes estão disponíveis para tratar a insônia transitória ou de curto prazo (p. ex., não benzodiazepínicos, benzodiazepínicos e anti-histamínicos); no entanto, esses agentes não possuem dados de eficácia a longo prazo, apesar do seu uso contínuo na prática. Se um paciente demonstrar sintomas de insônia crônica, uma avaliação médica e psiquiátrica deverá ser realizada para determinar se um problema subjacente está contribuindo para ela. Exemplos de condições crônicas que podem contribuir para a insônia incluem doenças pulmonares, apneia do sono, insuficiência cardíaca, dor crônica, transtornos por uso de substâncias e outras condições psiquiátricas, como ansiedade e depressão. Quando os medicamentos são selecionados para o tratamento da insônia, o médico deve considerar o risco do agente para abuso e dependência, especialmente em pacientes com histórico de abuso de drogas, e, portanto, deve selecionar um tratamento sem risco de abuso ou dependência. Os agentes hipnóticos não benzodiazepínicos ainda utilizam o receptor benzodiazepínico para seu mecanismo de ação e, assim, são substâncias controladas com riscos de amnésia anterógrada, desinibição, abuso e dependência. Esses agentes são amplamente utilizados na sociedade atual e substituíram em grande parte os benzodiazepínicos no tratamento da insônia de curto prazo; no entanto, seus riscos são semelhantes.

---

### G. Antagonistas do receptor de orexina

*Suvorexanto* e *lemborexanto* são antagonistas dos receptores de orexina OX1R e OX2R. Orexina é um neuropeptídeo que promove a vigília. Acredita-se que o antagonismo dos efeitos da orexina suprima o despertar desse neuropeptídeo. Esse antagonismo também pode explicar os eventos adversos semelhantes aos sinais da narcolepsia, como paralisia do sono, cataplexia e alucinações hipnagógicas ou hipnopômpicas. Acredita-se que a perda de neurônios produtores de orexina seja uma condição subjacente à narcolepsia. Sonolência diurna e aumento da ideação suicida são outros efeitos adversos relatados. O *suvorexanto* e o *lemborexanto* são metabolizados principalmente pela CYP3A4 e, portanto, podem ter interações medicamentosas com indutores ou inibidores da CYP3A4.

A Figura 16.11 resume as desvantagens e as vantagens terapêuticas de alguns dos fármacos ansiolíticos e hipnóticos.

## Desvantagens terapêuticas

**Benzodiazepínicos**

- Os benzodiazepínicos podem perturbar o funcionamento intelectual e a destreza motora.
- Os benzodiazepínicos têm potencial para dependência, e podem ocorrer convulsões de abstinência.
- A retirada do medicamento geralmente resulta em insônia rebote.

- Início de ação mais lento do que o dos benzodiazepínicos.
- Ausência de relaxamento muscular ou atividade anticonvulsivante.

- Comportamentos complexos do sono (escopiclona, zaleplona, zolpidem).

- Não possuem propriedades anticonvulsivantes ou relaxantes musculares (zaleplona, zolpidem).

- Tem apenas efeitos marginais nos parâmetros objetivos da eficácia do sono (ramelteona).

- Comportamentos complexos do sono.
- Eventos adversos semelhantes à narcolepsia, como paralisia do sono, cataplexia e alucinações (lemborexanto, suvorexanto).

- Os barbitúricos induzem tolerância, enzimas metabolizadoras de fármacos e dependência física, além de apresentarem sintomas graves de abstinência (fenobarbital, pentobarbital, secobarbital, amobarbital).

## Vantagens terapêuticas

**Benzodiazepínicos**

- Clonazepam
- Clorazepato
- Clordiazepóxido
- Diazepam
- Flurazepam
- Quazepam
- Alprazolam
- Lorazepam
- Temazepam
- Triazolam

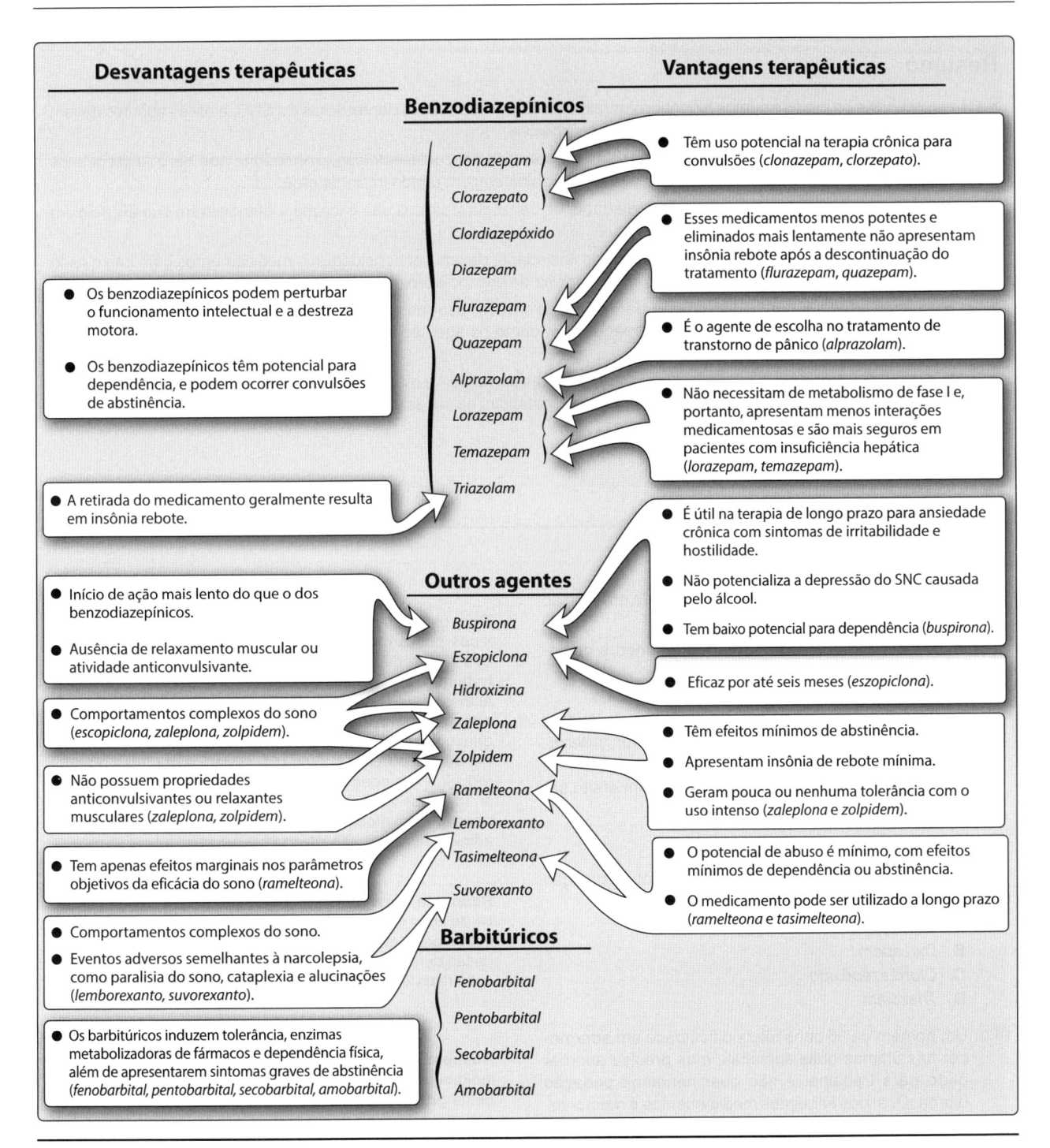

- Têm uso potencial na terapia crônica para convulsões (clonazepam, clorzepato).
- Esses medicamentos menos potentes e eliminados mais lentamente não apresentam insônia rebote após a descontinuação do tratamento (flurazepam, quazepam).
- É o agente de escolha no tratamento de transtorno de pânico (alprazolam).
- Não necessitam de metabolismo de fase I e, portanto, apresentam menos interações medicamentosas e são mais seguros em pacientes com insuficiência hepática (lorazepam, temazepam).

**Outros agentes**

- Buspirona
- Eszopiclona
- Hidroxizina
- Zaleplona
- Zolpidem
- Ramelteona
- Lemborexanto
- Tasimelteona
- Suvorexanto

- É útil na terapia de longo prazo para ansiedade crônica com sintomas de irritabilidade e hostilidade.
- Não potencializa a depressão do SNC causada pelo álcool.
- Tem baixo potencial para dependência (buspirona).
- Eficaz por até seis meses (eszopiclona).
- Têm efeitos mínimos de abstinência.
- Apresentam insônia de rebote mínima.
- Geram pouca ou nenhuma tolerância com o uso intenso (zaleplona e zolpidem).
- O potencial de abuso é mínimo, com efeitos mínimos de dependência ou abstinência.
- O medicamento pode ser utilizado a longo prazo (ramelteona e tasimelteona).

**Barbitúricos**

- Fenobarbital
- Pentobarbital
- Secobarbital
- Amobarbital

**Figura 16.11**
Desvantagens e vantagens terapêuticas de alguns agentes ansiolíticos e hipnóticos. SNC, sistema nervoso central.

## Resumo

- Os ansiolíticos e os medicamentos hipnóticos geralmente têm propriedades depressoras do SNC, e esses agentes devem ser usados sob supervisão clínica pelo menor tempo possível.
- O aumento da atividade do GABA pela ligação ao receptor de benzodiazepínicos proporciona aos benzodiazepínicos (p. ex., *alprazolam*) e aos não benzodiazepínicos (p. ex., *zolpidem*) um rápido início de efeito.
- Para o manejo rápido e de curto prazo da ansiedade, os benzodiazepínicos são eficazes e demonstram sua eficácia em horas ou dias.
- Para o tratamento a longo prazo dos transtornos de ansiedade, devem ser considerados medicamentos com baixo risco de abuso ou dependência, como ISRSs ou IRSNs, em vez de benzodiazepínicos, se possível.
- Os agentes hipnóticos para o tratamento da insônia devem ser usados pelo menor período possível, e as substâncias não controladas reduzem o risco de dependência, como os agentes com propriedades anti-histamínicas (p. ex., *doxepina*).
- A insônia crônica tem frequentemente uma condição subjacente, como a apneia do sono, que mantém os sintomas de insônia e fadiga diurna, e o uso de hipnóticos pode ter limitações na eficácia, quando usados a longo prazo sem abordar essas condições subjacentes.

## Questões para estudo

**Escolha a resposta correta.**

**16.1** Qual das seguintes afirmações está correta em relação aos benzodiazepínicos?
- A. Os benzodiazepínicos abrem diretamente os canais de cloreto.
- B. Os benzodiazepínicos têm efeito analgésico.
- C. A melhora clínica da ansiedade exige de duas a quatro semanas de tratamento com benzodiazepínicos.
- D. Todos os benzodiazepínicos têm algum efeito sedativo.

**Resposta correta = D.** Embora todos os benzodiazepínicos possam causar sedação, os fármacos denominados "benzodiazepínicos" na Figura 16.1 são usados no tratamento de distúrbios do sono. Os benzodiazepínicos aumentam a ligação do GABA aos receptores $GABA_A$, o que aumenta a permeabilidade do cloreto; portanto, os benzodiazepínicos não abrem canais de cloreto independentes do GABA. Eles não aliviam a dor, mas podem reduzir a ansiedade associada a ela. Diferentemente dos antidepressivos tricíclicos e dos inibidores da MAO, os benzodiazepínicos são eficazes poucas horas após a administração.

**16.2** Qual dos seguintes fármacos é um hipnótico de ação curta?
- A. *Flurazepam*
- B. *Diazepam*
- C. *Clordiazepóxido*
- D. *Triazolam*

**Resposta correta = D.** O *triazolam* é um agente hipnótico de ação curta com a meia-vida mais curta. É mais bem usado para tratamento de insônia. Ele promove pouca sedação durante o dia. Os outros medicamentos listados têm ação mais longa com meia-vida mais longa.

**16.3** Um homem de 36 anos relata dificuldade em adormecer nas últimas duas semanas, mas precisa acordar cedo para trabalhar e não quer nenhuma sedação diurna. Qual dos seguintes medicamentos é melhor recomendar para o tratamento de sua insônia?
- A. *Quazepam*
- B. *Flurazepam*
- C. *Zaleplona*
- D. *Buspirona*

**Resposta correta = C.** Entre os fármacos citados, a *zaleplona* tem a meia-vida e a duração de ação mais curtas deste grupo. A *buspirona* não é eficaz como agente hipnótico. *Quazepam* e *flurazepam* têm ação mais prolongada. Esses agentes reduzem os despertares noturnos, mas apresentam maior risco de sedação diurna ou efeito de ressaca em comparação com a *zaleplona*.

**16.4** Uma mulher de 45 anos relata ansiedade constante durante o dia em relação a problemas profissionais e familiares. Isso está causando dificuldades de funcionamento e participação nas atividades diárias necessárias. Qual dos seguintes agentes tem um efeito ansiolítico rápido e é o melhor para o tratamento agudo da ansiedade da paciente?

A. Buspirona
B. Venlafaxina
C. Alprazolam
D. Sertralina

**Resposta correta = C.** Os benzodiazepínicos têm eficácia contra ansiedade no primeiro dia, enquanto os outros fármacos necessitam de duas a oito semanas para produzir melhora significativa.

**16.5** Uma mulher de 75 anos demonstra sinais e sintomas de insônia, especialmente dificuldade em adormecer. Ela tem medo de tomar um medicamento que possa afetar negativamente sua memória e concentração, pois ainda trabalha como contadora. Ela tem tomado *temazepam* nos últimos quatro dias e, como percebeu um problema de memória, gostaria de interromper o medicamento. Qual fármaco é mais adequado para tratar a insônia com menor risco de comprometimento cognitivo?

A. Difenidramina
B. Zolpidem
C. Lemborexanto
D. Ramelteona

**Resposta correta = D.** Todos esses agentes têm sido associados a prejuízos cognitivos, incluindo possíveis prejuízos de memória. A *difenidramina* possivelmente causa problemas cognitivos por seus efeitos anticolinérgicos e anti-histaminérgicos. *Zolpidem* é uma causa bem conhecida de comprometimento cognitivo, incluindo amnésia anterógrada. Foi relatado que o *lemborexanto* causa comprometimento do SNC, incluindo comprometimento da vigília diurna. A *ramelteona* é um agente hipnótico não controlado que atua como agonista do receptor de melatonina. Considera-se que apresenta um risco menor de comprometimento cognitivo em comparação com os outros agentes listados, mas não está isenta de qualquer risco de comprometimento cognitivo.

**16.6** Uma mulher de 18 anos é admitida no pronto-socorro após superdosagem acidental de *alprazolam*. Ela está inconsciente e não é considerada usuária regular de qualquer medicamento ou droga ilícita. Qual dos seguintes tratamentos poderia ser usado para reverter o efeito da superdosagem de *alprazolam*?

A. Lorazepam
B. Ramelteona
C. Flumazenil
D. Naloxona

**Resposta correta = C.** O *flumazenil* é indicado para reverter os efeitos dos benzodiazepínicos por meio do antagonismo do receptor dos benzodiazepínicos. Ele também pode ser usado para reverter os efeitos do *zolpidem* e da *eszopiclona*. Deve ser usado com cautela devido ao risco de convulsões se a paciente estiver recebendo benzodiazepínico por muito tempo ou se a dosagem excessiva foi feita com mistura de fármacos. A *naloxona* é um antagonista do receptor opioide. Os outros fármacos não são eficazes em reverter os efeitos dos benzodiazepínicos.

**16.7** Um paciente está tomando *fluvoxamina* para transtorno obsessivo-compulsivo e necessita de um medicamento para insônia. Qual dos seguintes agentes é a melhor escolha para esse paciente devido ao menor risco de interações medicamentosas com *fluvoxamina*?

A. Triazolam
B. Ramelteona
C. Temazepam
D. Doxepina

**Resposta correta = C.** Os ISRSs como a *fluvoxamina* são os medicamentos de escolha para o transtorno obsessivo-compulsivo; entretanto, a *fluvoxamina* é um inibidor moderado a forte das isoenzimas CYP1A2 e CYP3A4, que são necessárias para metabolizar *triazolam*, *ramelteona* e *doxepina*. O *temazepam* passa por conjugação de fase 2 para seu metabolismo e não necessita das enzimas CYP para sua eliminação.

**16.8** Um homem de 40 anos com história de 25 anos de transtorno de ansiedade generalizada e de 10 anos de transtorno por uso de álcool (ele está limpo e sóbrio há cinco anos) chega à clínica queixando-se de ansiedade significativa e contínua. O paciente atualmente não toma medicação e relata melhora mínima com psicoterapia. Qual dos seguintes ansiolíticos seria a melhor escolha para uso a longo prazo?

A. Venlafaxina
B. Clonazepam
C. Alprazolam
D. Clordiazepóxido

**Resposta correta = A.** Dado o histórico de transtorno por uso de álcool, o IRSN *venlafaxina* é a melhor escolha para o manejo do TAG desse paciente. Todas as outras opções são benzodiazepínicos, que são substâncias controladas com risco de dependência e abuso.

**16.9** Qual dos seguintes agentes hipnóticos tem maior probabilidade de causar cataplexia e paralisia do sono como reações adversas?

A. Doxepina
B. Ramelteona
C. Temazepam
D. Suvorexanto

**Resposta correta = D.** Possivelmente devido ao seu antagonismo ao receptor de orexina, foi relatado que *suvorexanto* causa mais reações adversas do que os outros agentes, como cataplexia, paralisia do sono e alucinações ao dormir (hipnogógico) ou ao acordar (hipnopômpico). Os outros agentes ainda podem causar comportamentos complexos de sono, mas não estão associados aos listados para *suvorexanto* ou *lemborexanto*.

**16.10** Qual dos seguintes agentes é comumente usado como ansiolítico para procedimentos diagnósticos, como endoscopia, ou como sedativo pré-anestésico devido à sua meia-vida curta e à alta potência?

A. Clonazepam
B. Midazolam
C. Ramelteona
D. Lemborexanto

**Resposta correta = B.** O *midazolam* é comumente usado como ansiolítico rápido e para sedação em pacientes submetidos a procedimentos desagradáveis e que provocam ansiedade. Suas meia-vida muito curta, disponibilidade na forma de injeção e curta duração do efeito são propícias para intervenções e procedimentos breves. Seu efeito de amnésia anterógrada às vezes é um benefício para os pacientes, evitando uma memória negativa do procedimento desagradável. O *clonazepam* está disponível apenas por via oral e tem meia-vida e duração de efeito muito mais longas. *Ramelteona* e *lemborexanto* não têm indicação de uso como pré-anestésicos e não foram aprovados para tal.

# Antidepressivos

Jose A. Rey

## 17

## I. VISÃO GERAL

Os sintomas da depressão incluem sensação de tristeza e desesperança, bem como incapacidade de sentir prazer em atividades usuais, alterações nos padrões de sono e apetite, perda de vigor e pensamentos suicidas. A mania é caracterizada pelo comportamento oposto, ou seja, entusiasmo, raiva, pensamentos e fala rápidos, extrema autoconfiança e diminuição de autocrítica. Este capítulo oferece uma visão geral dos fármacos usados no tratamento da depressão e da mania associadas com transtorno bipolar.

## II. MECANISMO DE AÇÃO DOS FÁRMACOS ANTIDEPRESSIVOS

A maioria dos medicamentos antidepressivos (Figura 17.1) potencializa direta ou indiretamente as ações da norepinefrina e/ou da serotonina (5-HT) no cérebro. Isso, juntamente com outras evidências, levou à teoria das aminas biogênicas, a qual propõe que a depressão se deve às deficiências das monoaminas, como norepinefrina e serotonina, em locais-chave do cérebro. Já a mania seria causada por produção excessiva desses neurotransmissores. Contudo, trata-se de uma teoria muito simplista; ela não explica o tempo de resposta terapêutica com antidepressivos, que geralmente ocorre ao longo de várias semanas ou meses, em comparação com os efeitos farmacodinâmicos dos agentes, que costumam ser imediatos. Isso sugere que a diminuição da captação dos neurotransmissores é apenas o efeito inicial do fármaco, que pode não ser diretamente responsável pelos efeitos antidepressivos.

## III. INIBIDORES SELETIVOS DA RECAPTAÇÃO DE SEROTONINA

Os inibidores seletivos da recaptação de serotonina (ISRSs) são um grupo de fármacos antidepressivos que inibem especificamente a captação da serotonina, apresentando uma seletividade muito maior para o transportador de serotonina do que para o de norepinefrina. Isso contrasta com os antidepressivos tricíclicos (ADTs) e os inibidores da recaptação de serotonina e norepinefrina (IRSNs), que inibem a captação de norepinefrina e de serotonina (Figura 17.2). Além disso, os ISRSs têm escassa atividade bloqueadora em receptores muscarínicos, α-adrenérgicos e $H_1$-histamínicos. Como têm efeitos adversos diferentes e são relativamente seguros, em

| INIBIDORES SELETIVOS DA RECAPTAÇÃO DE SEROTONINA (ISRSs) |
|---|
| Citalopram |
| Escitalopram |
| Fluoxetina |
| Fluvoxamina |
| Paroxetina |
| Sertralina |
| **INIBIDORES DA RECAPTAÇÃO DE SEROTONINA E NOREPINEFRINA (IRSNs)** |
| Desvenlafaxina |
| Duloxetina |
| Levomilnaciprana |
| Venlafaxina |
| **ANTIDEPRESSIVOS ATÍPICOS** |
| Brexanolona |
| Bupropiona |
| Escetamina |
| Mirtazapina |
| Nefazodona |
| Trazodona |
| Vilazodona |
| Vortioxetina |
| **ANTIDEPRESSIVOS TRICÍCLICOS (ADT)** |
| Amitriptilina |
| Amoxapina |
| Clomipramina |
| Desipramina |
| Doxepina |
| Imipramina |
| Maprotilina |
| Nortriptilina |
| Protriptilina |
| Trimipramina |
| **INIBIDORES DA MONOAMINOXIDASE (IMAO)** |
| Isocarboxazida |
| Fenelzina |
| Selegilina |
| Tranilcipromina |

**Figura 17.1**
Resumo dos antidepressivos. (*Continua*)

**Figura 17.1**
*Continuação*

MEDICAMENTOS USADOS NO TRATAMENTO DE MANIA E TRANSTORNO BIPOLAR
- Carbamazepina
- Divalproato de sódio
- Lamotrigina
- Lítio
- Ácido valproico

| FÁRMACO | INIBIÇÃO DA RECAPTAÇÃO | |
|---|---|---|
| | Norepinefrina | Serotonina |
| **Inibidor seletivo da recaptação de serotonina** | | |
| Fluoxetina | 0 | ++++ |
| **Inibidores da recaptação de serotonina e norepinefrina** | | |
| Venlafaxina* | ++ | ++++ |
| Duloxetina | ++++ | ++++ |
| **Antidepressivos tricíclicos** | | |
| Imipramina | +++ | ++++ |
| Nortriptilina | ++++ | ++ |

**Figura 17.2**
Especificidade relativa pelos receptores de alguns fármacos antidepressivos.
*A venlafaxina inibe a captação da norepinefrina apenas em doses altas.
++++, afinidade muito forte; +++, afinidade forte; ++, afinidade moderada; +, afinidade fraca; 0, pouca ou nenhuma afinidade.

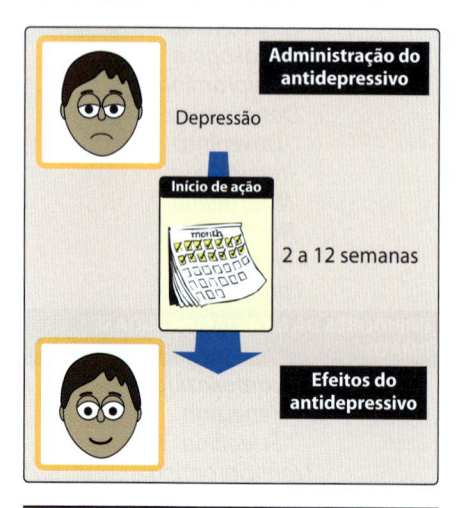

**Figura 17.3**
O efeito terapêutico dos principais antidepressivos inicia-se após várias semanas.

dosagens excessivas, os ISRSs substituíram os ADTs e os inibidores da monoaminoxidase (IMAOs) como fármacos de escolha no tratamento da depressão. Os ISRSs incluem *fluoxetina*, *citalopram*, *escitalopram*, *fluvoxamina*, *paroxetina* e *sertralina*. O *escitalopram* é o S-enantiômero puro do *citalopram*.

### A. Ações

Os ISRSs bloqueiam a captação de serotonina, levando ao aumento da concentração do neurotransmissor na fenda sináptica. Os antidepressivos, incluindo os ISRSs, em geral precisam de duas semanas para produzirem melhora significativa no humor, e o benefício máximo pode demorar até 12 semanas ou mais (Figura 17.3).

### B. Usos terapêuticos

A principal indicação para ISRS é a depressão. Vários outros transtornos psiquiátricos também respondem favoravelmente aos ISRSs, incluindo transtorno obsessivo-compulsivo, de pânico, de ansiedade generalizada, de estresse pós-traumático, de ansiedade social, além de transtorno disfórico pré-menstrual e bulimia nervosa (para a qual apenas a *fluoxetina* está aprovada).

### C. Farmacocinética

Todos os ISRSs são bem absorvidos após administração oral. Os picos séricos ocorrem em média entre 2 e 8 horas. Alimentos têm pouca influência na absorção (exceto com a *sertralina*, cuja absorção aumenta com a alimentação). A maioria dos ISRSs tem meia-vida entre 16 e 36 horas. Ocorre extensa biotransformação pelo citocromo P450 (CYP) e conjugação com glicuronídeo ou sulfato. A *fluoxetina* difere dos outros fármacos da classe por ter uma meia-vida muito longa (50 h), e a meia-vida do metabólito ativo, S-norfluoxetina, é ainda mais longa, cerca de 10 dias. A *fluoxetina* e a *paroxetina* são inibidores potentes da CYP2D6. Além disso, a *fluoxetina* e a *fluvoxamina* são inibidores potentes da CYP2C19, e a *fluvoxamina* também é um inibidor potente da CYP1A2 e inibidor moderado da CYP3A4.

### D. Efeitos adversos

Embora se considere que os ISRSs têm menos efeitos adversos – e menos graves – do que os ADTs e os IMAOs, eles não estão isentos desses efeitos. Por exemplo, podem causar cefaleia, sudorese, ansiedade e agitação, hiponatremia, efeitos gastrintestinais (GI) (náuseas, vômitos e diarreia), fraqueza e fadiga, disfunção sexual, alterações de peso, distúrbios do sono (insônia e sonolência) e prolongamento do intervalo QT. Além disso, esses agentes têm potencial para interações medicamentosas (Figura 17.4). Alguns ISRSs têm maior probabilidade de causar efeitos adversos específicos; por exemplo, o *citalopram* tem maior probabilidade de causar prolongamento do intervalo QT em comparação com outros ISRSs. Por essa razão, os pacientes que não toleram um ISRS podem tolerar outro.

1. **Distúrbios do sono:** A *paroxetina* e a *fluvoxamina* em geral são mais sedativas do que estimulantes e podem ser úteis em pacientes que têm dificuldade em dormir. Por outro lado, pacientes que se sentem cansados ou se queixam de sonolência excessiva podem se beneficiar de um dos antidepressivos ISRSs mais estimulantes, como a *fluoxetina* e a *sertralina*.

2. **Disfunções sexuais:** Disfunções sexuais, incluindo perda de libido, ejaculação retardada e anorgasmia, são comuns com os ISRSs. (Nota: Os ISRS são considerados uma estratégia de tratamento de primeira linha para a ejaculação precoce.)

3. **Uso em crianças e adolescentes:** Os antidepressivos devem ser usados com cautela em crianças e adolescentes, devido ao risco aumentado de ideação suicida com o tratamento. Essa precaução inclui não apenas os ISRSs, mas também outras categorias importantes de antidepressivos (IRSNs, ADTs, IMAOs e os antidepressivos atípicos). Pacientes pediátricos devem ser observados quanto ao agravamento da depressão e a pensamentos suicidas com o início ou a mudança de dosagem de qualquer antidepressivo. *Fluoxetina*, *sertralina* e *fluvoxamina* são aprovadas para uso em crianças no tratamento do transtorno obsessivo-compulsivo. A *fluoxetina* e o *escitalopram*, juntamente com alguns ADTs, são aprovados para tratar a depressão infantil.

4. **Superdosagem:** Uma superdosagem com ISRS em geral não causa arritmias cardíacas, com exceção do *citalopram*, que pode causar prolongamento do intervalo QT. Convulsões são possíveis porque todos os antidepressivos podem baixar o limiar convulsivo. Os ISRSs têm potencial de causar síndrome serotonínica, sobretudo se forem usados em presença de IMAO ou outro fármaco fortemente serotoninérgico. Essa síndrome inclui sinais como hipertermia, rigidez muscular, sudoração, mioclonia (abalos musculares clônicos) e alterações no estado mental e nos sinais vitais.

5. **Síndrome da interrupção:** Os ISRSs têm potencial de causar a síndrome da interrupção, particularmente os fármacos com meias-vidas mais curtas e metabólitos inativos. A *fluoxetina* tem o menor risco de causar a síndrome de interrupção de ISRS, devido à sua meia-vida mais longa e ao metabólito ativo. Os possíveis sinais e sintomas da síndrome da interrupção de ISRS incluem cefaleia, mal-estar e sintomas de gripe, agitação e irritabilidade, nervosismo e alterações no padrão de sono. Recomenda-se a redução gradual dos ISRSs para prevenir ou reduzir os sintomas da síndrome da interrupção.

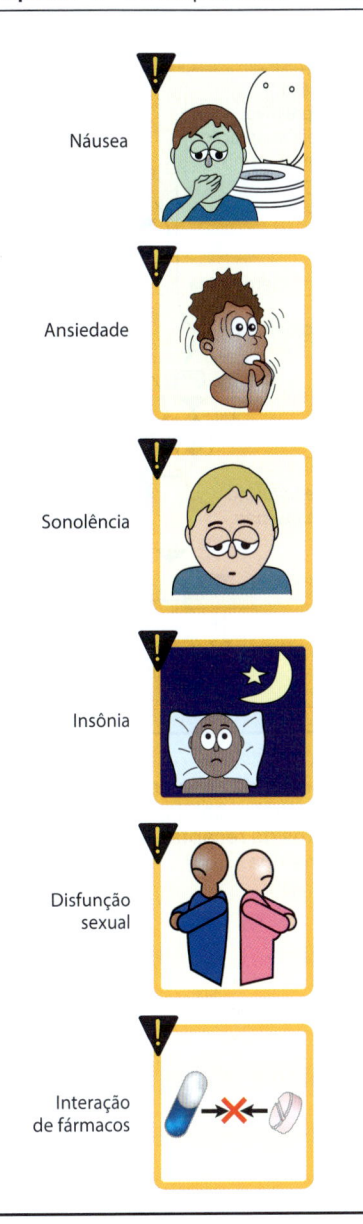

**Figura 17.4**
Alguns efeitos adversos comumente observados com o uso dos ISRSs.

## IV. INIBIDORES DA RECAPTAÇÃO DE SEROTONINA E NOREPINEFRINA

*Venlafaxina*, *desvenlafaxina*, *levomilnaciprana* e *duloxetina* inibem a recaptação de serotonina e norepinefrina (Figura 17.5) e, por isso são chamados de IRSNs. A depressão é frequentemente acompanhada de dor crônica, como dores nas costas e musculares, para as quais os ISRSs são relativamente ineficazes. Essas dores são, em parte, moduladas por vias de serotonina e norepinefrina no sistema nervoso central (SNC). Com dupla inibição da recaptação de serotonina e norepinefrina, tanto os IRSNs quanto os ADTs podem ser eficazes no alívio da dor. Esses agentes também são utilizados no tratamento de síndromes dolorosas, como neuropatia periférica diabética, neuralgia pós-herpética, fibromialgia e dor lombar. Os IRSNs, ao contrário dos ADTs, têm pouca atividade em receptores α-adrenérgicos, muscarínicos ou histamínicos e, assim, têm menos efeitos adversos mediados por esses receptores do que os ADTs. Alguns desses efeitos adversos são semelhantes aos dos ISRSs, incluindo náuseas e disfunção sexual. Tonturas e sudorese também podem ocorrer. Os IRSNs também podem causar síndrome de interrupção se o tratamento for suspenso de modo súbito.

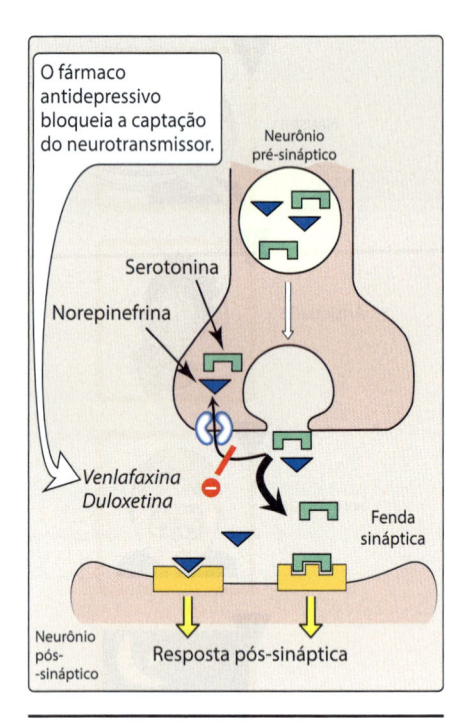

### A. Venlafaxina e desvenlafaxina

A *venlafaxina* é um inibidor da recaptação de serotonina e, em dosagens médias e altas, é inibidor da recaptação de norepinefrina. Ela produz inibição mínima das isoenzimas CYP e é substrato da isoenzima CYP2D6. A *desvenlafaxina* é o metabólito ativo, desmetilado da *venlafaxina*. Os efeitos adversos mais comuns da *venlafaxina* são náuseas, cefaleia, disfunções sexuais, tonturas, insônia, sedação e constipação. Em doses elevadas, pode ocorrer aumento da pressão arterial e da frequência cardíaca. A atividade clínica e o perfil de efeitos adversos da *desvenlafaxina* são similares aos da *venlafaxina*.

### B. Duloxetina

A *duloxetina* inibe a captação de serotonina e norepinefrina em todas as dosagens. Ela é extensamente biotransformada no fígado em metabólitos inativos e deve ser evitada em pacientes com disfunção hepática. Efeitos adversos GI são comuns com a *duloxetina*, incluindo náuseas e constipação. Xerostomia, insônia, tonturas, sonolência, sudoração e disfunção sexual também são observadas. A *duloxetina* pode aumentar a pressão arterial e a frequência cardíaca. Ela é um inibidor moderado da isoenzima CYP2D6 e pode aumentar a concentração de fármacos biotransformados por essa via, como os antipsicóticos.

### C. Levomilnaciprana

*Levomilnaciprana* é um enantiômero da *milnaciprana* (um IRSN antigo usado contra a depressão na Europa e contra a fibromialgia nos Estados Unidos). O perfil de efeitos adversos desse fármaco é semelhante ao de outros IRSNs, incluindo náusea, cefaleia e xerostomia. É biotransformada primariamente pela CYP3A4, e, assim, a atividade pode ser alterada por indutores ou inibidores desse sistema enzimático.

## V. ANTIDEPRESSIVOS ATÍPICOS

Os antidepressivos atípicos são um grupo misto de fármacos que têm ação em vários locais diferentes. Este grupo inclui *brexanolona*, *bupropiona*, *escetamina*, *mirtazapina*, *nefazodona*, *trazodona*, *vilazodona* e *vortioxetina*.

**Figura 17.5**
Mecanismo de ação proposto para medicamentos antidepressivos inibidores da recaptação de serotonina e norepinefrina.

### A. Brexanolona

*Brexanolona* é um modulador alostérico positivo dos receptores $GABA_A$ usado no tratamento da depressão pós-parto. Esse agente é um análogo do neuroesteroide alopregnanolona (um metabólito da progesterona). Após o parto, as concentrações de alopregnanolona diminuem, e isso pode estar relacionado com a etiologia da depressão pós-parto. *Brexanolona* é administrada por infusão intravenosa durante 60 horas em ambiente hospitalar para mulheres que sofrem de depressão pós-parto. O risco de sedação excessiva, a perda súbita de consciência e a hipóxia são eventos adversos potenciais que justificam supervisão e monitoramento com o uso desse agente. A paciente deve ser supervisionada ao interagir com seu(s) filho(s) durante o tratamento.

### B. Bupropiona

Este fármaco é um inibidor da captação de dopamina e norepinefrina fraco, aliviando os sintomas de depressão. A *bupropiona* também é útil para diminuir os desejos e atenuar os sintomas de abstinência da nicotina em pacientes que tentam parar de fumar (potencialmente diminuindo os efeitos estimulantes da nicotina nos receptores nicotínicos de acetilcolina). Os efeitos adversos podem incluir xerostomia, sudoração, nervosismo, tremores e um aumento dose-dependente do risco de convulsões. Ela tem uma incidência muito baixa de disfunção sexual e pode ser usada em pacientes preocupados com o risco de disfunção sexual relacionada aos antidepressivos. A *bupropiona* é biotransformada pela CYP2B6, e o risco de interações entre fármacos é relativamente baixo, considerando que poucas substâncias inibem ou induzem essa enzima. O uso de *bupropiona* deve ser evitado em pacientes com risco de convulsões, incluindo aqueles com anormalidades eletrolíticas concomitantes ou com histórico de anorexia ou bulimia.

### C. Escetamina

A *escetamina*, o enantiômero S da *cetamina* racêmica (um agente anestésico), é um antagonista não seletivo e não competitivo do receptor *N*-metil-D-aspartato glutamato. A *escetamina* é considerada de ação mais rápida do que os antidepressivos padrão. O medicamento é administrado por via intranasal como terapia adjuvante no tratamento da depressão resistente ao tratamento ou no do transtorno depressivo maior com ideação ou comportamento suicida. Devido aos riscos de sedação e sentimentos de dissociação que podem ocorrer com o uso desse agente, a *escetamina* é administrada em um ambiente controlado onde os pacientes devem ser monitorados de perto por duas horas após a administração. É uma substância controlada devido a esses riscos, bem como aos riscos de abuso e utilização indevida. Os efeitos adversos agudos após o tratamento incluem sedação, náuseas e vômitos, dissociação e alucinações, além de aumento da pressão arterial.

### D. Mirtazapina

*Mirtazapina* aumenta a neurotransmissão de serotonina e norepinefrina, servindo como antagonista nos receptores pré-sinápticos $\alpha_2$ centrais. Além disso, parte da atividade antidepressiva pode ser relacionada ao antagonismo de receptores $5-HT_2$. Esse fármaco é sedativo

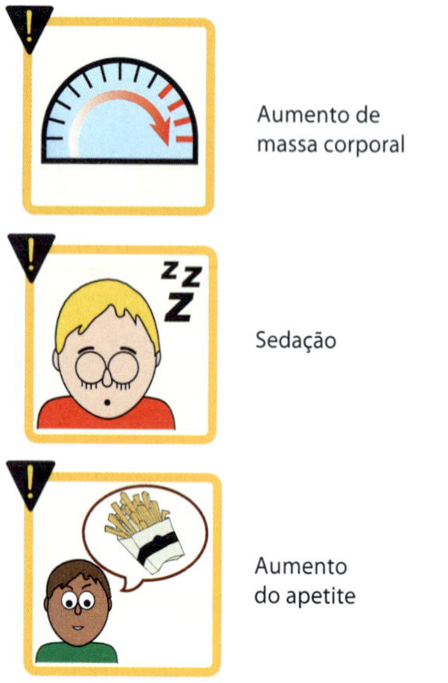

**Figura 17.6**
Alguns efeitos adversos comumente observados com o uso da *mirtazapina*.

devido à sua potente atividade anti-histamínica, mas não causa os efeitos adversos antimuscarínicos dos ADTs, nem interfere na função sexual, como os ISRSs. Ocorrem frequentemente sedação, xerostomia, aumento do apetite e ganho de peso (Figura 17.6).

### E. Nefazodona e trazodona

A *nefazodona* e a *trazodona* são inibidores fracos da recaptação de serotonina e norepinefrina, além de antagonistas do receptor 5-HT$_{2a}$ pós-sináptico. Os dois fármacos são sedativos, provavelmente devido à potente atividade bloqueadora H$_1$. A *trazodona* é usada comumente extrabula para o controle da insônia. As interações medicamentosas devem ser consideradas, uma vez que ambos os agentes são metabolizados pela CYP3A4. Além disso, a *nefazodona* é um potente inibidor da CYP3A4. A *trazodona* foi associada ao priapismo, e a *nefazodona*, ao risco de hepatotoxicidade. Ambos os fármacos são antagonistas leves a moderados nos receptores α$_1$, o que contribui para ortostasia e tonturas. Náusea e xerostomia também são potenciais efeitos colaterais desses agentes.

### F. Vilazodona

*Vilazodona* é um inibidor da recaptação de serotonina e agonista parcial de receptores 5-HT$_{1a}$. Embora a extensão da contribuição da atividade do receptor 5-HT$_{1a}$ para seu efeito terapêutico seja desconhecida, esse possível mecanismo de ação torna-o singular entre os ISRSs. A *vilazodona* é metabolizada pela isoenzima CYP3A4, e inibidores ou indutores fortes dessa isoenzima podem aumentar ou diminuir de forma significativa as concentrações, respectivamente. O perfil de efeitos adversos é semelhante ao dos ISRSs e inclui náusea, diarreia, disfunção sexual e tontura. Além disso, a *vilazodona* apresenta risco de síndrome de descontinuação se for interrompida abruptamente.

### G. Vortioxetina

A *vortioxetina* utiliza uma combinação de inibição da recaptação da serotonina, agonismo 5-HT$_{1a}$ e antagonismo 5-HT$_3$ e 5-HT$_7$ como mecanismos de ação propostos para tratar a depressão. Não está claro em que extensão as outras atividades, além da inibição da recaptação de serotonina, influenciam o efeito geral da *vortioxetina*. Esse agente é metabolizado principalmente pela CYP2D6, e recomenda-se uma redução da dose quando a *vortioxetina* é coadministrada com inibidores fortes da CYP2D6. Os efeitos adversos comuns incluem náusea, constipação e disfunção sexual, o que pode ser esperado devido aos seus mecanismos serotoninérgicos.

## VI. ANTIDEPRESSIVOS TRICÍCLICOS

Semelhantes aos IRSNs, os TCAs inibem a recaptação de norepinefrina e serotonina no neurônio pré-sináptico. A principal diferença entre essas duas classes de medicamentos é o perfil de efeitos colaterais mais benignos dos IRSNs, uma vez que os ADTs também afetam vários outros tipos de receptores. Os ADTs incluem as aminas terciárias *imipramina* (o protótipo do grupo), *amitriptilina*, *clomipramina*, *doxepina* e *trimipramina*, e as aminas secundárias *desipramina* e *nortriptilina* (o metabólito *N*-desmetilado da *imipramina* e da *amitriptilina*, respectivamente) e *protriptilina*. *Maprotilina* e *amoxapina* são antidepressivos "tetracíclicos" e comumente são incluídos na classe geral dos ADTs.

### A. Mecanismo de ação

1. **Inibição da recaptação do neurotransmissor:** Os ADTs e a *amoxapina* são inibidores potentes da recaptação neuronal de norepinefrina e serotonina no terminal nervoso pré-sináptico. *Maprotilina* e *desipramina* são inibidores relativamente seletivos da recaptação de norepinefrina.

2. **Bloqueio de receptores:** Os ADTs também bloqueiam os receptores serotoninérgicos, α-adrenérgicos, muscarínicos e histamínicos $H_1$. Ainda não se sabe se alguma dessas ações é responsável pelo benefício terapêutico dos ADTs. Contudo, as ações nesses receptores provavelmente são responsáveis por muitos dos seus efeitos adversos. A *amoxapina* também bloqueia os receptores $5\text{-}HT_2$ e dopamina $D_2$.

### B. Ações

Os ADTs melhoram o humor em 50 a 70% dos indivíduos com depressão grave. Assim como na maioria dos antidepressivos, o início da elevação do humor é lento e requer duas semanas ou mais (Figura 17.3). A resposta do paciente pode ser usada para ajustes da dosagem. Recomenda-se a redução gradual desses agentes para minimizar síndromes de descontinuação e efeitos colinérgicos de rebote.

### C. Usos terapêuticos

Os ADTs são eficazes no tratamento de depressão moderada a grave. Alguns pacientes com transtorno de pânico também respondem aos ADTs. A *imipramina* é usada como alternativa à *desmopressina* ou às terapias não farmacológicas (alarmes de enurese) no tratamento da enurese noturna em crianças. Os ADTs, particularmente a *amitriptilina*, têm sido usados para auxiliar a prevenção da enxaqueca e tratar síndromes de dor crônica (p. ex., dor neuropática), em inúmeras condições em que a causa da dor é desconhecida. Dosagens baixas de ADT, especialmente *doxepina*, podem ser usadas contra insônia.

### D. Farmacocinética

Os ADTs são bem absorvidos após administração oral. Como consequência da biotransformação de primeira passagem muito variável, os ADTs têm biodisponibilidade baixa e inconsistente. Esses fármacos são biotransformados pelo sistema microssomal hepático (e assim podem ser suscetíveis aos fármacos que induzem ou inibem as isoenzimas CYP) e são conjugados com ácido glicurônico. Por fim, os ADTs são excretados como metabólitos inativos pelos rins.

### E. Efeitos adversos

O bloqueio dos receptores muscarínicos causa visão turva, xerostomia, retenção urinária, taquicardia sinusal, constipação e agravamento do glaucoma de ângulo fechado (Figura 17.7). Esses fármacos afetam

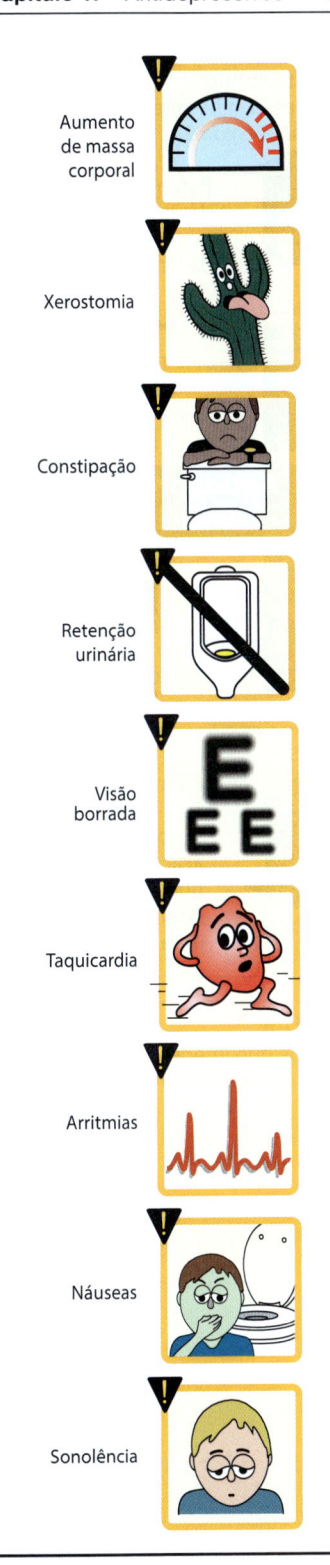

**Figura 17.7**
Alguns efeitos adversos comumente observados com o uso dos antidepressivos tricíclicos.

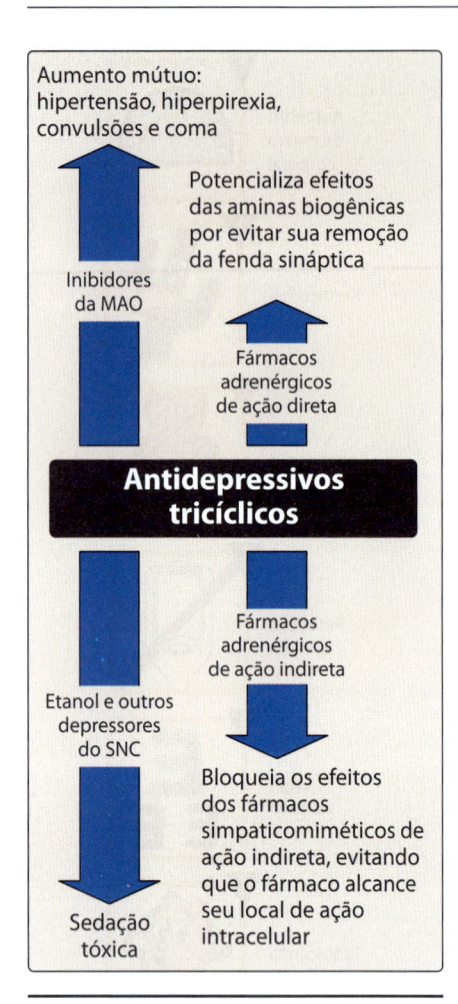

a condução cardíaca de modo similar ao da *quinidina* e podem causar arritmias que ameaçam a vida em situação de dose excessiva. Os ADTs também bloqueiam os receptores α-adrenérgicos, causando hipotensão ortostática, tonturas e taquicardia reflexa. A sedação está relacionada à capacidade desses fármacos de bloquear os receptores $H_1$ de histamina. O aumento de massa corporal é um dos efeitos adversos dos ADTs. Disfunção sexual ocorre em uma minoria de pacientes, e a incidência é menor do que a associada com o ISRS.

Todos os antidepressivos, incluindo os ADTs, devem ser usados com cautela em pacientes com transtorno bipolar, mesmo durante o estado depressivo, porque os antidepressivos podem causar uma mudança para um comportamento maníaco. Os ADTs têm índice terapêutico estreito (p. ex., 5-6 vezes da dose máxima diária de *imipramina* podem ser letais). Os pacientes deprimidos que são suicidas devem receber somente quantidades limitadas desses fármacos e devem ser observados de perto. Interações de fármacos com os ADTs são mostradas na Figura 17.8. Os ADTs podem agravar certas condições médicas, como hiperplasia prostática benigna, epilepsia e arritmias preexistentes.

## VII. INIBIDORES DA MONOAMINOXIDASE

A monoaminoxidase (MAO) é uma enzima mitocondrial encontrada em nervos e outros tecidos, como fígado e intestino. No neurônio, a MAO funciona como "válvula de segurança", desaminando oxidativamente e inativando qualquer excesso de neurotransmissor (norepinefrina, dopamina e serotonina) que possa vazar das vesículas sinápticas quando o neurônio está em repouso. Das duas isozimas da MAO, a MAO-A metaboliza a serotonina, a norepinefrina e a dopamina, e a MAO-B metaboliza principalmente a dopamina. O IMAO pode inativar reversível ou irreversivelmente a enzima, permitindo que as moléculas do neurotransmissor fujam da degradação e, assim, se acumulem dentro do neurônio pré-sináptico e vazem para o espaço sináptico. Os quatro IMAOs disponíveis atualmente para o tratamento da depressão incluem *fenelzina*, *tranilcipromina*, *isocarboxazida* e *selegilina*. Todos são não seletivos para inibição da MAO-A e da MAO-B, exceto a *selegilina*, que é mais seletiva para a MAO-B em doses mais baixas, mas considerada não seletiva em doses altas. (Nota: A *selegilina* é usada também no tratamento da doença de Parkinson. Ela é o único antidepressivo disponível em sistema de administração transdérmico.) O uso de IMAOs é limitado devido à gravidade potencial das interações medicamentosas e medicamentosas-alimentares durante o uso desses agentes.

### A. Mecanismo de ação

A maioria dos IMAOs, como a *fenelzina*, forma complexos estáveis com a enzima, causando inativação irreversível. Isso resulta em aumento dos estoques de norepinefrina, serotonina e dopamina no interior dos neurônios e subsequente difusão do excesso de neurotransmissor para a fenda sináptica (Figura 17.9). Esses fármacos inibem a MAO não só no cérebro, mas também no fígado e no intestino, onde catalisam desaminações oxidativas de fármacos e substâncias potencialmente tóxicas, como a tiramina, que é encontrada em certos alimentos. Por isso, os IMAOs mostram elevada incidência de interações com fármacos e com alimentos. A *selegilina* administrada na forma de

**Figura 17.8**
Fármacos que interagem com os antidepressivos tricíclicos. SNC, sistema nervoso central; MAO, monoaminoxidase.

adesivo transdérmico pode produzir menor inibição da MAO hepática e intestinal em dosagens baixas, porque se evita a biotransformação de primeira passagem.

### B. Ações

Embora a MAO esteja completamente inibida após alguns dias de tratamento, a ação antidepressiva dos IMAOs, como a dos ISRSs, IRSNs e ADTs, é retardada em várias semanas. A *selegilina* e a *tranilcipromina* apresentam efeito estimulante tipo anfetamina, o qual pode causar agitação e insônia.

### C. Usos terapêuticos

Os IMAOs são indicados para pacientes deprimidos que não respondem ou são intolerantes a outros antidepressivos. Devido ao risco de interações entre fármacos e entre fármaco e alimentos, os IMAO são considerados os medicamentos de última escolha em vários centros de tratamento.

### D. Farmacocinética

Os IMAOs são bem absorvidos por administração oral. O tempo para a regeneração da enzima MAO depois da inativação irreversível pelos IMAOs varia, mas geralmente ocorre várias semanas após a suspensão do medicamento. Assim, quando houver troca de antidepressivos, deve haver um intervalo mínimo de duas semanas após o fim do tratamento com IMAO e o início de outro antidepressivo de qualquer outra classe. Os IMAOs são biotransformados no fígado e excretados rapidamente na urina.

### E. Efeitos adversos

Efeitos adversos graves, frequentemente imprevisíveis, devido a interações com fármacos e alimentos, limitam o amplo uso dos IMAOs. Por exemplo, a tiramina, que está presente em alimentos como queijos e carnes envelhecidos, fígado de aves, peixes em conserva ou defumados e vinhos tintos, normalmente é inativada pela MAO no intestino. Indivíduos tratados com IMAO não seletivos são incapazes de degradar a tiramina presente na dieta. A tiramina causa liberação de grande quantidade de catecolaminas armazenadas nos terminais nervosos, resultando em crise hipertensiva com sinais e sintomas como cefaleia occipital, rigidez no pescoço, taquicardia, náuseas, hipertensão, arritmias cardíacas, convulsões e possivelmente colapso. Os pacientes precisam ser orientados para evitar alimentos contendo tiramina. Outros possíveis efeitos adversos do tratamento com IMAO incluem sonolência, hipotensão ortostática, visão turva, xerostomia e constipação. Os ISRSs não devem ser coadministrados com IMAOs devido ao risco de síndrome da serotonina. Tanto os ISRSs quanto os IMAOs precisam de um período de eliminação, de duas semanas no mínimo, antes da administração de fármaco do outro tipo, com exceção da *fluoxetina*, a qual deve ser suspensa no mínimo seis semanas antes de iniciar o IMAO. Além disso, os IMAOs têm várias outras interações críticas com fármacos, e é necessária cautela quando forem administrados concomitantemente. Por exemplo, quando os IMAOs são combinados com simpatomiméticos diretos ou indiretos, como a *pseudoefedrina*, pode haver hipertensão significativa. A Figura 17.10 resume os efeitos adversos dos fármacos antidepressivos.

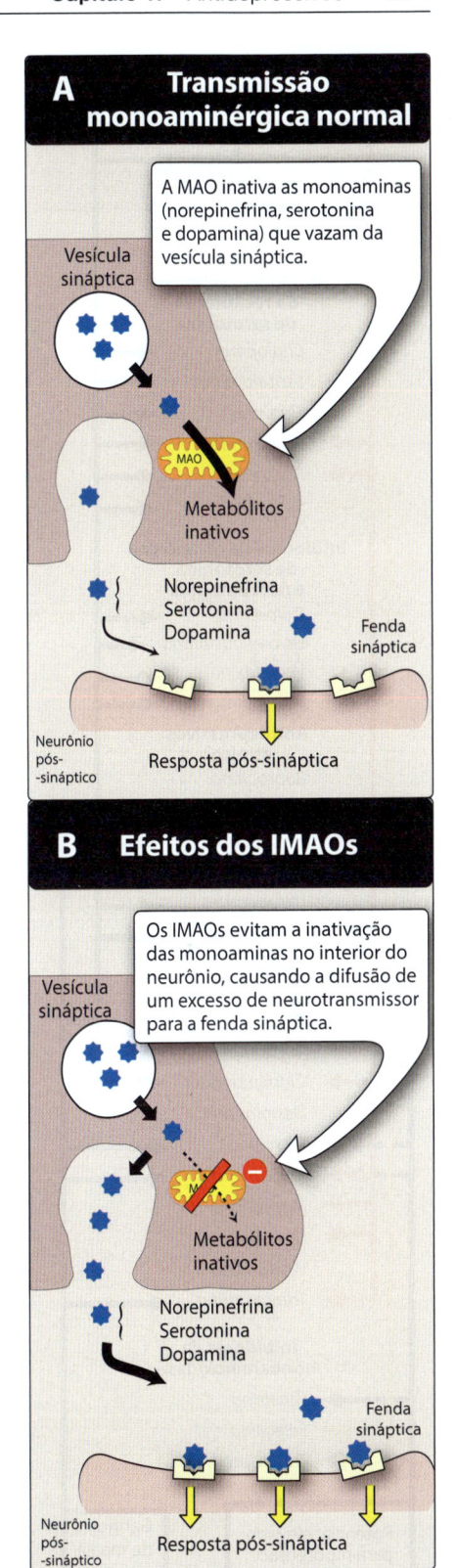

**Figura 17.9**
Mecanismo de ação dos IMAOs.

## Aplicação clínica 17.1: Considerações específicas do paciente na seleção de medicamentos antidepressivos

Uma vez que muitos antidepressivos são considerados igualmente eficazes apesar de terem diferentes mecanismos de ação e perfis de efeitos adversos, torna-se clinicamente significativo tentar selecionar o melhor antidepressivo para um paciente específico em um processo individualizado e cuidadoso. Os médicos devem considerar os seguintes aspectos primários do paciente e os possíveis antidepressivos ao escolherem um tratamento: histórico do paciente de resposta a antidepressivos específicos, história familiar de resposta a antidepressivos, condições médicas e psiquiátricas concomitantes, perfil de efeitos adversos do antidepressivo considerado e apresentação clínica dos sintomas depressivos. As considerações secundárias podem incluir idade, custo da medicação, dose/posologia, interações medicamentosas ou interação medicamento-alimentos, fatores genéticos, estigma em torno de alguns medicamentos, intervenções não farmacológicas e histórico de adesão a tratamentos anteriores.

## VIII. ANTAGONISTAS DE SEROTONINA E DOPAMINA

Embora 60 a 80% dos pacientes respondam favoravelmente aos antidepressivos, 20 a 40% experimentam uma resposta parcial ou fraca à monoterapia. Os antipsicóticos de segunda geração (ASG), também chamados de antipsicóticos atípicos, bloqueiam os receptores de serotonina (5-HT$_2$) e dopamina (D$_2$) (ver Capítulo 18). Os ASGs são usados como tratamentos adjuvantes em pacientes sem resposta completa à terapia antidepressiva. *Aripiprazol*, *brexpiprazol* e *quetiapina* são aprovados para uso como adjuvantes no transtorno depressivo maior (TDM), e a combinação de *fluoxetina* e *olanzapina* é aprovada para depressão resistente ao tratamento.

## IX. TRATAMENTO DA MANIA E DO TRANSTORNO BIPOLAR

Melhorias no tratamento do transtorno bipolar ocorreram devido ao aumento do reconhecimento desse transtorno de humor, bem como ao aumento no número de medicamentos disponíveis para o tratamento da mania.

### A. Lítio

Os *sais de lítio* são usados de forma aguda e profilática para o tratamento do transtorno bipolar. O *lítio* é eficaz no tratamento de 60 a 80% dos pacientes que exibem mania e hipomania. Embora muitos processos celulares sejam alterados pelo tratamento com *lítio*, o modo de ação não é totalmente compreendido. Ele é um cátion monovalente que possui vários mecanismos, incluindo efeitos no segundo mensageiro e na transdução de sinal intracelular. Também pode ter efeitos neuroprotetores. O índice terapêutico do *lítio* é extremamente

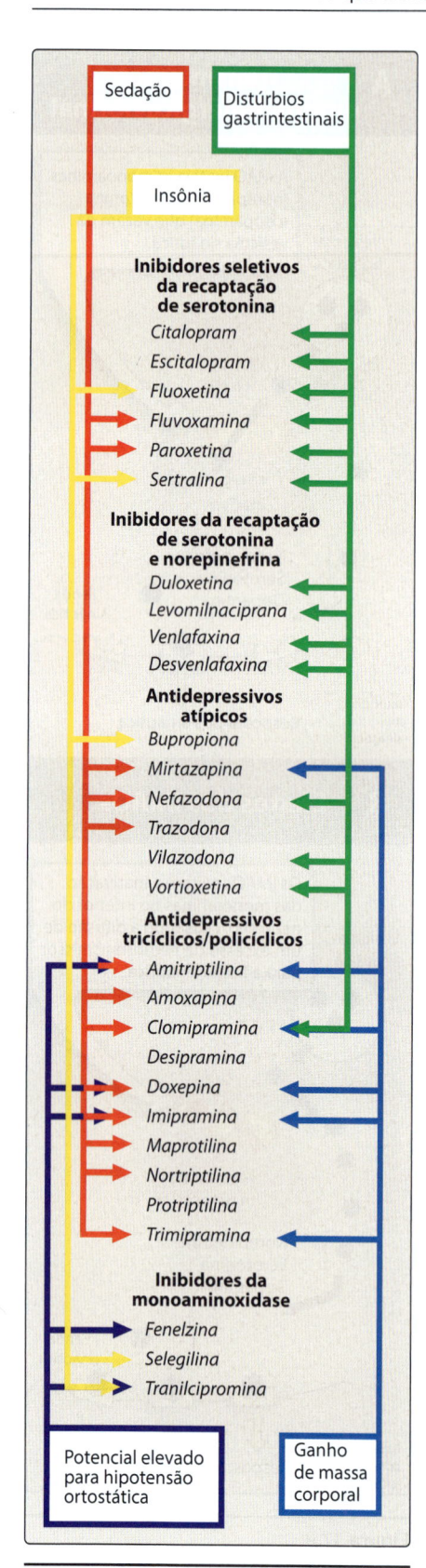

**Figura 17.10**
Efeitos adversos de alguns fármacos usados no tratamento da depressão.

baixo e suas concentrações séricas devem ser monitoradas durante o tratamento. Os efeitos adversos comuns podem incluir cefaleia, xerostomia, polidipsia, poliúria, polifagia, desconforto gastrintestinal, tremor fino nas mãos, tontura, fadiga, reações dermatológicas e sedação. Efeitos adversos como ataxia, fala arrastada, tremores grosseiros, confusão e convulsões indicam concentrações plasmáticas mais elevadas e potencial toxicidade por *lítio*. Seu uso tem sido associado ao desenvolvimento de diabetes insípido nefrogênico, particularmente com tratamento de longo prazo. A função tireoidiana pode diminuir e deve ser monitorada. O *lítio* é eliminado por via renal, e deve-se ter cautela ao administrar este medicamento em pacientes com insuficiência renal. Ele pode ser a melhor escolha para estabilização do humor em pacientes com insuficiência hepática.

B. **Outros fármacos**

Vários medicamentos antiepilépticos, incluindo a *carbamazepina*, o *divalproato de sódio* (um profármaco que se transforma em *ácido valproico* e *valproato* após a ingestão) e a *lamotrigina* (ver Capítulo 19), são aprovados como estabilizadores do humor para o transtorno bipolar. Outros agentes que podem reduzir os sintomas maníacos incluem os antipsicóticos mais antigos (*clorpromazina* e *haloperidol*) e os antipsicóticos atípicos de segunda geração mais recentes. Os antipsicóticos atípicos *risperidona*, *olanzapina*, *ziprasidona*, *aripiprazol*, *asenapina*, *cariprazina* e *quetiapina* (ver Capítulo 18) também são usados para o tratamento da mania. *Quetiapina*, *lurasidona*, *cariprazina* e a combinação de *olanzapina* e *fluoxetina* foram aprovadas para depressão bipolar.

## Resumo

- Os antidepressivos, em geral, têm como objetivo farmacodinâmico aumentar ou modular os neurotransmissores norepinefrina, serotonina e dopamina. Isso geralmente é conseguido com a inibição dos transportadores de recaptação, o antagonismo do receptor ou a inibição da monoaminoxidase.
- Os antidepressivos atípicos mais recentes podem atuar em outros sistemas de neurotransmissores, como GABA (*brexanolona*) ou glutamato (*escetamina*).
- Os ISRSs e os IRSNs mais recentes são mais comumente prescritos, pois têm múltiplas indicações, costumam ser mais fáceis de usar em pacientes com condições médicas concomitantes e são considerados mais seguros em caso de sobredosagem.
- Na maioria, os antidepressivos são considerados igualmente eficazes, e, portanto, a seleção de um agente em detrimento de outro pode estar relacionada aos perfis de efeitos adversos e ao histórico de resposta do paciente. Agentes mais novos são usados para aspectos mais específicos da depressão, como depressão resistente ao tratamento (*escetamina* ou a combinação de *olanzapina* e *fluoxetina*) ou depressão pós-parto (*brexanolona*).
- Os IMAOs são geralmente considerados tratamento de última linha para a depressão, pois apresentam múltiplas interações medicamentosas-alimentares e medicamentosas que podem ser significativas.
- Alguns antipsicóticos de segunda geração são usados como tratamentos adjuvantes aos antidepressivos para depressão refratária, como *aripiprazol*, *brexpiprazol* ou *quetiapina*.
- Estabilizadores do humor, como *lítio*, *divalproato de sódio*, *carbamazepina* e *lamotrigina*, são os medicamentos de escolha para a manutenção do transtorno bipolar, e alguns ASGs são eficazes para episódios agudos de sintomas maníacos e/ou sintomas depressivos.

## Questões para estudo

**Escolha a resposta correta.**

**17.1** Um homem de 55 anos é diagnosticado com depressão e inicia tratamento com *fluoxetina*. Após seis semanas de terapia, seus sintomas melhoraram, mas ele reclama de disfunção sexual. Qual dos seguintes medicamentos pode ser útil no manejo da depressão nesse paciente para minimizar esse efeito adverso?
   A. *Sertralina*
   B. *Citalopram*
   C. *Mirtazapina*
   D. *Lítio*

**Resposta correta = C.** A *mirtazapina* é considerada de baixo risco de efeitos colaterais sexuais. A disfunção sexual comumente ocorre com ISRSs (*sertralina* e *citalopram*), bem como com ADTs e IRSNs. O *lítio* é comumente usado para o tratamento de mania e transtorno bipolar e não é indicado para a depressão desse paciente.

**17.2** Um homem de 36 anos apresenta sintomas de comportamento compulsivo. Ele está consciente de que seu comportamento está interferindo em sua capacidade de executar as tarefas diárias, mas não consegue se controlar. Qual dos seguintes fármacos será mais útil para esse paciente?
   A. *Desipramina*
   B. *Paroxetina*
   C. *Amitriptilina*
   D. *Selegilina*

**Resposta correta = B.** Os ISRSs são particularmente eficazes no tratamento do transtorno obsessivo-compulsivo, e a *paroxetina* é aprovada para essa condição, bem como para a depressão. Os outros fármacos citados são menos eficazes no tratamento desse transtorno. Pacientes com transtorno obsessivo-compulsivo geralmente apresentam transtorno depressivo concomitante.

**17.3** Qual dos seguintes antidepressivos causa agonismo parcial do receptor 5-HT$_{1a}$ e inibição da recaptação de 5-HT?
   A. *Sertralina*
   B. *Brexpiprazol*
   C. *Maprotilina*
   D. *Vilazodona*

**Resposta correta = D.** Além da inibição da recaptação de serotonina, a atividade antidepressiva da *vilazodona* pode estar relacionada ao agonismo no receptor 5-HT$_{1a}$. Embora também seja proposto que o *brexpiprazol* tenha agonismo parcial do 5-HT$_{1a}$, ele não é considerado um inibidor da recaptação da serotonina. A *sertralina* é um ISRS sem agonismo parcial 5-HT$_{1a}$ apreciável. A *maprotilina* é relativamente seletiva para a inibição da recaptação de norepinefrina e também não apresenta agonismo parcial de 5-HT$_{1a}$ apreciável.

**17.4** Um homem de 45 anos queixa-se de depressão e dificuldade para dormir. O médico prefere prescrever um medicamento que ajude a controlar a depressão e a insônia. Qual dos seguintes antidepressivos é o mais adequado para tratar ambas as indicações?
   A. *Bupropiona*
   B. *Duloxetina*
   C. *Doxepina*
   D. *Levomilnaciprana*

**Resposta correta = C.** A *doxepina* é o mais sedativo da lista devido à sua atividade bloqueadora de histamina; ela também é usada no tratamento da insônia em doses baixas.

**17.5** Um paciente de 32 anos é diagnosticado com transtorno bipolar. Seu histórico médico é significativo para insuficiência hepática. Portanto, o prescritor prefere usar um medicamento que seja eliminado por via renal. Qual estabilizador de humor pode ser mais seguro e eficaz para esse paciente?
   A. *Ácido valproico*
   B. *Carbamazepina*
   C. *Lítio*
   D. *Lamotrigina*

**Resposta correta = C.** O *lítio* é o único fármaco contra transtornos bipolares que não requer biotransformação hepática e, assim, pode ser administrado sem preocupação em paciente com insuficiência hepática. Contudo, se o paciente tem insuficiência renal, a dosagem de *lítio* deve ser ajustada.

**17.6** Uma mulher de 75 anos apresenta queixas de vertigem e tontura ao levantar-se da posição sentada. Ela relata que esses sintomas começaram depois que ela passou a tomar um novo antidepressivo, há algumas semanas. Ela é diagnosticada com hipotensão ortostática. Qual dos seguintes agentes antidepressivos tem antagonismo significativo do receptor $\alpha_1$ e provavelmente tenha causado esses sintomas?

A. Venlafaxina
B. Bupropiona
C. Escitalopram
D. Imipramina

**Resposta correta = D.** *Venlafaxina*, *bupropiona* e *escitalopram* têm muito pouco efeito na diminuição da pressão arterial (sem antagonismo do receptor $\alpha_1$) e são consideradas escolhas aceitáveis para o tratamento da depressão em idosos. A *venlafaxina* está mais frequentemente associada ao aumento da pressão arterial (não à hipotensão). A *imipramina* está associada a alto risco de ortostase em idosos e deve ser evitada devido ao seu perfil de efeitos adversos e risco de quedas.

**17.7** Uma paciente de 15 anos foi recentemente diagnosticada com depressão maior e não está respondendo à psicoterapia. Ela tem histórico de duas tentativas de suicídio com medicamentos de venda livre. Qual dos seguintes agentes seria uma primeira escolha apropriada para a paciente quando usado com monitoramento rigoroso?

A. Escitalopram
B. Quetiapina
C. Vilazodona
D. Imipramina

**Resposta correta = A.** O ISRS *escitalopram* está aprovado para uso em adolescentes. Os ADTs, como a *imipramina*, são mais perigosos em superdosagem do que os ISRSs. A *vilazodona* não está aprovada para adolescentes com depressão grave, e a *quetiapina* está aprovada para pacientes adultos (não adolescentes) que responderam parcialmente a ensaios adequados de monoterapia com antidepressivos.

**17.8** Um homem de 45 anos é encaminhado a um psiquiatra para tratamento de depressão resistente ao tratamento após múltiplas falhas de monoterapia com vários antidepressivos. Qual dos seguintes agentes pode ser benéfico para uso como terapia adjuvante no manejo da depressão resistente ao tratamento nesse paciente?

A. Amoxapina
B. Brexanolona
C. Risperidona
D. Escetamina

**Resposta correta = D.** Dos medicamentos listados, apenas a *escetamina* é aprovada para uso adjuvante com antidepressivos para depressão resistente ao tratamento. É administrada por via intranasal e somente sob supervisão de um profissional de saúde devido aos múltiplos riscos de seu uso.

**17.9** Uma mulher de 35 anos com depressão teve uma resposta parcial à *sertralina*, mas não conseguiu atingir a remissão completa dos seus sintomas depressivos. Qual dos seguintes tratamentos é indicado como agente adjuvante para auxiliar na melhora adicional dos sintomas?

A. Maprotilina
B. Tranilcipromina
C. Aripiprazol
D. Brexanolona

**Resposta correta = C.** Dos agentes listados, apenas o *aripiprazol* é aprovado como tratamento adjuvante para pacientes que tiveram resposta parcial ao antidepressivo em monoterapia. A *quetiapina* e o *brexpiprazol* também são indicados para esse tipo de resposta parcial aos antidepressivos.

**17.10** Um homem de 50 anos é diagnosticado com depressão grave e ansiedade generalizada. Seu histórico médico inclui diabetes e neuropatia diabética. Qual dos seguintes medicamentos tem a melhor chance de melhorar a depressão, a ansiedade e a dor neuropática como tratamento único nesse paciente?

A. Fluoxetina
B. Citalopram
C. Vortioxetina
D. Duloxetina

**Resposta correta = D.** A *duloxetina* é indicada para cada uma dessas condições (depressão, ansiedade generalizada e dor neuropática diabética). Os outros agentes podem melhorar a depressão e a ansiedade, mas não são considerados tão eficazes como a *duloxetina* no tratamento das síndromes de dor crônica.

# 18 Antipsicóticos
Jose A. Rey

| ANTIPSICÓTICOS DE PRIMEIRA GERAÇÃO (baixa potência) |
|---|
| Clorpromazina |
| Tioridazina |

| ANTIPSICÓTICOS DE PRIMEIRA GERAÇÃO (alta potência) |
|---|
| Flufenazina |
| Haloperidol |
| Loxapina |
| Molindona |
| Perfenazina |
| Pimozida |
| Proclorperazina |
| Tiotixeno |
| Trifluoperazina |

| ANTIPSICÓTICOS DE SEGUNDA GERAÇÃO |
|---|
| Aripiprazol |
| Asenapina |
| Brexpiprazol |
| Cariprazina |
| Clozapina |
| Iloperidona |
| Lumateperona |
| Lurasidona |
| Olanzapina |
| Paliperidona |
| Pimavanserina |
| Quetiapina |
| Risperidona |
| Ziprasidona |

**Figura 18.1**
Resumo dos antipsicóticos.

## I. VISÃO GERAL

Os fármacos antipsicóticos são usados principalmente para tratar esquizofrenia, mas também são eficazes em outros estados psicóticos e estados de mania. O uso de medicação antipsicótica envolve o difícil limite entre o benefício de aliviar os sintomas relacionados à psicose e o risco de uma ampla variedade de efeitos adversos. Os antipsicóticos (Figura 18.1) não são curativos e não eliminam o transtorno crônico do pensamento, mas com frequência diminuem a intensidade das alucinações e ilusões, permitindo que o paciente com esquizofrenia conviva em um ambiente de apoio.

## II. ESQUIZOFRENIA

A esquizofrenia é um tipo de psicose crônica caracterizada por sintomas positivos, como delírios, alucinações (muitas vezes na forma de vozes), distúrbios de pensamento, e comportamento e sintomas negativos, como avolição ou ambivalência. Em geral, a doença tem início no final da adolescência ou início da vida adulta. Ela ocorre em cerca de 1% da população e é um transtorno crônico e incapacitante. A esquizofrenia tem forte componente genético e provavelmente reflete alguma anormalidade no desenvolvimento e na bioquímica fundamental, possivelmente uma disfunção das vias neuronais dopaminérgicas mesolímbicas ou mesocorticais. Existem quatro tratos dopaminérgicos primários de interesse no tratamento da esquizofrenia com antipsicóticos. Acredita-se que os sintomas positivos do distúrbio estejam relacionados a uma disfunção hiperdopaminérgica do trato mesolímbico. Os sintomas negativos e alguma disfunção cognitiva do distúrbio podem estar relacionados a uma disfunção hipodopaminérgica no trato mesocortical. Os problemas relacionados aos distúrbios do movimento são devidos ao bloqueio da dopamina no trato nigroestriatal, e os problemas relacionados às alterações da prolactina são devidos ao bloqueio da dopamina no trato tuberoinfundibular.

## III. MEDICAMENTOS ANTIPSICÓTICOS

Os fármacos antipsicóticos são geralmente divididos em agentes de primeira e de segunda geração. A primeira geração é subdividida em "potência baixa" e "potência alta". Essa classificação não indica a eficácia clínica dos fármacos, mas especifica a afinidade pelo receptor da dopamina $D_2$ que, por sua vez, pode influenciar o perfil de efeitos adversos do fármaco.

### A. Antipsicóticos de primeira geração

Os medicamentos antipsicóticos de primeira geração (APGs, também chamados, historicamente, de antipsicóticos convencionais, neurolépticos e tranquilizantes principais) são inibidores competitivos em uma variedade de receptores, mas seus efeitos antipsicóticos refletem o bloqueio competitivo dos receptores $D_2$ da dopamina. Os APGs, provavelmente, são os que mais causam transtornos de movimento conhecidos como sintomas extrapiramidais (SEPs), particularmente os fármacos que se ligam fortemente aos neurorreceptores da dopamina, como o *haloperidol*. Os distúrbios do movimento são um pouco menos prováveis com medicamentos que se ligam de forma menos potente, como a *clorpromazina*. Clinicamente, nenhum desses fármacos é mais eficaz do que o outro.

### B. Antipsicóticos de segunda geração

Os antipsicóticos de segunda geração (ASGs, também denominados antipsicóticos atípicos) têm menor incidência de SEPs do que os de primeira geração, mas são associados com maior risco de efeitos adversos metabólicos, como diabetes, hipercolesterolemia e aumento de massa corporal. Os medicamentos de segunda geração devem sua atividade característica ao bloqueio dos receptores $5\text{-}HT_2$ da serotonina e $D_2$ da dopamina.

1. **Seleção do fármaco:** Os fármacos de segunda geração são usados como tratamento de primeira escolha contra esquizofrenia para minimizar o risco de SEP debilitante, associados com os de primeira geração, que atuam primariamente no receptor $D_2$ da dopamina. Os antipsicóticos de segunda geração exibem eficácia equivalente e ocasionalmente até maior do que a dos de primeira geração. Não foram detectadas diferenças na eficácia terapêutica entre os fármacos de segunda geração; e a resposta individual do paciente e suas comorbidades devem ser usadas como guia na escolha do fármaco.

2. **Pacientes refratários:** Cerca de 10 a 20% dos pacientes com esquizofrenia apresentam resposta insuficiente aos antipsicóticos de primeira e segunda gerações, e a opção que se revela eficaz e com riscos mínimos de SEP para eles é a *clozapina*. Entretanto, devido ao risco de efeitos adversos graves, seu uso clínico é limitado a pacientes refratários ou com risco substancial de suicídio ou histórico de tentativas de suicídio. A *clozapina* pode causar supressão da medula óssea, convulsões e efeitos adversos cardiovasculares, como a ortostasia. O risco de agranulocitose grave requer contagem frequente de leucócitos. Também pode causar prisão de ventre capaz de evoluir para complicações intestinais graves.

### C. Mecanismo de ação

1. **Antagonismo da dopamina:** Todos os antipsicóticos de primeira e a maioria dos de segunda geração bloqueiam os receptores $D_2$ da dopamina no cérebro e na periferia (Figura 18.2).

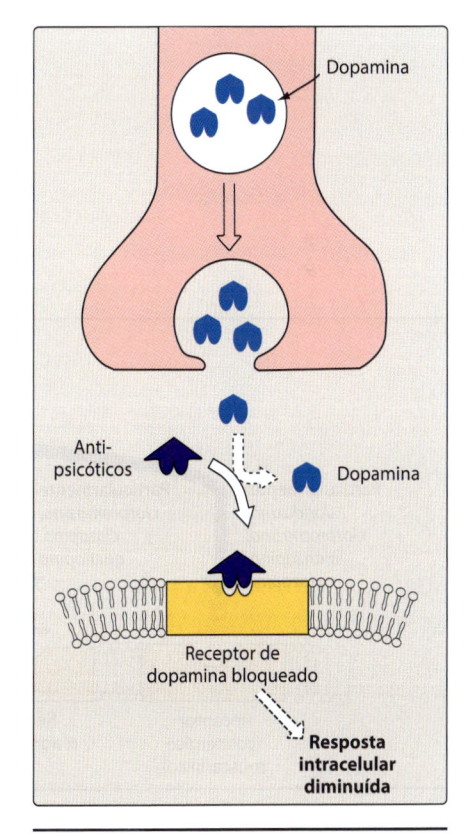

**Figura 18.2**
Ações bloqueadoras da dopamina causadas pelos antipsicóticos.

**Afinidades relativas nos receptores D₂**

- Clozapina
- Clorpromazina
- Haloperidol

Baixa afinidade — Alta afinidade

A maioria dos antipsicóticos tem afinidades pelos receptores dopaminérgicos $D_2$ proporcionais à potência clínica.

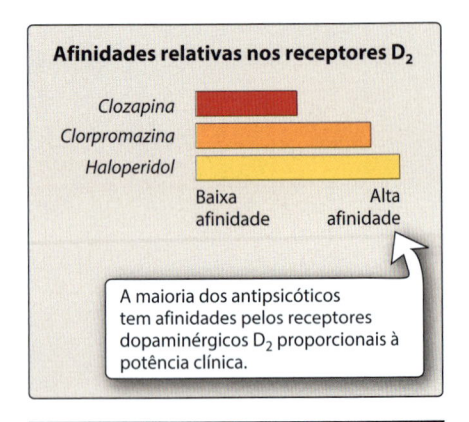

**Figura 18.3**
Afinidades relativas de *clozapina*, *clorpromazina* e *haloperidol* com os receptores dopaminérgicos $D_2$.

2. **Atividade bloqueadora do receptor de serotonina:** A maioria dos agentes de segunda geração exerce parte de sua ação por meio do antagonismo dos receptores de serotonina (5-HT), particularmente dos receptores 5-HT$_{2A}$. A *clozapina* tem maior afinidade pelos receptores $D_1$, $D_4$, 5-HT$_2$, muscarínicos e α-adrenérgicos, mas também é um antagonista fraco no receptor $D_2$ (Figura 18.3). A *risperidona* bloqueia os receptores 5-HT$_{2A}$ mais intensamente do que o receptor $D_2$, assim como a *olanzapina*. Os antipsicóticos de segunda geração *aripiprazol*, *brexpiprazol* e *cariprazina* são agonistas parciais dos receptores $D_2$ e 5-HT$_{1A}$, bem como antagonistas dos receptores 5-HT$_{2A}$. A *quetiapina* é relativamente fraca no bloqueio dos receptores $D_2$ e 5-HT$_{2A}$. Seu baixo risco para SEP pode estar relacionado com a ligação relativamente breve ao receptor $D_2$. A *pimavanserina* parece atuar como agonista inverso e antagonista do receptor 5-HT$_{2A}$ e do receptor 5-HT$_{2C}$, sem afinidade apreciável pelos receptores de dopamina. A *pimavanserina* é indicada apenas para psicose associada à doença de Parkinson.

**D. Ações**

Os efeitos clínicos dos antipsicóticos refletem o bloqueio dos receptores de dopamina e/ou serotonina. No entanto, muitos agentes antipsicóticos também bloqueiam receptores colinérgicos, adrenérgicos e histamínicos (Figura 18.4). Não é conhecido o papel – caso tenham algum – que essas ações exercem no alívio dos sintomas de psicose. Contudo, os efeitos indesejados dos antipsicóticos resultam, em geral, das ações farmacológicas nesses outros receptores.

1. **Efeitos antipsicóticos:** Todos os antipsicóticos podem diminuir as alucinações e ilusões associadas à esquizofrenia (conhecidas como sintomas "positivos"), bloqueando os receptores $D_2$ no sistema mesolímbico do cérebro. Os sintomas "negativos", como falta de afeto, apatia e falta de atenção, bem como déficit cognitivo, não

**Medicamentos antipsicóticos**

| Particularmente *tioridazina, clorpromazina, olanzapina, clozapina* | Particularmente *clorpromazina, clozapina, quetiapina* | Todos, mas particularmente *haloperidol, flufenazina, tiotixeno* | *Risperidona, clozapina, brexpiprazol, lumateperona* | Particularmente *clorpromazina, clozapina, quetiapina* |
|---|---|---|---|---|
| Receptor (colinérgico muscarínico) | Receptor α-adrenérgico | Receptor de dopamina | Receptor de serotonina | Receptor de histamina $H_1$ |

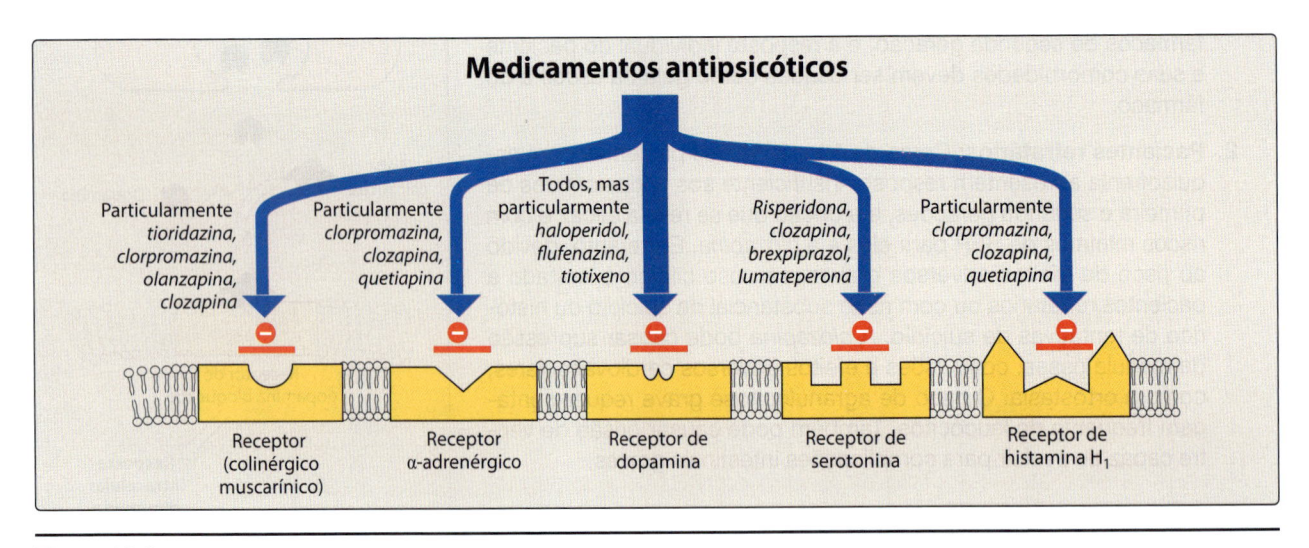

**Figura 18.4**
Os antipsicóticos bloqueiam os receptores dopaminérgicos e serotoninérgicos, bem como os adrenérgicos, colinérgicos e histamínicos.

respondem particularmente ao tratamento com os antipsicóticos de primeira geração. Vários agentes de segunda geração (p. ex., *clozapina*) podem melhorar até certo ponto os sintomas negativos. Em muitos casos, outras manifestações clínicas relacionadas à esquizofrenia, como comprometimento cognitivo e ansiedade, são as mais difíceis de tratar.

2. **Efeito antiemético:** Os medicamentos antipsicóticos têm efeitos antieméticos mediados pelo bloqueio dos receptores $D_2$ da zona do gatilho quimiorreceptora da medula (ver Capítulo 42). A Figura 18.5 resume os usos antieméticos de agentes antipsicóticos, bem como de outros medicamentos usados para controlar náuseas.

### E. Usos terapêuticos

1. **Tratamento da esquizofrenia:** Os antipsicóticos são o único tratamento farmacológico eficaz para a esquizofrenia. Os antipsicóticos de primeira geração, em geral, são mais eficazes em tratar os sintomas positivos da esquizofrenia. Os antipsicóticos atípicos com atividade bloqueadora dos receptores $5\text{-}HT_{2A}$ podem ser eficazes em vários pacientes resistentes aos fármacos tradicionais, em especial no combate aos sintomas negativos da esquizofrenia.

2. **Prevenção de náusea e vômito:** Os antipsicóticos antigos (mais comumente a *proclorperazina*) são úteis no tratamento da náusea causada por fármacos. Além disso, a *olanzapina*, um ASG, pode ser eficaz na prevenção de náuseas e vômitos agudos e tardios devido à quimioterapia.

3. **Outros usos:** Os antipsicóticos podem ser usados como tranquilizantes para lidar com o comportamento agitado e inconveniente, secundário a outros transtornos. *Risperidona* e *aripiprazol* estão aprovados para lidarem com o comportamento inconveniente e a irritabilidade secundários ao autismo. A *pimozida* é indicada primariamente no tratamento dos tiques fônicos e motores da doença de Tourette. Todavia, a *risperidona* e o *haloperidol* também são prescritos comumente contra esses tiques. Vários antipsicóticos estão aprovados para tratar a mania e sintomas mistos associados com o transtorno bipolar. *Lurasidona*, *cariprazina* e *quetiapina* são indicadas para o tratamento da depressão bipolar. *Paliperidona* está aprovada para o tratamento do transtorno esquizoafetivo. Alguns antipsicóticos (*aripiprazol*, *brexpiprazol* e *quetiapina*) são usados como agentes adjuvantes aos antidepressivos para depressão refratária ao tratamento.

A *clorpromazina* tem sido usada há muito tempo para tratar soluços intratáveis, embora o *baclofeno* e a *gabapentina* sejam agora preferidos para essa indicação.

### F. Absorção e metabolismo

Após administração oral, os antipsicóticos mostram absorção variável que não é afetada pelo alimento (exceto a *ziprasidona*, a *lurasidona* e a *paliperidona*, cujas absorções aumentam com a alimentação). Esses fármacos passam facilmente para o cérebro e têm grandes volumes de distribuição. São biotransformados em muitos diferentes metabólitos,

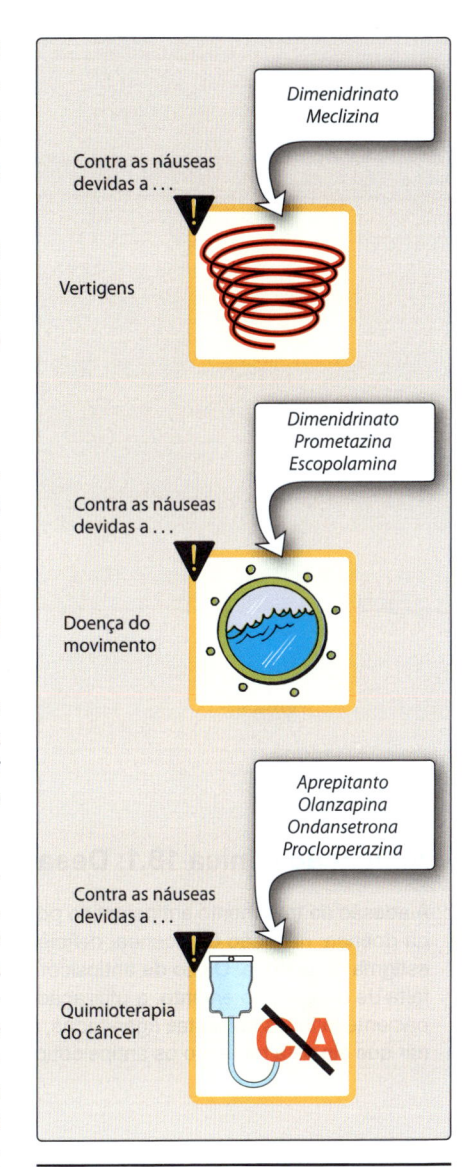

**Figura 18.5**
Aplicações terapêuticas dos antieméticos.

em geral pelo sistema CYP no fígado, particularmente as isoenzimas CYP2D6, CYP1A2 e CYP3A4. Alguns metabólitos são ativos e foram desenvolvidos como fármacos por si mesmos (p. ex., *paliperidona* é o metabólito ativo da *risperidona*, e o antidepressivo *amoxapina* é o metabólito ativo da *loxapina*). As interações medicamentosas devem ser consideradas com esses agentes, uma vez que muitos antipsicóticos utilizam o sistema enzimático CYP para o metabolismo. Além disso, fumar pode causar indução da CYP1A2 e diminuir as concentrações de certos antipsicóticos, como *clozapina* e *olanzapina*.

A *asenapina* está disponível como sistema de administração sublingual e transdérmico. *Decanoato de flufenazina, decanoato de haloperidol, microesferas de risperidona, suspensão de risperidona, palmitato de paliperidona, aripiprazol monoidratado, aripiprazol lauroxil* e *pamoato de olanzapina* são formulações de antipsicóticos injetáveis de ação prolongada. Essas formulações geralmente têm duração de ação terapêutica de duas a quatro semanas, algumas com duração de seis a 12 semanas, e a formulação mais recente de *palmitato de paliperidona* pode ser administrada a cada seis meses. Portanto, essas formulações de ação prolongada são frequentemente usadas para tratar pacientes ambulatoriais e indivíduos que não aderem aos medicamentos orais. A maioria das formulações de ação prolongada é administrada como injeção intramuscular; entretanto, duas formulações, a *suspensão de risperidona* e o *decanoato de flufenazina*, podem ser administradas como injeções subcutâneas.

### Aplicação clínica 18.1: Desafios para adesão ao tratamento antipsicótico

A adesão ao tratamento antipsicótico pode ser um desafio para os pacientes por muitas razões, incluindo má compreensão da doença, negação da doença, deficiências cognitivas, como memória, perfis de eventos adversos dos antipsicóticos e estigma da doença. O uso de antipsicóticos em formulações de ação prolongada pode não prevenir todos os aspectos da falta de adesão; no entanto, a utilização desses agentes pode melhorar o conhecimento do médico sobre a adesão. Se o paciente faltar às consultas agendadas, a equipe de tratamento poderá agir para resolver essas questões, em vez de presumir que ele está tomando os antipsicóticos orais conforme prescrito.

### G. Efeitos adversos

Os efeitos adversos de antipsicóticos ocorrem em praticamente todos os pacientes e são clinicamente significativos em cerca de 80% (Figura 18.6).

1. **Sintomas extrapiramidais:** No estriado, os efeitos inibitórios dos neurônios dopaminérgicos normalmente são equilibrados pelas ações excitatórias dos neurônios colinérgicos. O bloqueio dos receptores de dopamina altera esse equilíbrio, causando um excesso relativo da influência colinérgica, que resulta em efeitos motores extrapiramidais. Especificamente, acredita-se que o bloqueio dos receptores de dopamina na via nigroestriatal causa esses SEPs. Distonias (contração sustentada dos músculos que levam a torções e posturas distorcidas), sintomas semelhantes aos de Parkinson e acatisia (inquietação motora) podem ocorrer tanto no tratamento agudo quanto no crônico com antipsicóticos. O aparecimento de distúrbios do movimento em geral depende do tempo e da dosagem, com as distonias ocorrendo dentro de poucas horas até dias do tratamento, seguidas de acatisias que ocorrem dentro de dias a semanas. As acatisias também podem estar relacionadas ao antagonismo da serotonina e a alterações secundárias na atividade da

norepinefrina, pois muitas vezes se apresentam como nervosismo ou inquietação. Os sintomas tipo Parkinson, como bradicinesia, rigidez e tremores, costumam ocorrer dentro de semanas a meses do início do tratamento. Um ASG mais recente, a *lumateperona*, demonstrou uma incidência muito baixa de SEP, provavelmente porque é muito mais potente no bloqueio da serotonina do que no dos receptores de dopamina.

Se a atividade colinérgica também é bloqueada, estabelece-se um novo equilíbrio mais próximo do normal, e os efeitos extrapiramidais são minimizados. Isso pode ser obtido com a administração de um anticolinérgico, como a *benzatropina*. O dilema terapêutico é uma menor incidência de SEP em troca de efeitos adversos do bloqueio do receptor muscarínico. A acatisia pode responder melhor aos β-bloqueadores (p. ex., *propranolol*) ou aos benzodiazepínicos do que à medicação anticolinérgica.

2. **Discinesia tardia:** O tratamento prolongado com antipsicóticos pode causar discinesia tardia (movimentos involuntários, em geral de língua, lábios, pescoço, tronco e membros). Os pacientes exibem movimentos involuntários, incluindo movimentos faciais e bilaterais da mandíbula e de "caça à mosca" com a língua. A discinesia tardia pode ocorrer após meses ou anos de tratamento com antipsicóticos e pode ser irreversível. (Nota: Os antipsicóticos de segunda geração apresentam menor incidência de SEP e discinesia tardia.) A interrupção prolongada do uso do antipsicótico pode diminuir ou fazer desaparecerem os sinais em poucos meses. Contudo, em muitos indivíduos, a discinesia tardia é irreversível e persiste mesmo com a interrupção do tratamento com antipsicótico. Postula-se que a discinesia tardia resulta do aumento do número de receptores de dopamina que são sintetizados como compensação do bloqueio do receptor por tempo muito prolongado. Isso torna os neurônios supersensíveis às ações da dopamina e permite que os estímulos dopaminérgicos para essa estrutura superem os estímulos colinérgicos, causando o movimento excessivo no paciente. Os medicamentos anti-SEP tradicionais, como o tratamento anticolinérgico com *benzatropina*, podem, na verdade, piorar a discinesia tardia. *Valbenazina* e *deutetrabenazina* são inibidores do transportador vesicular de monoaminas e são indicadas para o tratamento da discinesia tardia. Esses agentes causam uma diminuição da recaptação de monoaminas nas vesículas sinápticas e uma depleção dos estoques de monoaminas, idealmente focadas na dopamina, para tratar os sintomas da discinesia tardia.

3. **Síndrome maligna neuroléptica:** Essa reação rara, mas potencialmente fatal, aos antipsicóticos é caracterizada por rigidez muscular, febre, alteração do estado mental e estupor, instabilidade autonômica (pressão arterial instável, taquicardia, taquipneia, sudorese) e mioglobinemia. O tratamento consiste em interrupção do antipsicótico e medidas de apoio. A administração de *dantroleno*, um relaxante muscular esquelético, ou de *bromocriptina*, um agonista da dopamina, pode ser útil.

4. **Efeitos anticolinérgicos:** Alguns dos antipsicóticos, particularmente *tioridazina*, *clorpromazina*, *clozapina* e *olanzapina*, produzem efeitos anticolinérgicos, que incluem visão turva, xerostomia (com exceção da *clozapina*, que aumenta a salivação), confusão e inibição dos músculos lisos dos tratos gastrintestinal (GI) e urinário,

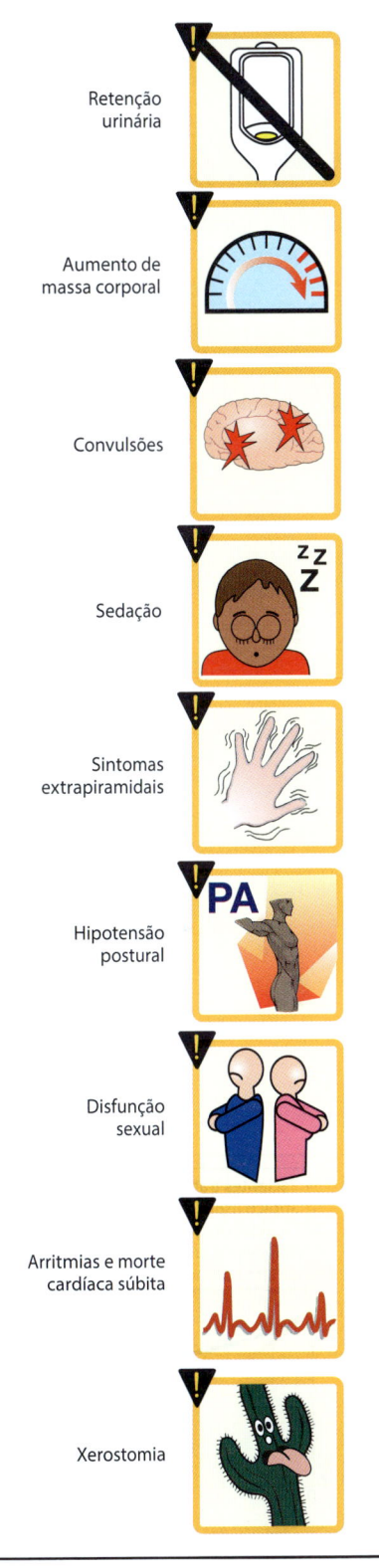

**Figura 18.6**
Efeitos adversos comumente observados com o uso de antipsicóticos.

causando constipação e retenção de urina. Tais efeitos anticolinérgicos podem reduzir o risco de SEP desses fármacos.

5. **Outros efeitos:** A sonolência ocorre durante as primeiras semanas de tratamento. O bloqueio dos receptores α-adrenérgicos com alguns agentes (p. ex., *clorpromazina* e *clozapina*) pode causar hipotensão ortostática e tontura. Ocorre sedação com neurolépticos, que são potentes bloqueadores dos receptores de histamina $H_1$, incluindo *clorpromazina*, *olanzapina*, *quetiapina* e *clozapina*. Os antipsicóticos também alteram os mecanismos de regulação da temperatura e podem produzir poiquilotermia (condição na qual a temperatura corporal varia com o ambiente). Na hipófise, antipsicóticos que bloqueiam os receptores $D_2$ na via tuberoinfundibular dopaminérgica (p. ex., *risperidona* e *paliperidona*) podem causar um aumento na liberação de prolactina, o que pode levar a efeitos adversos como ginecomastia, amenorreia ou galactorreia. Pode ocorrer disfunção sexual com os neurolépticos devido a suas características de ligação a vários receptores. O ganho de peso também é um efeito adverso comum dos antipsicóticos e é mais significativo com os agentes de segunda geração. Aumento significativo da massa corporal com frequência é motivo para a não adesão ao tratamento. (Nota: Uma combinação de *olanzapina* e *samidorfano* [um antagonista do receptor opioide] foi desenvolvida para diminuir o ganho de peso normalmente observado com a *olanzapina*. Essa combinação é contraindicada em pacientes que recebem opioides, devido à capacidade do *samidorfano* de induzir a abstinência de opioides.) Os perfis glicêmicos e lipídicos devem ser monitorados em pacientes em uso de antipsicóticos, pois os agentes de segunda geração podem aumentar esses parâmetros laboratoriais e possivelmente exacerbar o diabetes preexistente ou a hiperlipidemia. Alguns antipsicóticos foram associados com prolongamento do intervalo QT leve a significativo. A *tioridazina* tem o maior risco, mas se deve ter cautela também com *ziprasidona* e *iloperidona*, devido a esse efeito. Com outros antipsicóticos também se deve ter precaução geral com relação ao prolongamento do intervalo QT, mesmo que o risco seja relativamente baixo.

6. **Cautela e contraindicações:** Todos os antipsicóticos podem baixar o limiar convulsivo e devem ser usados cautelosamente em pacientes com convulsões ou que têm esse risco aumentado, como na abstinência ao álcool. Esses fármacos também recebem a advertência de que aumentam a mortalidade quando usados em pacientes idosos com transtornos comportamentais relacionados à demência e à psicose. Em pacientes idosos, os agentes antipsicóticos devem ser iniciados com doses mais baixas e titulados mais lentamente. Pacientes com transtornos de humor tratados com terapia antipsicótica devem ser monitorados quanto à piora do humor e à ideação ou ao comportamento suicida.

### H. Tratamento de manutenção

Pacientes que apresentaram dois ou mais episódios psicóticos secundários à esquizofrenia devem receber tratamento de manutenção por pelo menos cinco anos, e alguns especialistas preferem indicar tratamento por tempo indeterminado. A taxa de recidiva pode ser menor com medicamentos de segunda geração do que com APGs (Figura 18.7), e as taxas de recidiva com formulações de liberação prolongada podem ser menores do que com agentes orais. A Figura 18.8 resume as propriedades e os usos terapêuticos de alguns dos medicamentos antipsicóticos.

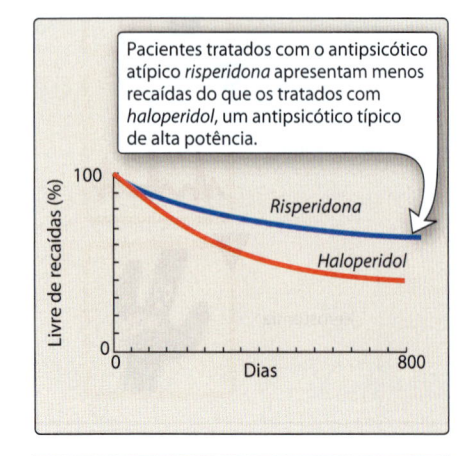

**Figura 18.7**
Taxas de recaídas entre pacientes com esquizofrenia após tratamento de manutenção com *risperidona* ou *haloperidol*.

| NOME GENÉRICO | INDICAÇÕES | SEDAÇÃO | SEP | ANTICOLINÉRGICO | ORTOSTASE | NOTAS TERAPÊUTICAS E EFEITOS COLATERAIS ESPECIAIS |
|---|---|---|---|---|---|---|
| **Primeira geração** | | | | | | |
| *Clorpromazina* | Psicose, mania, N/V, soluços intratáveis | ++++ | +++ | +++ | ++++ | |
| *Flufenazina* | Esquizofrenia | + | ++++ | + | + | Formulações de liberação prolongada para pacientes com histórico de falha na adesão a regimes orais |
| *Haloperidol* | Esquizofrenia, síndrome de Tourette, problemas graves de comportamento em crianças | + | ++++ | 0 | + | Formulações de liberação prolongada para pacientes com histórico de falha na adesão a regimes orais; baixo potencial para ganho de peso |
| *Loxapina* | Esquizofrenia | +++ | +++ | ++ | ++ | O metabólito é *amoxapina* (antidepressivo) |
| *Molindona* | Esquizofrenia | + | +++ | ++ | ++ | Perda de peso |
| *Perfenazina* | Esquizofrenia, N/V | ++ | +++ | ++ | ++ | |
| *Proclorperazina* | Esquizofrenia, ansiedade, N/V | ++ | +++ | + | + | Formulação IM e supositório disponível; comumente usado para N/V |
| *Tioridazina* | Esquizofrenia | ++++ | ++ | ++++ | ++++ | Prolongamento do intervalo QTc – evitar em combinação com outros medicamentos conhecidos por prolongar o intervalo QTc e em pacientes com síndrome congênita do QT longo ou história de arritmias cardíacas; retinopatia pigmentar |
| *Tiotixeno* | Esquizofrenia | + | +++ | + | + | |
| *Trifluoperazina* | Esquizofrenia, ansiedade | ++ | +++ | ++ | ++ | |
| **Segunda geração** | | | | | | |
| *Aripiprazol* | Esquizofrenia, mania bipolar, irritabilidade secundária ao transtorno autista, tratamento adjuvante do TDM, manutenção bipolar | + | + | 0 | + | Duas formulações de liberação prolongada estão disponíveis; N/V provavelmente devido ao agonismo parcial $D_2$; baixo risco de problemas relacionados à prolactina |
| *Asenapina* | Esquizofrenia, mania aguda | ++ | ++ | 0 | + | Formulação transdérmica e SL disponível; disgeusia e hipoestesia oral com formulação SL; baixo potencial para ganho de peso |
| *Brexpiprazol* | Esquizofrenia, tratamento adjuvante do TDM | + | + | 0 | + | N/V provavelmente devido a agonismo parcial $D_2$; baixo risco de problemas relacionados à prolactina; baixo potencial para ganho de peso |
| *Cariprazina* | Esquizofrenia, mania bipolar, depressão bipolar | + | ++ | 0 | 0 | N/V provavelmente devido a agonismo parcial $D_2$; baixo risco de problemas relacionados à prolactina; baixo potencial para ganho de peso |
| *Clozapina* | Esquizofrenia resistente ao tratamento, comportamento suicida recorrente na esquizofrenia ou transtorno esquizoafetivo | ++++ | –/+ | ++++ | ++++ | Alto risco para discrasias sanguíneas, ortostase, convulsões, ganho de peso, sialorreia; miocardite |
| *Iloperidona* | Esquizofrenia | + | + | + | ++ | Prolongamento do intervalo QTc |
| *Lumateperona* | Esquizofrenia | ++ | –/+ | 0 | + | Baixo potencial para ganho de peso |
| *Lurasidona* | Esquizofrenia, depressão bipolar | + | + | 0 | + | A alimentação aumenta a absorção; baixo potencial para ganho de peso |
| *Olanzapina* | Esquizofrenia, mania bipolar | +++ | ++ | ++ | ++ | Formulação de liberação prolongada disponível; alto potencial para ganho de peso |
| *Paliperidona* | Esquizofrenia, transtorno esquizoafetivo | + | + | 0 | ++ | Formulação de liberação prolongada disponível; alto risco de aumento da concentração de prolactina; metabólito ativo da *risperidona* |
| *Quetiapina* | Esquizofrenia, mania aguda, depressão bipolar, tratamento adjuvante de TDM | +++ | + | + | ++ | Alto potencial para ganho de peso |
| *Risperidona* | Esquizofrenia, mania aguda, irritabilidade secundária ao transtorno autista, manutenção bipolar | + | ++ | 0 | ++ | Formulação de liberação prolongada disponível; alto risco de aumento da concentração de prolactina; potencial moderado para ganho de peso |
| *Ziprasidona* | Esquizofrenia, mania bipolar | + | + | 0 | + | Contraindicado em pacientes com história conhecida de prolongamento do intervalo QT, infarto agudo do miocárdio recente e com insuficiência cardíaca não compensada; baixo potencial para ganho de peso |

**Figura 18.8**
Resumo dos antipsicóticos comumente usados para tratar a esquizofrenia. SEP, sintomas extrapiramidais; IM, intramuscular; TDM, transtorno depressivo maior; N/V, náuseas e vômitos; SL, sublingual.

## Resumo

- Os efeitos clínicos dos antipsicóticos refletem o bloqueio dos receptores de dopamina e/ou serotonina. No entanto, muitos agentes antipsicóticos também bloqueiam os receptores colinérgicos, adrenérgicos e histaminérgicos, levando ao potencial de numerosos efeitos adversos.
- Os efeitos antipsicóticos dos medicamentos antipsicóticos de primeira geração (APGs) refletem o seu bloqueio competitivo dos receptores $D_2$ de dopamina.
- Os medicamentos antipsicóticos de segunda geração (ASGs) causam bloqueio dos receptores $5\text{-}HT_2$ de serotonina e $D_2$ de dopamina. *Aripiprazol*, *brexipiprazol* e *cariprazina* são ASGs que exercem seus efeitos terapêuticos devido ao agonismo parcial do receptor $D_2$ e ao antagonismo do receptor $5HT_{2A}$.
- Todos os antipsicóticos podem diminuir as alucinações e ilusões associadas à esquizofrenia (conhecidas como sintomas "positivos"), bloqueando os receptores $D_2$ no sistema mesolímbico do cérebro. Os sintomas "negativos", como afeto reduzido, apatia e atenção prejudicada, não respondem tão bem à terapia. Embora os APGs apenas ajudem a aliviar os sintomas positivos, os ASGs podem ajudar a aliviar os sintomas positivos e negativos.
- É mais provável que os APGs estejam associados a distúrbios do movimento conhecidos como sintomas extrapiramidais (SEPs), sobretudo medicamentos que se ligam fortemente aos neurorreceptores dopaminérgicos, como o *haloperidol*. Os distúrbios do movimento são um pouco menos prováveis com medicamentos que se ligam de forma menos potente, como a *clorpromazina*.
- Os ASGs têm uma incidência menor de SEP do que os APGs, mas estão associados a um risco maior de efeitos adversos metabólicos, como diabetes, hipercolesterolemia e ganho de peso.
- Em geral, os antipsicóticos são considerados igualmente eficazes. Portanto, os agentes devem ser selecionados com base em fatores específicos do paciente. Formas farmacêuticas alternativas podem melhorar a adesão ao tratamento e alterar os perfis de eventos adversos para alguns agentes.
- Os medicamentos antipsicóticos também podem ser usados para outras indicações, como mania, irritabilidade, agitação, ansiedade e sintomas de humor refratário que ocorrem com depressão e transtorno bipolar.

## Questões para estudo

**Escolha a resposta correta.**

18.1 Um menino adolescente foi recém-diagnosticado com esquizofrenia. Qual dos seguintes antipsicóticos tem maior possibilidade de melhorar sua apatia e baixa autoestima?
   A. Clorpromazina
   B. Flufenazina
   C. Haloperidol
   D. Olanzapina

**Resposta correta = D.** Embora os APGs ajudem apenas a controlar os sintomas positivos associados à esquizofrenia, os antipsicóticos de segunda geração podem ajudar com os sintomas positivos e negativos. A *olanzapina*, um agente de segunda geração, é o único antipsicótico da lista fornecida que apresenta algum benefício relatado na melhora dos sintomas negativos da esquizofrenia. Todos os fármacos listados têm potencial de diminuir as alucinações e os processos ilusórios (sintomas positivos).

18.2 Qual dos seguintes antipsicóticos é um agonista parcial do receptor $D_2$ de dopamina?
   A. Cariprazina
   B. Clozapina
   C. Perfenazina
   D. Risperidona

**Resposta correta = A.** A *cariprazina* é o único agente listado que atua como agonista parcial nos receptores $D_2$. Teoricamente, o medicamento aumenta a ação nesses receptores em condições de baixa dopamina e bloqueia a ativação quando as concentrações de dopamina estão elevadas. Todos os outros medicamentos são antagonistas dos receptores $D_2$.

## Capítulo 18 Antipsicóticos

**18.3** Um homem de 21 anos iniciou recentemente terapia com *pimozida* para transtorno de Tourette. Ele tem apresentado "tiques de aparência diferente", como contração prolongada dos músculos faciais e opistótono (espasmo extrapiramidal do corpo em que a cabeça e os calcanhares ficam dobrados para trás e o corpo curvado para a frente). Qual dos seguintes fármacos seria benéfico na redução desses sinais?

A. Benzatropina
B. Bromocriptina
C. Proclorperazina
D. Risperidona

**Resposta correta =** A. O paciente está apresentando sintomas extrapiramidais (SEPs) devido à *pimozida*; portanto, um antagonista muscarínico como a *benzatropina* seria eficaz na redução dos sintomas. Os demais medicamentos não teriam efeito ou, no caso da *proclorperazina* e da *risperidona*, poderiam piorar os sintomas adversos.

**18.4** Uma mulher de 26 anos inicia o uso de um novo agente antipsicótico para o tratamento de mania aguda relacionada ao transtorno bipolar. Na consulta de retorno, ela reclama que está muito cansada devido ao efeito sedativo da medicação. Qual dos seguintes antipsicóticos foi provavelmente prescrito?

A. Flufenazina
B. Tiotixeno
C. Quetiapina
D. Haloperidol

**Resposta correta =** C. *Quetiapina* tem intensos efeitos anti-histamínicos que causam sedação, e é usada algumas vezes em doses baixas como hipnótico sedativo, mesmo que esse uso seja considerado extrabula. Os outros antipsicóticos listados são mais fracos no bloqueio do receptor da histamina e, por isso, não são sedativos.

**18.5** Um homem de 30 anos é tratado com *haloperidol* para esquizofrenia. Sua psicose é bem controlada com esse medicamento; no entanto, ele relata inquietação e incapacidade de ficar sentado quieto à mesa de jantar. Ele também afirma que sua família percebe que ele anda frequentemente pelo corredor. Qual das alternativas a seguir é o melhor agente para tratar esses sintomas?

A. Benzatropina
B. Dantroleno
C. Bromocriptina
D. Propranolol

**Resposta correta =** D. Os sintomas são consistentes com acatisia (inquietação). O *propranolol*, um β-bloqueador, é considerado o medicamento de escolha para o tratamento da acatisia induzida por antipsicóticos. A *benzatropina* é mais eficaz para pseudoparkinsonismo e distonias agudas. A *bromocriptina* é mais eficaz contra sintomas tipo Parkinson, e o *dantroleno* é um relaxante muscular reservado para o manejo de alguns sintomas da síndrome neuroléptica maligna.

**18.6** Um homem de 33 anos com histórico de esquizofrenia resistente ao tratamento apresenta-se para monitoramento de rotina da contagem de neutrófilos, pois a medicação que lhe foi prescrita pode causar neutropenia grave ou agranulocitose. Qual medicamento o paciente provavelmente está tomando?

A. Risperidona
B. Olanzapina
C. Lítio
D. Clozapina

**Resposta correta =** D. A *clozapina* é o único medicamento antipsicótico que apresenta uma advertência sobre o risco significativo de agranulocitose em aproximadamente 1% dos pacientes, o que requer monitoramento regular da contagem de leucócitos. Além disso, os pacientes devem ser questionados sobre sintomas relacionados a uma infecção, como febre, dor de garganta ou letargia. Embora outros antipsicóticos tenham relatos de casos de discrasias sanguíneas e uma advertência geral para tais problemas, a *clozapina* é considerada de maior risco e só está disponível por meio de um programa especial de prescrição.

**18.7** Um menino de 6 anos é diagnosticado com transtorno do espectro autista e apresenta irritabilidade e combatividade significativas, o que prejudica a implementação bem-sucedida e o benefício das terapias ocupacionais e da fala. Qual dos seguintes agentes é aprovado para o manejo desses comportamentos?

A. Trifluoperazina
B. Lumateperona
C. Olanzapina
D. Aripiprazol

**Resposta correta =** D. Dos medicamentos antipsicóticos listados, apenas o *aripiprazol* é aprovado para o tratamento desses comportamentos disruptivos, que prejudicam as intervenções não farmacológicas. A *risperidona* também está aprovada para esse uso. Embora outros antipsicóticos possam tratar esses sintomas, eles não demonstraram, nem provaram, a eficácia e a segurança na medida em que o *aripiprazol* e a *risperidona* o fizeram.

**18.8** Uma pessoa diagnosticada com transtorno bipolar e com dificuldade de adesão aos medicamentos orais começa a tomar um antipsicótico injetável de ação prolongada para prevenir a recaída de episódios maníacos. Qual dos seguintes antipsicóticos é provavelmente prescrito?

A. Quetiapina
B. Risperidona
C. Clorpromazina
D. Lurasidona

**Resposta correta = B.** Dos antipsicóticos listados, cada um é aprovado para uso em episódios maníacos ou depressivos de bipolaridade. No entanto, apenas a *risperidona* está disponível como microesferas de liberação prolongada em uma formulação injetável de ação prolongada aprovada para a manutenção e a redução de recaídas de episódios de humor relacionados ao transtorno bipolar. O *aripiprazol* monoidratado injetável de ação prolongada também é indicado para esse uso.

**18.9** Um homem de 25 anos com esquizofrenia está apresentando sintomas extrapiramidais (SEPs) de reações distônicas nos braços e ombros devido à *perfenazina*. Considera-se mudar o medicamento para um antipsicótico com menor risco de SEP. Qual dos seguintes agentes é a escolha mais apropriada para esse paciente?

A. Quetiapina
B. Haloperidol
C. Trifluoperazina
D. Flufenazina

**Resposta correta = A.** Dos antipsicóticos listados, apenas a *quetiapina* é um antipsicótico de segunda geração (ASG) e considerado de baixo risco para SEP. Os outros medicamentos listados são todos agentes de primeira geração e são mais potentes no bloqueio do receptor $D_2$ do que a *perfenazina* e, portanto, espera-se que apresentem um risco maior de SEP do que a *perfenazina*.

**18.10** Uma mulher de 34 anos tem lutado contra uma depressão refratária que responde apenas parcialmente a vários testes com diversos medicamentos antidepressivos. Ela é candidata ao tratamento adjuvante de sua depressão com um antipsicótico de segunda geração (ASG) para aumentar a resposta antidepressiva. Qual dos seguintes ASGs seria mais apropriado como tratamento adjuvante na depressão refratária para essa paciente?

A. Paliperidona
B. Risperidona
C. Brexpiprazol
D. Iloperidona

**Resposta correta = C.** *Brexpiprazol* é o único agente listado aprovado como tratamento adjuvante da terapia antidepressiva para depressão refratária. Embora os outros agentes possam ter benefícios nesta população, suas eficácia e segurança não estão muito bem documentadas e estabelecidas e, portanto, eles não são aprovados para tal uso.

# Antiepilépticos

Jeannine M. Conway e Angela K. Birnbaum

**19**

## I. VISÃO GERAL

Cerca de 10% da população têm pelo menos uma convulsão durante a vida. Globalmente, a epilepsia é o quarto distúrbio neurológico mais comum depois da enxaqueca, das doenças cerebrovasculares (AVE) e da doença de Alzheimer. A epilepsia não é uma entidade simples, mas um conjunto de diferentes tipos de convulsões e síndromes originadas por vários mecanismos que têm em comum a descarga repentina, excessiva e sincronizada dos neurônios cerebrais. Essa atividade elétrica anormal pode resultar em uma variedade de eventos, incluindo perda de consciência, movimentos anormais, comportamento atípico ou desigual e percepção distorcida de duração limitada, mas recorrente se não for tratada. O local de origem do disparo neuronal anormal determina os sintomas que ocorrem. Por exemplo, se o córtex motor estiver envolvido, o paciente pode sofrer de movimentos anormais ou convulsão generalizada. Ataques originados nos lobos parietal ou occipital podem incluir alucinações visuais, auditivas e olfatórias. Os medicamentos são o modo mais comum de tratar pacientes com epilepsia, com os quais as convulsões podem ser controladas em cerca de 75% dos pacientes; outros pacientes podem necessitar de mais de um agente para otimizar o controle das crises; e alguns pacientes podem nunca obter o controle total das crises. Um resumo dos medicamentos anticonvulsivantes é mostrado na Figura 19.1.

## II. ETIOLOGIA DAS CONVULSÕES

A epilepsia pode ser devida a uma causa genética, estrutural ou metabólica ou de etiologia desconhecida. Na maioria dos casos, não tem causa identificável. A descarga neuronal na epilepsia resulta do disparo de uma pequena população de neurônios em alguma área específica do cérebro denominada "foco primário". Áreas focais funcionalmente anormais podem ser ativadas por modificações em fatores fisiológicos, como alteração em gases sanguíneos, pH, eletrólitos e glicemia, e variações em fatores ambientais, como privação do sono, ingestão de álcool e estresse. Inúmeras causas, como o uso de fármacos ilícitos, tumores, traumatismo encefálico, hipoglicemia, infecção meníngea e retirada rápida do álcool em um indivíduo alcoólatra, podem desencadear as crises. Em casos em que a origem de uma convulsão pode ser determinada e corrigida, pode não ser necessária a medicação. Por exemplo, a convulsão que é causada por reação a fármaco não é epilepsia e não requer tratamento crônico. Em outras situações, quando a causa primária das convulsões não pode

*Brivaracetam*
*Canabidiol*
*Carbamazepina*
*Cenobamato*
*Clobazam*
*Clonazepam*
*Diazepam*
*Divalproato de sódio*
*Eslicarbazepina*
*Etossuximida*
*Fenfluramina*
*Felbamato*
*Fosfenitoína*
*Gabapentina*
*Lacosamida*
*Lamotrigina*
*Levetiracetam*
*Lorazepam*
*Oxcarbazepina*
*Perampanel*
*Fenobarbital*
*Fenitoína*
*Pregabalina*
*Primidona*
*Rufinamida*
*Estiripentol*
*Tiagabina*
*Topiramato*
*Vigabatrina*
*Zonisamida*

**Figura 19.1**
Resumo dos agentes utilizados no tratamento da epilepsia.

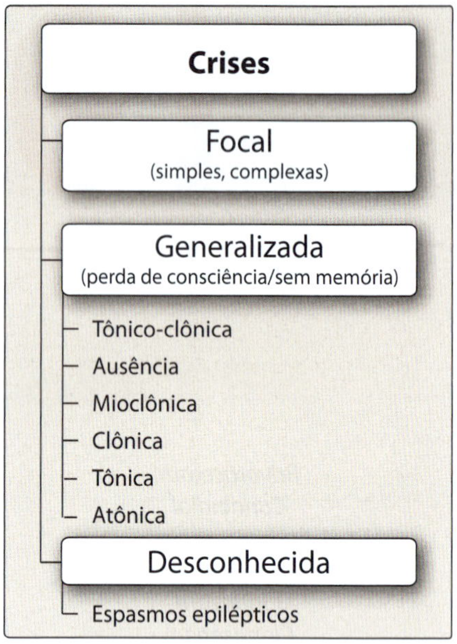

**Crises**
- Focal (simples, complexas)
- Generalizada (perda de consciência/sem memória)
  - Tônico-clônica
  - Ausência
  - Mioclônica
  - Clônica
  - Tônica
  - Atônica
- Desconhecida
  - Espasmos epilépticos

**Figura 19.2**
Classificação das epilepsias.

ser corrigida, pode ser necessária medicação anticonvulsiva. Embora tenham sido classificadas múltiplas síndromes epilépticas específicas que incluem outros sintomas além das convulsões, uma discussão sobre essas síndromes está além do escopo deste capítulo.

## III. CLASSIFICAÇÃO DAS CONVULSÕES

É importante classificar corretamente as crises convulsivas para determinar o tratamento apropriado. Elas são classificadas com base no local de origem, na etiologia, na correlação eletrofisiológica e na apresentação clínica. A nomenclatura desenvolvida pela International League Against Epilepsy é considerada o padrão para classificar convulsões e síndromes epiléticas (Figura 19.2). As crises são divididas em dois grupos gerais: focal e generalizada.

### A. Focal

As crises focais envolvem apenas uma parte de um hemisfério do cérebro. Os sinais de cada tipo de crise dependem do local da descarga neuronal e da extensão pela qual a atividade elétrica se espalha nos demais neurônios do cérebro. As crises focais podem evoluir para crises tônico-clônicas generalizadas bilaterais. Os pacientes podem perder a consciência ou a percepção. Esse tipo de crise pode começar com atividade motora ou não motora.

### B. Generalizada

As crises generalizadas podem iniciar localmente e então avançar, incluindo descargas elétricas anormais pela totalidade de ambos os hemisférios cerebrais. As crises generalizadas primárias podem ser convulsivas ou não convulsivas, e o paciente normalmente apresenta perda imediata da consciência.

1. **Tônico-clônicas:** Essas crises resultam em perda da consciência, seguida das fases tônica (de contração contínua) e clônica (de contração e relaxamento rápidos). A crise pode ser seguida por um período de confusão e exaustão, devido à depleção de glicose e dos estoques energéticos.

2. **Ausência:** Essas crises envolvem uma perda breve, abrupta e autolimitante da consciência. Em geral, iniciam-se na idade de 3 a 5 anos e perduram até a puberdade ou mais. O paciente permanece com o olhar fixo e pisca rapidamente, o que dura de três a cinco segundos. A crise de ausência tem um pico muito distinto de três picos de registro de atividade elétrica por segundo e descarga em ondas vistos no eletroencefalograma (EEG).

3. **Mioclônicas:** Essas crises consistem em episódios curtos de contração muscular que podem recorrer por vários minutos. Em geral, elas acontecem após o despertar e se revelam como breves contrações espasmódicas dos membros. As crises mioclônicas ocorrem em qualquer idade, mas em geral iniciam na puberdade ou na juventude.

4. **Clônica:** Essas crises consistem em episódios curtos de contração muscular que podem parecer muito com crises mioclônicas. A consciência está mais comprometida nas crises clônicas em comparação com as mioclônicas.

5. **Tônica:** Essas crises envolvem aumento do tônus nos músculos extensores e, em geral, duram menos de 60 segundos.

6. **Atônica:** Também chamadas de ataques de queda, essas crises se caracterizam pela perda súbita de tônus muscular.

## IV. MECANISMO DE AÇÃO DOS MEDICAMENTOS ANTIEPILÉTICOS

Os fármacos reduzem as crises por meio de mecanismos como bloqueio dos canais voltagem-dependentes ($Na^+$ ou $Ca^{2+}$), potencializando impulsos inibitórios gabaérgicos e interferindo na transmissão excitatória do glutamato. Alguns anticonvulsivantes parecem ter múltiplos alvos no sistema nervoso central (SNC), ao passo que o mecanismo de ação de alguns deles é mal definido. Os medicamentos anticonvulsivantes suprimem as convulsões, mas não "curam" nem "previnem" a epilepsia.

## V. SELEÇÃO DO FÁRMACO

A escolha do tratamento farmacológico se baseia no tipo específico de crise, nas variáveis do paciente (p. ex., idade, condições mórbidas simultâneas, estilo de vida e preferências pessoais) e nas características do fármaco (como custos e interações com outros agentes). Por exemplo, crises de início focal são tratadas com medicamentos diferentes dos usados em crises generalizadas primárias, ainda que a relação de fármacos eficazes se sobreponha. Na seleção do fármaco, sua toxicidade e as características do paciente são as principais considerações. Em pacientes recém-diagnosticados, é instituída monoterapia com um único fármaco até que a crise seja controlada ou que ocorram sinais de toxicidade (Figura 19.3). Comparados àqueles que recebem tratamento associado, os pacientes submetidos à monoterapia apresentam maior adesão à medicação e menos efeitos adversos. Se a crise não é controlada com a primeira medicação, é considerada a monoterapia com fármaco alternativo ou a adição de um segundo (Figura 19.4). Se isso falhar, deve ser considerado outro manejo médico (estimulação vagal, cirurgia, etc.). O conhecimento dos anticonvulsivantes disponíveis e seus mecanismos de ação, farmacocinética, potencial de interação com outros fármacos e efeitos adversos é essencial para o tratamento bem-sucedido do paciente.

## VI. MEDICAMENTOS ANTICONVULSIVANTES

Muitos novos medicamentos anticonvulsivantes foram aprovados nas últimas décadas. Acredita-se que alguns desses agentes tenham vantagens potenciais sobre os medicamentos mais antigos em termos de farmacocinética, tolerabilidade e risco reduzido de interações medicamentosas. Contudo, os estudos não demonstraram que os novos fármacos são significativamente mais eficazes do que os antigos. A Figura 19.5 resume as propriedades farmacocinéticas dos anticonvulsivantes, e a Figura 19.6 apresenta os efeitos adversos comuns. Comportamento e ideias suicidas foram identificados como riscos dos medicamentos anticonvulsivantes. Além disso, praticamente todos os anticonvulsivantes foram associados com reações multiorgânicas de hipersensibilidade, uma reação idiossincrática rara caracterizada por urticária, febre e envolvimento orgânico sistêmico.

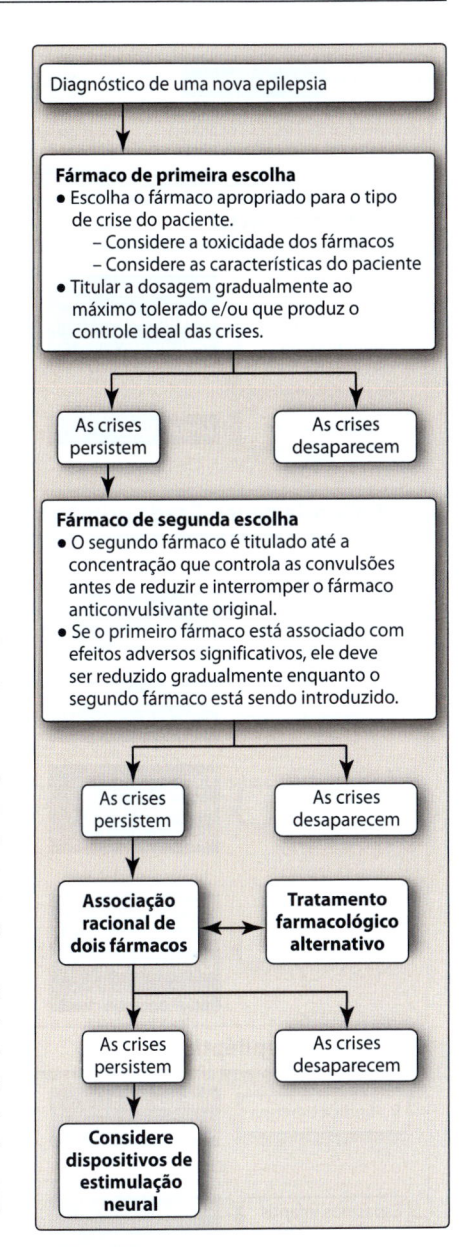

**Figura 19.3**
Estratégias farmacológicas para o tratamento da epilepsia recém-diagnosticada.

## 290 Unidade IV Fármacos que afetam o sistema nervoso central

**Legenda:** **Nome do fármaco** ⇒ Nome do fármaco ⇒ Nome do fármaco ⇒ Estimulação neural

Inicialmente considere as características do paciente, o diagnóstico e os sintomas e os problemas médicos concorrentes. | Considere esta opção se as crises persistem ou se os efeitos adversos do primeiro fármaco impedem o tratamento. | Considere esta alternativa se as crises persistem ou se efeitos adversos impedem o tratamento. | Considere quando a adesão ao tratamento, as interações farmacológicas ou os efeitos adversos impedem o tratamento farmacológico.

### Epilepsia parcial

- **Parcial simples, parcial complexa com ou sem generalização secundária:** Lamotrigina, Levetiracetam, Topiramato ⇒ Carbamazepina, Lacosamida, Pregabalina, Zonisamida ⇒ Divalproato de sódio, Gabapentina, Oxcarbazepina, Fenitoína, Tiagabina ⇒ Estimulação neural
- **Paciente idoso:** Lamotrigina ⇒ Gabapentina ⇒ Carbamazepina ⇒ Estimulação neural

### Epilepsia generalizada primária

- **Ausência:** Divalproato de sódio, Lamotrigina ⇒ Etossuximida ⇒ Levetiracetam, Topiramato, Zonisamida
- **Mioclônica:** Divalproato de sódio, Levetiracetam ⇒ Lamotrigina, Topiramato ⇒ Benzodiazepínicos, Zonisamida
- **Tônico-clônica:** Lamotrigina, Levetiracetam, Topiramato ⇒ Divalproato de sódio, Zonisamida ⇒ Estimulação neural
- **Estado epilético:** Benzodiazepínicos, Fosfenitoína, Levetiracetam, Valproato de sódio ⇒ Barbitúricos

### Síndrome epiléptica

- **Rolândica benigna:** Gabapentina, Lamotrigina ⇒ Carbamazepina, Levetiracetam, Topiramato ⇒ Divalproato de sódio, Oxcarbazepina
- **Espasmos infantis (síndrome de West):** Corticotropina, Vigabatrina ⇒ Benzodiazepínicos, Divalproato de sódio, Topiramato ⇒ Lamotrigina, Zonisamida
- **Lennox-Gastaut:** Canabidiol, Divalproato de sódio, Lamotrigina, Topiramato ⇒ Levetiracetam, Vigabatrina, Zonisamida ⇒ Benzodiazepínicos, Felbamato ⇒ Estimulação neural

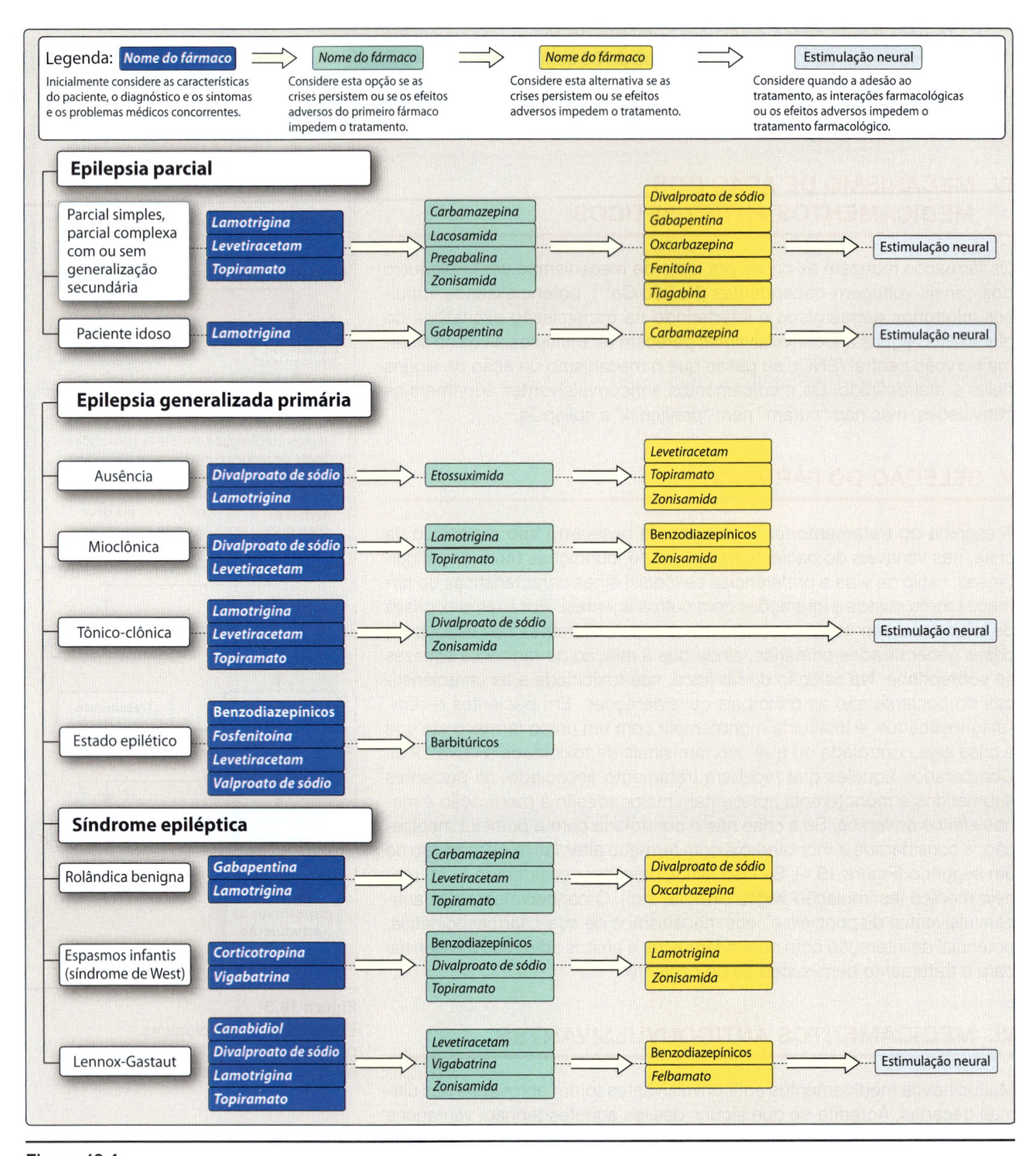

**Figura 19.4**
Indicações terapêuticas para os anticonvulsivantes. Benzodiazepínicos, *diazepam* e *lorazepam*.

### A. Benzodiazepínicos

Os benzodiazepínicos se ligam aos receptores inibitórios do GABA para reduzir a taxa de disparo dos neurônios. Como a tolerância pode se desenvolver com o uso crônico, a maioria dos benzodiazepínicos é reservada para tratamento de emergência ou de convulsões

| MEDICAMENTO ANTICONVULSIVANTE | LIGAÇÃO À PROTEÍNA* | MEIA-VIDA** | METABÓLITO ATIVO | PRINCIPAL ÓRGÃO DE ELIMINAÇÃO | INTERAÇÕES MEDICAMENTOSAS |
|---|---|---|---|---|---|
| Brivaracetam | Baixo | 9 | | Fígado | ✔ |
| Canabidiol | Alto | 56-61 | 7-OH-CBD | Fígado | ✔ |
| Carbamazepina | Moderado | 6-15 | CBZ-10,11-epóxido | Fígado | ✔ |
| Cenobamato | Moderado | 50-60 | | Fígado | ✔ |
| Acetato de eslicarbazepina^ | Baixo | 8-24 | Eslicarbazepina (S-licarbazepina) | Rins | ✔ |
| Etossuximida | Baixo | 25-26 | | Fígado | ✔ |
| Felbamato | Baixo | 20-23 | | Rins/Fígado | ✔ |
| Fenfluramina | Moderado | 20 | | Fígado | ✔ |
| Fosfenitoína^ | Alto | 12-60 | Fenitoína | Fígado | ✔ |
| Gabapentina | Baixo | 5-9 | | Rins | |
| Lacosamida | Baixo | 13 | | Diversos | |
| Lamotrigina | Baixo | 25-32 | | Fígado | ✔ |
| Levetiracetam | Baixo | 6-8 | | Hidrólise | |
| Oxcarbazepina^ | Baixo | 5-13 | Metabólito Mono-hidroxilado (MHD) | Fígado | ✔ |
| Perampanel | Alto | 105 | | Fígado | ✔ |
| Fenobarbital | Baixo | 72-124 | | Fígado | ✔ |
| Fenitoína | Alto | 12-60 | | Fígado | ✔ |
| Pregabalina | Baixo | 5-6,5 | | Rins | |
| Primidona | Alto | 72-124 | Fenobarbital, PEMA | Fígado | ✔ |
| Rufinamida | Baixo | 6-10 | | Fígado | |
| Estiripentol | Alto | 4,5-13 | | Fígado | ✔ |
| Tiagabina | Alto | 7-9 | | Fígado | ✔ |
| Topiramato | Baixo | 21 | | Diversos | ✔ |
| Ácido valproico (Divalproato de sódio) | Moderado/Alto | 6-18 | Diversos | Fígado | ✔ |
| Vigabatrina | Baixo | 7,5 | | Rins | |
| Zonisamida | Baixo | 63 | | Fígado | ✔ |

**Figura 19.5**
Resumo da farmacocinética dos anticonvulsivantes usados em tratamento crônico. *Baixo = 60% ou menos, moderado = 61-85%, alto = >85%. ** Meia-vida em horas. ^Profármaco. PEMA, feniletilmalonamida.

agudas. No entanto, *clonazepam* e *clobazam* podem ser prescritos para determinados tipos de convulsões. O *clobazam* é metabolizado via CYP3A4 e 2C19 e possui um metabólito ativo, o norclobazam. O *diazepam* também está disponível para administração retal e intranasal para evitar ou interromper convulsões tônico-clônicas generalizadas prolongadas ou agrupadas, quando a administração oral não é possível.

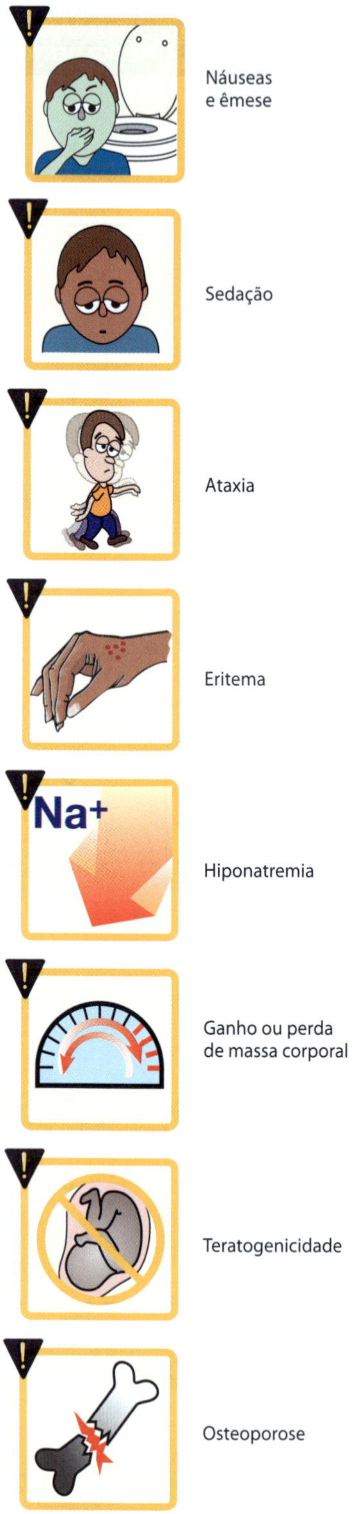

## B. Brivaracetam

O *brivaracetam* foi aprovado para o tratamento de convulsões de início focal em adultos. Demonstra afinidade alta e seletiva por uma proteína da vesícula sináptica (SV2A); entretanto, o mecanismo exato de ação anticonvulsivante é desconhecido. O medicamento é bem absorvido após administração oral e metabolizado tanto por hidrólise quanto por CYP2C19 (menor). O uso simultâneo de medicamentos indutores fortes de CYP pode levar a concentrações plasmáticas mais baixas. O *brivaracetam* é um inibidor moderado da epóxido-hidrolase, resultando em concentrações aumentadas do metabólito ativo da *carbamazepina* quando os medicamentos são coadministrados.

## C. Canabidiol

O *canabidiol* foi aprovado para o tratamento de convulsões devido à síndrome de Lennox-Gastaut, à síndrome de Dravet ou ao complexo de esclerose tuberosa. O medicamento é extraído da planta *Cannabis sativa* e é ao mesmo tempo substrato e inibidor de diversas do sistema CYP, resultando em interações medicamentosas clinicamente relevantes. O medicamento não apresenta efeitos psicoativos, sendo sonolência, diarreia, vômitos e diminuição do apetite os efeitos colaterais mais frequentes. O *canabidiol* está disponível apenas na forma líquida formulada com óleo de gergelim. Existe um risco aumentado de elevação das enzimas hepáticas quando usado com *divalproato*.

## D. Carbamazepina

A *carbamazepina* bloqueia os canais de sódio, possivelmente inibindo a geração de potenciais de ação repetitivos no foco epiléptico e prevenindo a propagação. Ela é eficaz para tratar as crises focais, as convulsões tônico-clônicas generalizadas, a neuralgia do trigêmeo e os transtornos bipolares. Ela induz sua própria biotransformação, resultando em concentrações séricas menores nas doses mais altas. A *carbamazepina* é indutora das enzimas CYP1A2, CYP2C, CYP3A e da uridina 5'-difosfato (UDP) glicuronosiltransferase (UGT), o que aumenta a depuração de outros fármacos (Figura 19.7). Pode ser notada hiponatremia em alguns pacientes, especialmente em idosos, o que requer a troca de medicação. A *carbamazepina* não deve ser prescrita para pacientes com crises de ausência, porque pode aumentá-las.

## E. Cenobamato

O *cenobamato* é um bloqueador dos canais de sódio dependente de voltagem e um modulador do canal iônico $GABA_A$. É aprovado para o tratamento de convulsões focais. O perfil de efeitos colaterais inclui fadiga, cefaleia, tontura e visão dupla.

## F. Eslicarbazepina

*Acetato de eslicarbazepina* é um profármaco convertido ao metabólito ativo *eslicarbazepina* (S-licarbazepina) por hidrólise. S-licarbazepina é o metabólito ativo da *oxcarbazepina*. É um bloqueador dos canais de sódio dependentes de voltagem e é aprovado para crises focais. A *eslicarbazepina* tem farmacocinética linear e é eliminada por

**Figura 19.6**
Principais efeitos adversos observados com o uso dos anticonvulsivantes.

glicuronidação. O perfil de efeitos adversos inclui tonturas, sonolência, diplopia e cefaleia. Reações adversas graves como urticária, efeitos psiquiátricos e hiponatremia ocorrem raramente.

### G. Etossuximida

A *etossuximida* reduz a propagação da atividade elétrica anormal no cérebro provavelmente ao inibir os canais de cálcio tipo T. Ela é mais eficaz no tratamento de crises de ausência.

### H. Felbamato

O *felbamato* tem amplo espectro de ação anticonvulsivante com múltiplos mecanismos propostos, incluindo o bloqueio de canais de sódio voltagem-dependente, a competição com o local de ligação da glicina no receptor *N*-metil-D-aspartato (NMDA) de glutamato, o bloqueio de canais de cálcio e a potencialização da ação do GABA. O *felbamato* é um inibidor dos fármacos biotransformados por CYP2C19 e induz os fármacos biotransformados por CYP3A4. Ele é reservado para uso em epilepsias refratárias (particularmente a síndrome Lennox-Gastaut) devido ao risco de anemia aplástica (cerca de 1:4.000) e insuficiência hepática.

### I. Fenfluramina

A *fenfluramina* é indicada para convulsões associadas à síndrome de Dravet. Esse agente foi originalmente introduzido como um medicamento para a obesidade, mas foi retirado do mercado devido a preocupações com doenças cardíacas valvulares e hipertensão pulmonar. A *fenfluramina* é um agonista dos receptores 5-HT$_2$, mas o mecanismo de sua atividade anticonvulsivante na síndrome de Dravet é desconhecido. Os efeitos adversos incluem sonolência, letargia, redução do apetite e perda de peso. Ecocardiogramas semestrais são necessários para monitorar o desenvolvimento de valvulopatia e hipertensão pulmonar.

### J. Gabapentina

A *gabapentina* é um análogo do GABA. Contudo, ela não atua nos receptores GABA, nem potencializa as ações do GABA, nem se converte em GABA. Embora se ligue à subunidade $\alpha_2\delta$ dos canais de cálcio dependentes de voltagem, seu mecanismo de ação exato não é conhecido. Ela é aprovada como tratamento auxiliar para crises focais e tratamento da neuralgia pós-herpética. A *gabapentina* apresenta farmacocinética não linear (ver Capítulo 1) devido à sua captação do intestino por um sistema de transporte saturável. Ela não se liga às proteínas plasmáticas e é excretada inalterada pelos rins. Dosagens reduzidas são necessárias na doença renal. A *gabapentina* costuma ser bem tolerada devido aos seus efeitos adversos relativamente leves. Ela também é boa escolha para os pacientes idosos porque tem poucas interações com fármacos.

### K. Lacosamida

A *lacosamida* afeta canais de sódio disparados por voltagem, resultando na estabilização de membranas neuronais hiperexcitáveis e na

| CYP1A2 | |
|---|---|
| | Fenfluramina |
| | Estiripentol |
| **CYP2B6** | |
| | Clobazam |
| | Fenfluramina |
| **CYP2C9** | |
| | Divalproato |
| | Fenitoína |
| **CYP2C19** | |
| | Brivaracetam |
| | Canabidiol |
| | Clobazam |
| | Fenobarbital |
| | Fenitoína |
| | Estiripentol |
| **CYP3A4** | |
| | Canabidiol |
| | Carbamazepina |
| | Clobazam |
| | Etossuximida |
| | Perampanel |
| | Estiripentol |
| | Tiagabina |
| | Zonisamida |
| **CYP2D6** | |
| | Fenfluramina |
| **UDP-glicuronosiltransferase** | |
| | Canabidiol |
| | Cenobamato |
| | Divalproato |
| | Lamotrigina |
| | Lorazepam |

**Figura 19.7**
Metabolismo via CYP dos medicamentos anticonvulsivantes.

inibição de disparos neuronais repetitivos. Ela se liga à proteína 2 mediadora da resposta colapsina (P2MRC), uma fosfoproteína envolvida na diferenciação neuronal e no controle do crescimento axonal. A função da ligação da P2MRC no controle das convulsões é desconhecida. A *lacosamida* foi aprovada para o tratamento de crises focais e tratamento adjuvante de crises tônico-clônicas generalizadas primárias. Os efeitos adversos mais comuns que limitam o tratamento incluem tonturas, cefaleia e fadiga.

### L. Lamotrigina

A *lamotrigina* bloqueia os canais de sódio e os canais de cálcio de alta voltagem-dependentes. Ela é eficaz em uma variedade de tipos de crises, incluindo focais, generalizadas, de ausência e de Lennox-Gestaut. É também usada para tratar o transtorno bipolar. A *lamotrigina* é biotransformada principalmente ao metabólito 2-N-glicuronídeo pela via da UGT1A4. Assim como com outros medicamentos anticonvulsivantes, os indutores gerais aumentam a depuração da *lamotrigina* reduzindo a concentração, enquanto o *valproato* resulta em diminuição significativa na depuração da *lamotrigina* (maiores concentrações de *lamotrigina*). A dosagem de *lamotrigina* deve ser reduzida quando se acrescentar *valproato* ao tratamento. É necessária lenta titulação com a *lamotrigina* (particularmente quando se acrescentar *lamotrigina* a regime que inclui *valproato*) devido ao risco de urticária, que pode evoluir para reação grave, ameaçando a vida.

### M. Levetiracetam

O *levetiracetam* foi aprovado para o tratamento de crises de início focal e tratamento adjuvante de crises mioclônicas e tônico-clônicas generalizadas primárias em adultos e crianças. Demonstra alta afinidade por uma proteína da vesícula sináptica (SV2A). O medicamento é bem absorvido após administração oral e é excretado na urina praticamente na forma inalterada, resultando em pouca ou nenhuma interação medicamentosa. O *levetiracetam* pode causar alterações de humor que podem exigir diminuição da dosagem ou alteração do fármaco.

### N. Oxcarbazepina

A *oxcarbazepina* é um profármaco que é rapidamente reduzido ao metabólito 10-mono-hidróxi (MHD), responsável pela atividade anticonvulsivante. O MHD bloqueia os canais de sódio e acredita-se que modula os canais de cálcio. É aprovado para uso em adultos e crianças com convulsões focais. A *oxcarbazepina* é indutora menos potente da CYP3A4 e da UGT do que a *carbamazepina*. O efeito adverso de hiponatremia limita seu uso em idosos.

### O. Perampanel

*Perampanel* é um antagonista ácido $\alpha$-amino-3-hidroxi-5-metil-4-isoxazolepropiônico seletivo que resulta em atividade excitatória reduzida. Ele tem longa meia-vida, permitindo dose única por dia. É aprovado para tratamento de crises focais e tratamento adjuvante de crises tônico-clônicas generalizadas. Esse medicamento contém um aviso para reações psiquiátricas e comportamentais graves, incluindo agressão, hostilidade, irritabilidade, raiva e ideação homicida.

### P. Fenobarbital e primidona

O mecanismo de ação primário do *fenobarbital* é a potenciação dos efeitos inibitórios dos neurônios mediados por GABA (ver Capítulo 16). A *primidona* é biotransformada a *fenobarbital* (principalmente) e feniletilmalonamida, ambos com atividade anticonvulsivante. O *fenobarbital* é usado principalmente no tratamento do estado epilético quando outros fármacos falham.

### Q. Fenitoína e fosfenitoína

A *fenitoína* bloqueia os canais de sódio voltagem-dependentes, ligando-se seletivamente ao canal no estado inativo e tornando lenta a sua recuperação. Ela é eficaz para o tratamento de crises focais e tônico--clônicas generalizadas e no tratamento do estado epilético. Além disso, induz as famílias CYP2C e CYP3A e o sistema enzimático UGT. Ela exibe biotransformação por enzima saturável, resultando em propriedades farmacocinéticas não lineares (pequenos aumentos na dose diária podem produzir grandes aumentos na concentração no plasma, resultando em toxicidade induzida por fármaco) (Figura 19.8). Ocorre depressão do SNC, particularmente no cerebelo e no sistema vestibular, causando nistagmo e ataxia. Os idosos são muito suscetíveis a esse efeito. Hiperplasia gengival pode levar ao crescimento da gengiva sobre os dentes (Figura 19.9). O uso por tempo prolongado pode levar ao desenvolvimento de neuropatias periféricas e osteoporose. Embora a *fenitoína* seja vantajosa por seu baixo custo, o preço real do tratamento pode ser maior, considerando o potencial de toxicidade grave e os efeitos adversos.

A *fosfenitoína* é um profármaco que rapidamente é convertido em *fenitoína* no sangue (em poucos minutos). Embora a *fosfenitoína* possa ser administrada por via intramuscular (IM), a *fenitoína sódica* nunca deve ser administrada por essa via, pois causa lesão tecidual e necrose. A *fosfenitoína* é o fármaco de escolha e padrão quando se precisa do efeito da *fenitoína* por via intravenosa ou intramuscular.

### R. Pregabalina

A *pregabalina* se liga ao local $\alpha_2\delta$, uma subunidade auxiliar de canais de cálcio disparados por voltagem no SNC, inibindo a liberação do neurotransmissor excitatório. O fármaco tem efeitos comprovados para convulsões de início focal, neuropatia periférica diabética, neuralgia pós-herpética e fibromialgia. Mais de 90% da *pregabalina* é eliminada por via renal. Não tem efeitos significativos no metabolismo dos medicamentos e há poucas interações medicamentosas. São necessários ajustes de dosagens em casos de disfunções renais.

### S. Rufinamida

A *rufinamida* atua nos canais de sódio. Foi aprovada para o tratamento adjuvante de convulsões associadas à síndrome de Lennox-Gastaut em crianças com 1 ano de idade ou mais e em adultos. A *rufinamida* é um inibidor fraco da CYP2E1 e um indutor fraco da CYP3A4. Os alimentos aumentam sua absorção e o pico de concentração no soro. As concentrações séricas de *rufinamida* são afetadas por outros medicamentos anticonvulsivantes. A *carbamazepina* e a *fenitoína* podem reduzir e o *valproato* pode aumentar as concentrações séricas de *rufinamida*. Os efeitos adversos incluem o potencial para diminuição do intervalo QT. Pacientes com síndrome familiar de QT curto não devem ser tratados com *rufinamida*.

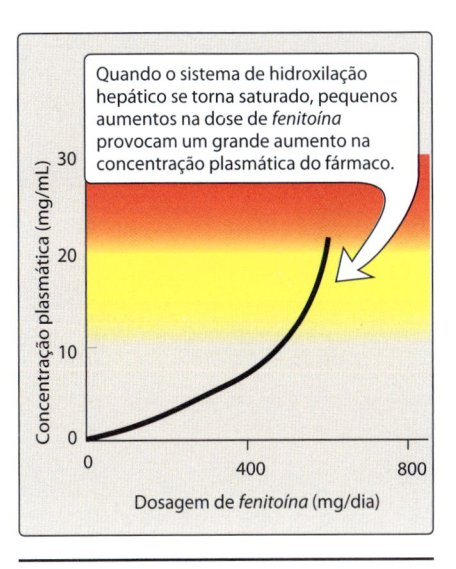

**Figura 19.8**
Efeito não linear da dosagem de *fenitoína* sobre a sua concentração plasmática.

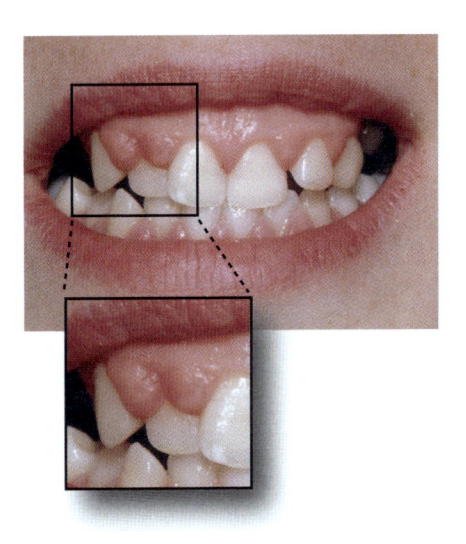

**Figura 19.9**
Hiperplasia gengival em paciente tratado com *fenitoína*.

### T. Estiripentol

Acredita-se que o *estiripentol* module os receptores GABA$_A$. Seu uso é limitado a pacientes com síndrome de Dravet que também tomam *clobazam*. É metabolizado via CYP1A2, 2C19 e 3A4. Quando administrado com *clobazam*, aumenta significativamente a concentração tanto do *clobazam* quanto do metabólito ativo (norclobazam).

### U. Tiagabina

A *tiagabina* bloqueia a captação de GABA nos neurônios pré-sinápticos, permitindo que mais GABA esteja disponível para ligação ao receptor e, assim, aumenta a atividade inibitória. A *tiagabina* é eficaz como tratamento adjuvante em crises focais. Na vigilância pós-comercialização, ocorreram convulsões em pacientes que não tinham epilepsia e estavam em uso desse medicamento. A *tiagabina* não deve ser usada para outras indicações além da epilepsia.

### V. Topiramato

O *topiramato* tem mecanismos de ação múltiplos. Ele bloqueia os canais de sódio voltagem-dependentes, diminui as correntes de cálcio de alta voltagem (tipo L), inibe a anidrase carbônica e pode atuar em locais do glutamato (NMDA). O *topiramato* é eficaz para uso em epilepsias focais e primárias generalizadas. Também é aprovado no tratamento da enxaqueca. Ele inibe levemente CYP2C19, e a administração concomitante com *fenitoína* e *carbamazepina* pode reduzir suas concentrações séricas. Os efeitos adversos incluem sonolência, perda de massa corporal e parestesias. Cálculos renais, glaucoma, oligoidrose (sudorese reduzida) e hipertermia também foram registrados.

### W. Ácido valproico, valproato e divalproato de sódio

Mecanismos de ação possíveis desses fármacos incluem bloqueio de canais de sódio, bloqueio da GABA transaminase (GABA-T) e ações nos canais de cálcio tipo T. Os mecanismos variados oferecem um amplo espectro de atividade contra crises epilépticas. Esses agentes são eficazes no tratamento de epilepsias focais e primárias generalizadas. O *ácido valproico* está disponível como ácido livre. O *divalproato de sódio* é uma combinação de *valproato de sódio* e *ácido valproico* que é convertido em íon valproato no trato gastrintestinal (TGI). Ele foi desenvolvido para melhorar a tolerância gastrintestinal (GI) do *ácido valproico*. Todos os sais disponíveis são equivalentes em eficácia (*ácido valproico* e *valproato de sódio*). Os produtos comerciais estão disponíveis em formulações com múltiplos sais e dosagens e com liberação prolongada. A grande variedade de formulações pode confundir e, portanto, o risco de erros de medicação é alto, sendo essencial estar familiarizado com todas as preparações. O *valproato* inibe o metabolismo dos sistemas CYP2C9, UGT e epóxido-hidrolase (Figura 19.7). Toxicidade hepática é rara e pode causar aumento das enzimas hepáticas, que devem ser monitoradas frequentemente. O uso em mulheres e crianças menores de 2 anos deve ser evitado, se possível.

### X. Vigabatrina

A *vigabatrina* atua como um inibidor irreversível da GABA-T. GABA-T é a enzima responsável pelo metabolismo do GABA. A *vigabatrina* está associada com a perda leve ou moderada do campo visual em 30% dos pacientes, ou mais. Nos Estados Unidos, esse fármaco está disponível somente por meio de médicos e farmácias que participam do programa *REMS* (*risk evaluation and mitigation strategies* – avaliação de risco e estratégias de mitigação).

### Y. Zonisamida

A *zonisamida* é um derivado sulfonamida com amplo espectro de ação. Tem múltiplos efeitos, incluindo o bloqueio dos canais de sódio dependentes de voltagem e das correntes de cálcio do tipo T. É um fármaco com atividade anidrase carbônica limitada e que está aprovado para pacientes com epilepsia focal. É metabolizada pela isoenzima CYP3A4 e pode, em menor extensão, ser metabolizada por CYP3A5 e CYP2C19. Além dos efeitos adversos típicos dos antiepilépticos no SNC, a *zonisamida* pode causar cálculos renais. Foi registrada oligoidrose, e os pacientes devem ser monitorados quanto ao aumento na temperatura corporal e à redução da sudorese. A *zonisamida* é contraindicada em pacientes com hipersensibilidade a sulfonamidas ou inibidores da anidrase carbônica.

## VII. ESTADO EPILÉPTICO

No estado epiléptico, ocorrem duas ou mais crises sem recuperação plena da consciência entre os episódios. Essas crises podem ser focais ou generalizadas, convulsivas ou não convulsivas. O estado epiléptico ameaça a vida e exige tratamento de emergência, consistindo na administração de medicamento de ação rápida, como um benzodiazepínico, seguido de uma medicação de ação mais lenta, como a *fenitoína, fosfofenitoína, divalproato ou levetiracetam*.

## VIII. SAÚDE REPRODUTIVA E EPILEPSIA

Pessoas em idade fértil com epilepsia precisam de avaliação de seus medicamentos anticonvulsivantes em relação à contracepção e ao planejamento da gravidez. Vários anticonvulsivantes aumentam a biotransformação dos contraceptivos hormonais com possibilidade de torná-los ineficazes, incluindo *fenitoína, fenobarbital, carbamazepina, topiramato, oxcarbazepina, rufinamida* e *clobazam*. Esses fármacos aumentam a biotransformação dos contraceptivos, independentemente do sistema de administração usado (p. ex., adesivo, anel, implante ou pílula oral). Planejar a gestação é vital, pois vários anticonvulsivantes têm potencial de afetar o desenvolvimento fetal e causar malformações. Todas as pacientes que consideram engravidar devem tomar altas doses (1-5 mg) de ácido fólico antes da concepção, para prevenir defeitos do tubo neural. O *divalproato* e os barbitúricos devem ser evitados durante a gravidez, sempre que possível, embora possa haver justificativa clínica, incluindo falha no tratamento com outros medicamentos, para continuar com eles. Se possível, as pacientes medicadas com *divalproato* devem receber outro tratamento antes da gestação e ser informadas sobre o potencial de defeitos genéticos, incluindo anormalidades comportamentais e cognitivas (Figura 19.10) e defeitos de tubo neural. A farmacocinética do medicamento anticonvulsivo e a frequência e a gravidade das crises podem mudar durante a gestação. O monitoramento regular por um obstetra e um neurologista é importante. Todas as pessoas com potencial para engravidar e com epilepsia devem ser encorajadas a se registrarem no *Antiepileptic Drug Pregnancy Registry* (Registro de Gestantes – Medicamentos Antiepiléticos). A Figura 19.11 resume características importantes dos anticonvulsivantes.

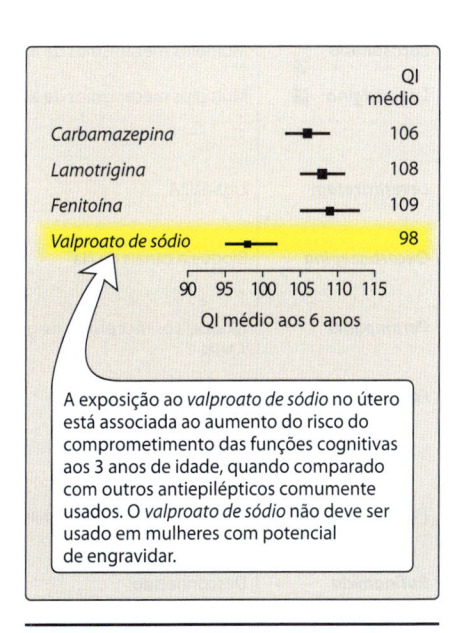

**Figura 19.10**
Função cognitiva aos 6 anos de idade depois de exposição fetal a altas dosagens de antiepiléticos. A média (*quadrados pretos*) e 95% do intervalo de confiança (*linhas horizontais*) são mostrados para QI de crianças em função dos anticonvulsivantes.

| | QI médio |
|---|---|
| Carbamazepina | 106 |
| Lamotrigina | 108 |
| Fenitoína | 109 |
| Valproato de sódio | 98 |

QI médio aos 6 anos

A exposição ao *valproato de sódio* no útero está associada ao aumento do risco do comprometimento das funções cognitivas aos 3 anos de idade, quando comparado com outros antiepilépticos comumente usados. O *valproato de sódio* não deve ser usado em mulheres com potencial de engravidar.

| FÁRMACO | MECANISMO DE AÇÃO | EFEITOS ADVERSOS E COMENTÁRIOS |
|---|---|---|
| Brivaracetam | Liga SV2A | Sedação, tontura, fadiga e irritabilidade. |
| Canabidiol | Desconhecido | Sonolência, diminuição do apetite, diarreia, enzimas hepáticas elevadas, fadiga, má qualidade do sono. Dosar AST, ALT e bilirrubina total antes de iniciar o tratamento. |
| Carbamazepina | Bloqueia canais de $Na^+$ | Hiponatremia, sonolência, fadiga, tontura e visão turva. Também foi associada com a síndrome de Stevens-Johnson. Discrasias sanguíneas: neutropenia, leucopenia, trombocitopenia, pancitopenia e anemias. |
| Cenobamato | Bloqueia os canais de $Na^+$ e modula o canal GABA-A | Diplopia, tontura, cefaleia, fadiga. Evitar em pacientes com síndrome do intervalo QT curto familiar. |
| Divalproato | Múltiplos mecanismos de ação | Ganho de peso, hematomas fáceis, náusea, tremor, perda de cabelo, distúrbios gastrintestinais, danos ao fígado, alopecia e sedação. Foram observados insuficiência hepática, pancreatite e efeitos teratogênicos. Amplo espectro de atividade anticonvulsivante. |
| Acetato de eslicarbazepina | Bloqueia canais de $Na^+$ | Náusea, erupção cutânea, hiponatremia, cefaleia, sedação, tontura, vertigem, ataxia e diplopia. |
| Etossuximida | Bloqueia canais de $Ca^{2+}$ | Sonolência, hiperatividade, náusea, sedação, distúrbios gastrintestinais, ganho de peso, letargia, LES e erupção cutânea. Podem ocorrer discrasias sanguíneas; hemogramas periódicos devem ser feitos. A interrupção abrupta do medicamento pode causar convulsões. |
| Felbamato | Múltiplos mecanismos de ação | Insônia, tontura, cefaleia, ataxia, ganho de peso e irritabilidade. Anemia aplásica e insuficiência hepática. Amplo espectro de atividade anticonvulsivante. Exige que o paciente assine o consentimento informado no momento da dispensação. |
| Fenfluramina | Desconhecido | Diminuição do apetite e do peso, sonolência, sedação, letargia e diarreia. Disponível apenas por meio do programa REMS devido ao risco de doença cardíaca valvular e hipertensão arterial pulmonar. |
| Gabapentina | Desconhecido | Sonolência leve, tontura, ataxia, ganho de peso e diarreia. Poucas interações medicamentosas. Cem por cento de eliminação renal. |
| Lacosamida | Múltiplos mecanismos de ação | Tonturas, fadiga e cefaleia. Poucas interações medicamentosas; Cronograma V. |
| Lamotrigina | Múltiplos mecanismos de ação | Náusea, sonolência, tontura, cefaleia e diplopia. Erupção cutânea (síndrome de Stevens-Johnson – potencialmente fatal). Amplo espectro de atividade anticonvulsivante. |
| Levetiracetam | Liga SV2A | Sedação, tontura, cefaleia, anorexia, fadiga, infecções e sintomas comportamentais. Poucas interações medicamentosas. Amplo espectro de atividade anticonvulsivante. |
| Oxcarbazepina | Bloqueia canais de $Na^+$ | Náusea, erupção cutânea, hiponatremia, cefaleia, sedação, tontura, vertigem, ataxia e diplopia. |
| Perampanel | Bloqueia os receptores de glutamato AMPA | Reações psiquiátricas e comportamentais graves, tonturas, sonolência, fadiga, distúrbios da marcha e quedas, meia-vida longa. |
| Fenitoína | Bloqueia canais de $Na^+$ | Hiperplasia gengival, confusão, fala arrastada, visão dupla, ataxia, sedação, tontura e hirsutismo. Síndrome de Stevens-Johnson – potencialmente fatal. Não recomendada para uso crônico. Tratamento primário para estado de mal epiléptico (fosfenitoína). |
| Pregabalina | Múltiplos mecanismos de ação | Ganho de peso, sonolência, tontura, cefaleia, diplopia e ataxia. Cem por cento de eliminação renal; Cronograma V. |
| Rufinamida | Desconhecido | Intervalo QT encurtado. Múltiplas interações medicamentosas. |

**Figura 19.11**
Resumo dos medicamentos anticonvulsionantes. ALT, alanina aminotransferase; AMPA, ácido α-amino-3-hidroxi-5-metil-4--isoxazolpropiônico; AST, aspartato aminotransferase; GABA, ácido γ-aminobutírico; GABA-T, ácido γ-aminobutírico transaminase; GI, gastrintestinal; REMS, avaliação de riscos e estratégias de mitigação; LES, lúpus eritematoso sistêmico; SV2A, proteína da vesícula sináptica. (Continua)

| FÁRMACO | MECANISMO DE AÇÃO | EFEITOS ADVERSOS E COMENTÁRIOS |
|---|---|---|
| *Estiripentol* | Modulação GABA-A | Sonolência, diminuição do apetite, agitação, ataxia, perda de peso, hipotonia, náusea, tremor, disartria e insônia. Neutropenia e trombocitopenia também são possíveis. |
| *Tiagabina* | Bloqueia a recaptação do GABA | Sedação, ganho de peso, fadiga, cefaleia, tremor, tontura e anorexia. Múltiplas interações medicamentosas. |
| *Topiramato* | Múltiplos mecanismos de ação | Parestesia, perda de peso, nervosismo, depressão, anorexia, ansiedade, tremor, queixas cognitivas, cefaleia e oligoidrose. Poucas interações medicamentosas. Amplo espectro de atividade anticonvulsivante. |
| *Vigabatrina* | Ligação irreversível da GABA-T | Perda de visão, anemia, sonolência, fadiga, neuropatia periférica, ganho de peso. Disponível apenas nas farmácias REMS. |
| *Zonisamida* | Múltiplos mecanismos de ação | Náusea, anorexia, ataxia, confusão, dificuldade de concentração, sedação, parestesia e oligoidrose. Amplo espectro de atividade anticonvulsivante. |

**Figura 19.11**
*Continuação*

## Aplicação clínica 19.1: Gerenciamento de interações medicamentosas com medicamentos para epilepsia

Conforme ilustrado nas Figuras 19.5 e 19.7, muitos agentes para a epilepsia são metabolizados no fígado e têm potencial para interações medicamentosas. A *lamotrigina* é amplamente utilizada em pessoas com potencial para engravidar e que planejam a gravidez, devido ao seu menor risco de teratogenicidade. Ela é metabolizada via UDP-glicuronosiltransferase. O *valproato*, um conhecido inibidor do metabolismo da *lamotrigina*, resulta na diminuição significativa da sua depuração, levando a concentrações de *lamotrigina* superiores às esperadas se esse fármaco fosse prescrito como monoterapia. A meia-vida da *lamotrigina* também aumenta, em média, de 25 horas para aproximadamente 60 horas na presença de *valproato*. Além disso, a *lamotrigina* apresenta alta propensão a erupções cutâneas quando as doses são aumentadas muito rapidamente. Para prescrever *lamotrigina* enquanto um paciente ainda está tomando *valproato*, ela deve ser administrada de forma ainda mais conservadora (começando com uma dose baixa administrada em dias alternados) para equilibrar a alteração adicional no metabolismo e na depuração.

## Resumo

- Muitos medicamentos estão disponíveis para o tratamento da epilepsia e das síndromes epilépticas.
- Os agentes para a epilepsia têm mecanismos de ação variados, mas a maioria dos medicamentos reduz as convulsões por meio de mecanismos como o bloqueio dos canais dependentes de voltagem, o aumento das atividades inibitórias do GABA ou a redução da transmissão excitatória do glutamato.
- Ao selecionar um medicamento anticonvulsivante, é fundamental conhecer o tipo de epilepsia ou a síndrome epiléptica.
- Além disso, a seleção de medicamentos para a epilepsia deve basear-se em:
  - Eficácia.
  - Efeitos adversos.
  - Potencial para interações medicamentosas.
  - Comorbidades.
  - Custo.
  - Preferências do paciente.
- As interações medicamentosas são comuns com muitos medicamentos anticonvulsivantes e podem ser controladas com ajustes de dose em alguns casos.
- Se uma paciente estiver em idade fértil, os riscos teratogênicos do medicamento anticonvulsivante devem ser considerados. *Divalproato* e barbitúricos devem ser evitados, se possível, durante a gravidez.
- O estado de mal epiléptico é uma emergência médica que requer tratamento parenteral com um medicamento de ação rápida, como um benzodiazepínico, seguido de tratamento com medicamentos anticonvulsivantes, como *fenitoína*, *fosfenitoína*, *divalproato* ou *levetiracetam*.

## Questões para estudo

**Escolha a resposta correta.**

**19.1** Um menino de 9 anos de idade foi encaminhado para avaliação neurológica devido a episódios de aparente falta de atenção. Desde o último ano, a criança vem apresentando episódios durante os quais mostra olhar vago, e seus olhos piscam durante 15 segundos. Imediatamente ele retoma sua atividade anterior. Qual das alternativas a seguir descreve melhor as convulsões nesse paciente?
   A. Focal
   B. Tônico-clônica
   C. De ausência
   D. Mioclônica

**Resposta correta = C.** O paciente está apresentando episódios de crises de ausência em que a consciência fica brevemente prejudicada. As crises de ausência em geral começam em crianças de 4 a 12 anos. O diagnóstico inclui a obtenção de um eletroencefalograma que mostra ondas generalizadas de 3 Hz.

**19.2** Uma criança apresenta crises de ausência que interrompem sua capacidade de prestar atenção nas aulas e nas atividades. Qual é a terapia mais apropriada para ela?
   A. Etossuximida
   B. Carbamazepina
   C. Diazepam
   D. Observar e aguardar

**Resposta correta = A.** A paciente tem crises que interrompem sua capacidade de prestar atenção nas aulas e em outras atividades, por isso o tratamento é justificado. A *carbamazepina* pode tornar as convulsões mais frequentes. O *diazepam* não é indicado para crises de ausência.

**19.3** As convulsões generalizadas de uma mulher de 25 anos estão bem controladas com *valproato*. Ela indica que deseja engravidar no próximo ano. Com relação à sua medicação anticonvulsivante, qual das seguintes opções deve ser considerada?
   A. Deixá-la no tratamento atual.
   B. Considerar a troca para *lamotrigina*.
   C. Considerar a adição de um segundo medicamento anticonvulsionante.
   D. Diminuir a dosagem de *valproato*.

**Resposta correta = B.** O *valproato* é uma má escolha para mulheres em idade fértil e deve ser evitado, se possível. É recomendado revisar os medicamentos usados por essa paciente. Se ela não usou nenhum outro medicamento anticonvulsivante, então considerar um medicamento anticonvulsivante alternativo pode ser benéfico. Os estudos mostram que o uso de *valproato* durante a gestação pode ter efeito prejudicial nas habilidades cognitivas da criança. Contudo, o tratamento com *valproato* pode não ser evitável, pois pode ser a única opção para algumas mulheres, casos em que deve ser utilizada a dose eficaz mais baixa.

**19.4** Um homem de 52 anos teve várias crises focais com comprometimento da consciência durante o último ano. Qual das alternativas a seguir é a terapia inicial mais apropriada para esse paciente?
   A. Etossuximida
   B. Levetiracetam
   C. Diazepam
   D. Carbamazepina mais primidona

**Resposta correta = B.** O paciente sofreu várias crises, e o risco de não iniciar o tratamento é substancialmente maior do que o risco de tratá-las. Como o paciente está com a consciência comprometida durante as crises, ele corre risco de lesões durante o episódio. A monoterapia com fármacos primários é preferida para a maioria dos pacientes, e suas vantagens incluem menos efeitos adversos, ausência de interações entre antiepiléticos, menor custo e maior adesão ao tratamento. *Etossuximida* e *diazepam* não são indicados para crises focais.

**19.5** Um paciente com convulsões focais foi tratado por seis meses com *carbamazepina*, mas recentemente tem apresentado convulsões invasivas com mais frequência. A adição de um segundo medicamento ao regime anticonvulsivante está sendo considerada. Qual dos seguintes agentes tem menos probabilidade de ter interação farmacocinética com o regime atual do paciente?
   A. Topiramato
   B. Tiagabina
   C. Levetiracetam
   D. Lamotrigina

**Resposta correta = C.** Dos fármacos listados, todos estão aprovados como auxiliares no tratamento de crises focais; somente o *levetiracetam* não afeta a farmacocinética dos outros antiepiléticos, e outros fármacos não alteram significativamente sua farmacocinética. Entretanto, qualquer dos fármacos listados pode ser acrescentado, dependendo do planejamento e das características do paciente. O tratamento da epilepsia é complexo, e o diagnóstico se baseia na anamnese e pode requerer reavaliação quando o tratamento medicamentoso falha ou as crises aumentam.

**19.6** Uma paciente de 75 anos teve um acidente vascular encefálico cerca de um mês atrás. Ela continua a ter pequenas crises focais nas quais não consegue responder adequadamente às perguntas. Qual dos seguintes fármacos é o mais apropriado para tratar essa paciente?

A. Fenitoína
B. Oxcarbazepina
C. Gabapentina
D. Fenobarbital

**Resposta correta = C.** A *gabapentina* é bem tolerada em idosos devido ao seu perfil de efeitos colaterais leves e tem poucas interações medicamentosas. Dado que os doentes idosos podem ter uma função renal reduzida, a dose deve ser diminuída de forma adequada. A *oxcarbazepina* pode causar hiponatremia, que é mais sintomática em idosos. *Fenitoína* e *fenobarbital* têm várias interações com fármacos e um perfil de efeitos adversos que pode ser especialmente preocupante nos idosos, incluindo tonturas que podem causar quedas e questões cognitivas e de saúde óssea.

**19.7** Um paciente de 17 anos com diagnóstico de síndrome de Dravet está sendo considerado para um teste com *canabidiol*. Quais parâmetros laboratoriais basais devem ser checados antes de iniciar o tratamento?

A. Creatinina sérica
B. Proteínas totais
C. Colesterol total
D. Alanina aminotransferase

**Resposta correta = D.** Testes basais de função hepática, como alanina aminotransferase, aspartato aminotransferase e bilirrubina, devem ser verificados antes de iniciar o tratamento com *canabidiol*, pois ele pode elevar os testes de função hepática. A creatinina sérica não é necessária porque a eliminação primária do *canabidiol* é feita por meio do fígado. Proteína e colesterol não são parâmetros relacionados à segurança da medicação para o *canabidiol*.

**19.8** Um paciente de 62 anos apresenta crises convulsivas de início recente após traumatismo cranioencefálico. Ele tem histórico de hipertensão, que é tratada com *hidroclorotiazida* (diminui a concentração sanguínea de sódio). A adição de qual dos seguintes anticonvulsivantes pode aumentar o risco de hiponatremia nesse paciente?

A. Gabapentina
B. Divalproato
C. Carbamazepina
D. Lacosamida

**Resposta correta = C.** A *carbamazepina* está associada à hiponatremia. Quando usada em combinação com outros medicamentos que diminuem o sódio, aumenta a chance de hiponatremia. *Gabapentina*, *divalproato* e *lacosamida* não são conhecidos por alterarem as concentrações de sódio.

**19.9** Uma paciente obesa de 34 anos com crises focais que progridem para crises tônico-clônicas generalizadas está em uso de *lamotrigina* e *levetiracetam*. Ela continua tendo convulsões a cada 4 meses. Atualmente, ela não planeja ter filhos e está tomando anticoncepcionais orais. Qual dos seguintes medicamentos anticonvulsivantes é mais apropriado adicionar?

A. Brivaracetam
B. Lacosamida
C. Zonisamida
D. Carbamazepina

**Resposta correta = C.** A *zonisamida* tem amplo espectro de ação, não interage com anticoncepcionais orais e pode resultar em perda de peso. O mecanismo de ação do *brivaracetam* é semelhante ao do *levetiracetam*, portanto a adição não seria apropriada. A *lacosamida* atua bloqueando os canais de sódio, que também são o principal mecanismo de ação da *lamotrigina*. A *carbamazepina* diminui a eficácia dos contraceptivos orais devido à indução enzimática e atua principalmente por meio do bloqueio dos canais de sódio.

**19.10** Um menino de 14 anos com crises tônico-clônicas generalizadas apresenta crises ocasionais. Ele mora a 1 hora de distância do hospital mais próximo. Qual das seguintes formulações de medicamentos é a mais apropriada a sugerir à sua família para o tratamento, conforme necessário, de crises epilépticas em casa?

A. Loção tópica de cânhamo (contém *canabidiol*)
B. *Diazepam* intranasal
C. *Clonazepam* oral
D. *Lamotrigina* oral

**Resposta correta = B.** O *diazepam* intranasal ou retal pode ser usado para tratar grupos de convulsões em casa, o que pode ajudar o paciente a evitar a hospitalização. A loção de cânhamo não está sujeita à supervisão e aos regulamentos que regem os medicamentos aprovados e provavelmente conteria uma pequena quantidade, não terapêutica, de *canabidiol*. O *clonazepam* é um medicamento possível para tratamentos, se necessário; contudo, a administração de um produto oral não seria prática.

# 20 Anestésicos

Brandon M. Lopez e Chris R. Giordano

| MEDICAMENTOS PRÉ-OPERATÓRIOS |
|---|
| Analgésicos |
| Antiácidos |
| Antieméticos |
| Benzodiazepínicos* |
| **ANALGÉSICOS** |
| Paracetamol |
| Celecoxibe |
| Gabapentina |
| Cetamina |
| Opioides (ver Capítulo 21) |
| **ANESTÉSICOS GERAIS: INALADOS** |
| Desflurano |
| Isoflurano |
| Óxido nitroso |
| Sevoflurano |
| **ANESTÉSICOS GERAIS: INTRAVENOSOS** |
| Dexmedetomidina |
| Etomidato |
| Metoexital |
| Propofol |
| **BLOQUEADORES NEUROMUSCULARES** (ver Capítulo 5) |
| Cisatracúrio, mivacúrio, pancurônio, rocurônio, succinilcolina, vecurônio |
| **ANESTÉSICOS LOCAIS: AMIDAS** |
| Bupivacaína |
| Lidocaína |
| Mepivacaína |
| Ropivacaína |
| **ANESTÉSICOS LOCAIS: ÉSTERES** |
| Cloroprocaína |
| Tetracaína |

**Figura 20.1**
Resumo dos medicamentos comumente utilizados para anestesia. *Pode causar anestesia geral com doses mais elevadas. Ver Capítulo 5 para o resumo dos bloqueadores neuromusculares.

## I. VISÃO GERAL

Para pacientes submetidos a procedimentos cirúrgicos ou médicos, diferentes níveis de sedação podem proporcionar benefícios importantes para facilitar as intervenções. Esses níveis de sedação variam desde ansiólise até anestesia geral e podem provocar:

- Sedação e diminuição da ansiedade.
- Perda da consciência e amnésia.
- Relaxamento da musculatura esquelética.
- Supressão dos reflexos indesejados.
- Analgesia.

Como nenhum agente isolado proporciona todos os objetivos desejados, diversas categorias de medicamentos são combinadas para produzir o nível ideal de sedação necessário (Figura 20.1). Os medicamentos são escolhidos para fornecer sedação segura e eficiente com base no tipo e na duração do procedimento e nas características do paciente, como função do órgão, condições médicas e medicamentos concomitantes (Figura 20.2). Os medicamentos pré-operatórios proporcionam ansiólise e analgesia e atenuam os efeitos colaterais indesejados do anestésico ou do próprio procedimento. Os bloqueadores neuromusculares permitem a intubação endotraqueal e o relaxamento muscular para facilitar a cirurgia. Potentes medicamentos anestésicos gerais são administrados por inalação e/ou via intravenosa. Com exceção do *óxido nitroso*, os anestésicos inalados são hidrocarbonetos halogenados voláteis, enquanto os anestésicos intravenosos (IV) consistem em várias classes de medicamentos quimicamente não relacionados, comumente usados para induzir rapidamente e/ou manter um estado de anestesia geral.

## II. NÍVEIS DE SEDAÇÃO

Os níveis de sedação ocorrem em um *continuum* relacionado à dose, que é variável e depende da resposta individual do paciente a vários medicamentos. Esses níveis "artificiais" de sedação começam com sedação leve (ansiólise) e continuam com sedação moderada, depois sedação profunda e, finalmente, um estado de anestesia geral. As características da progressão de um nível para o seguinte são reconhecidas por mudanças na capacidade mental, na estabilidade hemodinâmica e na competência respiratória (Figura 20.3). Essa progressão de níveis é muitas vezes muito

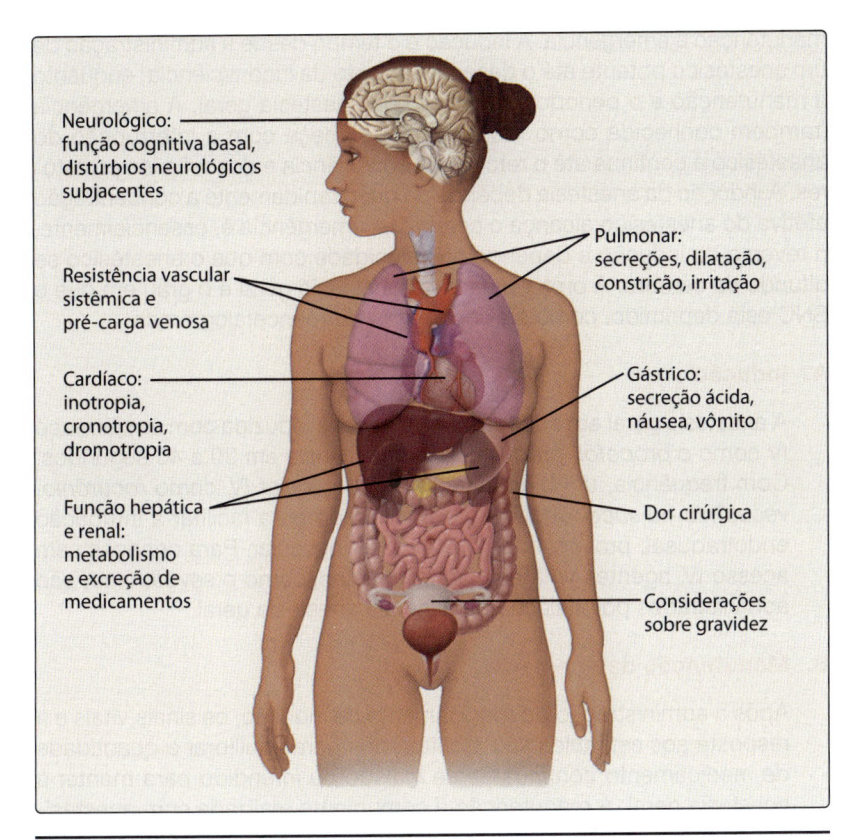

**Figura 20.2**
Considerações gerais ao administrar um anestésico.

sutil e imprevisível; portanto, o anestesista deve estar sempre pronto para gerenciar o próximo nível, imprevisto, da sedação.

## III. ESTÁGIOS DA ANESTESIA GERAL

A anestesia geral é um estado reversível de depressão do sistema nervoso central (SNC) e causa perda de percepção e de resposta a estímulos. O estado de anestesia geral pode ser dividido em três etapas: indução,

|  | MÍNIMA (ANSIÓLISE) | MODERADA | PROFUNDA | GERAL |
|---|---|---|---|---|
| **Atividade mental** | Responde normalmente a estímulos verbais | Responde propositalmente a estímulos verbais ou táteis | Responde propositalmente a estímulos verbais ou dolorosos repetidos | Insensível a estímulos dolorosos |
| **Competência das vias aéreas** | Não afetada | Adequada | Intervenção pode ser necessária | Intervenção geralmente necessária |
| **Sistema respiratório** | Não afetado | Adequado | Pode ser inadequado | Frequentemente inadequado |
| **Sistema cardiovascular** | Não afetado | Geralmente mantido | Geralmente mantido | Pode estar prejudicado |

**Figura 20.3**
Níveis anestésicos de sedação.

manutenção e emergência. A indução é o tempo desde a administração de um anestésico potente até o desenvolvimento da inconsciência, enquanto a manutenção é o período sustentado de anestesia geral. A emergência (também conhecida como recuperação) começa com a interrupção do anestésico e continua até o retorno da consciência e dos reflexos protetores. A indução da anestesia depende de quão rapidamente a concentração efetiva do anestésico alcança o cérebro. A emergência é, essencialmente, o reverso da indução e depende da velocidade com que o anestésico se difunde do cérebro. A profundidade da anestesia geral é o grau em que o SNC está deprimido, como é evidente nos eletroencefalogramas.

### A. Indução

A anestesia geral em adultos normalmente é induzida com um fármaco IV como o *propofol*, produzindo inconsciência em 30 a 40 segundos. Com frequência, um bloqueador neuromuscular IV, como *rocurônio*, *vecurônio* ou *succinilcolina*, é administrado para facilitar a intubação endotraqueal, provocando relaxamento muscular. Para crianças sem acesso IV, agentes voláteis não pungentes, como o *sevoflurano*, são administrados por inalação para induzir anestesia geral.

### B. Manutenção da anestesia

Após a administração do medicamento de indução, os sinais vitais e a resposta aos estímulos são monitorados para equilibrar a quantidade de medicamento continuamente inalado ou infundido para manter a anestesia geral. A manutenção é comumente realizada com anestésicos voláteis, embora a anestesia intravenosa total (AIVT) com medicamentos como o *propofol* possa ser usada para manter a anestesia geral. Opioides como a *fentanila* são usados para analgesia juntamente com agentes inalatórios, porque estes alteram a consciência, mas não a percepção da dor.

### C. Emergência

Após a interrupção do anestésico de manutenção, o paciente é avaliado quanto ao retorno da consciência. Para a maioria dos agentes anestésicos, a redistribuição do local de ação (e não o metabolismo do medicamento) é a base da recuperação. Os medicamentos bloqueadores neuromusculares são normalmente revertidos após a conclusão da cirurgia, a menos que tenha decorrido tempo suficiente para o seu metabolismo. O paciente é monitorado para garantir a recuperação completa de todas as funções fisiológicas normais (respiração espontânea, pressão arterial, frequência cardíaca e todos os reflexos protetores).

## IV. ANESTÉSICOS INALATÓRIOS

Gases inalatórios são usados basicamente para a manutenção da anestesia após a administração de um fármaco IV (Figura 20.4). A profundidade da anestesia pode ser alterada rapidamente mudando-se a concentração do gás inalado. Os agentes inalatórios têm curvas dose-resposta íngremes com índices terapêuticos muito estreitos, de modo que a diferença nas concentrações desde a indução da anestesia geral até o colapso cardiopulmonar é pequena. Não existem antagonistas. Para minimizar o desperdício, os gases inalados são entregues em um sistema de recirculação que contém absorventes para remover o dióxido de carbono e permitir a reinalação

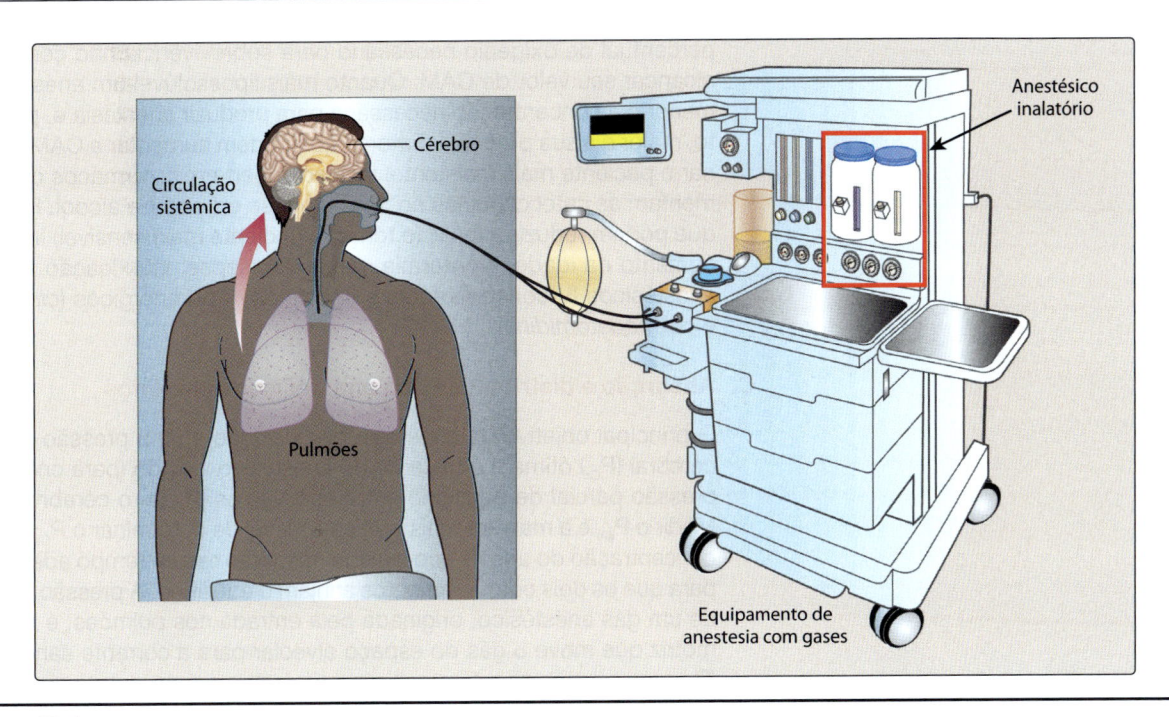

**Figura 20.4**
Os anestésicos voláteis oferecidos ao paciente são absorvidos pelos pulmões para a circulação sistêmica, causando depressão dose-dependente do SNC.

do gás. Recentemente, tem havido maior atenção às emissões antropogênicas desses potentes gases com efeito de estufa, que são normalmente libertados pelos telhados dos hospitais após cada procedimento.

## A. Características comuns dos anestésicos inalatórios

Os anestésicos inalatórios modernos são fármacos não inflamáveis e não explosivos, que incluem *óxido nitroso* e hidrocarbonetos halogenados voláteis (*isoflurano*, *sevoflurano* e *desflurano*). Esses fármacos diminuem a resistência cerebrovascular, resultando em aumento da perfusão cerebral. Eles causam broncodilatação e também diminuem o impulso respiratório e a vasoconstrição pulmonar hipóxica (aumento da resistência vascular pulmonar em regiões pouco oxigenadas dos pulmões, redirecionando o fluxo sanguíneo para regiões mais bem oxigenadas). O movimento desses gases desde os pulmões até os vários compartimentos corporais depende de sua solubilidade no sangue e nos tecidos, bem como no fluxo de sangue. Os fatores descritos a seguir desempenham um papel na indução e na emergência.

## B. Potência

A potência é definida quantitativamente como a concentração alveolar mínima (CAM), que é a concentração expirada do anestésico inalado necessária para eliminar o movimento em 50% dos pacientes expostos a um estímulo nocivo. A CAM é a dose eficaz média ($DE_{50}$) do anestésico expressa como a porcentagem de gás em uma mistura necessária para alcançar aquele efeito. Numericamente, a CAM é pequena para os anestésicos potentes, como o *isoflurano*, e grande para os menos potentes, como o *óxido nitroso*. Assim, o inverso da CAM é um índice de potência (Figura 20.5). Apenas o *óxido nitroso* não consegue produzir uma anestesia geral, pois qualquer mistura com

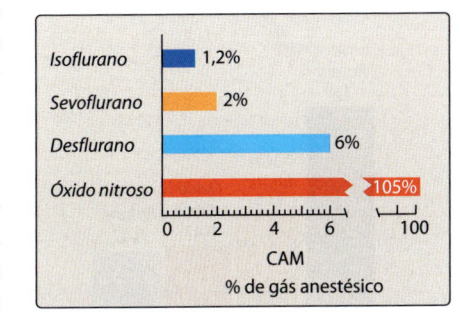

**Figura 20.5**
As concentrações alveolares mínimas (CAM) para gases anestésicos são usadas para comparar os efeitos farmacológicos de diferentes agentes (CAM alta = baixa potência).

percentual de oxigênio necessário para sobrevivência não consegue alcançar seu valor de CAM. Quanto mais lipossolúvel um anestésico, menor é a concentração necessária para produzir anestesia e, portanto, maior é a sua potência. Fatores que podem aumentar a CAM (e tornar o paciente mais resistente) incluem hipertermia, fármacos que aumentam as catecolaminas no SNC e abuso crônico de álcool. Fatores que podem reduzir a CAM (e tornar o paciente mais sensível) incluem aumento da idade, hipotermia, gestação, sepse, intoxicação aguda, anestésicos IV concomitantes e agonistas $\alpha_2$-adrenérgicos (*clonidina* e *dexmedetomidina*).

### C. Absorção e distribuição dos anestésicos inalatórios

O principal objetivo da anestesia por inalação é uma pressão parcial cerebral ($P_{Cr}$) ótima e constante do anestésico inalado (para criar uma pressão parcial de equilíbrio entre os alvéolos [$P_{alv}$] e o cérebro [$P_{Cr}$]). Medir o $P_{alv}$ é a maneira mais prática e viável de determinar o $P_{Cr}$ para a concentração do anestésico inalado, mas isso requer tempo adequado para que os dois compartimentos atinjam o equilíbrio. A pressão parcial de um gás anestésico, originada pela entrada nos pulmões, é a força motriz que move o gás do espaço alveolar para a corrente sanguínea ($P_a$), que transporta o fármaco para o cérebro e para outros compartimentos do corpo. Como os gases se movem de um compartimento corporal para outro de acordo com os gradientes de pressão parcial, o equilíbrio é alcançado quando a pressão parcial em cada um desses compartimentos é equivalente àquela da mistura inalada. (Nota: No equilíbrio, $P_{alv} = P_a = P_{cr}$.) O tempo necessário para alcançar esse estado de equilíbrio é determinado pelos fatores descritos a seguir.

1. **Difusão alveolar (*wash-in*):** A expressão se refere à substituição dos gases pulmonares normais pela mistura anestésica inalada. O tempo necessário para esse processo é diretamente proporcional à capacidade residual funcional do pulmão (volume de gás remanescente nos pulmões no final da expiração normal) e inversamente proporcional à taxa de ventilação. Ele é independente das propriedades físicas do gás. À medida que a pressão parcial se estabelece no interior do pulmão, inicia-se a transferência do gás anestésico.

2. **Captação anestésica (remoção a outros tecidos periféricos além do cérebro):** Captação é resultado da solubilidade do gás no sangue, do débito cardíaco (DC) e do gradiente entre a pressão parcial anestésica nos alvéolos e no sangue.

    a. **Solubilidade no sangue:** É determinada por uma propriedade física do anestésico denominada coeficiente de partição sangue/gás (relação da concentração do anestésico na fase líquida [sangue] e a concentração do anestésico na fase gasosa quando o anestésico está em equilíbrio entre as duas fases) (Figura 20.6). Para anestésicos inalatórios, deve-se pensar no sangue como um reservatório farmacologicamente inativo. Fármacos com baixa ou alta solubilidade no sangue diferem na velocidade com que induzem a anestesia. Quando um gás anestésico com baixa solubilidade no sangue, como o *óxido nitroso*, difunde-se do alvéolo para a circulação, pouca quantidade do anestésico dissolve no sangue. Por isso, o equilíbrio entre o anestésico inspirado e o sangue arterial ocorre rapidamente com relativamente poucas moléculas adicionais de anestésico necessárias para aumentar a pressão parcial anestésica arterial. Em contrapartida,

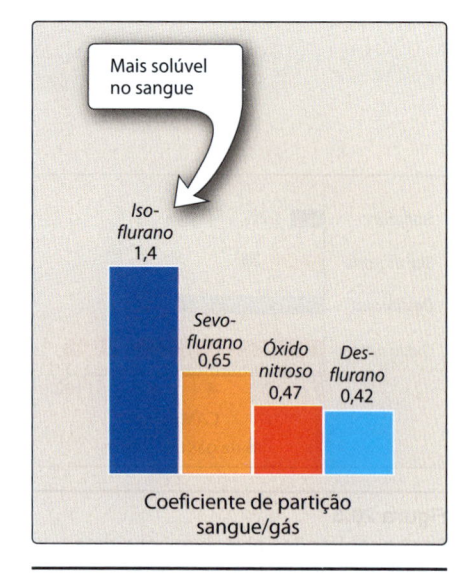

**Figura 20.6**
Coeficientes de partição sangue/gás de alguns anestésicos inalatórios.

anestésicos gasosos com alta solubilidade no sangue, como o *isoflurano*, dissolvem mais completamente no sangue; portanto, são necessárias maiores quantidades de gás e tempo mais longo para elevar a pressão parcial sanguínea. Isso resulta em períodos mais longos para indução, recuperação e tempo para alterar a profundidade da anestesia em resposta a alterações na concentração do medicamento. A solubilidade no sangue tem a seguinte sequência: *isoflurano > sevoflurano > óxido nitroso > desflurano*.

b. **Débito cardíaco:** O DC está inversamente correlacionado com o tempo de indução dos anestésicos inalatórios. Esse fenômeno contraintuitivo é explicado pelo limiar de concentração do medicamento necessário para alterar a atividade neuronal e pelo tempo em que os neurônios são expostos ao medicamento no sangue que passa. Durante DC baixo, um período mais longo permite que uma concentração maior de gás se dissolva na corrente sanguínea que se move lentamente. Além disso, este grande bólus de medicamento tem maior tempo de contato para se difundir no tecido neuronal quando atravessa a barreira hematencefálica. Embora o DC elevado transporte rapidamente o fármaco para o cérebro, a concentração mais baixa do fármaco com um tempo de exposição mais curto retarda a taxa de indução.

c. **Gradiente alveolar-venoso da pressão parcial:** Esse gradiente entre a pressão alveolar parcial e a pressão parcial do gás venoso de retorno resulta da captação tecidual do fornecimento arterial. A circulação arterial distribui o anestésico para vários tecidos, e a captação tecidual depende do fluxo sanguíneo tecidual, da diferença de pressão parcial sangue-tecido e do coeficiente de solubilidade sangue-tecido. À medida que a circulação venosa retorna ao sangue pulmonar com pouco ou nenhum gás anestésico dissolvido, esse alto gradiente faz o gás se mover dos alvéolos para o sangue. Se persistir um grande gradiente de pressão parcial alveolar-venoso, a captação de gases no tecido periférico deve ser elevada, e, portanto, o tempo de indução será maior. Com o tempo, à medida que a pressão parcial do gás no sangue venoso se aproxima da mistura inspirada e da subsequente concentração alveolar, não ocorre mais captação pelo pulmão.

3. **Efeito de diferentes tipos de tecido na distribuição do anestésico:** O tempo necessário para um compartimento tecidual alcançar o estado de equilíbrio com a pressão parcial do gás anestésico inspirado é inversamente proporcional ao fluxo sanguíneo para aquele tecido (maior fluxo equivale a menos tempo para atingir o equilíbrio). O tempo para atingir o estado estacionário é diretamente proporcional à capacidade desse tecido de armazenar anestésico (maior capacidade de armazenamento equivale a mais tempo para atingir o equilíbrio). Além disso, a capacidade é diretamente proporcional ao volume do tecido e ao coeficiente de solubilidade tecido: sangue do gás. Quatro compartimentos teciduais principais determinam o tempo de captação do anestésico.

   a. **Grupo rico em vasos (cérebro, coração, fígado, rim e glândulas endócrinas):** Os tecidos altamente perfundidos atingem rapidamente o estado estacionário com a pressão parcial do anestésico no sangue.

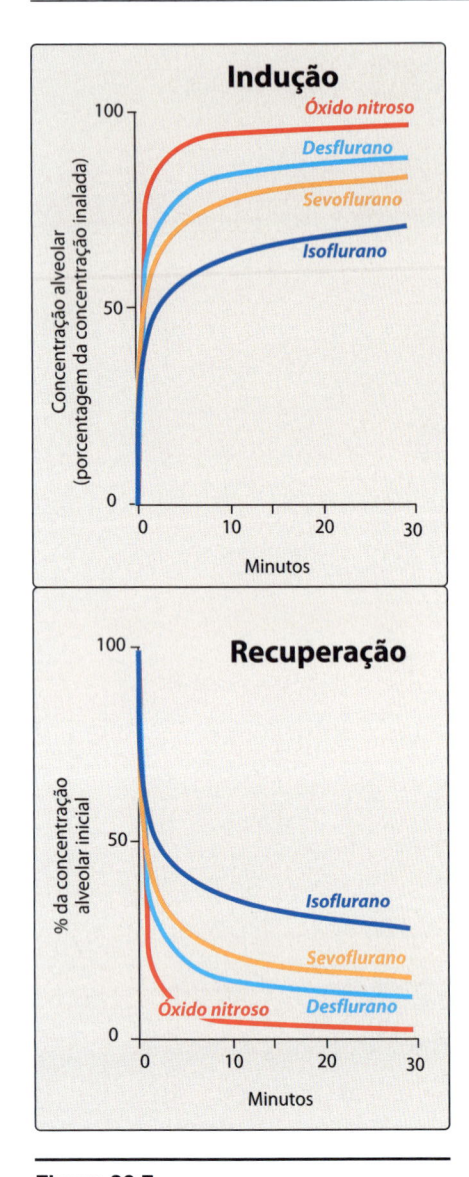

**Figura 20.7**
Alterações nas concentrações de alguns anestésicos inalatórios no sangue alveolar ao longo do tempo.

b. **Músculos esqueléticos:** Esses tecidos são moderadamente perfundidos com grande capacidade de armazenamento, o que prolonga o tempo necessário para atingir o estado estacionário.

c. **Gordura:** A gordura é pouco perfundida, mas tem uma capacidade de armazenamento muito grande para anestésicos voláteis altamente lipofílicos. Essa má perfusão para um compartimento de alta capacidade prolonga drasticamente o tempo necessário para atingir o estado estacionário.

d. **Grupo pobre em vasos (ossos, ligamentos e cartilagens):** São tecidos muito mal perfundidos e têm baixa capacidade de armazenar gás anestésico. Por isso, eles têm impacto mínimo no curso temporal da distribuição anestésica no organismo.

4. **Remoção/saída (*washout*):** Quando um gás anestésico inalatório é removido da mistura inspirada, o corpo torna-se o repositório do gás anestésico que circula de volta ao compartimento alveolar. Os mesmos fatores que influenciam a captação e o equilíbrio do anestésico inspirado determinam o tempo de sua expiração pelo corpo. Assim, o *óxido nitroso* sai do organismo mais rapidamente do que o *isoflurano* (Figura 20.7).

### D. Mecanismo de ação

Nenhum receptor específico foi identificado como o local para criar um estado de anestesia geral. O fato de compostos quimicamente não relacionados produzirem inconsciência argumenta contra a existência de um único receptor, e parece que uma variedade de mecanismos moleculares pode contribuir para a atividade dos anestésicos. Em concentrações clinicamente eficazes, os anestésicos gerais aumentam a sensibilidade dos receptores do ácido γ-aminobutírico tipo A (GABA$_A$) ao neurotransmissor inibitório GABA. Isso aumenta o influxo de cloreto e hiperpolariza os neurônios. A excitabilidade neuronal pós-sináptica e a atividade do SNC diminuem (Figura 20.8). Diferentemente de outros anestésicos, o *óxido nitroso* e a *cetamina* não têm ação nos receptores GABA$_A$. Seus efeitos são mediados pela inibição dos receptores *N*-metil-D-aspartato (NMDA). (Nota: O receptor NMDA é um receptor de glutamato, que é o principal neurotransmissor excitatório do corpo.) Outros receptores, além do GABA, que são afetados por anestésicos voláteis incluem os receptores inibitórios de glicina encontrados nos neurônios motores espinais. Além disso, os anestésicos inalatórios bloqueiam as correntes pós-sinápticas excitatórias encontradas nos receptores nicotínicos. No entanto, os mecanismos pelos quais os anestésicos realizam essas funções moduladoras não são totalmente compreendidos.

### E. Isoflurano

O *isoflurano* tornou-se o hidrocarboneto halogenado protótipo desde que o *halotano* foi descontinuado. Tal como outros gases halogenados, o *isoflurano* produz hipotensão dose-dependente, predominantemente devido ao relaxamento da vasculatura sistêmica. A hipotensão pode ser tratada com um vasoconstritor de ação direta, como a *fenilefrina* (ver Capítulo 6). Por sofrer pouco metabolismo, o *isoflurano* é considerado não tóxico para o fígado e os rins. Seu odor pungente estimula os reflexos respiratórios (retenção da respiração, salivação, tosse, laringospasmo), por isso não é utilizado para indução inalatória. Com maior solubilidade sanguínea que o *desflurano* e o *sevoflurano*, o *isoflurano* leva mais tempo para atingir o equilíbrio, tornando-o menos ideal para procedimentos curtos; entretanto, seu baixo custo o torna uma boa opção para cirurgias mais longas.

### F. Desflurano

O *desflurano* proporciona início e emergência muito rápidos devido à baixa solubilidade sanguínea. Isso o torna um anestésico popular para procedimentos curtos. Possui baixa volatilidade, o que requer administração por meio de vaporizador especial aquecido. Como o *isoflurano*, ele diminui a resistência vascular e perfunde bem os principais tecidos. O *desflurano* causa irritação respiratória significativa como o *isoflurano*, portanto não deve ser usado para indução por inalação. Sua degradação é mínima, e a toxicidade tecidual é rara. O custo mais alto ocasionalmente proíbe seu uso.

### G. Sevoflurano

O *sevoflurano* apresenta baixa pungência ou irritação respiratória. Isso o torna útil para indução por inalação, especialmente em pacientes pediátricos que não toleram o acesso intravenoso. Tem início e recuperação rápidos em decorrência da baixa solubilidade no sangue. O *sevoflurano* tem baixo potencial hepatotóxico, mas os compostos formados (composto A) a partir de reações no circuito anestésico (cal sodada) podem ser nefrotóxicos com fluxo de gás fresco muito baixo, o que permite maior tempo de reação química. Recomenda-se, ao usar absorventes de cal sodada no circuito de anestesia, manter os fluxos de gás fresco acima de 2 litros por minuto para evitar a formação desse produto químico nefrotóxico.

#### Aplicação clínica 20.1: Indução anestésica pediátrica

A maioria dos pacientes pediátricos com menos de 12 anos de idade que necessitam de anestesia geral para cirurgia chega ao centro cirúrgico sem acesso IV. A indução da anestesia pode ser conseguida colocando uma máscara facial sobre o nariz e a boca do paciente e usando *sevoflurano* em altas doses para anestesiá-lo, até que um acesso IV seja colocado. O *sevoflurano* é o anestésico inalatório preferido devido às suas baixas pungência e irritação respiratória. Aromatizantes também podem ser adicionados à máscara para auxiliar na cooperação do paciente. Para procedimentos curtos, como tubos de miringotomia (tubos auriculares), o anestesiologista pode optar por não ter um acesso IV e manter o paciente anestesiado apenas mascarando com *sevoflurano* durante todo o procedimento.

### H. Óxido nitroso

O *óxido nitroso* ("gás hilariante") é um sedativo potente, não irritante e incapaz de criar um estado de anestesia geral. É com frequência utilizado em concentrações de 30 a 50% em combinação com oxigênio para criar sedação moderada, principalmente em odontologia.

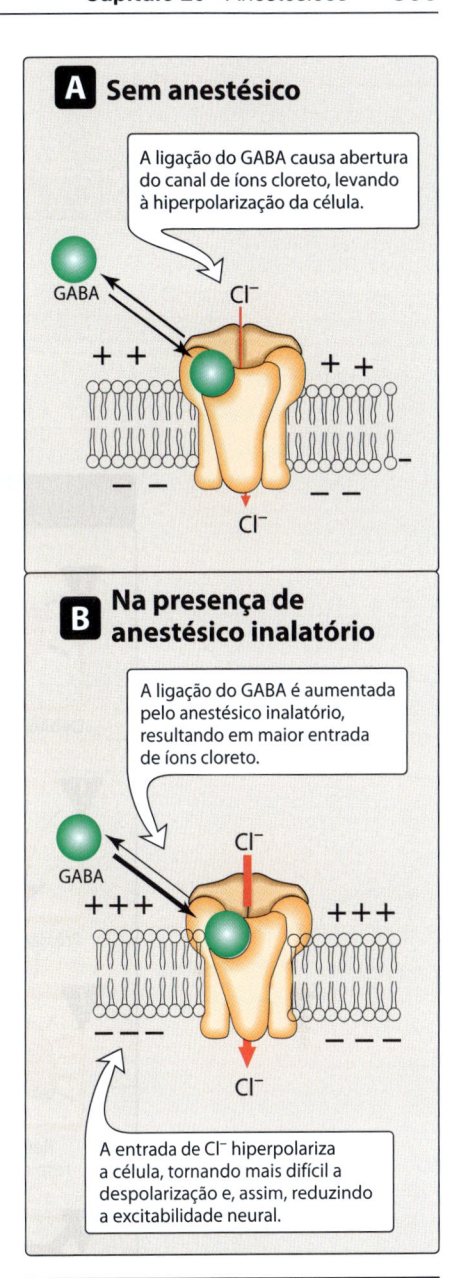

**Figura 20.8**
Exemplo de modulação em um canal de membrana estimulado por ligante modulado por anestésicos inalatórios. $Cl^-$, íon cloreto; GABA, ácido γ-aminobutírico.

O *óxido nitroso* não deprime a respiração e mantém a hemodinâmica cardiovascular, bem como a força muscular. Ele pode ser combinado com outros agentes inalatórios para estabelecer anestesia geral, o que reduz a concentração necessária do agente volátil combinado. Essa mistura de gás reduz ainda mais muitos efeitos colaterais indesejados de outros agentes voláteis que afetam o débito cardíaco e o fluxo sanguíneo cerebral. O *óxido nitroso* é pouco solúvel no sangue e em outros tecidos, permitindo que se mova rapidamente para dentro e para fora do organismo. Isso pode ser problemático em compartimentos fechados do corpo porque o *óxido nitroso* pode aumentar o volume (exacerbando um pneumotórax) ou a pressão (pressão dos seios da face ou do ouvido médio); ele substitui o nitrogênio em vários

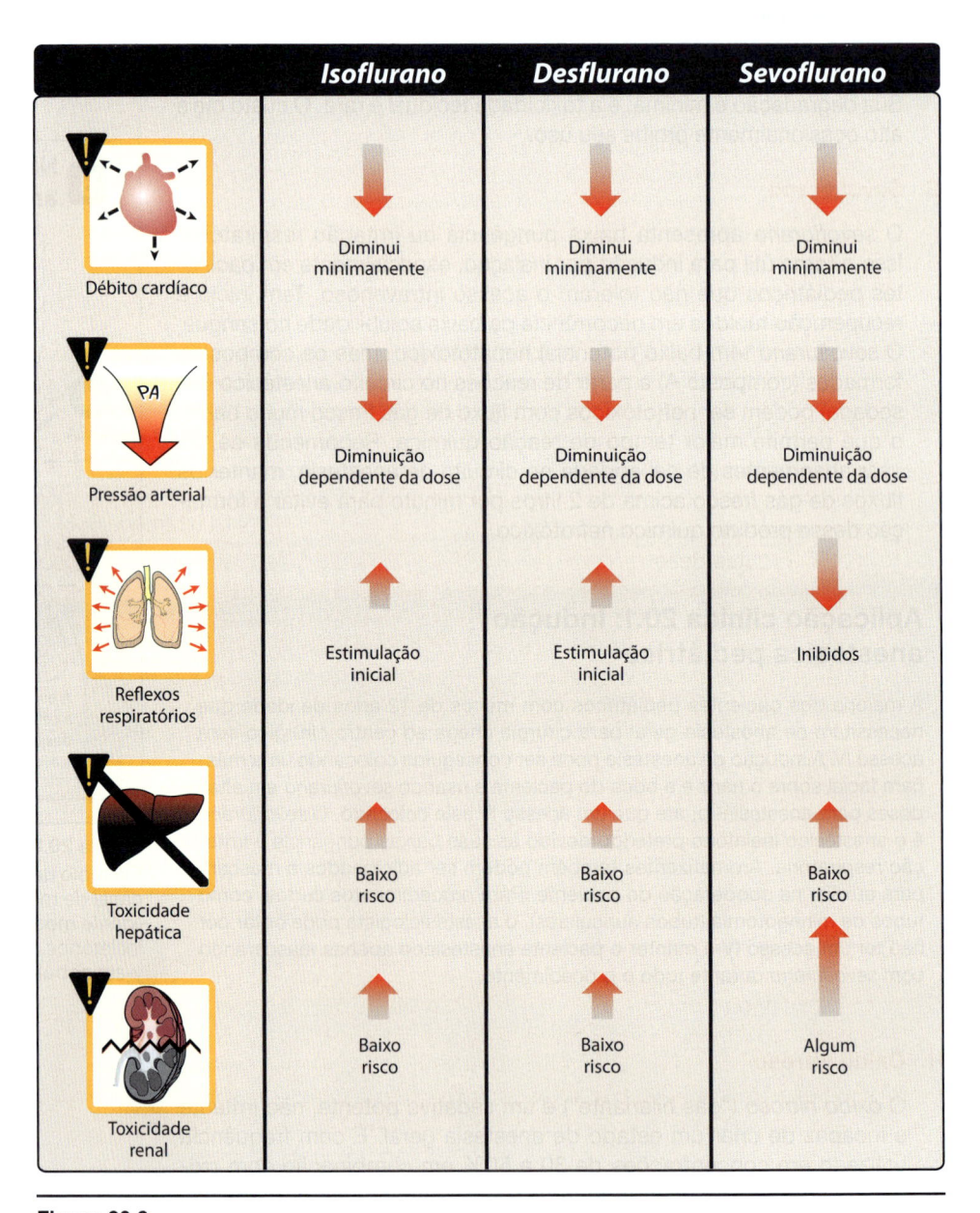

| | Isoflurano | Desflurano | Sevoflurano |
|---|---|---|---|
| Débito cardíaco | Diminui minimamente | Diminui minimamente | Diminui minimamente |
| Pressão arterial | Diminuição dependente da dose | Diminuição dependente da dose | Diminuição dependente da dose |
| Reflexos respiratórios | Estimulação inicial | Estimulação inicial | Inibidos |
| Toxicidade hepática | Baixo risco | Baixo risco | Baixo risco |
| Toxicidade renal | Baixo risco | Baixo risco | Algum risco |

**Figura 20.9**
Características de alguns anestésicos inalatórios.

espaços aéreos mais rapidamente do que o nitrogênio sai. Sua velocidade de movimento permite que o *óxido nitroso* retarde a captação de oxigênio durante a emergência, causando "hipóxia por difusão". Isso pode ser superado pelo fornecimento de altas concentrações de oxigênio inspirado durante a emergência. Algumas características dos anestésicos inalatórios são resumidas na Figura 20.9.

I. **Hipertermia maligna**

Em uma porcentagem muito pequena de pacientes suscetíveis, a exposição aos anestésicos hidrocarbonetos halogenados ou ao bloqueador neuromuscular (ou *succinilcolina*) pode induzir hipertermia maligna (HM), uma condição rara e ameaçadora à vida. A HM causa um aumento drástico e descontrolado do metabolismo oxidativo no músculo esquelético, excedendo a capacidade corporal de suprir oxigênio, remover dióxido de carbono e regular a temperatura, que provoca colapso circulatório e morte se não for combatido imediatamente. Fortes evidências indicam que a HM é devida a um defeito no acoplamento excitação-contração. Vítimas de queimaduras e indivíduos com distrofia muscular, miopatia, miotonia e osteogênese imperfeita são suscetíveis a eventos semelhantes à HM, e deve-se ter cautela ao usar anestésicos halogenados. A suscetibilidade à HM em geral é um distúrbio hereditário como um autossoma dominante. A suscetibilidade pode ocorrer devido a múltiplas mutações genéticas, mas a mais comum é a mutação do receptor rianodina 1 (RYR1). RYR1 é um canal de liberação de cálcio do músculo esquelético. Se um paciente exibe sinais de HM, deve-se retirar a mistura anestésica, administrar *dantroleno* e adotar medidas para rapidamente resfriar o paciente. O *dantroleno* bloqueia a liberação de $Ca^{2+}$ do retículo sarcoplasmático das células musculares, diminuindo a produção de calor e relaxando o tônus muscular. Ele deve estar disponível sempre que forem administrados agentes desencadeantes, como anestésicos halogenados. Além disso, o paciente deve ser monitorado e receber apoio para os problemas respiratórios, circulatórios e renais. O uso de *dantroleno* e a privação de agentes desencadeantes em indivíduos suscetíveis reduziram acentuadamente a mortalidade por HM. Uma formulação mais solúvel de *dantroleno* tornou-se disponível comercialmente, o que reduz de forma drástica o tempo necessário para preparar esse medicamento em emergências.

## V. ANESTÉSICOS INTRAVENOSOS

Os anestésicos IV causam rápida indução da anestesia, que em geral ocorre em 1 minuto ou menos. Eles consistem na forma mais comum de induzir a anestesia antes da manutenção dela com um agente inalatório. Os anestésicos IV podem ser usados em bólus único, para procedimentos muito curtos, ou administrados como AIVT, para manter a sedação ou a anestesia geral durante cirurgias mais longas. Nos casos de AIVT, normalmente um bólus do medicamento de indução (p. ex., *propofol*) é administrado para induzir anestesia geral ou sedação, e, em seguida, uma infusão constante do anestésico IV é titulada até o nível apropriado de sedação. Se as doses de AIVT forem suficientemente baixas, um nível mais baixo de sedação poderá ser administrado e mantido, como sedação moderada ou profunda (Figura 20.3).

## A. Indução

Após entrar na circulação, parte do fármaco se liga às proteínas plasmáticas, e o restante permanece sem ligação, ou livre. O grau de ligação às proteínas depende das características físicas de cada fármaco, como o grau de ionização e a lipossolubilidade. A maior parte do DC flui para cérebro, fígado e rins (órgãos ricos em vasos). Assim, uma alta proporção do bólus inicial de fármaco é entregue à circulação cerebral e então passa do sangue para o cérebro, de acordo com o gradiente de concentração. A velocidade dessa transferência depende da concentração arterial do fármaco livre, da sua lipossolubilidade e do grau de ionização. As moléculas livres, não ionizadas e lipossolúveis atravessam a barreira hematencefálica mais rapidamente. Assim como os anestésicos inalatórios, o modo exato de ação dos anestésicos IV é desconhecido; no entanto, o GABA provavelmente desempenha um papel proeminente.

## B. Emergência

A recuperação dos anestésicos IV deve-se à redistribuição a partir do SNC. Após a inundação inicial do SNC e de outros tecidos bem vascularizados com as moléculas não ionizadas, o fármaco difunde para outros tecidos com menor suprimento sanguíneo. Com a captação tecidual secundária, predominando os músculos esqueléticos, a concentração no plasma cai. Isso faz o fármaco difundir para fora do SNC seguindo o gradiente de concentração invertido. Essa redistribuição para outros tecidos leva à rápida recuperação observada após a dose única IV de um fármaco indutor. A biotransformação e a depuração plasmática somente se tornam importantes após a infusão e administrações repetidas do fármaco. O tecido adiposo pouco contribui com a redistribuição inicial do fármaco livre após um bólus, devido à sua escassa vascularização. Entretanto, após dosificações ou infusões repetidas, o equilíbrio com o tecido adiposo forma um reservatório de fármaco, levando, com frequência, à recuperação demorada.

## C. Efeito do baixo débito cardíaco sobre os anestésicos intravenosos

Quando o DC está reduzido (p. ex., em certos tipos de choque, em idosos ou na doença cardíaca), o organismo compensa desviando maior DC para a circulação cerebral. Nessas circunstâncias, maior proporção do anestésico IV vai entrar na circulação cerebral. Por isso, a dose precisa ser diminuída. Além disso, a redução no DC prolonga o tempo de circulação. Conforme o DC global é reduzido, aumenta o tempo para um fármaco indutor alcançar o cérebro e exercer seu efeito. **A lenta titulação de uma dosagem reduzida de anestésico IV é a chave para a indução segura em pacientes com DC diminuído.**

## D. Propofol

O *propofol* é um hipnoticossedativo IV usado na indução ou manutenção da anestesia. É largamente usado e substituiu o *tiopental* como primeira escolha para a indução da anestesia geral e a sedação. Por ser pouco solúvel em água, o *propofol* é fornecido como uma emulsão contendo óleo de soja e fosfolipídeo de ovos, que lhe confere uma aparência leitosa.

1. **Início:** A indução é suave e ocorre de 30 a 40 segundos após injeção. As concentrações plasmáticas diminuem rapidamente como resultado da redistribuição, e isso é seguido de um período mais

prolongado de biotransformação hepática e depuração renal. A meia-vida de redistribuição inicial é de dois a quatro minutos. A farmacocinética do *propofol* não se altera por insuficiência hepática ou renal moderadas.

2. **Ações:** Embora o *propofol* deprima o SNC, ocasionalmente contribui para fenômenos excitatórios, como espasmos musculares, movimentos espontâneos, bocejos e soluços. Dor transitória no local da injeção é comum. O *propofol* diminui a pressão arterial sem deprimir significativamente o miocárdio. Também reduz a pressão intracraniana, sobretudo devido à diminuição do fluxo sanguíneo cerebral e do consumo de oxigênio. Tem menor efeito depressor nos potenciais evocados do SNC do que os anestésicos voláteis, tornando-se útil nas cirurgias em que a função da medula espinal é monitorada. Não produz analgesia, sendo necessária suplementação com opioides. O *propofol* é infundido comumente em dosagens menores para produzir sedação. A incidência de náuseas e vômitos pós-operatórios (NVPOs) é muito baixa devido às suas propriedades antieméticas.

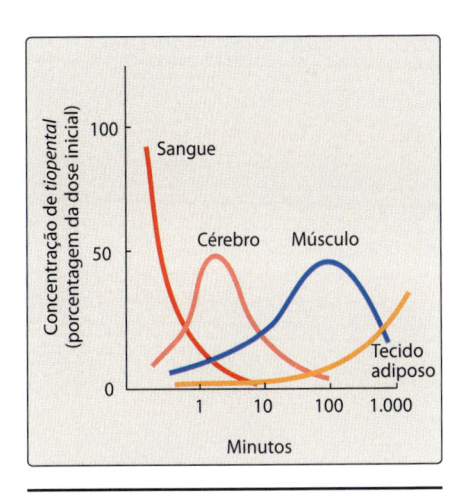

**Figura 20.10**
Redistribuição do *tiopental* do cérebro aos músculos e ao tecido adiposo.

### E. Barbitúricos

O *tiopental* é um barbitúrico de ação ultracurta com alta lipossolubilidade. É um anestésico potente, mas analgésico fraco. Os barbitúricos necessitam de administração suplementar de analgésicos durante a anestesia. Administrados por via IV, fármacos como o *tiopental* e o *metoexital* entram rapidamente no SNC e deprimem sua função, em geral em menos de 1 minuto. Contudo, a difusão para fora do cérebro também pode ocorrer rapidamente, devido à redistribuição para outros tecidos (Figura 20.10). Esses fármacos podem permanecer no organismo por períodos relativamente longos, já que somente cerca de 15% da dose que entra na circulação são biotransformados pelo fígado a cada hora. Assim, a biotransformação do *tiopental* é muito mais lenta do que sua redistribuição. Os barbitúricos tendem a diminuir a pressão arterial, o que pode causar taquicardia reflexa. Eles diminuem a pressão intracraniana por meio de reduções no fluxo sanguíneo cerebral e no consumo de oxigênio. O *tiopental* não está mais disponível em vários países, incluindo os Estados Unidos. O *metoexital* ainda é comumente usado para terapia eletroconvulsiva porque, diferentemente de todos os outros barbitúricos, reduz o limiar convulsivo.

### F. Benzodiazepínicos

Os benzodiazepínicos são usados em conjunto com anestésicos para sedação e amnésia. O mais comumente usado é o *midazolam*. *Diazepam* e *lorazepam* são alternativas. Os três facilitam amnésia enquanto causam sedação, potencializando os efeitos inibitórios de vários neurotransmissores, como o GABA. São observados efeitos depressores cardiovasculares mínimos, mas todos são depressores respiratórios potenciais (especialmente quando administrados por via IV). São metabolizados pelo fígado com meia-vida de eliminação variável. O *midazolam* é um substrato da CYP3A4, e inibidores fortes dessa isoenzima (p. ex., *claritromicina* e *eritromicina*) podem prolongar os efeitos dele. Os benzodiazepínicos podem induzir uma forma temporária de amnésia anterógrada na qual o paciente retém a memória de eventos passados, mas as novas informações não são transferidas para a memória de longa duração. Por isso, as informações importantes do tratamento devem ser repetidas ao paciente depois que os efeitos do fármaco desapareçam.

## G. Opioides

Devido a suas propriedades analgésicas, os opioides são comumente combinados com outros anestésicos. A escolha do opioide se baseia principalmente na duração de ação necessária. Os opioides mais comumente usados são a *fentanila* e seus congêneres *sufentanila* e *remifentanila*, pois induzem analgesia com maior rapidez do que a *morfina*. Eles podem ser administrados via IV, epidural ou intratecal (no líquido cerebrospinal). Os opioides não são amnésicos sem a administração sinérgica de medicamentos e todos podem causar hipotensão e depressão respiratória, juntamente com náuseas e vômitos. Os efeitos dos opioides podem ser antagonizados pela *naloxona*. Consulte o Capítulo 21 para obter informações detalhadas sobre os opioides.

## H. Etomidato

*Etomidato* é um hipnótico usado para induzir anestesia, mas não tem atividade analgésica. É pouco hidrossolúvel, sendo formulado em solução de propilenoglicol. A indução é rápida e tem curta ação. Um dos principais benefícios do *etomidato* é a estabilidade hemodinâmica, uma vez que este agente tem impacto mínimo no DC e na resistência vascular sistêmica. Ele geralmente é usado apenas em pacientes com disfunção cardiovascular ou naqueles em estado crítico. Ele inibe a 11-β hidroxilase envolvida na esteroidogênese, e os efeitos adversos podem incluir diminuição das concentrações plasmáticas de cortisol e aldosterona. O *etomidato* não deve ser infundido por um período prolongado, porque a supressão prolongada desses hormônios é perigosa. Dor no local da injeção, movimentos involuntários de músculos esqueléticos, náusea e vômito são comuns.

## I. Cetamina

A *cetamina*, um anestésico e analgésico antirreceptor NMDA de ação curta, induz um estado dissociado no qual o paciente parece desconectado do ambiente externo enquanto experimenta analgesia profunda; no entanto, o seu nível de consciência não é facilmente identificável. A *cetamina* também estimula o efluxo simpático central, causando estimulação do coração com aumento da pressão arterial e do DC. Também é um potente broncodilatador. Portanto, é benéfica em pacientes com choque hipovolêmico ou cardiogênico, bem como em asmáticos. Contudo, é contraindicada em hipertensos ou em pacientes que sofreram acidente vascular encefálico (AVE). Ela é lipofílica e entra na circulação cerebral rapidamente. Como os barbitúricos, redistribui-se para outros órgãos e tecidos. Ela tornou-se popular como complemento para reduzir o consumo de opioides durante a cirurgia. É digno de nota que pode induzir alucinações e disforia, principalmente em adultos jovens, mas o pré-tratamento com benzodiazepínicos pode ajudar. A *cetamina* pode ser usada ilicitamente, pois causa estado de sonho e alucinações semelhantes às causadas por *fenciclidina*.

## J. Dexmedetomidina

A *dexmedetomidina* é um sedativo usado em unidades de tratamento intensivo e cirurgias. Como a *clonidina*, ela é agonista $\alpha_2$ em certas regiões do cérebro. A *dexmedetomidina* tem efeitos sedativo, analgésico, simpatolítico e ansiolítico que bloqueiam várias das respostas cardiovasculares. Reduz as necessidades de anestésicos voláteis, sedativos e analgésicos sem causar depressão respiratória significativa e pode ser usada como único agente para AIVT. Ganhou popularidade

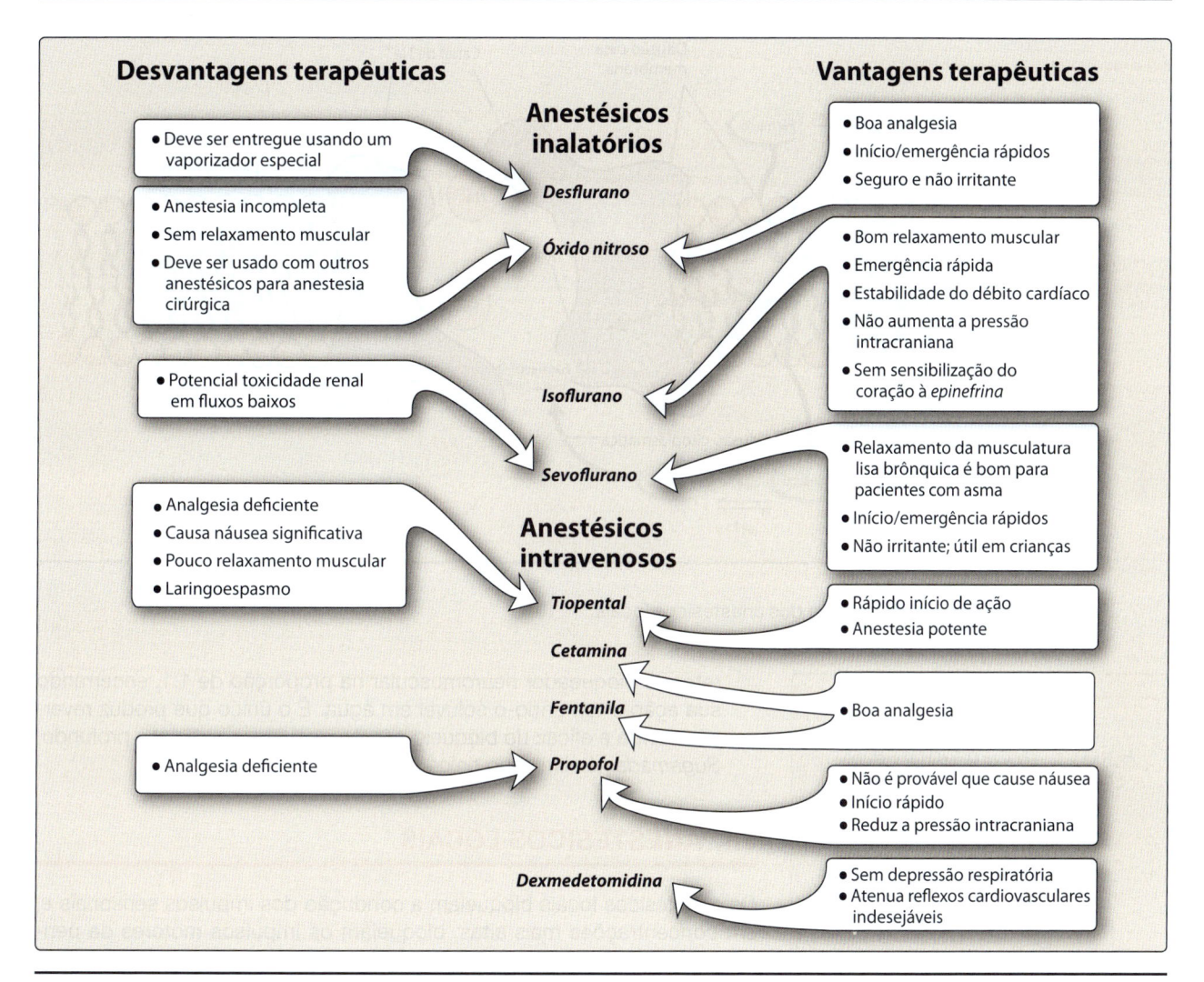

## Figura 20.11
Desvantagens e vantagens terapêuticas de alguns anestésicos.

**Desvantagens terapêuticas**

Anestésicos inalatórios:
- *Desflurano*: Deve ser entregue usando um vaporizador especial
- *Óxido nitroso*: Anestesia incompleta; Sem relaxamento muscular; Deve ser usado com outros anestésicos para anestesia cirúrgica
- *Isoflurano*: —
- *Sevoflurano*: Potencial toxicidade renal em fluxos baixos

Anestésicos intravenosos:
- *Tiopental*: Analgesia deficiente; Causa náusea significativa; Pouco relaxamento muscular; Laringoespasmo
- *Cetamina*: —
- *Fentanila*: —
- *Propofol*: Analgesia deficiente
- *Dexmedetomidina*: —

**Vantagens terapêuticas**

Anestésicos inalatórios:
- *Desflurano*: Boa analgesia; Início/emergência rápidos; Seguro e não irritante
- *Óxido nitroso*: Bom relaxamento muscular; Emergência rápida; Estabilidade do débito cardíaco; Não aumenta a pressão intracraniana; Sem sensibilização do coração à *epinefrina*
- *Sevoflurano*: Relaxamento da musculatura lisa brônquica é bom para pacientes com asma; Início/emergência rápidos; Não irritante; útil em crianças

Anestésicos intravenosos:
- *Tiopental*: Rápido início de ação; Anestesia potente
- *Fentanila*: Boa analgesia
- *Propofol*: Não é provável que cause náusea; Início rápido; Reduz a pressão intracraniana
- *Dexmedetomidina*: Sem depressão respiratória; Atenua reflexos cardiovasculares indesejáveis

---

por sua capacidade de atenuar o delírio de emergência na população pediátrica. Algumas vantagens e desvantagens terapêuticas dos agentes anestésicos são resumidas na Figura 20.11.

## VI. BLOQUEADORES NEUROMUSCULARES

Os bloqueadores neuromusculares são cruciais para a prática da anestesia e utilizados para facilitarem a intubação endotraqueal e proporcionarem relaxamento muscular, quando necessário para a cirurgia. Seu mecanismo de ação é por meio do bloqueio dos receptores nicotínicos de acetilcolina na membrana celular do músculo esquelético. Esses agentes incluem *cisatracúrio*, *mivacúrio*, *pancurônio*, *rocurônio*, *succinilcolina* e *vecurônio* (ver Capítulo 5).

### A. Sugamadex

O *sugamadex* é um agente seletivo de ligação ao relaxante que encerra a ação do *rocurônio* e do *vecurônio*. Sua estrutura tridimensional

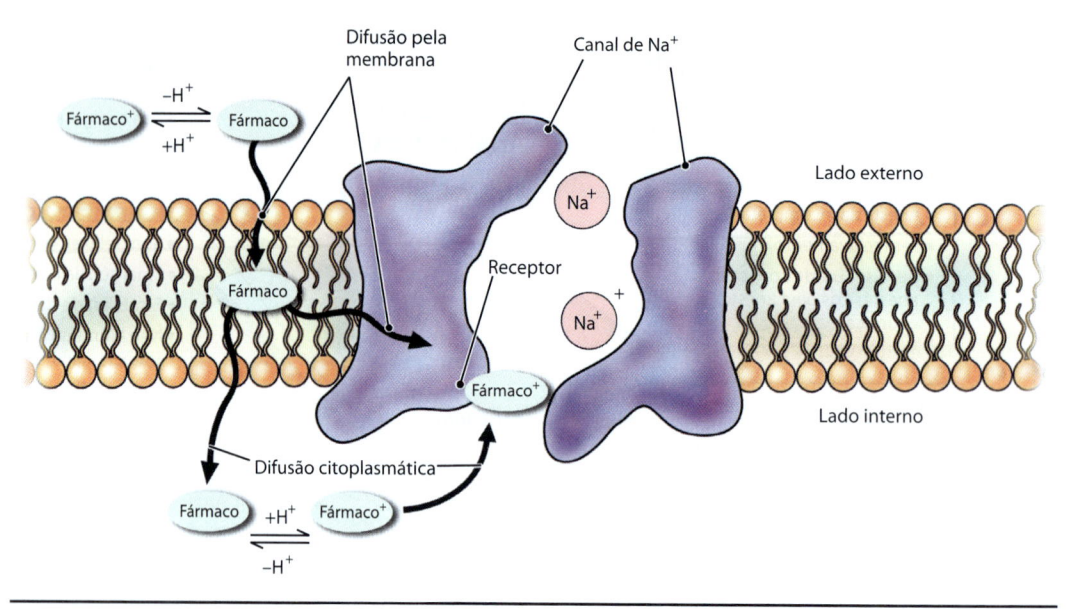

**Figura 20.12**
Mecanismo de ação dos anestésicos locais.

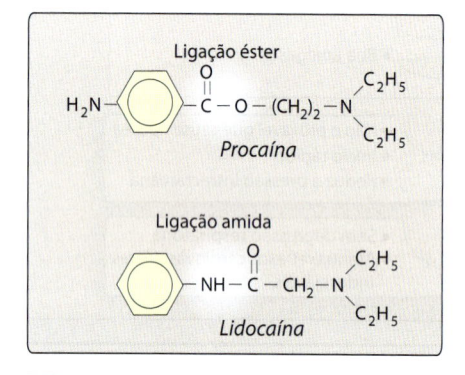

**Figura 20.13**
Estruturas representativas de anestésicos tipo éster e amida.

retém o bloqueador neuromuscular na proporção de 1:1, encerrando sua ação e tornando-o solúvel em água. É o único que produz reversão rápida e eficaz do bloqueio neuromuscular superficial e profundo. *Sugamadex* é eliminado pelos rins.

## VII. ANESTÉSICOS LOCAIS

Os anestésicos locais bloqueiam a condução dos impulsos sensoriais e, em concentrações mais altas, bloqueiam os impulsos motores da periferia ao SNC. Os canais de sódio são bloqueados, prevenindo o aumento transitório na permeabilidade da membrana do nervo ao $Na^+$, o que é necessário para o potencial de ação (Figura 20.12). Quando a propagação dos potenciais de ação é bloqueada, a sensação não pode ser transmitida desde a fonte do estímulo até o cérebro. As técnicas de administração incluem administração tópica, infiltração e bloqueios perineural e neuroaxial (espinal, epidural ou caudal). As pequenas fibras não mielinizadas para dor, temperatura e atividade autônoma são mais sensíveis. Estruturalmente, todos os anestésicos locais incluem um grupo lipofílico unido por uma ligação amida ou éster a uma cadeia de carbono que, por sua vez, se une a um grupo hidrofílico (Figura 20.13). Os anestésicos locais mais utilizados são *bupivacaína*, *lidocaína*, *mepivacaína*, *ropivacaína*, *cloroprocaína* e *tetracaína*.

### A. Ações

Os anestésicos locais causam vasodilatação (com exceção da *cocaína*), o que leva a uma rápida difusão para fora do local de ação e de curta duração quando administrados isoladamente. Acrescentando o vasoconstritor *epinefrina*, a velocidade de absorção e de difusão do anestésico local diminui. Isso minimiza a toxicidade sistêmica e aumenta a duração de ação. A função hepática não afeta a duração da ação da anestesia local porque esta é determinada pela redistribuição e não pela biotransformação. Alguns anestésicos locais têm outros usos terapêuticos (p. ex., a *lidocaína* é um antiarrítmico intravenoso; ver Capítulo 11).

### B. Início, potência e duração da ação

O início da ação dos anestésicos locais é influenciado por vários fatores, incluindo pH do tecido, morfologia dos nervos, concentração, pKa e lipossolubilidade do fármaco. Desses, o pKa é o mais importante. Os anestésicos locais com pKa mais baixo têm início de ação mais rápido, já que existe mais fármaco na forma não ionizada em pH fisiológico, permitindo, assim, a penetração na membrana da célula nervosa. Uma vez na membrana nervosa, a forma ionizada interage com o receptor proteico do canal de $Na^+$ para inibir sua função e obter anestesia local. O pH dos tecidos circundantes pode diminuir durante infecções ativas, fazendo o início da anestesia local ser atrasado ou mesmo evitado. A potência e a duração desses agentes dependem principalmente da solubilidade lipídica, com maior solubilidade correlacionada com aumento da potência e duração da ação.

### C. Metabolismo

A biotransformação das amidas ocorre primariamente no fígado. A *prilocaína*, um anestésico dentário, também é biotransformada no plasma e nos rins, e um dos seus metabólitos pode causar metemoglobinemia. Os ésteres são biotransformados pela colinesterase do plasma (pseudocolinesterase). Pacientes com deficiência de pseudocolinesterase podem biotransformar os anestésicos locais do tipo éster mais lentamente. Em dosagens normais, isso tem pouco significado clínico. A redução da função hepática predispõe o paciente aos efeitos tóxicos, mas não aumenta significativamente a duração de ação do anestésico local.

### D. Reações alérgicas

Relatos de pacientes sobre reações alérgicas a anestésicos locais são bastante comuns, mas, muitas vezes, as "alergias" relatadas são, na verdade, efeitos colaterais da *epinefrina* coadministrada. A verdadeira alergia a um anestésico local do grupo amida é extremamente rara, enquanto o éster *procaína* é mais alergênico e foi amplamente retirado do mercado. A alergia a um éster exclui o uso de outro éster, porque o componente alergênico é o metabólito ácido paraminobenzoico produzido por todos os ésteres. Em contrapartida, alergia a uma amida não exclui o uso de outra. O paciente pode ser alérgico a outros compostos do anestésico local, como os conservantes nos frascos de doses múltiplas.

### E. Toxicidade sistêmica do anestésico local

As concentrações sanguíneas tóxicas de um anestésico local podem ser devidos a injeções repetidas ou podem resultar de uma única injeção intravenosa inadvertida. Cada medicamento tem um limite tóxico baseado no peso do paciente, que deve ser calculado. Isso é especialmente importante em crianças, idosos e mulheres em trabalho de parto (que são mais suscetíveis aos anestésicos locais). A aspiração antes de cada injeção é fundamental. Os sinais, sintomas e momento da toxicidade sistêmica do anestésico local (TSAL) são imprevisíveis. Deve-se considerar o diagnóstico em qualquer paciente com alteração do estado mental, convulsões ou instabilidade cardíaca após a injeção do anestésico local. O tratamento para TSAL pode incluir medicamentos anticonvulsivantes, manejo das vias aéreas e suporte cardiopulmonar. A infusão de emulsão lipídica a 20% (tratamento de resgate lipídico) é

| CARACTERÍSTICA | ÉSTERES • Benzocaína • Cloroprocaína • Cocaína • Procaína • Tetracaína | AMIDAS • Bupivacaína • Lidocaína • Mepivacaína • Prilocaína • Ropivacaína |
|---|---|---|
| Metabolismo | Rápido pela colinesterase plasmática | Lento, hepático |
| Toxicidade sistêmica | Menos provável | Mais provável |
| Reações alérgicas | Possíveis – formas derivadas do PABA | Muito raras |
| Estabilidade em solução | Decompõe-se em ampolas (calor, sol) | Muito estável quimicamente |
| Início da ação | Lento como regra geral | Moderado a rápido |
| pKa | pH superior ao fisiológico (8,5–8,9) | Perto do pH fisiológico (7,6–8,1) |

| FÁRMACO | POTÊNCIA | INÍCIO | DURAÇÃO |
|---|---|---|---|
| *Bupivacaína* | Alta | Lento | Longa |
| *Cloroprocaína* | Baixa | Rápido | Curta |
| *Lidocaína* | Baixa | Rápido | Intermediária |
| *Mepivacaína* | Baixa | Moderado | Intermediária |
| *Ropivacaína* | Alta | Moderado | Longa |
| *Tetracaína* | Alta | Lento | Longa (espinal) |

**Figura 20.14**
Resumo das propriedades farmacológicas de alguns anestésicos locais. PABA, ácido paraminobenzoico.

um recurso valioso. A Figura 20.14 resume as propriedades farmacológicas de alguns anestésicos locais.

## VIII. ADJUVANTES ANESTÉSICOS

Os adjuvantes são uma parte crítica da prática da anestesia e incluem medicamentos que afetam a motilidade gastrintestinal (GI), NVPOs, ansiedade e analgesia. Os adjuvantes são utilizados em colaboração para ajudar a tornar a experiência anestésica segura e agradável.

### A. Agentes gastrintestinais

Antagonistas dos receptores $H_2$ (p. ex., *famotidina*; ver Capítulo 42) e inibidores da bomba de prótons (p. ex., *omeprazol*; ver Capítulo 42) ajudam a reduzir a acidez gástrica em caso de aspiração. Antiácidos não particulados (*citrato de sódio/ácido cítrico*) são administrados ocasionalmente para aumentar rapidamente o pH do conteúdo estomacal, a fim de reduzir as consequências de uma aspiração não intencional. Esses medicamentos são utilizados na população obstétrica que vai para cirurgia, junto com outras pacientes com refluxo. Por fim, um antagonista do receptor de dopamina (*metoclopramida*) pode ser usado como agente pró-cinético para acelerar o esvaziamento gástrico e aumentar o tônus do esfíncter esofágico inferior para reduzir ainda mais o risco de aspiração.

### B. Medicamentos para NVPOs

A ocorrência de NVPOs pode ser um problema significativo durante e após a cirurgia, tanto para o médico quanto para o paciente. Os fatores de risco para NVPOs incluem sexo feminino, não fumante, uso de anestésicos voláteis e nitrosos, duração da cirurgia e uso de narcóticos no pós-operatório. Os antagonistas dos receptores 5-HT$_3$ (p. ex., *ondansetrona*; ver Capítulo 42) são comumente usados para prevenir NVPOs e costumam ser administrados no final da cirurgia. Esses agentes devem ser usados com cautela em pacientes com intervalos QT longos e requerem monitoração por eletrocardiograma. Um anticolinérgico e um anti-histamínico (*prometazina*) também podem ser usados; entretanto, sedação, delírio e confusão podem complicar o pós-operatório, sobretudo em idosos. Glicocorticoides como a *dexametasona* podem ser usados para reduzir NVPOs. O mecanismo não é claro, mas devido ao início mais prolongado, esses agentes geralmente são administrados no começo da cirurgia. Por último, a *escopolamina* transdérmica é administrada no pré-operatório a pacientes com múltiplos fatores de risco ou história de NVPOs. Aconselha-se cautela porque pode produzir efeitos anticolinérgicos centrais. Evitar agentes voláteis e usar *propofol* AIVT pode reduzir de forma significativa a incidência de NVPOs.

## C. Ansiolíticos

A ansiedade é uma parte comum da experiência cirúrgica. Benzodiazepínicos (*midazolam*, *diazepam*), $\alpha_2$-agonistas (*clonidina*, *dexmedetomidina*) e antagonistas dos receptores H$_1$ (*difenidramina*) podem ser usados para aliviar a ansiedade. Os benzodiazepínicos também provocam amnésia anterógrada, o que pode ajudar a promover uma experiência cirúrgica mais agradável, eliminando memórias que antecedem o despertar.

---

### Aplicação clínica 20.2: Náusea pós-operatória

A náusea pós-operatória é uma das principais causas de insatisfação do paciente após a anestesia e também leva a internações pós-operatórias mais prolongadas em centros cirúrgicos ambulatoriais. Além de medicamentos para náuseas, como *ondansetrona* e *prometazina*, evitar anestésicos que possam desencadear náuseas é outra estratégia para reduzir NVPO. Em vez de usar anestésicos inalatórios para manter a anestesia, pode-se usar *propofol* via AIVT. Conforme discutido anteriormente, o *propofol* tem propriedades antieméticas e, em conjunto com medicamentos como *ondansetrona*, *prometazina* e *dexametasona*, múltiplos receptores de náusea podem ser bloqueados, evitando anestésicos que provocam náusea. Um adesivo transdérmico de *escopolamina* também pode ser adicionado no pré-operatório para obter melhores resultados.

---

**Algumas funções dos adjuvantes da anestesia**

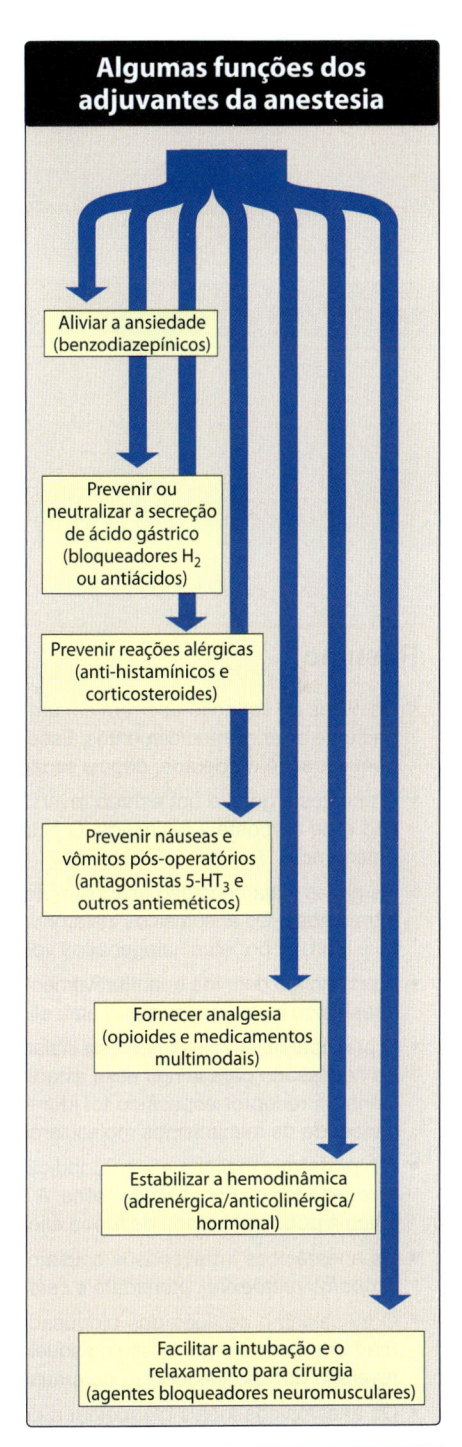

- Aliviar a ansiedade (benzodiazepínicos)
- Prevenir ou neutralizar a secreção de ácido gástrico (bloqueadores H$_2$ ou antiácidos)
- Prevenir reações alérgicas (anti-histamínicos e corticosteroides)
- Prevenir náuseas e vômitos pós-operatórios (antagonistas 5-HT$_3$ e outros antieméticos)
- Fornecer analgesia (opioides e medicamentos multimodais)
- Estabilizar a hemodinâmica (adrenérgica/anticolinérgica/hormonal)
- Facilitar a intubação e o relaxamento para cirurgia (agentes bloqueadores neuromusculares)

**Figura 20.15**
Ação dos fármacos adjuvantes da anestesia.

### D. Analgesia

Embora os opioides sejam a base da anestesia para o controle da dor, a analgesia multimodal está se tornando mais comum devido aos riscos a longo prazo do consumo de opioides em pacientes cirúrgicos. Anti-inflamatórios não esteroides (*cetorolaco* e *celecoxibe*; ver Capítulo 40) são adjuvantes comuns dos opioides. Deve-se ter cautela em pacientes com coagulopatias e naqueles com histórico de úlcera péptica ou anormalidades na agregação plaquetária. O *paracetamol* pode ser usado tanto PO quanto IV, mas recomenda-se cautela no comprometimento da função hepática. Análogos do GABA (*gabapentina*, *pregabalina*; ver Capítulo 19) estão se tornando mais comuns como pré-tratamento para reduzir o consumo de opioides durante e após a cirurgia. Eles também têm múltiplos usos na dor neuropática e na medicina antidependência. O antagonista de NMDA *cetamina* é usado para reduzir o consumo geral de opioides tanto no intra quanto no pós-operatório. As ações dos medicamentos adjuvantes da anestesia são mostradas na Figura 20.15.

## Resumo

- Os níveis de sedação ocorrem em um *continuum* relacionado à dose, que é variável e depende da resposta individual do paciente a vários medicamentos. Esses níveis "artificiais" de sedação começam com sedação leve (ansiólise) e continuam com sedação moderada, depois sedação profunda e, finalmente, um estado de anestesia geral.
- A anestesia geral é um estado reversível de depressão do sistema nervoso central (SNC), causando perda de percepção e de resposta a estímulos. O estado de anestesia geral pode ser dividido em três etapas: indução, manutenção e emergência.
- Os gases inalatórios são usados principalmente para manutenção da anestesia após a administração de um anestésico intravenoso. Os anestésicos inalatórios modernos são agentes não inflamáveis e não explosivos, que incluem *óxido nitroso* e hidrocarbonetos halogenados voláteis, como *isoflurano*, *sevoflurano* e *desflurano*.
- A potência é definida quantitativamente como a concentração alveolar mínima (CAM), que é a concentração expirada do anestésico inalado necessária para eliminar o movimento em 50% dos pacientes expostos a um estímulo nocivo.
- O principal objetivo da anestesia inalatória é uma pressão parcial cerebral constante e ideal do anestésico inalado. O tempo necessário para atingir esse estado estacionário é determinado por difusão, absorção anestésica e remoção alveolar. Nenhum receptor específico foi identificado como o *locus* para criar um estado de anestesia geral, e parece que uma variedade de mecanismos moleculares pode contribuir para a atividade dos anestésicos.
- A hipertermia maligna é uma condição rara e com risco de morte que pode ocorrer com anestésicos hidrocarbonetos halogenados ou com *succinilcolina*. A condição causa um aumento drástico no metabolismo oxidativo do músculo esquelético e pode ser tratada de forma eficaz com *dantroleno*.
- Os anestésicos intravenosos causam rápida indução da anestesia, com recuperação devido à redistribuição do SNC. *Propofol*, *metoexital*, *etomidato* e *cetamina* são anestésicos intravenosos comuns.
- O mecanismo de ação dos bloqueadores neuromusculares é o bloqueio dos receptores nicotínicos de acetilcolina na membrana celular do músculo esquelético. *Sugamadex* é um agente seletivo de ligação ao relaxante que produz rápida reversão dos bloqueadores neuromusculares *rocurônio* e *vecurônio*.
- Os anestésicos locais bloqueiam a condução dos impulsos sensoriais e, em concentrações mais altas, bloqueiam os impulsos motores da periferia ao SNC por meio da inibição de canais de sódio. A toxicidade sistêmica do anestésico local (TSAL) pode ocorrer quando os limites tóxicos são atingidos, e deve ser tratada com terapia de emulsão lipídica.
- Os adjuvantes anestésicos são uma parte importante da prática anestésica e incluem medicamentos que afetam a motilidade gastrintestinal, NVPO, ansiedade e analgesia.

# Questões para estudo

**Escolha a resposta correta.**

**20.1** Em relação aos níveis de sedação, qual dos seguintes indica ter alguma resposta aos estímulos, mas a respiração pode ser inadequada?
A. Ansiólise
B. Anestesia geral
C. Sedação moderada
D. Sedação profunda

**Resposta correta = D.** A ansiólise é um estado de relaxamento, mas a consciência permanece. A anestesia geral é uma perda total de percepção e sensação aos estímulos. A sedação moderada mantém a atividade mental com vias aéreas e competência respiratória adequadas. A sedação profunda tem alguma resposta aos estímulos, mas a respiração pode ser inadequada.

**20.2** Qual das alternativas a seguir diminui a concentração alveolar mínima (CAM)?
A. Hipertermia
B. Intoxicação por *cocaína*
C. Uso crônico de etanol
D. Intoxicação aguda por etanol

**Resposta correta = D.** A intoxicação aguda por etanol é a única opção que diminui a concentração alveolar mínima. Todas as outras opções aumentam a CAM.

**20.3** Das seguintes opções, qual determina a velocidade de recuperação do anestésico IV usado para indução?
A. Metabolismo hepático do fármaco
B. Redistribuição do medicamento a partir de locais no SNC
C. Ionização do fármaco
D. Ligação do fármaco às proteínas plasmáticas

**Resposta correta = B.** Após a entrada inicial no SNC com moléculas não ionizadas, o fármaco se difunde para outros tecidos. Com a captação tecidual secundária, a concentração plasmática diminui, permitindo que o fármaco difunda para fora do SNC. Essa redistribuição inicial do fármaco para outros tecidos leva à rápida recuperação observada após uma dose simples de um fármaco indutor IV. A ligação às proteínas, a ionização e a lipossolubilidade afetam a velocidade de transferência.

**20.4** Uma mulher de 32 anos com histórico de náuseas e vômitos pós-operatórios graves está internada para cirurgia plástica. Qual dos seguintes medicamentos anestésicos seria melhor usar para manutenção nessa situação?
A. *Isoflurano*
B. *Propofol*
C. *Óxido nitroso*
D. *Sevoflurano*

**Resposta correta = B.** Uma infusão anestésica de *propofol* (AIVT) seria melhor para essa paciente com histórico de náuseas e vômitos pós-operatórios. *Propofol* é o único anestésico listado com propriedades antieméticas. Tanto os hidrocarbonetos halogenados (*isoflurano* e *sevoflurano*) quanto o *óxido nitroso* estão associados a náuseas e vômitos durante a cirurgia.

**20.5** Paciente de 65 anos internado em unidade de terapia intensiva necessita de sedação devido à intubação endotraqueal prolongada após uma laparotomia exploradora. Qual dos seguintes medicamentos deve ser evitado para sedação nesse paciente?
A. *Etomidato*
B. *Fentanila*
C. *Propofol*
D. *Dexmedetomidina*

**Resposta correta = A.** Os efeitos adversos do *etomidato* incluem diminuição das concentrações plasmáticas de cortisol e aldosterona por meio da inibição da enzima 11-β hidroxilase. O *etomidato* não deve ser infundido por tempo longo porque a supressão prolongada desses hormônios é perigosa. Todas as outras opções poderiam ser usadas para sedação em unidade de terapia intensiva.

**20.6** Um homem de 20 anos apresenta apendicite e necessita de intervenção cirúrgica. Ele tem histórico familiar de hipertermia maligna. Qual dos seguintes medicamentos anestésicos deve ser evitado nesse paciente?
A. *Isoflurano*
B. *Propofol*
C. *Midazolam*
D. *Fentanila*

**Resposta correta = A.** Todos os hidrocarbonetos halogenados (*isoflurano, sevoflurano, desflurano*), bem como a *succinilcolina*, são contraindicados e considerados agentes desencadeantes. Lavagem da máquina de anestesia, remoção dos vaporizadores, uso de filtros especiais e disponibilidade de *dantroleno* são altamente recomendados. O *propofol*, bem como os ansiolíticos (*midazolam*) e os opioides (*fentanila*) são seguros na hipertermia maligna.

**20.7** Uma mulher de 32 anos apresenta fratura do rádio distal direito. Ela solicita anestesia regional para aliviar a dor no pós-operatório e relata que, quando criança, teve reação alérgica à *novocaína* (*procaína*) no consultório do dentista. Qual dos seguintes anestésicos locais deve ser evitado nessa paciente?

A. *Mepivacaína*
B. *Bupivacaína*
C. *Ropivacaína*
D. *Tetracaína*

**Resposta correta = D.** A *procaína* é um anestésico local do grupo éster. Como essa paciente tem alergia à *procaína*, outros anestésicos ésteres (*cloroprocaína, tetracaína, benzocaína*) não devem ser usados. Todas as outras opções são anestésicos locais do grupo amida, comumente usados em anestesia regional para facilitar o bloqueio dos nervos periféricos.

**20.8** Uma menina de 3 anos é levada para remoção das tonsilas e adenoides. Ela não tem um acesso intravenoso instalado no pré-operatório. Qual das alternativas a seguir é a escolha mais adequada de medicamento para indução anestésica?

A. *Isoflurano*
B. *Desflurano*
C. *Sevoflurano*
D. *Propofol*

**Resposta correta = C.** O *sevoflurano* apresenta baixa pungência e irritação respiratória em comparação com o *isoflurano* e o *desflurano*, e é preferido para induções anestésicas inalatórias em pediatria. *Propofol* requer administração intravenosa para indução anestésica.

**20.9** Um menino de 12 anos se apresenta para redução de fratura distal do rádio direito no pronto-socorro. Qual dos seguintes anestésicos seria melhor para proporcionar amnésia e analgesia a esse paciente?

A. *Cetamina*
B. *Propofol*
C. *Midazolam*
D. *Fentanila*

**Resposta correta = A.** A *cetamina* é única em seu bloqueio dos receptores NMDA, produzindo potentes propriedades anestésicas e analgésicas. Os benzodiazepínicos, como o *midazolam*, têm pouco efeito analgésico, mas podem ser um anestésico potente em altas doses. A *fentanila* é um analgésico potente. O *propofol* é um anestésico potente, mas um analgésico fraco, comumente usado para indução de anestesia.

**20.10** Um homem de 45 anos está sendo submetido a uma apendicectomia laparoscópica com anestesia geral. Após a indução da anestesia e administração de *rocurônio*, o paciente não pôde ser intubado e precisa que a paralisia seja revertida. Qual dos seguintes é o medicamento mais adequado para essa situação?

A. *Propofol*
B. *Midazolam*
C. *Sugamadex*
D. *Fentanila*

**Resposta correta = C.** *Sugamadex* é um agente seletivo de ligação ao relaxante, com uma estrutura tridimensional que retém o bloqueador neuromuscular e encerra sua ação. Ele produz reversão rápida e eficaz do bloqueio neuromuscular superficial e profundo. Nenhuma das outras opções reverte os relaxantes musculares.

# Opioides

Robin Moorman Li e Matthew G. Hermenau

## I. VISÃO GERAL

Controlar a dor é um dos maiores desafios da clínica médica. A International Association for the Study of Pain (IASP) define atualmente a dor como "uma experiência sensorial e emocional desagradável, associada ou semelhante àquela relacionada com dano tecidual real ou potencial". A dor pode ser aguda ou crônica e é subjetiva, sendo influenciada em graus variados por fatores biológicos, psicológicos e sociais. O médico deve confiar na percepção e na descrição da dor do paciente ao elaborar um regime terapêutico. O alívio da dor depende do tipo específico de dor (dor nociceptiva, neuropática ou central). Por exemplo, na dor artrítica leve ou moderada (dor nociceptiva), os analgésicos não opioides, como os fármacos anti-inflamatórios não esteroides (AINEs) (ver Capítulo 40), em geral são eficazes. A dor neuropática responde melhor a anticonvulsivantes, antidepressivos tricíclicos (ADTs) ou inibidores da recaptação de serotonina e norepinefrina (IRSNs). Para dor aguda intensa ou dor crônica maligna ou não maligna, os opioides podem ser considerados como parte do plano de tratamento em pacientes selecionados (Figura 21.1). Opioides são fármacos naturais, semissintéticos ou sintéticos que produzem efeitos semelhantes aos da *morfina* (Figura 21.2). Esses fármacos são divididos em classes químicas com base na sua estrutura química (Figura 21.3). Todos os opioides agem ligando-se a receptores opioides específicos no sistema nervoso central (SNC) para produzir efeitos que imitam a ação de neurotransmissores peptídeos endógenos (p. ex., endorfinas, encefalinas e dinorfinas). Embora os opioides tenham uma gama de efeitos, seu principal uso é no alívio da dor intensa resultante de cirurgia, lesão ou doença crônica. Infelizmente, a ampla disponibilidade de opioides levou ao abuso de agentes com propriedades eufóricas. Os antagonistas que revertem as ações dos opioides também são importantes clinicamente para uso em casos de dosagem excessiva (Figura 21.1).

## II. RECEPTORES OPIOIDES

Os principais efeitos dos opioides são mediados por três famílias principais de receptores, comumente designadas como μ (mi, MOP), κ (kappa, KOP) e δ (delta, DOP). Cada família de receptores apresenta uma especificidade diferente para os fármacos com os quais ela se liga. Além disso, existe o receptor de nociceptina (NOP), também conhecido como ORL1, que possui estrutura semelhante à dos três receptores principais, mas não se liga aos ligantes opioides clássicos. Ele é ativado por seu ligante endógeno único e

| AGONISTAS FORTES |
|---|
| *Alfentanila* |
| *Fentanila* |
| *Heroína* |
| *Hidrocodona* |
| *Hidromorfona* |
| *Levorfanol* |
| *Meperidina* |
| *Metadona* |
| *Morfina* |
| *Oxicodona* |
| *Oximorfona* |
| *Remifentanila* |
| *Sufentanila* |
| **AGONISTAS MODERADOS/BAIXOS** |
| *Codeína* |
| **AGONISTAS-ANTAGONISTAS MISTOS E AGONISTAS PARCIAIS** |
| *Buprenorfina* |
| *Butorfanol* |
| *Nalbufina* |
| *Pentazocina* |
| **ANTAGONISTAS** |
| *Naloxona* |
| *Naltrexona* |
| **OUTROS ANALGÉSICOS** |
| *Oliceridina* |
| *Tapentadol* |
| *Tramadol* |

**Figura 21.1**
Resumo dos analgésicos e antagonistas opioides.

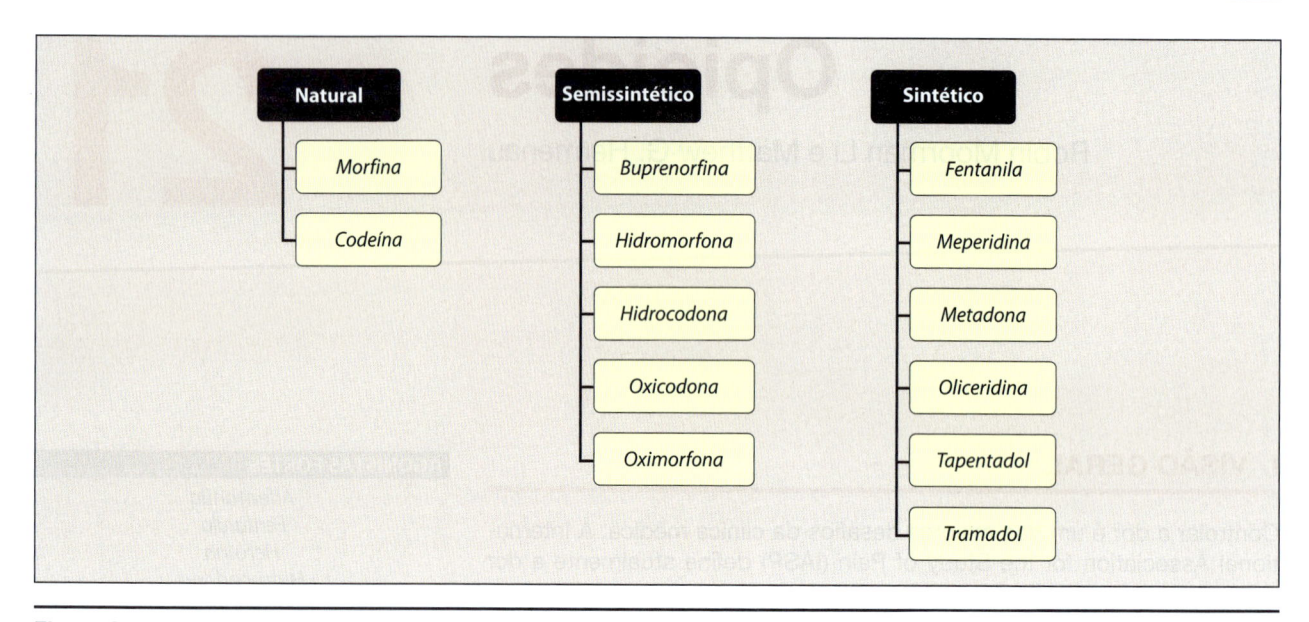

**Figura 21.2**
Origem dos opioides: naturais, semissintéticos ou sintéticos.

**Natural**
- Morfina
- Codeína

**Semissintético**
- Buprenorfina
- Hidromorfona
- Hidrocodona
- Oxicodona
- Oximorfona

**Sintético**
- Fentanila
- Meperidina
- Metadona
- Oliceridina
- Tapentadol
- Tramadol

outros agonistas (p. ex., *buprenorfina*) e ainda está sendo investigado para o tratamento de dor, depressão e abuso de substâncias. A propriedade analgésica dos opioides é mediada primariamente pelos receptores µ, que modulam respostas nociceptivas térmicas, mecânicas e químicas. Os receptores κ no corno dorsal também contribuem para a analgesia modulando a resposta à nocicepção química e térmica. As encefalinas interagem mais seletivamente com os receptores δ na periferia. Todos os três receptores opioides são membros da família de receptores acoplados à proteína G inibitória e inibem a produção de adenilil ciclase, resultando em diminuição nas concentrações intracelulares de monofosfato de adenosina cíclico (AMPc). Eles também estão associados a canais iônicos, aumentando o efluxo pós-sináptico de $K^+$ (hiperpolarização) ou reduzindo o influxo pré-sináptico de $Ca^{2+}$, e impedem, assim, o disparo neuronal e a liberação do transmissor no corno dorsal da medula espinal (Figura 21.4).

## III. AGONISTAS OPIOIDES

A *morfina* é o agonista protótipo do receptor µ. A *codeína* é um profármaco da *morfina* e um agonista opioide µ inerentemente menos potente. Os opioides atualmente disponíveis apresentam muitas diferenças, como afinidade ao receptor, perfis farmacocinéticos, vias de administração disponíveis e perfis de efeitos adversos. Alguns opioides também estão disponíveis em formulações para combater o abuso. A comparação de outros opioides disponíveis com a *morfina* é útil para identificar as diferenças únicas entre os agentes e orientar a seleção de um regime de tratamento da dor seguro e eficaz (Figura 21.5).

### A. Morfina

1. **Mecanismo de ação:** A *morfina* e outros opioides exercem efeitos analgésicos interagindo estereoespecificamente com receptores opioides nas membranas das células neuronais do SNC e de outras estruturas anatômicas, como os músculos lisos do trato

gastrintestinal (GI) e da bexiga urinária. A *morfina* é um tanto seletiva para o receptor opioide µ, mas tem alguma afinidade para os receptores κ e δ. Ela também inibe a liberação de muitos transmissores excitatórios dos terminais nervosos que transportam estímulos nociceptivos (dolorosos). Alguns usos terapêuticos da *morfina* e de outros opioides estão relacionados na Figura 21.6.

2. **Ações**

   a. **Analgesia:** A *morfina* e outros opioides aliviam a dor, aumentando o seu limiar no nível da medula espinal e alterando a percepção da dor no cérebro. A eficácia analgésica máxima de agonistas opioides representativos é mostrada na Figura 21.7.

   b. **Euforia:** A *morfina* produz uma forte sensação de contentamento e bem-estar. A euforia pode ser causada pela desinibição dos neurônios contendo dopamina da área tegmentar ventral, levando ao aumento da dopamina no *nucleus accumbens* e produzindo reforço positivo.

   c. **Respiração:** O funcionamento adequado do sistema de controle ventilatório é necessário para a captação efetiva de oxigênio e a remoção de dióxido de carbono ($CO_2$). A *morfina* causa depressão respiratória pela redução da capacidade de resposta dos neurônios do centro respiratório medular ao dióxido de carbono. Esse efeito pode ocorrer com doses normais de *morfina* em pacientes que nunca a usaram e acentuar-se à medida que a dose aumenta, até que, por fim, a respiração cessa. A depressão respiratória é a causa mais comum de morte nos casos de superdosagem aguda de opioides. A tolerância a esse efeito se desenvolve com administrações repetidas, o que permite o uso mais seguro da *morfina* para o tratamento da dor quando a dosagem é titulada corretamente.

   d. **Depressão do reflexo da tosse:** Tanto a *morfina* quanto a *codeína* têm propriedades antitussígenas e causam supressão da tosse pela depressão direta do reflexo medular da tosse. Em geral, a supressão da tosse não se correlaciona bem com as propriedades analgésicas e de depressão respiratória dos opioides. Os receptores envolvidos na ação antitussígena parecem ser diferentes daqueles envolvidos na analgesia.

   e. **Miose:** A pupila puntiforme (Figura 21.8), característica do uso da *morfina*, resulta do estímulo dos receptores µ e κ. Há pouca tolerância a esse efeito. (Nota: Esse fato é importante para o diagnóstico, já que muitas outras causas de coma e depressão respiratória causam dilatação da pupila.)

   f. **Êmese:** A *morfina* estimula diretamente a zona quimiorreceptora de gatilho, na área postrema, que causa êmese. A área postrema está localizada na superfície dorsal da medula oblonga e faz parte do tronco encefálico. A estimulação dessa área causa vômito.

   g. **Trato GI:** A *morfina* alivia a diarreia ao diminuir a motilidade e aumentar o tônus do músculo liso circular intestinal. Ela também aumenta o tônus do esfíncter anal. A *morfina* e outros opioides produzem prisão de ventre, desenvolvendo-se pouca tolerância a esse efeito. Ela também pode aumentar a pressão no trato biliar, devido à contração da vesícula biliar e à constrição do esfíncter biliar.

| FENANTRENOS | AÇÃO SOBRE RECEPTORES OPIOIDES |
|---|---|
| Morfina | Agonista |
| Codeína | Agonista |
| Oxicodona | Agonista |
| Oximorfona | Agonista |
| Hidromorfona | Agonista |
| Hidrocodona | Agonista |
| Levorfanol | Agonista |
| Buprenorfina | Agonista parcial/antagonista |
| Nalbufina | Agonista misto/antagonista |
| Butorfanol | Agonista misto/antagonista |
| Naloxona | Antagonista |
| Naltrexona | Antagonista |
| **BENZOMORFANOS** | |
| Pentazocina | Agonista misto/antagonista |
| **FENILPIPERIDINAS** | |
| Fentanila | Agonista |
| Alfentanila | Agonista |
| Remifentanila | Agonista |
| Sufentanila | Agonista |
| Meperidina | Agonista |
| **DIFENIL-HEPTANOS** | |
| Metadona | Agonista |
| **FENILPROPILAMINAS** | |
| Tramadol | Agonista |
| Tapentadol | Agonista |

**Figura 21.3**
Classes farmacológicas de opioides e ações nos receptores opioides.

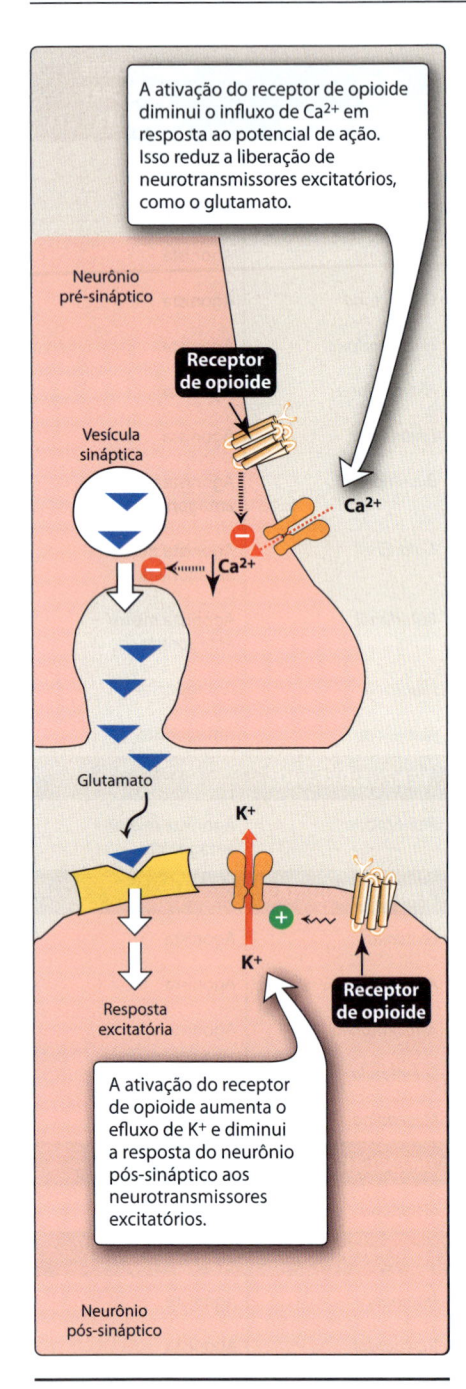

**Figura 21.4**
Mecanismo de ação do agonista do receptor μ de opioide na medula espinal.

Legendas da figura:
- A ativação do receptor de opioide diminui o influxo de Ca²⁺ em resposta ao potencial de ação. Isso reduz a liberação de neurotransmissores excitatórios, como o glutamato.
- Neurônio pré-sináptico
- Receptor de opioide
- Vesícula sináptica
- Glutamato
- Resposta excitatória
- A ativação do receptor de opioide aumenta o efluxo de K⁺ e diminui a resposta do neurônio pós-sináptico aos neurotransmissores excitatórios.
- Neurônio pós-sináptico

h. **Trato urinário:** Foi demonstrado que a *morfina* inibe o reflexo de micção da bexiga urinária e aumenta o tônus do esfíncter, resultando em retenção urinária. A retenção urinária pós-operatória é comumente observada com *morfina* após administração intravenosa ou epidural. A administração oral também pode levar à retenção urinária. Alguns pacientes podem necessitar de cateterismo.

i. **Sistema cardiovascular:** A *morfina* não tem efeitos importantes sobre a pressão arterial ou sobre a frequência cardíaca em doses mais baixas, mas podem ocorrer hipotensão e bradicardia em doses mais altas. Devido à depressão respiratória e à retenção de dióxido de carbono, os vasos cerebrais dilatam e aumentam a pressão do líquido cerebrospinal. Normalmente, a *morfina* está contraindicada em indivíduos com lesão grave na cabeça ou no cérebro.

j. **Liberação de histamina:** A *morfina* libera histamina dos mastócitos, causando urticária, sudorese, broncoconstrição e vasodilatação (hipotensão). Deve ser utilizada com cautela em pacientes com asma, pois pode precipitar ou agravar uma crise asmática. Agentes como a *fentanila*, que apresentam menor incidência de liberação de histamina, podem ser melhores opções nesse caso.

k. **Ações hormonais:** O uso prolongado de *morfina* pode levar à deficiência androgênica induzida por opioides devido à supressão do eixo hipotálamo-hipófise-gonadal. Isso leva à diminuição da produção de hormônios sexuais, especialmente testosterona, resultando em muitos sintomas clínicos (Figura 21.9).

l. **Parto:** A *morfina* pode prolongar o segundo estágio do trabalho de parto, diminuindo temporariamente a força, a duração e a frequência das contrações uterinas.

3. **Farmacocinética**

   a. **Administração:** A *morfina* tem um perfil farmacocinético linear; entretanto, sua absorção após administração oral é lenta e errática. As preparações orais de liberação prolongada fornecem concentrações plasmáticas mais consistentes. Em razão da significativa biotransformação de primeira passagem da *morfina* no fígado, as injeções subcutâneas e intravenosas (IV) produzem a resposta mais confiável.

   b. **Distribuição:** A *morfina* entra rapidamente nos tecidos corporais, incluindo o feto da gestante. (Nota: Ela não deve ser usada para analgesia durante o parto. Bebês nascidos de mães com transtorno por uso de opioides podem apresentar síndrome de abstinência neonatal, mostrando dependência física de opioides e sintomas de abstinência se opioides não forem administrados). A *morfina* é o fármaco menos lipofílico dos opioides comuns, portanto, apenas uma pequena fração atravessa a barreira hematencefálica. Em contrapartida, os opioides mais lipossolúveis, como a *fentanila* e a *metadona*, penetram facilmente no SNC.

   c. **Metabolismo e eliminação:** A morfina é conjugada com ácido glicurônico no fígado, formando dois metabólitos ativos (morfina-6-glicuronídeo [M6G] e morfina-3-glicuronídeo [M3G]), que são excretados por via renal. O M6G é um analgésico potente. O M3G não possui atividade analgésica, mas acredita-se que cause efeitos neuroexcitatórios e antianalgésicos. A duração de

| OPIOIDE | VIA DE ADMINISTRAÇÃO | COMENTÁRIOS |
|---|---|---|
| *Morfina* | VO (LI e LE), VR, IM, IV, SC, AI, SL, AE | • Para todos os medicamentos listados nesta figura: efeitos colaterais da classe dos opioides.<br>• Propriedades hidrofílicas.<br>• Metabolismo por conjugação no fígado e por glicoproteína P.<br>• Os metabólitos ativos são eliminados por via renal e acumulam-se na insuficiência renal.<br>• O metabólito M3G não tem ação analgésica, mas pode ser neuroexcitatório. M3G também pode causar hiperalgesia.<br>• O metabólito M6G é duas a quatro vezes mais potente do que o medicamento original; o acúmulo pode causar sedação excessiva e depressão respiratória.<br>• Formulações para combater o abuso estão disponíveis. |
| *Metadona* | VO, IV, IM, SC | • Sem metabólitos ativos.<br>• Mistura racêmica<br>  • Metabolizada por muitas isoenzimas do sistema CYP: alto risco de interações medicamentosas.<br>  • Substrato da glicoproteína P.<br>• A meia-vida longa e variável aumenta o risco de superdosagem.<br>• Muito lipofílica e redistribuída para depósitos de gordura.<br>• A duração da analgesia é muito menor do que a meia-vida de eliminação. Dosagens repetidas podem levar ao acúmulo.<br>• Pode prolongar o intervalo QTc e causar *torsades de pointes*.<br>• Atenção: A conversão de e para *metadona* e outros opioides deve ser feita com muito cuidado, uma vez que a dosagem equianalgésica varia drasticamente. |
| *Fentanila* | IV, AE, AI, TD, OTFC, SL, oral, nasal, IM, SC | • 100 vezes mais potente do que a *morfina*.<br>• Maior lipofilicidade e penetração no SNC em comparação com a *morfina*.<br>• Menor liberação de histamina, sedação e constipação em comparação com a *morfina*.<br>• Metabolizada pela CYP3A4.<br>• Sem metabólitos ativos; opção para pacientes com disfunção renal, mas deve ser usada com cautela.<br>• Pode acumular-se em infusão contínua em pacientes gravemente enfermos, causando hiperalgesia e sedação excessiva. |
| *Oxicodona* | VO (LI e LC) | • O metabólito ativo é a noroxicodona.<br>• Metabolizada pela CYP2D6 e pela CYP3A4.<br>• Advertência: interações medicamentosas com CYP3A4<br>• Menor liberação de histamina e náusea em comparação com a *morfina*.<br>• Formulações para combater o abuso estão disponíveis. |
| *Oximorfona* | VO (LI e LC), VR, IV | • A liberação imediata tem maior duração de ação e meia-vida de eliminação (8 horas) em comparação com outros opioides de liberação imediata.<br>• A biodisponibilidade oral aumenta com a alimentação.<br>• Deve ser administrada 1 a 2 horas após a refeição.<br>• A biodisponibilidade aumenta com a administração concomitante de álcool.<br>• Os metabólitos ativos são oximorfona-3-glicuronídeo e 6-OH-oximorfona. |
| *Hidromorfona* | VO (LI e LE), VR, IV, SC, AE, AI | • Maior lipofilicidade e penetração no SNC em comparação com a *morfina*.<br>• Metabolizada por glicuronidação formando H6G e H3G, que são eliminados por via renal e podem causar efeitos colaterais no SNC quando administrada em altas doses em pacientes com insuficiência renal.<br>• Formulações para combater o abuso estão disponíveis. |
| *Hidrocodona* | VO (LI e LE) | • O metabólito ativo é a *hidromorfona*.<br>• Metabolizado pela CYP2D6 e pela CYP3A4.<br>• Formulações para combater o abuso estão disponíveis. |
| *Tapentadol* | VO (LI e LE) | • Analgésico de ação central; atividade agonista μ junto com inibição da recaptação de norepinefrina.<br>• Eficácia no tratamento da dor nociceptiva e neuropática.<br>• Metabolizado predominantemente por glicuronidação; sem interações do sistema enzimático CYP.<br>• Convulsões e síndrome serotoninérgica podem ocorrer em pacientes predispostos. |
| *Tramadol* | VO (LI e LE), tópica | • Metabolizado pelas fases 1 e 2. CYP2D6, CYP2B6 e CYP3A4 envolvidas no metabolismo; observar interações medicamentosas.<br>• A síndrome serotoninérgica pode ocorrer devido a interações medicamentosas.<br>• CI para tratamento da dor em crianças < 12 anos.<br>• CI em crianças < 18 anos após remoção das tonsilas/adenoides.<br>• O uso não é recomendado em pessoas de 12 a 18 anos de idade que sejam obesas, tenham doença pulmonar grave ou tenham apneia do sono.<br>• O uso não é recomendado em mães que amamentam devido a reações adversas nos bebês amamentados.<br>• Atenção:<br>  • Posologia necessária para insuficiência renal.<br>  • Rever as recomendações posológicas na insuficiência hepática grave. |

**Figura 21.5**
Resumo das propriedades clinicamente relevantes para opioides selecionados. (*Continua*)

| OPIOIDE | VIA DE ADMINISTRAÇÃO | COMENTÁRIOS |
|---|---|---|
| *Codeína* | VO, SC | • Profármaco: metabolizada pela CYP2D6 formando o fármaco ativo, *morfina*.<br>• Os metabolizadores rápidos da CYP2D6 podem apresentar toxicidade.<br>• Os inibidores da CYP2D6 previnem a conversão da *codeína* em *morfina*, impedindo o controle da dor.<br>• Não utilizar em pacientes com disfunção renal.<br>• Usar apenas para dores leves ou moderadas.<br>• CI para tratamento da dor ou tosse em crianças < 12 anos.<br>• CI em crianças < 18 anos após remoção das tonsilas/adenoides.<br>• O uso não é recomendado em pessoas de 12 a 18 anos de idade que sejam obesas, tenham doença pulmonar grave ou tenham apneia do sono.<br>• O uso não é recomendado em mães que amamentam devido a reações adversas nos bebês amamentados. |
| *Meperidina* | VO, IM, IV, SC, AE, AI | • Não recomendada como opioide de primeira linha.<br>• O metabólito ativo normeperidina acumula-se em pacientes com disfunção renal, causando toxicidade.<br>• A *naloxona* não antagoniza os efeitos da normeperidina; pode piorar a atividade convulsiva.<br>• Não utilizar em idosos, pacientes com disfunção renal ou hepática, ou para tratamento de dor crônica. |
| *Buprenorfina* | SL, TD, IM, IV, oral, implante (transmucoso) | • Longa duração de ação; muito lipofílica.<br>• Revertida de forma incompleta pela *naloxona*.<br>• O risco de depressão respiratória aumenta com o uso concomitante de benzodiazepínicos ou álcool.<br>• Teoricamente menor incidência de depressão respiratória, constipação e hiperalgesia.<br>• O adesivo transdérmico é aplicado a cada 7 dias.<br>• Formulações para combater o abuso estão disponíveis. |

CI, contraindicado; LC, liberação controlada; AE, anestesia epidural; H3G, hidromorfona-3-glicuronídeo; H6G, hidromorfona-6-glicuronídeo; AI, anestesia intratecal; IM, intramuscular; LI, liberação imediata; IV, intravenoso; M3G, morfina-3-glicuronídeo; M6G, morfina-6-glicuronídeo; OTFC, citrato de fentanila transmucoso oral; VO, via oral; VR, via retal; SC, subcutâneo; SL, sublingual; SNC, sistema nervoso central; TD, transdérmico.
(Nota: Muitas siglas diferentes podem ser usadas para indicar que um medicamento é de liberação prolongada. Os exemplos incluem CR [liberação controlada], LA [ação prolongada], ER [liberação prolongada]).

**Figura 21.5**
*Continuação*

| USOS TERAPÊUTICOS | COMENTÁRIOS |
|---|---|
| Analgesia | A *morfina* é o protótipo do agonista opioide. Os opioides são usados para dor em traumas, câncer e outros tipos de dor intensa. |
| Tratamento da diarreia | Os opioides diminuem a motilidade e aumentam o tônus da musculatura lisa circular intestinal. (Nota: Os agentes comumente usados incluem *difenoxilato* e *loperamida* [ver Capítulo 42].) |
| Alívio da tosse | A *morfina* suprime o reflexo da tosse, mas a *codeína* e o *dextrometorfano* são mais comumente usados. |
| Tratamento do edema pulmonar agudo | A *morfina* intravenosa alivia drasticamente a dispneia causada pelo edema pulmonar associado à insuficiência ventricular esquerda, possivelmente por meio do efeito vasodilatador. Esse efeito, na verdade, diminui a pré e a pós-carga cardíaca, bem como a ansiedade sentida pelo paciente. |
| Anestesia | Os opioides são usados como medicamentos pré-anestésicos, para anestesia sistêmica e raquidiana e para analgesia pós-operatória. |

**Figura 21.6**
Usos clínicos selecionados de opioides.

ação da *morfina* é de 4 a 5 horas quando administrada sistemicamente em indivíduos nunca expostos, mas é consideravelmente mais longa quando injetada por via epidural, porque sua baixa lipofilicidade retarda a redistribuição do espaço epidural.

4. **Efeitos adversos:** Vários efeitos adversos são comuns em toda a classe de opioides (Figura 21.10). Com a maioria dos agonistas μ, pode ocorrer grave depressão respiratória, e a dosagem excessiva com opioide pode resultar em óbito. O impulso respiratório pode ser suprimido em pacientes com distúrbios respiratórios, como apneia obstrutiva do sono, doença pulmonar obstrutiva crônica ou *cor pulmonale*; portanto, é necessário um monitoramento rigoroso ao usar opioides. A constipação induzida por opioides (CIO) é um efeito adverso comum. O manejo inicial inclui um laxante estimulante de venda livre, como o sene. Antagonistas dos receptores μ-opioides de ação periférica, como *metilnaltrexona*, *naloxegol* e *naldemedina*, são medicamentos prescritos disponíveis para o tratamento de CIO refratários a laxantes. (Nota: A *lubiprostona* é um ativador dos canais de cloreto indicado para CIO e síndrome do intestino irritável; ver Capítulo 42.) A *morfina* deve ser utilizada com cautela em pacientes com doença hepática e disfunção renal.

5. **Tolerância e dependência:** O uso repetido da *morfina* produz tolerância aos efeitos depressores respiratórios, analgésicos, eufóricos, eméticos, de retenção urinária e sedativos. A tolerância à miose (constrição das pupilas) ou a constipação geralmente não se desenvolvem. Pode ocorrer dependência física e psicológica com *morfina* e outros agonistas. A interrupção abrupta pode produzir uma série de respostas autonômicas, motoras e psicológicas possivelmente graves e pode ser prejudicial em pacientes com comorbidades graves, embora seja raro que os efeitos da abstinência causem a morte.

6. **Interações farmacológicas:** Interações medicamentosas com *morfina* são possíveis. As ações depressoras da *morfina* são potencializadas pela administração concomitante com medicamentos depressores do SNC, como fenotiazinas, inibidores da monoaminoxidase (IMAOs) e benzodiazepínicos. As diretrizes para a prescrição de opioides recomendam que os médicos evitem a prescrição simultânea de opioides e benzodiazepínicos. Uma advertência também foi incluída na bula dos opioides e dos benzodiazepínicos para alertar os prescritores sobre essa combinação perigosa. Além disso, também foram observadas dificuldades respiratórias graves com a administração concomitante de opioides e gabapentinoides (p. ex., *gabapentina* e *pregabalina*).

## B. Codeína

A *codeína* é um opioide natural e um analgésico fraco em comparação com a *morfina*. Ela é usada para dores leves a moderadas. As ações analgésicas da *codeína* são derivadas de sua conversão em *morfina* pela CYP2D6 (ver Capítulo 1). A atividade da CYP2D6 varia entre os pacientes, e os metabolizadores ultrarrápidos podem apresentar concentrações mais elevadas de *morfina*, levando a um risco aumentado de superdosagem e toxicidade (ver Capítulo 48). Ocorreram depressão respiratória com risco morte e óbito em crianças que receberam *codeína*, principalmente após amigdalectomia e/ou adenoidectomia, o que levou à advertência para o uso nessa população de pacientes. A *codeína* é usada comumente com *paracetamol* para combater a dor. O medicamento apresenta boa atividade antitussígena em doses que não causam analgesia. O *dextrometorfano* é um depressor sintético da tosse que tem relativamente nenhuma ação analgésica e um potencial muito menor de abuso em doses antitussígenas usuais. Ele é preferível à *codeína* na maioria das situações em que é necessária a supressão da tosse.

## C. Oxicodona e oximorfona

A *oximorfona* e a *oxicodona* são análogos semissintéticos da *morfina* e da *codeína*, respectivamente. Quando administrada por via oral, a potência da *oximorfona* é aproximadamente três vezes maior do que a da *morfina*. A *oximorfona* está disponível em formulações de liberação imediata e de liberação estendida. Esse fármaco não tem interações com outros fármacos clinicamente relevantes associados com o sistema enzimático C. A *oxicodona* é aproximadamente duas vezes mais potente do que a *morfina* e está disponível em formulação de liberação imediata, isoladamente ou em combinação com *paracetamol*, *ácido acetilsalicílico* ou *ibuprofeno*. Uma formulação de liberação prolongada também está disponível. A *oxicodona* é metabolizada principalmente pelas enzimas CYP2D6 (em *oximorfona*) e CYP3A4 e é suscetível a interações medicamentosas.

## D. Hidromorfona e hidrocodona

*Hidromorfona* e *hidrocodona* são análogos semissintéticos da *morfina* e da *codeína*, respectivamente. A *hidromorfona* oral é cerca de 4 a 7 vezes mais potente do que a *morfina*. Ela é preferida ante a *morfina* em pacientes com disfunção renal devido ao menor acúmulo de metabólitos ativos. A *hidrocodona* é o derivado metil éter da *hidromorfona*, mas é um analgésico mais fraco do que a *hidromorfona*, com eficácia analgésica oral comparável à da *morfina*. Esse fármaco com frequência é associado com *paracetamol* ou *ibuprofeno* para combater

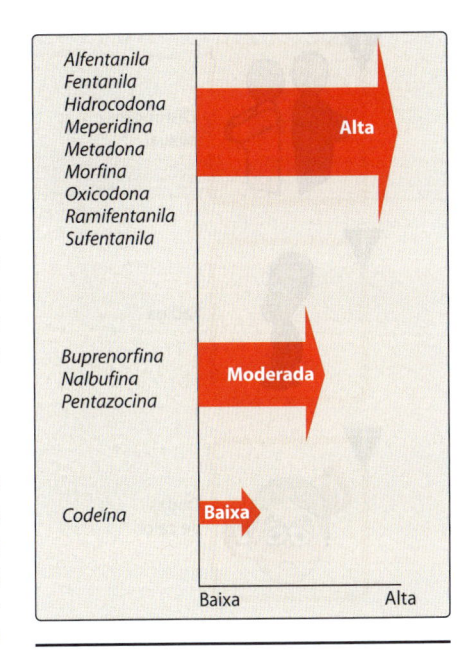

**Figura 21.7**
Comparação da eficácia agonista dos opioides.

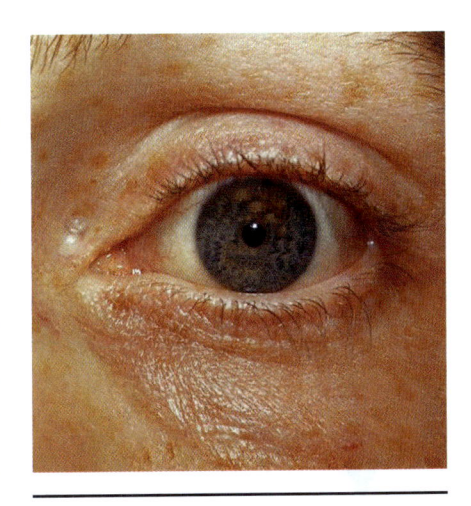

**Figura 21.8**
Pupila puntiforme característica associada ao uso de *morfina*.

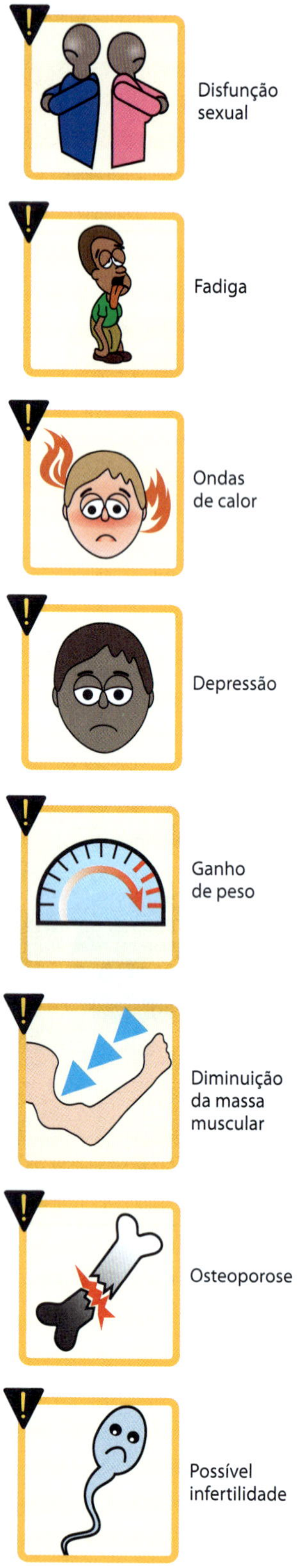

dor intensa. Também é usado como antitussígeno. A *hidrocodona* é metabolizada no fígado a vários metabólitos, um dos quais é a *hidromorfona* por ação da CYP2D6. Portanto, a *hidrocodona* é suscetível a interações medicamentosas com os inibidores fortes ou com indutores da CYP2D6.

### E. Fentanila

A *fentanila* é um opioide sintético quimicamente relacionada à *meperidina*. Tem aproximadamente 80 a 100 vezes a potência analgésica da *morfina* e é usada para anestesia e tratamento da dor aguda. Ela é altamente lipofílica e apresenta rápido início de ação e curta duração (15-30 min). Normalmente, é administrada por via IV, epidural ou intratecal. (Nota: A infusão intravenosa rápida de *fentanila* – e de compostos relacionados – pode resultar em rigidez do músculo esquelético e da parede torácica, ventilação prejudicada ou dificuldade respiratória. Isso é mais comumente observado em pacientes pediátricos.) A *fentanila* é combinada com anestésicos locais para obter analgesia epidural para o parto e a dor pós-cirúrgica. *Fentanila* por via IV é usada na anestesia por seu efeito analgésico e sedativo. Muitos produtos da *fentanila* transmucosa e nasal de ação rápida estão disponíveis para dor irruptiva relacionada ao câncer em pacientes tolerantes a opioides. O adesivo transdérmico cria um reservatório do medicamento na pele e tem início retardado de pelo menos 12 horas e duração prolongada. Ele é usado para o tratamento da dor crônica intensa. É contraindicada em pacientes nunca expostos ao uso de opioides e não deve ser usada no tratamento da dor aguda ou pós-operatória. A *fentanila* é metabolizada em metabólitos inativos pela CYP3A4, e os medicamentos que inibem essa isoenzima podem potencializar o efeito do fármaco.

---

### Aplicação clínica 21.1: Opioides e o sistema enzimático do citocromo P450 (CYP)

Ao selecionar o opioide ideal para um paciente, o risco de interações medicamentosas deve ser considerado. Os opioides que dependem do sistema enzimático CYP para o metabolismo apresentam um risco maior de interações medicamentosas do que os agentes que não o fazem. Os opioides que não dependem predominantemente do sistema enzimático CYP para o metabolismo incluem *morfina*, *oximorfona*, *hidromorfona* e *tapentadol*. Portanto, esses agentes apresentam menor risco de interações medicamentosas.

---

### F. Sufentanila, alfentanila, remifentanila e carfentanila

*Sufentanila*, *alfentanila*, *remifentanila* e *carfentanila* são três agonistas opioides relacionados à *fentanila*. Esses agentes diferem em potência e destino metabólico. A *sufentanila* e a *carfentanila* são ainda mais potentes do que a *fentanila*, enquanto os outros dois são menos potentes e de ação mais curta. *Sufentanila*, *alfentanila* e *remifentanila* intravenosas são usadas principalmente por suas propriedades analgésicas e sedativas durante procedimentos cirúrgicos que requerem anestesia. A *sufentanila* também está disponível na forma de comprimido sublingual para o tratamento da dor aguda intensa no ambiente

**Figura 21.9**
Sintomas clínicos associados à deficiência androgênica induzida por opioides (DAIO).

(Disfunção sexual; Fadiga; Ondas de calor; Depressão; Ganho de peso; Diminuição da massa muscular; Osteoporose; Possível infertilidade)

perioperatório. Esse agente deve ser administrado em ambiente supervisionado por um médico e não deve ser usado em casa. A *carfentanila* é aproximadamente 100 vezes mais potente do que a *fentanila* (10.000 vezes mais potente do que a *morfina*). O medicamento é aprovado apenas para uso veterinário e não é utilizado na prática clínica; no entanto, é de interesse toxicológico, pois é usado para contaminar a *heroína* e tem contribuído para várias mortes relacionadas com opiáceos.

### G. Metadona

A *metadona* é um opioide sintético com potência equianalgésica variável comparada à da *morfina*, e a conversão entre os dois fármacos não é linear. A *metadona* é um agonista μ, um antagonista do receptor *N*-metil-D-aspartato (NMDA) e um inibidor da recaptação de norepinefrina e serotonina. Portanto, é útil no tratamento de dores nociceptivas e neuropáticas. A *metadona* também pode ser usada para abstinência de opioides e terapia de manutenção no transtorno por uso de substâncias opioides prescritas ou de *heroína*. A síndrome de abstinência com *metadona* é mais suave, mas mais longa (dias a semanas) do que com outros opioides. A *metadona* induz menos euforia e tem maior duração de ação do que a *morfina*.

---

**Aplicação clínica 21.2: Dosagem de *metadona* com base na indicação**

A *metadona* é um opioide muito complexo e eficaz que pode ser usado para dores contínuas moderadas a graves, de origem nociceptiva e neuropática. Apenas os comprimidos de 5 ou 10 mg são aprovados para o tratamento da dor; eles estão disponíveis para compra mediante receita médica nas farmácias. A *metadona* também é usada para a manutenção no transtorno por uso de opioides em um programa de tratamento certificado pelo governo federal dos Estados Unidos. Para essa indicação, os pacientes são tratados com comprimidos de 40 mg ou solução. É importante que os médicos compreendam as diferenças na dosagem de cada indicação para fins legais, bem como a farmacocinética complexa, os potenciais efeitos cardíacos e as inúmeras interações medicamentosas ao prescrever esse medicamento.

---

1. **Farmacocinética:** Compreender a farmacocinética da *metadona* é importante para garantir o uso adequado. Em comparação com a *morfina*, a *metadona* é mais bem absorvida após administração oral (biodisponibilidade da *metadona* é de 36 a 100%; a da *morfina* é de 20 a 40%), depois da qual ela é biotransformada no fígado e excretada quase exclusivamente nas fezes. A *metadona* é lipofílica, distribui-se rapidamente por todo o corpo e é liberada lentamente durante a redistribuição e a eliminação. Isso se traduz em uma meia-vida longa que varia de 12 a 40 horas, embora possa se estender por até 150 horas. Apesar da meia-vida prolongada, a duração real da analgesia varia de 4 a 8 horas. A obtenção do estado estacionário pode variar drasticamente, de 35 horas a duas semanas; portanto, os ajustes de dosagem devem ocorrer apenas a

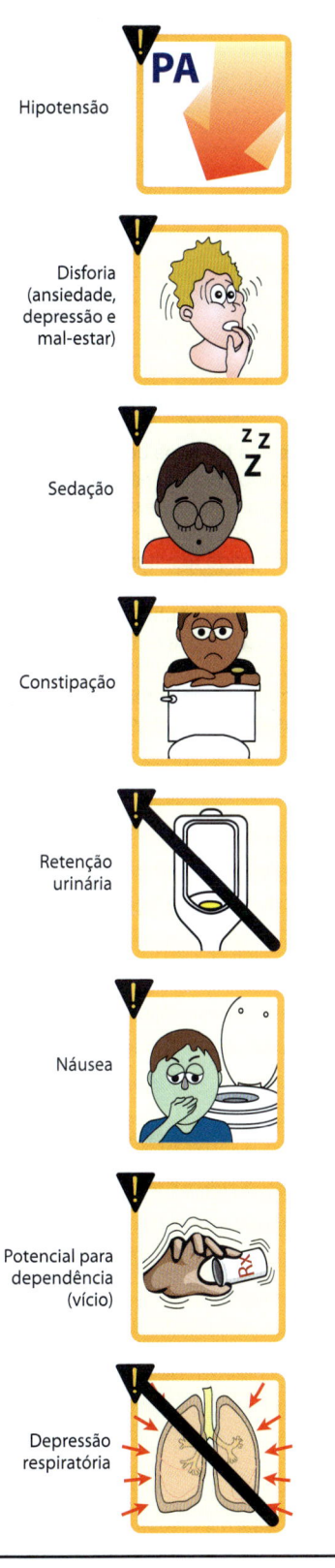

**Figura 21.10**
Efeitos adversos comumente observados com o uso de opioides.

(Hipotensão; Disforia (ansiedade, depressão e mal-estar); Sedação; Constipação; Retenção urinária; Náusea; Potencial para dependência (vício); Depressão respiratória)

cada cinco a sete dias. Após administrações repetidas, as concentrações de *metadona* podem acumular devido à longa meia-vida terminal, levando à toxicidade. A superdosagem é possível quando os prescritores desconhecem a longa meia-vida, a tolerância cruzada incompleta entre a *metadona* e outros opiáceos e as diretrizes de titulação para evitar o acúmulo tóxico. O metabolismo é variável devido ao envolvimento de múltiplas isoenzimas do sistema CYP, algumas das quais são afetadas por polimorfismos genéticos conhecidos. Como tal, a *metadona* é suscetível a muitas interações medicamentosas.

## Aplicação clínica 21.3: Tolerância cruzada de opioides

Pacientes tratados com medicamentos opioides podem ter intolerância a um opioide específico e apresentar efeitos adversos como coceira, náusea ou cefaleia. A administração repetida do opioide pode resultar no desenvolvimento de tolerância ao efeito adverso específico na maioria das situações. Os pacientes também podem desenvolver tolerância aos efeitos analgésicos do opioide, resultando em perda gradual de eficácia. A rotação de um opioide para outro após exposição crônica pode resultar em "tolerância cruzada", levando à diminuição da analgesia, especialmente se atuar no mesmo local do receptor. No entanto, a troca de opioides resulta com mais frequência em "tolerância cruzada incompleta", na qual o opioide recém-substituído se liga a diferentes subtipos de receptores devido à variabilidade do paciente e à farmacogenômica. Isso resulta em maior potência no receptor, maior alívio da dor e risco aumentado de efeitos adversos. As diretrizes da American Pain Society recomendam uma redução da dose de 25 a 50% na conversão entre opioides para o tratamento da dor crônica, mas uma redução percentual exata não foi estabelecida. Pacientes com dor mal controlada muitas vezes não necessitam de uma redução tão significativa na dose quando mudam para outro opioide.

2. **Efeitos adversos:** A *metadona* pode produzir dependência física similar à da *morfina*, mas causa menos neurotoxicidade, porque não tem metabólitos ativos. Ela também causa prisão de ventre, mas menos do que a *morfina*. A *metadona* pode prolongar o intervalo QTc e causar *torsades de pointes*, possivelmente por interagir com canais de potássio no coração. Recomenda-se monitoração por eletrocardiograma, inicial e de rotina.

### H. Meperidina

A *meperidina* é um opioide sintético de menor potência estruturalmente não relacionado à *morfina*. É usada contra dor aguda e atua primariamente como agonista κ com alguma atividade μ. A *meperidina* é muito lipofílica e tem efeitos anticolinérgicos, resultando em incidência elevada de delírio, comparada com outros opioides. Normalmente não causa miose (potencialmente devido às suas propriedades anticolinérgicas). A *meperidina* possui um metabólito ativo (normeperidina), que tem potencial para ser neurotóxico. A normeperidina é excretada por via renal, e, em pacientes com insuficiência renal, o acúmulo do metabólito pode causar delírio, hiper-reflexia, mioclonia e convulsões. Devido à curta duração de ação e ao potencial de toxicidade, a *meperidina* só deve ser utilizada para o tratamento da dor a curto prazo (≤ 48 horas). Ela não deve ser utilizada em pacientes idosos ou com insuficiência renal, insuficiência hepática, comprometimento respiratório preexistente ou administração concomitante ou recente de IMAOs (p. ex., *fenelzina*, *selegilina*, *isocarboxazida*). Foi relatada síndrome serotoninérgica em pacientes recebendo *meperidina* e inibidores seletivos da recaptação da serotonina (ISRSs).

## IV. AGONISTAS PARCIAIS E AGONISTAS-ANTAGONISTAS MISTOS

Os agonistas parciais se ligam ao receptor opioide, mas têm atividade intrínseca menor do que a dos agonistas totais (ver Capítulo 2). Existe um teto para os efeitos farmacológicos desses fármacos. Aqueles que estimulam um receptor e bloqueiam outro são denominados agonistas-antagonistas, e seus efeitos dependem da exposição prévia a opioides. Em indivíduos que nunca foram tratados com opioides, os agonistas-antagonistas mistos apresentam atividade agonista e são usados para aliviar a dor. Na presença de um agonista completo, os medicamentos agonistas-antagonistas e os agonistas parciais podem precipitar os sintomas de abstinência dos opioides, deslocando o agonista completo do receptor.

### A. Buprenorfina

A *buprenorfina* atua como um agonista parcial no receptor μ e no receptor ORL-1 e como antagonista nos receptores κ e δ. Apesar da atividade agonista parcial no receptor μ, ela possui potente afinidade pelo receptor e proporciona analgesia semelhante à dos agonistas completos do receptor opioide mi. A *buprenorfina* tem potência analgésica 25 a 100 vezes maior do que a *morfina*, dependendo da formulação e da via. No entanto, o seu risco de toxicidade é muito menor em comparação com o dos agonistas opioides μ completos. A *buprenorfina* é muito lipofílica e tem maior duração de ação devido à sua alta afinidade pelos receptores opioides quando comparada à *morfina*. Devido à elevada afinidade pelo receptor μ, a *buprenorfina* pode substituir os agonistas μ completos, conduzindo a sintomas de abstinência em pacientes em uso de opioides. Devido à atividade agonista μ parcial, a *buprenorfina* proporciona um "efeito platô", causando menos efeitos eufóricos e um menor potencial de abuso do que os agonistas totais. Além disso, o risco de depressão respiratória induzida por opioides pode ser menor quando comparado com o de agonistas totais, exceto quando combinados com depressores do SNC, como benzodiazepínicos e álcool. A *buprenorfina* está disponível em diversas formulações; as transdérmicas, bucais e injetáveis são indicadas para o alívio da dor moderada a intensa. Comprimido ou filme sublingual, filme bucal, injeção de liberação prolongada e implante subdérmico são usados no tratamento do transtorno por uso de opioides. Ao contrário da *metadona*, que está disponível apenas em clínicas especializadas quando usada para desintoxicação ou manutenção de opioides, a *buprenorfina* é aprovada para tratamento de transtorno por uso de opioides em consultório. Foi demonstrado que ela apresenta sintomas de abstinência mais curtos e menos graves em comparação com a *metadona*, embora os dados tenham demonstrado que a *metadona* apresenta maiores taxas de retenção de pacientes (Figura 21.11).

Os efeitos adversos incluem depressão respiratória, que não pode ser facilmente revertida pela *naloxona*, diminuição (ou, raramente, aumento) da pressão arterial, náusea, prisão de ventre e tontura. Além disso, a *buprenorfina* tem sido associada ao prolongamento do intervalo QTc. Embora o significado clínico seja controverso, ainda é recomendado monitorar pacientes em uso concomitante de agentes que possam prolongar o intervalo QTc ou pacientes com anomalias cardíacas preexistentes. A *buprenorfina* é metabolizada por meio da CYP3A4 e deve-se ter cautela quando o medicamento é coadministrado com inibidores fortes da CYP3A4.

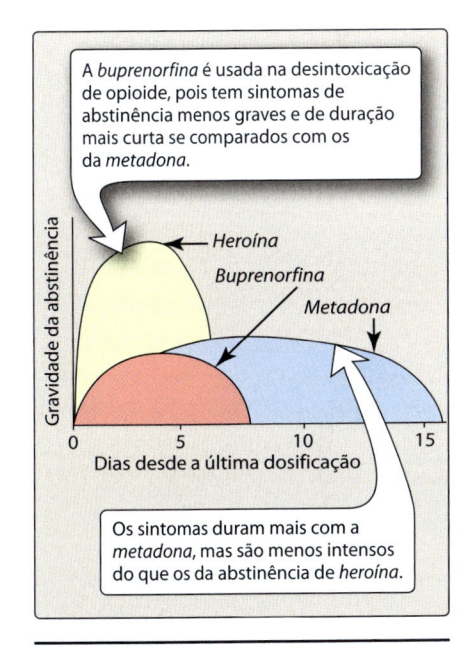

**Figura 21.11**
Gravidade dos sintomas de abstinência de opioides após retirada abrupta de doses equivalentes de *heroína*, *buprenorfina* e *metadona*.

### B. Pentazocina

A *pentazocina* atua como agonista completo nos receptores κ e é agonista parcial nos receptores μ. Pode ser administrada por via parenteral ou oral, disponível apenas em combinação com *naloxona*. A *pentazocina* produz menos euforia em comparação com a *morfina*, mas em doses mais elevadas podem ocorrer depressão respiratória, aumento da pressão arterial, taquicardia e alucinações. Por essas razões, a *pentazocina* raramente é utilizada para o tratamento da dor. Apesar de sua ação fracamente antagonista dos agonistas μ completos, a *pentazocina* não antagoniza a depressão respiratória causada pela *morfina*, mas pode provocar efeitos de abstinência no usuário desse fármaco. A *pentazocina* deve ser usada com cautela em pacientes com angina ou doença arterial coronariana, pois pode aumentar a pressão arterial.

### C. Nalbufina e butorfanol

*Nalbufina* e *butorfanol* são agonistas-antagonistas opioides mistos. Como a *pentazocina*, eles têm papel limitado no tratamento da dor crônica. O *butorfanol* está disponível como *spray* nasal usado para cefaleias intensas, mas tem sido associado com uso indevido. A exposição acidental da formulação intranasal pode resultar em superdosagem fatal, especialmente em crianças. Ambos estão disponíveis em formulação injetável. Sua predisposição para causar efeitos psicotomiméticos é menor do que a da *pentazocina*. Ao contrário da *pentazocina* e do *butorfanol*, a *nalbufina* não afeta o coração, nem aumenta a pressão arterial. A vantagem dos três fármacos é o fato de eles apresentarem um efeito teto na depressão respiratória.

## V. OUTROS ANALGÉSICOS

### A. Tapentadol

*Tapentadol* é um agonista completo do receptor opioide μ e um inibidor da recaptação de norepinefrina. É aproximadamente 2 a 3 vezes menos potente do que a *morfina* oral e tem melhor tolerabilidade gastrintestinal em comparação com a *oxicodona*. *Tapentadol* é usado para tratar dores agudas e crônicas moderadas a graves, incluindo dor neuropática associada à neuropatia periférica diabética. Ele é biotransformado principalmente em metabólitos inativos por glicuronidação, não inibe nem induz o sistema de isoenzimas CYP. Como o *tapentadol* não produz metabólitos ativos, não é necessário o reajuste de dosagem em insuficiências renais leves ou moderadas. *Tapentadol* deve ser evitado em pacientes que receberam IMAOs nos últimos 14 dias e usado com cautela em pacientes que tomam medicamentos serotoninérgicos devido a um risco maior de síndrome serotoninérgica. Está disponível em formulações de liberação imediata e estendida.

### B. Tramadol

O *tramadol* é um analgésico de ação central que se liga fracamente ao receptor opioide μ e inibe fracamente a recaptação de norepinefrina e serotonina. Ele sofre extenso metabolismo via CYP2D6, levando a um metabólito ativo, que tem uma afinidade muito maior pelo receptor μ do que o composto original. O *tramadol* também é metabolizado por CYP3A4 e CYP2B6. Ele é usado para controlar dores leves a moderadas. É digno de nota que o *tramadol* tem menos atividade depressora respiratória em comparação com a *morfina*. A administração de *naloxona* pode reverter apenas parcialmente a toxicidade do *tramadol* e tem sido associada a um risco aumentado de convulsões. Os efeitos adversos raros, mas graves, incluem reações anafilactoides e síndrome serotoninérgica; o risco de síndrome serotoninérgica aumenta quando o *tramadol* é administrado em combinação com outros agentes serotoninérgicos ou quando suas concentrações plasmáticas aumentam devido a uma interação medicamentosa. A superdosagem ou interações medicamentosas com ISRSs, IMAOs e ADTs podem levar à toxicidade manifestada por excitação do SNC e convulsões. O *tramadol* deve ser usado com cautela em pacientes com histórico de convulsões. Tal como acontece com outros agentes que se ligam ao receptor opioide μ, o *tramadol* tem sido associado ao uso indevido e ao transtorno por uso de substâncias.

### C. Oliceridina

A *oliceridina* é um novo agonista μ-opioide sintético, de ação central e periférica, que se liga preferencialmente à via acoplada à proteína G com redução do recrutamento pós-receptor de β-arrestina. A ativação da β-arrestina contribui para a depressão respiratória e a disfunção gastrintestinal. Portanto, a redução da ativação da β-arrestina tem o potencial de minimizar esses efeitos, em comparação com os opioides tradicionais como a *morfina*. A *oliceridina* está disponível apenas em formulação intravenosa e é indicada para dor aguda moderada a grave. Tem início de ação mais rápido, duração e meia-vida mais curtas e é relativamente cinco vezes mais potente em comparação com a *morfina* intravenosa. Depressão respiratória ainda pode ocorrer com esse agente. Outros efeitos adversos incluem tontura, cefaleia, náusea, vômito e constipação. A *oliceridina* sofre metabolismo significativo via CYP2D6 e CYP3A4 e não possui metabólitos ativos conhecidos. Em pacientes com comprometimento hepático leve a moderado, os intervalos entre as doses devem ser alargados. Na doença hepática grave, a dose inicial deve ser reduzida, e as doses subsequentes devem ser administradas somente após avaliação do estado clínico. Não são necessários ajustes de dosagens em casos de deficiência renal.

## VI. ANTAGONISTAS

Os antagonistas opioides se ligam com alta afinidade aos receptores opioides, mas eles não ativam a resposta mediada pelo receptor. A administração de antagonistas de opioides não produz efeitos profundos em indivíduos que não tomam opioides. Em pacientes dependentes de opioides, os antagonistas revertem rapidamente o efeito dos agonistas, como a *morfina* ou qualquer agonista μ completo, e precipitam os sintomas de abstinência de opioides. A Figura 21.12 resume alguns dos sinais e sintomas da abstinência dos opioides.

### A. Naloxona

A *naloxona* é um antagonista competitivo nos receptores μ, κ e δ, com afinidade 10 vezes maior pelos receptores μ do que pelos κ.

**Estágio I: até 8 horas**

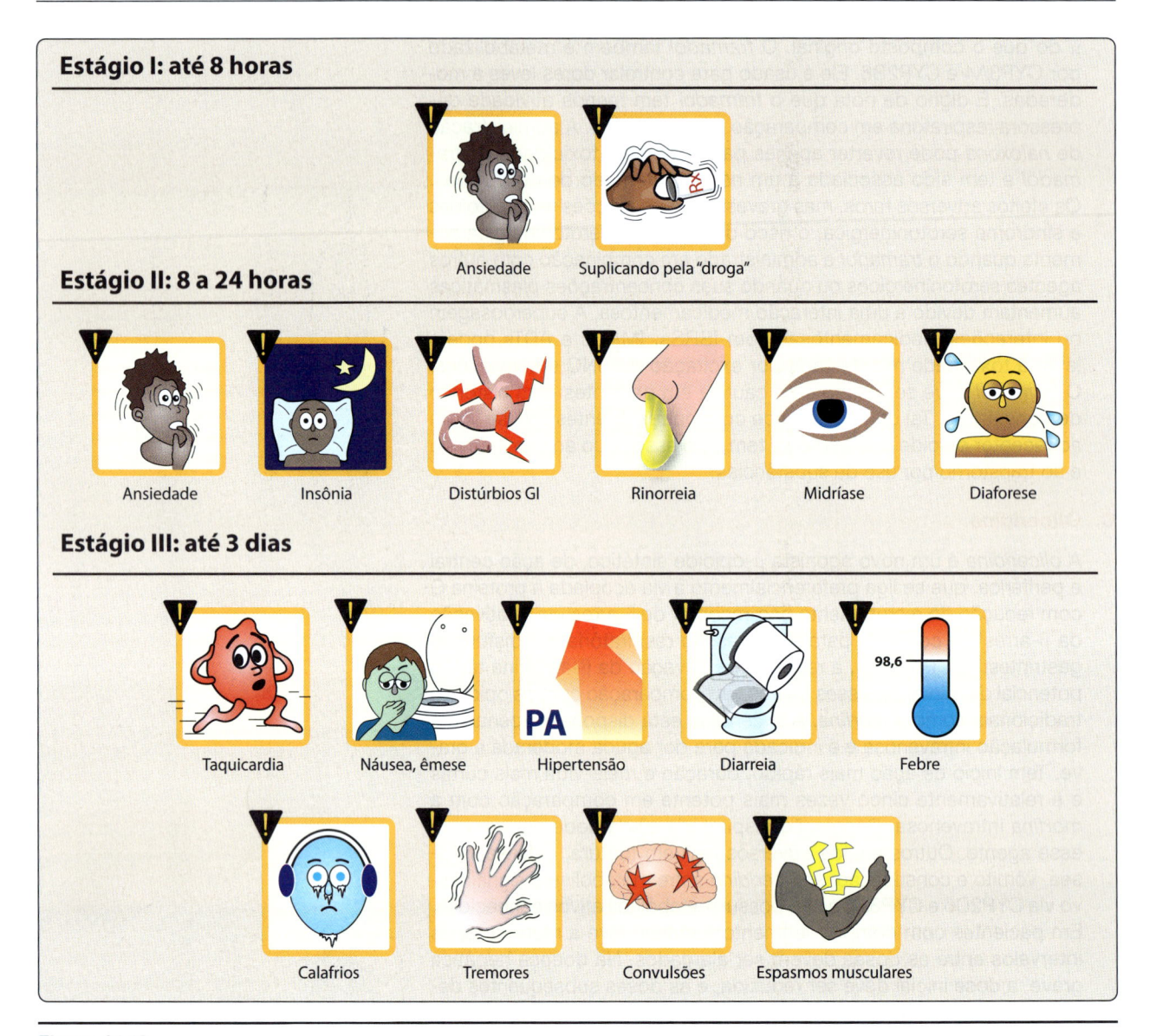

Ansiedade — Suplicando pela "droga"

**Estágio II: 8 a 24 horas**

Ansiedade — Insônia — Distúrbios GI — Rinorreia — Midríase — Diaforese

**Estágio III: até 3 dias**

Taquicardia — Náusea, êmese — Hipertensão — Diarreia — Febre

Calafrios — Tremores — Convulsões — Espasmos musculares

**Figura 21.12**
Síndrome da abstinência aos opioides. GI, gastrintestinal.

Ela desloca rapidamente todas as moléculas de opioides ligadas ao receptor e, portanto, pode reverter os efeitos da superdosagem de *morfina*, como depressão respiratória e coma, dois minutos após a administração intravenosa. A *naloxona* também pode ser administrada por via intramuscular, subcutânea e intranasal, com início de ação um pouco mais prolongado; no entanto, pouco ou nenhum efeito clínico é observado com a *naloxona* oral devido ao extenso metabolismo de primeira passagem. Como a *naloxona* tem meia-vida de 30 a 90 minutos, um paciente que foi tratado para uma superdosagem – e se recuperou – pode voltar a ter depressão respiratória, dependendo do opioide ingerido e de sua forma farmacêutica. (Nota: São necessárias doses muito mais elevadas e administração contínua de *naloxona* para reverter os efeitos da *buprenorfina* devido à sua elevada afinidade pelo receptor μ. Essa estratégia também pode ser necessária para opioides altamente potentes.)

A *naloxona* está disponível em um autoinjetor e um inalador nasal para distribuição comunitária nos Estados Unidos para tratamento de superdosagem de opioides, envolvendo heroína ou opioides prescritos. É imperativo que os prescritores aconselhem o paciente e os familiares sobre a disponibilidade desses produtos, as instruções adequadas de uso e a importância de ligar para os serviços de emergência em caso de superdosagem. Nos Estados Unidos, as leis atuais permitem que os pacientes comprem *naloxona* em farmácias comunitárias sem receita médica.

### B. Naltrexona

A *naltrexona* tem ações semelhantes às da *naloxona*, mas tem duração de ação mais longa e pode ser administrada por via oral. Por exemplo, uma dose oral única de *naltrexona* bloqueia o efeito da *heroína* injetada por até 24 horas, e a formulação intramuscular bloqueia o efeito por 30 dias. A *naltrexona* foi aprovada para o tratamento do transtorno por uso de opioides e do transtorno por uso de álcool. Ela é usada para desintoxicação rápida de opioides em combinação com *clonidina* (e, às vezes, com *buprenorfina*). A *naltrexona* tem sido associada à elevação de enzimas hepáticas e recomenda-se a monitoração da função hepática. Os efeitos colaterais comuns incluem náuseas e sonhos ou pesadelos vívidos. Para diminuir o risco de pesadelos, os pacientes devem ser instruídos a tomar o medicamento pela manhã, e não à noite.

### Resumo

- A dor é uma experiência complexa que é influenciada, em vários graus, por fatores biológicos, psicológicos e sociais. Ao elaborar um regime terapêutico, o médico precisa realizar uma avaliação ampla e completa da dor.
- Os opioides são divididos em classes clínicas com base na estrutura química. Todos os opioides têm seus principais efeitos mediados pelas três principais famílias de receptores comumente designadas como μ (mi, MOP), κ (kappa, KOP) e δ (delta, DOP).
- A *morfina* é o agonista protótipo do receptor μ. Comparar os opioides disponíveis com a *morfina* é útil na identificação de diferenças nos perfis de efeitos colaterais e potências relevantes para orientar a seleção de um regime de tratamento da dor seguro e eficaz.
- Embora todos os opioides tenham efeitos colaterais semelhantes, é importante considerar as diferenças no metabolismo, no mecanismo de ação e na eliminação ao projetar um regime terapêutico para um paciente individual.
- A *metadona* é um opioide muito complexo e eficaz que pode ser usado para dores contínuas moderadas a graves, de origem nociceptiva e neuropática. Devido às complexas propriedades farmacocinéticas, efeitos cardíacos e inúmeras interações medicamentosas, esse opioide deve ser usado com cautela.
- A *buprenorfina* serve como uma opção de tratamento para pacientes com risco de depressão respiratória (p. ex., obesidade, problemas respiratórios, depressores do SNC concomitantes) ou aqueles que apresentam hiperalgesia com o regime de opioides em curso. As conversões estabelecidas em diferentes formulações são relativamente inexistentes até o momento.
- A *naloxona* é um antagonista competitivo nos receptores μ, κ e δ e pode reverter os efeitos da maior parte da depressão respiratória induzida por opioides. Está disponível para distribuição comunitária nos Estados Unidos e deve ser disponibilizada aos pacientes que tenham opioides presentes no seu agregado familiar.

## Questões para estudo

**Escolha a resposta correta.**

21.1 Qual dos seguintes agentes listados é um opioide fenantreno que apresenta resposta completa e imediata ao tratamento com *naloxona* em caso de superdosagem?
   A. Meperidina
   B. Fentanila
   C. Buprenorfina
   D. Morfina

**Resposta correta** = D. A *morfina* é um fenantreno. Uma superdosagem de *morfina* pode ser tratada de forma eficaz com *naloxona*. A *naloxona* antagoniza o opioide por deslocá-lo do receptor, mas há casos em que ela não é eficaz. A *naloxona* é eficaz contra superdoses de *fentanila*, mas esta é uma fenilpiperidina, e não um fenantreno. A *meperidina* é uma fenilpiperidina, não um fenantreno, e o metabólito ativo, normeperidina, não é revertido pela *naloxona*. Os efeitos da *buprenorfina* são parcialmente revertidos pela *naloxona*. Na maioria dos casos de superdosagem de *buprenorfina*, a dose de *naloxona* deve ser elevada e contínua devido à maior afinidade de ligação ao receptor mi.

21.2 Qual das seguintes afirmações está correta em relação à *morfina*?
   A. A *morfina* é o opioide mais lipofílico.
   B. A *morfina* é metabolizada por CYP2D6 e CYP3A4 e tem inúmeras interações medicamentosas.
   C. A *morfina* possui metabólitos ativos que podem se acumular na insuficiência renal, levando a efeitos clinicamente relevantes.
   D. A *morfina* pode causar constipação induzida por opioides no início da terapia, mas a tolerância ocorre após uma a duas semanas de exposição ao opioide.

**Resposta correta** = C. A *morfina* possui dois metabólitos ativos, M3G e M6G, que são eliminados por via renal. Quando esses metabólitos ativos se acumulam, podem ocorrer efeitos clinicamente relevantes; consulte a Figura 21.5 para obter mais detalhes. A *morfina* é hidrofílica e é metabolizada por conjugação no fígado. Ela não depende do sistema enzimático CYP para o metabolismo, e isso diminui o risco de interações medicamentosas. A *morfina* pode causar constipação induzida por opioides no início da terapia, mas não ocorre tolerância à constipação induzida por opioides.

21.3 Uma mulher de 76 anos chega ao ambulatório com dor intensa secundária a uma fratura por compressão na coluna lombar. Seu histórico médico é significativo para insuficiência renal. Ela relata que a dor não foi controlada com *paracetamol*. Qual dos seguintes é o melhor opioide para essa paciente?
   A. Morfina (oral)
   B. Fentanila (adesivo transdérmico)
   C. Meperidina (oral)
   D. Hidrocodona/paracetamol (oral)

**Resposta correta** = D. *Hidrocodona/paracetamol* é a melhor escolha. É muito importante usar uma dose baixa e monitorar de perto o controle adequado da dor e os efeitos adversos. A *morfina* não é a melhor escolha devido aos metabólitos ativos que podem se acumular na insuficiência renal. O adesivo transdérmico não é uma boa opção, pois sua dor é considerada aguda e ela não usa opioides. A *meperidina* não deve ser usada na dor crônica, nem em paciente com insuficiência renal.

21.4 Um paciente de 56 anos sofre de neuropatia diabética dolorosa e dor crônica intensa nas costas com radiculopatia secundária à estenose espinal há muitos anos. O paciente não obteve alívio da dor neuropática com agentes de primeira linha, como tricíclicos, IRSNs ou anticonvulsivantes. Qual dos seguintes opioides tem um mecanismo de ação duplo e deve ser considerado para tratar a dor nociceptiva e a dor neuropática nesse paciente?
   A. Tapentadol
   B. Oximorfona
   C. Morfina
   D. Hidrocodona

**Resposta correta** = A. O *tapentadol* tem um mecanismo de ação único em comparação com as outras opções listadas. Ele tem um mecanismo de ação duplo (agonista μ e inibição da recaptação de norepinefrina), que demonstrou tratar de maneira eficaz a dor neuropática associada à neuropatia periférica diabética. Todos os outros agonistas μ listados podem ter alguma eficácia no tratamento da dor neuropática, mas não têm o mecanismo duplo como o *tapentadol*.

**21.5** Qual das seguintes afirmações com relação à *metadona* está correta?

   A. A *metadona* é uma excelente escolha para analgesia na maioria dos pacientes, pois tem poucas interações entre fármacos.
   B. A duração da analgesia por *metadona* é muito mais curta do que a meia-vida de eliminação.
   C. A potência equianalgésica da *metadona* é similar à da *morfina*.
   D. O metabólito ativo da *metadona* se acumula em pacientes com disfunção renal.

**Resposta correta = B.** A duração da analgesia com *metadona* é muito mais curta do que a meia-vida de eliminação, levando ao perigo de acúmulo e ao aumento do potencial de depressão respiratória e morte. A potência equianalgésica da *metadona* é extremamente variável com base em muitos fatores, e apenas os profissionais familiarizados com a *metadona* devem prescrever esse agente. As interações medicamentosas associadas à *metadona* são numerosas devido às múltiplas enzimas hepáticas envolvidas no metabolismo do fármaco. A *metadona* não possui metabólitos ativos, o que a torna uma opção de tratamento em pacientes com disfunção renal.

**21.6** Um homem de 57 anos foi tratado com *tapentadol* de liberação prolongada para dor crônica não maligna por 2 anos. Ele agora relata aumento da dor durante a tarde, enquanto está no trabalho. Qual dos seguintes é de curta ação e a melhor escolha para esse paciente com recaídas de dor?

   A. *Hidrocodona*
   B. *Metadona*
   C. *Buprenorfina*
   D. *Nalbufina*

**Resposta correta = A.** A *hidrocodona* é um fármaco de curta ação comumente usado, disponível comercialmente em associação com *paracetamol* ou *ibuprofeno*. A *metadona* não deve ser usada como rotina para dor de recaídas, devido à sua farmacocinética singular, e deve ser reservada para clínicos que têm experiência com esse fármaco e entendem as variáveis associadas a ele. A *buprenorfina* e a *nalbufina* podem precipitar a abstinência em pacientes que estão em uso de um opioide de mecanismo duplo, como o *tapentadol*.

**21.7** Um homem de 64 anos é hospitalizado após um acidente de carro no qual quebrou uma perna e um braço. Ele foi convertido para *morfina* oral antes da alta hospitalar. Após a alta, qual dos seguintes medicamentos ele deveria receber junto com a *morfina*?

   A. *Docusato sódico*
   B. *Sene*
   C. *Metilfenidato*
   D. *Difenidramina*

**Resposta correta = B.** Um regime intestinal deve ser prescrito com o início do opioide, pois a constipação é muito comum e pode ocorrer a qualquer momento. Não há tolerância a esse efeito adverso. *Sene* é um estimulante laxativo, disponível sem receita. O *docusato de sódio* é um amaciante de fezes ineficaz na constipação induzida por opioides quando usado como agente único. Produtos combinados que incluem *docusato* e *sene* são comumente usados e podem ser eficazes, principalmente devido às ações do *sene*. A *difenidramina* pode ser usada contra a urticária que pode ocorrer com o início de um opioide. O *metilfenidato* tem sido utilizado contra a sedação induzida por opioides em determinadas situações, mas esses problemas não são relatados nesse caso.

**21.8** Um homem de 67 anos é tratado com *hidrocodona/paracetamol* para dor crônica não maligna, sem alterações na dosagem por 2 anos. Sua dor foi razoavelmente bem controlada e ele permanece ativo, relata satisfação com seu regime de dor e nega quaisquer efeitos colaterais. Ele foi recentemente diagnosticado com DPOC e apneia obstrutiva do sono. Qual das alternativas a seguir é a melhor recomendação de tratamento para ele neste momento?

   A. Reduzir imediatamente todos os opioides devido ao risco aumentado de depressão respiratória induzida por opioides.
   B. Prescrever comprimidos orais de *naloxona* para ter em casa, caso ele sofra uma superdosagem de opioides.
   C. Prescrever *spray* nasal de *naloxona* para ter em casa e aconselhar o paciente e os familiares sobre o uso adequado no caso de ocorrer uma superdosagem de opioides.
   D. Nenhuma ação é necessária neste momento. Sua dor está bem controlada e ele não relata efeitos colaterais.

**Resposta correta = C.** Como esse paciente acaba de ser diagnosticado com DPOC e apneia do sono, seu risco de depressão respiratória induzida por opioides é maior. Como a dor está controlada e nenhum efeito colateral é relatado, a redução gradual dos opioides neste momento não é a melhor resposta. Devido ao efeito de primeira passagem, a *naloxona* não é clinicamente eficaz no tratamento de uma superdosagem quando administrada por via oral. Portanto, o *spray* nasal é a melhor escolha. Oferecer o *spray* nasal de *naloxona* para uso domiciliar, juntamente com a educação adequada, pode salvar vidas em caso de superdosagem. Fornecer educação adequada ao paciente e aos cuidadores sobre a importância de ter o *spray* nasal de *naloxona* em casa e de ligar para os serviços de emergência é fundamental em caso de situação de superdosagem.

**21.9** Um menino de 6 anos chega ao hospital para uma tonsilectomia. No dia seguinte à cirurgia, os níveis de dor permanecem elevados, apesar do uso de analgésicos não opioides. Qual dos seguintes opioides é considerado uma opção adequada com base nas recomendações atuais?

A. *Tramadol*
B. *Meperidina*
C. *Codeína*
D. *Oxicodona*

**Resposta correta =** D. Das opções fornecidas, a *oxicodona* é o opioide mais apropriado a ser considerado. Tanto o *tramadol* quanto a *codeína* são contraindicados para uso em crianças < 18 anos de idade após tonsilectomia e/ou adenoidectomia. A *meperidina* acarreta riscos adicionais.

**21.10** Com que frequência os ajustes posológicos da *metadona* devem ocorrer em ambiente doméstico?

A. A cada 1 a 2 dias.
B. A cada 3 a 4 dias.
C. A cada 5 a 7 dias.
D. A cada 10 a 14 dias.

**Resposta correta =** C. A *metadona* tem meia-vida longa que pode variar de 12 a 40 horas, mas foi relatado chegar a 150 horas. A fim de permitir o tempo adequado para que a *metadona* atinja o estado estacionário, recomenda-se que os ajustes de dose ocorram apenas a cada 5 a 7 dias em ambiente doméstico. No ambiente hospitalar, as doses podem ser ajustadas em algumas situações a cada 2 a 3 dias com monitoramento muito rigoroso.

# Estimulantes do sistema nervoso central

## 22

Jose A. Rey e Carol Motycka

## I. VISÃO GERAL

Estimulantes psicomotores e alucinógenos são dois grupos de fármacos que atuam primariamente como estimulantes do sistema nervoso central (SNC). Os estimulantes psicomotores causam excitação e euforia, diminuem a sensação de fadiga e aumentam a atividade motora. Como grupo, eles têm diversos usos clínicos e são potenciais drogas de abuso, assim como os depressores do SNC (Capítulo 16) e os opioides (Capítulo 21). A Figura 22.1 resume esses estimulantes do SNC e fármacos relacionados. Os alucinógenos produzem alterações profundas nos padrões de pensamento e no humor, com pouco efeito no tronco cerebral e na medula espinal. Eles são discutidos em pormenores no Capítulo 47.

## II. ESTIMULANTES PSICOMOTORES

### A. Metilxantinas

As metilxantinas incluem *teofilina*, encontrada no chá; *teobromina*, que é encontrada no cacau; e *cafeína*. A *cafeína* é o estimulante mais amplamente consumido no mundo e é encontrada em maiores concentrações em certos produtos de café (p. ex., expresso), mas também está presente em chás, refrigerantes, energéticos, chocolates e cacau.

1. **Mecanismo de ação:** Vários mecanismos foram propostos para as ações das metilxantinas, incluindo translocação de cálcio extracelular, aumento de monofosfato de adenosina cíclico e de guanosina (causado por inibição da fosfodiesterase) e bloqueio dos receptores de adenosina.

2. **Ações**

   a. **Sistema nervoso central:** A *cafeína* presente em uma a duas xícaras (240 mL) de café (100-200 mg) causa diminuição da fadiga e aumenta o alerta mental como resultado da estimulação do córtex e de outras áreas do cérebro. Já o consumo de 1,5 g de *cafeína* (12-15 xícaras de café) produz ansiedade e tremores. A medula espinal é estimulada somente por doses muito elevadas (2-5 g). Pode-se desenvolver tolerância rapidamente às

| ESTIMULANTES PSICOMOTORES |
|---|
| *Anfetamina* |
| *Armodafinila* |
| *Cafeína* |
| *Cocaína* |
| *Dexmetilfenidato* |
| *Dexmetilfenidato/* |
| *Serdexmetilfenidato* |
| *Dextroanfetamina* |
| *Lisdexanfetamina* |
| *Metanfetamina* |
| *Metilfenidato* |
| *Modafinila* |
| *Nicotina* |
| *Teofilina* |
| *Vareniclina* |
| **MEDICAMENTOS NÃO ESTIMULANTES PARA TDAH** |
| *Atomoxetina* |
| *Clonidina* |
| *Guanfacina* |
| *Viloxazina* |

**Figura 22.1**
Resumo dos estimulantes e dos medicamentos não estimulantes do sistema nervoso central para transtorno de déficit de atenção/hiperatividade (TDAH).

propriedades estimulantes da *cafeína*; a abstinência consiste em sensação de fadiga e sedação.

b. **Sistema cardiovascular:** Doses altas de *cafeína* têm efeitos inotrópico e cronotrópico positivos. (Nota: O aumento da contratilidade pode ser prejudicial a pacientes com *angina pectoris*. Em outros pacientes, a aceleração da frequência pode causar contrações ventriculares prematuras.)

c. **Ação diurética:** A *cafeína* tem ação diurética leve que aumenta o débito urinário de sódio, cloreto e potássio.

d. **Mucosa gástrica:** Como todas as metilxantinas estimulam a secreção de ácido gástrico, os indivíduos com úlcera péptica devem evitar alimentos e bebidas contendo metilxantinas.

3. **Usos terapêuticos:** A *cafeína* e seus derivados relaxam o músculo liso dos bronquíolos. A *teofilina* foi amplamente substituída por outros agentes, como $\beta_2$-agonistas e corticosteroides, para o tratamento da asma (ver Capítulo 41). A *cafeína* também é usada em combinação com o *paracetamol* e o *ácido acetilsalicílico* contra cefaleias, seja em produtos de venda livre ou sujeitos à prescrição. Ela é usada com frequência pelo público em geral para manter a vigília e reduzir temporariamente a fadiga.

4. **Farmacocinética:** As metilxantinas são bem absorvidas por via oral. A *cafeína* se distribui por todo o organismo, incluindo o cérebro. Essas substâncias atravessam a placenta e são secretadas no leite materno. Todas as metilxantinas são metabolizadas no fígado, geralmente pela via do citocromo P450 (CYP)1A2, e os metabólitos são excretados na urina.

5. **Efeitos adversos:** Doses moderadas de *cafeína* causam insônia, ansiedade e agitação. Doses altas são necessárias para causar toxicidade, que se manifesta por êmese e convulsões. A dose letal é de 10 g de *cafeína* (cerca de 100 xícaras de café), que induz arritmias cardíacas. Letargia, irritabilidade e cefaleia ocorrem em usuários que consomem rotineiramente mais de 600 mg de *cafeína* por dia (em torno de 6 xícaras de café por dia) e, então, param subitamente.

## B. Nicotina

A *nicotina* é o componente ativo do tabaco. Embora essa substância não seja usada terapeuticamente (exceto no tratamento para parar de fumar), permanece sendo importante, pois segue a *cafeína* como estimulante do SNC mais usado e perde apenas para o álcool como a droga mais abusada. Em combinação com o alcatrão e o monóxido de carbono encontrados na fumaça do cigarro, a *nicotina* representa um sério fator de risco para doenças cardiovasculares, pulmonares e ateroscleróticas, entre outras.

1. **Mecanismo de ação:** Em doses baixas, a *nicotina* causa estimulação ganglionar por despolarização. Em doses altas, ela causa bloqueio ganglionar. Os receptores de nicotina (ou nicotínicos) existem em vários locais do SNC, que participam dos atributos estimulantes da substância.

## 2. Ações

a. **Sistema nervoso central:** A *nicotina* é muito solúvel em lipídeos e facilmente atravessa a barreira hematencefálica. O consumo de cigarros ou a administração de doses baixas de *nicotina* produzem algum grau de euforia e estimulação, bem como relaxamento. Ela melhora a atenção, o aprendizado, a resolução de problemas e o tempo de reação. Doses elevadas de *nicotina* resultam em paralisia respiratória central e grave hipotensão causada por paralisia bulbar (Figura 22.2). Também é um supressor de apetite.

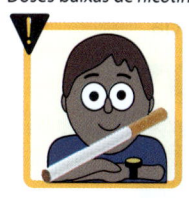

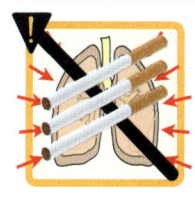

b. **Efeitos periféricos:** Os efeitos periféricos da *nicotina* são complexos. A estimulação dos gânglios simpáticos, bem como da suprarrenal, aumenta a pressão arterial e a frequência cardíaca. Assim, o tabagismo é particularmente prejudicial para os hipertensos. Vários pacientes com doença arterial periférica experimentam agravamento dos sintomas com o hábito de fumar. Além disso, a vasoconstrição induzida por *nicotina* pode diminuir o fluxo sanguíneo nas coronárias e afetar adversamente o paciente com angina. A estimulação dos gânglios parassimpáticos também aumenta a atividade motora do intestino. Em doses elevadas, a pressão arterial cai, e a atividade cessa na musculatura do trato gastrintestinal (TGI) e da bexiga como resultado do bloqueio dos gânglios parassimpáticos pela *nicotina*.

3. **Farmacocinética:** Como a *nicotina* é muito lipossolúvel, a absorção ocorre facilmente pelas mucosas oral, pulmonar, gastrintestinal (GI) e pela pele. A substância atravessa a placenta e é secretada no leite materno. Ao fumar, o fumante médio absorve 1-2 mg de *nicotina* por cigarro. A dose letal aguda é de 60 mg. Mais de 90% da *nicotina* inalada na fumaça é absorvida. A sua depuração envolve a biotransformação no pulmão e no fígado e a excreção urinária. A tolerância aos efeitos tóxicos se desenvolve rapidamente, em geral dentro de dias.

4. **Efeitos adversos:** Os efeitos da *nicotina* no SNC incluem irritabilidade e tremores. Ela também pode causar cólicas intestinais, diarreia e aumento da frequência cardíaca e da pressão arterial. Além disso, o fumo aumenta a velocidade de biotransformação de inúmeros fármacos.

**Figura 22.2**
Ações da nicotina no SNC.

---

### Aplicação clínica 22.1: Interações medicamentosas com o tabagismo – é a nicotina?

Muitos médicos acreditam que é a *nicotina* que causa a indução das enzimas metabolizadoras da CYP1A2 e resulta nas interações medicamentosas observadas com o tabagismo. Na verdade, são os hidrocarbonetos provenientes da inalação da fumaça que causam a indução enzimática e, portanto, a redução nas concentrações plasmáticas de certos medicamentos psicotrópicos comuns, como a *olanzapina*, a *clozapina* e o *haloperidol*. O tabagismo contribui para que alguns pacientes apresentem concentrações plasmáticas subterapêuticas (abaixo do necessário para o efeito terapêutico) em ambiente doméstico. Portanto, fumar cigarros pode representar um risco de perda dos efeitos antipsicóticos ou estabilizadores do humor desses medicamentos, apesar da adesão às doses prescritas.

---

5. **Síndrome de abstinência:** Como outros fármacos estimulantes, a *nicotina* é uma substância viciante; a dependência física se desenvolve rapidamente e pode ser grave (Figura 22.3). A abstinência

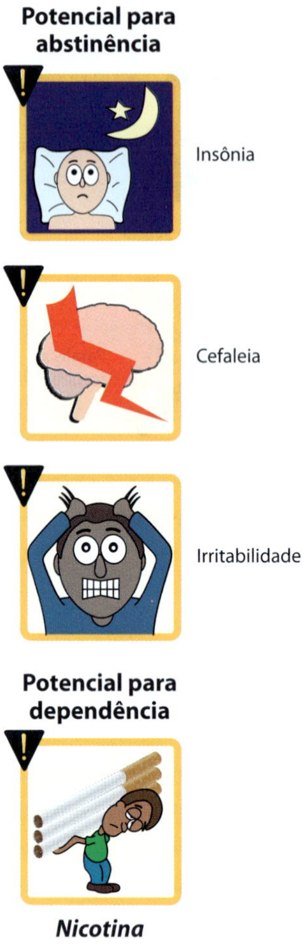

**Figura 22.3**
A *nicotina* tem potencial para dependência e abstinência.

é caracterizada por irritabilidade, ansiedade, intranquilidade, dificuldade de concentração, cefaleia e insônia. O apetite é afetado, e ocorre dor GI com frequência. Os adesivos transdérmicos e as gomas de mascar contendo *nicotina* diminuem os sintomas de abstinência e auxiliam os fumantes a pararem com o hábito. Por exemplo, a concentração de *nicotina* no sangue obtida com goma de mascar de *nicotina* é cerca da metade do pico observado com o cigarro (Figura 22.4). Outras formas de reposição de *nicotina* usadas para parar de fumar incluem inalação, nebulização nasal e pastilhas. A *bupropiona*, um antidepressivo (Capítulo 17), pode reduzir o desejo por cigarros/*nicotina*, auxiliar na cessação do tabagismo e atenuar os sintomas de abstinência. Essas propriedades são provavelmente devidas às suas características de ser uma cetoanfetamina e um inibidor fraco da recaptação de dopamina e norepinefrina.

### C. Vareniclina

A *vareniclina* é um agonista parcial nos receptores da acetilcolina (ACh) nicotínicos neuronais no SNC. Como a *vareniclina* é somente um agonista parcial nesses receptores, ela produz menos efeitos eufóricos do que a *nicotina* (a *nicotina* é um agonista total). Assim, ela é útil como auxiliar nos esforços para parar de fumar em pacientes com sintomas de abstinência de *nicotina*. Os pacientes que tomam *vareniclina* devem ser monitorados devido a tendências suicidas, pesadelos e alterações de humor.

### D. Cocaína

A *cocaína* é um fármaco amplamente disponível e altamente viciante. Devido ao seu potencial de abuso, é classificada como um fármaco da relação II pela Drug Enforcement Agency (DEA) dos Estados Unidos. O mecanismo primário subjacente aos efeitos da *cocaína* é o bloqueio da recaptação de monoaminas (norepinefrina, serotonina e dopamina) nos terminais pré-sinápticos. Isso potencializa e prolonga as ações dessas monoaminas no SNC e na periferia. Em particular, o prolongamento dos efeitos dopaminérgicos no sistema cerebral de prazer (sistema límbico) produz a intensa euforia que a *cocaína* causa inicialmente. O consumo crônico de *cocaína* esgota a dopamina. Essa depleção desencadeia o desejo por *cocaína* (Figura 22.5). A descrição completa da *cocaína* e seus efeitos é apresentada no Capítulo 47.

### E. Anfetaminas

A *anfetamina* é uma amina simpática que apresenta efeitos neurológicos e clínicos similares aos da *cocaína*. A *dextroanfetamina* é o principal membro dessa classe de compostos e é o isômero d da mistura racêmica de anfetaminas. A *lisdexanfetamina* é um profármaco que é convertido em L-lisina e no componente ativo *dextroanfetamina* por meio das ações hidrolíticas dos glóbulos vermelhos. A *metanfetamina* (também conhecida como "*speed*") é um derivado da *anfetamina* disponível para uso sob prescrição médica. A *3,4-metilenodioximetanfetamina* (também denominada *MDMA* ou *ecstasy*) é um derivado sintético da *metanfetamina* com propriedades alucinógenas e estimulantes (ver Capítulo 47).

1. **Mecanismo de ação:** Assim como com a *cocaína*, o efeito da *anfetamina* no SNC e no sistema nervoso periférico é indireto. Isto é, ambos dependem da elevação das concentrações de catecolaminas nos espaços sinápticos. A *anfetamina*, contudo, obtém seu efeito liberando estoques intracelulares de catecolaminas (Figura 22.6). Como a *anfetamina* também é inibidor da monoaminoxidase (IMAO) e um fraco inibidor da recaptação, concentrações elevadas de catecolaminas estão presentes nas fendas sinápticas. Apesar da diferença no mecanismo de ação, os efeitos comportamentais da *anfetamina* e de seus derivados são similares aos da *cocaína*.

2. **Ações**

    a. **Sistema nervoso central:** Os principais efeitos comportamentais da *anfetamina* resultam da combinação da sua propriedade liberadora e potenciadora de dopamina e de noradrenalina. A *anfetamina* estimula todo o eixo cerebrospinal, o córtex, o tronco cerebral e o bulbo. Isso aumenta o estado de alerta, diminui a fadiga e o apetite e causa insônia. Os efeitos estimulantes do SNC da *anfetamina* e seus derivados levaram ao seu uso no tratamento de hiperatividade em crianças, narcolepsia e obesidade. Em altas doses, podem ocorrer psicose e convulsões.

    b. **Sistema nervoso simpático:** Além da sua ação acentuada no SNC, a *anfetamina* atua no sistema adrenérgico, estimulando indiretamente os receptores com a liberação de norepinefrina.

3. **Usos terapêuticos:** Os fatores que limitam o uso terapêutico das *anfetaminas* incluem a dependência psicológica e fisiológica.

    a. **Transtorno de déficit de atenção e hiperatividade:** Crianças com TDAH são hipercinéticas e não conseguem se envolver em qualquer atividade por mais de alguns minutos. *Dextroanfetamina*, *lisdexanfetamina*, *metanfetamina* e *sais mistos de anfetamina* são fármacos estimulantes que ajudam a melhorar a capacidade de atenção e a aliviar muitos dos problemas comportamentais associados a essa síndrome, além de reduzir a hipercinesia. Os estimulantes são considerados agentes de primeira linha no tratamento do TDAH. As substâncias estimulantes têm potencial de abuso e são classificadas como substâncias controladas da Lista II.

    b. **Narcolepsia:** A narcolepsia é um distúrbio do sono relativamente raro caracterizado por incontroláveis surtos de sono durante o dia. A sonolência pode ser tratada com medicamentos, como *sais mistos de anfetaminas*, *metilfenidato*, *modafinila* ou *armodafinila* (ver adiante).

    c. **Supressão do apetite:** *Fentermina* e *dietilpropiona* são aminas simpatomiméticas estruturalmente relacionadas à *anfetamina*. Esses agentes são usados como supressores de apetite no tratamento da obesidade. Consulte a Seção III para obter mais informações sobre esses medicamentos e outros agentes utilizados para perda de peso no tratamento da obesidade. (Nota: A *lisdexanfetamina* também foi aprovada para transtorno de compulsão alimentar periódica.)

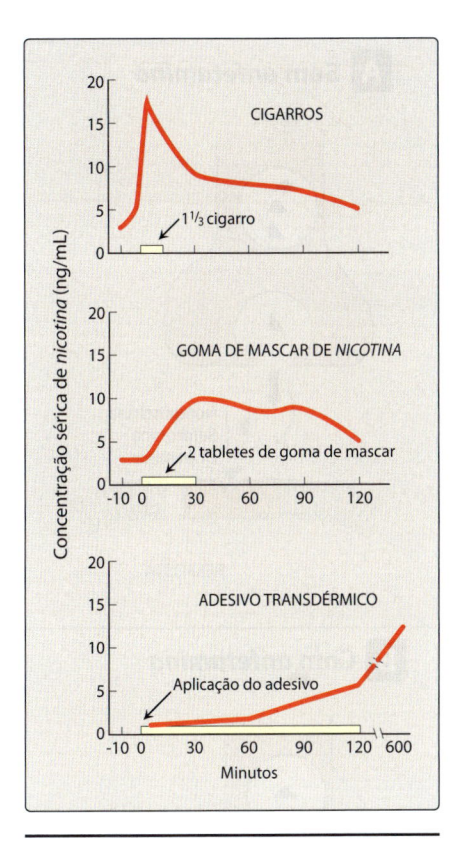

**Figura 22.4**
Concentração sérica de *nicotina* em indivíduos que fumam cigarros, mascam goma ou utilizam adesivo transdérmico de *nicotina*.

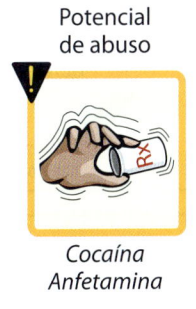

**Figura 22.5**
A *cocaína* e a *anfetamina* têm potencial de abuso.

**A** Sem *anfetamina*

Norepinefrina
Serotonina
Dopamina

RESPOSTA

**B** Com *anfetamina*

Anfetamina

Norepinefrina
Serotonina
Dopamina

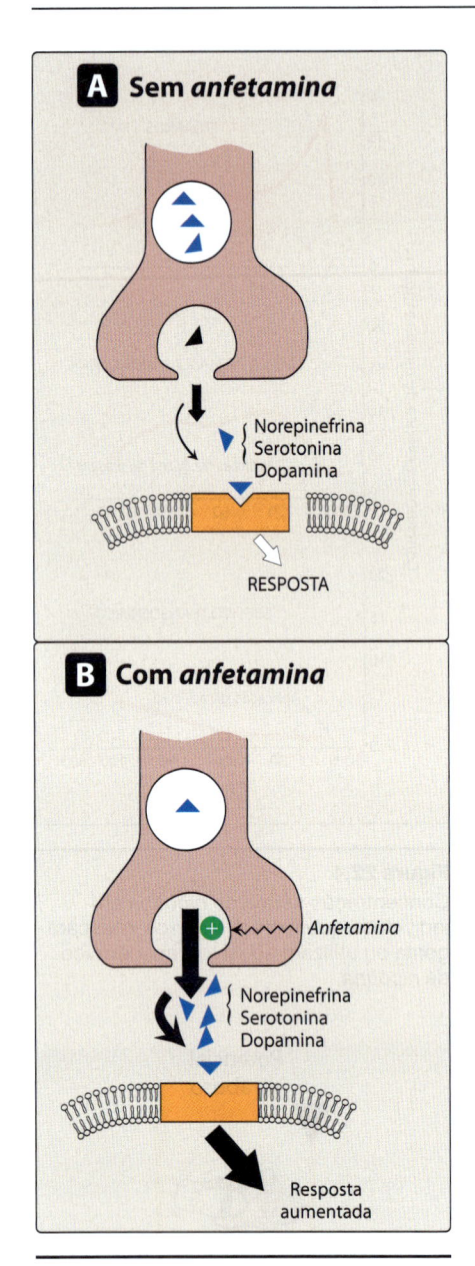

Resposta aumentada

**Figura 22.6**
Mecanismo de ação da *anfetamina*.

4. **Farmacocinética:** A *anfetamina* é completamente absorvida no TGI, biotransformada no fígado e excretada na urina. Os abusadores de *anfetaminas* frequentemente administram a droga por injeção intravenosa e/ou fumando. A euforia causada pela *anfetamina* dura de 4 a 6 horas, ou seja, quatro a oito vezes mais do que o efeito da *cocaína*.

5. **Efeitos adversos:** As *anfetaminas* podem causar vício, levando à dependência, à tolerância e ao comportamento compulsivo pelo fármaco. Além disso, ela tem os efeitos indesejáveis apresentados a seguir.

    a. **Efeitos no SNC:** Os efeitos indesejáveis da *anfetamina* incluem insônia, irritabilidade, fraqueza, tonturas, tremores e reflexos hiperativos (Figura 22.7). Ela também pode causar confusão, *delirium*, pânico e tendências suicidas, em especial nos pacientes doentes mentalmente. (Nota: Os benzodiazepínicos, como o *lorazepam*, são usados frequentemente no tratamento da agitação e da estimulação do SNC secundárias à dosagem excessiva de *anfetamina*.) O uso crônico de *anfetamina* produz um estado de "psicose anfetamínica", que se parece com os episódios psicóticos associados com esquizofrenia. O uso prolongado de anfetaminas está associado à dependência psicológica e física, ao passo que a tolerância aos seus efeitos pode ocorrer dentro de algumas semanas. O efeito anorexígeno da *anfetamina* é devido à sua ação no centro alimentar hipotalâmico lateral.

    b. **Efeitos cardiovasculares:** Além de causar efeitos no SNC, a *anfetamina* pode causar palpitações, arritmias cardíacas, hipertensão, dor anginosa e colapso circulatório. Os efeitos adversos cardiovasculares contribuíram para a morte súbita em pessoas com anomalias cardíacas subjacentes ou riscos que podem não ter sido identificados antes do uso do estimulante. Cefaleia, calafrios e sudorese excessiva também podem ocorrer.

    c. **Efeitos gastrintestinais:** A *anfetamina* atua no TGI causando anorexia, náuseas, êmese, cólicas abdominais e diarreia.

    d. **Contraindicações:** Pacientes com hipertensão, doença cardiovascular, hipertireoidismo, glaucoma, história de abuso ou aqueles que usam IMAO não devem ser tratados com *anfetamina*.

F. **Metilfenidato**

O *metilfenidato* e seu isômero farmacologicamente ativo *dexmetilfenidato* têm propriedades estimulantes do SNC semelhantes às da *anfetamina* e são frequentemente usados no tratamento do TDAH. Tanto o *metilfenidato* quanto o *dexmetilfenidato* têm potencial de abuso e são classificados como substâncias controladas da Lista II. Serdexmetilfenidato é um profármaco que é convertido em *dexmetilfenidato* após ingestão.

1. **Mecanismo de ação:** Crianças com transtorno de déficit de atenção ou TDAH podem produzir sinais fracos de dopamina, o que sugere que atividades que antes eram interessantes agora oferecem menos recompensas a essas crianças. O *metilfenidato* é um inibidor do transporte de dopamina e norepinefrina e pode aumentar essas duas catecolaminas na fenda sináptica. (Nota: *Atomoxetina*,

*viloxazina*, *guanfacina* e *clonidina* são medicamentos não estimulantes aprovados para TDAH em crianças e adultos. Ao contrário do *metilfenidato*, que bloqueia mais a recaptação de dopamina do que a recaptação de noradrenalina, a *atomoxetina* e a *viloxazina* são mais seletivas para a inibição da recaptação de noradrenalina. A *guanfacina* e a *clonidina* são agonistas dos receptores $\alpha_2$-adrenérgicos de ação central [ver Capítulo 6]. Os medicamentos não estimulantes usados no TDAH não são considerados viciantes e não são substâncias controladas.)

2. **Usos terapêuticos:** O *metilfenidato* é comumente usado no tratamento do TDAH. *Dexmetilfenidato* e *dexmetilfenidato/serdexmetilfenidato* também são usados para o tratamento do TDAH. O *metilfenidato* também é eficaz no tratamento da narcolepsia. Ao contrário do *metilfenidato*, o *dexmetilfenidato* não está indicado no tratamento da narcolepsia.

3. **Farmacocinética:** *Metilfenidato* e *dexmetilfenidato* são facilmente absorvidos por via oral. O *metilfenidato* está disponível em formulação oral de liberação prolongada e como adesivo transdérmico para aplicação única diária. O produto desesterificado, ácido ritalínico, é excretado na urina.

4. **Efeitos adversos:** Os efeitos GI são os mais comuns e incluem dor abdominal e náuseas. Outras reações incluem anorexia, insônia, nervosismo e febre. Os efeitos adversos e riscos cardíacos são semelhantes aos das *anfetaminas*. Em pacientes com epilepsia, o *metilfenidato* pode aumentar a frequência das crises.

### G. Modafinila e armodafinila

*Modafinila* e seu derivado R-enantiômero, *armodafinila*, são considerados fármacos de primeira linha para o tratamento da narcolepsia. *Modafinila* promove vigília, mas produz menos efeitos eufóricos e psicoativos e menos alterações no humor, na percepção, no pensamento e sensações quando comparado a outros estimulantes do SNC. O mecanismo de ação permanece desconhecido, mas pode envolver os sistemas adrenérgico e dopaminérgico. O fármaco é bem distribuído por todo o corpo e é eliminado por metabolismo hepático e excreção urinária. Cefaleia, náusea e rinite são os efeitos adversos primários. *Modafinila* e *armodafinila* podem ter algum potencial de abuso e dependência física, e ambos são classificados como fármacos controlados. (Nota: Os medicamentos não estimulantes indicados para o tratamento da narcolepsia e da sonolência diurna excessiva que podem ocorrer secundariamente a condições médicas, como a apneia do sono, são *solrianfetol*, um inibidor da recaptação de dopamina e norepinefrina, e *pitolisanto*, um antagonista-agonista inverso dos receptores de histamina-3.)

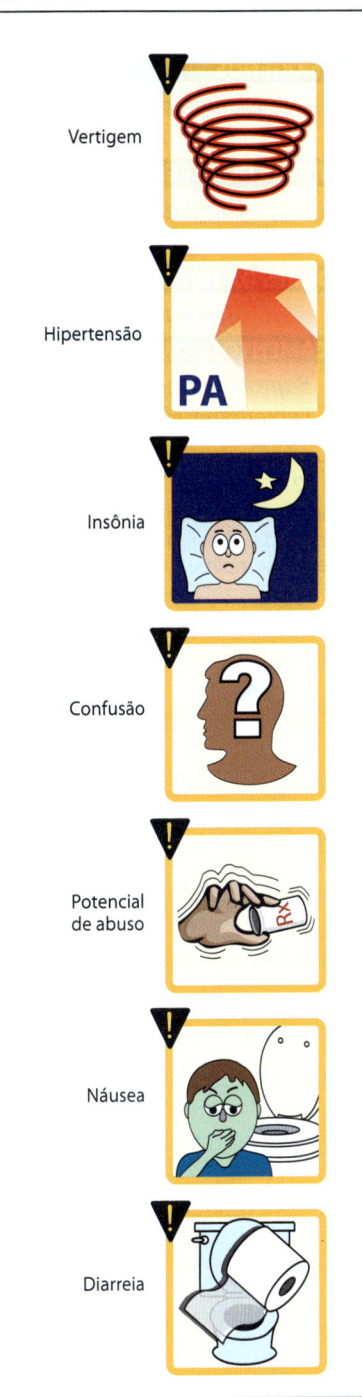

**Figura 22.7**
Efeitos adversos observados com o uso das *anfetaminas* e do *metilfenidato*.

## III. MEDICAMENTOS PARA TRATAR A OBESIDADE

O índice de massa corporal (IMC) igual ou superior a 30 kg/m$^2$ é considerado obesidade. A obesidade se deve em parte a um desequilíbrio energético, no qual o consumo calórico excede o gasto calórico. Contudo, entende-se, atualmente, que condições genéticas, metabólicas, comportamentais, ambientais, culturais e socioeconômicas também contribuem.

| ANOREXÍGENOS |
|---|
| Dietilpropiona |
| Fentermina |
| **AGONISTAS DO RECEPTOR GLP-1** |
| Liraglutida |
| Semaglutida |
| **INIBIDORES DA LIPASE** |
| Orlistate |
| **MEDICAMENTOS COMBINADOS** |
| Bupropiona/naltrexona |
| Fentermina/topiramato |

**Figura 22.8**
Resumo dos fármacos usados no tratamento da obesidade. GLP-1, peptídeo-1 semelhante ao glucagon.

Um indivíduo com um IMC maior que 30 kg/m$^2$ – ou maior que 27 kg/m$^2$ com outras comorbidades, como hipertensão e diabetes – é um potencial candidato ao tratamento farmacológico da obesidade. Os fármacos contra obesidade são considerados eficazes se demonstrarem no mínimo redução de 5% da massa corporal em comparação com um placebo (sem tratamento). Muitos dos agentes disponíveis para perda de peso são classificados como anorexígenos ou supressores de apetite. Os anorexígenos atualmente aprovados e usados mais comumente para perda de peso incluem *fentermina* e *dietilpropiona*.* Vários outros anorexígenos são usados sem indicação formal na bula para o controle da perda de peso; contudo, uma discussão sobre esses agentes está além do escopo deste capítulo. Um resumo dos medicamentos usados para tratar a obesidade é fornecido na Figura 22.8.

### A. Anorexígenos/supressores de apetite

*Fentermina* e *dietilpropiona* são estimulantes do SNC usados como inibidores de apetite. Eles exercem seu efeito aumentando a liberação de norepinefrina e de dopamina dos terminais nervosos e inibindo a recaptação desses neurotransmissores, elevando, assim, sua concentração no cérebro. O aumento da norepinefrina sinaliza uma reação de luta ou fuga para o organismo, o que, por sua vez, diminui o apetite. Em semanas, desenvolve-se tolerância ao efeito de redução de massa corporal, e a perda de peso alcança um platô. Aumentar a dosagem geralmente não resulta em perda adicional de peso e, em geral, recomenda-se a descontinuação do fármaco quando o platô é alcançado. Portanto, esses agentes são indicados para o manejo da perda de peso em curto prazo. Os anorexígenos são fármacos de prescrição controlada, devido ao potencial de dependência ou abuso. Xerostomia, cefaleia, insônia e constipação são efeitos adversos comuns. A frequência cardíaca e a pressão arterial podem aumentar com esses fármacos; por isso, eles devem ser evitados em pacientes com histórico de hipertensão não controlada, doença cardíaca, arritmias, insuficiência cardíaca ou acidente vascular encefálico (AVE). O uso concomitante de anorexígenos e IMAOs ou outros simpatomiméticos deve ser evitado.

### B. Inibidores da lipase

O *orlistate* é o único agente de uma classe de medicamentos antiobesidade conhecidos como inibidores da lipase. É indicado para perda de peso ou manutenção crônica do peso. O *orlistate* é um éster do ácido pentanoico que inibe as lipases gástricas e pancreáticas,

---

*N. de T.: No Brasil, o Supremo Tribunal Federal (STF) derrubou a lei que permitia a produção, a comercialização e o consumo de três medicamentos emagrecedores: *mazindol*, *femproporex* e *anfepramona* (ou *dietilpropiona*).
Esses fármacos (*mazindol, femproporex* e *anfepramona*) continuam sem produtos registrados na Anvisa e, portanto, são proibidos pela Agência. O que ocorreu foi a proibição pela Anvisa, por meio da Resolução 52, de 2011, da venda dos inibidores de apetite *anfepramona, femproporex* e *mazindol* e criando restrições severas à sibutramina. Em 2017, o deputado Rodrigo Maia, no exercício da Presidência da República, promulgou a Lei nº 13.454, que voltou a permitir o uso e a comercialização de produtos contendo esses fármacos. Entretanto, em 2021, o STF derrubou essa lei e voltou a proibir produtos anorexígenos como esses fármacos. Há, ainda, no mercado, produtos contendo *sibutramina*.
Obs: *anfepramona* e *dietilpropiona* são sinônimos (mesmo fármaco).

diminuindo, assim, a hidrólise da gordura da dieta em moléculas menores que possam ser absorvidas. A administração do *orlistate* diminui a absorção de gorduras em cerca de 30%. A perda de calorias devido à diminuição da absorção de gorduras é a principal causa da perda de peso. A Figura 22.9 mostra os efeitos da perda de peso com o tratamento com *orlistate*. A utilidade clínica do *orlistate* é limitada por efeitos adversos gastrintestinais, incluindo manchas oleosas, flatulência com secreção, urgência fecal e aumento da defecação. Esses efeitos podem ser minimizados por meio de uma dieta pobre em gorduras e do uso concomitante de *colestiramina*. Esse medicamento é contraindicado durante a gestação e em pacientes com síndrome de má absorção crônica ou colestase. Ele também interfere na absorção de vitaminas lipossolúveis e β-carotenos. Os pacientes devem ser orientados a tomarem suplementos multivitamínicos que contenham as vitaminas A, D, E e K, bem como β-carotenos. O *orlistate* também interfere na absorção de outros medicamentos, como *amiodarona*, *ciclosporina* e *levotiroxina*, e a resposta clínica a esses medicamentos deve ser monitorada quando do início do uso do *orlistate*. A administração de *levotiroxina* deve ser afastada pelo menos 4 horas da administração de *orlistate*.

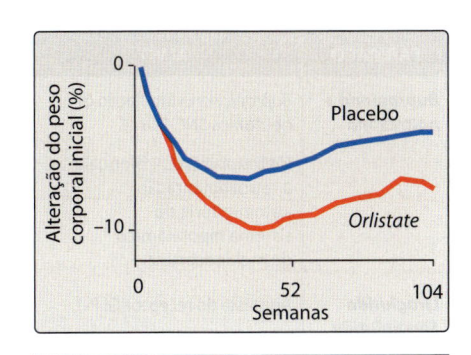

**Figura 22.9**
Efeitos do tratamento com *orlistate* na massa corporal.

### C. Agonistas do receptor do peptídeo 1 semelhante ao glucagon

*Liraglutida* e *semaglutida* são agonistas injetáveis do receptor do peptídeo 1 semelhante ao glucagon (GLP-1) indicados para controle de peso crônico. O GLP-1 é importante na regulação do apetite e da ingestão alimentar, e a administração desses agentes reduz a fome, levando, assim, à diminuição da ingestão calórica e à perda de peso. A *liraglutida* é administrada diariamente, e a *semaglutida* tem um esquema de dosagem uma vez por semana. Os agonistas do receptor GLP-1 também são indicados para o tratamento do diabetes melito tipo 2 (ver Capítulo 24).

### D. Terapias combinadas

A combinação de *fentermina* e *topiramato* é usada no tratamento da obesidade a longo prazo. Estudos iniciais do anticonvulsivante *topiramato* observaram perda de peso em pacientes que tomavam o medicamento. Devido aos efeitos sedativos do *topiramato*, o estimulante *fentermina* foi adicionado para neutralizar a sedação e promover perda adicional de peso por meio da supressão do apetite. Se um paciente não conseguir uma perda de peso de 5% após 12 semanas com a dose máxima dessa combinação, o uso deverá ser descontinuado. Também é importante notar que esse agente não deve ser interrompido abruptamente, pois pode provocar convulsões. O *topiramato* tem sido associado a defeitos congênitos significativos, incluindo fenda palatina; portanto, a combinação de *fentermina/topiramato* é contraindicada na gravidez e precauções especiais devem ser tomadas para evitar gravidez durante o uso desse agente. *Bupropiona* e *naltrexona* consistem em outra terapia combinada, usada para controle de peso crônico. A terapia combinada funciona por meio da regulação do sistema mesolímbico de recompensa. A combinação *bupropiona/naltrexona* está contraindicada na hipertensão não controlada. Características importantes dos medicamentos para obesidade estão resumidas na Figura 22.10.

| FÁRMACO | ALVO | MECANISMO DE AÇÃO | FARMACOCINÉTICA | EFEITOS ADVERSOS |
|---|---|---|---|---|
| Bupropiona + naltrexona | Bupropiona: Estimulação de neurônios SNC-POMC<br><br>Naltrexona: SNC – bloqueia a retroalimentação autoinibitória do sistema hipotalâmico de melanocortina | A combinação regula o sistema mesolímbico de recompensa e resulta na supressão do apetite | Bupropiona: Metabolismo no fígado; inibidor da CYP2D6<br><br>Naltrexona: Excreção pelos rins | Náusea, cefaleia, xerostomia, tontura, prisão de ventre, ideação suicida |
| Liraglutida Semaglutida | Agonista do receptor GLP-1 | Retarda o esvaziamento gástrico e aumenta a saciedade | Metabolizados de forma semelhante a proteínas grandes; nenhum órgão específico de eliminação | Náuseas e vômitos, pancreatite, hipoglicemia, doença aguda da vesícula biliar, frequência cardíaca elevada, ideação suicida |
| Orlistate | Sistema GI – inibe a lipase gástrica e pancreática | A absorção de gordura diminui cerca de 30%, o que reduz a ingestão calórica geral | Absorção sistêmica mínima | Sintomas gastrintestinais, como manchas oleosas, flatulência, urgência fecal e aumento da defecação |
| Fentermina | SNC – aumento da liberação de NE e inibição da recaptação e liberação de dopamina | Supressão do apetite | Excreção pelos rins | Xerostomia, cefaleia, insônia, prisão de ventre<br><br>Possível aumento da frequência cardíaca e da pressão arterial |
| Dietilpropiona | SNC – aumento da liberação de NE e inibição da recaptação e liberação de dopamina | Supressão do apetite | Excreção, principalmente, pelos rins | Xerostomia, cefaleia, insônia, prisão de ventre<br><br>Possível aumento da frequência cardíaca e da pressão arterial |
| Fentermina + topiramato | Fentermina: SNC – aumento da liberação de NE e inibição da recaptação e liberação de dopamina<br><br>Topiramato: SNC – aumento de GABA | Supressão do apetite e aumento da saciedade | Excreção, principalmente, pelos rins com metabolismo hepático limitado | Xerostomia, cefaleia, insônia, prisão de ventre<br><br>Possível aumento da frequência cardíaca e da pressão arterial |

**Figura 22.10**
Características dos medicamentos para tratar obesidade. SNC, sistema nervoso central; GABA, ácido γ-aminobutírico; GI, gastrintestinal; GLP, peptídeo semelhante ao glucagon; NE, norepinefrina; POMC, pró-opiomelanocortina.

## Aplicação clínica 22.2: Gestão da obesidade

A obesidade é uma condição que afeta aproximadamente um terço da população nos Estados Unidos e está se tornando um problema crescente em todo o mundo. É responsável por uma infinidade de comorbidades, incluindo hipertensão, diabetes, doença arterial coronariana e depressão. O tratamento deve ser multifatorial e incluir modificações no estilo de vida para dieta e exercícios, terapia comportamental e medicamentos quando necessário. A terapia medicamentosa para o tratamento da obesidade deve ser considerada quando a dieta e os exercícios não tiveram sucesso. Como os agentes para o tratamento da obesidade estão associados a riscos significativos, eles são recomendados apenas para pacientes com IMC superior a 30 kg/m$^2$ ou superior a 27 kg/m$^2$ com outras comorbidades, como hipertensão e diabetes. Os agentes para o tratamento da obesidade proporcionam maiores benefícios quando usados em conjunto com terapia comportamental e manutenção das modificações no estilo de vida.

## Resumo

- Os estimulantes do SNC, também conhecidos como psicoestimulantes, são agentes eficazes para TDAH, narcolepsia, obesidade e transtorno da compulsão alimentar periódica.
- A maioria dos estimulantes do SNC disponíveis tem a inibição da recaptação pré-sináptica de dopamina ou norepinefrina como principal mecanismo de ação.
- Os estimulantes do SNC apresentam alto risco de abuso e dependência. Muitas substâncias comumente consumidas, como *nicotina*, *cafeína* e *cocaína*, são estimulantes do SNC, e os psicoestimulantes vendidos somente com receita médica também apresentam alto risco de abuso.
- Os estimulantes do SNC, *cafeína* e *nicotina*, continuam sendo duas das substâncias mais comumente consumidas na sociedade devido à facilidade de acesso e às qualidades viciantes, respectivamente.
- Indivíduos que recebem estimulantes do SNC prescritos devem ser avaliados clinicamente antes do início da terapia, devido ao alto risco de esses agentes piorarem condições médicas comuns, como hipertensão e doenças cardíacas.
- Muitos psicoestimulantes usados atualmente para o tratamento do TDAH têm sido administrados por via oral há muitos anos. A maioria dos novos tratamentos para o TDAH concentra-se no desenvolvimento de formulações inovadoras, como agentes transdérmicos ou orais de liberação prolongada, em suspensões líquidas ou comprimidos desintegrantes.
- Estimulantes do SNC, como *anfetamina*, *dextroanfetamina*, *metilfenidato* e *dexmetilfenidato*, são considerados agentes de primeira linha para o tratamento do TDAH, juntamente com intervenções comportamentais.
- Os estimulantes do SNC *modafinila* e *armodafinila* são considerados terapia de primeira linha para o tratamento da narcolepsia, sendo as *anfetaminas* e o *metilfenidato* reservados para casos mais graves.
- Medicamentos contra a obesidade devem ser usados em conjunto com modificações no estilo de vida e terapia comportamental, para um tratamento ideal.
- Os medicamentos para o tratamento da obesidade incluem *fentermina*, *dietilpropiona*, *orlistate*, *liraglutida*, *semaglutida* e medicamentos combinados, incluindo *fentermina/topiramato* e *bupropiona/naltrexona*.
- O uso de *fentermina* ou combinações contendo *fentermina* deve ser evitado em pacientes com hipertensão não controlada devido ao potencial de aumento da pressão arterial e da frequência cardíaca com seu uso.
- O *orlistate* está associado a muitos efeitos adversos gastrintestinais (p. ex., manchas oleosas, flatulência com secreção e urgência fecal) que limitam seu uso clínico.

## Questões para estudo

**Escolha a resposta correta.**

**21.1** As anfetaminas* podem ser usadas em pacientes com qual das seguintes condições?
- A. Doença cardiovascular
- B. Hipertensão
- C. Hipertiroidismo
- D. Obesidade

**Resposta correta = D.** O uso de *anfetaminas* para controle da obesidade deve ser atentamente monitorado. Análogos da *anfetamina*, como a *fentermina*, são aprovados para obesidade. As demais condições são contraindicações, quando se considera o uso de *anfetaminas*.

**21.2** Um menino de 10 anos é encaminhado a um neurologista pediátrico para avaliação devido ao mau desempenho e à incapacidade de prestar atenção na escola. Ele também tem brigado com outras crianças. Seu diagnóstico é de TDAH com impulsividade e irritabilidade. Qual das alternativas a seguir é mais apropriada para o manejo do TDAH?
- A. *Clonidina*
- B. *Mirtazapina*
- C. *Dextroanfetamina*
- D. *Haloperidol*

**Resposta correta = C.** A *dextroanfetamina* é o único medicamento aprovado para o TDAH. Sintomas, como brigas, podem melhorar com *haloperidol*, e a hiperatividade pode melhorar com *clonidina*, mas esses fármacos não melhoram o desempenho acadêmico e os problemas subjacentes.

---

*N. de T.: No Brasil, as anfetaminas não são aprovadas.

**21.3** Uma menina de 6 anos com sintomas predominantemente de déficit de atenção, e ausência de comportamentos de hiperatividade, necessita de um tratamento alternativo para resolver problemas escolares e familiares devido ao seu transtorno de déficit de atenção, e ela falhou em testes adequados de formulações de *anfetaminas* e *metilfenidato**. Qual das alternativas a seguir é uma opção de tratamento apropriada neste momento?

   **A.** *Armodafinila*
   **B.** *Atomoxetina*
   **C.** *Lisdexanfetamina*
   **D.** *Dexmetilfenidato*

**Resposta correta = B.** A *atomoxetina* é considerada um agente de segunda linha, apropriado após falha com os psicoestimulantes de ambas as classes de *anfetaminas* e *metilfenidato*. Não se espera que os isômeros desses respectivos grupos de estimulantes tenham eficácia superior às misturas racêmicas. *Armodafinila* é usado para narcolepsia.

**21.4** Qual das seguintes alternativas cita um efeito adverso das *anfetaminas*?

   **A.** Bradicardia
   **B.** Sonolência
   **C.** Constipação
   **D.** Hipertensão

**Resposta correta = D.** A hipertensão é um possível efeito adverso que exige atenção especialmente em indivíduos com fatores de risco para o aumento da pressão arterial. As *anfetaminas* causam taquicardia (não bradicardia), insônia (não sonolência) e diarreia (não constipação).

**21.5** Qual dos seguintes fármacos é considerado o tratamento de primeira escolha contra a narcolepsia?

   **A.** *Galantamina*
   **B.** *Atomoxetina*
   **C.** *Temazepam*
   **D.** *Modafinila*

**Resposta correta = D.** A *modafinila* é o único fármaco entre os listados aprovado contra a narcolepsia. *Temazepam* é indicado para insônia; *galantamina*, para doença de Alzheimer; e *atomoxetina*, para TDAH.

**21.6** Um homem de 35 anos está interessado em parar de fumar. Em tentativas anteriores, ele tentou goma de *nicotina*, adesivo de *nicotina* e o método "*cold turkey*" (supressão imediata de um vício). Foi malsucedido em cada uma dessas tentativas e voltou a fumar em 4 a 6 semanas. Qual dos seguintes fármacos pode ser útil para auxiliar esse paciente na sua tentativa de parar de fumar?

   **A.** *Vareniclina*
   **B.** *Dextroanfetamina*
   **C.** *Lorazepam*
   **D.** *Dexmetilfenidato*

**Resposta correta = A.** A *vareniclina* está aprovada como opção de tratamento auxiliar no controle da dependência da *nicotina*. Acredita-se que atenua os sintomas de abstinência da cessação do tabagismo, embora seja necessária monitoração para alterações no estado psiquiátrico, incluindo ideação suicida. O uso de *dextroanfetamina*, *lorazepam* e *metilfenidato* traz o risco de adição (vício) a outra substância com potencial de abuso.

**21.7** Qual das seguintes opções de tratamento para o TDAH apresenta o menor risco de abuso ou dependência?

   **A.** *Viloxazina*
   **B.** *Dextroanfetamina*
   **C.** *Dexmetilfenidato*
   **D.** *Metanfetamina*

**Resposta correta = A.** A *viloxazina* é o único agente listado que não é rotulado como substância controlada e não apresenta o risco de abuso que a *dextroanfetamina*, o *dexmetilfenidato* ou a *metanfetamina* apresentam.

---

*N. de R.T.: No Brasil, o *metilfenidato* está disponível nas seguintes apresentações: comprimidos de liberação imediata; cápsulas de liberação modificada e comprimidos de liberação prolongada.

**21.8** Um paciente que pesa 85 kg e tem índice de massa corporal de 40 kg/m² é diagnosticado com transtorno de compulsão alimentar periódica e obesidade e, portanto, requer tratamento. Qual dos seguintes é o agente mais apropriado para esse paciente?

A. Fluoxetina
B. Lisdexanfetamina
C. Fentermina
D. Supressores de apetite de venda livre contendo cafeína

**Resposta correta = B.** A *lisdexanfetamina* é o único agente aprovado para o tratamento do transtorno da compulsão alimentar periódica (TCAP). Outras formulações de *dextroanfetamina* ou *anfetamina* têm sido historicamente utilizadas para perda de peso no tratamento da obesidade, embora nenhuma esteja atualmente aprovada para tal uso. A *fluoxetina* pode causar uma perda de peso inicial que geralmente não é sustentada e é aprovada para o tratamento da bulimia, que é um tipo diferente de transtorno alimentar. A *fentermina* é aprovada apenas para o tratamento da obesidade, não do TCAP. Os produtos de venda livre que contêm *cafeína* (sem receita) têm dados mínimos que apoiam os esforços de perda de peso, e não são indicados para TCAP.

**21.9** Um profissional de saúde está preocupado em prescrever *orlistate* para pacientes adolescentes. Muitos de seus pacientes adolescentes interrompem o tratamento durante o primeiro mês. Qual dos seguintes efeitos colaterais é a razão mais provável pela qual os adolescentes estão descontinuando o *orlistate*?

A. Hipoglicemia
B. Ideias suicidas
C. Sonolência
D. Urgência fecal

**Resposta correta = D.** A urgência fecal é um efeito colateral comum do *orlistate*, juntamente com vários outros distúrbios gastrintestinais. Para adolescentes, esses efeitos adversos podem ser embaraçosos e difíceis de manejar. É importante aconselhar os pacientes sobre os efeitos colaterais gastrintestinais do *orlistate*, recomendar uma dieta pobre em gorduras e oferecer o uso de *colestiramina* para neutralizar os efeitos colaterais. Os demais efeitos adversos listados foram observados com outros medicamentos contra a obesidade, mas não com o *orlistate*.

**21.10** Uma mulher de 38 anos com histórico de hipertensão não controlada pergunta sobre recomendações para perda de peso. Qual dos seguintes medicamentos deve ser excluído da lista de escolhas possíveis para essa paciente?

A. Fentermina
B. Orlistate
C. Liraglutida
D. Semaglutida

**Resposta correta = A.** A *fentermina* deve ser evitada em pacientes com hipertensão não controlada, pois seus efeitos estimulantes podem aumentar a pressão arterial e a frequência cardíaca. Os demais agentes não têm contraindicação na hipertensão.

# UNIDADE V
## FÁRMACOS QUE AFETAM O SISTEMA ENDÓCRINO

# Hipófise e tireoide     23
Shannon A. Miller e Christina E. DeRemer

## I. VISÃO GERAL

O sistema endócrino libera hormônios na corrente sanguínea, que transporta os mensageiros químicos para as células-alvo por todo o organismo. Sua função principal é dirigir e gerenciar as atividades corporais. Devido às funções variadas, os hormônios têm uma gama de tempos de resposta muito mais ampla do que os impulsos nervosos. Os hormônios levam de segundos a dias, ou mais, para causar uma resposta que pode durar semanas ou meses, enquanto os impulsos nervosos geralmente criam uma resposta em milissegundos. Uma função importante do hipotálamo é conectar o sistema nervoso ao sistema endócrino por meio da glândula pituitária. Este capítulo apresenta o papel central dos hormônios hipotalâmicos e hipofisários na regulação das funções corporais. Além disso, são discutidos os fármacos que afetam a síntese e/ou a secreção dos hormônios da tireoide (Figura 23.1). Os Capítulos 24 a 26 concentram-se em fármacos que afetam a síntese e/ou a secreção de hormônios específicos e suas ações.

## II. HORMÔNIOS HIPOTALÂMICOS E DA HIPÓFISE ANTERIOR

A glândula hipófise é frequentemente chamada "glândula mestra" porque secreta hormônios importantes que influenciam todas as células e praticamente todos os processos fisiológicos. A liberação de hormônios é controlada pelo hipotálamo por meio de um sinal enviado na forma de hormônios de liberação ou de inibição. Os hormônios liberadores e inibidores chegam à hipófise pelo sistema porta hipofisário (Figura 23.2). Cada hormônio regulador hipotalâmico controla a liberação de um hormônio específico da hipófise anterior. A interação dos hormônios liberadores com seus receptores resulta na ativação dos genes que promovem a síntese das proteínas precursoras. Esses precursores proteicos sofrem modificações pós-translacionais para produzir hormônios que são lançados na circulação. Os hormônios secretados pela hipófise são peptídeos ou glicoproteínas que atuam ligando-se a locais receptores específicos nos tecidos-alvo. Os hormônios da hipófise anterior são administrados por

| HORMÔNIOS HIPOTALÂMICOS E DA HIPÓFISE ANTERIOR |
|---|
| Corticotropina |
| Cosintropina |
| Alfafolitropina |
| Betafolitropina |
| Gosserrelina |
| Histrelina |
| Lanreotida |
| Leuprorrelina |
| Menotropina |
| Nafarelina |
| Octreotida |
| Somatropina |
| Urofolitropina |
| **HORMÔNIOS DA HIPÓFISE POSTERIOR** |
| Desmopressina |
| Ocitocina |
| Vasopressina |
| **MEDICAMENTOS QUE AFETAM A TIROIDE** |
| Iodo e iodeto de potássio |
| Levotiroxina |
| Liotironina |
| Liotrix |
| Metimazol |
| Propiltiouracila |

**Figura 23.1**
Hormônios e medicamentos que afetam o hipotálamo, a hipófise e a tireoide.

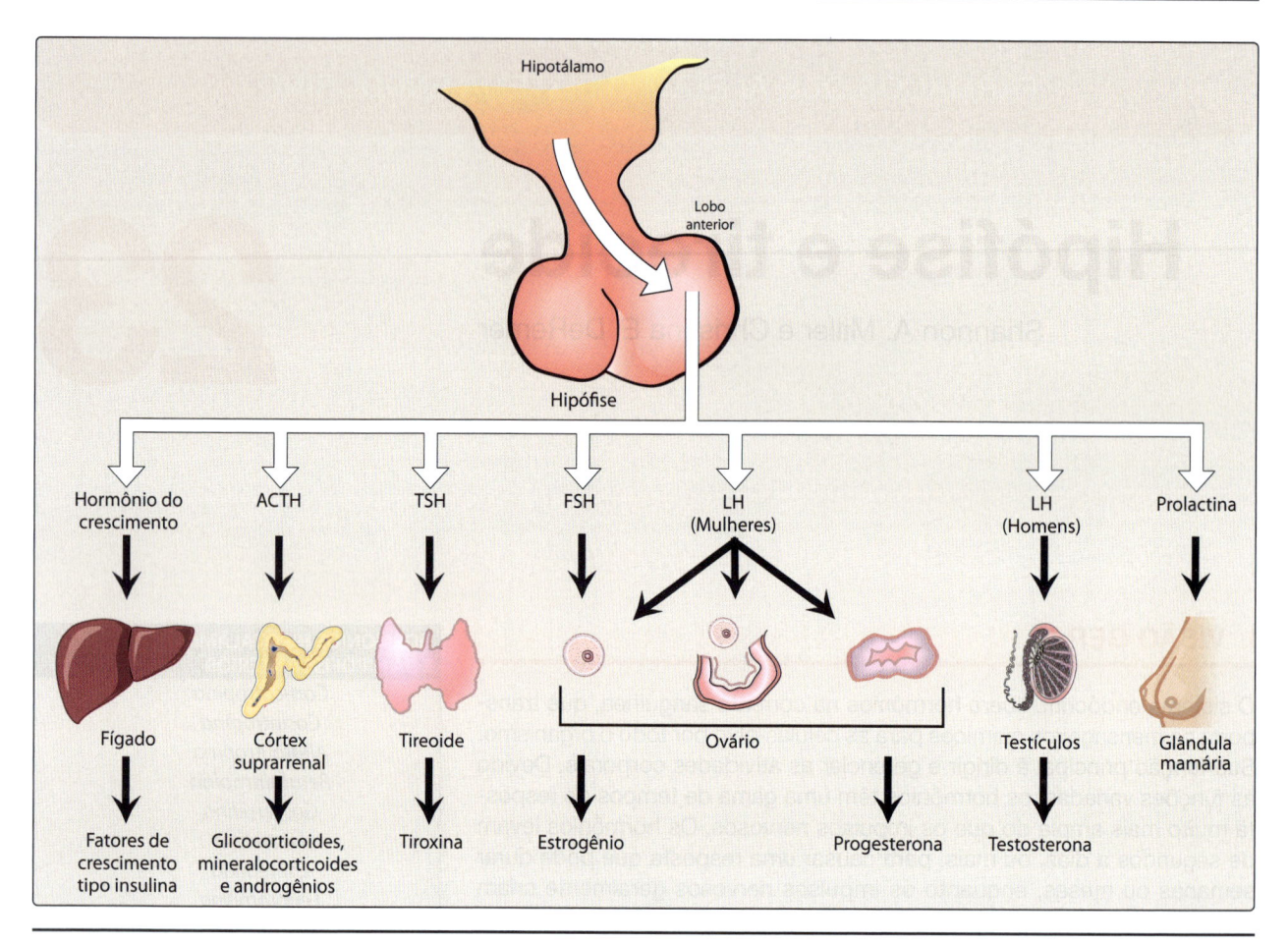

**Figura 23.2**
Hormônios da hipófise anterior. ACTH, hormônio adrenocorticotrófico; FSH, hormônio folículo-estimulante; LH, hormônio luteinizante; TSH, hormônio estimulador da tireoide.

via intramuscular (IM), subcutânea (SC) ou intranasal, pois sua natureza peptídica torna-os suscetíveis à destruição pelas enzimas proteolíticas do trato gastrintestinal (TGI). As preparações hormonais hipofisárias são atualmente utilizadas para deficiências hormonais específicas, embora a maioria dos agentes tenha aplicações terapêuticas limitadas.

A. **Hormônio adrenocorticotrófico (corticotropina)**

O hormônio liberador de corticotropina (CRH, do inglês *corticotropin-releasing hormone*) é responsável pela síntese e liberação do peptídeo pró-opiomelanocortina pela hipófise (Figura 23.3). O hormônio adrenocorticotrófico (ACTH, do inglês *adrenocorticotropic hormone*), ou corticotropina, é um produto do processamento pós-translacional desse polipeptídeo precursor. (Nota: O CRH é usado no diagnóstico para diferenciar entre síndrome de Cushing e células ectópicas produtoras de ACTH.) Normalmente, o ACTH é liberado da hipófise em pulsos com um predomínio de ritmo diurno, com a maior concentração acontecendo no começo da manhã e a menor, ao anoitecer. O estresse estimula sua secreção, e o cortisol suprime a liberação, atuando via retroalimentação negativa, um conceito importante para testes de diagnóstico.

1. **Mecanismo de ação:** O ACTH se liga a receptores na superfície do córtex suprarrenal, ativando, assim, processos acoplados à proteína G que finalmente estimulam a etapa limitante na via de síntese de adrenocorticosteroides (colesterol em pregnenolona) (Figura 23.3). Essa via termina com a síntese e a liberação dos adrenocorticosteroides e dos androgênios suprarrenais.

2. **Usos terapêuticos:** A disponibilidade de adrenocorticosteroides sintéticos com propriedades específicas limitou o uso da *corticotropina*, principalmente como ferramenta diagnóstica para diferenciar entre insuficiência suprarrenal primária (doença de Addison associada à atrofia suprarrenal) e insuficiência suprarrenal secundária (causada pela secreção inadequada de ACTH pela hipófise). Preparações de *corticotropina* terapêuticas são extraídas da hipófise anterior de animais domésticos ou de ACTH humano sintético. O último, *cosintropina*, é preferido para o diagnóstico de insuficiência suprarrenal. O ACTH também é utilizado no tratamento de espasmos infantis, esclerose múltipla e epilepsia resistente.

3. **Efeitos adversos:** O uso de ACTH para propósitos diagnósticos por tempo breve, em geral, é bem tolerado. Com o uso prolongado, sua toxicidade é similar à dos glicocorticoides e inclui hipertensão, edema periférico, hipocalemia, distúrbios emocionais, perda óssea e aumento do risco de infecções.

### B. Hormônio do crescimento (somatropina)

A *somatropina* é liberada pela hipófise anterior em resposta ao hormônio liberador do hormônio do crescimento (GH, do inglês *growth hormone*) (Figura 23.4). Por outro lado, a secreção de GH é inibida por *somatostatina* (ver a seguir). A *somatropina* influencia uma ampla variedade de processos bioquímicos (p. ex., proliferação celular e crescimento ósseo). O GH é liberado de modo pulsátil, com as concentrações mais elevadas ocorrendo durante o sono. Com o avanço da idade, a secreção de GH diminui, sendo acompanhada de uma redução na massa muscular magra. O GH humano sintético (*somatropina*) é produzido por meio da tecnologia de DNA recombinante.

1. **Mecanismo de ação:** Embora vários efeitos fisiológicos do GH sejam exercidos diretamente nos seus alvos, outros são mediados indiretamente pelas somatomedinas – fatores de crescimento tipo insulina 1 e 2 (IGF-1 e IGF-2, do inglês *insulin-like growth factor*). (Nota: Na acromegalia [uma síndrome de excesso de GH devido a tumores hipofisários ou outros tumores secretores de hormônio], as concentrações de IGF-1 são sempre elevadas, refletindo no GH elevado.)

2. **Usos terapêuticos:** A *somatropina* (hormônio de crescimento humano recombinante) é usada no tratamento da deficiência de GH, deficiência de crescimento em crianças, tratamento da caquexia associada ao vírus da imunodeficiência humana (HIV, do inglês *human immunodeficiency virus*) e reposição de GH em adultos com deficiência confirmada. (Nota: O GH administrado em adultos aumenta a massa corporal magra, a densidade óssea, a espessura da pele e reduz o tecido adiposo. Muitos consideram o GH como um hormônio "antienvelhecimento". Isso levou ao uso, sem indicação formal da bula, do GH por indivíduos idosos e por atletas que procuram aumentar seu desempenho.) A *somatropina* é administrada por injeções SC ou IM. Embora a meia-vida do GH seja curta (cerca de 25 minutos), ele induz a liberação de IGF-1 do fígado, que é responsável pelas ações subsequentes semelhantes ao GH.

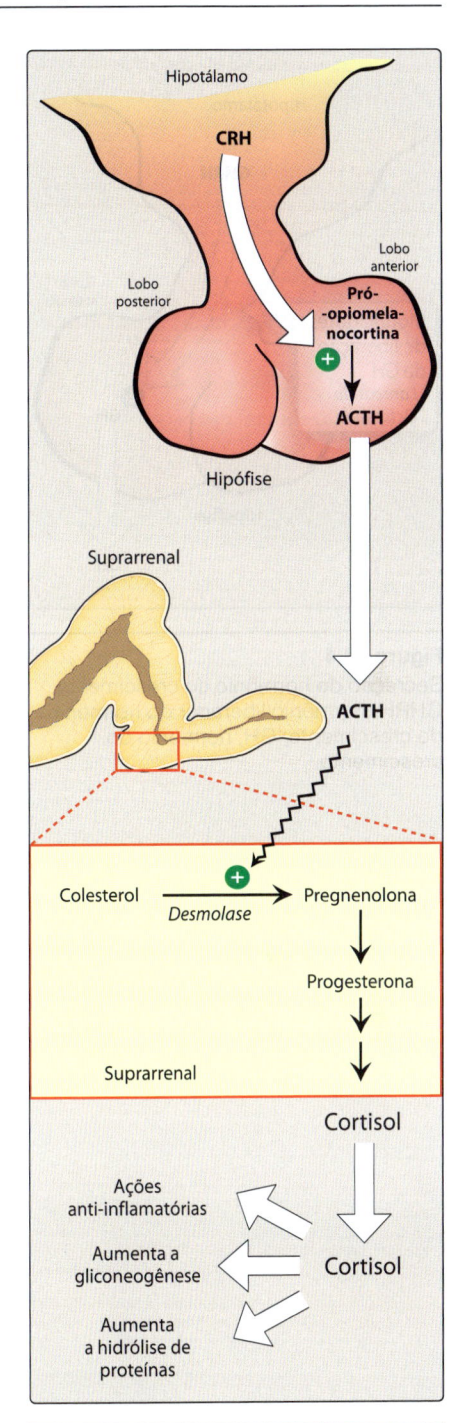

**Figura 23.3**
Secreção e ações do hormônio adrenocorticotrófico (ACTH). CRH, hormônio liberador de corticotropina.

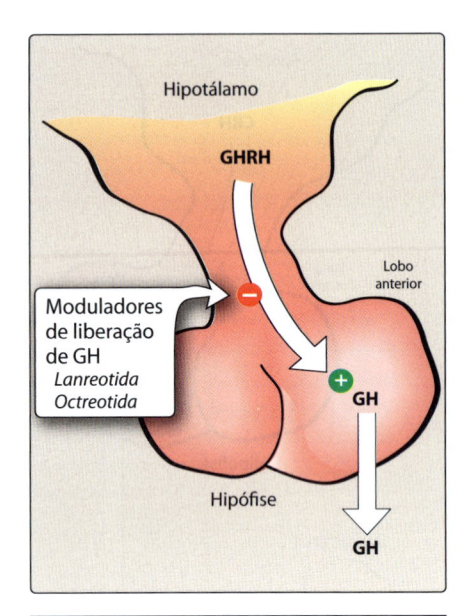

**Figura 23.4**
Secreção do hormônio do crescimento. GHRH, hormônio liberador do hormônio do crescimento; GH, hormônio do crescimento.

3. **Efeitos adversos:** Os efeitos adversos da *somatropina* incluem dor no local da injeção, edema, artralgias, mialgias, náusea e aumento do risco de diabetes. A *somatropina* não deve ser usada em pacientes pediátricos com epífises fechadas, pacientes com retinopatia diabética ou pacientes obesos com síndrome de Prader-Willi.

### Aplicação clínica 23.1: uso de somatropina para deficiência de hormônio do crescimento

A indicação mais comum para a terapia com *somatropina* (hormônio de crescimento humano recombinante) é no tratamento de crianças com baixo desenvolvimento por deficiência de GH e outras causas genéticas ou idiopáticas de baixa estatura. Crianças não tratadas com deficiência de GH são diagnosticadas com nanismo ou nanismo hipofisário. Crianças com deficiência de GH geralmente apresentam baixa estatura, atraso na maturação óssea e distribuição central de gordura. A administração de *somatropina* promove o crescimento, aumenta a massa óssea e diminui a gordura corporal. Ela deve ser continuada até que o crescimento diminua para menos de 2,0 a 2,5 cm por ano ou a criança atinja a altura desejada. Esse agente não deve ser utilizado para promover o crescimento em adolescentes nos quais já ocorreu o fechamento das placas epifisárias (placas de crescimento na extremidade de cada osso longo). A *somatropina* também pode ser usada em adultos com deficiência confirmada de GH devido a cirurgia, trauma, radiação ou outras causas. Em adultos, esse agente tem sido usado sem indicação formal na bula como medicamento antienvelhecimento para reduzir o declínio da massa muscular relacionado à idade. O uso de *somatropina* para antienvelhecimento deve ser evitado, pois os riscos (síndrome do túnel do carpo, dor nas articulações, edema e intolerância à glicose) superam quaisquer benefícios potenciais.

### C. Somatostatina (hormônio inibidor do hormônio do crescimento)

Na hipófise, a *somatostatina* se liga a receptores que suprimem a liberação de GH e o hormônio estimulante da tireoide (TSH). Originalmente isolada do hipotálamo, a *somatostatina* é um polipeptídeo pequeno, encontrada em neurônios por todo o corpo, bem como no intestino, estômago e pâncreas. Ela inibe a liberação não apenas de GH, mas também de insulina, glucagon e gastrina. A *octreotida* e a *lanreotida* são análogos sintéticos da *somatostatina* com meia-vida mais longa. As formulações de depósito desses agentes permitem a administração a cada 4 semanas. Eles são úteis no tratamento da acromegalia e em episódios graves de diarreia/rubor associados a tumores carcinoides. Uma infusão intravenosa de *octreotida* também é usada para o tratamento de sangramento de varizes esofágicas. Os efeitos adversos ao *octreotida* incluem bradicardia, diarreia, dor abdominal, flatulência, náuseas e esteatorreia. O esvaziamento da vesícula biliar é retardado, podendo ocorrer cálculos biliares assintomáticos de colesterol no tratamento de longa duração. A *lanreotida* tem um perfil de efeitos adversos semelhante.

### D. Hormônio liberador de gonadotropinas

A secreção pulsátil do hormônio liberador de gonadotropinas (GnRH, do inglês *gonadotropin-releasing hormone*) pelo hipotálamo é essencial para a liberação das gonadotropinas de hormônio folículo-estimulante (FSH, do inglês *follicle-stimulating hormone*) e hormônio luteinizante (LH, do inglês *luteinizing hormone*) da hipófise anterior. Contudo, a administração contínua de GnRH inibe a liberação de gonadotropina por meio da regulação negativa dos receptores de GnRH na hipófise. A administração contínua de análogos sintéticos do GnRH, como a *leuprorrelina*, é eficaz na supressão da produção de FSH e LH (Figura 23.5). A supressão de gonadotropinas, por sua vez, leva à diminuição da produção de hormônios esteroides gonadais (androgênios e estrogênios). Assim, esses fármacos são eficazes no tratamento de câncer de próstata (ver Capítulo 37), endometriose e puberdade precoce. A *leuprorrelina* também é usada para suprimir o pico de LH e prevenir a ovulação prematura em mulheres submetidas a protocolos de estimulação ovariana controlada para o tratamento da infertilidade. Antagonistas de GnRH, como *cetrorrelix* e *ganirrelix*, também podem ser usados para inibir a secreção de LH em protocolos de infertilidade. Em mulheres, os análogos de GnRH podem causar fogachos e sudorese, bem como diminuição da libido, depressão e cistos ovarianos. Eles são contraindicados na gestação e na amamentação. No homem, inicialmente eles causam aumento na testosterona, o que pode ocasionar dor óssea. Fogachos, edema, ginecomastia e diminuição da libido também podem ocorrer.

### E. Gonadotropinas

As gonadotropinas (FSH e LH) são produzidas pela hipófise anterior. A regulação dos hormônios esteroides gonadais depende delas. Elas são utilizadas no tratamento de infertilidade. As *menotropinas* (também conhecidas por *gonadotropinas humanas da menopausa*, ou hMG) são obtidas da urina de mulheres após a menopausa e contêm FSH e LH. A *urofolitropina* é um FSH obtido da mulher após a menopausa e é isento de LH. A *alfafolitropina* e a *betafolitropina* são produtos FSH fabricados usando tecnologia de DNA recombinante. A *gonadotropina coriônica humana* (hCG, do inglês *human chorionic gonadotropin*) é um hormônio placentário excretado na urina da mulher gestante. Os efeitos da hCG e da *alfacoriogonadotropina* (produzida por técnica de DNA recombinante) são essencialmente idênticos aos do LH. Todos esses hormônios são injetados por via IM ou SC. No tratamento da infertilidade, a injeção de hMG ou FSH por um período de 5 a 12 dias causa crescimento e maturação do folículo ovariano, e, com a injeção subsequente de hCG, ocorre ovulação. Os efeitos adversos incluem crescimento ovariano e possível síndrome de hiperestimulação ovariana, que pode ser ameaçadora à sobrevivência. Podem ocorrer nascimentos múltiplos.

### F. Prolactina

A *prolactina* é um hormônio peptídico secretado pela hipófise anterior. Sua função primária é estimular e manter a lactação. Além disso, ela diminui o impulso sexual e a função reprodutiva. O *hormônio liberador de tireotropina* (TRH, do inglês *thyrotropin-releasing hormone*) estimula a liberação de *prolactina*. A secreção é inibida pela ação da dopamina nos receptores $D_2$ (Figura 23.6). (Nota: Medicamentos que atuam como antagonistas da dopamina [p. ex., *metoclopramida* e alguns antipsicóticos] podem aumentar a secreção de *prolactina*.) Hiperprolactinemia, que está associada à galactorreia e ao hipogonadismo, é tratada com agonistas de receptor $D_2$, como a *bromocriptina* e a *cabergolina*. Os dois fármacos também têm uso no tratamento de microadenomas hipofisários. (Nota: A *bromocriptina* também é indicada para o tratamento do diabetes melito tipo 2, embora os efeitos sobre a glicemia sejam modestos e não seja um agente preferencial [ver Capítulo 24].) Entre os seus efeitos adversos estão náuseas, cefaleia e, menos frequentemente, psicose.

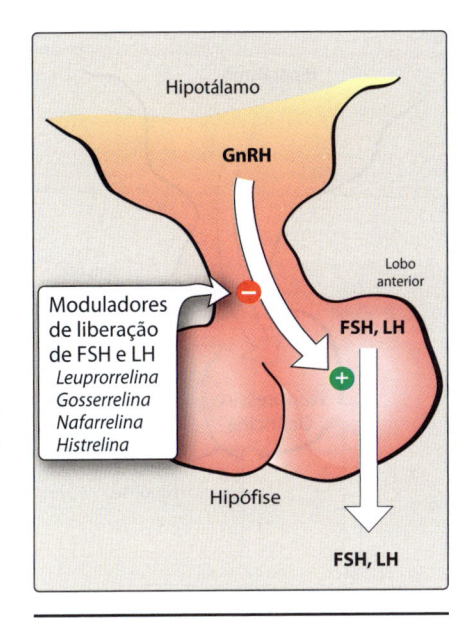

**Figura 23.5**
Secreção de hormônio folículo-estimulante (FSH) e hormônio luteinizante (LH). GnRH, hormônio liberador de gonadotropinas.

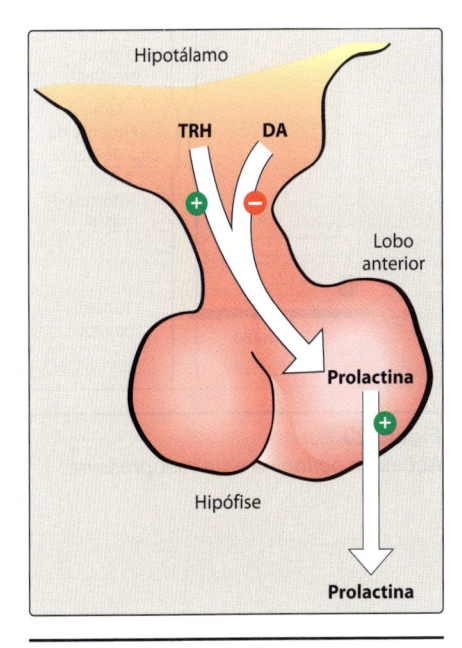

**Figura 23.6**
Secreção e ação da prolactina. DA, dopamina; TRH, hormônio liberador de tireotropina.

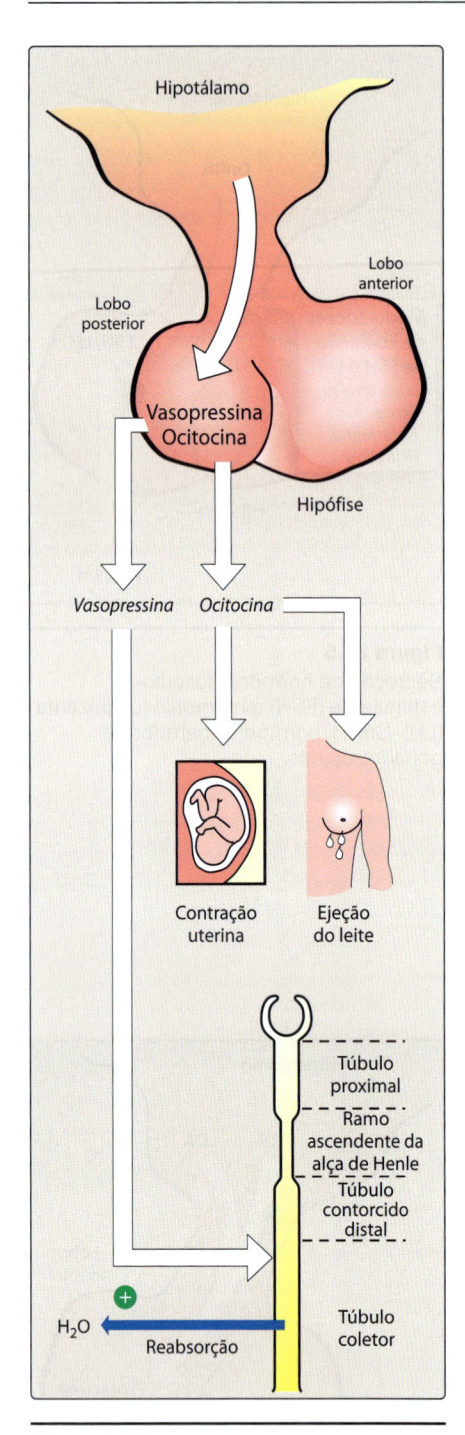

**Figura 23.7**
Ações da *ocitocina* e da *vasopressina*.

## III. HORMÔNIOS DA HIPÓFISE POSTERIOR

Ao contrário dos hormônios do lobo anterior da hipófise, os do lobo posterior, *vasopressina* e *ocitocina*, não são regulados por hormônios liberadores. Eles são sintetizados no hipotálamo, transportados para a hipófise posterior e liberados em resposta a sinais fisiológicos específicos, como osmolaridade plasmática elevada ou parto. Ambos os hormônios são administrados por via IV e têm meias-vidas curtas. As suas ações estão resumidas na Figura 23.7.

### A. Ocitocina

A *ocitocina* é produzida naturalmente durante o trabalho de parto, amamentação e contato humano positivo. Durante a amamentação, a *ocitocina* causa a ejeção do leite ao contrair as células mioepiteliais ao redor dos alvéolos mamários. A *ocitocina* sintética é usada em obstetrícia para estimular a contração uterina e induzir o parto. Embora as toxicidades sejam incomuns, podem ocorrer hipertensão, ruptura uterina, retenção de água e morte fetal. As atividades antidiurética e pressora da *ocitocina* são muito menores do que as da *vasopressina*.

### B. Vasopressina

A *vasopressina* (hormônio antidiurético) é estruturalmente relacionada à *ocitocina* (diferente em apenas dois aminoácidos). Esse hormônio neuropeptídico, sintetizado no hipotálamo e secretado pela glândula hipófise posterior, tem efeitos antidiuréticos e vasopressores (Figura 23.7). Nos rins, ela se liga ao receptor $V_2$, aumentando a permeabilidade e direcionando a reabsorção de água nos túbulos coletores. Assim, o principal uso da *vasopressina* é no tratamento do diabetes insípido, resultando na diminuição da formação de urina. Também é útil no choque séptico e no controle do sangramento devido a varizes esofágicas. Outros efeitos da *vasopressina* são mediados pelo receptor $V_1$, encontrado no fígado, no músculo liso vascular (onde causa constrição) e em outros tecidos. As principais toxicidades da *vasopressina* são intoxicação aquosa e hiponatremia. Também pode ocorrer dor abdominal, tremor e vertigem. A *desmopressina*, um análogo da *vasopressina*, tem atividade mínima no receptor $V_1$, tornando-a praticamente livre de efeitos pressóricos. Esse análogo tem ação mais prolongada que a vasopressina e, como atua como agonista seletivo nos receptores $V_2$, é preferido para o tratamento de diabetes insípido e enurese noturna. Para essas indicações, a *desmopressina* é administrada por via intranasal ou oral. (Nota: Forma nasal não deve ser usada contra a enurese devido aos relatos de convulsões em crianças que receberam essa formulação.) Pode ocorrer irritação local com a formulação nasal.

## IV. HORMÔNIOS DA TIREOIDE

A glândula tireoide facilita o crescimento normal e a maturação, mantendo um nível de metabolismo nos tecidos que é o ideal para a função normal. Os dois principais hormônios tireoidianos são tri-iodotironina ($T_3$; forma mais ativa) e tiroxina ($T_4$; forma mais abundante). A secreção inadequada do hormônio tireoidiano (hipotireoidismo) resulta na desaceleração dos processos metabólicos. O hipotireoidismo pode se manifestar com muitos sintomas diferentes, incluindo bradicardia, intolerância ao frio, ganho de peso, fadiga e comprometimento mental. Nas crianças, o hipotireoidismo pode causar deficiência intelectual e nanismo. Em contrapartida, o excesso de secreção de hormônios tireóideos (hipertiroidismo) pode causar taquicardia e arritmias cardíacas, debilitação corporal, nervosismo, tremores e produção excessiva de calor.

### A. Síntese e secreção dos hormônios tireóideos

A glândula tireoide é composta por múltiplos folículos que consistem em uma simples camada de células epiteliais circundando um lúmen preenchido com tiroglobulina (a forma de armazenamento dos hormônios tireóideos). A função tireoidiana é controlada pelo TSH (tirotropina), que é sintetizado pela hipófise anterior (Figura 23.8). (Nota: TRH hipotalâmico governa a geração de TSH.) A ação do TSH é mediada pelo monofosfato adenosina cíclico (AMPc) e leva à estimulação da captação de iodeto (I⁻) pela glândula tireoide. A oxidação a iodo ($I_2$) pela peroxidase é seguida da iodinação das tirosinas na tiroglobulina. (Nota: Anticorpos contra a peroxidase tireóidea são diagnósticos da tiroidite de Hashimoto, uma causa comum de hipotiroidismo.) A condensação de dois resíduos di-iodotirosina dá origem ao $T_4$, e a condensação do resíduo monoiodotirosina com o di-iodotirosina gera o $T_3$. Os hormônios são liberados após clivagem proteolítica da tiroglobulina. O resumo das etapas na síntese e secreção dos hormônios tireóideos é representado na Figura 23.9.

### B. Mecanismo de ação

A maior parte do $T_3$ e do $T_4$ circulante está ligada à globulina ligante de tiroxina, a proteína responsável pelo transporte dos hormônios tireoidianos no plasma. Os hormônios precisam se dissociar da globulina fixadora de $T_4$ antes de entrar nas células. Na célula, a $T_4$ é desiodinada enzimaticamente a $T_3$, que entra no núcleo e se liga a receptores específicos. A ativação desses receptores promove a estimulação do consumo de oxigênio, da expressão do genoma mitocondrial e da mitocondriogênese.

### C. Farmacocinética

Tanto o $T_4$ quanto o $T_3$ são absorvidos após administração oral; entretanto, alimentos, preparações de cálcio, sais de ferro e antiácidos contendo alumínio podem diminuir a absorção de ambos. A desiodinação é a principal via do metabolismo do $T_4$, que é convertido em formas ativas ou inativas de $T_3$. O $T_3$ também sofre desiodinação sequencial como via inativadora. Os hormônios também são metabolizados por conjugação com glicuronídeos e sulfatos, que são excretados e eliminados pela bile ou pelas vias urinárias.

### D. Tratamento do hipotiroidismo

O hipotiroidismo em geral resulta da destruição autoimune da glândula e é diagnosticado pela elevada concentração de TSH. A *levotiroxina* ($T_4$) é preferida ante o $T_3$ (*liotironina*) ou aos produtos de combinação $T_3/T_4$ (*liotrix*) para o tratamento do hipotiroidismo. A *levotiroxina* é mais bem tolerada do que as preparações de $T_3$ e tem meia-vida mais longa. Ela é administrada uma vez ao dia, e o equilíbrio é alcançado entre 6 a 8 semanas. Os sintomas geralmente melhoram em poucas semanas, embora a recuperação completa possa levar meses. Os objetivos da terapia incluem a normalização do TSH e a melhora dos sintomas.

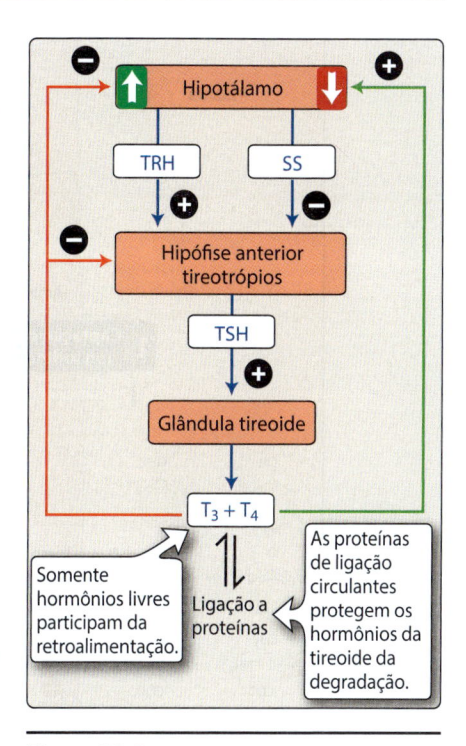

**Figura 23.8**
Regulação por retroalimentação da liberação do hormônio tireoidiano. SS, somatostatina; $T_3$, tri-iodotironina; $T_4$, tiroxina; TRH, hormônio liberador de tireotropina; TSH, hormônio estimulador da tireoide.

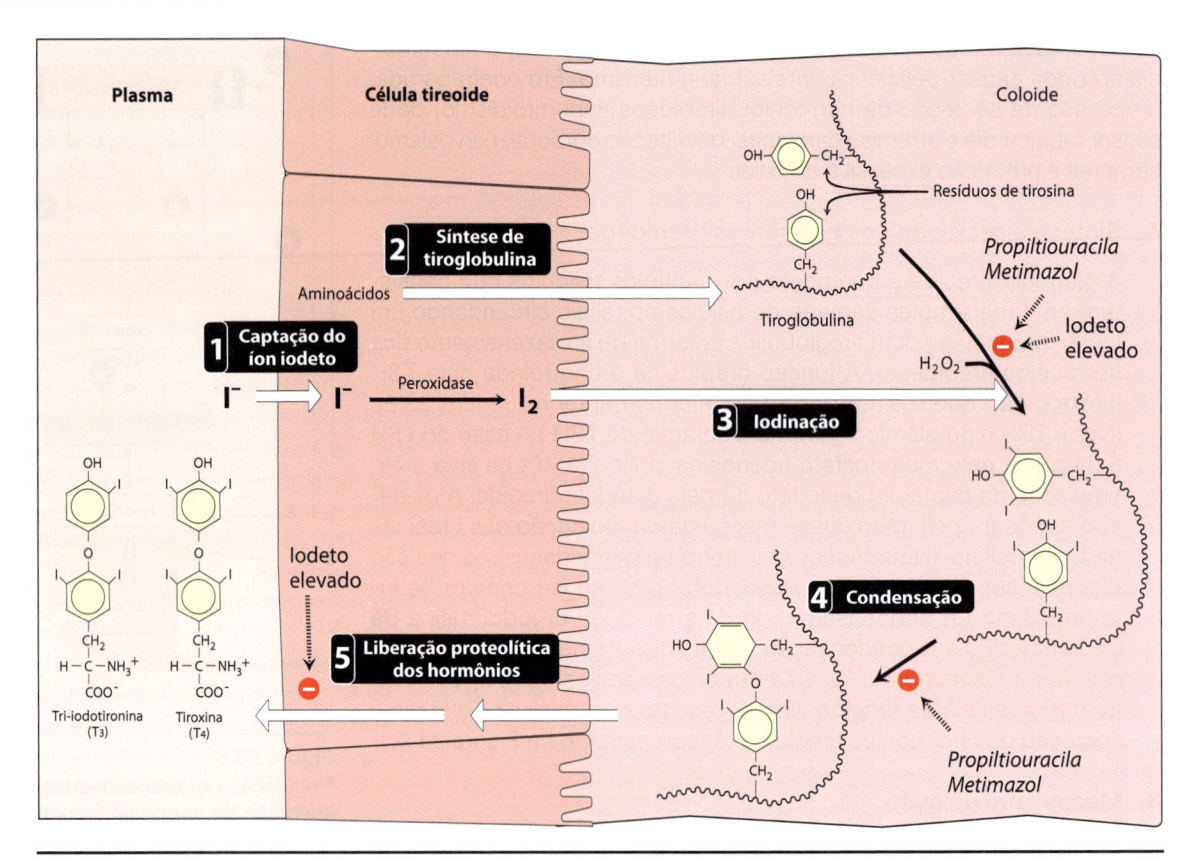

**Figura 23.9**
Biossíntese dos hormônios da tireoide.

Se a dosagem do medicamento for muito alta, a toxicidade reflete os sintomas de hipertireoidismo. A toxicidade está diretamente relacionada com as concentrações de $T_3/T_4$ e se manifesta por nervosismo, palpitações e taquicardia, intolerância ao calor e perda inexplicada de massa corporal. Fármacos que induzem enzimas do sistema CYP, como *fenitoína*, *rifampicina* e *fenobarbital*, aceleram o metabolismo dos hormônios tireóideos e podem diminuir sua eficácia (Figura 23.10).

### E. Tratamento do hipertiroidismo (tirotoxicose)

A doença de Graves, uma doença autoimune que afeta a tireoide, é a causa mais comum de hipertiroidismo. Nessas situações, as concentrações de TSH estão reduzidas devido à retroalimentação negativa. (Nota: Ocorre retroalimentação negativa do TRH quando há concentrações elevadas de hormônio tireóideo circulante, o que, por sua vez, diminui a secreção de TSH.) O objetivo do tratamento é diminuir a síntese e/ou a liberação do hormônio excessivo. Isso pode ser alcançado com a remoção de parte da glândula tireoide ou de toda ela, inibindo a síntese dos hormônios ou bloqueando a liberação dos hormônios dos folículos.

1. **Inibição da função tireoidiana:** A inibição da tireoide pode ser realizada cirurgicamente ou pela destruição da glândula com iodo radioativo ($^{131}$I), que é captado seletivamente pelas células foliculares da tireoide. A maioria dos pacientes desenvolve hipotireoidismo após tratamento com iodo radioativo e necessita de tratamento com *levotiroxina*.

**Figura 23.10**
A indução enzimática pode aumentar a metabolização dos hormônios tireóideos. $T_3$, tri-iodotironina; $T_4$, tiroxina.

2. **Inibição da síntese do hormônio tireoidiano:** As *tioamidas*, a *propiltiouracila* (PTU) e o *metimazol* inibem tanto os processos oxidativos necessários para a iodação dos grupos tirosil quanto a condensação (acoplamento) das iodotirosinas para formar $T_3$ e $T_4$ (Figura 23.9). A PTU bloqueia também a conversão periférica de $T_4$ a $T_3$. (Nota: Esses fármacos não têm efeitos na tiroglobulina já armazenada na glândula. Por isso, seus efeitos clínicos podem demorar até que as reservas de tiroglobulina estejam esgotadas [Figura 23.11].) Os efeitos adversos da terapia com *tioamida* podem incluir erupção cutânea, prurido e artralgia. Ambos os agentes foram associados à agranulocitose e hepatoxicidade, embora a PTU tenha sido associada a formas mais graves de lesão hepática, incluindo insuficiência hepática aguda potencialmente fatal. O *metimazol* é preferido à PTU porque tem meia-vida mais longa, permitindo uma dose ao dia, e tem menor incidência de efeitos adversos. Contudo, a PTU é recomendada durante o primeiro trimestre da gestação, devido ao risco maior de efeitos teratogênicos do *metimazol*.

3. **Bloqueio da liberação dos hormônios:** Uma dose farmacológica de *iodeto* inibe a iodinação das tirosinas (efeito Wolff-Chaikoff), mas esse efeito dura poucos dias. O mais importante é que os *iodetos* inibem a liberação dos hormônios tireóideos da tiroglobulina por mecanismo não entendido. Ele é usado para tratar a tempestade tireóidea ou previamente à cirurgia, pois diminui a vascularização da glândula tireoide. O *iodeto*, administrado por via oral, não é útil para terapia de longo prazo. Os efeitos adversos incluem lesões, feridas na mucosa oral e na garganta, edema de língua ou laringe, erupções e ulcerações das membranas mucosas e gosto metálico.

4. **Tempestade tireoidiana:** A tempestade tireoidiana se apresenta com sintomas extremos de hipertiroidismo. O tratamento é o mesmo do hipertiroidismo, exceto pelo fato de os fármacos serem administrados em doses maiores e mais frequentemente. Os β-bloqueadores, como *metoprolol*, *atenolol* ou *propranolol*, são eficazes em mascarar a estimulação generalizada que ocorre no hipertiroidismo.

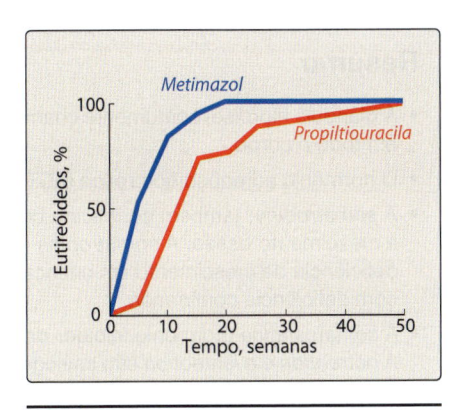

**Figura 23.11**
Tempo necessário para que pacientes com hipertireoidismo devido à doença de Graves se tornem eutireóideos com concentrações de $T_4$ e $T_3$ normais.

---

### Aplicação clínica 23.2: Tratamento do hipo e hipertireoidismo

A função tireoidiana é avaliada por monitoramento laboratorial do TSH. Se o TSH estiver elevado, pode haver hipotireoidismo. Quando o TSH está diminuído, pode-se suspeitar de hipertireoidismo. Em ambos os casos, são indicados exames complementares para confirmar o diagnóstico e avaliar o impacto nos sistemas metabólicos. O hipotireoidismo ocorre mais comumente quando a glândula tireoide não é capaz de produzir hormônio tireoidiano suficiente, e o distúrbio pode resultar em diminuição da frequência cardíaca, intolerância ao frio, metabolismo lento e ganho de peso. As preparações sintéticas de $T_4$ (*levotiroxina*) são preferidas para o tratamento do hipotiroidismo. A eficácia do tratamento é avaliada por meio de monitoração do TSH e da melhoria dos sintomas de hipotiroidismo. Devido à longa meia-vida do $T_4$ (7 a 10 dias), a melhora dos sintomas geralmente leva semanas, e o TSH deve ser medido 6 a 8 semanas após o início, ou depois de uma alteração de dosagem, para determinar o impacto total no tratamento.

O hipertireoidismo ocorre quando há excesso de hormônio tireoidiano, e o distúrbio resulta em aumento do metabolismo com sintomas cardíacos (palpitações, taquicardia), intolerância ao calor, perda de peso e distúrbios do humor. O cronograma para melhora dos sintomas do hipertireoidismo tem base na terapia selecionada. As tioamidas (*metimazol* e *propiltiouracila*) podem produzir um estado eutireoidiano em apenas 3 a 8 semanas. O iodo radioativo pode levar vários meses para destruir o tecido hiperativo da glândula tireoide. A cirurgia é uma opção para pacientes com hipertireoidismo grave que necessitam de efeitos mais imediatos.

# Resumo

- A glândula hipófise, comumente chamada "glândula mestra", produz hormônios que regulam vários processos e funções em todo o corpo.
- O hormônio adrenocorticotrófico (ACTH) é liberado pela hipófise e controla a resposta ao estresse.
- A *somatropina*, também conhecida como hormônio do crescimento (GH), impulsiona processos de proliferação celular e crescimento ósseo. A *somatropina* (hormônio do crescimento sintético) é usada no tratamento da deficiência de GH, deficiência de crescimento em crianças, tratamento de pacientes com HIV com caquexia e reposição de GH em adultos com deficiência confirmada.
- A *somatostatina* (hormônio inibidor do hormônio do crescimento) inibe a liberação de GH, insulina, glucagon e gastrina. A *octreotida* e a *lanreotida* são análogos sintéticos da *somatostatina* utilizados no tratamento da acromegalia e em episódios graves de diarreia/rubor associados a tumores carcinoides. A *octreotida* também pode ser usada para o tratamento de sangramento de varizes esofágicas.
- O hormônio luteinizante (LH) e o hormônio folículo-estimulante (FSH) são gonadotropinas e regulam funções essenciais na reprodução.
- A administração contínua de análogos do hormônio liberador de gonadotropinas (GnRH), como a *leuprorrelina*, é eficaz na supressão da produção de FSH e LH, o que leva à redução da produção de androgênios e estrogênios. Esses fármacos são eficazes no tratamento de câncer de próstata, endometriose e puberdade precoce. Eles também podem ser usados para suprimir o pico de LH e prevenir a ovulação prematura em mulheres submetidas a protocolos de estimulação ovariana controlada, para o tratamento da infertilidade.
- Os hormônios da hipófise posterior, *vasopressina* e *ocitocina*, não são regulados, mas sintetizados no hipotálamo e liberados em resposta a sinais fisiológicos. A *ocitocina* é usada em obstetrícia para estimular as contrações do útero e induzir o parto. A *vasopressina* é usada para tratar diabetes insípido. Também pode ser utilizada no choque séptico e no controle de sangramento por varizes esofágicas. A *desmopressina* é um análogo da *vasopressina*, que é preferido para o tratamento de diabetes insípido e enurese noturna.
- A glândula tireoide regula os processos metabólicos do corpo, com retroalimentação negativa impulsionada pelos hormônios $T_3$ e $T_4$.
- Os sintomas de hipotireoidismo podem incluir bradicardia, intolerância ao frio, ganho de peso, fadiga e comprometimento mental. A *levotiroxina* ($T_4$) é preferida aos produtos combinados $T_3$ (*liotironina*) ou $T_3/T_4$ para o tratamento do hipotireoidismo.
- Os sintomas de hipertireoidismo podem incluir taquicardia, arritmias cardíacas, perda de massa corporal, nervosismo, tremor e intolerância ao calor. O tratamento pode envolver a remoção de parte ou de toda a glândula tireoide (cirurgia ou iodo radioativo [$^{131}$I]), inibição da síntese de hormônios (*metimazol* ou *propiltiouracila*) ou bloqueio da liberação de hormônios do folículo (*iodeto*).

# Questões para estudo

**Escolha a resposta correta.**

**23.1** Qual dos seguintes hormônios corresponde corretamente ao seu efeito primário?
- A. *Prolactina* – promove o crescimento dos tecidos do corpo
- B. *FSH* – estimula o crescimento do folículo ovariano
- C. *TSH* – regula os ciclos do sono
- D. *Ocitocina* – aumenta as concentrações de glicose

**Resposta correta = B.** *FSH*. Ver Figura 23.2. O *FSH* estimula o crescimento do folículo ovariano e pode ser usado na infertilidade. A *prolactina* estimula e mantém a lactação. O *TSH* regula a função da tireoide. A *ocitocina* estimula as contrações uterinas e induz o parto.

**23.2** Qual dos seguintes agentes está corretamente associado ao uso clínico apropriado do medicamento?
- A. *Desmopressina* – tratamento do diabetes insípido
- B. *Gosserrelina* – deficiência de GH
- C. *hCG* – tratamento de hemorragia de varizes esofágicas
- D. *Octreotida* – tratamento de infertilidade

**Resposta correta = A.** A *gosserrelina* é um análogo do GnRH usado para o tratamento de câncer de próstata ou endometriose. hCG é usado no tratamento da infertilidade. A *octreotida* é usada no tratamento de varizes esofágicas hemorrágicas.

**23.3** Um homem de 31 anos procura seu endocrinologista para tratamento de um novo diagnóstico de acromegalia. Qual dos seguintes medicamentos seria mais benéfico no tratamento desse paciente?

A. Cosintropina
B. Lanreotida
C. Ocitocina
D. Somatropina

**Resposta correta** = B. A *lanreotida* é um análogo sintético da *somatostatina*, que inibe o GH. A acromegalia é caracterizada por excesso de GH. A *cosintropina* é usada como ferramenta de diagnóstico na insuficiência suprarrenal. A *ocitocina* é usada para induzir o parto. A *somatropina* é o GH humano sintético, portanto não seria benéfico.

**23.4** Uma mulher de 40 anos está em tratamento de infertilidade. Qual dos seguintes medicamentos tem maior probabilidade de ser incluído em seu regime de tratamento?

A. Cabergolina
B. Folitropina
C. Metimazol
D. Vasopressina

**Resposta correta** = B. A *folitropina* é a versão recombinante de FSH que causa crescimento e maturação do folículo ovariano. A *cabergolina* é um agonista dopaminérgico usado contra hiperprolactinemia. O *metimazol* é o tratamento de escolha contra o hipertireoidismo. A *vasopressina* é um hormônio antidiurético.

**23.5** Uma mulher de 51 anos com infecção pelo HIV queixa-se de perda involuntária de peso e fraqueza no último mês. Qual dos seguintes agentes poderia ser prescrito para o tratamento da caquexia relacionada ao HIV da paciente?

A. Somatropina
B. Leuprorrelina
C. Menotropina
D. Corticotropina

**Resposta correta** = A. A *somatropina* é usada no tratamento da deficiência de GH, deficiência de crescimento em crianças, tratamento da caquexia associada ao HIV e reposição de GH em adultos com deficiência confirmada. *Leuprorrelina*, *menotropina* e *corticotropina* não são indicadas para o tratamento da caquexia.

**23.6** Uma mulher de 29 anos com queixas de fadiga e ganho de peso comparece ao exame físico anual. Seu TSH é 13,5 mUI/L (normal: 0,5-4,7 mUI/L). Qual dos seguintes agentes é mais apropriado para tratar a anormalidade do TSH?

A. Levotiroxina
B. Liotironina
C. Liotrix
D. Propiltiouracila

**Resposta correta** = A. Essa paciente apresenta hipotireoidismo evidenciado por TSH elevado. A *levotiroxina* é preferida devido à sua longa meia-vida e melhor tolerabilidade. *Liotironina* ($T_3$) e *liotrix* ($T_3/T_4$) não são bem tolerados. A *propiltiouracila* é usada no tratamento do hipertireoidismo.

**23.7** Uma mulher de 45 anos necessita de *levotiroxina* para tratar hipotireoidismo, recém-diagnosticado. Seus medicamentos em uso incluem *metoprolol* e *pravastatina*. Ela também toma suplementos de *carbonato de cálcio* e *vitamina D*. Qual dos medicamentos em uso pode afetar as necessidades de dosagem de *levotiroxina*?

A. Pravastatina
B. Carbonato de cálcio
C. Metoprolol
D. Vitamina D

**Resposta correta** = B. O *carbonato de cálcio* pode reduzir a absorção de *levotiroxina*. Os demais medicamentos não devem interagir com ela. A administração de *levotiroxina* e cálcio deve ser separada por pelo menos 4 horas.

**23.8** Qual dos seguintes sintomas indica que um paciente pode precisar de uma dosagem mais baixa de *levotiroxina*?

A. Bradicardia
B. Intolerância ao frio
C. Palpitações
D. Ganho de peso

**Resposta correta** = C. Palpitações são um efeito adverso do excesso de suplementação de hormônio da tireoide. Os outros sintomas são indicativos de hipotireoidismo não tratado, ou subtratado, e podem exigir um aumento na suplementação de hormônio da tireoide.

**23.9** Uma mulher de 26 anos apresenta queixas de irritabilidade, tremores e palpitações cardíacas. Uma avaliação laboratorial revela baixa concentração de TSH e alta concentração de $T_4$ livre. Ela está atualmente no primeiro trimestre de gravidez. Qual das seguintes opções de tratamento é mais apropriada para essa paciente?

   A. *Metimazol*
   B. *Propiltiouracila*
   C. *Iodo radioativo*
   D. Remoção cirúrgica da tireoide

**Resposta correta = B.** O *metimazol* é geralmente preferido à PTU para o tratamento do hipertireoidismo porque tem meia-vida mais longa e menor incidência de efeitos adversos. No entanto, a PTU é recomendada no primeiro trimestre de gravidez devido ao maior risco de efeitos teratogênicos com o *metimazol*. A cirurgia não é ideal em uma paciente grávida. O *iodo radioativo* é contraindicado devido aos potenciais efeitos no feto.

**23.10** Um paciente de 24 anos recebe *iodeto* para diminuir a vascularização da glândula tireoide antes da cirurgia. Qual efeito adverso o paciente tem maior probabilidade de experimentar?

   A. Dor de garganta
   B. Fadiga
   C. Palpitações cardíacas
   D. Cefaleia

**Resposta correta = A.** Os efeitos adversos do *iodeto* podem incluir dor na boca e garganta, inchaço da língua ou laringe, erupções cutâneas, ulcerações das membranas mucosas e gosto metálico.

# Medicamentos para diabetes

## 24

Karen L. Whalen e Lihui Yuan

## I. VISÃO GERAL

O pâncreas produz os hormônios peptídicos insulina, glucagon e somatostatina. Os hormônios peptídicos são secretados das células localizadas nas ilhotas pancreáticas (células β produzem insulina, células α produzem glucagon e células δ produzem somatostatina). Esses hormônios têm um papel importante na regulação das atividades metabólicas do organismo, particularmente na homeostasia da glicose. A falta relativa ou absoluta de insulina, como visto no diabetes melito, pode causar grave hiperglicemia. Se não for tratada, podem ocorrer complicações como retinopatia, nefropatia, neuropatia e doença cardiovascular aterosclerótica (DCVA). A administração de insulina ou outro fármaco hipoglicemiante (Figura 24.1) pode reduzir a morbidade e a mortalidade associadas ao diabetes.

## II. DIABETES MELITO

A incidência de diabetes aumenta rapidamente nos Estados Unidos e no mundo. Estimam-se 34,2 milhões de pessoas nos Estados Unidos e 463 milhões de pessoas em todo o mundo afetadas com diabetes. Ela não é uma doença simples; é um grupo heterogêneo de síndromes caracterizadas por elevada glicemia atribuída à deficiência absoluta ou relativa de *insulina*. A American Diabetes Association (ADA) reconhece quatro classificações clínicas do diabetes: diabetes melito tipo 1 (DM1), diabetes melito tipo 2 (DM2), diabetes gestacional e diabetes devido a outras causas, como defeitos genéticos, distúrbios pancreáticos ou medicamentos. A Figura 24.2 resume as características dos DM1 e DM2. O diabetes gestacional é definido como diabetes diagnosticado no segundo ou terceiro trimestre de gravidez em mulheres que não tinham diabetes conhecido antes da gestação.

**Figura 24.1**
Resumo dos fármacos usados no tratamento do diabetes. GLP-1, peptídeo-1 semelhante ao glucagon; DPP-4, dipeptidil peptidase-4; SGLT2, cotransportador sódio-glicose 2. (*Continua*)

**INSULINA E ANÁLOGOS DE INSULINA**
Insulina inalada
Insulina asparte
Insulina degludeca
Insulina detemir
Insulina glargina
Insulina glulisina
Insulina lispro
Suspensão de insulina
Insulina regular

**ANÁLOGO DE AMILINA**
Pranlintida

**AGONISTAS DO RECEPTOR GLP-1**
Dulaglutida
Exenatida
Liraglutida
Lixisenatida
Semaglutida

**BIGUANIDAS**
Metformina

**SULFONILUREIAS**
Glimepirida
Glipizida
Glibenclamida

**MEGLITINIDAS**
Nateglinida
Repaglinida

**TIAZOLIDINEDIONAS**
Pioglitazona
Rosiglitazona

**INIBIDORES DA DPP-4**
Alogliptina
Linagliptina
Saxagliptina
Sitagliptina

**INIBIDORES DE SGLT2**
*Canagliflozina*
*Dapagliflozina*
*Empagliflozina*
*Ertugliflozina*

**INIBIDORES DA α-GLICOSIDASE**
*Acarbose*
*Miglitol*

**Figura 24.1**
(*Continuação*)

|  | Tipo 1 | Tipo 2 |
|---|---|---|
| Idade no início | Geralmente durante a infância ou a puberdade | Geralmente após os 35 anos |
| Estado nutricional no início | Frequentemente subnutrido | Ocorrência de obesidade |
| Prevalência dos diabéticos diagnosticados | 5-10% | 90-95% |
| Predisposição genética | Moderada | Muito forte |
| Defeito ou deficiência | As células β são destruídas, eliminando a produção de insulina | Incapacidade das células β de produzir quantidades apropriadas de insulina; resistência à insulina; outros defeitos |

**Figura 24.2**
Comparação entre diabetes melito tipo 1 (DM1) e tipo 2 (DM2).

## Aplicação clínica 24.1: Diagnóstico de diabetes

O diabetes é diagnosticado por meio da análise dos valores de glicose ou hemoglobina glicosilada. De acordo com a American Diabetes Association, uma glicemia plasmática em jejum ≥ 126 mg/dL (7,0 mmol/L) ou uma glicose pós-prandial de 2 horas ≥ 200 mg/dL (11,1 mmol/L) é consistente com um diagnóstico de diabetes. A hemoglobina glicosilada (A1C) é um marcador do controle geral da glicose. A taxa de formação de A1C é proporcional à concentração média de glicose no sangue nos últimos 3 meses. Um valor de A1C ≥ 6,5% é consistente com um diagnóstico de diabetes. Se o paciente apresentar glicemia de jejum, glicose pós-prandial ou A1C elevadas, mas não apresentar sinais evidentes de hiperglicemia (p. ex., poliúria, polidipsia ou polifagia), repetir o teste (na mesma ou em outra amostra) o mais rapidamente possível para confirmar o diagnóstico de diabetes. (Nota: Pacientes com glicemia de jejum limítrofe elevada [100-125 mg/dL], glicose pós-prandial [140-199 mg/dL] ou A1C 5,7 a 6,4% são considerados pré-diabéticos.)

### A. Diabetes melito tipo 1

O DM1 atinge mais comumente crianças, adolescentes ou adultos jovens, mas algumas formas latentes podem ocorrer mais tardiamente. A doença é caracterizada por deficiência absoluta de *insulina* devido à destruição das células β. Sem células β funcionais, o pâncreas deixa de responder à glicose, e a pessoa com DM1 apresenta sintomas clássicos de deficiência de *insulina*, tal como polidipsia, polifagia, poliúria e perda de massa corporal.

1. **Causas:** A perda da função das células β no DM1 resulta de processos autoimunes que podem ser desencadeados por vírus ou outras toxinas ambientais. Em pacientes sem diabetes, a secreção constante de células β mantém baixas concentrações basais de insulina circulante. Isso suprime a lipólise, a proteólise e a glicogenólise. Um pico de secreção de insulina ocorre dentro de 2 minutos da ingestão do alimento, em resposta ao aumento transitório das concentrações de glicose e aminoácidos circulantes. Isso dura por até 15 minutos e é seguido de secreção pós-prandial de insulina. Contudo, sem células β funcionais, aqueles com DM1 não conseguem manter a secreção basal de insulina nem liberar um bólus de insulina para responder às variações na glicose circulante (Figura 24.3).

2. **Tratamento:** Pacientes com DM1 dependem da *insulina* exógena para controlar a hiperglicemia, evitar a cetoacidose e manter concentrações aceitáveis de hemoglobina glicosilada (A1C). (Nota: A1C é um marcador do controle geral da glicemia e é usado para monitorar o diabetes na prática clínica. A taxa de formação de A1C é proporcional à concentração média de glicose no sangue nos últimos 3 meses. Uma glicemia média mais alta resulta em A1C mais alta.) O objetivo do tratamento com *insulina* no DM1 é manter a glicemia tão próxima do normal quanto possível e evitar grandes flutuações na concentração de glicose. O uso de monitores domésticos e monitores contínuos da glicemia facilita o automonitoramento frequente e o tratamento com *insulina*.

## Aplicação clínica 24.2: Metas glicêmicas no tratamento do diabetes

O controle glicêmico ideal reduz o risco de complicações de longo prazo do diabetes, como nefropatia, neuropatia e retinopatia, bem como o risco de complicações de curto prazo, como hipoglicemia e crise hiperglicêmica. O intervalo recomendado para a glicemia plasmática em jejum no tratamento do diabetes é de 80 a 130 mg/dL e para a glicose pós-prandial é inferior a 180 mg/dL. As metas são mais rigorosas em pacientes com diabetes gestacional (p. ex., glicemia plasmática em jejum de 70-95 mg/dL). A meta recomendada de A1C para a maioria dos pacientes com diabetes é inferior a 7%. As metas podem ser menos rigorosas em pacientes idosos ou naqueles com múltiplas doenças coexistentes ou expectativa de vida limitada (p. ex., A1C inferior a 8%) e mais rigorosas no diabetes gestacional (p. ex., A1C inferior a 6%, se puder ser obtido sem hipoglicemia significativa). (Nota: O valor de A1C fornece um marcador da glicemia média estimada (eAG) nos últimos três meses. A relação de A1C com eAG é ilustrada pela fórmula: eAG = 28,7 × A1C – 46,7. Por exemplo, uma A1C de 7% fornece uma eAG de 154 mg/dL [28,7 × 7 – 46,7 = 154].)

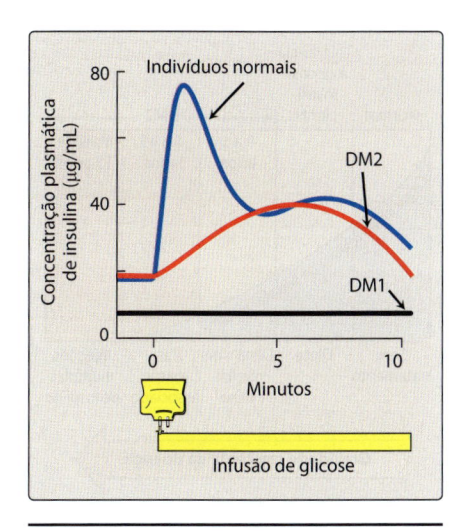

**Figura 24.3**
Liberação de insulina que ocorre em resposta a uma carga intravenosa de glicose em indivíduos saudáveis e em pacientes com diabetes.

## B. Diabetes melito tipo 2

O DM2 corresponde a mais de 90% dos casos. Ele é influenciado por fatores genéticos, idade, obesidade e resistência periférica à insulina, em vez de processos autoimunes. As alterações metabólicas são em geral mais leves do que as observadas no DM1 (p. ex., pacientes com DM2 geralmente não são cetóticos), mas as consequências clínicas a longo prazo são semelhantes se o diabetes não for controlado.

1. **Causa:** O DM2 se caracteriza por falta de sensibilidade dos órgãos-alvo à insulina (Figura 24.4). No DM2, o pâncreas mantém alguma função das células β, mas a secreção de insulina é insuficiente para manter a homeostasia da glicose (ver Figura 24.3) diante da crescente resistência à insulina. A quantidade de células β pode diminuir gradualmente no DM2. Ao contrário dos pacientes com DM1, os com DM2 muitas vezes estão acima do peso ou são obesos. A obesidade contribui para a resistência à insulina, que é considerada o principal defeito subjacente do DM2.

2. **Tratamento:** O objetivo no tratamento do DM2 é manter a glicemia dentro dos limites normais e evitar o desenvolvimento das complicações de longo prazo. Redução da massa corpórea, exercícios físicos e modificação da dieta diminuem a resistência à insulina e corrigem a hiperglicemia em pacientes com DM2, devendo fazer parte de um plano abrangente de gestão do diabetes. O tratamento inicial para DM2 geralmente consiste em agentes hipoglicemiantes orais. Agentes injetáveis (p. ex., agonistas do peptídeo 1 semelhante ao glucagon e à insulina) também podem ser usados. À medida que a doença evolui, a função das células β diminui, e o tratamento com insulina passa a ser necessário para alcançar concentrações glicêmicas satisfatórias (Figura 24.5).

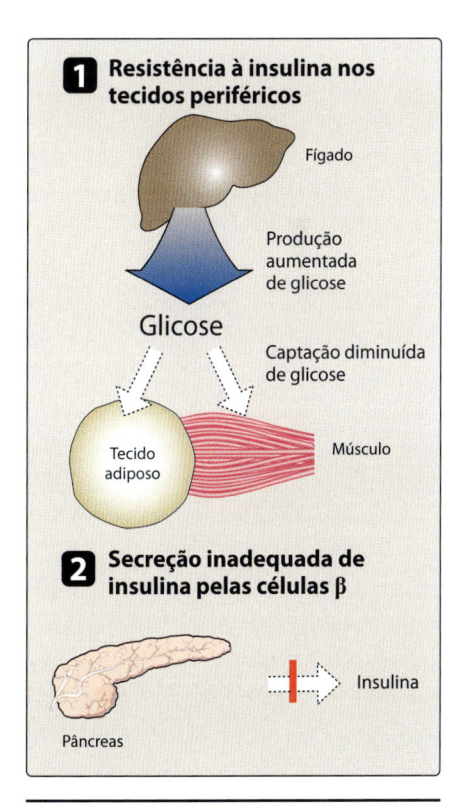

**Figura 24.4**
Principais fatores que contribuem para a hiperglicemia no DM2.

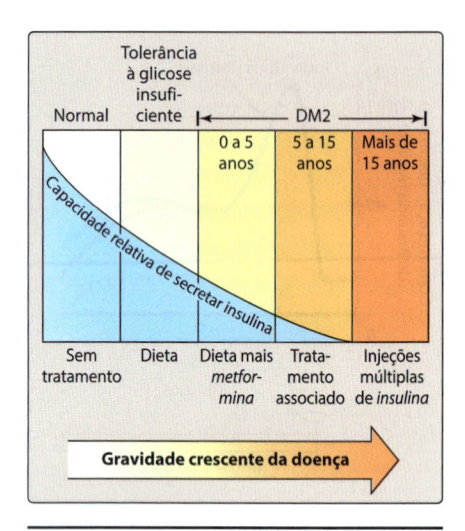

**Figura 24.5**
Duração do DM2, suficiência da insulina endógena e sequência recomendada do tratamento.

## III. INSULINA

A insulina é um hormônio polipeptídico que consiste em duas cadeias peptídicas unidas por ligações dissulfeto. Ela é sintetizada como um precursor (pró-insulina) que sofre hidrólise proteolítica para formar insulina e peptídeo C, ambos secretados pelas células β do pâncreas. (Nota: Como a insulina sofre extração hepática e renal significativa, sua concentração plasmática pode não refletir acuradamente a produção de insulina. Assim, a mensuração do peptídeo C circulante é um melhor indicador das concentrações de insulina.)

### A. Mecanismo de ação

A secreção de insulina é regulada pela glicemia, por certos aminoácidos, por outros hormônios e por mediadores autônomos. A secreção é mais comumente iniciada pelo aumento da glicemia. A glicose é captada pelo transportador de glicose nas células β do pâncreas. Ali, é fosforilada pela glicocinase, que atua como um sensor de glicose. Os produtos do metabolismo da glicose entram na cadeia respiratória mitocondrial e geram trifosfato de adenosina (ATP, do inglês *adenosine triphosphate*). O aumento das concentrações de ATP causa um bloqueio nos canais de $K^+$, levando à despolarização de membrana e ao influxo de $Ca^{2+}$. O aumento do $Ca^{2+}$ intracelular causa exocitose pulsátil de insulina. A *insulina* exógena é administrada para substituir a falta de secreção de insulina no DM1 ou para suplementar a secreção insuficiente de insulina no DM2.

### B. Farmacocinética

A insulina humana é produzida pela técnica de DNA recombinante usando cepas especiais de *Escherichia coli* ou fungos alterados geneticamente para conter o gene da insulina humana. Modificações da sequência de aminoácidos da insulina humana produziram *insulina*s com propriedades farmacocinéticas distintas. As preparações de *insulina* variam primariamente no início e na duração de ação. Dose, local de injeção, fluxo de sangue, temperatura e atividade física também podem afetar o início e a duração de ação de várias preparações de *insulina*. Como a *insulina* é um polipeptídeo, ela é degradada no trato gastrintestinal (TGI), se for administrada por via oral. Portanto, é geralmente administrada por injeção subcutânea, embora também esteja disponível uma formulação de *insulina* inalada. (Nota: Em uma emergência hiperglicêmica, a *insulina* regular é injetada por via intravenosa [IV].) A infusão SC contínua de *insulina* (também denominada bomba de *insulina*) é outro método de administração usado. Esse método pode ser mais conveniente para alguns pacientes, especialmente para aqueles com DM1, eliminando múltiplas injeções diárias de *insulina*. A bomba é programada para entregar uma quantidade basal de *insulina* ao longo do dia. Além disso, ela também permite ao paciente administrar um bólus de *insulina* para cobrir a ingestão de carboidratos na hora da refeição e compensar a glicemia elevada.

### C. Efeitos adversos

A hipoglicemia é o efeito adverso mais grave e comum da *insulina* (Figura 24.6). Outros efeitos adversos incluem aumento de massa corporal, reações no local da injeção e lipodistrofia. A lipodistrofia pode ser minimizada por rotação do local de aplicação. Os diabéticos com insuficiência renal podem precisar de redução da dose de *insulina*. Devido ao potencial de broncoespasmo com a *insulina* inalada, pacientes com asma, doença pulmonar obstrutiva crônica e fumantes não devem utilizar essa formulação.

## IV. PREPARAÇÕES DE INSULINA

As preparações de *insulina* são classificadas como de ação rápida, curta, intermediária e longa. A Figura 24.7 resume o início de ação, o tempo até o pico e a duração de ação de vários tipos de *insulina*s. É importante que o clínico tenha cautela quando proceder a ajustes no plano de tratamento com *insulina*, dando especial atenção à dosagem e ao tipo de *insulina*.

### A. Preparações de insulina de ação rápida e curta

Cinco preparações se enquadram nesta categoria: *insulina* regular, *insulina lispro*, *insulina asparte*, *insulina glulisina* e *insulina* inalada. A *insulina* regular é uma *insulina zinco cristalina solúvel* e de curta ação. A modificação da sequência de aminoácidos da *insulina* regular produz análogos de ação rápida. Essa modificação resulta em absorção e início mais rápidos e duração de ação mais curta após injeção SC. As *insulinas lispro*, *asparte* e *glulisina* são classificadas como *insulinas* de ação rápida. As concentrações máximas de *insulina lispro* são observadas 30 a 90 minutos após a injeção subcutânea, em comparação com 50 a 120 minutos para a *insulina* regular. (Nota: O início da ação da *insulina lispro* é de 15 a 30 minutos, em comparação com 30 minutos da *insulina* regular.) A *insulina asparte* e a *insulina glulisina* têm propriedades cinéticas e dinâmicas similares às da *insulina lispro*. Esses agentes estão disponíveis como solução injetável ou caneta de *insulina* para injeção. A *insulina* inalada também é considerada de ação rápida. Esta formulação de pó seco é inalada e rapidamente absorvida pelo tecido pulmonar, com concentrações máximas de *insulina* alcançados 10 a 20 minutos após a inalação.

*Insulinas* de ação rápida ou lenta são administradas para mimetizar a liberação prandial (hora da refeição) de *insulina* e controlar a glicose pós-prandial. Elas podem ser usadas também em casos em que são necessárias correções rápidas de glicose elevada. Em geral, *insulinas* de ação rápida e curta são usadas em conjunto com uma *insulina* basal de ação mais longa que provê controle para a glicemia de jejum. A *insulina* regular deve ser injetada por via SC 30 minutos antes da refeição, ao passo que as *insulinas* de ação rápida são administradas 15 minutos antes ou de 15 a 20 minutos depois de iniciar a refeição. As soluções de *insulinas* de ação rápida são comumente usadas em bombas de *insulina* e são apropriadas para administração IV, embora a *insulina* regular seja usada mais comumente quando a via IV é necessária.

### B. Preparações de insulina de ação intermediária

*Insulina* neutra com *protamina Hagedorn* (NPH) é uma *insulina* de ação intermediária formada pela adição de zinco e protamina à *insulina* regular. (Nota: Outra denominação para essa preparação é *insulina isofana*.) A combinação com protamina forma um complexo que é menos solúvel, resultando em retardo na absorção e ação prolongada. A *insulina NPH* é usada como *insulina* basal para controle da glicemia de jejum no DM1 ou 2 e geralmente é administrada junto com uma *insulina* de ação

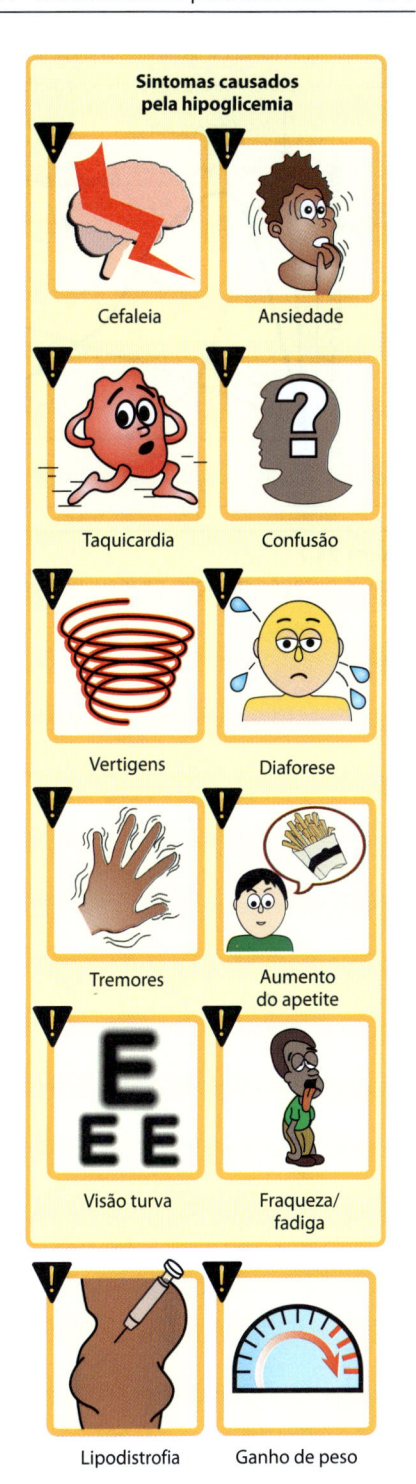

**Figura 24.6**
Efeitos adversos observados com o uso de *insulina*. (Nota: A lipodistrofia é uma atrofia ou hipertrofia local do tecido adiposo subcutâneo no local das injeções.)

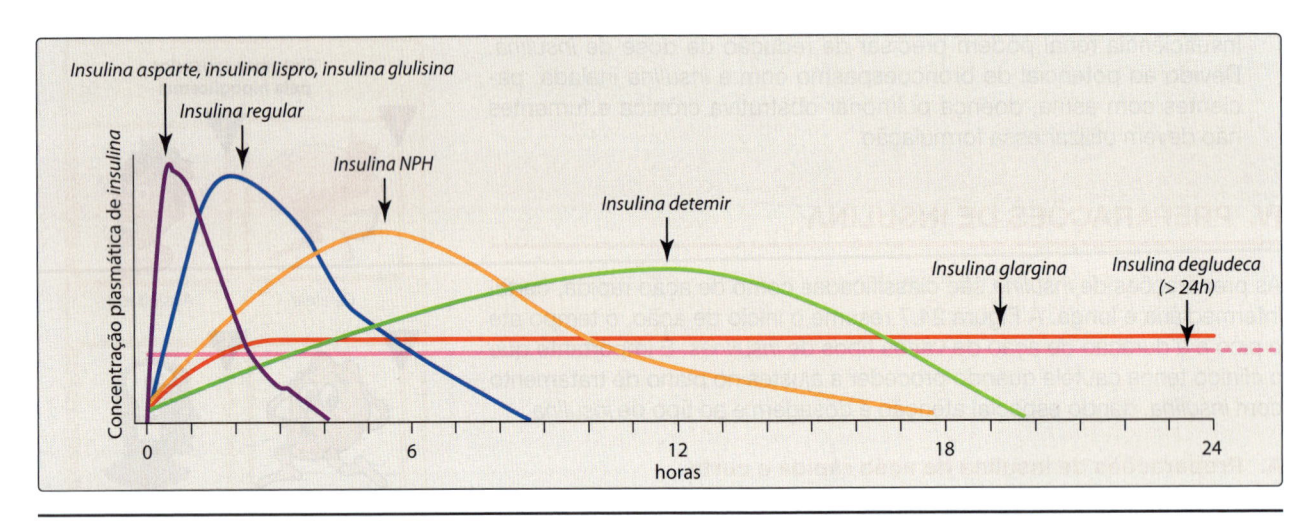

**Figura 24.7**
Início e duração de ação da *insulina* humana e dos seus análogos. NPH, *protamina neutra Hegedorn*.

rápida ou curta para controle das refeições. A *insulina NPH* deve ser administrada por via subcutânea (nunca intravenosa) e não deve ser usada quando for necessária uma redução rápida da glicose (p. ex., cetoacidose diabética). (Nota: Uma formulação concentrada de *insulina* regular [U-500] tem propriedades farmacocinéticas mais parecidas com as da *insulina* de ação intermediária. A U-500 contém 500 unidades de *insulina* por mL e é 5 vezes mais concentrada do que a maioria das preparações de *insulina* padrão, que contêm 100 unidades/mL, U-100.) A Figura 24.8 mostra regimes comuns que usam associações de *insulina*s.

### C. Preparações de insulina de ação prolongada

O ponto isoelétrico da *insulina glargina* é menor do que o da *insulina* humana, levando à formação de um precipitado no local da injeção, o qual libera *insulina* por um período prolongado. Tem início mais lento do que a *insulina NPH* e um efeito hipoglicêmico achatado e prolongado, sem pico (Figura 24.7). A *insulina detemir* tem uma cadeia lateral de ácido graxo que aumenta a ligação com a albumina. A dissociação lenta da albumina resulta em propriedades de longa ação, similares às da *insulina glargina*. A *insulina degludeca* forma multi-hexâmeros quando injetada, resultando em um depósito subcutâneo que é liberado lentamente durante um período prolongado. Tem a meia-vida mais longa das *insulina*s de ação prolongada. Tal como acontece com a *insulina NPH*, a *insulina glargina*, a *insulina detemir* e a *insulina degludeca* são utilizadas para controle basal e só devem ser administradas por via subcutânea. As *insulina*s de ação prolongada não devem ser misturadas na mesma seringa com outras *insulina*s, pois isso pode alterar o perfil farmacodinâmico.

### D. Associação de insulinas

Várias associações de *insulina*s humanas pré-misturadas estão disponíveis, como 70% *insulina NPH* mais 30% *insulina* regular (Figura 24.8) ou 50% de cada uma dessas. O uso das associações pré-misturadas diminui o número de injeções diárias, mas torna mais difícil ajustar os componentes individuais do regime de *insulina*.

### E. Tratamento padrão *versus* tratamento intensivo

O tratamento padrão de *insulina* envolve duas injeções diárias. Em contrapartida, o tratamento intensivo utiliza três ou mais injeções diárias com monitoração frequente da glicemia. A ADA recomenda uma concentração alvo média de glicose no sangue de 154 mg/dL ou menos (A1C ≤ 7%) para a maioria dos pacientes, e o tratamento intensivo tem maior probabilidade de atingir esse objetivo. A frequência de episódios hipoglicêmicos, coma e convulsões é maior com os regimes intensivos de *insulina* (Figura 24.9A). Contudo, pacientes em tratamento intensivo têm redução significativa nas complicações microvasculares do diabetes, como retinopatia, nefropatia e neuropatia, em comparação com pacientes que recebem terapia padrão (Figura 24.9B). O tratamento intensivo não deve ser recomendado para pacientes que apresentam diabetes há longo tempo, complicações microvasculares significativas, idade avançada e inconsciência hipoglicêmica.

## V. ANÁLOGO DA AMILINA

A amilina é um hormônio que é cossecretado com a insulina pelas células β após a alimentação. Ela retarda o esvaziamento gástrico, reduz a secreção pós-prandial de glucagon e aumenta a saciedade. A *pranlintida* é um análogo sintético da amilina indicado como adjuvante da insulina às refeições em pacientes com DM1 e tipo 2. A *pranlintida* é administrada em injeção SC imediatamente antes das refeições. Quando a *pranlintida* é iniciada, a dose de *insulina* da hora da refeição deve ser reduzida em 50%, para evitar o risco de hipoglicemia grave. Outros efeitos adversos incluem náuseas, anorexia e êmese. A *pranlintida* não pode ser misturada na mesma seringa com *insulina* e deve ser evitada em pacientes com gastroparesia diabética (esvaziamento gástrico retardado), hipersensibilidade ao *cresol* ou inconsciência hipoglicêmica.

## VI. AGONISTAS DO RECEPTOR DO PEPTÍDEO SEMELHANTE AO GLUCAGON

A ingestão oral de glicose resulta em maior secreção de insulina do que a que ocorre quando uma quantidade igual de glicose é administrada por via intravenosa. Esse efeito é referido como "efeito incretina" e está fortemente reduzido no DM2. O efeito incretina ocorre porque o intestino libera hormônios incretina, notavelmente o peptídeo tipo glucagon1 (GLP-1) e o polipeptídeo insulinotrópico glicose-dependente (GIP) em resposta à refeição. Os hormônios incretina são responsáveis por 60 a 70% da secreção pós-prandial de insulina. *Dulaglutida*, *exenatida*, *liraglutida*, *lixisenatida* e *semaglutida* são agonistas injetáveis do receptor GLP-1 usados para o tratamento do DM2. (Nota: A *semaglutida* também está disponível em formulação oral.) *Dulaglutida*, *liraglutida* e *semaglutida* também foram aprovadas para reduzir o risco de mortalidade cardiovascular em pacientes com DM2 e doenças cardiovasculares. Estão disponíveis duas preparações pré-misturadas de *insulina*s de ação prolongada e agonistas do receptor GLP-1: *insulina glargina* mais *lixisenatida* e *insulina degludeca* mais *liraglutida*. A utilização dessas combinações pode diminuir as necessidades diárias de *insulina* e o número de injeções ao dia.

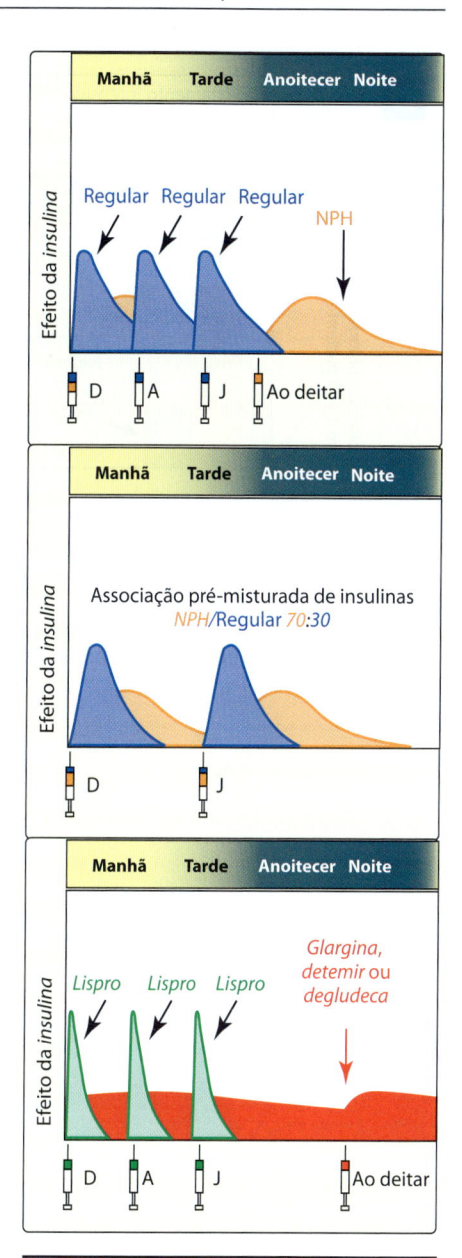

**Figura 24.8**
Exemplos de três esquemas de tratamento que repõem *insulina* prandial e basal. C, café da manhã; A, almoço; J, jantar; NPH, protamina neutra Hagedorn.

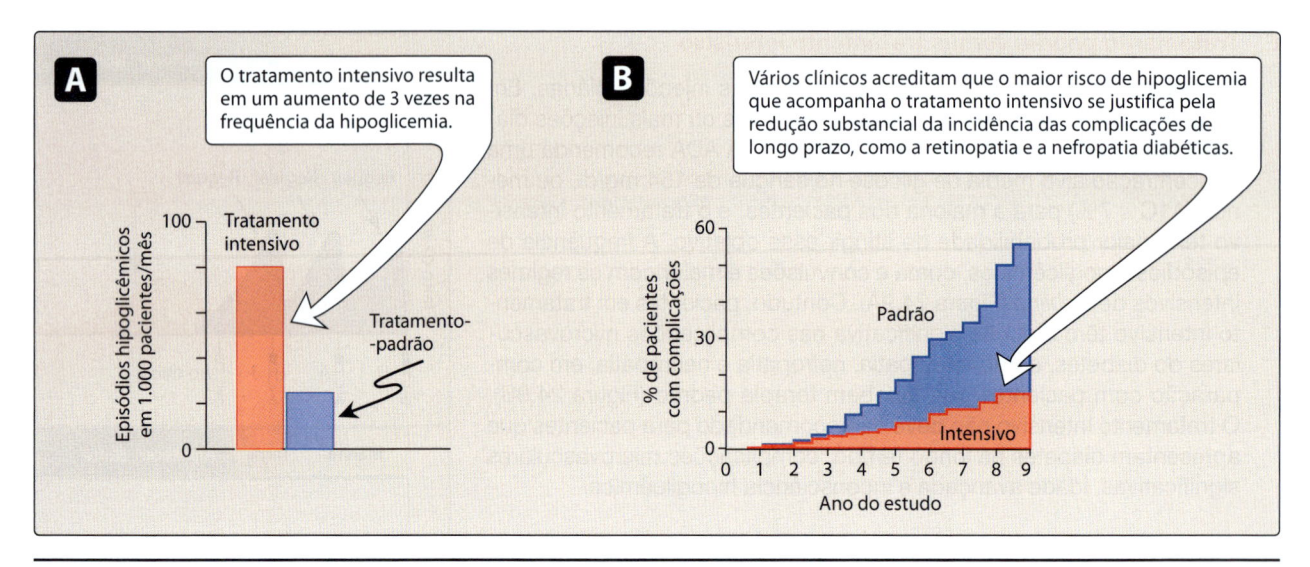

**Figura 24.9**
**A.** Efeito do controle rígido dos episódios hipoglicêmicos em uma população com DM1 que recebe tratamento intensivo ou padrão. **B.** Efeito do cuidado padrão ou intensivo nas complicações de longo prazo de diabetes.

### A. Mecanismo de ação

Os agonistas do receptor de GLP-1 melhoram a secreção de insulina dependente de glicose, retardam o esvaziamento gástrico, diminuem a ingestão de alimento por meio do aumento da saciedade (sensação de plenitude), diminuem a secreção pós-prandial de glucagon e promovem a proliferação de células β. Consequentemente, a hiperglicemia pós-prandial é reduzida, as concentrações de A1C diminuem e pode ocorrer perda de peso. (Nota: Dosagens mais altas de *semaglutida* e *liraglutida* injetáveis são aprovadas para o tratamento da obesidade.)

### B. Farmacocinética

Os agonistas do receptor GLP-1 são administrados por via subcutânea, já que são polipeptídeos. *Dulaglutida*, *liraglutida* e *semaglutida* são consideradas agonistas do receptor GLP-1 de ação prolongada. *Dulaglutida* e *semaglutida* são administradas uma vez por semana, enquanto a *liraglutida* está disponível como injeção uma vez ao dia. A formulação oral de *semaglutida* é administrada uma vez ao dia. *Lixisenatida* é um agonista do receptor GLP-1 de ação curta administrado uma vez ao dia. A *exenatida* está disponível como preparação de ação curta (administrada duas vezes ao dia) e de liberação prolongada (administrada uma vez por semana). A *exenatida* deve ser evitada em pacientes com insuficiência renal grave.

### C. Efeitos adversos

Os principais efeitos adversos dos agonistas do receptor GLP-1 são náuseas, êmese, diarreia e constipação. Esses agentes têm sido associados à pancreatite e devem ser evitados em pacientes com pancreatite crônica. Agentes de ação mais prolongada têm sido associados a tumores de células C da tireoide em roedores. Não se sabe se os agonistas do receptor GLP-1 causam esses tumores ou carcinoma da tireoide em humanos, embora sejam contraindicados em pacientes com história de carcinoma medular da tireoide ou neoplasia endócrina múltipla tipo 2.

## VII. AGENTES ORAIS

Os agentes orais são úteis no tratamento de pacientes com DM2. Pacientes que desenvolveram diabetes há menos de 5 anos têm maior probabilidade de responder bem aos agentes hipoglicemiantes orais. Pacientes com doença de longa duração podem necessitar de uma combinação de agentes orais com ou sem *insulina* ou agonistas do receptor GLP-1 para controlar a hiperglicemia. A Figura 24.10 resume a duração de ação de alguns dos hipoglicemiantes orais, e a Figura 24.11 ilustra alguns dos efeitos adversos comuns.

### A. Biguanidas

A *metformina*, a única biguanida, é a terapia inicial preferida para DM2, e o medicamento deve ser iniciado após o diagnóstico. Também é benéfica na prevenção do DM2 em pacientes com pré-diabetes. (Nota: A *metformina* também é útil no tratamento da síndrome dos ovários policísticos, pois reduz a resistência à insulina associada a esse distúrbio.)

1. **Mecanismo de ação:** O principal mecanismo de ação da *metformina* é a redução da gliconeogênese hepática. (Nota: O excesso de glicose produzido pelo fígado é uma das principais fontes da hiperglicemia no DM2, responsável pela elevada glicemia de jejum.) A *metformina* também retarda a absorção intestinal de açúcar e melhora a sua captação e seu uso periférico (melhora a sensibilidade à insulina). O medicamento não promove a secreção de insulina. Portanto, o risco de hipoglicemia com *metformina* é muito menor do que com outros agentes que aumentam a secreção de insulina (p. ex., *sulfonilureias*). A *metformina* pode ser usada isoladamente ou em associação com outros fármacos de uso oral ou injetáveis. Pode ocorrer hipoglicemia quando a *metformina* é usada em combinação com *insulina* ou secretagogos de *insulina*, de modo que é preciso ajustar a dosagem.

2. **Farmacocinética:** A *metformina* é bem absorvida após administração oral, não se liga às proteínas séricas e não é metabolizada. A excreção ocorre principalmente pelos rins como fármaco inalterado.

3. **Efeitos adversos:** São em grande parte gastrintestinais, incluindo diarreia, náusea e vômito. Esses efeitos podem ser aliviados titulando lentamente a dose de *metformina* e administrando o

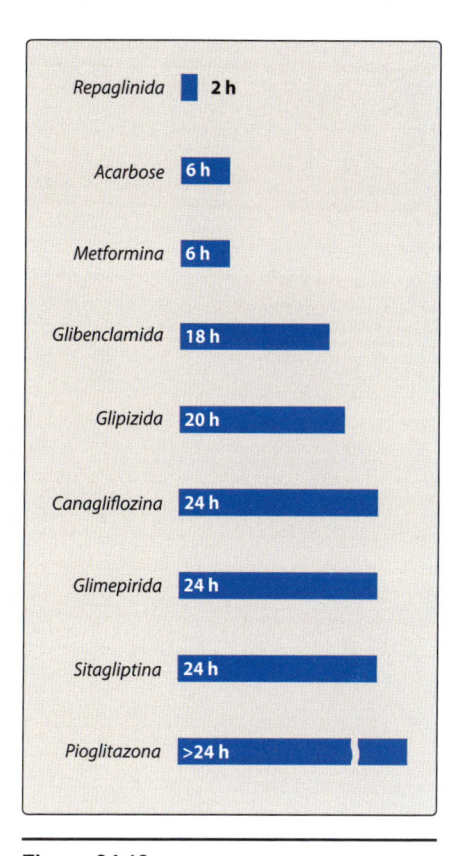

| Fármaco | Duração |
|---|---|
| Repaglinida | 2 h |
| Acarbose | 6 h |
| Metformina | 6 h |
| Glibenclamida | 18 h |
| Glipizida | 20 h |
| Canagliflozina | 24 h |
| Glimepirida | 24 h |
| Sitagliptina | 24 h |
| Pioglitazona | >24 h |

**Figura 24.10**
Duração de ação de alguns hipoglicemiantes orais.

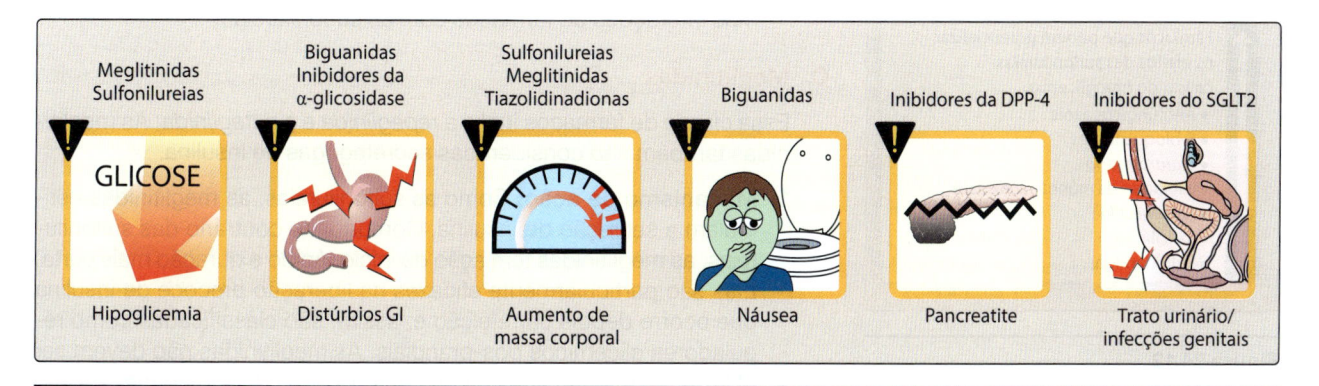

| Classe | Efeito adverso |
|---|---|
| Meglitinidas / Sulfonilureias | Hipoglicemia |
| Biguanidas / Inibidores da α-glicosidase | Distúrbios GI |
| Sulfonilureias / Meglitinidas / Tiazolidinadionas | Aumento de massa corporal |
| Biguanidas | Náusea |
| Inibidores da DPP-4 | Pancreatite |
| Inibidores do SGLT2 | Trato urinário/ infecções genitais |

**Figura 24.11**
Alguns efeitos adversos observados com o uso dos hipoglicemiantes orais. DPP-4, dipeptidil peptidase-4; SGLT2, cotransportador sódio-glicose 2.

medicamento às refeições. Pode ocorrer redução de massa corporal, pois a *metformina* diminui o apetite. Ela é contraindicada na disfunção renal grave (taxa de filtração glomerular estimada inferior a 30 mL/min/1,73 m$^2$) devido ao risco de acidose láctica. Ela deve ser suspensa em casos de infarto agudo do miocárdio, agravamento de insuficiência cardíaca, sepse ou outro distúrbio que possa causar insuficiência renal aguda. A *metformina* deve ser usada com cautela em pacientes com mais de 80 anos e naqueles com histórico de abuso de álcool. Deve ser interrompida temporariamente em pacientes que serão submetidos a diagnósticos que requerem injeção IV de contrastes radiográficos. Raramente ocorre acidose láctica, reação potencialmente fatal. O uso prolongado pode estar associado à deficiência de vitamina B$_{12}$, sendo recomendada a avaliação periódica das concentrações dessa vitamina, especialmente em pacientes com anemia ou neuropatia periférica.

### B. Sulfonilureias

Esses fármacos são classificados como secretagogos de insulina, pois promovem a liberação de insulina das células β do pâncreas. As sulfonilureias mais utilizadas na prática clínica são os medicamentos de segunda geração *glibenclamida*, *glipizida* e *glimepirida*.

1. **Mecanismo de ação:** O principal mecanismo de ação é a estimulação da liberação de insulina das células β do pâncreas. As sulfonilureias bloqueiam canais de K$^+$ sensíveis ao ATP nas células β, resultando em despolarização, influxo de Ca$^{2+}$ e exocitose de insulina. Além disso, as sulfonilureias podem diminuir a produção de glicose pelo fígado e aumentar a sensibilidade periférica à insulina.

2. **Farmacocinética:** Administradas por via oral, as sulfonilureias ligam-se às proteínas séricas, são biotransformadas pelo fígado e excretadas pelo fígado e pelos rins. A duração de ação varia de 12 a 24 horas.

3. **Efeitos adversos:** Os efeitos adversos das sulfonilureias incluem hipoglicemia, hiperinsulinemia e ganho de peso. Elas devem ser usadas com cautela na insuficiência hepática ou renal, pois seu acúmulo pode causar hipoglicemia. Insuficiência renal é um problema particular da *glibenclamida*, pois ela pode aumentar a duração de ação e aumentar significativamente o risco de hipoglicemia. *Glipizida* ou *glimepirida* são opções mais seguras na presença de disfunção renal e em pacientes idosos. A Figura 24.12 resume algumas interações de fármacos com as sulfonilureias.

### C. Meglitinidas

Essa classe de fármacos inclui a *repaglinida* e a *nateglinida*. As meglitinidas também são consideradas secretagogas de insulina.

1. **Mecanismo de ação:** Como as sulfonilureias, as meglitinidas estimulam a secreção de insulina. Contudo, ao contrário das sulfonilureias, as meglitinidas têm ação de início rápido e duração mais curta. Elas são particularmente eficazes na liberação precoce de insulina que ocorre depois da refeição e, assim, são classificadas como reguladores glicêmicos pós-prandiais. As meglitinidas não devem ser utilizadas em combinação com sulfonilureias devido ao mecanismo de ação sobreposto e ao risco aumentado de hipoglicemia grave.

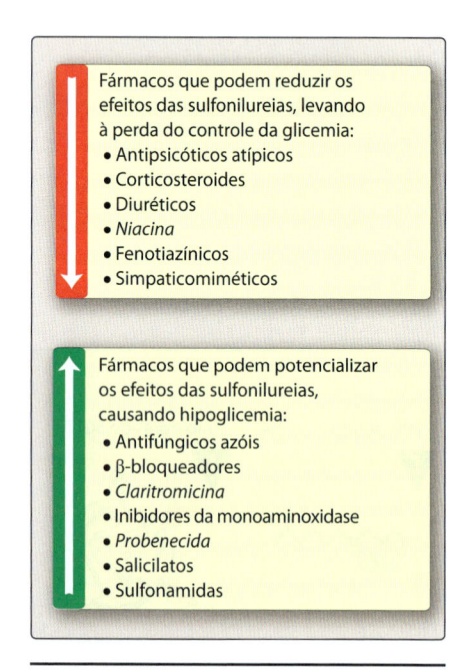

---

Fármacos que podem reduzir os efeitos das sulfonilureias, levando à perda do controle da glicemia:
- Antipsicóticos atípicos
- Corticosteroides
- Diuréticos
- *Niacina*
- Fenotiazínicos
- Simpaticomiméticos

Fármacos que podem potencializar os efeitos das sulfonilureias, causando hipoglicemia:
- Antifúngicos azóis
- β-bloqueadores
- *Claritromicina*
- Inibidores da monoaminoxidase
- *Probenecida*
- Salicilatos
- Sulfonamidas

**Figura 24.12**
Fármacos que interagem com as sulfonilureias.

2. **Farmacocinética:** As meglitinidas devem ser tomadas antes da refeição e são bem absorvidas após administração oral. A *nateglinida* é metabolizada principalmente via CYP2C9 e CYP3A4, e os metabólitos são excretados na urina. A *repaglinida* é metabolizada em produtos inativos por CYP2C8 e CYP3A4 no fígado, e o medicamento e seus metabólitos são excretados nas fezes.

3. **Efeitos adversos:** Embora as meglitinidas possam causar hipoglicemia e aumento de massa corporal, a incidência é menor do que com as sulfonilureias. Por inibir a biotransformação hepática, o fármaco anti-hiperlipemiante *genfibrozila* pode aumentar significativamente o efeito da *repaglinida*, e o uso concomitante é contraindicado. Esses fármacos devem ser empregados com cautela em pacientes com insuficiência hepática.

## D. Tiazolidinadionas

As tiazolidinadionas (TZDs) são sensibilizadoras à insulina. Os dois agentes dessa classe disponíveis atualmente são *pioglitazona* e *rosiglitazona*. Embora seja necessária insulina para sua ação, as TZDs não promovem sua liberação das células β pancreáticas; assim, não há risco de hiperinsulinemia.

1. **Mecanismo de ação:** As TZDs diminuem a resistência à insulina, atuando como agonistas do receptor γ ativado pelo proliferador peroxissoma (PPARγ), um receptor hormonal nuclear. A ativação do PPARγ regula a transcrição de vários genes responsivos à insulina, resultando em aumento da sensibilidade à insulina no tecido adiposo, no fígado e no músculo esquelético. *Pioglitazona* e *rosiglitazona* podem ser usadas como monoterapia ou em associação com outros hipoglicemiantes ou com insulina. A dose de *insulina* deve ser diminuída quando usada em combinação com esses fármacos. A *rosiglitazona* é menos usada devido a preocupações com relação aos efeitos adversos cardiovasculares.

2. **Farmacocinética:** *Pioglitazona* e *rosiglitazona* são bem absorvidas após administração por via oral e são extensamente ligadas à albumina sérica. Os dois medicamentos sofrem extenso metabolismo, principalmente pela CYP2C8. Alguns metabólitos da *pioglitazona* têm atividade. A eliminação renal da *pioglitazona* é negligenciável; a maior parte do fármaco ativo e dos metabólitos é excretada na bile e eliminada com as fezes. Os metabólitos da *rosiglitazona* são excretados primariamente na urina. Não é necessário ajuste de dosagem na insuficiência renal.

3. **Efeitos adversos:** Pode ocorrer aumento de massa corporal, porque as TZDs podem aumentar a gordura subcutânea ou causar retenção de líquidos. (Nota: A retenção de líquidos pode piorar a insuficiência cardíaca. As TZDs devem ser evitadas em pacientes com insuficiência cardíaca sintomática.) As TZDs foram associadas com osteopenia e aumento do risco de fraturas em mulheres. A *pioglitazona* também pode aumentar o risco de câncer vesical. Além disso, a *rosiglitazona* traz uma advertência na bula sobre o potencial aumento do risco de infarto do miocárdio e angina com o uso desse agente. Ocasionalmente, foi relatada toxicidade hepática com esses medicamentos, e recomenda-se o monitoramento basal e periódico da função hepática.

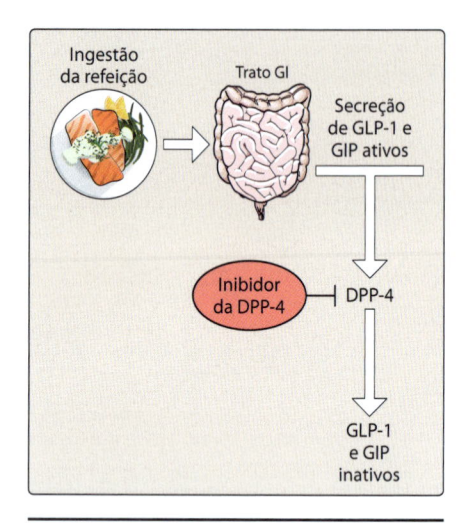

**Figura 24.13**
Mecanismo de ação dos inibidores de DPP4. DPP-4, dipeptidil peptidase-4; GIP, peptídeo insulinotrópico dependente de glicose; GLP-1, peptídeo-1 semelhante ao glucagon.

E. **Inibidores da dipeptidil peptidase-4**

*Alogliptina*, *linagliptina*, *saxagliptina* e *sitagliptina* são inibidores orais da dipeptidil peptidase-4 (DPP-4) usados para o tratamento do DM2.

1. **Mecanismo de ação:** Estes fármacos inibem a enzima DPP-4, que é responsável pela inativação dos hormônios incretina, como o GLP-1 (Figura 24.13). O prolongamento da atividade dos hormônios incretina aumenta a liberação de insulina em resposta às refeições e reduz a secreção imprópria de glucagon. Os inibidores da DPP-4 podem ser usados como monoterapia ou em associação com sulfonilureias, *metformina*, TZDs ou *insulina*. As diretrizes de tratamento não recomendam a combinação de inibidores de DPP-4 com agonistas do receptor de GLP-1 para o tratamento do diabetes devido à sobreposição de mecanismos de ação e ao aumento do potencial de toxicidade. Ao contrário dos agonistas do receptor GLP-1, esses medicamentos não causam saciedade ou plenitude e são neutros em relação à massa corporal.

2. **Farmacocinética:** Os inibidores da DPP-4 são bem absorvidos após administração por via oral. Os alimentos não afetam a extensão da absorção. *Alogliptina* e *sitagliptina* são principalmente excretadas inalteradas na urina. A *saxagliptina* é biotransformada pela CYP3A4/5 a um metabólito ativo. A via primária de eliminação da *saxagliptina* e de seu metabólito é renal. A *linagliptina* é eliminada primariamente pelo sistema êntero-hepático. Todos os inibidores da DPP-4, com exceção da *linagliptina*, exigem ajuste da dosagem na disfunção renal.

3. **Efeitos adversos:** Em geral, os inibidores da DPP-4 são bem tolerados, sendo a nasofaringite e a cefaleia os efeitos adversos mais comuns. Embora infrequentes, ocorreram reações graves de hipersensibilidade e pancreatite com o uso de inibidores DPP-4. Os agentes desta classe também podem aumentar o risco de dores nas articulações, que são graves e incapacitantes em alguns casos. A *saxagliptina* também demonstrou aumentar o risco de hospitalizações por insuficiência cardíaca e deve ser usada com cautela em pacientes com ou em risco de insuficiência cardíaca.

F. **Inibidores do cotransportador 2 de sódio-glicose**

*Canagliflozina*, *dapagliflozina*, *empagliflozina* e *ertugliflozina* são inibidores orais do cotransportador 2 de sódio-glicose, para o tratamento do DM2. A *canagliflozina* e a *empagliflozina* também são indicadas para reduzir o risco de morte cardiovascular em pacientes com DM2 e doenças cardiovasculares. Além disso, foi demonstrado que a *canagliflozina* e a *dapagliflozina* reduzem o risco de hospitalizações por insuficiência cardíaca e doença renal terminal em pacientes com DM2. (Nota: A *dapagliflozina* e a *empagliflozina* também são indicadas para o tratamento da insuficiência cardíaca com fração de ejeção reduzida [ver Capítulo 10].)

1. **Mecanismo de ação:** O cotransportador 2 de sódio-glicose (SGLT2) é responsável por reabsorver a glicose filtrada no lúmen tubular dos rins. Ao inibir o SGLT2, estes fármacos diminuem a reabsorção de glicose, aumentam a sua excreção urinária e diminuem a glicemia (Figura 24.14). A inibição do SGLT2 também diminui a reabsorção do sódio e causa diurese osmótica. Por isso, os inibidores do SGLT2 podem reduzir a pressão arterial. Contudo, não são indicados no tratamento da hipertensão.

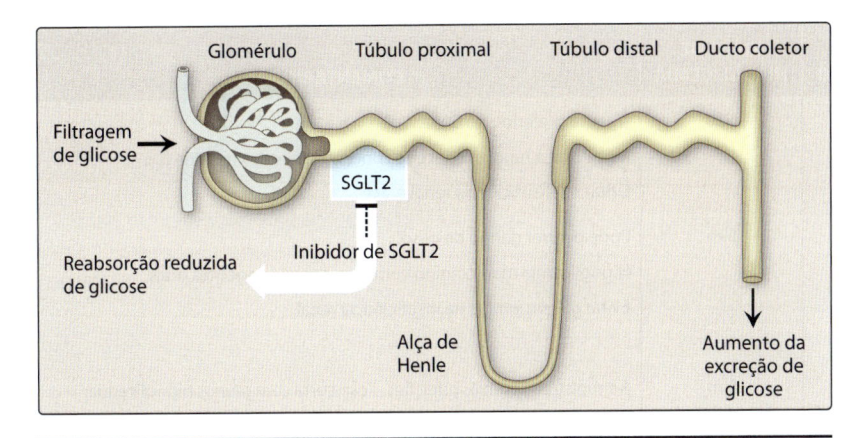

**Figura 24.14**
Mecanismo de ação dos inibidores do cotransportador 2 de sódio-glicose (SGLT2).

2. **Farmacocinética:** Esses fármacos são administrados uma vez ao dia, pela manhã. A *canagliflozina* deve ser tomada antes da primeira refeição do dia. Todos os fármacos são biotransformados principalmente por glicuronidação a metabólitos inativos. Esses fármacos devem ser evitados em pacientes com disfunção renal grave.

3. **Efeitos adversos:** Os efeitos adversos mais comuns dos inibidores do SGLT2 são infecções genitais de mulheres por fungos (p. ex., candidíase vulvovaginal), infecções do trato urinário e frequência urinária. Também ocorreu hipotensão, particularmente em pacientes idosos ou sob tratamento com diuréticos. Assim, o estado hídrico deve ser avaliado antes de iniciar esses fármacos. Cetoacidose foi relatada com o uso de inibidores do SGLT2, e esses agentes devem ser usados com cautela em pacientes com fatores de risco que predispõem à cetoacidose (p. ex., abuso de álcool e restrição calórica relacionada a cirurgia ou doença). Os inibidores do SGLT2 também estão associados a um risco aumentado de fraturas ósseas e gangrena de Fournier.

G. **Inibidores da α-glicosidase**

*Acarbose* e *miglitol* são fármacos desta classe usados por via oral no tratamento do DM2.

1. **Mecanismo de ação:** Localizadas na borda em escova intestinal (microvilosidades), as enzimas α-glicosidases hidrolisam carboidratos em glicose e outros açúcares simples que podem ser absorvidos. *Acarbose* e *miglitol* inibem reversivelmente a α-glucosidase. Ingeridos no início da refeição, esses fármacos retardam a digestão de carboidratos, resultando em concentrações mais baixas de glicose pós-prandial. Como eles não estimulam a liberação de insulina nem aumentam a sensibilidade a ela, não causam hipoglicemia quando usados em monoterapia. Contudo, quando usados com secretagogos de insulina ou *insulina*, pode ocorrer hipoglicemia. (Nota: É importante que a hipoglicemia neste contexto seja combatida com glicose, em vez de sacarose, pois a sacarase também é inibida por esses fármacos.)

2. **Farmacocinética:** A *acarbose* é pouco absorvida. Ela é biotransformada primariamente pelas bactérias intestinais, e alguns dos seus metabólitos são absorvidos e excretados na urina. O *miglitol* é muito bem absorvido, mas não tem efeitos sistêmicos. Ele é excretado inalterado pelos rins.

| CLASSE DO MEDICAMENTO | MECANISMO DE AÇÃO | RISCO DE HIPOGLICEMIA | COMENTÁRIOS |
|---|---|---|---|
| **Biguanidas** <br> *Metformina* | Diminui a produção hepática de glicose | Não | Agente preferido no DM2. <br> Monitorar a função renal e as concentrações de vitamina $B_{12}$. <br> Evitar na insuficiência renal grave. |
| **Sulfonilureias** <br> *Glimepirida* <br> *Glipizida* <br> *Glibenclamida* | Estimula a secreção de insulina | Sim | Pode ocorrer ganho de peso. <br> Hipoglicemia mais comum com essa classe de agentes orais. <br> Evitar *glibenclamida* na insuficiência renal. |
| **Meglitinidas** <br> *Nateglinida* <br> *Repaglinida* | Estimula secreção de insulina | Sim (raramente) | Administrada com as refeições. Ação curta com menos hipoglicemia. <br> Efeito pós-prandial. |
| **Tiazolidinadionas** <br> *Pioglitazona* <br> *Rosiglitazona* | Liga-se ao receptor ativado por proliferador de peroxissoma no músculo, gordura e fígado para diminuir a resistência à insulina | Não | Eficaz em pacientes altamente resistentes à insulina. Dosagem única diária de *pioglitazona*. Verificar a função hepática antes do início. <br> Evitar em caso de doença hepática ou insuficiência cardíaca. |
| **Inibidores de DPP-4** <br> *Alogliptina* <br> *Linagliptina* <br> *Sitagliptina* <br> *Saxagliptina* | Aumenta a liberação de insulina dependente de glicose; diminui a secreção de glucagon | Não | Dosagem única diária. Pode ser tomada com ou sem alimentos. <br> Bem tolerada. Risco de pancreatite. <br> Todas necessitam de ajuste de dose renal, exceto a *linagliptina*. <br> Não combinar com agonistas dos receptores GLP-1. |
| **Inibidores de SGLT2** <br> *Canagliflozina* <br> *Dapaglifozina* <br> *Empagliflozina* <br> *Ertugliflozina* | Aumento da excreção urinária de glicose | Não | Dosagem uma vez ao dia, pela manhã. Risco de hipotensão, infecções geniturinárias. <br> Evitar na insuficiência renal grave. <br> A *canagliflozina* e a *empagliflozina* foram aprovadas para reduzir a mortalidade cardiovascular em pacientes com DM2. <br> *Dapagliflozina* e *empagliflozina* também são indicadas para o tratamento da ICFEr. |
| **Inibidores da α-glicosidase** <br> *Glimepirida* <br> *Glipizida* <br> *Glibenclamida* <br> *Acarbose* <br> *Miglitol* | Diminui a absorção de glicose | Não | Administrado com as refeições. Efeitos adversos gastrintestinais. <br> Não é uma terapia preferida. Reservar para pacientes intolerantes a outros agentes. |
| **Agonista do receptor GLP-1** <br> *Dulaglutida* <br> *Exenatida* <br> *Liraglutida* <br> *Lixisenatida* <br> *Semaglutida* | Aumenta a liberação de insulina dependente de glicose; diminui a secreção de glucagon; retarda o esvaziamento gástrico; aumenta a saciedade | Não | Formulação injetável. *Liraglutida* e *lixisenatida* são administradas uma vez ao dia. *Dulaglutida* e *semaglutida* são administradas uma vez por semana. A *semaglutida* também está disponível em formulação oral. A *exenatida* é administrada duas vezes ao dia, e a *exenatida* de liberação prolongada é administrada uma vez por semana. <br> *Dulaglutida*, *liraglutida* e *semaglutida* são aprovadas para reduzir eventos cardiovasculares em pacientes com DM2. <br> Pode ocorrer perda de peso. <br> Risco de pancreatite. <br> Contraindicada em pacientes com histórico de carcinoma medular de tireoide. |

**Figura 24.15**
Resumo dos agentes orais e agonistas do receptor GLP-1 usados para tratar diabetes. ↔, pouca ou nenhuma alteração; DPP-4, dipeptidil peptidase-4; GLP-1, peptídeo-1 semelhante ao glucagon; ICFEr, insuficiência cardíaca com fração de ejeção reduzida; SGLT2, cotransportador 2 de sódio-glicose.

3. **Efeitos adversos:** Os efeitos adversos mais comuns são flatulência, diarreia e cólicas intestinais. Os efeitos adversos limitam o uso desses fármacos na prática clínica. Pacientes com doença inflamatória intestinal, ulcerações colônicas ou obstrução intestinal não devem usar esses fármacos.

## H. Outros fármacos

Tanto o agonista dopaminérgico *bromocriptina* como o sequestrador de ácidos biliares *colesevelam* produzem reduções modestas na A1C. O mecanismo de ação da redução da glicemia é desconhecido para os dois fármacos. Embora *bromocriptina* e *colesevelam* sejam indicados para o tratamento do DM2, suas eficácias modestas, seus efeitos adversos e o número de comprimidos limitam seu uso na clínica.

A Figura 24.15 fornece um resumo dos agentes antidiabéticos orais e dos agonistas do receptor GLP-1.

A Figura 24.16 mostra as diretrizes do tratamento para DM2.

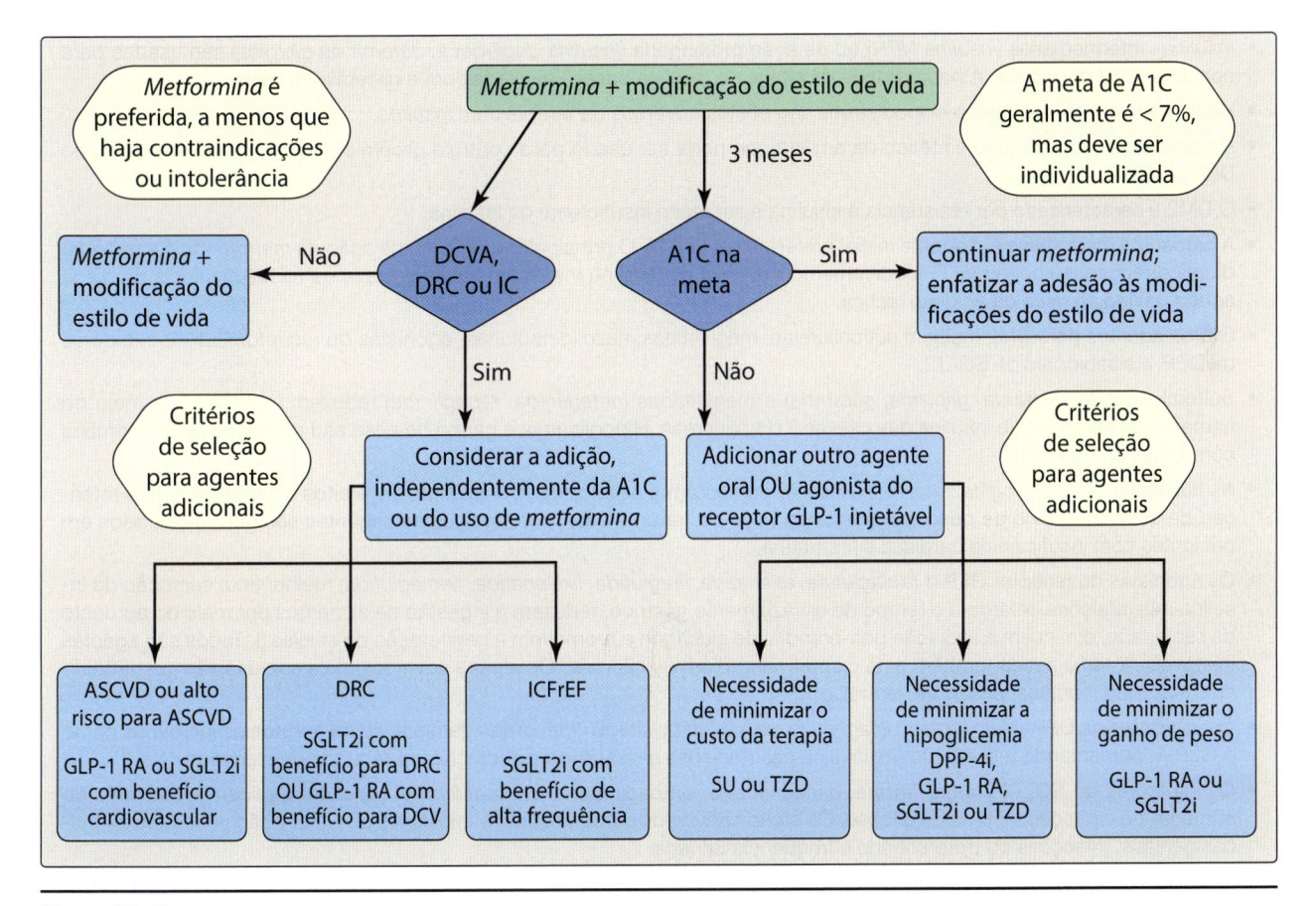

**Figura 24.16**
Recomendações para o manejo do DM2. A1C, hemoglobina glicada; DCVA, doença cardiovascular aterosclerótica; DRC, doença renal crônica; DCV, doença cardiovascular; DPP-4i, inibidor da dipeptidil peptidase; GLP-1 RA, agonista do receptor do peptídeo 1 semelhante ao glucagon; IC, insuficiência cardíaca; ICFEr, insuficiência cardíaca com fração de ejeção reduzida; SGLT2i, inibidor do cotransportador 2 de sódio-glicose; SU, *sulfonilureia*; TZD, *tiazolidinediona*.

## Aplicação clínica 24.3: Terapia medicamentosa para diabetes melito tipo 2

A biguanida *metformina* é o agente inicial preferido para o tratamento do DM2. A eficácia, o baixo custo e a segurança da *metformina* são os motivos de sua recomendação como medicamento de escolha. (Nota: Pacientes com intolerância ou contraindicações à *metformina* devem ser tratados com agentes alternativos com benefícios cardiovasculares ou renais.) Além do início da *metformina*, devem ser avaliados pacientes com DM2 e doença cardiovascular aterosclerótica, doença renal crônica ou insuficiência cardíaca com fração de ejeção reduzida para a necessidade de agentes adicionais (geralmente agonistas do receptor GLP-1 ou inibidores do cotransportador 2 de sódio-glicose), que demonstram redução na mortalidade ou da progressão desses distúrbios coexistentes (Figura 24.16). Os pacientes que não obtêm a A1C alvo com *metformina* são candidatos à adição de outro agente para o tratamento do DM2. O agente adicional deve ser selecionado com base nas características específicas do paciente, como a necessidade de minimizar o custo da terapia, hipoglicemia ou ganho de peso.

## Resumo

- O DM1 é caracterizado por uma deficiência absoluta de insulina. A insulina é o tratamento para DM1.
- *Insulina*s de ação rápida (*insulina asparte*, *glulisina* ou *lispro*) ou de ação curta (*insulina* regular) são usadas para controle glicêmico nas refeições ou situações em que é necessária rápida redução ou correção da glicemia.
- *Insulina*s intermediárias (*insulina NPH*) ou de ação prolongada (*insulina degludeca*, *detemir* ou *glargina*) são usadas para controle basal da glicose. A necessidade de ajuste da insulina basal é avaliada com a glicemia de jejum.
- Hipoglicemia, ganho de peso e lipodistrofia são efeitos adversos da terapia com *insulina*.
- A *pranlintida* é um análogo sintético da amilina que pode ser usado para controle glicêmico adicional nas refeições, no DM1 ou DM2.
- O DM2 é caracterizado por resistência à insulina e secreção insuficiente de insulina.
- A biguanida *metformina* é o agente inicial preferido para DM2. O principal mecanismo de ação da *metformina* é a redução da gliconeogênese hepática. O medicamento deve ser evitado na insuficiência renal grave ou na insuficiência cardíaca aguda devido ao risco de acidose láctica.
- Outros agentes para DM2 incluem sulfonilureias, meglitinidas, tiazolidinedionas, agonistas do receptor GLP-1, inibidores de DPP-4 e inibidores de SGLT2.
- Sulfonilureias (*glimepirida*, *glipizida*, *gliburida*) e meglitinidas (*nateglinida*, *repaglinida*) reduzem a glicose por meio do aumento da secreção de insulina das células β do pâncreas. Hipoglicemia e ganho de peso são efeitos adversos comuns com esses agentes.
- As tiazolidinedionas (*pioglitazona*, *rosiglitazona*) aumentam a sensibilidade à insulina. Os efeitos adversos incluem retenção de líquidos, ganho de peso e aumento do risco de fraturas osteoporóticas. Esses agentes são contraindicados em pacientes com insuficiência cardíaca sintomática.
- Os agonistas do receptor GLP-1 (*dulaglutida*, *exenatida*, *liraglutida*, *lixisenatida*, *semaglutida*) melhoram a secreção de insulina nas refeições, retardam o tempo de esvaziamento gástrico, reduzem a ingestão de alimentos por meio do aumento da saciedade, diminuem a secreção pós-prandial de glucagon e promovem a proliferação de células β. Todos são agentes injetáveis. A *semaglutida* também está disponível em formulação oral. Os efeitos adversos mais comuns são gastrintestinais (náuseas, vômitos, prisão de ventre).
- Os inibidores da DPP-4 (*alogliptina*, *linagliptina*, *saxagliptina*, *sitagliptina*) prolongam a ação de hormônios incretinas como o GLP-1, aumentando a liberação de insulina nas refeições e reduzindo a secreção inadequada de glucagon.
- Os inibidores do SGLT2 (*canagliflozina*, *dapagliflozina*, *empagliflozina* e *ertugliflozina*) reduzem a glicemia por meio do aumento da excreção urinária de glicose. Os efeitos adversos comuns com os inibidores do SGLT2 são infecções micóticas genitais, infecções do trato urinário e frequência urinária.
- Inibidores do SGLT2 selecionados e agonistas do receptor GLP-1 podem ter benefícios adicionais na redução da mortalidade ou progressão de doenças coexistentes, como doença cardiovascular aterosclerótica e doença renal. Os inibidores do SGLT2 também apresentam benefícios adicionais na insuficiência cardíaca com fração de ejeção reduzida.

## Questões para estudo

**Escolha a resposta correta.**

**24.1** Qual das seguintes afirmativas é verdadeira para o tratamento com a *insulina glargina*?

A. É usada primariamente no controle da hiperglicemia pós-prandial.
B. Ela é uma insulina "sem pico".
C. A longa duração de atividade se deve à lenta dissociação da albumina.
D. Ela não deve ser usada em associação a *insulina lispro* ou *glulisina*.

**Resposta correta = B.** A *insulina glargina* tem efeito hipoglicêmico prolongado e relativamente baixo. Por isso, é usada para o controle da glicemia basal, não pós-prandial. A duração prolongada deve-se ao pH baixo, que leva à precipitação no local de injeção e à consequente ação prolongada. A *insulina glargina* é usada com frequência para o controle basal em um regime em que a *insulina lispro*, a *glulisina* ou o *asparte* são usadas para controlar a glicose na hora das refeições. (Nota: A *glargina* não deve ser associada com outras *insulinas* na mesma seringa, pois pode alterar as propriedades farmacodinâmicas da medicação.)

**24.2** Um paciente com DM2 está atualmente sendo tratado com *insulina detemir*. O médico determina que o paciente necessita de terapia adicional com *insulina* para controle da glicose pós-prandial. Qual dos seguintes agentes é mais apropriado para adicionar nesse momento?

A. *Insulina degludeca*
B. *Insulina NPH*
C. *Insulina lispro*
D. *Insulina NPH/regular 70/30*

**Resposta correta = C.** A *insulina lispro* é uma *insulina* de ação rápida que inicia sua ação em 15 a 30 minutos. *Insulinas* de ação rápida são administradas para imitar a liberação prandial (hora das refeições) de insulina e controlar as concentrações de glicose pós-prandial. A *insulina degludeca* é uma *insulina* de ação prolongada usada para controlar as concentrações de glicose em jejum. A *insulina NPH* é uma *insulina* de ação intermediária também usada para controle basal (em jejum). A *insulina NPH/regular 70/30* é uma mistura de *insulina NPH* (ação intermediária) e regular (ação curta). O paciente já está tomando *insulina* de ação prolongada (*detemir*) para controle basal, e outra *insulina* para controle basal não é necessária.

**24.3** Um paciente com DM1 recebe prescrição de *insulina glulisina* como parte de seu tratamento. Como o paciente deve ser aconselhado para administrar esse medicamento?

A. Todas as manhãs às 8 h.
B. Todas as noites às 20 h.
C. A qualquer hora do dia.
D. 15 a 30 minutos antes de cada refeição.

**Resposta correta = D.** A *insulina glulisina* é uma *insulina* de ação rápida. Funciona dentro de 15 a 30 minutos após a administração. O paciente precisa ser orientado a administrar a *insulina glulisina* 15 a 30 minutos antes da refeição para controlar a glicemia pós-prandial. As *insulinas* de ação prolongada são projetadas para imitar a insulina basal que o pâncreas secreta ao longo do dia. A *insulina* de ação prolongada (*insulina glargina, detemir, degludeca*) pode ser administrada a qualquer hora do dia devido às características farmacocinéticas de ação prolongada.

**24.4** Qual classe de antidiabéticos orais está pareada mais apropriadamente com seu mecanismo de ação primário?

A. Inibidor da DPP-4 – inibe a hidrólise de carboidratos complexos
B. Inibidor de SGLT2 – aumenta a excreção urinária de glicose
C. Sulfonilureia – aumenta a sensibilidade à insulina
D. Tiazolidinediona – diminui a gliconeogênese hepática

**Resposta correta = B.** Os inibidores de SGLT2 atuam inibindo o cotransportador 2 de sódio-glicose (SGLT2), resultando na diminuição da reabsorção de glicose no rim e no aumento da excreção urinária. As sulfonilureias atuam principalmente aumentando a secreção de insulina por meio da estimulação das células β no pâncreas. Os inibidores de DPP-4 atuam inibindo a degradação das incretinas, aumentando a secreção pós-prandial de insulina e diminuindo o glucagon pós-prandial. Os TZDs atuam primariamente aumentando a sensibilidade à insulina.

**24.5** Qual das seguintes alternativas é o fármaco de uso oral mais adequado para o tratamento inicial do DM2 em pacientes sem outras comorbidades?

A. *Glipizida*
B. *Empagliflozina*
C. *Metformina*
D. *Pioglitazona*

**Resposta correta = C.** A *metformina* é o fármaco inicial preferido para o tratamento do DM2. Ver Figura 24.16.

**384** Unidade V Fármacos que afetam o sistema endócrino

**24.6** Qual dos seguintes medicamentos para diabetes tem MAIS probabilidade de causar hipoglicemia?
A. Glibenclamida
B. Exenatida
C. Rosiglitazona
D. Saxagliptina

> **Resposta correta =** A. A *glibenclamida* é uma sulfonilureia que aumenta a liberação de insulina das células β pancreáticas. A hipoglicemia é um efeito adverso comum das sulfonilureias. Tanto o agonista do receptor GLP-1, *exenatida*, quanto o inibidor da DPP-4, *saxagliptina*, aumentam a liberação de insulina em resposta às refeições, mas o risco de hipoglicemia é muito menor com esses agentes. O TZD *rosiglitazona* não aumenta a liberação de insulina.

**24.7** Um homem de 56 anos com DM2 sofreu recentemente um infarto do miocárdio (ataque cardíaco). Ele toma *metformina* e *canagliflozina* para o diabetes, e seu A1C ainda está acima da meta. Qual dos seguintes medicamentos é mais apropriado para iniciar nesse paciente?
A. Glipizida
B. Liraglutida
C. Pioglitazona
D. Saxagliptina

> **Resposta correta =** B. A *liraglutida* é um agonista do receptor GLP-1 que também foi aprovado para reduzir o risco de mortalidade cardiovascular em pacientes com DM2 e doenças cardiovasculares. Dado o infarto do miocárdio recente do paciente, esse é o agente mais adequado. As outras opções listadas não apresentam evidências de melhores resultados cardiovasculares em pacientes com diabetes e doenças cardiovasculares.

**24.8** Um paciente com DM2 recém-diagnosticado tem doença renal crônica grave (taxa de filtração glomerular estimada inferior a 30 mL/min/1,73 $m^2$). Qual dos seguintes hipoglicemiantes orais é mais apropriado para esse paciente?
A. Dapagliflozina
B. Glibenclamida
C. Linagliptina
D. Metformina

> **Resposta correta =** C. A *linagliptina* é um inibidor da DPP-4 que não requer ajuste de dose na disfunção renal. Embora o inibidor do SGLT2, *dapagliflozina*, seja indicado para reduzir o risco de doença renal em estágio terminal, a eficácia clínica dos inibidores do SGLT2 diminui com a redução da função renal. Os inibidores do SGLT2 são contraindicados em pacientes com insuficiência renal grave. O risco de hipoglicemia aumenta com o uso de *glibenclamida* na disfunção renal, e este agente deve ser evitado. A *metformina* deve ser evitada na insuficiência renal grave devido ao risco de acidose láctica.

**24.9** Qual das seguintes combinações de medicamentos para DM2 tem um mecanismo de ação sobreposto?
A. Glipizida-repaglinida
B. Metformina-empagliflozina
C. Metformina-semaglutida
D. Sitagliptina-pioglitazona

> **Resposta correta =** A. A sulfonilureia *glipizida* e a meglitinida *repaglinida* aumentam a secreção de insulina das células β do pâncreas. O uso concomitante de sulfonilureias e meglitinidas deve ser evitado devido ao risco aumentado de hipoglicemia. As outras combinações não possuem mecanismos de ação sobrepostos. É digno de nota que a combinação de inibidores da DPP-4 e agonistas do receptor GLP-1 é outra combinação que deve ser evitada no tratamento do DM2 devido à sobreposição de mecanismos de ação e ao aumento do potencial de toxicidade.

**24.10** Uma mulher de 67 anos com DM2 também apresenta insuficiência cardíaca com fração de ejeção reduzida (ICFEr). Ela toma *metformina* para diabetes e tem insuficiência renal leve. Qual das alternativas a seguir pode ser benéfica para ajudar no controle do diabetes e da ICFEr?
A. Dapagliflozina
B. Exenatida
C. Nateglinida
D. Saxagliptina

> **Resposta correta =** A. A *dapagliflozina* é indicada para o tratamento do DM2, bem como para o tratamento da ICFEr. Os demais agentes não têm indicação para ICFEr, e o inibidor da DPP-4, *saxagliptina*, pode aumentar o risco de hospitalizações por insuficiência cardíaca.

# Estrogênios, progestogênios e androgênios

## 25

Karen L. Whalen e Stacy L. Miller

## I. VISÃO GERAL

Estrogênios, progestogênios e androgênios são hormônios sexuais produzidos pelas gônadas (os ovários nas mulheres e os testículos nos homens). Os hormônios sexuais são sintetizados a partir do precursor colesterol, em uma série de etapas que inclui o encurtamento da cadeia lateral hidrocarbonada e a hidroxilação do núcleo esteroide. Esses hormônios são importantes para a concepção, a maturação embrionária e o desenvolvimento das características sexuais primárias e secundárias na puberdade. Os hormônios sexuais e seus derivados sintéticos são usados terapeuticamente para contracepção, controle dos sintomas da menopausa e terapia de reposição na deficiência hormonal. Vários antagonistas são eficazes no tratamento ou na prevenção de cânceres responsivos a hormônios. A Figura 25.1 lista os estrogênios e progestogênios discutidos neste capítulo.

## II. ESTROGÊNIOS

O *estradiol* é o estrogênio mais potente produzido e secretado pelo ovário. Ele é o principal estrogênio na mulher antes da menopausa. A *estrona* é um precursor e um metabólito do *estradiol* e tem aproximadamente um terço da potência estrogênica dele. Ela é o principal estrogênio circulante após a menopausa, gerada principalmente a partir da conversão da desidroepiandrosterona (DHEA) no tecido adiposo. O *estriol* é outro metabólito do *estradiol* e é significativamente menos potente. Ele está presente em quantidades significativas durante a gravidez, pois é sintetizado pela placenta. Estrogênios sintéticos, como o *etinilestradiol*, sofrem menos biotransformação de primeira passagem do que os hormônios naturais e, assim, são eficazes quando administrados por via oral em doses menores.

### A. Mecanismo de ação

Após dissociação do seu local de ligação na albumina ou globulina ligante de hormônio sexual no plasma, os hormônios esteroides (p. ex., *estradiol*) difundem-se através da membrana celular e se ligam com alta afinidade a proteínas receptoras nucleares específicas (Figura 25.2). O complexo receptor-esteroide ativado interage com a cromatina nuclear para dar início à síntese RNA hormônio-específico. Isso resulta na síntese de proteínas específicas que medeiam inúmeras funções fisiológicas. (Nota: O hormônio esteroide pode evocar a síntese

---

**ESTROGÊNIOS**

*Estrogênios conjugados*
*Estrogênios esterificados*
*Estradiol* (oral)
*Estradiol* (tópico)
*Estradiol* (transdérmico)
*Estradiol* (vaginal)
*Estradiol* (creme vaginal)
*Estradiol* (inserção vaginal)
*Estradiol* (anel vaginal)
*Estropipato*
*Etinilestradiol**

**MODULADORES SELETIVOS DE RECEPTORES DE ESTROGÊNIO (MSREs)**

*Bazedoxifeno* (com CEE)
*Clomifeno*
*Ospemifeno*
*Raloxifeno*
*Tamoxifeno*

**Figura 25.1**
Resumo de estrogênios e progestogênios. *Disponível em combinação com vários progestogênios. **Os progestogênios designados como disponíveis em combinação com *etinilestradiol* ou *valerato de estradiol* são usados como agentes contraceptivos. Aqueles listados em combinação com estrogênios equinos conjugados ou estradiol são usados para terapia hormonal. CEE, estrogênios equinos conjugados; E, estradiol; EE, *etinilestradiol*; EV, *valerato de estradiol*; DIU, dispositivo intrauterino. (*Continua*)

**PROGESTOGÊNIOS****

Desogestrel (com EE)
Dienogeste (com EV)
Drospirenona
Drospirenona (com E)
Drospirenona (com EE)
Etonogestrel (subdérmico)
Etonogestrel (com EE – anel vaginal)
Levonorgestrel (oral)
Levonorgestrel (DIU)
Levonorgestrel (com E – transdérmico)
Levonorgestrel (com EE – oral)
Levonorgestrel (com EE – transdérmico)
Medroxiprogesterona (oral)

**PROGESTOGÊNIOS**

Medroxiprogesterona (injetável)
Medroxiprogesterona (com CEE)
Norelgestromina (com EE – transdérmico)
Noretindrona
Noretindrona (com EE)
Acetato de noretindrona
Acetato de noretindrona (com E – oral)
Acetato de noretindrona (com E – transdérmico)
Acetato de noretindrona (com EE)
Norgestimato (com EE)
Progesterona

**AGONISTA/ANTAGONISTA DE PROGESTERONA**

Acetato de ulipristal

**ANTAGONISTA DE PROGESTERONA**

Mifepristona

**Figura 25.1**
(*Continuação*)

de diferentes espécies de RNA em diversos tecidos-alvo e, por isso, é receptor e tecido-específico.) Outras vias que exigem esses hormônios e geram respostas mais rápidas foram identificadas.

### B. Usos terapêuticos

Os estrogênios são mais frequentemente usados para contracepção e tratamento hormonal (TH) na menopausa. No passado, eram amplamente utilizados para a prevenção da osteoporose; entretanto, devido aos riscos associados à terapia com estrogênio, as diretrizes atuais recomendam o uso de outras terapias, como os bifosfonatos (ver Capítulo 27).

1. **Contracepção:** A associação de estrogênio com progesterona oferece uma contracepção eficaz por via oral, transdérmica ou vaginal.

2. **Terapia hormonal na menopausa:** O declínio das concentrações de estrogênio após a menopausa desencadeia sintomas da menopausa, como instabilidade vasomotora (p. ex., os fogachos) e atrofia vaginal (Figura 25.3). A principal indicação para terapia com estrogênio em mulheres na menopausa é o manejo de sintomas vasomotores moderados a graves. As preparações orais, transdérmicas e tópicas de *estradiol* são eficazes no tratamento dos sintomas vasomotores, bem como dos sintomas urogenitais associados à menopausa. Outra preparação oral comum usada para o tratamento dos sintomas da menopausa são os *estrogênios equinos conjugados* (obtidos da urina de éguas grávidas), que contêm principalmente ésteres *sulfato de estrona* e *equilina*. Outras preparações orais à base de *estrona* incluem *estrogênios esterificados* e *estropipato*. Para mulheres com útero intacto, um progestagênio deve ser incluído na terapia com estrogênio oral, transdérmico ou tópico, porque o progestagênio reduz o risco de carcinoma endometrial associado ao estrogênio sem oposição. (Nota: Algumas formulações de anéis vaginais de terapia com estrogênio obtêm concentrações sistêmicas altas o suficiente para que a adição de um progestogênio seja garantida.) Mulheres que foram submetidas a histerectomia podem usar apenas preparações à base de estrogênio para TH. (Nota: A potência do estrogênio utilizado na TH é substancialmente menor do que a dos estrogênios utilizados na contracepção. Assim, os efeitos adversos do estrogênio associados à TH são geralmente menores do que aqueles observados em mulheres que tomam estrogênio para fins contraceptivos.) O uso de TH tem sido associado a um risco aumentado de eventos cardiovasculares e câncer de mama. Assim, a TH deve ser prescrita na menor dose eficaz para aliviar os sintomas da menopausa. Mulheres na pós-menopausa que apresentam apenas sintomas urogenitais localizados, como atrofia vaginal e dispareunia, devem ser tratadas com formulações vaginais em vez de estrogênio sistêmico para minimizar os riscos de uso. (Nota: As formulações vaginais de estrogênio preparadas especificamente para tratar os sintomas urogenitais locais da menopausa incluem cremes vaginais, pastilhas e anel vaginal de dose mais baixa.)

Nos poucos anos antes da menopausa (período perimenopausa) e após a menopausa ocorre diminuição das concentrações de estrogênio devido à perda da função ovariana. Concentrações mais baixas de estrogênio contribuem para os sintomas da menopausa, como instabilidade vasomotora (ondas de calor e suores noturnos), secura e atrofia vaginal, distúrbios do sono e alterações de humor. Mulheres que apresentam sintomas vasomotores moderados a

> **Aplicação clínica 25.1: Diagnóstico da menopausa e tratamento dos sintomas**
>
> A menopausa é definida como a cessação da menstruação. É diagnosticada após 12 meses de amenorreia (ausência de ciclos menstruais) em mulheres que não têm outra razão biológica para a interrupção da menstruação. Níveis elevados de hormônio folículo-estimulante (FSH, do inglês *follicle-stimulating hormone*) também podem apoiar o diagnóstico de menopausa, mas não são necessários para confirmação. A idade média da menopausa nos Estados Unidos é de 51 anos, mas pode variar dependendo da região do mundo. A maioria das mulheres atinge a menopausa entre as idades de 45 e 55 anos.

graves que afetam a qualidade de vida devem receber prescrição de terapia hormonal para aliviar os sintomas. A terapia hormonal está disponível em uma variedade de formulações (oral, tópica, transdérmica e vaginal), e a preferência da paciente quanto à via de administração deve ser considerada. Deve ser usada a dose mais baixa de estrogênio que controle com sucesso os sintomas vasomotores e outros. Mulheres com útero intacto devem usar progestogênio junto com a terapia com estrogênio para reduzir o risco de hiperplasia endometrial e carcinoma associado ao uso de estrogênio. A duração da terapia hormonal para os sintomas da menopausa deve ser individualizada, com redução gradual da terapia medicamentosa para verificar se os sintomas recorrem. Para mulheres que não são candidatas à terapia hormonal, as alternativas para o manejo dos sintomas vasomotores incluem inibidores seletivos da recaptação da serotonina, inibidores da recaptação da serotonina e norepinefrina e *gabapentina*. Mulheres que apresentam apenas sintomas urogenitais localizados devem ser tratadas com formulações vaginais em vez de estrogênio sistêmico para minimizar os riscos de uso.

3. **Outros usos:** O tratamento estrogênico mimetiza o padrão cíclico natural e, geralmente em combinação com progestogênio, é instituído para estimular o desenvolvimento das características sexuais secundárias na mulher jovem com hipogonadismo primário.

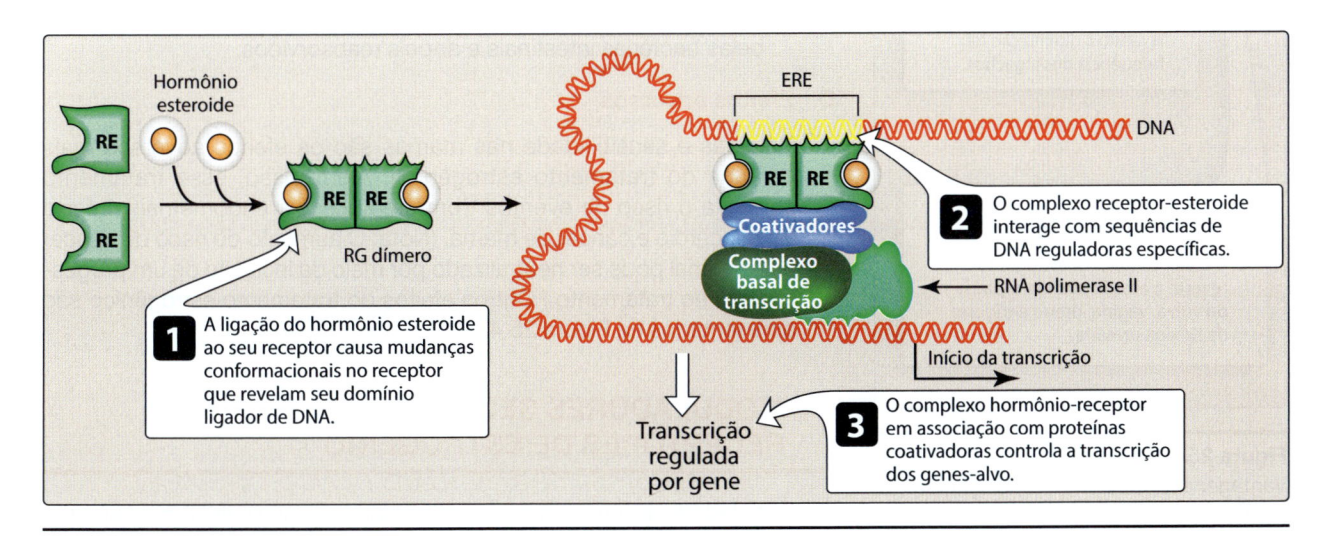

**Figura 25.2**
Regulação da transcrição por receptores intracelulares de hormônios esteroides. RE, receptor de estrogênio; ERE, elemento de resposta estrogênica; RG, receptor de glicocorticoide.

**Osteoporose**
- O estrogênio diminui a reabsorção óssea.
- O estrogênio diminui a frequência de fratura de quadril. (Nota: O cálcio na dieta e os exercícios com levantamento de peso também retardam a perda óssea.)
- Os bifosfonatos são preferidos à terapia com estrogênio para prevenir e tratar a osteoporose.

**Vasomotor**
- O tratamento estrogênico restabelece a retroalimentação no controle hipotalâmico da secreção de norepinefrina, levando à diminuição da frequência dos fogachos.

**Trato urogenital**
- O tratamento com estrogênio reverte a atrofia pós-menopausa da vulva, vagina, uretra e trígono da bexiga urinária.

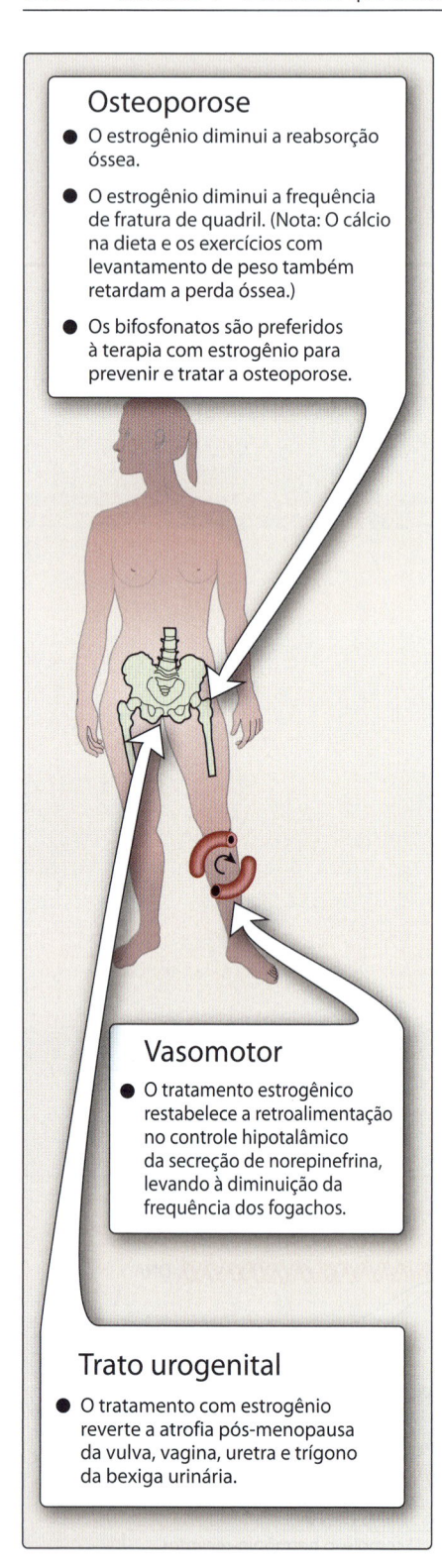

**Figura 25.3**
Vantagens associadas à reposição de estrogênio pós-menopausa.

Da mesma forma, a terapia de reposição é utilizada para mulheres que apresentam deficiências hormonais devido à menopausa cirúrgica ou falência ovariana prematura. O estrogênio também é usado como terapia hormonal feminilizante em pacientes com disforia de gênero e pacientes transgêneros em processo de transição.

### C. Farmacocinética

1. **Estrogênios de ocorrência natural:** Esses fármacos e seus derivados esterificados ou conjugados são facilmente absorvidos pelo trato gastrintestinal (TGI), pela pele e pelas membranas mucosas. Por via oral, o *estradiol* é rapidamente biotransformado (e parcialmente inativado) pelas enzimas microssomais do fígado. O *estradiol* micronizado tem melhor biodisponibilidade. Embora ele esteja sujeito ao metabolismo de primeira passagem, ainda é eficaz quando tomado por via oral.

2. **Estrogênios sintéticos:** Estes compostos, como o *etinilestradiol* e o *valerato de estradiol*, são bem absorvidos após a administração oral. O *valerato de estradiol* é um profármaco do *estradiol* que é rapidamente clivado em *estradiol* e *ácido valérico*. Os estrogênios sintéticos são solúveis em gordura, armazenados no tecido adiposo e liberados lentamente. Esses compostos têm ação prolongada e maior potência em comparação aos estrogênios naturais.

3. **Metabolismo:** A biodisponibilidade do *estradiol* após a administração oral é baixa devido ao metabolismo de primeira passagem. Para reduzir esse metabolismo, o *estradiol* pode ser administrado por meio de adesivo transdérmico, formulação tópica (gel ou *spray*), preparação intravaginal (comprimido, creme ou anel) ou injeção. Após administração oral, o *estradiol* é metabolizado em *estrona* e *estriol*. Os estrogênios são transportados no sangue ligados à albumina sérica ou à globulina ligante de hormônio sexual. O *estradiol* e seus metabólitos sofrem subsequentemente conjugação com *glicuronídeo* e *sulfato*. Além disso, quantidades menores de *estrona* e *estriol* são metabolizadas pela isoenzima hepática CYP3A4. Os metabólitos são eliminados principalmente na urina. Os metabólitos glicuronídeo e sulfato também estão sujeitos à recirculação êntero-hepática. Esses metabólitos são secretados na bile, hidrolisados pelas bactérias intestinais e depois reabsorvidos.

### D. Efeitos adversos

Náuseas e sensibilidade nas mamas são os efeitos adversos mais comuns do tratamento estrogênico. Além disso, esse tratamento aumenta o risco de eventos tromboembólicos, endometriais, infarto do miocárdio e câncer de mama. (Nota: O aumento do risco de câncer endometrial pode ser neutralizado por meio da inclusão de um progestogênio no tratamento.) Outros efeitos do tratamento estrogênico são apresentados na Figura 25.4.

## III. MODULADORES SELETIVOS DE RECEPTORES DE ESTROGÊNIO

Os moduladores seletivos dos receptores de estrogênio (MSREs) são uma classe de compostos relacionados com o *estrogênio* que têm agonismo ou antagonismo seletivo nos receptores estrogênicos, dependendo do tipo de tecido. Esta categoria inclui *tamoxifeno*, *raloxifeno*, *bazedoxifeno*, *clomifeno* e *ospemifeno*.

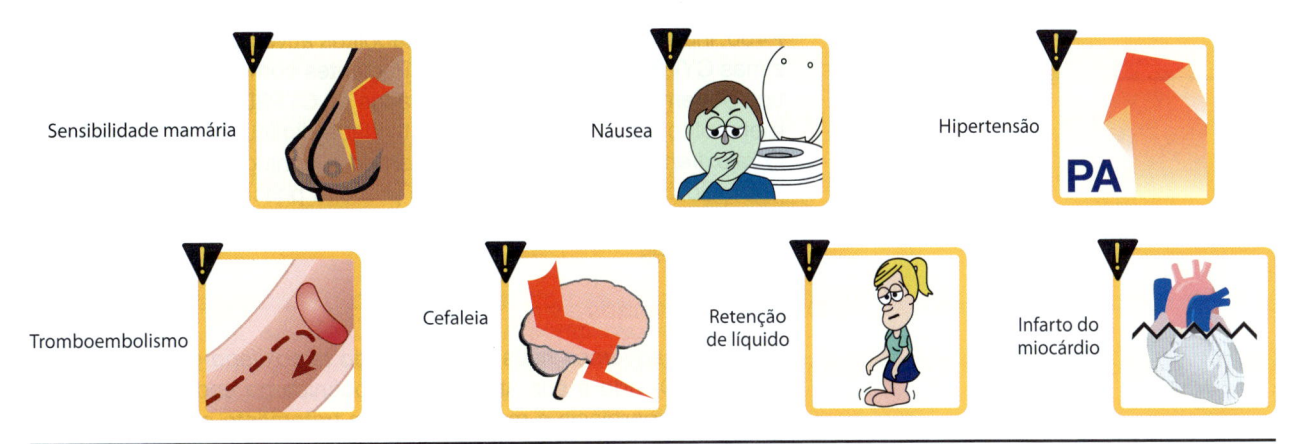

**Figura 25.4**
Alguns efeitos adversos associados ao tratamento estrogênico. PA, pressão arterial.

## A. Mecanismo de ação

O *tamoxifeno* e o *raloxifeno* competem com o estrogênio pela ligação ao receptor de estrogênio no tecido mamário. (Nota: O crescimento normal da mama é estimulado pelos estrogênios. Por isso, alguns tumores de mama responsivos a hormônios regridem com o tratamento com esses fármacos.) Além disso, o *raloxifeno* atua como agonista estrogênico nos ossos, diminuindo a reabsorção óssea, aumentando a densidade óssea e minimizando as fraturas vertebrais (Figura 25.5). Ao contrário do *estrogênio* e do *tamoxifeno*, o *raloxifeno* não estimula o crescimento do endométrio e, portanto, não predispõe ao câncer endometrial. O *raloxifeno* também diminui a concentração sérica de colesterol total e da lipoproteína de baixa densidade (LDL). Tal como o *raloxifeno*, o *bazedoxifeno* antagoniza a ação do estrogênio no útero. O medicamento reduz o risco de hiperplasia endometrial com o uso de estrogênio. O *clomifeno* atua como agonista estrogênico parcial e interfere com a retroalimentação negativa dos estrogênios no hipotálamo. Esse efeito aumenta a secreção do hormônio liberador de gonadotropina e gonadotropinas, estimulando, assim, a ovulação.

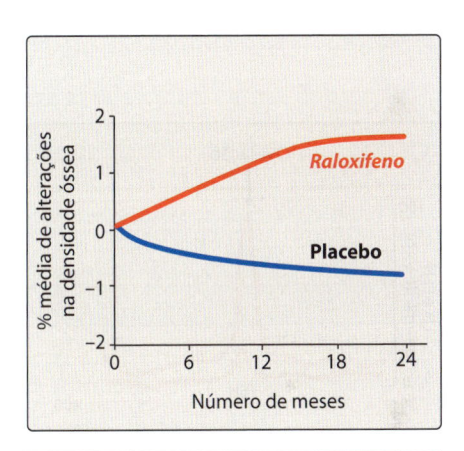

**Figura 25.5**
A densidade dos ossos do quadril aumenta com o *raloxifeno* na mulher na pós-menopausa.

## B. Usos terapêuticos

O *tamoxifeno* é usado atualmente no tratamento do câncer de mama metastático ou como medicação adjuvante após mastectomia ou radiação contra câncer de mama. *Tamoxifeno* e *raloxifeno* podem ser usados profilaticamente para diminuir o risco de câncer de mama em pacientes de alto risco. O *raloxifeno* também está aprovado para a prevenção e tratamento da osteoporose em mulheres na pós-menopausa, embora outros agentes, como os bifosfonatos, sejam preferidos para essa indicação. O *clomifeno* é usado no tratamento da infertilidade. O *ospemifeno* é indicado para o tratamento da dispareunia (intercurso sexual doloroso) relacionado com a menopausa. O *bazedoxifeno* está disponível em combinação com *estrogênios equinos conjugados*. A combinação é indicada para o tratamento dos sintomas da menopausa em mulheres com útero intacto.

## C. Farmacocinética

Os MSREs são rapidamente absorvidos após administração oral. O *tamoxifeno* é extensamente metabolizado pelo sistema do citocromo

P450, incluindo a formação de metabólitos ativos por meio das isoenzimas CYP3A4 e CYP2D6. (Nota: Pacientes com polimorfismo genético podem ser metabolizadores fracos da CYP2D6 e produzir menos metabólito ativo, resultando em atividade diminuída do *tamoxifeno*.) O *raloxifeno* é rapidamente convertido a conjugados glicuronídeos por meio de biotransformação de primeira passagem. Esses fármacos têm ciclo êntero-hepático, e a via primária de excreção é da bile para as fezes.

### D. Efeitos adversos

Os efeitos adversos mais frequentes do *tamoxifeno* são fogachos e náuseas. Devido à sua atividade estrogênica no endométrio, foram relatadas hiperplasia e malignidades no tratamento com *tamoxifeno*. Os riscos do tamoxifeno devem ser revistos com as pacientes antes do início da terapia medicamentosa. Como ele é biotransformado por várias isoenzimas do sistema CYP, está sujeito a várias interações. Ele tem sido associado ao prolongamento do intervalo QT, e o uso concomitante de outros agentes que prolongam o intervalo QT (p. ex., *amiodarona*, *claritromicina* e *trazodona*) deve ser evitado, se possível. Fogachos e cãibras nas pernas são efeitos adversos comuns com *raloxifeno*. Além disso, existe um risco aumentado de trombose venosa profunda e embolia pulmonar. Mulheres com anamnese de eventos tromboembólicos passados ou ativos não devem tomar o fármaco. Os efeitos adversos do *clomifeno* são relacionados com a dosagem e incluem cefaleia, náuseas, fogachos, distúrbios visuais e crescimento ovariano. O uso de *clomifeno* aumenta o risco de gestação múltipla, geralmente de gêmeos. O *ospemifeno* pode estimular o crescimento endometrial, e deve ser considerada a adição de um progestogênio em mulheres com útero intacto.

## IV. PROGESTOGÊNIOS

A *progesterona*, o progestogênio natural, é produzida em resposta ao hormônio luteinizante (LH, do inglês *luteinizing hormone*) tanto em mulheres (secretado pelo corpo lúteo, primariamente durante a segunda metade do ciclo menstrual, e pela placenta) como em homens (secretado pelos testículos). Ela também é sintetizada pela suprarrenal nos dois sexos.

### A. Mecanismo de ação

Os progestogênios exercem seus efeitos de forma análoga à de outros hormônios esteroides. Nas mulheres, a *progesterona* promove o desenvolvimento de um endométrio secretor que pode acomodar a implantação do embrião em formação. As elevadas concentrações de *progesterona* que são liberadas pelo corpo lúteo durante a segunda metade do ciclo menstrual (a fase lútea) inibem a produção de gonadotropinas e, assim, evitam ovulações adicionais. Se ocorrer concepção, a *progesterona* continua sendo secretada, mantendo o endométrio em estado favorável para a continuação da gestação e reduzindo as contrações uterinas. Se a concepção não ocorrer, o corpo lúteo regride e a liberação de progesterona cessa abruptamente. A diminuição da progesterona estimula o início da menstruação. A Figura 25.6 resume os hormônios produzidos durante o ciclo menstrual.

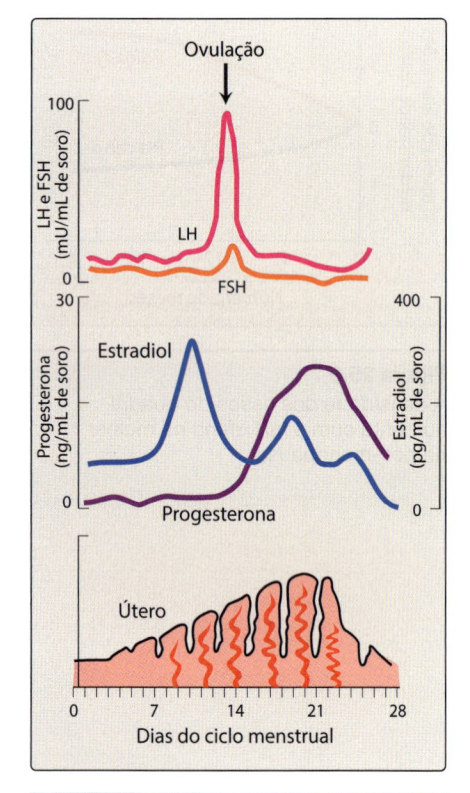

**Figura 25.6**
Ciclo menstrual com concentrações plasmáticas de hormônios hipofisários e ovarianos e uma representação esquemática das alterações na morfologia do endométrio. FSL, hormônio folículo-estimulante; LH, hormônio luteinizante.

## B. Usos terapêuticos

Os principais usos clínicos dos progestogênios são na contracepção ou na terapia hormonal da menopausa. Tanto para contracepção como para TH, os progestogênios são frequentemente usados em combinação com estrogênios. A progesterona não é usada como terapia contraceptiva devido ao seu rápido metabolismo, resultando em baixa biodisponibilidade. Os progestogênios sintéticos usados para contracepção são mais estáveis ao metabolismo de primeira passagem, permitindo doses mais baixas quando administrados por via oral. Esses agentes incluem *desogestrel*, *dienogeste*, *drospirenona*, *levonorgestrel*, *noretindrona*, *acetato de noretindrona* e *norgestimato*. O *acetato de medroxiprogesterona* é um contraceptivo injetável, e sua forma oral é um componente progestogênio comum da TH da menopausa. Os progestogênios também são usados para o controle de sangramento menstrual intenso, tratamento da dismenorreia e tratamento da endometriose e infertilidade.

## C. Farmacocinética

Uma preparação micronizada de *progesterona* é rapidamente absorvida após administração oral. Ela tem meia-vida curta no plasma e é metabolizada pelo fígado em pregnanodiol e conjugados de glicuronídeo e sulfato. Os metabólitos são excretados principalmente na urina. Os progestogênios sintéticos são biotransformados mais lentamente. O *acetato de medroxiprogesterona* oral tem meia-vida de 16 a 30 horas. Quando injetado por via intramuscular ou subcutânea, tem meia-vida de cerca de 40 a 50 dias e fornece contracepção por aproximadamente 3 meses. Os outros progestogênios têm meia-vida de 7 a 30 horas, permitindo a administração uma vez ao dia.

## D. Efeitos adversos

Os principais efeitos adversos associados ao uso dos progestogênios são cefaleia, depressão, aumento de massa corporal e alterações na libido (Figura 25.7). Os progestogênios derivados da 19-nortestosterona (p. ex., *noretindrona*, *acetato de noretindrona* e *levonorgestrel*) possuem alguma atividade androgênica devido à sua semelhança estrutural com a testosterona e podem causar acne e hirsutismo. Progestogênios menos androgênicos, como *norgestimato* e *drospirenona*, podem ser preferidos em mulheres com acne. A *drospirenona*, um análogo da *espironolactona*, pode aumentar o potássio sérico por efeito antimineralocorticoide, e seu uso concomitante com outros fármacos que aumentam o potássio (p. ex., inibidores da enzima conversora de angiotensina) eleva o risco de hipercalemia.

## E. Antagonista da progesterona

A *mifepristona* (também denominada RU486) é um antagonista da progesterona. A administração desse medicamento resulta na interrupção da gravidez devido à interferência com a progesterona necessária para manter a gravidez. A *mifepristona* em geral é combinada com o *misoprostol*, um análogo de prostaglandina, para induzir contrações uterinas. Os principais efeitos adversos são dor abdominal, sangramento uterino e possibilidade de interrupção incompleta da gravidez.

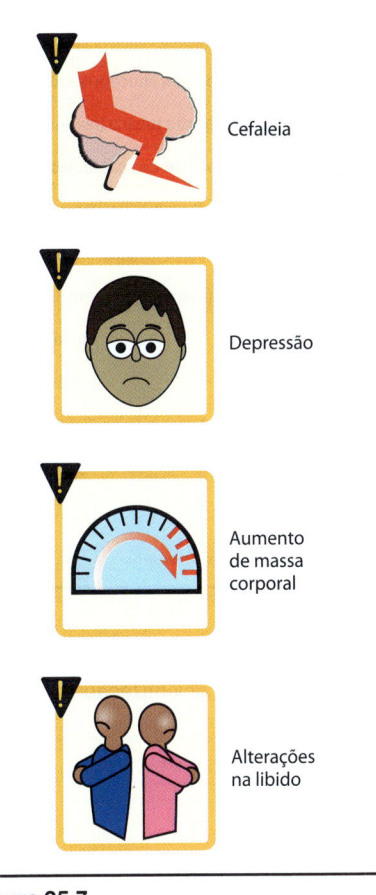

**Figura 25.7**
Alguns efeitos adversos associados ao tratamento com progestogênios.

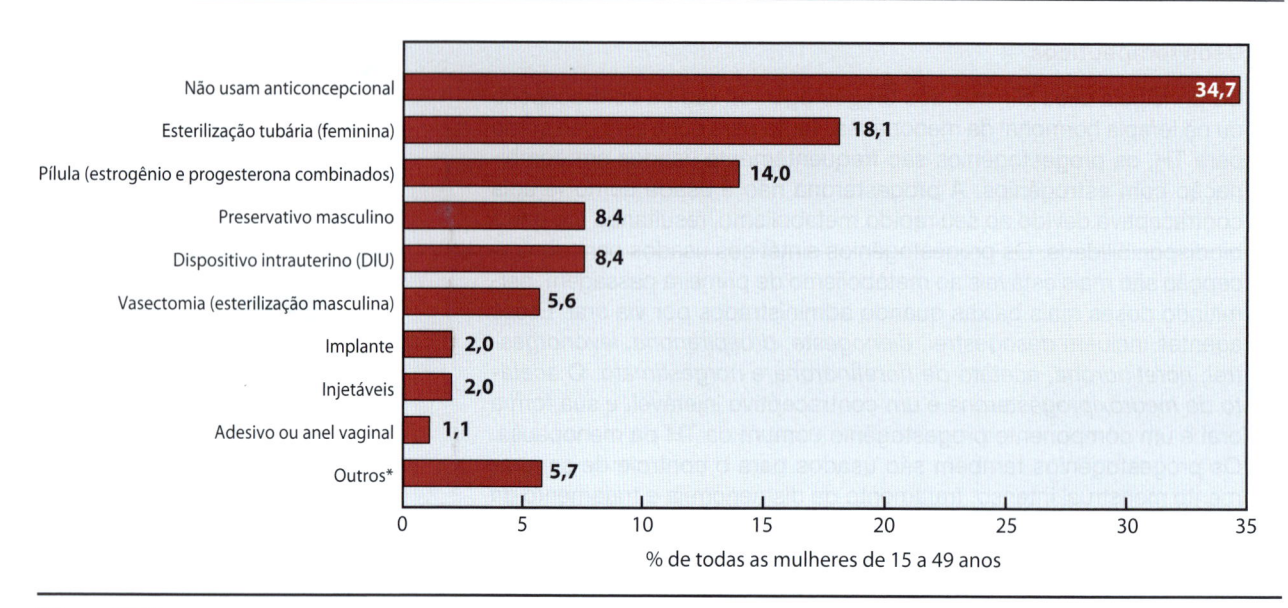

**Figura 25.8**
Comparação dos usos contraceptivos em mulheres dos Estados Unidos com idades entre 15 e 49 anos.
*N. de R.T. A distribuição é diferente no Brasil (ver https://www.scielosp.org/article/csc/2021.v26suppl2/3493-3504/).
**Métodos de conscientização sobre fertilidade e outros métodos de barreira (p. ex., diafragma).

Dados do gráfico (% de todas as mulheres de 15 a 49 anos):
- Não usam anticoncepcional: 34,7
- Esterilização tubária (feminina): 18,1
- Pílula (estrogênio e progesterona combinados): 14,0
- Preservativo masculino: 8,4
- Dispositivo intrauterino (DIU): 8,4
- Vasectomia (esterilização masculina): 5,6
- Implante: 2,0
- Injetáveis: 2,0
- Adesivo ou anel vaginal: 1,1
- Outros*: 5,7

## V. ANTICONCEPCIONAIS

Os anticoncepcionais podem ser hormonais ou não hormonais (p. ex., preservativo, diafragma, esponja anticoncepcional e dispositivo intrauterino de cobre [DIU]). Os anticoncepcionais hormonais podem ser classificados como anticoncepcionais hormonais combinados (combinação de estrogênio e progestogênio – anticoncepcionais orais combinados, adesivo transdérmico e anel vaginal) ou anticoncepcionais somente de progestogênio (pílulas somente de progestogênio, injetáveis, implantes ou DIU). A Figura 25.8 apresenta a frequência de uso de vários métodos de contracepção hormonais e não hormonais. Uma visão geral dos métodos hormonais de contracepção é fornecida a seguir.

### A. Tipos de contraceptivos hormonais

1. **Associação de contraceptivos orais:** Os anticoncepcionais orais combinados (AOCs) contêm uma combinação de estrogênio, mais frequentemente *etinilestradiol*, e um progestogênio. Essas preparações são altamente eficazes em obter contracepção (Figura 25.9). Os AOCs monofásicos contêm uma dose constante de estrogênio e progesterona em cada comprimido. Os contraceptivos orais trifásicos tentam imitar o ciclo feminino natural e geralmente contêm uma dose constante de estrogênio com doses crescentes de progesterona. Com a maioria dos AOCs, as pílulas contendo hormônios ativos são administradas por 21 a 24 dias, seguidas de 4 a 7 dias de pílulas de placebo, para um regime total de 28 dias em cada cartela. Ocorre sangramento durante o intervalo sem hormônio (placebo). Um produto quadrifásico contém doses variadas de *valerato de estradiol* e *dienogestrel* ao longo do ciclo de 28 dias, com apenas 2 dias de placebo. O uso de contracepção de ciclo longo (84 comprimidos ativos seguido de 7 dias de placebo) resulta em menos sangramento de retirada. Também há disponível um contraceptivo oral contínuo (os comprimidos ativos são tomados todos os dias).

| Método contraceptivo | Taxa relativa de falha |
|---|---|
| Esterilização Masculina | 0,15 |
| Esterilização Feminina | 0,50 |
| Implante de Etonogestrel | < 0,05 |
| DIU/Levonorgestrel | 0,20 |
| DIU de cobre | 0,80 |
| Injetável | 6,0 |
| Contraceptivo oral combinado | 9,0 |
| Adesivo | 9,0 |
| Anel vaginal | 9,0 |
| Diafragma | 12,0 |
| Preservativo | 18,0 |
| Interrupção | 22,0 |
| Ritmo | 24,0 |
| Gel espermicida | 28,0 |

**Figura 25.9**
Comparação da taxa de falha de diversos métodos contraceptivos com o uso típico. As barras mais longas indicam maiores taxas de falha, ou seja, mais gestações.

2. **Adesivo transdérmico:** O adesivo contraceptivo transdérmico contém uma combinação de *etinilestradiol* com um progestogênio, *norelgestromina* ou *levonorgestrel*. Durante o ciclo de 28 dias, um adesivo é aplicado uma vez por semana, durante três semanas, no abdome, na parte superior do tronco ou nas nádegas. Cada adesivo é usado por uma semana e depois removido. Nenhum adesivo é usado na quarta semana, ocorrendo o sangramento de retirada. O adesivo transdérmico tem eficácia comparável à dos contraceptivos orais, mas é menos eficaz em mulheres com massa corporal acima de 90 kg. A exposição total ao estrogênio com o adesivo contraceptivo transdérmico pode ser significativamente maior do que a observada com os contraceptivos orais, levando a um risco aumentado de tromboembolismo venoso. O risco de tromboembolismo pode ser maior em mulheres com índice de massa corporal $\geq 30$ kg/m$^2$, e o uso do adesivo contraceptivo transdérmico é contraindicado nessas pacientes.

3. **Anéis vaginais:** O anel vaginal contraceptivo contém *etinilestradiol* e *etonogestrel*. É inserido na vagina e deixado no lugar por três semanas. Após três semanas, o anel é removido e o sangramento de privação ocorre durante a quarta semana. O motivo mais comum para a descontinuação desse produto está relacionado ao dispositivo (p. ex., irritação vaginal ou expulsão do dispositivo).

4. **Pílulas apenas de progestogênios:** As pílulas contendo apenas progestogênio (a "minipílula") geralmente contêm *noretindrona* e são administradas diariamente para fornecer uma dosagem baixa e contínua da substância. Essas preparações são menos eficazes que os contraceptivos orais combinados, e os ciclos menstruais irregulares podem ser mais frequentes. Uma pílula alternativa contendo apenas o progestogênio *drospirenona* fornece 24 dias de hormônio ativo e 4 dias de placebo por ciclo de 28 dias. Pílulas contendo apenas *progestogênio* podem ser usadas em pacientes que estão amamentando ou que têm intolerância ou contraindicações a produtos que contenham *estrogênio*. (Nota: O *estrogênio* pode se ligar aos receptores de prolactina e reduzir a produção de leite em mães que amamentam. Ao contrário do estrogênio, os progestogênios não afetam a produção de leite.)

5. **Progestogênio injetável:** O *acetato de medroxiprogesterona* é um contraceptivo administrado via injeção IM ou SC a cada 3 meses. Esse produto fornece altas concentrações sustentadas de progesterona, e muitas mulheres apresentam amenorreia com seu uso. Além disso, o retorno da fertilidade pode demorar vários meses após sua descontinuação. O aumento de massa corporal é um efeito adverso comum. O *acetato de medroxiprogesterona* pode contribuir para a perda óssea e predispor as pacientes a osteoporose e/ou fraturas. Portanto, o medicamento não deve ser continuado por mais de 2 anos, a menos que outros métodos contraceptivos sejam inadequados para a paciente.

6. **Implantes de progestogênio:** Após colocação subdérmica na parte superior do braço, o implante de *etonogestrel* oferece contracepção por até 3 anos. O implante é tão confiável quanto a esterilização e o efeito contraceptivo é reversível quando removido. (Nota: Os implantes de progestogênio e os dispositivos intrauterinos são conhecidos como contraceptivos reversíveis de ação prolongada [CRAP]. Os métodos CRAP são os contraceptivos mais eficazes, uma vez que a eficácia não depende da adesão da paciente.)

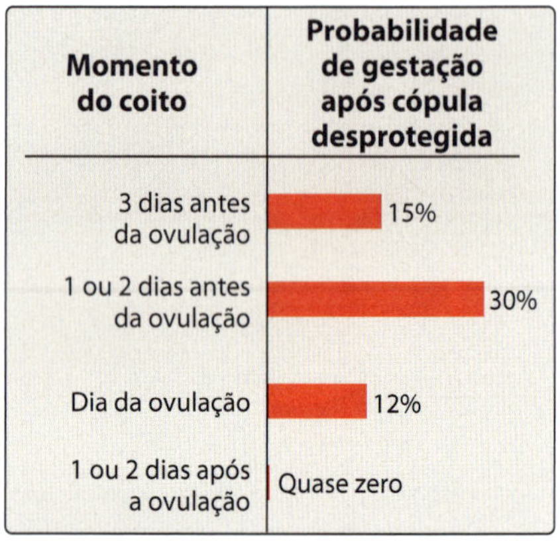

| Momento do coito | Probabilidade de gestação após cópula desprotegida |
|---|---|
| 3 dias antes da ovulação | 15% |
| 1 ou 2 dias antes da ovulação | 30% |
| Dia da ovulação | 12% |
| 1 ou 2 dias após a ovulação | Quase zero |

**Figura 25.10**
Risco de gestação após relação sexual desprotegida entre casais jovens na faixa dos 20 anos.

Os efeitos adversos incluem sangramento menstrual irregular e cefaleia. O implante de *etonogestrel* não foi estudado em mulheres que pesam mais de 130% da massa corporal ideal e pode ser menos eficaz nessa população.

7. **Dispositivo intrauterino com progestogênio:** Vários dispositivos intrauterinos liberadores de *levonorgestrel* estão disponíveis, fornecendo um método contraceptivo altamente eficaz por 3 a 7 anos. Esse é um método contraceptivo adequado para mulheres que desejam contracepção de longo prazo. O método deve ser evitado em pacientes com doença inflamatória pélvica ou anamnese de gestação ectópica. O DIU de *levonorgestrel* é um tratamento altamente eficaz para sangramento menstrual intenso. (Nota: O DIU de cobre não hormonal fornece contracepção por até 10 anos. Ao contrário do DIU de *levonorgestrel*, o DIU de cobre pode aumentar o sangramento menstrual.)

8. **Contracepção pós-coito:** A contracepção de emergência ou pós-coito reduz a 0,2 a 3% a probabilidade de gestação depois de relações sexuais sem proteção (Figura 25.10). O método mais comum de contracepção de emergência utiliza uma única dose elevada de *levonorgestrel*. Para eficácia máxima, a contracepção de emergência deve ser feita logo que possível após a relação sexual desprotegida, preferencialmente dentro de 72 horas. O regime contraceptivo de emergência com *levonorgestrel* é mais bem tolerado, em geral, do que o regime combinado estrogênio-progestogênio. Uma contracepção de emergência alternativa é o agonista/antagonista da progesterona *ulipristal*. Ele é indicado para contracepção de emergência dentro de 5 dias depois do coito. (Nota: A inserção do dispositivo intrauterino de cobre dentro de 5 dias após a relação sexual desprotegida é outro método de contracepção de emergência e fornece contracepção de longo prazo.)

### Aplicação clínica 25.2: Seleção de um método contraceptivo

Dada a grande variedade de contraceptivos disponíveis, a tarefa de selecionar um agente contraceptivo para uma paciente pode parecer desafiadora. Usar a série de perguntas a seguir para coletar informações da paciente e do prontuário médico ajudará a refinar as escolhas e orientar o médico na seleção de um agente contraceptivo apropriado.

1. A paciente é receptiva ao uso de contracepção hormonal? Se a paciente não quiser usar hormônios, uma forma não hormonal de contracepção (p. ex., preservativo, diafragma, dispositivo intrauterino de cobre ou métodos de monitoramento da fertilidade) deve ser recomendada.

2. A paciente tem contraindicações ao uso de estrogênio, como idade avançada, doença tromboembólica ou tabagismo? As contraindicações ao estrogênio devem orientar o médico para o uso de produtos contendo apenas progestogênio (p. ex., pílula, injetável, implante ou DIU de *levonorgestrel*) ou métodos contraceptivos não hormonais.

3. Que outras condições de saúde a paciente apresenta que possam influenciar a escolha do agente contraceptivo? Se os médicos não tiverem certeza sobre contraceptivos aceitáveis para uso em condições médicas concomitantes, eles deverão consultar um especialista. Um exemplo de gráfico de referência útil para orientar a seleção de anticoncepcionais é o gráfico resumido do Center for Disease Control and Prevention (CDC) dos critérios de elegibilidade médica para uso de anticoncepcionais dos Estados Unidos (*CDC Summary Chart of US Medical Eligibility Criteria for Contraceptive Use*).

4. Qual é a duração esperada da terapia contraceptiva? Se as pacientes procuram contracepção de longo prazo, um método CRAP, como o DIU ou implante, é uma excelente escolha. Para pacientes que necessitam apenas de contracepção de curta duração, os métodos CRAP não são os mais adequados.

5. Qual é a preferência da paciente quanto ao tipo de terapia contraceptiva? A paciente prefere pílulas, adesivos, DIU, etc.? Essa informação ajudará a orientar a seleção de um agente contraceptivo.

6. Qual é a capacidade de aderir à terapia? Para pacientes que têm dificuldade em lembrar de tomar um comprimido todos os dias, trocar um adesivo toda semana, etc., um método CRAP deve ser considerado. Os métodos CRAP têm a maior taxa de eficácia, uma vez que não dependem da adesão da paciente.

## B. Mecanismo de ação

O estrogênio administrado exogenamente em contraceptivos produz retroalimentação negativa, que atenua a liberação de FSH pela glândula hipófise, e o progestogênio inibe a secreção de LH, prevenindo a ovulação. O progestogênio também torna o muco cervical mais espesso, dificultando a capacidade dos espermatozoides de alcançar o óvulo. A retirada do progestogênio (p. ex., durante a semana da pílula placebo, ou na semana sem adesivo ou anel durante cada ciclo de 28 dias) estimula o sangramento de privação.

## C. Efeitos adversos

Os efeitos adversos associados a vários contraceptivos são determinados pelos compostos específicos de estrogênio e progestogênio presentes no produto. Os efeitos adversos mais comuns dos estrogênios são ingurgitamento das mamas, retenção de líquidos, cefaleia e náuseas. Pode ocorrer aumento da pressão arterial. Os progestogênios estão associados com depressão, mudança na libido, hirsutismo e acne. Embora raros, tromboembolismo, tromboflebite, infarto do miocárdio e acidente vascular encefálico (AVE) podem ocorrer com o uso de contraceptivos contendo estrogênio. Esses efeitos adversos graves são mais comuns entre mulheres com mais de 35 anos de idade e que fumam, e os contraceptivos contendo estrogênio devem ser evitados nessa população. Os produtos contendo apenas progestogênio são preferidos em mulheres com idade avançada que são fumantes, devido ao menor risco de efeitos adversos graves. O sangramento de escape é um efeito adverso comum dos AOCs e das pílulas contendo apenas progestogênio. Esse efeito adverso é mais provável com novas usuárias e aquelas que tomam pílulas com doses mais baixas. A incidência de câncer do colo do útero pode aumentar com contraceptivos hormonais, já que as mulheres são menos propensas a utilizar métodos contraceptivos de barreira que reduzem a exposição ao papilomavírus humano (HPV, do inglês *human papillomavirus*), o principal fator de risco para o câncer do colo do útero. (Nota: Os contraceptivos orais diminuem o risco de câncer endometrial e ovariano.) Os contraceptivos orais são contraindicados na presença de doença tromboembólica e cerebrovascular, neoplasias estrogênio-dependentes, doença hepática e gestação. Os medicamentos que induzem a isoenzima CYP3A4 (p. ex., *rifampicina*, *carbamazepina* e *fenitoína*) reduzem significativamente a eficácia dos contraceptivos orais. O uso concomitante desses fármacos com contraceptivos orais deve ser evitado, ou deve ser utilizado um método de barreira complementar. Os antibióticos que alteram a flora gastrintestinal normal podem reduzir a reciclagem êntero-hepática do estrogênio, diminuindo potencialmente a eficácia dos contraceptivos orais. As pacientes devem ser alertadas sobre as possíveis interações entre antimicrobianos e contraceptivos orais juntamente com a necessidade potencial de método contraceptivo alternativo durante a antibioticoterapia.

# VI. ANDROGÊNIOS

Os androgênios são um grupo de esteroides que têm efeitos anabólicos e/ou masculinizantes em homens e mulheres. A *testosterona*, o androgênio mais importante dos humanos, é sintetizada pelas células endócrinas intersticiais nos testículos e, em menor quantidade, por células dos ovários na mulher e pelas glândulas suprarrenais em ambos os sexos. Outros androgênios secretados pelos testículos são 5α-di-hidrotestosterona

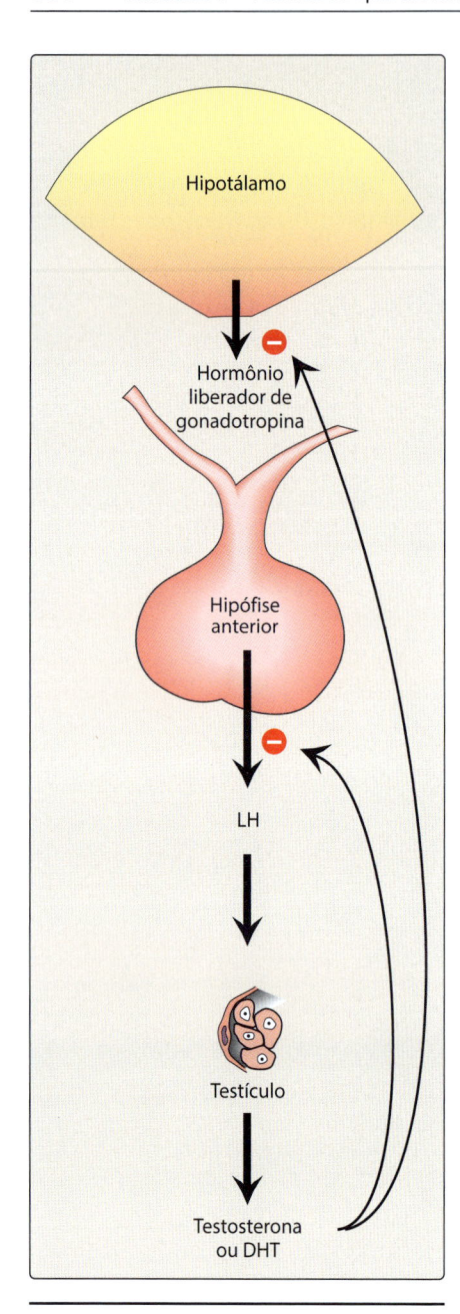

**Figura 25.11**
Regulação da secreção de *testosterona*.
DHT, 5-α-di-hidrotestosterona;
LH, hormônio luteinizante.

(DHT), androstenediona e DHEA em pequenas quantidades. Em homens adultos, a secreção de *testosterona* pelas células endócrinas intersticiais é controlada pelo hormônio liberador de gonadotropina do hipotálamo, que estimula a hipófise anterior a secretar FSH e LH. A *testosterona* ou seu metabólito ativo, DHT, inibem a produção desses hormônios tróficos específicos por retroalimentação negativa e, assim, regulam a produção de *testosterona* (Figura 25.11). Os androgênios são necessários para (1) maturação normal do homem; (2) produção de sêmen; (3) aumento da síntese de proteína muscular e hemoglobina; e (4) diminuição da reabsorção óssea. Modificações sintéticas na estrutura dos androgênios alteram a solubilidade e o metabolismo, prolongando, assim, a meia-vida dos hormônios; além disso, separam os efeitos anabólicos dos androgênicos.

### A. Mecanismo de ação

Como os estrogênios e os progestogênios, os androgênios se ligam a receptores nucleares específicos na célula-alvo. Embora a própria *testosterona* seja o ligante ativo no músculo e no fígado, em outros tecidos ela precisa ser metabolizada a derivados como o DHT. Por exemplo, após difundir-se para as células da próstata, das vesículas seminais, do epidídimo e da pele, a testosterona é convertida pela 5-α-redutase a DHT, que se fixa nos receptores.

### B. Usos terapêuticos

Os esteroides androgênicos (Figura 25.12) são usados para homens com hipogonadismo primário (causado por disfunção testicular) ou hipogonadismo secundário (devido à insuficiência hipotalâmica ou hipofisária). A reposição de *testosterona* é indicada principalmente para homens com hipogonadismo relacionado a condições médicas; faltam evidências de seu uso na baixa *testosterona* associada ao envelhecimento. A *testosterona* também é usada em homens transexuais para promover a virilização na terapia hormonal de afirmação de gênero. Os esteroides anabólicos podem ser usados para tratar a caquexia crônica associada ao vírus da imunodeficiência humana (HIV, do inglês *human immunodeficiency virus*) ou câncer. Um uso não aprovado dos esteroides anabólicos é para aumentar a massa corporal magra, a força muscular e a resistência em atletas e fisiculturistas (ver a seguir). Devido ao potencial uso indevido da *testosterona* e seus derivados, esses agentes são classificados como substâncias controladas. O DHEA (um precursor da *testosterona* e dos estrogênios) é apresentado como um hormônio antienvelhecimento, bem como "promotor de desempenho". Contudo, não há evidências definitivas de que ele retarde o envelhecimento ou melhore o desempenho em dosagens terapêuticas normais. Formulações de *testosterona* ou seus derivados podem ser usadas em combinação com estrogênio para mulheres com sintomas da menopausa que não respondem apenas ao estrogênio. O *danazol*, um androgênio fraco, é usado no tratamento da endometriose e da doença fibrocística mamária. (Nota: O *danazol* possui também atividade antiestrogênica). Aumento de massa corporal, acne, diminuição do tamanho dos seios, masculinização da voz, aumento de libido e maior crescimento de pelos são alguns dos efeitos adversos.

### C. Farmacocinética

1. ***Testosterona*:** Esse fármaco é ineficaz por via oral devido à biotransformação de primeira passagem. Portanto, a *testosterona* é administrada através de um adesivo transdérmico, gel ou solução

tópica, gel nasal ou *pellet* implantável. O *undecilato de testosterona* é um profármaco, um éster de *testosterona* oralmente ativo. Esse agente também pode ser administrado por via intramuscular. Outros ésteres de *testosterona* (p. ex., *cipionato* ou *enantato de testosterona*) também estão disponíveis para administração intramuscular. As formulações esterificadas injetáveis são mais lipossolúveis e têm uma duração de ação aumentada até várias semanas. A Figura 25.13 mostra as concentração séricas de *testosterona* alcançados por uma injeção e pelo adesivo transdérmico em um homem hipogonádico. Os metabólitos ativos da *testosterona* incluem DHT e *estradiol*, com atividades relacionadas à formação de DHT. Os metabólitos inativos são excretados principalmente na urina. A *testosterona* e seus ésteres demonstram uma relação 1:1 entre a atividade androgênica e a anabólica.

2. **Derivados da testosterona:** A alquilação da posição 17α da *testosterona* está associada a um menor metabolismo hepático e permite a administração oral do hormônio. A *metiltestosterona* é um exemplo de um derivado da *testosterona* administrado por via oral. Com a disponibilidade de diversas formulações de *testosterona* e relatos de disfunção hepática com este agente, a *metiltestosterona* não é recomendada para o tratamento da deficiência de *testosterona*. A *oxandrolona* é um derivado 17α-alquilado oralmente ativo do DHT. A *oxandrolona* tem atividade anabólica 3 a 13 vezes maior do que a *testosterona*. Esse agente é indicado para o tratamento de caquexia e dores ósseas associadas à osteoporose.

| ANDROGÊNIOS |
|---|
| Danazol |
| Metiltestosterona |
| Oxandrolona |
| Testosterona (implante) |
| Testosterona (nasal) |
| Testosterona (adesivo) |
| Testosterona (tópica) |
| Cipionato de testosterona |
| Enantato de testosterona |
| Undecilato de testosterona (injeção) |
| Undecilato de testosterona (oral) |
| **ANTIANDROGÊNIOS** |
| Apalutamida |
| Bicalutamida |
| Enzalutamida |
| Darolutamida |
| Flutamida |
| Nilutamida |

**Figura 25.12**
Resumo dos androgênios.

### D. Efeitos adversos

1. **Em mulheres:** Os androgênios podem causar masculinização, acne, crescimento de pelos na face, engrossamento da voz, calvície tipo masculina e desenvolvimento muscular excessivo. Podem ocorrer irregularidades menstruais. A *testosterona* não deve ser usada em mulheres grávidas devido à possível virilização do feto de sexo feminino.

2. **Em homens:** O excesso de androgênios pode causar priapismo, impotência, diminuição da espermatogênese, ginecomastia e alterações cosméticas como as descritas para mulheres. Os androgênios também podem aumentar a libido e estimular o crescimento da próstata.

3. **Em crianças:** Os androgênios podem causar maturação sexual anormal e distúrbios do crescimento resultantes do fechamento prematuro das placas epifisárias.

4. **Efeitos gerais:** Os androgênios podem aumentar o LDL sérico e diminuir a concentração sérica de lipoproteínas de alta densidade (HDL). Eles também podem causar retenção de líquidos e edema periférico. A terapia de reposição de *testosterona* tem sido associada a um possível aumento do risco de infarto do miocárdio e AVE. Efeitos adversos hepáticos foram associados com os androgênios 17α-alquilados. A irritação local da pele é um efeito adverso comum com formulações tópicas.

5. **Em atletas:** O uso de esteroides anabólicos (p. ex., DHEA) por atletas pode causar o fechamento prematuro das epífises dos ossos longos, o que bloqueia seu crescimento e interrompe seu desenvolvimento. Doses elevadas tomadas pelos atletas jovens podem

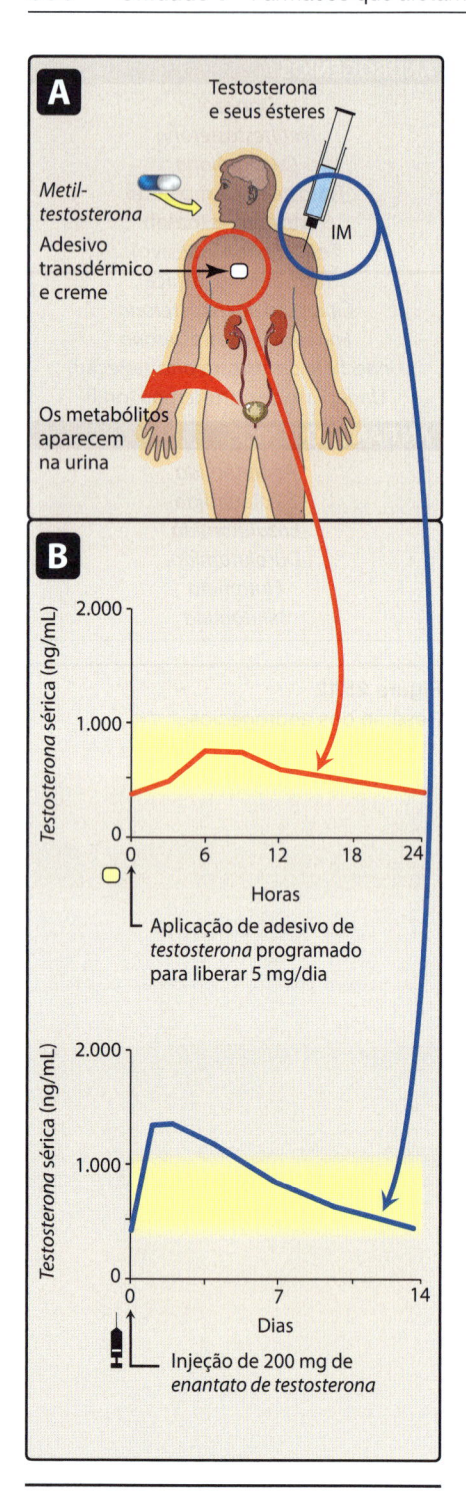

resultar em redução do tamanho testicular, anormalidades hepáticas, aumento da agressividade, distúrbios do humor e os outros efeitos adversos já descritos.

### E. Antiandrogênios

Antiandrogênios neutralizam a ação hormonal masculina, interferindo na síntese de androgênios ou bloqueando seus receptores. Antiandrogênios como *flutamida*, *bicalutamida*, *enzalutamida* e *nilutamida* atuam como inibidores competitivos de androgênios nas células-alvo e são eficazes, por via oral, para o tratamento do câncer de próstata (ver Capítulo 37). *Finasterida* e *dutasterida* inibem a 5-α-redutase, diminuindo a formação de DHT. Esses fármacos são usados para o tratamento da hiperplasia benigna da próstata (ver Capítulo 43).

## Resumo

- Os usos terapêuticos mais comuns de estrogênios e progestogênios são contracepção e terapia hormonal da menopausa.
- O *etinilestradiol* é o estrogênio mais comum em agentes anticoncepcionais. *Estradiol* e *estrogênios equinos conjugados* são estrogênios comuns na terapia hormonal da menopausa.
- Os contraceptivos hormonais podem conter uma combinação de estrogênio e progestogênio (contraceptivos orais combinados, adesivo transdérmico ou anel vaginal) ou apenas progestogênio (pílulas, injetáveis, implantes ou dispositivos intrauterinos).
- O estrogênio nos contraceptivos impede a liberação de FSH pela glândula hipófise e o progestogênio inibe a secreção de LH, evitando a ovulação. Os progestogênios também tornam o muco cervical mais espesso.
- Os métodos contraceptivos CRAP (implante e DIU) são os mais eficazes, uma vez que a eficácia não depende da adesão da paciente.
- Os efeitos adversos comuns da contracepção hormonal combinada incluem sensibilidade mamária, cefaleia, náusea e alterações de humor ou libido. Pode ocorrer aumento da pressão arterial, hirsutismo e acne.
- O estrogênio aumenta o risco de tromboembolismo venoso, infarto do miocárdio e AVE. O risco aumenta em mulheres mais velhas, fumantes e naquelas com outros fatores de risco, como hipertensão.
- Para terapia hormonal, deve-se utilizar a dose mais baixa de estrogênio que controle os sintomas vasomotores. Mulheres com útero intacto também devem tomar progestogênio para reduzir o risco de câncer endometrial associado ao estrogênio sem oposição.
- Os moduladores seletivos dos receptores de estrogênio (MSREs) são compostos relacionados com estrogênio que têm agonismo ou antagonismo seletivo nos receptores estrogênicos, dependendo do tipo de tecido. Os vários MSREs têm diferentes aplicações terapêuticas, incluindo o tratamento e a prevenção do câncer de mama, bem como o tratamento da infertilidade e da dispareunia.
- A reposição de *testosterona* é indicada para homens com hipogonadismo relacionado a condições médicas; faltam evidências de seu uso na baixa *testosterona* associada ao envelhecimento.
- Os efeitos adversos da terapia com *testosterona* podem incluir acne, aumento da libido, crescimento de pelos faciais e hipercolesterolemia. Com doses excessivas, podem ocorrer calvície masculina, priapismo e impotência.

**Figura 25.13**
**A.** Administração e destino dos androgênios. IM, intramuscular.
**B.** Concentração de *testosterona* sérica após administração por injeção ou adesivo transdérmico ao homem hipogonádico. A faixa amarela indica os limites superiores e inferiores da faixa normal.

## Questões para estudo

**Escolha a resposta correta.**

**25.1** Qual das alternativas a seguir descreve melhor o mecanismo de ação do *etinilestradiol* em anticoncepcionais orais?
- **A.** Atrasa o transporte de esperma.
- **B.** Inibe a liberação do hormônio folículo-estimulante.
- **C.** Inibe a liberação do hormônio luteinizante.
- **D.** Torna o muco cervical mais espesso.

**Resposta correta = B.** O estrogênio administrado exogenamente produz retroalimentação negativa, o que retarda a liberação de FSH pela hipófise. O progestogênio inibe a liberação de LH, torna o muco cervical mais espesso e, assim, atrasa o transporte dos espermatozoides.

**25.2** Qual das alternativas a seguir é a forma mais eficaz de contracepção com uso típico?
- **A.** Contraceptivos orais combinados.
- **B.** Minipílula contendo apenas progestogênio.
- **C.** Injeção de *acetato de medroxiprogesterona* de depósito.
- **D.** Implante subdérmico de progestogênio.

**Resposta correta = D.** Ver Figura 25.9. O implante subdérmico é um método contraceptivo CRAP e apresenta baixíssima taxa de falha, pois não exige adesão da paciente após o implante. As pílulas contendo apenas progestogênio são menos eficazes do que os anticoncepcionais orais combinados e a injeção de *acetato de medroxiprogesterona* de depósito.

**25.3** Uma mulher de 36 anos solicita controle de natalidade. Ela não tem problemas de saúde e fuma um maço de cigarros por dia. Qual das alternativas a seguir seria a mais apropriada para recomendar?
- **A.** Anel contraceptivo vaginal.
- **B.** Adesivo anticoncepcional transdérmico.
- **C.** Minipílula contendo apenas progestogênio.
- **D.** Contraceptivos orais combinados.

**Resposta correta = C.** Os produtos contendo apenas progestogênio são preferidos em mulheres com idade mais avançada e fumantes, devido ao menor risco de efeitos adversos graves, como infarto do miocárdio e AVE. Contraceptivos contendo estrogênio não são recomendados em mulheres fumantes com mais de 35 anos. O anel contraceptivo vaginal, o adesivo contraceptivo transdérmico e as pílulas anticoncepcionais orais combinadas contêm estrogênio.

**25.4** Uma mãe que amamenta, de 28 anos, está 3 semanas após o parto e deseja iniciar a contracepção hormonal. Ela planeja tentar ter outro filho em 1 ano. Qual é a melhor opção contraceptiva para essa paciente?
- **A.** Adesivo de *etinilestradiol* e *norelgestromina*
- **B.** Anel vaginal de *etinilestradiol* e *etonogestrel*
- **C.** Minipílula de *noretindrona*
- **D.** Injeção de *acetato de medroxiprogesterona*

**Resposta correta = C.** Dado que a paciente está amamentando, os estrogênios devem ser evitados, pois podem diminuir a produção de leite, principalmente no período inicial do pós-parto. Os progestogênios não diminuem a produção de leite. Embora a *medroxiprogesterona* seja um contraceptivo contendo apenas progestogênio, ela pode atrasar o retorno da fertilidade. A fertilidade retorna imediatamente após a interrupção do uso da minipílula de *noretindrona*, e esse agente não diminui a produção de leite.

**25.5** Uma mulher de 25 anos está usando *acetato de medroxiprogesterona* como método anticoncepcional. Qual dos seguintes efeitos adversos é uma preocupação se ela deseja usar esse sistema por longo tempo?
- **A.** Hipercalemia
- **B.** Calvície de padrão masculino
- **C.** Osteoporose
- **D.** Perda de massa corporal

**Resposta correta = C.** O *acetato de medroxiprogesterona* pode contribuir para a perda óssea e predispor as pacientes a osteoporose e/ou fraturas. Portanto, o medicamento não deve ser continuado por um longo prazo, a menos que a paciente não seja candidata a outros contraceptivos. O fármaco com frequência causa aumento da massa corporal, não diminuição. Os outros efeitos adversos não estão associados com *medroxiprogesterona*.

**25.6** Uma mulher de 22 anos solicita contracepção de emergência após relação sexual desprotegida ocorrida há 1 dia. Ela não tem condições médicas. Qual dos seguintes agentes é o mais apropriado?
- **A.** *Etinilestradiol* + *norgestimato*
- **B.** *Etonogestrel*
- **C.** *Levonorgestrel*
- **D.** *Mifepristona*

**Resposta correta = C.** Uma dose única de *levonorgestrel* é preferida para contracepção de emergência e deve ser administrada dentro de 72 horas após a relação sexual desprotegida para melhor eficácia. Os regimes de estrogênio/progesterona são menos utilizados para contracepção de emergência devido a uma maior incidência de efeitos adversos, como náuseas/vômitos. *Etonogestrel* é um progestogênio usado no anel anticoncepcional e no implante. A *mifepristona* é um antagonista da progesterona usado para interromper a gravidez.

**25.7** Uma mulher de 35 anos está sofrendo de infertilidade devido à anovulação. Qual dos seguintes agentes é mais apropriado para essa paciente?

A. Clomifeno
B. Ospemifeno
C. Raloxifeno
D. Ulipristal

**Resposta correta = A.** O *clomifeno* é um MSRE que interfere na retroalimentação negativa dos estrogênios no hipotálamo, aumentando a secreção do hormônio liberador de gonadotropinas e das gonadotropinas e levando à estimulação da ovulação. O *ospemifeno* é um MSRE indicado para o tratamento da dispareunia. O *raloxifeno* é um MSRE utilizado na prevenção do câncer de mama e da osteoporose. O *ulipristal* é um agonista/antagonista da progesterona usado como contraceptivo de emergência.

**25.8** Uma mulher de 52 anos queixa-se de fortes ondas de calor que ocorrem várias vezes ao dia e afetam seu sono à noite. Ela fez uma histerectomia há 7 meses. Qual das alternativas a seguir é a terapia mais apropriada para seus sintomas?

A. Estrogênios equinos conjugados (oral)
B. Estrogênios equinos conjugados com medroxiprogesterona (oral)
C. Estradiol (creme vaginal)
D. Tamoxifeno (oral)

**Resposta correta = A.** A administração sistêmica de estrogênios é a terapia mais eficaz para sintomas vasomotores, como ondas de calor. Como essa paciente não tem útero (histórico de histerectomia), ela não necessita de adição de progestogênio como a *medroxiprogesterona*. O creme vaginal de *estradiol* proporcionará alívio da secura vaginal e da atrofia associada à menopausa, mas não proporcionará alívio dos sintomas vasomotores. O *tamoxifeno* é um MSRE e pode piorar as ondas de calor.

**25.9** Qual dos seguintes agentes hormonais está associado ao efeito adverso mais provável?

A. Drospirenona – hipocalemia
B. Etinilestradiol – hipotensão
C. Levonorgestrel – ondas de calor
D. Testosterona – Aumento da libido

**Resposta correta = D.** Os efeitos androgênicos da *testosterona* podem aumentar a libido. A *drospirenona* é um análogo da *espironolactona* e pode aumentar a retenção de potássio, levando à hipercalemia. O estrogênio nos contraceptivos orais pode aumentar a pressão arterial (não reduzir a pressão arterial). O progestogênio *levonorgestrel* pode ter efeitos androgênicos (por exemplo, acne e hirsutismo). As ondas de calor são geralmente atribuídas à falta de estrogênio ou ao antagonismo dos receptores de estrogênio.

**25.10** O uso de *testosterona* é mais apropriado em qual dos seguintes pacientes?

A. Um atleta de competições de 25 anos.
B. Um homem de 30 anos com hipogonadismo devido a lesão testicular.
C. Um homem de 50 anos com concentração baixa de *testosterona* relacionados ao envelhecimento.
D. Um homem de 65 anos com concentração baixa de *testosterona* e histórico de infarto do miocárdio.

**Resposta correta = B.** A *testosterona* deve ser usada apenas para hipogonadismo associado a condições médicas documentadas e não para concentração baixa de *testosterona* associadas ao envelhecimento. A reposição de *testosterona* pode aumentar o risco de eventos cardiovasculares e deve ser usada com cautela em pacientes com histórico de infarto do miocárdio e doença cardíaca.

# Hormônios suprarrenais 26

Shannon A. Miller e Karen L. Whalen

## I. VISÃO GERAL

A glândula suprarrenal consiste no córtex e na medula. A medula secreta catecolaminas (ver Capítulo 6), e o córtex secreta duas classes principais de hormônios esteroides, os corticosteroides (glicocorticoides e mineralocorticoides; Figura 26.1) e os androgênios suprarrenais. O córtex suprarrenal tem três zonas, e cada zona sintetiza um tipo de hormônio esteroide diferente a partir do colesterol (Figura 26.2). A zona mais externa, a glomerulosa, produz mineralocorticoides (p. ex., aldosterona), que são responsáveis pela regulação do metabolismo da água e do sal. A zona intermediária, a fasciculada, sintetiza os glicocorticoides (p. ex., cortisol), que estão envolvidos com o metabolismo normal e a resposta ao estresse. A zona interna secreta os androgênios suprarrenais (ver Capítulo 25). A secreção das zonas intermediária e interna e, em menor extensão, da zona externa é controlada pelo hormônio adrenocorticotrófico (ACTH, do inglês *adrenocorticotropic hormone*; também denominado corticotropina), que é liberado em resposta ao hormônio liberador da corticotropina (CRH, do inglês *corticotropin-releasing hormone*). Os glicocorticoides servem de retroalimentação inibitória da secreção de ACTH e CRH. Este capítulo fornece uma visão geral dos corticosteroides, bem como dos medicamentos que inibem a produção ou função dos adrenocorticoides.

| CORTICOSTEROIDES |
|---|
| *Betametasona* |
| *Cortisona* |
| *Dexametasona* |
| *Fludrocortisona* |
| *Hidrocortisona* |
| *Metilprednisolona* |
| *Prednisolona* |
| *Prednisona* |
| *Triancinolona* |
| **INIBIDORES DA BIOSSÍNTESE OU DA FUNÇÃO DE ADRENOCORTICOIDES** |
| *Eplerenona* |
| *Cetoconazol* |
| *Espironolactona* |

**Figura 26.1**
Resumo dos corticosteroides suprarrenais.

## II. CORTICOSTEROIDES

Os corticosteroides ligam-se a receptores intracelulares citoplasmáticos específicos nos tecidos-alvo. Os receptores glicocorticoides são amplamente distribuídos pelo organismo, ao passo que os receptores mineralocorticoides estão confinados principalmente nos órgãos de excreção, como rins, colo e glândulas salivares e sudoríparas. No cérebro, encontram-se receptores mineralocorticoides e glicocorticoides. Após dimerização, o complexo receptor-hormônio recruta proteínas coativadoras (ou correpressoras) e transloca-se para o núcleo, onde se fixa em elementos promotores no gene. Ali, ele atua como um fator de transcrição para ativar o gene (quando complexado com ativadores) ou inibi-lo (quando complexado com correpressores), dependendo do tecido (Figura 26.3). Devido a esse mecanismo, alguns efeitos dos corticosteroides levam horas ou dias para ocorrer. Esta seção descreve as ações normais e os usos terapêuticos dos corticosteroides.

### A. Glicocorticoides

O cortisol é o principal glicocorticoide humano. Normalmente, sua produção é diurna, com pico cedo de manhã seguido de um declínio e um pico secundário, menor, no fim da tarde. Estresse e concentrações de esteroides circulantes influenciam a secreção. Os efeitos do cortisol são diversos. Em geral, todos os glicocorticoides realizam as funções descritas a seguir.

1. **Promoção do metabolismo intermediário normal:** Os glicocorticoides estimulam a produção hepática de glicose, aumentando a expressão de enzimas envolvidas na gliconeogênese. Eles mobilizam aminoácidos e estimulam a lipólise, fornecendo os blocos de construção e a energia para a síntese de glicose.

2. **Aumento da resistência ao estresse:** Aumentando as concentrações de glicose plasmática, os glicocorticoides proveem o organismo com energia para combater o estresse causado por traumatismo, luta, infecção, sangramento ou doença debilitante. (Nota: A insuficiência de glicocorticoides pode resultar em hipoglicemia [p. ex., durante períodos de estresse ou jejum].)

3. **Alteração no nível das células sanguíneas no plasma:** Os glicocorticoides causam diminuição nos eosinófilos, basófilos, monócitos e linfócitos, redistribuindo-os da circulação para o tecido linfoide. Os glicocorticoides aumentam também a hemoglobina, os eritrócitos, as plaquetas e os leucócitos polimorfonucleares.

4. **Ação anti-inflamatória:** Potentes atividades anti-inflamatórias e imunossupressoras são as propriedades terapêuticas mais importantes dos glicocorticoides. Eles reduzem o número de linfócitos circulantes e inibem a capacidade dos leucócitos e macrófagos de responder a mitógenos e antígenos. Os glicocorticoides também diminuem a produção e a liberação de citocinas pró-inflamatórias. Aumentam a produção de lipocortina, um inibidor da fosfolipase $A_2$, bloqueando a liberação de ácido araquidônico (precursor das prostaglandinas e leucotrienos) e resultando em ações anti-inflamatórias. Finalmente, esses agentes influenciam a resposta inflamatória, estabilizando as membranas dos mastócitos e dos basófilos, diminuindo a liberação de histamina.

5. **Efeitos sobre outros sistemas:** Altas concentrações de glicocorticoides fornecem retroalimentação negativa para reduzir a produção de ACTH e afetam o sistema endócrino, suprimindo a síntese de glicocorticoides e do hormônio estimulador da tireoide. Além disso, concentrações adequadas de cortisol são essenciais para a filtração glomerular normal. Os corticosteroides podem afetar adversamente outros sistemas (ver Efeitos adversos adiante).

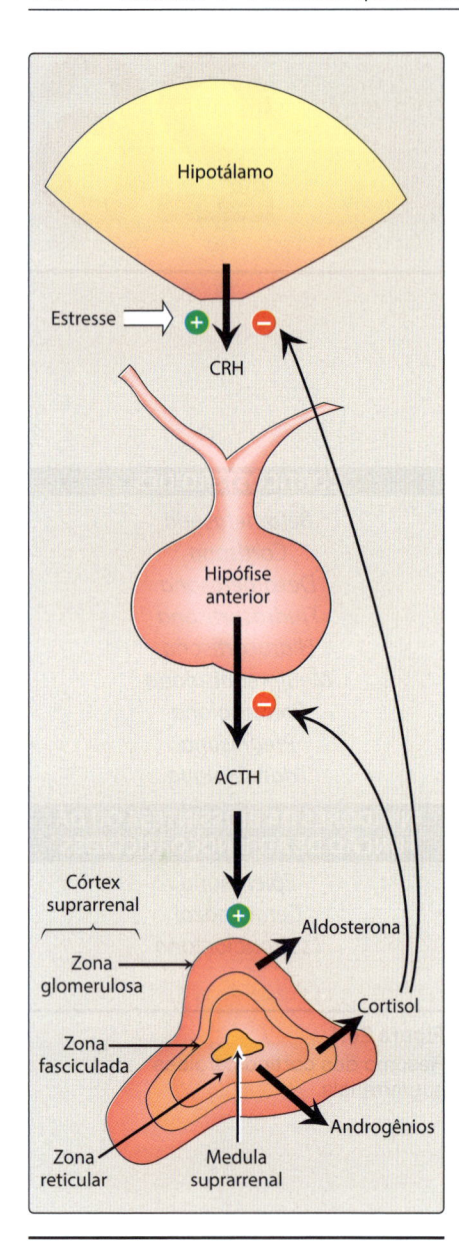

**Figura 26.2**
Regulação da secreção de corticosteroides. ACTH, hormônio adrenocorticotrófico; CRH, hormônio liberador de corticotropina.

B. **Mineralocorticoides**

Os mineralocorticoides auxiliam no controle do volume de água e da concentração de eletrólitos, especialmente sódio e potássio. A aldosterona é o principal mineralocorticoide fisiológico. Ela atua nos receptores mineralocorticoides nos túbulos distais e nos ductos coletores do rim, causando reabsorção de sódio, bicarbonato e água. Ela diminui a reabsorção de potássio, que, com $H^+$, é perdido na urina. O aumento da reabsorção de sódio pela aldosterona também ocorre na mucosa gastrintestinal (GI) e nas glândulas salivares e sudoríparas. (Nota: Concentrações elevadas de aldosterona podem causar alcalose e hipocalemia, retenção de sódio e água e aumento do volume sanguíneo e da pressão arterial. O hiperaldosteronismo é tratado com *espironolactona*, um diurético poupador de potássio que também atua como antagonista do receptor mineralocorticoide [aldosterona].)

## C. Usos terapêuticos dos corticosteroides

Os derivados semissintéticos dos corticosteroides variam em potência anti-inflamatória, atividade mineralocorticoide e duração de ação (Figura 26.4). Esses agentes são usados em terapêutica de reposição e no tratamento de reações alérgicas graves, asma, artrite reumatoide, outros distúrbios inflamatórios e alguns cânceres.

1. **Alívio dos sintomas inflamatórios:** Os corticosteroides reduzem significativamente a inflamação associada a doenças inflamatórias da pele, incluindo vermelhidão, inchaço, calor e sensibilidade. Além disso, esses agentes são importantes para o controle dos sintomas da asma persistente, bem como no tratamento de exacerbações da asma, artrite reumatoide, doença inflamatória intestinal e outras doenças autoimunes. Na osteoartrite, os corticosteroides intra-articulares podem ser usados para o tratamento do agravamento da doença. Nessas doenças, os corticosteroides não são curativos.

2. **Tratamento de asma e alergias:** Os corticosteroides são benéficos no tratamento da rinite alérgica e das reações alérgicas por fármacos, soro e transfusões. No tratamento da rinite alérgica e da asma, a *fluticasona* e outros (ver Figura 26.5) são inalados no trato respiratório. Os corticosteroides inalados utilizados diariamente proporcionam controle a longo prazo dos sintomas de asma e rinite alérgica (ver Capítulo 41). O uso de corticosteroides inalatórios minimiza os efeitos sistêmicos, reduzindo ou eliminando a necessidade de corticosteroides orais.

3. **Terapia de reposição para insuficiência suprarrenal primária (doença de Addison):** A doença de Addison é causada por disfunção do córtex da suprarrenal (diagnosticada pela falta de resposta à administração de ACTH). Os pacientes podem apresentar fadiga, perda de peso, hipotensão, desejo por sal e queixas musculoesqueléticas ou gastrintestinais. Em casos graves, os pacientes podem sofrer choque. A *hidrocortisona*, que é idêntica ao cortisol natural, é administrada para corrigir a deficiência. A falta de adesão ao tratamento leva à morte. Dois terços da dose diária de *hidrocortisona* são administrados pela manhã e um terço à tarde, imitando a variação diurna normal das concentrações de cortisol. *Prednisona* ou *dexametasona* uma vez ao dia são alternativas de tratamento de ação mais prolongada. A administração de *fludrocortisona*, um potente mineralocorticoide sintético, também pode ser necessária para corrigir a deficiência de mineralocorticoide.

4. **Tratamento de reposição para a insuficiência suprarrenal secundária ou terciária:** A insuficiência suprarrenal secundária e terciária é causada por um defeito na produção de ACTH pela hipófise ou na produção de CRH pelo hipotálamo, respectivamente. A *hidrocortisona* é usada para essa deficiência.

5. **Diagnóstico da síndrome de Cushing:** A síndrome de Cushing é causada pela hipersecreção de glicocorticoides (hipercortisolismo) que resulta da liberação excessiva de ACTH pela hipófise anterior, por um tumor suprarrenal ou por um tumor ectópico produtor de ACTH (secreção de ACTH por um tumor não hipofisário). (Nota: O tratamento crônico com doses altas de glicocorticoide é uma causa frequente da síndrome de Cushing.) As concentrações de cortisol (urina, plasma e saliva) e o teste de supressão de *dexametasona*

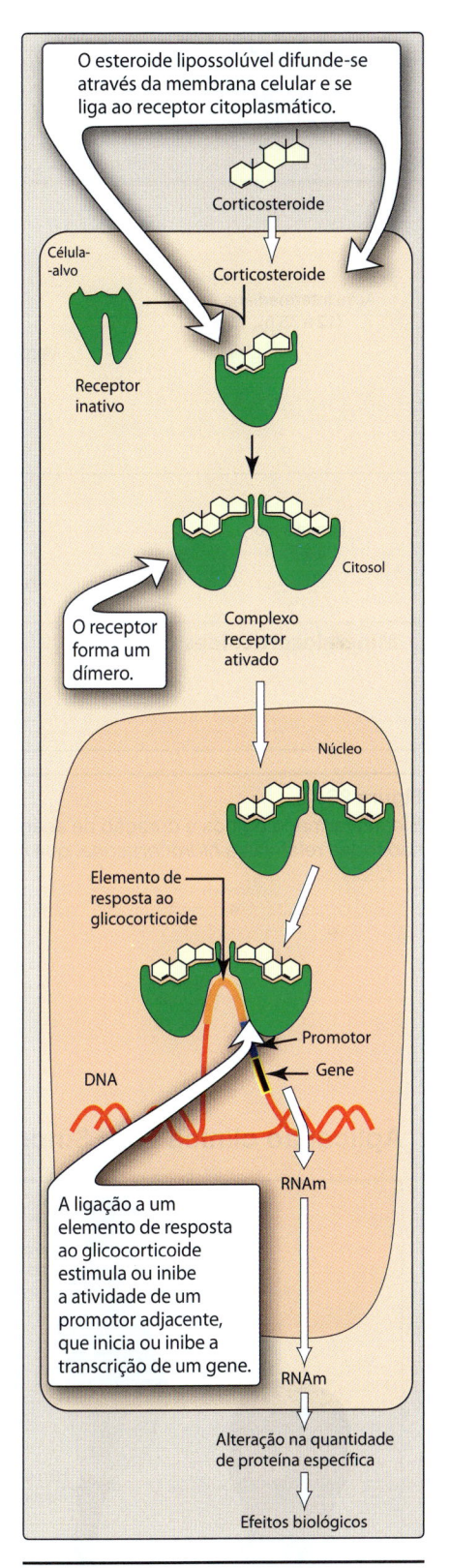

**Figura 26.3**
Regulação gênica pelos glicocorticoides.

## Glicocorticoides

**Curta ação (1 a 12 h)**
- Hidrocortisona: 1 / 1
- Cortisona: 0,8 / 0,8

**Ação intermediária (12 a 36 h)**
- Prednisona: 4 / 0,8
- Prednisolona: 4 / 0,8
- Metilprednisolona: 5 / 0,5
- Triancinolona: 5 / 0

**Longa ação (36 a 55 h)**
- Betametasona: 25 / 0
- Dexametasona: 25 / 0

## Mineralocorticoides
- Fludrocortisona: 10 / 125

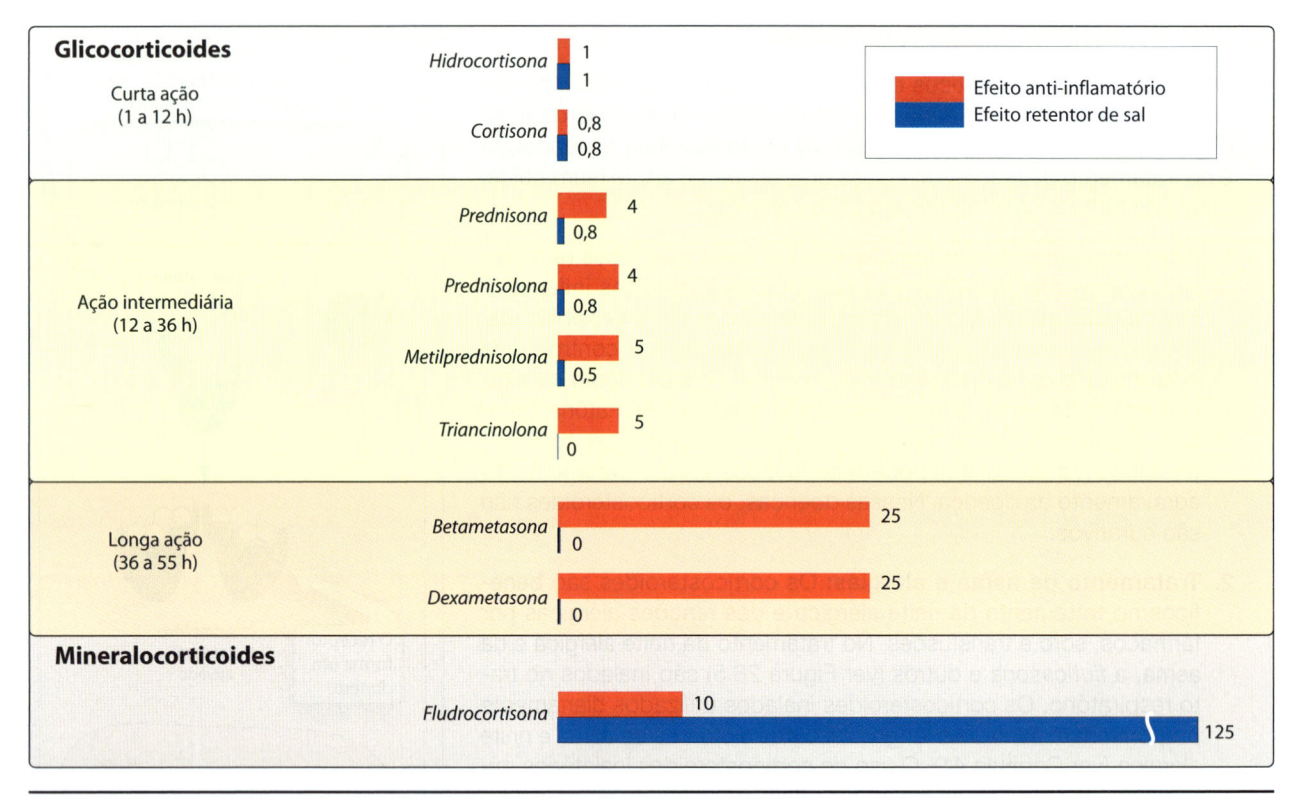

Legenda: Efeito anti-inflamatório / Efeito retentor de sal

**Figura 26.4**
Efeitos farmacológicos e duração de ação de alguns dos corticosteroides naturais e sintéticos mais usados. As atividades são todas relativas à *hidrocortisona*, que é considerada como 1.

são usados para o diagnóstico da síndrome de Cushing. O glicocorticoide sintético *dexametasona* suprime a liberação de cortisol em indivíduos normais, mas não naqueles com síndrome de Cushing.

## Aplicação clínica 26.1: Síndrome de Cushing

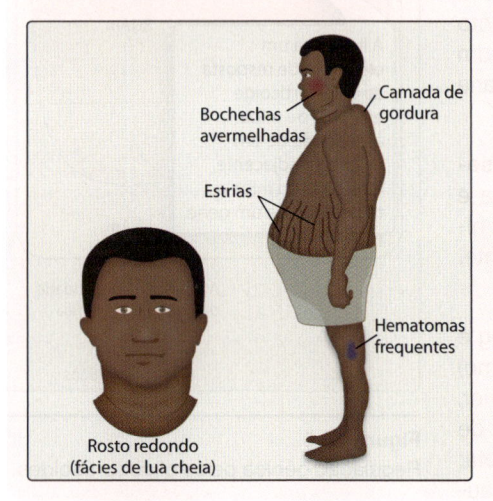

A síndrome de Cushing é uma condição caracterizada pelo excesso de cortisol (hipercortisolismo). Pode ocorrer devido à secreção excessiva de ACTH pela hipófise, a um tumor suprarrenal, a um tumor ectópico produtor de ACTH (p. ex., câncer de pulmão de pequenas células) ou à administração exógena de medicamentos glicocorticoides (síndrome de Cushing iatrogênica). (Nota: A síndrome de Cushing causada pela secreção excessiva de ACTH pela hipófise é conhecida como doença de Cushing.) Pacientes com síndrome de Cushing podem apresentar obesidade central, rosto redondo (às vezes chamado de fácies de lua cheia) e uma camada de gordura na parte posterior do pescoço (corcova de búfalo). Eles também podem ter pressão arterial elevada e intolerância à glicose.

*Rótulos da figura: Bochechas avermelhadas; Camada de gordura; Estrias; Hematomas frequentes; Rosto redondo (fácies de lua cheia)*

O diagnóstico da síndrome de Cushing é estabelecido com o nível de cortisol salivar noturno, medição do cortisol livre na urina de 24 horas ou teste de supressão com *dexametasona*. Em condições normais, o cortisol é secretado de forma intermitente, com concentrações máximas no início da manhã, por volta das 7h às 8h, e um ponto mais baixo no final da noite, por volta da meia-noite. Pacientes com síndrome de Cushing não apresentam o típico ponto mais baixo noturno do cortisol e demonstram concentrações elevadas de cortisol salivar. Com o teste de supressão de *dexametasona* (TSD), uma dose baixa de *dexametasona* é administrada em dose única no final da noite (ou como uma série de oito doses durante 2 dias), e a concentração sérica de cortisol é medida às 8h da manhã seguinte. Em pacientes sem síndrome de Cushing, a administração de *dexametasona* suprime a secreção de CRH e ACTH do hipotálamo e da hipófise, respectivamente, resultando em concentrações baixas de cortisol sérico. Em pacientes com síndrome de Cushing, a concentração de cortisol matinal não é suprimida. O TSD não deve ser usado como teste diagnóstico único para essa condição. Os pacientes com suspeita de síndrome de Cushing com base nos resultados do TSD devem fazer um teste confirmatório usando um dos outros métodos de teste. (Nota: O TSD em dose baixa é usado para ajudar a diagnosticar pacientes com síndrome de Cushing. Uma vez confirmado o diagnóstico, um TSD em altas doses pode ser usado para diferenciar a doença de Cushing de outras formas de síndrome de Cushing [tumor suprarrenal, tumor ectópico secretor de ACTH].) Na maioria dos casos, o tratamento da síndrome de Cushing envolve cirurgia para ressecção da hipófise, das glândulas suprarrenais ou do tumor ectópico produtor de ACTH. Nos casos de síndrome de Cushing iatrogênica, a dose de glicocorticoide deve ser reduzida gradualmente ou medicamentos alternativos devem ser usados para controlar o distúrbio que está sendo tratado com glicocorticoides.

6. **Tratamento de reposição para a hiperplasia suprarrenal congênita:** A hiperplasia suprarrenal congênita (HSC) é um grupo de doenças resultantes de um defeito enzimático na síntese de um ou mais hormônios esteroides suprarrenais. A HSC pode levar à virilização de mulheres devido à superprodução de androgênios suprarrenais. O tratamento requer a administração de corticosteroides suficientes para suprimir a liberação de CRH e ACTH e normalizar concentrações hormonais. Isso diminui a produção de androgênios suprarrenais. A escolha do hormônio de substituição depende do defeito enzimático específico.

7. **Aceleração da maturação pulmonar:** A síndrome do desconforto respiratório, causada principalmente por uma deficiência de surfactante pulmonar, é observada em bebês prematuros devido à imaturidade dos pulmões. O cortisol fetal é um regulador da maturação pulmonar. Consequentemente, um regime de *betametasona* ou *dexametasona* administrado por via intramuscular a uma mãe em risco de parto prematuro pode acelerar a maturação pulmonar do feto e prevenir a síndrome do desconforto respiratório. Idealmente, o regime deve ser iniciado pelo menos 48 horas antes do parto.

D. **Farmacocinética**

1. **Absorção e destino:** Os corticosteroides são prontamente absorvidos após administração oral. Os compostos selecionados podem ser administrados por via intravenosa, intramuscular, intra-articular, tópica, por inalação ou administração intranasal (Figura 26.5).

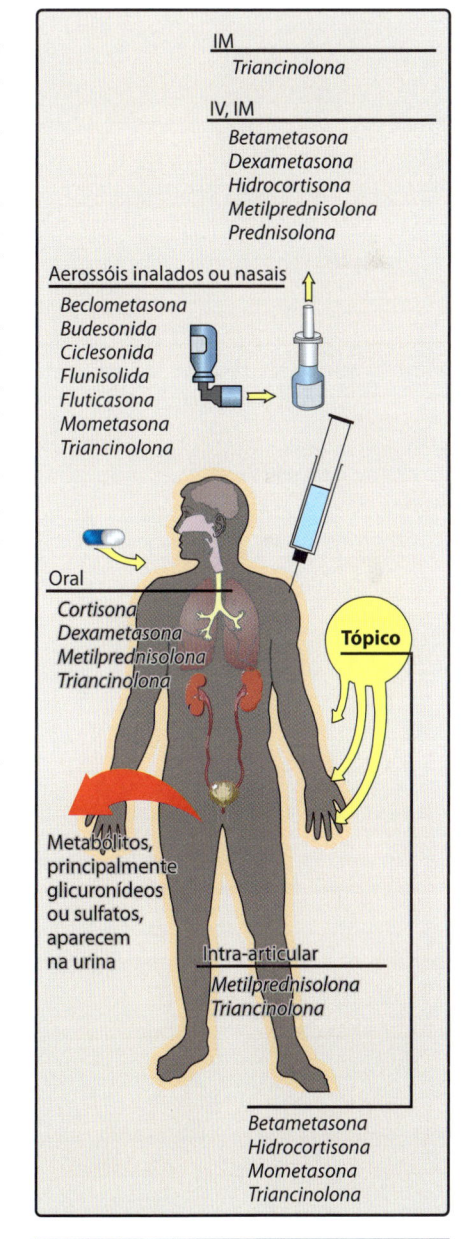

**Figura 26.5**
Vias de administração e eliminação dos corticosteroides. IM, intramuscular; IV, intravenoso.

Todos os glicocorticoides tópicos ou inalados são absorvidos em alguma extensão e, portanto, têm potencial de causar supressão do eixo hipotálamo-hipófise-suprarrenal (HHS). Após a absorção, os glicocorticoides ligam-se em mais de 90% às proteínas plasmáticas, principalmente à globulina ligante de corticosteroides ou à albumina. Os corticosteroides são metabolizados pelas enzimas oxidantes microssomais hepáticas. Os metabólitos são conjugados com ácido glicurônico ou sulfato e excretados pelos rins. (Nota: A meia-vida dos corticosteroides pode aumentar substancialmente na disfunção hepática.) A *prednisona* é preferida nas gestantes porque tem menos efeitos no feto. Ela é um profármaco que não é convertido ao composto ativo, *prednisolona*, no fígado fetal. Toda a *prednisolona* formada na mãe é biotransformada à *prednisona* pelas enzimas da placenta.

2. **Dosagem:** Fatores que devem ser considerados ao determinar a dosagem dos corticosteroides incluem a atividade glicocorticoide *versus* a mineralocorticoide, a duração da ação, o tipo de preparação e a hora do dia em que o fármaco é administrado. Quando são necessárias grandes doses de corticosteroides por mais de 2 semanas, ocorre supressão do eixo HHS. A administração em dias alternados pode prevenir esse efeito adverso ao permitir que o eixo HHS se recupere e funcione nos dias em que o hormônio não é administrado.

### E. Efeitos adversos

Os efeitos adversos comuns da terapia com corticosteroides a longo prazo estão frequentemente relacionados com a dose (Figura 26.6). Como exemplo, na artrite reumatoide, a dose diária de *prednisona* é o principal fator que permite prever a ocorrência de efeitos adversos (Figura 26.7). A osteoporose é o efeito adverso mais comum com a terapia de longo prazo, devido à propriedade dos glicocorticoides de suprimir a absorção intestinal de $Ca^{2+}$, inibir a formação do osso e diminuir a síntese de hormônios sexuais. Os pacientes são orientados a tomar suplementos de cálcio e vitamina D. Os bifosfonatos também são úteis no tratamento da osteoporose induzida por glicocorticoides. (Nota: O aumento do apetite não é necessariamente um efeito adverso. De fato, é uma das razões para o uso da *prednisona* na quimioterapia do câncer.) A síndrome tipo Cushing clássica (redistribuição da gordura corporal, face de lua cheia, hirsutismo e aumento do apetite) é observada na reposição excessiva de corticosteroides. Também podem ocorrer cataratas na terapia de longa duração com corticosteroides. Pode-se desenvolver hiperglicemia e diabetes melito. Ao usar corticosteroides, os pacientes diabéticos devem monitorar a glicemia e ajustar a medicação de acordo. O tratamento tópico pode causar atrofia da pele, equimoses e estrias púrpuras (ver Capítulo 45). A terapia inalatória está associada à candidíase oral, rouquidão e irritação na garganta (ver Capítulo 41).

### F. Retirada

A retirada (ou descontinuação) súbita desses fármacos pode causar uma grave consequência se o paciente tiver supressão do eixo HHS. Nesse caso, a retirada do corticosteroide causa insuficiência suprarrenal aguda (crise suprarrenal), que pode ser fatal. A crise suprarrenal pode se manifestar com náuseas, vômitos, febre, desidratação, hipotensão e, em alguns casos, choque. Hipoglicemia e hipercalemia

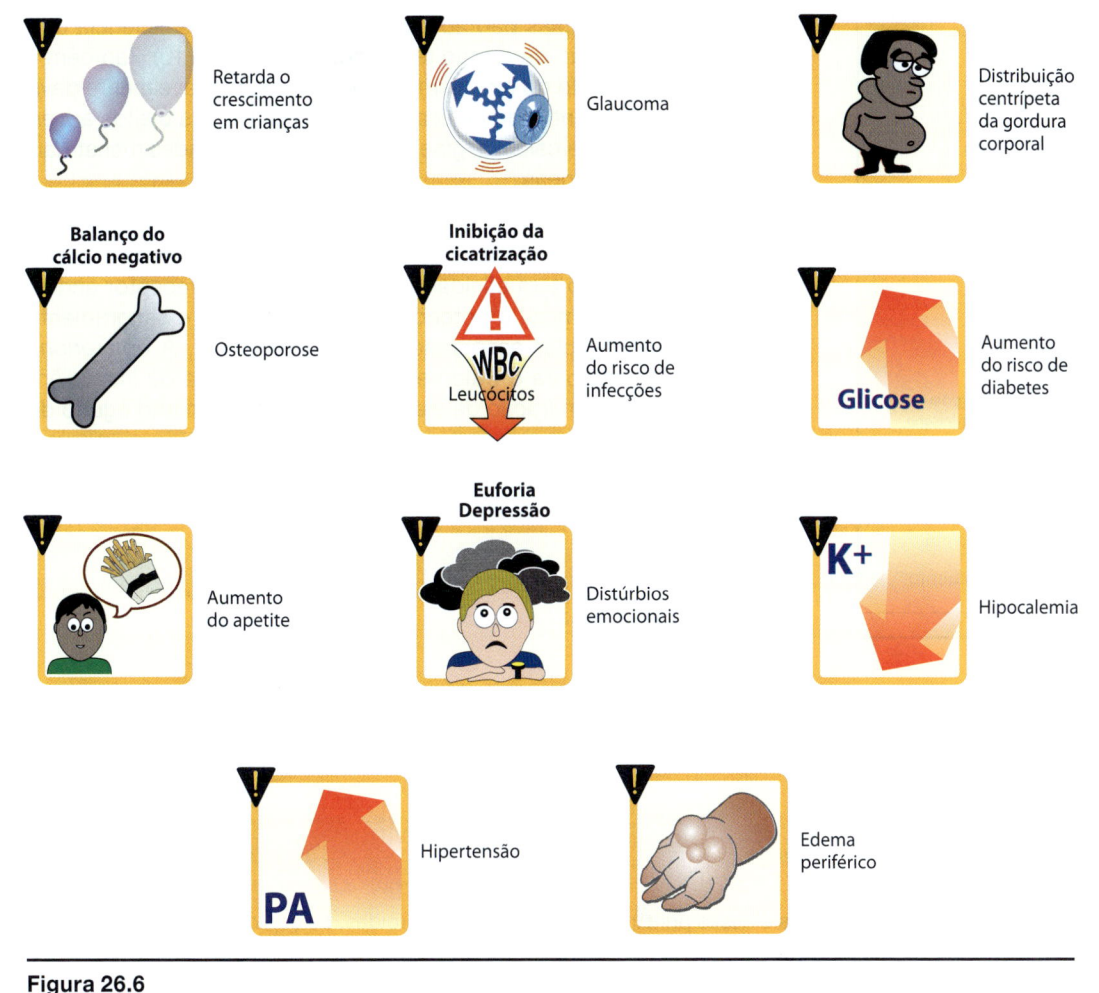

**Figura 26.6**
Alguns efeitos comumente observados no tratamento de longa duração com corticosteroides. PA, pressão arterial.

também podem ocorrer. O risco de insuficiência suprarrenal, juntamente com a possibilidade de que a retirada do corticosteroide possa exacerbar a doença tratada com esse agente, significa que a dose deve ser reduzida gradualmente, de acordo com a tolerância individual. O paciente deve ser cuidadosamente monitorado.

### G. Inibidores da biossíntese ou função dos adrenocorticoides

Vários fármacos são terapeuticamente úteis como inibidores da síntese ou função de esteroides suprarrenais: *cetoconazol*, *espironolactona* e *eplerenona*.

1. **Cetoconazol:** O *cetoconazol* é um fármaco antifúngico que inibe fortemente a síntese de todos os hormônios esteroides gonadais e suprarrenais. Ele é utilizado no tratamento de pacientes com síndrome de Cushing quando o tratamento cirúrgico não é uma opção.

2. **Espironolactona:** Esse fármaco anti-hipertensivo compete pelo receptor mineralocorticoide e, assim, inibe a reabsorção de sódio nos rins. A *espironolactona* também antagoniza a síntese de aldosterona e testosterona. É eficaz no tratamento do hiperaldosteronismo, da hipertensão resistente e da cirrose hepática. Ela pode ser usada

A dosagem diária média de *prednisona* é o indicador mais poderoso da gravidade dos efeitos adversos devido ao tratamento com glicocorticoides no paciente com artrite reumatoide.

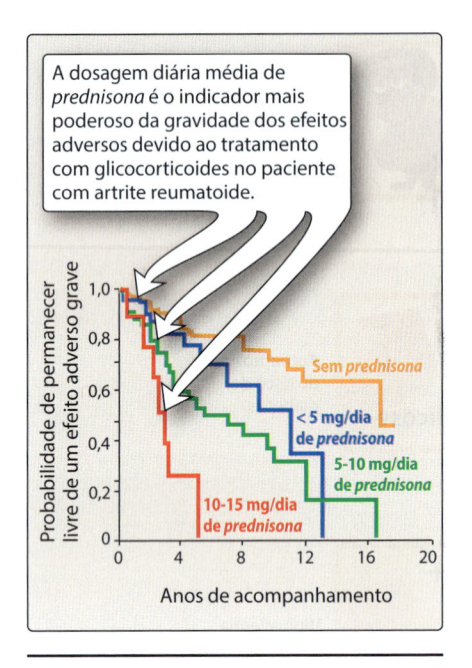

**Figura 26.7**
Probabilidade de pacientes com artrite reumatoide tratados com diferentes doses de *prednisona* permanecerem livres de eventos adversos graves.

com outras terapias padrão para tratamento de insuficiência cardíaca com fração de ejeção reduzida (ver Capítulo 10). Também é útil no tratamento do hirsutismo em mulheres, provavelmente devido à atividade antiandrogênica no folículo piloso. Os efeitos adversos incluem hipercalemia, ginecomastia, irregularidades menstruais e erupções cutâneas.

3. **Eplerenona:** A *eplerenona* se liga especificamente ao receptor mineralocorticoide, onde atua como antagonista seletivo da aldosterona. O fármaco tem afinidade muito menor pelo receptor androgênio, e isso diminui o potencial de ginecomastia e sangramento menstrual irregular associado à *espironolactona*. A *eplerenona* está aprovada para o tratamento da hipertensão e da insuficiência cardíaca com fração de ejeção reduzida após infarto agudo do miocárdio.

## Resumo

- O córtex da glândula suprarrenal secreta duas classes principais de hormônios esteroides, os corticosteroides (glicocorticoides e mineralocorticoides) e os androgênios suprarrenais.
- A zona mais externa, a glomerulosa, produz mineralocorticoides (p. ex., aldosterona), que são responsáveis pela regulação do metabolismo da água e do sal. A zona intermediária, a fasciculada, sintetiza os glicocorticoides (p. ex., cortisol), que estão envolvidos com o metabolismo normal e a resposta ao estresse. A zona interna secreta os androgênios suprarrenais (ver Capítulo 25).
- Os corticosteroides diferem em sua atividade metabólica (glicocorticoide) e reguladora de eletrólitos (mineralocorticoide).
- O cortisol é o principal glicocorticoide humano. Potentes atividades anti-inflamatórias e imunossupressoras são as propriedades terapêuticas mais importantes dos glicocorticoides.
- Os corticosteroides reduzem significativamente a inflamação associada a doenças inflamatórias da pele. Além disso, esses agentes são importantes para o controle dos sintomas da asma persistente e da rinite alérgica, bem como no tratamento de exacerbações da asma, artrite reumatoide, doença inflamatória intestinal e outras doenças autoimunes.
- *Prednisona*, *dexametasona* e *metilprednisolona* são exemplos de corticosteroides sistêmicos comumente usados.
- Os efeitos adversos dos corticosteroides incluem alterações de humor, aumento do apetite, edema periférico, hiperglicemia e aumento do risco de infecção (imunidade reduzida) e osteoporose.
- A síndrome tipo Cushing (redistribuição da gordura corporal, "corcova de búfalo", fácies de lua cheia, estrias e aumento do apetite) pode ocorrer com reposição excessiva de corticosteroides.
- A aldosterona é o principal mineralocorticoide fisiológico.
- A *espironolactona* e a *eplerenona* são antagonistas da aldosterona no receptor mineralocorticoide. Ambos os agentes são úteis em pacientes selecionados com insuficiência cardíaca com fração de ejeção reduzida. A *espironolactona* também é utilizada no hiperaldosteronismo, na hipertensão resistente, na cirrose hepática e no tratamento do hirsutismo em mulheres.

## Questões para estudo

**Escolha a resposta correta.**

**26.1** Qual parte da glândula suprarrenal está corretamente associada ao tipo de substância que ela secreta?
   A. Medula suprarrenal – corticotropina
   B. Zona fasciculada – cortisol
   C. Zona glomerulosa – androgênios
   D. Zona reticular – catecolaminas

**Resposta correta = B.** A medula suprarrenal secreta catecolaminas. A corticotropina é secretada pela hipófise anterior. A zona glomerulosa secreta aldosterona, e a zona reticular secreta androgênios.

**26.2** Os corticosteroides são úteis no tratamento de quais dos seguintes distúrbios?
   A. Síndrome de Cushing
   B. Diabetes
   C. Hipertensão
   D. Doença intestinal inflamatória

**Resposta correta = D.** Os corticosteroides podem aumentar a pressão arterial e a glicose e não são usados no tratamento de hipertensão ou diabetes. A síndrome de Cushing é um excesso de secreção de glicocorticoides. A *dexametasona* pode ser usada para o diagnóstico da síndrome de Cushing, mas não para o tratamento. Os corticosteroides reduzem a inflamação e podem ser usados no tratamento de doenças inflamatórias intestinais.

**26.3** Qual dos seguintes é um glicocorticoide de ação prolongada?
   A. *Prednisolona*
   B. *Dexametasona*
   C. *Hidrocortisona*
   D. *Triancinolona*

**Resposta correta = B.** A *dexametasona* é um agente de ação prolongada. A *prednisolona* e a *triancinolona* são agentes de ação intermediária. A *hidrocortisona* tem ação curta.

**26.4** Um homem de 35 anos recebe prescrição de *prednisona* oral de curta duração para exacerbação de asma. Qual dos seguintes efeitos adversos é mais provável nesse paciente?
   A. Alterações de humor
   B. Hipercalemia
   C. Perda de massa corporal
   D. Osteoartrite

**Resposta correta = A.** O uso de corticosteroides tem sido associado a alterações de humor, incluindo sentimentos de euforia e depressão. A terapia com glicocorticoides pode causar hipocalemia, não hipercalemia. Os glicocorticoides também causam aumento do apetite e osteoporose.

**26.5** Um menino é diagnosticado com hiperplasia suprarrenal congênita. Qual é o agente mais adequado para o tratamento desse paciente?
   A. Hormônio adrenocorticotrófico (ACTH)
   B. *Cetoconazol*
   C. *Prednisona*
   D. *Espironolactona*

**Resposta correta = C.** A hiperplasia suprarrenal congênita é observada na primeira infância. Como a síntese de cortisol está diminuída, a retroalimentação inibitória de formação e liberação do ACTH também está diminuída, resultando em maior formação de ACTH. Isso leva a elevadas concentrações de mineralocorticoides e androgênios suprarrenais. O tratamento consiste na administração de um glicocorticoide, como *hidrocortisona* (em crianças) ou *prednisona*, que restabelece a retroalimentação negativa. As outras opções são inadequadas.

**26.6** Um paciente com doença de Addison tratado com *hidrocortisona* apresenta desidratação e hiponatremia. Qual medicamento é melhor adicionar à terapia atual?
   A. *Dexametasona*
   B. *Fludrocortisona*
   C. *Prednisona*
   D. *Triancinolona*

**Resposta correta = B.** Para combater a desidratação e a hiponatremia, é necessário um corticosteroide com alta atividade mineralocorticoide. A *fludrocortisona* tem a maior atividade mineralocorticoide dos fármacos citados. Os demais têm pouca ou nenhuma atividade mineralocorticoide.

**26.7** Qual das seguintes estratégias é eficaz para minimizar o desenvolvimento de supressão do eixo HHS em um paciente com artrite reumatoide em terapia prolongada com altas doses de corticosteroides?

A. Administração em dias alternados.
B. Administração por via tópica ou inalação quando possível.
C. Cessação imediata do corticosteroide.
D. Administração de dois terços da dosagem diária pela manhã e um terço à tarde.

**Resposta correta = A.** Corticosteroides tópicos ou inalados podem minimizar a supressão do eixo HHS, mas é improvável que sejam eficazes na artrite reumatoide. Como o paciente está em terapia de longo prazo, seria necessária uma redução gradual. A administração de dois terços da dose pela manhã e um terço à tarde é uma estratégia para imitar a variação diurna normal da secreção de cortisol, mas não impede a supressão do eixo HHS. A administração em dias alternados é benéfica.

**26.8** Uma mulher de 33 anos está em trabalho de parto prematuro. Qual das alternativas a seguir é mais apropriada para administrar a ela para acelerar a maturação pulmonar fetal e prevenir a síndrome do desconforto respiratório em seu recém-nascido?

A. Betametasona
B. Fludrocortisona
C. Hidrocortisona
D. Prednisona

**Resposta correta = A.** Um corticosteroide com alta atividade glicocorticoide é necessário para acelerar a maturação pulmonar fetal antes do parto. A *betametasona* tem alta atividade glicocorticoide e é um dos fármacos recomendados nesse contexto. A *dexametasona* é outra opção. A *fludrocortisona* tem principalmente atividade mineralocorticoide e não é útil nessa situação. A *hidrocortisona* tem atividade glicocorticoide muito menor. A *prednisona* tem maior atividade glicocorticoide do que a *hidrocortisona*, mas o feto não está capacitado a convertê-la em *prednisolona*, a forma ativa.

**26.9** Um paciente com hipertensão resistente apresenta concentrações elevadas de aldosterona. Qual dos seguintes agentes seria mais apropriado para adicionar ao atual regime anti-hipertensivo para controle da pressão arterial?

A. Dexametasona
B. Fludrocortisona
C. Cetoconazol
D. Espironolactona

**Resposta correta = D.** A *espironolactona* é um inibidor da síntese de aldosterona e é útil em casos de hipertensão resistente associada ao hiperaldosteronismo. A *dexametasona* é um corticosteroide e pode estar associada ao aumento (não à diminuição) da pressão arterial. A *fludrocortisona* tem potente atividade mineralocorticoide e aumenta a pressão arterial por meio da retenção de sódio e água. O *cetoconazol* é um antifúngico azólico. Embora possa inibir a síntese de aldosterona, não é indicado para hipertensão. Ele raramente é usado como antifúngico (ver Capítulo 33), devido às interações medicamentosas significativas e ao risco de hepatotoxicidade.

**26.10** Ao exame físico, uma mulher de 34 anos apresenta obesidade central, pressão arterial elevada, fácies de lua cheia, corpo adiposo dorsal e estrias. O profissional acredita que ela pode ter síndrome de Cushing. A administração de qual dos seguintes agentes seria benéfica no diagnóstico da síndrome de Cushing nessa paciente?

A. Hormônio adrenocorticotrófico (ACTH)
B. Dexametasona
C. Cetoconazol
D. Prednisona

**Resposta correta = B.** O teste de supressão com *dexametasona* é um teste de triagem para ajudar a detectar a síndrome de Cushing. Em pacientes sem síndrome de Cushing, a administração de *dexametasona* suprime a secreção de CRH e ACTH do hipotálamo e da hipófise, respectivamente, resultando em baixas concentrações de cortisol sérico. Em pacientes com síndrome de Cushing, a concentração de cortisol matinal não é suprimida pela administração de *dexametasona*. A síndrome de Cushing é causada por excesso de ACTH, portanto a administração de ACTH não é benéfica. O *cetoconazol* pode ser usado no tratamento (não no diagnóstico) de pacientes com síndrome de Cushing quando o tratamento cirúrgico não é uma opção. A *prednisona* não é utilizada no diagnóstico da síndrome de Cushing.

# Medicamentos que afetam o metabolismo ósseo

### 27

Karen L. Whalen

## I. VISÃO GERAL

Osteoporose, doença de Paget e osteomalácia são distúrbios dos ossos. A osteoporose é caracterizada por perda progressiva de massa óssea e fragilidade esquelética. Pacientes com osteoporose têm maior risco de fraturas, que podem causar morbidade significativa. A osteoporose ocorre com mais frequência em mulheres na pós-menopausa. Também pode ocorrer em homens idosos e em pacientes que tomam medicamentos que induzem perda óssea, como glicocorticoides. A doença de Paget é um distúrbio do remodelamento ósseo que resulta na formação de osso desorganizado, aumentado ou deformado. Diferentemente da osteoporose, a doença de Paget se limita, em geral, a um ou poucos ossos. Os pacientes podem sentir dor óssea, ter ossos deformados ou fraturas. A osteomalácia é o amolecimento dos ossos frequentemente atribuído à deficiência de vitamina D. (Nota: Em crianças, é denominada raquitismo.) Os sinais e sintomas da osteomalácia podem incluir dores ósseas, fraturas e fraqueza nas pernas. A terapia medicamentosa para osteoporose e doença de Paget está descrita na Figura 27.1.

## II. REMODELAMENTO ÓSSEO

Ao longo da vida, o osso sofre remodelação contínua, com cerca de 10% do esqueleto substituído a cada ano. O remodelamento ósseo serve para remover e substituir osso danificado e para manter a homeostase do cálcio. Os osteoclastos são as células que degradam os ossos, em um processo denominado reabsorção óssea. Após a reabsorção, as células de construção óssea, conhecidas como osteoblastos, sintetizam osso novo. Cristais de fosfato de cálcio, conhecidos como hidroxiapatita, são depositados na matriz óssea nova durante o processo de mineralização do osso. A mineralização é essencial para a sua resistência. Finalmente, o osso entra numa fase de repouso até que a remodelação comece novamente. Ocorre perda óssea quando a reabsorção excede a formação no processo de remodelamento. A Figura 27.2 mostra as alterações na morfologia óssea observadas na osteoporose.

## III. PREVENÇÃO DA OSTEOPOROSE

As estratégias para prevenir a perda óssea em mulheres na pós-menopausa incluem ingestão adequada de cálcio e vitamina D, exercícios com levantamento de peso, cessação do tabagismo e evitação do consumo

| MEDICAMENTOS PARA OSTEOPOROSE |
|---|
| Abaloparatida |
| Alendronato |
| Calcitonina |
| Denosumabe |
| Ibandronato |
| Raloxifeno |
| Risedronato |
| Romosozumabe |
| Teriparatida |
| Ácido Zoledrônico |
| **MEDICAMENTOS PARA DISTÚRBIOS DA REMODELAÇÃO ÓSSEA** |
| Etidronato |
| Pamidronato |

**Figura 27.1**
Resumo dos fármacos usados no tratamento da osteoporose e de outras doenças ósseas.

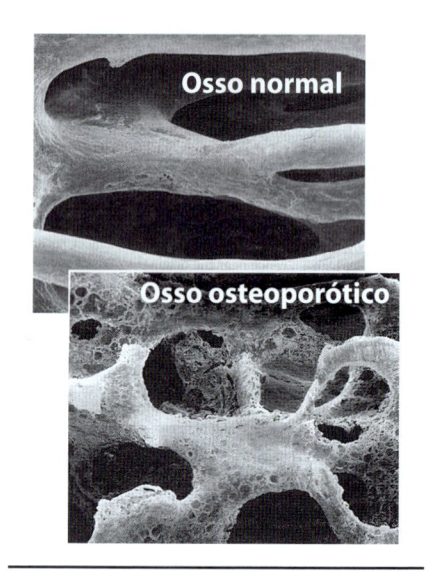

**Figura 27.2**
Alterações na morfologia óssea observadas na osteoporose.

| Anticonvulsivantes (p. ex., fenitoína) |
| Inibidores da aromatase |
| Furosemida |
| Glicocorticoides |
| Heparina |
| Antiácidos de alumínio |
| Acetato de medroxiprogesterona |
| Inibidores da bomba de prótons |
| Inibidores seletivos da recaptação de serotonina |
| Tiazolidinadionas |
| Hormônios da tireoide (reposição excessiva) |

**Figura 27.3**
Fármacos que podem contribuir para perda óssea ou aumentar o risco de fraturas.

excessivo de álcool. Pacientes com ingestão alimentar inadequada de cálcio devem receber suplementação de cálcio. O *carbonato de cálcio* é um suplemento de cálcio barato e comumente usado. Contém 40% de cálcio elementar e deve ser tomado durante as refeições para melhor absorção. O *citrato de cálcio* (21% de cálcio elementar) é mais bem tolerado e pode ser tomado com ou sem alimentos. Os efeitos adversos da suplementação de cálcio incluem gases, distensão abdominal e prisão de ventre. O cálcio pode interferir na absorção de preparações de ferro, na reposição de hormônios da tireoide e nos antibióticos fluoroquinolonas e tetraciclinas; portanto, a administração desses medicamentos deve ser separada por várias horas. O *carbonato de cálcio* é pouco absorvido com a administração concomitante de antagonistas do receptor 2 da histamina ou inibidores da bomba de prótons (ver Capítulo 42). O citrato de cálcio é preferido em pacientes que tomam esses agentes redutores de acidez. A vitamina D é essencial para a absorção do cálcio e para a saúde óssea, e os pacientes mais velhos correm frequentemente o risco de deficiência de vitamina D. A suplementação com vitamina $D_2$ (*ergocalciferol*) ou vitamina $D_3$ (*colecalciferol*) é utilizada para o tratamento. Além disso, os pacientes com risco de osteoporose devem evitar os fármacos que aumentam a perda óssea, como os glicocorticoides (Figura 27.3), se possível. (Nota: O uso de glicocorticoides [p. ex., *prednisona,* 5 mg/dia, ou equivalente] por 3 meses ou mais é um fator de risco significativo para a osteoporose.)

## IV. TRATAMENTO DA OSTEOPOROSE

O tratamento farmacológico da osteoporose é obrigatório em mulheres após a menopausa e em homens de 50 anos ou mais que tiveram fratura osteoporótica prévia, têm densidade mineral óssea 2,5 desvios-padrão ou mais abaixo da de um adulto jovem sadio, ou baixa massa óssea (osteopenia) com alta probabilidade de fraturas futuras.

### A. Bifosfonatos

Os bifosfonatos, incluindo o *alendronato*, o *risedronato* e o *ácido zoledrônico*, são agentes preferidos para o tratamento da osteoporose pós-menopausa. Esses bifosfonatos, juntamente com o *etidronato*, o *ibandronato* e o *pamidronato*, constituem um importante grupo de medicamentos usados para o tratamento de doenças ósseas, como a osteoporose (inclui a osteoporose pós-menopausa, a osteoporose nos homens e a osteoporose induzida por glicocorticoides) e a doença de Paget, bem como para o tratamento de metástases ósseas e hipercalcemia de malignidade.

1. **Mecanismo de ação:** Os bifosfonatos ligam-se aos cristais de hidroxiapatita no osso e diminuem a reabsorção óssea osteoclástica, resultando num pequeno aumento na massa óssea e numa diminuição do risco de fraturas em pacientes com osteoporose. Os efeitos benéficos do *alendronato* persistem por vários anos de tratamento (Figura 27.4), mas a interrupção resulta na perda gradual dos efeitos. O *ácido zoledrônico* tem uma afinidade muito alta pelo osso mineralizado e diminui a reabsorção óssea por até 1 ano após uma única infusão intravenosa do medicamento. (Nota: O *ácido zoledrônico* é a terapia de primeira linha para o tratamento da doença de Paget, devido à sua alta eficácia e ao esquema posológico anual.) A Figura 27.5 mostra as potências relativas dos bifosfonatos.

2. **Farmacocinética:** Os bifosfonatos orais *alendronato*, *risedronato* e *ibandronato* são dosificados em base diária, semanal ou mensal, dependendo do fármaco (Figura 27.6). A absorção por administração oral é escassa: menos de 1% da dose é absorvida. Alimentos e outros medicamentos interferem significativamente na absorção oral dos bifosfonatos, e normas para administração devem ser seguidas para maximizar a absorção (Figura 27.6). Os bifosfonatos são rapidamente depurados do plasma, primariamente devido à avidez na ligação com a hidroxiapatita mineral do osso. Uma vez fixados no osso, a depuração ocorre em um período de horas a anos. A eliminação se dá predominantemente pelos rins, e os bifosfonatos devem ser evitados em caso de insuficiência renal grave. *Ibandronato* e *ácido zoledrônico*, por via intravenosa (IV), são alternativas para pacientes incapazes de tolerar bifosfonatos por via oral.

3. **Efeitos adversos:** Os efeitos adversos incluem diarreia, dor abdominal e dor musculoesquelética. *Alendronato*, *risedronato* e *ibandronato* estão associados a esofagites e úlceras esofágicas. Para minimizar a irritação esofágica, os pacientes devem permanecer em pé após tomar bifosfonatos por via oral. Embora incomum, osteonecrose da mandíbula (ONM) e fraturas atípicas do fêmur podem ocorrer com o uso de bifosfonatos. Os fatores de risco para ONM incluem doses mais altas e maior duração da terapia, administração intravenosa, extrações ou implantes dentários, uso de glicocorticoides, diabetes e tabagismo. O risco de fraturas atípicas parece aumentar com o uso prolongado de bifosfonatos. Portanto, as diretrizes atuais recomendam a avaliação do risco de fratura e a consideração de uma suspensão do medicamento (descontinuação temporária do bifosfonato) para alguns pacientes após 5 anos de bifosfonatos orais ou 3 anos de *ácido zoledrônico*. A terapia com bifosfonatos não deve ser descontinuada em mulheres que permanecem em alto risco de fraturas.

## B. Inibidores da RANKL

O *denosumabe* é um anticorpo monoclonal que tem como alvo o ativador do receptor do ligante do fator nuclear kappa-B (RANKL, do inglês *receptor activator of nuclear factor kappa-B ligand*). Ao se ligar ao RANKL, o *denosumabe* previne a ativação dos receptores RANK nos osteoclastos, inibindo a formação e função dos osteoclastos e reduzindo a reabsorção óssea (Figura 27.7). O *denosumabe* foi aprovado para o tratamento da osteoporose pós-menopausa em mulheres com alto risco de fratura, bem como da osteoporose em homens e da osteoporose induzida por glicocorticoides. É administrado por injeção subcutânea (SC) a cada 6 meses. O *denosumabe* é considerado um agente alternativo de primeira linha para a osteoporose pós-menopausa, particularmente em pacientes com maior risco de fraturas. O medicamento tem sido associado a distúrbios gastrintestinais, dores ósseas, aumento do risco de infecções, reações dermatológicas, hipocalcemia e, raramente, ONM e fraturas atípicas. Se a terapia com *denosumabe* for descontinuada, os pacientes devem iniciar um agente alternativo, como um bifosfonato, para evitar um aumento rebote na reabsorção óssea. (Nota: Uma formulação diferente de *denosumabe* tem várias outras indicações, incluindo tratamento de hipercalcemia maligna e prevenção de eventos relacionados ao esqueleto em pacientes com mieloma múltiplo ou metástases ósseas.)

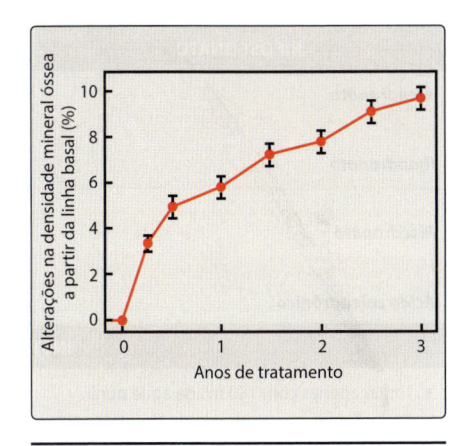

**Figura 27.4**
Efeito do tratamento com *alendronato* na densidade mineral óssea da espinha lombar.

| Bifosfonatos | Atividade antirreabsortiva |
|---|---|
| Etidronato | 1 |
| Tiludronato | 10 |
| Pamidronato | 100 |
| Alendronato | 1.000 |
| Risedronato | 5.000 |
| Ibandronato | 10.000 |
| Ácido zoledrônico | 10.000 |

**Figura 27.5**
Atividade antirreabsortiva de alguns bifosfonatos.

| BIFOSFONATO | FORMULAÇÃO | FREQUÊNCIA DE ADMINISTRAÇÃO* |
|---|---|---|
| *Alendronato* | Comprimido oral<br>Comprimido efervescente | Diariamente ou semanalmente<br>Semanalmente |
| *Ibandronato* | Comprimido oral<br>Intravenosa | Mensalmente<br>A cada 3 meses |
| *Risedronato* | Comprimido oral<br>Comprimido oral de liberação retardada | Diariamente, semanalmente ou mensalmente<br>Semanalmente |
| *Ácido zolendrônico* | Intravenosa | Anualmente |

**INSTRUÇÕES DE DOSAGEM PARA BIFOSFONATOS ORAIS**

- Tomar apenas com 180 mL de água pura.
 (Nota: Tomar o comprimido de liberação retardada de *risedronato* com pelo menos 120 mL de água pura.)
- Tomar pelo menos 30 minutos (60 minutos para o *ibandronato*) **antes** de outros alimentos, bebidas ou medicamentos.
 (Nota: Tomar o comprimido de liberação retardada de *risedronato* imediatamente **após** o café da manhã.)
- Permanecer na posição vertical e não se deitar ou reclinar por pelo menos 30 minutos (60 minutos para o *ibandronato*) após a administração.

**Figura 27.6**
Formulações posológicas e instruções de administração de bifosfonatos para o tratamento da osteoporose. *A frequência de administração de agentes individuais varia com a dosagem, com doses mais altas administradas com menos frequência.

### C. Agentes da paratireoide

A *teriparatida* é uma forma recombinante do hormônio da paratireoide humano, e a *abaloparatida* é um análogo do peptídeo relacionado ao hormônio da paratireoide. Esses fármacos atuam como agonistas no receptor do hormônio da paratireoide, e a administração subcutânea uma vez ao dia resulta na estimulação da atividade osteoblástica e no aumento da formação e resistência óssea. Os agentes da paratireoide devem ser reservados para pacientes com alto risco de fraturas e para aqueles que não toleram outros tratamentos contra osteoporose. Os efeitos adversos incluem reações no local da injeção, hipercalcemia e hipotensão ortostática. Além disso, pode ocorrer hiperuricemia com a *abaloparatida*. Os dois medicamentos têm sido associados a um risco aumentado de osteossarcoma em ratos, e esses agentes são contraindicados em pacientes com risco de osteossarcoma. O uso

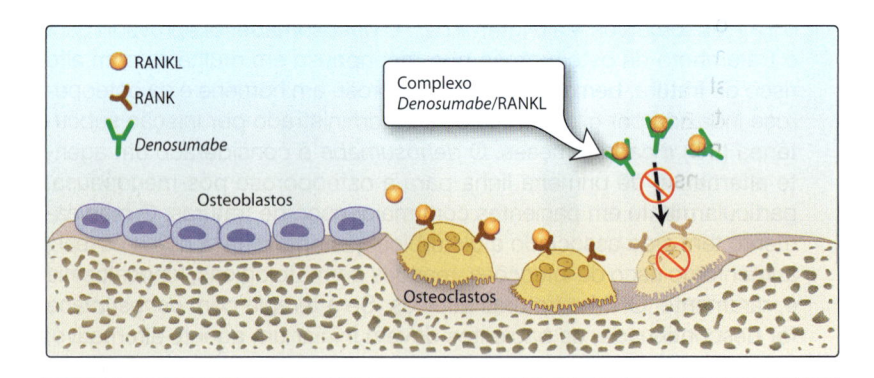

**Figura 27.7**
Mecanismo de ação do *denosumabe*. RANKL, ativador do receptor do ligante do fator nuclear kappa-B.

cumulativo, ao longo da vida, de qualquer um dos agentes por mais de 2 anos não é recomendado. Após a conclusão da terapia com *teriparatida* ou *abaloparatida*, deve ser iniciado outro agente antirreabsortivo para a osteoporose, para manter a densidade mineral óssea e prevenir futuras perdas ósseas.

### D. Inibidor de esclerostina

O *romosozumabe* é um anticorpo monoclonal e um inibidor da *esclerostina*. Esse fármaco é um importante fator regulador na remodelação óssea, inibindo a formação óssea. Ele se liga à *esclerostina* e inibe a sua ação, promovendo a atividade dos osteoblastos e a formação óssea. Um mecanismo de ação secundário e menor é a diminuição da reabsorção óssea. O *romosozumabe* é indicado para mulheres com osteoporose pós-menopausa que apresentam alto risco de fraturas. Ele é administrado como injeção subcutânea uma vez por mês durante 12 meses. (Nota: São necessárias duas injeções para administrar a dosagem completa.) Os efeitos adversos incluem artralgias, cefaleia e reações no local da injeção. O medicamento deve ser evitado em pacientes com histórico de infarto do miocárdio ou acidente vascular encefálico (AVE), pois ocorreu um aumento pequeno, mas significativo, desses eventos em ensaios clínicos. Após a conclusão de 12 meses de terapia com *romosozumabe*, a terapia com outros agentes antirreabsortivos deve ser iniciada.

### E. Moduladores seletivos de receptores de estrogênio

Baixas concentrações de estrogênio após a menopausa promovem a proliferação e a ativação dos osteoclastos, e a massa óssea diminui rapidamente. A reposição de estrogênio é um tratamento eficaz na prevenção da perda óssea pós-menopáusica. Contudo, como os estrogênios aumentam o risco de câncer endometrial (em mulheres com útero intacto, quando usados sem um progestogênio), câncer de mama, acidente vascular encefálico (AVE), tromboembolismo venoso e eventos coronários, eles não são mais recomendados rotineiramente como terapia para a osteoporose. (Nota: A terapia com estrogênio para osteoporose pode ser considerada para mulheres com sintomas graves de menopausa e contraindicações ou intolerância a agentes de primeira linha para osteoporose.) O *raloxifeno* é um modulador seletivo do receptor de estrogênio (MSRE) aprovado para a prevenção e o tratamento da osteoporose em mulheres na pós-menopausa. Ele tem efeitos semelhantes aos do estrogênio nos ossos e efeitos antagonistas nas mamas e no tecido endometrial. Portanto, o *raloxifeno* aumenta a densidade óssea sem elevar o risco de câncer do endométrio. Também diminui o risco de câncer de mama invasivo. Como não foi demonstrado que reduza fraturas não vertebrais ou de quadril, ele deve ser usado como tratamento alternativo para a osteoporose pós-menopausa em mulheres que não podem tomar bifosfonatos ou *denosumabe*. Os efeitos adversos incluem ondas de calor, cãibras nas pernas e aumento do risco de tromboembolismo venoso. O *raloxifeno* deve ser evitado em pacientes com história de doença tromboembólica (embolia pulmonar ou trombose venosa profunda). (Nota: O *bazedoxifeno* [não disponível como agente único nos Estados Unidos] é outro MSRE que pode ser usado para o tratamento da osteoporose pós-menopausa.)

### F. Calcitonina

A *calcitonina*, um peptídeo secretado pela glândula tireoide, liga-se aos osteoclastos e inibe sua atividade de reabsorção. A *calcitonina* de salmão tem maior potência e duração de ação mais longa do que a *calcitonina* humana. É indicada para o tratamento da osteoporose em mulheres com pelo menos 5 anos de pós-menopausa. Ela reduz a reabsorção óssea, mas é menos eficaz do que outros agentes. Também está associada a um risco maior de novas malignidades, com a administração a longo prazo. Portanto, só deve ser utilizada para o tratamento da osteoporose se outros agentes forem inapropriados ou não tolerados. Uma característica singular da *calcitonina* é o alívio da dor associada com a fratura osteoporótica. Portanto, algumas vezes é prescrita para o tratamento de curto prazo de pacientes com fratura vertebral dolorosa recente. A *calcitonina* está disponível em formulação intranasal ou injetável (administração subcutânea ou intramuscular). Rinite e reações no local da injeção são os efeitos adversos mais comuns com as formulações intranasais e injetáveis, respectivamente. (Nota: A *calcitonina* é usada com mais frequência para o tratamento da hipercalcemia [formulação injetável] do que para o tratamento da osteoporose.)

---

### Aplicação clínica 27.1: Diagnóstico e tratamento da osteoporose pós-menopausa

A absorciometria de raios X de dupla energia (DXA, do inglês *dual-energy X-ray absorptiometry*) é uma técnica de diagnóstico por imagem que utiliza baixos níveis de radiação para avaliar a densidade mineral óssea. Os resultados da varredura DXA são relatados como um escore T, que representa a densidade mineral óssea do paciente em comparação com adultos jovens saudáveis. Os pacientes são considerados portadores de osteoporose se apresentarem densidade mineral óssea 2,5 desvios-padrão ou mais inferior à de um paciente jovem e saudável (escore T ≤ –2,5). Os pacientes também podem ser diagnosticados com osteoporose se apresentarem uma fratura de quadril, coluna, punho ou outra área que ocorra sem trauma ou com trauma mínimo.

A terapia medicamentosa para o tratamento da osteoporose deve ser iniciada em pacientes que atendam a um dos critérios anteriores (escore T ≤ -2,5 ou história de fratura por fragilidade) para prevenir fraturas futuras e morbidade associada à osteoporose. Além disso, pacientes com baixa massa óssea (também chamada osteopenia; escore T entre –1,0 e –2,5) podem ser candidatos à terapia medicamentosa, dependendo do risco de fraturas futuras. O risco de fratura pode ser calculado usando uma ferramenta como a Ferramenta de Avaliação de Risco de Fratura (FRAX; https://www.sheffield.ac.uk/FRAX/). As diretrizes atuais recomendam terapia medicamentosa para pacientes com osteopenia e probabilidade de 3% ou mais de ocorrer uma fratura de quadril em 10 anos, ou probabilidade de 20% ou mais de, em 10 anos, ocorrer fratura grave por osteoporose. (Nota: Os limites para início da terapia para osteoporose podem variar dependendo do país ou região do mundo.) A terapia de primeira linha para a osteoporose inclui o tratamento com bifosfonatos ou *denosumabe* como alternativa. *Teriparatida*, *abaloparatida* e *romosozumabe* devem ser reservados para indivíduos com risco muito alto de fraturas (p. ex., escore T abaixo de -2,5 com fraturas ou história de múltiplas fraturas vertebrais). Após o início da terapia medicamentosa, um exame DXA deve ser realizado a cada 1 a 3 anos para avaliar os efeitos na densidade mineral óssea.

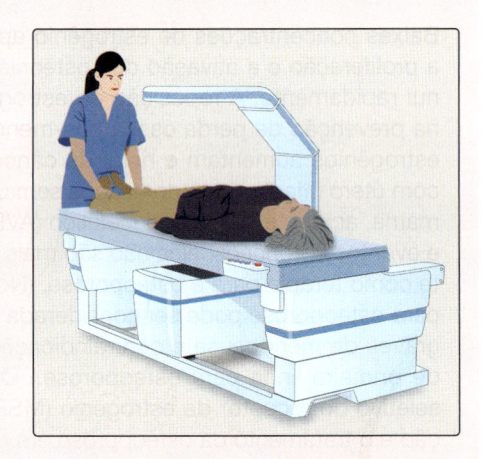

A absorciometria de raios X de dupla energia é usada para avaliar a densidade mineral óssea.

## Resumo

- Os bifosfonatos, incluindo *alendronato*, *risedronato* e *ácido zoledrônico*, são agentes preferidos para o tratamento da osteoporose pós-menopausa.
- Os bifosfonatos ligam-se aos cristais de hidroxiapatita no osso e diminuem a reabsorção óssea osteoclástica, resultando no aumento na massa óssea e na diminuição do risco de fraturas. Os efeitos dos bifosfonatos nos ossos são duradouros.
- Os bifosfonatos orais para osteoporose (*alendronato*, *risedronato* e *ibandronato*) estão associados a esofagite e úlceras esofágicas. Para minimizar a irritação esofágica, os pacientes devem permanecer em pé após tomar bifosfonatos por via oral.
- Alimentos e outros medicamentos interferem significativamente na absorção dos bifosfonatos orais.
- Os bifosfonatos intravenosos para a osteoporose incluem *ácido zoledrônico* e *ibandronato*. O *ácido zoledrônico* é administrado uma vez por ano por infusão intravenosa.
- Os efeitos adversos raros, mas graves, dos bifosfonatos incluem ONM e fraturas atípicas do fêmur. Estes efeitos são mais prováveis com uma duração mais longa da terapia. Portanto, uma suspensão do medicamento deve ser considerada para pacientes após 5 anos de bifosfonatos orais ou 3 anos de *ácido zoledrônico*.
- O *denosumabe*, um inibidor de RANKL, é um agente alternativo de primeira linha para a osteoporose pós-menopausa, particularmente em pacientes com maior risco de fraturas. Ele é administrado a cada 6 meses como injeção subcutânea.
- Os agentes da paratireoide, *teriparatida* e *abaloparatida*, atuam como agonistas no receptor do hormônio da paratireoide estimulando a atividade osteoblástica e aumentando a formação e a força óssea. Devido ao risco de osteossarcoma, o uso desses agentes é limitado a 2 anos.
- O *romosozumabe* é um inibidor da *esclerostina*, promovendo a atividade dos osteoblastos e a formação óssea. Ele é administrado como injeção subcutânea uma vez por mês durante 12 meses.
- No tratamento da osteoporose, a *teriparatida*, a *abaloparatida* e o *romosozumabe* devem ser reservados para indivíduos com risco muito elevado de fraturas.

## Questões para estudo

**Escolha a resposta correta.**

**27.1** Uma mulher de 52 anos tem histórico de artrite reumatoide, diabetes, hipertensão e azia. Seus medicamentos incluem *metotrexato*, *prednisona*, *metformina*, *hidroclorotiazida*, *lisinopril* e *carbonato de cálcio*. Ela está preocupada com o risco de osteoporose à medida que se aproxima da menopausa. Qual dos seus medicamentos tem maior probabilidade de contribuir para o risco de desenvolver osteoporose?

A. *Carbonato de cálcio*
B. *Hidroclorotiazida*
C. *Lisinopril*
D. *Prednisona*

**Resposta correta = D.** Os glicocorticoides (p. ex., *prednisona* em uma dose de ≥ 5 mg por dia por mais de 3 meses) são um fator de risco significativo para osteoporose. Não foi demonstrado que os outros medicamentos aumentem o risco de osteoporose, e o *carbonato de cálcio* e a *hidroclorotiazida* (diurético que aumenta a retenção de cálcio) podem ser benéficos para pacientes com risco de osteoporose.

**27.2** Qual alternativa é a correta com relação à farmacocinética dos bifosfonatos?

A. Os bifosfonatos são bem absorvidos após administração oral.
B. Alimentos e outros medicamentos inibem fortemente a absorção dos bifosfonatos.
C. Os bifosfonatos são biotransformados principalmente pelo sistema CYP.
D. A meia-vida de eliminação dos bifosfonatos varia entre 4 e 6 horas.

**Resposta correta = B.** Alimentos e outros medicamentos diminuem a absorção de bifosfonatos, que já são pouco absorvidos (< 1%) após administração oral. Os bifosfonatos são depurados do plasma, ligam-se aos ossos e são depurados pelos rins (não são biotransformados pelo sistema CYP). A meia-vida de eliminação pode ser de anos.

### Unidade V — Fármacos que afetam o sistema endócrino

**27.3** Uma mulher de 56 anos que foi diagnosticada com osteoporose pós-menopausa não tem histórico de fraturas e nenhuma outra condição médica pertinente. Qual das alternativas a seguir é mais apropriada para o tratamento da osteoporose?

A. Alendronato
B. Calcitonina
C. Romosozumabe
D. Raloxifeno

**Resposta correta = A.** Os bifosfonatos são o tratamento de primeira escolha contra a osteoporose em mulheres na pós-menopausa sem contraindicações. O *raloxifeno* é uma alternativa que pode ser menos eficaz (especialmente para fraturas não vertebrais e de quadril) e só deve ser usado em mulheres incapazes de tomar bifosfonatos ou *denosumabe*. A *calcitonina* não é recomendada. O *romosozumabe* é melhor utilizado em pacientes com alto risco de fraturas.

**27.4** Uma paciente toma *alendronato* para osteoporose pós-menopausa há 5 anos, com ligeiro aumento na densidade mineral óssea e sem ocorrência de fraturas. O risco de qual efeito adverso pode justificar a consideração de uma suspensão do *alendronato* nessa paciente?

A. Fraturas atípicas do fêmur
B. Hipercalcemia
C. Osteossarcoma
D. Rinite

**Resposta correta = A.** Fraturas atípicas do fêmur estão associadas ao uso prolongado de bifosfonatos (mais de 5 anos). Portanto, uma suspensão do medicamento pode ser considerada, uma vez que a paciente não teve fraturas. A hipercalcemia e o osteossarcoma estão associados aos análogos do hormônio da paratireoide, e a rinite está associada à *calcitonina* intranasal.

**27.5** Qual das alternativas a seguir melhor descreve o mecanismo de ação do *denosumabe* no tratamento da osteoporose?

A. Análogo do hormônio da paratireoide
B. Inibidores do RANKL
C. Moduladores seletivos de receptores de estrogênio
D. Inibidor de esclerostina

**Resposta correta = B.** O *denosumabe* é um anticorpo monoclonal que tem como alvo o RANKL e inibe a formação e função de osteoclastos. A *teriparatida* e a *abaloparatida* são agentes da paratireoide, o *raloxifeno* é um MSRE, e o *romosozumabe* é um inibidor da esclerostina.

**27.6** O uso de qual agente para osteoporose deve ser limitado a não mais que 2 anos?

A. Calcitonina
B. Denosumabe
C. Teriparatida
D. Ácido zolendrônico

**Resposta correta = C.** O uso do hormônio da paratireoide recombinante, *teriparatida*, deve ser limitado a 2 anos. O uso além de 2 anos não foi estudado e não é recomendado. Os outros agentes não possuem tais limitações.

**27.7** Qual das seguintes características tornaria uma paciente a candidata mais adequada ao tratamento com *abaloparatida* para osteoporose pós-menopausa?

A. Medo de agulhas
B. Desejo de terapia mensal
C. História de múltiplas fraturas vertebrais
D. Escore T de -2,0 e sem histórico de fraturas

**Resposta correta = C.** A *abaloparatida*, um análogo do peptídeo relacionado ao hormônio da paratireoide, é melhor usada em pacientes com alto risco de fraturas, como aquelas com histórico de múltiplas fraturas vertebrais. Ela é administrada diariamente por injeção subcutânea. Pacientes com escore T indicando osteopenia e sem histórico de fraturas podem ou não necessitar de farmacoterapia, dependendo do risco de fraturas futuras.

**27.8** Um homem de 55 anos é diagnosticado com doença de Paget. Ele não tem outro histórico médico significativo. Qual agente seria mais apropriado para o tratamento da doença de Paget nesse paciente?

A. Abaloparatida
B. Denosumabe
C. Raloxifeno
D. Ácido zolendrônico

**Resposta correta = D.** O *ácido zoledrônico* é o preferido para o tratamento da doença de Paget devido à sua eficácia e administração anual. Os demais agentes não têm indicação para doença de Paget.

**27.9** Uma mulher de 67 anos queixa-se de fortes dores nas costas e apresenta múltiplas fraturas vertebrais relacionadas à osteoporose. A paciente tem histórico médico de hipertensão, doença renal crônica e infarto do miocárdio há 6 meses. Qual das alternativas a seguir excluiria o uso de *romosozumabe* nessa paciente?

A. Doença renal crônica
B. Hipertensão
C. Infarto do miocárdio
D. Fraturas vertebrais

**Resposta correta = C.** O *romosozumabe* deve ser evitado em pacientes com histórico de infarto do miocárdio (especialmente infarto do miocárdio recente), pois ocorreu um aumento pequeno, mas significativo, de infarto do miocárdio e AVE em estudos clínicos. Múltiplas fraturas vertebrais são um motivo para considerar (não excluir) a terapia com *romosozumabe*. Hipertensão e disfunção renal não são contraindicações para o uso desse agente.

**27.10** Uma mulher de 55 anos com osteoporose pós-menopausa tem histórico médico de transtorno por uso de álcool, doença hepática alcoólica, esofagite erosiva e hipotireoidismo. Qual é a principal razão pela qual os bifosfonatos orais devem ser usados com cautela nessa paciente?

A. Idade
B. Esofagite erosiva
C. Doença hepática
D. Doença tiroidiana

**Resposta correta = B.** Os bifosfonatos são conhecidos por causar irritação esofágica e devem ser usados com cautela em pacientes com histórico de esofagite erosiva. A idade não é um fator para ser considerado no uso dos bifosfonatos. A doença hepática não é contraindicação ao uso dos bifosfonatos, pois estes são depurados principalmente por via renal. A doença da tireoide também não é contraindicação aos bifosfonatos, embora a reposição superagressiva da tireoide possa contribuir para a osteoporose.

# UNIDADE VI
## FÁRMACOS QUIMIOTERÁPICOS

# Princípios da terapia antimicrobiana

# 28

Young S. Baek, Eric F. Egelund e Anthony M. Casapao

## I. VISÃO GERAL

O tratamento antimicrobiano aproveita-se das diferenças bioquímicas que existem entre os microrganismos e os seres humanos. Os fármacos antimicrobianos são eficazes no tratamento das infecções, pois são seletivamente tóxicos; ou seja, eles têm capacidade de lesar ou matar os microrganismos invasores sem prejudicar as células do hospedeiro. Na maioria das situações, a toxicidade seletiva é relativa, em vez de absoluta, exigindo que a concentração do fármaco seja cuidadosamente controlada para atingir o microrganismo enquanto ainda está sendo tolerada pelo hospedeiro.

## II. SELEÇÃO DE AGENTES ANTIMICROBIANOS

A seleção do agente antimicrobiano mais apropriado requer conhecimento sobre (1) a identidade do microrganismo, (2) a suscetibilidade do microrganismo a um agente específico, (3) o local da infecção, (4) fatores do paciente, (5) a segurança e a eficácia do antimicrobiano e (6) o custo do tratamento. Entretanto, a maior parte dos pacientes precisa do tratamento antimicrobiano empírico (administração imediata do[s] fármaco[s] antes da identificação bacteriana e dos testes de suscetibilidade). A terapia antimicrobiana é posteriormente ajustada, se necessário, uma vez identificado o microrganismo infectante.

### A. Identificação do microrganismo infectante

A caracterização do microrganismo é fundamental para a seleção da terapia antimicrobiana apropriada. Uma avaliação rápida da natureza do patógeno às vezes pode ser feita com base na coloração de Gram, que é particularmente útil na identificação da presença e das características morfológicas do microrganismo nos líquidos orgânicos – os quais, em geral, são estéreis (sangue, urina e líquidos cerebrospinal, pleural, sinovial e peritoneal). Contudo, em geral é necessário cultivar o microrganismo infeccioso para chegar a um diagnóstico definitivo e determinar a sua suscetibilidade aos agentes antimicrobianos. Assim, é essencial obter uma amostra de cultura do microrganismo antes de iniciar o tratamento com antimicrobianos. De outra forma, seria

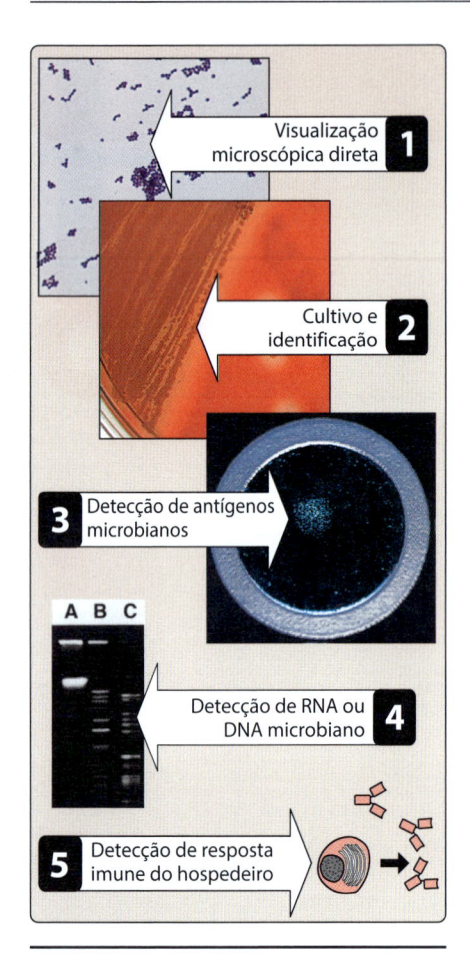

**Figura 28.1**
Algumas técnicas laboratoriais úteis para o diagnóstico de doenças microbianas.

1. Visualização microscópica direta
2. Cultivo e identificação
3. Detecção de antígenos microbianos
4. Detecção de RNA ou DNA microbiano
5. Detecção de resposta imune do hospedeiro

inviável diferenciar se uma cultura negativa é devida à ausência de microrganismos ou se é resultado dos efeitos antimicrobianos do antibacteriano administrado. A identificação definitiva do microrganismo infectante pode exigir outras técnicas laboratoriais, como detecção direta de antígenos microbianos, DNA ou RNA específicos do microrganismo ou identificação de uma resposta inflamatória ou imune do hospedeiro ao microrganismo (Figura 28.1). A detecção de RNA ou DNA microbiano utilizando reação em cadeia da polimerase (PCR, do inglês *polymerase chain reaction*) rápida e espectrometria de massa de ionização/dessorção a *laser* assistida por matriz com analisador por tempo de voo oferece identificação precisa, rápida e econômica do(s) microrganismo(s) infectante(s). Embora esses métodos permitam o início rápido de antimicrobianos, eles ainda não estão disponíveis em todas as instituições. É importante ressaltar que os resultados da cultura podem não estar disponíveis no momento do início da terapia antimicrobiana; no entanto, isso não deve impedir os médicos de instituir a terapia antimicrobiana empírica.

### Aplicação clínica 28.1: Identificação de genes resistentes a antimicrobianos

A detecção de RNA ou DNA microbiano por PCR pode ser crucial para o início da terapia antibiótica empírica. A detecção ou o diagnóstico de infecção por *Staphylococcus aureus* resistente à *meticilina* (MRSA, do inglês *methicillin-resistant Staphylococcus aureus*) é comumente realizado pela detecção do gene *mecA* por meio de testes de PCR. Esse gene codifica uma proteína alterada de ligação à penicilina, PBP-2a, que torna a maioria dos antibióticos β-lactâmicos ineficazes (a exceção é a *ceftarolina*). A detecção positiva do gene *mecA* via PCR informa os médicos para iniciar ou continuar os antibióticos empíricos apropriados de escolha, como a *vancomicina*, enquanto confirma a suscetibilidade do organismo.

#### B. Terapia antimicrobiana empírica

Idealmente, o agente antimicrobiano utilizado para tratar uma infecção é selecionado após o microrganismo ter sido identificado e sua suscetibilidade aos agentes antimicrobianos ter sido estabelecida. Contudo, em muitos casos, os resultados de hemoculturas ou outras análises laboratoriais podem não estar disponíveis durante alguns dias, e a terapia antimicrobiana empírica deve ser iniciada. Por exemplo, no paciente gravemente doente, um atraso no tratamento pode ser fatal, sendo indicada terapia empírica imediata.

1. **Quando começar o tratamento:** Pacientes agudamente doentes com infecção de origem desconhecida, como um paciente neutropênico (aquele que está em risco de infecções devido a uma redução nos neutrófilos) ou um paciente com meningite (inflamação aguda das membranas que cobrem o encéfalo e a medula espinal), por exemplo, exigem tratamento imediato. Para pacientes com sepse e hipotensão, os antimicrobianos devem ser iniciados dentro de 1 hora após o diagnóstico. Se possível, a terapia deve ser iniciada depois da obtenção de amostras para cultura e outras análises laboratoriais, mas antes que os resultados da cultura e da sensibilidade estejam disponíveis.

2. **Seleção da terapia empírica:** A escolha do medicamento na ausência de dados de suscetibilidade é influenciada pelo local da infecção (i.e., quais microrganismos têm maior probabilidade de causar infecção no local suspeito de infecção; Figura 28.2), pelo histórico do paciente (p. ex., infecções anteriores, idade, histórico de viagens recentes, terapia antimicrobiana recente, estado imune, se a infecção foi adquirida no hospital ou na comunidade) e por dados de suscetibilidade local. (Nota: Um antibiograma é um perfil resumido dos padrões locais de suscetibilidade de microrganismos a vários antimicrobianos. Os médicos usam o antibiograma para orientar a seleção da terapia empírica.) Inicialmente, pode ser indicado um fármaco de amplo espectro quando o microrganismo é desconhecido ou se é provável que haja infecções polimicrobianas. A escolha dos fármacos também pode ser orientada pela associação conhecida de microrganismos particulares em um dado ambiente clínico. Por exemplo, é improvável que cocos gram-positivos no líquido cerebrospinal (LCS) de um recém-nascido sejam *Streptococcus pneumoniae*; é mais provável que sejam *Streptococcus agalactiae* (estreptococo do grupo B), que são sensíveis à *benzilpenicilina*. Em contrapartida, é mais provável que cocos gram-positivos no LCS de um paciente de 40 anos sejam *S. pneumoniae*. Esse microrganismo é, muitas vezes, resistente à *benzilpenicilina* e, em geral, requer o uso de uma dosagem alta de cefalosporina de terceira geração (como a *ceftriaxona*) ou de *vancomicina*.

C. **Determinação da suscetibilidade antimicrobiana**

Depois que um patógeno é isolado e identificado por gênero e espécie, sua suscetibilidade a antimicrobianos específicos serve como guia na seleção da terapia. Alguns patógenos, como *Streptococcus pyogenes* e *Neisseria meningitidis*, em geral, têm padrões de suscetibilidade previsíveis a certos antimicrobianos. Em contrapartida, a maioria dos patógenos, por exemplo, bacilos gram-negativos, pode apresentar padrões de suscetibilidade imprevisíveis e exigir testes de suscetibilidade para determinar a terapia antimicrobiana apropriada. As concentrações inibitórias e bactericidas mínimas são utilizadas para determinar a suscetibilidade de um antimicrobiano (Figura 28.3).

1. **Fármacos bacteriostáticos *versus* bactericidas:** Os medicamentos antimicrobianos costumam ser classificados como bacteriostáticos ou bactericidas. Historicamente, pensava-se que os medicamentos bacteriostáticos apenas impediam o crescimento e a replicação de bactérias em concentrações de medicamento alcançáveis no paciente, enquanto os medicamentos bactericidas eram capazes de matar efetivamente ≥ 99,9% (redução de 3 log) do microrganismo infectante dentro de 18 a 24 horas após incubação, sob condições laboratoriais específicas. Existe um consenso crescente de que essa classificação pode ser demasiado simplista, uma vez que a maioria dos agentes bacteriostáticos pode matar de maneira eficaz os microrganismos; no entanto, eles não conseguem atingir o valor de corte arbitrário na definição de bactericida. A Figura 28.4 mostra um experimento de laboratório no qual um agente bactericida é comparado a um agente bacteriostático e a um controle. Observe que a taxa de morte *in vitro* é maior com

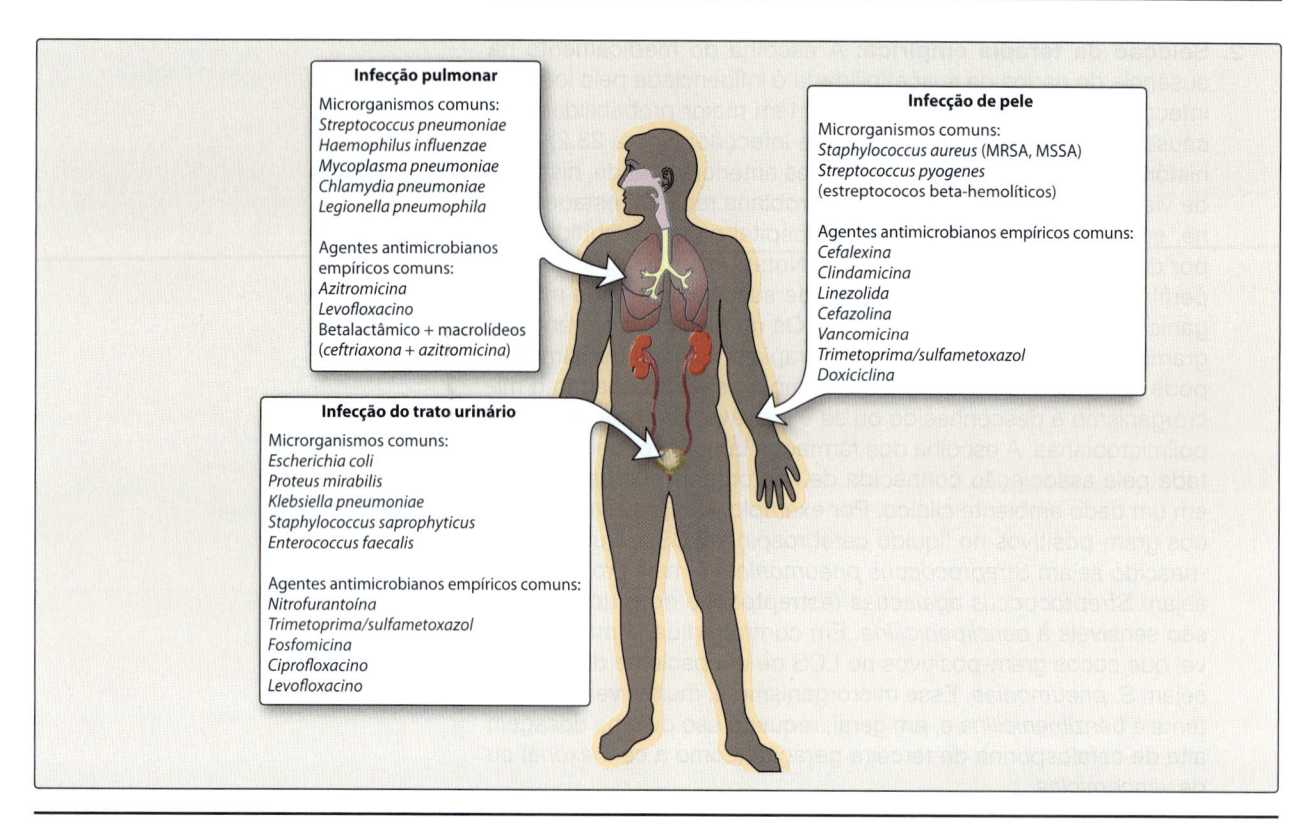

**Figura 28.2**
Microrganismos comuns por local de infecção. MRSA, *Staphylococcus aureus* resistente à *meticilina*; MSSA, *Staphylococcus aureus* sensível à *meticilina*.

**Infecção pulmonar**
Microrganismos comuns:
*Streptococcus pneumoniae*
*Haemophilus influenzae*
*Mycoplasma pneumoniae*
*Chlamydia pneumoniae*
*Legionella pneumophila*

Agentes antimicrobianos empíricos comuns:
*Azitromicina*
*Levofloxacino*
Betalactâmico + macrolídeos
(*ceftriaxona + azitromicina*)

**Infecção de pele**
Microrganismos comuns:
*Staphylococcus aureus* (MRSA, MSSA)
*Streptococcus pyogenes*
(estreptococos beta-hemolíticos)

Agentes antimicrobianos empíricos comuns:
*Cefalexina*
*Clindamicina*
*Linezolida*
*Cefazolina*
*Vancomicina*
*Trimetoprima/sulfametoxazol*
*Doxiciclina*

**Infecção do trato urinário**
Microrganismos comuns:
*Escherichia coli*
*Proteus mirabilis*
*Klebsiella pneumoniae*
*Staphylococcus saprophyticus*
*Enterococcus faecalis*

Agentes antimicrobianos empíricos comuns:
*Nitrofurantoína*
*Trimetoprima/sulfametoxazol*
*Fosfomicina*
*Ciprofloxacino*
*Levofloxacino*

agentes bactericidas, mas ambos os agentes podem efetivamente matar o microrganismo. Também é possível que um antimicrobiano seja bacteriostático para um microrganismo e bactericida para outro. Por exemplo, linezolida é bacteriostática contra *Staphylococcus aureus* e enterococos, mas é bactericida contra a maioria das cepas de *S. pneumoniae*. Além disso, dados recentes demonstraram que os agentes bactericidas e bacteriostáticos têm eficácia semelhante no tratamento de infecções clínicas comuns. No final, outros fatores podem ter um impacto maior, incluindo o sistema imune do hospedeiro, a concentração do medicamento no local da infecção e a gravidade subjacente da doença.

2. **Concentração inibitória mínima (CIM):** A CIM é a menor concentração que previne o crescimento visível do microrganismo após 24 horas de incubação. Essa é uma medida quantitativa da suscetibilidade *in vitro* e é usada comumente na prática para agilizar o tratamento. A automação computadorizada melhorou a precisão e diminuiu o tempo necessário para obter os resultados de CIM e é o modo mais comum usado pelos laboratórios clínicos.

3. **Concentração bactericida mínima (CBM):** A CBM é a menor concentração de antibacteriano que resulta em diminuição de 99,9% na contagem de colônias após incubação noturna em caldo de cultura (Figura 28.3). (Nota: A CBM raramente é avaliada na prática clínica, devido à necessidade de tempo e de equipamentos.)

## D. Efeito do local da infecção na terapia

Concentrações adequadas de um antimicrobiano devem alcançar o local da infecção para eliminação eficaz do microrganismo invasor. Capilares com variados graus de permeabilidade levam os fármacos aos tecidos corporais. Barreiras naturais para a distribuição dos fármacos são criadas pelas estruturas dos capilares de certos tecidos, como próstata, testículos, placenta, humor vítreo do olho e sistema nervoso central (SNC). De significado particular são os capilares no cérebro, que ajudam a criar e manter a barreira hematencefálica. Essa barreira é formada por uma única camada de células endoteliais fundidas por junções estreitadas que impedem a passagem de praticamente todas as moléculas do sangue ao cérebro, exceto aquelas que são lipofílicas e pequenas. Embora existam muitos locais de infecção clinicamente importantes (p. ex., SNC, pulmão, trato urinário, pele), o manejo de infecções do SNC requer consideração especial de fatores que afetam a penetração e a concentração de um agente antimicrobiano no LCS. Esses fatores são descritos a seguir.

1. **Lipossolubilidade:** A solubilidade lipídica de um medicamento é o principal determinante de sua capacidade de penetrar na barreira hematencefálica. Fármacos lipossolúveis, como o *cloranfenicol* e o *metronidazol*, têm penetração significativa no SNC, ao passo que os antimicrobianos β-lactâmicos, como a *penicilina*, são ionizados no pH fisiológico e têm baixa solubilidade em lipídeos. Portanto, eles têm penetração limitada através da barreira hematencefálica intacta em circunstâncias normais. Em infecções como a meningite, em que o cérebro está inflamado, a barreira não funciona com eficácia, e a permeabilidade local aumenta. Alguns antimicrobianos β-lactâmicos podem entrar no LCS em quantidade terapêutica quando as meninges estão inflamadas.

2. **Massa molecular:** Um fármaco com baixa massa molecular tem maior capacidade de atravessar a barreira hematencefálica, e compostos com massa molecular elevada (p. ex., *vancomicina*) penetram escassamente, mesmo na presença de inflamação das meninges.

3. **Ligação à proteína:** Uma taxa elevada de ligação do fármaco às proteínas plasmáticas limita a entrada no LCS. Portanto, é a quantidade de fármaco livre (não ligado) no soro, e não a quantidade total de fármaco presente, que é importante para entrar no LCS.

4. **Suscetibilidade a transportadores ou bombas de efluxo:** Antibióticos com afinidade por mecanismos transportadores ou sem afinidade por bombas de efluxo têm melhor penetração no SNC.

## E. Fatores do paciente

Ao selecionar um antimicrobiano, a condição do paciente deve ser levada em consideração, o que inclui, por exemplo, a situação do sistema imune, dos rins, do fígado e da circulação, bem como a idade do paciente. Na mulher, gestação e amamentação também afetam a escolha do antimicrobiano.

1. **Sistema imune:** A eliminação de microrganismos infectantes do corpo é altamente dependente de um sistema imune intacto, e o sistema de defesa do hospedeiro deve, em última análise, eliminar os microrganismos invasores. Transtorno por uso de álcool, diabetes,

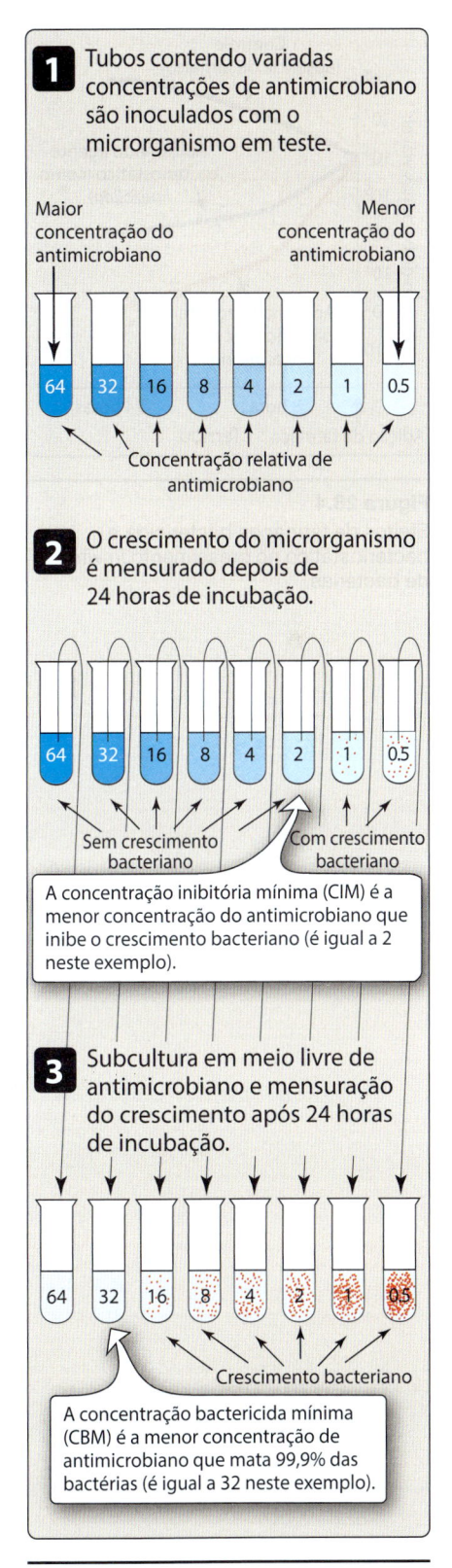

**Figura 28.3**
Determinação da concentração inibitória mínima (CIM) e da concentração bactericida mínima (CBM) de um antibiótico.

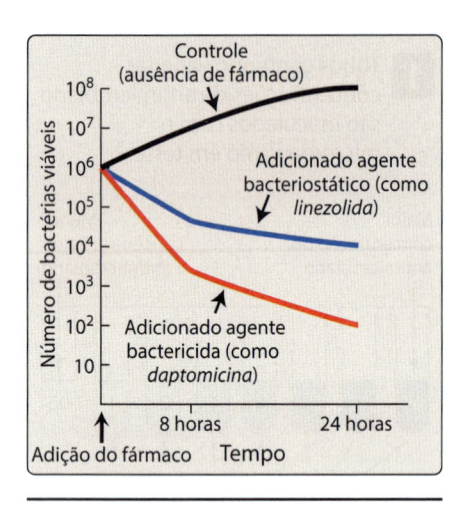

**Figura 28.4**
Efeitos de fármacos bactericida e bacteriostático no crescimento *in vitro* de bactérias.

infecção por vírus da imunodeficiência humana (HIV, do inglês *human immunodeficiency virus*), desnutrição, doenças autoimunes, gravidez, idade avançada e medicamentos imunossupressores podem afetar a imunocompetência. Dosagens elevadas de bactericidas ou tempos de tratamento mais longos podem ser necessários para eliminar os microrganismos invasores nesses indivíduos.

2. **Disfunção renal:** Mau funcionamento renal pode causar acúmulo de certos antimicrobianos. O ajuste da dosagem previne o acúmulo do fármaco e os efeitos adversos. As concentrações de creatinina no soro são usados, com frequência, como índice da função renal para ajuste da dose do fármaco. No entanto, o monitoramento direto das concentração séricas de alguns antimicrobianos (p. ex., vancomicina e os aminoglicosídeos *amicacina*, *gentamicina* e *tobramicina*) é preferido para identificar valores máximos e/ou mínimos e prevenir potenciais toxicidades. (Nota: O número de néfrons funcionais diminui com a idade. Assim, os pacientes idosos são particularmente vulneráveis ao acúmulo de medicamentos eliminados pelos rins, mesmo com as concentração séricas normais de creatinina.)

3. **Disfunção hepática:** Os antimicrobianos que se concentram ou são eliminados pelo fígado (p. ex., *rifampicina* e *doxiciclina*) devem ser usados com cautela ao tratar pacientes com disfunção hepática.

4. **Má perfusão:** A diminuição da circulação para uma área anatômica, como os membros inferiores de um paciente com diabetes, reduz a quantidade de antimicrobiano que atinge o local da infecção, dificultando o tratamento. A diminuição da perfusão do trato gastrintestinal (GI) pode resultar em absorção reduzida, tornando a obtenção de concentrações terapêuticas mais difícil com as vias orais.

5. **Idade:** Os processos de eliminação renal ou hepática são mal desenvolvidos em recém-nascidos, tornando os neonatos particularmente vulneráveis aos efeitos tóxicos de agentes como o *cloranfenicol* e as sulfonamidas. Crianças jovens não devem ser tratadas com tetraciclinas ou fluoroquinolonas, as quais afetam o crescimento ósseo e as articulações, respectivamente. Idosos podem ter redução de função renal ou hepática, o que pode alterar a farmacocinética de certos antimicrobianos.

6. **Gestação e lactação:** Muitos antimicrobianos atravessam a barreira placentária ou passam para o leite materno e podem afetar o lactente. Antes de prescrever um medicamento para uma mulher grávida ou lactante, os prescritores devem consultar a bula do produto a fim de revisar o resumo dos riscos e as considerações clínicas para uso durante a gravidez e a lactação. Embora a concentração de um antimicrobiano na circulação fetal ou no leite materno seja geralmente baixa, a dose total para o lactente pode ser suficiente para produzir efeitos prejudiciais. Alguns agentes antimicrobianos, como fluoroquinolonas, tetraciclinas, sulfonamidas e aminoglicosídeos, são evitados na gravidez devido à sua potencial teratogenicidade. Por exemplo, foram notificadas anomalias congênitas após a administração de tetraciclinas a mulheres grávidas, e esses agentes geralmente devem ser evitados durante a gravidez devido ao risco para o feto. Além disso, *trimetoprima/sulfametoxazol* pode causar *kernicterus* (dano cerebral causado pelo acúmulo de bilirrubina no cérebro) no recém-nascido quando administrado próximo ao final da gravidez. Agentes antimicrobianos, como a *doxiciclina*, passam

ao leite materno e podem estar associados ao risco de hipoplasia do esmalte dentário ou descoloração dentária no lactente.

7. **Fatores de risco para microrganismos resistentes a vários fármacos:** Infecções com patógenos multirresistentes necessitam de coberturas antimicrobianas mais amplas ao iniciar o tratamento empírico. Os fatores de risco comuns para infecção por esses patógenos incluem terapia antimicrobiana prévia nos 90 dias anteriores, hospitalização por período maior ou igual a dois dias nos 90 dias anteriores, residência em casa de repouso ou unidade de cuidados prolongados, terapia de infusão domiciliar e tratamento de feridas, diálise crônica dentro de 30 dias, membro da família com microrganismos multirresistentes e imunossupressão.

### F. Segurança do fármaco

Os antibióticos β-lactâmicos estão entre os menos tóxicos de todos os medicamentos antimicrobianos porque interferem em um local ou função exclusiva do crescimento de microrganismos. Outros agentes antimicrobianos (p. ex., *cloranfenicol*) têm menos especificidade e são reservados para infecções potencialmente fatais devido ao potencial de toxicidade grave para o paciente. (Nota: A segurança está relacionada não apenas à natureza inerente do medicamento, mas também às características do paciente descritas anteriormente, que podem predispor à toxicidade.) Pacientes que tomam antimicrobianos em geral podem não apresentar reações adversas ao medicamento; entretanto, a lista de efeitos adversos é apresentada na bula do medicamento para informar sobre o possível risco. Por exemplo, um efeito adverso da *vancomicina* que muitos médicos conhecem é a nefrotoxicidade, mas apenas 5% dos pacientes que recebem *vancomicina* a apresentam. Se outros medicamentos com risco de nefrotoxicidade forem administrados concomitantemente, o paciente poderá correr um risco maior de apresentar a reação. Por exemplo, a combinação de um antibiótico aminoglicosídeo e terapia com *vancomicina* pode representar um risco maior de nefrotoxicidade.

### G. Custo do tratamento

É comum que vários medicamentos apresentem eficácia semelhante no tratamento de uma infecção, mas variem amplamente em custo. Por exemplo, o tratamento de MRSA costuma incluir um dos seguintes: *vancomicina*, *clindamicina*, *daptomicina* ou *linezolida*. Embora a escolha do tratamento em geral seja centrada no local da infecção, na gravidade da doença e na capacidade de tomar medicação por via oral, também é importante considerar o custo do medicamento. O custo da terapia pode ser limitado pela transição do paciente da terapia intravenosa (IV) para a oral, quando apropriado.

## III. VIA DE ADMINISTRAÇÃO

A via oral de administração é apropriada para infecções leves que podem ser tratadas ambulatorialmente. Os agentes orais têm graus variados de biodisponibilidade (Figura 28.5). A via parenteral é usada para fármacos mal absorvidos no TGI e para o tratamento de pacientes com infecções graves, que necessitam de manutenção de concentrações séricas mais elevadas de agentes antimicrobianos. Em pacientes hospitalizados que necessitam de terapia intravenosa, a mudança para agentes orais deve ocorrer o mais rápido possível. Foi demonstrado que a mudança da terapia

| BIODISPONIBILIDADE ORAL | AGENTES ANTIMICROBIANOS |
|---|---|
| Excelente (> 90%) | Clindamicina<br>Fluconazol<br>Metronidazol<br>Trimetoprima/sulfametoxazol<br>Doxiciclina<br>Linezolida<br>Levofloxacino |
| Boa (60-90%) | Amoxicilina<br>Cefepima<br>Cefaclor<br>Cefalexina<br>Ciprofloxacino<br>Nitrofurantoína<br>Azitromicina |
| Pobre (< 60%) | Vancomicina<br>Aciclovir<br>Cefdinir<br>Fosfomicina |

**Figura 28.5**
Biodisponibilidade oral de agentes antimicrobianos.

intravenosa para oral, quando o paciente está clinicamente estável, diminui os custos de saúde, o tempo de internação e as complicações de cateteres intravenosos. No entanto, alguns antimicrobianos, como a *vancomicina* e os aminoglicosídeos, são pouco absorvidos pelo trato gastrintestinal e não atingem as concentração séricas adequadas por administração oral.

## IV. DETERMINANTES DA DOSAGEM RACIONAL

A dosagem racional dos antimicrobianos é fundamentada na farmacodinâmica (a relação entre a concentração do fármaco e o efeito antimicrobiano) e nas propriedades farmacocinéticas (absorção, distribuição, biotransformação e eliminação) do fármaco. Três propriedades importantes que têm influência significativa na frequência da dosagem (posologia) são o efeito bactericida concentração-dependente, tempo-dependente (concentração independente) e pós-antimicrobiano (PAE, do inglês *postantibiotic effect*). Ao se usar essas propriedades para otimizar a dosagem do fármaco, melhora-se o resultado clínico e, possivelmente, diminui-se o desenvolvimento de resistência.

### A. Efeito bactericida concentração-dependente

Certos agentes antimicrobianos, incluindo aminoglicosídeos e *daptomicina*, apresentam um aumento significativo na taxa bactericida à medida que a concentração do antimicrobiano aumenta de quatro para 64 vezes a CIM do medicamento para o microrganismo infectante (Figura 28.6A). A administração de um antimicrobiano que apresente essa propriedade bactericida concentração-dependente em um único bólus diário, alcançando picos elevados, favorece a morte rápida dos patógenos infectantes.

### B. Efeito bactericida tempo-dependente (concentração-independente)

Em contrapartida, β-lactâmicos, macrolídeos, *clindamicina* e *linezolida* não apresentam ação bactericida dependente da concentração (Figura

28.6B). A eficácia clínica desses antimicrobianos é mais bem prevista pela porcentagem de tempo em que a sua concentração sérica permanece acima da CIM. Esse efeito é, às vezes, chamado de efeito bactericida dependente do tempo (ou independente da concentração). Por exemplo, esquemas de dosagem para penicilinas e cefalosporinas que assegurem concentrações sanguíneas acima da CIM por 50 e 60% do tempo, respectivamente, proporcionam a maior eficácia clínica. Portanto, infusões prolongadas (em geral de 3-4 horas) ou contínuas (24 horas) podem ser utilizadas em vez de a dosagem em bólus intermitente (em geral administrada durante 30 minutos) para atingir um tempo prolongado acima da CIM e matar mais bactérias. Outros medicamentos, como as fluoroquinolonas e a *vancomicina*, funcionam melhor otimizando a relação entre a área sob a curva concentração-tempo de 24 horas e a CIM ($ASC_{24}$/CIM). A $ASC_{24}$ é a exposição global de um medicamento durante o intervalo de dosagem e leva em consideração a concentração, bem como o tempo.

### C. Efeito pós-antimicrobiano

O efeito pós-antimicrobiano (EPA) é a supressão do crescimento microbiano que persiste mesmo depois que as concentrações de antimicrobiano tenham caído abaixo da CIM. Antimicrobianos que exibem EPA longo (p. ex., aminoglicosídeos e fluoroquinolonas) em geral exigem uma única dose diária, particularmente contra bactérias gram-negativas.

## V. ESPECTRO QUIMIOTERÁPICO

Neste texto, as bactérias clinicamente importantes foram organizadas em oito grupos com base na coloração de Gram, na morfologia e nas características bioquímicas ou outras. Elas são representadas em uma relação codificada por cores (Figura 28.7A). A nona seção da lista é denominada "Outros" e é usada para representar qualquer microrganismo não incluído em uma das oito categorias. Nas Figuras 28.7B a D, a relação é usada para ilustrar os espectros de bactérias para as quais um determinado antimicrobiano é terapeuticamente eficaz.

### A. Antimicrobianos de espectro estreito

Os antimicrobianos que atuam somente em um grupo único ou limitado de microrganismos são considerados de espectro estreito. Por exemplo, a *isoniazida* é ativa somente contra *Mycobacterium tuberculosis* (Figura 28.7B).

### B. Antimicrobianos de espectro estendido

Espectro estendido é o termo aplicado aos antimicrobianos que são modificados para serem eficazes contra microrganismos gram-positivos e também contra um número significativo de bactérias gram-negativas. Por exemplo, a *ampicilina* tem um espectro estendido porque atua contra bactérias gram-positivas e algumas gram-negativas (Figura 28.7C).

### C. Antimicrobianos de amplo espectro

Fármacos como as *tetraciclinas*, as fluoroquinolonas e os carbapenêmicos afetam uma ampla variedade de espécies microbianas e são referidos como antimicrobianos de amplo espectro (Figura 28.7D). Os antibióticos de amplo espectro fornecem cobertura para espécies

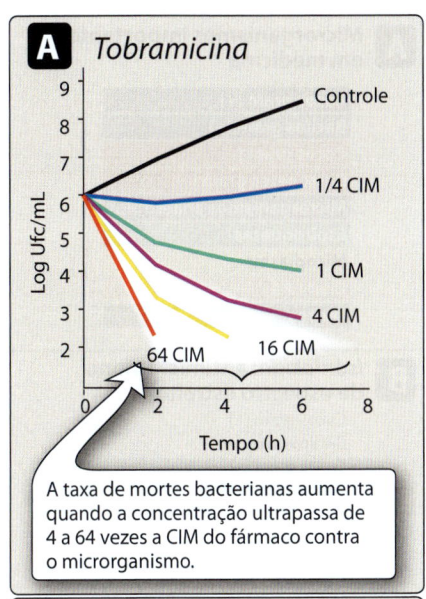

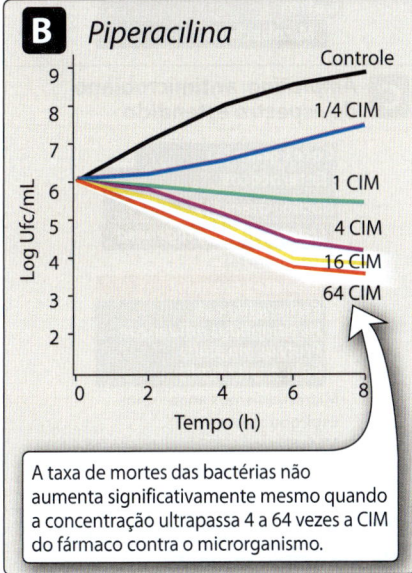

**Figura 28.6**
**A.** Efeito bactericida dose-dependente significativo apresentado pela *tobramicina*. **B.** Efeito bactericida dose-dependente não significativo apresentado pela *piperacilina*. UFC, unidades formadoras de colônias; CIM, concentração inibitória mínima.

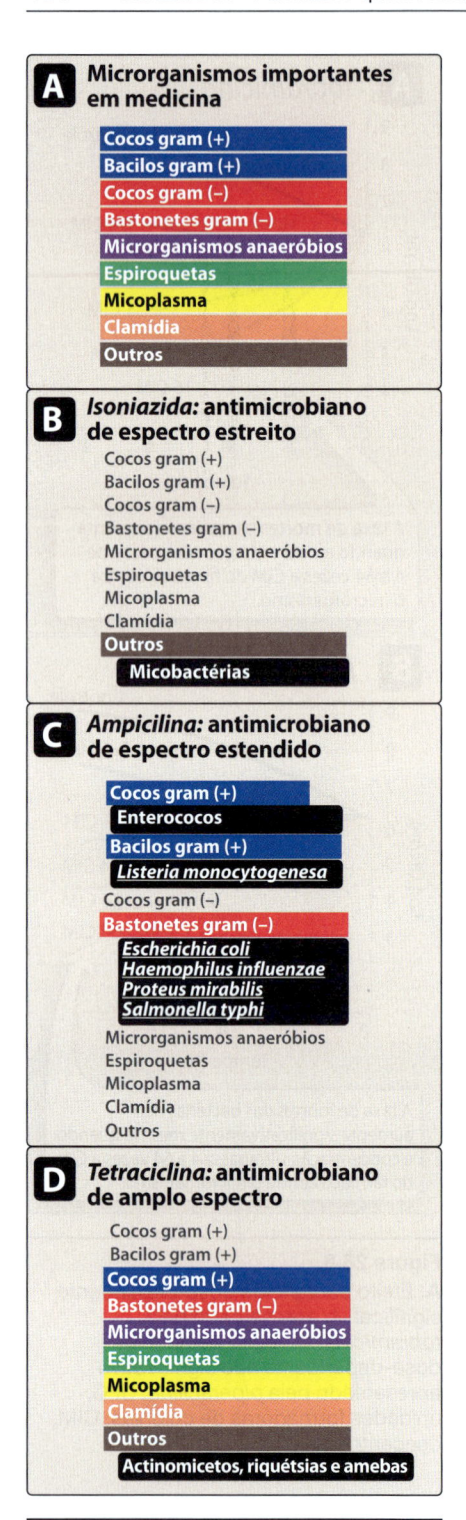

## A Microrganismos importantes em medicina
- Cocos gram (+)
- Bacilos gram (+)
- Cocos gram (–)
- Bastonetes gram (–)
- Microrganismos anaeróbios
- Espiroquetas
- Micoplasma
- Clamídia
- Outros

## B *Isoniazida*: antimicrobiano de espectro estreito
- Cocos gram (+)
- Bacilos gram (+)
- Cocos gram (–)
- Bastonetes gram (–)
- Microrganismos anaeróbios
- Espiroquetas
- Micoplasma
- Clamídia
- **Outros**
  - Micobactérias

## C *Ampicilina*: antimicrobiano de espectro estendido
- **Cocos gram (+)**
  - Enterococos
- **Bacilos gram (+)**
  - *Listeria monocytogenesa*
- Cocos gram (–)
- **Bastonetes gram (–)**
  - *Escherichia coli*
  - *Haemophilus influenzae*
  - *Proteus mirabilis*
  - *Salmonella typhi*
- Microrganismos anaeróbios
- Espiroquetas
- Micoplasma
- Clamídia
- Outros

## D *Tetraciclina*: antimicrobiano de amplo espectro
- Cocos gram (+)
- Bacilos gram (+)
- Cocos gram (+)
- Bastonetes gram (–)
- Microrganismos anaeróbios
- Espiroquetas
- Micoplasma
- Clamídia
- **Outros**
  - Actinomicetos, riquétsias e amebas

**Figura 28.7**
**A.** Representação codificada por cores dos microrganismos clinicamente importantes. **B.** *Isoniazida*, um agente antimicrobiano de espectro estreito. **C.** *Ampicilina*, um agente antimicrobiano de espectro estendido. **D.** *Tetraciclina*, um agente antimicrobiano de amplo espectro.

gram-positivas e gram-negativas e podem ser usados empiricamente durante a identificação de culturas e testes de suscetibilidade. A administração de antimicrobianos de amplo espectro pode alterar drasticamente a natureza da microbiota bacteriana normal e causar superinfecção por microrganismos como o *Clostridioides difficile*, cujo crescimento costuma ser limitado pela presença de outros microrganismos.

## VI. ASSOCIAÇÃO DE ANTIMICROBIANOS

É recomendável tratar terapeuticamente os pacientes com um fármaco único que seja o mais específico contra o microrganismo infectante. Essa estratégia reduz a possibilidade de superinfecções, diminui a emergência de microrganismos resistentes e minimiza a toxicidade. Contudo, em algumas situações, combinações de medicamentos antimicrobianos são vantajosas ou mesmo necessárias. Uma associação de agentes antimicrobianos pode ser usada empiricamente enquanto os resultados da cultura estiverem pendentes, o que permite uma cobertura eficaz de patógenos comuns ao local da infecção.

### A. Vantagens da associação de antimicrobianos

Certas associações de antimicrobianos, como os β-lactâmicos e os aminoglicosídeos, apresentam sinergismo; ou seja, a associação é mais eficaz do que cada um dos fármacos usados separadamente. Como essa sinergia entre agentes antimicrobianos é rara, as combinações sinérgicas só são indicadas em situações especiais (p. ex., no tratamento da endocardite enterocócica). As combinações também podem ser utilizadas quando uma infecção é de origem desconhecida ou quando existem microrganismos com sensibilidade variável, como no tratamento da tuberculose.

### B. Desvantagens da associação de antimicrobianos

Alguns antimicrobianos atuam apenas quando os microrganismos estão se multiplicando. Assim, a coadministração de um fármaco que cause bacteriostase com um segundo que seja bactericida pode resultar na interferência do primeiro fármaco na ação do segundo. Por exemplo, as tetraciclinas bacteriostáticas podem interferir no efeito bactericida de penicilinas e cefalosporinas. Outras preocupações são o risco da pressão de seleção e o desenvolvimento de resistência aos antimicrobianos por administrar uma associação desnecessária.

## VII. RESISTÊNCIA AOS FÁRMACOS

As bactérias são consideradas resistentes a um antimicrobiano quando seu crescimento não é inibido pela maior concentração do antimicrobiano tolerada pelo hospedeiro. Alguns microrganismos são inerentemente resistentes a um antimicrobiano. Por exemplo, a maioria dos microrganismos gram-negativos é inerentemente resistente à *vancomicina*. Contudo, algumas espécies de microrganismos que são normalmente sensíveis a um antimicrobiano em particular podem desenvolver cepas resistentes, mais virulentas, por meio de mutação espontânea ou resistência adquirida e seleção. Algumas dessas cepas se tornam resistentes a mais de um antimicrobiano.

| Resistência decorrente de alteração no local de ligação | Resistência decorrente de redução no acúmulo | | Resistência decorrente de inativação enzimática |
|---|---|---|---|
| | ↓ Permeabilidade | ↑ Efluxo | |
| Aminoglicosídeos | | | Aminoglicosídeos |
| *Cloranfenicol* | | | *Cloranfenicol* |
| *Clindamicina* | | | |
| Fluoroquinolonas | Fluoroquinolonas | Fluoroquinolonas | |
| β-lactâmicos | β-lactâmicos | | β-lactâmicos |
| Macrolídeos | | Macrolídeos | Macrolídeos |
| *Rifampicina* | | | |
| Sulfonamidas | | | |
| *Tetraciclina* | *Tetraciclina* | *Tetraciclina* | *Tetraciclina* |
| *Trimetoprima* | | | |
| *Vancomicina* | | | |

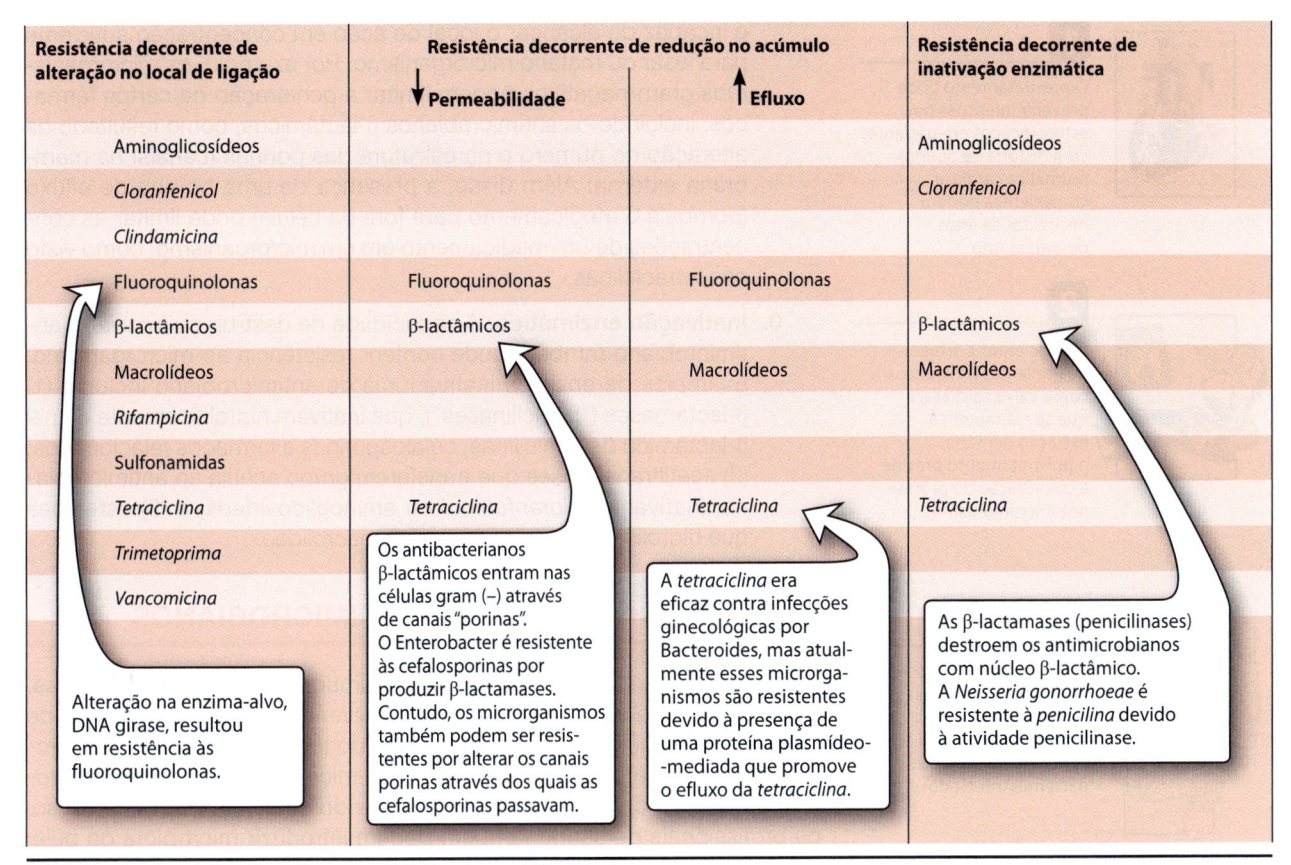

Alteração na enzima-alvo, DNA girase, resultou em resistência às fluoroquinolonas.

Os antibacterianos β-lactâmicos entram nas células gram (–) através de canais "porinas". O Enterobacter é resistente às cefalosporinas por produzir β-lactamases. Contudo, os microrganismos também podem ser resistentes por alterar os canais porinas através dos quais as cefalosporinas passavam.

A *tetraciclina* era eficaz contra infecções ginecológicas por Bacteroides, mas atualmente esses microrganismos são resistentes devido à presença de uma proteína plasmídeo-mediada que promove o efluxo da *tetraciclina*.

As β-lactamases (penicilinases) destroem os antimicrobianos com núcleo β-lactâmico. A *Neisseria gonorrhoeae* é resistente à *penicilina* devido à atividade penicilinase.

**Figura 28.8**
Alguns mecanismos de resistência aos antimicrobianos.

### A. Alterações genéticas que geram resistência

A resistência adquirida ao antimicrobiano exige um ganho ou uma alteração temporária ou permanente da informação genética bacteriana. A resistência se desenvolve devido à capacidade do DNA de sofrer mutações espontâneas ou de se movimentar de um microrganismo para outro.

### B. Expressão alterada das proteínas na resistência dos microrganismos

A resistência ao fármaco é mediada por uma variedade de mecanismos, como alteração em um receptor ("alvo") do antimicrobiano, diminuição na penetrabilidade do fármaco devido à redução de permeabilidade, aumento do efluxo do fármaco ou presença de enzimas inativadoras do antimicrobiano (Figura 28.8).

1. **Modificação dos alvos de ligação:** A alteração do local alvo de um antimicrobiano por meio de mutação pode conferir resistência a um ou mais antimicrobianos relacionados. Por exemplo, a resistência do *S. pneumoniae* aos antimicrobianos β-lactâmicos envolve alterações em uma ou mais das principais proteínas ligantes de penicilina da bactéria, resultando em baixa ligação do antimicrobiano ao seu alvo.

2. **Diminuição do acúmulo:** Diminuição da captação ou aumento no efluxo do antimicrobiano podem conferir resistência, pois o fármaco

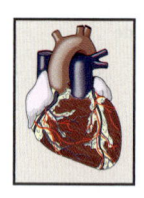

**1** O pré-tratamento pode prevenir infecções por estreptococos em pacientes com história de doença reumática cardíaca. Os pacientes podem necessitar de anos de tratamento.

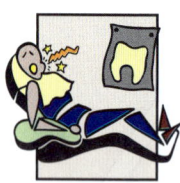

**2** Em pacientes portadores de implantes prostéticos, como valva cardíaca, e que se submetem à extração dentária, o pré-tratamento previne a colonização da prótese por microrganismos.

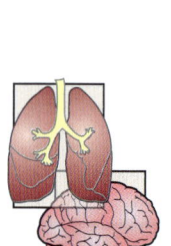

**3** O pré-tratamento pode prevenir tuberculose ou meningite entre indivíduos que estão em contato próximo com pacientes infectados.

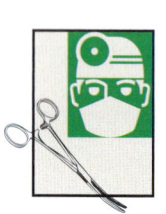

**4** O tratamento prévio à maioria dos procedimentos cirúrgicos pode diminuir a incidência de infecções posteriores. A profilaxia eficaz é dirigida contra o(s) microrganismo(s) mais provável(eis), e não à erradicação de todos os patógenos potenciais.

**Figura 28.9**
Algumas situações clínicas nas quais o tratamento profilático com antimicrobianos é indicado.

é incapaz de alcançar o local de ação em concentração suficiente para lesar ou matar o microrganismo. Por exemplo, os microrganismos gram-negativos podem limitar a penetração de certos fármacos, incluindo os antimicrobianos β-lactâmicos, como resultado da alteração no número e na estrutura das porinas (canais) na membrana externa. Além disso, a presença de uma bomba de efluxo (bombeia o medicamento para fora da célula) pode limitar as concentrações de um medicamento em um microrganismo, como visto nas tetraciclinas.

3. **Inativação enzimática:** A capacidade de destruir ou inativar o antimicrobiano também pode conferir resistência ao microrganismo. Exemplos de enzimas inativadoras de antimicrobiano incluem (1) β-lactamases ("penicilinases"), que inativam hidroliticamente o anel β-lactâmico de penicilinas, cefalosporinas e fármacos relacionados; (2) acetiltransferases que transferem grupo acetila ao antimicrobiano, inativando *cloranfenicol* ou aminoglicosídeos; e (3) esterases que hidrolisam o anel lactona dos macrolídeos.

## VIII. USO PROFILÁTICO DE ANTIMICROBIANOS

Certas situações clínicas, como procedimentos dentários e cirurgias, exigem o uso de antimicrobianos para prevenir as infecções, em vez de combatê-las (Figura 28.9). A manipulação do tecido gengival durante procedimentos odontológicos pode introduzir microbiota oral, como *Streptococcus* spp. na corrente sanguínea, causando uma infecção. Além disso, os profissionais de saúde também podem introduzir microbiota da pele, como o *S. aureus*, na corrente sanguínea. Isso pode ser preocupante porque, se não for controlado, pode levar ao desenvolvimento de endocardite no paciente. O uso profilático de agentes antimicrobianos pode prevenir a complicação cirúrgica da infecção pós-cirúrgica. (Nota: A *amoxicilina* oral é comumente usada para profilaxia antes de procedimentos odontológicos, e *cefazolina* intravenosa e *vancomicina* são exemplos de agentes antimicrobianos utilizados para profilaxia cirúrgica.) Como o uso indiscriminado dos antimicrobianos pode resultar em resistência e superinfecção, o uso profilático é limitado a situações clínicas, nas quais o benefício supera os riscos. A duração da profilaxia deve ser intimamente monitorada, para prevenir o indesejável desenvolvimento de resistência aos antimicrobianos.

## IX. COMPLICAÇÕES DA TERAPIA ANTIMICROBIANA

Mesmo que os antimicrobianos sejam seletivamente tóxicos para um microrganismo invasor, o hospedeiro ainda pode apresentar efeitos adversos. Por exemplo, o fármaco pode produzir resposta alérgica ou ser tóxico por mecanismo não relacionado com a sua atividade antimicrobiana.

### A. Hipersensibilidade

Reações de hipersensibilidade ou imunidade aos antimicrobianos ou aos seus metabólitos ocorrem com frequência. Por exemplo, as penicilinas, apesar de sua toxicidade microbiana seletiva quase absoluta, podem causar graves problemas de hipersensibilidade, variando de urticária até choque anafilático. Algumas reações podem estar relacionadas à velocidade de infusão, como "reação à infusão de *vancomicina*" observada com infusão rápida. Pacientes com história documentada de síndrome de Stevens-Johnson ou reação de necrólise epidérmica tóxica (uma descamação grave da pele e das membranas mucosas) a um antimicrobiano nunca devem ser reexpostos, nem mesmo para dessensibilização antimicrobiana.

### B. Toxicidade direta

Concentrações séricas elevadas de certos antimicrobianos podem causar toxicidade por afetarem diretamente processos celulares do hospedeiro. Por exemplo, os aminoglicosídeos podem causar ototoxicidade, interferindo com as funções de membrana das células ciliadas auditivas. As fluoroquinolonas podem ter efeitos nas cartilagens e nos tendões, e as tetraciclinas têm efeitos diretos nos ossos. Alguns antimicrobianos podem causar fotossensibilidade (p. ex., tetraciclinas e fluoroquinolonas). Os eventos adversos e as toxicidades associadas a vários antimicrobianos são revisados nos Capítulos 29 a 36.

## X. CLASSIFICAÇÃO DOS AGENTES ANTIMICROBIANOS

Os antimicrobianos podem ser classificados de várias formas: (1) por sua estrutura química (p. ex., β-lactâmicos ou aminoglicosídeos); (2) por seu mecanismo de ação (p. ex., inibidores da síntese da parede celular); ou (3) por sua atividade contra tipos particulares de microrganismos (p. ex., bactérias, fungos ou vírus). Os Capítulos 29 a 31 estão organizados pelos mecanismos de ação dos antimicrobianos (Figura 28.10), e os Capítulos 32 a 36 estão organizados de acordo com o tipo de microrganismo atingido pelo fármaco.

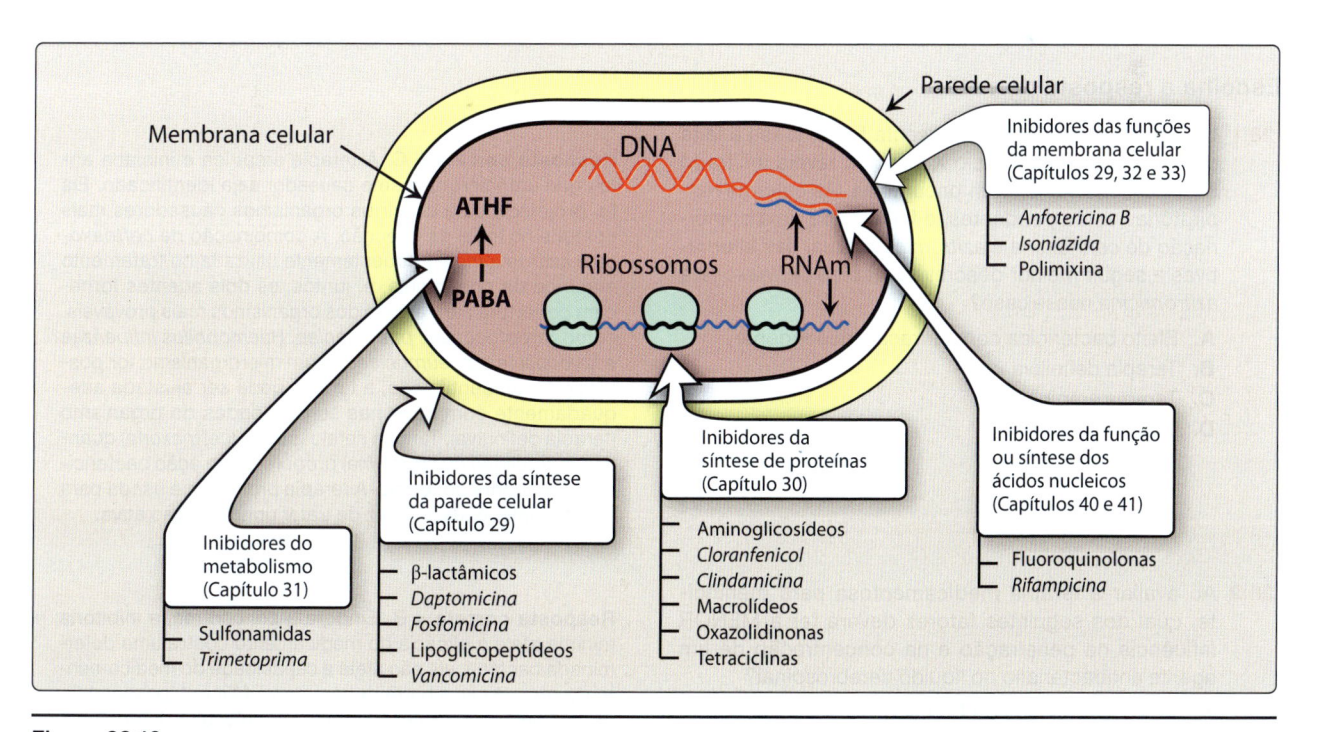

**Figura 28.10**
Classificação de alguns antibacterianos pelo seu local de ação. ATHF, ácido tetra-hidrofólico; PABA, ácido paraminobenzoico.

## Resumo

- A seleção de antimicrobianos pode ser orientada por múltiplos fatores: local da infecção, tipo de antimicrobiano, momento do antimicrobiano (empírico vs. definitivo), características do paciente e outros princípios. Um dos mais importantes é a identificação dos potenciais microrganismos causadores da infecção. Isso pode ajudar a agilizar a seleção do antimicrobiano.
- A posologia (frequência com que a dose é administrada) de antimicrobianos é determinada pelas propriedades de eliminação antimicrobiana, como eliminação dependente da concentração, eliminação dependente do tempo e PAE.
- A via oral de administração de antimicrobianos é escolhida principalmente para tipos de infecções leves ou não graves. Sua utilização se dá, em geral, em ambiente ambulatorial ou na transição da hospitalização para a terapia ambulatorial.
- O espectro da atividade antimicrobiana difere por classe e dentro da mesma classe de antimicrobianos. Diferenciar a cobertura por espectro estreito, espectro estendido e amplo espectro fornece mais informações sobre a determinação das diferenças entre as classes antimicrobianas.
- Os antimicrobianos de espectro estreito fornecem cobertura de um número único ou limitado de microrganismos.
- Os antimicrobianos de espectro estendido fornecem cobertura de microrganismos gram-positivos e alguns gram-negativos.
- Os antimicrobianos de amplo espectro são eficazes contra uma ampla variedade de espécies microbianas.
- A terapia combinada de antimicrobianos apresenta vantagens e desvantagens. É importante pesar o risco aumentado de eventos adversos com os benefícios da erradicação de um espectro maior de microrganismos.
- A resistência antimicrobiana pode ser desenvolvida ou intrinsecamente transportada. Os mecanismos de resistência variam e incluem alteração de proteínas expressas, modificação de locais-alvo, inativação enzimática e diminuição do acúmulo.
- Os antimicrobianos são geralmente administrados para o tratamento de uma infecção, mas esses agentes podem ser usados como profilaxia em determinados cenários, como procedimentos odontológicos e cirúrgicos.
- Podem ocorrer complicações nos pacientes com o uso de antimicrobianos, desde hipersensibilidade até toxicidade.
- Os antimicrobianos são classificados pela estrutura química, pelo mecanismo de ação ou com base na sua atividade contra determinados tipos de microrganismos.

## Questões para estudo

**Escolha a resposta correta.**

**28.1** Uma mulher de 56 anos apresenta febre, tosse e falta de ar na admissão. O raio X torácico revela infiltrado bilateral consistente com pneumonia. As culturas respiratórias estão pendentes, e foi iniciada uma combinação de *ceftriaxona* e *azitromicina*. Qual das alternativas a seguir melhor descreve o uso de *ceftriaxona* e *azitromicina* nesse caso?

A. Efeito bactericida concentração-dependente
B. Terapia definitiva
C. Terapia empírica
D. Terapia profilática

**Resposta correta = C.** A terapia empírica é iniciada antes que um microrganismo causador seja identificado. Ela foi projetada para cobrir os organismos causadores mais comuns no local da infecção. A combinação de *ceftriaxona* e *azitromicina* é frequentemente utilizada no tratamento empírico da pneumonia, e, juntos, os dois agentes fornecem cobertura para alguns dos organismos mais prováveis, como *Streptococcus pneumoniae*, *Haemophilus influenzae* e *Mycoplasma pneumoniae*. Se um microrganismo for posteriormente identificado, a terapia pode ser ajustada adequadamente com base nas sensibilidades do organismo (terapia definitiva). Tanto a cefalosporina (*ceftriaxona*) quanto o macrolídeo (*azitromicina*) proporcionam ação bactericida dependente do tempo. A terapia profilática é usada para prevenir infecções, em vez de tratar uma infecção ativa.

**28.2** Ao avaliar a terapia medicamentosa para meningite, qual dos seguintes fatores deverá ter a MENOR influência na penetração e na concentração de um agente antibacteriano no líquido cerebrospinal?

A. Lipossolubilidade do fármaco
B. Concentração inibitória mínima do medicamento
C. Ligação do fármaco às proteínas plasmáticas
D. Massa molecular do fármaco

**Resposta correta = B.** Embora a concentração inibitória mínima afete a eficácia do medicamento contra uma determinada bactéria, ela não afeta a capacidade do medicamento de atravessar a barreira hematencefálica. Lipossolubilidade, ligação às proteínas e massa molecular determinam a probabilidade de um fármaco atravessar a barreira hematencefálica e se concentrar no líquido cerebrospinal.

**28.3** Qual dos seguintes antimicrobianos deve ser monitorado de perto em um paciente com disfunção renal devido ao risco de acúmulo e toxicidade do medicamento?

A. Doxiciclina
B. Amicacina
C. Rifampicina
D. Tetraciclina

**Resposta correta = B.** A *amicacina*, um aminoglicosídeo, é eliminada principalmente por via renal. A terapia com aminoglicosídeos deve ser evitada ou usada com cautela em pacientes com disfunção renal. As concentrações do medicamento devem ser monitoradas de perto em pacientes com disfunção renal. *Tetraciclina*, *doxiciclina* e *rifampicina* são eliminadas principalmente por via hepática.

**28.4** Uma paciente de 24 anos que está no terceiro trimestre de gravidez apresenta frequência urinária, urgência e febre. O diagnóstico é de infecção do trato urinário. Qual dos seguintes antibióticos é mais apropriado para tratar a infecção nessa paciente?

A. Trimetoprima/sulfametoxazol
B. Doxiciclina
C. Amoxicilina
D. Gentamicina

**Resposta correta = C.** *Trimetoprima/sulfametoxazol* é evitado na gravidez devido ao risco de *kernicterus* durante o terceiro trimestre. A *doxiciclina* é evitada na gravidez devido ao risco de hipoplasia do esmalte. Aminoglicosídeos como *gentamicina* e *amicacina* também são evitados devido aos riscos teratogênicos. Os β-lactâmicos, como a *amoxicilina*, são geralmente considerados seguros para uso durante a gravidez.

**28.5** Qual dos seguintes antimicrobianos exibe efeito pós-antimicrobiano prolongado, permitindo dosificação única diária?

A. Gentamicina
B. Benzilpenicilina
C. Vancomicina
D. Aztreonam

**Resposta correta = A.** Os aminoglicosídeos, incluindo a *gentamicina*, possuem um longo efeito pós-antibiótico, especialmente quando administrados em altas doses a cada 24 horas. A *benzilpenicilina*, a *clindamicina* e a *vancomicina* têm um efeito pós-antibiótico relativamente curto e requerem dosagem que mantenha concentrações acima da CIM durante um período mais longo do intervalo entre doses.

**28.6** Um paciente está infectado por um organismo gram-negativo resistente aos carbapenêmicos, provavelmente devido à alteração dos canais de porina. Esse é um exemplo de qual mecanismo de resistência aos medicamentos?

A. Alvos alterados
B. Diminuição do acúmulo
C. Modificação do lipopolissacarídeo
D. Inativação enzimática

**Resposta correta = B.** Organismos gram-negativos, em particular, podem alterar o número ou a estrutura das porinas, um tipo de canal proteico em suas membranas externas, que reduz a permeabilidade do medicamento e leva à diminuição do acúmulo do medicamento.

**28.7** Um paciente de 39 anos está programado para fazer uma artroplastia total do joelho. Qual destes agentes antimicrobianos é mais apropriado para profilaxia cirúrgica para proteger contra microrganismos como *Staphylococcus aureus* e *Streptococcus pyogenes*?

A. Levofloxacino
B. Isoniazida
C. Vancomicina
D. Cefepima

**Resposta correta = C.** O *levofloxacino* e a *cefepima* não seriam escolhas adequadas para fornecer cobertura à microbiota da pele devido ao seu espectro mais amplo de atividade. A *isoniazida* é um agente de espectro estreito preferido para a tuberculose. A *vancomicina* é um agente de escolha, pois proporciona excelente cobertura para a microbiota da pele, como *Staphylococcus* spp. e *Streptococcus* spp.

**28.8** Qual das seguintes reações adversas a fármacos exclui o paciente de ser reexposto ao fármaco no futuro?

A. Prurido e urticária da *benzilpenicilina*
B. Síndrome de Stevens-Johnson devido a *trimetoprima/sulfametoxazol*
C. Desconforto gastrintestinal por *claritromicina*
D. Superinfecção por *Clostridioides difficile* por *moxifloxacina*

**Resposta correta = B.** A síndrome de Stevens-Johnson é uma reação idiossincrática grave que pode ser fatal, e pacientes com esse histórico nunca devem ser reexpostos ao fármaco causador. Prurido e urticária são reações comumente relatadas por pacientes que recebem *benzilpenicilina*, mas não ameaçam a vida. Há casos em que a pessoa pode ser reexposta se a vantagem exceder os riscos (p. ex., paciente grávida e com sífilis), ou o paciente pode ser reexposto em um procedimento de dessensibilização. Os distúrbios gastrintestinais são um efeito colateral comum da *claritromicina* e não são graves o suficiente para causarem desidratação. O *moxifloxacina* é um antibacteriano de amplo espectro que pode inibir a flora normal do TGI, aumentando o risco de desenvolver superinfecção por *C. difficile*. Essa não é uma reação alérgica, e o paciente pode ser reexposto; contudo, ele está sob risco de desenvolver infecção por *C. difficile* novamente.

**28.9** Durante um histórico de medicação, um paciente menciona que teve uma reação a um medicamento anos atrás, quando estava sendo tratado para uma infecção por *Staphylococcus aureus* resistente à *meticilina* (MRSA). Ele lembra que a reação ocorreu porque o medicamento foi infundido muito rapidamente. Qual dos seguintes medicamentos provavelmente causou essa reação?

A. *Ampicilina*
B. *Cloranfenicol*
C. *Eritromicina*
D. *Vancomicina*

**Resposta correta = D.** A infusão rápida de *vancomicina* pode causar uma reação de hipersensibilidade em alguns pacientes, conhecida como reação à infusão de *vancomicina* ou síndrome de rubor com *vancomicina*. A reação geralmente consiste em prurido e erupção cutânea eritematosa cobrindo o rosto e o pescoço; fraqueza e angioedema também podem ocorrer. O tratamento consiste na suspensão da *vancomicina* e na administração de *difenidramina*.

**28.10** Qual das seguintes classes de antimicrobianos tem como mecanismo de ação a inibição da síntese da parede celular?

A. Aminoglicosídeos
B. β-Lactâmicos
C. Macrolídeos
D. Tetraciclinas

**Resposta correta = B.** Os antimicrobianos β-lactâmicos, como *penicilinas* e *cefalosporinas*, atuam inibindo a síntese da parede celular bacteriana. As outras categorias de medicamentos são direcionadas aos ribossomos bacterianos, inibindo a síntese de proteínas bacterianas (Figura 28.10).

# Inibidores da parede celular

## 29

Veena Venugopalan e Barbara A. Santevecchi

## I. VISÃO GERAL

Alguns antimicrobianos interferem seletivamente na síntese da parede celular bacteriana – uma estrutura que as células dos mamíferos não possuem. A parede celular é composta por um polímero denominado peptideoglicano, que consiste em unidades de glicano unidas umas às outras por ligações peptídicas cruzadas. Os inibidores da síntese de parede celular apresentam eficácia máxima quando os microrganismos estão se proliferando. A Figura 29.1 mostra a classificação dos fármacos que afetam a síntese da parede celular.

## II. PENICILINAS

A estrutura básica das penicilinas consiste em um anel β-lactâmico central de quatro membros, que está ligado a um anel tiazolidina e a uma cadeia lateral R. Os membros dessa família diferem entre si no substituinte R ligado ao ácido 6-aminopenicilânico (Figura 29.2). A natureza dessa cadeia lateral afeta o espectro antimicrobiano, a estabilidade no suco gástrico, a hipersensibilidade cruzada e a suscetibilidade às enzimas bacterianas de degradação (β-lactamases).

### A. Mecanismo de ação

As penicilinas interferem na última etapa da síntese da parede celular bacteriana, que é a reticulação das cadeias adjacentes de peptideoglicano por um processo conhecido como transpeptidação. Como as penicilinas se assemelham estruturalmente à porção terminal da cadeia de peptideoglicano, elas competem e se ligam a enzimas chamadas de proteínas de ligação à penicilina (PLPs), que catalisam a transpeptidase e facilitam a reticulação da parede celular (Figura 29.3). O resultado é a formação de uma parede celular enfraquecida e, por fim, a morte celular. Por essa razão, as penicilinas são consideradas bactericidas e atuam de forma dependente do tempo.

### B. Espectro antibacteriano

O espectro antibacteriano das várias penicilinas é determinado, em parte, pela sua capacidade de atravessar a parede celular de peptideoglicano da bactéria para alcançar as PLPs no espaço periplasmático. Os fatores que determinam a suscetibilidade da PLP a esses antibióticos incluem o tamanho, a carga e a hidrofobicidade do antibiótico

| PENICILINAS |
|---|
| *Amoxicilina\** |
| *Ampicilina\*\** |
| *Dicloxacilina\** |
| *Nafcilina* |
| *Oxacilina* |
| *Benzilpenicilina* |
| *Benzilpenicilina benzatina* |
| *Benzilpenicilina benzatina e benzilpenicilina procaína* |
| *Penicilina V\** |
| **CEFALOSPORINAS** |
| *Cefaclor\** |
| *Cefadroxila\** |
| *Cefazolina* |
| *Cefdinir\** |
| *Cefepima* |
| *Cefiderocol* |
| *Cefixime\** |
| *Cefotetano* |
| *Cefoxitina* |
| *Cefpodoxima\** |
| *Cefotaxima* |
| *Cefprozila\** |
| *Ceftarolina* |
| *Ceftazidima* |
| *Ceftriaxona* |
| *Cefuroxima\*\** |
| *Cefalexina\** |
| **CARBEPENÊMICOS** |
| *Doripeném* |
| *Ertapeném* |
| *Imipeném/cilastatina* |
| *Meropeném* |

**Figura 29.1**
Resumo dos antimicrobianos que afetam a síntese da parede celular.
\*Disponível apenas em formulação oral.
\*\*Disponível em formulações orais e intravenosas. (*Continua*)

**MONOBACTÂMICOS**
Aztreonam

**ASSOCIAÇÕES ENTRE INIBIDORES DE LACTAMASE/ANTIBIÓTICO**
Avibactam + ceftazidima
Ácido clavulânico + amoxicilina*
Relebactam + imipeném/cilastatina
Sulbactam + ampicilina
Tazobactam + ceftolozana
Tazobactam + piperacilina
Vaborbactam + meropeném

**LIPOGLICOPEPTÍDEOS**
Dalbavancina
Oritavancina
Telavancina

**OUTROS ANTIBIÓTICOS**
Colistina
Daptomicina
Fosfomicina
Polimixina B
Vancomicina

**Figura 29.1**
(Continuação)

A natureza do grupo R determina a estabilidade do fármaco à hidrólise enzimática ou ácida e afeta o espectro antibacteriano.

Anel β-lactâmico

Ácido 6-aminopenicilânico

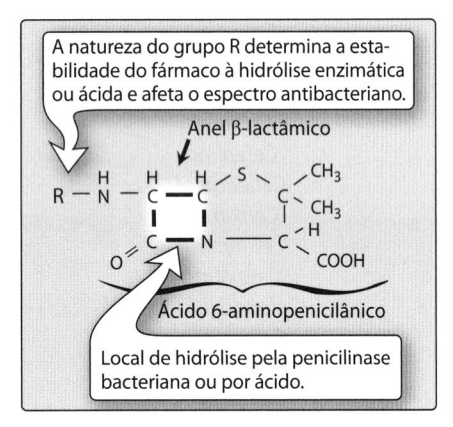

Local de hidrólise pela penicilinase bacteriana ou por ácido.

**Figura 29.2**
Estrutura dos antimicrobianos β-lactâmicos.

β-lactâmico em particular. Em geral, os microrganismos gram-positivos têm paredes celulares facilmente atravessadas pelas penicilinas e, por isso, na ausência de resistência, eles são suscetíveis a esses fármacos. Os microrganismos gram-negativos têm uma membrana lipopolissacarídea externa, que envolve a parede celular e atua como barreira contra as penicilinas hidrossolúveis. Contudo, as bactérias gram-negativas têm proteínas inseridas na camada lipopolissacarídea que atuam como canais cheios de água (denominados porinas), permitindo a passagem transmembrana.

1. **Penicilinas naturais:** A *benzilpenicilina* e a *penicilina V* são obtidas a partir de fermentações do fungo *Penicillium chrysogenum*. A *benzilpenicilina* tem atividade contra uma variedade de organismos gram--positivos, organismos gram-negativos e espiroquetas (Figura 29.4). A potência da *benzilpenicilina* é cinco a dez vezes maior do que a da *penicilina V* contra *Neisseria* spp. e certos anaeróbios. A maioria dos estreptococos é muito sensível à *benzilpenicilina*, mas estão surgindo isolados de *Streptococos viridans* e de *Streptococcus pneumoniae* resistentes a ela. A grande maioria dos *Staphylococcus aureus* (mais de 90%) é, atualmente, produtora de penicilinase e, portanto, resistente à *benzilpenicilina*. Apesar do uso generalizado e do aumento da resistência em muitos tipos de bactérias, a *penicilina* continua a ser o medicamento de escolha para o tratamento da gangrena gasosa (*Clostridium perfringens*) e da sífilis (*Treponema pallidum*). A *penicilina V*, disponível apenas em formulação oral, tem espectro semelhante ao da *benzilpenicilina*, mas não é utilizada no tratamento de infecções graves devido à sua absorção oral limitada. A *penicilina V* é mais estável em meio ácido do que a *benzilpenicilina* e é o agente oral empregado no tratamento de infecções menos graves.

2. **Penicilinas semissintéticas:** *Ampicilina* e *amoxicilina* (também conhecidas como aminopenicilinas ou penicilinas de espectro estendido) são criadas pela ligação química de diferentes grupos R ao núcleo do ácido 6-aminopenicilânico. A adição de grupos R estende a atividade antimicrobiana gram-negativa das aminopenicilinas para incluir *Haemophilus influenzae, Escherichia coli* e *Proteus mirabilis* (Figura 29.5A). A *ampicilina* (com ou sem a adição de *gentamicina*) é o fármaco de escolha contra o bacilo gram-positivo *Listeria monocytogenes* e espécies de enterococos suscetíveis. Essas penicilinas de espectro estendido são usadas amplamente também no tratamento de infecções respiratórias, e a *amoxicilina* é empregada profilaticamente por odontólogos em pacientes de alto risco, para prevenir a endocardite bacteriana. A *amoxicilina* e a *ampicilina* são coformuladas com inibidores de β-lactamase, como *ácido clavulânico* ou *sulbactam*, respectivamente, para combater infecções causadas por organismos produtores de β-lactamase. Por exemplo, sem o inibidor da β-lactamase, o *Staphylococcus aureus* sensível à meticilina (MSSA, do inglês *methicillin-sensitive Staphylococcus aureus*) é resistente à *ampicilina* e à *amoxicilina*. A resistência na forma de penicilinases mediadas por plasmídeos é um problema clínico importante, que limita o uso de aminopenicilinas para alguns organismos gram-negativos.

3. **Penicilinas antiestafilocócicas:** *Meticilina*, *nafcilina*, *oxacilina* e *dicloxacilina* são penicilinas resistentes à β-lactamase (penicilinase).

Seu uso é restrito ao tratamento de infecções causadas por estafilococos produtores de penicilinase, incluindo MSSA. (Nota: Devido à sua toxicidade [nefrite intersticial], a *meticilina* não é usada na clínica nos Estados Unidos, exceto em testes de laboratório para identificar cepas resistentes de *S. aureus*. O *Staphylococcus aureus* resistente à meticilina [MRSA] é atualmente uma fonte de graves infecções comunitárias e nosocomiais [adquiridas em hospitais] e é resistente à maioria dos antibióticos β-lactâmicos comercialmente disponíveis.) As penicilinas penicilinase-resistentes têm atividade mínima ou nula contra infecções gram-negativas.

4. **Penicilinas antipseudomonas:** A *piperacilina* também é chamada de penicilina antipseudomonal devido à sua atividade contra *Pseudomonas aeruginosa* (Figura 29.5B). A formulação de *piperacilina* com *tazobactam* amplia o espectro antimicrobiano para incluir organismos produtores de penicilinase (p. ex., a maioria das espécies de Enterobacterales e Bacteroides). A Figura 29.6 resume a estabilidade das penicilinas ao ácido ou à ação da penicilinase.

## C. Resistência

A sobrevivência de bactérias na presença de antibióticos β-lactâmicos ocorre devido aos fatores descritos a seguir.

1. **Produção de β-lactamase:** Essa família de enzimas hidrolisa a ligação amida cíclica do anel β-lactâmico, resultando em perda da atividade bactericida (Figura 29.2). Ela é a principal causa de resistência às penicilinas e é uma preocupação clínica crescente. As β-lactamases são constitutivas, produzidas pelos cromossomos bacterianos ou, com frequência, adquiridas pela transferência de plasmídeos. Alguns dos antimicrobianos β-lactâmicos são substratos fracos para as β-lactamases e resistem à hidrólise,

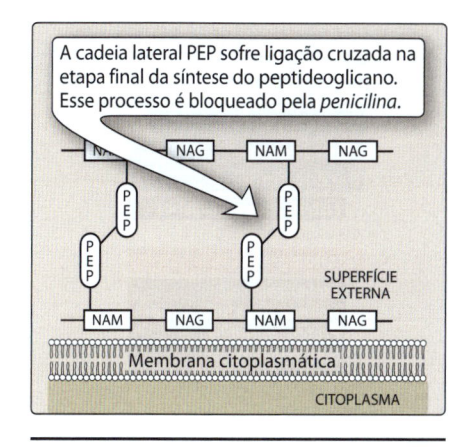

**Figura 29.3**
Parede celular das bactérias gram-positivas. NAG, N-acetilglicosamina; NAM, ácido N-acetilmurâmico; PEP, peptídeo de reticulação.

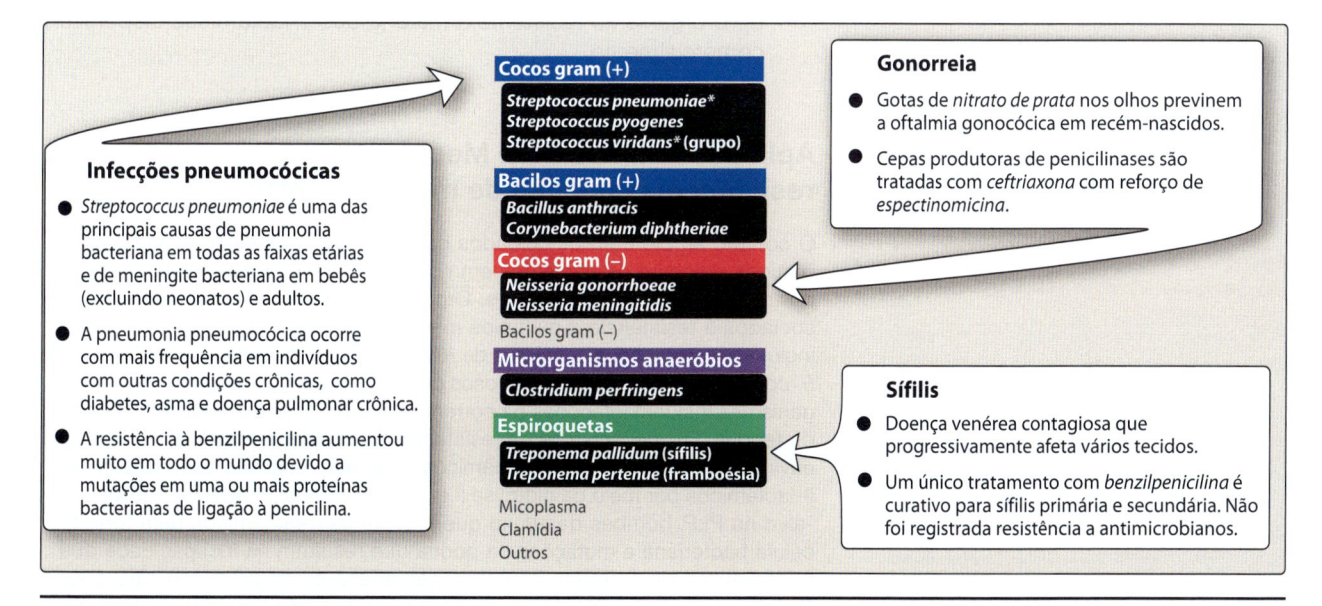

**Figura 29.4**
Aplicações terapêuticas típicas da *benzilpenicilina*. *Cepas resistentes são cada vez mais observadas.

**A. Espectro antimicrobiano da *ampicilina***

**Cocos gram (+)**
**Enterococos**
**Bacilos gram (+)**
*Listeria monocytogenes*
Cocos gram (–)
**Bacilos gram (–)**
*Escherichia coli*
*Haemophilus influenzae*
*Proteus mirabilis*
*Salmonella typhi*
Microrganismos anaeróbicos
Espiroquetas
Micoplasmas
Clamídias
Outros

**B. Espectro antimicrobiano da *piperacilina***

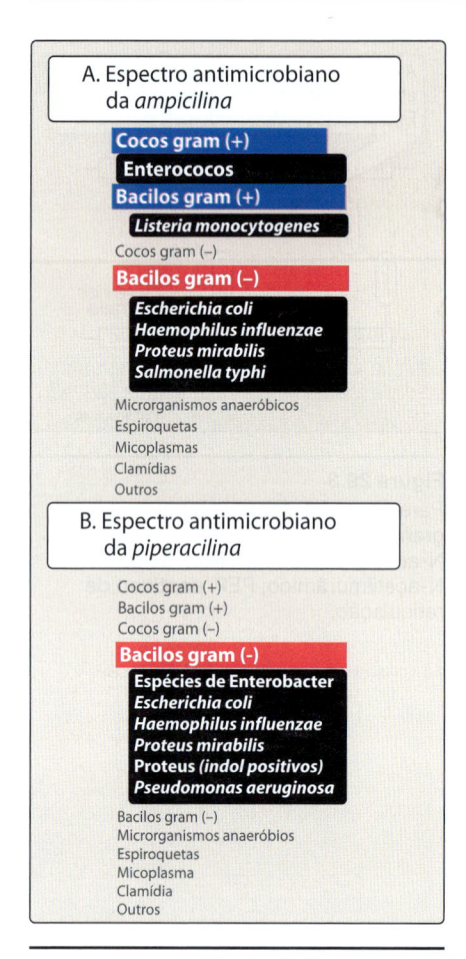

Cocos gram (+)
Bacilos gram (+)
Cocos gram (–)
**Bacilos gram (–)**
*Espécies de Enterobacter*
*Escherichia coli*
*Haemophilus influenzae*
*Proteus mirabilis*
*Proteus (indol positivos)*
*Pseudomonas aeruginosa*
Bacilos gram (–)
Microrganismos anaeróbios
Espiroquetas
Micoplasma
Clamídia
Outros

**Figura 29.5**
Atividade antimicrobiana da *ampicilina* (A) e da *piperacilina* (B).

mantendo, assim, a atividade contra os microrganismos produtores de β-lactamases. (Nota: Certos microrganismos podem ter β-lactamases associadas a cromossomos que são induzidos pelos antimicrobianos β-lactâmicos [p. ex., a segunda e a terceira geração de cefalosporinas].) Os microrganismos gram-positivos secretam as β-lactamases extracelularmente, ao passo que as bactérias gram-negativas inativam os fármacos β-lactâmicos no espaço periplasmático.

2. **Diminuição da permeabilidade ao antimicrobiano:** A diminuição da penetração do antimicrobiano através da membrana celular externa da bactéria o impede de alcançar as PLPs-alvo. Nas bactérias gram-positivas, a camada de peptideoglicano está próxima à superfície da bactéria e existem poucas barreiras para que o medicamento atinja seu alvo. A penetração reduzida do medicamento na célula é uma preocupação maior em organismos gram-negativos, pois eles têm uma parede celular complexa que inclui canais aquosos chamados de porinas. Um excelente exemplo de patógeno sem porinas de alta permeabilidade é *P. aeruginosa*. A presença de uma bomba de efluxo, que remove ativamente o antibiótico do local de ação, também pode reduzir a quantidade de medicamento intracelular (p. ex., *Klebsiella pneumoniae*).

3. **PLPs alteradas:** PLPs são enzimas bacterianas envolvidas na síntese da parede celular e na manutenção das características morfológicas da bactéria. Os antibióticos β-lactâmicos ligam-se às PLPs e podem impedir a síntese da parede celular e levar a alterações morfológicas ou à lise das bactérias suscetíveis. O número de PLPs varia conforme o tipo de microrganismo. PLPs modificadas têm menor afinidade pelos antimicrobianos β-lactâmicos, exigindo concentrações impossíveis de alcançar clinicamente para inibir o crescimento bacteriano. O MRSA ocorre devido à presença do gene *mecA* em *S. aureus* que produz modificações na PLP, tornando o organismo resistente à maioria dos β-lactâmicos disponíveis comercialmente.

> **Aplicação clínica 29.1: Mecanismos de resistência e seleção de medicamentos**
>
> O contato amplo com os cuidados de saúde e a exposição prévia a antibióticos colocam os pacientes em risco de desenvolvimento de infecção por organismos multirresistentes. Organismos gram-negativos comuns associados à resistência a múltiplos medicamentos em ambientes de saúde incluem *P. aeruginosa*, espécies de *Klebsiella*, espécies de *Acinetobacter* e *E. coli*. Alguns processos infecciosos que podem ser causados por esses organismos incluem infecções da corrente sanguínea, pneumonia e infecções de feridas. Os mecanismos de resistência que podem reduzir ou eliminar a atividade dos antibióticos β-lactâmicos abrangem enzimas que inativam os β-lactâmicos por meio da hidrólise (i.e., β-lactamases), mudança nos locais-alvo na PLP, bombas de efluxo que movem os β-lactâmicos para fora da célula bacteriana e mutações na porina que resultam na incapacidade dos β-lactâmicos de entrarem na célula bacteriana e atingirem seu sítio-alvo. Os médicos devem considerar os potenciais mecanismos de resistência e o local da infecção ao selecionar antibióticos para tratar infecções gram-negativas multirresistentes.

## D. Farmacocinética

1. **Administração:** A via de administração dos antimicrobianos β-lactâmicos é determinada pela estabilidade do fármaco ao suco gástrico e pela gravidade da infecção. As associações de *ampicilina* com *sulbactam*, *piperacilina* com *tazobactam* e as penicilinas antiestafilocócicas, *nafcilina* e *oxacilina*, devem ser administradas por via intravenosa (IV) ou intramuscular (IM). *Penicilina V*, *amoxicilina* e *dicloxacilina* estão disponíveis apenas como preparações orais (Figura 29.6). (Nota: A associação de *amoxicilina* com ácido *clavulânico* está disponível apenas como formulação oral, nos Estados Unidos e no Brasil.) A *benzilpenicilina procaína* e a *penicilina G benzatina* são administradas IM e servem como formas de depósito. Elas são absorvidas lentamente para a circulação e persistem em baixas concentrações durante longo tempo.

2. **Absorção:** O ambiente ácido do trato intestinal é desfavorável à absorção das penicilinas. No caso da *penicilina V*, apenas um terço da dose oral é absorvida nas melhores condições. Os alimentos diminuem a absorção da penicilina *dicloxacilina* resistente à penicilinase porque, à medida que o tempo de esvaziamento gástrico aumenta, o medicamento é destruído pelo ácido estomacal. Por isso, ele deve ser ingerido em jejum. Por outro lado, a *amoxicilina* é estável em meio ácido e é facilmente absorvida pelo trato gastrintestinal.

3. **Distribuição:** Os antimicrobianos β-lactâmicos se distribuem bem pelo organismo. Todas as penicilinas atravessam a barreira placentária, mas nenhuma mostrou efeito teratogênico. Contudo, a penetração nos ossos ou no líquido cerebrospinal (LCS) é insuficiente para o tratamento, a menos que esses locais estejam inflamados (Figuras 29.7 e 29.8). (Nota: As meninges inflamadas são mais permeáveis às penicilinas, o que resulta em aumento da relação do fármaco no LCS comparado com o soro.) As concentrações de *penicilina* na próstata são insuficientes para serem eficazes contra infecções.

4. **Biotransformação:** O metabolismo dos β-lactâmicos pelo hospedeiro, em geral, é insignificante, mas alguma biotransformação da *benzilpenicilina* pode ocorrer em pacientes com disfunção renal. A *nafcilina* e a *oxacilina* são exceções à regra e são metabolizadas principalmente no fígado.

5. **Excreção:** A via primária de excreção é pelo sistema secretor de ácido orgânico no túbulo renal, bem como por filtração glomerular. Pacientes com função renal insuficiente precisam de ajuste no regime de doses. Como a *nafcilina* e a *oxacilina* são metabolizadas principalmente no fígado, não requerem ajuste de dose na insuficiência renal. A *probenecida* inibe a secreção das penicilinas, competindo pela secreção tubular ativa do transportador de ácido orgânico e, assim, pode aumentar as concentração séricas. As penicilinas também são excretadas no leite.

## E. Reações adversas

As penicilinas estão entre os medicamentos mais seguros. No entanto, podem ocorrer reações adversas (Figura 29.9).

1. **Hipersensibilidade:** Aproximadamente 10% dos pacientes relatam alergia às penicilinas. Desses, 90% não apresentam uma

---

**Ácido-estável, permitindo administração oral**

**Penicilinas naturais**
→ Penicilina V

**Antiestafilocócicas**
→ Dicloxacilina
Meticilina
Nafcilina*
Oxacilina*

**Espectro estendido**
→ Ampicilina
→ Amoxicilina
→ Amoxicilina + ácido clavulânico
Ampicilina + sulbactam*

**Antipseudomonas**
Piperacilina*

Piperacilina + tazobactam*

**Estável às penicilinases**

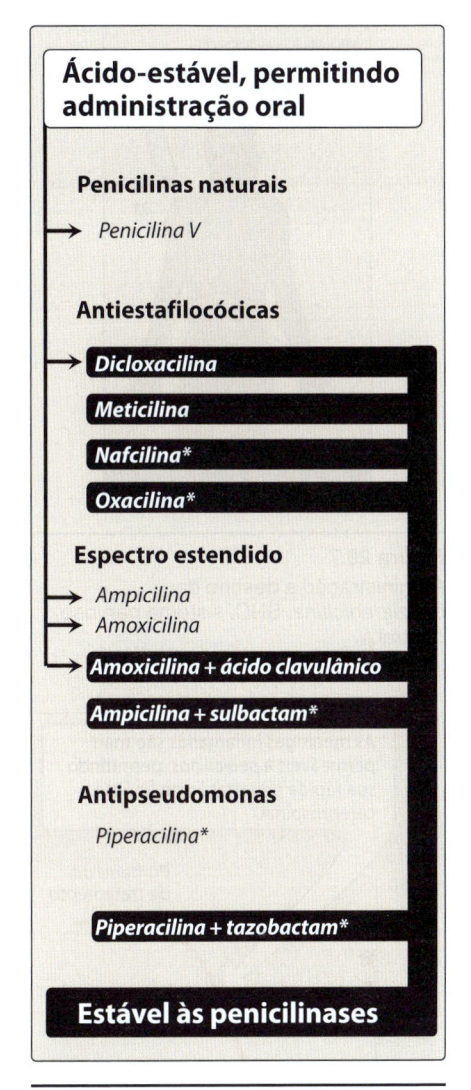

**Figura 29.6**
Estabilidade das penicilinas ao ácido ou à ação das penicilinases. *Disponível apenas como preparação parenteral.

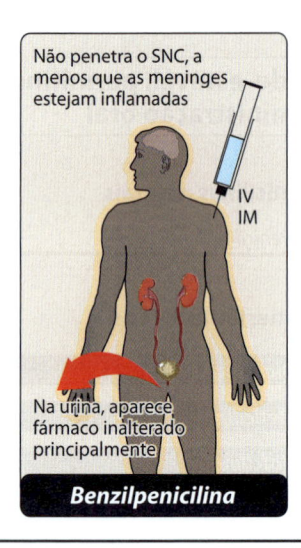

**Figura 29.7**
Administração e destino da *benzilpenicilina*. SNC, sistema nervoso central.

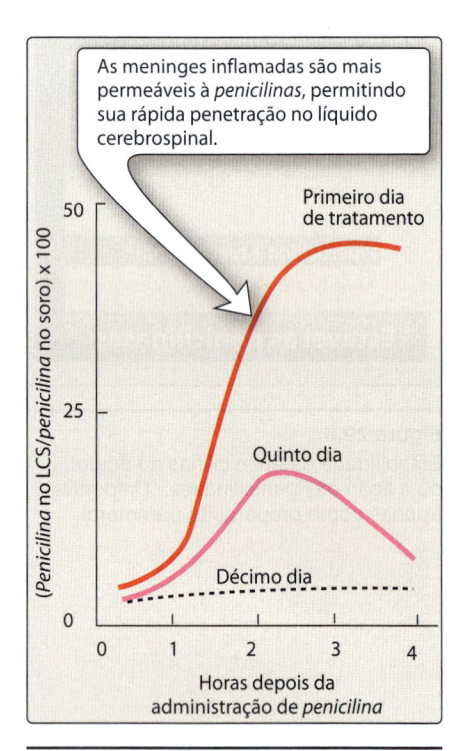

**Figura 29.8**
Aumento da penetração da *penicilina* no LCS durante inflamação. LCS, líquido cerebrospinal.

verdadeira reação de hipersensibilidade do tipo 1 mediada por IgE. As reações alérgicas variam de erupções cutâneas a angioedema (inchaço acentuado dos lábios, língua e área periorbital) e anafilaxia. Em pacientes com alergia às penicilinas, pode ocorrer reatividade cruzada com outros antibióticos β-lactâmicos. Para determinar se o tratamento com um β-lactâmico é seguro quando se observa alguma alergia, é essencial obter a anamnese com relação à gravidade de reações prévias.

2. **Diarreia:** A diarreia é um problema comum causado pela ruptura no equilíbrio normal dos microrganismos intestinais. Ela ocorre em maior extensão com os fármacos que são absorvidos incompletamente e têm espectro antibacteriano estendido. Colite pseudomembranosa por *Clostridioides difficile* e outros microrganismos pode ocorrer com uso de penicilina.

3. **Nefrite:** Todas as penicilinas, particularmente a *meticilina*, têm potencial de causar nefrite intersticial aguda. (Nota: Em razão disso, a *meticilina* não é mais usada na clínica.)

4. **Neurotoxicidade:** As penicilinas são irritantes ao tecido nervoso e podem provocar convulsões se forem injetadas intratecalmente ou se forem alcançadas concentrações sanguíneas muito elevadas. Pacientes com epilepsia estão sob risco maior devido à propriedade das penicilinas de causar inibição gabaérgica.

5. **Toxicidade hematológica:** A diminuição da coagulação pode ser observada com altas doses de *piperacilina* e *nafcilina* (e, até certo ponto, com *benzilpenicilina*). Citopenias foram associadas com tratamentos com mais de duas semanas de duração; por isso, deve-se monitorar a contagem sanguínea semanalmente nesses casos.

## III. CEFALOSPORINAS

As cefalosporinas são antibióticos β-lactâmicos intimamente relacionados estrutural e funcionalmente às penicilinas. A maioria das cefalosporinas é produzida semissinteticamente pelo acréscimo de cadeias laterais ao ácido 7-aminocefalosporânico. Mudanças estruturais na cadeia lateral acila na posição 7 alteram a atividade antibacteriana, e variações na posição 3 modificam o perfil farmacocinético (Figura 29.10). As cefalosporinas têm o mesmo mecanismo de ação das penicilinas e são afetadas pelos mesmos mecanismos de resistência. Contudo, elas tendem a ser mais estáveis a certas β-lactamases do que as penicilinas.

### A. Espectro antibacteriano

As cefalosporinas são classificadas de acordo com as gerações primeira, segunda, terceira, quarta e avançada, com base principalmente no padrão de suscetibilidade bacteriana e resistência às β-lactamases (Figura 29.11). (Nota: As cefalosporinas disponíveis comercialmente são ineficazes contra *L. monocytogenes*, *C. difficile* e enterococos.)

1. **Primeira geração:** As cefalosporinas de primeira geração atuam como substitutas da *benzilpenicilina*. Elas são resistentes à penicilinase estafilocócica (i.e., cobrem a MSSA). Isolados de *S. pneumoniae* resistentes à *penicilina* também são resistentes às

cefalosporinas de primeira geração. Os agentes dessa geração também apresentam atividade modesta contra *P. mirabilis*, *E. coli* e *K. pneumoniae*. A maioria dos anaeróbios da cavidade oral, como *Peptostreptococcus*, é sensível, mas o grupo *Bacteroides fragilis* é resistente.

2. **Segunda geração:** As cefalosporinas de segunda geração apresentam maior atividade contra organismos gram-negativos, como *H. influenzae*, *Klebsiella* ssp., *Proteus* ssp., *E. coli* e *Moraxella catarrhalis*, ao passo que a atividade contra organismos gram-positivos é mais fraca. A cobertura antimicrobiana das cefamicinas (*cefotetano* e *cefoxitina*) também inclui anaeróbicos (p. ex., *B. fragilis*). Elas são as únicas cefalosporinas disponíveis comercialmente com atividade apreciável contra bactérias gram-negativas anaeróbicas. No entanto, nenhum dos medicamentos é de primeira linha devido à crescente prevalência de resistência entre *B. fragilis*.

3. **Terceira geração:** Essas cefalosporinas assumiram um papel importante no tratamento das doenças infecciosas. Embora sejam menos potentes do que as cefalosporinas de primeira geração contra MSSA, as cefalosporinas de terceira geração têm maior atividade contra bacilos gram-negativos, incluindo cepas produtoras de β-lactamase de *H. influenzae* e *Neisseria gonorrhoeae*. O espectro de atividade dessa classe inclui organismos entéricos, como *Serratia marcescens* e *Providencia* ssp. *Ceftriaxona* e *cefotaxima* tornaram-se os fármacos de escolha no tratamento da meningite. *Ceftazidima* tem atividade contra *P. aeruginosa*; contudo, a resistência é crescente, e o uso deve ser avaliado caso a caso. As cefalosporinas de terceira geração devem ser utilizadas com cautela, pois estão associadas a "danos colaterais" significativos, incluindo a indução de resistência antimicrobiana e o desenvolvimento de infecção por *C. difficile*. (Nota: O uso de fluoroquinolona também está associado com dano colateral.)

4. **Quarta geração:** *Cefepima* é classificada como cefalosporina de quarta geração e deve ser administrada por via parenteral. Ela apresenta amplo espectro antibacteriano, com atividade contra estreptococos e estafilococos (mas apenas os que são suscetíveis à *meticilina*). A *cefepima* também é eficaz contra organismos aeróbios gram-negativos, como *Enterobacter* ssp., *E. coli*, *K. pneumoniae*, *P. mirabilis* e *P. aeruginosa*. Ao selecionar um antimicrobiano ativo contra *P. aeruginosa*, os clínicos devem basear-se no antibiograma local (teste laboratorial de sensibilidade de uma cepa bacteriana isolada a diferentes antimicrobianos) para orientação.

5. **Geração avançada:** A *ceftarolina* é uma cefalosporina de amplo espectro e geração avançada. Ela é o único antimicrobiano nos Estados Unidos ativo contra MRSA e é indicada para o tratamento de infecções complicadas da pele e das estruturas da pele, além de pneumonia adquirida na comunidade. Sua estrutura singular permite que a *ceftarolina* se ligue às PLPs encontradas no MRSA e no *S. pneumoniae* resistente à *penicilina*. Além do amplo espectro de atividade gram-positiva, tem também atividade gram-negativa similar à da *ceftriaxona* e das cefalosporinas de terceira geração. Lacunas importantes na cobertura incluem *P. aeruginosa*, Enterobacteriaceae produtoras de β-lactamase de espectro estendido (β-LEE) e

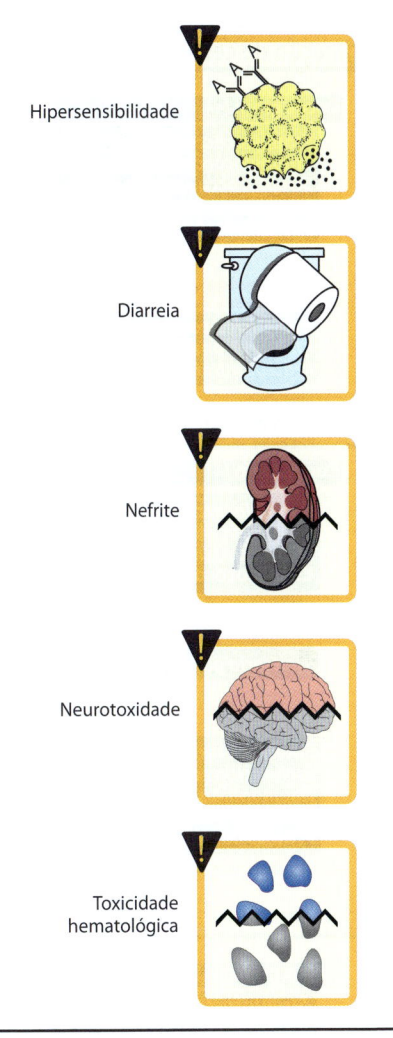

**Figura 29.9**
Resumo dos efeitos adversos observados com o uso das penicilinas.

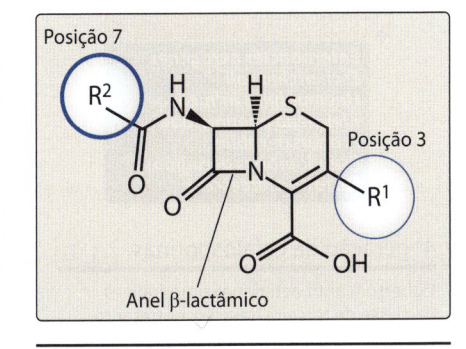

**Figura 29.10**
Características estruturais dos antibióticos cefalosporínicos.

**1ª geração de cefalosporinas**

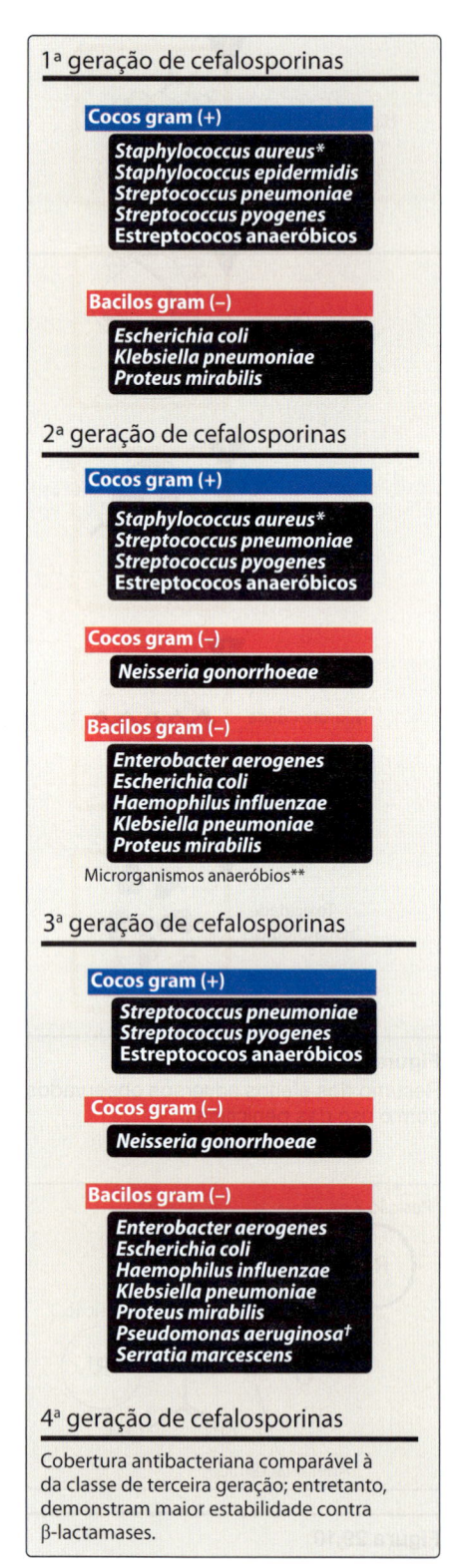

*Cocos gram (+)*
- Staphylococcus aureus*
- Staphylococcus epidermidis
- Streptococcus pneumoniae
- Streptococcus pyogenes
- Estreptococos anaeróbicos

*Bacilos gram (−)*
- Escherichia coli
- Klebsiella pneumoniae
- Proteus mirabilis

**2ª geração de cefalosporinas**

*Cocos gram (+)*
- Staphylococcus aureus*
- Streptococcus pneumoniae
- Streptococcus pyogenes
- Estreptococos anaeróbicos

*Cocos gram (−)*
- Neisseria gonorrhoeae

*Bacilos gram (−)*
- Enterobacter aerogenes
- Escherichia coli
- Haemophilus influenzae
- Klebsiella pneumoniae
- Proteus mirabilis

Microrganismos anaeróbios**

**3ª geração de cefalosporinas**

*Cocos gram (+)*
- Streptococcus pneumoniae
- Streptococcus pyogenes
- Estreptococos anaeróbicos

*Cocos gram (−)*
- Neisseria gonorrhoeae

*Bacilos gram (−)*
- Enterobacter aerogenes
- Escherichia coli
- Haemophilus influenzae
- Klebsiella pneumoniae
- Proteus mirabilis
- Pseudomonas aeruginosa†
- Serratia marcescens

**4ª geração de cefalosporinas**

Cobertura antibacteriana comparável à da classe de terceira geração; entretanto, demonstram maior estabilidade contra β-lactamases.

**Figura 29.11**
Resumo das aplicações terapêuticas das cefalosporinas. *Estafilococos resistentes à *meticilina* são resistentes. **Cefoxitina* e *cefotetano* têm cobertura anaeróbica. †Somente *ceftazidima*.

*Acinetobacter baumannii*. O regime de duas doses diárias limita também o uso fora do ambiente hospitalar.

O *cefiderocol* é uma cefalosporina de geração avançada com atividade contra organismos aeróbios gram-negativos, incluindo aqueles que são multirresistentes, e não tem atividade contra organismos gram-positivos. Foi aprovado para o tratamento de infecções complicadas do trato urinário, incluindo pielonefrite e pneumonia adquirida em hospital e associada à ventilação mecânica. Esse medicamento possui um novo mecanismo de ação que utiliza ferro; ele atua como um siderófiro, que se liga ao ferro férrico livre extracelular e entra na membrana celular bacteriana tanto por difusão passiva quanto por transporte ativo pelo mecanismo de captação de ferro. É um dos poucos antibacterianos com ajuste de dose recomendado para pacientes com depuração renal aumentada (p. ex., dosagem quatro vezes ao dia). Devido ao seu mecanismo singular, permanece ativo contra bactérias gram-negativas multirresistentes que produzem muitas β-lactamases, como a *Klebsiella pneumoniae* carbapenemase (KPC), β-lactamase do tipo OXA e metalo-β-lactamase (MBL).

### B. Resistência

A resistência às cefalosporinas deve-se à hidrólise do anel β-lactâmico pelas β-lactamases ou à afinidade reduzida pelas PLPs.

### C. Farmacocinética

1. **Administração:** Várias das cefalosporinas precisam ser administradas por via IV ou IM (Figura 29.12) devido à sua escassa absorção oral. As exceções são apresentadas na Figura 29.13.

2. **Distribuição:** Todas as cefalosporinas se distribuem bem nos líquidos corporais. Contudo, concentrações terapêuticas adequadas no LCS, independentemente de inflamação, são alcançados apenas com poucas cefalosporinas. Por exemplo, *ceftriaxona* ou *cefotaxima* são eficazes no tratamento da meningite neonatal e da infância causada por *H. influenzae*. A *cefazolina* é comumente usada para profilaxia cirúrgica devido à sua atividade contra *S. aureus* produtor de penicilinase, além de sua boa penetração nos tecidos e fluidos.

3. **Eliminação:** As cefalosporinas são eliminadas por meio de secreção tubular e/ou filtração glomerular (Figura 29.12). Portanto, as doses precisam ser ajustadas na disfunção renal para evitar acúmulo e toxicidade. A *ceftriaxona* é uma exceção, pois é excretada por meio da bile pelas fezes e, portanto, empregada com frequência em pacientes com insuficiência renal.

### D. Efeitos adversos

Assim como as penicilinas, as cefalosporinas costumam ser bem toleradas. Contudo, as reações alérgicas são um problema. Pacientes que tiveram resposta anafilática, síndrome de Stevens-Johnson ou necrólise epidermal tóxica a penicilinas não devem receber cefalosporinas. As cefalosporinas devem ser evitadas ou usadas com cautela em pessoas com alergia à penicilina. Dados atuais sugerem que a reatividade cruzada entre penicilinas e cefalosporinas é ao redor de 3 a 5% e determinada pela semelhança da cadeia lateral, e não pela estrutura β-lactâmica. A maior taxa de alergias cruzadas é entre as penicilinas e as cefalosporinas de primeira geração.

### Aplicação clínica 29.2: Considerações para administração de antibióticos β-lactâmicos

Os antibióticos β-lactâmicos, que incluem penicilinas, cefalosporinas, monobactâmicos e carbapenêmicos, são considerados agentes dependentes do tempo. Isso significa que a morte bacteriana é maximizada quando as concentrações do fármaco estão acima da concentração inibitória mínima (CIM) do agente patogênico durante uma porcentagem maior de cada intervalo de dosagem. A CIM de um patógeno é a concentração mínima de um antibiótico que impede o crescimento visível da bactéria. Essa informação sobre a atividade dos β-lactâmicos pode ser utilizada para otimizar a forma como esses antibióticos são administradas no ambiente clínico. Por exemplo, a maioria dos antibióticos β-lactâmicos intravenosos é infundida durante um período de 30 minutos a 1 hora. No entanto, ao prolongar as infusões (mais de 3 ou 4 horas), os β-lactâmicos podem eliminar bactérias de forma mais eficaz, uma vez que as concentrações do medicamento provavelmente ficarão acima da CIM por um tempo maior. Os β-lactâmicos também podem ser administrados durante 24 horas. Isso é conhecido como infusão contínua. A estabilidade do antibiótico deve ser cuidadosamente considerada antes de utilizar uma estratégia de infusão prolongada ou contínua.

A maioria das cefalosporinas não penetra o líquido cerebrospinal; as de 3ª geração alcançam concentrações terapêuticas no líquido cerebrospinal

Ceftriaxona aparece na bile

Na urina, aparece principalmente fármaco inalterado

**Cefalosporinas**

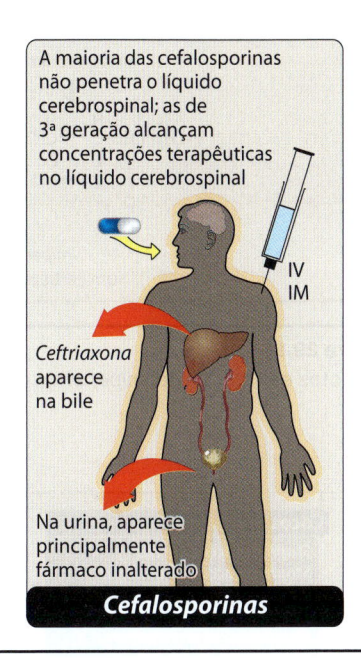

**Figura 29.12**
Administração e destino das cefalosporinas. LCS, líquido cerebrospinal.

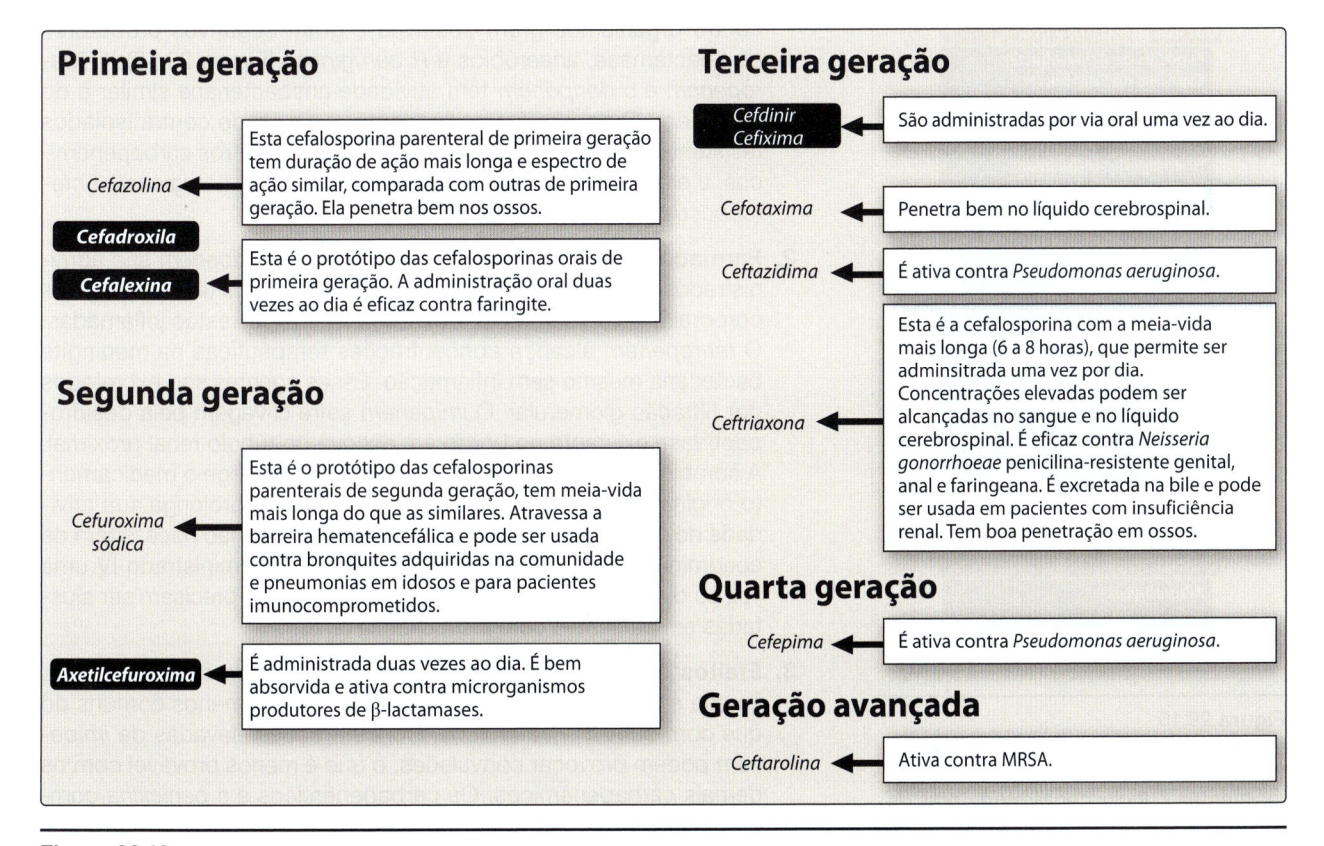

### Primeira geração

**Cefazolina** → Esta cefalosporina parenteral de primeira geração tem duração de ação mais longa e espectro de ação similar, comparada com outras de primeira geração. Ela penetra bem nos ossos.

**Cefadroxila**

**Cefalexina** → Esta é o protótipo das cefalosporinas orais de primeira geração. A administração oral duas vezes ao dia é eficaz contra faringite.

### Segunda geração

**Cefuroxima sódica** → Esta é o protótipo das cefalosporinas parenterais de segunda geração, tem meia-vida mais longa do que as similares. Atravessa a barreira hematencefálica e pode ser usada contra bronquites adquiridas na comunidade e pneumonias em idosos e para pacientes imunocomprometidos.

**Axetilcefuroxima** → É administrada duas vezes ao dia. É bem absorvida e ativa contra microrganismos produtores de β-lactamases.

### Terceira geração

**Cefdinir**
**Cefixima** → São administradas por via oral uma vez ao dia.

**Cefotaxima** → Penetra bem no líquido cerebrospinal.

**Ceftazidima** → É ativa contra *Pseudomonas aeruginosa*.

**Ceftriaxona** → Esta é a cefalosporina com a meia-vida mais longa (6 a 8 horas), que permite ser adminsitrada uma vez por dia. Concentrações elevadas podem ser alcançadas no sangue e no líquido cerebrospinal. É eficaz contra *Neisseria gonorrhoeae* penicilina-resistente genital, anal e faringeana. É excretada na bile e pode ser usada em pacientes com insuficiência renal. Tem boa penetração em ossos.

### Quarta geração

**Cefepima** → É ativa contra *Pseudomonas aeruginosa*.

### Geração avançada

**Ceftarolina** → Ativa contra MRSA.

**Figura 29.13**
Vantagens terapêuticas de algumas cefalosporinas clinicamente úteis. (Nota: As cefalosporinas que podem ser administradas por via oral são apresentadas em letra branca sobre fundo preto. Medicamentos mais utilizados estão identificados em negrito.) LCS, líquido cerebrospinal; MRSA, *Staphylococcus aureus* resistente à *meticilina*.

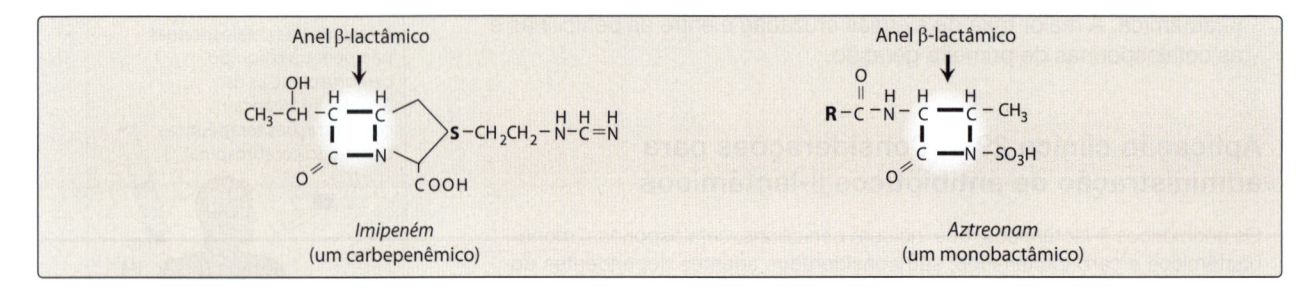

**Figura 29.14**
Aspectos estruturais do *imipeném* e do *aztreonam*.

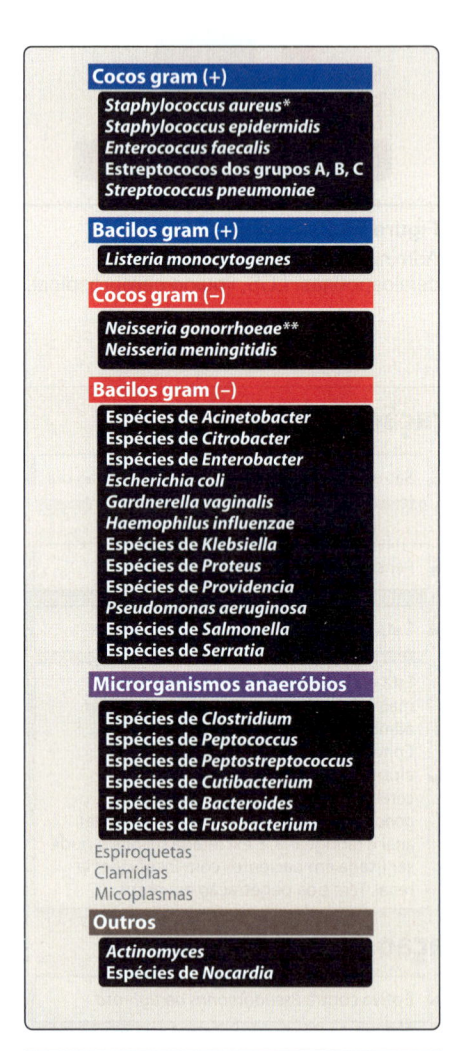

**Figura 29.15**
Espectro antimicrobiano do *imipeném*.
*Estafilococos resistentes à *meticilina* são resistentes. **Inclui cepas produtoras de penicilinase.

**Cocos gram (+)**
*Staphylococcus aureus**
*Staphylococcus epidermidis*
*Enterococcus faecalis*
Estreptococos dos grupos A, B, C
*Streptococcus pneumoniae*

**Bacilos gram (+)**
*Listeria monocytogenes*

**Cocos gram (−)**
*Neisseria gonorrhoeae***
*Neisseria meningitidis*

**Bacilos gram (−)**
Espécies de *Acinetobacter*
Espécies de *Citrobacter*
Espécies de *Enterobacter*
*Escherichia coli*
*Gardnerella vaginalis*
*Haemophilus influenzae*
Espécies de *Klebsiella*
Espécies de *Proteus*
Espécies de *Providencia*
*Pseudomonas aeruginosa*
Espécies de *Salmonella*
Espécies de *Serratia*

**Microrganismos anaeróbios**
Espécies de *Clostridium*
Espécies de *Peptococcus*
Espécies de *Peptostreptococcus*
Espécies de *Cutibacterium*
Espécies de *Bacteroides*
Espécies de *Fusobacterium*

Espiroquetas
Clamídias
Micoplasmas

**Outros**
*Actinomyces*
Espécies de *Nocardia*

## IV. OUTROS ANTIBIÓTICOS β-LACTÂMICOS

### A. Carbapenêmicos

Os carbapenêmicos são antimicrobianos β-lactâmicos sintéticos cuja estrutura difere daquela das penicilinas, porque o átomo de enxofre do anel tiazolidínico (Figura 29.2) foi externalizado e substituído por carbono (Figura 29.14). *Imipeném*, *meropeném*, *doripeném* e *ertapeném* são os fármacos desse grupo.

1. **Espectro antibacteriano:** O *imipeném* resiste à hidrólise pela maioria das β-lactamases, mas não pelas MBLs. Esse medicamento desempenha um papel na terapia empírica porque é ativo contra organismos gram-positivos e gram-negativos produtores de β-lactamase, anaeróbios e *P. aeruginosa* (Figura 29.15). O *meropeném* e o *doripeném* têm atividade antibacteriana similar à do *imipeném*. O *doripeném* pode manter a atividade contra isolados resistentes de *Pseudomonas*. Ao contrário de outros carbapenêmicos, o *ertapeném* não possui cobertura contra *P. aeruginosa*, *Enterococcus* ssp. e *Acinetobacter* ssp.

2. **Farmacocinética:** *Imipeném*, *meropeném* e *doripeném* são administrados por via intravenosa e penetram bem nos tecidos e fluidos corporais, incluindo o LCS, quando as meninges estão inflamadas. O *meropeném* alcança concentrações terapêuticas na meningite bacteriana mesmo sem inflamação. Esses agentes são excretados por filtração glomerular. O *imipeném* sofre clivagem pela desidropeptidase existente no bordo em escova do túbulo renal proximal. A combinação de *imipeném* com *cilastatina* protege o medicamento original da desidropeptidase renal e, assim, prolonga sua atividade no organismo. Os outros carbapenêmicos não necessitam da coadministração de *cilastatina*. *Ertapeném* é administrado IV uma vez ao dia. (Nota: As dosagens desses fármacos precisam ser ajustadas em pacientes com insuficiência renal.)

3. **Efeitos adversos:** *Imipeném/cilastatina* podem causar náusea, êmese e diarreia. Eosinofilia e neutropenia são menos comuns do que com outros β-lactâmicos. Concentrações elevadas de *imipeném* podem provocar convulsões, o que é menos provável com os demais carbapenêmicos. Os carbapenêmicos e a *penicilina* compartilham um núcleo bicíclico comum. A similaridade estrutural pode conferir reatividade cruzada entre as classes. Embora aqueles com verdadeira alergia à *penicilina* devam usar carbapenêmicos

com cautela, a taxa de reatividade cruzada observada nos estudos é muito baixa (menos de 1%).

### B. Monobactâmicos

Os monobactâmicos, que também desorganizam a síntese da parede celular bacteriana, são singulares, pois o anel β-lactâmico não está fundido com outro anel (Figura 29.14). O *aztreonam*, que é o único monobactâmico disponível comercialmente, tem atividade antimicrobiana, principalmente contra patógenos gram-negativos, incluindo as Enterobacterales e *P. aeruginosa*. Ele não tem atividade contra gram-positivos e anaeróbios. *Aztreonam* é administrado por via IV ou IM e pode se acumular no paciente com insuficiência renal. O medicamento é relativamente não tóxico, mas pode causar flebite, erupções cutâneas e, ocasionalmente, testes de função hepática anormais. Ele tem baixo potencial imunogênico e apresenta escassa reatividade cruzada com anticorpos induzidos por outros β-lactâmicos. Assim, esse fármaco pode ser uma alternativa segura no tratamento de pacientes alérgicos a penicilinas, cefalosporinas ou carbapenêmicos. Uma exceção notável é o potencial de reatividade cruzada do *aztreonam* em pacientes com alergia à *ceftazidima*, devido à semelhança de uma cadeia lateral em ambas as estruturas.

## V. INIBIDORES DA β-LACTAMASE

A hidrólise do anel β-lactâmico, seja por clivagem enzimática com uma β-lactamase ou por ácido, destrói a atividade antimicrobiana de um antibiótico β-lactâmico. Há um número crescente de β-lactamases, com mais de 4.000 tipos relatados. Essas enzimas são classificadas com base na estrutura e no padrão de hidrólise. O método de classificação mais simples categoriza as β-lactamases em quatro classes (A a D) com base na sequência proteica.

Os inibidores de β-lactamase, como *ácido clavulânico*, *sulbactam* e *tazobactam*, contêm um anel β-lactâmico, mas por si só não têm atividade antibacteriana significativa, nem causam algum efeito adverso significativo. *Avibactam*, *vaborbactam* e *relebactam* também são inibidores da β-lactamase; no entanto, suas estruturas não possuem o anel β-lactâmico central. Os inibidores de β-lactamase funcionam inativando as β-lactamases, protegendo os antibióticos que normalmente são substratos para essas enzimas. Os inibidores de β-lactamase são, portanto, formulados em combinação com antibióticos sensíveis à β-lactamase, como *amoxicilina*, *ampicilina* e *piperacilina* (Figura 29.1). A Figura 29.16 mostra o efeito do *ácido clavulânico* e da *amoxicilina* no crescimento de *E. coli* produtora de β-lactamase. (Nota: O *ácido clavulânico* é praticamente isento de atividade antibacteriana.)

### A. Associações de cefalosporina e inibidor de β-lactamase

O *ceftolozano* é uma cefalosporina de terceira geração combinada com o inibidor de β-lactamase, *tazobactam*. A associação *ceftolozano/tazobactam* está disponível apenas em formulação intravenosa. Seu nicho na terapia é o tratamento de Enterobacterales resistentes e *P. aeruginosa* multirresistente. *Ceftolozano/tazobactam* tem atividade contra algumas bactérias produtoras de β-lactamase (p. ex., cepas

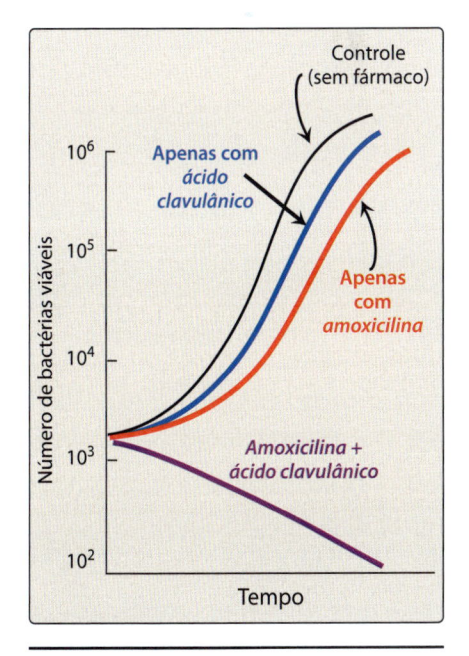

**Figura 29.16**
O crescimento *in vitro* da *E. coli* na presença de *amoxicilina* com e sem *ácido clavulânico*.

|  | CLASSE A | CLASSE B | CLASSE C | CLASSE D |
|---|---|---|---|---|
| Exemplos de enzima | KPC, SHV, TEM, CTX-M | MBL | AmpC | OXA |
| Inibidor da atividade | Tazobactam* Avibactam Vaborbactam Relebactam | Nenhum | Avibactam Vaborbactam Relebactam | Avibactam** Vaborbactam Relebactam** |

**Figura 29.17**
Atividade de novos inibidores de β-lactamase. *Inibe a maioria das enzimas, exceto KPC. **Atividade variável.
AmpC, β-lactamase do tipo AmpC; CTX-M, β-lactamase do tipo CTX-M; KPC, carbapenemase de *Klebsiella pneumoniae*; MBL, metalo-β-lactamase; OXA, β-lactamase do tipo OXA; SHV, β-lactamase do tipo SHV.

selecionadas de β-LEE). Essa combinação tem atividade gram-positiva estreita e anaeróbica muito limitada. A *ceftazidima*, uma cefalosporina de terceira geração, é combinada com o inibidor da β-lactamase *avibactam*. *Ceftazidima/avibactam*, disponível apenas em formulação IV, tem ampla atividade gram-negativa, incluindo Enterobacterales e *P. aeruginosa*. A adição de *avibactam* permite que o medicamento resista à hidrólise pelas β-lactamases de amplo espectro das classes A e C, com exceção das MBLs (classe B). A Figura 29.17 mostra a atividade de vários inibidores de β-lactamases. *Ceftazidima/avibactam* tem atividade mínima contra *Acinetobacter*, bem como contra organismos anaeróbicos e gram-positivos. Ambas as associações são indicadas para o tratamento de infecções intra-abdominais (em combinação com *metronidazol*) e para o tratamento de infecções complicadas do trato urinário. Dada a extensa atividade antimicrobiana, as associações *ceftolozano/tazobactam* e *ceftazidima/avibactam* são reservadas para o tratamento de infecções causadas por patógenos multirresistentes.

### B. Associações de carbapenêmicos e inibidor de β-lactamase

*Meropeném/vaborbactam* e *imipeném/cilastatina/relebactam* são associações de um carbapenêmico e um inibidor não β-lactâmico da β-lactamase. *Meropeném/vaborbactam* foi aprovada para o tratamento de infecções complicadas do trato urinário, incluindo pielonefrite. Além dessas indicações, *imipeném/cilastatina/relebactam* também está aprovada para o tratamento de pneumonia adquirida em hospital e pneumonia associada à ventilação mecânica. O *relebactam* é estruturalmente semelhante ao *avibactam*. A estrutura do *vaborbactam* contém ácido borônico, que aumenta a atividade do *meropeném* contra as β-lactamases de classe A. Tanto o *vaborbactam* quanto o *relebactam* têm atividade contra Enterobacterales, produzindo um amplo espectro de β-lactamases, com exceção das MBLs (Figura 29.18).

## VI. VANCOMICINA

A *vancomicina* é um glicopeptídeo tricíclico, ativo contra bactérias gram-positivas aeróbias e anaeróbias, incluindo MRSA, *Staphylococcus epidermidis* resistente à *meticilina*, *Enterococcus* spp. e *C. difficile* (Figura 29.19).

| AGENTE | ATIVIDADE CONTRA ORGANISMOS GRAM-NEGATIVOS RESISTENTES A LACTÂMICOS |
|---|---|
| *Ceftolozano/tazobactam* | • *Pseudomonas aeruginosa\**<br>• Isolados produtores de ESBL<br>• Nenhuma atividade contra carbapenemases |
| *Ceftazidima/avibactam* | • CREs\* (incluindo isolados produtores de KPC, atividade variável contra OXA, nenhuma atividade contra MBLs)<br>• *Pseudomonas aeruginosa\**<br>• Isolados produtores de ESBL e AmpC |
| *Cefiderocol* | • CREs\* (todas as carbapenemases, incluindo MBLs)<br>• *Pseudomonas aeruginosa*<br>• *Acinetobacter baumannii*<br>• *Stenotrophomonas maltophilia*<br>• Isolados produtores de ESBL e AmpC |
| *Meropeném/vaborbactam* | • CREs\* (incluindo isolados produtores de KPC, nenhuma atividade contra OXA ou MBLs)<br>• Isolados produtores de ESBL e AmpC<br>• *Vaborbactam* não aumenta a atividade contra *Pseudomonas aeruginosa* ou *Acinetobacter* resistentes a carbapenêmicos devido a mutações de efluxo/porina |
| *Imipeném/cilastatina/relebactam* | • CREs\* (incluindo isolados produtores de KPC, menos ativos contra OXA, sem atividade contra MBLs)<br>• *Pseudomonas aeruginosa\**<br>• Isolados produtores de ESBL e AmpC |

**Figura 29.18**
Adição na terapia de novos agentes β-lactâmicos. *Papel principal na terapia. AmpC, AmpC β-lactamase; CREs, enterobactérias resistentes a carbapenêmicos; β-LEE, β-lactamase de espectro estendido; KPC, carbapenemase de *Klebsiella pneumoniae*; MBL, metalo-β-lactamase; OXA, β-lactamase do tipo OXA.

Após a entrada na célula, liga-se aos precursores do peptideoglicano, interrompendo a polimerização e a reticulação necessárias para a manutenção da integridade da parede celular. Essa interação resulta em atividade bactericida. Devido ao aumento da incidência de MRSA, a *vancomicina* é comumente usada em pacientes com infecções de pele e tecidos moles, endocardite infecciosa e pneumonia nosocomial. A frequência de administração da *vancomicina* depende da função renal. Portanto, o monitoramento da depuração da creatinina é necessário para otimizar a exposição ao medicamento e minimizar a toxicidade. As taxas de cura ideais são observadas quando as concentrações mínimas são mantidas entre 10 e 20 μg/mL. (Nota: A razão entre a área sob a curva e a concentração inibitória mínima [relação ASC/CIM] é o melhor preditor da atividade da *vancomicina* contra *S. aureus*, com uma ASC/CIM maior ou igual a 400 associada ao sucesso do tratamento.) As concentrações mínimas iniciais são obtidas antes da quarta ou quinta dose de *vancomicina* para garantir a dosagem apropriada. Os eventos adversos comuns incluem nefrotoxicidade, reações relacionadas à infusão (reação à infusão de *vancomicina* caracterizada por liberação de histamina, rubor e, às vezes, reações anafilactóides); flebite; e ototoxicidade. O surgimento de resistência é incomum em *Streptococcus* e *Staphylococcus* spp., mas é frequentemente observado em infecções por *Enterococcus faecium*. A resistência nos *Enterococos* é impulsionada por alterações na afinidade de ligação aos precursores do peptideoglicano e ocorre na presença do gene *VanA*. Devido à prevalência de resistência, justifica-se o uso prudente de *vancomicina*. Por último, a *vancomicina* tem má absorção após administração oral, razão pela qual a utilização da formulação oral é limitada ao tratamento da infecção por *C. difficile* no cólon.

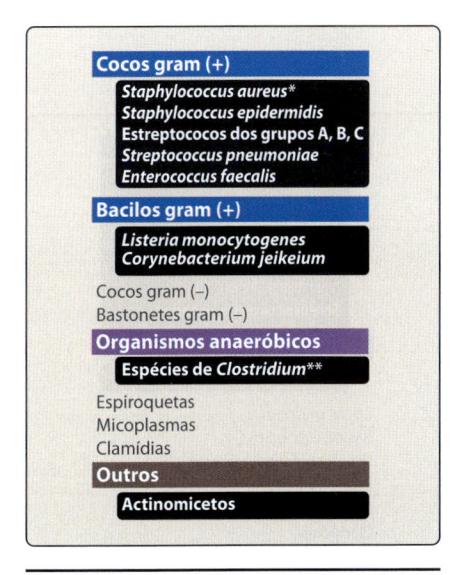

**Cocos gram (+)**
*Staphylococcus aureus\**
*Staphylococcus epidermidis*
Estreptococos dos grupos A, B, C
*Streptococcus pneumoniae*
*Enterococcus faecalis*

**Bacilos gram (+)**
*Listeria monocytogenes*
*Corynebacterium jeikeium*

Cocos gram (–)
Bastonetes gram (–)

**Organismos anaeróbicos**
Espécies de *Clostridium\*\**

Espiroquetas
Micoplasmas
Clamídias

**Outros**
Actinomicetos

**Figura 29.19**
Espectro antimicrobiano da *vancomicina*.
\*Inclui cepas resistentes à *meticilina*.
\*\**Vancomicina* oral apenas para *Clostridioides difficile*.

## VII. LIPOGLICOPEPTÍDEOS

*Telavancina*, *oritavancina* e *dalbavancina* são antibióticos lipoglicopeptídeos semissintéticos com atividade bactericida dependente da concentração contra bactérias gram-positivas. Os lipoglicopeptídeos mantêm um espectro de atividade semelhante ao da *vancomicina*, afetando principalmente estafilococos, estreptococos e enterococos. Devido às diferenças estruturais, são mais potentes do que a *vancomicina* e podem ter atividade contra isolados resistentes a ela. Tal como a *vancomicina*, esses agentes inibem a síntese da parede celular bacteriana. A cauda lipídica é essencial na ancoragem do fármaco à parede celular para melhorar a ligação ao sítio-alvo. Além disso, a *telavancina* e a *oritavancina* interrompem o potencial de membrana. Em combinação, essas ações melhoram a atividade e minimizam a seleção de resistência. A *telavancina* é considerada uma alternativa à *vancomicina* no tratamento de infecções bacterianas agudas da pele e da estrutura da pele (IBAPEPs), bem como no de pneumonia adquirida no hospital causada por organismos gram-positivos resistentes, incluindo MRSA. O uso de *telavancina* na prática clínica é limitado pelo perfil de efeitos adversos, que inclui nefrotoxicidade, risco de dano fetal e interações com medicamentos conhecidos por prolongar o intervalo QTc (p. ex., fluoroquinolonas, macrolídeos). Antes do início, é necessária uma avaliação da função renal, do estado de gravidez e dos medicamentos atuais para garantir uma administração segura.

Ao contrário da *telavancina*, a *oritavancina* e a *dalbavancina* têm meias-vidas prolongadas (245 e 204 horas, respectivamente), permitindo a administração intravenosa de dose única para o tratamento de IBAPEPs. Pacientes estáveis com IBAPEP podem ser tratados ambulatorialmente, eliminando a necessidade de internação, colocação de cateter central e/ou antibioticoterapia parenteral ambulatorial diária. Consistente com outros glicopeptídeos, podem ocorrer reações relacionadas à infusão. Sabe-se que a *oritavancina* e a *telavancina* interferem nos reagentes fosfolipídicos utilizados na avaliação da coagulação. A terapia alternativa deve ser considerada com o uso concomitante de *heparina*.

## VIII. DAPTOMICINA

A *daptomicina* é um antibiótico lipopeptídico cíclico com atividade bactericida dependente da concentração. É indicado como alternativa a outros agentes, como *vancomicina* ou *linezolida*, para o tratamento de infecções causadas por organismos gram-positivos resistentes, incluindo MRSA e enterococos resistentes à *vancomicina* (Figura 29.20). A *daptomicina* é indicada no tratamento de infecções complicadas na pele e na estrutura da pele e de bacteriemias causadas por *S. aureus*, incluindo aquelas com endocardite infecciosa do lado direito. A eficácia do tratamento com *daptomicina* na endocardite do lado esquerdo não foi demonstrada. Além disso, a *daptomicina* é inativada pelos surfactantes pulmonares; por isso, nunca deve ser usada no tratamento de pneumonias. A *daptomicina* é administrada por via intravenosa uma vez ao dia, e a frequência da dose deve ser ajustada na disfunção renal. A Figura 29.21 fornece uma comparação das características importantes de *vancomicina*, *daptomicina*, *telavancina* e dos lipoglicopeptídeos de ação prolongada.

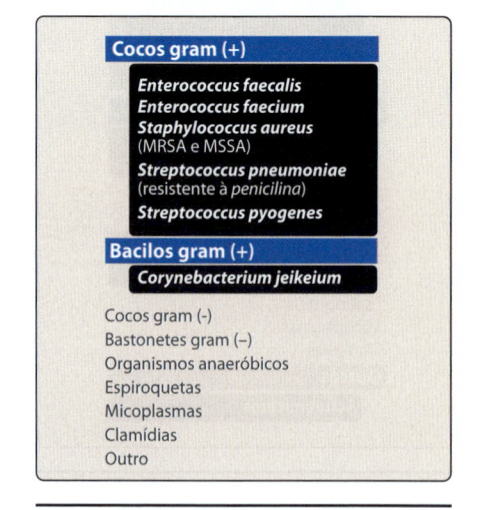

**Cocos gram (+)**
- *Enterococcus faecalis*
- *Enterococcus faecium*
- *Staphylococcus aureus* (MRSA e MSSA)
- *Streptococcus pneumoniae* (resistente à *penicilina*)
- *Streptococcus pyogenes*

**Bacilos gram (+)**
- *Corynebacterium jeikeium*

Cocos gram (–)
Bastonetes gram (–)
Organismos anaeróbicos
Espiroquetas
Micoplasmas
Clamídias
Outro

**Figura 29.20**
Espectro antimicrobiano da daptomicina. MRSA, *Staphylococcus aureus* resistente à *meticilina*; MSSA, *Staphylococcus aureus* suscetível à *meticilina*.

| | VANCOMICINA | DAPTOMICINA | TELAVANCINA | DALBAVANCINA | ORITAVANCINA |
|---|---|---|---|---|---|
| Mecanismo de ação | Inibe a síntese da parede celular bacteriana | Causa rápida despolarização da membrana celular, inibe a síntese de DNA, RNA e proteínas | Inibe a síntese da parede celular bacteriana; rompe a membrana celular | Inibe a síntese da parede celular bacteriana | Inibe a síntese da parede celular bacteriana; rompe a membrana celular |
| Farmacodinâmica | | Dependente de concentração Bactericida | Dependente de concentração Bactericida | Dependente de concentração Bactericida | Dependente de concentração Bactericida |
| Espectro antibacteriano comum | Atividade limitada a organismos gram-positivos: *Staphylococcus aureus* (incluindo MRSA), *Streptococcus pyogenes, S. agalactiae, S. pneumoniae* resistente à penicilina, *Corynebacterium jeikeium, Enterococcus faecalis* sensível à vancomicina e *E. faecium* | | | | |
| Espectro antibacteriano único | *Clostridioides difficile* (somente oral) | VREs | Alguns isolados de VREs | VISA e alguns VREs | VISA, VRSA e VREs |
| Via | IV/VO | IV | IV | IV | IV |
| Tempo de administração | 60 a 90 min IV infusão | Bólus intravenoso de 2 minutos Infusão intravenosa de 30 minutos | Infusão intravenosa de 60 minutos | Infusão intravenosa de 30 minutos | Infusão intravenosa de 3 horas |
| Farmacocinética | Eliminação renal Meia-vida: 6-10 horas A dose é ajustada com base na função renal e nas concentração séricas mínimas | Eliminação renal Meia-vida: 7-8 horas A dose é ajustada com base na função renal | Eliminação renal Meia-vida: 7-9 horas A dose é ajustada com base na função renal | Eliminação renal Meia-vida: 204 horas | Eliminação renal Meia-vida: 245 horas A dose é ajustada com base na função renal |
| Efeitos adversos únicos | Reações relacionadas à infusão devido à liberação de histamina: febre, calafrios, flebite, rubor; ototoxicidade e nefrotoxicidade relacionada à dose | Transaminases hepáticas e CPK elevadas (verificar semanalmente), mialgias e rabdomiólise (considerar manter inibidores da HMG-CoA redutase [estatinas] durante a terapia) | Distúrbios do paladar, urina espumosa, prolongamento do intervalo QTc, interfere nos resultados laboratoriais de coagulação (TP/INR, TTPa, ACT), não recomendada na gravidez (uma advertência recomenda teste de gravidez antes do início) | Reações relacionadas à infusão; transaminases hepáticas elevadas | Reações relacionadas à infusão; transaminases hepáticas elevadas Rastrear interações medicamentosas; inibidor e indutor das enzimas do sistema CYP; aumenta as concentrações de *varfarina* |
| Principais pontos de aprendizagem | Medicamento de escolha para infecções graves por MRSA; forma oral usada apenas para *C. difficile*; monitorar as concentrações séricas mínimas para segurança e eficácia | A *daptomicina* é inativada por surfactantes pulmonares e nunca deve ser usada no tratamento de pneumonia | Usar com cautela em pacientes com disfunção renal (CrCl < 50 mL/min) devido a taxas mais altas de falha do tratamento em estudos clínicos; amostras para teste de coagulação devem ser coletadas antes da dose de *telavancina* para evitar interação | Administração em dose única; pode ser usado em ambiente ambulatorial ou de pronto-socorro para evitar internação hospitalar de pacientes com IBAPEP | Administração em dose única; pode ser usado em ambiente ambulatorial ou de pronto-socorro para evitar internação hospitalar de pacientes com IBAPEP; amostras para teste de coagulação devem ser coletadas antes da dose de *oritavancina* para evitar interação |

**Figura 29.21**
Comparação das características da *vancomicina*, da *daptomicina* e da *telavancina* e dos lipoglicopeptídeos de ação prolongada. IBAPEP, infecções bacterianas agudas da pele e da estrutura da pele; CPK, creatina fosfocinase; CrCl, depuração de creatinina; ED, departamento de emergência; IV, intravenoso; MRSA, *Staphylococcus aureus* resistente à meticilina; VISA, *Staphylococcus aureus* intermediário à *vancomicina*; VREs, enterococos resistentes à *vancomicina*; VRSA, *Staphylococcus aureus* resistente à *vancomicina*; TP, tempo de protrombina; INR, índice normalizado internacional; TTPa, tempo de tromboplastina parcial ativada; TCA, tempo de coagulação ativado.

## IX. FOSFOMICINA

A *fosfomicina* é um derivado sintético do ácido fosfônico. Ela bloqueia a síntese da parede celular ao inibir a enzima enolpiruvil transferase, uma etapa fundamental na síntese do peptideoglicano, e exibe atividade bactericida. É indicada para infecções do trato urinário causadas por *E. coli* ou *E. faecalis* e é considerada terapia de primeira linha para cistite aguda. Devido à sua estrutura e ao seu mecanismo de ação singulares, é improvável a resistência cruzada com outros antimicrobianos. A *fosfomicina* é rapidamente absorvida após administração oral e distribui-se bem nos rins, na bexiga e na próstata. O medicamento é excretado em sua forma ativa na urina e mantém altas concentrações por vários dias, permitindo dose única. (Nota: Uma formulação para uso parenteral está disponível em alguns países e tem sido usada para o tratamento de infecções sistêmicas.) Os efeitos adversos relatados mais comumente incluem diarreia, vaginite, náuseas e cefaleia.

## X. POLIMIXINAS

As polimixinas são polipeptídeos catiônicos que se ligam aos fosfolipídeos na membrana celular bacteriana das bactérias gram-negativas. Elas têm efeito tipo detergente, que rompe a integridade da membrana celular, levando ao vazamento de componentes celulares e à morte do agente infeccioso. As polimixinas são agentes bactericidas dependentes da concentração com atividade contra a maioria das bactérias gram-negativas clinicamente importantes, incluindo *P. aeruginosa, E. coli, K. pneumoniae, Acinetobacter* spp. e *Enterobacter* spp. No entanto, alterações na membrana celular e nos polissacarídeos lipídicos permitem que muitas espécies de *Proteus* e *Serratia* sejam intrinsecamente resistentes. Apenas duas formas de polimixinas são usadas hoje na clínica: *polimixina B* e *colistina* (*polimixina E*). A *polimixina B* está disponível em preparações de uso parenteral, oftálmico, ótico e tópico. A *colistina* está disponível apenas como profármaco, *colistimetato de sódio*, que é administrado por via IV ou inalado com nebulizador. O uso desses fármacos tem sido limitado devido ao risco elevado de nefro e neurotoxicidade (p. ex., fala arrastada e fraqueza muscular) quando usados sistemicamente. No entanto, no contexto de resistência gram-negativa, podem ser utilizados como terapia de resgate para pacientes com infecções multirresistentes e opções terapêuticas alternativas limitadas. Dosagem cuidadosa e monitoração dos efeitos adversos são importantes para a eficácia e a segurança desses antimicrobianos.

### Resumo

- Os antibióticos ativos na parede celular exercem a sua atividade bactericida interferindo na síntese da parede celular.
- Um anel β-lactâmico de quatro membros é comum a todos os antibióticos β-lactâmicos.
- A *penicilina* tem atividade limitada contra bactérias gram-negativas devido à resistência pela produção de β-lactamase.
- Modificações estruturais nos β-lactâmicos produzem cefalosporinas e carbapenêmicos, que possuem um espectro de atividade mais amplo em comparação com a *penicilina*.
- A adição de inibidores de β-lactamase melhora a atividade dos antibióticos ao inibir as enzimas β-lactamase produzidas pelas bactérias.
- A *vancomicina* é o medicamento de escolha para uma variedade de bactérias gram-positivas, particularmente *Staphylococcus aureus* resistente à *meticilina* (MRSA).
- Os lipoglicopeptídeos de ação prolongada (p. ex., *oritavancina* e *dalbavancina*) têm meia-vida prolongada que permite a administração em dose única.
- A *daptomicina* é ineficaz no tratamento da pneumonia devido à inativação pelos surfactantes pulmonares.
- As polimixinas são reservadas para o tratamento de patógenos multirresistentes.

# Questões para estudo

**Escolha a resposta correta.**

**29.1** Um homem de 23 anos apresenta apendicite aguda que rompe logo após a admissão hospitalar. Ele é encaminhado para cirurgia, e as culturas pós-cirúrgicas revelam *Escherichia coli* e *Bacteroides fragilis*, sem informação sobre suscetibilidades. Qual dos seguintes tratamentos provê cobertura empírica adequada contra esses dois patógenos?

   A. Cefepima
   B. Piperacilina/tazobactam
   C. Aztreonam
   D. Ceftarolina

> **Resposta correta = B.** Ainda que todos esses antimicrobianos cubram a maioria das cepas de *E. coli*, somente *piperacilina/tazobactam* é a opção que assegura cobertura contra espécies de *Bacteroides*.

**29.2** Um homem de 68 anos chega de uma casa de repouso com febre, aumento da frequência e urgência urinária e alterações do estado mental. Ele tem alergia à *penicilina* a ponto de anafilaxia. Qual dos seguintes β-lactâmicos é a escolha mais apropriada para cobertura contra bactérias gram-negativas da infecção do trato urinário desse paciente?

   A. Cefepima
   B. Ertapenem
   C. Aztreonam
   D. Ceftarolina

> **Resposta correta = C.** Com base na gravidade das reações alérgicas, o *aztreonam* é a escolha entre todos os β-lactâmicos. Embora as reações cruzadas entre cefalosporinas e carbapenêmicos sejam baixas, nesses casos o risco raramente supera os benefícios.

**29.3** Um homem de 25 anos chega ao centro de atendimento de urgência com uma ferida indolor nos órgãos genitais que começou há duas semanas. Ele relata relação sexual sem proteção com uma nova parceira há cerca de um mês. Um exame de sangue confirma que o paciente tem *Treponema pallidum*. Qual dos seguintes é o fármaco de escolha para o tratamento desse paciente com uma dose única?

   A. Penicilina benzatina G
   B. Ceftriaxona
   C. Aztreonam
   D. Vancomicina

> **Resposta correta = A.** Um tratamento simples com *benzilpenicilina* é curativo para a sífilis primária e secundária. Não foi relatada resistência a esse antimicrobiano, e ele permanece sendo de escolha, a menos que o paciente tenha uma reação alérgica grave.

**29.4** Qual das seguintes cefalosporinas tem atividade contra patógenos anaeróbios gram-negativos como *Bacteroides fragilis*?

   A. Cefoxitina
   B. Cefepima
   C. Ceftriaxona
   D. Cefazolina

> **Resposta correta = A.** As cefamicinas (*cefoxitina* e *cefotetano*) são as únicas cefalosporinas com atividade *in vitro* contra patógenos gram-negativos anaeróbicos. *Cefepima*, *ceftriaxona* e *cefazolina* não têm atividade apreciável contra *Bacteroides fragilis*.

**29.5** Em qual dos seguintes casos seria apropriado usar *telavancina*?

   A. Em uma mulher grávida de 29 anos com pneumonia associada à ventilação mecânica.
   B. Em um homem de 76 anos com pneumonia adquirida em hospital e que também recebe *amiodarona* contra fibrilação atrial.
   C. Em um homem de 36 anos com celulite e abscesso infectado com MRSA.
   D. Em uma mulher de 72 anos com infecção diabética na perna por MRSA e disfunção renal moderada.

> **Resposta correta = C.** A alternativa A não é uma boa opção devido ao potencial da *telavancina* de prejudicar o feto. A opção B não é uma boa escolha porque o paciente usa *amiodarona*, e a *telavancina* pode causar prolongamento do intervalo QTc. A opção D não é apropriada porque a paciente tem disfunção renal, e a *telavancina* deve ser evitada a menos que o benefício supere o risco. A opção C é a melhor escolha, pois a *telavancina* é aprovada para infecções da pele e das estruturas da pele e o paciente não tem contraindicação aparente.

**29.6** Qual dos seguintes genes produz uma alteração na PLP, tornando o tratamento com *penicilina* ineficaz?
A. *VanA*
B. *mecA*
C. *KPC*
D. *AmpC*

**Resposta correta = B.** O gene *mecA* altera as PLPs, o que torna o tratamento com *penicilina* ineficaz. A cepa de MRSA ocorre devido à presença do gene *mecA* no *Staphylococcus aureus*. *VanA* é o gene responsável pela resistência à *vancomicina* em *Enterococos*. KPC e AmpC são exemplos de β-lactamases.

**29.7** Um paciente idoso, morador de rua e sabidamente não aderente ao uso de medicamentos, chega ao pronto-socorro com infecção não complicada de pele e tecidos moles. Qual dos seguintes antibióticos pode ser usado para tratar a infecção e evitar a hospitalização?
A. *Daptomicina*
B. *Ceftarolina*
C. *Vancomicina*
D. *Oritavancina*

**Resposta correta = D.** Todas as opções podem ser usadas para tratar infecções de pele e tecidos moles. No entanto, a *oritavancina* é um lipoglicopeptídeo de ação prolongada e pode ser administrada em dose única, evitando a hospitalização.

**29.8** Qual das alternativas a seguir melhor descreve a razão pela qual o *imipeném* é coformulado com *cilastatina*?
A. Para proteger o *imipeném* das β-lactamases.
B. Para reduzir reações de hipersensibilidade associadas ao *imipeném*.
C. Para proteger o *imipeném* da desidropeptidase renal.
D. Para reduzir o metabolismo do *imipeném*.

**Resposta correta = C.** O *imipeném* sofre clivagem por uma desidropeptidase encontrada na borda em escova do túbulo renal proximal. A combinação de *imipeném* com *cilastatina* protege o medicamento original da desidropeptidase renal e, assim, prolonga sua atividade no organismo.

**29.9** Um paciente na unidade de terapia intensiva médica está recebendo *cefepima* para o tratamento de uma infecção do trato urinário. A dose de *cefepima* foi ajustada devido ao declínio da função renal. No 4º dia de internação, a urocultura é positiva para *Proteus mirabilis*. Qual das alternativas a seguir é mais apropriada com base no perfil de suscetibilidade abaixo e no estado clínico do paciente?

| Antimicrobianos | Suscetível (S), intermediário (I), resistente (R) |
|---|---|
| *Ceftriaxona* | R |
| *Cefepima* | R |
| *Piperacilina/tazobactam* | S |
| *Colistina* | S |

A. Continuar *cefepima*.
B. Alterar para *colistina*.
C. Alterar para *piperacilina/tazobactam*.
D. Alterar para *ceftriaxona*.

**Resposta correta = C.** Embora tanto *colistina* quanto *piperacilina/tazobactam* sejam escolhas apropriadas, uma vez que a bactéria é suscetível, a *piperacilina/tazobactam* é uma seleção mais segura, uma vez que a *colistina* está altamente associada à nefrotoxicidade e o paciente já apresenta declínio da função renal.

**29.10** Um homem de 75 anos é diagnosticado com pneumonia associada à ventilação mecânica. Uma lavagem broncoalveolar é realizada, e na cultura respiratória cresce *Escherichia coli* resistente a *carbapeném*, que produz metalo-β-lactamase. Qual dos seguintes agentes tem maior probabilidade de ter atividade contra esse organismo?
A. *Ceftolozano/tazobactam*
B. *Cefiderocol*
C. *Meropeném/vaborbactam*
D. *Cefepima*

**Resposta correta = B.** O *cefiderocol* é o único antibiótico listado que tem atividade contra todas as carbapenemases, incluindo metalo-β-lactamases. Além disso, o *cefiderocol* é indicado para o tratamento de pneumonia associada à ventilação mecânica. Os demais antibióticos listados não apresentam atividade contra organismos produtores de metalo-β-lactamase.

# Inibidores da síntese proteica

## 30

Lindsey M. Childs-Kean

## I. VISÃO GERAL

Muitos antimicrobianos exercem seu efeito antimicrobiano agindo nos ribossomos bacterianos e inibindo a síntese proteica das bactérias. A maioria desses agentes exibe atividade bacteriostática. Os ribossomos bacterianos diferem estruturalmente dos ribossomos citoplasmáticos dos mamíferos e são compostos por subunidades 30S e 50S (os ribossomos de mamíferos têm subunidades 40S e 60S). Em geral, a seletividade pelos ribossomos bacterianos minimiza potenciais consequências adversas resultantes da interrupção da síntese proteica nas células do hospedeiro mamífero. Contudo, concentrações elevadas de *cloranfenicol* ou tetraciclinas podem causar efeitos tóxicos como resultado da interação com ribossomos mitocondriais de mamíferos, pois a estrutura de ribossomos mitocondriais se parece mais com a de ribossomos de bactérias. A Figura 30.1 resume os antimicrobianos inibidores da síntese de proteínas discutidos neste capítulo.

## II. TETRACICLINAS

As tetraciclinas consistem em quatro anéis fundidos com um sistema de ligações duplas conjugado. Substituições nesses anéis alteram a farmacocinética individual e o espectro de atividade antimicrobiana.

### A. Mecanismo de ação

As tetraciclinas entram nos microrganismos suscetíveis por difusão passiva e por um mecanismo proteico de transporte dependente de energia próprio da membrana citoplasmática interna da bactéria. As tetraciclinas se concentram no interior das células dos microrganismos suscetíveis. Elas se ligam reversivelmente à subunidade 30S do ribossomo bacteriano. Essa ação impede que o RNA transportador (RNAt) se ligue ao complexo RNA mensageiro (RNAm)-ribossomo, inibindo, assim, a síntese de proteínas da bactéria (Figura 30.2).

### B. Espectro antibacteriano

As tetraciclinas são antimicrobianos bacteriostáticos eficazes contra uma ampla variedade de microrganismos, incluindo bactérias gram-positivas e gram-negativas, protozoários, espiroquetas, micobactérias e espécies atípicas. Elas são usadas com frequência no tratamento da acne e de infecções por *Chlamydia* (Figura 30.3).

---

**TETRACICLINAS**
*Demeclociclina*
*Doxiciclina*
*Eravaciclina*
*Minociclina*
*Omadaciclina*
*Tetraciclina*

**GLICILCICLINAS**
*Tigeciclina*

**AMINOGLICOSÍDEOS**
*Amicacina*
*Gentamicina*
*Neomicina*
*Plazomicina*
*Estreptomicina*
*Tobramicina*

**MACROLÍDEOS**
*Azitromicina*
*Claritromicina*
*Eritromicina*

**MACROCÍCLICO**
*Fidaxomicina*

**LINCOSAMIDAS**
*Clindamicina*

**OXAZOLIDINONAS**
*Linezolida*
*Tedizolida*

**PLEUROMUTILINA**
*Lefamulina*

**OUTROS**
*Cloranfenicol*
*Quinupristina/Dalfopristina*

**Figura 30.1**
Resumo dos antimicrobianos inibidores de síntese proteica.

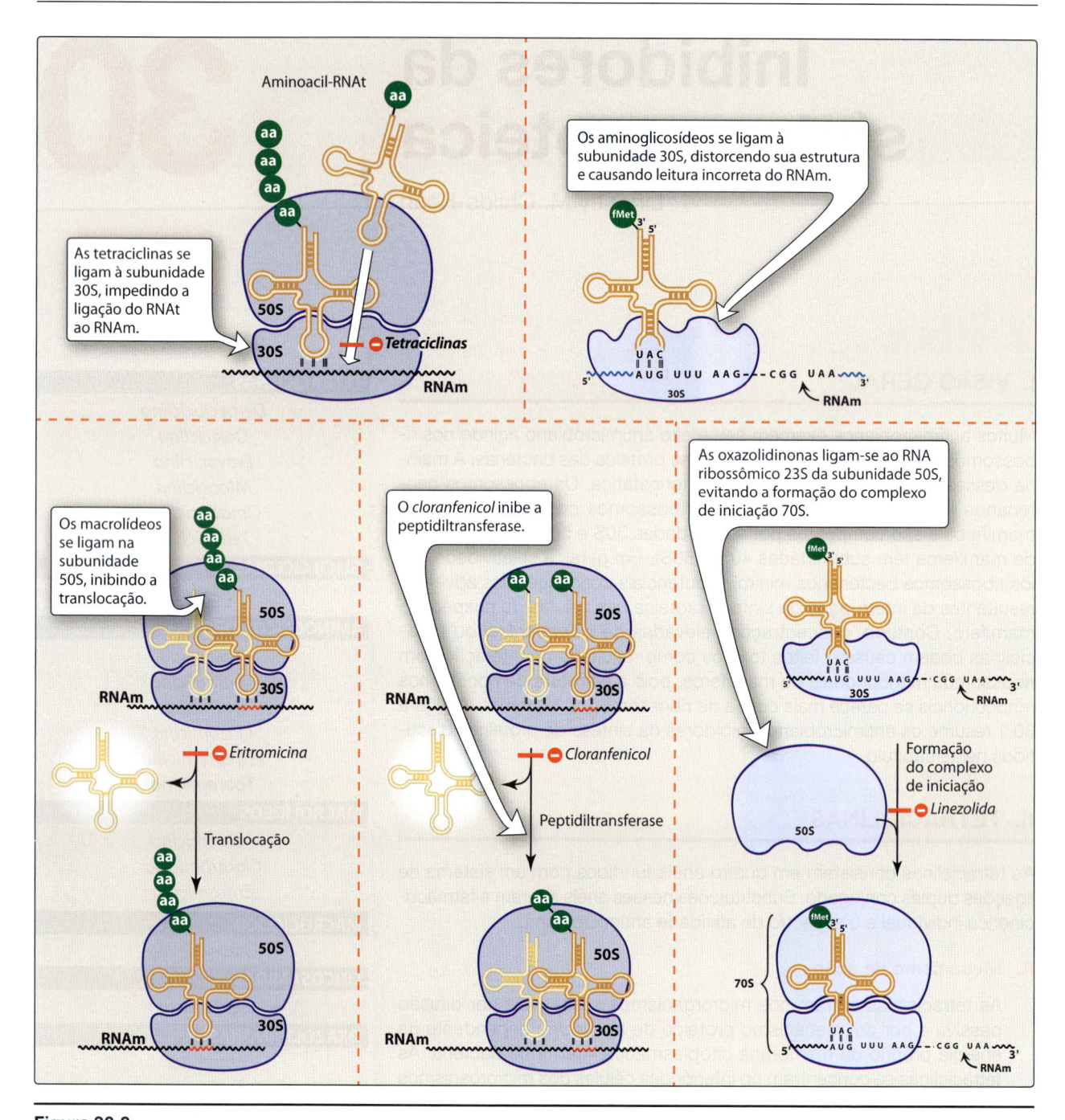

**Figura 30.2**
Mecanismos de ação de vários inibidores da síntese proteica. aa, aminoácidos.

## C. Resistência

A resistência natural às tetraciclinas mais frequente é uma bomba de efluxo que as expele para fora da célula, impedindo, assim, o seu acúmulo intracelular. Outros mecanismos de resistência bacteriana às

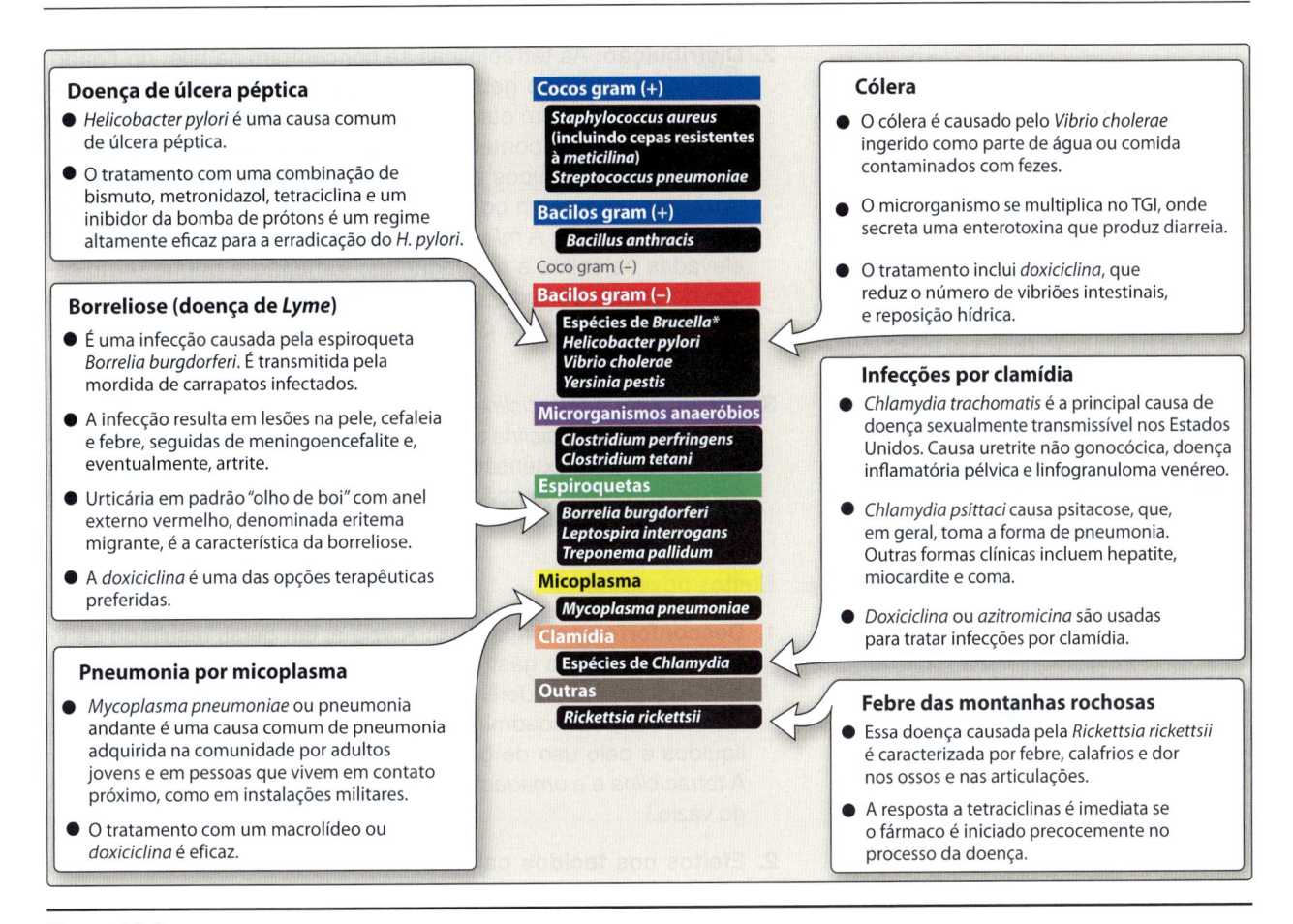

## Figura 30.3
Aplicações terapêuticas típicas das tetraciclinas. *tetraciclina + gentamicina.

**Doença de úlcera péptica**
- *Helicobacter pylori* é uma causa comum de úlcera péptica.
- O tratamento com uma combinação de bismuto, metronidazol, tetraciclina e um inibidor da bomba de prótons é um regime altamente eficaz para a erradicação do *H. pylori*.

**Borreliose (doença de Lyme)**
- É uma infecção causada pela espiroqueta *Borrelia burgdorferi*. É transmitida pela mordida de carrapatos infectados.
- A infecção resulta em lesões na pele, cefaleia e febre, seguidas de meningoencefalite e, eventualmente, artrite.
- Urticária em padrão "olho de boi" com anel externo vermelho, denominada eritema migrante, é a característica da borreliose.
- A *doxiciclina* é uma das opções terapêuticas preferidas.

**Pneumonia por micoplasma**
- *Mycoplasma pneumoniae* ou pneumonia andante é uma causa comum de pneumonia adquirida na comunidade por adultos jovens e em pessoas que vivem em contato próximo, como em instalações militares.
- O tratamento com um macrolídeo ou *doxiciclina* é eficaz.

**Cocos gram (+)**
- *Staphylococcus aureus* (incluindo cepas resistentes à *meticilina*)
- *Streptococcus pneumoniae*

**Bacilos gram (+)**
- *Bacillus anthracis*

Coco gram (–)

**Bacilos gram (–)**
- Espécies de *Brucella**
- *Helicobacter pylori*
- *Vibrio cholerae*
- *Yersinia pestis*

**Microrganismos anaeróbios**
- *Clostridium perfringens*
- *Clostridium tetani*

**Espiroquetas**
- *Borrelia burgdorferi*
- *Leptospira interrogans*
- *Treponema pallidum*

**Micoplasma**
- *Mycoplasma pneumoniae*

**Clamídia**
- Espécies de *Chlamydia*

**Outras**
- *Rickettsia rickettsii*

**Cólera**
- O cólera é causado pelo *Vibrio cholerae* ingerido como parte de água ou comida contaminados com fezes.
- O microrganismo se multiplica no TGI, onde secreta uma enterotoxina que produz diarreia.
- O tratamento inclui *doxiciclina*, que reduz o número de vibriões intestinais, e reposição hídrica.

**Infecções por clamídia**
- *Chlamydia trachomatis* é a principal causa de doença sexualmente transmissível nos Estados Unidos. Causa uretrite não gonocócica, doença inflamatória pélvica e linfogranuloma venéreo.
- *Chlamydia psittaci* causa psitacose, que, em geral, toma a forma de pneumonia. Outras formas clínicas incluem hepatite, miocardite e coma.
- *Doxiciclina* ou *azitromicina* são usadas para tratar infecções por clamídia.

**Febre das montanhas rochosas**
- Essa doença causada pela *Rickettsia rickettsii* é caracterizada por febre, calafrios e dor nos ossos e nas articulações.
- A resposta a tetraciclinas é imediata se o fármaco é iniciado precocemente no processo da doença.

---

tetraciclinas incluem inativação enzimática e produção de proteínas bacterianas, que impedem a ligação da tetraciclina no ribossomo. A resistência a uma tetraciclina não confere resistência universal a todas as tetraciclinas, e o desenvolvimento de resistência cruzada pode depender do mecanismo de resistência.

### D. Farmacocinética

1. **Absorção:** As tetraciclinas são adequadamente absorvidas após ingestão oral (Figura 30.4). A administração com substâncias que contêm cátions di e trivalentes (p. ex., antiácidos com magnésio e alumínio ou suplementos com ferro) diminuem a absorção, particularmente da *tetraciclina*, devido à formação de quelatos não absorvíveis (Figura 30.5). A *tetraciclina* e a *omadaciclina* não devem ser administradas com laticínios, mas estes não afetam a absorção de *doxiciclina* ou *minociclina*. *Doxiciclina*, *minociclina* e *omadaciclina* estão disponíveis como preparações orais e intravenosas (IV). A *eravaciclina* está disponível apenas em preparação intravenosa.

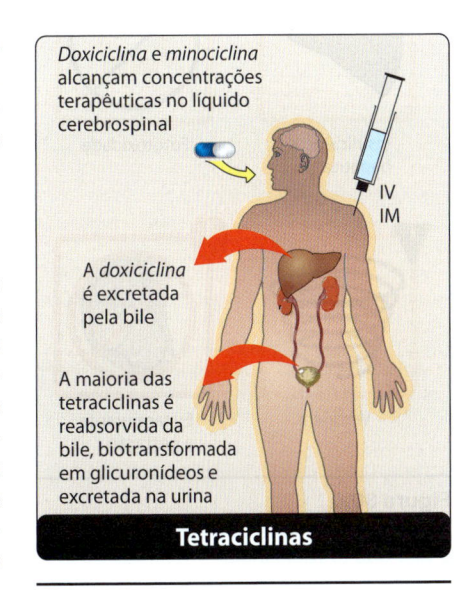

### Figura 30.4
Administração e destino das tetraciclinas.

*Doxiciclina e minociclina alcançam concentrações terapêuticas no líquido cerebrospinal*

*A doxiciclina é excretada pela bile*

*A maioria das tetraciclinas é reabsorvida da bile, biotransformada em glicuronídeos e excretada na urina*

**Tetraciclinas**

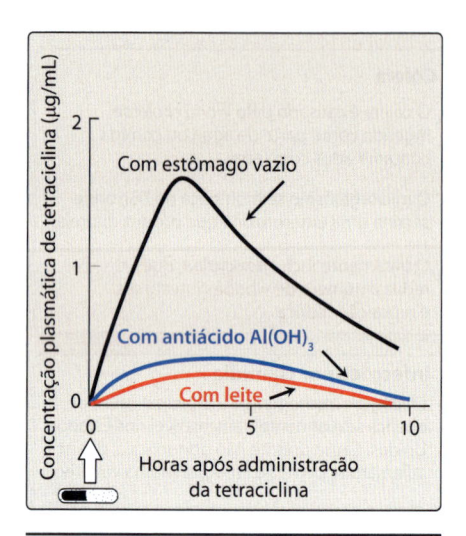

**Figura 30.5**
Efeitos de antiácidos e leite na absorção de tetraciclinas.

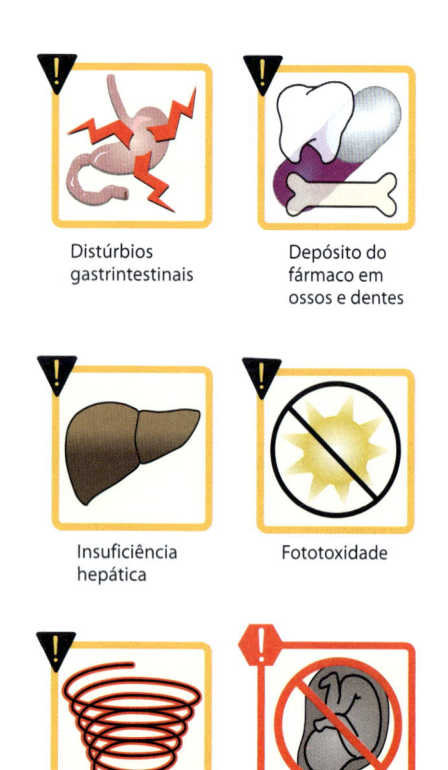

**Figura 30.6**
Alguns efeitos adversos observados com o uso das tetraciclinas.

2. **Distribuição:** As tetraciclinas se concentram na bile, no fígado, nos rins, no líquido gengival e na pele. Além disso, elas se fixam nos tecidos em calcificação (p. ex., dentes e ossos) ou em tumores com alto conteúdo de cálcio. A penetração na maioria dos líquidos orgânicos é adequada. Somente a *minociclina* e a *doxiciclina* alcançam concentrações terapêuticas no líquido cerebrospinal (LCS). A *minociclina* também alcança concentrações elevadas na saliva e nas lágrimas, tornando-a útil na erradicação do estado portador de meningococos. Todas as tetraciclinas atravessam a barreira placentária e se concentram em ossos e dentição fetais.

3. **Eliminação:** A *tetraciclina* é excretada de forma inalterada primeiro na urina, e a *minociclina* sofre biotransformação hepática e é eliminada em menor extensão pelos rins. A *doxiciclina* é preferida em pacientes com disfunção renal, pois é eliminada principalmente pela bile nas fezes.

E. **Efeitos adversos**

1. **Desconforto gastrintestinal:** A azia é, em geral, resultado de irritação da mucosa gástrica (Figura 30.6) e com frequência é responsável pela não aderência às tetraciclinas. A esofagite pode ser minimizada pela coadministração com alimentos (não lácteos) ou líquidos e pelo uso de cápsulas em vez de comprimidos. (Nota: A *tetraciclina* e a *omadaciclina* devem ser tomadas com o estômago vazio.)

2. **Efeitos nos tecidos calcificados:** O depósito das tetraciclinas nos ossos e na dentição primária ocorre durante o processo de calcificação nas crianças em crescimento. Isso pode causar coloração e hipoplasia dos dentes e interrupção temporária do crescimento. Por essa razão, o uso de tetraciclinas é limitado em pediatria.

3. **Hepatotoxicidade:** Raramente pode ocorrer hepatotoxicidade com doses altas, particularmente em gestantes e em pacientes com disfunção hepática ou renal preexistente.

4. **Fototoxicidade:** Podem ocorrer queimaduras graves em pacientes que receberam tetraciclina e são expostos ao sol ou a radiações ultravioleta (UV). Essa toxicidade ocorre com qualquer tetraciclina, mas é mais frequente com *tetraciclina* e com *demeclociclina*. Os pacientes devem ser aconselhados a usar proteção solar adequada.

5. **Outros efeitos:** Hipertensão intracraniana benigna (pseudotumor cerebral) caracterizada por cefaleia e visão turva pode ocorrer raramente em adultos. Embora a interrupção do fármaco reverta essa condição, não está claro se podem ocorrer sequelas permanentes. Pode haver disfunção vestibular manifestada como tontura, vertigem e zumbido, principalmente com *minociclina*.

6. **Contraindicações:** As tetraciclinas não devem ser administradas em gestantes ou lactantes nem em crianças com menos de 8 anos de idade.

## Aplicação clínica 30.1: *Doxiciclina* para doença de Lyme

A doença de Lyme é causada pela bactéria *Borrelia burgdorferi* após uma picada de carrapato e é endêmica em muitas partes do norte dos Estados Unidos. Pode causar reações localizadas, incluindo eritema migratório, uma erupção cutânea característica em forma de anel vermelho, bem como sintomas disseminados, incluindo artrite, pericardite/miocardite e meningite/encefalite. Em áreas onde a doença de Lyme é altamente endêmica, uma dose de *doxiciclina* pode ser administrada como profilaxia pós-exposição, após uma picada de carrapato documentada. A *doxiciclina* é o tratamento de escolha para a doença de Lyme. A duração da terapia é de 10 dias na fase inicial da doença e de 2 a 4 semanas para a infecção disseminada.

## III. GLICILCICLINAS

*Tigeciclina*, um derivado da *minociclina*, é o único antimicrobiano membro da classe glicilciclina. É indicado para o tratamento de infecções complicadas da pele e dos tecidos moles, infecções intra-abdominais complicadas e pneumonia adquirida na comunidade.

### A. Mecanismo de ação

A *tigeciclina* tem ação bacteriostática, ligando-se reversivelmente à subunidade ribossomal 30S e inibindo a síntese de proteínas bacterianas.

### B. Espectro antibacteriano

A *tigeciclina* exibe atividade de amplo espectro, que inclui *Staphylococcus aureus* resistente à *meticilina* (MRSA), estreptococos multirresistentes, enterococos resistentes à *vancomicina* (VRE, do inglês *vancomycin-resistant enterococci*), bactérias gram-negativas produtoras de β-lactamase de espectro estendido, *Acinetobacter baumannii* e muitos organismos anaeróbicos. A *tigeciclina* não é ativa contra as espécies *Morganella, Proteus, Providencia* ou *Pseudomonas*.

### C. Resistência

A *tigeciclina* foi desenvolvida para vencer o aparecimento de microrganismos resistentes à classe das tetraciclinas que usam o efluxo e a proteção ribossomal para conferir resistência. A resistência à *tigeciclina* foi observada e é atribuída principalmente à superexpressão das bombas de efluxo.

### D. Farmacocinética

Após infusão IV, a *tigeciclina* exibe grande volume de distribuição. Penetra bem nos tecidos, mas atinge baixas concentrações plasmáticas. Como consequência, é uma má opção para infecções na corrente sanguínea. A via de eliminação primária é biliar/fecal. Não são necessários ajustes posológicos em pacientes com insuficiência renal; no entanto, recomenda-se uma redução da dose na disfunção hepática grave.

### E. Efeitos adversos

A *tigeciclina* está associada com náuseas e êmese significativas. Pancreatite aguda, incluindo fatalidades, foi relatada com o tratamento. Também pode ocorrer elevação das enzimas hepáticas e da creatinina sérica. A mortalidade por todas as causas em pacientes tratados com *tigeciclina* é maior do que com outros agentes. Existe uma advertência de que a *tigeciclina* deve ser reservada para uso em situações em que tratamentos alternativos não sejam adequados. Outros efeitos adversos são similares aos das tetraciclinas e incluem fotossensibilidade, pseudotumor cerebral e coloração permanente dos dentes, quando empregada durante o desenvolvimento dentário, além de dano fetal, quando administrada em gestantes. A *tigeciclina* pode diminuir a depuração da *varfarina*. Por isso, deve-se monitorar atentamente o índice normalizado internacional (INR, do inglês *international normalized ratio*) quando a *tigeciclina* é coadministrada com *varfarina*.

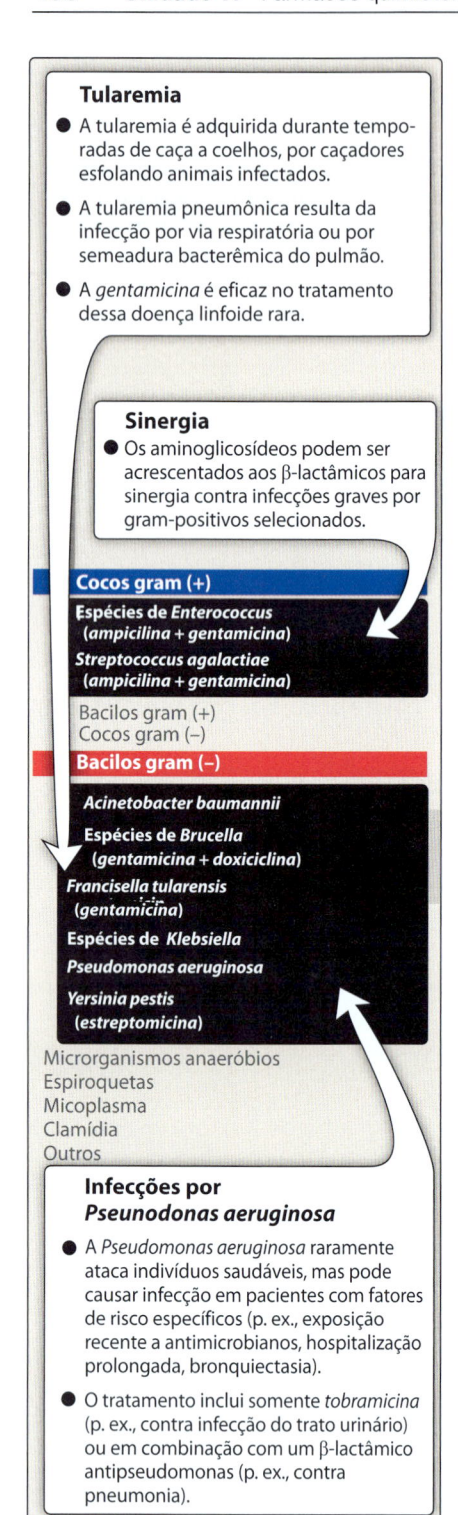

## IV. AMINOGLICOSÍDEOS

Os aminoglicosídeos são utilizados no tratamento de infecções graves causadas por bacilos gram-negativos aeróbios; no entanto, a sua utilidade clínica é limitada devido a toxicidades graves.

### A. Mecanismo de ação

Os aminoglicosídeos difundem-se por meio de canais porina na membrana externa dos microrganismos suscetíveis. Esses microrganismos também têm um sistema dependente de oxigênio que transporta o fármaco através da membrana citoplasmática. Dentro da célula, eles se fixam na subunidade ribossomal 30S, onde interferem com a montagem do aparelho ribossomal funcional e/ou causam a leitura incorreta do código genético pela subunidade 30S do ribossomo completo (Figura 30.2). Os aminoglicosídeos possuem atividade bactericida dependente da concentração; isto é, sua eficácia depende da concentração máxima ($C_{máx}$) do fármaco acima da concentração inibitória mínima (CIM) do organismo. Para os aminoglicosídeos, a $C_{máx}$ é de 8 a 10 vezes a CIM. Eles também exibem efeito pós-antimicrobiano (EPA), que é supressão bacteriana continuada após a concentração do antimicrobiano cair abaixo da CIM. Quanto maior a dosagem, mais longo o EPA. Devido a essas propriedades, a administração de altas doses em intervalos prolongados é comumente utilizada com os aminoglicosídeos. Essa estratégia de administração também reduz o risco de nefrotoxicidade e aumenta a conveniência.

### B. Espectro antibacteriano

Os aminoglicosídeos são eficazes contra a maioria dos bacilos aeróbicos gram-negativos, incluindo os que podem ser resistentes a múltiplos fármacos, como *Pseudomonas aeruginosa*, *Klebsiella pneumoniae* e *Enterobacter* sp. Além disso, os aminoglicosídeos são associados, com frequência, a antimicrobianos β-lactâmicos para obter efeito sinérgico, particularmente no tratamento de endocardite infecciosa por *Enterococcus faecalis* e *Enterococcus faecium*. Algumas aplicações terapêuticas de quatro dos aminoglicosídeos mais usados – *amicacina*, *gentamicina*, *tobramicina* e *estreptomicina* – são mostradas na Figura 30.7.

### C. Resistência

A resistência aos aminoglicosídeos ocorre por meio de (1) bombas de efluxo, (2) diminuição da captação e/ou (3) modificação e inativação por síntese de enzimas associada a plasmídeos. Cada uma dessas enzimas tem sua própria especificidade aminoglicosídica; portanto, a resistência cruzada não pode ser presumida. A *amicacina* e a

---

**Tularemia**
- A tularemia é adquirida durante temporadas de caça a coelhos, por caçadores esfolando animais infectados.
- A tularemia pneumônica resulta da infecção por via respiratória ou por semeadura bacterêmica do pulmão.
- A *gentamicina* é eficaz no tratamento dessa doença linfoide rara.

**Sinergia**
- Os aminoglicosídeos podem ser acrescentados aos β-lactâmicos para sinergia contra infecções graves por gram-positivos selecionados.

**Cocos gram (+)**
Espécies de *Enterococcus* (ampicilina + gentamicina)
*Streptococcus agalactiae* (ampicilina + gentamicina)

Bacilos gram (+)
Cocos gram (–)

**Bacilos gram (–)**
*Acinetobacter baumannii*
Espécies de *Brucella* (gentamicina + doxiciclina)
*Francisella tularensis* (gentamicina)
Espécies de *Klebsiella*
*Pseudomonas aeruginosa*
*Yersinia pestis* (estreptomicina)

Microrganismos anaeróbios
Espiroquetas
Micoplasma
Clamídia
Outros

**Infecções por *Pseunodonas aeruginosa***
- A *Pseudomonas aeruginosa* raramente ataca indivíduos saudáveis, mas pode causar infecção em pacientes com fatores de risco específicos (p. ex., exposição recente a antimicrobianos, hospitalização prolongada, bronquiectasia).
- O tratamento inclui somente *tobramicina* (p. ex., contra infecção do trato urinário) ou em combinação com um β-lactâmico antipseudomonas (p. ex., contra pneumonia).

**Figura 30.7**
Aplicações terapêuticas típicas dos aminoglicosídeos.

*plazomicina* são menos vulneráveis a essas enzimas do que outros antibióticos desse grupo.

### D. Farmacocinética

1. **Absorção:** A estrutura policatiônica altamente polar dos aminoglicosídeos impede a absorção adequada após a administração oral; portanto, todos os aminoglicosídeos (exceto a *neomicina*) devem ser administrados por via parenteral para atingir concentrações séricas adequadas (Figura 30.8). (Nota: A *neomicina* não é administrada por via parenteral devido à grave nefrotoxicidade. É administrada topicamente para infecções de pele ou por via oral para descontaminação do trato gastrintestinal antes de cirurgia colorretal.)

2. **Distribuição:** Devido à sua hidrofilicidade, as concentrações teciduais dos aminoglicosídeos podem ser subterapêuticas, e a penetração na maioria dos líquidos orgânicos é variável. As concentrações alcançadas no LCS são inadequadas, mesmo quando as meninges estão inflamadas. Para infecções do sistema nervoso central, podem ser utilizadas as vias intratecal ou intraventricular. Todos os aminoglicosídeos atravessam a barreira placentária e podem acumular no plasma fetal e no líquido amniótico.

3. **Eliminação:** Mais de 90% do aminoglicosídeo parenteral é excretado inalterado na urina (Figura 30.8). Ocorre acúmulo em pacientes com disfunção renal; portanto, são necessários ajustes de dose. A *neomicina* é excretada principalmente inalterada nas fezes.

### E. Efeitos adversos

O monitoramento terapêutico das concentrações plasmáticas de *gentamicina*, *tobramicina*, *amicacina* e *plazomicina* é imperativo para garantir a adequação da dosagem e minimizar as toxicidades relacionadas à dose (Figura 30.9). Os idosos são particularmente suscetíveis à nefro e à ototoxicidade.

1. **Ototoxicidade:** A ototoxicidade (vestibular e coclear) está relacionada diretamente com picos plasmáticos elevados e com a duração do tratamento. Os aminoglicosídeos se acumulam na endolinfa e na perilinfa do ouvido interno. A surdez pode ser irreversível e também atinge o feto em desenvolvimento. Pacientes que recebem fármacos ototóxicos concomitantes, como a *cisplatina* ou os diuréticos de alça, são particularmente suscetíveis. Vertigens (especialmente em pacientes que recebem *estreptomicina*) também podem ocorrer.

2. **Nefrotoxicidade:** A retenção dos aminoglicosídeos pelas células tubulares proximais interrompe os processos de transporte mediados por cálcio. Isso resulta em lesão renal que varia de insuficiência renal leve e reversível até grave, potencialmente irreversível, e necrose tubular aguda.

3. **Bloqueio neuromuscular:** Esse efeito adverso está associado ao aumento rápido da concentração (p. ex., doses altas infundidas em período curto) ou administração concomitante de bloqueadores neuromusculares. Pacientes com miastenia *gravis* são particularmente suscetíveis. A administração imediata de *gluconato de cálcio* pode reverter o bloqueio que causa paralisia neuromuscular.

4. **Reações alérgicas:** Dermatite de contato é uma reação comum para a *neomicina* aplicada topicamente.

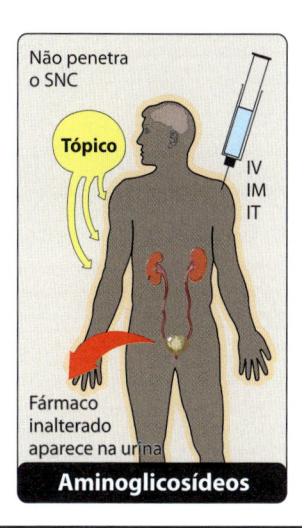

**Figura 30.8**
Administração e destino dos aminoglicosídeos. SNC, sistema nervoso central.

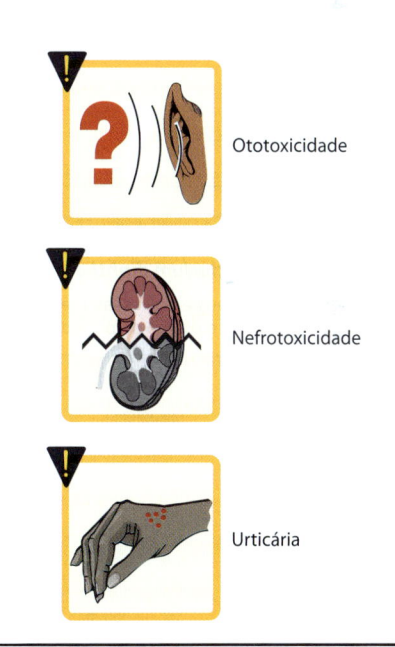

**Figura 30.9**
Alguns efeitos adversos observados com o uso dos aminoglicosídeos.

## V. MACROLÍDEOS

Os macrolídeos são um grupo de antimicrobianos com uma estrutura lactona macrocíclica à qual estão ligados um ou mais açúcares desoxi. A *eritromicina* foi o primeiro desses antimicrobianos a ter aplicação clínica como fármaco de primeira escolha e como alternativa às penicilinas em indivíduos que são alérgicos aos antimicrobianos β-lactâmicos. *Claritromicina* (uma forma metilada da *eritromicina*) e *azitromicina* (apresentando um anel lactona maior) têm algumas caraterísticas comuns com a *eritromicina* e outras que a melhoraram.

### A. Mecanismo de ação

Os macrolídeos se ligam irreversivelmente a um local na subunidade 50S do ribossomo bacteriano, inibindo, assim, etapas de translocação na síntese de proteínas (Figura 30.2). Eles também podem interferir em outras etapas, como a transpeptização. Geralmente considerados bacteriostáticos, os macrolídeos podem ser bactericidas em dosagens mais elevadas. O sítio de ligação parece ser o mesmo ou ter íntima proximidade ao da *clindamicina* e do *cloranfenicol*.

### B. Espectro antibacteriano

1. **Eritromicina:** Esse medicamento é eficaz contra muitos dos mesmos organismos que a *benzilpenicilina* (Figura 30.10); portanto, pode ser considerado uma alternativa em pacientes com alergia à *penicilina*.

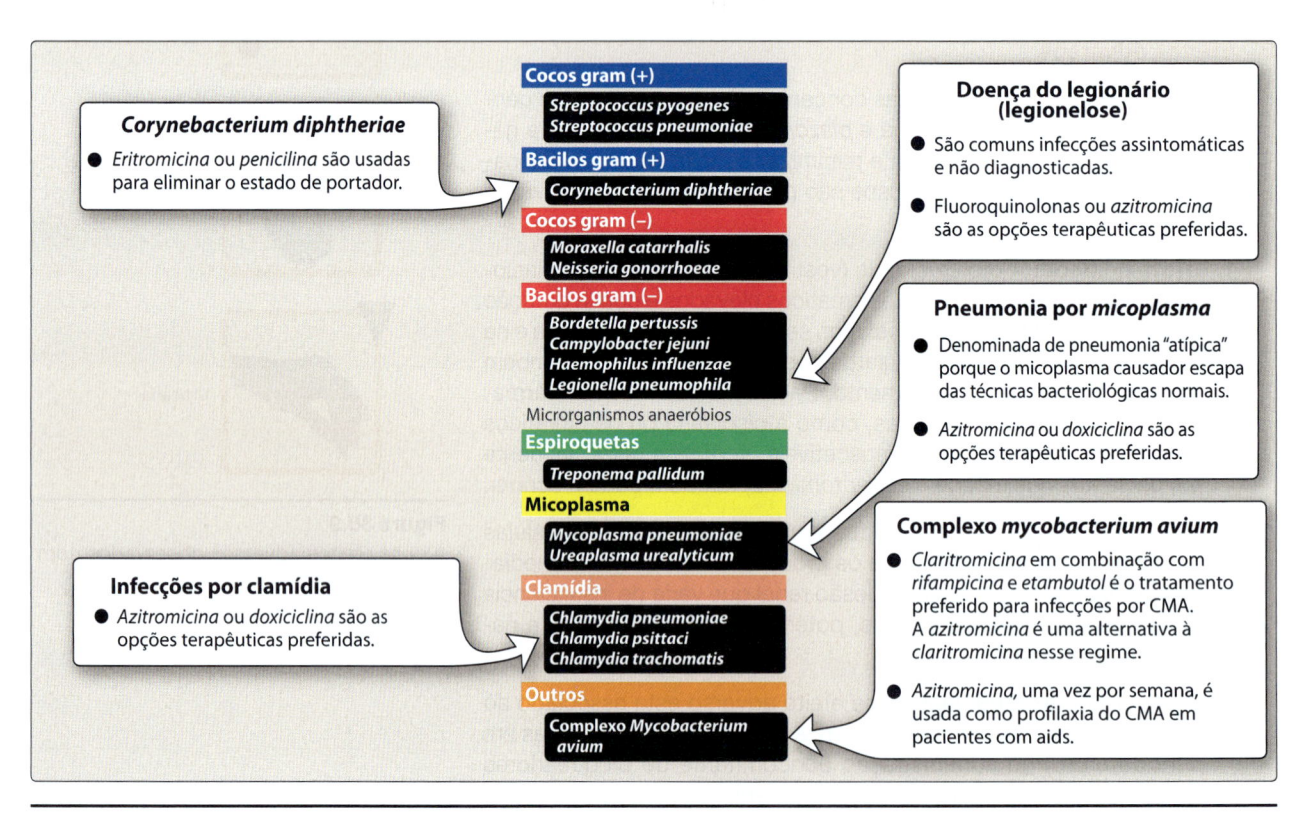

**Figura 30.10**
Aplicações terapêuticas típicas dos macrolídeos. CMA, complexo *Mycobacterium avium*.

2. **Claritromicina:** Tem atividade semelhante à da *eritromicina*, mas também é eficaz contra *Haemophilus influenzae* e tem maior atividade contra patógenos intracelulares, como *Chlamydia*, *Legionella*, *Moraxella*, *Ureaplasma* ssp. e *H. pylori*. Esse medicamento também tem atividade contra o complexo *Mycobacterium avium*.

3. **Azitromicina:** Embora menos ativa que a *eritromicina* contra estreptococos e estafilococos, a *azitromicina* é muito mais ativa contra patógenos respiratórios como *H. influenzae* e *Moraxella catarrhalis*. O uso extensivo da *azitromicina* resultou no crescimento da resistência do *Streptococcus pneumoniae*.

### C. Resistência

A resistência aos macrolídeos está associada com (1) a incapacidade do microrganismo de captar o antimicrobiano; (2) a presença de uma bomba de efluxo; (3) a diminuição da afinidade da subunidade ribossomal 50S pelo antimicrobiano devido à metilação de uma adenina no RNA ribossomal bacteriano 23S em microrganismos gram-positivos; e (4) a presença de uma eritromicina esterase associada a um plasmídeo em microrganismos gram-negativos, como as *Enterobacteriaceae*. A *eritromicina* tem uso clínico limitado devido ao aumento da resistência. Tanto a *claritromicina* quanto a *azitromicina* compartilham alguma resistência cruzada com a *eritromicina*.

### D. Farmacocinética

1. **Absorção:** A *eritromicina* base é destruída pelo ácido gástrico; assim, são administrados comprimidos com revestimento entérico ou formas esterificadas do antibiótico, e todos têm absorção oral adequada (Figura 30.11). A *claritromicina* e a *azitromicina* são estáveis no ácido estomacal e são facilmente absorvidas. Os alimentos interferem na absorção de *eritromicina* e *azitromicina*, mas podem aumentar a absorção de *claritromicina*. A *eritromicina* e a *azitromicina* estão disponíveis em formulações IV.

2. **Distribuição:** A *eritromicina* se distribui bem em todos os líquidos corporais, exceto no LCS. Ela é um dos poucos antimicrobianos que se difunde no líquido prostático e se acumula nos macrófagos. Todos os macrolídeos concentram-se no fígado. A *claritromicina* e a *azitromicina* são amplamente distribuídas nos tecidos. A *azitromicina* se concentra nos neutrófilos, macrófagos e fibroblastos, e as concentrações séricas são baixas. Ela possui o maior volume de distribuição dos macrolídeos.

3. **Metabolismo e excreção:** A *azitromicina* é concentrada e excretada primariamente na bile como fármaco ativo. A *eritromicina* sofre metabolismo hepático e seus metabólitos também são excretados na bile (Figura 30.11). Ocorre reabsorção parcial por meio da circulação êntero-hepática. Em contrapartida, a *claritromicina* é metabolizada hepaticamente, e o fármaco ativo e seus metabólitos são excretados principalmente na urina (Figura 30.12). A dosagem desse fármaco deve ser ajustada em pacientes com insuficiência renal.

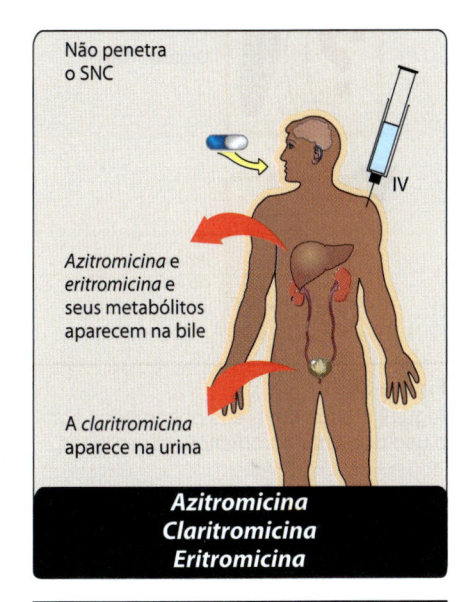

**Figura 30.11**
Administração e destino dos antimicrobianos macrolídeos.

|  | Eritromicina | Claritromicina | Azitromicina |
|---|---|---|---|
| Absorção oral | Sim | Sim | Sim |
| Meia-vida (h) | 2 | 3,5 | 68 |
| Conversão a metabólito ativo | Não | Sim | Não |
| Porcentagem de excreção na urina | < 15 | 30-50 | < 10 |

**Figura 30.12**
Algumas propriedades dos antimicrobianos macrolídeos.

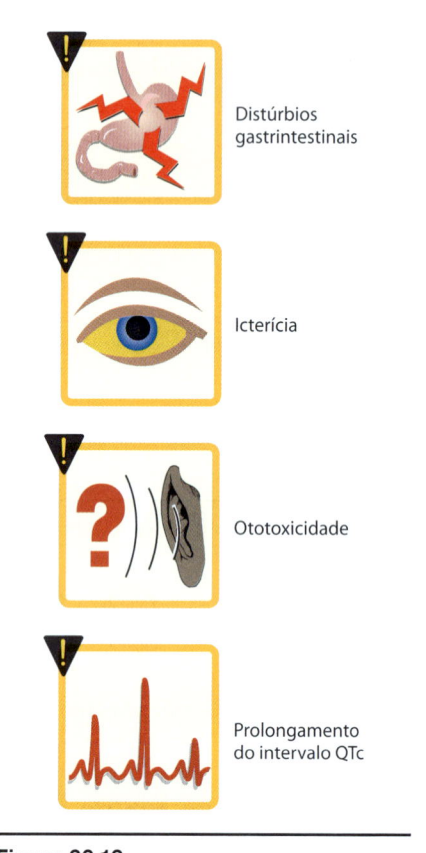

**Figura 30.13**
Alguns efeitos adversos observados com o uso dos antimicrobianos macrolídeos.

### E. Efeitos adversos

1. **Desconforto gástrico e motilidade:** Os distúrbios gastrintestinais são o efeito adverso mais comum dos macrolídeos e podem levar à baixa adesão do paciente, especialmente à *eritromicina*. Os outros macrolídeos parecem ser mais bem tolerados (Figura 30.13). Concentrações mais elevadas de *eritromicina* levam à contração do músculo liso, o que resulta em movimentação do conteúdo gástrico para o duodeno, um efeito adverso às vezes empregado para o tratamento da gastroparesia ou do íleo pós-cirúrgico.

2. **Icterícia colestática:** Esse efeito adverso ocorre mais comumente com a forma estolada da *eritromicina* (não usada nos Estados Unidos); no entanto, foi relatado com outras formulações e outros agentes dessa classe.

3. **Ototoxicidade:** A perda auditiva transitória foi associada à *eritromicina*, especialmente em dosagens elevadas. A *azitromicina* também foi associada com a perda auditiva neurossensorial irreversível.

4. **Prolongamento do intervalo QT$_c$:** Os macrolídeos podem prolongar o intervalo QT$_c$ e devem ser usados com cautela em pacientes com condições pré-arrítmicas ou uso concomitante de fármacos pró-arrítmicos.

5. **Contraindicações:** Pacientes com disfunção hepática devem ser tratados com cautela com *eritromicina* ou *azitromicina*, pois esses fármacos se acumulam no fígado.

6. **Interações farmacológicas:** *Eritromicina* e *claritromicina* inibem a biotransformação hepática de inúmeros fármacos, o que pode levar ao acúmulo tóxico desses compostos (Figura 30.14). Ambos os agentes são inibidores da CYP3A4 e da glicoproteína P transportadora de medicamentos. Foi relatada interferência com o metabolismo de medicamentos como *alfuzosina*, *alprazolam*, estatinas e outros agentes metabolizados pela CYP3A4 para a *claritromicina*.

### Aplicação clínica 30.2: Atividade imunomoduladora dos macrolídeos

Além dos seus efeitos antibacterianos, os macrolídeos também apresentam propriedades imunomoduladoras. A *azitromicina*, em particular, demonstrou reduzir agudamente a liberação de citocinas pró-inflamatórias e ajudar a melhorar a inflamação crônica a longo prazo. Isso é particularmente notável nas células epiteliais dos pulmões. O que levou pesquisadores e médicos a explorarem o uso da *azitromicina* para doenças pulmonares, como pneumonia adquirida na comunidade, doença pulmonar obstrutiva crônica e fibrose cística.

## VI. FIDAXOMICINA

A *fidaxomicina* é um antimicrobiano macrocíclico com estrutura similar à dos macrolídeos, mas tem mecanismo de ação singular. Ela atua na subunidade sigma da RNA polimerase, interrompendo a transcrição

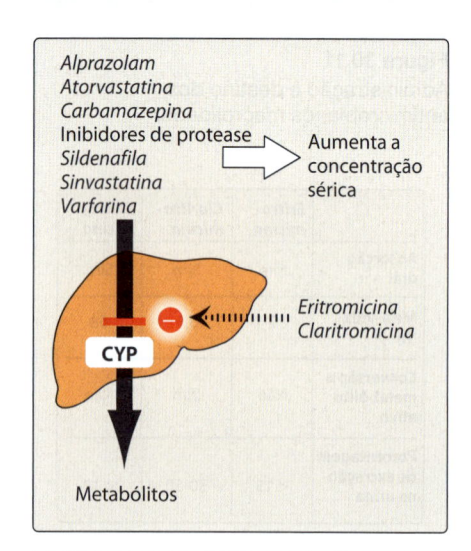

**Figura 30.14**
Inibição do sistema CYP pela *eritromicina* e *claritromicina*.

bacteriana e terminando a síntese proteica, o que resulta em morte celular nos microrganismos suscetíveis. A *fidaxomicina* tem espectro de ação muito estreito, limitado aos aeróbicos e anaeróbicos gram-positivos. É usada principalmente por sua atividade bactericida contra *Clostridioides difficile*. Devido ao seu lugar de ação singular, não foi documentada resistência cruzada com outras classes de antimicrobianos. Após administração oral, a *fidaxomicina* tem absorção sistêmica mínima e permanece primariamente dentro do trato gastrintestinal (TGI). Isso é ideal para o tratamento da infecção por *C. difficile* que ocorre no intestino. Os efeitos adversos mais comuns incluem náuseas, êmese e dor abdominal. Anemia e neutropenia são raramente observadas. Ocorreram reações de hipersensibilidade, incluindo angioedema, dispneia e prurido. A *fidaxomicina* deve ser usada com cautela em pacientes com alergia a macrolídeos, pois podem estar sob maior risco de hipersensibilidade.

## VII. CLINDAMICINA

A *clindamicina* possui mecanismo de ação semelhante ao dos macrolídeos. Ela é usada primariamente no tratamento de infecções causadas por microrganismos gram-positivos, incluindo MRSA e *Streptococcus* sp. e bactérias anaeróbicas. Os mecanismos de resistência são os mesmos da *eritromicina*, e foi descrita resistência cruzada. *C. difficile* é resistente à *clindamicina*, e a utilidade desse fármaco contra anaeróbicos gram-negativos (p. ex., *Bacteroides* sp.) está diminuindo devido ao aumento da resistência. A *clindamicina* está disponível em formulações intravenosas, orais, tópicas e vaginais, mas o uso oral é limitado pela intolerância gastrintestinal. (Nota: Preparações tópicas de *clindamicina* são utilizadas para o tratamento da acne [ver Capítulo 45], e formulações vaginais são utilizadas para o tratamento da vaginose bacteriana.) Após administração oral ou intravenosa, o medicamento distribui-se bem em todos os fluidos corporais, mas apresenta pouca entrada no LCS. A *clindamicina* sofre extenso metabolismo oxidativo em produtos ativos e inativos e é excretada na bile e na urina. A baixa excreção urinária do fármaco ativo limita sua utilidade clínica em infecções do trato urinário (Figura 30.15). Foi relatado acúmulo em pacientes com comprometimento grave da função renal ou insuficiência hepática. Além de urticária, o efeito adverso mais comum é diarreia, que pode representar uma colite pseudomembranosa grave por supercrescimento de *C. difficile*. A administração oral de *fidaxomicina* ou *vancomicina* é geralmente eficaz no tratamento da infecção por *C. difficile*.

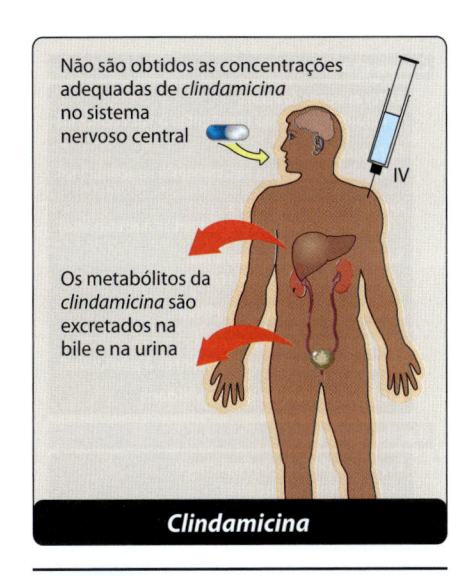

**Figura 30.15**
Administração e destino da *clindamicina*.

## VIII. OXAZOLIDINONAS

*Linezolida* e *tedizolida* são oxazolidinonas sintéticas desenvolvidas para combater organismos gram-positivos, incluindo isolados resistentes como MRSA, VRE e estreptococos resistentes à *penicilina*.

### A. Mecanismo de ação

A *linezolida* e a *tedizolida* ligam-se ao RNA ribossômico 23S bacteriano da subunidade 50S, inibindo a formação do complexo de iniciação 70S (Figura 30.2) e a tradução de proteínas bacterianas.

**Cocos gram (+)**
- *Enterococcus faecalis* (incluindo as cepas resistentes à vancomicina)
- *Enterococcus faecium* (incluindo as cepas resistentes à vancomicina)
- *Staphylococcus aureus* (incluindo as cepas resistentes à meticilina)
- *Staphylococcus epidermidis* (incluindo cepas resistentes à meticilina)
- *Staphylococcus haemolyticus*
- *Streptococcus pneumoniae* (incluindo as cepas resistentes à penicilina)
- Estreptococcus do grupo viridans

**Bacilos gram (+)**
- Espécies de *Corynebacterium*
- *Listeria monocytogenes*

Cocos gram (–)
Bacilos gram (–)

**Microrganismos anaeróbios**
- *Clostridium perfringens*

Espiroquetas
Clamídias
Micoplasmas

**Outros**
- *Mycobacterium tuberculosis*

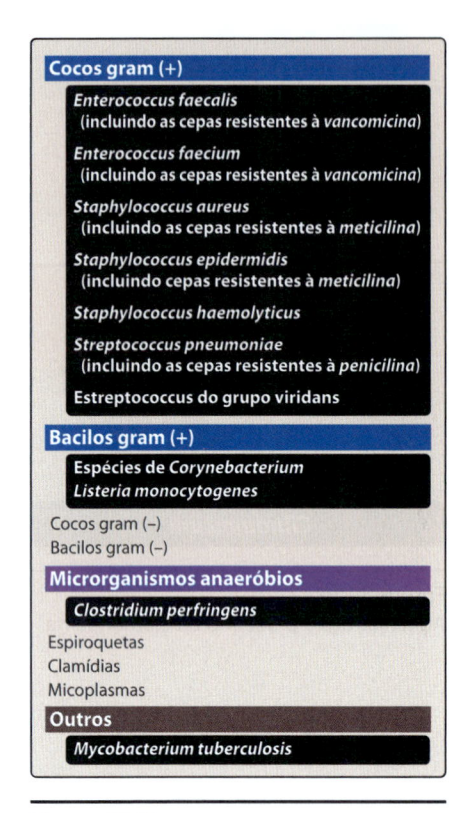

**Figura 30.16**
Espectro antimicrobiano das oxazolidinonas.

### B. Espectro antibacteriano

A ação antibacteriana das oxazolidinonas é dirigida principalmente contra organismos gram-positivos, como estafilococos, estreptococos e enterococos, espécies de *Corynebacterium* e *Listeria monocytogenes*. Também é moderadamente ativa contra *Mycobacterium tuberculosis* (Figura 30.16). O principal uso clínico da *linezolida* e da *tedizolida* é no tratamento de infecções causadas por organismos gram-positivos resistentes aos medicamentos. Assim como outros agentes que interferem na síntese proteica bacteriana, a *linezolida* e a *tedizolida* são bacteriostáticas; entretanto, a *linezolida* tem atividade bactericida contra estreptococos. É uma alternativa à *daptomicina* contra infecções causadas por VRE. Por serem bacteriostáticas, as oxazolidinonas não são recomendadas como tratamento de primeira linha para bacteriemia por MRSA.

### C. Resistência

A resistência ocorre primariamente via redução da ligação no local alvo. Suscetibilidade e resistência reduzidas foram relatadas em *Staphylococcus aureus* e *Enterococcus* sp. Não ocorre resistência cruzada com outros inibidores da síntese proteica.

### D. Farmacocinética

*Linezolida* e *tedizolida* são bem absorvidas após administração oral. Formulações IV também estão disponíveis. Esses fármacos são amplamente distribuídos por todo o corpo. Embora a via metabólica da *linezolida* não esteja totalmente determinada, sabe-se que é biotransformada por oxidação a dois metabólitos inativos. O fármaco é excretado por via renal e não renal. A *tedizolida* é metabolizada por sulfatação. A maior parte da eliminação ocorre por meio do fígado, e o medicamento é excretado principalmente nas fezes. Não são necessários ajustes de dose para nenhum dos agentes na disfunção renal ou hepática.

### E. Efeitos adversos

Os efeitos adversos mais comuns são distúrbio gastrintestinal, náuseas, diarreia, cefaleia e urticária. Foi relatada trombocitopenia, geralmente em pacientes que tomam o medicamento por mais de 10 dias. *Linezolida* e *tedizolida* possuem atividade inibitória não seletiva da monoaminoxidase e podem causar síndrome serotoninérgica se forem administradas concomitantemente com grande quantidade de alimentos contendo tiramina, inibidores seletivos da recaptação de serotonina ou inibidores da monoaminoxidase (IMAOs). A condição é reversível se o fármaco for descontinuado. Neuropatias periféricas irreversíveis e neurite óptica que causam cegueira foram associadas a mais de 28 dias de uso, limitando sua utilidade para tratamentos prolongados.

## IX. LEFAMULINA

A *lefamulina* é o primeiro antibiótico da classe das pleuromutilinas; foi aprovada para o tratamento da pneumonia adquirida na comunidade. Atua interagindo com os locais A e P no centro de transferência de peptidil da subunidade 50s, evitando a ligação do tRNA e a transferência de peptídeos. A *lefamulina* é bacteriostática contra *S. aureus* e *Streptococcus pyogenes* e é bactericida contra *S. pneumoniae*, *Mycoplasma pneumoniae* e *H. influenzae*. A resistência à *lefamulina* é causada principalmente por alterações no alvo de ligação ribossômica. Está disponível em formulações intravenosas e orais e atinge concentrações significativas no fluido de revestimento epitelial dos pulmões. A *lefamulina* é metabolizada principalmente pela CYP3A4 e é predominantemente excretada nas fezes. Devido a esse metabolismo, os medicamentos que induzem ou inibem fortemente a CYP3A4 são contraindicados com *lefamulina*. Os sintomas gastrintestinais são os efeitos adversos mais comumente relatados. Seu uso durante a gravidez não é recomendado.

## X. CLORANFENICOL

O uso do *cloranfenicol*, um antimicrobiano de amplo espectro, é restrito a infecções de alto risco, para as quais não existe alternativa.

### A. Mecanismo de ação

O *cloranfenicol* se liga reversivelmente à subunidade ribossomal bacteriana 50S e inibe a síntese proteica na reação de peptidiltransferase (Figura 30.2). Devido a alguma semelhança dos ribossomos mitocondriais de mamíferos e dos bacterianos, a síntese proteica e de trifosfato de adenosina (ATP, do inglês *adenosine triphosphate*) nessas organelas pode ser inibida com concentrações circulantes elevadas de *cloranfenicol*, produzindo toxicidade na medula óssea. (Nota: A formulação oral de *cloranfenicol* foi retirada do mercado nos Estados Unidos devido à sua toxicidade.)

### B. Espectro antibacteriano

O *cloranfenicol* é ativo contra vários tipos de microrganismos, entre os quais clamídias, riquétsias, espiroquetas e anaeróbios. O medicamento é principalmente bacteriostático, mas pode exercer atividade bactericida dependendo da dose e do organismo.

### C. Resistência

A resistência é oferecida pela presença de enzimas que inativam o *cloranfenicol*. Outros mecanismos incluem diminuição da capacidade de penetrar no microrganismo e alterações do local de ligação ribossomal.

### D. Farmacocinética

O *cloranfenicol* é administrado por via IV e amplamente distribuído pelo organismo. Ele alcança concentrações terapêuticas no LCS. Sofre biotransformação hepática a um glicuronídeo inativo que é secretado pelos túbulos renais e eliminado na urina. É necessário reduzir a dosagem em pacientes com disfunção hepática ou cirrose. O *cloranfenicol* também é secretado no leite e deve ser evitado em mulheres lactantes.

### E. Efeitos adversos

1. **Anemias:** Os pacientes podem desenvolver anemia dose-dependente, anemia hemolítica (observada em pacientes com deficiência de glicose-6-fosfato desidrogenase) e anemia aplástica. (Nota: A anemia aplástica é independente da dose e pode ocorrer depois que o tratamento termina.)

2. **Síndrome do bebê cinzento:** Os neonatos têm baixa capacidade de glicuronidar o antibiótico e apresentam função renal subdesenvolvida, o que diminui sua capacidade de excretar o medicamento. Isso leva ao acúmulo do fármaco, em concentrações que interferem na função dos ribossomos mitocondriais, causando má alimentação, depressão respiratória, colapso cardiovascular, cianose (daí o termo "bebê cinza") e morte. Adultos que recebem doses muito elevadas de *cloranfenicol* também podem exibir esse efeito tóxico.

3. **Interações farmacológicas:** O *cloranfenicol* inibe CYP3A4 e CYP2C19, prevenindo o metabolismo de medicamentos como *alprazolam*, *varfarina* e *fenitoína*, o que pode potencializar seus efeitos.

## XI. QUINUPRISTINA/DALFOPRISTINA

*Quinupristina/dalfopristina* é uma mistura de duas estreptograminas na proporção de 30 para 70, respectivamente. Devido aos efeitos adversos significativos, essa combinação de medicamentos é normalmente reservada para o tratamento de infecções graves causadas por *Enterococcus faecium* resistente à *vancomicina* (VRE), na ausência de outras opções terapêuticas.

### A. Mecanismo de ação

Cada componente dessa associação se fixa a um local separado do ribossomo bacteriano 50S. A *dalfopristina* interrompe o alongamento, interferindo com a adição de novos aminoácidos na cadeia peptídica. A *quinupristina* previne o alongamento de modo similar ao dos macrolídeos e causa a liberação de cadeias peptídicas incompletas. Assim, elas interrompem a síntese proteica sinergicamente. A associação dos fármacos tem atividade bactericida contra a maioria dos organismos suscetíveis e possui um EPA longo.

### B. Espectro antibacteriano

A *quinupristina/dalfopristina* é ativa principalmente contra cocos gram-positivos, incluindo aqueles resistentes a outros antibióticos. Seu uso principal é no tratamento de infecções por *E. faecium*, incluindo cepas de VRE, contra as quais é bacteriostático. O fármaco não é eficaz contra *E. faecalis*.

### C. Resistência

Processos enzimáticos comumente causam resistência a esses fármacos. Por exemplo, a presença de enzimas ribossomais que metilam o local de ligação no RNA ribossomal 23S bacteriano podem interferir na ligação da *quinupristina*. Em alguns casos, a modificação enzimática pode alterar a ação de bactericida para bacteriostática. A acetiltransferase associada ao plasmídeo inativa a *dalfopristina*. Uma bomba de efluxo ativa pode diminuir as concentrações dos antimicrobianos na bactéria.

### D. Farmacocinética

*Quinupristina/dalfopristina* está disponível por via intravenosa. Não atinge concentrações terapêuticas no LCS. Ambos os compostos são biotransformados no fígado, com excreção principalmente pelas fezes.

## E. Efeitos adversos

Irritação venosa ocorre comumente quando *quinupristina/dalfopristina* é administrada por meio de uma via periférica em vez de central. Ocorre hiperbilirrubinemia em cerca de 25% dos pacientes, resultado da competição dos antimicrobianos pela excreção. Foram relatadas artralgia e mialgia quando são administradas dosagens maiores. A *quinupristina/dalfopristina* inibe CYP3A4 e a administração concomitante com medicamentos que são metabolizados por essa via pode causar toxicidade.

### Resumo

- As tetraciclinas são eficazes contra uma ampla gama de bactérias e podem ser usadas para tratar infecções como doença de Lyme, cólera e úlcera péptica. Elas são contraindicadas em crianças pequenas e na gravidez devido ao risco de descoloração dos dentes.
- Os aminoglicosídeos estão disponíveis apenas na forma intravenosa (com exceção da *neomicina*) e são eficazes contra infecções gram-negativas. Seus principais eventos adversos incluem ototoxicidade e nefrotoxicidade.
- Os antibióticos macrolídeos são eficazes contra uma ampla gama de infecções, incluindo infecções por clamídia, doença dos legionários e complexo *Mycobacterium avium*. O efeito adverso mais comum dos macrolídeos é o distúrbio gastrintestinal.
- A *clindamicina* é uma causa comum de infecção por *C. difficile*, e a *fidaxomicina* é um tratamento eficaz contra *C. difficile*.
- *Linezolida* e *tedizolida* são eficazes principalmente contra bactérias gram-positivas. Ambos os agentes estão disponíveis em formulações intravenosas e orais. Seus principais eventos adversos são de natureza gastrintestinal e trombocitopenia quando a terapia se estende por mais de 10 dias.
- A *lefamulina* é um antibiótico pleuromutilina indicado para pneumonia adquirida na comunidade devido às altas concentrações do medicamento nos pulmões.

## Questões para estudo

**Escolha a resposta correta.**

**30.1** Qual das alternativas a seguir descreve o mecanismo de ação dos antibióticos tetraciclinas?
- A. Liga-se à subunidade 30S do ribossomo bacteriano, evitando a ligação do tRNA ao complexo mRNA-ribossomo.
- B. Liga-se à subunidade ribossômica 30S, interferindo na montagem do aparelho ribossômico funcional.
- C. Liga-se irreversivelmente a um local na subunidade 50S do ribossomo bacteriano, inibindo as etapas de translocação da síntese proteica.
- D. Liga-se ao RNA ribossômico 23S bacteriano da subunidade 50S, inibindo a formação do complexo de iniciação 70S.

**Resposta correta = A.** As tetraciclinas entram nos microrganismos suscetíveis por difusão passiva e por um mecanismo proteico de transporte dependente de energia próprio da membrana citoplasmática interna da bactéria. Elas se ligam reversivelmente à subunidade 30S do ribossomo bacteriano. Essa ação impede a ligação do tRNA ao complexo mRNA-ribossomo, inibindo a síntese proteica bacteriana. B é o mecanismo dos aminoglicosídeos, C é o mecanismo dos macrolídeos, e D é o mecanismo das oxazolidinonas.

**30.2** Qual dos seguintes agentes antibióticos não deve ser administrado a crianças com menos de 8 anos de idade devido à sua deposição nos ossos e dentes?
- A. Azitromicina
- B. Doxiciclina
- C. Linezolida
- D. Quinupristina/dalfopristina

**Resposta correta = B.** As tetraciclinas são contraindicadas nesse grupo etário porque se depositam nos tecidos em calcificação, como dentes e ossos, e assim podem retardar o crescimento.

## Unidade VI Fármacos quimioterápicos

**30.3** Os aminoglicosídeos são comumente usados por sua atividade bactericida dependente da concentração contra quais dos seguintes grupos de organismos?
A. Aeróbios gram-positivos
B. Aeróbios gram-negativos
C. Anaeróbios gram-positivos
D. Anaeróbios gram-negativos

**Resposta correta = B.** Embora os aminoglicosídeos (como a *gentamicina*) às vezes sejam usados sinergicamente contra aeróbios gram-positivos, esse não é seu uso mais comum. Eles são normalmente usados por sua atividade contra aeróbios gram-negativos. Os aminoglicosídeos não apresentam boa atividade anaeróbica.

**30.4** Uma mulher de 77 anos começou a tomar antibióticos para tratamento de uma pneumonia. Após 3 dias de antibioticoterapia, a creatinina sérica dobrou. Qual dos seguintes antibióticos é provavelmente responsável por esse aumento na creatinina sérica?
A. Doxiciclina
B. Claritromicina
C. Tobramicina
D. Linezolida

**Resposta correta = C.** Os aminoglicosídeos, como a *tobramicina*, acumulam-se nas células tubulares proximais do rim e interrompem os processos de transporte mediados pelo cálcio. Isso resulta em lesão renal que varia de insuficiência renal leve e reversível até grave, potencialmente irreversível, e necrose tubular aguda. A nefrotoxicidade não está comumente associada a tetraciclinas (*doxiciclina*), macrolídeos (*claritromicina*) ou oxazolidinonas (*linezolida*).

**30.5** Uma mulher grávida de 24 anos foi diagnosticada com pneumonia adquirida na comunidade e será tratada em ambulatório. Qual dos seguintes antibióticos é uma opção segura para essa paciente tratar sua pneumonia?
A. Azitromicina
B. Doxiciclina
C. Fidaxomicina
D. Gentamicina

**Resposta correta = A.** A *azitromicina* está disponível por via oral e é considerada segura durante a gravidez. A *doxiciclina* não deve ser usada durante a gravidez devido à sua capacidade de atravessar a placenta e afetar o desenvolvimento ósseo e esquelético do feto. A *fidaxomicina* não atinge concentrações terapêuticas no soro ou nesse local de infecção. Ela se concentra no intestino. A *gentamicina* atravessa a barreira placentária e pode acumular-se no plasma fetal e no líquido amniótico. Também não seria usada clinicamente nesse cenário ambulatorial.

**30.6** Um paciente é diagnosticado com diarreia associada a *Clostridioides difficile*. Qual dos seguintes antibióticos é a melhor escolha para essa infecção?
A. Azitromicina
B. Clindamicina
C. Fidaxomicina
D. Tobramicina

**Resposta correta = C.** A *fidaxomicina* é o único antibiótico inibidor da síntese de proteínas eficaz contra a diarreia por *Clostridioides difficile*.

**30.7** A *linezolida* seria uma boa escolha para tratamento antimicrobiano em qual dos seguintes cenários?
A. Bacteriemia causada por *Staphylococcus aureus*.
B. Infecção do trato urinário causada por *Escherichia coli*.
C. Pneumonia causada por *Streptococcus pneumoniae* resistente a medicamentos.
D. Infecção do pé diabético causada por *Pseudomonas aeruginosa*.

**Resposta correta = C.** *Linezolida* tem cobertura contra *S. pneumoniae* resistente. Não é uma escolha ideal para o tratamento da bacteriemia. Também não possui cobertura gram-negativa contra *E. coli* e *P. aeruginosa*.

**30.8** Um paciente tem uma infecção cujos resultados de cultura mostram crescimento de MRSA, VRE e *E. coli* produtora de β-lactamase de espectro estendido. Qual dos seguintes antibióticos seria eficaz contra as três bactérias?
A. Claritromicina
B. Linezolida
C. Quinupristina/dalfopristina
D. Tigeciclina

**Resposta correta = D.** A *tigeciclina* é ativa contra MRSA, VRE e bactérias produtoras de β-LEE. A *claritromicina* não é ativa contra MRSA. A *linezolida* e a *quinupristina/dalfopristina* são ativas apenas contra bactérias gram-positivas.

**30.9** Um paciente tem pneumonia que necessita de tratamento. Ele está recebendo um inibidor seletivo da recaptação de serotonina para tratamento da depressão. Qual dos seguintes antibióticos é contraindicado para esse paciente?

   A. Doxiciclina
   B. Gentamicina
   C. Linezolida
   D. Azitromicina

> **Resposta correta** = C. Devido ao risco de síndrome serotoninérgica, o uso de *linezolida* é contraindicado em pacientes que tomam inibidores seletivos da recaptação da serotonina.

**30.10** Qual dos seguintes antibióticos é contraindicado em um paciente que está atualmente recebendo um inibidor forte da CYP3A4?

   A. Minociclina
   B. Lefamulina
   C. Plazomicina
   D. Fidaxomicina

> **Resposta correta** = B. Por ser metabolizada pela CYP3A4, o uso concomitante de *lefamulina* e inibidores ou indutores fortes da CYP3A4 é contraindicado.

# 31 Quinolonas, antagonistas do ácido fólico e antissépticos do trato urinário

John M. Allen e Jacinda C. Abdul-Mutakabbir

**FLUOROQUINOLONAS**
- Ciprofloxacino
- Delafloxacino
- Gemifloxacino
- Levofloxacino
- Moxifloxacino
- Ofloxacino

**INIBIDORES DA SÍNTESE DE FOLATO**
- Mafenida
- Sulfadiazina de prata
- Sulfadiazina
- Sulfassalazina

**INIBIDORES DA REDUÇÃO DE FOLATO**
- Pirimetamina
- Trimetoprima

**COMBINAÇÃO DE INIBIDORES DA SÍNTESE E DA REDUÇÃO DO FOLATO**
- Cotrimoxazol
- (trimetoprima/sulfametoxazol)

**ANTISSÉPTICOS DO TRATO URINÁRIO**
- Metenamina
- Nitrofurantoína

**Figura 31.1**
Resumo dos fármacos descritos neste capítulo.

## I. FLUOROQUINOLONAS

A descoberta de antimicrobianos quinolônicos levou ao desenvolvimento de numerosos compostos utilizados na prática clínica. Após a síntese do *ácido nalidíxico* no início da década de 1960, a modificação contínua do núcleo da quinolona expandiu o espectro de atividade, melhorou a farmacocinética e estabilizou os compostos contra mecanismos comuns de resistência. Devido a essas melhorias, os antimicrobianos quinolônicos foram rapidamente integrados à medicina humana e agrícola. Infelizmente, o uso excessivo resultou em taxas crescentes de resistência em organismos gram-negativos e gram-positivos, aumento da frequência de infecções por *Clostridioides difficile* e identificação de numerosos efeitos adversos indesejáveis. Consequentemente, esses agentes foram relegados a opções de segunda linha para diversas indicações. Este capítulo analisa as principais características das fluoroquinolonas e seu papel na terapia. As fluoroquinolonas e outros antimicrobianos discutidos neste capítulo estão listados na Figura 31.1.

### A. Mecanismo de ação

A maioria das espécies bacterianas mantém duas topoisomerases do tipo II distintas, que auxiliam na replicação do ácido desoxirribonucleico (DNA) - DNA girase e topoisomerase IV. A DNA girase é responsável por reduzir o estresse de torção antes da replicação da forquilha, rompendo o DNA de fita dupla e introduzindo superenrolamentos negativos. A topoisomerase IV auxilia na separação dos cromossomos filhos assim que a replicação é concluída. Após a entrada na parede celular através dos canais de porina, as fluoroquinolonas ligam-se a estas enzimas e interferem na ligação do DNA. Essa interferência aumenta o número de quebras cromossômicas permanentes, desencadeando a lise celular. Em geral, as fluoroquinolonas têm alvos diferentes para organismos gram-negativos (DNA girase) e gram-positivos (topoisomerase IV), resultando em rápida morte celular.

### B. Espectro antimicrobiano

As fluoroquinolonas são bactericidas e apresentam área sob a curva/efeito dependente da concentração inibitória mínima. Um aspecto importante do seu desenvolvimento centrou-se na melhoria da cobertura microbiológica. As modificações no núcleo da quinolona melhoraram constantemente a atividade inibitória da topoisomerase e facilitaram a penetração na parede celular bacteriana. Essas alterações aumentaram a atividade contra uma variedade de agentes patogênicos, incluindo organismos aeróbios gram-negativos e gram-positivos, organismos atípicos (p. ex., *Chlamydia* spp., *Legionella* spp. e *Mycoplasma* spp.) e anaeróbios. Com base no impacto dessas alterações estruturais, as fluoroquinolonas são frequentemente classificadas de acordo com o espectro de atividade.

Os compostos de primeira geração (p. ex., *ácido nalidíxico*) eram agentes de espectro estreito com atividade contra bacilos aeróbios gram-negativos, principalmente *Enterobacteriaceae*. Os compostos de segunda geração (p. ex., *ciprofloxacino*) apresentam melhor penetração intracelular e cobertura ampliada, que inclui *Enterobacteriaceae, Pseudomonas aeruginosa, Haemophilus influenzae, Neisseria* spp., *Chlamydia* spp. e *Legionella* spp. Os compostos de terceira geração (p. ex., *levofloxacino*) mantêm o espectro bacteriano dos agentes de segunda geração, com atividade melhorada contra *Streptococcus* spp., incluindo *S. pneumoniae, Staphylococcus aureus* suscetível à *meticilina, Stenotrophomonas maltophilia* e *Mycobacterium* spp. Os compostos de quarta geração (*moxifloxacino, gemifloxacino* e *delafloxacino*) aumentaram a atividade contra gram-positivos, incluindo *Staphylococcus* e *Streptococcus* spp. O *delafloxacino* tem atividade contra *Staphylococcus aureus* resistente à *meticilina* (MRSA, do inglês *methicillin-resistant Staphylococcus aureus*) e *Enterococcus faecalis*. Além disso, o *delafloxacino* e o *moxifloxacino* têm atividade contra *Bacteroides fragilis* e *Prevotella* spp., enquanto mantêm atividade contra *Enterobacteriaceae* e *H. influenzae*. Desse grupo, apenas o *delafloxacino* apresenta atividade contra *P. aeruginosa*. Por fim, esses agentes mantêm cobertura atípica, com o *moxifloxacino* e o *delafloxacino* apresentando atividade contra *Mycobacteria* spp. As aplicações terapêuticas comuns das fluoroquinolonas são mostradas na Figura 31.2.

**Carbúnculo (*Antrax*)**
- O *ciprofloxacino* é o fármaco de escolha para a profilaxia pós-exposição e o tratamento contra o *antrax*. O *levofloxacino* e a *doxiciclina* são agentes alternativos.

**Infecções do trato urinário**
- *Ciprofloxacino* e *levofloxacino* são eficazes no tratamento de infecções não complicadas e complicadas no trato urinário. Seu uso deve ser reservado para casos de resistência ou alergia/intolerância a outros agentes.

**Infecções anaeróbicas**
- *Moxifloxacino* tem atividade antianaeróbica notável.

**Cocos gram (+)**
S. pneumoniae

**Bacilos gram (+)**
Bacillus anthracis

Cocos gram (−)

**Bacilos gram (−)**
Espécies de *enterobacter*
E. coli
H. influenzae
Klebsiella pneumoniae
Legionella pneumophila
Proteus mirabilis
P. aeruginosa
Serratia marcescens
Espécies de *Shigella*

Microrganismos anaeróbios
Espiroquetas

**Organismos atípicos**

**Outros**
M. tuberculosis

**Infecções respiratórias resistentes**
- *Levofloxacino* e *moxifloxacino* são frequentemente eficazes no tratamento de infecções respiratórias devido à sua atividade contra *S. pneumoniae*.
- O *ciprofloxacino* não é o fármaco de escolha para pneumonia ou sinusite, pois as fluoroquinolonas têm fraca atividade contra *S. pneumoniae*, um agente etiológico comum.
- Fluoroquinolonas apresentam atividade contra organismos atípicos, como a *Legionella*, associados a infecções do trato respiratório superior e inferior.

**Infecções do trato gastrintestinal**
- O *ciprofloxacino* é altamente eficaz contra as doenças diarreicas devidas a patógenos entéricos.

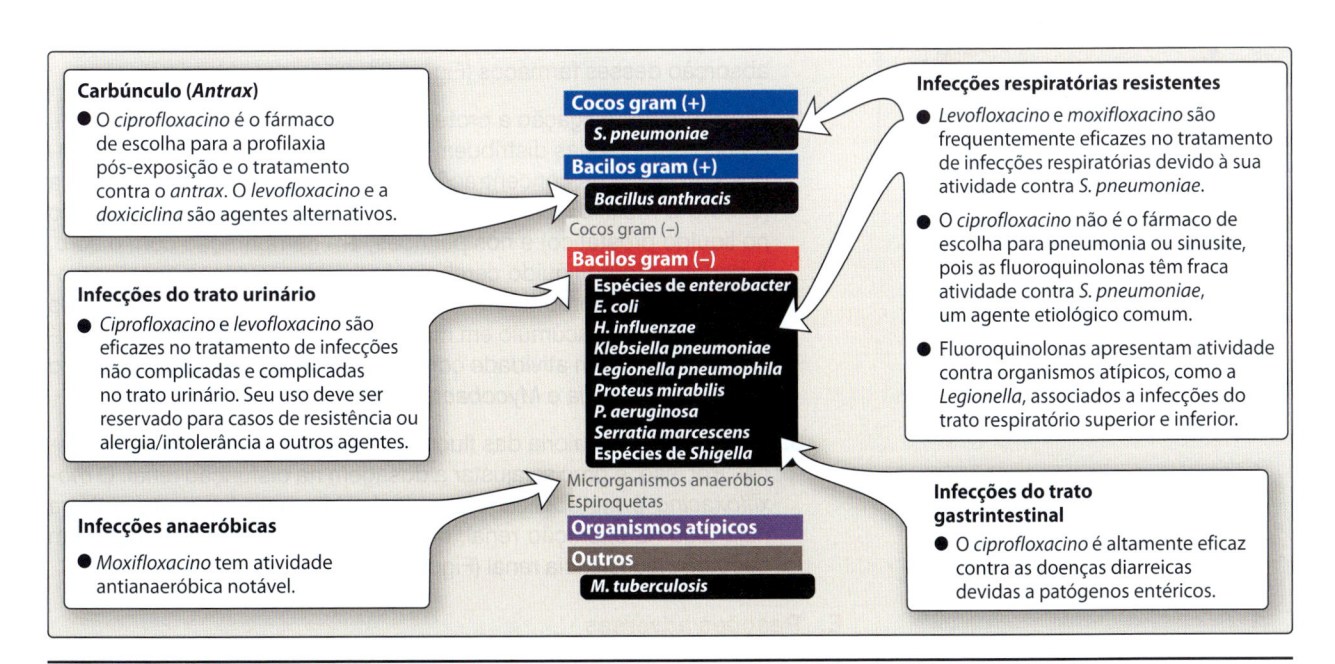

**Figura 31.2**
Aplicações terapêuticas típicas das fluoroquinolonas.

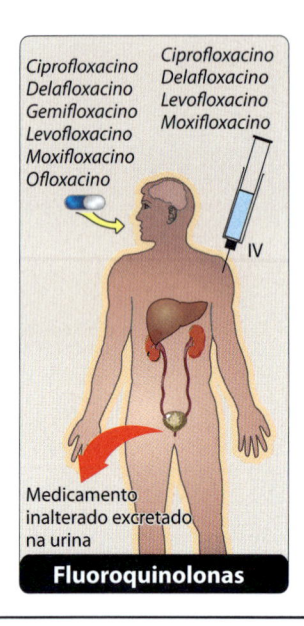

**Figura 31.3**
Administração e destino das fluoroquinolonas.

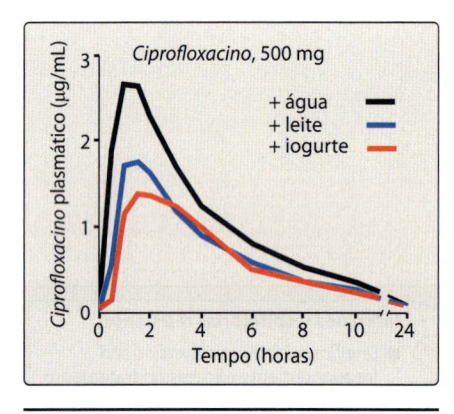

**Figura 31.4**
Efeito do cálcio presente na dieta na absorção de *ciprofloxacino*.

## C. Resistência

Existem numerosos mecanismos de resistência às fluoroquinolonas em patógenos clínicos. A resistência de alto nível às fluoroquinolonas é impulsionada principalmente por mutações cromossômicas nas topoisomerases, embora a diminuição da entrada, os sistemas de efluxo e as enzimas modificadoras também possam ser as causas do aparecimento de resistência. Os mecanismos responsáveis pela resistência incluem os descritos a seguir.

1. **Alteração do local de ligação:** Mutações em genes bacterianos que codificam a DNA girase ou a topoisomerase IV (p. ex., *gyrA* ou *parC*) alteram a estrutura do local alvo e reduzem a eficiência de ligação das fluoroquinolonas.

2. **Diminuição do acúmulo:** A concentração intracelular reduzida está ligada a (1) uma redução na permeabilidade da membrana ou (2) bombas de efluxo. Alterações na permeabilidade da membrana são mediadas por uma redução nas proteínas porinas da membrana externa, limitando o acesso do medicamento às topoisomerases. As bombas de efluxo removem ativamente as fluoroquinolonas da célula.

3. **Degradação de fluoroquinolona:** Uma variante da aminoglicosídeo acetiltransferase pode acetilar as fluoroquinolonas, tornando-as inativas.

## D. Farmacocinética

1. **Absorção:** As fluoroquinolonas são bem absorvidas após administração oral, e o *levofloxacino* e o *moxifloxacino* apresentam uma biodisponibilidade que excede 90% (Figura 31.3). A ingestão de fluoroquinolonas com *sucralfato*, antiácidos contendo alumínio ou magnésio e de suplementos contendo ferro ou zinco pode reduzir a absorção. Cálcio e outros cátions divalentes também interferem na absorção desses fármacos (Figura 31.4).

2. **Distribuição:** A ligação a proteínas plasmáticas varia de 20 a 84%. As fluoroquinolonas distribuem-se bem em todos os tecidos e fluidos corporais. As concentrações são elevadas nos ossos, na urina (exceto o *moxifloxacino*), nos rins, no tecido prostático (mas não no líquido prostático) e nos pulmões, em comparação com o soro. A penetração no líquido cerebrospinal é boa, e esses agentes podem ser considerados em certas infecções do sistema nervoso central (SNC). O acúmulo em macrófagos e leucócitos polimorfonucleares resulta em atividade contra organismos intracelulares como *Listeria, Chlamydia* e *Mycobacterium*.

3. **Eliminação:** A maioria das fluoroquinolonas é excretada por via renal. Por isso, é preciso ajustar a dosagem na disfunção renal. O *moxifloxacino* é metabolizado principalmente pelo fígado e, embora haja alguma excreção renal, não é necessário ajuste de dose em caso de insuficiência renal (Figura 31.3).

## E. Reações adversas

Em geral, as fluoroquinolonas são bem toleradas (Figura 31.5). Os efeitos adversos comuns que levam à descontinuação são náuseas, vômitos, cefaleia e tontura. Esses agentes trazem advertências na bula para tendinite, ruptura de tendão, neuropatia periférica e efeitos no SNC (alucinações,

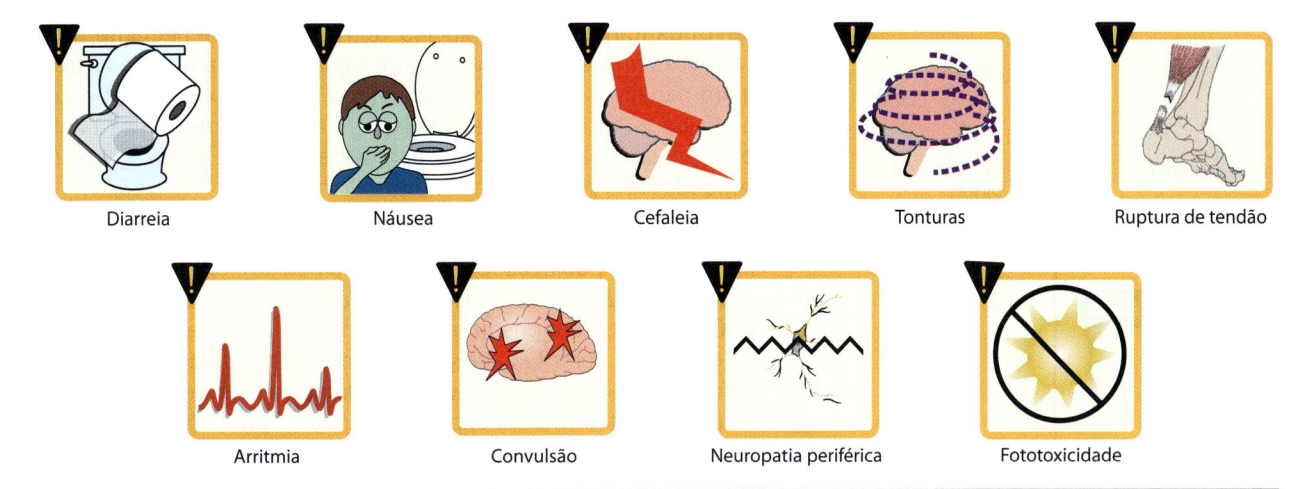

**Figura 31.5**
Alguns efeitos adversos observados com o uso das fluoroquinolonas.

Diarreia — Náusea — Cefaleia — Tonturas — Ruptura de tendão
Arritmia — Convulsão — Neuropatia periférica — Fototoxicidade

ansiedade, insônia, confusão e convulsões). Os pacientes que tomam fluoroquinolonas correm risco de fototoxicidade, resultando em reações exageradas de queimadura solar. Os pacientes devem usar protetor solar e evitar exposição excessiva à luz ultravioleta (UV). A artropatia é incomum, mas artralgia e artrite são relatadas com o uso de fluoroquinolonas em pacientes pediátricos. A utilização na população pediátrica deve ser limitada a cenários clínicos distintos (p. ex., exacerbação da fibrose cística). Foram observadas hepatotoxicidade ou distúrbios da glicemia (geralmente em pacientes com diabetes recebendo hipoglicemiantes orais ou insulina). A identificação de qualquer um desses eventos deve resultar na remoção imediata do agente. As fluoroquinolonas podem prolongar o intervalo $QT_c$, e esses agentes devem ser evitados em pacientes predispostos a arritmias ou em uso de medicação associada ao prolongamento do intervalo QT. O *ciprofloxacino* inibe o metabolismo mediado pela CYP1A2 e pode inibir o metabolismo mediado por CYP3A4. As concentrações séricas de medicamentos como *alprazolam*, *tizanidina*, *varfarina*, *ropinirol*, *duloxetina*, *cafeína*, *sildenafila* e *zolpidem* podem ser aumentadas (Figura 31.6).

**Figura 31.6**
Interações medicamentosas com *ciprofloxacino*.

### F. Exemplos de fluoroquinolonas clinicamente úteis

Devido ao aumento da resistência e às advertências na bula, as fluoroquinolonas devem ser usadas com cautela em determinadas circunstâncias. Elas podem ser consideradas em pacientes que não toleram outros agentes (p. ex., alergias graves aos β-lactâmicos) ou como terapia definitiva assim que as suscetibilidades estiverem disponíveis. A seguir, estão listadas as indicações potenciais para esses agentes. (Nota: Além das seguintes indicações, *levofloxacino*, *moxifloxacino* e *gatifloxacino* estão disponíveis em preparações oftálmicas tópicas para o tratamento da conjuntivite bacteriana.)

1. **Ciprofloxacino:** O *ciprofloxacino* apresenta boa atividade contra bacilos gram-negativos, incluindo *P. aeruginosa*. Ele é usado no tratamento da diarreia do viajante, da febre tifoide e do antraz. É um agente de segunda linha para infecções decorrentes de fontes intra-abdominais, pulmonares, cutâneas ou urinárias. É digno de nota que a terapia com altas doses deve ser empregada no tratamento de infecções por *Pseudomonas*.

2. **Levofloxacino:** O *levofloxacino* tem atividade semelhante à do *ciprofloxacino* e é frequentemente trocado no manejo de bacilos gram-negativos, incluindo *P. aeruginosa*. O *levofloxacino* aumentou a atividade contra *S. pneumoniae* e é a terapia de primeira linha para pneumonia adquirida na comunidade (PAC). É um agente de segunda linha para o tratamento de *S. maltophilia*.

3. **Moxifloxacino:** O *moxifloxacino* tem maior atividade contra organismos gram-positivos (p. ex., *S. pneumoniae*), anaeróbios gram-negativos e *Mycobacterium* spp. O fármaco pode ser usado para PAC, mas não para pneumonia adquirida em hospital, devido à fraca cobertura contra *P. aeruginosa*. Pode ser considerado para infecções intra-abdominais leves a moderadas, mas deve ser evitado se os pacientes tiverem exposição à *fluoroquinolona* nos 3 meses anteriores, devido ao aumento da resistência de *B. fragilis*. O *moxifloxacino* pode ser considerado um agente de segunda linha para o tratamento da tuberculose suscetível a medicamentos.

4. **Gemifloxacino:** O *gemifloxacino* é indicado para o tratamento de infecções respiratórias adquiridas na comunidade. Ao contrário dos outros compostos, está disponível apenas em formulação oral.

5. **Delafloxacino:** O *delafloxacino* melhorou a atividade contra cocos gram-positivos, incluindo MRSA e *Enterococcus* spp. Devido ao seu espectro de atuação, é uma opção no manejo de infecções bacterianas agudas da pele e das suas estruturas, além de PAC. Está disponível em formulação intravenosa e oral.

## II. ANTAGONISTAS DO FOLATO

O *ácido fólico* é uma coenzima essencial na síntese de ácido ribonucleico (RNA), do DNA e de certos aminoácidos. Na falta de *folato*, as células não crescem nem se dividem. Os humanos usam o *folato* na dieta para sintetizar o derivado fundamental do *folato*, o *ácido tetra-hidrofólico*. Por outro lado, muitas bactérias são impermeáveis aos derivados do *folato* e dependem da sua capacidade de sintetizar *folato* de novo (Figura 31.7). As sulfonamidas (sulfas) são uma família de antimicrobianos que inibem essa síntese de *folato*. Um segundo tipo de antagonista do *folato*, a *trimetoprima*, impede que os microrganismos convertam o *ácido di-hidrofólico* em *ácido tetra-hidrofólico*. Assim, sulfonamidas e *trimetoprima* interferem na capacidade de uma bactéria infectante de sintetizar o DNA e outras funções celulares essenciais. A combinação da sulfonamida *sulfametoxazol* com *trimetoprima* (TMP/SMX) proporciona efeito sinérgico ou aumento da atividade bacteriostática devido à dualidade nos mecanismos de ação.

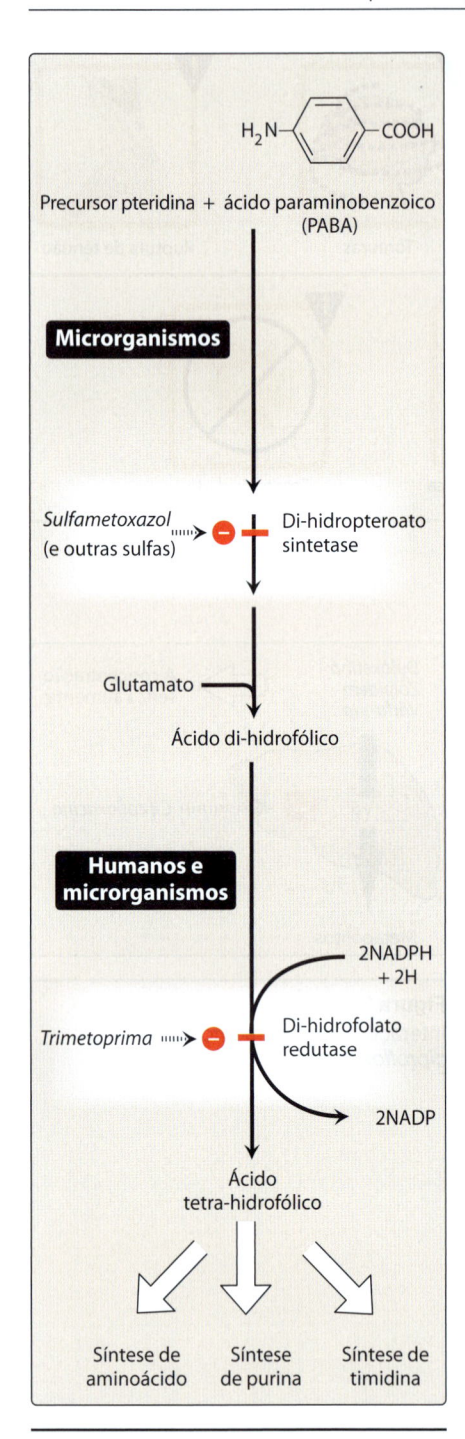

**Figura 31.7**
Inibição da síntese do *tetra-hidrofolato* por sulfonamidas e *trimetoprima*.

## III. SULFONAMIDAS

Os medicamentos sulfonamidas (sulfa) estiveram entre os primeiros antibióticos utilizados na prática clínica. Atualmente, poucos são prescritos de forma isolada, exceto nos países em desenvolvimento, onde são empregados devido ao baixo custo e à eficácia.

## A. Mecanismo de ação

Os microrganismos usam a enzima di-hidropteroato sintetase para criar ácido di-hidrofólico a partir da molécula precursora ácido para-minobenzoico (PABA). As sulfonamidas são análogos sintéticos do PABA. Devido à sua semelhança estrutural, competem com o PABA, inibindo a di-hidropteroato sintetase e, em última análise, inibem a gênese do ácido di-hidrofólico bacteriano (Figura 31.7). Assim, o ácido di-hidrofólico deixa de ser convertido no derivado crítico, o ácido tetra-hidrofólico. Esses agentes, incluindo TMP/SMX, são bacteriostáticos, prevenindo o crescimento bacteriano contínuo, em vez de matar as bactérias (bactericida).

## B. Espectro antibacteriano

As sulfas têm atividade *in vitro* contra organismos gram-negativos e gram-positivos. Organismos comuns incluem *Enterobacteriaceae* (*Escherichia coli, Klebsiella pneumoniae, Enterobacter* spp.), *H. influenzae, Streptococcus* spp., *Staphylococcus spp.* e *Nocardia*. Além disso, a *sulfadiazina*, uma sulfa, em associação com o inibidor da di-hidrofolato redutase, *pirimetamina*, é o tratamento preferido contra a toxoplasmose.

## C. Resistência

As bactérias que obtêm *folatos* do ambiente são naturalmente resistentes às sulfas. A resistência bacteriana pode ser adquirida pela transferência de plasmídeos ou por mutações aleatórias. A resistência pode ser devida (1) à alteração da di-hidropteroato sintetase; (2) à diminuição da permeabilidade celular às sulfonamidas ou (3) à maior produção do substrato natural, PABA. (Nota: Microrganismos resistentes a um membro dessa família de fármacos são resistentes a todos.)

## D. Farmacocinética

1. **Absorção:** A maioria das sulfas são bem absorvidas após administração oral (Figura 31.8). A *sulfassalazina* é exceção. Ela não é absorvida quando administrada por via oral ou como supositório e, por isso, é reservada para o tratamento da doença inflamatória crônica intestinal. (Nota: A flora intestinal quebra a *sulfassalazina* em sulfapirina e 5-aminossalicilato, e este último exerce efeito anti-inflamatório. A absorção da sulfapirina pode causar toxicidade em pacientes que são acetiladores lentos.) Sulfas por via IV em geral são reservadas para pacientes incapazes de tomar preparações orais ou com infecções graves. Devido ao risco de sensibilização, geralmente as sulfas não são aplicadas topicamente. No entanto, em unidades de queimados, os cremes de *sulfadiazina de prata* ou *acetato de mafenida* (α-amino-p-toluenossulfonamida) têm sido eficazes na redução da sepse associada a queimaduras porque previnem a colonização de bactérias. (Nota: A *sulfadiazina de prata* é preferida porque a *mafenida* provoca dor na aplicação, e sua absorção pode contribuir para distúrbios ácido-básicos.)

2. **Distribuição:** As sulfas ligam-se à albumina sérica em circulação e são amplamente distribuídas pelos tecidos do corpo. Penetram

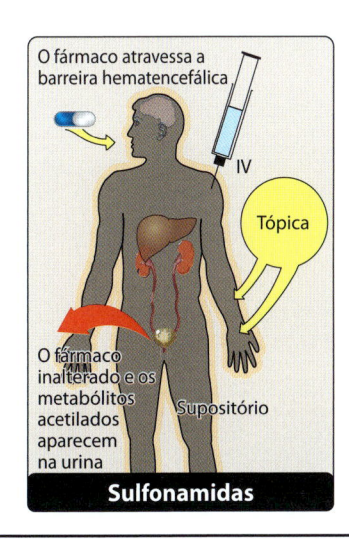

**Figura 31.8**
Administração e destino das sulfonamidas.

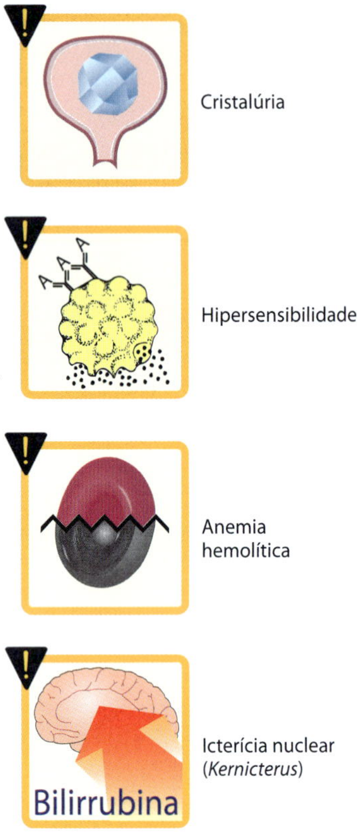

bem no líquido cerebrospinal (mesmo na ausência de inflamação) e atravessam a barreira placentária para entrar nos tecidos fetais.

3. **Metabolismo:** As sulfas são acetiladas e conjugadas, primariamente, no fígado. O produto acetilado é isento de atividade antimicrobiana, mas retém o potencial tóxico de precipitar em pH neutro ou ácido. Isso causa cristalúria ("formação de cálculos"; ver a seguir) e potencial dano aos rins.

4. **Excreção:** As sulfas e seus metabólitos inalterados são eliminados por filtração glomerular e secreção, exigindo ajustes de dose em caso de insuficiência renal. As sulfonamidas podem ser eliminadas no leite.

### E. Efeitos adversos

1. **Cristalúria:** Pode-se desenvolver nefrotoxicidade como resultado da cristalúria (Figura 31.9). Hidratação adequada e alcalinização da urina podem prevenir o problema, reduzindo a concentração do fármaco e promovendo sua ionização.

2. **Hipersensibilidade:** Podem ocorrer reações de hipersensibilidade, como urticária, angioedema ou síndrome de Stevens-Johnson. Quando os pacientes relatam alergia prévia a sulfonamidas, é importante obter descrição da reação para orientar o tratamento apropriado. As sulfas também estão associadas à fotossensibilidade, e os pacientes devem ser aconselhados a usar protetor solar e limitar a exposição solar.

3. **Distúrbios hematopoiéticos:** Anemia hemolítica é encontrada em pacientes com deficiência de glicose-6-fosfato desidrogenase (G6PD). Também podem ocorrer granulocitopenia e trombocitopenia. Têm sido relatadas reações fatais de agranulocitose, anemia aplástica e outras discrasias sanguíneas associadas.

4. **Icterícia nuclear (*kernicterus*):** Danos cerebrais associados à bilirrubina (*kernicterus*) podem ocorrer em recém-nascidos, já que as sulfas deslocam a bilirrubina dos locais de ligação na albumina sérica. A bilirrubina fica livre para entrar no SNC, pois a barreira hematencefálica do recém-nascido ainda não está completamente desenvolvida.

5. **Potencialização de fármacos:** O *sulfametoxazol* potencializa o efeito anticoagulante da *varfarina* devido à inibição da CYP2C9, resultando na redução da depuração da *varfarina*. As sulfonamidas também podem deslocá-la dos locais de ligação na albumina sérica. As concentração séricas de *metotrexato* podem aumentar por meio do deslocamento da ligação às proteínas mediado pelas sulfonamidas. Outros substratos da CYP2C9, como a *fenitoína*, podem ter concentrações aumentadas quando administrados com sulfonamidas.

6. **Contraindicações:** Devido ao risco de icterícia nuclear, as sulfas devem ser evitadas em recém-nascidos e crianças com menos de 2 meses, bem como em gestantes a termo. As sulfonamidas não devem ser administradas a pacientes que recebem *metenamina*, pois podem cristalizar na presença de urina ácida produzida pelos sais desse agente.

**Figura 31.9**
Algumas reações adversas observadas com o uso de sulfonamidas.

- Cristalúria
- Hipersensibilidade
- Anemia hemolítica
- Icterícia nuclear (*Kernicterus*) / Bilirrubina

## IV. TRIMETOPRIMA

A *trimetoprima*, um antagonista do folato, estava inicialmente disponível em combinação com a sulfonamida *sulfametoxazol* e posteriormente foi aprovada para uso como agente único. Atualmente, a *trimetoprima* é mais comumente usada em combinação com o *sulfametoxazol* (comumente referida como *TMP/SMX*).

### A. Mecanismo de ação

A *trimetoprima* é um potente inibidor da di-hidrofolato redutase bacteriana (Figura 31.7). A inibição dessa enzima previne a formação da forma metabolicamente ativa do *ácido fólico*, do *ácido tetra-hidrofólico*, interferindo nas funções normais das células bacterianas. A *trimetoprima* liga-se à di-hidrofolato redutase bacteriana mais facilmente do que à di-hidrofolato redutase humana, que é responsável pela atividade seletiva e pela toxicidade do medicamento.

### B. Espectro antibacteriano

O espectro antimicrobiano da *trimetoprima* é similar ao do *sulfametoxazol*. Contudo, a *trimetoprima* é entre 20 e 50% mais potente do que as sulfonamidas. Ela pode ser usada isoladamente no tratamento de infecções do trato urinário (ITU) e no tratamento de prostatite bacteriana (embora sejam preferidas as fluoroquinolonas e a *TMP/SMX*).

### C. Resistência

A resistência das bactérias gram-negativas é devida à presença da di-hidrofolato redutase alterada que tem menor afinidade pela *trimetoprima*. Bombas de efluxo e diminuição da permeabilidade ao fármaco podem ter participação na resistência à *trimetoprima*.

### D. Farmacocinética

A *trimetoprima* é absorvida rápida e completamente após administração oral. Por ser uma base fraca, as concentrações mais elevadas ocorrem nos líquidos prostáticos e vaginais, que são relativamente ácidos. Ela é amplamente distribuída nos tecidos e líquidos corporais, incluindo o líquido cerebrospinal. A *trimetoprima* sofre alguma O-desmetilação no fígado, mas 60 a 80% dela é excretada inalterada por via renal.

### E. Efeitos adversos

A *trimetoprima* pode produzir os efeitos da deficiência de ácido fólico. Esses efeitos incluem anemia megaloblástica, leucopenia e granulocitopenia, especialmente em pacientes gestantes e naqueles com dietas pobres em nutrientes. Esses distúrbios sanguíneos podem ser revertidos pela administração simultânea de *ácido folínico* (também conhecido como *leucovorina*), que não entra nas bactérias. A *trimetoprima* tem efeito poupador de potássio e pode causar hipercalemia, sobretudo em doses mais elevadas e quando administrada com outros medicamentos que causam hipercalemia (p. ex., inibidores da enzima conversora de angiotensina).

## V. TRIMETOPRIMA/SULFAMETOXAZOL

A combinação de *trimetoprima* com *sulfametoxazol*, também chamada de *cotrimoxazol*, apresenta maior atividade antimicrobiana do que quantidades equivalentes de qualquer um dos medicamentos usados isoladamente (Figura 31.10). A associação foi selecionada devido à sua atividade sinérgica e pela similaridade das meia-vidas dos dois fármacos.

### A. Mecanismo de ação

A atividade antimicrobiana sinérgica de TMP/SMX resulta da inibição de duas etapas sequenciais na síntese do *ácido tetra-hidrofólico*. O *sulfametoxazol* inibe a incorporação do PABA nos precursores do ácido di-hidrofólico, e a *trimetoprima* previne a redução do di-hidrofolato a tetra-hidrofolato (Figura 31.7).

### B. Espectro antibacteriano

A combinação *trimetoprima/sulfametoxazol* tem um espectro mais amplo de ação antibacteriana do que os medicamentos à base de sulfa isoladamente (Figura 31.11). Ela é eficaz no tratamento de infecções do trato urinário e infecções do trato respiratório, bem como infecções por *Pneumocystis jirovecii*, toxoplasmose, *Listeria monocytogenes* e *Salmonella*. Tem atividade contra S. aureus resistente à *meticilina* e pode ser particularmente útil para infecções de pele e tecidos moles causadas por esse organismo. É o fármaco de escolha para infecções causadas por *Nocardia* spp. e S. maltophilia.

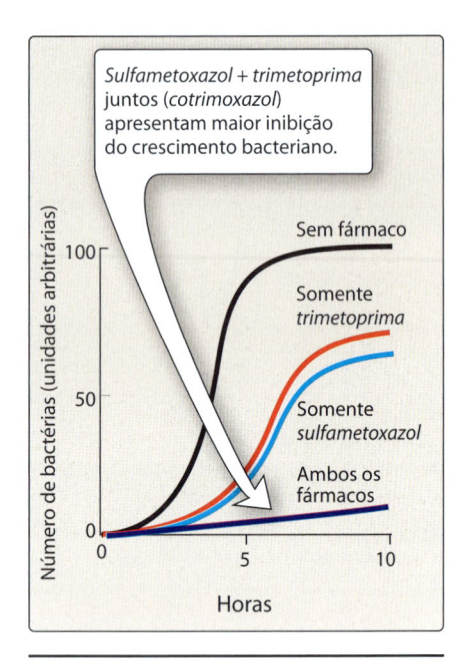

**Figura 31.10**
O sinergismo entre *trimetoprima* e *sulfametoxazol* inibe o crescimento de *Escherichia coli*.

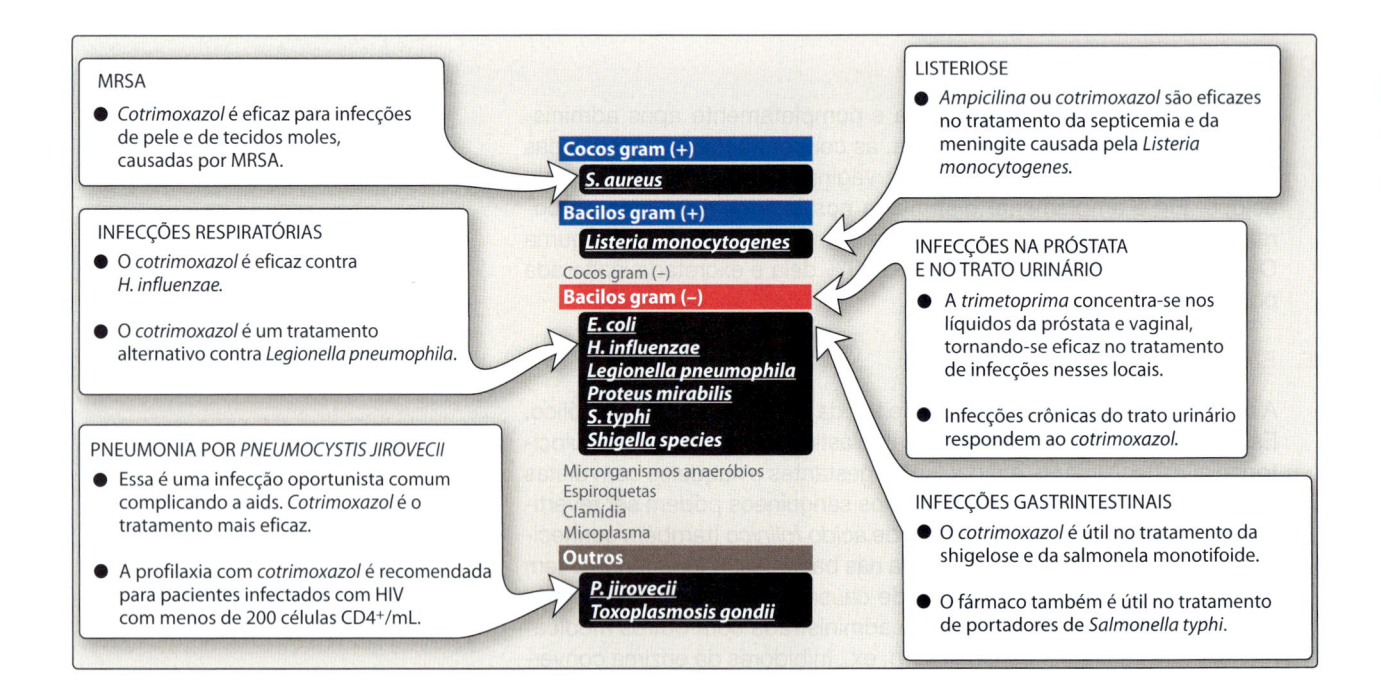

**Figura 31.11**
Aplicações terapêuticas típicas de *trimetoprima* e *sulfametoxazol* (*cotrimoxazol* ou TMP/SMX).

## C. Resistência

A resistência à associação *trimetoprima/sulfametoxazol* é encontrada com menos frequência do que a resistência a qualquer um dos medicamentos isoladamente, porque exige que a bactéria mantenha resistência simultânea a ambos os medicamentos. No entanto, foi documentada uma resistência significativa em vários organismos clinicamente relevantes, incluindo *E. coli*.

## D. Farmacocinética

*Trimetoprima/sulfametoxazol* é geralmente administrada por via oral (Figura 31.12). A via IV pode ser utilizada em pacientes com pneumonia grave causada por *P. jirovecii*. Os dois fármacos se distribuem por todo o organismo. A *trimetoprima* se concentra no meio relativamente ácido dos líquidos prostáticos, o que explica o uso de *trimetoprima/sulfametoxazol* no tratamento da prostatite. A trimetoprima/sulfametoxazol atravessa facilmente a barreira hematencefálica. Os dois fármacos e seus metabólitos são excretados na urina.

## E. Efeitos adversos

As reações adversas e interações medicamentosas relacionadas à *TMP/SMX* são semelhantes às esperadas com cada um dos componentes individuais, *trimetoprima* e *sulfametoxazol* (Figura 31.13). As reações adversas mais comuns são náuseas e vômitos, erupção cutânea, toxicidade hematológica e hipercalemia.

## VI. ANTISSÉPTICOS/ANTIMICROBIANOS DO TRATO URINÁRIO

As ITUs são uma das infecções bacterianas mais comuns no mundo, afetando principalmente mulheres e idosos. Historicamente, as fluoroquinolonas e a *TMP/SMX* têm sido a terapia de primeira linha para o tratamento de ITUs. Infelizmente, a resistência aumentou entre patógenos comuns (p. ex., *E. coli*). Como resultado, a *metenamina*, a *nitrofurantoína* e a *fosfomicina* (ver Capítulo 29) podem ser consideradas para o tratamento ou a supressão da recorrência, devido à sua eficácia contra patógenos comuns e às altas concentrações na urina.

### A. Metenamina

1. **Mecanismo de ação:** Os sais de *metenamina* são hidrolisados em amônia e formaldeído em urina ácida (pH ≤ 5,5). O formaldeído desnatura proteínas e ácidos nucleicos, resultando na morte das células bacterianas. A *metenamina* é combinada com um ácido fraco (p. ex., ácido hipúrico ou mandélico) para manter a acidez da urina e promover a produção de formaldeído (Figura 31.14).

2. **Espectro antibacteriano:** A *metenamina* é usada primariamente para o tratamento supressivo crônico para diminuir a frequência das ITUs. Ela é ativa contra *E. coli, Enterococcus* spp. e *Staphylococcus* spp. Possui alguma atividade contra bactérias gram-negativas fermentadoras e não fermentadoras (*Proteus* spp. e *P. aeruginosa*, respectivamente); entretanto, o pH da urina deve ser mantido ácido para atingir atividade bactericida. *Proteus* spp. têm a capacidade de aumentar o pH da urina por meio da atividade da urease, inibindo assim a conversão da

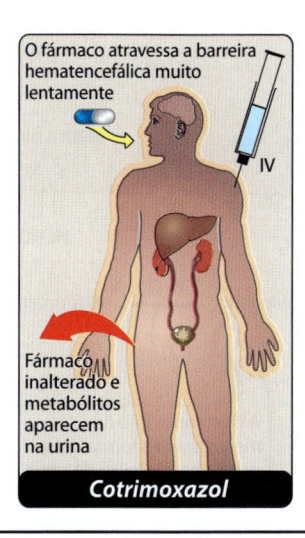

**Figura 31.12**
Administração e destino de *trimetoprima/sulfametoxazol* (*TMP/SMX*).

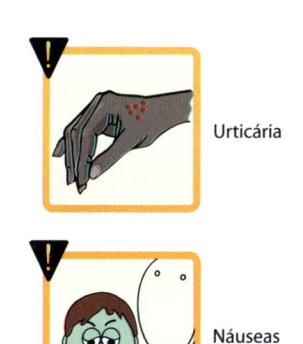

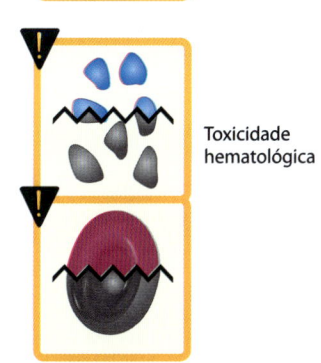

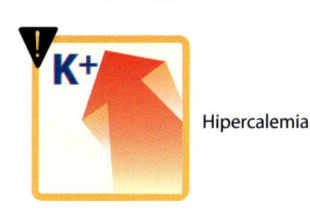

**Figura 31.13**
Algumas reações adversas observadas com o uso de *TMP/SMX*.

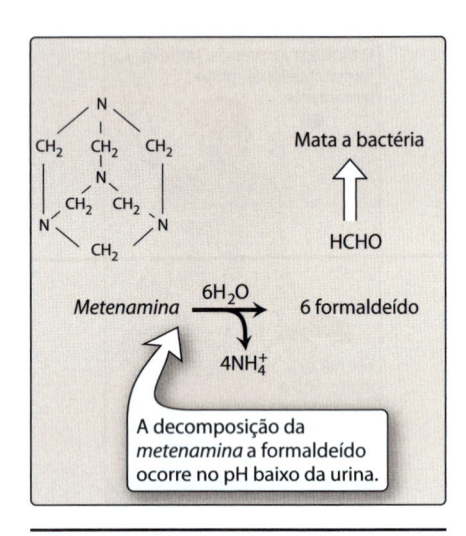

**Figura 31.14**
Formação de formaldeído a partir da *metenamina* em pH ácido.

*metenamina* em formaldeído. O principal benefício da *metenamina* é a falta de seleção de organismos resistentes.

3. **Farmacocinética:** A *metenamina* é absorvida por via oral, com até 30% de decomposição no suco gástrico, a menos que seja protegida por revestimento entérico. Atinge a urina por meio de secreção tubular e filtração glomerular. As concentrações são suficientes para tratar organismos suscetíveis. Devido à formação de amônia, o uso deve ser evitado na insuficiência hepática.

4. **Efeitos adversos:** O principal efeito adverso da *metenamina* é o distúrbio GI, embora em doses mais elevadas possam ocorrer albuminúria, hematúria e urticária. O *mandelato de metenamina* é contraindicado em pacientes com insuficiência renal, pois o ácido mandélico pode se precipitar. A formulação de *hipurato de metenamina* deve ser usada em seu lugar. (Nota: Sulfonamidas, como *TMP/SMX*, não podem ser usadas simultaneamente com *metenamina*. A associação aumenta o risco de cristalúria e de antagonismo mútuo.)

B. **Nitrofurantoína**

1. **Mecanismo de ação:** A *nitrofurantoína* foi introduzida na prática clínica para o tratamento da cistite no início da década de 1950. Atua inibindo a síntese de DNA e RNA. Foi utilizada raramente durante décadas, mas foi reintroduzida devido ao aumento da resistência aos antibióticos entre *Enterobacteriaceae* e é considerada a terapia de primeira linha para cistite não complicada.

2. **Espectro antimicrobiano:** A *nitrofurantoína* é bactericida contra os patógenos gram-negativos e gram-positivos mais comuns do trato urinário. Organismos suscetíveis incluem *Enterobacteriaceae* (*E. coli, Klebsiella* spp.), *Enterococcus* spp. e *Staphylococcus* spp.

3. **Farmacocinética:** A *nitrofurantoína* está disponível em duas formulações orais – macrocristais de *nitrofurantoína* e uma combinação de macrocristais (25%) com *nitrofurantoína mono-hidratada* (75%). Após administração oral, a *nitrofurantoína* é prontamente absorvida. A formulação de macrocristal é administrada quatro vezes ao dia. Os macrocristais têm uma taxa de dissolução mais lenta do que a *nitrofurantoína mono-hidratada* (também conhecida como formulação microcristalina). Para retardar a liberação de *nitrofurantoína* do produto combinado, a *nitrofurantoína mono-hidratada* está contida numa mistura de pó que forma uma matriz semelhante a um gel quando misturada com sucos gástricos. A matriz permite uma liberação gradual de *nitrofurantoína*, reduzindo a frequência de administração para duas vezes ao dia para o produto combinado. Para cada formulação, 40% do medicamento é excretado inalterado na urina.

4. **Efeitos adversos:** Os eventos adversos comuns incluem náuseas, vômitos e diarreia. Complicações raras da terapia incluem fibrose pulmonar, neuropatia e hepatite autoimune. Esses eventos são observados com exposição prolongada, superior a 1 mês. Além disso, pacientes com função renal comprometida não devem receber *nitrofurantoína* devido ao risco aumentado de eventos adversos.

## Aplicação clínica 31.1: Tratamento da cistite não complicada

Historicamente, as fluoroquinolonas foram consideradas antibióticos de primeira linha para o tratamento da cistite não complicada. Devido ao crescente surgimento de resistência em organismos gram-negativos, incluindo *E. coli*, o uso de antissépticos/antimicrobianos alternativos para o trato urinário aumentou. Desses, a *nitrofurantoína* é uma opção terapêutica atraente devido aos seus efeitos localizados no trato urinário; no entanto, não é adequado para ITUs mais invasivas, como pielonefrite. Um curso típico de *nitrofurantoína* é de 5 dias. Além dela, outros antimicrobianos atualmente recomendados como opções de primeira linha para cistite não complicada incluem *TMP/SMX* (curso de 3 dias) e *fosfomicina* (dose única). A *TMP/SMX* deve ser evitada em áreas onde prevalecem cepas resistentes de *E. coli* (> 20%).

### C. FOSFOMICINA

A *fosfomicina* é um derivado sintético do ácido fosfônico. Ela bloqueia a síntese da parede celular ao inibir a enzima enolpiruvil transferase, uma etapa fundamental na síntese do peptidoglicano. A fosfomicina apresenta atividade bactericida e demonstrou reduzir a aderência de bactérias ao epitélio urinário. Esse agente é considerado terapia de primeira linha para cistite aguda e é administrado em dose oral única. Mais informações sobre esse agente estão disponíveis no Capítulo 29.

## Resumo

- As fluoroquinolonas são bactericidas por meio da inibição da DNA girase em bactérias gram-negativas e da topoisomerase IV em organismos gram-positivos. Esses agentes são utilizados para muitos tipos de infecções devido ao seu amplo espectro de atividade, ampla distribuição nos tecidos e alta biodisponibilidade oral.
- As reações adversas às fluoroquinolonas incluem náuseas, vômitos e fotossensibilidade. Esses agentes podem prolongar o intervalo QTc e trazem advertências na bula para tendinite, ruptura de tendão, neuropatia periférica e efeitos no SNC.
- Dado o surgimento de resistência e o aumento dos relatos de eventos adversos, as fluoroquinolonas devem ser reservadas para tipos de infecções mais graves, para as quais as alternativas não são adequadas.
- Os antimicrobianos sulfonamidas inibem a síntese de folato. Devido à sua semelhança estrutural, as sulfonamidas competem com o PABA, inibindo a di-hidropteroato sintetase e, em última análise, inibindo a gênese do ácido di-hidrofólico bacteriano.
- Erupção cutânea, fotossensibilidade, reações de hipersensibilidade, cristalúria e anemia hemolítica são efeitos adversos associados às sulfonamidas.
- A *trimetoprima* é um inibidor da di-hidrofolato redutase bacteriana, prevenindo a formação da forma metabolicamente ativa do ácido fólico (ácido tetra-hidrofólico), necessário para o funcionamento normal das células bacterianas. Esse agente é mais frequentemente usado em associação com *sulfametoxazol*.
- *TMP/SMX* continua sendo uma combinação antimicrobiana útil no tratamento de vários tipos de infecções, incluindo ITUs, infecções de pele e tecidos moles além de infecções do trato respiratório inferior.
- A *nitrofurantoína* é um antibiótico comumente usado para o tratamento de cistite não complicada; entretanto, deve ser evitado em pacientes com disfunção renal ou infecções do trato geniturinário mais invasivas.

## Questões para estudo

**Escolha a resposta correta.**

**31.1** Um homem de 32 anos chega a um ambulatório com história de tosse produtiva há 5 dias, expectoração purulenta e falta de ar. Ele é diagnosticado com pneumonia adquirida na comunidade (PAC). É informado que esse paciente tem grave alergia à *ampicilina* (anafilaxia). Qual das alternativas a seguir é um tratamento aceitável para ele?

A. *Levofloxacino*
B. *Ciprofloxacino*
C. *Penicillina VK*
D. *Nitrofurantoína*

**Resposta correta =** A. *Streptococcus pneumoniae* é uma causa comum de PAC, e as fluoroquinolonas *levofloxacino* e *moxifloxacino* oferecem boa cobertura. O *ciprofloxacino* não atua bem em *S. pneumoniae* e não é boa escolha para o tratamento de PAC. As penicilinas são uma má escolha considerando a alergia. A *nitrofurantoína* não tem utilidade clínica contra infecções do trato respiratório.

**31.2** Qual dos seguintes fármacos está corretamente associado com seu efeito adverso?

A. *Levofloxacino* – fibrose pulmonar
B. *Nitrofurantoína* – encefalopatia hepática
C. *TMP/SMX* – hipercalemia
D. *Metenamina* – nistagmo

**Resposta correta =** C. A hipercalemia pode ser causada por *TMP/SMX* devido ao efeito poupador de potássio da *trimetoprima*. Fibrose pulmonar é um efeito adverso associado ao uso de *nitrofurantoína*. A encefalopatia hepática pode estar relacionada à terapia com *metenamina* em pacientes com insuficiência hepática, e não naqueles que tomam *nitrofurantoína*. Nistagmo não está associado com o tratamento com *metenamina*.

**31.3** Um homem de 55 anos chega à unidade de atenção primária com um abscesso eritematoso e sensível na coxa esquerda. Ele tem histórico de infecções de pele por MRSA. Qual dos seguintes é um antibiótico apropriado para tratamento empírico?

A. *Ciprofloxacino*
B. *TMP/SMX*
C. *Metenamina*
D. *Cefalexina*

**Resposta correta =** B. *TMP/SMX* é o único agente com atividade confiável contra MRSA. A *metenamina* é um anti-séptico do trato urinário e não é apropriada para o tratamento de infecções de pele e tecidos moles. O *ciprofloxacino* tem alguma atividade mínima, mas a resistência aumentou rapidamente e não é mais uma recomendação válida. A *cefalexina* não tem atividade contra MRSA.

**31.4** Um maratonista de 21 anos chega à unidade com ruptura aguda do tendão de Aquiles. A enfermeira observou que o paciente tomou recentemente um antibiótico para pneumonia adquirida na comunidade. Qual dos seguintes antibióticos pode ter contribuído para a ruptura do tendão?

A. *Amoxicilina/clavulanato*
B. *Cefdinir*
C. *Levofloxacino*
D. *Minociclina*

**Resposta correta =** C. As fluoroquinolonas (*levofloxacino*) estão associadas a rupturas de tendões e tendinopatia. Os demais agentes não estão associados a esse efeito adverso.

**31.5** Uma mulher de 56 anos com cistite aguda chega à unidade de saúde para avaliação. Ela tem histórico médico de hipertensão, hipotireoidismo, doença renal crônica e alergia à sulfa. Qual das alternativas a seguir é a maior preocupação quanto ao uso de *nitrofurantoína* nessa paciente?

A. Idade
B. Alergia à sulfa
C. Doença renal crônica
D. Hipertensão

**Resposta correta =** C. A questão principal da *nitrofurantoína* é que ela não deve ser administrada em pacientes com função renal deficiente devido ao risco aumentado de efeitos adversos. A *nitrofurantoína* não é um medicamento à base de sulfa, portanto a alergia à sulfa não é uma preocupação. A paciente não tem idade avançada, quando o aumento dos efeitos adversos pode ser uma preocupação, e a hipertensão não é uma contraindicação ao uso desse agente.

## Capítulo 31 Quinolonas, antagonistas do ácido fólico e antissépticos do trato urinário

**31.6** Uma mulher de 24 anos com disúria e urgência urinária é diagnosticada com cistite não complicada. O prontuário médico revela alergia anafilática às cefalosporinas e histórico de abandono de tratamento farmacológico. Qual das alternativas a seguir é a mais apropriada para o tratamento de sua cistite?

- A. Moxifloxacino
- B. Nitrofurantoína macrocristalina
- C. Fosfomicina
- D. Ceftriaxona

**Resposta correta = C.** A *fosfomicina* em dose única é recomendada na cistite não complicada. Em um paciente com histórico de abandono, o ideal é utilizar um agente que requeira administração única. Embora a *nitrofurantoína* seja também um agente preferido, a formulação macrocristalina não é ideal devido à dosagem quatro vezes ao dia. O *moxifloxacino* não se concentra bem na urina, e a *ceftriaxona* não é um agente ideal devido à alergia documentada à *cefalosporina*.

**31.7** Um paciente de 47 anos está sendo tratado por pneumonia adquirida em hospital causada por *Pseudomonas aeruginosa*. Qual das alternativas a seguir é a mais apropriada para incluir no regime de tratamento?

- A. Gemifloxacino
- B. Levofloxacino
- C. Moxifloxacino
- D. TMP/SMX

**Resposta correta = B.** Embora o *levofloxacino*, o *moxifloxacino* e o *gemifloxacino* sejam considerados eficazes no tratamento de infecções respiratórias, apenas o *levofloxacino* é eficaz na erradicação de *Pseudomonas aeruginosa*. *TMP/SMX* não cobre *Pseudomonas* spp. e seria ineficaz no tratamento de pneumonia adquirida em hospital devido a *Pseudomonas aeruginosa*.

**31.8** Qual das alternativas a seguir descreve melhor o mecanismo de ação das fluoroquinolonas?

- A. Desnaturam proteínas e ácidos nucleicos, resultando na morte celular bacteriana.
- B. Inibem a incorporação de PABA em precursores de ácido di-hidrofólico.
- C. Impedem a redução de di-hidrofolato a tetra-hidrofolato.
- D. Interferem na replicação do DNA ligando-se à DNA girase e à topoisomerase IV.

**Resposta correta = D.** Os sais de *metenamina* são hidrolisados em amônia e formaldeído na urina ácida (pH ≤ 5,5). O formaldeído desnatura proteínas e ácidos nucleicos, resultando na morte das células bacterianas. O *sulfametoxazol* inibe a incorporação do PABA nos precursores do ácido di-hidrofólico, e a *trimetoprima* previne a redução do di-hidrofolato a tetra-hidrofolato.

**31.9** Qual das alternativas a seguir é um evento adverso associado ao uso de antibióticos sulfa?

- A. Cristalúria
- B. Prolongamento do intervalo QT
- C. Neuropatia periférica
- D. Distúrbios visuais

**Resposta correta = A.** Das opções, apenas a cristalúria está associada aos antibióticos sulfa. O prolongamento do intervalo $QT_c$ está associado às fluoroquinolonas. A neuropatia periférica é uma complicação incomum com *nitrofurantoína* ou fluoroquinolonas, e distúrbios visuais não estão associados aos antibióticos sulfa.

**31.10** Um paciente de 57 anos chega à unidade de saúde com sinais e sintomas consistentes com cistite simples aguda. O paciente relata tomar *metenamina* para terapia supressiva crônica a fim de reduzir a frequência de ITUs. Qual das opções a seguir é o melhor agente para tratar a cistite aguda simples?

- A. Nitrofurantoína
- B. TMP/SMX
- C. Levofloxacino
- D. Delafloxacino

**Resposta correta = A.** Das opções disponíveis, a *nitrofurantoína* é a melhor opção. Embora normalmente a *nitrofurantoína* e a *TMP/SMX* sejam opções de primeira linha para cistite aguda simples, uma interação medicamentosa importante entre a *TMP/SMX* e a *metenamina* tornaria a *TMP/SMX* uma escolha incorreta. O *levofloxacino* deve ser reservado para infecções mais graves devido a preocupações com o aumento da resistência. O *delafloxacino* é usado para tratar pneumonia adquirida na comunidade, e não cistite aguda simples.

# 32 Antimicobacterianos

Charles A. Peloquin e Eric F. Egelund

| MEDICAMENTOS USADOS CONTRA TUBERCULOSE |
|:---:|
| *Etambutol* |
| *Isoniazida* |
| *Pirazinamida* |
| *Rifabutina* |
| *Rifampicina* |
| *Rifapentina* |
| **MEDICAMENTOS USADOS NO TRATAMENTO DA TUBERCULOSE (2ª LINHA)** |
| *Amicacina* |
| *Ácido aminossalicílico* |
| *Bedaquilina* |
| *Ciclosserina* |
| *Etionamida* |
| Fluoroquinolonas |
| *Linezolida* |
| Macrolídeos |
| *Pretomanid* |
| **MEDICAMENTOS USADOS CONTRA HANSENÍASE** |
| *Clofazimina* |
| *Dapsona* |
| *Rifampicina* |

**Figura 32.1**
Resumo dos fármacos usados no tratamento de infecções causadas por micobactérias.

## I. VISÃO GERAL

As micobactérias são bacilos aeróbicos em forma de bastonete que se multiplicam lentamente, a cada 18 a 24 horas *in vitro*. Suas paredes celulares contêm ácidos micólicos, que lhes conferem a denominação do gênero. Os ácidos micólicos são ácidos graxos β-hidroxilados com cadeias longas. As micobactérias produzem paredes celulares altamente lipofílicas, que coram mal com a coloração de Gram. Uma vez corados, os bacilos não descoram facilmente com solventes orgânicos acidificados. Por isso, são denominados ácido-resistentes. As infecções micobacterianas resultam na formação clássica de lesões granulomatosas de crescimento lento, que causam destruição de tecidos em qualquer lugar do organismo.

O *Mycobacterium tuberculosis* pode causar infecção tuberculosa latente (ITBL) e tuberculose (TB). (Nota: Na ITBL, o paciente está infectado por *M. tuberculosis* sem sinais ou sintomas de doença tuberculosa ativa.) A TB é a principal causa infecciosa de morte em todo o mundo; um quarto da população mundial está infectada. As doenças causadas por micobactérias não tuberculosas (MNTs) são cada vez mais frequentes. Essas espécies incluem *Mycobacterium avium-intracelulare, Mycobacterium chelonae, Mycobacterium abscessus, Mycobacterium kansasii* e *Mycobacterium fortuitum*. O *Mycobacterium leprae* causa hanseníase.

O tratamento da TB, em geral, inclui quatro fármacos de primeira linha (Figura 32.1). Os fármacos de segunda linha são, normalmente, menos eficazes, mais tóxicos e menos estudados. Esses agentes são usados em pacientes que não toleram os fármacos de primeira linha ou que estão infectados por micobactérias resistentes. Nenhum fármaco foi desenvolvido especificamente para infecções por MNTs. Macrolídeos, rifamicinas e aminoglicosídeos são incluídos frequentemente, mas os regimes contra MNTs variam amplamente de acordo com os organismos.

## II. QUIMIOTERAPIA CONTRA TURBERCULOSE

O *M. tuberculosis* cresce lentamente e exige tratamento que pode durar de meses a anos. A ITBL pode ser tratada com 12 doses altas de *isoniazida* e *rifapentina* uma vez por semana, 4 meses de *rifampicina* diária, 3 meses de *rifampicina* e *isoniazida* diárias ou, como alternativa, por 6 ou 9 meses em monoterapia com *isoniazida*. Já a TB ativa precisa ser tratada com vários fármacos. O tratamento contra a TB suscetível aos fármacos dura no mínimo 6 meses, ao passo que o tratamento da TB multirresistente (TBMR) geralmente dura 2 anos. Novos regimes para TBMR estão agora reduzindo o tempo de tratamento para 6 a 9 meses.

## A. Estratégias para enfrentar a resistência aos medicamentos

Populações de *M. tuberculosis* contêm pequeno número de organismos que são naturalmente resistentes a algum fármaco em particular. Sob pressão seletiva de tratamentos inadequados, especialmente de monoterapias, esses organismos resistentes podem emergir como população dominante. A Figura 32.2 mostra que a resistência se desenvolve rapidamente em pacientes com TB que recebem somente *estreptomicina*. O tratamento multifármacos é empregado para suprimir esses organismos resistentes. Os fármacos de primeira linha – *isoniazida*, *rifampicina*, *etambutol* e *pirazinamida* – são os preferidos, por sua eficácia alta e incidência de toxicidade aceitável. A *rifabutina* e a *rifapentina* podem substituir a *rifampicina* em certas circunstâncias. A doença ativa requer sempre o regime de tratamento multifármacos e, preferencialmente, três ou mais que comprovem atividade *in vitro* contra o isolado. Embora possa ocorrer melhora clínica nas primeiras semanas, o tratamento deve continuar por muito mais tempo, para eliminar os microrganismos persistentes e prevenir recaídas.

A quimioterapia padrão de curta duração contra a TB ativa inclui *isoniazida*, *rifampicina*, *etambutol* e *pirazinamida* por 2 meses (fase intensiva), seguida de *isoniazida* e *rifampicina* por 4 meses (fase de continuação) (Figura 32.3). Logo que o resultado do teste de sensibilidade estiver disponível, o regime farmacológico pode ser ajustado individualmente. O tratamento de segunda linha contra a TBMR (TB resistente pelo menos à *isoniazida* e à *rifampicina*) inclui uma fluoroquinolona (normalmente *levofloxacino* ou *moxifloxacino*), quaisquer medicamentos de primeira linha que permaneçam ativos e um ou mais dos seguintes: *amicacina*, *ciclosserina*, *etionamida* ou *ácido paraminossalicílico*. Contra a TB ainda mais resistente (XTBMR) podem ser empregados, empiricamente, *clofazimina*, *linezolida* e outros fármacos. Um novo regime composto por *bedaquilina*, *pretomanida* e *linezolida* ("BPaL") poderá substituir o uso dos medicamentos de segunda linha.

A aderência do paciente ao tratamento pode ser baixa se o regime de multifármacos durar 6 meses ou mais. Uma estratégia de sucesso para obter melhores taxas de tratamentos completos é o tratamento observado diretamente (TOD). Os pacientes tomam os medicamentos sob observação de um membro da equipe de saúde. O TOD reduz a resistência aos fármacos, bem como aumenta as taxas de cura. Nos Estados Unidos, a maioria dos departamentos de saúde públicos oferece o TOD.

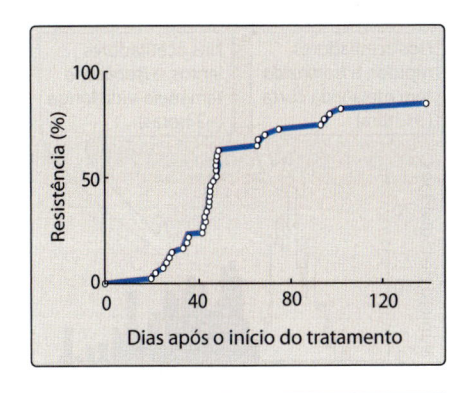

**Figura 32.2**
Porcentagem cumulativa de cepas de *M. tuberculosis* que apresentam resistência à *estreptomicina*.

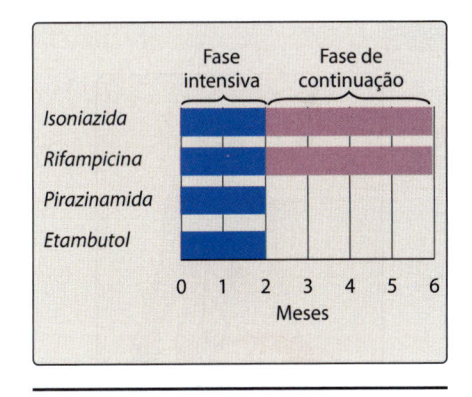

**Figura 32.3**
Um dos vários esquemas de multifármacos recomendados para o tratamento da tuberculose.

## B. Isoniazida

A *isoniazida*, junto com a *rifampicina*, é um dos dois fármacos mais importantes contra TB.

1. **Mecanismo de ação:** A *isoniazida* é um profármaco ativado pela catalase-peroxidase micobacteriana (KatG). A *isoniazida* atinge as enzimas proteína transportadora acil redutase (InhA) e β-cetoacil-ACP sintetase (KasA), essenciais para a síntese do ácido micólico. A inibição do ácido micólico resulta em ruptura da parede celular bacteriana.

2. **Espectro antibacteriano:** A *isoniazida* é específica para o tratamento de *M. tuberculosis*, embora o *M. kansasii* possa ser suscetível em concentrações mais elevadas. A maioria das MNTs são resistentes à *isoniazida*. O fármaco é particularmente eficaz contra os bacilos em crescimento rápido e é ativo contra organismos intracelulares.

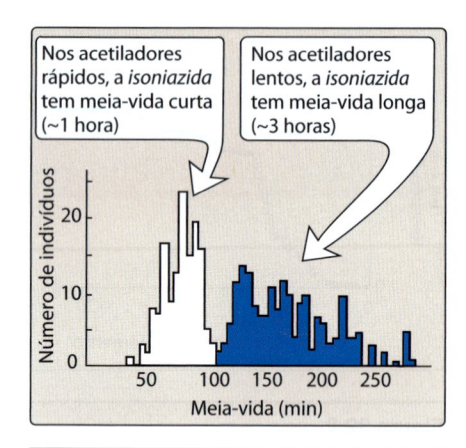

**Figura 32.4**
Distribuição bimodal das meias-vidas de *isoniazida*, causada pela sua acetilação rápida ou lenta.

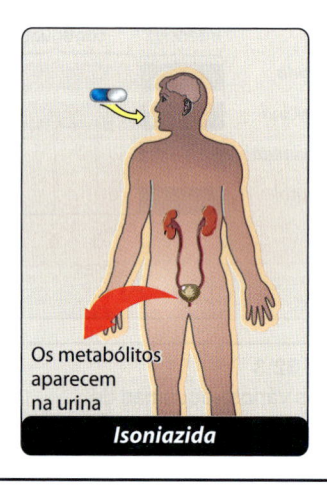

**Figura 32.5**
Administração e destino da *isoniazida*.

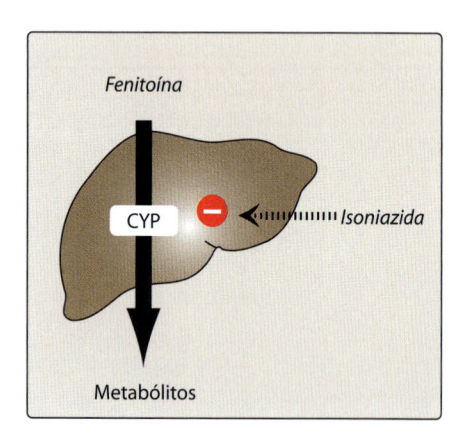

**Figura 32.6**
A *isoniazida* potencializa os efeitos adversos da *fenitoína*.

3. **Resistência:** A resistência resulta de mutações cromossomais, incluindo (1) mutação ou eliminação da KatG (produzindo mutantes incapazes de ativar o profármaco); (2) mutações variadas das proteínas acil transportadoras; ou (3) expressão aumentada da enzima-alvo InhA. Pode ocorrer resistência cruzada entre *isoniazida* e *etionamida*.

4. **Farmacocinética:** A *isoniazida* é rapidamente absorvida após a administração oral. A absorção é comprometida se a *isoniazida* for tomada junto com alimentos, particularmente os ricos em gorduras. Ela se difunde em todos os líquidos corporais, nas células e no material caseoso (tecido necrótico assemelhado ao queijo, produzido nos tubérculos). A concentração no líquido cerebrospinal (LCS) é similar à do soro. A *isoniazida* sofre *N*-acetilação e hidrólise, resultando em produtos inativos. A acetilação da *isoniazida* é regulada geneticamente. Os acetiladores rápidos apresentam meia-vida de 90 minutos, ao contrário das 3 a 4 horas dos acetiladores lentos (Figura 32.4). A excreção é por filtração glomerular e secreção, predominantemente como metabólitos (Figura 32.5). Os acetiladores lentos excretam mais fármaco inalterado.

5. **Efeitos adversos:** A hepatite é o efeito adverso mais grave associado à *isoniazida*. Se a hepatite não é reconhecida e a medicação é continuada, ela pode ser fatal. A incidência aumenta com a idade (acima dos 35 anos) entre os pacientes que também usam *rifampicina* ou entre aqueles que consomem bebida alcoólica diariamente. A neuropatia periférica, manifestando-se como parestesia das mãos e dos pés, parece ser devida a uma deficiência relativa de piridoxina causada pela *isoniazida*. Isso pode ser evitado com a suplementação diária de piridoxina (vitamina $B_6$). Podem ocorrer efeitos adversos no sistema nervoso central (SNC), incluindo convulsões em pacientes propensos. Reações de hipersensibilidade incluem urticária e febre. Como a *isoniazida* inibe a biotransformação de *carbamazepina* e *fenitoína* (Figura 32.6), ela pode potencializar os efeitos adversos desses dois fármacos (p. ex., nistagmo e ataxia).

C. **Rifamicinas: rifampicina, rifabutina e rifapentina**

*Rifampicina*, *rifabutina* e *rifapentina* são todas consideradas rifamicinas – um grupo de antimicrobianos macrocíclicos estruturalmente similares e que são fármacos de primeira escolha contra a TB.

1. **Rifampicina:** A *rifampicina* tem atividade antimicrobiana mais ampla do que a da *isoniazida* e pode ser usada como parte do tratamento contra diferentes infecções bacterianas. Como rapidamente surgem cepas resistentes no monotratamento, ela nunca é usada como único fármaco para tratar a TB ativa.

   a. **Mecanismo de ação:** A *rifampicina* bloqueia a transcrição do RNA, interagindo com a subunidade β da RNA-polimerase DNA-dependente da micobactéria.

   b. **Espectro antimicrobiano:** A *rifampicina* é bactericida para micobactérias intra e extracelulares, incluindo *M. tuberculosis*, e MNTs, como *M. kansasii*, e para o complexo *M. avium* (CMA). Ela é eficaz contra vários microrganismos gram-positivos e gram-negativos e é usada profilaticamente por indivíduos expostos à meningite causada por meningococos ou *Haemophilus* *influenzae*. A *rifampicina* também é altamente ativa contra a *M. leprae*.

c. **Resistência:** A resistência à *rifampicina* é causada por uma mutação genética na RNA polimerase bacteriana, resultando em afinidade reduzida pelo medicamento.

d. **Farmacocinética:** A absorção é adequada por administração oral. A distribuição da *rifampicina* ocorre para todos os órgãos e líquidos do organismo. As concentrações obtidas no LCS são variáveis, em geral de 10 a 20% da concentração no sangue. O fármaco é captado pelo fígado e sofre circulação êntero-hepática. A *rifampicina* pode induzir as enzimas CYP e os transportadores hepáticos (ver Capítulo 1), levando a numerosas interações medicamentosas. Sem relação com os efeitos nas enzimas do sistema CYP, a *rifampicina* sofre autoindução, resultando em diminuição da meia-vida na primeira ou segunda semanas de administração. A eliminação da *rifampicina* e de seus metabólitos é primariamente feita por meio da bile nas fezes; pequena fração é excretada pela urina (Figura 32.7). (Nota: Os pacientes devem ser avisados de que urina, fezes e outras secreções coram-se de vermelho-alaranjado. A secreção lacrimal pode manchar as lentes de contato flexíveis com essa cor.)

e. **Efeitos adversos:** Em geral, a *rifampicina* é bem tolerada. As reações adversas mais comuns incluem náuseas, êmese e urticária. Hepatite e morte por insuficiência hepática são raras. Contudo, o fármaco deve ser usado cautelosamente em pacientes idosos, alcoolistas ou que sofrem de doença hepática crônica. Há um aumento modesto na incidência de disfunção hepática quando a *rifampicina* é coadministrada com *isoniazida* e *pirazinamida*. Quando a *rifampicina* é administrada de modo intermitente, especialmente em altas doses, pode ocorrer síndrome tipo gripe, com febre, calafrios e mialgia, às vezes estendendo-se a insuficiência renal aguda, anemia hemolítica e choque.

f. **Interações medicamentosas:** Como a *rifampicina* induz inúmeras enzimas do sistema CYP de fase I e enzimas de fase II (ver Capítulo 1), ela pode diminuir a meia-vida de fármacos coadministrados e biotransformados por essas enzimas (Figura 32.8). Isso pode requerer aumento da dosagem de fármacos coadministrados, troca por fármacos menos afetados pela *rifampicina* ou substituição desta por *rifabutina*.

2. **Rifabutina:** A *rifabutina*, um derivado da *rifampicina*, é usada preferencialmente em pacientes com TB coinfectados com o vírus da imunodeficiência humana (HIV, do inglês *human immunodeficiency virus*) e que estão recebendo inibidores de proteases ou vários dos inibidores da transcriptase reversa não análogos de nucleosídeos. A *rifabutina* é um indutor menos potente (cerca de 40% a menos) das enzimas do sistema CYP, o que diminui interações farmacológicas. Os efeitos adversos da *rifabutina* são similares aos da *rifamicina*, mas também podem ocorrer uveíte, hiperpigmentação cutânea e neutropenia.

3. **Rifapentina:** A *rifapentina* tem meia-vida mais longa do que a da *rifampicina*. Em combinação com a *isoniazida*, a *rifapentina* pode ser usada uma vez por semana em pacientes com ITBL e em pacientes HIV-negativos selecionados com TB pulmonar mínima.

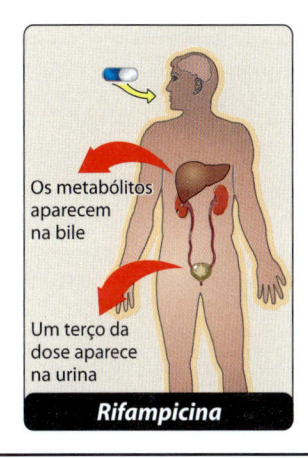

**Figura 32.7**
Administração e destino da *rifampicina*. (Nota: O paciente deve ser alertado de que a urina e a secreção lacrimal podem ficar vermelho-alaranjadas.)

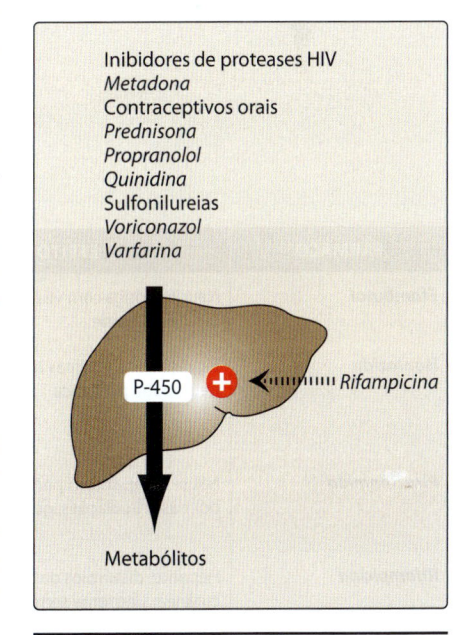

**Figura 32.8**
A *rifampicina* induz o sistema CYP, o que pode diminuir a meia-vida de fármacos coadministrados e biotransformados por esse sistema.

### D. Pirazinamida

A *pirazinamida* é um fármaco sintético, ativo por via oral, de curso curto, usado em associação à *isoniazida*, à *rifampicina* e ao *etambutol*. O mecanismo de ação preciso é desconhecido. A *pirazinamida* precisa ser hidrolisada pela pirazinamidase a ácido pirazinoico, que é a sua forma ativa. Algumas cepas resistentes não têm a enzima pirazinamidase. A *pirazinamida* é ativa contra o bacilo da TB em lesões acídicas e em macrófagos. Ela é distribuída por todo o organismo e entra no LCS. Pode contribuir para a toxicidade hepática. A retenção de ácido úrico é comum, mas raramente ocorre ataque de gota. A maior parte do benefício clínico da *pirazinamida* ocorre no princípio do tratamento. Por isso, seu uso é interrompido, em geral, após 2 meses de um tratamento de 6 meses.

### E. Etambutol

O *etambutol* é um bacteriostático específico contra micobactérias. Ele inibe a arabinosiltransferase, enzima importante para a síntese da parede celular das micobactérias. É usado em combinação com *pirazinamida*, *isoniazida* e *rifampicina*, dependendo de dados de cultura e suscetibilidade. (Nota: O *etambutol* pode ser suspenso ao se determinar que o isolado é suscetível a *isoniazida*, *rifampicina* e *pirazinamida*.) O *etambutol* é bem distribuído pelo organismo. A penetração no SNC é variável, e é questionável sua adequação à meningite tuberculosa. O *etambutol* e seus metabólitos hepáticos são excretados principalmente na urina. O efeito adverso mais importante é a neurite óptica, resultando em diminuição da acuidade visual e perda da capacidade de diferenciar o verde e o vermelho. O risco de neurite óptica aumenta com a dosagem e em pacientes com insuficiência renal. A acuidade visual e a discriminação de cores devem ser testadas antes de iniciar o tratamento e, depois, periodicamente. O *etambutol* diminui a excreção de ácido úrico, por isso é preciso ter cautela com pacientes com gota.

A Figura 32.9 resume algumas das características dos fármacos de primeira escolha para o tratamento da tuberculose.

| FÁRMACO | EFEITOS ADVERSOS | COMENTÁRIOS |
|---|---|---|
| *Etambutol* | Neurite óptica com visão turva, daltonismo vermelho-verde | Estabelecer acuidade visual basal e visão de cores; testar mensalmente. |
| *Isoniazida* | Elevação das enzimas hepáticas, hepatite, neuropatia periférica | Determinar as dosagens basais das enzimas hepáticas; repetir se estiverem anormais ou o se o paciente estiver em risco ou sintomático. Interação clinicamente significativa com *fenitoína* e *carbamazepina*. |
| *Pirazinamida* | Náusea, hepatite, hiperuricemia, erupção cutânea, dor nas articulações, gota (raro) | Determinar as dosagens basais das enzimas hepáticas e de ácido úrico; repetir se estiverem anormais ou o se o paciente estiver em risco ou sintomático. |
| *Rifampicina* | Hepatite, distúrbios gastrintestinais, erupção cutânea, síndrome semelhante à gripe, interação significativa com vários medicamentos | Determinar dosagens basais das enzimas hepáticas e hemograma completo; repetir se estiver anormal ou se o paciente estiver em risco ou sintomático. Avisar o paciente que a urina e as lágrimas podem ficar com cor vermelho-alaranjada. |

**Figura 32.9**
Algumas características dos fármacos de primeira escolha para o tratamento da tuberculose.

| FÁRMACO | EFEITOS ADVERSOS | COMENTÁRIOS |
|---|---|---|
| Fluoroquinolonas | Intolerância gastrintestinal, tendinite, toxicidade central, incluindo efeitos semelhantes aos da cafeína | Monitorar testes da função hepática, creatinina sérica/NUS, prolongamento do intervalo QT.<br>Evitar a ingestão concomitante com antiácidos, multivitamínicos ou medicamentos contendo cátions di ou trivalentes. |
| Aminoglicosídeos, capreomicina | Nefrotoxicidade, ototoxicidade | Não disponível por via oral. Monitorar a toxicidade vestibular, auditiva e renal. |
| Macrolídeos | Intolerância gastrintestinal, zumbido | Monitorar testes da função hepática, creatinina sérica/NUS, prolongamento do intervalo QT.<br>Monitorar as interações medicamentosas devido à inibição de CYP (exceto *azitromicina*). |
| *Etionamida* | Intolerância gastrintestinal, hepatotoxicidade, hipotireoidismo | Monitorar testes da função hepática e TSH. A maioria dos pacientes apresenta intolerância gastrintestinal.<br>A resistência cruzada com *isoniazida* é possível. |
| Ácido paraminossalicílico (PAS) | Intolerância gastrintestinal, hepatotoxicidade, hipotireoidismo | Monitorar testes da função hepática e TSH. Pacientes com deficiência de G6PD apresentam risco aumentado de anemia hemolítica. |
| *Ciclosserina* | Toxicidade central | É necessário um monitoramento rigoroso para depressão, ansiedade, confusão, etc.<br>Convulsões podem ser exacerbadas em pacientes com epilepsia. Monitorar creatinina sérica. |

**Figura 32.10**
Algumas características dos medicamentos de segunda linha utilizados no tratamento da tuberculose.
NUS, nitrogênio ureico sanguíneo; G6PD, glicose-6-fosfato desidrogenase; TSH, hormônio estimulador da tireoide.

### F. Fármacos alternativos de segunda linha

*Ácido paraminossalicílico, ciclosserina, etionamida, bedaquilina, fluoroquinolonas*, macrolídeos, *linezolida* e *pretomanida* são medicamentos de segunda linha para TB. A Figura 32.10 resume algumas das características dos fármacos de segunda linha.

1. **Ácido** paraminossalicílico: O *ácido paraminossalicílico* atua por meio da inibição do ácido fólico. Embora amplamente substituído pelo *etambutol* para a TB sensível a medicamentos, o *ácido paraminossalicílico* continua a ser um componente importante de muitos regimes contra TBMR.

2. **Ciclosserina:** A *ciclosserina* é um medicamento tuberculostático oralmente eficaz que interrompe a incorporação de D-alanina na parede celular bacteriana. Ela é bem distribuída pelos líquidos orgânicos, incluindo o LCS. A *ciclosserina* é primariamente eliminada, inalterada, na urina. Ocorre acúmulo na insuficiência renal. Os efeitos adversos incluem distúrbios do SNC (p. ex., letargia, dificuldade de concentração, ansiedade e tendência suicida) e convulsões.

3. **Etionamida:** A *etionamida* é um análogo estrutural da *isoniazida* que também interrompe a síntese do ácido micólico. O mecanismo de ação não é idêntico ao da *isoniazida*, mas há certa sobreposição nos padrões de resistência. A *etionamida* é distribuída amplamente pelo organismo, incluindo o LCS. A biotransformação é extensa, mais provável no fígado, a metabólitos ativos e inativos. Os efeitos adversos que limitam o uso incluem náuseas, êmese e hepatotoxicidade. Também foram relatados hipotiroidismo, ginecomastia, alopecia, impotência e efeitos no SNC.

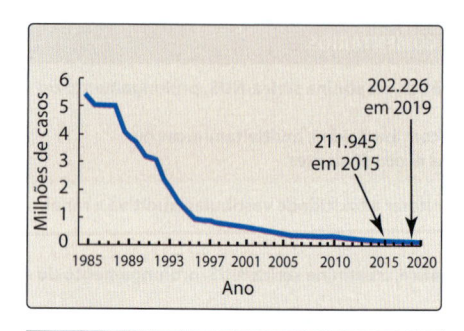

**Figura 32.11**
Registros de prevalência da hanseníase no mundo.

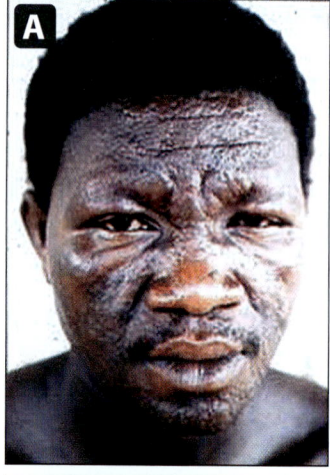

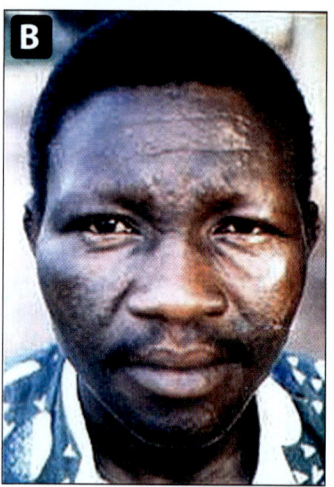

**Figura 32.12**
Paciente com hanseníase antes (**A**) e após tratamento (**B**).

4. **Fluoroquinolonas:** As fluoroquinolonas (ver Capítulo 31), especificamente o *moxifloxacino* e o *levofloxacino*, ocupam um lugar importante no tratamento da TBMR. Algumas MNTs também são suscetíveis.

5. **Macrolídeos:** Os macrolídeos (ver Capítulo 30) *azitromicina* e *claritromicina* são parte do regime contra várias infecções por MNTs, incluindo CMA. A *azitromicina* pode ser preferida para pacientes com maior risco de interações medicamentosas, uma vez que a *claritromicina* é tanto substrato quanto inibidor das enzimas do sistema CYP.

6. **Bedaquilina:** A *bedaquilina*, uma diarilquinolina, é um inibidor da ATP sintase e pode ser usada em conjunto com *linezolida* e *pretomanida* para tratar TBMR ou XTBMR. A *bedaquilina*, administrada por via oral, é ativa contra vários tipos de micobactérias. Ela tem uma advertência para prolongamento do intervalo QT; recomenda-se o monitoramento por eletrocardiograma. Também foram relatadas elevações nas enzimas hepáticas, portanto a função hepática deve ser monitorada durante o tratamento. Esse agente é metabolizado via CYP3A4, e a administração com indutores fortes da CYP3A4 (p. ex., *rifampicina*) deve ser evitada.

7. **Linezolida:** A *linezolida*, uma oxazolidinona, inibe a síntese proteica bacteriana (ver Capítulo 30). A *linezolida* é administrada por via oral. Os efeitos colaterais incluem citopenias e neuropatia periférica ou ocular. A *linezolida* é um inibidor da monoaminoxidase (IMAO) e seu uso é contraindicado com agentes que aumentam a serotonina (p. ex., inibidores seletivos da recaptação da serotonina e antidepressivos tricíclicos) devido ao risco aumentado de síndrome serotoninérgica.

8. **Pretomanida:** A *pretomanida*, uma nitroimidazoxazina, inibe a produção da parede celular bacteriana. É administrada por via oral. As reações adversas, observadas em combinação com *bedaquilina* e *linezolida*, devem ser monitoradas e incluem náusea, hepatotoxicidade, mielossupressão e prolongamento do intervalo QT. Esse agente é parcialmente metabolizado via CYP3A4, e a administração com indutores fortes da CYP3A4 (p. ex., *rifampicina*) deve ser evitada.

## III. MEDICAMENTOS CONTRA A HANSENÍASE

A hanseníase (ou doença de Hansen), incomum nos Estados Unidos, é um grande problema em todo o mundo (Figura 32.11). Pode ser tratada de maneira eficaz com *dapsona* e *rifampicina* (Figura 32.12). A *clofazimina* pode ser adicionada em alguns casos.

### A. Dapsona

A *dapsona* é relacionada estruturalmente às sulfonamidas e de modo similar inibe a di-hidropteroato sintase na via de síntese do folato. Ela é bacteriostática para a *M. leprae*, mas cepas resistentes podem ser encontradas. A *dapsona* também é usada no tratamento da pneumonia causada pelo *Pneumocystis jirovecii* em pacientes imunossuprimidos. É bem absorvida no trato gastrintestinal (TGI) e se distribui por todo o organismo, com concentrações elevadas na pele. Sofre acetilação no fígado. A *dapsona* e seus metabólitos são eliminados pela urina. Os efeitos adversos incluem hemólise (especialmente em pacientes com deficiência de glicose-6-fosfato desidrogenase [G6PD]), metemoglobinemia e neuropatia periférica.

### B. Clofazimina

A *clofazimina* é um corante fenazina. Seu mecanismo de ação pode envolver a ligação ao DNA, embora mecanismos alternativos tenham sido propostos. Sua propriedade redox pode levar à formação de radicais de oxigênio citotóxicos, que são tóxicos para a bactéria. A *clofazimina* é bactericida para *M. leprae*, e tem atividade potencialmente útil contra *M. tuberculosis* e MNTs. O medicamento é recomendado pela Organização Mundial da Saúde como parte de um regime mais curto (9 a 12 meses) para TBMR. Depois da administração oral, a *clofazimina* se acumula nos tecidos, permitindo o tratamento intermitente, mas não entra no SNC. Os pacientes devem ser alertados previamente de que a pele pode adquirir coloração rosada ou marrom-escura. Foram relatadas enterite eosinofílica e outras formas, algumas exigindo cirurgia. A *clofazimina* tem alguma atividade anti-inflamatória e anti-imune. Assim, pode não ocorrer eritema nodoso hansênico com esse fármaco.

### Aplicação clínica 32.1: Tratamento da tuberculose

Ao contrário da maioria das doenças infecciosas, que requerem um tratamento de curta duração com um único antibiótico, o tratamento da TB consiste em um regime multifarmacológico durante vários meses. A tuberculose resistente (TBMR e TBXDR) é ainda mais difícil de tratar, especialmente em locais com recursos limitados. A prevenção da resistência, portanto, é fundamental para reduzir a morbidade e a mortalidade. A testagem e o tratamento da ITBL por meio do TOD, a garantia da adesão ao tratamento ativo da TB e a otimização do tratamento farmacológico (p. ex., pela monitoração terapêutica dos medicamentos) são fundamentais para reduzir a resistência aos medicamentos. (Nota: Com o TDO, o paciente reúne-se com o profissional de saúde [pessoalmente ou virtualmente] sempre que é necessária uma dose do medicamento para TB, e toma o medicamento enquanto o profissional de saúde observa. Isso ajuda a garantir a adesão.)

### Aplicação clínica 32.2: Micobactérias não tuberculosas ou tuberculose?

Nos Estados Unidos, a prevalência da doença por MNT é maior do que a da tuberculose. A MNT é adquirida no ambiente, ao contrário da TB, que é adquirida por meio do contato pessoal. As amostras respiratórias de pacientes com resultados positivos para bacilos álcool-ácido resistentes podem ter uma infecção por MNT em vez de TB. Os sintomas também podem ser semelhantes. O tratamento farmacológico difere entre espécies de MNT e TB; portanto, a identificação adequada das espécies e um diagnóstico preciso são importantes para distinguir os estados da doença.

### Resumo

- Os regimes para tratamento de ITBL incluem: (1) 3 meses de *isoniazida* e *rifapentina* uma vez por semana, (2) 4 meses de *rifampicina* diária ou (3) 3 meses de *rifampicina* e *isoniazida* diariamente.
- A tuberculose ativa requer tratamento com um mínimo de quatro medicamentos durante 6 meses.
- Um regime que consiste em *bedaquilina*, *pretomanida* e *linezolida* ("BPaL") é usado para tratar a TBMR.

## Questões para estudo

**Escolha a resposta correta.**

**32.1** Uma mulher de 32 anos foi internada com histórico de tosse e febre há 4 semanas. A radiografia de tórax mostrou infiltrado cavitário no lobo superior esquerdo. As culturas de escarro apresentaram *M. tuberculosis* suscetível a todos os medicamentos antimicobacterianos. A paciente recebeu *isoniazida*, *rifampicina*, *pirazinamida* e *etambutol* autoadministrados. Duas semanas após o início da terapia, a paciente está preocupada porque sua visão está embaçada. Qual dos seguintes medicamentos é a causa mais provável?

A. Isoniazida
B. Rifampicina
C. Pirazinamida
D. Etambutol

**Resposta correta =** D. O *etambutol*, mesmo em doses "padrão", pode causar toxicidade ocular, incluindo visão turva e daltonismo vermelho-verde. Os distúrbios visuais são reversíveis (semanas a meses) se o *etambutol* for descontinuado imediatamente.

**32.2** Uma mulher caquética de 29 anos em uso de *isoniazida*, *pirazinamida*, *etambutol* e *rifampicina* para tuberculose chega ao pronto-socorro (PS) queixando-se de parestesias nas mãos e nos pés. O médico do pronto-socorro diagnostica as parestesias como um efeito adverso de um dos medicamentos da paciente. Qual das alternativas a seguir é a causa e o medicamento associado às parestesias?

A. Deficiência de riboflavina; *etambutol*
B. Deficiência de tiamina; *rifampicina*
C. Deficiência de piridoxina; *isoniazida*
D. Deficiência de ferro; *pirazinamida*

**Resposta correta =** C. A neuropatia periférica, manifestando-se como parestesias das mãos e dos pés, resulta de uma deficiência de *piridoxina* causada pela inibição competitiva da *piridoxina* pela *isoniazida*. Esse efeito adverso da *isoniazida* é mais comumente observado em pacientes desnutridos, alcoólatras e diabéticos. Essas populações de pacientes devem receber suplementação de 25 a 50 mg por dia de piridoxina (vitamina B6) com administração concomitante de *isoniazida*. A deficiência de *riboflavina* não é um efeito adverso do *etambutol*. A deficiência de tiamina não é um efeito adverso da *rifampicina*. A deficiência de ferro não é um efeito adverso da *pirazinamida*.

**32.3** Um homem de 23 anos iniciou terapia antimicobacteriana padrão com quatro medicamentos, para tratamento de TB ativa. Ele tem epilepsia, que é controlada com *carbamazepina*. Ele não tinha convulsões há 5 anos; no entanto, ao retornar à clínica após 1 mês, relata ter tido duas convulsões desde sua última consulta. Qual dos seguintes medicamentos está mais provavelmente associado ao aumento da incidência de convulsões?

A. Isoniazida
B. Rifampicina
C. Pirazinamida
D. Etambutol

**Resposta correta =** B. A *rifampicina* é um potente indutor das enzimas metabolizadoras de medicamentos dependentes do sistema CYP e pode reduzir a concentração de *carbamazepina*. Nenhum dos outros medicamentos listados induz as enzimas do do sistema CYP que poderiam reduzir as concentrações de *carbamazepina*.

**32.4** Uma mulher de 26 anos com HIV foi recentemente diagnosticada com tuberculose ativa. Atualmente, ela está em regime estável de HIV que consiste em *atazanavir* mais *entricitabina/tenofovir* (um inibidor de protease e dois inibidores nucleosídicos da transcriptase reversa). Qual das alternativas a seguir é o regime mais apropriado para o tratamento da tuberculose?

A. Rifampicina + isoniazida + pirazinamida + etambutol
B. Rifabutina + isoniazida + pirazinamida + etambutol
C. Rifapentina + isoniazida + pirazinamida + etambutol
D. Rifampicina + moxifloxacino + pirazinamida + etambutol

**Resposta correta =** B. A *rifabutina* é recomendada no lugar da *rifampicina* em pacientes coinfectados com HIV, pois ela é um indutor menos potente das enzimas do sistema CYP do que a *rifampicina*. Contudo, a *rifabutina* é substrato da CYP3A4, podendo ocorrer interação bidirecional. Ou seja, outros medicamentos, como os inibidores de protease, podem afetar a concentração de *rifabutina*, exigindo ajuste de dose de *rifabutina* ou uso de agentes alternativos para o HIV.

**32.5** Um homem de 28 anos com TBMR está recebendo os seguintes medicamentos para tratamento: *bedaquilina*, *linezolida* e *pretomanida*. Qual(is) dos seguintes medicamentos em seu regime requer monitoramento para prolongamento do intervalo QT?

   **A.** Apenas *bedaquilina*
   **B.** Apenas *linezolida*
   **C.** Apenas *pretomanida*
   **D.** *Bedaquilina* e *pretomanida*

**Resposta correta = D.** Tanto a *bedaquilina* quanto a *pretomanida* têm sido associadas ao prolongamento do intervalo QT. A combinação de ambos os medicamentos pode causar toxicidade aditiva e deve ser monitorada de perto.

**32.6** Um homem de 24 anos é diagnosticado com TB latente. Ele não está tomando nenhum medicamento no momento. Qual dos seguintes regimes é mais apropriado para o tratamento?

   **A.** *Isoniazida* uma vez ao dia durante 9 meses
   **B.** *Isoniazida* uma vez por semana durante 9 meses
   **C.** *Isoniazida* e *rifampicina* uma vez por semana durante 3 meses
   **D.** *Isoniazida* e *rifapentina* uma vez por semana durante 3 meses

**Resposta correta = D.** Os regimes para tratamento da infecção latente por tuberculose (ILTB) incluem (1) 3 meses de *isoniazida* e *rifapentina* uma vez por semana, (2) 4 meses de *rifampicina* diária ou (3) 3 meses de *rifampicina* e *isoniazida* diárias.

**32.7** Qual das alternativas a seguir está correta em relação à *dapsona* no tratamento da hanseníase?

   **A.** A *dapsona* não deve ser usada em pacientes com deficiência de glicose-6-fosfato desidrogenase (G6PD).
   **B.** A neuropatia periférica é um dos efeitos adversos mais comuns relacionado a esse fármaco.
   **C.** A *dapsona* pode causar descoloração da pele ao longo do tempo.
   **D.** Urina, saliva, lágrimas e suor podem ficar alaranjados devido à *dapsona*.

**Resposta correta = A.** A *dapsona* deve ser usada com cautela em pacientes com deficiência de G6PD devido ao risco de hemólise. A neuropatia periférica é comum com a *isoniazida*. A *clofazimina* pode causar descoloração da pele durante o tratamento da hanseníase. A *rifampicina* é uma causa de urina, saliva e lágrimas descoloridas.

**32.8** Uma mulher de 25 anos em tratamento para XTBMR está tomando os seguintes medicamentos: *clofazimina*, *pretomanida*, *linezolida* e *bedaquilina*. Outros medicamentos incluem *fluoxetina* para depressão e *montelucaste* para asma. Qual dos seguintes medicamentos pode potencialmente interagir com a *fluoxetina*?

   **A.** *Etionamida*
   **B.** *Pretomanida*
   **C.** *Linezolida*
   **D.** *Bedaquilina*

**Resposta correta = C.** A *linezolida* é um inibidor fraco da MAO e deve ser usada com cautela com inibidores seletivos da recaptação da serotonina, como a *fluoxetina*, devido ao risco aumentado de síndrome serotoninérgica.

**32.9** Um homem de 46 anos com tuberculose ativa deve iniciar um regime de quatro medicamentos: *isoniazida*, *rifampicina*, *pirazinamida* e *etambutol*. O paciente não relatou outras condições, exceto gota. Qual dos seguintes pares de medicamentos antituberculose tem potencial para piorar a gota?

   **A.** *Rifampicina* e *isoniazida*
   **B.** *Etambutol* e *pirazinamida*
   **C.** *Rifampicina* e *etambutol*
   **D.** *Isoniazida* e *etambutol*

**Resposta correta = B.** O *etambutol* e especialmente a *pirazinamida* podem aumentar as concentrações de ácido úrico e têm o potencial de precipitar ataques gotosos. A hiperuricemia induzida por *pirazinamida* e *etambutol* pode ser controlada pelo uso de medicamentos antigota, como inibidores da xantina oxidase. Os sintomas da gota devem ser monitorados de perto.

**32.10** Um homem de 36 anos com tuberculose multirresistente está sendo tratado com os seguintes agentes: *moxifloxacino*, *ciclosserina*, *pirazinamida*, *etionamida* e *ácido paraminossalicílico*. Seu médico notou recentemente que ele desenvolveu um aumento na mama esquerda, o que é bastante doloroso. Qual dos seguintes medicamentos é provavelmente responsável?

   **A.** *Moxifloxacino*
   **B.** *Ciclosserina*
   **C.** *Pirazinamida*
   **D.** *Etionamida*

**Resposta correta = D.** Embora rara, a *etionamida* tem potencial para induzir ginecomastia. A *etionamida* deve ser substituída por um medicamento diferente, e a dor deve ser tratada, se necessário.

# 33 Antifúngicos

Lindsey M. Childs-Kean e Vidhu Kariyawasam

**MEDICAMENTOS CONTRA MICOSES SUBCUTÂNEAS E SISTÊMICAS**
- Anfotericina B
- Anidulafungina
- Caspofungina
- Fluconazol
- Flucitosina
- Isavuconazole
- Itraconazol
- Cetoconazol
- Micafungina
- Posaconazol
- Voriconazol

**MEDICAMENTOS CONTRA MICOSES CUTÂNEAS**
- Butenafina
- Butoconazol
- Ciclopirox
- Clotrimazol
- Econazol
- Efinaconazol
- Griseofulvina
- Cetoconazol
- Miconazol
- Naftifina
- Nistatina
- Oxiconazol
- Sertaconazol
- Sulconazol
- Tavaborol
- Terbinafina
- Terconazol
- Tioconazol
- Tolnaftato

**Figura 33.1**
Resumo dos antifúngicos.

## I. VISÃO GERAL

As doenças infecciosas causadas por fungos são denominadas micoses e, com frequência, são de natureza crônica. As infecções micóticas podem envolver apenas a pele (micoses cutâneas que se estendem até a epiderme) ou podem causar infecções subcutâneas ou sistêmicas. Diferentemente das bactérias, os fungos são eucariotos, com paredes celulares rígidas compostas largamente por quitina em vez de peptidoglicano (um componente característico da maioria das paredes celulares bacterianas). Além disso, as membranas celulares dos fungos contêm ergosterol, em vez de colesterol, encontrado nas membranas de mamíferos. Essas características estruturais são alvos úteis para agentes quimioterápicos contra micoses. Os fungos são geralmente resistentes aos antibióticos; por outro lado, as bactérias são resistentes aos agentes antifúngicos. A incidência de micoses como a candidemia tem aumentado nas últimas décadas. Isso é atribuído ao aumento do número de pacientes com supressão imune crônica devido a transplantes de órgãos, quimioterapia anticâncer ou infecção com vírus da imunodeficiência humana (HIV, do inglês *human immunodeficiency virus*). Simultaneamente, novas opções terapêuticas tornaram-se disponíveis para o tratamento de micoses. A Figura 33.1 resume os fármacos clinicamente úteis para micoses cutâneas e sistêmicas; a Figura 33.2 relaciona os microrganismos patogênicos comuns do reino dos fungos; e a Figura 33.3 apresenta um resumo do mecanismo de ação de vários antifúngicos.

## II. FÁRMACOS PARA INFECÇÕES MICÓTICAS SUBCUTÂNEAS E SISTÊMICAS

### A. Anfotericina B

A *anfotericina B* é um antifúngico poliênico natural produzido pelo *Streptomyces nodosus*. Apesar de seu potencial tóxico, a *anfotericina B* é o fármaco de escolha no tratamento de micoses sistêmicas que ameaçam a vida.

1. **Mecanismo de ação:** A *anfotericina* B se liga ao ergosterol nas membranas plasmáticas das células dos fungos. Ali ela forma poros (canais) que precisam de interações hidrofóbicas entre o segmento lipofílico do antifúngico polieno e o esterol (Figura 33.4). O poro desorganiza a função da membrana, permitindo o vazamento de eletrólitos (particularmente potássio) e pequenas moléculas, resultando na morte da célula.

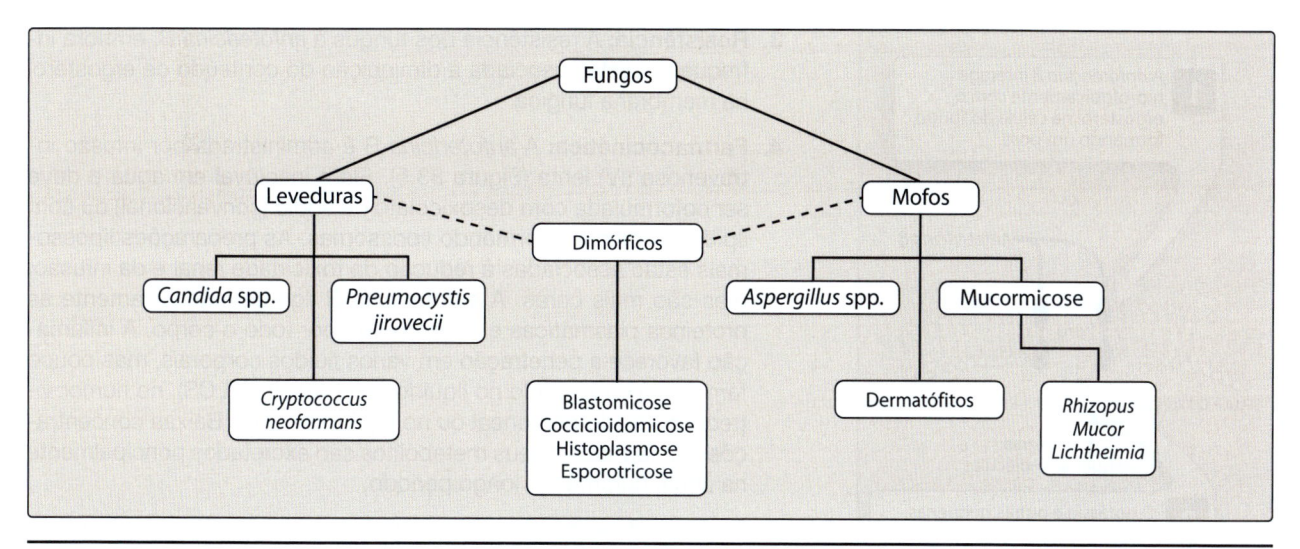

**Figura 33.2**
Microrganismos patogênicos comuns do reino Fungi.

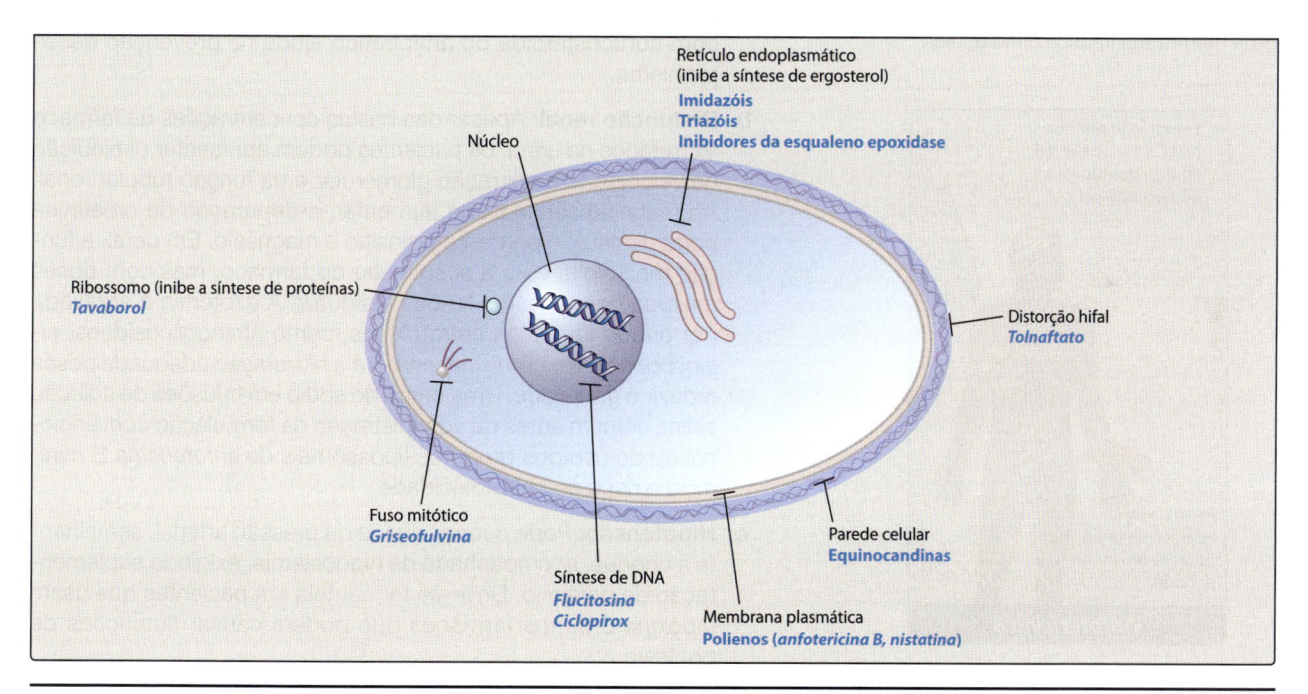

**Figura 33.3**
Alvos celulares dos antifúngicos.

2. **Espectro antifúngico:** A *anfotericina B* é fungicida ou fungistática, dependendo do microrganismo e da sua concentração. Ela é eficaz contra uma ampla variedade de fungos, incluindo *Candida albicans, Histoplasma capsulatum, Cryptococcus neoformans, Coccidioides immitis, Blastomyces dermatitidis* e várias cepas de *Aspergillus*. (Nota: A *anfotericina* B também é usada no tratamento de uma infecção por protozoário, a leishmaniose.)

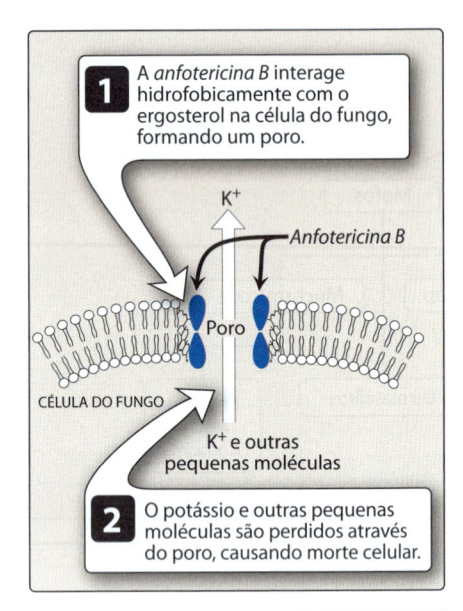

**Figura 33.4**
Modelo do poro formado pela *anfotericina B* na membrana lipídica bimolecular.

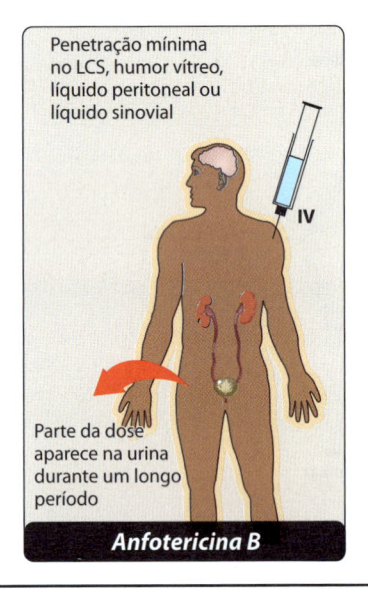

**Figura 33.5**
Administração e destino da *anfotericina B*. LCS, líquido cerebrospinal.

3. **Resistência:** A resistência dos fungos à *anfotericina B*, embora infrequente, está associada à diminuição do conteúdo de ergosterol na membrana fúngica.

4. **Farmacocinética:** A *anfotericina* B é administrada por infusão intravenosa (IV) lenta (Figura 33.5). Ela é insolúvel em água e deve ser coformulada com desoxicolato de sódio (convencional) ou com lipídeos artificiais, formando lipossomas. As preparações lipossomais estão associadas à redução da toxicidade renal e da infusão, mas são mais caras. A *anfotericina B* liga-se extensivamente às proteínas plasmáticas e é distribuída por todo o corpo. A inflamação favorece a penetração em vários fluidos corporais, mas pouco fármaco é encontrado no líquido cerebrospinal (LCS), no humor vítreo, no líquido peritoneal ou no líquido sinovial. Baixas concentrações do fármaco e seus metabólitos são excretados principalmente na urina, durante um longo período.

5. **Efeitos adversos:** A *anfotericina B* tem baixo índice terapêutico. Suas manifestações tóxicas são enumeradas a seguir (Figura 33.6).

    a. **Febre e calafrios:** Ocorrem com maior frequência entre 1 e 3 horas após o início da administração IV, mas em geral diminuem com a repetição das administrações. A pré-medicação com corticosteroide ou antipirético ajuda na prevenção desse problema.

    b. **Disfunção renal:** Apesar das baixas concentrações de fármaco excretados na urina, os pacientes podem apresentar diminuição da velocidade de filtração glomerular e da função tubular renal. A creatinina sérica pode aumentar, a depuração de creatinina pode diminuir, e perde-se potássio e magnésio. Em geral, a função renal volta com a suspensão do fármaco, mas com doses maiores permanecem lesões residuais. A azotemia é agravada por outros fármacos nefrotóxicos, como aminoglicosídeos, *ciclosporina* e *vancomicina*, embora a hidratação adequada possa reduzir a gravidade. Uma carga de sódio em infusões de solução salina comum antes da administração da formulação convencional ou do uso dos produtos lipossomais de *anfotericina B* minimiza o risco de nefrotoxicidade.

    c. **Hipotensão:** Pode ocorrer queda da pressão arterial, semelhante a choque, acompanhada de hipocalemia, exigindo suplementação de potássio. Deve-se ter cautela em pacientes que usam *digoxina* e outros fármacos que podem causar flutuações de potássio.

    d. **Tromboflebites:** A adição de *heparina* à infusão pode aliviar esse problema.

B. **Antifúngicos antimetabólitos**

A *flucitosina* (5-FC) é um antimetabólito pirimidínico sintético, frequentemente usado em combinação com outros agentes antifúngicos.

1. **Mecanismo de ação:** A *5-FC* entra nas células do fungo por uma permease citosina-específica, que é uma enzima que não ocorre nas células dos mamíferos. É posteriormente convertida em uma série de compostos, incluindo 5-fluorouracil (5-FU) e

5-fluorodesoxiuridina 5'-monofosfato, que interrompem a síntese de ácidos nucleicos e proteínas (Figura 33.7). (Nota: A *anfotericina B* aumenta a permeabilidade celular, permitindo que mais 5-FC entre na célula, gerando efeitos sinérgicos.)

2. **Espectro antifúngico:** A *5-FC* é fungistática. É eficaz em combinação com o *itraconazol* no tratamento da cromoblastomicose. Também é utilizada em combinação com *anfotericina B* no tratamento de micoses sistêmicas e de meningite causada por *C. neoformans* e *C. albicans*. A *5-FC* também pode ser usada contra infecções por *Candida* no trato urinário quando o *fluconazol* não é apropriado; contudo, pode ocorrer resistência com uso repetido.

3. **Resistência:** A resistência pode ocorrer devido à diminuição das concentrações de qualquer uma das enzimas para a conversão de *5-FC* em *5-FU* e em outros metabólitos. O surgimento de células fúngicas resistentes é menor com uma combinação de *5-FC* e um segundo agente antifúngico. Por isso, *5-FC* não é utilizado como agente antimicótico único.

4. **Farmacocinética:** *5-FC* é bem absorvida após administração oral. Distribui-se por toda a água corporal e penetra bem no LCS. A *5-FU* é detectável em pacientes e provavelmente resulta da biotransformação da *5-FC* pelas bactérias intestinais. A excreção do fármaco e seus metabólitos é por filtração glomerular, e a dosagem precisa ser ajustada em pacientes com função renal comprometida.

5. **Efeitos adversos:** A *5-FC* causa neutropenia, trombocitopenia reversível e depressão dose-dependente da medula óssea. Foi observada disfunção hepática reversível com elevação das transaminases séricas. Náuseas, vômitos e diarreia são comuns, e pode ocorrer enterocolite grave.

### C. Antifúngicos azóis

Os antifúngicos azóis são feitos de duas classes diferentes de fármacos: imidazóis e triazóis. Ainda que esses fármacos tenham mecanismos de ação e espectros similares, sua farmacocinética e seus usos terapêuticos variam significativamente. Em geral, os imidazóis são aplicados topicamente para infecções cutâneas, enquanto os triazóis são administrados sistemicamente para o tratamento ou profilaxia de micoses cutâneas e sistêmicas. (Nota: Os antifúngicos imidazóis são discutidos na seção dos fármacos para infecções micóticas cutâneas.) Os antifúngicos triazólicos sistêmicos incluem *fluconazol*, *itraconazol*, *posaconazol*, *voriconazol* e *isavuconazol*.

1. **Mecanismo de ação:** Os azóis são predominantemente fungistáticos. Eles inibem a 14-α-desmetilase (uma enzima do citocromo P450 [CYP]), bloqueando a desmetilação do lanosterol em ergosterol (Figura 33.8). A inibição da biossíntese do ergosterol desorganiza a estrutura e a função da membrana do fungo, o que, por sua vez, inibe o crescimento da célula fúngica.

2. **Resistência:** A resistência aos antifúngicos azóis vem se tornando um problema clínico significativo, particularmente com o tratamento prolongado necessário nos pacientes imunocomprometidos, como aqueles com aids avançada ou transplante de

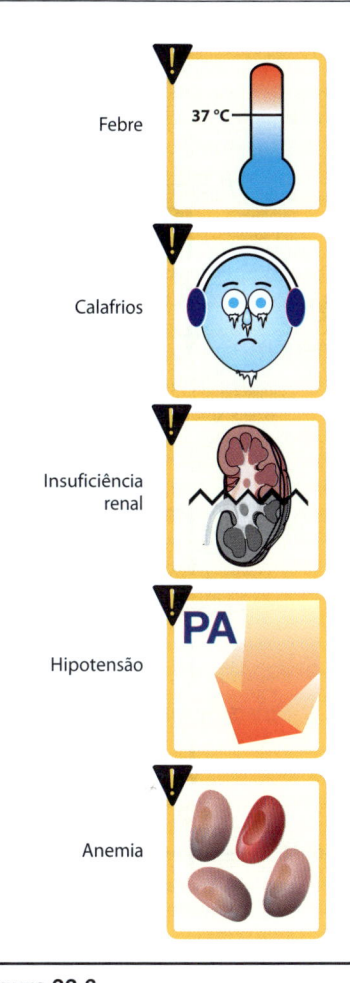

**Figura 33.6**
Efeitos adversos observados com o uso da *anfotericina B*.

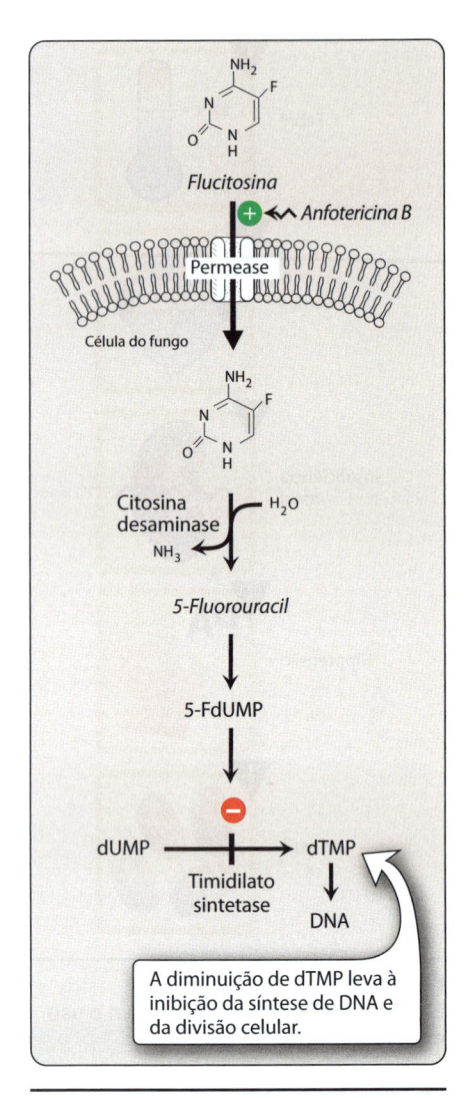

**Figura 33.7**
Mecanismo de ação da *5-FC*. 5-FdUMP, 5-fluorodesoxiuridina 5'-monofosfato; dTMP, desoxitimidina 5'-monofosfato.

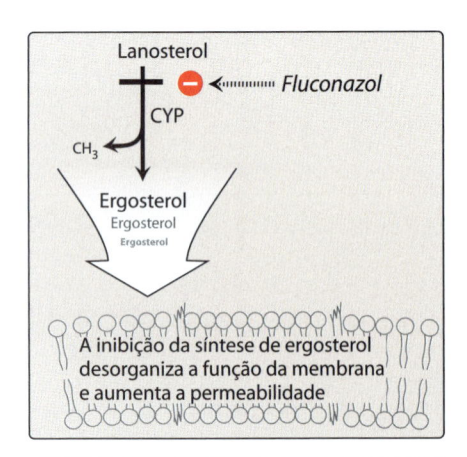

**Figura 33.8**
Mecanismo de ação dos antifúngicos azóis.

medula. Os mecanismos de resistência incluem mutações no gene da 14-α-desmetilase, que levam à diminuição da ligação e eficácia do azol. Além disso, algumas cepas de fungos desenvolvem bombas de efluxo que bombeiam o fármaco para fora da célula ou reduzem o ergosterol na parede celular.

### Aplicação clínica 33.1: Desenvolvimento de resistência aos antifúngicos azólicos

Os pacientes imunossuprimidos e em uso de *fluconazol* para profilaxia de longo prazo, como pacientes que foram submetidos a transplantes de órgãos sólidos ou de medula óssea, apresentam maior risco de desenvolver infecções por organismos fúngicos com resistência aos azóis comuns. Esses organismos desenvolvem resistência por meio de mutações no gene da 14-α-desmetilase, levando à diminuição da ligação do azol e à redução da eficácia. Se um paciente em terapia prolongada com azóis apresentar sepse, deve-se suspeitar de infecções causadas por organismos fúngicos resistentes aos azóis. Enquanto se aguarda uma investigação microbiológica adicional, incluindo culturas e dados de suscetibilidade aos antifúngicos, é preferível usar um antifúngico de uma classe diferente, como *equinocandina* ou *anfotericina B*.

Vários surtos de *Candida auris*, uma espécie de *Candida* identificada como um agente patogênico multirresistente associado a instalações de saúde, ocorreram em unidades de saúde em diversos países. Esse patógeno tem apresentado maior risco de ocorrência em pacientes com uso prévio de antifúngicos. Tem sido especialmente difícil de tratar, em razão dos desafios contínuos de identificação incorreta dos organismos e das altas taxas de resistência aos medicamentos antifúngicos, incluindo alguns isolados panresistentes, resultando em mortalidade significativa dos pacientes.

3. **Interações farmacológicas:** Todos os azóis inibem a isoenzima hepática CYP3A4 em graus variados. Pacientes com medicações concomitantes que são substrato para essa isoenzima podem ter aumento das concentrações e risco de toxicidade. Vários azóis, incluindo *itraconazol* e *voriconazol*, são biotransformados pela CYP3A4 e outras isoenzimas CYP450. Por isso, o uso concomitante de inibidores potentes (p. ex., *ritonavir*) e indutores (p. ex., *rifampicina* e *fenitoína*) da CYP pode levar ao aumento dos efeitos adversos ou ao fracasso clínico desses azóis, respectivamente.

4. **Contraindicações:** Os azóis são considerados teratogênicos e devem ser evitados em gestantes, a menos que o benefício potencial supere os riscos ao feto.

D. **Fluconazol**

O *fluconazol* foi o primeiro agente antifúngico triazólico. Ele é o menos ativo de todos os triazóis, com a maioria do seu espectro limitado a leveduras e alguns fungos dimórficos. Não tem utilidade no tratamento da aspergilose ou mucormicose. Ele é altamente ativo contra *C. neoformans* e certas espécies de *Candida*, incluindo *C. albicans* e *Candida parapsilosis*. A resistência é uma preocupação com outras espécies, incluindo *Candida krusei* e *Candida glabrata*. O *fluconazol* é usado na profilaxia contra infecções fúngicas invasivas em receptores de transplantes de medula. Ele é o fármaco de escolha contra *C. neoformans* após o tratamento de indução com *anfotericina B* e *flucitosina* e é usado para tratar a candidemia e a coccidioidomicose.

O *fluconazol* é eficaz contra a maioria das formas mucocutâneas de candidíase. Ele é usado comumente como tratamento oral de dose simples contra vulvovaginite por candidíase. Está disponível em formulações de dosagem oral e intravenosa. É bem absorvido após administração oral e distribui-se amplamente pelos líquidos e tecidos do organismo. A maior parte do fármaco é excretada inalterada por via renal, e as doses precisam ser reduzidas em pacientes com disfunção renal. Os efeitos adversos mais comuns com o uso do *fluconazol* são náuseas, êmese, cefaleia e urticária.

### E. Itraconazol

O *itraconazol* é um triazol sintético que tem amplo espectro antifúngico em comparação com o *fluconazol*. Atualmente, é um fármaco de escolha para o tratamento de blastomicose, esporotricose, paracoccidioidomicose e histoplasmose. Ele é utilizado raramente para o tratamento de infecções causadas por espécies de *Candida* e *Aspergillus* devido à disponibilidade de agentes mais eficazes. O *itraconazol* está disponível em cápsulas ou em solução oral. A cápsula deve ser ingerida com alimento e idealmente com uma bebida ácida, para aumentar a absorção. Em contrapartida, a solução deve ser tomada com o estômago vazio, pois a alimentação diminui sua absorção. O fármaco se distribui bem na maioria dos tecidos, incluindo ossos e tecido adiposo. O *itraconazol* é biotransformado extensamente no fígado, e o fármaco e seus metabólitos são excretados na urina e nas fezes. É um potente inibidor da CYP3A4 e a coadministração de outros agentes metabolizados por essa isoenzima deve ser evitada, se possível. Os efeitos adversos incluem náuseas, êmese, diarreia, urticária (especialmente nos pacientes imunocomprometidos), hipocalemia, hipertensão, edema e cefaleia. Também pode ocorrer toxicidade hepática, especialmente quando administrado com outros medicamentos hepatotóxicos. O *itraconazol* tem efeito inotrópico negativo e deve ser evitado em pacientes com evidência de disfunção ventricular, como insuficiência cardíaca.

### F. Posaconazol

*Posaconazol*, um triazol sintético, é um antifúngico de amplo espectro estruturalmente semelhante ao *itraconazol*. Ele está disponível como suspensão e comprimido orais e como formulação IV. É usado comumente para tratamento e profilaxia de infecções invasivas por *Candida* e *Aspergillus* em pacientes gravemente imunocomprometidos. Devido ao seu amplo espectro de atividade, o *posaconazol* é utilizado no tratamento de infecções fúngicas invasivas causadas por *Scedosporium* e *Mucorales*. O fármaco tem baixa biodisponibilidade oral e deve ser administrado junto com alimentos. Diferentemente dos outros azóis, ele não é biotransformado pela CYP, mas é eliminado por glicuronidação. Medicamentos que aumentam o pH gástrico (p. ex., inibidores da bomba de prótons) podem diminuir a absorção de *posaconazol* oral e devem ser evitados, se possível. Devido à potente inibição da CYP3A4, o uso concomitante de *posaconazol* com vários agentes (p. ex., alcaloides do ergot, *atorvastatina*, *alprazolam*, *citalopram* e *risperidona*) é contraindicado.

### G. Voriconazol

O *voriconazol*, um triazol sintético relacionado ao *fluconazol*, é um agente antifúngico de amplo espectro que está disponível nas formas farmacêuticas intravenosas e orais. O *voriconazol* substituiu a

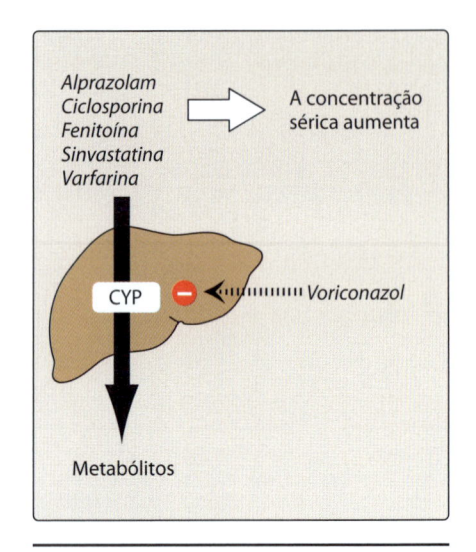

**Figura 33.9**
Inibindo o sistema CYP, o *voriconazol* pode potencializar a toxicidade de outros fármacos.

[Diagrama: Alprazolam, Ciclosporina, Fenitoína, Sinvastatina, Varfarina → A concentração sérica aumenta; CYP inibido pelo Voriconazol; ↓ Metabólitos]

*anfotericina B* como o fármaco de escolha contra a aspergilose invasiva. Ele também é aprovado para o tratamento de candidíase invasiva, bem como infecções graves causadas por espécies de *Scedosporium* e *Fusarium*. O *voriconazol* tem alta biodisponibilidade oral e penetra bem em todos os tecidos. É extensamente metabolizado pelas isoenzimas CYP2C19, CYP2C9 e CYP3A4, e os metabólitos são excretados principalmente pela urina. Inibidores e indutores dessas isoenzimas podem impactar nas concentrações de *voriconazol*, causando toxicidade ou falha clínica, respectivamente. Ele possui cinética não linear, que pode ser afetada por interações com fármacos, e variabilidade farmacogenética, particularmente o polimorfismo CYP2C19. Concentrações mínimas altas foram associadas a alucinações visuais e auditivas e a um aumento na incidência de hepatotoxicidade. Outros efeitos adversos incluem hipocalemia e deficiência visual geralmente reversível com a descontinuação do medicamento. O *voriconazol* também é um inibidor das isoenzimas CYP2C19, CYP2C9 e CYP3A4. Os fármacos que são substratos dessas isoenzimas são afetados por ele (Figura 33.9). Devido a interações significativas, o uso do *voriconazol* é contraindicado com muitos medicamentos indutores de CYP (p. ex., *rifampicina, rifabutina, carbamazepina* e erva-de-são-joão).

### H. Isavuconazol

O *isavuconazol* é um agente antifúngico de amplo espectro, fornecido como o profármaco *isavuconazônio* nas formas farmacêuticas intravenosa e oral. O *isavuconazônio* é rapidamente hidrolisado pelas esterases sanguíneas em *isavuconazol*, que possui espectro de atividade semelhante ao do *voriconazol* e está aprovado para aspergilose invasiva e mucormicose invasiva. O *isavuconazônio* tem alta biodisponibilidade após administração oral e se distribui bem nos tecidos. O fármaco é metabolizado pelas CYP3A4, CYP3A5 e uridina difosfato-glucuronosiltransferases. A coadministração de *isavuconazol* com inibidores e indutores potentes da CYP3A4 é contraindicada. Ele também é um inibidor da CYP3A4, aumentando as concentrações dos fármacos que são substratos da CYP3A4. Náuseas, vômitos, diarreia e hipocalemia são efeitos adversos comuns.

As Figuras 33.10 e 33.11 resumem os antifúngicos azólicos.

---

### Aplicação clínica 33.2: Prolongamento do intervalo QT devido aos agentes antifúngicos azólicos

Os azóis podem levar a um intervalo QT longo no eletrocardiograma do paciente. Intervalo QT longo pode causar um tipo de taquicardia ventricular chamada *torsades de pointes*. *Torsades de pointes* pode terminar automaticamente, causando tonturas e síncope, ou pode degenerar em fibrilação ventricular, parada cardíaca e morte súbita cardíaca. Dado o potencial de fatalidade, os pacientes devem realizar um eletrocardiograma basal antes do início da terapia sistêmica com azóis, especialmente quando são utilizadas doses elevadas. O regime farmacológico em curso também deve ser avaliado para medicamentos concomitantes associados ao prolongamento do intervalo QT e *torsades de pointes*, além de medicamentos que causam interações farmacocinéticas que podem levar ao aumento da exposição ao medicamento. Pacientes com maior risco ou aqueles com intervalos QT basais elevados podem necessitar de monitoramento mais rigoroso, por eletrocardiograma, durante a terapia com azóis. Ao contrário de outros azóis, o *isavuconazol* tem sido associado ao encurtamento do intervalo QT. Portanto, pode ser uma alternativa quando o tratamento com azol é necessário em um paciente com intervalo QT basal elevado.

| | FLUCONAZOL | ITRACONAZOL | ISAVUCONAZOL | VORICONAZOL | POSACONAZOL |
|---|---|---|---|---|---|
| Espectro de atividade | + | ++ | +++ | +++ | ++++ |
| Via(s) de administração | Oral, IV | Oral | Oral, IV | Oral, IV | Oral, IV |
| Biodisponibilidade oral (%) | 95 | 55 (solução) | 98 | 96 | Variável |
| Concentrações do fármaco afetado por alimentos ou pH gástrico | Não | Sim | Não | Não | Sim |
| Ligação a proteína (%) | 10 | 99 | 99 | 58 | 99 |
| Principal via de eliminação | Renal | Hepática CYP3A4 | Hepática CYP3A4, UGT | Hepática CYP2C19, 2C9, 3A4 | Glicuronidação hepática |
| Enzimas do sistema CYP inibidas | CYP3A4, 2C9, 2C19 | CYP3A4 | CYP3A4 | CYP2C19, 2C9, 3A4 | CYP3A4 |
| Meia-vida ($t_{1/2}$) | 25h | 30-40h | 130h | Dose-dependente | 20-66h |
| Penetra LCS | Sim | Não | Sim | Sim | Sim |
| Excreção renal do fármaco ativo (%) | > 90 | < 2 | 45 | < 2 | < 2 |
| MTF recomendado (racional) | Não | Sim (eficácia) | Não | Sim (eficácia e segurança) | Sim (eficácia) |

**Figura 33.10**
Resumo dos antifúngicos triazóis. LCS, líquido cerebrospinal; MTF, monitoramento terapêutico do fármaco.

## I. Equinocandinas

As equinocandinas interferem com a síntese da parede celular fúngica por inibir a síntese de β-(1,3)-D-glicano, levando à lise e à morte celular. *Caspofungina*, *micafungina* e *anidulafungina* estão disponíveis para administração IV, uma vez ao dia. A *micafungina* é a única equinocandina que não requer dose de carga. As equinocandinas têm atividade potente contra *Aspergillus* e contra a maioria das espécies de *Candida*, incluindo aquelas resistentes aos azóis. Contudo, elas têm atividade mínima contra outros fungos. Os efeitos adversos mais comuns são febre, erupção cutânea, náusea e flebite no local da infusão. Elas devem ser administradas por infusão intravenosa lenta, pois podem causar uma reação semelhante à histamina (rubor) quando infundidas rapidamente.

1. **Caspofungina:** É a primeira opção para pacientes com candidíase invasiva, incluindo candidemia, e a segunda opção para a aspergilose invasiva em pacientes nos quais a *anfotericina B* ou o azol falharam ou não foram tolerados. A dose de *caspofungina* deve ser ajustada em caso de disfunção hepática moderada. Sua administração concomitante com indutores enzimáticos de CYP (p. ex., *rifampicina*, *carbamazepina*, *fenitoína*) pode exigir um aumento na dose. A *caspofungina* não deve ser administrada junto com a *ciclosporina* devido à alta incidência de aumento das transaminases hepáticas no uso concorrente.

2. **Micafungina e anidulafungina:** São opções de primeira linha para o tratamento da candidíase invasiva, incluindo a candidemia. A *micafungina* também é indicada para a profilaxia de infecção invasiva

| INTERAÇÃO FARMACOLÓGICA | FÁRMACO AZOL | EFEITO SOBRE A EXPOSIÇÃO AO FÁRMACO | PRINCIPAIS CONSEQUÊNCIAS CLÍNICAS DAS INTERAÇÕES |
|---|---|---|---|
| *Amiodarona, dronedarona, citalopram, pimozida, quinidina* | *Isavuconazol, itraconazol, fluconazol, voriconazol, posaconazol\** | ↑ Exposição a fármacos que interagem | Prolongamento do intervalo QT com risco de *torsades de pointes* |
| *Carbamazepina* | *Isavuconazol, voriconazol* | ↓ Exposição a *voriconazol* | Falha no tratamento com *voriconazol* |
| *Efavirenz* | *Isavuconazol, voriconazol* | ↓ Exposição a *voriconazol* | Falha no tratamento com *voriconazol* |
|  |  | ↑ Exposição a *voriconazol* | Risco de toxicidade do *efavirenz* |
| *Alcaloides do ergot* | *Isavuconazol, itraconazol, fluconazol, voriconazol, posaconazol\** | ↑ Exposição ao alcaloide do ergot | Ergotismo |
| *Lovastatina, sinvastatina* | *Itraconazol, voriconazol, posaconazol* | ↑ Exposição aos inibidores da HMG-CoA redutase | Risco de rabdomiólise |
| *Midazolam, triazolam, alprazolam* | *Isavuconazol, itraconazol, voriconazol, posaconazol* | ↑ Exposição a benzodiazepínicos | Sedação excessiva |
| *Fenitoína* | *Isavuconazol, itraconazol, posaconazol* | ↓ Exposição ao *voriconazol, posaconazol* | Falha no tratamento |
|  |  | ↑ Exposição à *fenitoína* | Nistagmo, ataxia |
| *Rifabutina* | *Isavuconazol, voriconazol, posaconazol* | ↓ Exposição a *voriconazol* | Falha no tratamento com *voriconazol* |
|  |  | ↑ Exposição à *rifabutina* | Uveíte |
| *Rifampicina (rifampina)* | *Isavuconazol, voriconazol, posaconazol* | ↓ Exposição a *voriconazol* | Falha no tratamento com *voriconazol* |
| *Ritonavir* | *Isavuconazol, voriconazol* | ↓ Exposição a *voriconazol* | Falha no tratamento com *voriconazol* |
| *Vincristina, vimblastina* | *Isavuconazol, itraconazol, voriconazol, posaconazol* | ↑ Exposição a alcaloides da vinca | Neurotoxicidade |
| *Sirolimo* | *Isavuconazol, voriconazol, posaconazol* | ↑ Exposição a *sirolimo* | Risco de toxicidade do *sirolimo* |

**Figura 33.11**
Principais interações farmacológicas dos azóis ou que ameaçam a sobrevivência. ↑, aumento; ↓, diminuição. *Onde foi relatada uma interação para um dos triazóis, a contraindicação foi estendida a todos os demais.

por *Candida* em pacientes que serão submetidos ao transplante de células-tronco. Elas não são substratos para as enzimas do sistema CYP e não têm interações farmacológicas conhecidas.

## III. FÁRMACOS USADOS CONTRA INFECÇÕES MICÓTICAS CUTÂNEAS

Os fungos tipo bolor que causam infecções cutâneas superficiais são denominados dermatófitos ou tíneas. As infecções por tíneas são classificadas pelo local atingido (p. ex., *tinea pedis*, que se refere à infecção nos pés). As dermatomicoses comuns, como as infecções por tíneas que aparecem como anéis ou manchas arredondadas com centros mais claros, são referidas como micoses. Essa é uma denominação incorreta, pois o quadro é causado por fungo, e não por verme. Os três fungos distintos que causam a maioria das infecções cutâneas são *Trichophyton*, *Microsporum* e *Epidermophyton*. As leveduras *Malassezia* e *Candida* também podem causar infecções na pele. Os fármacos usados no tratamento das micoses cutâneas estão relacionados na Figura 33.1.

### A. Inibidores da esqualeno epoxidase

Estes fármacos atuam inibindo a esqualeno epoxidase, bloqueando, assim, a biossíntese do ergosterol, um componente essencial da membrana celular dos fungos (Figura 33.12). O acúmulo de quantidades tóxicas de esqualeno resultam no aumento da permeabilidade da membrana e morte da célula fúngica.

1. **Terbinafina:** A *terbinafina* oral é o fármaco de escolha para o tratamento da dermatófito-onicomicose (infeção fúngica das unhas). É mais bem tolerada, requer uma duração mais curta da terapia e é mais eficaz que o *itraconazol* ou a *griseofulvina* para *Trichophyton*. A terapia é prolongada (geralmente cerca de 3 meses), mas consideravelmente mais curta do que aquela com *griseofulvina* e antifúngicos tópicos. A *terbinafina* oral também pode ser usada contra *tinea capitis* (infecção do couro cabeludo). (Nota: Contra a *tinea capitis*, é necessário o tratamento antifúngico oral [*griseofulvina*, *terbinafina*, *itraconazol*]. Os antifúngicos tópicos são ineficazes.) A *terbinafina* tópica (creme, gel ou solução a 1%) é usada para tratar *tinea pedis*, *tinea corporis* (micose), *tinea cruris* (infecção da virilha ou "coceira de jóquei") e tínea versicolor devido à *Malassezia furfur*. A duração do tratamento é de 1 semana, em geral.

   a. **Espectro antifúngico:** A *terbinafina* é ativa contra *Trichophyton* e *Malassezia*. Também pode ser eficaz contra *Candida*, *Epidermophyton* e *Scopulariopsis*, mas a eficácia no tratamento de infecções clínicas desses patógenos não está estabelecida.

   b. **Farmacocinética:** A *terbinafina* está disponível para administração oral e tópica. A biodisponibilidade após a administração oral é de apenas 40%, devido ao metabolismo de primeira passagem. Ela é extensamente ligada às proteínas plasmáticas e se deposita na pele, nas unhas e no tecido adiposo. A longa meia-vida terminal, de 200 a 400 horas, pode refletir a lenta liberação desses tecidos. A *terbinafina* oral é extensamente biotransformada por várias isoenzimas do sistema CYP e é excretada principalmente via urina (Figura 33.13). Ela deve ser evitada em pacientes com insuficiência renal moderada e grave ou disfunção hepática. A *terbinafina* é um inibidor da isoenzima CYP2D6, e o uso concomitante com substratos da CYP2D6 pode resultar em risco aumentado de efeitos adversos com esses agentes.

   c. **Efeitos adversos:** Os efeitos adversos comuns com a formulação oral incluem diarreia, dispepsia, náusea, cefaleia e erupção cutânea. Foram relatados distúrbios de paladar e visão, bem como elevação das transaminases hepáticas no soro. As formulações tópicas são bem toleradas.

2. **Naftifina:** A *naftifina* é ativa contra *Trichophyton*, *Microsporum* e *Epidermophyton*. Formulações de *naftifina* em creme e gel são

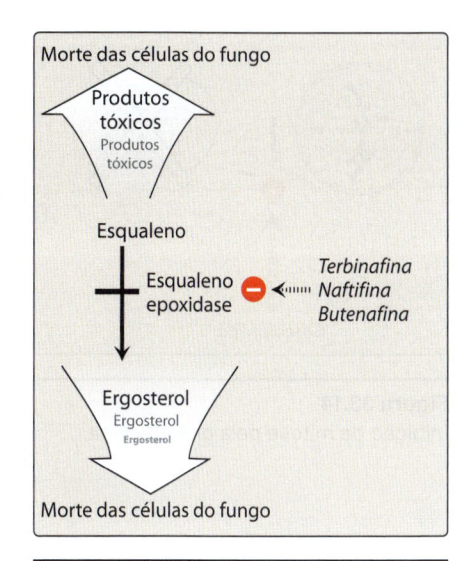

**Figura 33.12**
Mecanismo de ação dos inibidores da esqualeno epoxidase.

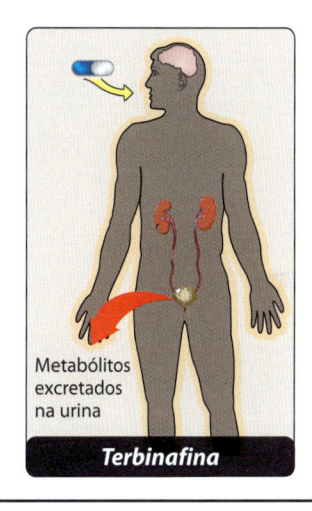

**Figura 33.13**
Administração e destino da *terbinafina*.

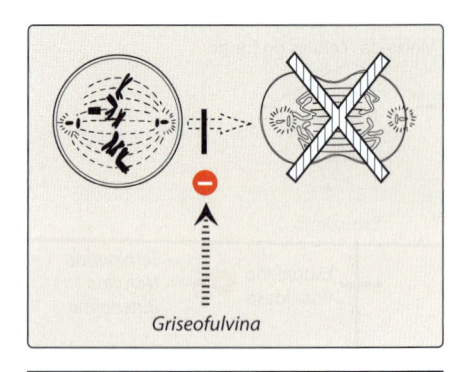

**Figura 33.14**
Inibição da mitose pela *griseofulvina*.

usadas para o tratamento tópico de *tinea corporis*, *tinea cruris* e *tinea pedis*. Em geral, a duração do tratamento é de 2 a 4 semanas.

3. **Butenafina:** É ativa contra *Trichophyton rubrum, Epidermophyton* e *Malassezia*. Assim como a *naftifina*, o creme de *butenafina* é usado para o tratamento tópico de infecções por tínea.

### B. Griseofulvina

A *griseofulvina* causa ruptura do fuso mitótico e inibição da mitose do fungo (Figura 33.14). Ela foi amplamente substituída pela *terbinafina* oral para o tratamento de onicomicose, embora continue em uso contra dermatofitoses do couro cabeludo e dos cabelos. A *griseofulvina* é fungistática e requer longa duração do tratamento (p. ex., 6 a 12 meses contra onicomicose). Sua duração depende da velocidade de substituição da pele e das unhas. Preparações cristalinas ultrafinas são adequadamente absorvidas no trato gastrintestinal (TGI); sua absorção aumenta com alimentos ricos em gordura. A *griseofulvina* se concentra na pele, nos pelos, nas unhas e no tecido adiposo. Ela induz à atividade dos sistema CYP hepático, o que aumenta a velocidade de biotransformação de inúmeros fármacos, incluindo anticoagulantes. O uso da *griseofulvina* é contraindicado em gestantes e pacientes com porfiria.

### C. Nistatina

A *nistatina* é um antifúngico poliênico, e sua estrutura química, seu mecanismo de ação e perfil de resistência se assemelham aos da *anfotericina B*. Ela é usada para o tratamento de infecções cutâneas e orais por *Candida*. A absorção no TGI é desprezível, e não é usada por via parenteral devido à toxicidade sistêmica (efeitos adversos relacionados à infusão aguda e nefrotoxicidade). Ela é administrada como um fármaco oral ("gargareje e engula" ou "gargareje e cuspa") para o tratamento da candidíase orofaríngea (afta, sapinho); intravaginal, contra candidíase vulvovaginal; e tópico, contra candidíase cutânea.

### D. Imidazóis

Os imidazóis são derivados azóis e atualmente incluem *butoconazol*, *clotrimazol*, *econazol*, *cetoconazol*, *miconazol*, *oxiconazol*, *sertaconazol*, *sulconazol*, *terconazol* e *tioconazol*. Como classe de fármacos tópicos, eles têm ampla faixa de atividade contra *Epidermophyton*, *Microsporum*, *Trichophyton*, *Candida* e *Malassezia*, dependendo do fármaco. Os imidazóis tópicos têm uma variedade de usos, incluindo *tinea corporis*, *tinea cruris*, *tinea pedis* e candíase orofaríngea e vulvovaginal. O uso tópico está associado a dermatite de contato, irritação vulvar (com preparações vaginais) e edema. O *clotrimazol* também está disponível como pastilha (trocisco), e o *miconazol*, como um comprimido bucal para o tratamento de aftas. Atualmente, o *cetoconazol* oral raramente é usado devido ao risco de lesão hepática grave, insuficiência suprarrenal e interações medicamentosas adversas. As formulações tópicas de *cetoconazol* são úteis no tratamento de tínea versicolor e dermatite seborreica.

### E. Efinaconazol

*Efinaconazol* é um agente antifúngico triazólico tópico aprovado para o tratamento da onicomicose das unhas causada por *T. rubrum* e *Trichophyton mentagrophytes*. A duração do tratamento é de 48 semanas.

### F. Ciclopirox

O *ciclopirox*, um antimicótico piridínico, inibe o transporte de elementos essenciais na célula fúngica, interrompendo a síntese de DNA, RNA e proteínas. Ele é eficaz contra *Trichophyton, Epidermophyton, Microsporum, Candida* e *Malassezia*. Está disponível em formulação injetável. *Ciclopirox* xampu é usado contra dermatite seborreica. *Tinea pedis*, *tinea corporis*, *tinea cruris*, candidíase cutânea e tínea versicolor podem ser combatidas com pomada, gel ou suspensão. A onicomicose pode ser tratada com a formulação em esmalte para unhas.

### G. Tavaborol

O *tavaborol* inibe a sintetase do ácido ribonucleico de transferência de aminoacil, impedindo a síntese de proteínas fúngicas. Ele é ativo contra *T. rubrum* e *T. mentagrophytes*. Está disponível como solução tópica para o tratamento da onicomicose das unhas dos pés, exigindo 48 semanas de tratamento.

### H. Tolnaftato

O *tolnaftato*, um tiocarbamato tópico, distorce as hifas e retarda o crescimento micelial em fungos suscetíveis. Ele é ativo contra *Epidermophyton, Microsporum* e *Malassezia furfur*. (Nota: Não é eficaz contra *Candida*.) É usado para tratar *tinea pedis*, *tinea cruris* e *tinea corporis*. Está disponível como pó, creme e solução.

## Resumo

- Infecções fúngicas cutâneas, como *tinea corporis* e *tinea pedis*, são frequentemente tratadas com agentes antifúngicos tópicos. Infecções fúngicas subcutâneas ou sistêmicas requerem tratamento com agentes antifúngicos orais ou intravenosos.
- A *anfotericina B* está disponível apenas em formulação intravenosa e é uma terapia opcional para algumas infecções fúngicas potencialmente fatais. Seus principais efeitos adversos incluem febre e calafrios, insuficiência renal e hipotensão.
- A *flucitosina*, administrada em combinação com a *anfotericina B*, é o tratamento inicial preferido para a meningite causada por *C. neoformans*. Desenvolve-se resistência à *flucitosina* se esta não for administrada com outro medicamento antifúngico.
- Os antifúngicos azóis inibem a 14-α-desmetilase, bloqueando a conversão do lanosterol em ergosterol. Os azóis são agrupados em imidazóis, que são agentes tópicos, e triazóis, que geralmente são antifúngicos sistêmicos.
- Os azóis inibem a isoenzima CYP3A4, o que pode levar a um aumento nas concentrações de outros medicamentos e potencial toxicidade. Alguns azóis, como o *voriconazol* e o *isavuconazol*, são metabolizados pelas enzimas do sistema CYP, e as interações medicamentosas com essas enzimas podem causar toxicidade ou falha clínica.
- As *equinocandinas* interrompem a formação da parede celular do fungo ao inibir o β(1,3)-D-glucano. Todas estão disponíveis apenas em formulação intravenosa e, em geral, são bem toleradas.
- A *terbinafina* oral é o medicamento de escolha para onicomicose. É metabolizada pelas enzimas do sistema CYP e inibe a CYP2D6. Está contraindicada em pacientes com disfunção hepática ou insuficiência renal moderada a grave.
- *Efinaconazol*, *ciclopirox* e *tavaborol* são agentes tópicos para o tratamento da onicomicose. A duração do tratamento para essas infecções é longa, de até 48 semanas.

## Questões para estudo

**Escolha a resposta correta.**

**33.1** Qual dos seguintes antifúngicos tem maior probabilidade de causar insuficiência renal?

A. Fluconazol
B. Anfotericina B
C. Itraconazol
D. Posaconazol

**Resposta correta = B.** A *anfotericina B* é a melhor escolha, pois sua nefrotoxicidade está comumente associada ao uso desse fármaco. Embora a dosagem de *fluconazol* deva ser ajustada na insuficiência renal, ele não é associado à causa de nefrotoxicidade. *Itraconazol* e *posaconazol* são biotransformados pelo fígado e não estão associados com nefrotoxicidade.

**33.2** Qual dos seguintes medicamentos funciona criando poros/canais na membrana celular do fungo?

A. Fluconazol
B. Anidulafungina
C. Anfotericina B
D. Flucitosina

**Resposta correta = C.** A *anfotericina B* cria poros/canais na membrana celular do fungo. O *fluconazol* atua inibindo a conversão do lanosterol em ergosterol. A *anidulafungina* inibe a síntese de β-D-glucano. A *flucitosina* interrompe a síntese de ácidos nucleicos e proteínas.

**33.3** Um paciente com diagnóstico recente de HIV apresenta cefaleia e é diagnosticado com meningite criptocócica. Ele inicia uma terapia apropriada e algumas semanas depois observa-se supressão da medula óssea com pancitopenia. Qual dos seguintes antifúngicos tem MAIOR probabilidade de ter causado supressão da medula óssea nesse paciente?

A. Anfotericina B
B. Fluconazol
C. Flucitosina
D. Micafungina

**Resposta correta = C.** A *flucitosina* causa neutropenia e trombocitopenia reversíveis, e as contagens devem ser monitoradas durante o tratamento.

**33.4** Uma mulher de 55 anos chega ao hospital apresentando dificuldade respiratória, febre e mal-estar. Ela tem histórico de câncer de mama e está recebendo quimioterapia. A radiografia de tórax mostra pneumonia, e as culturas respiratórias são positivas para *Aspergillus fumigatus*. Qual dos seguintes fármacos é o mais apropriado para seu tratamento?

A. Voriconazol
B. Fluconazol
C. Flucitosina
D. Cetoconazol

**Resposta correta = A.** O *voriconazol* é o fármaco de escolha para o tratamento da aspergilose. Estudos demonstraram sua superioridade a outros regimes, incluindo *anfotericina B*. *Fluconazol*, *5-FC* e *cetoconazol* não têm atividade confiável *in vitro* e por isso não são recomendados.

**33.5** Uma mulher de 22 anos relata corrimento vaginal semelhante a queijo *cottage* e leve disúria há 1 semana. A paciente é diagnosticada com candidíase vulvovaginal. Ela solicita um tratamento o mais curto possível devido à sua agenda lotada. Qual dos seguintes antifúngicos é a melhor escolha?

A. Fluconazol oral
B. Miconazol tópico
C. Terbinafina oral
D. Efinaconazol tópico

**Resposta correta = A.** O *fluconazol* oral pode ser administrado em dose única para candidíase vulvovaginal. O *miconazol* tópico requer vários dias de terapia. *Terbinafina* e *efinaconazol* não são utilizados clinicamente para candidíase vulvovaginal.

**33.6** Um paciente precisará receber um azol por um longo prazo como terapia antifúngica supressiva. Na última consulta clínica, sua função renal havia diminuído (Cockcroft-Gault calculado 35 mL/min). Qual dos seguintes azóis precisaria de redução de dose devido à função renal do paciente?
- **A.** Fluconazol
- **B.** Itraconazol
- **C.** Isavuconazol
- **D.** Posaconazol

**Resposta correta = A.** O *fluconazol* é o único azol que requer ajuste de dose na insuficiência renal.

**33.7** Um homem de 27 anos foi recentemente diagnosticado com infecção por HIV e apresenta candidíase orofaríngea leve (candidíase). Nega disfagia (dificuldade para engolir) ou odinofagia (dor para engolir). Qual das alternativas a seguir é a melhor recomendação de tratamento para esse paciente?
- **A.** Cápsulas de *flucitosina*
- **B.** *Clotrimazol* sublingual
- **C.** *Anfotericina B* intravenosa
- **D.** *Voriconazol* intravenoso

**Resposta correta = B.** O *clotrimazol* sublingual é uma opção de primeira linha para o tratamento da candidíase. Como o paciente tem infecção leve e não apresenta disfagia, não é necessária opção intravenosa. A *flucitosina* não é usada para candidíase.

**33.8** Qual dos seguintes medicamentos é relativamente livre de interações medicamentosas?
- **A.** *Voriconazol*
- **B.** *Itraconazol*
- **C.** *Anidulafungina*
- **D.** *Terbinafina*

**Resposta correta = C.** As equinocandinas (incluindo a *anidulafungina*) não são metabolizadas pelo sistema enzimático CYP e apresentam muito poucas interações medicamentosas. *Voriconazol*, *itraconazol* e *terbinafina* são todos metabolizados pelo sistema enzimático CYP, portanto apresentam interações medicamentosas significativas.

**33.9** Mulher de 56 anos, diabética, queixa-se de espessamento da unha do dedão do pé direito e mudança de cor (amarelo). O podólogo diagnostica onicomicose. Qual seria a escolha mais apropriada para o tratamento dessa infecção?
- **A.** *Terbinafina*
- **B.** *Micafungina*
- **C.** *Itraconazol*
- **D.** *Griseofulvina*

**Resposta correta = A.** A *terbinafina* é mais bem tolerada, tem duração do tratamento menor e maior eficácia do que o *itraconazol* ou a *griseofulvina*. A *micafungina* não é ativa contra esse tipo de infecção.

**33.10** Um paciente é diagnosticado com *tinea pedis*. Ele não tem contraindicações para possíveis terapias. Qual dos seguintes medicamentos deve ser recomendado?
- **A.** Comprimidos de *terbinafina*
- **B.** Comprimidos de *fluconazol*
- **C.** Creme tópico de *naftifina*
- **D.** Solução tópica de *tavaborol*

**Resposta correta = C.** O creme tópico de *naftifina* é eficaz contra *tinea pedis*. A terapia sistêmica (*terbinafina* oral ou *fluconazol*) não é necessária. A solução tópica de *tavaborol* é indicada apenas para onicomicose, não para *tinea pedis*.

# 34 Antivirais

Elizabeth Sherman

## I. VISÃO GERAL

Os vírus são parasitas obrigatoriamente intracelulares. Eles são desprovidos tanto de parede celular quanto de membrana celular, e não realizam processos metabólicos. Os vírus utilizam grande parte da maquinaria metabólica do hospedeiro, e poucos medicamentos são seletivos o suficiente para impedir a replicação viral sem causar danos às células do hospedeiro. O tratamento das doenças virais é ainda mais complicado pelo fato de os sintomas clínicos aparecerem tardiamente no curso da doença, num momento em que a maioria das partículas virais já se multiplicou. Nessa etapa da infecção viral, a administração de fármacos que bloqueiam a replicação do vírus tem eficácia limitada em muitos casos. Contudo, alguns grupos de vírus respondem aos medicamentos antivirais disponíveis, e alguns agentes antivirais são úteis como agentes profiláticos. Esses agentes são discutidos neste capítulo. Para auxiliar na revisão desses medicamentos, eles são agrupados de acordo com o tipo de infecção viral a que se destinam (Figura 34.1).

## II. TRATAMENTO DE INFECÇÕES VIRAIS RESPIRATÓRIAS

As infecções virais do trato respiratório para as quais existem tratamentos incluem *influenza* A e B, vírus sincicial respiratório (RSV, do inglês *respiratory syncytial virus*) e síndrome respiratória aguda grave por coronavírus 2 (SARS-CoV-2 [covid-19], do inglês *severe acute respiratory syndrome coronavirus 2*). (Nota: A imunização contra a gripe e a covid-19 é a abordagem preferida. Contudo, os antivirais são usados quando os pacientes são alérgicos à vacina [*influenza*] ou quando ocorre um surto.)

### A. Inibidores da neuraminidase

Os inibidores da neuraminidase *oseltamivir*, *zanamivir* e *peramivir* são eficazes contra os vírus *influenza* tipo A e tipo B. Eles não interferem na resposta imune à vacina da gripe. Administrados antes da exposição, eles previnem a infecção e, se forem administrados 24 a 48 horas após o início dos sintomas, diminuem modestamente sua intensidade e duração.

1. **Mecanismo de ação:** O vírus da gripe emprega uma neuraminidase específica, que é inserida na membrana celular do hospedeiro para proporcionar a liberação de vírions recentemente formados. Essa enzima é essencial para o ciclo vital do vírus. *Oseltamivir*, *zanamivir* e

| PARA INFECÇÕES POR VÍRUS RESPIRATÓRIOS |
|---|
| Amantadina |
| Baloxavir |
| Oseltamivir |
| Peramivir |
| Rendesivir |
| Ribavirina |
| Rimantadina |
| Zanamivir |
| **PARA INFECÇÕES VIRAIS HEPÁTICAS: HEPATITE B** |
| Adefovir |
| Entecavir |
| Lamivudina |
| Alfapeginterferona 2a |
| Tenofovir alafenamida |
| Fumarato de tenofovir desoproxila |
| **PARA INFECÇÕES VIRAIS HEPÁTICAS: HEPATITE C** |
| Elbasvir/grazoprevir |
| Glecaprevir/pibrentasvir |
| Ledipasvir/sofosbuvir |
| Ribavirina |
| Sofosbuvir |
| Sofosbuvir/velpatasvir |
| Sofosbuvir/velpatasvir/voxilaprevir |
| **PARA INFECÇÕES POR HERPES-VÍRUS E CITOMEGALOVÍRUS** |
| Aciclovir |
| Cidofovir |
| Fanciclovir |
| Foscarnete |
| Ganciclovir |
| Penciclovir |
| Trifluridina |
| Valaciclovir |
| Valganciclovir |
| **PARA HIV: INIBIDORES NUCLEOSÍDICOS E NUCLEOTÍDICOS DA TRANSCRIPTASE REVERSA** |
| Abacavir |
| Didanosina |
| Entricitabina |
| Lamivudina |
| Tenofovir alafenamida* |
| Fumarato de tenofovir desoproxila |
| Zidovudina |

**Figura 34.1**
Resumo dos antivióticos. HIV, vírus da imunodeficiência humana. *Parte de uma combinação de dose fixa. (*Continua*)

*peramivir* inibem seletivamente a neuraminidase, evitando a liberação de novos vírions e sua disseminação de célula para célula.

2. **Farmacocinética:** O *oseltamivir* é um profármaco ativo por via oral, rapidamente biotransformado pelo fígado em sua forma ativa. O *zanamivir* não é tão ativo por via oral quanto é por inalação. O *peramivir* é administrado por infusão intravenosa (IV). Todos os três fármacos são eliminados, inalterados, na urina (Figura 34.2).

3. **Efeitos adversos:** Os efeitos adversos mais comuns do *oseltamivir* são desconforto gastrintestinal (GI) e náuseas, que podem ser aliviados pela ingestão do fármaco com alimento. O *zanamivir* causa irritação do trato respiratório. Deve ser usado com cautela em indivíduos com asma ou doença pulmonar obstrutiva crônica (DPOC), pois pode ocorrer broncoespasmo. A diarreia é um efeito adverso comum do *peramivir*.

4. **Resistência:** Foram identificadas mutações na enzima neuraminidase em adultos tratados com os inibidores da neuraminidase. Esses mutantes, todavia, são frequentemente menos infectantes e virulentos do que o tipo selvagem.

B. **Inibidores de endonucleotídeo**

*Baloxavir marboxila* é um profármaco oral que é convertido em *baloxavir*, um inibidor da atividade endonucleásica de uma proteína ácida, específica da RNA polimerase viral da gripe. A inibição dessa enzima específica do vírus *influenza* impede a transcrição do gene viral e a replicação do vírus da gripe. Esse fármaco demonstrou atividade antiviral contra os vírus *influenza* A e B, incluindo cepas resistentes aos agentes antivirais atuais padrão. É indicado dentro de 48 horas do início dos sintomas da gripe, sendo administrado por via oral em dose única; tem meia-vida consideravelmente longa (79,1 horas). A coadministração com produtos lácteos, bebidas fortificadas com cálcio, laxantes ou antiácidos contendo cátions polivalentes ou suplementos orais (p. ex., cálcio, ferro, magnésio, selênio ou zinco) deve ser evitada devido à possibilidade de quelação, diminuindo a exposição ao *baloxavir*. A diarreia é um efeito adverso comumente relatado.

C. **Antivirais adamantano**

O espectro terapêutico dos derivados de adamantano, *amantadina* e *rimantadina*, é limitado a infecções por *influenza* A. Devido à resistência generalizada, os adamantanos não são recomendados para o tratamento ou a profilaxia da gripe A.

D. **Ribavirina**

A *ribavirina*, um análogo sintético da guanosina, é eficaz contra um amplo espectro de vírus RNA e DNA. Por exemplo, a *ribavirina* é usada no tratamento de adolescentes e crianças imunodeprimidos, com infecções graves pelo RSV. Ela também é eficaz nas infecções crônicas por hepatite C, quando utilizada em combinação com outros antivirais de ação direta (AAD).

1. **Mecanismo de ação:** A *ribavirina* inibe a replicação dos vírus de RNA e de DNA. O fármaco é primeiro fosforilado nos derivados 5'-fosfato. O principal produto, o *trifosfato de ribavirina*, exerce sua

| PARA HIV: INIBIDORES NÃO NUCLEOSÍDICOS DA TRANSCRIPTASE REVERSA |
|---|
| Doravirina |
| Efavirenz |
| Etravirina |
| Nevirapina |
| Rilpivirina |
| **PARA HIV: INIBIDORES DA PROTEASE** |
| Atazanavir |
| Darunavir |
| Fosamprenavir |
| Lopinavir/ritonavir |
| Nelfinavir |
| Saquinavir |
| Tipranavir |
| **PARA HIV: INIBIDORES DE ENTRADA** |
| Enfuvirtida |
| Fostensavir |
| Ibalizumabe |
| Maraviroque |
| **PARA HIV: INIBIDORES DA INTEGRASE** |
| Bictegravir* |
| Cabotegravir |
| Dolutegravir |
| Elvitegravir* |
| Raltegravir |
| **PARA HIV: INTENSIFICADORES FARMACOCINÉTICOS** |
| Cobicistate |
| Ritonavir |

| PARA HIV: COMBINAÇÕES DE DOSES FIXAS |
|---|
| Abacavir + lamivudina |
| Abacavir + lamivudina + dolutegravir |
| Abacavir + zidovudina + lamivudina |
| Bictegravir + tenofovir alafenamida + entricitabina |
| Efavirenz + entricitabina + fumarato de tenofovir desoproxila |
| Elvitegravir + cobicistate + tenofovir alafenamida + entricitabina |
| Elvitegravir + cobicistate + fumarato de tenofovir desoproxila + entricitabina |
| Entricitabina + tenofovir alafenamida |
| Entricitabina + fumarato de tenofovir desoproxila |
| Rilpivirina + tenofovir alafenamida + entricitabina |
| Rilpivirina + fumarato de tenofovir desoproxila + entricitabina |
| Zidovudina + lamivudina |

**Figura 34.1**
*Continuação*

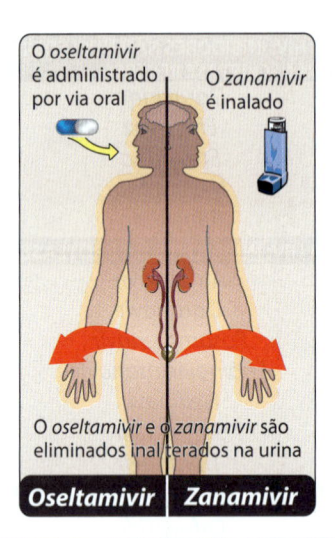

**Figura 34.2**
Administração e destino do *oseltamivir* e do *zanamivir*.

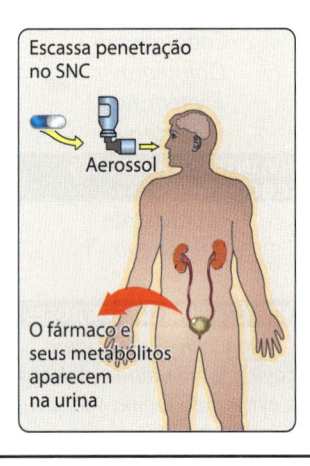

**Figura 34.3**
Administração e destino da *ribavirina*.
SNC, sistema nervoso central.

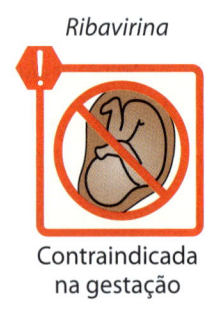

**Figura 34.4**
A *ribavirina* causa efeitos teratogênicos.

ação antiviral inibindo a formação de trifosfato de guanosina (GTP, do inglês *guanosine triphosphate*), prevenindo o capeamento do RNA mensageiro viral (mRNA) e bloqueando a RNA polimerase dependente de RNA.

2. **Farmacocinética:** A *ribavirina* é eficaz por vias oral e inalatória. Um aerossol é usado no tratamento da infecção por RSV. A absorção da *ribavirina* é aumentada se o fármaco oral for ingerido com alimento gorduroso. O fármaco e seus metabólitos são eliminados na urina (Figura 34.3).

3. **Efeitos adversos:** Os efeitos adversos da *ribavirina* incluem anemia temporária dose-dependente. Foi relatada elevação de bilirrubina. O aerossol pode ser mais seguro, embora a função respiratória da criança possa se deteriorar rapidamente após o início do tratamento. Dessa forma, a monitoração é essencial. A *ribavirina* é contraindicada durante a gestação (Figura 34.4).

### E. Rendesivir

O *rendesivir* é um profármaco do trifosfato de rendesivir. Esse agente é um análogo da adenosina que inibe a RNA polimerase dependente de RNA do SARS-CoV-2, resultando na terminação tardia da cadeia e na interrupção da replicação viral. O *rendesivir* é utilizado no tratamento de pacientes hospitalizados com covid-19. O medicamento é administrado por infusão intravenosa. A função renal e hepática deve ser monitorizada antes e durante a terapia. É contraindicado em pacientes com taxa de filtração glomerular estimada inferior a 30 mL/min/m$^2$. Os efeitos adversos incluem diarreia, aumento das enzimas hepáticas, anemia, hiperglicemia e reações de hipersensibilidade. (Nota: Vários anticorpos monoclonais contra SARS-CoV-2, inibidores de protease orais [IPs] [p. ex., *nirmatrelvir/ritonavir*] e outros antivirais orais [p. ex., *molnupiravir*] receberam autorização como medicamentos experimentais para o tratamento da covid-19. Esses agentes são usados principalmente em pacientes com covid-19 leve a moderada que correm risco de progredir para doença grave.)

## III. TRATAMENTO DE INFECÇÕES VIRAIS HEPÁTICAS

Cada vírus da hepatite atualmente identificado (A, B, C, D e E) tem uma patogênese, que envolve especificamente a replicação e a destruição dos hepatócitos. Desse grupo, a hepatite B (um vírus DNA) e a hepatite C (um vírus RNA) são as causas mais comuns de hepatite crônica, cirrose e carcinoma hepatocelular (Figura 34.5) e as únicas infecções virais hepáticas para as quais há tratamento disponível atualmente. (Nota: A hepatite A é uma infecção encontrada comumente, causada pela ingestão oral do vírus, mas não é uma doença crônica.) A hepatite B crônica pode ser tratada com *alfapeginterferona 2a*, que é administrada por via subcutânea uma vez por semana. A terapêutica oral contra o vírus da hepatite B crônica (VHB) inclui *lamivudina*, *adefovir*, *entecavir* e *tenofovir* (ver Seção VIII para *tenofovir*). O tratamento preferido contra o vírus da hepatite C crônica (VHC) é uma combinação de AAD, cuja seleção é baseada no genótipo da hepatite C. Em certos casos, a *ribavirina* é adicionada a um regime de AAD para melhorar a resposta virológica. Com a introdução de novos

AAD, a *alfapeginterferona* não é mais comumente usada contra o VHC, e não é recomendada nas diretrizes atuais devido à eficácia inferior e à baixa tolerabilidade.

## IV. TRATAMENTO DA HEPATITE B

### A. Interferonas

As interferonas são uma família de glicoproteínas induzíveis, de ocorrência natural, que interferem na capacidade dos vírus de infectarem as células. Elas são sintetizadas por tecnologia de DNA recombinante. Há pelo menos três tipos de interferonas: alfa, beta e gama (Figura 34.6). Nas formulações peguiladas, o *bismonometoxi polietilenoglicol* é ligado covalentemente à molécula de *alfainterferona* para aumentar o tamanho da molécula. O aumento da massa molecular retarda a absorção do local de injeção, prolonga a duração do efeito e diminui a sua depuração.

1. **Mecanismo de ação:** O mecanismo de ação antivirótico das interferonas não é completamente entendido. Ele parece envolver a indução de enzimas nas células do hospedeiro que inibem a translação do RNA viral, o que acaba causando a degradação do RNAm e do RNA transportador (RNAt) do vírus.

2. **Usos terapêuticos:** A *alfapeginterferona 2a* foi aprovada para o tratamento da infecção crônica pelo VHB. Também é indicada para o tratamento do VHC em combinação com outros agentes, embora o uso seja incomum devido à disponibilidade de agentes mais eficazes.

3. **Efeitos adversos:** Incluem sintomas semelhantes aos da gripe, como febre, calafrios, mialgias, artralgias e distúrbios gastrintestinais. Fadiga e depressão mental são comuns. As principais toxicidades dose-limitantes são supressão da medula óssea, fadiga intensa, perda de massa corporal, neurotoxicidade caracterizada por sonolência e distúrbios comportamentais, distúrbios autoimunes, como tireoidite, e, raramente, problemas cardiovasculares, como insuficiência cardíaca.

### B. Lamivudina

Esse análogo da citosina é um inibidor das transcriptases reversas (RTs, do inglês *reverse transcriptases*) do VHB e do vírus da imunodeficiência humana (HIV, do inglês *human immunodeficiency virus*). A *lamivudina* precisa ser fosforilada pelas enzimas celulares do hospedeiro para a forma de trifosfato (ativa). Esse composto inibe competitivamente a DNA-polimerase RNA-dependente do VHB. Como ocorre com muitos análogos nucleotídicos, a meia-vida intracelular do trifosfato é muitas horas maior do que a meia-vida plasmática. A taxa de resistência ao VHB é elevada após a terapia prolongada com *lamivudina* e, portanto, esta já não é recomendada nas atuais diretrizes sobre hepatite B.

### C. Adefovir

O *adefovir* é um análogo nucleotídico fosforilado por cinases celulares a difosfato de adefovir, que, por sua vez, é incorporado ao DNA viral. Isso termina o alongamento da cadeia e evita a replicação do VHB. Pode ocorrer nefrotoxicidade se o uso for crônico; a administração deve ser cautelosa em pacientes com disfunção renal preexistente.

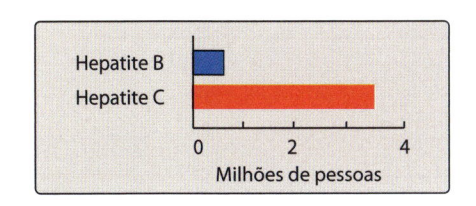

**Figura 34.5**
Prevalência da hepatite B e C crônicas nos Estados Unidos.

| Alfainterferona | Betainterferona | Gamainterferona |
|---|---|---|
| Hepatite B e C crônicas | Esclerose múltipla recorrente-remitente | Doença granulomatosa crônica |
| Papiloma genital causado por papilomavírus | | |
| Leucemia de células pilosas | | |
| Leucemia mielogênica crônica | | |
| Sarcoma de Kaposi | | |

**Figura 34.6**
Algumas indicações aprovadas para a *interferona*.

O *adefovir* não é mais recomendado nas diretrizes atuais para hepatite B devido à menor eficácia em comparação com outros agentes.

### D. Entecavir

O *entecavir* é um análogo da guanosina, aprovado para o tratamento de infecções por VHB. Após fosforilação intracelular em trifosfato, ele compete com o substrato natural, o trifosfato de desoxiguanosina, pela transcriptase reversa viral. O *entecavir* é eficaz contra cepas de VHB resistentes à *lamivudina* e é administrado uma vez ao dia. É excretado, primariamente inalterado, na urina; é necessário ajustar a dosagem em caso de disfunção renal. O uso concomitante com outros fármacos nefrotóxicos deve ser evitado.

## V. TRATAMENTO DA HEPATITE C

O VHC entra no hepatócito após a interação com fatores de entrada celular. Uma vez dentro da célula, o genoma viral é liberado do nucleocapsídeo e uma poliproteína do VHC é traduzida usando o local de entrada interno do ribossomo. A poliproteína é então clivada por proteases celulares e virais para produzir proteínas estruturais e não estruturais. As proteínas centrais NS3 e NS5A formam o complexo de replicação em gotículas lipídicas e servem como estrutura para a RNA polimerase replicar o genoma viral, que é então empacotado em glicoproteínas do envelope antes da secreção não citolítica de vírions maduros. Estão disponíveis vários agentes AAD direcionados à protease NS3/NS4A, polimerase NS5B e NS5A envolvidas na replicação e montagem do VHC.

A terapia combinada com AAD é necessária para otimizar as taxas de resposta ao tratamento contra o VHC. As combinações atuais empregam múltiplos AAD que visam diferentes estágios do ciclo de vida do VHC, simultaneamente (Figura 34.7). Com a terapia combinada, os agentes são coletivamente capazes de suprimir as populações virais do tipo selvagem e as resistentes a medicamentos. Certas combinações podem ter eficácia diferente com base no genótipo do VHC e algumas são pangenotípicas, ou seja, têm atividade contra todos os genótipos. Prevê-se que agentes adicionais estarão disponíveis num futuro próximo. Para obter um resumo das diretrizes e regimes atuais recomendados em cenários específicos, consulte www.hcvguidelines.org.

### A. Inibidores da protease NS3/NS4A

A serina protease viral NS3/NS4A é crucial para processar a poliproteína codificada pelo RNA do VHC em proteínas individualmente ativas,

| NOME(S) GENÉRICO(S) | NOME(S) COMERCIAIS(S) | GENÓTIPOS DE VHC APROVADOS |
|---|---|---|
| *Elbasvir/grazoprevir* | Zepatier | 1, 4 |
| *Glecaprevir/pibrentasvir* | Mavyret | 1, 2, 3, 4, 5, 6 |
| *Sofosbuvir/ledipasvir* | Harvoni | 1, 4, 5, 6 |
| *Sofosbuvir/velpatasvir* | Epclusa | 1, 2, 3, 4, 5, 6 |
| *Sofosbuvir/velpatasvir/voxilaprevir* | Vosevi | 1, 2, 3, 4, 5, 6 |

**Figura 34.7**
Combinações de agentes antivirais de ação direta para tratamento do vírus da hepatite C. VHC, vírus da hepatite C.

NS4A, NS4B, NS5A e NS5B. Sem essas serina proteases, a replicação do RNA não ocorre e o ciclo de vida do VHC é efetivamente interrompido. *Grazoprevir*, *voxilaprevir* e *glecaprevir* são AADs que inibem a serina protease NS3/NS4A como seu principal mecanismo de ação. (Nota: Os IPs do VHC geralmente têm a terminação "-previr".) Esses medicamentos apresentam uma barreira à resistência mais baixa do que outros agentes, como o *sofosbuvir*. O uso de IPs do VHC apresenta potencial significativo para interações medicamentosas devido ao seu metabolismo pelas enzimas CYP3A. A cirrose descompensada é uma contraindicação para uso, devido ao aumento da exposição ao medicamento e ao risco de insuficiência hepática. Os efeitos adversos dos IPs NS3/NS4A incluem erupção cutânea, prurido, náusea, fadiga e anemia.

### B. Inibidores da polimerase NS5B

A NS5B é a única RNA polimerase responsável pela replicação do VHC e é processada com outras proteínas do VHC em um polipeptídeo individual pela serina protease viral NS3/NS4A. O *sofosbuvir* é atualmente o único inibidor da nucleotídeo polimerase NS5B para o tratamento da infecção pelo VHC. (Nota: Os inibidores de NS5B geralmente terminam em "-buvir".) Os inibidores da polimerase NS5B são bem tolerados, com poucos efeitos adversos.

### C. Inibidores do complexo de replicação NS5A

NS5A é uma proteína viral essencial para a replicação e montagem do RNA do VHC. O seu papel na replicação parece ser a formação de uma rede membranosa, juntamente com a proteína viral NS4B, e essa rede fornece uma estrutura para a replicação. Os inibidores da NS5A atualmente disponíveis incluem *ledipasvir*, *elbasvir*, *pibrentasvir* e *velpatasvir*. (Nota: Os inibidores de NS5A geralmente terminam em "-asvir".) Esses agentes são todos coformulados com outros AAD (ver Figura 34.7). Os inibidores da NS5A têm uma série de interações medicamentosas clinicamente significativas devido ao seu metabolismo pelas isoenzimas hepáticas CYP e à inibição da glicoproteína P (gp-P). A absorção de *ledipasvir* é reduzida quando o pH gástrico aumenta. Os pacientes que recebem inibidores da bomba de prótons devem interromper esses agentes durante a terapia contra VHC com *ledipasvir* ou tomar o inibidor da bomba de prótons, com regimes contendo *ledipasvir*, em jejum para garantir que o pH gástrico esteja em seu ponto mais baixo no momento da administração do medicamento.

### D. Ribavirina

A *ribavirina* está aprovada para o tratamento do VHC crônico quando utilizada em combinação com *interferona* padrão ou *peguilada*, ou com AADs. É análoga da *guanosina*, melhora a depuração viral, diminui as taxas de recidiva e melhora as taxas de resposta virológica sustentada quando usada em combinação com outros agentes. A adição de *ribavirina* aos esquemas baseados em AAD baseia-se no genótipo/subtipo do VHC, no estado de cirrose, no estado mutacional e no histórico de tratamento. Apesar de seu uso em pacientes com VHC há mais de 20 anos, o(s) mecanismo(s) preciso(s) pelo(s) qual(ais) a *ribavirina* melhora os resultados é(são) desconhecido(s). Esse fármaco continua a ser um componente importante da terapia contra o VHC, mesmo na era da terapia com AAD. Não se sabe se o uso de *ribavirina* será necessário com futuros AAD. A dose de *ribavirina* é sempre baseada no peso e é administrada em duas doses diárias, com alimentos.

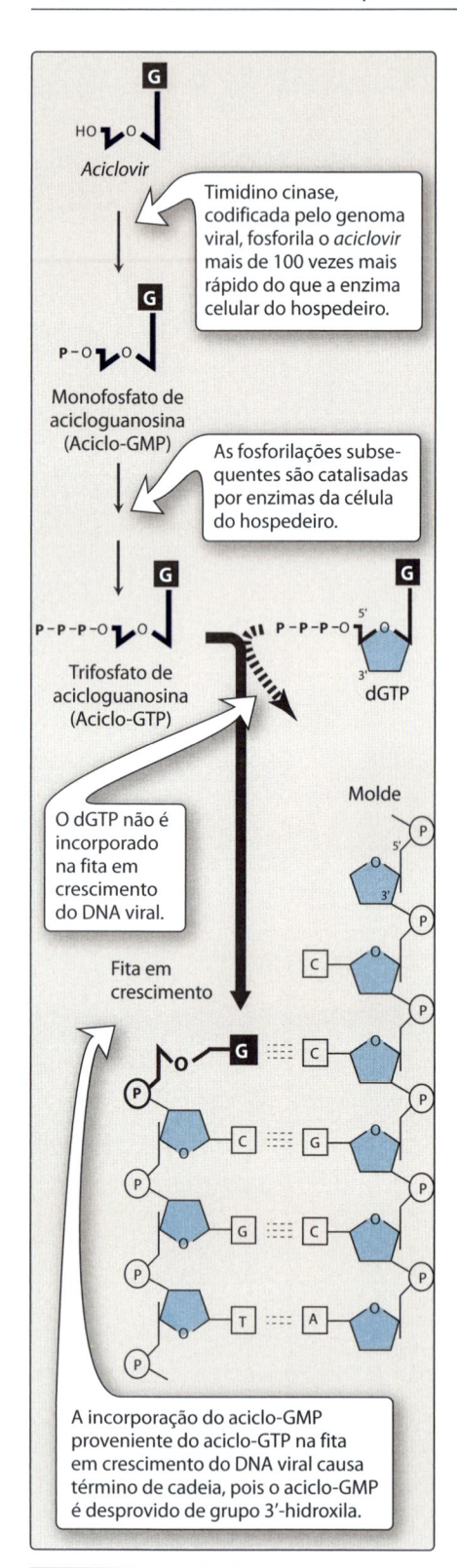

## VI. TRATAMENTO DE INFECÇÕES POR HERPES-VÍRUS

Os herpes-vírus estão associados a um amplo espectro de doenças, como aftas bucais, encefalite viral e infecções genitais. Os fármacos eficazes contra esses vírus exercem suas ações durante a fase aguda da infecção viral e não têm efeito durante a fase latente.

### A. Aciclovir

O *aciclovir* é o protótipo dos anti-herpéticos. Os herpes-vírus simples (HVS) tipos 1 e 2 (HVS1 e HVS2), o vírus varicela-zóster (VVZ) e algumas infecções mediadas pelo vírus Epstein-Barr são sensíveis ao *aciclovir*. Ele é o tratamento de escolha para encefalite causada pelo HVS. O uso mais comum do *aciclovir* é no tratamento contra infecções por herpes genitais. O fármaco também é dado profilaticamente a pacientes soropositivos antes de transplantes de medula óssea e após transplante cardíaco, para protegê-los de infecções herpéticas.

1. **Mecanismo de ação:** O *aciclovir*, um análogo da guanosina, é monofosforilado na célula por uma enzima codificada pelo herpes-vírus, a timidino cinase (Figura 34.8). Dessa forma, células infectadas pelo vírus são mais suscetíveis. O análogo monofosfatado é convertido às formas di e trifosfato pelas cinases das células do hospedeiro. O *trifosfato de aciclovir* compete com o *trifosfato de desoxiguanosina* como substrato da DNA-polimerase viral e é incorporado ao DNA viral, causando finalização prematura da cadeia de DNA.

2. **Farmacocinética:** O *aciclovir* é administrado por via intravenosa, oral ou tópica. (Nota: A eficácia das aplicações tópicas é duvidosa.) O fármaco distribui-se bem pelo organismo, incluindo o líquido cerebrospinal (LCS). O *aciclovir* é parcialmente biotransformado em um produto inativo. A excreção na urina ocorre por filtração glomerular e secreção tubular (Figura 34.9). Ele se acumula em pacientes com insuficiência renal. O éster *valil*, *valaciclovir*, tem maior biodisponibilidade oral do que o *aciclovir*. Esse éster é rapidamente hidrolisado a *aciclovir* e atinge as concentrações comparáveis aos do *aciclovir* administrado por via IV.

3. **Efeitos adversos:** Os efeitos adversos do tratamento com *aciclovir* dependem da via de administração. Por exemplo, pode ocorrer irritação local na aplicação tópica, cefaleia, diarreia, náuseas e êmese após administração oral. Pode ocorrer disfunção renal transitória em casos de doses altas ou em pacientes desidratados que recebem o fármaco por via IV.

4. **Resistência:** Alteração ou falta de timidino cinase e DNA-polimerase tem sido encontrada em algumas linhagens virais resistentes e são isoladas mais comumente em pacientes imunocomprometidos. Nessa família, ocorre resistência cruzada com outros fármacos.

### B. Cidofovir

O *cidofovir* está indicado para o tratamento da retinite por citomegalovírus (CMV), em pacientes com síndrome da imunodeficiência adquirida (aids). (Nota: O CMV é membro da família herpes-vírus). Ele é um análogo nucleotídico da citosina, cuja fosforilação não depende

**Figura 34.8**
A incorporação do *aciclovir* ao DNA viral em multiplicação causa o término da cadeia. dGTP, *trifosfato de desoxiguanosina*.

de enzimas virais ou celulares. Esse fármaco inibe a síntese de DNA viral. A eliminação lenta do metabólito intracelular ativo permite longos intervalos entre as doses e elimina o acesso venoso permanente, necessário no tratamento com *ganciclovir*. O *cidofovir* é administrado por via IV. Produz toxicidade renal significativa (Figura 34.10) e é contraindicado para pacientes com insuficiência renal preexistente e/ou que estejam recebendo fármacos nefrotóxicos. Ocorrem também neutropenia e acidose metabólica. São coadministrados com o *cidofovir a probenecida*, por via oral, e a salina normal, por via IV, para diminuir o risco de nefrotoxicidade. Desde a introdução do tratamento antirretroviral altamente ativo (TARAA), diminuiu acentuadamente a prevalência de infecções por CMV em pacientes imunocomprometidos, como também a importância do *cidofovir* no tratamento desses pacientes.

## C. Foscarnete

Diferentemente da maioria dos antivirais, o *foscarnete* não é um análogo da purina ou da pirimidina. Em vez disso, é um derivado do pirofosfato e não requer ativação por cinases virais (ou celulares). O *foscarnete* está aprovado para retinite por CMV, em hospedeiros imunocomprometidos, e para infecções por HSV resistentes ao *aciclovir*. Ele inibe reversivelmente a DNA e a RNA-polimerase viral, interferindo, assim, na síntese de DNA e RNA viral. A mutação da estrutura da polimerase é responsável pela resistência viral. O *foscarnete* é pouco absorvido por via oral, por isso deve ser administrado por via IV. Ele também deve ser administrado com frequência para evitar recidiva quando as concentrações plasmáticas caem. O fármaco se distribui pelo organismo e mais de 10% penetram na matriz óssea, de onde se dispersa lentamente. Ele é eliminado por filtração glomerular e secreção tubular (Figura 34.11). Os efeitos adversos incluem nefrotoxicidade, anemia, náusea e febre. Devido à quelação de cátions bivalentes, pode-se observar também hipocalcemia e hipomagnesemia. Além disso, foram relatadas hipocalemia, hipo e hiperfosfatemia, convulsão e arritmia.

## D. Ganciclovir

O *ganciclovir* é um análogo do *aciclovir* com maior atividade contra o CMV. É usado no tratamento de retinite por CMV, em pacientes imunocomprometidos, e na profilaxia do CMV, em pacientes transplantados. Como o *aciclovir*, o *ganciclovir* é ativado pela conversão em nucleotídeo trifosfato pelas enzimas virais e celulares. O nucleotídeo inibe a DNA-polimerase viral e pode ser incorporado ao DNA, resultando no término da cadeia. O *ganciclovir* é administrado por via IV e se distribui pelo organismo, incluindo o LCS. A excreção na urina ocorre por filtração glomerular e secreção tubular (Figura 34.12). Como o *aciclovir*, o *ganciclovir* se acumula em pacientes com insuficiência renal. O *valganciclovir* é um éster valílico do *ganciclovir* e tem uso oral. Como o *valaciclovir*, o *valganciclovir* tem elevada biodisponibilidade oral devido à rápida hidrólise no intestino e no fígado após a administração, determinando concentrações elevadas de *ganciclovir*. Os efeitos adversos incluem grave neutropenia dose-dependente. O *ganciclovir* é cancerígeno, assim como teratogênico, e traz uma advertência na bula para o uso durante a gravidez. Foram detectadas cepas resistentes de CMV que apresentam concentrações mais baixas de *trifosfato de ganciclovir*.

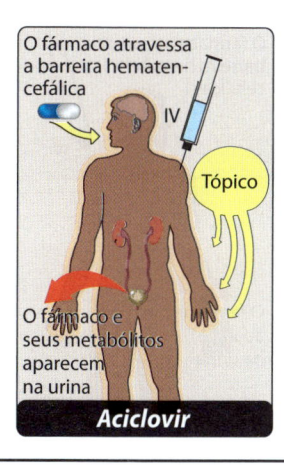

**Figura 34.9**
Administração e destino do *aciclovir*.
IV, intravenosa.

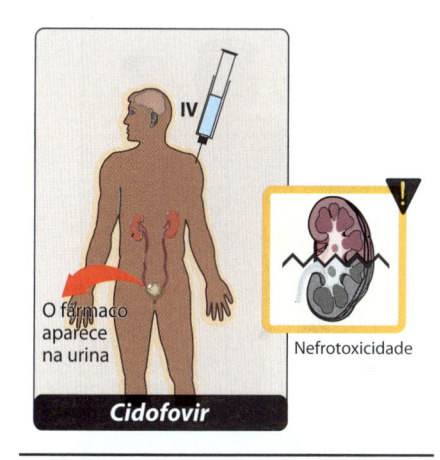

**Figura 34.10**
Administração, destino e toxicidade do *cidofovir*. IV, intravenosa.

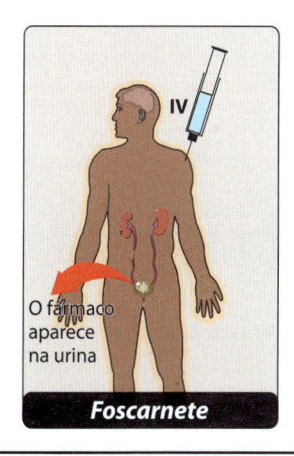

**Figura 34.11**
Administração e destino do *foscarnete*.
IV, intravenosa

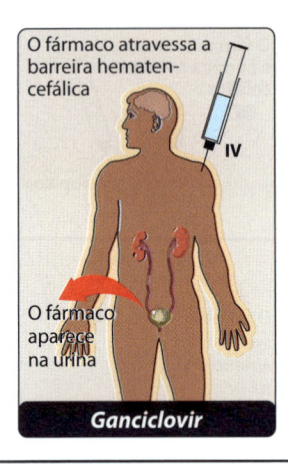

**Figura 34.12**
Administração e destino do *ganciclovir*.
IV, intravenosa.

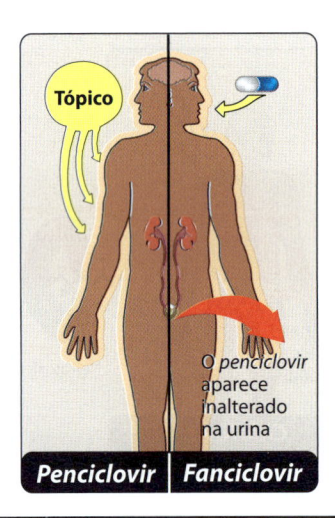

**Figura 34.13**
Administração e destino do *penciclovir* e do *fanciclovir*.

### E. Penciclovir e fanciclovir

O *penciclovir* é um derivado nucleosídico da guanosina acíclica ativo contra HVS1, HVS2 e VVZ. O *penciclovir* é administrado topicamente (Figura 34.13). Ele é monofosforilado pela timidino cinase viral, e enzimas celulares formam o nucleosídeo trifosfato, que inibe a DNA-polimerase do HVS. O *trifosfato de penciclovir* apresenta meia-vida intracelular muito mais longa do que o *trifosfato de aciclovir*. O *penciclovir* é escassamente absorvido por aplicação tópica e é bem tolerado. O *fanciclovir*, outro análogo acíclico da 2'-desoxiguanosina, é um profármaco biotransformado em *penciclovir* ativo. O espectro antiviral é similar ao do *ganciclovir* e está aprovado para o tratamento de herpes-zóster agudo, infecção genital por HVS e herpes labial recorrente. O fármaco é eficaz por via oral (Figura 34.13). Os efeitos adversos incluem cefaleia e náusea.

### F. Trifluridina

A *trifluridina* é um análogo do nucleosídeo pirimidina fluorado, estruturalmente similar à timidina. Uma vez convertido em trifosfato, o fármaco parece inibir a incorporação de trifosfato de timidina no DNA viral e, em menor extensão, leva à síntese de DNA defeituoso, que torna o vírus incapaz de se multiplicar. A *trifluridina* é eficaz contra o HVS1, o HVS2 e o vírus vaccínia. Ela é indicada para o tratamento da ceratoconjuntivite HVS e da ceratite epitelial recorrente. Como a forma trifosfato da trifluridina também pode ser incorporada, em alguma extensão, no DNA celular, o fármaco é muito tóxico para uso sistêmico. Por isso, o uso da *trifluridina* é restrito à preparação oftálmica tópica. A meia-vida muito curta requer aplicação frequente. Os efeitos adversos incluem irritação transitória nos olhos e edema palpebral.

A Figura 34.14 resume alguns antivióticos.

## VII. TRATAMENTO DA INFECÇÃO PELO HIV

Antes da aprovação da *zidovudina*, em 1987, o tratamento de infecção por HIV estava focado em diminuir a incidência das infecções oportunistas, que causam elevado grau de morbidade e mortalidade em pacientes com aids. Hoje, o ciclo de vida do vírus já está compreendido (Figura 34.15), e uma associação de fármacos é usada para sustar a replicação do HIV e restabelecer o número de células CD4$^+$ e a imunocompetência do hospedeiro. Esse esquema multifármacos é comumente chamado TARV (Figura 34.16). Existem cinco classes de medicamentos antirretrovirais, cada uma delas direcionada a um dos quatro processos virais. Essas classes de fármacos são inibidores nucleosídicos ou nucleotídicos da transcriptase reversa (INTRs), inibidores não nucleosídicos da transcriptase reversa (INNTRs), IPs, inibidores de entrada e inibidores da integrase. Existem dois intensificadores farmacocinéticos, também conhecidos como "reforços", que não possuem atividade anti-HIV, mas servem para aumentar as concentrações de medicamentos de agentes antirretrovirais administrados concomitantemente e permitir uma dosagem menos frequente e menos variação nas concentrações de medicamentos. A terapia inicial para o HIV consiste numa combinação de dois INTRs com um inibidor da integrase, um INNTR ou um reforço com um PI. Em alguns casos, pode ser utilizado um INTR com

| MEDICAMENTO ANTIVIRAL | MECANISMO DE AÇÃO | VÍRUS OU DOENÇAS ATINGIDOS |
|---|---|---|
| *Aciclovir* | Metabolizado a trifosfato de aciclovir, que inibe a DNA polimerase viral. | Herpes simples, varicela-zóster, citomegalovírus |
| *Adefovir* | Inibição da DNA polimerase viral e da transcriptase reversa. | Hepatite B (casos crônicos) |
| *Amantadina* | Bloqueio do canal iônico proteico M2 e da sua habilidade em modular o pH intracelular. | Influenza A |
| *Baloxavir marboxila* | Inibe a atividade endonucleásica de uma polimerase ácida específica, necessária para a transcrição gênica viral, resultando na inibição da replicação viral. | Influenza A e B |
| *Cidofovir* | Inibição da DNA polimerase viral. | Citomegalovírus; indicado apenas para retinite induzida por vírus |
| *Entecavir* | Inibição da polimerase viral e da transcriptase reversa. | Hepatite B |
| *Fanciclovir* | Mesmo do *penciclovir*. | Herpes simples, varicela-zóster |
| *Foscarnete* | Inibição da DNA polimerase viral e da transcriptase reversa no sítio de ligação do pirofosfato. | Citomegalovírus, herpes simples resistente a *aciclovir*, varicela-zóster resistente a *aciclovir* |
| *Ganciclovir* | Inibição da DNA polimerase viral. | Citomegalovírus |
| *Alfainterferona* | Indução de enzimas celulares que interferem com a síntese de proteínas virais. | Hepatite B e C, herpes-vírus 8 humano, sarcoma de Kaposi, leucemia de células pilosas, leucemia mieloide crônica |
| *Lamivudina* | Inibição da DNA polimerase viral e da transcriptase reversa. | Hepatite B (casos crônicos), vírus da imunodeficiência humana tipo 1 |
| *Oseltamivir* | Inibição da neuraminidase viral. | Influenza A e B |
| *Penciclovir* | Metabolizado a trifosfato de penciclovir, que inibe a DNA polimerase viral. | Herpes simples |
| *Peramivir* | Inibição da neuraminidase viral. | Influenza A e B |
| *Rendesivir* | Inibição da RNA polimerase dependente de RNA do SARS-CoV-2. | SARS-CoV-2 (covid-19) |
| *Ribavirina* | Interferência com o RNA mensageiro viral. | Febre de Lassa, hantavírus (síndrome de febre hemorrágica renal), hepatite C (em combinação com agentes antivirais de ação direta), RSV em crianças e bebês |
| *Rimantadina* | Bloqueio do canal iônico proteico M2 e da sua habilidade em modular o pH intracelular. | Influenza A |
| *Trifluridina* | Inibição da timidilato sintetase. | Ceratoconjuntivite e ceratite por herpes |
| *Valaciclovir* | Mesmo do *aciclovir*. | Herpes simples, varicela-zóster, citomegalovírus |
| *Valganciclovir* | Mesmo do *ganciclovir*. | Citomegalovírus |
| *Zanamivir* | Inibição da neuraminidase viral. | Influenza A e B |

**Figura 34.14**
Resumo de antivróticos selecionados. RSV, vírus sincicial respiratório; VHC, vírus da hepatite C.

um inibidor da integrase. A escolha da associação adequada se baseia em (1) evitar o uso de dois fármacos do mesmo análogo nucleosídico; (2) evitar a sobreposição de toxicidades e as características genotípicas e fenotípicas do vírus; (3) considerar os fatores do paciente, como sintomas da doença e doenças concomitantes; (4) considerar o impacto da interação entre fármacos; e (5) facilitar a adesão ao regime.

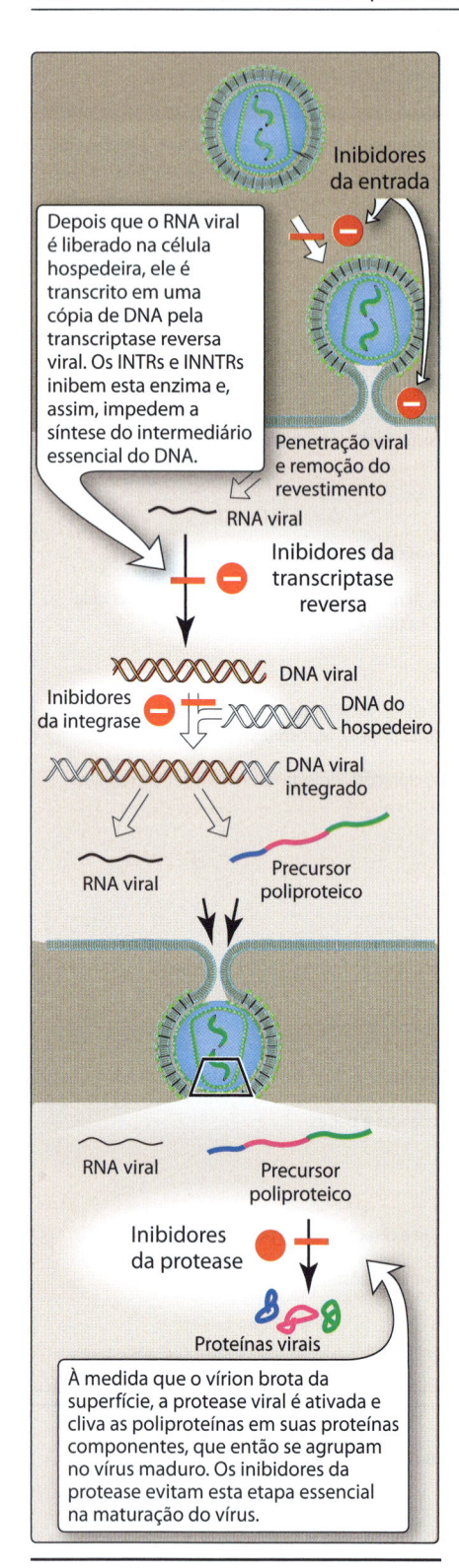

Os objetivos do tratamento são suprimir de forma máxima e durável a replicação do RNA viral, restabelecer e preservar a função imunológica, reduzir a morbidade e a mortalidade relacionadas com o HIV, melhorar a qualidade de vida e prevenir a transmissão do HIV a outras pessoas.

## VIII. INTRS USADOS PARA TRATAR A INFECÇÃO POR HIV

### A. Visão geral dos INTRs

Os INTRs foram os primeiros agentes disponíveis para tratar a infecção pelo HIV e, atualmente, a utilização de dois INTRs é um dos pilares da maioria dos regimes antirretrovirais iniciais. Os INTRs disponíveis incluem *zidovudina, lamivudina, entricitabina, tenofovir, didanosina* e *abacavir*. Os INTRs mais comumente usados são *tenofovir, abacavir, entricitabina* e *lamivudina*, e esses INTRs são parte recomendada dos regimes iniciais para a maioria dos pacientes com HIV. *Fumarato de tenofovir desoproxila* (TDF) ou *tenofovir alafenamida* (TAF) em combinação com *entricitabina* também podem ser usados para profilaxia pré-exposição em indivíduos com alto risco de aquisição do HIV.

1. **Mecanismo de ação:** Esses agentes são inibidores da RT do HIV. Os INTRs são análogos dos ribosídeos nativos (nucleosídeos ou nucleotídeos contendo ribose) desprovidos do grupo 3'-hidroxila. Uma vez dentro das células, eles são fosforilados por enzimas celulares ao análogo trifosfato correspondente, que é preferencialmente incorporado ao DNA viral pela RT. Como o grupo 3'-hidroxila não está presente, não se forma a ligação 3'5'-fosfodiéster entre o trifosfato nucleosídeo e a cadeia de DNA em formação, interrompendo o alongamento do DNA. A afinidade dos fármacos por várias das células DNA-polimerases do hospedeiro é menor do que pela RT do HIV, embora a DNA-polimerase mitocondrial pareça suscetível em concentrações terapêuticas.

2. **Farmacocinética:** Todos os INTRs são administrados por via oral. (Nota: A *zidovudina* também está disponível em formulação intravenosa.) O *tenofovir* está disponível em duas formas diferentes de sal, como TDF e TAF, ambos profármacos do *tenofovir*. O profármaco *tenofovir* é convertido por enzimas de células linfoides em *tenofovir difosfato*, que é a forma ativa do medicamento e um inibidor da RT do HIV. O TAF atinge uma atividade anti-HIV melhorada em doses mais baixas do que o TDF, resultando em um aumento de cinco a sete vezes do difosfato intracelular nas células linfoides, e em concentrações mais baixas de *tenofovir* no plasma circulante. Por causa disso, o TAF apresenta menos efeitos adversos (insuficiência renal e perda de densidade mineral óssea) do que o TDF. Os INTRs são excretados principalmente por via renal, e todos exigem ajuste da dosagem em caso de insuficiência renal, exceto o *abacavir*, que é biotransformado pela álcool desidrogenase e pela glicuroniltransferase.

3. **Efeitos adversos:** Muitas das toxicidades do INTRs são creditadas à inibição da DNA-polimerase mitocondrial em certos tecidos. Como regra, os didesoxinucleotídeos, como a *didanosina*, têm maior afinidade pela DNA-polimerase mitocondrial, causando toxicidades como neuropatia periférica, pancreatite e lipoatrofia. Devido a essas toxicidades mitocondriais, a *didanosina* é raramente utilizada

**Figura 34.15**
Medicamentos usados para impedir a replicação do vírus da imunodeficiência humana. INTRs, inibidores nucleosídicos ou nucleotídicos da transcriptase reversa; INNTRs, inibidores não nucleosídicos da transcriptase.

nos regimes antirretrovirais atuais. Quando se administra mais de um INTR, deve-se ter o cuidado de evitar sobreposição de toxicidades. Todos os INTRs têm sido associados à toxicidade hepática potencialmente fatal, caracterizada por acidose láctica e hepatomegalia com esteatose. O *abacavir* está associado a uma reação de hipersensibilidade, que afeta aproximadamente 5% dos pacientes e é geralmente caracterizada por febre medicamentosa, além de erupção cutânea, sintomas gastrintestinais, mal-estar ou dificuldade respiratória (Figura 34.17). Indivíduos sensibilizados nunca devem ser novamente expostos ao *abacavir* devido ao aparecimento rápido de reações graves, que podem levar à morte. Um teste genético (HLA-B*5701) permite identificar pacientes com potencial para essa reação. A Figura 34.18 mostra algumas das reações adversas aos análogos nucleosídicos comumente observadas.

4. **Interações farmacológicas:** Devido à excreção renal dos INTRs, não há muitas interações com fármacos, excetuando a *zidovudina* e o *tenofovir*.

5. **Resistência:** A resistência aos INTRs está bem caracterizada, e o padrão mais comum de resistência é a mutação no códon RT viral 184, que confere alto grau de resistência à *lamivudina* e à *entricitabina*, mas, de forma mais importante, restabelece a sensibilidade à *zidovudina* e ao *tenofovir*. Devido à resistência cruzada e ao antagonismo que acontece entre fármacos de classe análoga (*timidina*, *citosina*, *guanosina* e *adenosina*), o seu uso simultâneo com o mesmo alvo é contraindicado (p. ex., *lamivudina* e *entricitabina* são análogas da *citosina*, por isso não devem ser usadas juntas).

## IX. INNTRS USADOS PARA TRATAR A INFECÇÃO POR HIV

Os INNTRs são inibidores não competitivos da RT do HIV, altamente seletivos. Ligam-se à RT de HIV1, em um local alostérico hidrofóbico adjacente ao local ativo, induzindo uma modificação de conformação que resulta na inibição da enzima. Eles não necessitam de ativação por enzimas celulares. Esses fármacos têm características comuns que incluem resistência cruzada com outros INNTRs, interações farmacológicas e elevada incidência de reações de hipersensibilidade, como a urticária. Os INNTRs incluem *nevirapina*, *efavirenz*, *etravirina*, *rilpivirina* e *doravirina*. *Efavirenz* (Figura 34.19), *rilpivirina* e *doravirina* são recomendados em regimes antirretrovirais iniciais em determinadas situações clínicas. Por exemplo, o *efavirenz* é seguro para uso em pacientes coinfectados com tuberculose devido ao seu menor potencial de interações medicamentosas com *rifamicinas*; e a *rilpivirina* tem o menor tamanho de comprimido, tornando-o ideal para pacientes com dificuldade de engolir. A *doravirina* tem vantagens de tolerabilidade do sistema nervoso central em relação ao *efavirenz* e menos interações medicamentosas potenciais do que o *efavirenz* ou a *rilpivirina*. E, ao contrário da *rilpivirina*, a eficácia virológica da *doravirina* não é comprometida em pacientes com níveis elevados de RNA do HIV e contagens baixas de CD4. A *etravirina* é um INNTR de segunda geração, ativo contra muitas cepas de HIV resistentes aos INNTRs de primeira geração; seu uso é limitado a pacientes com experiência em tratamento de HIV multirresistentes e com evidências de replicação viral contínua. A *nevirapina* é raramente utilizada devido às toxicidades e/ou eficácia antiviral inferior.

**A Medicamentos atualmente disponíveis**

Inibidores nucleosídicos/tídicos da transcriptase reversa:
- Abacavir
- Tenofovir
- Entricitabina
- Zidovudina
- Lamivudina

Inibidores não nucleosídicos da transcriptase reversa:
- Doravirina
- Nevirapina
- Efavirenz
- Rilpivirina
- Etravirina

Inibidores da protease:
- Atazanavir
- Nelfinavir
- Darunavir
- Saquinavir
- Fosamprenavir
- Tipranavir
- Lopinavir/ritonavir

Inibidores da entrada:
- Enfuvirtida
- Fostensavir
- Ibalizumabe
- Maraviroque

Inibidores da integrase:
- Bictegravir
- Cabotegravir
- Dolutegravir
- Elvitegravir
- Raltegravir

**B Terapia combinada**

Dois inibidores nucleosídicos/tídicos da transcriptase reversa

mais:

Um inibidor da protease + *ritonavir* ou *cobicistae*
ou
Um inibidor não nucleosídico da transcriptase reversa
ou
Um inibidor da integrase

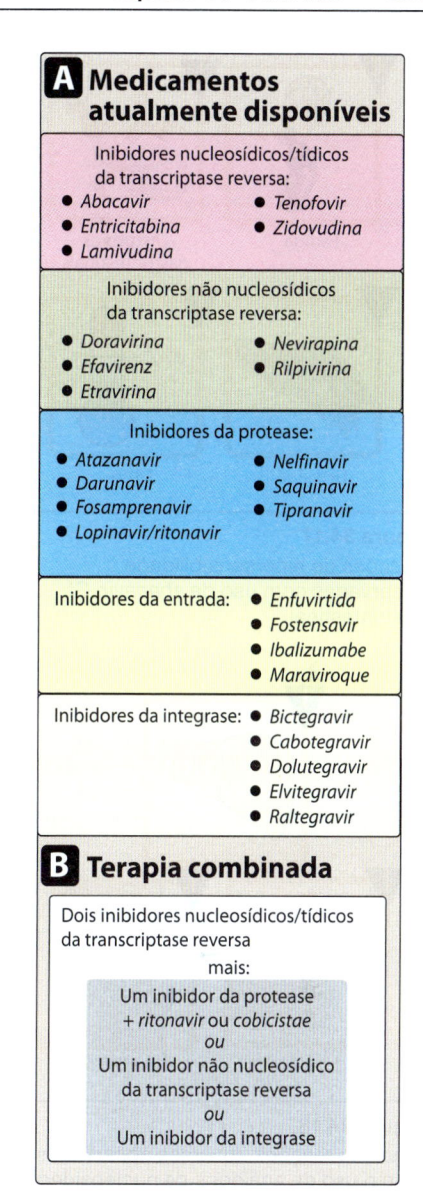

**Figura 34.16**
Terapia antirretroviral para tratamento do vírus da imunodeficiência humana.

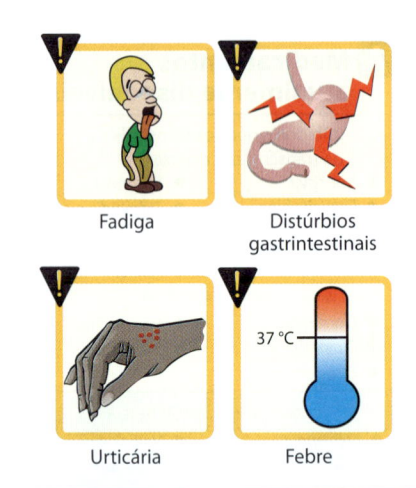

**Figura 34.17**
Reações de hipersensibilidade observadas com uso de *abacavir*. GI, gastrintestinal.

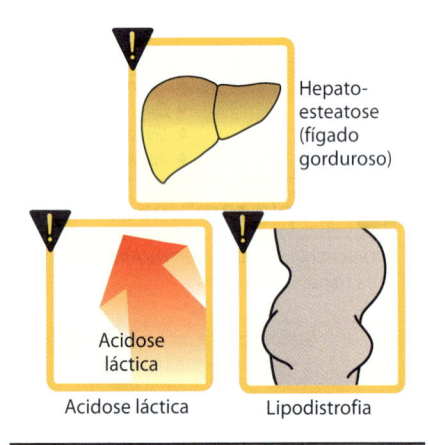

**Figura 34.18**
Algumas reações adversas observadas com o uso de análogos de nucleosídeos.

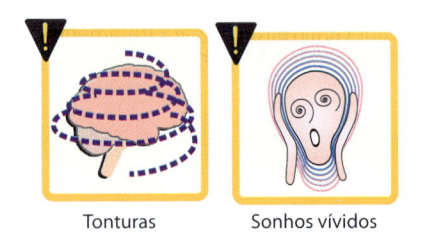

**Figura 34.19**
Reações adversas observadas com o uso de *efavirenz*.

## X. IPs USADOS PARA TRATAR INFECÇÃO POR HIV

Os inibidores da protease do HIV alteraram significativamente o curso dessa doença viral devastadora. Pouco depois da sua introdução, o número de mortes nos Estados Unidos decorrentes da aids diminuiu e continua a diminuir (Figura 34.20). Os IPs disponíveis incluem *atazanavir* (ATV), *darunavir* (DRV), *fosamprenavir* (FPV), *lopinavir* (LPV), *nelfinavir* (NFV), *saquinavir* (SQV) e *tipranavir* (TPV). No entanto, as diretrizes atuais sobre HIV listam apenas alguns selecionados (p. ex., *atazanavir* ou *darunavir*) devido ao melhor perfil de efeitos adversos, eficácia virológica e facilidade de administração. Devido à sua elevada barreira genética à resistência, os IPs são recomendados em regimes iniciais em determinadas situações clínicas (p. ex., pacientes com adesão incerta ou quando os resultados dos testes de resistência ainda não estão disponíveis).

### A. Visão geral dos IPs

Esses fármacos potentes apresentam várias características comuns que caracterizam sua farmacologia.

1. **Mecanismo de ação:** Os fármacos desse grupo são inibidores reversíveis da aspartil protease (retropepsina) do HIV, que é a enzima viral responsável pela clivagem da poliproteína viral em inúmeras enzimas essenciais (transcriptase reversa, protease e integrase) e várias proteínas estruturais. A inibição evita a maturação de partículas virais e resulta na produção de vírions não infecciosos.

2. **Farmacocinética:** As refeições ricas em gordura aumentam substancialmente a biodisponibilidade de alguns IPs, como o *nelfinavir* e o *saquinavir*, enquanto a biodisponibilidade de outros praticamente não é afetada. Os IPs do HIV são todos substancialmente ligados às proteínas plasmáticas. Todos esses agentes são substratos para a isoenzima CYP3A4, e os IPs individuais também são biotransformados por outras isoenzimas do sistema CYP. O metabolismo é extenso, e pouquíssimo fármaco é excretado inalterado na urina.

3. **Efeitos adversos:** Os IPs comumente causam parestesia, náusea, êmese e diarreia (Figura 34.21). Também ocorrem distúrbios no metabolismo de glicose e lipídeos, incluindo diabetes, hipertrigliceridemia e hipercolesterolemia. A administração crônica resulta em redistribuição de gordura, perda de gordura nas extremidades, acúmulo no abdome e na base do pescoço ("corcunda de búfalo") (Figura 34.22), além de aumento do tórax. Essas mudanças físicas podem indicar para outras pessoas que determinado indivíduo é infectado por HIV.

4. **Interações farmacológicas:** As interações medicamentosas são um problema comum para os IPs porque são substratos e potentes inibidores das isoenzimas do sistema CYP. Fármacos que dependem de biotransformação para o fim do efeito podem acumular-se e alcançar concentrações tóxicas. Exemplos de interações potencialmente perigosas com IPs incluem rabdomiólise por *sinvastatina* ou *lovastatina*, sedação excessiva por *midazolam* ou *triazolam* e depressão respiratória por *fentanila* (Figura 34.23). Outras interações que exigem modificação de dosagem e uso cauteloso incluem *varfarina*, *sildenafila* e *fenitoína* (Figura 34.24). Além disso, os indutores das isoenzimas do sistema CYP podem diminuir a concentração plasmática de IP subótima, contribuindo para o fracasso do tratamento. Dessa forma, fármacos como *rifampicina* e *erva-de-são-joão* também são contraindicados com IPs.

**5. Resistência:** A resistência ocorre como acúmulo de mutações graduais do gene da protease. As mutações iniciais resultam em diminuição na habilidade do vírus em replicar, mas, à medida que as mutações se acumulam, emergem víriones com elevados níveis de resistência aos IPs. Concentrações subótimas de IPs resultam no aparecimento mais rápido de linhagens resistentes.

## B. Atazanavir

O *atazanavir* é bem absorvido após administração oral. Ele deve ser administrado com alimentos para aumentar a absorção e a biodisponibilidade. Requer um ambiente ácido para ser absorvido. O *atazanavir* sem reforço é contraindicado para uso simultâneo com inibidores da bomba de prótons, e sua administração deve ser afastada de bloqueadores $H_2$ e feita 1 hora antes ou depois de antiácidos. Pode ser potencializado com *ritonavir* ou *cobicistate*. O fármaco é altamente ligado às proteínas e sofre extensa biotransformação pelas isoenzimas CYP3A4. É excretado, primariamente, na bile. Sua meia-vida é de cerca de 7 horas, mas pode ser administrado uma vez ao dia. O *atazanavir* é um inibidor competitivo da glicuroniltransferase, e os efeitos adversos conhecidos são hiperbilirrubinemia benigna e icterícia. Além disso, o medicamento pode prolongar o intervalo PR. Comparado a outros IPs, o *atazanavir* oferece menor risco de hiperlipidemia.

## C. Darunavir

O *darunavir* é coadministrado com *cobicistate* ou uma dose baixa de *ritonavir*. Está aprovado para o tratamento inicial de pacientes novos infectados com HIV, bem como para pacientes "experientes", que resistem a outros IPs. O *darunavir* precisa ser administrado com alimentos, para aumentar a absorção. A meia-vida de eliminação terminal é de 15 horas quando associado com *ritonavir*. O *darunavir* é extensamente biotransformado pelas enzimas CYP3A e é um inibidor da CYP3A4. Os efeitos adversos são similares aos dos outros IPs. O *darunavir* também é associado à urticária.

O resumo dos IPs é apresentado na Figura 34.25.

# XI. INIBIDORES DA ENTRADA

O processo de entrada do HIV envolve uma interação sequencial e coordenada entre o vírus e a célula hospedeira, que inclui três passos principais: (1) ligação da glicoproteína 120 do HIV ao receptor CD4 hospedeiro; (2) ligação da glicoproteína 120 do HIV ao correceptor da quimiocina hospedeira; e (3) fusão do HIV, mediada pela glicoproteína 41, com a membrana da superfície da célula do hospedeiro. A classe de medicamentos inibidores da entrada do HIV inclui três subclasses: (1) inibidores da ligação, (2) antagonistas do correceptor CCR5 e (3) inibidores da fusão.

## A. Fostensavir

O *fostensavir*, um profármaco que é hidrolisado no fármaco ativo *tensavir*, exerce o seu mecanismo de ação ligando-se à glicoproteína 120 do envelope do HIV, inibindo a ligação. A ligação do *tensavir* à glicoproteína 120 evita a alteração conformacional necessária para a ligação ao receptor da superfície da célula CD4 hospedeira. Na ausência de ligação eficaz da glicoproteína 120 do HIV ao receptor CD4 hospedeiro, o HIV não entra na célula hospedeira. O *fostensavir* é indicado para

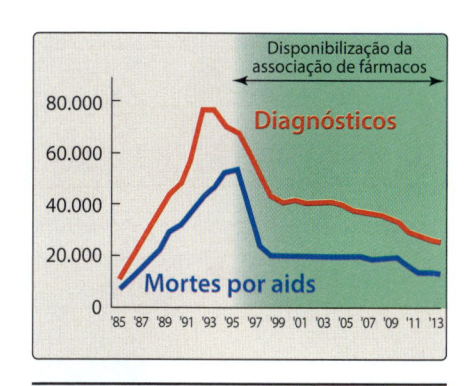

**Figura 34.20**
Número estimado de casos de aids e de mortes decorrentes da doença nos Estados Unidos. O fundo verde indica desde quando o tratamento antirretroviral combinado se tornou comum.

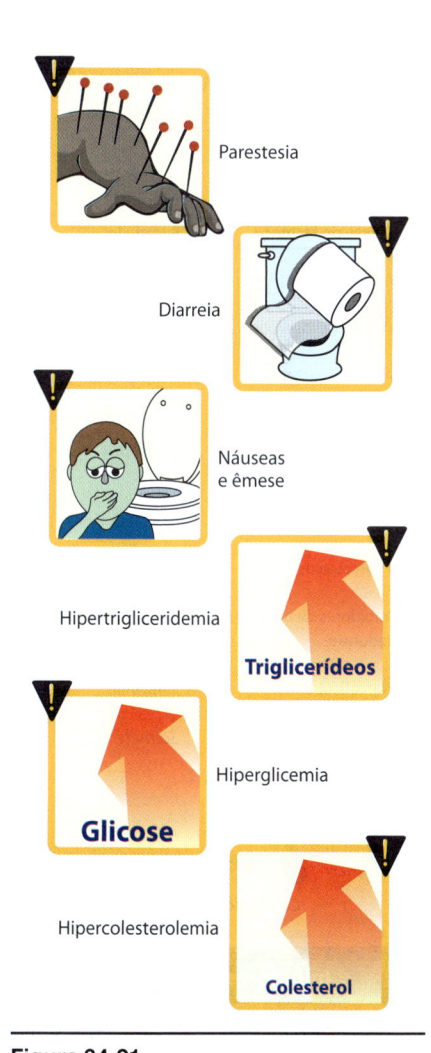

**Figura 34.21**
Alguns efeitos adversos observados com o uso dos inibidores da protease do vírus da imunodeficiência humana.

adultos com grande experiência de tratamento contra HIV multirresistente que falharam no regime antirretroviral em uso. O medicamento é administrado por via oral duas vezes ao dia. É um substrato do sistema CYP, e a coadministração com indutores fortes de isoenzimas do sistema CYP é contraindicada. O efeito adverso mais comum é a náusea.

### B. Ibalizumabe

O *ibalizumabe* inibe os eventos de ligação pós-CD4, necessários para a entrada do HIV. Ele se liga seletivamente a um epítopo no domínio 2 do receptor CD4, induzindo mudanças conformacionais que, em última análise, impedem a interação da glicoproteína viral 120 e dos correceptores do HIV. Esse fármaco não é muito utilizado porque é indicado para pacientes adultos com elevada experiência de tratamento e com HIV multirresistente. É administrado a cada 14 dias como infusão intravenosa. O efeito adverso mais comum é a náusea.

### C. Maraviroque

O *maraviroque* é um inibidor da entrada. Ele bloqueia o correceptor CCR5, que atua junto com a gp41, facilitando a entrada do HIV através da membrana da célula. O HIV pode expressar preferência pelo correceptor CCR5 ou pelo CXCR4, ou por ambos (dual-trópico). Antes de usar o *maraviroque*, é necessário um teste para determinar o tropismo viral e diferenciar entre cepas de vírus que usam o correceptor CCR5, o correceptor CXCR4 ou se é dual. Somente as cepas de HIV que usam o correceptor CCR5 para ter acesso às células são tratadas com *maraviroque* com sucesso. O fármaco é bem absorvido após administração oral. Ele é metabolizado principalmente pela isoenzima hepática CYP3A, e a dose deve ser reduzida quando administrado com a maioria dos IPs ou com inibidores fortes de CYP. Ao contrário, ele deve ser aumentado em pacientes que recebem *efavirenz*, *etravirina* ou indutores fortes de CYP. O *maraviroque* é, geralmente, bem tolerado. O medicamento tem sido associado à hepatotoxicidade grave, que pode ser precedida por febre ou erupção cutânea. Recomenda-se a monitoração da função hepática.

### D. Enfuvirtida

A *enfuvirtida* é um inibidor de fusão. Para que o HIV entre na célula do hospedeiro, ele deve fundir sua membrana com a da célula do hospedeiro. Isso é possibilitado por mudanças na conformação da glicoproteína viral transmembrana gp41, o que ocorre quando o HIV se liga à superfície da célula do hospedeiro. Esse fármaco é um polipeptídeo que se liga à gp41, evitando a mudança conformacional. Em associação a outros antirretrovirais, a *enfuvirtida* é indicada para o tratamento de pacientes experientes que apresentam evidências de replicação viral, apesar do tratamento com antirretroviral. Como peptídeo, ela deve ser administrada por via SC. A maioria dos efeitos adversos se relaciona com a injeção, incluindo dor, eritema, endurecimento e nódulos, que ocorrem em praticamente todos os pacientes. A *enfuvirtida* deve ser reconstituída antes da administração.

## XII. INIBIDORES DA INTEGRASE

*Raltegravir*, *elvitegravir*, *dolutegravir*, *bictegravir* e *cabotegravir* são inibidores da transferência de fita da integrase (ITFIs), frequentemente chamados

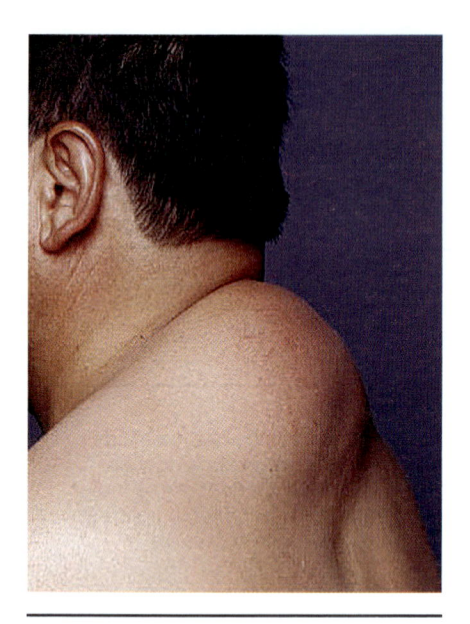

**Figura 34.22**
Acúmulo de gordura na base do pescoço de um paciente em tratamento com um inibidor da protease.

| Classe do fármaco | Exemplo |
|---|---|
| Antiarrítmicos | Amiodarona |
| Derivados do ergot | Ergotamina |
| Antimicobacterianos | Rifampicina |
| Benzodiazepínicos | Triazolam |
| Esteroides inalatórios | Fluticasona |
| Fitoterápicos | Erva-de-são-joão |
| Inibidores da hmg-coa redutase | Lovastatina Sinvastatina |
| Narcóticos | Fentanila |
| Agonistas β₂ | Salmeterol |

**Inibidores da protease** — Contraindicado

**Figura 34.23**
Fármacos que não devem ser administrados concomitantemente com qualquer inibidor da protease.

de inibidores da integrase. Esses agentes atuam inibindo a inserção do DNA viral no genoma da célula hospedeira. O centro ativo da enzima integrase se liga ao DNA da célula hospedeira e introduz dois cátions metálicos divalentes que servem de alvos de quelação para os ITFIs. Como resultado, quando um ITFI está presente, o centro ativo da enzima é ocupado, e o processo de integração é interrompido. O *cabotegravir* injetável de ação prolongada em combinação com a *rilpivirina* é indicado para o tratamento do HIV, enquanto o *cabotegravir* injetável de ação prolongada isoladamente é utilizado para a profilaxia pré-exposição em indivíduos com alto risco de aquisição do HIV. A meia-vida do *elvitegravir* é de 3 horas, quando administrado de forma isolada, mas aumenta para cerca de 9 horas quando potencializado com *cobicistate*. O reforço farmacocinético do *elvitegravir* permite a administração uma vez ao dia com alimentos. Os ITFIs são, geralmente, bem tolerados, com náusea e diarreia como efeitos adversos mais comumente relatados. Importante: os ITFIs orais estão sujeitos a interações de quelação com antiácidos, resultando em redução significativa da biodisponibilidade. Portanto, as doses orais de ITFIs devem ser separadas de antiácidos e de outros cátions polivalentes por várias horas. A resistência aos ITFIs ocorre por mutações no gene da integrase. Pode ocorrer resistência cruzada entre o *raltegravir* e o *elvitegravir*, embora o *dolutegravir* e o *bictegravir* tenham resistência cruzada limitada com outros ITFIs.

| Classe do fármaco | Exemplo |
|---|---|
| Anticoagulantes | *Varfarina* |
| Anticonvulsivantes | *Fenitoína* |
| Antifúngicos | *Voriconazol* |
| Antimicobacterianos | *Rifabutina* |
| Contra disfunções eréteis | *Sildenafila* *Tadalafila* *Vardenafila* |
| Hipolipemiantes | *Atorvastatina* |
| Narcóticos | *Metadona* |

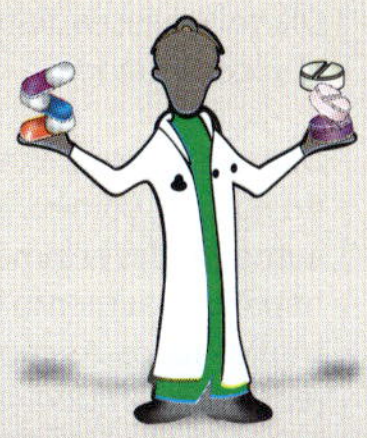

**INIBIDORES DA PROTEASE**

**Figura 34.24**
Fármacos que exigem modificação de dosagem ou cautela no uso com qualquer inibidor da protease.

### Aplicação clínica 34.1: Escolhendo entre inibidores de transferência de fita da integrase

Os inibidores da transferência de fita da integrase são a base do tratamento inicial para a infecção pelo HIV. Os regimes iniciais recomendados para a maioria dos pacientes com HIV incluem um de dois ITFIs (*dolutegravir* ou *bictegravir*) mais dois inibidores nucleosídicos da transcriptase reversa ou *dolutegravir/lamivudina*. Para a maioria dos pacientes, esses regimes contendo ITFI são altamente eficazes e apresentam efeitos adversos relativamente infrequentes e poucas interações medicamentosas. Ao escolher entre os ITFIs, existem diferenças importantes na dosagem, interações medicamentosas, surgimento de resistência na falha virológica, efeito na função renal e eventos adversos. As vantagens do *bictegravir* são: ele é administrado uma vez ao dia, é coformulado com *entricitabina/tenofovir alafenamida* como parte de um regime inicial completo, possui uma alta barreira genética à resistência e não tem restrições alimentares. As desvantagens do *bictegravir* são: a absorção oral é reduzida pela administração simultânea de medicamentos ou suplementos contendo cátions polivalentes, aumenta as concentrações de creatinina sérica (~0,1 mg/dL) por meio da inibição da secreção tubular de creatinina e não pode ser usado com *rifampicina*. As vantagens do *dolutegravir* são que ele é administrado uma vez ao dia; é coformulado com *lamivudina* com ou sem *abacavir* como parte de um regime inicial completo; e tem uma alta barreira genética à resistência, sem restrições alimentares e interações mínimas com CYP3A4. As desvantagens do *dolutegravir* são: possui interações medicamentosas com cátions polivalentes, aumenta as concentrações de creatinina sérica (~0,1-0,15 mg/dL) por meio da inibição da secreção tubular de creatinina, apresenta taxas mais elevadas de insônia e cefaleia em comparação com outros regimes e, quando coformulado com *abacavir/lamivudina*, possui o maior tamanho de comprimido dentre os regimes de comprimido único coformulados. Além disso, os dados atuais sugerem um maior ganho de peso com certos regimes com base em ITFI do que com outros antirretrovirais. Clinicamente, a escolha entre ITFIs é orientada pelas vantagens e desvantagens conhecidas de cada agente recomendado.

| FÁRMACOS | PRINCIPAIS TOXICIDADES E PREOCUPAÇÕES |
|---|---|
| *Atazanavir* | Náusea, desconforto abdominal, erupção cutânea, hiperbilirrubinemia. |
| *Darunavir* | Náusea, desconforto abdominal, cefaleia, erupção cutânea. |
| *Fosamprenavir* | Náusea, diarreia, vômito, parestesia oral e perioral e erupção cutânea. |
| *Lopinavir* | Gastrintestinal, hiperlipidemia, resistência à insulina. |
| *Nelfinavir* | Diarreia, náusea, flatulência, erupção cutânea. |
| *Ritonavir* | Diarreia, náusea, alteração do paladar, vômito, anemia, aumento das enzimas hepáticas, aumento dos triglicerídeos. As cápsulas requerem refrigeração, os comprimidos não. Tomar às refeições; leite com chocolate melhora o sabor. |
| *Saquinavir* | Diarreia, náusea, desconforto abdominal, concentrações elevadas de transaminases. Tomar com uma refeição rica em gordura ou dentro de 2 horas após uma refeição completa. |
| *Tipranavir* | Náuseas, vômitos, diarreia, erupção cutânea, hepatotoxicidade grave, hemorragia intracraniana. |

**Figura 34.25**
Resumo dos inibidores da protease. (Nota: O *lopinavir* é coformulado com *ritonavir*. Este inibe a biotransformação do *lopinavir*, aumentando, assim, a sua concentração no plasma.)

## XIII. INTENSIFICADORES FARMACOCINÉTICOS

### A. Ritonavir

O *ritonavir* não é mais usado como um IP único, mas, em vez disso, é usado como um intensificador farmacocinético ou "reforço" de outros IPs. É um potente inibidor da CYP3A e, simultâneo à sua administração (em dosagens baixas), aumenta a biodisponibilidade de um segundo IP. Isso eleva, com frequência, o intervalo entre as doses. As $C_{min}$ mais altas do "IP reforçado" ajudam a evitar o desenvolvimento de resistência do HIV. Portanto, os IPs "reforçadores" são recomendados para uso em regimes iniciais de HIV em determinadas situações clínicas. O metabolismo por CYP3A4 e CYP2D6 e a excreção biliar são os principais métodos de eliminação. O *ritonavir* tem meia-vida de 3 a 5 horas. Embora seja principalmente um inibidor das isoenzimas CYP, também pode induzir algumas isoenzimas do sistema CYP, e numerosas interações medicamentosas foram identificadas.

### B. Cobicistate

O *cobicistate* é um intensificador ou medicamento de reforço farmacocinético usado em tratamentos combinados para o HIV. Esse agente inibe as isoenzimas CYP3A e é usado para aumentar a biodisponibilidade dos IPs *atazanavir* e *darunavir* e do inibidor da integrase *elvitegravir*. Como o *cobicistate* inibe a CYP3A, a CYP2D6 e o transportador gp-P, existem inúmeras interações medicamentosas. Ele também pode causar elevações na creatinina sérica devido à inibição da secreção tubular de creatinina.

## Resumo

- Os vírus são incapazes de realizar processos metabólicos por conta própria e só podem se replicar dentro da célula viva de um organismo hospedeiro. Alguns vírus respondem aos medicamentos antivirais disponíveis e alguns agentes antivirais podem ser empregados profilaticamente.

- *Influenza* A e B são infecções virais respiratórias comumente tratadas com os inibidores da neuraminidase *oseltamivir*, *zanamivir* e *peramivir*. Esses medicamentos possuem diversas vias de administração e devem ser administrados em até 48 horas após o início dos sintomas da gripe. Eles também podem ser utilizados como profilaxia pós-exposição em pacientes após contato com um indivíduo com gripe.

- O VHB envolve replicação e destruição de hepatócitos e é comumente tratado com terapia oral, incluindo os análogos nucleotídicos *tenofovir* ou *entecavir*. A *alfapeginterferona 2a* também pode ser usada para tratar a hepatite B, mas seu uso pode ser limitado pela necessidade de injeções subcutâneas e pelos efeitos colaterais, incluindo sintomas semelhantes aos da gripe.

- O VHC afeta principalmente o fígado e é tratado com uma combinação de agentes AADs orais, direcionados a diferentes estágios do ciclo de vida viral. As combinações eficazes incluem um ou mais medicamentos de pelo menos duas das seguintes classes de medicamentos: IPs NS3/NS4A, inibidores da polimerase NS5B e inibidores do complexo de replicação NS5A.

- Os herpes-vírus estão associados a um amplo espectro de doenças e existem vários medicamentos antivirais disponíveis para tratá-los. Com exceção do *foscarnete* e do *cidofovir*, todos são análogos de nucleosídeos. O *aciclovir* é o protótipo de um grupo de agentes antivirais que são ativados pela timidina cinase viral para se tornarem inibidores da DNA polimerase viral, bloqueando a síntese do DNA viral. *Aciclovir*, *fanciclovir* e *valaciclovir* são usados para tratar a maioria dos casos de HVS tipos 1 e 2.

- O HIV é tratado com uma combinação de medicamentos dentre cinco classes disponíveis: INTRs, INNTRs, IPs, inibidores da integrase e inibidores de entrada. Os intensificadores farmacocinéticos também estão disponíveis e servem para aumentar as concentrações do fármaco de agentes antirretrovirais selecionados, administrados concomitantemente.

- A terapia inicial para o HIV consiste numa combinação de dois INTRs com um inibidor da integrase, um INNTR ou um IP.

## Questões para estudo

**Escolha a resposta correta.**

**34.1** Qual dos seguintes medicamentos é administrado por injeção intravenosa para tratamento da gripe?
   A. Oseltamivir
   B. Peramivir
   C. Zanamivir
   D. Baloxavir marboxila

**Resposta correta = B.** O *peramivir* é administrado por via intravenosa. *Oseltamivir* e *baloxavir marboxila* são administrados por via oral. *Zanamivir* é administrado por inalação.

**34.2** Uma mulher de 24 anos é diagnosticada com infecção pelo herpes-vírus simples genital. Qual dos seguintes fármacos é indicado para o tratamento com base nesse diagnóstico?
   A. Valaciclovir
   B. Cidofovir
   C. Ganciclovir
   D. Zanamivir

**Resposta correta = A.** *Valaciclovir*, *fanciclovir*, *penciclovir* e *aciclovir* são indicados contra a infecção por HVS. O *cidofovir* e o *ganciclovir* são usados contra a retinite por CMV. O *zanamivir* é indicado para gripe.

**34.3** Uma mulher que está sendo tratada para hepatite B crônica desenvolve síndrome de Fanconi (disfunção generalizada do túbulo proximal) durante o tratamento. Qual dos seguintes medicamentos provavelmente está incluído em seu tratamento para VHB?
   A. Entecavir
   B. Ribavirina
   C. Lamivudina
   D. Fumarato de tenofovir desoproxila

**Resposta correta = D.** A nefrotoxicidade da síndrome de Fanconi pode ser observada com *fumarato de tenofovir desoproxila*. Este efeito adverso é incomum com *lamivudina* e *entecavir*. A *ribavirina* é utilizada para o tratamento da infecção pela hepatite C (não pelo VHB).

**34.4** Que classe de antivirais de ação direta contra a hepatite C atua inibindo a formação da teia membranosa que fornece uma plataforma para a replicação viral?
   A. Inibidores da protease NS3/NS4A
   B. Inibidores da polimerase NS5B
   C. Inibidores do complexo de replicação NS5A
   D. Interferonas

**Resposta correta = C.** Os inibidores de NS5A atuam inibindo a formação de proteínas que formam uma rede membranosa, que serve como plataforma para a replicação viral. Os inibidores da protease NS3/NS4A impedem o processamento da única poliproteína codificada pelo RNA do VHC em proteínas individualmente ativas. Os inibidores da polimerase NS5B atuam na RNA polimerase responsável pela replicação do VHC. O mecanismo das interferonas não está totalmente definido.

**34.5** Um homem de 59 anos com infecção pelo genótipo 1 da hepatite C, sem tratamento prévio e não cirrótico, apresenta-se para início do tratamento. Ele tem um histórico médico significativo para doença do refluxo gastresofágico e recebe prescrição de *omeprazol* oral, 40 mg, uma vez ao dia. Qual das alternativas a seguir é a melhor opção de tratamento?

A. *Interferona peguilada e ribavirina*
B. *Sofosbuvir*
C. *Glecaprevir/pibrentasvir*
D. *Sofosbuvir/ledipasvir*

**Resposta correta = C.** Pacientes sem tratamento prévio e não cirróticos com infecção pelo genótipo 1 podem ser tratados com a combinação de *glecaprevir/pibrentasvir*. A monoterapia com *sofosbuvir* é incorreta porque o tratamento da hepatite C consiste numa combinação de antivirais de ação direta. Os esquemas com *interferona peguilada* e *ribavirina* não são mais recomendados devido à disponibilidade de tratamentos mais eficazes e com menos efeitos colaterais. *Sofosbuvir/ledipasvir* está incorreto devido a uma interação medicamentosa com o *omeprazol*.

**34.6** Um homem de 30 anos com infecção pelo vírus da imunodeficiência humana está sendo tratado com um regime antirretroviral. Quatro semanas após o início do tratamento, ele é levado ao serviço de emergência, com febre, urticária e distúrbios GI. Seu teste HLA-B*5701 é positivo. Qual dos seguintes fármacos é, mais provavelmente, o causador dos sintomas?

A. *Zidovudina*
B. *Abacavir*
C. *Efavirenz*
D. *Darunavir*

**Resposta correta = B.** A reação de hipersensibilidade ao *abacavir* é caracterizada por febre, urticária e distúrbios GI. O paciente deve interromper a terapia e não deve reiniciar o *abacavir*.

**34.7** Um homem de 62 anos com infecção pelo vírus da imunodeficiência humana está sendo tratado com um regime antirretroviral contendo *elvitegravir/cobicistate/entricitabina/fumarato de tenofovir desoproxila*. Ele atingiu um nível sustentado indetectável de RNA do HIV. O seu prescritor gostaria de mudar a sua terapia para *elvitegravir/cobicistate/entricitabina/tenofovir alafenamida*. Qual das seguintes informações o médico deve fornecer ao paciente que melhor resume a vantagem do *tenofovir alafenamida* sobre o *fumarato de tenofovir desoproxila*?

A. Eliminação das restrições alimentares
B. Menos interações medicamentosas
C. Administração duas vezes ao dia
D. Melhor perfil de segurança renal e óssea

**Resposta correta = D.** O *tenofovir alafenamida* fornece o mesmo princípio ativo que o *fumarato de tenofovir desoproxila*, mas com menor incidência de efeitos adversos renais e ósseos. Ambas as combinações contendo *tenofovir* são administradas uma vez ao dia e devem ser tomadas com alimentos. Não são esperadas alterações nas interações medicamentosas, uma vez que o *tenofovir alafenamida* é um profármaco que, tal como o TDF, é metabolizado em *tenofovir*.

**34.8** Qual dos seguintes antirretrovirais contra o HIV é um inibidor de entrada administrado por via oral?

A. *Maraviroque*
B. *Enfuvirtida*
C. *Ibalizumabe*
D. *Raltegravir*

**Resposta correta = A.** *Maraviroque* e *fostensavir* são os únicos inibidores de entrada administrados por via oral para infecção pelo HIV. A *enfuvirtida* é um inibidor da entrada (inibidor da fusão), mas é administrada por via subcutânea. O *ibalizumabe* é um inibidor de entrada (inibidor da fixação), mas é administrado por infusão intravenosa. *Raltegravir* é um ITFI para infecção por HIV.

**34.9** Um homem de 64 anos de idade, com experiência em tratamento e com infecção pelo vírus da imunodeficiência humana, está recebendo um regime antirretroviral contendo atazanavir. Qual dos seguintes medicamentos concomitantes deve ser evitado?

A. *Metoprolol*
B. *Pravastatina*
C. *Metronidazol*
D. *Omeprazol*

**Resposta correta = D.** O *atazanavir* requer um ambiente ácido para uma absorção ideal. Em pacientes com experiência de tratamento, a terapia combinada com inibidores da bomba de prótons (como o *omeprazol*) é contraindicada. Não há interações medicamentosas conhecidas ou previstas entre *atazanavir* e *metoprolol*, *pravastatina* ou *metronidazol*.

**34.10** Um homem de 55 anos é internado para tratamento de sintomas graves de infecção por SARS-CoV-2 (covid-19). Qual das alternativas a seguir é mais apropriada para incluir no regime de tratamento?

A. *Entecavir*
B. *Fanciclovir*
C. *Peramivir*
D. *Rendesivir*

**Resposta correta = D.** O *rendesivir* é um análogo da adenosina que inibe a RNA polimerase dependente de RNA do SARS-CoV-2, resultando na interrupção da replicação viral na covid-19. O *entecavir* é um análogo nucleosídico da guanosina para o tratamento da infecção pelo VHB. O *fanciclovir* é indicado para o tratamento do herpes-vírus simples, e o *peramivir* é utilizado no tratamento da gripe.

# Antiprotozoários

Marylee V. Worley e Jonathan C. Cho

## I. VISÃO GERAL

Os protozoários parasitas que causam doenças humanas são predominantes em países tropicais e subtropicais subdesenvolvidos, onde as condições sanitárias, as práticas de higiene e o controle dos vetores de transmissão são inadequados. Contudo, com o aumento das viagens internacionais, as doenças por protozoários não estão mais confinadas a regiões geográficas específicas. Por serem eucariotos unicelulares, os protozoários têm processos metabólicos mais similares aos dos hospedeiros humanos do que aos dos patógenos procariotos bacterianos. Por isso, as doenças causadas por protozoários são mais difíceis de tratar do que as infecções bacterianas, e vários dos antiprotozoários causam graves efeitos tóxicos no hospedeiro, particularmente em células que apresentam atividade metabólica elevada. A maioria dos antiprotozoários não é segura para gestantes. Os fármacos usados no tratamento de infecções por protozoários estão listados na Figura 35.1. (Nota: Alguns dos medicamentos discutidos a seguir não estão disponíveis nos Estados Unidos; no entanto, a maioria pode ser obtida entrando-se em contato com os Centros de Controle e Prevenção de Doenças.)

## II. QUIMIOTERAPIA CONTRA AMEBÍASE

A amebíase (disenteria por amebas) é uma infecção do trato intestinal causada pela *Entamoeba histolytica*. *E. histolytica* é endêmica em países em desenvolvimento e é transmitida principalmente pela via fecal-oral ou pela ingestão de alimentos ou água contaminados. A maioria dos indivíduos infectados é assintomática, mas pode apresentar vários graus da doença, dependendo de fatores do hospedeiro e da formação de trofozoítos. O diagnóstico é estabelecido isolando-se *E. histolytica* das fezes. Devido ao risco de desenvolver doença invasiva e atuar como fonte potencial de infecção para outras pessoas, a terapia é indicada para pacientes gravemente enfermos e portadores assintomáticos de *E. histolytica*. O resumo do ciclo de vida da *E. histolytica* é apresentado na Figura 35.2. Os fármacos contra a amebíase são classificados como amebicidas: luminais, sistêmicos ou mistos, de acordo com o local de ação (Figura 35.2). Por exemplo, os amebicidas luminais atuam nos parasitas no lúmen do intestino, e os amebicidas sistêmicos são eficazes contra as amebas na parede intestinal e no fígado. Os amebicidas mistos são eficazes contra as formas luminal e sistêmica da doença, embora as concentrações luminais sejam muito baixas para tratamento como fármaco único.

**AMEBÍASE**
- Cloroquina
- Di-iodoidroxiquinolina
- Metronidazol
- Paromomicina
- Tinidazol

**MALÁRIA**
- Arteméter/lumefantrina
- Artesunato
- Atovaquona-proguanil
- Cloroquina
- Mefloquina
- Primaquina
- Pirimetamina
- Quinina
- Tafenoquina

**BABESIOSE**
- Atovaquona
- Quinina

**TRIPANOSSOMOSE**
- Benznidazol
- Eflornitina
- Melarsoprol
- Nifurtimox
- Pentamidina
- Suramina

**LEISHMANIOSE**
- Miltefosina
- Estibogliconato de sódio

**TOXOPLASMOSE**
- Pirimetamina

**GIARDÍASE**
- Metronidazol
- Nitazoxanida
- Tinidazol

**Figura 35.1**
Resumo dos antiprotozoários.

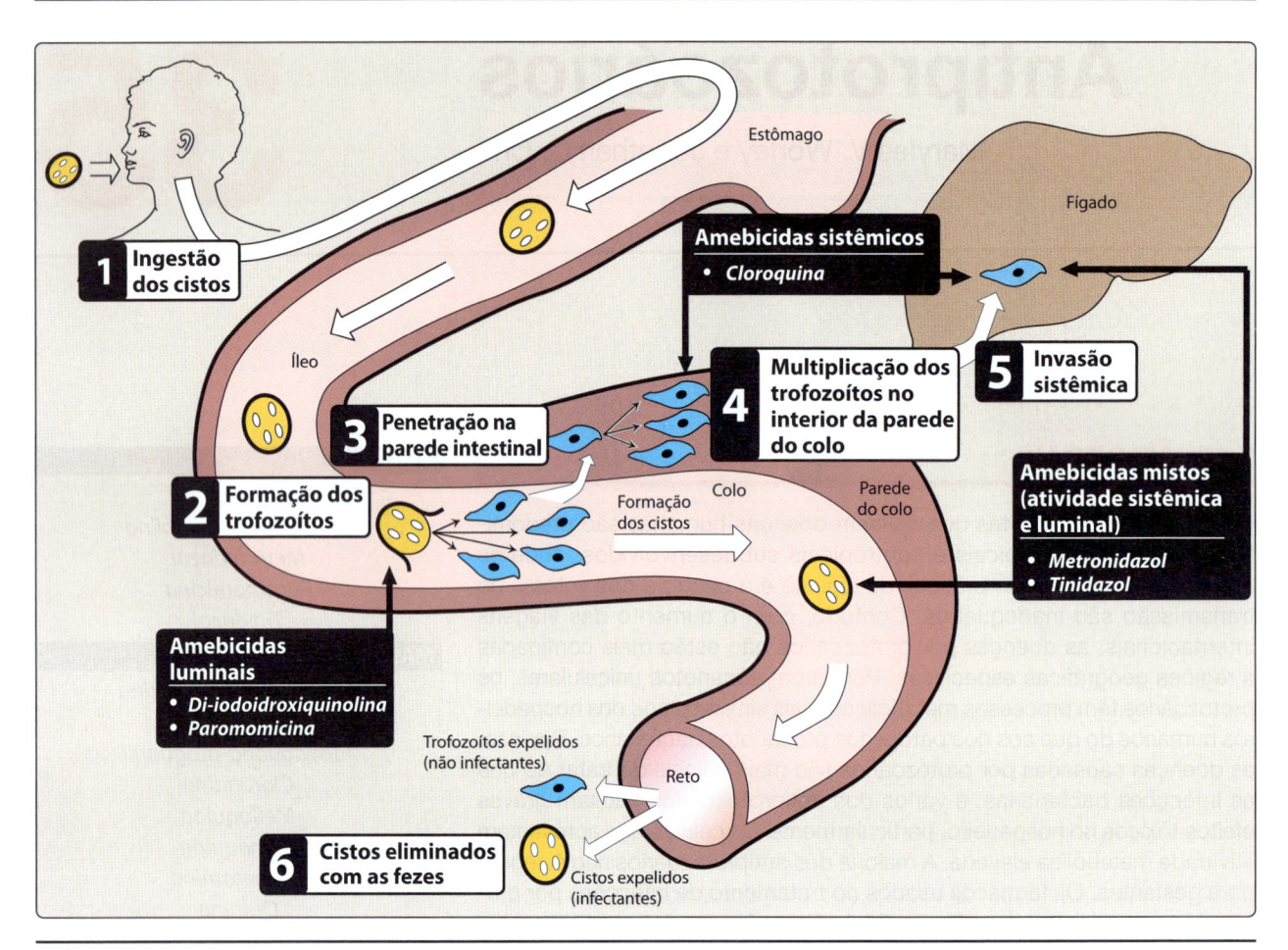

**Figura 35.2**
Ciclo de vida da *Entamoeba histolytica*, mostrando os locais de ação dos fármacos amebicidas.

### A. Amebicidas mistos

1. ***Metronidazol:*** O *metronidazol*, um *nitroimidazólico*, é o amebicida misto de escolha no tratamento das infecções por amebas. (Nota: O *metronidazol* também é usado no tratamento de infecções causadas por *Giardia lamblia, Trichomonas vaginalis*, cocos anaeróbicos, bacilos gram-negativos anaeróbicos [p. ex., espécies *Bacteroides*] e bacilos gram-positivos anaeróbicos [p. ex., *Clostridioides difficile*].)

   a. **Mecanismo de ação:** As amebas possuem proteínas de transporte de elétrons de baixo potencial redox, tipo ferredoxina, que participam em reações de remoção de elétrons metabólicos. O grupo nitro do *metronidazol* é capaz de servir como aceptor de elétrons, formando compostos citotóxicos reduzidos que se ligam às proteínas e ao ácido desoxirribonucleico (DNA), resultando na morte dos trofozoítos da *E. histolytica*.

   b. **Farmacocinética:** O *metronidazol* é completa e rapidamente absorvido após administração oral. (Nota: Para o tratamento da amebíase, a terapia com *metronidazol* é, geralmente, seguida pela administração de um amebicida luminal, como *di-iodoidroxiquinolina* ou *paromomicina*. Essa associação propicia taxas de cura de mais de 90%.) O *metronidazol* se distribui bem por todos os tecidos e líquidos do organismo. Concentrações terapêuticas são encontradas nos líquidos seminal e vaginal, na saliva, no leite e no líquido cerebrospinal (LCS). A biotransformação depende da oxidação hepática da cadeia lateral do *metronidazol* pelas oxidases de função mista, seguida de glicuronização. O fármaco se acumula em pacientes com doença hepática grave. Ele e seus metabólitos são excretados na urina.

   c. **Efeitos adversos:** Os efeitos adversos mais comuns são náuseas, êmese, azia e cólicas abdominais (Figura 35.3). Comumente, sente-se um desagradável gosto metálico. Outros efeitos incluem monilíase oral (infecção da boca com leveduras) e, raramente, neurotoxicidade (tontura, vertigem e entorpecimento ou parestesia) que pode obrigar a suspender a medicação. Esse fármaco pode prolongar o intervalo QT. Deve ser usado com cautela em pacientes que tomam medicamentos concomitantes que aumentam o risco de prolongamento do intervalo QT. Se for ingerido com bebida alcoólica, pode ocorrer uma reação semelhante à que ocorre com o uso de *dissulfiram* (ver Capítulo 47).

2. **Tinidazol:** O *tinidazol* é um *nitroimidazólico* de segunda geração, semelhante ao *metronidazol* no espectro de atividade e absorção. É usado para o tratamento de amebíases, abscesso amébico hepático, giardíase e tricomoníase. Ele é tão eficaz quanto o *metronidazol*, mas é mais caro. É metabolizado pela CYP3A4, e fortes indutores ou inibidores dessa isoenzima podem reduzir ou aumentar as concentrações de *tinidazol*, respectivamente. Os efeitos adversos incluem distúrbios gastrintestinais e sabor metálico. O consumo de álcool deve ser evitado durante o tratamento.

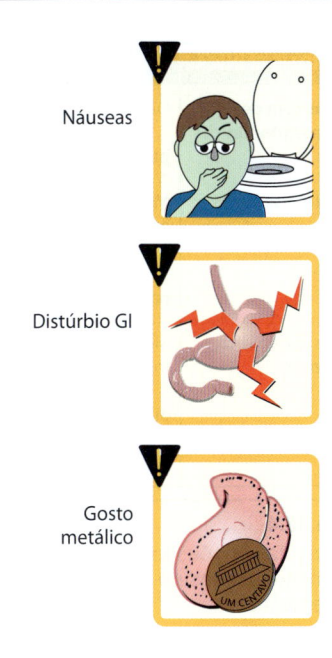

**Figura 35.3**
Efeitos adversos observados com o uso do *metronidazol*. GI, gastrintestinal.

## B. Amebicidas luminais

Após completar o tratamento da doença amébica invasiva intestinal ou extraintestinal, deve ser administrado um fármaco luminal, como a *di-iodoidroxiquinolina*, o *furoato de diloxanida* ou a *paromomicina*, para a eliminação de estados de colonização assintomáticos.

1. **Di-iodoidroxiquinolina:** A *di-iodoidroxiquinolina*, uma 8-hidroxiquinolina halogenada, é um amebicida contra a *E. histolytica* e é eficaz contra o trofozoíto luminal e suas formas císticas. Os efeitos adversos da *di-iodoidroxiquinolina* incluem urticária, diarreia e neuropatia periférica dose-dependente, incluindo a rara neurite óptica. O uso prolongado desse fármaco deve ser evitado.

2. **Paromomicina:** A *paromomicina*, um antibiótico aminoglicosídeo, só é eficaz contra as formas luminais de *E. histolytica* porque não é significativamente absorvida pelo trato gastrintestinal. A *paromomicina* é um amebicida direto e exerce sua ação antiamébica reduzindo a população da flora intestinal. Desconforto gastrintestinal (GI) e diarreia são os principais efeitos adversos.

## C. Amebicidas sistêmicos

O amebicida sistêmico *cloroquina* é útil no tratamento de amebíase extraintestinal, como abscessos hepáticos e infecções da parede intestinal causadas por amebas. A *cloroquina* é usada em associação com o

| SÍNDROME CLÍNICA | FÁRMACO |
|---|---|
| Pessoas com de cistos assintomáticos | Di-iodoidroxiquinolina *ou* paromomicina |
| Diarreia/disenteria | Metronidazol associado a di-iodoidroxiquinolina *ou* paromomicina |
| Abscesso hepático amebiano | Metronidazol (ou tinidazol) *mais* di-iodoidroxiquinolina *ou* paromomicina |

**Figura 35.4**
Algumas das opções terapêuticas comumente usadas no tratamento da amebíase.

*metronidazol* (ou como substituto para um dos nitroimidazóis em caso de intolerância) para tratar abscessos hepáticos amébicos. Ela elimina os trofozoítos no abscesso hepático, mas não é útil no tratamento da amebíase luminal. O tratamento deve ser seguido com um amebicida luminal. A *cloroquina* também é eficaz no tratamento da malária.

Um resumo do tratamento da amebíase é apresentado na Figura 35.4.

## III. QUIMIOTERAPIA CONTRA MALÁRIA

A malária é uma doença infecciosa aguda causada por cinco espécies de protozoários do gênero *Plasmodium*. É transmitida aos humanos por meio da picada do mosquito fêmea do gênero *Anopheles*. A apresentação clássica da malária começa com cefaleia e fadiga, seguidas de febre, calafrios e suores. O *Plasmodium falciparum* é a espécie mais perigosa e a principal causa de malária grave, causando uma doença aguda e rapidamente fulminante, caracterizada por febre alta persistente, hiperparasitemia e disfunção de sistemas orgânicos. A infecção por *P. falciparum* pode causar obstrução capilar, malária cerebral e morte em poucos dias, sem tratamento imediato. *Plasmodium vivax*, *Plasmodium malariae* e *Plasmodium ovale* causam uma forma mais branda da doença; entretanto, as espécies *P. vivax* e *P. ovale* também podem permanecer dormentes no fígado (estágio hipnozoíta), o que pode causar recaída meses ou anos depois. *Plasmodium knowlesi* é uma forma incomum de malária (que antigamente se pensava que infectava apenas primatas não humanos) que causa infecções humanas, por vezes graves, no Sudeste Asiático. A resistência adquirida pelo *Plasmodium* aos medicamentos antiprotozoários levou a novos desafios terapêuticos, particularmente no tratamento do *P. falciparum*. Um resumo do ciclo de vida do parasita e dos locais de ação dos antimaláricos é apresentado na Figura 35.5.

### A. Primaquina

A *primaquina*, uma *8-aminoquinolina*, é um medicamento antimalárico oral que erradica principalmente as formas extraeritrocíticas (fígado) do plasmódio e os hipnozoítos da malária recorrente (*P. vivax* e *P. ovale*). As formas sexuadas (gametocíticas) de todos os plasmódios são destruídas no plasma ou são impedidas de amadurecer no mosquito, interrompendo, assim, a transmissão da doença. (Nota: A *primaquina* não é eficaz contra o estágio eritrocítico da malária e, portanto, não pode ser usada como monoterapia para o tratamento.)

1. **Mecanismo de ação:** Embora não seja completamente compreendido, acredita-se que os metabólitos da *primaquina* atuem como oxidantes que perturbam gravemente os processos metabólicos das mitocôndrias plasmodiais. Os metabólitos são responsáveis pela ação esquizonticida, bem como pela hemólise e metemoglobinemia encontradas como toxicidades.

2. **Farmacocinética:** A *primaquina* é bem absorvida após administração oral e não se concentra nos tecidos ou nos eritrócitos. Ela é rapidamente oxidada a vários compostos, sendo o principal deles um composto desaminado. Não está estabelecido qual dos compostos tem a atividade esquizonticida. Ela é minimamente biotransformada no fígado.

3. **Efeitos adversos:** A *primaquina* está associada com anemia hemolítica induzida por fármacos em pacientes com deficiência de

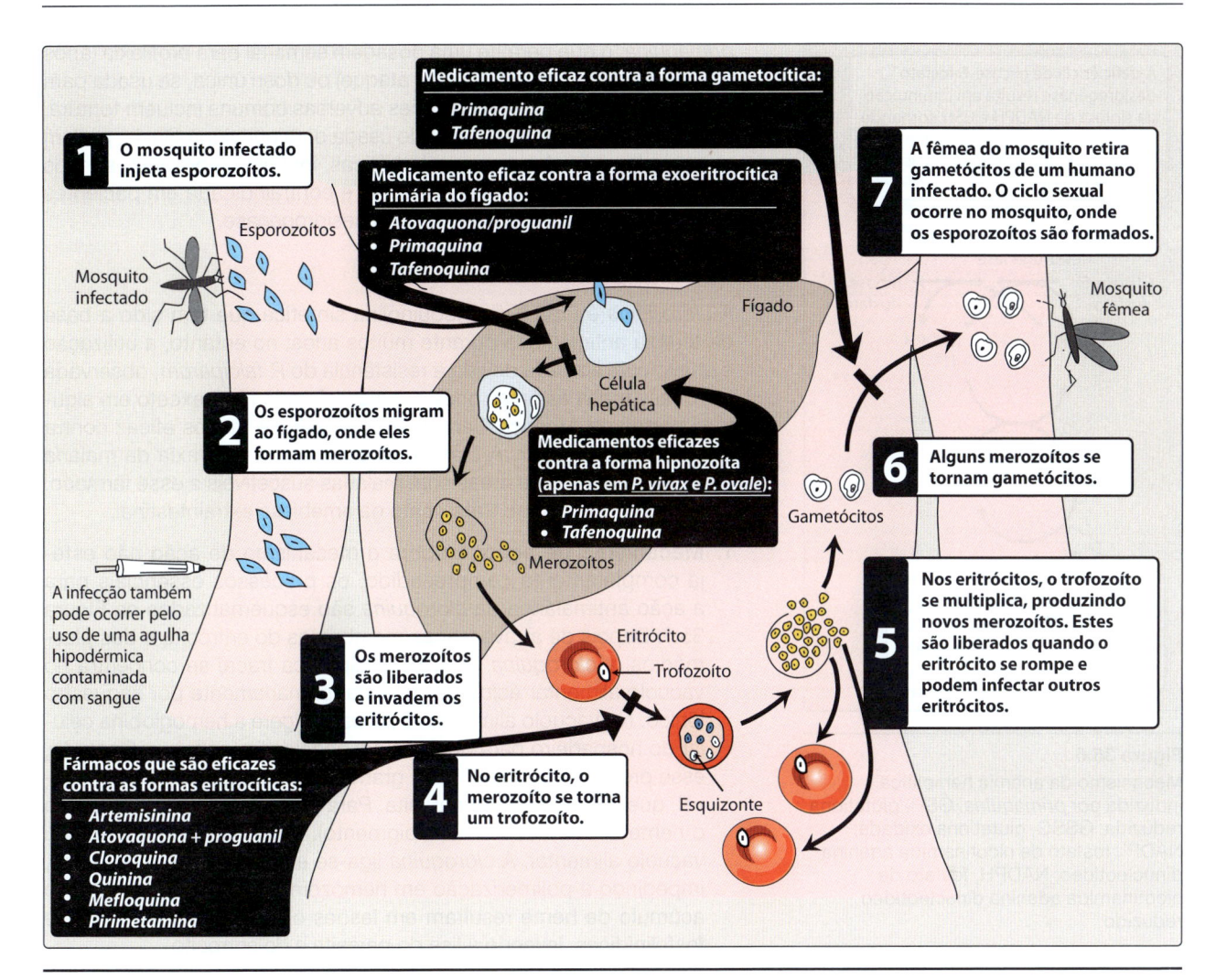

**Figura 35.5**
Ciclo de vida do parasita da malária mostrando os locais de ação de antimaláricos.

glicose-6-fosfato desidrogenase (Figura 35.6). Doses altas podem causar desconforto abdominal (especialmente quando são administradas em associação com *cloroquina*) e metemoglobinemia ocasional. A *primaquina* não deve ser utilizada durante a gravidez, e seu uso é contraindicado em pacientes com artrite reumatoide ou lúpus eritematoso sistêmico. Todas as espécies de *Plasmodium* podem desenvolver resistência à *primaquina*.

### B. Tafenoquina

A *tafenoquina*, uma 8-aminoquinolina, é um medicamento antimalárico oral que erradica principalmente as formas extraeritrocíticas (fígado) do plasmódio e os hipnozoítos da malária recorrente (*P. vivax* e *P. ovale*). Ela não está indicada para o tratamento da malária aguda. A *tafenoquina* é usada para o tratamento do estágio hepático latente (hipnozoíta) em infecções por *P. vivax* ou *P. ovale*, para prevenir recaídas da malária e, como a *primaquina*, não deve ser usada como monoterapia no tratamento. O medicamento também é indicado para prevenção (quimioprofilaxia) da malária durante viagens para regiões endêmicas. A *tafenoquina* tem meia-vida mais longa quando comparada à

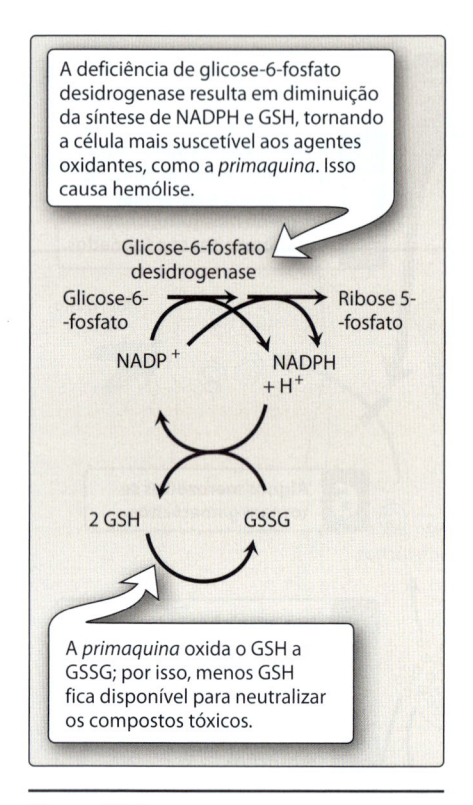

A deficiência de glicose-6-fosfato desidrogenase resulta em diminuição da síntese de NADPH e GSH, tornando a célula mais suscetível aos agentes oxidantes, como a *primaquina*. Isso causa hemólise.

Glicose-6-fosfato desidrogenase
Glicose-6--fosfato → Ribose 5--fosfato
$NADP^+$ → $NADPH + H^+$
2 GSH → GSSG

A *primaquina* oxida o GSH a GSSG; por isso, menos GSH fica disponível para neutralizar os compostos tóxicos.

**Figura 35.6**
Mecanismo da anemia hemolítica induzida por *primaquina*. GSH, glutationa reduzida; GSSG, glutationa oxidada; $NADP^+$, fosfato de nicotinamida adenina dinucleotídeo; NADPH, fosfato de nicotinamida adenina dinucleotídeo reduzido.

*primaquina*, o que permite uma dosagem semanal para profilaxia (após três doses diárias como dose de ataque) ou dose única, se usada para prevenção de recaídas. As reações adversas comuns incluem tontura, náusea, vômito e cefaleia. Quando usada para quimioprofilaxia, podem ocorrer elevação das enzimas hepáticas, insônia, depressão, sonhos anormais e ansiedade. A *tafenoquina* é contraindicada em pacientes com deficiência de glicose-6-fosfato desidrogenase.

### C. Cloroquina

A *cloroquina* é uma 4-aminoquinolina sintética que tem sido a base da terapia antimalárica durante muitos anos; no entanto, a utilização é atualmente limitada devido à resistência do *P. falciparum*, observada em quase todas as áreas onde a malária é endêmica, exceto em algumas partes da América Central. A *cloroquina* é menos eficaz contra a malária por *P. vivax*. A *cloroquina* é usada na profilaxia da malária antes de viagens para áreas com malárias suscetíveis a esse fármaco. Ela também é eficaz no tratamento da amebíase extraintestinal.

1. **Mecanismo de ação:** Embora o mecanismo de ação não esteja completamente compreendido, os processos essenciais para a ação antimalárica da *cloroquina* são esquematizados na Figura 35.7. Depois de atravessar as membranas do eritrócito e dos plasmódios, a *cloroquina* (uma base diprótica fraca) se concentra no vacúolo alimentar ácido do parasita, primariamente por sequestro iônico. No vacúolo alimentar, o parasita digere a hemoglobina celular do hospedeiro para obter os aminoácidos essenciais. Contudo, esse processo também libera grandes quantidades de heme solúvel, que é tóxico para o parasita. Para proteger-se, este polimeriza o heme em hemozoína (um pigmento), que é aprisionada no seu vacúolo alimentar. A *cloroquina* liga-se especificamente ao heme, impedindo a polimerização em hemozoína. O aumento do pH e o acúmulo de heme resultam em lesões oxidativas às membranas fosfolipídicas, levando à lise do parasita e do eritrócito.

**1** O parasita digere a hemoglobina da célula do hospedeiro para obter os aminoácidos essenciais.

**2** O processo libera grandes quantidades de heme, que é tóxico para o parasita.

**3** Para proteger-se, o parasita ordinariamente polimeriza o heme em hemozoína que não é tóxica e é sequestrada no vacúolo alimentar do parasita.

*Plasmódio* nos eritrócitos

**4** A *cloroquina* previne a polimerização da hemozoína. O acúmulo do heme resulta em lise do parasita e do eritrócito.

Hemoglobina → Heme → *Cloroquina* ⊖ → Hemozoína
Hemoglobina → Aminoácidos
Heme acumulado

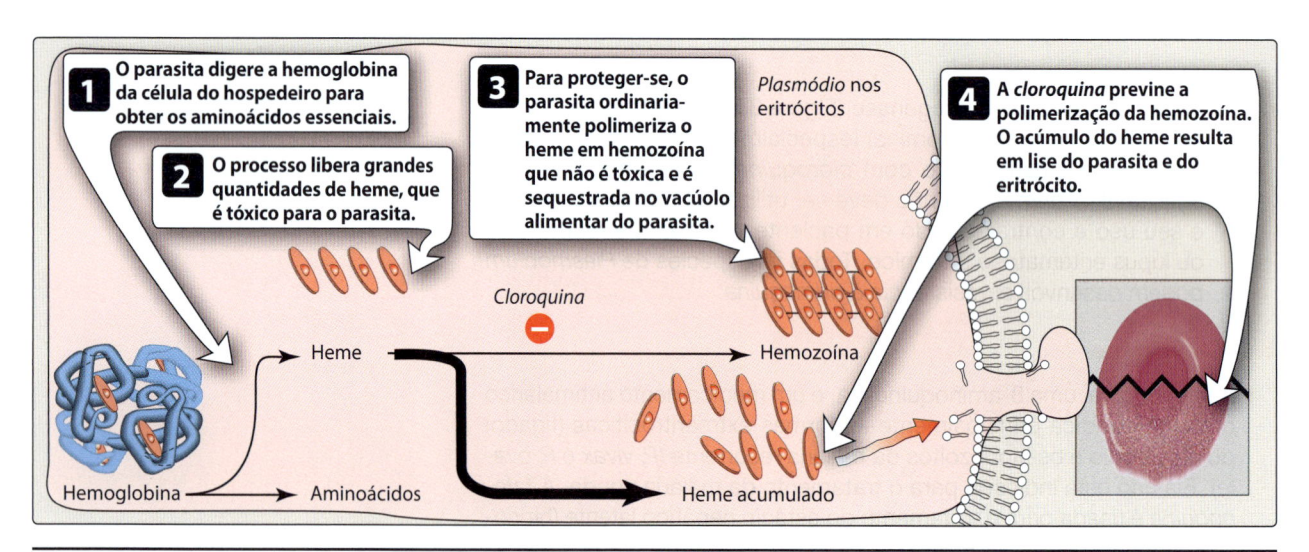

**Figura 35.7**
Ação da *cloroquina* na formação de hemozoína pelas espécies de *Plasmodium*.

2. **Farmacocinética:** A *cloroquina* é rápida e completamente absorvida após administração oral. O fármaco tem amplo volume de distribuição e se concentra nos eritrócitos, no fígado, no baço, nos rins, nos pulmões, nos tecidos que contêm melanina e nos leucócitos. Ele persiste nos eritrócitos. A *cloroquina* também penetra o sistema nervoso central (SNC) e atravessa a placenta. Ela é desalquilada pelo sistema hepático de oxidases de função mista, mas alguns metabólitos retêm a atividade antimalárica. O fármaco e seus metabólitos são excretados de modo predominante na urina.

3. **Efeitos adversos:** Os efeitos adversos são mínimos nas dosagens profiláticas baixas. Em dosagens maiores, podem ocorrer desconforto GI, prurido, cefaleia e visão turva (Figura 35.8). Um exame oftalmológico deve ser realizado rotineiramente durante o uso prolongado devido à potencial toxicidade retinal. Pode ocorrer descoloração dos leitos ungueais e das membranas mucosas na administração crônica. A *cloroquina* deve ser usada com cautela em pacientes com disfunção hepática, problemas GI graves e naqueles com distúrbios neurológicos ou hematológicos. Os pacientes com psoríase ou porfiria não devem ser tratados com *cloroquina*, pois ela pode provocar um ataque agudo. A *cloroquina* pode prolongar o intervalo QT, e o uso com outros fármacos que também têm esse efeito deve ser evitado, se possível.

### D. Atovaquona-proguanil

A combinação de *atovaquona* e *proguanil* é eficaz contra cepas de *P. falciparum* resistentes à *cloroquina* e é usada na prevenção e no tratamento da malária para viajantes de fora de áreas endêmicas de malária. A *atovaquona-proguanil* não é usada rotineiramente em áreas endêmicas devido à propensão ao surgimento de resistência de alto nível. A *atovaquona* é uma *hidroxinaftoquinona* que inibe os processos mitocondriais, incluindo o transporte de elétrons, bem como a biossíntese de ATP e pirimidina. O cicloguanil, o metabólito triazina ativo do *proguanil*, inibe a di-hidrofolato redutase do plasmódio, impedindo a síntese de DNA. A *atovaquona* também pode ser usada no tratamento de *Babesia* sp. e do *Pneumocystis jirovecii*. O *proguanil* é metabolizado via CYP2C19, uma isoenzima que é conhecida por exibir um polimorfismo genético, resultando em metabolismo deficiente do metabólito ativo cicloguanil em alguns pacientes. A associação deve ser tomada com alimento ou leite para aumentar a absorção. Efeitos adversos comuns incluem náuseas, êmese, dor abdominal, cefaleia, diarreia, anorexia e tonturas.

### E. Mefloquina

A *mefloquina* é uma 4-metanolquinolina, estruturalmente relacionada à quinina, eficaz na profilaxia de todos os plasmódios. O medicamento também pode ser usado no tratamento da malária causada por *P. vivax* em combinação com *primaquina* ou *tafenoquina* e no tratamento de infecções causadas por formas multirresistentes de *P. falciparum* em combinação com um derivado da *artemisinina*. Seu mecanismo de ação exato permanece indeterminado. Cepas resistentes foram identificadas, particularmente no sudoeste da Ásia. A *mefloquina* é bem absorvida após administração oral, amplamente distribuída nos tecidos

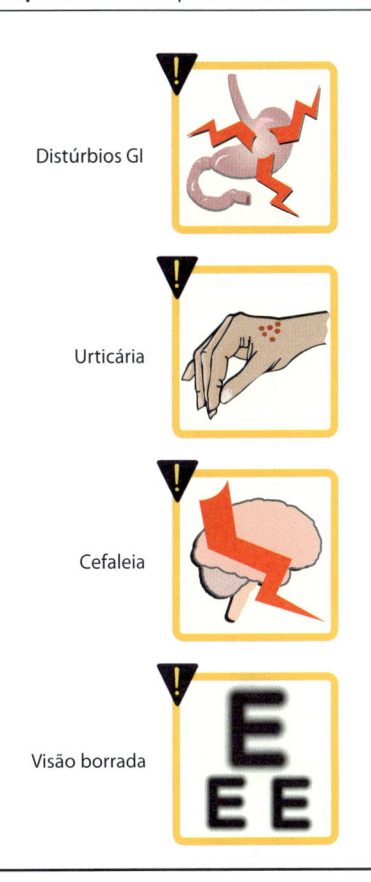

**Figura 35.8**
Alguns efeitos adversos comumente observados com o uso da *cloroquina*. GI, gastrintestinal.

e se concentra nos eritrócitos. Tem meia-vida longa (20 dias), devido à recirculação êntero-hepática e à sua concentração em vários tecidos. O fármaco sofre metabolismo parcial no fígado e é excretado principalmente pela bile nas fezes. Os efeitos adversos em dosagens elevadas variam de náuseas, êmese e tonturas a desorientação, alucinações e depressão. Devido ao potencial de reações neuropsiquiátricas, a *mefloquina* geralmente é reservada para o tratamento da malária quando outros fármacos não podem ser usados. Anormalidades eletrocardiográficas e parada cardíaca são possíveis quando a *mefloquina* é administrada concomitantemente com *quinina* ou *quinidina*.

### F. Quinina

A *quinina*, um alcaloide originalmente isolado da casca da planta cinchona, interfere na polimerização do heme, resultando em morte da forma eritrocitária do plasmódio. Ela é reservada para o tratamento de infecções graves e para cepas de malária resistentes à cloroquina. É geralmente administrada em combinação com *doxiciclina*, *tetraciclina* ou *clindamicina* (*primaquina* ou *tafenoquina* são adicionadas para infecções por *P. vivax* para prevenir recaídas da malária). Por via oral, a *quinina* é bem distribuída pelo organismo. O principal efeito adverso da *quinina* é o cinchonismo, uma síndrome que causa náuseas, êmese, zumbidos e vertigens. Esses efeitos são reversíveis e não são motivos para suspender o tratamento. Contudo, o tratamento com *quinina* deve ser suspenso se ocorrer anemia hemolítica.

### G. Artemisinina

*Artemisinina* é derivada da planta absinto doce (*sweet wormwood*), usada na tradicional medicina chinesa por vários séculos. Ela e seus derivados são fármacos de primeira escolha, recomendados para o tratamento de malária por *P. falciparum* multirresistente. A ação antimalárica dos derivados da *artemisina* envolve a produção de radicais livres resultantes da hidrólise da ponte endoperóxido do fármaco pelo ferro do heme no vacúolo alimentar do parasita. Estão disponíveis preparações para uso oral, retal, intramuscular e intravenoso (IV), mas a meia-vida curta exclui o seu uso na profilaxia. O *artesunato* está disponível em formulação intravenosa e é o tratamento preferido para a malária grave em áreas onde está prontamente disponível. (Nota: O *artesunato* deve ser administrado com um antimalárico ativo contra o estágio hipnozoíta do fígado [p. ex., *primaquina* ou *tafenoquina*] no tratamento de *P. vivax* ou *P. ovale* grave.) Após a terapia parenteral com *artesunato*, um regime oral deve ser continuado até a conclusão do tratamento antimalárico. Recomenda-se a adição de outro agente antimalárico ou uma terapia combinada à base de *artemisinina* (ACT, do inglês *artemisinin-based combination therapy*), para prevenir o desenvolvimento de resistência. Uma ACT disponível por via oral inclui um comprimido com *arteméter* coformulado com *lumefantrina*. Esse agente é utilizado para completar a terapia da malária grave após a terapia parenteral e para o tratamento da malária não complicada. (Nota: A *lumefantrina* é um fármaco antimalária de ação similar à da *quinina* ou *mefloquina*.) Os efeitos adversos do *artesunato* incluem trombocitopenia, anemia hemolítica, enzimas hepáticas elevadas e hiperbilirrubinemia. *Arteméter-lumefantrina* tem sido associada a náuseas, vômitos e diarreia. Ocorreram reações de hipersensibilidade e urticária.

## H. Pirimetamina

A *pirimetamina* inibe a di-hidrofolato redutase do plasmódio, necessária para a síntese do tetra-hidrofolato (um cofator necessário para síntese dos ácidos nucleicos). Ela atua como esquizonticida no sangue e forte esporonticida quando o mosquito a ingere com o sangue do hospedeiro humano. A *pirimetamina* não é utilizada isoladamente para a malária; está disponível como uma combinação de dose fixa com *sulfadoxina*, um antimicrobiano sulfonamida. Desenvolveu-se resistência para essa associação, de modo que ela é administrada, em geral, com outros fármacos, como os derivados da *artemisinina*. A *pirimetamina* em associação com *sulfadiazina* também é usada contra *Toxoplasma gondii*. Se ocorrer anemia megaloblástica com o tratamento por *pirimetamina*, ela pode ser revertida com *ácido folínico*. A Figura 35.9 mostra algumas das opções terapêuticas no tratamento da malária.

| TRATAMENTO DA MALÁRIA | |
|---|---|
| **Malária não complicada/*P. falciparum*** ou **espécies não identificadas** **Resistente à *cloroquina* ou resistência desconhecida** | Atovaquona-proguanil* Arteméter-lumefantrina[†] Mefloquina *ou* Quinina *mais* Doxiciclina, tetraciclina ou clindamicina |
| **Malária não complicada/*P. falciparum*** ou **espécies não identificadas** **Região sensível à *cloroquina*** | Cloroquina Alternativa: Hidroxicloroquina |
| **Malária não complicada/*P. vivax* ou *P. ovale*** | Cloroquina + primaquina *ou* Cloroquina + tafenoquina Alternativa: hidroxicloroquina + primaquina |
| **Malária não complicada/*P. malariae* ou *P. knowlesi*** | Cloroquina Alternativas: Hidroxicloroquina Arteméter/lumefantrina Atovaquona/proguanil |
| **Malária grave** | Artesunato[†] além de terapia de acompanhamento com: Arteméter- lumefantrina *ou* Atovaquona- proguanil *ou* Quinina mais doxiciclina *ou* Mefloquina |
| PREVENÇÃO DA MALÁRIA | |
| **Região sensível à *cloroquina*** | Cloroquina |
| **Todas as outras regiões** | Atovaquona-proguanil Doxiciclina Mefloquina |
| **Durante a gravidez** | Cloroquina *ou* mefloquina |

**Figura 35.9**
Tratamento e prevenção da malária. *Apenas para uso em viajantes fora de áreas endêmicas de malária ou adicionado ao regime combinado para regimes de tratamento alternativos. [†]A terapia combinada à base de *artemisinina* é preferida de acordo com a Organização Mundial da Saúde. As infecções por *Plasmodium vivax* ou *Plasmodium ovale* requerem tratamento agudo e para prevenção de recaídas com *primaquina* ou *tafenoquina*.

## IV. QUIMIOTERAPIA PARA BABESIOSE

Babesiose é uma doença causada por protozoários parasitas intraeritrocitários do gênero *Babesia*. A *Babesia* é transmitida principalmente durante a picada de carrapatos de corpo duro, com diversas espécies presentes em todo o mundo. Também pode ser transmitida por meio de transfusões de sangue. A incidência dessa infecção por protozoário tem aumentado nos últimos anos, levando à maior triagem de doadores de sangue em regiões endêmicas. A identificação da babesiose aguda em pessoa com riscos epidemiológicos para essa infecção pode ser feita por avaliação microscópica do esfregaço de sangue ou por amplificação do DNA de *Babesia* utilizando o ensaio da reação em cadeia da polimerase. As manifestações clínicas da babesiose incluem anorexia, fadiga, calafrios, suores, cefaleia e febre. Podem ocorrer complicações mais graves, incluindo anemia e falência de múltiplos órgãos, levando à morte. A combinação de *atovaquona* com *azitromicina* por 7 a 10 dias é recomendada para babesiose aguda, enquanto a combinação de *clindamicina* com *quinina* é uma opção de tratamento alternativa. O mecanismo de ação antiprotozoária da *azitromicina* difere do mecanismo antibiótico. Na *Babesia*, esse fármaco tem como alvo o apicoplasto, uma organela exclusiva dos parasitas protozoários que hospeda importantes vias metabólicas.

## V. QUIMIOTERAPIA PARA TRIPANOSSOMÍASE

A tripanossomíase africana (doença do sono) e a tripanossomíase americana (doença de Chagas) são duas doenças crônicas e eventualmente fatais causadas por espécies de *Trypanosoma*. Na doença do sono africana, o *Trypanosoma brucei gambiense* e o *Trypanosoma brucei rhodesiense* inicialmente vivem e crescem no sangue. Mais tarde, o parasita invade o SNC, causando inflamação do cérebro e da medula espinal, o que produz a letargia característica e, eventualmente, o sono contínuo. A doença de Chagas é causada pelo *Trypanosoma cruzi* e é endêmica nas Américas Central e do Sul. Os antitripanossomais são apresentados a seguir.

### Aplicação clínica 35.1: Tratamento para tripanossomíase

As opções de tratamento baseiam-se no tripanossoma causador e no estágio da doença (Figura 35.10). Os agentes antiprotozoários para tratamento do segundo estágio causado por uma das espécies de *Trypanosoma brucei* devem atravessar a barreira hematencefálica e tendem a ser mais tóxicos e complexos de administrar do que os medicamentos para o primeiro estágio. A síndrome encefalopática causada pelo *melarsoprol* é um efeito adverso significativo e às vezes fatal; entretanto, a infecção do SNC pelo *Trypanosoma brucei rhodesiense* costuma ser uma doença fatal se não for tratada.

### A. Pentamidina

A *pentamidina* é ativa contra uma variedade de infecções por protozoários, incluindo a tripanossomíase africana devido a *T. brucei gambiense*, para a qual é o tratamento de primeira linha nas fases iniciais da doença (fase hemolinfática sem envolvimento do SNC). A *pentamidina* também é uma alternativa para a profilaxia ou o tratamento de infecções causadas por *P. jirovecii*. (Nota: O *P. jirovecii* é um fungo atípico que causa pneumonia em pacientes imunocomprometidos, como os infectados com o vírus da imunodeficiência humana [HIV, do inglês *human immunodeficiency virus*]. *Trimetoprima/sulfametoxazol* é preferido no tratamento de infecções por *P. jirovecii*; entretanto, a *pentamidina* é uma alternativa em indivíduos alérgicos a sulfonamidas.) A *pentamidina* também é um fármaco alternativo no tratamento da leishmaniose.

1. **Mecanismo de ação:** O *T. brucei* concentra a *pentamidina* por um sistema de captação de alta afinidade dependente de energia. (Nota: A resistência é associada com a incapacidade de concentrar o fármaco.) Embora seu mecanismo de ação não esteja definido, há evidências de que o fármaco interfira na síntese de ácido ribonucleico, DNA, fosfolipídeos e proteínas do parasita.

2. **Farmacocinética:** A *pentamidina* é administrada por via intramuscular ou intravenosa para o tratamento de tripanossomíase e pneumonia causada por *P. jirovecii*. (Nota: Para profilaxia da pneumonia por *P. jirovecii*, a *pentamidina* é administrada via nebulizador.) O fármaco se distribui amplamente e se concentra no fígado, nos rins, nas suprarrenais, no baço e nos pulmões. Por não entrar no LCS, é ineficaz contra os estágios avançados (envolvimento do SNC) da tripanossomíase. O metabolismo do medicamento não foi caracterizado e é excretado muito lentamente na urina.

3. **Efeitos adversos:** Pode ocorrer grave disfunção renal, que é reversível com a descontinuação do fármaco. Outras reações adversas incluem hipercalemia, hipotensão, pancreatite, arritmias ventriculares e hiperglicemia. A glicose plasmática deve ser monitorada, pois pode ocorrer hipoglicemia com risco de vida.

### B. Suramina

A *suramina* é usada principalmente na fase inicial (sem envolvimento do SNC) da tripanossomíase africana causada por *T. brucei rhodesiense*. O fármaco é muito reativo e inibe várias enzimas, especialmente aquelas envolvidas no metabolismo energético, que parece ser o mecanismo correlacionado com a atividade tripanossomicida. A *suramina* deve ser injetada por via IV. Liga-se às proteínas plasmáticas e não atravessa bem a barreira hematencefálica. Ela tem uma meia-vida de eliminação longa (mais de 40 horas) e é excretada principalmente inalterada na urina. Embora infrequentes, as reações adversas incluem náuseas, êmese, choque, perda de consciência, urticária aguda, blefarite e problemas neurológicos, como parestesias, fotofobias e hiperestesia das mãos e dos pés. Pode ocorrer insuficiência renal, que tende a se resolver com a interrupção do tratamento, além de reações agudas de hipersensibilidade. Uma dose de teste deve ser dada antes de a *suramina* ser administrada.

### C. Melarsoprol

O *melarsoprol*, um composto arsênico trivalente, é o único medicamento disponível para o tratamento dos estágios avançados das infecções por tripanossoma africano (envolvimento do SNC) devido ao *T. brucei rhodesiense*. Ele reage com grupos sulfidrilas de várias substâncias, incluindo os das enzimas piruvato cinase do organismo e do hospedeiro. Foi notada alguma resistência, que pode ser devido à redução de captação do fármaco por transporte. O *melarsoprol* é

**Tripanossomíase**

- **Americana:** Causada pelo *Trypanosoma cruzi*
  - Causa cardiomiopatia
  - Comum em crianças
  - Transmitida pelas fezes do inseto contaminando os olhos ou soluções de continuidade da pele
  - Tratado com *nifurtimox* ou *benznidazol*

- **Africana:** Causada pelo *Trypanosoma brucei*
  - Transmitida pela picada da mosca tsé-tsé
  - Causa a "doença do sono"

  - *Trypanosoma brucei gambiense*
    - Lento para entrar no SNC
    - A *pentamidina* é usada apenas nos estágios iniciais da doença
    - *Nifurtimox* e *eflornitina* são usados na fase tardia

  - *Trypanosoma brucei rhodesiense*
    - Invasão precoce do SNC
    - Geralmente fatal se não tratado
    - *Melarsoprol* é usado quando há envolvimento do SNC

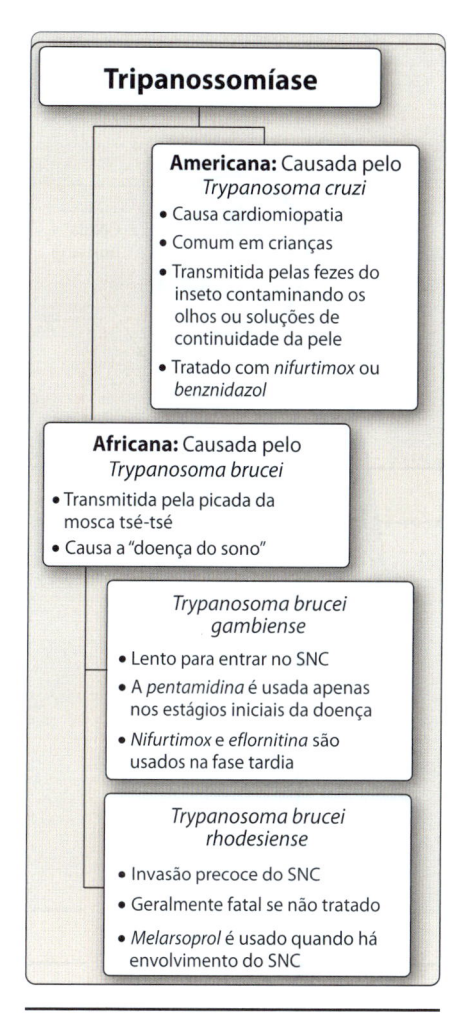

**Figura 35.10**
Resumo da tripanossomíase.
SNC, sistema nervoso central.

administrado por injeção IV lenta e pode ser muito irritante aos tecidos vizinhos. Concentrações tripanossomicidas aparecem no LCS, tornando-o o fármaco de escolha no tratamento de *T. brucei rhodesiense* que invade rapidamente o SNC. O hospedeiro facilmente oxida o *melarsoprol* a compostos arsenicais pentavalentes relativamente não tóxicos. O fármaco tem uma meia-vida muito curta e é rapidamente excretado na urina. O uso de *melarsoprol* é limitado pela toxicidade central, incluindo encefalopatia reativa, que pode ser fatal em 10% dos casos. A administração concomitante de corticosteroides pode reduzir o risco de encefalopatia. Outros efeitos adversos incluem neuropatia periférica, hipertensão, hepatotoxicidade e albuminúria. Reações de hipersensibilidade também podem ocorrer. Reações febris podem aparecer após a injeção. Anemia hemolítica pode ser observada em pacientes com deficiência de glicose-6-fosfato desidrogenase.

### D. Eflornitina

A *eflornitina* é um inibidor irreversível da ornitina-descarboxilase. A inibição dessa enzima interrompe a produção de poliaminas no parasita, fazendo cessar a divisão celular. A formulação intravenosa de *eflornitina* usada em combinação com *nifurtimox* é um tratamento de primeira linha para a tripanossomíase africana em estágio avançado, causada por *T. brucei gambiense*. (Nota: A *eflornitina* tópica é usada como tratamento contra pelos faciais indesejados em mulheres.) Sua meia-vida curta necessita de administrações IV frequentes, tornando o regime de tratamento difícil de ser seguido. As reações adversas com *eflornitina* incluem anemia, trombocitopenia, convulsões e perda auditiva temporária.

### E. Nifurtimox

O *nifurtimox*, em combinação com a *eflornitina*, é usado para o tratamento de *T. brucei gambiense* em estágio avançado. Também é utilizado no tratamento de infecções por *T. cruzi* (doença de Chagas), embora o tratamento da fase crônica dessas infecções tenha levado a resultados variáveis. Sendo um composto nitroaromático, o *nifurtimox* sofre redução e, eventualmente, gera radicais de oxigênio intracelulares, como radicais superóxido e peróxido de hidrogênio (Figura 35.11). Esses radicais altamente reativos são tóxicos ao *T. cruzi*. O *nifurtimox* é administrado por via oral. Ele é extensamente biotransformado, e os metabólitos são excretados principalmente na urina. Os efeitos adversos são comuns com a administração crônica, particularmente entre os idosos. As principais toxicidades incluem reações de hipersensibilidade (anafilaxia, dermatite) e problemas gastrintestinais que podem ser graves o suficiente para causar perda de massa corporal. A neuropatia periférica é relativamente comum, e cefaleia e tontura também podem ocorrer.

### F. Benznidazol

O *benznidazol* é um derivado nitroimidazólico com mecanismo de ação similar ao do *nifurtimox*. Ele tende a ser mais bem tolerado do que o *nifurtimox* para o tratamento da doença de Chagas. Os efeitos adversos incluem dermatites, neuropatia periférica, insônia e anorexia. Tanto o *benznidazol* quanto o *nifurtimox* devem ser evitados durante a gravidez devido a possíveis danos fetais.

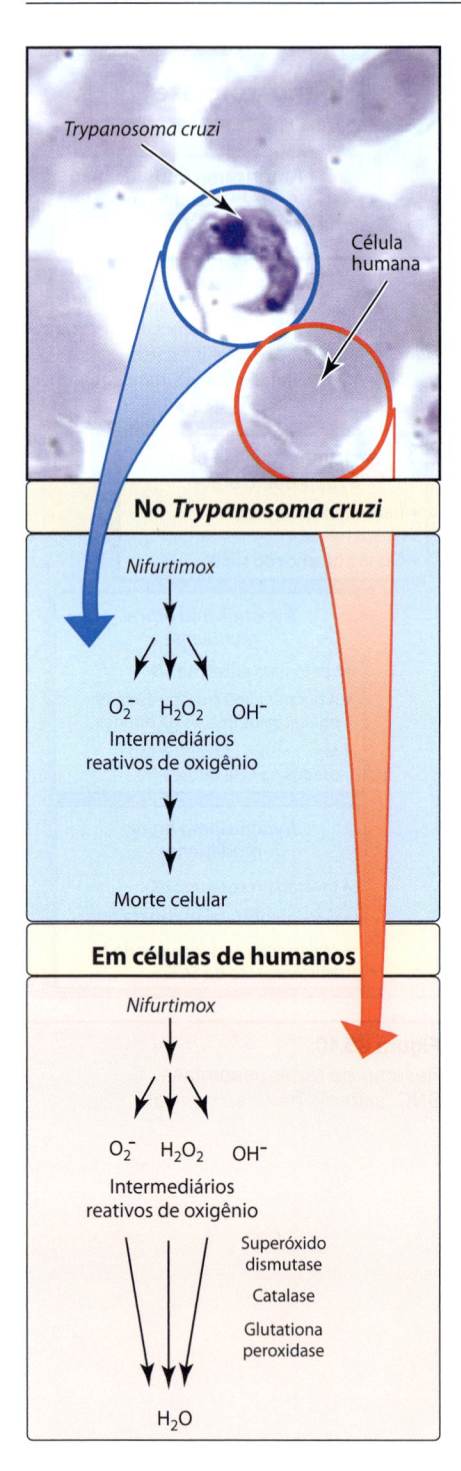

**Figura 35.11**
Geração de intermediários tóxicos pelo *nifurtimox*.

## VI. QUIMIOTERAPIA CONTRA LEISHMANIOSE

A leishmaniose é uma infecção protozoária causada por diversas espécies do gênero *Leishmania*. Há três manifestações de leishmaniose: cutânea, mucocutânea e visceral. (Nota: No tipo visceral [fígado e baço], o parasita está na corrente sanguínea e, se não tratado, é fatal.) A leishmaniose é transmitida pela picada de flebotomíneos infectados. Para a leishmaniose visceral, os tratamentos parenterais podem incluir *anfotericina B* (ver Capítulo 33) e antimoniais pentavalentes, como *estibogliconato de sódio* ou *antimoniato de meglumina* com *pentamidina* e *paromomicina* como agentes alternativos. A *miltefosina* é um fármaco oral contra a leishmaniose visceral. A escolha do fármaco depende da espécie de *Leishmania*, de fatores do hospedeiro e do padrão de resistência notado na área geográfica onde a infecção foi adquirida.

### A. Estibogliconato de sódio

O antimonial pentavalente *estibogliconato de sódio* é um profármaco que é reduzido ao composto antimonial trivalente ativo. O mecanismo de ação exato não foi determinado. Como não é absorvido por administração oral, ele deve ser administrado por via parenteral e se distribui no compartimento extravascular. A biotransformação é mínima, e o fármaco é excretado com a urina. Os efeitos adversos incluem dor no local de injeção, pancreatite, aumento das enzimas hepáticas, artralgias, mialgias, distúrbios GI e arritmias cardíacas. Desenvolveu-se resistência aos antimoniais pentavalentes.

### B. Miltefosina

A *miltefosina* é um medicamento oralmente ativo para a leishmaniose visceral e pode tratar as formas cutânea e mucocutânea da doença. O mecanismo de ação preciso não é conhecido, mas a *miltefosina* parece interferir com fosfolipídeos e esteróis na membrana celular do parasita, induzindo apoptose. Náuseas e êmese são efeitos adversos comuns. Esse fármaco é teratogênico e deve ser evitado durante a gestação.

## VII. QUIMIOTERAPIA PARA TOXOPLASMOSE

Uma das infecções mais comuns em humanos é causada pelo protozoário *T. gondii*, que é transmitido aos humanos quando estes consomem carne infectada crua e malcozida, água contaminada com oocistos esporulados ou ingerem acidentalmente oocistos de fezes de gato. Uma mulher grávida infectada pode transmitir o *T. gondii* ao feto. Pacientes imunocomprometidos podem apresentar doença disseminada grave. Os tratamentos atuais para a toxoplasmose têm como alvo o estágio taquizoíta do protozoário, sendo a *pirimetamina* o agente mais eficaz como parte de um regime de terapia combinada. O tratamento de escolha para essa condição é a associação de *sulfadiazina* com *pirimetamina*. O *ácido folínico* é administrado comumente para proteger contra a deficiência de folato. (Nota: Ao primeiro sinal de urticária, a *pirimetamina* deve ser suspensa, pois a hipersensibilidade a esse fármaco pode ser grave.) *Pirimetamina* com *clindamicina* ou a combinação de *sulfametoxazol* e *trimetoprima* são tratamentos alternativos. Essa associação é usada para a profilaxia de toxoplasmose (bem como de *P. jirovecii*) em pacientes imunocomprometidos.

## VIII. QUIMIOTERAPIA CONTRA GIARDÍASE

*G. lamblia* é o parasita intestinal mais comumente diagnosticado nos Estados Unidos. Ele tem dois ciclos de vida: o trofozoíto binucleado com quatro flagelos e o cisto tetranucleado resistente a fármacos (Figura 35.12). A infecção geralmente ocorre pela ingestão de água potável ou alimentos contaminados com fezes. Os trofozoítos se localizam no intestino delgado e se dividem por fissão binária. Ocasionalmente, formam-se cistos que passam nas fezes. Embora algumas infecções sejam assintomáticas, pode ocorrer intensa diarreia, que pode ser muito grave em pacientes imunocomprometidos. O tratamento de escolha é dose única de *tinidazol* oral. *Metronidazol* oral por 5 dias é uma terapia alternativa. A *nitazoxanida*, um derivado *nitrotiazol*, também está aprovada para tratar a giardíase. (Nota: A *nitazoxanida* também pode ser usada contra a criptosporidiose [uma doença diarreica mais comum em pacientes imunocomprometidos] causada pelo parasita *Cryptosporidium parvum*.) Contra a giardíase, a *nitazoxanida* é administrada em um curso de 3 dias de tratamento oral. O anti-helmíntico *albendazol* também pode ser eficaz contra a giardíase, e a *paromomicina* é usada às vezes para o tratamento da giardíase em gestantes.

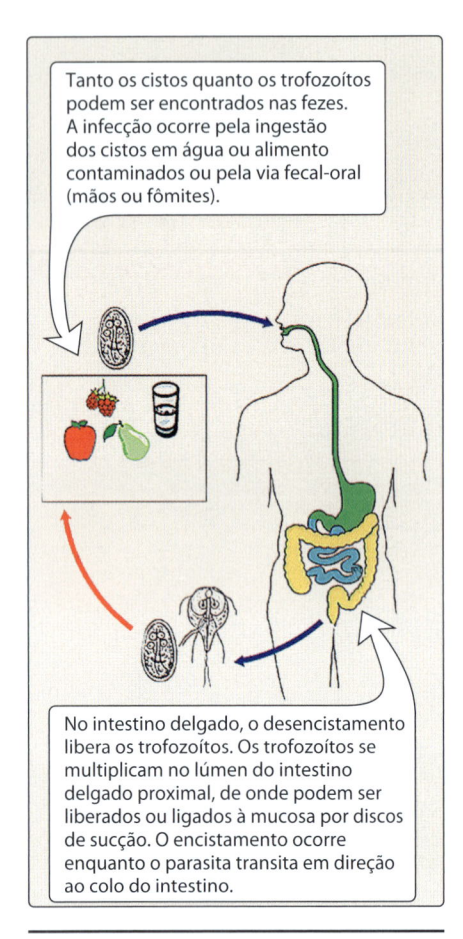

Tanto os cistos quanto os trofozoítos podem ser encontrados nas fezes. A infecção ocorre pela ingestão dos cistos em água ou alimento contaminados ou pela via fecal-oral (mãos ou fômites).

No intestino delgado, o desencistamento libera os trofozoítos. Os trofozoítos se multiplicam no lúmen do intestino delgado proximal, de onde podem ser liberados ou ligados à mucosa por discos de sucção. O encistamento ocorre enquanto o parasita transita em direção ao colo do intestino.

**Figura 35.12**
Ciclo de vida da *G. lamblia*.

### Resumo

- Gravidez é uma consideração importante no tratamento de infecções parasitárias porque a maioria dos fármacos antiprotozoários não são comprovadamente seguros para uso em pacientes gestantes.
- A *primaquina* e a *tafenoquina* são os únicos agentes antiprotozoários com atividade contra o estágio latente (hipnozoíto) nas infecções por *P. vivax* e são complementos necessários à terapia para alcançar a cura e prevenir recaídas.
- A quimioprofilaxia da malária em viajantes deve considerar a resistência ao *Plasmodium* nos países de destino. A *cloroquina* tem sido a base da terapia antimalárica e da quimioprofilaxia durante muitos anos; no entanto, sua utilização é atualmente limitada devido à resistência do *P. falciparum*, observada em quase todas as áreas onde a malária é endêmica, exceto em algumas partes da América Central.
- Muitos dos agentes antiprotozoários causam efeitos tóxicos graves no hospedeiro, e o tratamento é frequentemente determinado pelo estágio ou gravidade da doença, para limitar o uso de medicamentos tóxicos desnecessários.

# Questões para estudo

**Escolha a resposta correta.**

**35.1** Após a infecção aguda, qual dos seguintes medicamentos é administrado para tratar o estado de colonização assintomático de *E. histolytica*?

A. Cloroquina
B. Di-iodoidroxiquinolina
C. Metronidazol
D. Primaquina

**Resposta correta = B.** *Di-iodoidroxiquinolina*, furoato de diloxanida e *paromomicina* são amebicidas luminais administrados geralmente com amebicidas sistêmicos ou mistos para tratar o estado de colonização assintomático. A *cloroquina* é um amebicida sistêmico e antimalárico. O *metronidazol* é um amebicida misto. A *primaquina* é um antimalárico.

**35.2** Um homem de 35 anos está sendo tratado para amebíase. Após o consumo de uma bebida alcoólica, ele apresenta uma reação grave que inclui náuseas, vômitos e rubor. Qual dos seguintes agentes provavelmente contribuiu para sua reação ao álcool?

A. Cloroquina
B. Metronidazol
C. Primaquina
D. Pirimetamina

**Resposta correta = B.** Agentes nitroimidazólicos, como *metronidazol* e *tinidazol*, podem causar uma reação semelhante à do *dissulfiram* em pacientes que ingerem álcool durante a terapia. Os sintomas incluem náusea, vômito, rubor, cefaleia e desconforto geral. O álcool deve ser evitado com esses agentes. Não se sabe se os outros fármacos causam sintomas semelhantes com a ingestão de álcool.

**35.3** Qual das seguintes afirmações com relação à *paromomicina* está correta?

A. A *paromomicina* só é eficaz contra as formas luminais de *E. histolytica*.
B. Os principais efeitos adversos são neurite óptica e neuropatia periférica.
C. A *paromomicina* é considerada um *nitroimidazólico*.
D. Se tomada com álcool, pode ocorrer uma reação semelhante à do *dissulfiram*.

**Resposta correta = A.** A *paromomicina* é um antibiótico aminoglicosídico, conhecido como amebicida luminal. Ela só é eficaz contra as formas luminais de *E. histolytica* porque não é significativamente absorvida pelo trato gastrintestinal. Os principais efeitos adversos são desconforto gastrintestinal e diarreia. Os nitroimidazóis devem ser evitados com o consumo de álcool devido ao risco de reação semelhante à do *dissulfiram*.

**35.4** Uma mulher grávida de 32 anos viajou para o exterior, para um país endêmico de malária com resistência conhecida à *cloroquina*. Qual dos seguintes regimes profiláticos é o mais apropriado?

A. Doxiciclina
B. Mefloquina
C. Primaquina
D. Arteméter-lumefantrina

**Resposta correta = B.** A *mefloquina* é um dos regimes preferidos para profilaxia da malária em mulheres grávidas. *Doxiciclina* e *primaquina* não são recomendadas para uso durante a gravidez. *Arteméter-lumefantrina* só é recomendado para o tratamento, e não para a profilaxia, da malária.

**35.5** Qual das seguintes opções de tratamento é mais apropriada para adicionar ao *arteméter-lumefantrina* na prevenção de recaídas em um paciente com malária não complicada causada por *P. vivax*?

A. Tafenoquina
B. Doxiciclina
C. Miltefosina
D. Mefloquina

**Resposta correta = A.** A *tafenoquina* é um medicamento antimalárico que tem atividade contra o estágio de hipnozoíto hepático dormente das infecções por *P. vivax* e é indicado para prevenir recaídas. A *doxiciclina* e a *mefloquina* não são ativas contra o estágio hipnozoíta hepático das infecções por *P. vivax*. A *miltefosina* é usada para leishmaniose.

**35.6** O diagnóstico de babesiose é feito em um homem de 23 anos. Qual das alternativas a seguir é a terapia preferida para esse paciente?

A. Atovaquona mais azitromicina
B. Clindamicina
C. Paromomicina mais metronidazol
D. Quinina

**Resposta correta = A.** A combinação de *atovaquona* mais *azitromicina* é a terapia preferida para babesiose aguda. A *clindamicina* é uma opção no tratamento da babesiose; no entanto, deve ser combinada com *quinina*. *Paromomicina* mais *metronidazol* é uma terapia combinada recomendada para disenteria amebiana com sintomas sistêmicos. A *quinina* é usada no tratamento da malária.

**35.7** Qual dos seguintes agentes é o único medicamento para tratar estágios avançados de infecções tripanossomais causadas por *T. brucei rhodesiense*?

A. Arteméter-lumefantrina
B. Melarsoprol
C. Nitazoxanida
D. Tinidazol

**Resposta correta = B.** O *melarsoprol* é o único agente disponível para o tratamento de infecções tripanossomais em estágio avançado causadas por *T. brucei rhodesiense*. Todos os outros medicamentos são utilizados para outras indicações; o *arteméter-lumefantrina* é usado para o tratamento da malária, a *nitazoxanida* é usada para o tratamento da giardíase ou criptosporidiose e, o *tinidazol* é eficaz para amebíase ou giardíase.

**35.8** Um menino de 3 anos é diagnosticado com doença de Chagas. Qual dos seguintes agentes é mais apropriado para o tratamento desse paciente?

A. Benznidazol
B. Estibogliconato de sódio
C. Pentamidina
D. Suramina

**Resposta correta = A.** O *benznidazol* é usado para tratamento da doença de Chagas (*T. cruzi*). O *estibogliconato de sódio* é usado para o tratamento da leshmaniose visceral. Tanto a *pentamidina* quanto a *suramina* são usadas principalmente para o tratamento da tripanossomíase africana.

**35.9** Qual dos seguintes fármacos está disponível como medicação oral para o tratamento da leishmaniose visceral?

A. Arteméter-lumefantrina
B. Miltefosina
C. Nitazoxanida
D. Tinidazol

**Resposta correta = B.** A *miltefosina* é o único fármaco oral disponível para o tratamento da leishmaniose visceral. Todos os outros fármacos são administrados por via oral, mas *arteméter-lumefantrina* é usado no tratamento da malária, *nitazoxanida* é usada no tratamento da giardíase ou criptosporidiose, e o *tinidazol* é eficaz contra amebíase ou giardíase.

**35.10** Um homem de 42 anos voltou de um acampamento e foi diagnosticado com *Giardia lamblia*. Qual dos seguintes medicamentos seria considerado o tratamento de escolha?

A. Cloroquina
B. Nifurtimox
C. Paromomicina
D. Tinidazol

**Resposta correta = D.** O *tinidazol* é usado para o tratamento de amebíase e giardíase. A *cloroquina* é usada no tratamento da malária e da amebíase extraintestinal. O *nifurtimox* é indicado para o tratamento da tripanossomíase americana (doença de Chagas) causada pelo *T. cruzi* e para o tratamento contra *T. brucei gambiense*. A *paromomicina* é utilizada para o tratamento de formas luminais de *E. histolytica*.

# Anti-helmínticos

Kelli A. Kronsberg, Jonathan C. Cho e Marylee V. Worley

## 36

## I. VISÃO GERAL

Nematódeos, trematódeos e cestódeos são os três maiores grupos de helmintos (vermes) que infectam os humanos. Os anti-helmínticos (Figura 36.1) atuam contra alvos metabólicos presentes nos parasitas, mas ausentes ou com características diferentes nos hospedeiros. A Figura 36.2 ilustra a alta incidência de infecções por helmintos comuns em todo o mundo. A maioria dos anti-helmínticos visa eliminar os parasitas do organismo, bem como controlar a propagação da infecção.

## II. MEDICAMENTOS PARA O TRATAMENTO DE NEMATÓDEOS

Os nematódeos são vermes redondos e alongados que possuem um sistema digestivo completo. Eles causam infecções no intestino, bem como no sangue e nos tecidos.

### A. Mebendazol

O *mebendazol*, um composto benzimidazólico sintético, é o fármaco de primeira escolha para o tratamento de infecções causadas por *Trichuris trichiura* (tricuro), *Enterobius vermicularis*, *Necator americanus*, *Ancylostoma duodenale* e *Ascaris lumbricoides* (lombriga). O *mebendazol* e os benzimidazóis, como classe, atuam ligando-se à β-tubulina do parasita e inibindo a polimerização dos microtúbulos no parasita. Os parasitas atingidos são expelidos nas fezes. Os efeitos adversos comuns incluem dor abdominal e diarreia. Efeitos adversos raros, mas graves, incluem convulsões em pacientes pediátricos com menos de 1 ano de idade e um risco aumentado de síndrome de Stevens-Johnson ou necrólise epidérmica tóxica quando o *mebendazol* é administrado em combinação com o *metronidazol*. O *mebendazol* não deve ser usado em gestantes. (Nota: Vários anti-helmínticos devem ser evitados durante a gestação [Figura 36.3]; contudo, em programas de prevenção ou tratamento em massa, certos fármacos, como o *mebendazol* e o *albendazol*, podem ser usados no segundo e no terceiro trimestre.)

### B. Pamoato de pirantel

O *pamoato de pirantel* também é eficaz no tratamento de infecções causadas por oxiúros e ancilostomídeos (Figura 36.4). Esse fármaco

| TRATAMENTO DE INFECÇÕES HELMÍNTICAS: CONTRA NEMATÓDEOS |
|---|
| Albendazol |
| Dietilcarbamazina |
| Ivermectina |
| Mebendazol |
| Moxidectina |
| Pamoato de pirantel |
| **TRATAMENTO DE INFECÇÕES HELMÍNTICAS: CONTRA TREMATÓDEOS** |
| Praziquantel |
| Triclabendazol |
| **TRATAMENTO DE INFECÇÕES HELMÍNTICAS: CONTRA CESTÓDEOS** |
| Albendazol |
| Niclosamida |
| Praziquantel |

**Figura 36.1**
Resumo dos anti-helmínticos.

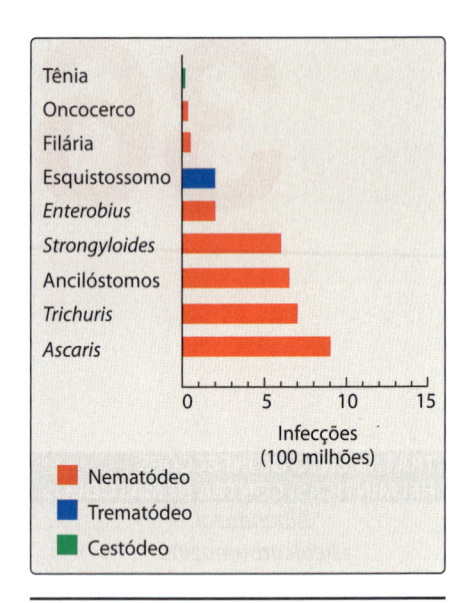

**Figura 36.2**
Estimativas de incidência global de infecções helmínticas comuns.

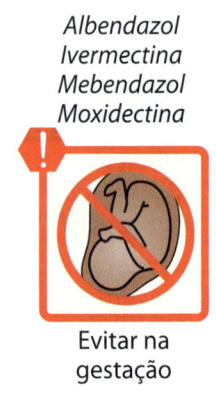

**Figura 36.3**
Medicamentos anti-helmínticos que devem ser evitados durante a gravidez.
(Albendazol, Ivermectina, Mebendazol, Moxidectina — Evitar na gestação)

é pouco absorvido após administração oral e só é eficaz contra infecções intestinais. Ele atua como fármaco despolarizante e bloqueador neuromuscular, causando liberação de acetilcolina, inibição da colinesterase, paralisia dos vermes e sua subsequente expulsão. Como esse mecanismo não afeta os ovos do parasita, uma segunda dose deve ser administrada para erradicar completamente a infecção. Os efeitos adversos são leves e incluem náuseas, êmese e diarreia.

### C. Ivermectina

A *ivermectina* é o medicamento de escolha para o tratamento da larva *migrans* cutânea, estrongiloidíase e oncocercose ("cegueira dos rios", embora não seja curativa devido à falta de atividade em vermes adultos). (Nota: A *ivermectina* também é útil no tratamento da sarna, e uma formulação tópica é usada para tratar o *pediculosis capitis* [piolho]. A *ivermectina* atua nos receptores de canais de cloro disparados por glutamato. O influxo de cloreto aumenta e ocorre hiperpolarização, resultando em paralisia e morte do helminto. Ela é administrada por via oral e não atravessa facilmente a barreira hematencefálica. A *ivermectina* não deve ser usada durante a gestação (Figura 36.3). A morte das microfilárias na oncocercose pode causar a perigosa reação de Mazzotti (febre, cefaleia, tontura, sonolência e hipotensão). A gravidade dessa reação está relacionada à carga parasitária. Anti-histamínicos ou esteroides podem ser administrados para diminuir os sintomas.

#### Aplicação clínica 36.1: Síndrome de hiperinfecção e estrongiloidíase disseminada

A síndrome de hiperinfecção e a estrongiloidíase disseminada são normalmente observadas em pacientes imunocomprometidos, como aqueles com vírus linfotrópico tipo 1 de células T humanas (HTLV-1) ou aqueles que recebem medicamentos imunossupressores, como terapia crônica com corticosteroides. As taxas de mortalidade para esse distúrbio chegam a 90% na ausência de tratamento. Embora a estrongiloidíase aguda ou crônica seja tratada por 1 a 2 dias, os pacientes com síndrome de hiperinfecção e estrongiloidíase disseminada são tratados com *ivermectina* diariamente, até que os exames de fezes e/ou escarro sejam negativos por duas semanas.

### D. Moxidectina

A *moxidectina* é uma alternativa à *ivermectina* no tratamento da oncocercose. Esse agente possui mecanismo de ação semelhante e carece de atividade contra vermes adultos. A segurança da *moxidectina* na gravidez não foi estabelecida. A morte da microfilária na oncocercose após o uso desse agente pode resultar na reação de Mazzotti.

### E. Dietilcarbamazina

A *dietilcarbamazina* é o medicamento de escolha para a filariose causada pela infecção por *Wuchereria bancrofti*, *Brugia malayi* ou *Brugia timori*. Ela mata as microfilárias e atua contra os vermes adultos. (Nota: Em países onde a filariose é endêmica, diversos regimes de medicamentos antifilários [*dietilcarbamazina*, *albendazol* e *ivermectina*] podem

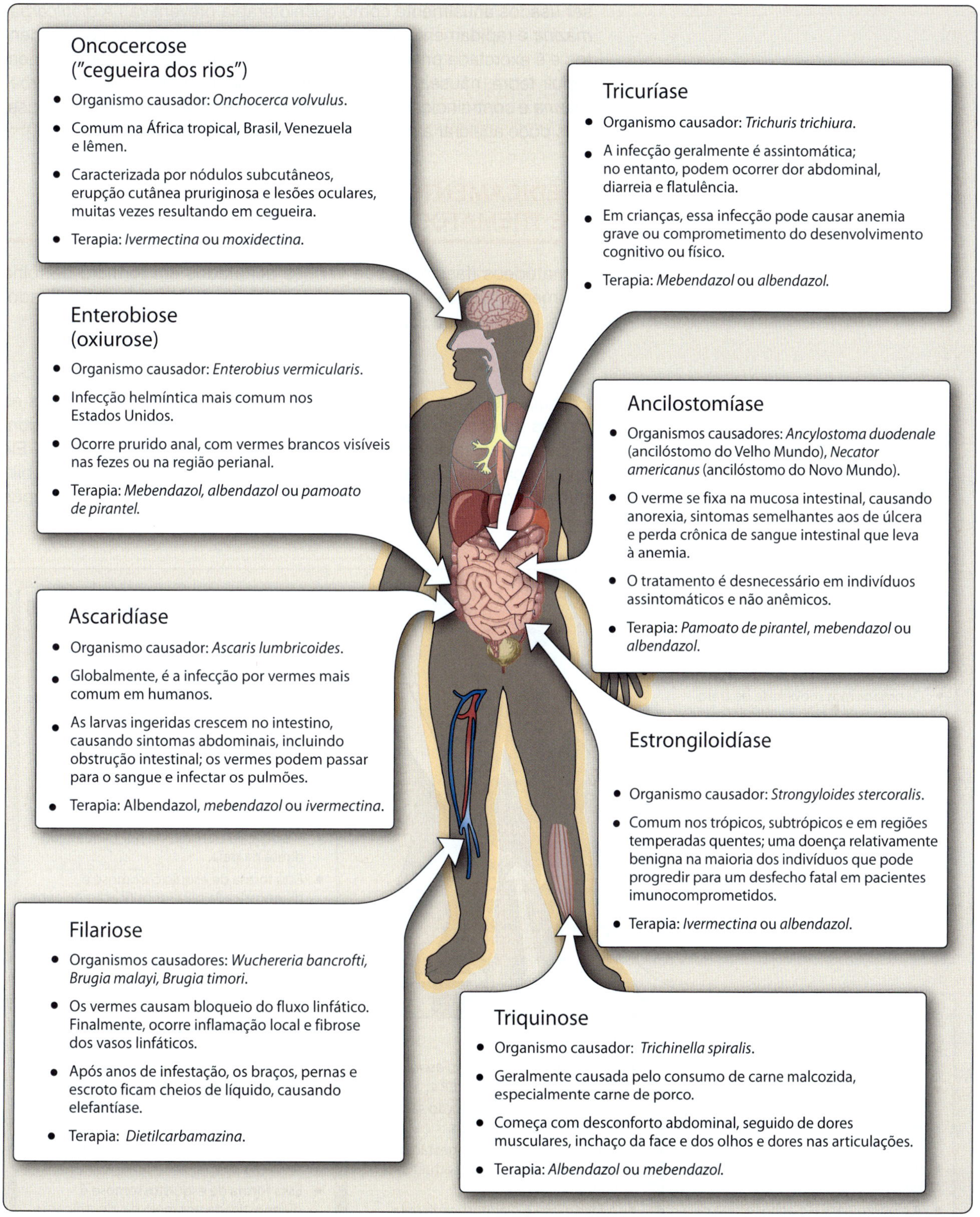

### Oncocercose ("cegueira dos rios")

- Organismo causador: *Onchocerca volvulus*.
- Comum na África tropical, Brasil, Venezuela e Iêmen.
- Caracterizada por nódulos subcutâneos, erupção cutânea pruriginosa e lesões oculares, muitas vezes resultando em cegueira.
- Terapia: *Ivermectina* ou *moxidectina*.

### Enterobiose (oxiurose)

- Organismo causador: *Enterobius vermicularis*.
- Infecção helmíntica mais comum nos Estados Unidos.
- Ocorre prurido anal, com vermes brancos visíveis nas fezes ou na região perianal.
- Terapia: *Mebendazol*, *albendazol* ou *pamoato de pirantel*.

### Ascaridíase

- Organismo causador: *Ascaris lumbricoides*.
- Globalmente, é a infecção por vermes mais comum em humanos.
- As larvas ingeridas crescem no intestino, causando sintomas abdominais, incluindo obstrução intestinal; os vermes podem passar para o sangue e infectar os pulmões.
- Terapia: *Albendazol*, *mebendazol* ou *ivermectina*.

### Filariose

- Organismos causadores: *Wuchereria bancrofti*, *Brugia malayi*, *Brugia timori*.
- Os vermes causam bloqueio do fluxo linfático. Finalmente, ocorre inflamação local e fibrose dos vasos linfáticos.
- Após anos de infestação, os braços, pernas e escroto ficam cheios de líquido, causando elefantíase.
- Terapia: *Dietilcarbamazina*.

### Tricuríase

- Organismo causador: *Trichuris trichiura*.
- A infecção geralmente é assintomática; no entanto, podem ocorrer dor abdominal, diarreia e flatulência.
- Em crianças, essa infecção pode causar anemia grave ou comprometimento do desenvolvimento cognitivo ou físico.
- Terapia: *Mebendazol* ou *albendazol*.

### Ancilostomíase

- Organismos causadores: *Ancylostoma duodenale* (ancilóstomo do Velho Mundo), *Necator americanus* (ancilóstomo do Novo Mundo).
- O verme se fixa na mucosa intestinal, causando anorexia, sintomas semelhantes aos de úlcera e perda crônica de sangue intestinal que leva à anemia.
- O tratamento é desnecessário em indivíduos assintomáticos e não anêmicos.
- Terapia: *Pamoato de pirantel*, *mebendazol* ou *albendazol*.

### Estrongiloidíase

- Organismo causador: *Strongyloides stercoralis*.
- Comum nos trópicos, subtrópicos e em regiões temperadas quentes; uma doença relativamente benigna na maioria dos indivíduos que pode progredir para um desfecho fatal em pacientes imunocomprometidos.
- Terapia: *Ivermectina* ou *albendazol*.

### Triquinose

- Organismo causador: *Trichinella spiralis*.
- Geralmente causada pelo consumo de carne malcozida, especialmente carne de porco.
- Começa com desconforto abdominal, seguido de dores musculares, inchaço da face e dos olhos e dores nas articulações.
- Terapia: *Albendazol* ou *mebendazol*.

**Figura 36.4**
Características e tratamento das infecções mais comuns por nematódeos.

ser usados anualmente como quimioterapia preventiva.) A *dietilcarbamazina* é rapidamente absorvida após administração oral com alimentos e é excretada principalmente na urina. Os efeitos colaterais podem incluir febre, náusea, êmese, artralgia e cefaleia. (Nota: A *dietilcarbamazina* é contraindicada em pacientes coinfectados com oncocercose, pois pode acelerar a cegueira e causar reações de Mazzotti graves.)

## III. MEDICAMENTOS PARA O TRATAMENTO DE TREMATÓDEOS

Os trematódeos (fascíolas) são vermes achatados em formato de folha e, geralmente, caracterizados pelos tecidos que infectam, como fígado, pulmões, intestinos ou sangue (Figura 36.5).

### A. Praziquantel

*Praziquantel* é um agente de escolha para o tratamento de todas as formas de esquistossomose, outras infecções por trematódeos (com exceção da fasciolose) e infecções por cestódeos, como a teníase. Ele causa contratura e paralisia dos parasitas, aumentando a permeabilidade da membrana celular ao cálcio. É rapidamente absorvido após

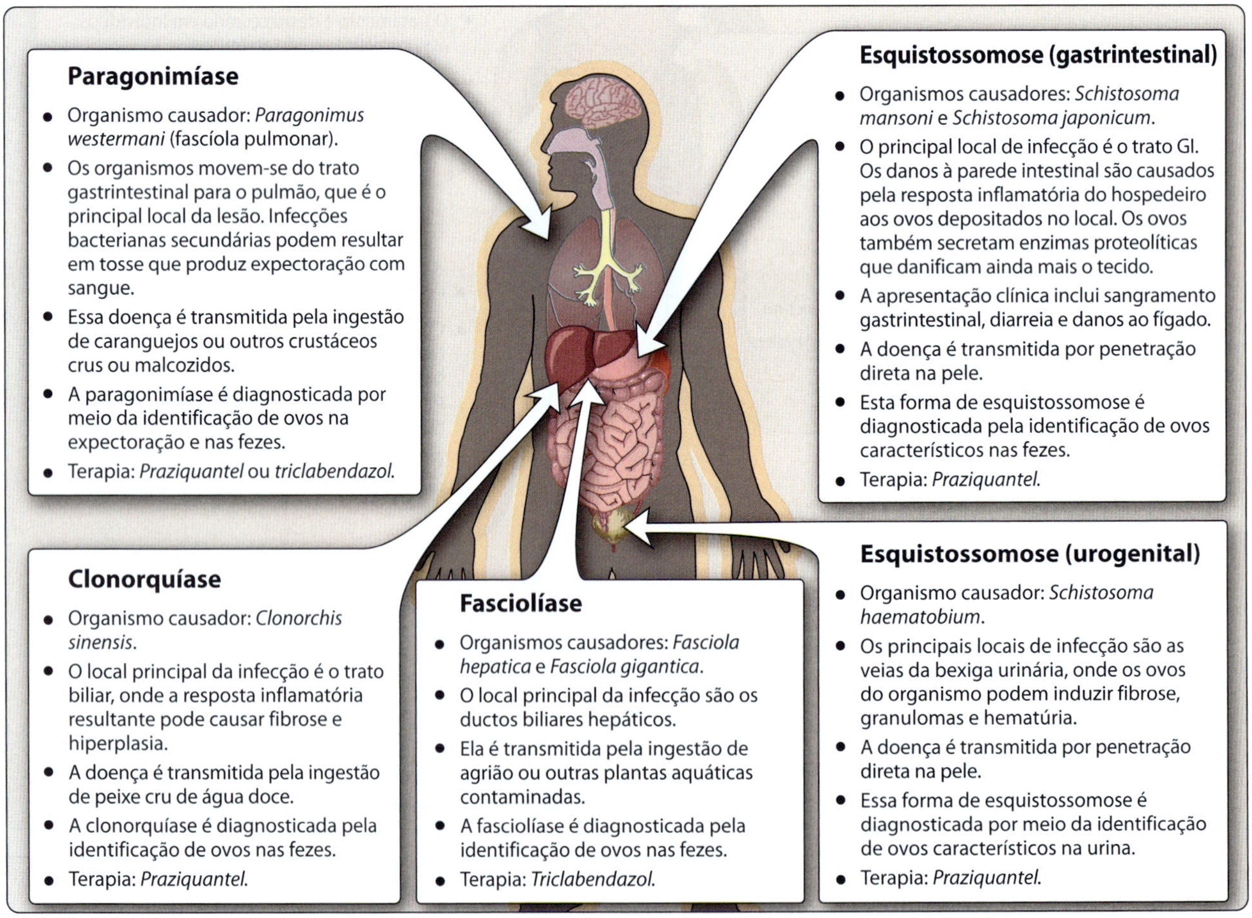

**Paragonimíase**
- Organismo causador: *Paragonimus westermani* (fascíola pulmonar).
- Os organismos movem-se do trato gastrintestinal para o pulmão, que é o principal local da lesão. Infecções bacterianas secundárias podem resultar em tosse que produz expectoração com sangue.
- Essa doença é transmitida pela ingestão de caranguejos ou outros crustáceos crus ou malcozidos.
- A paragonimíase é diagnosticada por meio da identificação de ovos na expectoração e nas fezes.
- Terapia: *Praziquantel* ou *triclabendazol*.

**Esquistossomose (gastrintestinal)**
- Organismos causadores: *Schistosoma mansoni* e *Schistosoma japonicum*.
- O principal local de infecção é o trato GI. Os danos à parede intestinal são causados pela resposta inflamatória do hospedeiro aos ovos depositados no local. Os ovos também secretam enzimas proteolíticas que danificam ainda mais o tecido.
- A apresentação clínica inclui sangramento gastrintestinal, diarreia e danos ao fígado.
- A doença é transmitida por penetração direta na pele.
- Esta forma de esquistossomose é diagnosticada pela identificação de ovos característicos nas fezes.
- Terapia: *Praziquantel*.

**Clonorquíase**
- Organismo causador: *Clonorchis sinensis*.
- O local principal da infecção é o trato biliar, onde a resposta inflamatória resultante pode causar fibrose e hiperplasia.
- A doença é transmitida pela ingestão de peixe cru de água doce.
- A clonorquíase é diagnosticada pela identificação de ovos nas fezes.
- Terapia: *Praziquantel*.

**Fascioliase**
- Organismos causadores: *Fasciola hepatica* e *Fasciola gigantica*.
- O local principal da infecção são os ductos biliares hepáticos.
- Ela é transmitida pela ingestão de agrião ou outras plantas aquáticas contaminadas.
- A fascioliase é diagnosticada pela identificação de ovos nas fezes.
- Terapia: *Triclabendazol*.

**Esquistossomose (urogenital)**
- Organismo causador: *Schistosoma haematobium*.
- Os principais locais de infecção são as veias da bexiga urinária, onde os ovos do organismo podem induzir fibrose, granulomas e hematúria.
- A doença é transmitida por penetração direta na pele.
- Essa forma de esquistossomose é diagnosticada por meio da identificação de ovos característicos na urina.
- Terapia: *Praziquantel*.

**Figura 36.5**
Características e tratamento das infecções mais comuns por trematódeos. GI, gastrintestinal.

administração oral e deve ser tomado com alimentos. É extensamente metabolizado, e os metabólitos inativos são excretados primariamente na urina. Os efeitos adversos comuns incluem tontura, mal-estar e anorexia, bem como distúrbios gastrintestinais. Indutores fortes da CYP3A4, como *fenitoína*, *rifampicina* e *carbamazepina*, aumentam o metabolismo do *praziquantel* e reduzem sua eficácia. O uso concomitante desses medicamentos com *praziquantel* é contraindicado. Esse fármaco é contraindicado para o tratamento da cisticercose ocular, pois a destruição do parasita no olho pode causar lesão irreversível.

### B. Triclabendazol

O *triclabendazol* é um derivado do *benzimidazol* destinado ao tratamento da fasciolose (vermes do fígado) causada por *Fasciola hepatica* e *Fasciola gigantica*. Acredita-se que iniba a função da tubulina, bem como a síntese de proteínas e enzimas. Os efeitos adversos mais comuns são dor abdominal, hiperidrose e náusea. Devido à falta de dados disponíveis, o *triclabendazol* deve ser utilizado com precaução durante a gravidez.

## IV. MEDICAMENTOS PARA O TRATAMENTO DE CESTÓDEOS

Os cestódeos, ou tênias, têm normalmente corpo achatado e segmentado e se fixam no intestino do hospedeiro (Figura 36.6). Como os trematódeos, os cestódeos não têm boca e trato digestivo durante todo o seu ciclo vital.

### A. Niclosamida

A *niclosamida* é uma alternativa ao *praziquantel* para o tratamento de teníase, difilobotríase e outras infecções por cestódeos. Ela inibe a fosforilação mitocondrial do difosfato de adenosina no parasita, tornando-se letal para o escólece do cestódeo e para seus segmentos, mas não para os ovos. Um laxante é ingerido antes da administração oral da *niclosamida* para eliminar do intestino todos os segmentos mortos e aumentar a digestão e a eliminação dos ovos. O consumo de álcool deve ser evitado um dia antes do uso de *niclosamida*.

### B. Albendazol

O *albendazol*, outro benzimidazólico, inibe a síntese de microtúbulos e a captação de glicose em nematódeos, além de ser eficaz contra a maioria dos nematódeos conhecidos. Sua aplicação terapêutica primária, contudo, é o tratamento contra infestações por cestódeos, como cisticercose e hidatidose, esta causada por estágios larvais de *Echinococcus granulosus*. (Nota: O *albendazol* também é muito eficaz no tratamento da microsporidiose, uma infecção fúngica.) A absorção do *albendazol* após administração oral é errática, mas aumenta com alimentação rica em gorduras. Ele sofre extenso metabolismo de primeira passagem no fígado, incluindo a formação de um sulfóxido ativo, e seus metabólitos são excretados principalmente na bile. Quando esse fármaco é usado em tratamentos curtos (1 a 3 dias) contra infestações por nematódeos, os efeitos adversos são leves e transitórios e incluem cefaleia e náusea. O tratamento da doença hidática (três meses) apresenta risco de hepatotoxicidade e, raramente, agranulocitose ou pancitopenia; por isso, recomenda-se monitorar hemogramas e testes de função hepática a cada duas semanas durante o tratamento

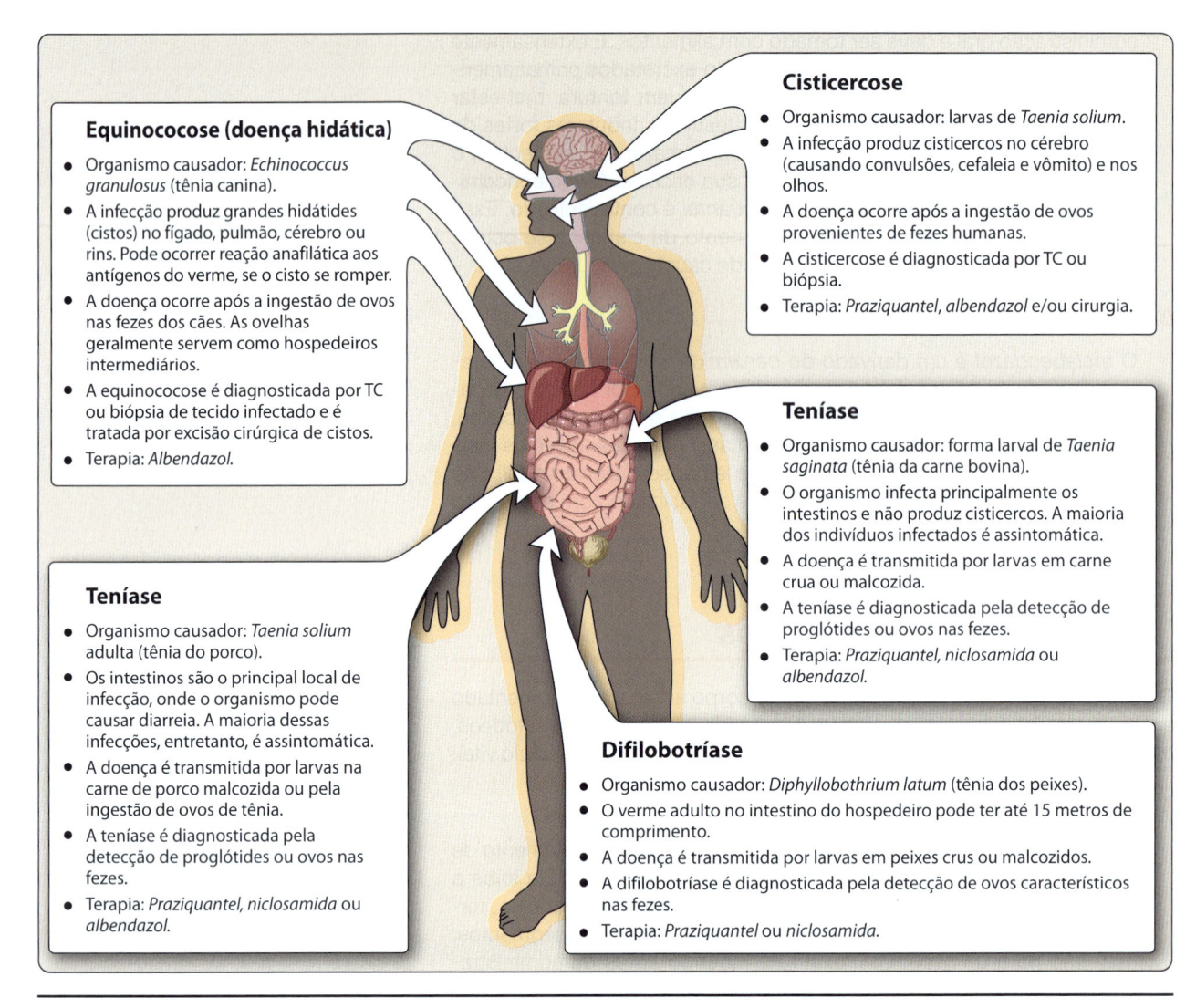

## Figura 36.6
Características e tratamento das infecções mais comuns por cestódeos. TC, tomografia computadorizada.

**Equinococose (doença hidática)**
- Organismo causador: *Echinococcus granulosus* (tênia canina).
- A infecção produz grandes hidátides (cistos) no fígado, pulmão, cérebro ou rins. Pode ocorrer reação anafilática aos antígenos do verme, se o cisto se romper.
- A doença ocorre após a ingestão de ovos nas fezes dos cães. As ovelhas geralmente servem como hospedeiros intermediários.
- A equinococose é diagnosticada por TC ou biópsia de tecido infectado e é tratada por excisão cirúrgica de cistos.
- Terapia: *Albendazol*.

**Cisticercose**
- Organismo causador: larvas de *Taenia solium*.
- A infecção produz cisticercos no cérebro (causando convulsões, cefaleia e vômito) e nos olhos.
- A doença ocorre após a ingestão de ovos provenientes de fezes humanas.
- A cisticercose é diagnosticada por TC ou biópsia.
- Terapia: *Praziquantel*, *albendazol* e/ou cirurgia.

**Teníase**
- Organismo causador: forma larval de *Taenia saginata* (tênia da carne bovina).
- O organismo infecta principalmente os intestinos e não produz cisticercos. A maioria dos indivíduos infectados é assintomática.
- A doença é transmitida por larvas em carne crua ou malcozida.
- A teníase é diagnosticada pela detecção de proglótides ou ovos nas fezes.
- Terapia: *Praziquantel*, *niclosamida* ou *albendazol*.

**Teníase**
- Organismo causador: *Taenia solium* adulta (tênia do porco).
- Os intestinos são o principal local de infecção, onde o organismo pode causar diarreia. A maioria dessas infecções, entretanto, é assintomática.
- A doença é transmitida por larvas na carne de porco malcozida ou pela ingestão de ovos de tênia.
- A teníase é diagnosticada pela detecção de proglótides ou ovos nas fezes.
- Terapia: *Praziquantel*, *niclosamida* ou *albendazol*.

**Difilobotríase**
- Organismo causador: *Diphyllobothrium latum* (tênia dos peixes).
- O verme adulto no intestino do hospedeiro pode ter até 15 metros de comprimento.
- A doença é transmitida por larvas em peixes crus ou malcozidos.
- A difilobotríase é diagnosticada pela detecção de ovos característicos nas fezes.
- Terapia: *Praziquantel* ou *niclosamida*.

com *albendazol*. O tratamento médico da neurocisticercose está associado a respostas inflamatórias decorrentes dos parasitas que morrem no sistema nervoso central, incluindo cefaleia, êmese, hipertermia e convulsão.

## Resumo

- A classe de organismos helmintos pode ser dividida em três grupos principais: nematódeos, trematódeos e cestódeos.
- As opções para o tratamento de infecções por nematódeos incluem *ivermectina*, *moxidectina*, *albendazol*, *pamoato de pirantel*, *mebendazol* e *dietilcarbamazina*.
- As opções para o tratamento de infecções por trematódeos incluem *praziquantel* (a maioria das infecções) e *triclabendazol* (tratamento da fasciolose).
- As opções para o tratamento de infecções por cestódeos incluem *albendazol*, *praziquantel* e *niclosamida*.
- Muitos anti-helmínticos não são seguros para uso durante a gravidez.

## Questões para estudo

**Escolha a resposta correta.**

**36.1** Um homem de 32 anos é diagnosticado com tricurídeo depois de passar o verão trabalhando ao ar livre sem sapatos. Qual das alternativas a seguir seria a melhor opção de tratamento?

A. *Pamoato de pirantel*
B. *Albendazol*
C. *Triclabendazol*
D. *Dietilcarbamazina*

> **Resposta correta =** B. O *albendazol* é o tratamento preferido para infecção por nematódeos como tricurídeos. O *pamoato de pirantel* é usado no tratamento de ancilostomídeos e oxiúros. O triclabendazol é indicado para o tratamento da fasciolose, e a *dietilcarbamazina* é usada para a filariose.

**36.2** Qual das afirmações a seguir melhor descreve o mecanismo de ação do *pamoato de pirantel*?

A. Atua como um agente bloqueador neuromuscular despolarizante, levando à paralisia do verme.
B. Liga-se à β-tubulina e inibe a polimerização dos microtúbulos no parasita.
C. Inibe a fosforilação mitocondrial do difosfato de adenosina (ADP) no parasita.
D. Inibe a captação de glicose, levando à morte do parasita.

> **Resposta correta =** A. O *pamoato de pirantel* atua como agente bloqueador neuromuscular despolarizante, causando liberação de acetilcolina e inibição da colinesterase, levando à paralisia e expulsão intestinal do verme.

**36.3** Qual das alternativas a seguir é a melhor opção para o tratamento da larva *migrans* cutânea?

A. *Pamoato de pirantel*
B. *Dietilcarbamazina*
C. *Ivermectina*
D. *Niclosamida*

> **Resposta correta =** C. A *ivermectina* é o fármaco de escolha para o tratamento da larva *migrans* cutânea, que geralmente é autolimitada; no entanto, o tratamento encurtará o curso da doença.

**36.4** Qual dos seguintes fármacos usado no tratamento da "cegueira dos rios" atua nos canais de cloreto e pode causar reação de Mazzotti?

A. *Moxidectina*
B. *Praziquantel*
C. *Pamoato de pirantel*
D. *Albendazol*

> **Resposta correta =** A. A *moxidectina* atua nos receptores de canais de cloreto disparados por glutamato. O influxo de cloreto aumenta e ocorre hiperpolarização, resultando em paralisação do helminto. A morte das microfilárias na oncocercose pode causar a perigosa reação de Mazzotti. Isso pode acontecer com *ivermectina*, *moxidectina* ou *dietilcarbamazina*.

**36.5** Um turista mexicano de 48 anos apresenta convulsões e outros sintomas neurológicos. Ovos de *Taenia solium* são encontrados em uma amostra de fezes. A ressonância magnética do cérebro mostra muitos cistos, alguns deles calcificados. Qual dos seguintes fármacos será benéfico para esse indivíduo?

A. *Ivermectina*
B. *Pamoato de pirantel*
C. *Albendazol*
D. *Dietilcarbamazina*

> **Resposta correta =** C. Os sintomas e outros achados desse paciente são consistentes com neurocisticercose. O *albendazol* é o fármaco de escolha para o tratamento dessa infestação. Os outros anti-helmínticos não são eficazes contra formas larvárias de tênias.

**36.6** Um homem de 37 anos apresenta diarreia e sangramento gastrintestinal. Ovos de *Schistosoma mansoni* são encontrados no exame de uma amostra de fezes. O paciente tem histórico de convulsões e atualmente está em uso de *fenitoína*. O metabolismo de qual medicamento será acelerado devido ao seu regime medicamentoso atual?

A. *Ivermectina*
B. *Praziquantel*
C. *Moxidectina*
D. *Niclosamida*

> **Resposta correta =** B. *Fenitoína*, *rifampicina* e *carbamazepina* podem aumentar o metabolismo do *praziquantel*. O *praziquantel* é o tratamento de escolha para a esquistossomose.

**36.7** Quando utilizado para tratamentos mais longos, como a doença hidática, qual medicamento está associado a riscos de hepatotoxicidade e agranulocitose?

A. Albendazol
B. Dietilcarbamazina
C. Niclosamida
D. Ivermectina

**Resposta correta = A.** Quando usado em terapia de curta duração, o *albendazol* está associado a efeitos adversos como cefaleia e náusea. Quando utilizado para o tratamento da doença hidática (três meses), existe risco de hepatotoxicidade e, raramente, de agranulocitose ou pancitopenia.

**36.8** Qual dos seguintes agentes é o tratamento mais adequado para a filariose?

A. Albendazol
B. Dietilcarbamazina
C. Praziquantel
D. Triclabendazol

**Resposta correta = B.** *Dietilcarbamazina* é o tratamento preferido para filariose causada por infecção por *Wuchereria bancrofti, Brugia malayi* ou *Brugia timori*. Ela mata as microfilárias e atua contra os vermes adultos. O *albendazol* pode ser usado em regimes de tratamento em massa para prevenir a filariose. *Praziquantel* e *triclabendazol* não são utilizados no tratamento da filariose.

**36.9** Qual dos seguintes medicamentos é contraindicado com *mebendazol*?

A. Dexametasona
B. Rifampicina
C. Metronidazol
D. Niclosamida

**Resposta correta = C.** O uso concomitante de *metronidazol* e *mebendazol* aumenta o risco de reações adversas graves, como síndrome de Stevens-Johnson ou necrólise epidérmica tóxica.

**36.10** Qual dos seguintes agentes é o tratamento mais adequado para a fasciolose?

A. Triclabendazol
B. Ivermectina
C. Praziquantel
D. Niclosamida

**Resposta correta = A.** O *triclabendazol* é atualmente a única opção de tratamento para a fasciolose. Os demais agentes não têm indicação para essa condição. *Praziquantel* é o tratamento de escolha para a maioria das outras infecções por trematódeos (com exceção da fascioliose).

# Medicamentos anticâncer

### 37

Kelly M. Quesnelle

## I. VISÃO GERAL

Estima-se que mais de 25% da população dos Estados Unidos será diagnosticada com câncer durante sua vida, com mais de 1,3 milhão de novos pacientes sendo diagnosticados a cada ano. Menos de um quarto desses pacientes será curado somente por cirurgia e/ou radiação local. A maioria precisará receber quimioterapia sistêmica em algum momento da enfermidade. Em uma pequena parcela dos pacientes com câncer representando neoplasias específicas (cerca de 10%), a quimioterapia pode resultar em cura ou remissão prolongada. Contudo, na maioria dos casos, o tratamento farmacológico produz apenas a regressão da doença, e complicações e/ou recaídas podem eventualmente levar à morte. Assim, a média geral de 5 anos de sobrevida para os pacientes de câncer é de cerca de 68%, colocando o câncer em segundo lugar, logo após as doenças cardiovasculares, como causa de mortalidade. A Figura 37.1 apresenta a lista de fármacos anticâncer discutidos neste capítulo.

## II. PRINCÍPIOS DA QUIMIOTERAPIA ANTICÂNCER

A quimioterapia do câncer se esforça para causar apoptose ou um evento citotóxico letal nas células cancerígenas que pode impedir a progressão do crescimento do tumor. Em geral, o ataque é direcionado contra o DNA ou contra uma via metabólica essencial à multiplicação celular – por exemplo, a disponibilidade de purinas e pirimidinas, que são os componentes para a síntese de DNA e RNA (Figura 37.2). O fármaco anticâncer ideal interferiria apenas nos processos celulares exclusivos das células malignas. Infelizmente, a maioria dos medicamentos anticâncer tradicionais não reconhecem especificamente as células neoplásicas, mas, pelo contrário, afetam todos os tipos de células em proliferação. Assim, praticamente todos os fármacos antitumorais têm uma curva dose-resposta muito íngreme para os efeitos tóxicos e terapêuticos. Terapias direcionadas específicas para cinases ou para fatores de crescimento abundantes em células tumorais podem ter um perfil de efeitos adversos reduzido. Estão sendo desenvolvidos agentes mais novos que adotam uma abordagem diferente para o tratamento do câncer, bloqueando os pontos de verificação do ciclo celular e permitindo que o próprio sistema imunológico do paciente ataque as células cancerígenas. Embora essa estratégia se mostre muito promissora, os efeitos adversos continuam a ser uma preocupação e apresentam-se como toxicidade autoimune, em comparação com as toxicidades mielossupressoras que ocorrem com os agentes quimioterápicos tradicionais.

| ANTIMETABÓLITOS |
|---|
| Azacitidina |
| Capecitabina |
| Cladribina |
| Citarabina |
| Fludarabina |
| 5-Fluoruracila |
| Gencitabina |
| 6-Mercaptopurina |
| Metotrexato (MTX) |
| Pemetrexede |
| Pralatrexato |
| **ANTIBIÓTICOS** |
| Bleomicina |
| Daunorrubicina |
| Doxorrubicina |
| Epirrubicina |
| Idarrubicina |
| Mitoxantrona |
| **AGENTES ALQUILANTES/ADUTORES** |
| Bussulfano |
| Carboplatina |
| Carmustina |
| Clorambucila |
| Cisplatina |
| Ciclofosfamida |
| Dacarbazina |
| Ifosfamida |
| Lomustina |
| Melfalana |
| Oxaliplatina |
| Temozolomida |
| **INIBIDORES DE MICROTÚBULOS** |
| Docetaxel |
| Paclitaxel |
| Vimblastina |
| Vincristina |
| Vinorelbina |

**Figura 37.1**
Resumo dos quimioterápicos. (*Continua*)

## HORMÔNIOS ESTEROIDES E SEUS ANTAGONISTAS
*Anastrozol*
*Apalutamida*
*Bicalutamida*
*Darolutamida*
*Exemestano*
*Flutamida*
*Fulvestranto*
*Gosserrelina*
*Letrozol*
*Leuprorrelina*
*Nilutamida*
*Raloxifeno*
*Tamoxifeno*
*Triptorrelina*

## ANTICORPOS MONOCLONAIS
*Bevacizumabe*
*Brentuximabe vedotina*
*Cetuximabe*
*Panitumumabe*
*Rituximabe*
*Trastuzumabe*

## INIBIDORES DE CINASE
*Afatinibe*
*Crizotinibe*
*Dasatinibe*
*Erdafitinibe*
*Erlotinibe*
*Ibrutinibe*
*Idelalisibe*
*Imatinibe*
*Lapatinibe*
*Midostaurina*
*Pralsetinibe*
*Ruxolitinibe*
*Sorafenibe*
*Trametinibe*
*Vemurafenibe*

## IMUNOTERAPIAS
*Atezolizumabe*
*Avelumabe*
*Ipilimumabe*
*Nivolumabe*
*Pembrolizumabe*

## TERAPIAS CELULARES E GÊNICAS
*Tisagenlecleucel*
*Axicabtageno ciloleucel*
*Lisocabtageno maraleucel*
*Brexucabtageno autoleucel*
*Sipuleucel-T*

## OUTROS
*Abiraterona*
*Bortezomibe*
*Carfilzomibe*
*Etoposídeo*
*Ixazomibe*
*Lenalidomida*
*Pomalidomida*
*Talidomida*
*Topotecana*

**Figura 37.1**
*Continuação*

### A. Objetivos do tratamento

O principal objetivo da quimioterapia é a cura (longo prazo, sobrevivência livre da doença). A verdadeira cura exige a erradicação de cada célula neoplásica. Em alguns casos, a cura não é alcançável, de forma que o objetivo do tratamento passa a ser o controle da doença (evitar que o câncer se amplie e se espalhe) para prolongar a sobrevivência e manter a qualidade de vida. Um paciente pode manter a vida "quase normal", com o câncer tratado como uma doença crônica. Em ambos os casos, a carga de células neoplásicas é frequentemente reduzida (eliminada), seja por cirurgia e/ou radiação, seguida de quimioterapia, imunoterapia, tratamento com modificadores biológicos ou por uma combinação dessas modalidades (Figura 37.3). Em estágios avançados de câncer, é baixa a probabilidade de controlar a doença, e o objetivo é paliativo (aliviar os sintomas e evitar a toxicidade que ameaça a vida). Isso significa que os quimioterápicos podem ser usados para aliviar os sintomas causados pelo câncer e melhorar a qualidade de vida, mesmo que não a prolonguem. O objetivo do tratamento deve estar sempre em mente, pois ele costuma influenciar as decisões. A Figura 37.4 ilustra como os objetivos do tratamento podem ser dinâmicos.

### B. Indicações para tratamento

A quimioterapia é utilizada, às vezes, quando a neoplasia é disseminada e não é passível de cirurgia. Também pode ser usada como tratamento complementar para atacar micrometástases, depois do tratamento cirúrgico e da radiação; nesse caso, é denominada quimioterapia **adjuvante**. A quimioterapia feita antes do procedimento cirúrgico, como tentativa de reduzir o câncer, é chamada de quimioterapia **neoadjuvante**, e a que é feita em dosagens baixas para auxiliar no prolongamento da remissão é denominada quimioterapia de **manutenção**.

### C. Esquemas quimioterápicos

A quimioterapia combinada é mais bem-sucedida do que o tratamento com um único medicamento, na maioria dos cânceres para os quais a quimioterapia é eficaz.

1. **Quimioterapia combinada:** Fármacos citotóxicos com toxicidades diferentes, com sítios moleculares e mecanismos de ação distintos, são, em geral, combinados com dosagem plena. Isso resulta em maiores taxas de resposta, devido aos efeitos citotóxicos aditivos e/ou potencializados e sem sobreposição de toxicidade contra o paciente. Em contrapartida, fármacos com toxicidades similares limitantes de dose, como mielossupressão, nefro ou cardiotoxicidade, só podem ser associados com segurança se a dosagem de cada um for reduzida. As vantagens da quimioterapia combinada são que ela (1) proporciona morte celular máxima dentro da faixa de toxicidade tolerada, (2) é eficaz contra uma gama mais ampla de linhagens celulares na população tumoral heterogênea e (3) pode atrasar ou prevenir o desenvolvimento de linhagens celulares resistentes.

2. **Protocolos de tratamento:** Vários protocolos de tratamento de câncer foram desenvolvidos, e cada um é aplicável a um estado neoplásico particular. Em geral, eles são identificados por um acrônimo. Por exemplo, um esquema comum denominado R-CHOP, usado para o tratamento de linfoma não Hodgkin, consiste em **r**ituximabe, **c**iclofosfamida, **h**idroxidaunorrubicina (*doxorrubicina*), **o**ncovin (*vincristina*) e **p**rednisona. O tratamento é programado

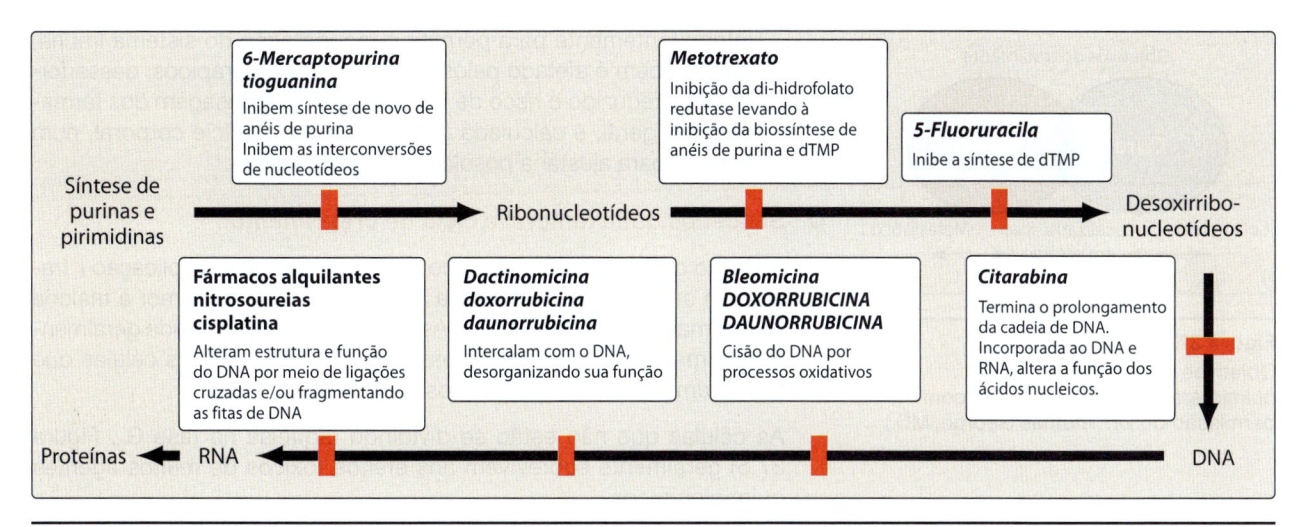

## Figura 37.2
Exemplos de fármacos quimioterápicos que afetam RNA e DNA. dTMP, monofosfato de desoxitimidina.

**Síntese de purinas e pirimidinas** → Ribonucleotídeos → Desoxirribonucleotídeos → DNA
Proteínas ← RNA ←

**6-Mercaptopurina / tioguanina**
Inibem síntese de novo de anéis de purina. Inibem as interconversões de nucleotídeos.

**Metotrexato**
Inibição da di-hidrofolato redutase levando à inibição da biossíntese de anéis de purina e dTMP.

**5-Fluoruracila**
Inibe a síntese de dTMP.

**Fármacos alquilantes / nitrosoureias / cisplatina**
Alteram estrutura e função do DNA por meio de ligações cruzadas e/ou fragmentando as fitas de DNA.

**Dactinomicina / doxorrubicina / daunorrubicina**
Intercalam com o DNA, desorganizando sua função.

**Bleomicina / DOXORRUBICINA / DAUNORRUBICINA**
Cisão do DNA por processos oxidativos.

**Citarabina**
Termina o prolongamento da cadeia de DNA. Incorporada ao DNA e RNA, altera a função dos ácidos nucleicos.

---

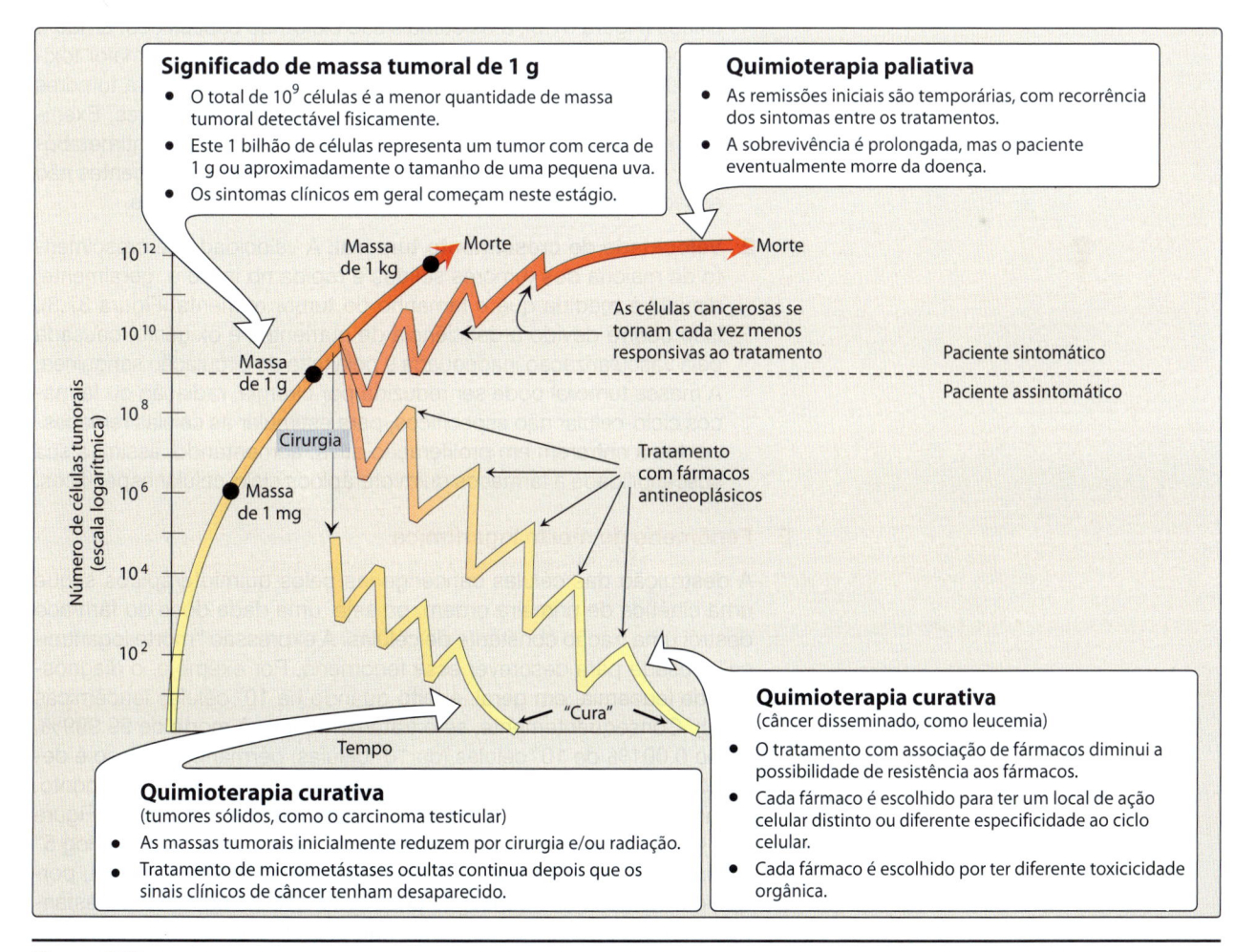

## Figura 37.3
Efeitos de vários tratamentos nas cargas de células cancerosas em um paciente hipotético.

**Significado de massa tumoral de 1 g**
- O total de $10^9$ células é a menor quantidade de massa tumoral detectável fisicamente.
- Este 1 bilhão de células representa um tumor com cerca de 1 g ou aproximadamente o tamanho de uma pequena uva.
- Os sintomas clínicos em geral começam neste estágio.

**Quimioterapia paliativa**
- As remissões iniciais são temporárias, com recorrência dos sintomas entre os tratamentos.
- A sobrevivência é prolongada, mas o paciente eventualmente morre da doença.

Eixo Y: Número de células tumorais (escala logarítmica): $10^2$, $10^4$, $10^6$, $10^8$, $10^{10}$, $10^{12}$
Eixo X: Tempo

Marcadores no gráfico: Massa de 1 kg → Morte; Massa de 1 g; Massa de 1 mg; Cirurgia; Tratamento com fármacos antineoplásicos; "Cura"; Paciente sintomático / Paciente assintomático; As células cancerosas se tornam cada vez menos responsivas ao tratamento.

**Quimioterapia curativa**
(tumores sólidos, como o carcinoma testicular)
- As massas tumorais inicialmente reduzem por cirurgia e/ou radiação.
- Tratamento de micrometástases ocultas continua depois que os sinais clínicos de câncer tenham desaparecido.

**Quimioterapia curativa**
(câncer disseminado, como leucemia)
- O tratamento com associação de fármacos diminui a possibilidade de resistência aos fármacos.
- Cada fármaco é escolhido para ter um local de ação celular distinto ou diferente especificidade ao ciclo celular.
- Cada fármaco é escolhido por ter diferente toxicicidade orgânica.

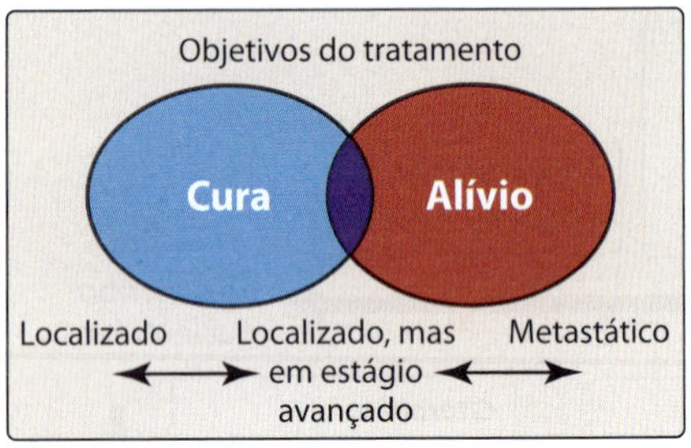

**Figura 37.4**
Objetivos do tratamento com quimioterápicos. (Reproduzida com permissão do Dr. Thomas George, MD.)

intermitentemente para permitir a recuperação do sistema imune, que também é afetado pelos fármacos quimioterápicos; dessa forma, fica reduzido o risco de infecção grave. A dosagem dos fármacos, em geral, é calculada com base na superfície corporal, num esforço para ajustar a posologia a cada paciente.

D. **Suscetibilidade tumoral e ciclo de crescimento**

A fração de células tumorais que estão na fase de multiplicação ("fração em crescimento") influencia a suscetibilidade do tumor à maioria dos fármacos quimioterápicos. As células em divisão rápida geralmente são mais sensíveis à quimioterapia, ao passo que as células que proliferam lentamente são menos sensíveis.

As células que não estão se dividindo (aquelas na fase $G_0$; Figura 37.5) geralmente sobrevivem aos efeitos tóxicos de muitos agentes quimioterápicos.

1. **Especificidade do ciclo celular dos fármacos:** Células normais e células tumorais passam por ciclos de crescimento (Figura 37.5). Contudo, pode diferir o número de células dos tecidos normais e dos neoplásicos que estão em vários estágios do ciclo. Os fármacos quimioterápicos eficazes apenas contra as células em multiplicação (i.e., as células que estão se dividindo) são considerados ciclo-específicos (Figura 37.5), e os demais são ciclo-não específicos. Embora os medicamentos inespecíficos geralmente apresentem maior toxicidade nas células em ciclo, eles também são úteis contra tumores que apresentam baixa porcentagem de células replicantes. Exemplos de agentes específicos do ciclo celular incluem os antimetabólitos, os taxanos e os alcaloides da vinca. Exemplos de agentes não específicos do ciclo celular incluem os agentes alquilantes.

2. **Velocidade de crescimento tumoral:** A velocidade de crescimento da maioria dos tumores sólidos é rápida no início e, geralmente, diminui à medida que o tamanho do tumor aumenta (Figura 37.3). Isso ocorre devido à deficiência de nutrientes e oxigênio, causada pela vascularização inadequada e pela falta de circulação sanguínea. A massa tumoral pode ser reduzida por cirurgia, radiação ou fármacos ciclo-celular não específicos, para estimular as células remanescentes a entrarem em proliferação ativa, aumentando, assim, a sua suscetibilidade a fármacos quimioterápicos ciclo-celular específicos.

E. **Fenômeno de morte logarítmica**

A destruição das células cancerígenas pelos quimioterápicos segue uma cinética de primeira ordem, ou seja, uma dada dose do fármaco destrói uma fração constante de células. A expressão "morte logarítmica" é usada para descrever esse fenômeno. Por exemplo, o diagnóstico de leucemia, em geral, é feito quando há $10^9$ células leucêmicas (total). Consequentemente, se o tratamento leva à morte de 99,999%, então 0,001% de $10^9$ células (ou $10^4$ células) permanecem. Isso é definido como uma morte "log 5" (redução de $10^5$ células). Nesse ponto, o paciente se torna assintomático, ou seja, está em remissão (Figura 37.3). Para a maioria das infecções bacterianas, uma redução "log 5" (100.000 vezes) no número de microrganismos resulta em cura, porque o sistema imune consegue destruir as células bacterianas restantes. Contudo, as células tumorais não são eliminadas facilmente, e é necessário tratamento adicional para eliminar totalmente a população de células leucêmicas.

## F. Santuários farmacológicos

As células leucêmicas ou de outros tumores encontram santuários em tecidos como o sistema nervoso central (SNC), onde as limitações de transporte impedem a penetração de certos quimioterápicos. Por isso, o paciente pode necessitar de irradiação do eixo cranioespinal ou administração intratecal de fármacos, para eliminar as células leucêmicas naquele local. De forma similar, os fármacos podem ser incapazes de penetrar certas áreas dos tumores sólidos.

## G. Resistência à quimioterapia

Os fármacos contra o câncer são toxinas que se apresentam como um desafio letal para a célula. Assim, não surpreende que as células tenham desenvolvido mecanismos de defesa para se proteger das toxinas químicas, incluindo os fármacos quimioterápicos.

1. **Resistência:** Algumas células neoplásicas (p. ex., melanoma) são inerentemente resistentes à maioria dos fármacos anticâncer. Outros tipos tumorais podem adquirir resistência aos efeitos citotóxicos de um fármaco por mutação, particularmente após administração prolongada de doses subótimas. O desenvolvimento de resistência aos fármacos é minimizado por tratamento de curta duração, intensivo e intermitente, com associação de fármacos. A associação também é eficaz contra uma faixa mais ampla de células resistentes na população do tumor.

2. **Resistência a multifármacos:** A seleção gradual de um gene amplificado que codifica para uma proteína transmembrana (glicoproteína P para glicoproteína da "permeabilidade") (Figura 37.6) é responsável pela resistência a vários fármacos. Essa resistência se deve ao bombeamento do fármaco para fora da célula, na presença de glicoproteína P – dependente de trifosfato de adenosina (ATP, do inglês *adenosine triphosphate*). Também ocorre resistência cruzada com o uso de fármacos estruturalmente não relacionados. Por exemplo, células resistentes ao efeito citotóxico dos alcaloides da vinca também são resistentes à *dactinomicina*, aos antimicrobianos antraciclínicos, bem como à *colchicina* (um fármaco para tratar gota) e vice-versa. Esses fármacos são todos substâncias de ocorrência natural e cada um tem um anel aromático hidrofóbico e uma carga positiva no pH neutro. (Nota: A glicoproteína P é normalmente expressa em concentrações baixas na maioria dos tipos celulares; concentrações mais elevadas são encontrados em rins, fígado, pâncreas, intestino delgado, colo do intestino e suprarrenais. Foi sugerido que a presença da glicoproteína P pode ser responsável pela resistência intrínseca à quimioterapia observada nos adenocarcinomas.) Certos fármacos em concentrações elevadas (p. ex., *verapamil*) podem inibir a bomba e, assim, interferir no efluxo do fármaco anticâncer. Contudo, esses fármacos são problemáticos devido às suas próprias ações farmacológicas adversas. Estão sendo procurados bloqueadores de bomba farmacologicamente inertes.

## H. Efeitos adversos da quimioterapia

A terapia destinada a matar células cancerígenas que se dividem rapidamente também afeta células normais em rápida proliferação, como células da mucosa oral, medula óssea, mucosa gastrintestinal (GI) e folículos capilares. O que pode contribuir para as manifestações tóxicas da quimioterapia.

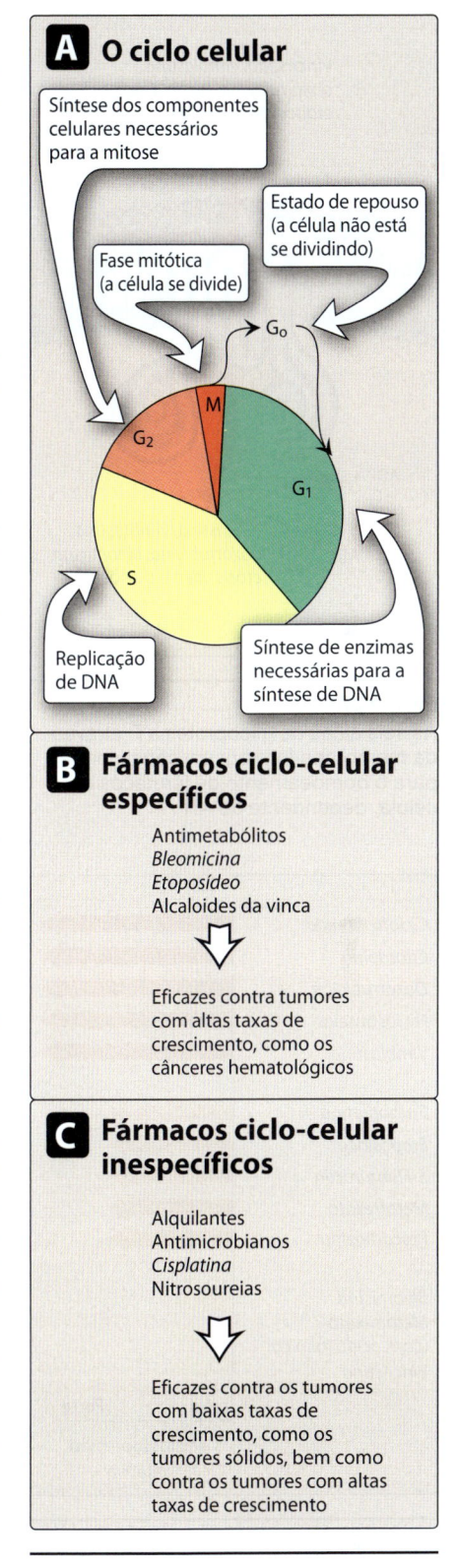

**A** O ciclo celular

- Síntese dos componentes celulares necessários para a mitose
- Estado de repouso (a célula não está se dividindo)
- Fase mitótica (a célula se divide)
- G₀
- M
- G₂
- G₁
- S
- Replicação de DNA
- Síntese de enzimas necessárias para a síntese de DNA

**B** Fármacos ciclo-celular específicos

Antimetabólitos
*Bleomicina*
*Etoposídeo*
Alcaloides da vinca

⇩

Eficazes contra tumores com altas taxas de crescimento, como os cânceres hematológicos

**C** Fármacos ciclo-celular inespecíficos

Alquilantes
Antimicrobianos
*Cisplatina*
Nitrosoureias

⇩

Eficazes contra os tumores com baixas taxas de crescimento, como os tumores sólidos, bem como contra os tumores com altas taxas de crescimento

**Figura 37.5**
Efeitos dos fármacos quimioterápicos no ciclo de crescimento das células de mamíferos.

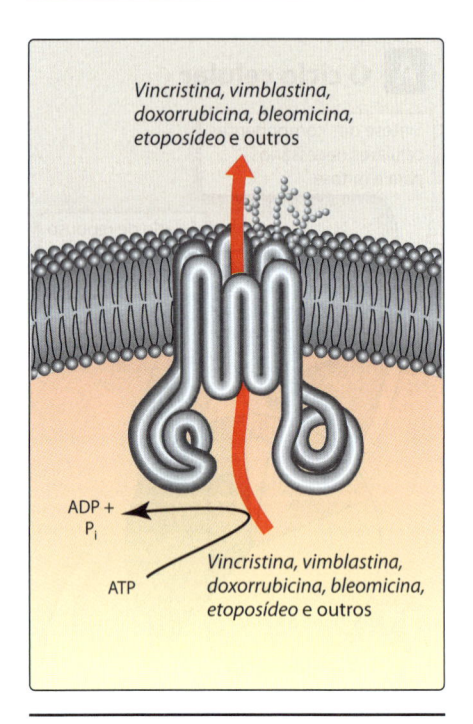

**Figura 37.6**
As seis alças da glicoproteína P através da membrana formam um canal central para o bombeamento de fármacos da célula, dependente de ATP.

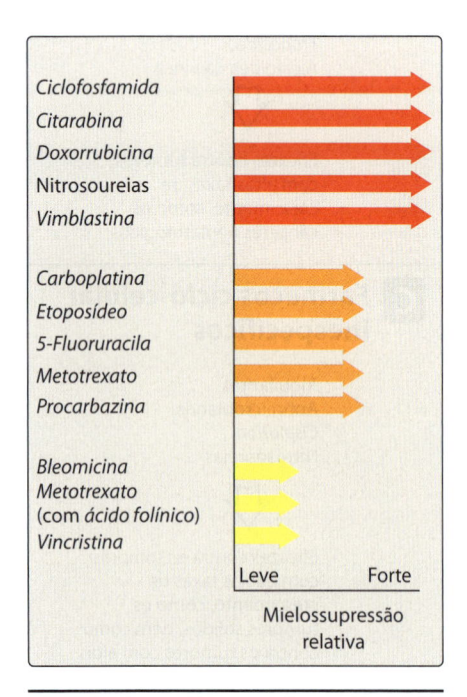

**Figura 37.7**
Comparação do potencial mielossupressivo dos fármacos quimioterápicos.

1. **Efeitos adversos comuns:** A maioria dos quimioterápicos tem índice terapêutico estreito. Vômitos intensos, estomatite, supressão da medula óssea e alopecia ocorrem em graus variados com a maioria dos agentes antineoplásicos. A êmese, em geral, é controlada com fármacos antieméticos (ver Capítulo 42). Algumas toxicidades, como a mielossupressão que predispõe os pacientes à infecção, são comuns a muitos agentes quimioterápicos (Figura 37.7), e antimicrobianos profiláticos devem ser considerados de acordo com diretrizes baseadas em evidências. Outras reações adversas estão reservadas a agentes específicos, como toxicidade vesical com *ifosfamida*, cardiotoxicidade com *doxorrubicina* e fibrose pulmonar com *bleomicina*. A duração dos efeitos adversos varia amplamente. Por exemplo, a alopecia é temporária, mas as toxicidades cardíaca, pulmonar e vesical são irreversíveis. A síndrome da lise tumoral é uma emergência oncológica causada por lise maciça de células tumorais que ocorre em tumores com alta taxa proliferativa ou alta sensibilidade à terapia citotóxica (p. ex., linfoma de Burkitt, leucemia linfoblástica aguda de células T). Pode levar a muitos distúrbios metabólicos, incluindo hiperuricemia, hipercalemia, hiperfosfatemia e hipocalcemia.

2. **Minimização dos efeitos adversos:** Algumas reações tóxicas podem ser reduzidas por intervenções, como o uso de medicamentos citoprotetores, perfusão local do tumor (p. ex., um sarcoma do braço) ou hidratação intensiva e diurese para prevenir a toxicidade vesical. Por exemplo, a anemia megaloblástica que ocorre com o *metotrexato* pode ser de maneira eficaz combatida pela administração de *ácido folínico* (*leucovorina*), e o fármaco *mesna* (2-mercaptoetano sulfonato sódico) pode ligar-se a um metabólito tóxico da *ifosfamida* para reduzir o potencial de cistite hemorrágica. Fatores estimuladores de colônias de granulócitos podem ser administrados para aumentar a produção de neutrófilos e reduzir o risco de febres neutropênicas causadas pela quimioterapia (ver Capítulo 44).

3. **Tumores induzidos pelo tratamento:** Como a maioria dos agentes antineoplásicos são mutagênicos e podem causar alterações no DNA, neoplasias como a leucemia mieloide aguda podem surgir a qualquer momento, até 10 ou mais anos após a cura do câncer original. Infelizmente, a maioria dos tumores que se desenvolvem a partir de agentes quimioterápicos contra o câncer não respondem bem às estratégias de tratamento.

## Aplicação clínica 37.1: Malignidades secundárias

Alguns dos agentes usados para tratar o câncer também podem causar câncer. Agentes adutores, tais como os medicamentos contendo platina (p. ex., *cisplatina* e *carboplatina*) e inibidores de topoisomerase (p. ex., *etoposídeo*) são conhecidos por causar malignidades secundárias, como leucemia mieloide aguda (LMA) e leucemia linfocítica aguda. A LMA relacionada à terapia pode ser difícil de curar, em parte porque tende a apresentar citogenética associada a resultados desfavoráveis.

## III. ANTIMETABÓLITOS

Os antimetabólitos são estruturalmente relacionados a compostos normais encontrados no interior da célula. Eles, em geral, interferem na disponibilidade de precursores normais de nucleotídeos de purina ou pirimidina, seja por inibirem sua síntese, seja por competirem com eles na síntese de DNA ou RNA. O efeito citotóxico máximo é específico na fase S e é, portanto, ciclo-celular específico. Um resumo das características importantes e dos efeitos adversos dos antimetabólitos é fornecido na Figura 37.8.

| FÁRMACO | VIA | EFEITOS ADVERSOS | INTERAÇÕES FARMACOLÓGICAS IMPORTANTES | PARÂMETROS DE MONITORAMENTO | NOTAS |
|---|---|---|---|---|---|
| *Metotrexato* | IV/VO/IM/IT | Náusea, vômito, diarreia, estomatite, erupção cutânea, alopecia, mielossupressão Altas doses: dano renal IT: toxicidades neurológicas | *Omeprazol, ácido fólico, varfarina*, AINEs, penicilinas, cefalosporinas | Hemograma completo, função renal e hepática dosagem de *metotrexato* (após infusão de altas doses) | Alguns efeitos adversos podem ser prevenidos ou revertidos com a administração de *leucovorina*. Ajustar a dose na insuficiência renal. |
| *6-Mercaptopurina (6-MP)* | VO | Náusea, vômito, diarreia, mielossupressão, anorexia, hepatotoxicidade (icterícia) | *Varfarina, alopurinol*, SMX/TMP | Hemograma completo, função renal e hepática | Reduzir a dose de *6-MP* em 50 a 75% quando usado com *alopurinol*, para prevenir toxicidade. |
| *Fludarabina* | IV | Náusea, vômito, diarreia, mielossupressão, erupção cutânea, imunossupressão, febre, edema, toxicidade neurológica | *Citarabina, ciclofosfamida, cisplatina, mitoxantrona, pentostatina* | Hemograma completo; função renal e hepática; síndrome da lise tumoral | A imunossupressão aumenta o risco de infecções oportunistas. Ajustar a dose na insuficiência renal. |
| *Cladribina* | IV/SC | Neutropenia, imunossupressão, febre, náusea, vômito, teratogênese, neuropatia periférica | | Hemograma completo; função renal e hepática; síndrome da lise tumoral | A imunossupressão aumenta o risco de infecções oportunistas. |
| *5-Fluoruracila (5-FU)* | IV | Diarreia, alopecia, mucosite grave, mielossupressão (bólus), "síndrome mão-pé" (infusão contínua), vasoespasmo coronariano | *Metotrexato* (análogos do antifolato) | Hemograma completo, função renal e hepática; diarreia | "Síndrome mão-pé"/ eritrodisestesia palmar-plantar é uma descamação eritematosa das palmas das mãos e plantas dos pés. |
| *Capecitabina* | VO | Diarreia, mucosite, mielossupressão, "síndrome mão-pé", dor torácica | *Varfarina, fenitoína* | Hemograma completo, função renal e hepática; diarreia | Deve ser tomado 30 minutos antes da refeição; manter a pele bem hidratada. |
| *Citarabina* | IV/IT | Náusea, vômito, diarreia, mielossupressão, hepatotoxicidade; toxicidade neurológica, conjuntivite (dose elevada) | *Digoxina*, agentes alquilantes, *metotrexato* | Hemograma completo, função renal e hepática; toxicidade central | Administrar colírio de esteroides em altas doses para prevenir conjuntivite. |
| *Azacitidina* | IV/SC | Mielossupressão (neutropenia, trombocitopenia), náusea, vômito, constipação, hipocalemia, toxicidade renal | | Hemograma completo, função renal e hepática | A estabilidade do medicamento preparado (IV) é de apenas 60 min. |
| *Gencitabina* | IV | Mielossupressão, (trombocitopenia), náusea, vômito, alopecia, erupção cutânea, síndrome semelhante à gripe | Radiosensibilizador potente | Hemograma completo; função hepática, erupção cutânea | |

**Figura 37.8**
Resumo dos antimetabólitos. SNC, sistema nervoso central; IM, intramuscular; IT, intratecal; IV, intravenoso; AINE, anti-inflamatório não esteroides; VO, via oral; SC, subcutâneo; *SMX/TMP, sulfametoxazol/trimetoprima.*

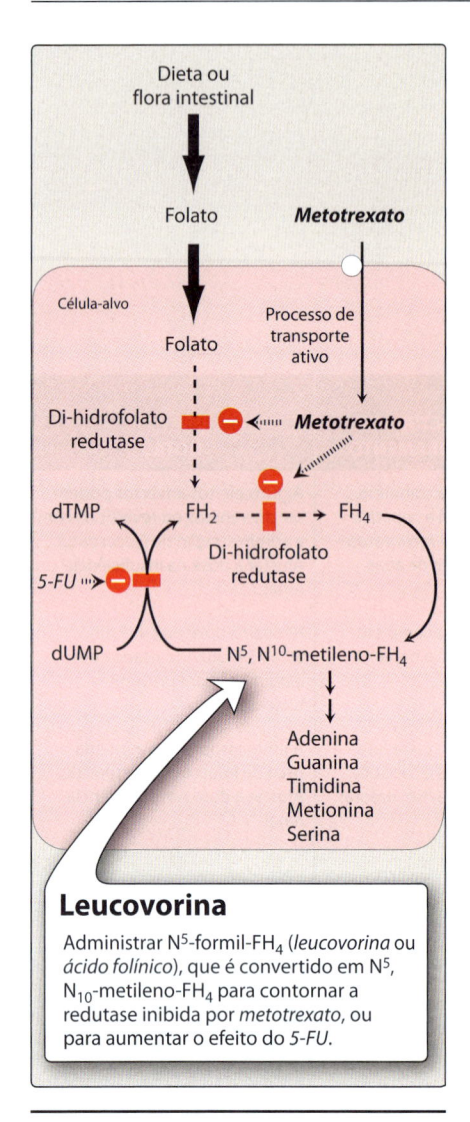

## A. Metotrexato, pemetrexede e pralatrexato

A vitamina ácido fólico tem papel central em uma variedade de reações metabólicas envolvendo a transferência de unidades de um carbono e é essencial para a multiplicação celular. O ácido fólico é obtido principalmente de fontes alimentares e da flora intestinal. *Metotrexato* (MTX), *pemetrexede* e *pralatrexato* são agentes antifolatos.

1. **Mecanismo de ação:** O *MTX* é estruturalmente relacionado ao ácido fólico e atua como um antagonista dessa vitamina, inibindo a di-hidrofolato redutase (DHFR), enzima que converte o ácido fólico na sua forma de coenzima ativa, o ácido tetra-hidrofólico ($FH_4$) (Figura 37.9). A inibição da DHFR consegue ser revertida somente por um excesso de mil vezes do substrato natural, o di-hidrofolato ($FH_2$), ou pela administração de *ácido folínico*, que ultrapassa a enzima bloqueada e restabelece o estoque de *folato* (Figura 37.9). (Nota: *Leucovorina*, ou *ácido folínico*, é a forma de $FH_4$ que transporta o grupo $N^5$-formil.) O *MTX* é específico para a fase S do ciclo celular. *Pemetrexede* é um antimetabólito com mecanismo similar ao do *MTX*. Contudo, além de inibir a DHFR, ele também inibe a timidilato sintetase e outras enzimas envolvidas no metabolismo do folato e na síntese de DNA. O *pralatrexato* é um antimetabólito que também inibe a DHFR.

2. **Usos terapêuticos:** O *MTX*, geralmente em combinação com outros medicamentos, é eficaz contra muitos tipos diferentes de câncer, incluindo, mas não se limitando, a leucemia linfocítica aguda, linfoma de Burkitt em crianças, câncer de mama, carcinomas de cabeça e pescoço e micose fungoide. Além disso, doses baixas de *MTX*, como fármaco único, são eficazes contra certas doenças inflamatórias, como psoríase grave, artrite reumatoide e doença de Crohn. Todos os pacientes que recebem *MTX* exigem monitoração cuidadosa quanto aos possíveis efeitos tóxicos. O *pemetrexede* é usado principalmente em câncer de pulmão. O *pralatrexato* é usado em linfoma de células T, sejam recaídas ou refratárias a outros fármacos.

3. **Farmacocinética:** Em doses baixas, o *MTX* sofre absorção variável no trato gastrintestinal (TGI), mas também pode ser administrado pelas vias intramuscular (IM), intravenosa (IV) e intratecal (IT) (Figura 37.10). Como o *MTX* não atravessa a barreira hematencefálica facilmente, ele pode ser administrado por via intratecal para destruir células neoplásicas que prosperam no SNC. Concentrações elevadas são encontradas no epitélio intestinal, no fígado e nos rins, bem como nas efusões ascite e pleural. O *MTX* também se distribui para a pele. Pequenas quantidades de MTX sofrem hidroxilação na 7ª posição para formar o 7-hidroximetotrexato. Esse derivado é menos solúvel em água que o *MTX* e pode causar cristalúria. Por isso, é importante manter a urina alcalina e o paciente bem hidratado, para evitar a toxicidade renal. A excreção do medicamento original e do metabólito 7-OH ocorre principalmente pela urina.

4. **Efeitos adversos:** Os efeitos adversos do *MTX* são apresentados na Figura 37.8. A *leucovorina* deve ser adicionada como agente de resgate ao tratamento com altas doses de *metotrexato* para diminuir o risco de toxicidade grave. O *pemetrexede* e o *pralatrexate* devem ser administrados com ácido fólico e vitamina $B_{12}$ para diminuir a toxicidade hematológica e GI. O pré-tratamento com corticosteroides para prevenir reações cutâneas é recomendado com *pemetrexede*.

**Figura 37.9**
Mecanismo de ação do *metotrexato* e efeito da administração da *leucovorina*. dTMP, monofosfato de desoxitimidina; dUMP, monofosfato de desoxiuridina; $FH_2$, di-hidrofolato; $FH_4$, tetra-hidrofolato.

**Leucovorina**
Administrar $N^5$-formil-$FH_4$ (*leucovorina* ou *ácido folínico*), que é convertido em $N^5$, $N_{10}$-metileno-$FH_4$ para contornar a redutase inibida por *metotrexato*, ou para aumentar o efeito do *5-FU*.

## B. 6-Mercaptopurina

A *6-mercaptopurina* (*6-MP*), um antimetabólito purínico, é o análogo tiol da hipoxantina. A *6-MP* e a *6-tioguanina* (*6-TG*) foram os primeiros análogos de purina que se mostraram eficazes no combate à doença neoplásica. A *azatioprina* (ver Capítulo 38), um imunossupressor, exerce seu efeito citotóxico após conversão a *6-MP*. A *6-MP* é inativa em sua forma original e é ativada enzimaticamente dentro das células. Atua como um falso metabólito e é incorporada ao DNA e ao RNA para inibir sua síntese. A *6-MP* é usada principalmente na manutenção da remissão da leucemia linfoblástica aguda. A *6-MP* e seu análogo *azatioprina* são benéficos também no tratamento da doença de Crohn.

## C. Fludarabina

A *fludarabina* é o 5'-fosfato do arabinosídeo 2-fluoroadenina – um análogo nucleotídico da purina. Ela é útil no tratamento da leucemia linfocítica crônica, da leucemia de células pilosas e do linfoma indolente não Hodgkin. A *fludarabina* é um profármaco; o fosfato é removido no plasma para formar o 2-F-araA, que é captado pelas células e novamente fosforilado (inicialmente pela desoxicitidina cinase). Embora o mecanismo citotóxico exato seja incerto, o trifosfato é incorporado ao DNA e ao RNA. Isso diminui suas sínteses na fase S e afeta suas funções. A resistência está associada à diminuição da captação pelas células, à falta da desoxicitidina cinase, à diminuição da afinidade da DNA-polimerase, bem como a outros mecanismos.

## D. Fluoruracila

A *fluoruracila* (*5-FU*), um análogo da pirimidina, tem um átomo estável de flúor no lugar de um átomo de hidrogênio na posição 5 do anel da uracila. O flúor interfere na conversão do ácido desoxiuridílico a ácido timidílico, privando, assim, a célula de timidina, um dos precursores essenciais da síntese de DNA. A *5-FU* é empregada primariamente no tratamento de tumores sólidos de crescimento lento (p. ex., carcinomas colorretal, mamário, ovariano, pancreático e gástrico). Aplicada topicamente, a *5-FU* é eficaz também no tratamento de carcinomas de célula basal superficial.

1. **Mecanismo de ação:** A *5-FU* não tem atividade antineoplásica. Ela entra na célula por um sistema de transporte mediado por carreador e é convertida ao desoxinucleotídeo correspondente (monofosfato de 5-fluorodesoxiuridina [5-FdUMP]) (Figura 37.11), que compete com o monofosfato de desoxiuridina pela timidilato sintetase, inibindo, assim, a sua ação. A síntese de DNA diminui devido à falta de timidina, levando ao crescimento celular desequilibrado e à "morte por falta de timidina" das células em divisão rápida. (Nota: A *leucovorina* pode ser usada para aumentar a toxicidade da 5-FU, estabilizando a ligação do 5-FdUMP e da timidilato sintetase. Por exemplo, hoje, o regime padrão para o câncer colorretal avançado é *irinotecano + 5-FU/ácido folínico*.) A *5-FU* também é incorporada ao RNA, e concentrações baixas foram detectadas no DNA. Neste último caso, uma glicosilase excisa a *5-FU*, lesando o DNA. A *5-FU* produz o efeito anticâncer na fase S do ciclo celular.

2. **Farmacocinética:** Devido à grave toxicidade ao TGI, a *5-FU* é administrada por via IV ou, no caso de câncer de pele, topicamente. O fármaco penetra bem em todos os tecidos, incluindo o SNC. A *5-FU* é rapidamente metabolizada no fígado, pulmão e

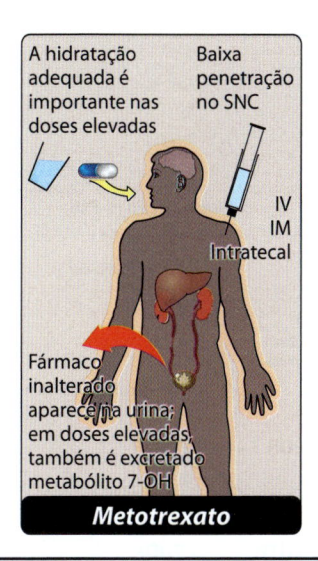

**Figura 37.10**
Administração e destino do *MTX*.
SNC, sistema nervoso central;
IM, intramuscular; IV, intravenoso.

rim, e os metabólitos inativos são eliminados na urina. Concentrações elevadas de di-hidropirimidina desidrogenase (DPD) podem aumentar a taxa de catabolismo da *5-FU* e diminuir sua biodisponibilidade. As concentrações de DPD variam de indivíduo a indivíduo, podendo ter variação de até seis vezes na população geral. Pacientes com deficiência de DPD podem experimentar toxicidade grave, manifestada por pancitopenia, mucosite e diarreia com risco de morte.

### E. Capecitabina

A *capecitabina*, um carbamato de fluoropirimidina, é um profármaco do *5-fluoruracila*. Ela é usada no tratamento de câncer colorretal e de mama metastático e bem absorvida após administração oral. Após a absorção, a *capecitabina*, que por si só não é tóxica, sofre uma série de reações enzimáticas, sendo a última a hidrólise a *5-FU*. Essa etapa é catalisada pela timidina fosforilase, uma enzima concentrada primariamente em tumores (Figura 37.12). Assim, a atividade citotóxica da *capecitabina* é a mesma da *5-FU* e é tumor-específica. A enzima mais importante inibida pela *5-FU* (e, assim, pela *capecitabina*) é a timidilato sintetase. Embora a síndrome mão-pé (formigamento, queimação, vermelhidão, inchaço e bolhas nas palmas das mãos e plantas dos pés) seja mais comum com a *capecitabina* em comparação com a *5-FU*, outros efeitos adversos, como náusea, diarreia, estomatite e neutropenia, são relatados menos frequentemente.

### F. Citarabina

A *citarabina* (*citosina arabinosídeo* ou *ara-C*) é um análogo da 2'-desoxicitidina, na qual o resíduo ribose natural é substituído por D-arabinose. Ela atua como antagonista da pirimidina. Seu principal uso clínico é contra a LMA. A *citarabina* entra na célula por processo mediado por transportadores e, como outros antagonistas da purina e da pirimidina, precisa ser fosforilada sequencialmente pela desoxicitidina cinase e outros nucleotídeos cinases para formar o nucleotídeo (trifosfato de citocina arabinosídeo ou ara-CTP) e ser citotóxica. O ara-CTP é um inibidor eficaz da DNA-polimerase. O nucleotídeo também é incorporado ao DNA nuclear e pode terminar o alongamento da cadeia. Portanto, ele é específico da fase S (e, assim, ciclo-celular específico). A *citarabina* não é eficaz quando administrada por via oral, devido à sua desaminação para ara-U, não citotóxico, pela citidina desaminase na mucosa intestinal e no fígado. Administrada por via IV, ela se distribui por todo o organismo, mas não penetra no SNC em quantidade suficiente. Portanto, também pode ser administrada por via intratecal para uso em leucemias meníngeas.

### G. Azacitidina

A *azacitidina* é um nucleosídeo pirimidina análogo da *citidina*. Ela é usada no tratamento das síndromes mielodisplásicas e na LMA. É ativada ao nucleotídeo metabólito trifosfato de azacitidina e incorporada ao DNA e ao RNA, inibindo a expressão gênica, além do processamento e função do RNA. Ela é ciclo-celular específico na fase S.

### H. Gencitabina

A *gencitabina* é um análogo do nucleosídeo desoxicitidina. Ela é usada mais comumente contra o câncer de pâncreas e o câncer pulmonar de células não pequenas. A *gencitabina* é substrato

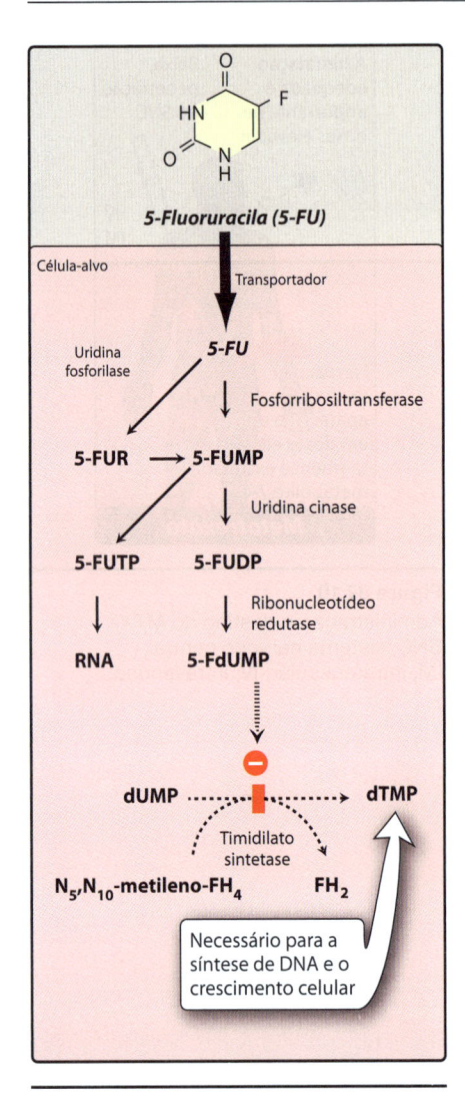

**Figura 37.11**
Mecanismo da ação citotóxica da *5-FU*. A *5-FU* é convertida em *5-FdUMP*, que compete com o monofosfato de desoxiuridina pela enzima timidilato sintase. *5-FU*, fluoruracila; *5-FUDP*, difosfato de 5-fluorouridina; *5-FUMP*, monofosfato de 5-fluorouridina; *5-FUR*, 5-fluorouridina; *5-FUTP*, trifosfato de 5-fluorouridina; *dTMP*, monofosfato de desoxitimidina. dUMP, monofosfato de desoxiuridina.

da desoxicitidina cinase, que fosforila o fármaco a trifosfato de 2'-2'-difluorodesoxicitidina (Figura 37.13). É administrada por infusão intravenosa. Ela é desaminada à difluorodesoxiuridina, que não é citotóxica, e excretada na urina.

## IV. ANTIBIÓTICOS ANTITUMORAIS

Os antibióticos antitumorais (Figura 37.14) são produzidos a partir de várias cepas da bactéria *Streptomyces*. Eles devem sua ação citotóxica principalmente às suas interações com o DNA, levando à interrupção da função do DNA. Além de intercalar o DNA, as antraciclinas também produzem citotoxicidade por meio da inibição da topoisomerase e por danos causados por radicais livres. Embora as antraciclinas sejam inespecíficas quanto ao ciclo celular, a *bleomicina* atua principalmente na fase $G_2$.

### A. Antraciclinas

A *doxorrubicina* e a *daunorrubicina* são classificadas como antimicrobianos antraciclínicos. A *doxorrubicina* é o análogo hidroxilado da *daunorrubicina*. A *idarrubicina*, um análogo 4-desmetoxi da *daunorrubicina*, a *epirrubicina* e a *mitoxantrona*, um derivado da antraciclina, também estão disponíveis. Os usos terapêuticos desses fármacos diferem, apesar das similaridades de estrutura e dos mecanismos de ação aparentemente semelhantes. A *doxorrubicina* é um dos mais importantes e mais usados fármacos anticâncer. É utilizada em combinação com outros agentes para tratamento de sarcomas e uma variedade de carcinomas, incluindo câncer de mama e muitos tumores sólidos metastáticos. Também é usada para muitas leucemias e linfomas. A *daunorrubicina* e a *idarrubicina* são administradas no tratamento de leucemias agudas, e a *mitoxantrona* é usada na LMA e no câncer de próstata.

1. **Mecanismo de ação:** A *doxorrubicina* e outras antraciclinas induzem citotoxicidade por meio de vários mecanismos diferentes, incluindo intercalação ao DNA e inibição da reparação do DNA pela inibição da topoisomerase II. Isso resulta no bloqueio da síntese de DNA e RNA e na fragmentação do DNA. Além disso, os radicais livres podem induzir a peroxidação lipídica da membrana, a cisão da cadeia de DNA e a oxidação direta de bases purinas ou pirimidinas, tióis e aminas (Figura 37.15).

2. **Farmacocinética:** Esses agentes devem ser administrados por via intravenosa, pois são inativados no trato GI. O extravasamento é um sério problema, já que pode causar necrose tecidual. Os antimicrobianos antraciclínicos se ligam às proteínas plasmáticas, bem como a outros componentes tissulares, onde são amplamente distribuídos. Eles não penetram a barreira hematencefálica nem os testículos. Esses fármacos sofrem extensa biotransformação hepática, e é preciso ajustar a dosagem em pacientes com disfunção hepática. A via biliar é a principal rota de eliminação. Devido à coloração vermelho-escuro dos antraciclínicos, as veias podem se tornar visíveis ao redor do local de infusão, e a urina também pode corar de vermelho.

3. **Efeitos adversos:** A cardiotoxicidade irreversível e dose-dependente é a reação adversa mais grave, que pode levar à disfunção ventricular esquerda e à insuficiência cardíaca. A fração de ejeção do

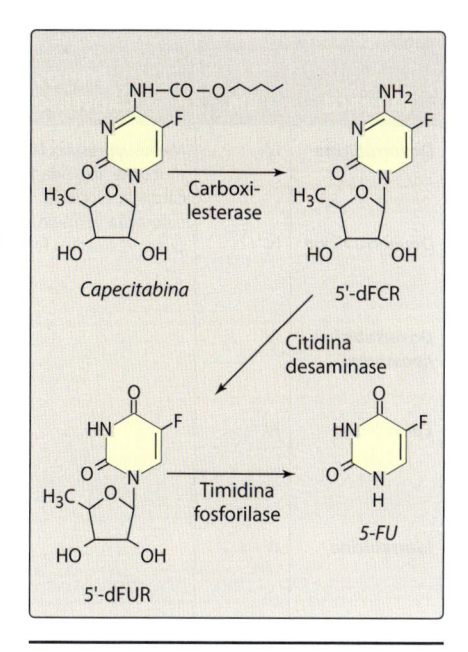

**Figura 37.12**
Via metabólica da *capecitabina* a *fluorouracila* (*5-FU*). 5'-dFCR, 5'-desoxi-5-fluorocitidina; 5'-dFUR, 5'-desoxi-5-fluorouridina.

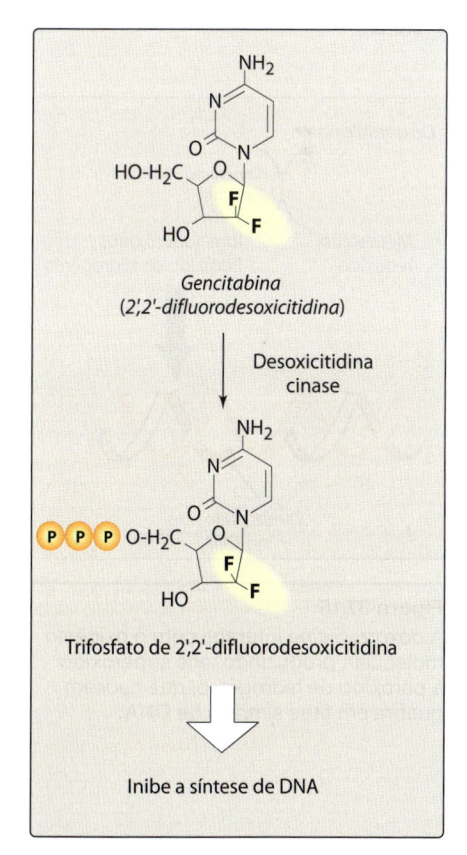

**Figura 37.13**
Mecanismo de ação da *gencitabina*.

| FÁRMACO | VIA | EFEITOS ADVERSOS | INTERAÇÕES FARMACOLÓGICAS IMPORTANTES | PARÂMETROS DE MONITORAMENTO | NOTAS |
|---|---|---|---|---|---|
| *Doxorrubicina* | IV | Mielossupressão, N/V/D, mucosite, toxicidade cardíaca, alopecia, coloração vermelha da urina. Vesicantes fortes | Fenitoína, trastuzumabe (cardiotoxicidade), digoxina | Hemograma completo; função renal e hepática; função cardíaca (ECO ou MUGA); ajustar na disfunção hepática | Doses cumulativas > 450 mg/m aumentam o risco de cardiotoxicidade. Vesicante! |
| *Daunorrubicina* | IV | | | | Doses cumulativas > 550 mg/m² aumentam o risco de cardiotoxicidade. Vesicante! |
| *Doxorrubicina lipossomal* | IV | | | | Não é um substituto para a *doxorrubicina*, menor cardiotoxicidade |
| *Epirrubicina* | IV | | Cimetidina | | Doses cumulativas > 900 mg/m² aumentam o risco de cardiotoxicidade. Vesicante! Menor N/V |
| *Idarrubicina* | IV | | | Tal como acontece com outras antraciclinas mais síndrome de lise tumoral | Doses cumulativas > 150 mg/m² aumentam o risco de cardiotoxicidade. Vesicante! |
| *Bleomicina* | IV/SC/IM | Fibrose pulmonar, alopecia, reações cutâneas, hiperpigmentação das mãos, febre, calafrios, anafilaxia | Fenotiazinas, cisplatina (renal), radiação (pulmonar) | Testes de função pulmonar; ajustar na disfunção renal; anafilaxia | A fibrose pulmonar do "pulmão de *bleomicina*" pode ser fatal. Interromper se houver sinais de disfunção pulmonar. |

**Figura 37.14**
Resumo dos antimicrobianos antitumorais. IV, intravenosa; SC, subcutânea; IM, intramuscular; N, náusea; D, diarreia; V, vômito.

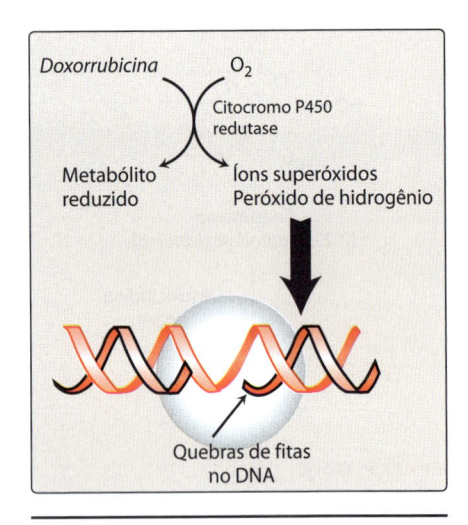

**Figura 37.15**
A *doxorrubicina* interage com o oxigênio molecular, produzindo íons superóxido e peróxido de hidrogênio, que causam quebra em fitas simples de DNA.

ventrículo esquerdo deve ser monitorada de perto durante e após o tratamento. A cardiotoxicidade, aparentemente, resulta da geração de radicais livres e da peroxidação lipídica. A adição de outros agentes cardiotóxicos, como o *trastuzumabe*, aos protocolos com antraciclinas aumenta o risco de insuficiência cardíaca. Tem havido algum sucesso com o uso de preparações lipossomais de *doxorrubicina* ou com a adição de *dexrazoxano*, um quelante de ferro, na proteção contra a cardiotoxicidade da *doxorrubicina*.

## B. Bleomicina

A *bleomicina* é uma mistura de diversos glicopeptídeos quelantes de cobre e, como os antibióticos antracíclicos, causa cisão do DNA por um processo oxidativo. Ela é ciclo-celular específica e faz as células se acumularem na fase $G_2$. Esse fármaco é usado principalmente no tratamento de câncer nos testículos e de linfomas de Hodgkin.

1. **Mecanismo de ação:** O complexo DNA-*bleomicina*-$Fe^{2+}$ parece sofrer oxidação à *bleomicina*-$Fe^{3+}$. Os elétrons liberados reagem com o oxigênio para formar radicais superóxido ou hidroxilas, que, por sua vez, atacam as ligações fosfodiéster do DNA, resultando em quebra das fitas e aberrações cromossomais (Figura 37.16).

2. **Farmacocinética:** A *bleomicina* é administrada por várias vias. A enzima inativadora da *bleomicina* (uma hidrolase) é elevada em vários tecidos (p. ex., fígado e baço), mas é baixa no pulmão e ausente na pele, sendo responsável pela toxicidade nesses tecidos. A maior parte do fármaco é excretada, inalterada, na urina, e é necessário ajuste da dose em pacientes com insuficiência renal.

3. **Efeitos adversos:** A toxicidade pulmonar é o efeito adverso mais grave, evoluindo de estertores, tosse e infiltrados até fibrose potencialmente fatal. A fibrose pulmonar causada pela *bleomicina* é denominada frequentemente "pulmão *bleomicina*". Alterações hipertróficas da pele e hiperpigmentação das mãos são prevalentes. A *bleomicina* provoca raras mielossupressões.

## V. AGENTES ALQUILANTES E ADUTORES

Fármacos alquilantes (Figura 37.17) exercem seu efeito citotóxico ligando-se covalentemente ao grupo nucleofílico de vários constituintes celulares. A alquilação do DNA é provavelmente a reação citotóxica crucial, que é letal às células tumorais. Os alquilantes não diferenciam células em repouso e células que estão ciclando, mesmo sendo mais tóxicos para as que estão em divisão rápida. Eles são usados em associação com outros fármacos para combater uma ampla variedade de cânceres linfáticos e sólidos. Além de serem tóxicos, todos são mutagênicos e carcinogênicos e podem levar a um segundo câncer, como leucemia aguda.

### A. Ciclofosfamida e ifosfamida

Esses fármacos são muito relacionados com os agentes mostarda e compartilham a maioria dos mecanismos primários e das toxicidades.

DNA-*bleomicina*-$Fe^{2+}$

↓

DNA-*bleomicina*-$Fe^{3+}$

↓

Radicais superóxido e hidroxila

↓

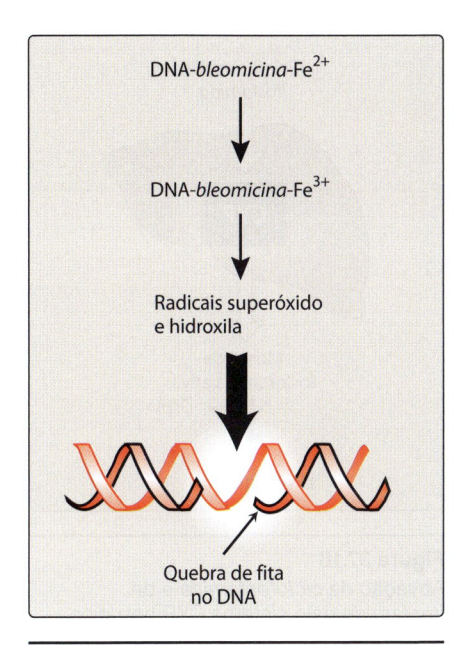

Quebra de fita no DNA

**Figura 37.16**
A *bleomicina* causa quebras no DNA por um processo oxidativo.

| FÁRMACO | VIA | EFEITOS ADVERSOS | INTERAÇÕES FARMACOLÓGICAS IMPORTANTES | PARÂMETROS DE MONITORAMENTO | NOTAS |
|---|---|---|---|---|---|
| *Ciclofosfamida* | IV/VO | Mielossupressão, cistite hemorrágica, N/V/D, alopecia, amenorreia, malignidades secundárias | Fenobarbital, *fenitoína* (CYP); *digoxina*, anticoagulantes | Urinálise; hemograma completo; função renal e hepática | Boa hidratação para prevenir a toxicidade vesical (*mesna* em altas doses) |
| *Ifosfamida* | IV | Mielossupressão, cistite hemorrágica, N/V, neurotoxicidade, alopecia, amenorreia | Fenobarbital, *fenitoína* (CYP); *cimetidina, alopurinol, varfarina* | Urinálise; neurotoxicidade | Usar *mesna* e hidratação para prevenir a toxicidade vesical |
| *Carmustina (BCNU)* | IV | Mielossupressão, N/V, rubor facial, hepatotoxicidade, toxicidade pulmonar, impotência, infertilidade | *Cimetidina*, anfotericina B, *digoxina, fenitoína* | Hemograma completo; TFP; função renal e hepática | Também disponível como disco implantável (encéfalo) |
| *Lomustina (CCNU)* | VO | Mielossupressão, N/V, toxicidade pulmonar, impotência, infertilidade, neurotoxicidade | *Cimetidina*, álcool | Hemograma completo; TFP; função renal | Administrar com o estômago vazio |
| *Dacarbazina* | IV | Mielossupressão, N/V, síndrome semelhante à gripe, toxicidade do SNC, hepatotoxicidade, fotossensibilidade | *Fenitoína*, fenobarbital (P450) | Hemograma completo, função renal e hepática | Vesicante |
| *Temozolomida* | IV/VO | N/V, mielossupressão, cefaleia, fadiga, fotossensibilidade | | Hemograma completo, função renal e hepática | Requer profilaxia para pneumonia por *Pneumocystis* |
| *Melfalana* | IV/VO | Mielossupressão, N/V/D, mucosite, hipersensibilidade (IV) | *Cimetidina*, esteroides, ciclosporina | Hemograma completo, função renal e hepática | Administrar com o estômago vazio |
| *Clorambucila* | VO | Mielossupressão, erupção cutânea, fibrose pulmonar (raro), hiperuricemia, convulsões | Fenobarbital, *fenitoína* (CYP) | Hemograma completo, função renal e hepática; ácido úrico | Administrar com alimentos |
| *Bussulfano* | IV/VO | Mielossupressão, N/V/D, mucosite, erupção cutânea, fibrose pulmonar, hepatotoxicidade | *Paracetamol, itraconazol, fenitoína* | Hemograma completo; sintomas pulmonares; função renal e hepática | "Pulmão *bussulfano*" |

**Figura 37.17**
Resumo dos agentes alquilantes. SNC, sistema nervoso central; D, diarreia; IV, intravenoso; N, náusea; TFP, teste de função pulmonar; VO, via oral; V, vômito.

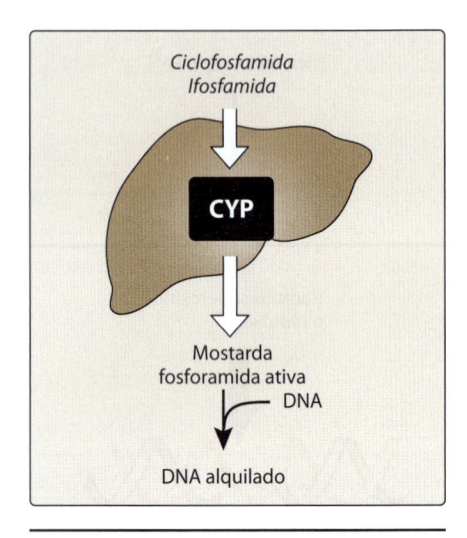

**Figura 37.18**
Ativação da *ciclofosfamida* e da *ifosfamida* pelo sistema CYP hepático.

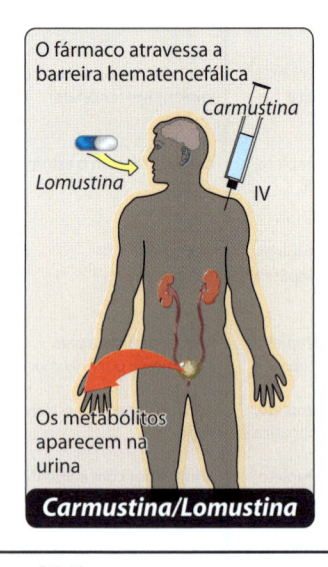

**Figura 37.19**
Administração e destino da *carmustina* e da *lomustina*. IV, intravenosa.

Eles são citotóxicos somente depois de gerar suas espécies alquilantes, produzidas por hidroxilação pelo sistema CYP. Esses agentes possuem amplo espectro clínico e são utilizados como agentes únicos ou em combinações no tratamento de uma ampla variedade de doenças neoplásicas, como linfoma não Hodgkin, sarcoma e câncer de mama.

1. **Mecanismo de ação:** A *ciclofosfamida* é um agente alquilante comumente usado. Tanto ela quanto a *ifosfamida* são primeiro biotransformadas em intermediários hidroxilados, principalmente no fígado, pelo sistema CYP (Figura 37.18). Os intermediários hidroxilados sofrem, então, metabolismo para formar os compostos ativos, mostarda fosforamida e acroleína. A reação da mostarda fosforamida com o DNA é considerada a etapa citotóxica.

2. **Farmacocinética:** A *ciclofosfamida* está disponível em preparações orais e IV; a *ifosfamida*, apenas em IV. A *ciclofosfamida* é biotransformada no fígado a metabólitos ativos e inativos. Quantidades mínimas são excretadas, inalteradas, na urina. A *ifosfamida* é biotransformada primariamente pelas isoenzimas CYP3A4 e CYP2B6. Ela é excretada, principalmente, pelos rins.

3. **Efeitos adversos:** Uma toxicidade em comum dos dois fármacos é a cistite hemorrágica, uma inflamação da bexiga que pode causar sintomas como disúria, hematúria e hemorragia. A toxicidade vesical é atribuída à acroleína presente na urina, no caso da *ciclofosfamida*, e à acroleína e metabólitos tóxicos adicionais, no caso da *ifosfamida*. Hidratação adequada, bem como injeção IV de *mesna* (*2-mercaptoetano sulfonato sódico*), que neutraliza os metabólitos tóxicos, podem prevenir esse problema. Neurotoxicidade foi observada em pacientes tratados com doses elevadas de *ifosfamida*, provavelmente devido ao metabólito cloroacetaldeído.

B. **Nitrossoureias**

*Carmustina* e *lomustina* são nitrossoureias intimamente relacionadas. Por entrarem no SNC, elas são empregadas primariamente no tratamento de tumores cerebrais.

1. **Mecanismo de ação:** As nitrossoureias exercem efeitos citotóxicos por alquilação do DNA, que inibe a replicação e, eventualmente, a síntese de RNA e proteínas. Embora elas alquilem o DNA de células em repouso, a citotoxicidade é expressa primariamente nas células que estão se dividindo ativamente. Por isso, as células que estão em repouso podem escapar da morte se ocorrer o reparo do DNA. As nitrossoureias também inibem vários processos enzimáticos-chave por carbamoilação de aminoácidos em proteínas das células-alvo.

2. **Farmacocinética:** A *carmustina* é administrada por via IV e como implante quimioterápico, ao passo que a *lomustina* é dada por via oral. Devido à sua lipofilicidade, distribuem-se amplamente pelo corpo e penetram facilmente no SNC. Os fármacos sofrem extensa biotransformação. A *lomustina* é biotransformada em produtos ativos. O rim é a via excretora principal para as nitrossoureias (Figura 37.19).

## C. Dacarbazina e temozolomida

A *dacarbazina* é um fármaco alquilante que precisa ser biotransformado pelas enzimas do sistema CYP em metabólito ativo, metiltriazenoimidazol carboxamida (MTIC). O metabólito é responsável pela atividade alquilante desse agente ao formar íons metilcarbono que atacam os grupos nucleofílicos da molécula de DNA. A atividade citotóxica da *dacarbazina* tem sido atribuída à capacidade do seu metabólito de metilar o DNA nas posições O-6 e N-7 da guanina. A *dacarbazina* é usada no tratamento do melanoma e do linfoma de Hodgkin.

A *temozolomida* é relacionada à *dacarbazina*, pois ambas precisam ser biotransformadas em metabólito ativo, o MTIC, que provavelmente é o responsável pela metilação do DNA nas posições O-6 e N-7 da guanina. Diferentemente da *dacarbazina*, a *temozolomida* não requer o sistema CYP para a transformação metabólica a MTIC, mas sofre transformação química no pH fisiológico normal. A *temozolomida* também inibe a enzima de reparo, a O-6-guanina-DNA-alquiltransferase. Ela difere da *dacarbazina* por atravessar a barreira hematencefálica e, portanto, ser utilizada no tratamento de tumores cerebrais, como glioblastomas e astrocitomas. Ela também é usada em melanoma metastático. É administrada por vias IV ou oral e tem excelente biodisponibilidade após administração oral. Ela é excretada, junto com os metabólitos, na urina (Figura 37.20).

## D. Complexos de coordenação de platina

A *cisplatina* foi o primeiro membro antineoplásico da classe dos complexos coordenados de platina, mas, devido à grave toxicidade, foi desenvolvida a *carboplatina*. A potência, a farmacocinética, os padrões de distribuição e as toxicidades limitantes da dose diferem significativamente (Figura 37.21) entre esses medicamentos. A *cisplatina* tem citotoxicidade sinérgica com radiação e outros fármacos. Encontrou ampla aplicação no tratamento de tumores sólidos, como carcinoma testicular metastático em combinação com *vimblastina* e *bleomicina*, carcinoma de ovário em combinação com *ciclofosfamida* ou isoladamente para carcinoma de bexiga. A *carboplatina* é usada quando os pacientes não conseguem ser vigorosamente hidratados, como é necessário para o

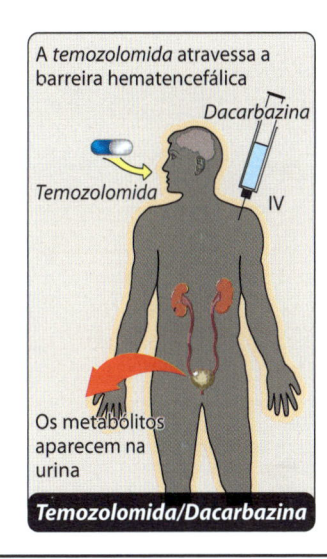

**Figura 37.20**
Administração e destino da *temozolomida/dacarbazina*. IV, intravenosa.

| FÁRMACO | VIA | EFEITOS ADVERSOS | INTERAÇÕES FARMACOLÓGICAS IMPORTANTES | PARÂMETROS DE MONITORAMENTO | NOTAS |
|---|---|---|---|---|---|
| *Cisplatina* | IV, IP, IA | Neurotoxicidade, mielossupressão, ototoxicidade, N, V, perda de eletrólitos, reação à infusão, nefrotoxicidade | Anticonvulsivantes | Hemograma completo, PMC, eletrólitos, audição | É necessária pré e pós-hidratação vigorosa, alta incidência de N/V |
| *Carboplatina* | IV, IP, IA | Mielossupressão, N, V, reação à infusão | Aminoglicosídeos | Hemograma completo | Dose calculada usando ASC |
| *Oxaliplatina* | IV | Neurotoxicidade, N, V, reação à infusão, hepatotoxicidade, mielossupressão | Varfarina | Hemograma completo, função neurológica, função hepática | Neuropatia periférica cumulativa e relacionada ao frio |

**Figura 37.21**
Resumo dos complexos coordenados de platina. IV, intravenosa; IP, intraperitoneal; IA, intra-arterial; ASC, área sob a curva; N, náuseas; V, vômito; PMC, painel metabólico completo.

tratamento com *cisplatina*, ou se sofrem de disfunção renal ou são propensos a neuro ou ototoxicidade. *Oxaliplatina* é um análogo intimamente relacionado à *carboplatina*, usada no tratamento do câncer colorretal.

1. **Mecanismo de ação:** O mecanismo de ação desses agentes é semelhante ao dos agentes alquilantes. No plasma, meio rico em cloreto, a *cisplatina* persiste como espécie neutra, que entra na célula e perde cloreto no meio com baixo teor de cloreto. Então, ela se liga à guanina no DNA, formando ligações cruzadas entre e intrafitas. A lesão citotóxica resultante inibe as polimerases para replicação do DNA e síntese do RNA. Pode ocorrer citotoxicidade em qualquer estágio do ciclo celular, mas as células são mais vulneráveis à ação desses fármacos nas fases $G_1$ e S.

2. **Farmacocinética:** Esses fármacos são administrados por infusão IV. *Cisplatina* e *carboplatina* podem também ser administradas por via intraperitoneal contra o câncer ovariano e intra-arterial, para perfundir outros órgãos. As maiores concentrações dos fármacos são encontradas no fígado, nos rins e nas células intestinais, testiculares e ovarianas, mas pouca quantidade penetra no líquido cerebrospinal (LCS). A via renal é a principal via de excreção.

3. **Efeitos adversos:** Náuseas e vômitos graves ocorrem na maioria dos pacientes após a administração de *cisplatina* e podem permanecer por até cinco dias. É necessária a pré-medicação com fármacos antieméticos. A principal toxicidade limitante é a nefrotoxicidade relacionada à dose, envolvendo o túbulo contorcido distal e os ductos coletores. Isso pode ser prevenido com hidratação agressiva. Outras toxicidades incluem ototoxicidade com perda auditiva de alta frequência e zumbidos. Ao contrário da *cisplatina*, a *carboplatina* causa apenas leve náusea e êmese e, raramente, é nefro, neuro ou ototóxica. A toxicidade dose-limitante é a mielossupressão. A *oxaliplatina* tem efeitos adversos diferentes: neuropatia periférica induzida por frio, que normalmente se resolve dentro de 72 horas da administração. Ela causa ainda mielossupressão e neuropatia periférica cumulativa. Também foi relatada hepatotoxicidade. Esses fármacos podem provocar reações de hipersensibilidade, urticária a anafilaxia.

### E. Outros fármacos alquilantes

A *mecloretamina* foi desenvolvida como mostarda nitrogenada após a Primeira Guerra Mundial. Sua capacidade de causar linfocitopenia levou ao seu papel como o primeiro agente alquilante desenvolvido para uso em humanos, e o gel tópico é usado, atualmente, no tratamento do linfoma cutâneo de células T. A *melfalana*, um derivado fenilalanina da mostarda nitrogenada, é usada no tratamento de mieloma múltiplo e câncer de ovário. Esse agente alquilante pode ser administrado por infusão intravenosa. Também pode ser administrado por via oral, embora a concentração plasmática difira de paciente para paciente devido à variação na absorção intestinal e no metabolismo. A dosagem de *melfalana* deve ser ajustada cuidadosamente, com monitoramento da quantidade de plaquetas e leucócitos. *Clorambucila* é outro fármaco alquilante usado no tratamento de linfomas e leucemia linfocítica crônica. O *bussulfano* é um agente alquilante eficaz contra a leucemia mieloide crônica. Esse agente pode causar fibrose pulmonar ("pulmão *bussulfano*"). Tal como outros agentes alquilantes, todos esses agentes podem promover o desenvolvimento de leucemia e podem levar a uma leucemia secundária.

## VI. INIBIDORES DE MICROTÚBULOS

O fuso mitótico é parte de um esqueleto intracelular maior (citoesqueleto), essencial para o movimento de estruturas presentes no citoplasma de todas as células eucarióticas. O fuso mitótico consiste em cromatina mais um sistema de microtúbulos composto pela proteína tubulina. O feixe mitótico é essencial para a partição por igual do DNA nas duas células-filhas que são formadas quando uma célula eucariótica se divide. Várias substâncias derivadas de plantas usadas como fármacos antineoplásicos desorganizam esse processo, afetando o equilíbrio entre as formas polimerizadas e despolimerizadas dos microtúbulos e causando citotoxicidade. Os inibidores de microtúbulos estão resumidos na Figura 37.22.

### A. Alcaloides a vinca

Os alcaloides da vinca, *vincristina*, *vimblastina* e *vinorelbina*, são compostos estruturalmente relacionados derivados da planta pervinca. Embora os alcaloides da vinca sejam estruturalmente similares, suas indicações terapêuticas são diferentes. Em geral, eles são administrados com outros fármacos. A *vincristina* é usada no tratamento da leucemia linfoblástica aguda em crianças, no tumor de Wilms, no rabdossarcoma, no sarcoma de tecido mole de Ewing, nos linfomas de Hodgkin e não Hodgkin, bem como em outras neoplasias de proliferação rápida. (Nota: A *vincristina* [com o antigo nome comercial, Oncovin®] é o "O" no regime R-CHOP, contra o linfoma. Devido à supressão óssea relativamente leve, ela é usada em inúmeros outros protocolos.) Esse fármaco é administrado com *bleomicina* e *cisplatina* contra o carcinoma metastático testicular. Também é usado no tratamento de linfomas sistêmicos Hodgkin e não Hodgkin, assim como no sarcoma de Kaposi. A *vinorelbina* é benéfica no tratamento do câncer de mama e do câncer avançado de pulmão de células não pequenas, seja como agente único ou com *cisplatina*.

1. **Mecanismo de ação:** Esses agentes são específicos do ciclo celular e da fase, já que bloqueiam a mitose na metáfase (fase M). Sua ligação à proteína microtubular, a tubulina, bloqueia a possibilidade de a tubulina polimerizar para formar microtúbulos. Em vez disso,

| FÁRMACO | VIA | EFEITOS ADVERSOS | INTERAÇÕES FARMACOLÓGICAS IMPORTANTES | PARÂMETROS MONITORADOS | NOTAS |
|---|---|---|---|---|---|
| *Vincristina* | IV | Neurotoxicidade, constipação | *Claritromicina*, antifúngicos azólicos, *fenitoína, carbamazepina, ritonavir* (CYP3A4) | Hemograma completo, função hepática, neuropatia periférica | Vesicante; a administração IT pode resultar em morte |
| *Vimblastina* | IV | Mielossupressão, neurotoxicidade | | Hemograma completo, função hepática | |
| *Vinorelbina* | IV | Granulocitopenia | | | |
| *Paclitaxel* | IV | Neutropenia, neurotoxicidade, alopecia, N, V | *Genfibrozila* (CYP2C8); AINEs (risco de sangramento) | Hemograma completo, função hepática, neuropatia periférica | Reações de hipersensibilidade (dispneia, urticária, hipotensão); requer pré-medicações |
| *Docetaxel* | IV | Neutropenia, neurotoxicidade, retenção de líquido, alopecia, N, V, D | *Claritromicina*, antifúngicos azólicos, *fenitoína, carbamazepina, ritonavir* (CYP3A4); AINES (risco de sangramento) | | |

**Figura 37.22**
Resumo dos inibidores de microtúbulos. D, diarreia; IT, intratecal; IV, intravenoso; N, náusea; AINEs, anti-inflamatórios não esteroides; V, vômito.

### A Mitose normal

Metáfase
- Cromossomo
- Fuso mitótico
- Moléculas de tubulina organizadas para formar o fuso mitótico

Anáfase

### B Mitose bloqueada pelos alcaloides da vinca

Metáfase
- As moléculas de tubulina deixam de polimerizar na presença dos alcaloides da vinca

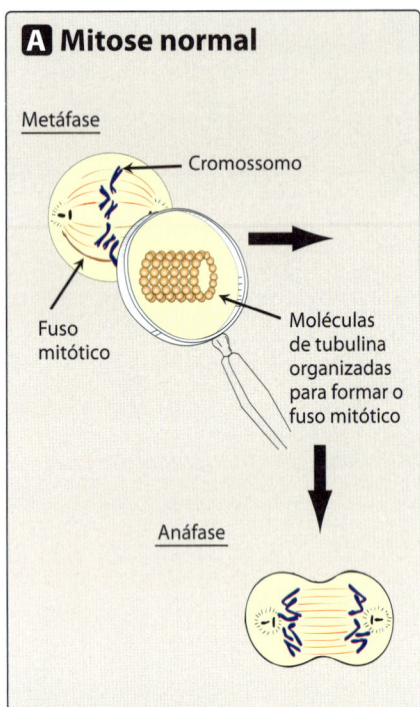

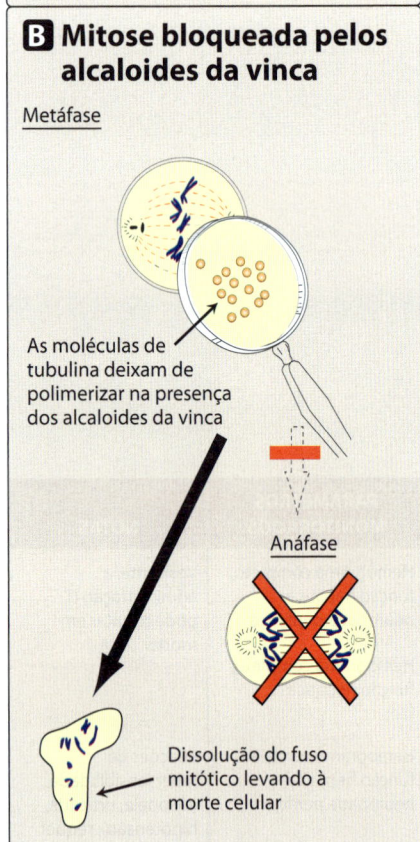

Anáfase
- Dissolução do fuso mitótico levando à morte celular

**Figura 37.23**
Mecanismo de ação dos inibidores de microtúbulos.

---

formam-se aglutinados paracristalinos de dímeros de tubulina e alcaloide. O fuso formado não é funcional, paralisa na metáfase e impede a segregação dos cromossomos e a proliferação celular (Figura 37.23).

2. **Farmacocinética:** A injeção IV desses fármacos leva a efeitos citotóxicos rápidos e à destruição celular. Isso, por sua vez, pode causar hiperuricemia, devido à oxidação de purinas liberadas das moléculas de DNA fragmentadas. Os alcaloides da vinca se concentram e são biotransformados no fígado pela via CYP e eliminados na bile e nas fezes. As dosagens precisam ser ajustadas em pacientes com função hepática comprometida ou obstrução biliar.

3. **Efeitos adversos:** Esses agentes estão associados a flebite ou celulite se ocorrer extravasamento durante a administração, bem como a náuseas, vômitos, diarreia e alopecia. A *vimblastina* e a *vinorelbina* são agentes mielossupressores potentes, enquanto a neuropatia periférica (parestesias, perda de reflexos, pé caído e ataxia) e a constipação são mais comuns com a *vincristina*. Esses fármacos não devem ser administrados por via intratecal; esse erro potencial pode resultar em morte. Devem ser adotadas precauções especiais no local de administração.

### B. Taxanos

O *paclitaxel* foi o primeiro membro da família dos taxanos a ser usado na quimioterapia do câncer. O *paclitaxel* semissintético e o *paclitaxel* ligado à albumina também estão disponíveis. A substituição de uma cadeia lateral resultou no *docetaxel*, que é o mais potente dos dois fármacos. O *paclitaxel* tem boa atividade contra câncer de ovário avançado e câncer de mama metastático, bem como câncer de pulmão de células não pequenas, quando administrado com *cisplatina*. É usado comumente nos cânceres de próstata, mama, GI e pulmonar de células não pequenas.

1. **Mecanismo de ação:** Os dois fármacos são ativos na fase $G_2/M$ do ciclo celular, mas, ao contrário dos alcaloides da vinca, eles promovem a polimerização e a estabilização do polímero em vez de desmontá-lo, levando ao acúmulo de microtúbulos (Figura 37.24). Os microtúbulos formados são excessivamente estáveis e não funcionais, e a desagregação dos cromossomos não ocorre. Isso resulta em morte celular.

2. **Farmacocinética:** Esses fármacos sofrem biotransformação hepática pelo sistema CYP e são excretados pelo sistema biliar. As dosagens devem ser reduzidas em pacientes com disfunção hepática.

3. **Efeitos adversos:** A toxicidade limitante da dosagem do *paclitaxel* e do *docetaxel* é a neutropenia. A neuropatia periférica também é um efeito adverso comum com os taxanos. Devido às graves reações de hipersensibilidade (incluindo dispneia, urticária e hipotensão), os pacientes tratados com *paclitaxel* são pré-medicados com *dexametasona* e *difenidramina*, bem como com um antagonista de receptores $H_2$. O *docetaxel* pode causar retenção grave de líquidos, como edema periférico ou derrame pleural ou pericárdico. Por essa razão, os pacientes tratados com *docetaxel* devem ser pré-tratados com *dexametasona*.

## VII. HORMÔNIOS ESTEROIDES E SEUS ANTAGONISTAS

Os tumores sensíveis aos hormônios esteroides podem ser (1) hormônio-responsivos (o tumor regride pelo tratamento com um hormônio específico); (2) hormônio-dependentes (o tumor regride com a remoção do estímulo hormonal); ou (3) ambos. A remoção do estímulo hormonal de tumores hormônio-dependentes pode ser feita por cirurgia (p. ex., no caso de orquiectomia – remoção cirúrgica de um ou ambos os testículos – para pacientes com câncer de próstata avançado) ou por fármacos (p. ex., o tratamento do câncer de mama com o antiestrogênio *tamoxifeno* evita a estimulação estrogênica das células do câncer de mama; Figura 37.25). Para que o hormônio esteroide influencie a célula, ela precisa ter receptores intracelulares (citosólicos) específicos para esse hormônio (Figura 37.26A).

### A. Moduladores seletivos de receptores de estrogênio

O *tamoxifeno* é um modulador seletivo do receptor de estrogênio (MSRE). É um antagonista do estrogênio no tecido mamário e um agonista em outros tecidos, como ossos e endométrio. É usado como terapia de primeira linha no tratamento do câncer de mama com receptor de estrogênio positivo. Também é usado na prevenção do câncer de mama em mulheres de alto risco. O *raloxifeno* é um MSRE que bloqueia os efeitos do estrogênio nos tecidos uterino e mamário, ao mesmo tempo que promove efeitos ósseos, inibindo a reabsorção. Esse fármaco reduz o risco do câncer de mama receptor de estrogênio positivo invasivo em mulheres na pós-menopausa.

1. **Mecanismo de ação:** O *tamoxifeno* compete com o estrogênio pela ligação aos receptores de estrogênio no tecido mamário e inibe o crescimento do câncer de mama induzido pelo estrogênio (Figura 37.26B). O *raloxifeno* também bloqueia os efeitos do estrogênio no tecido mamário. O mecanismo dos diferentes efeitos dos MSREs em diversos tecidos não é bem compreendido, embora possa ser devido a diferenças na expressão ou no recrutamento de correguladores, ou a diferentes combinações de dímeros de receptores de estrogênio.

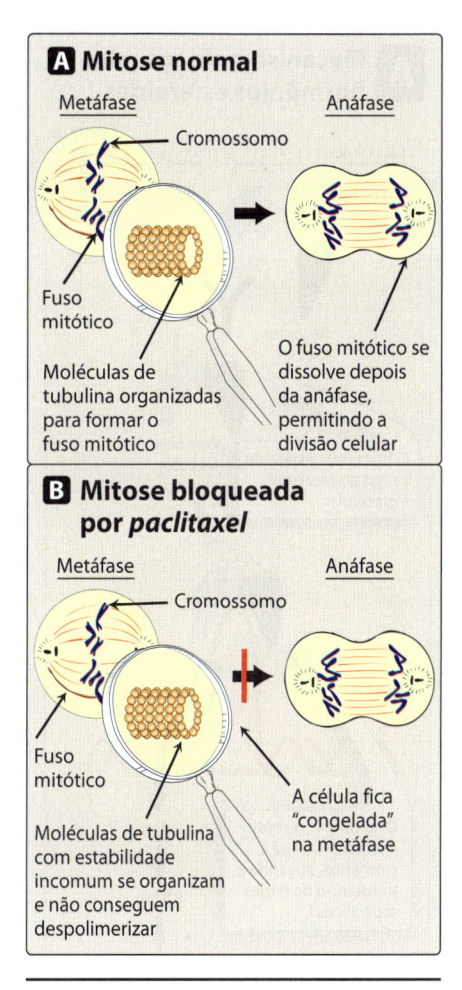

**Figura 37.24**
O *paclitaxel* estabiliza os microtúbulos, tornando-os não funcionais.

| FÁRMACO | VIA | EFEITOS ADVERSOS | INTERAÇÕES FARMACOLÓGICAS IMPORTANTES | PARÂMETROS MONITORADOS | NOTAS |
|---|---|---|---|---|---|
| *Tamoxifeno* | VO | Ondas de calor, N, V, sangramento vaginal, hipercalcemia, tromboembolismo | *Varfarina, rifampicina* | Sangramento vaginal, novos nódulos mamários | Pode causar câncer endometrial |
| *Anastrozol* *Letrozol* | VO | Ondas de calor, N, dor nas articulações, eventos cardiovasculares isquêmicos, osteoporose | Produtos contendo estrogênio | Função hepática, monitoramento da densidade mineral óssea, monitoramento do colesterol | Contraindicado em mulheres na pré-menopausa ou grávidas |
| *Leuprorrelina* *Gosserrelina* *Triptorrelina* | De deposição SC IM | Crescimento tumoral, ondas de calor, astenia, ginecomastia | | Monitoramento da densidade mineral óssea, testosterona sérica, PSA | |
| *Apalutamida* *Bicalutamida* *Darolutamida* *Flutamida* *Nilutamida* | VO | Ondas de calor, N, ginecomastia, dor, prisão de ventre | *Varfarina* | Função hepática, PSA | Combinado com agonistas de LHRH ou castração cirúrgica |

**Figura 37.25**
Resumo dos hormônios esteroides selecionados e seus antagonistas. IM, intramuscular; LHRH, hormônio liberador do hormônio luteinizante; N, náusea; VO, via oral; PSA, antígeno específico da próstata; SC, subcutâneo; V, vômito.

**A** Mecanismo de ação dos hormônios esteroides

*(Figura à esquerda mostrando célula-alvo, citoplasma, receptor inativo, hormônio esteroide ligando-se ao receptor intracelular, complexo receptor ativado, núcleo, gene, RNAm, proteínas específicas, efeitos como crescimento e proliferação celular)*

**B** Ações dos fármacos antiestrogênios

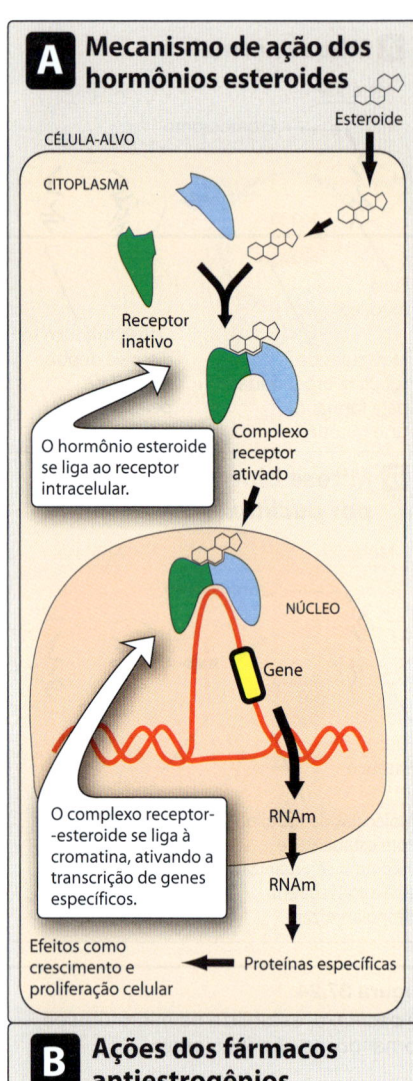

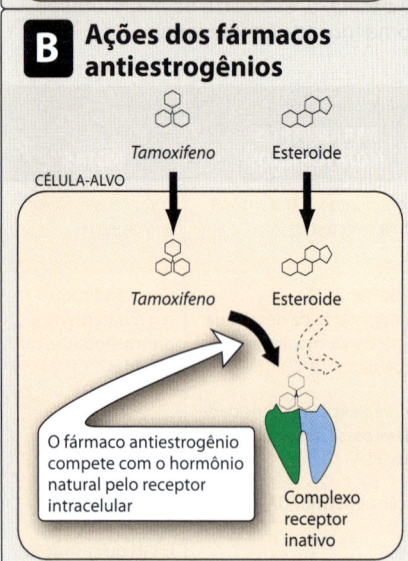

*(Figura mostrando Tamoxifeno e Esteroide competindo pelo receptor intracelular, formando complexo receptor inativo)*

**Figura 37.26**
Ação dos hormônios esteroides e fármacos antiestrogênios.
RNAm, RNA mensageiro.

2. **Farmacocinética:** O *tamoxifeno* é eficaz após administração oral; no entanto, é parcialmente metabolizado pelo fígado, e alguns metabólitos possuem atividade de MSRE mais potente que ele. O fármaco original e seus metabólitos são excretados predominantemente pela bile, nas fezes. O *tamoxifeno* é um inibidor da CYP3A4 e da glicoproteína P.

3. **Efeitos adversos:** Os efeitos adversos causados pelo *tamoxifeno* incluem fogachos, náusea, êmese, urticária, sangramento vaginal e corrimento (devido à atividade estrogênica do fármaco e a alguns dos seus metabólitos, no tecido endometrial). Ele tem o potencial de causar câncer endometrial. Outras toxicidades incluem tromboembolismo e efeitos na visão. Como o *raloxifeno* não possui atividade estrogênica no endométrio, não aumenta o risco de câncer endometrial. Também está associado a menos corrimento vaginal e ondas de calor intensas em comparação com o *tamoxifeno*.

### B. Fulvestranto

O *fulvestranto* é um antagonista do receptor de estrogênio administrado por injeção IM em pacientes com câncer de mama metastático receptor de hormônio positivo. Esse agente se liga e causa a regulação negativa do receptor de estrogênio em tumores e outros alvos. Os efeitos adversos incluem ondas de calor, reações no local da administração e potencial aumento das enzimas hepáticas.

### C. Inibidores da aromatase

A reação da aromatase é responsável pela síntese extrassuprarrenal do estrogênio, a partir da androstenediona, que ocorre nos tecidos hepático, adiposo, muscular, cutâneo e mamário, incluindo os tumores de mama. A aromatização periférica é uma fonte importante de estrogênio na mulher após a menopausa. Os inibidores da aromatase diminuem a produção de estrogênio nessas mulheres.

1. **Anastrozol e letrozol:** *Anastrozol* e *letrozol* são inibidores não esteroidais da aromatase. Esses agentes são considerados medicamentos de primeira linha para o tratamento do câncer de mama em mulheres na pós-menopausa. Eles são ativos por via oral e causam uma supressão quase total da síntese de estrogênio em mulheres na pós-menopausa, nas quais a síntese extrassuprarrenal de estrogênio é responsável pela grande maioria do estrogênio circulante. (Nota: O *letrozol* também é usado no tratamento da infertilidade em mulheres que são anovulatórias ou apresentam ovulação irregular.) *Anastrozol* e *letrozol* não predispõem as pacientes ao câncer endometrial. Os dois são extensamente biotransformados no fígado, e os metabólitos, junto aos fármacos originais, são excretados, primariamente, na urina.

2. **Exemestano:** Um inibidor esteroide irreversível da aromatase, o *exemestano* é bem absorvido após administração oral e amplamente distribuído. Esse agente é utilizado no tratamento do câncer de mama em mulheres na pós-menopausa que já foram tratadas com *tamoxifeno* ou outras terapias. A biotransformação hepática ocorre pela isoenzima CYP3A4. Devido à excreção urinária dos

metabólitos, as dosagens devem ser ajustadas nos pacientes com insuficiência renal. Os efeitos tóxicos principais são náuseas, fadiga e fogachos. Alopecia e dermatite também foram observadas.

### D. Agonistas do hormônio liberador de gonadotropinas

O hormônio liberador de gonadotropinas (GnRH, do inglês *gonadotropin-releasing hormone*) normalmente é secretado pelo hipotálamo e estimula a hipófise anterior a secretar os hormônios gonadotrópicos: (1) hormônio luteinizante (LH, do inglês *luteinizing hormone*), o estímulo primário para a secreção de testosterona pelos testículos; e (2) hormônio folículo-estimulante (FSH, do inglês *follicle-stimulating hormone*), que estimula a secreção de estrogênios. *Leuprorrelina*, *gosserrelina* e *triptorrelina* são análogos sintéticos do GnRH. Como tal, eles ocupam o receptor GnRH na hipófise, o que leva à sua dessensibilização e, consequentemente, à inibição da liberação de FSH e LH. Assim, diminui a síntese de androgênios e estrogênios (Figura 37.27). Esses medicamentos podem ser usados no câncer de mama na pré-menopausa e no câncer de próstata, bem como em outras indicações, como endometriose e miomas uterinos. A resposta à *leuprorrelina* no câncer de próstata é equivalente à de uma orquiectomia com regressão do tumor e alívio da dor óssea. A *leuprorrelina* está disponível como (1) injeção subcutânea diária, (2) injeção subcutânea de depósito ou (3) injeção intramuscular de depósito para tratar carcinoma metastático da próstata. O *acetato de gosserrelina* é um implante subcutâneo, e o *pamoato de triptorrelina* é injetado por via IM. As concentrações de testosterona em homens com câncer de próstata e de estrogênio em mulheres com câncer de mama podem inicialmente aumentar devido à ativação do receptor antes da dessensibilização. Esse aumento transitório leva ao potencial de exacerbação do tumor e agravamento dos sinais e sintomas da doença durante as primeiras semanas de terapia. Outros efeitos adversos podem incluir disfunção sexual, ondas de calor e diminuição da densidade mineral óssea.

### E. Antiandrogênios

*Flutamida*, *apalutamida*, *darolutamida*, *nilutamida*, *bicalutamida* e *enzalutamida* são antiandrogênios orais utilizados no tratamento do câncer de próstata. Eles competem com o hormônio natural pela ligação ao receptor androgênico e impedem sua ação na próstata (ver Figura 37.27). Os efeitos adversos incluem ginecomastia, constipação, náusea e dor abdominal. Raramente, ocorre insuficiência hepática com a *flutamida*. A *nilutamida* pode causar problemas visuais.

## VIII. INIBIDORES DA TOPOISOMERASE

Estes fármacos exercem seu mecanismo de ação via inibição das enzimas topoisomerases, uma classe de enzimas que reduz o superespiralamento do DNA (Figura 37.28).

### A. Camptotecinas

*Camptotecinas* são alcaloides de plantas isoladas, originalmente, da árvore chinesa Camptotheca. *Irinotecano* e *topotecana* são derivados

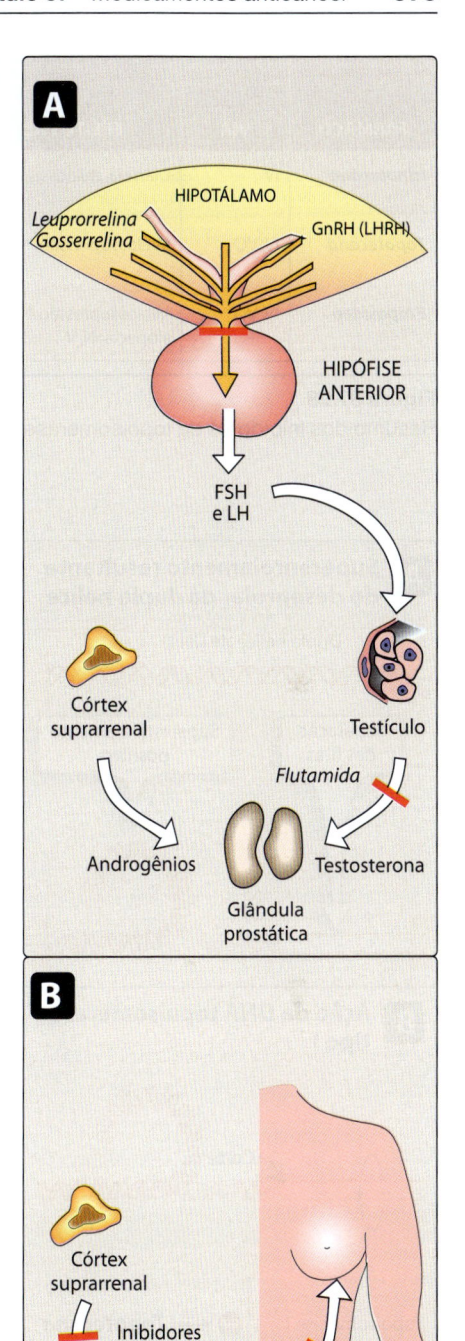

**Figura 37.27**
Efeitos de alguns fármacos anticâncer no sistema endócrino. **A**. No tratamento contra o câncer prostático. **B**. No tratamento contra o câncer de mama pós-menopausa. FSH, hormônio folículo-estimulante; GnRH, hormônio liberador de gonadotropinas; LH, hormônio luteinizante; LHRH, hormônio liberador do hormônio luteinizante.

| FÁRMACO | VIA | EFEITOS ADVERSOS | INTERAÇÕES FARMACOLÓGICAS IMPORTANTES | PARÂMETROS MONITORADOS | NOTAS |
|---|---|---|---|---|---|
| *Irinotecano* | IV | Diarreia, mielossupressão, N, V | Substratos da CYP3A4 | Hemograma completo, eletrólitos | Diarreia aguda e tardia (com risco de vida) |
| *Topotecana* | IV, VO | Mielossupressão, N, V | Inibidores da glicoproteína P (VO) | Hemograma completo | Diarreia comum com VO |
| *Etoposídeo* | IV, VO | Mielossupressão, hipotensão, alopecia, N, V | | Hemograma completo | Pode causar malignidades secundárias (leucemias) |

**Figura 37.28**
Resumo dos inibidores da topoisomerase. IV, intravenoso; N, náusea; VO, via oral; V, vômito.

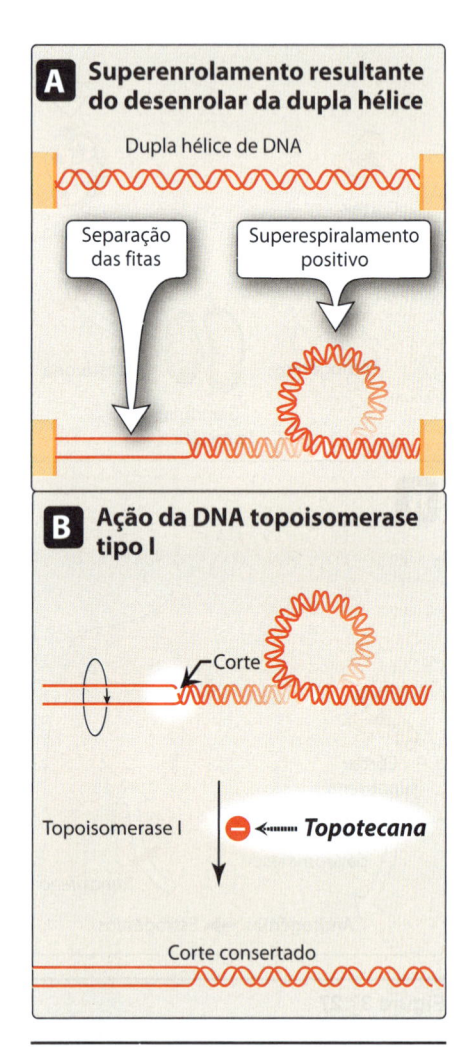

**Figura 37.29**
Ação das DNA-topoisomerases tipo I.

semissintéticos da *camptotecina*. A *topotecana* é empregada no câncer de ovário metastático quando o tratamento primário falhou e no tratamento de câncer das células pulmonares pequenas. O *irinotecano* é usado com *5-FU* e *ácido folínico* contra o carcinoma retal ou de colo.

1. **Mecanismo de ação:** As topoisomerases aliviam a tensão torcional no DNA, causando quebras reversíveis de fita simples. Esses fármacos são específicos da fase S e inibem a topoisomerase I, essencial para a replicação do DNA em células humanas (Figura 37.29). O SN-38 (o metabólito ativo do *irinotecano*) é aproximadamente 1.000 vezes mais potente do que o *irinotecano* como inibidor da topoisomerase I.

2. **Efeitos adversos:** Supressão da medula óssea, particularmente neutropenia, é a toxicidade dose-limitante da *topotecana*. Hemogramas frequentes devem ser realizados em pacientes que recebem esse medicamento. Mielossupressão também é vista quando o *irinotecano* é usado. Pode ocorrer diarreia aguda e tardia com *irinotecano*. A forma aguda ocorre em 24 horas e acredita-se que seja devida a efeitos colinérgicos; portanto, pode ser tratada com *atropina*. A forma tardia, causada pelo metabólito tóxico SN-38, que causa danos diretos à mucosa, pode ser grave e potencialmente fatal. Requer tratamento com altas doses de *loperamida* nos dias seguintes à infusão. Como o SN-38 é metabolizado pelo UDP (UGT) A1, os pacientes com anormalidades nessa enzima são altamente suscetíveis à toxicidade do *irinotecano*.

B. **Etoposídeo**

O *etoposídeo* é um derivado semissintético do alcaloide vegetal podofilotoxina. Esse agente bloqueia as células na fase final S a $G_2$ do ciclo celular, e o alvo principal é a topoisomerase II. A ligação desse fármaco ao complexo enzima-DNA resulta na persistência da forma transitória e hidrolisável do complexo, tornando-o suscetível a quebras irreversíveis da fita dupla (Figura 37.30). O principal uso clínico do *etoposídeo* é no tratamento do câncer pulmonar e, em combinação com a *bleomicina* e a *cisplatina*, contra o carcinoma testicular. O *etoposídeo* pode ser administrado por via oral ou IV. A principal toxicidade é a mielossupressão (fundamentalmente leucopenia) dose-limitante. Também pode causar hipotensão relacionada à infusão.

## IX. ANTICORPOS

Os anticorpos monoclonais (Figura 37.31) são uma área ativa de desenvolvimento de medicamentos para terapia anticâncer e outras doenças não neoplásicas, porque são direcionados a alvos específicos e muitas vezes apresentam perfis de efeitos adversos diferentes em comparação com os agentes quimioterápicos tradicionais. (Nota: Os anticorpos monoclonais também têm aplicação em inúmeros outros distúrbios, como a doença inflamatória intestinal, a psoríase e a artrite reumatoide.) Todos esses agentes são administrados por via intravenosa, e as reações relacionadas à infusão são comuns.

## X. INIBIDORES DE CINASES

As cinases são uma família de enzimas envolvida em vários processos importantes no interior da célula, incluindo a transdução de sinais e a divisão celular. (Nota: Pelo menos 50 cinases medeiam o crescimento ou divisão celular pela fosforilação de proteínas sinalizadoras. Elas têm sido envolvidas no desenvolvimento de muitas neoplasias.) Os inibidores de cinase muitas vezes mimetizam o ATP, evitando a ligação do ATP e a subsequente fosforilação de substratos. Os inibidores de cinase são administrados por via oral e têm uma ampla variedade de aplicações no tratamento do câncer (Figura 37.32).

### Aplicação clínica 37.2: Revisitando a resistência

A **resistência adquirida** ocorre quando um paciente para de responder a um tratamento após uma resposta inicial. A **resistência primária** ocorre quando um paciente nunca responde a um tratamento. A resistência primária e a adquirida são comuns com terapias direcionadas, como os inibidores de cinases. Pacientes com mutações ativadoras no KRAS apresentam resistência primária aos inibidores da cinase que atuam a montante de RAS, como o inibidor do receptor do fator de crescimento epidérmico, o *erlotinibe*. Muitos pacientes que usam inibidores de cinase desenvolvem uma mutação no local de ligação do ATP na enzima, permitindo que o ATP se ligue preferencialmente em comparação ao inibidor da cinase. Essa é uma forma de resistência adquirida.

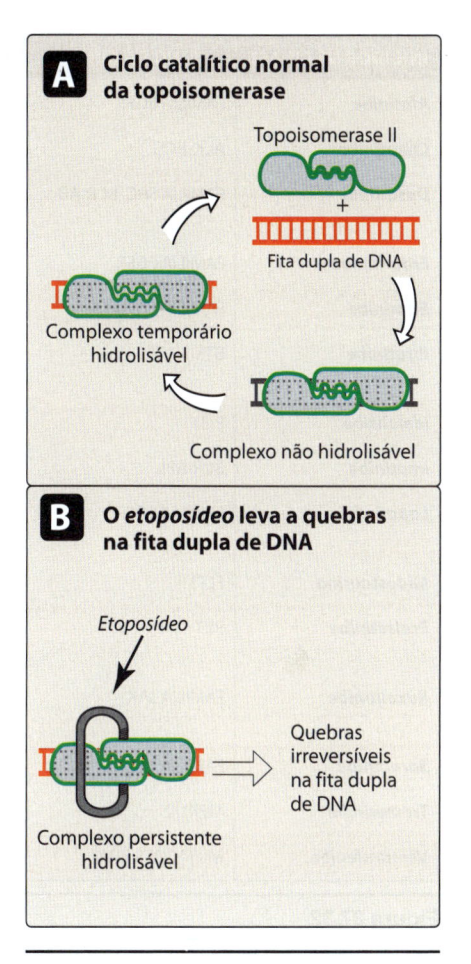

**Figura 37.30**
Mecanismo de ação do *etoposídeo*.

| ANTICORPO MONOCLONAL | ALVO DO ANTICORPO | NOTAS |
|---|---|---|
| *Bevacizumabe* | VEGF | Suspender pré/pós-cirurgia, aumenta o risco de sangramento, evitar com antraciclinas. |
| *Cetuximabe* | EGFR | Pode causar parada cardiorrespiratória ou reações graves à infusão; pré-administração de anti-histamínico necessária antes da infusão. |
| *Panitumumabe* | EGFR | Causa alta incidência de reações dermatológicas. |
| *Rituximabe* | CD20 | Causa SLT e reações à infusão, reativação da hepatite B e leucencefalopatia multifocal progressiva; pré-administração de anti-histamínico e *paracetamol*. |
| *Trastuzumabe* | HER2 | Monitorar insuficiência cardíaca; causa reações à infusão e toxicidade pulmonar. |
| *Brentuximabe* | CD30 | Conjugado anticorpo-fármaco inibidor de microtúbulos ligado, neurotoxicidade limitante da dose. |

**Figura 37.31**
Resumo dos anticorpos monoclonais. EGFR, receptor do fator de crescimento epidérmico; HER2, proteína 2 do receptor do fator de crescimento epidérmico humano; SLT, síndrome de lise tumoral; VEGF, fator de crescimento endotelial vascular.

| INIBIDOR DE CINASE | ALVO DA CINASE | NOTAS |
|---|---|---|
| *Afatinibe* | FAMÍLIA EGFR | Administrar com estômago vazio; monitorar o desenvolvimento de insuficiência cardíaca. |
| *Crizotinibe* | ALK, ROS | Administrar com antieméticos. |
| *Dasatinibe* | FAMÍLIA SRC, BCR-ABL | Monitorar o crescimento/densidade óssea e o desenvolvimento de insuficiência cardíaca; evitar com IBPs. |
| *Erdafitinibe* | FAMÍLIA FGFR | Restringir a ingestão de fosfato. |
| *Erlotinibe* | FAMÍLIA EGFR | A erupção se correlaciona com a resposta. |
| *Ibrutinibe* | BTK | Monitorar insuficiência cardíaca; também pode ser usado para doença do enxerto contra hospedeiro crônica e refratária; pode causar malignidades secundárias. |
| *Idelalisibe* | PI3K | Monitorar infecções. |
| *Imatinibe* | BCR-ABL | Primeiro inibidor de tirosina cinase; monitorar o desenvolvimento de insuficiência cardíaca. |
| *Lapatinibe* | FAMÍLIA EGFR | Pode causar hepatotoxicidade grave e diarreia grave; monitorar insuficiência cardíaca e pneumonite. |
| *Midostaurina* | FLT3 | Administrar com antieméticos. |
| *Pralsetinibe* | RET | Monitorar hemorragia, hepatotoxicidade, pneumonite, SLT e comprometimento da cicatrização de feridas. |
| *Ruxolitinibe* | FAMÍLIA JAK | Aumento do risco de TEV; também pode ser usado para doença do enxerto contra hospedeiro aguda. |
| *Sorafenibe* | FAMÍLIA VEGF | Complicações na cicatrização de feridas, eventos cardíacos. |
| *Trametinibe* | MEK1/2 | Usado apenas em pacientes com mutação BRAFV600E. |
| *Vemurafenibe* | MUTAÇÕES BRAF | Monitorar insuficiência cardíaca; evitar com *doxorrubicina*, *topotecana* e *vincristina*. |

**Figura 37.32**
Resumo dos inibidores de tirosina cinase. ALK, cinase de linfoma anaplásico; BCR-ABL, região do *cluster* de ponto de quebra-Abelson; BTK, tirosina cinase de Bruton; EGFR, receptor do fator de crescimento epidérmico; FGFR, receptor do fator de crescimento de fibroblastos; FLT3, tirosina cinase 3 semelhante a FMS; JAK, cinase associada a Janus; MEK, cinase regulada por sinal extracelular ativada por mitógeno; PI3K, fosfatidilinositol-3-cinase; IBP, inibidor da bomba de prótons; RET, reorganizado durante a transfecção; SLT, síndrome da lise tumoral; VEGF, fator de crescimento endotelial vascular; TEV, tromboembolismo venoso.

## XI. IMUNOTERAPIA

A imunoterapia com inibidores intravenosos do ponto de checagem imunológico é uma opção em rápida evolução para o tratamento do câncer. O objetivo dos inibidores do ponto de checagem imunológico é bloquear as moléculas do ponto de checagem, como o receptor de morte programada (PD-1), que normalmente ajuda a manter o sistema imunológico sob controle. Ao bloquear essas moléculas, o sistema imunológico fica mais capaz de atacar o tumor e destruí-lo. Os inibidores do ponto de checagem mais comumente usados são *pembrolizumabe* e *nivolumabe*, que bloqueiam o receptor de PD-1 nas células T. O *atezolizumabe* e o *avelumabe* bloqueiam o ligante PD-1 diretamente na célula tumoral, e o *ipilimumabe* bloqueia o receptor CTLA-4 nas células T (Figura 37.33). Os perfis de reações adversas desses agentes consistem em eventos adversos imunomediados potencialmente graves e até fatais. Isso ocorre porque desligar os pontos de controle imunológico permite o ataque ao tumor, mas também pode levar a uma resposta autoimune descontrolada aos tecidos normais. Os eventos adversos incluem diarreia, colite, pneumonite, hepatite, nefrite,

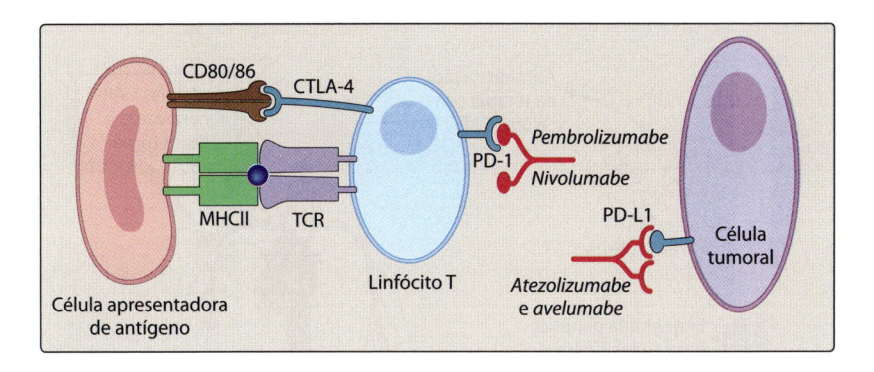

**Figura 37.33**
Mecanismo de ação dos inibidores do ponto de checagem imunológico. CTLA-4, antígeno 4 de linfócitos T citotóxicos; MHC, complexo maior de histocompatibilidade; MP, morte programada; TCR, receptor de células T.

neurotoxicidade, toxicidade dermatológica na forma de erupções cutâneas graves e endocrinopatias, como hipo ou hipertireoidismo. Os pacientes devem ser monitorados de perto quanto ao potencial desenvolvimento de sinais e sintomas de toxicidade e tratados imediatamente com corticosteroides, se necessário.

## XII. PRODUTOS DE TERAPIA CELULAR E GÊNICA

### A. Terapias gênicas

*Tisagenlecleucel* é uma célula T autóloga geneticamente modificada administrada por via intravenosa. Para criá-lo, as células T do próprio paciente são coletadas e geneticamente modificadas para expressar um receptor antígeno quimérico (CAR, do inglês *chimeric antigen receptor*) que ativa a célula T com base em um marcador de superfície celular específico no tumor. Os pacientes recebem quimioterapia linfodepletora (geralmente *fludarabina* e *ciclofosfamida*) antes da transfusão autóloga de células T (Figura 37.34). O *tisagenlecleucel* é usado para tratar leucemias linfoblásticas agudas refratárias e linfomas difusos de grandes células B. As principais toxicidades, que podem ser fatais, são uma tempestade de liberação de citocinas e/ou toxicidades neurológicas, incluindo encefalopatia, edema cerebral, convulsões ou leucoencefalopatia. *Axicabtageno ciloleucel*, *lisocabtageno maraleucel* e *brexucabtageno autoleucel* são terapias de células T geneticamente modificadas usadas para tratar malignidades hematológicas refratárias.

### B. Produtos celulares

*Sipuleucel-T* é uma imunoterapia autóloga administrada por infusão intravenosa que consiste em células apresentadoras de antígenos (APCs), células T, células B, células *natural killer* (NK) e outras células. Essas células são colhidas do paciente por leucaforese e depois ativadas por incubação com uma proteína recombinante, PAP-GM-CSF. PAP-GM-CSF é um antígeno do câncer de próstata acoplado a um fator de crescimento hematopoiético que estimula a ativação de células imunológicas. É usado no tratamento do câncer de próstata metastático resistente à castração. Os principais efeitos adversos são reações à

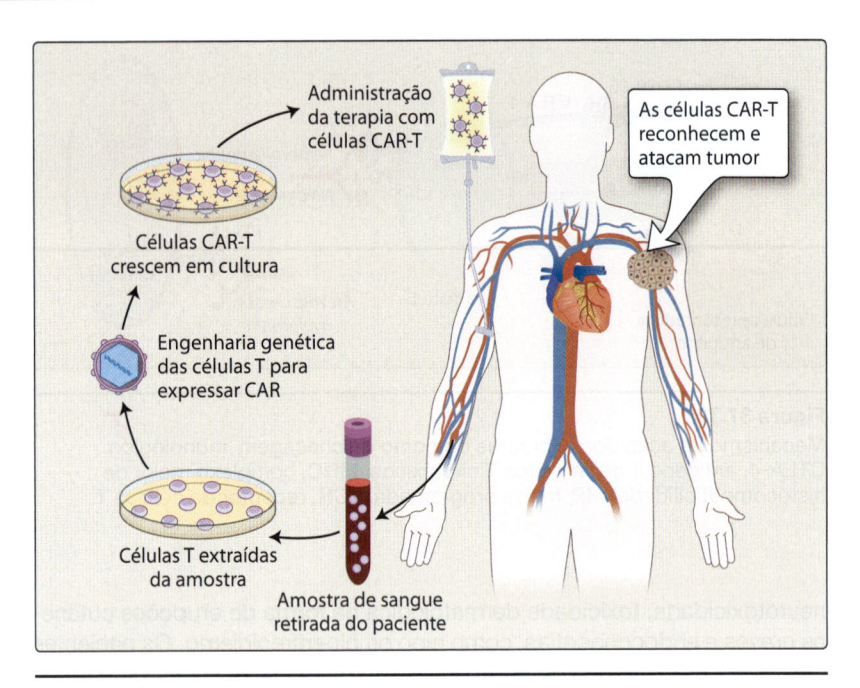

**Figura 37.34**
Terapias gênicas e celulares para câncer.

infusão, eventos trombolíticos e distúrbios vasculares, como acidente vascular encefálico e infarto do miocárdio.

## XIII. AGENTES DIVERSOS

### A. Acetato de abiraterona

O *acetato de abiraterona* é um fármaco de uso oral empregado no tratamento do câncer prostático metastático resistente à castração. É usado junto à *prednisona* para inibir a enzima CYP17 (enzima necessária para a síntese de androgênios), resultando em diminuição da produção de testosterona. A coadministração com *prednisona* é necessária para diminuir os efeitos do excesso de mineralocorticoide resultante da inibição da CYP17. Pode ocorrer hepatotoxicidade; os pacientes devem ser monitorados cuidadosamente em caso de hipertensão, hipocalemia e retenção de líquidos. Desconforto no joelho e nos músculos e diarreia são efeitos adversos comuns com esse agente.

### B. Fármacos imunomoduladores

*Talidomida*, *lenalidomida* e *pomalidomida* são agentes orais utilizados no tratamento do mieloma múltiplo. Seus mecanismos de ação exatos não estão claros, mas possuem propriedades antimieloma, incluindo efeitos antiangiogênicos, de modulação imunológica, anti-inflamatórios e antiproliferativos. Esses agentes são frequentemente combinados com *dexametasona* ou outros agentes quimioterápicos. Os efeitos adversos incluem tromboembolismo, mielossupressão, fadiga, erupção cutânea e constipação. A *talidomida* foi anteriormente administrada a mulheres grávidas para prevenir enjoos matinais. No entanto, defeitos congênitos graves foram prevalentes em crianças nascidas de mães que usaram esse fármaco. Devido às suas semelhanças estruturais com a *talidomida*, a *lenalidomida* e a *pomalidomida* são contraindicadas na gravidez.

## C. Inibidores do proteassomo

*Bortezomibe*, *ixazomibe* e *carfilzomibe* são inibidores do proteassomo comumente usados como terapia de base no tratamento do mieloma múltiplo. Esses agentes atuam inibindo os proteassomos, os quais evitam a degradação de fatores pró-apoptóticos, levando a uma promoção da morte celular programada (apoptose). As células malignas dependem prontamente da supressão da via apoptótica; portanto, a inibição do proteassomo funciona bem no mieloma múltiplo. O *bortezomibe* pode ser administrado por via intravenosa, mas a via subcutânea é preferida porque está associada a menos neuropatia. Outros efeitos adversos incluem mielossupressão, diarreia, náusea, fadiga e reativação do herpes-zóster. Os pacientes devem receber profilaxia antiviral se estiverem recebendo terapia com *bortezomibe*. O *ixazomibe* é um agente oral com perfil de efeitos adversos semelhante ao do *bortezomibe*. O *carfilzomibe* é administrado por via intravenosa, e os efeitos adversos comuns incluem mielossupressão, fadiga, náusea, diarreia e febre.

O *Chemo Man* ("homem químico") é uma ferramenta útil para ajudar a lembrar as principais toxicidades comuns desses fármacos (Figura 37.35).

**Cisplatina**
Ototoxicidade, nefrotoxicidade, náuseas/êmese

**Citarabina**
Conjuntivite química

**Trastuzumabe**
**Doxorrubicina/**
**Daunorrubicina**
Cardiotoxicidade

**Bleomicina/**
**Bussulfano**
Toxicidade pulmonar

**Oxaliplatina/**
**Vincristina/**
**Taxanos**
Neuropatia periférica

**Ciclofosfamida/**
**Ifosfamida**
Cistite hemorrágica

**Irinotecano**
Diarreia

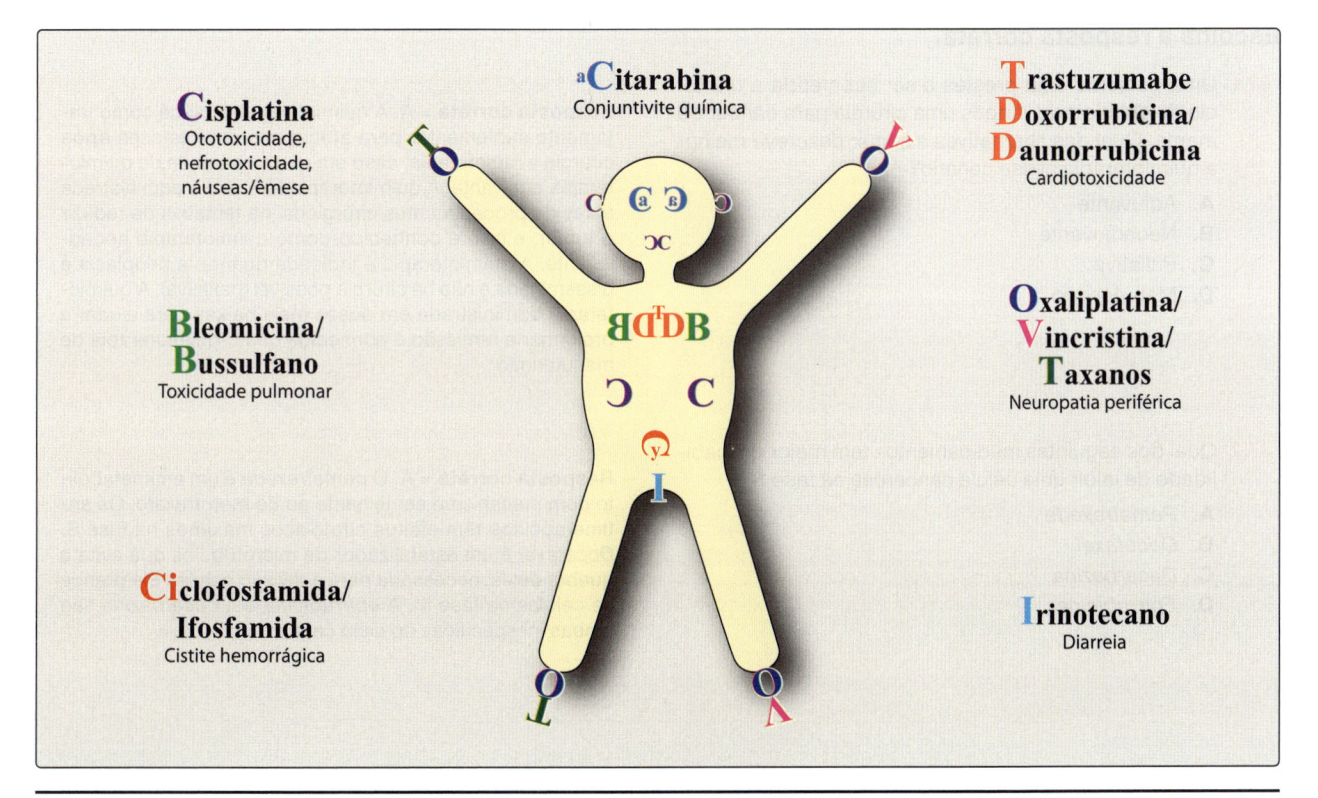

**Figura 37.35**
*Chemo Man* ("homem químico"): um resumo da toxicidade dos quimioterápicos.

## Resumo

- Os medicamentos anticâncer atuam reduzindo a carga tumoral para curar pacientes ou para proporcionar alívio dos sintomas e melhorar a qualidade de vida.
- Os medicamentos anticâncer podem ser administrados isoladamente ou em combinação como quimioterapia adjuvante após cirurgia ou radioterapia, como quimioterapia neoadjuvante antes da cirurgia ou radioterapia, ou como terapia de manutenção para prolongar a remissão do câncer.
- As principais classes de medicamentos anticâncer são os antimetabólitos, antibióticos antitumorais, agentes alquilantes, inibidores de microtúbulos, hormônios esteroides e antagonistas, anticorpos monoclonais, inibidores de cinase, inibidores do ponto de checagem imunológico e outros, incluindo inibidores da topoisomerase.
- Os inibidores de microtúbulos, antimetabólitos, inibidores da topoisomerase e *bleomicina* inibem a célula em fases específicas do ciclo celular, tornando-os mais úteis para doenças malignas em que uma grande porcentagem de células tumorais está se dividindo ativamente em determinado momento. As outras classes de medicamentos são inespecíficas para o ciclo celular e têm mais utilidade quando a fração de crescimento das células cancerígenas é baixa ou desconhecida.
- As toxicidades limitantes da dose mais comuns da quimioterapia (e dos medicamentos que as causam) incluem cistite hemorrágica (*ciclofosfamida/ifosfamida*), toxicidade pulmonar (*bleomicina/bussulfano*), ototoxicidade com nefrotoxicidade e náuseas/vômitos (*cisplatina*), cardiotoxicidade (*doxorrubicina/daunorrubicina/trastuzumabe*), neuropatias periféricas (*oxaliplatina/vincristina/taxanos*) e diarreia potencialmente fatal (*irinotecano*).
- Medicamentos como corticosteroides, antivirais, antibióticos, anti-histamínicos, quimioprotetores e fatores de crescimento hematopoiéticos podem ser administrados como terapias concomitantes para reduzir o risco de efeitos adversos dos agentes anticâncer.

## Questões para estudo

**Escolha a resposta correta.**

**37.1** Uma paciente está prestes a ser submetida a um ciclo de quimioterapia após uma cirurgia para câncer de mama. Qual das alternativas a seguir descreve melhor a quimioterapia nesse cenário?

A. Adjuvante
B. Neoadjuvante
C. Paliativa
D. Manutenção

**Resposta correta = A.** A quimioterapia é usada como tratamento suplementar para atacar micrometástases **após** cirurgia e radioterapia, caso em que é chamada de quimioterapia adjuvante. A quimioterapia também é administrada antes de procedimentos cirúrgicos, na tentativa de reduzir o tumor, e isso é conhecido como quimioterapia neoadjuvante. A quimioterapia é indicada quando a neoplasia é disseminada e não há cirurgia possível (paliativa). A quimioterapia administrada em doses mais baixas para ajudar a prolongar a remissão é conhecida como quimioterapia de manutenção.

**37.2** Qual dos seguintes medicamentos tem maior probabilidade de inibir uma célula cancerosa na fase S?

A. *Pemetrexede*
B. *Docetaxel*
C. *Dacarbazina*
D. *Epirrubicina*

**Resposta correta = A.** O *pemetrexede* é um antimetabólito com mecanismo semelhante ao do *metotrexato*. Os antimetabólitos têm efeitos citotóxicos máximos na fase S. *Docetaxel* é um estabilizador de microtúbulos que evita a quebra deles, necessária para a divisão celular. Ele prende as células na fase M. A *epirrubicina* e a *dacarbazina* são ambas inespecíficas do ciclo celular.

**37.3** Uma mulher de 45 anos está sendo tratada com *docetaxel*, *doxorrubicina* e *ciclofosfamida* para câncer de mama. Ela acabou de completar seis ciclos e agora desenvolveu falta de ar, fadiga e inchaço nos pés. A investigação adicional revela fração de ejeção ventricular esquerda reduzida. Qual dos seguintes medicamentos é a causa mais provável dos sintomas?

- **A.** *Doxorrubicina*
- **B.** *Docetaxel*
- **C.** *Ciclofosfamida*
- **D.** *Dexametasona*

**Resposta correta = A.** A *doxorrubicina* pode causar cardiotoxicidade irreversível e dose-dependente. Esse risco aumenta com a dose cumulativa e é maior em pessoas com mais de 60 anos e pessoas com outros fatores de risco cardiovascular, como tabagismo, hipertensão, diabetes, dislipidemia e obesidade.

**37.4** Um homem de 64 anos está programado para ser submetido a quimioterapia para leucemia linfocítica crônica, e o regime inclui *ciclofosfamida*. Qual das opções seguintes é a mais apropriada para a quimioterapia desse paciente?

- **A.** Hidratação IV, *mesna (2-mercaptoetano sulfonato sódico)* e análises de urina frequentes
- **B.** *Leucovorina* e análises de urina frequentes
- **C.** *Alopurinol* e análises de urina frequentes
- **D.** Hidratação IV, antimicrobianos profiláticos e análises de urina frequentes

**Resposta correta = A.** A toxicidade característica da *ciclofosfamida* é a cistite hemorrágica. Essa toxicidade vesical é atribuída a metabólitos tóxicos da *ciclofosfamida*. Hidratação adequada, bem como administração IV de *mesna (2-mercaptoetano sulfonato sódico)*, que neutraliza os metabólitos tóxicos, podem minimizar o problema. Devem ser solicitadas análises de urina frequentes para monitorar os eritrócitos. A *leucovorina* é usada com *metotrexato* ou *5-FU* (não com *ciclofosfamida*). O *alopurinol* interage com a *ciclofosfamida* e não é um fármaco que previne a cistite hemorrágica. Os fluidos intravenosos estão corretos; entretanto, *mesna* também é necessário.

**37.5** Um paciente com rabdomiossarcoma está sendo tratado com *vincristina* e *dactinomicina*. Por qual mecanismo a *vincristina* está atuando para reduzir a carga tumoral nesse paciente?

- **A.** Alquilação de DNA
- **B.** Interrupção da montagem dos microtúbulos
- **C.** Inibição da síntese de DNA
- **D.** Modulação da resposta estrogênica

**Resposta correta = B.** A *vincristina* é um alcaloide da vinca e inibidor de microtúbulos. É usado para muitos tipos de tumores moles e malignidades hematológicas. Os efeitos neurológicos do medicamento podem ser limitantes da dose.

**37.6** Qual dos seguintes medicamentos quimioterápicos pode causar neuropatia periférica induzida pelo frio e anormalidades nas enzimas hepáticas?

- **A.** *Ciclofosfamida*
- **B.** *Oxaliplatina*
- **C.** *Etoposídeo*
- **D.** *Cisplatina*

**Resposta correta = B.** A *oxaliplatina* pode causar supressão da medula óssea, toxicidade gastrintestinal, hepatotoxicidade, reações de hipersensibilidade e neuropatias que são exacerbadas pelo frio. A *cisplatina* pode causar insuficiência renal, neuropatia, perda auditiva, perda de eletrólitos e náuseas e vômitos significativos. A *ciclofosfamida* e o *etoposídeo* apresentam mielossupressão como toxicidade limitante da dose.

**37.7** Qual dos seguintes é o inibidor mais eficiente da síntese periférica de estrogênio, comumente usado para tratar câncer de mama em mulheres na pós-menopausa?

- **A.** *Tamoxifeno*
- **B.** *Raloxifeno*
- **C.** *Anastrozol*
- **D.** *Fulvestranto*

**Resposta correta = C.** O *anastrozol* é um inibidor da aromatase muito eficaz na redução dos estrogênios não suprarrenais, o que o torna ideal para uso em mulheres na pós-menopausa. *Tamoxifeno* e *raloxifeno* são moduladores seletivos do receptor de estrogênio, e *fulvestranto* é um regulador negativo do receptor de estrogênio. Nenhuma das outras opções diminui a síntese de estrogênio.

**37.8** Um paciente é tratado com um esquema de múltiplos fármacos para um câncer testicular avançado. Subsequentemente desenvolve uma leucemia aguda 6 anos depois. Qual dos seguintes medicamentos, incluído no regime de tratamento inicial do paciente, provavelmente contribuiu para a tumorigênese da leucemia?

   A. Paclitaxel
   B. Gencitabina
   C. Vimblastina
   D. Etoposídeo

**Resposta correta =** D. O *etoposídeo* pode causar malignidades secundárias quando usado isoladamente ou em conjunto com outras terapias. Pode ser usado com *cisplatina* e *ifosfamida* para tratar o câncer testicular, pois ambos aumentam sua propensão a causar malignidades secundárias. *Paclitaxel*, *gencitabina* e *vimblastina* podem ser usados para tratar câncer testicular, mas nenhum desses agentes causa malignidades secundárias.

**37.9** Um paciente com linfoma de Burkitt desenvolve hiperuricemia, hipercalemia, hiperfosfatemia e hipocalcemia após tratamento quimioterápico combinado. Qual dos seguintes medicamentos foi provavelmente usado como parte da terapia combinada?

   A. Rituximabe
   B. Azacitidina
   C. Imatinibe
   D. Bevacizumabe

**Resposta correta =** A. O *rituximabe* é um anticorpo CD-20 usado em doenças malignas de células B. Pode causar síndrome de lise tumoral em pacientes com elevado número de células malignas circulantes ou alta carga tumoral. O *imatinibe* e a *azacitidina* podem causar síndrome de lise tumoral, mas não são usados no linfoma de Burkitt, e o *bevacizumabe* não é usado no linfoma difuso de grandes células B e não causa síndrome de lise tumoral.

**37.10** *Nivolumabe* e *ipilimumabe* são usados para tratar pacientes com câncer de pulmão de células não pequenas. Qual dos seguintes efeitos adversos tem maior probabilidade de ocorrer após o tratamento com esses medicamentos?

   A. Cardiotoxicidade
   B. Colite
   C. Cistite hemorrágica
   D. Malignidade secundária

**Resposta correta =** B. Os inibidores de pontos de controle imunológico causam diarreia, colite, pneumonite, hepatite, nefrite e neurotoxicidade, entre outros. Eles não são conhecidos por causar cardiotoxicidade, cistite hemorrágica ou malignidades secundárias.

# Imunossupressores

Maya Leiva e Jody K. Takemoto

## 38

## I. VISÃO GERAL

O sistema imunológico é um dos sistemas mais complexos do corpo. Embora sua função seja proteger o corpo contra moléculas não próprias prejudiciais, alterações nos mediadores imunológicos podem provocar uma cascata de efeitos indesejáveis. Doenças autoimunes (p. ex., doença inflamatória intestinal, esclerose múltipla, lúpus, psoríase e artrite reumatoide) podem surgir quando o sistema imunológico identifica erroneamente os próprios tecidos do indivíduo como estranhos e direciona uma resposta destrutiva contra eles. O objetivo do tratamento das doenças autoimunes é utilizar a terapia medicamentosa para interromper esse processo inadequado e prejudicial. No caso do transplante de órgãos, o tecido estranho é implantado propositalmente no receptor, mas o objetivo permanece o mesmo —usar terapia medicamentosa para limitar os danos causados pelo sistema imunológico e a potencial rejeição do órgão transplantado. Os imunossupressores são medicamentos que reduzem a ativação ou a eficácia do sistema imunológico para tratar doenças autoimunes ou para diminuir a capacidade do corpo de rejeitar um órgão transplantado. O transplante de órgãos e tecidos tornou-se rotina devido ao aprimoramento das técnicas cirúrgicas e aos avanços na tipagem de tecidos e à disponibilidade de terapias imunossupressoras mais eficazes. O mecanismo principal do tratamento imunossupressor é alterar a função linfocitária usando fármacos ou anticorpos contra as proteínas imunológicas. Os agentes imunossupressores importantes para transplante estão listados na Figura 38.1. (Nota: Embora este capítulo focalize imunossupressores no contexto do transplante de órgãos, esses fármacos podem ser usados no tratamento de outros distúrbios. Por exemplo, a *ciclosporina* pode ser útil no tratamento da psoríase, e vários anticorpos monoclonais têm aplicações em numerosas doenças, incluindo artrite reumatoide, esclerose múltipla, doença de Crohn e colite ulcerativa.)

### A. Justificativa para uso de imunossupressores

Durante o transplante de órgãos, um tecido não próprio é implantado no corpo do receptor. (Nota: Um aloenxerto é o transplante de um órgão ou tecido de uma pessoa para outra não geneticamente idêntica.) Os imunossupressores são usados para ajudar a prevenir respostas imunológicas indesejáveis que fazem com que o corpo se ataque e para prevenir a rejeição do órgão transplantado. Quando usados na indução e manutenção de transplantes de órgãos, os imunossupressores podem inibir seletivamente a rejeição de tecidos transplantados, prevenir o comprometimento imunológico do paciente e prolongar a vida dos órgãos transplantados. O resultado ideal do tratamento é manter

| |
|---|
| **ANTICORPOS** |
| *Alentuzumabe* |
| *Globulinas antitimócitos* |
| *Basiliximabe* |
| *Rituximabe* |
| **INIBIDORES DE CALCINEURINA** |
| *Ciclosporina* |
| *Tacrolimo* |
| **BLOQUEADOR DA COSTIMULAÇÃO** |
| *Belatacepte* |
| **INIBIDORES DE mTOR** |
| *Everolimo* |
| *Sirolimo* |
| **ANTIPROLIFERATIVOS** |
| *Azatioprina* |
| *Micofenolato de mofetila* |
| *Micofenolato de sódio* |
| **ADRENOCORTICOIDES** |
| *Metilprednisolona* |
| *Prednisolona* |
| *Prednisona* |
| **OUTROS** |
| *Belimumabe* |
| *Bortezomibe* |
| *Eculizumabe* |
| *Imunoglobulina intravenosa* |
| *Tofacitinibe* |

**Figura 38.1**
Medicamentos imunossupressores. mTOR, alvo da *rapamicina* em mamíferos.

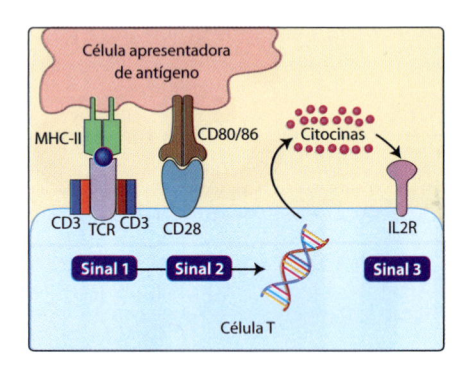

**Figura 38.2**
Cascata de ativação imunológica simplificada. IL2R, receptor de interleucina 2; MHC, complexo principal de histocompatibilidade; TCR, receptor de células T.

as defesas do paciente hospedeiro e, ao mesmo tempo, aumentar a tolerância específica do doador. Além disso, é importante minimizar os efeitos adversos e o risco de infecção. O controle da cascata de ativação imunológica é fundamental para a obtenção desses objetivos.

### B. Cascata de ativação imunológica

A cascata de ativação da imunidade pode ser descrita com um modelo de três sinais (Figura 38.2). O primeiro sinal constitui a ativação das células T no complexo receptor CD3 por um antígeno na superfície de uma célula apresentadora de antígeno (APC, do inglês *antigen-presenting cell*). O primeiro sinal isolado é insuficiente para ativar as células T e precisa do segundo sinal. O segundo sinal, também chamado de coestimulação, ocorre quando CD80 e CD86, na superfície das APCs, ativam CD28 nas células T. Ambos os sinais, primeiro e segundo, ativam várias vias intracelulares de transdução de sinais, sendo uma delas a via calcineurina-cálcio. Essas vias desencadeiam a produção de citocinas como a interleucina (IL)-2. Esta então se liga ao receptor de IL-2 (também conhecido como CD25) na superfície de outras células T, fornecendo o sinal 3, ativando o ciclo celular por meio do alvo da *rapamicina* em mamíferos (mTOR) e levando à proliferação de células T.

### C. Princípios básicos da terapia imunossupressora em transplante

Os imunossupressores são amplamente categorizados por fase na terapia de transplante (indução, manutenção ou tratamento da rejeição) e por mecanismo de ação (Figura 38.3). Os regimes imunossupressores consistem, em geral, em dois a quatro fármacos com mecanismos diferentes, que interrompem várias etapas da ativação das células T. Os anticorpos monoclonais e policlonais são frequentemente utilizados na terapia de indução, que suprime poderosamente o sistema imune no momento do transplante, permitindo que o novo órgão comece a funcionar no receptor e prevenindo a rejeição precoce do enxerto. Os medicamentos imunossupressores utilizados na terapia de manutenção são normalmente menos tóxicos e frequentemente prescritos em doses mais baixas para permitir a proteção imunológica em longo prazo dos órgãos transplantados. Os medicamentos de manutenção muitas vezes apresentam um risco menor de infecção em comparação com os medicamentos utilizados para indução, embora o risco de infecções oportunistas ainda aumente ao longo da terapia. Durante a terapia de manutenção, uma combinação de agentes é frequentemente utilizada em doses mais baixas para manter a imunossupressão adequada e, ao mesmo tempo, minimizar os efeitos adversos. As terapias antirrejeição são selecionadas com base no órgão ou tecido-alvo e no tipo de rejeição.

## II. MEDICAMENTOS IMUNOSSUPRESSORES PARA INDUÇÃO E REJEIÇÃO

Os fármacos imunossupressores desempenham um papel fundamental durante a fase de indução e rejeição da imunossupressão para o transplante de órgãos sólidos. O objetivo da terapia de indução é fornecer imunossupressão ampla e de curto prazo no período pós-transplante inicial, quando o risco de rejeição aguda do aloenxerto é maior. A terapia de indução geralmente envolve o uso de anticorpos e/ou doses mais altas dos medicamentos usados na terapia de manutenção, por aproximadamente 2 semanas (Figura 38.4).

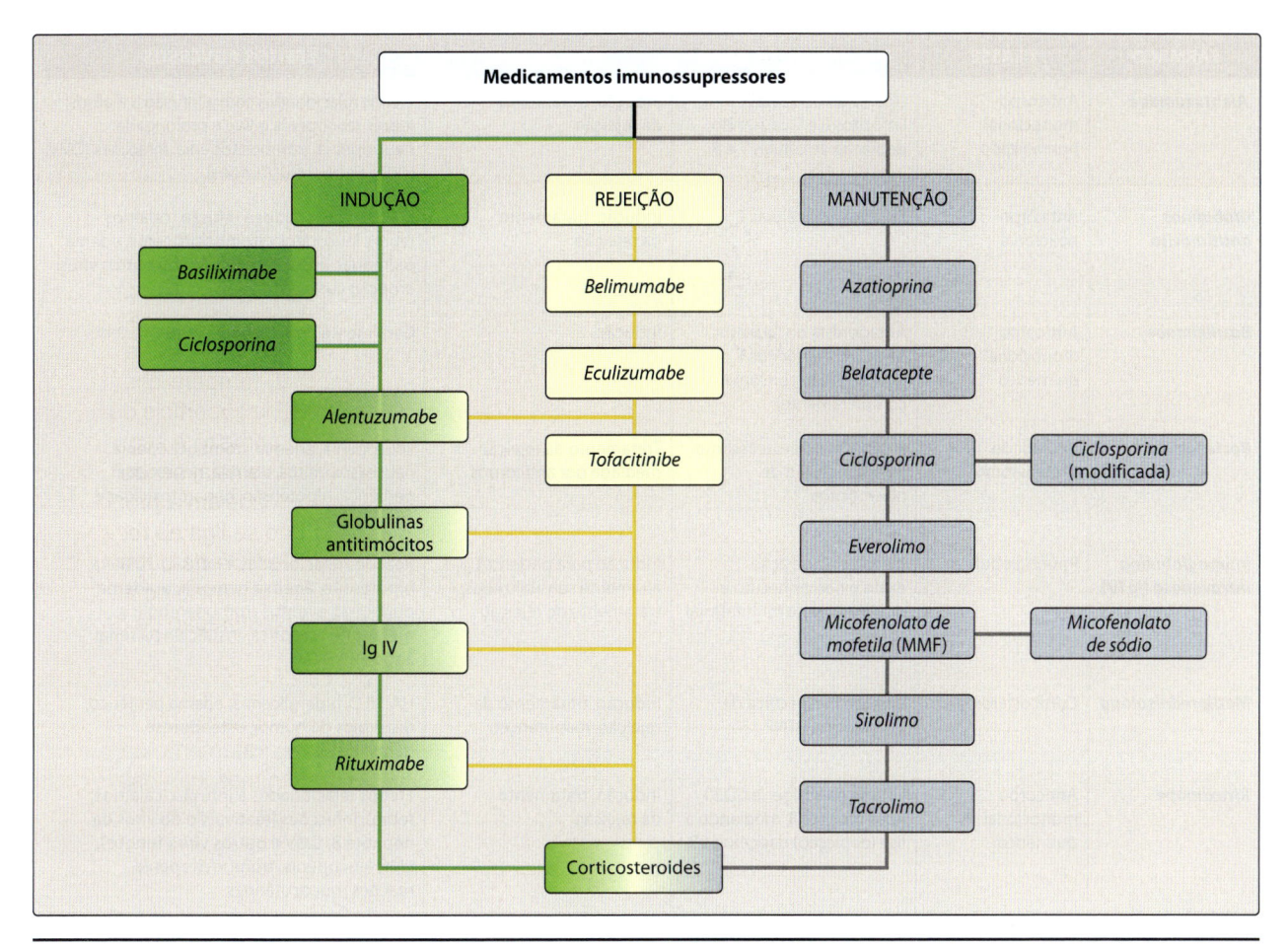

**Figura 38.3**
Agentes imunossupressores classificados pela sua função na terapia. Ig IV, imunoglobulina intravenosa.

O tratamento da rejeição pode ser iniciado em combinação com a terapia de indução, se a terapia de indução falhar ou quando um paciente começar a apresentar sinais de rejeição. O objetivo do tratamento da rejeição é atenuar a resposta imune do hospedeiro e prevenir lesões irreversíveis ao órgão enxertado. A fisiopatologia associada ao tipo de rejeição (imunidade celular ou humoral) influencia a escolha do tratamento. A rejeição aguda ocorre mais comumente de uma semana a três meses após o transplante, mas pode ocorrer a qualquer momento. Se tratados precocemente, pode ser possível minimizar danos irreversíveis ao tecido do órgão. A rejeição crônica normalmente ocorre meses a anos após o transplante. Embora os imunossupressores possam ser usados para mitigar ou eliminar a rejeição aguda do transplante, eles são por vezes ineficazes no tratamento da rejeição crônica. Nesses casos, podem ser necessárias outras opções terapêuticas (p. ex., plasmaférese), incluindo a abordagem das etiologias patológicas subjacentes.

Os anticorpos têm um papel importante no prolongamento da vida do aloenxerto. Eles são preparados pela imunização, geralmente, de coelhos ou cavalos com células linfoides humanas (resultando em uma mistura de anticorpos policlonais ou monoclonais) ou por tecnologia de hibridoma (produzindo anticorpos monoclonais antígeno-específicos). Os hibridomas são originados da fusão de células produtoras de anticorpos de

| FÁRMACO | CLASSE | MECANISMO DE AÇÃO | INDICAÇÕES | EFEITOS ADVERSOS |
|---|---|---|---|---|
| *Alentuzumabe* | Anticorpo monoclonal humanizado | Liga-se ao CD52 nos linfócitos B e T, causando depleção de células T e B | Indução, tratamento da rejeição | Efeitos relacionados com a infusão (calafrios, febre), leucopenia grave e prolongada, neutropenia, trombocitopenia, infecções (CMV, HVS e outros vírus/fungos) |
| *Globulinas antitimócito* | Anticorpo policlonal | Depleção de células T | Indução, tratamento da rejeição | Efeitos relacionados à infusão (calafrios, febre), leucopenia, trombocitopenia, edema pulmonar, infecções por CMV ou outros vírus, erupção cutânea |
| *Basiliximabe* | Anticorpo monoclonal quimérico | Antagonista do receptor de IL-2 em linfócitos T ativados (não consome completamente) | Indução | Geralmente bem tolerado *versus* placebo |
| *Bortezomibe* | Inibidor do proteassomo | A inibição do proteassomo leva à depleção de plasmócitos | Tratamento da rejeição mediada por anticorpos | Leucopenia, anemia, trombocitopenia, náuseas/vômitos, diarreia, neuropatia periférica, hipotensão, hepatotoxicidade (menos comum) |
| *Imunoglobulina intravenosa (Ig IV)* | Imunoglobulina | Mecanismo de ação exato é desconhecido e provavelmente multifatorial | Indução para pacientes altamente sensibilizados, tratamento de rejeição | Reações relacionadas à infusão, cefaleia, hipotensão, anemia hemolítica, edema pulmonar, eventos tromboembólicos, meningite asséptica, insuficiência renal aguda |
| *Metilprednisolona* | Corticosteroide | Inibição inespecífica de interleucina e TNF | Indução, tratamento da rejeição, manutenção | HA, HLD, hiperglicemia, edema periférico, distúrbios do humor, osteoporose, ganho de peso |
| *Rituximabe* | Anticorpo monoclonal quimérico | Liga-se ao antígeno CD20 nos linfócitos B, mediando a lise (depleção) das células B | Indução, tratamento da rejeição | Efeitos relacionados à infusão (calafrios, febre), infecções (reativação do vírus da hepatite B, CMV e outros vírus/fungos), LMP, leucopenia, trombocitopenia, reações mucocutâneas |

**Figura 38.4**
Medicamentos utilizados para terapia imunossupressora de indução e/ou rejeição. CMV, citomegalovírus; HLD, hiperlipidemia; HVS, herpes-vírus; HA, hipertensão; IL, interleucina; LMP, leucoencefalopatia multifocal progressiva; TNF, fator de necrose tumoral.

camundongos com células tumorais. As células híbridas são selecionadas e clonadas, e a especificidade dos anticorpos dos clones é avaliada. Os clones de interesse podem ser cultivados em grandes volumes, produzindo quantidades clinicamente úteis do anticorpo desejado. Técnicas de ácido desoxirribonucleico (DNA) recombinante também podem ser usadas para substituir parte da sequência gênica do camundongo com material genético humano, "humanizando", assim, os anticorpos produzidos e tornando-os menos antigênicos. Os nomes dos anticorpos monoclonais contêm o sufixo "-mabe", que identifica a categoria do medicamento, neste caso, anticorpo monoclonal. Além disso, os nomes dos anticorpos monoclonais contêm convencionalmente o infixo "xi" se forem quimerizados (p. ex., basili*xi*mabe, rituximabe) e "zu" se forem humanizados (p. ex., alentu*zu*mabe). Ao contrário dos anticorpos monoclonais, que são homogêneos e específicos, os anticorpos policlonais são variáveis e menos específicos.

### A. Alentuzumabe

*Alentuzumabe* é um anticorpo monoclonal humanizado que se liga ao CD52 nas células T e B, resultando na depleção de ambas as linhas celulares linfoides. A depleção de células T e B é observada logo após a infusão, e a recuperação dessas células é gradual. As células T se recuperam em 6 a 12 meses, e as células B se recuperam em 6 meses ou menos. É aprovado para o tratamento de leucemia linfocítica crônica e esclerose múltipla, mas tem sido usado em transplantes como agente de indução e antirrejeição tanto para rejeição celular aguda quanto para rejeição mediada por anticorpos (RMA) devido à sua atividade contra células T e B. Em razão do efeito imunossupressor potente e prolongado, recomenda-se iniciar ou continuar a profilaxia para pneumonia por *Pneumocystis* e herpes-vírus após administração de *alentuzumabe*.

### B. Globulinas antitimócitos

As *globulinas antitimócitos* são anticorpos policlonais produzidos pelo isolamento de frações gamaglobulinas do soro de coelhos ou cavalos imunizados com timócitos humanos. Eles causam depleção de células T circulantes e apoptose de células T ativadas. As preparações de coelhos são preferidas às preparações de cavalos devido à maior potência e menor toxicidade. A *globulina antitimócito* derivada de coelho é usada principalmente no momento do transplante para prevenir a rejeição precoce do aloenxerto, juntamente com outros agentes imunossupressores. Ela pode ser usada também para tratar episódios de rejeição grave ou aguda resistente aos corticosteroides. Geralmente é usada por 3 a 10 dias para produzir linfopenia profunda, que pode durar mais de 1 ano. Os anticorpos são infundidos lentamente por infusão intravenosa (IV). O pré-tratamento com corticosteroides, *paracetamol* e anti-histamínicos pode ajudar a reduzir as reações relacionadas à infusão. O uso prolongado pode estar associado a imunossupressão profunda, levando a um risco aumentado de infecções oportunistas e doença linfoproliferativa pós-transplante (DLPT).

### C. Basiliximabe

O *basiliximabe* é um anticorpo monoclonal quimérico murino/humano que se liga à cadeia α do receptor de IL-2 (CD25) em células T ativadas e, assim, interfere na proliferação dessas células. O bloqueio desse receptor frustra a habilidade de qualquer estímulo antigênico em ativar o sistema de célula T. Ele é aprovado para a profilaxia da rejeição aguda no transplante renal em associação com a *ciclosporina* e corticosteroides, o que pode permitir doses reduzidas ou introdução tardia de inibidores de calcineurina. O *basiliximabe* pode ser benéfico nos pacientes com função atrasada do enxerto e pode reduzir o risco de toxicidade renal associada ao inibidor de calcineurina. Uma vez que não esgota as células T, é utilizado principalmente em protocolos de indução para a profilaxia da rejeição aguda, em oposição ao tratamento da rejeição. É administrado por infusão intravenosa e, ao contrário de muitos outros agentes, não requer pré-medicação. O *basiliximabe* é geralmente bem tolerado, embora possa causar efeitos adversos como hipertensão e desconforto gastrintestinal (GI). A incidência de infecções oportunistas e doenças linfoproliferativas pode aumentar.

### D. Rituximabe

O *rituximabe* é um anticorpo monoclonal quimérico contra o antígeno CD20 em células pré-B, células B maduras e células B de memória. Causa depleção de células B por induzi-las à lise e bloquear a sua ativação e eventual maturação de plasmócitos formadores de anticorpos. Os plasmócitos existentes não expressam o antígeno CD20 e, portanto, não são afetados pelo *rituximabe*. O medicamento foi aprovado para uso no tratamento de linfomas de células B, DLPT e artrite reumatoide.

O benefício do seu uso no transplante é o esgotamento de anticorpos, o que tem sido utilizado em transplantes ABO-incompatíveis (tipo sanguíneo), protocolos de dessensibilização e tratamento de RMA.

A administração intravenosa de *rituximabe* leva à depleção rápida e sustentada dos linfócitos B, com a contagem de células B retornando ao normal dentro de 9 a 12 meses. Esse fármaco tem uma advertência na bula para a reativação do vírus JC, levando à leucoencefalopatia multifocal progressiva (LMP), que foi relatada na população não transplantada. A ativação da infecção por hepatite B também foi relatada após o tratamento, e as sorologias para hepatite devem ser monitoradas.

### Aplicação clínica 38.1: Considerações para terapia com *rituximabe*

Como o *rituximabe* é um anticorpo monoclonal quimérico, há uma chance maior de reações relacionadas à infusão, principalmente durante a primeira. O pré-tratamento com *paracetamol*, corticosteroides e *difenidramina* pode minimizar a gravidade dessas reações. Como muitos anticorpos monoclonais, as reações leves a moderadas à infusão de *rituximabe* estão associadas a calafrios, febre, hipotensão leve, dispneia e erupção cutânea. As reações graves são menos comuns e estão, entre outros sintomas, associadas a hipotensão grave, anafilaxia e disfunção cardíaca. Ele também aumenta o risco de infecção. Por exemplo, acredita-se que a reativação da hepatite B (HBV) ocorre porque o *rituximabe* induz linfopenia CD4, o que resulta em um número reduzido de células T de memória CD4, prejudicando subsequentemente a imunidade contra vírus como o HBV. Citomegalovírus, leucoencefalopatia multifocal progressiva, parvovírus e herpes-zóster são outras doenças infecciosas associadas aos efeitos imunossupressores do *rituximabe*.

#### E. Bortezomibe

A RMA envolve a produção de grande quantidade de anticorpos pelos plasmócitos, sejam eles recém-fabricados a partir de células B ou daqueles que existiam antes do transplante. Um mecanismo para controlar a RMA é direcionar a produção de anticorpos pelos plasmócitos. O *bortezomibe* é um inibidor do proteassomo que leva à parada do ciclo celular e à apoptose de plasmócitos normais, diminuindo a produção de anticorpos em pacientes sensibilizados. Ele está aprovado para o tratamento de mieloma múltiplo e certos tipos de linfoma, mas também tem sido utilizado no tratamento de RMA em pacientes transplantados. Esse agente pode ser administrado por bólus IV ou injeção subcutânea e tem baixo potencial para reações relacionadas à infusão.

#### F. Imunoglobulina intravenosa

A *imunoglobulina intravenosa* (*Ig IV*) contém imunoglobulinas preparadas por plasma humano reunido de muitos doadores. Tem efeito imunomodulador e é frequentemente usada para doenças autoimunes, protocolos de dessensibilização pré-transplante e tratamento de RMA. (Nota: A *Ig IV* tem muitas indicações aprovadas, incluindo polineuropatia desmielinizante inflamatória crônica, púrpura trombocitopênica imune e síndromes de imunodeficiência.) Os efeitos imunomoduladores nas células T e B ocorrem em altas doses, sendo também utilizada em doses mais baixas para prevenir infecções, substituindo as imunoglobulinas removidas durante a plasmaférese. O mecanismo de ação não está bem definido, mas altas doses de *Ig IV* parecem induzir a apoptose das células B e modular a sinalização nas células B. Também inibe a ligação de anticorpos ao enxerto transplantado e a ativação do sistema complemento. A meia-vida sérica da *Ig IV* é de cerca de 3 a 4 semanas. Os efeitos adversos da *Ig IV* incluem cefaleia, febre, calafrios, mialgias e hipotensão/hipertensão, que podem ser reduzidos por meio da diminuição da taxa de infusão e/ou da administração de pré-tratamentos. Os efeitos adversos graves são raros e podem incluir meningite asséptica, insuficiência renal aguda e eventos trombóticos.

## III. MEDICAMENTOS IMUNOSSUPRESSORES DE MANUTENÇÃO

Os medicamentos imunossupressores de manutenção destinam-se a fornecer imunossupressão adequada para prevenir a rejeição do aloenxerto e, ao mesmo tempo, minimizar a infecção, a malignidade e os efeitos adversos induzidos por medicamentos. A terapia de manutenção é iniciada no momento da cirurgia e continuada indefinidamente para evitar a perda do aloenxerto. Muitas vezes, os imunossupressores de manutenção são combinados em regimes de dois a quatro medicamentos, utilizando agentes com diferentes mecanismos de ação para minimizar a toxicidade dos fármacos. Esses fármacos podem ser divididos ainda em quatro classes: (1) inibidores da calcineurina (*ciclosporina* e *tacrolimo*), (2) bloqueador de coestimulação (*belatacepte*), (3) inibidores de mTOR (*sirolimo* e *everolimo*) e (4) antiproliferativos (*azatioprina* e *micofenolato*) (Figura 38.5).

| FÁRMACO | CLASSE | INDICAÇÕES | FARMACOCINÉTICA | EFEITOS ADVERSOS |
|---|---|---|---|---|
| *Azatioprina* | Antiproliferativa | TOS (renal), AR, lúpus | Ativado pela glutationa S-transferase<br><br>IFs (*alopurinol* e *varfarina*) | Mielossupressão, náuseas, vômitos, diarreia, pancreatite, hepatotoxicidade |
| *Belatacepte* | Bloqueador de coestimulação | TOS (renal) | Meia-vida de eliminação ~10 dias | Anemia, leucopenia, diarreia, risco aumentado de DLPT |
| *Ciclosporina* | Inibidor de calcineurina | TOS (renal, hepático, cardíaco), psoríase, AR, DECH | Metabolizado por CYP3A4<br><br>Numerosas IFs<br><br>Inibidor da CYP3A4 e da glicoproteína P | HA, HLD, hiperglicemia, hipercalemia, hirsutismo, hiperplasia gengival, neurotoxicidade, nefrotoxicidade |
| *Everolimo* | Inibidor de mTOR | TOS (renal, hepático), oncolog | Metabolizado por CYP3A4<br><br>Numerosas IFs | HA, HLD (particularmente TG, CT), estomatite, proteinúria, dificuldade de cicatrização de feridas, erupção cutânea, mielossupressão |
| *Metilprednisolona, prednisolona, prednisona* | Corticosteroide | Diversas indicações | Ativado a *prednisolona* | HA, HLD, hiperglicemia, edema periférico, distúrbios do humor, osteoporose, ganho de peso |
| *Micofenolato* | Antiproliferativo | TOS (renal, hepático, cardíaco) | Metabolizado por glucuronidação<br><br>IFs (sequestrantes de ácidos biliares; antiácidos para MMF) | Leucopenia, trombocitopenia, náuseas, vómitos, diarreia |
| *Sirolimo* | Inibidor de mTOR | TOS (renal, cardíaco), linfangioleiomiomatose, DECH | Metabolizado por CYP3A4<br><br>Numerosas IFs | HA, HLD (particularmente TG, CT), estomatite, proteinúria, dificuldade de cicatrização de feridas, erupção cutânea, mielossupressão, pneumonite |
| *Tacrolimo* | Inibidor de calcineurina | TOS (renal, hepático, cardíaco), DECH | Metabolizado por CYP3A4<br><br>Numerosas IFs | HA, HLD, hiperglicemia, hipercalemia, alopecia, neurotoxicidade (tremor nas mãos, cefaleia, convulsão), nefrotoxicidade |

**Figura 38.5**
Medicamentos utilizados para terapia imunossupressora de manutenção. ECA, enzima conversora de angiotensina; IF, interação farmacológica; DECH, doença do enxerto contra hospedeiro; HLD, hiperlipidemia; HA, hipertensão; MMF, *micofenolato de mofetila*; mTOR, alvo da *rapamicina* em mamíferos; DLPT, distúrbio linfoproliferativo pós-transplante; AR, artrite reumatoide; TOS, transplante de órgãos sólidos; CT, colesterol total; TG, triglicerídeos.

### A. Inibidores de *calcineurina*

Os inibidores da *calcineurina*, *ciclosporina* e *tacrolimo* bloqueiam a transdução de sinal por meio da via cálcio-calcineurina, ativada a jusante do sinal 1, para prejudicar a ativação das células T. A *calcineurina*, uma proteína fosfatase dependente de cálcio, desfosforila o fator nuclear das células T ativadas (NFAT), permitindo que o NFAT entre no núcleo das células T e se ligue ao DNA, levando à transcrição e produção de citocinas, incluindo IL-2. A *ciclosporina* liga-se à proteína de ligação ao imunossupressor ciclofilina, enquanto o *tacrolimo* se liga a uma proteína chamada proteína de ligação a FK (FKBP). Esses complexos fármaco-proteína inibem a atividade enzimática da calcineurina, prevenindo a ativação das células T. A *ciclosporina* é utilizada na prevenção da rejeição de transplantes de rim, fígado e coração. Também pode ser usada no tratamento da doença do enxerto contra o hospedeiro (DECH). O *tacrolimo* é o inibidor de calcineurina preferido devido à sua menor taxa de rejeição de aloenxertos em comparação com a *ciclosporina*. Esse agente é a base da terapia imunossupressora de manutenção em muitos transplantes de órgãos sólidos e pode ser usado no tratamento da DECH. Pacientes que não toleram a *ciclosporina* e aqueles que apresentam rejeição a ela durante o tratamento podem se beneficiar com uma mudança na terapia com *tacrolimo*.

Uma das principais limitações ao uso de inibidores da *calcineurina* é a nefrotoxicidade, que levou ao desenvolvimento de regimes que utilizam doses mais baixas desses agentes em combinação com outros medicamentos imunossupressores. As enzimas CYP3A4/5 e a glicoproteína P (gp-P) expressas no trato gastrintestinal e no fígado são responsáveis pela variabilidade interindividual na absorção oral e no metabolismo da *ciclosporina* e do *tacrolimo,* e ambos os agentes estão sujeitos a inúmeras interações medicamentosas. O monitoramento terapêutico do fármaco é recomendado para os inibidores da calcineurina. Tal como acontece com todos os imunossupressores, as infecções são possíveis com o uso de inibidores da calcineurina, e os pacientes receptores geralmente recebem medicamentos profiláticos anti-infecciosos após o transplante. Outros efeitos colaterais potenciais incluem hipertensão, cefaleia e tremor. Hirsutismo, ou crescimento excessivo de pelos, e hiperplasia gengival são potenciais efeitos adversos da *ciclosporina*.

### B. Bloqueadores de coestimulação

A coestimulação é um sinal secundário usado pelas células imunológicas para ativar uma resposta imune completa, em conjunto com o sinal primário (Figura 38.2). Os bloqueadores de coestimulação normalmente interferem no sinal secundário (sinal 2) para diminuir a resposta imune e, assim, reduzir o potencial de rejeição. *Belatacepte*, um bloqueador de coestimulação, é uma proteína de fusão recombinante de CTLA-4, que, assim como o CD28, se liga à CD80 e à CD86 nas APCs. A ligação do *belatacepte* ao CD80 e ao CD86 impede que CD28 se ligue a essas moléculas, inibindo o sinal 2 da via de ativação das células T. O *belatacepte* foi aprovado para transplante renal em combinação com *basiliximabe*, *micofenolato de mofetila* (MMF) e corticosteroides. Esse medicamento pode substituir os inibidores da calcineurina para evitar as complicações nefrotóxicas, cardiovasculares e metabólicas prejudiciais em longo prazo, observadas com a *ciclosporina* e o *tacrolimo*. O *belatacepte* é administrado por infusão intravenosa. A depuração do medicamento não é afetada por idade, sexo, raça, função renal ou hepática. O *belatacepte* aumenta o risco de DLPT, particularmente do sistema nervoso central. Por esse motivo, é contraindicado em pacientes soronegativos ao vírus Epstein-Barr (EBV), uma causa comum de DLPT. A titulação sorológica para o EBV é obtida para confirmar a exposição.

### C. Inibidores de mTOR

O *sirolimo* (também conhecido como *rapamicina*) e o *everolimo* inibem a proteína mTOR, bloqueando a via de transdução de sinal ativada pelo sinal 3. A progressão no ciclo celular e a proliferação de células T são subsequentemente evitadas (Figura 38.6). Os inibidores de mTOR são comumente usados em regimes multifarmacológicos para minimizar a dose de inibidores de calcineurina e poupar seus efeitos adversos nefrotóxicos. Ambos os agentes são utilizados para profilaxia de rejeição em transplantes de órgãos. O *sirolimo* também pode ser usado na prevenção e no tratamento da DECH, e o *everolimo* também é usado em oncologia para tratar diferentes tipos de câncer. A ação antiproliferativa do *sirolimo* é valiosa na cardiologia, quando molas (*stents*) revestidas de *sirolimo* são usadas para inibir a reestenose dos vasos sanguíneos, diminuindo a proliferação das células endoteliais.

Assim como os inibidores da *calcineurina*, tanto o *sirolimo* quanto o *everolimo* são substratos da CYP3A4 e da gp-P e, portanto, estão sujeitos a inúmeras interações medicamentosas. Ambos os agentes requerem monitoramento do fármaco para otimizar a terapia. O *sirolimo* tem meia-vida mais longa que os inibidores da calcineurina ou o *everolimo*. Os efeitos adversos desses agentes podem incluir efeitos metabólicos (hipercolesterolemia, hipertrigliceridemia), efeitos hematológicos (leucopenia, trombocitopenia, anemia) e desconforto gastrintestinal (náuseas, vômitos, constipação, diarreia). A exposição em longo prazo também pode aumentar o risco de diabetes recente.

**Figura 38.6**
Mecanismo de ação do *sirolimo* e *everolimo*. FKBP, proteína de ligação a FK; IL, interleucina; mRNA, RNA mensageiro; mTOR, alvo da *rapamicina* em mamíferos.

---

### Aplicação clínica 38.2: Monitoramento terapêutico de medicamentos dos inibidores de calcineurina e dos inibidores de mTOR

Os inibidores da calcineurina, *ciclosporina* e *tacrolimo*, e os inibidores mTOR, *everolimo* e *sirolimo*, têm índice terapêutico estreito (ver Capítulo 2). Isso significa que pequenas alterações na concentração sanguínea do medicamento podem causar efeitos potencialmente graves, incluindo falha terapêutica se as concentrações forem demasiado baixas ou reações adversas medicamentosas potencialmente fatais se as concentrações forem demasiado elevadas. Por esse motivo, o monitoramento terapêutico de medicamentos (MTM) deve ser utilizado para garantir que o paciente tenha uma concentração sistêmica aceitável do medicamento. A justificativa por trás do MTM é maximizar, simultaneamente, a imunossupressão para prevenir a rejeição do aloenxerto e minimizar a toxicidade significativa e potencialmente irreversível associada a medicamentos com índice terapêutico estreito. Protocolos específicos de MTM e intervalos padrão para concentração de medicamentos para cada agente podem variar ligeiramente de acordo com o órgão-alvo e/ou instituição.

---

### D. Antiproliferativos

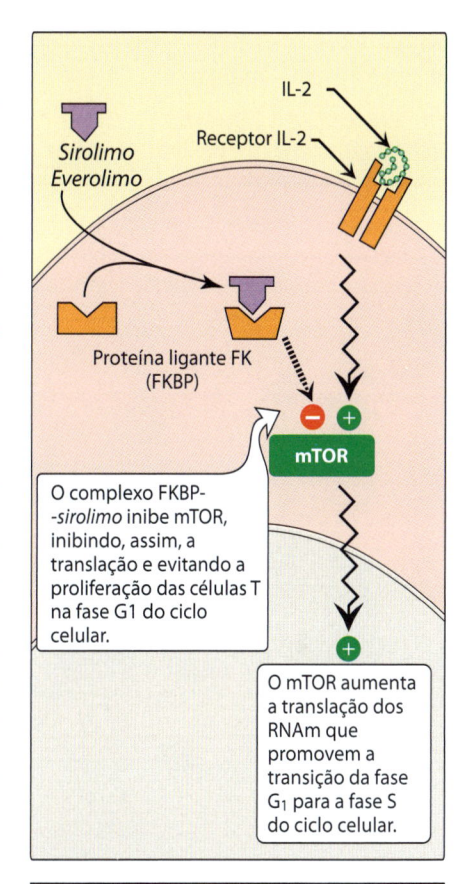

Cascatas de sinalização complexas são necessárias para a proliferação de vários tipos de células. Os agentes antiproliferativos (antimetabólitos) atuam inibindo vários alvos na cascata de sinalização, reduzindo a proliferação de células imunes e moderando a resposta imune citotóxica. Os antiproliferativos *azatioprina* e *micofenolato* bloqueiam a proliferação de linfócitos ao inibir a síntese de ácidos nucleicos. Esses medicamentos são usados como agentes imunossupressores adjuvantes, principalmente com inibidores de calcineurina, com ou sem corticosteroides. No entanto, o *micofenolato* substituiu amplamente a *azatioprina* nessa função devido ao seu melhor perfil de segurança e eficácia.

A *azatioprina*, que foi um dos primeiros agentes a ser amplamente utilizado no transplante de órgãos, é um profármaco que é convertido primeiro em *6-mercaptopurina (6-MP)* e depois ao análogo do nucleotídeo correspondente, o ácido tioinosínico. O análogo é incorporado nas cadeias de ácido nucleico e bloqueia o alongamento adicional do DNA. O principal efeito adverso limitante da dose da *azatioprina* é a supressão da medula óssea. Os inibidores da xantina oxidase (*alopurinol*, *febuxostato*; ver Capítulo 40) inibem o metabolismo da *azatioprina* e podem aumentar o risco de toxicidade. O uso concomitante com *febuxostato* é contraindicado, e o uso com *alopurinol* deve ser evitado ou a dose de *azatioprina* deve ser reduzida.

O *micofenolato* é um inibidor potente, reversível e não competitivo da inosina monofosfato desidrogenase, que bloqueia a formação de novo do *monofosfato de guanosina* (Figura 38.7). Como os linfócitos são incapazes de utilizar a via de resgate da síntese de nucleotídeos, o *micofenolato* bloqueia efetivamente a proliferação de células T e B, eliminando a produção de novo de *monofosfato de guanosina*. Ele está disponível em duas formulações – como profármaco *MMF* e como medicamento ativo, como *ácido micofenólico (MPA)*. O *MMF* é rapidamente hidrolisado no trato GI em *MPA*. A glicuronidação do *MPA* no fígado produz um metabólito inativo, mas ocorre recirculação êntero-hepática, prolongando o efeito do fármaco. Os efeitos adversos incluem desconforto gastrintestinal (náuseas, vômitos, diarreia, dor abdominal), supressão da medula óssea (anemia, leucopenia, trombocitopenia) e aumento do risco de infecção.

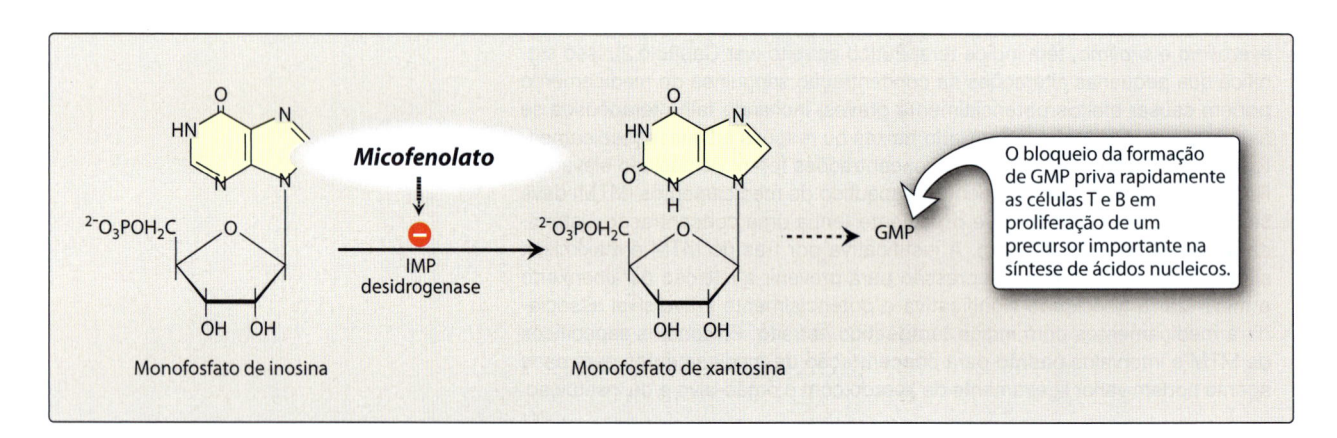

**Figura 38.7**
Mecanismo de ação do *micofenolato*. IMP, *inosina-5'-monofosfato*; GMP, *monofosfato de guanosina*.

## Aplicação clínica 38.3: Importância de verificar a formulação dos medicamentos *ciclosporina* e *micofenolato*

A *ciclosporina* está disponível em duas formas quimicamente distintas, uma formulação de *ciclosporina* não modificada à base de óleo e uma formulação de *ciclosporina* modificada por microemulsão. Dado que a absorção da formulação não modificada é baixa e inconsistente, foi desenvolvida uma formulação modificada. A formulação modificada é substancialmente mais biodisponível e pode levar a concentrações aumentadas de *ciclosporina*. Existe variabilidade na absorção entre as formulações; portanto, estas não são intercambiáveis e os produtos não podem ser substituídos entre si.

O *MMF* é o profármaco do *MPA*. O *MMF* pode causar desconforto gastrintestinal substancial devido à liberação de *MPA* no estômago. Para reduzir eventos adversos e melhorar a adesão, foi desenvolvido *MPA* com revestimento entérico (EC) (também conhecido como *micofenolato de sódio*). EC-MPA libera MPA no intestino delgado, reduzindo os sintomas gastrintestinais. Curiosamente, o *EC-MPA* pode ser mais eficaz que o *MMF* em pacientes diabéticos com retardo no esvaziamento gástrico, embora o *MMF* tenha maior biodisponibilidade oral. Semelhante às *ciclosporinas* modificada e não modificada, o *MMF* e o *EC-MPA* não são diretamente intercambiáveis. (Nota: 1.000 mg *MMF* = 720 mg *EC-MPA*.)

Conforme recomendado pelo Institute for Safe Medication Practices, as prescrições de *ciclosporina* e *micofenolato* devem designar claramente a formulação desejada para reduzir o risco de erros de medicação e substituições incorretas.

### E. Corticosteroides

Os corticosteroides (ver Capítulo 26) foram os primeiros agentes farmacológicos a serem utilizados como terapia imunossupressora, tanto em transplantes como em diversas doenças autoimunes. Eles continuam sendo um dos alicerces na atenuação dos episódios de rejeição. Para transplante, os agentes mais comuns são a *prednisona* e a *metilprednisolona*, enquanto a *prednisona* e a *prednisolona* são mais comumente usadas para doenças autoimunes.

Os corticosteroides são usados principalmente em combinação com outros agentes imunossupressores para suprimir a rejeição aguda de aloenxertos de órgãos sólidos e na DECH crônica. Além disso, os corticosteroides são eficazes no tratamento de uma ampla variedade de condições autoimunes, incluindo artrite reumatoide refratária, lúpus eritematoso sistêmico, arterite temporal e asma. O mecanismo exato responsável pela ação imunossupressora dos corticosteroides não é claro. Os linfócitos T são os mais afetados. Os esteroides são capazes de reduzir rapidamente a população de linfócitos por lise ou redistribuição. Entrando nas células, eles se ligam ao receptor glicocorticoide. O complexo entra no núcleo e regula a transcrição do DNA. Entre os genes afetados, estão os envolvidos com as respostas inflamatórias.

O uso desses fármacos está associado a numerosos efeitos adversos. Os corticosteroides podem causar desconforto gastrintestinal; portanto, é recomendável tomá-los com alimentos ou após as refeições. Outros efeitos adversos incluem retenção de líquidos, aumento da pressão arterial, hiperglicemia e transtornos de humor ou comportamento (alterações de humor, insônia, confusão). O uso a longo prazo pode causar dificuldade na cicatrização de feridas, osteoporose, miopatia e catarata. Consequentemente, são feitos esforços para reduzir ou eliminar o uso de esteroides na manutenção dos aloenxertos.

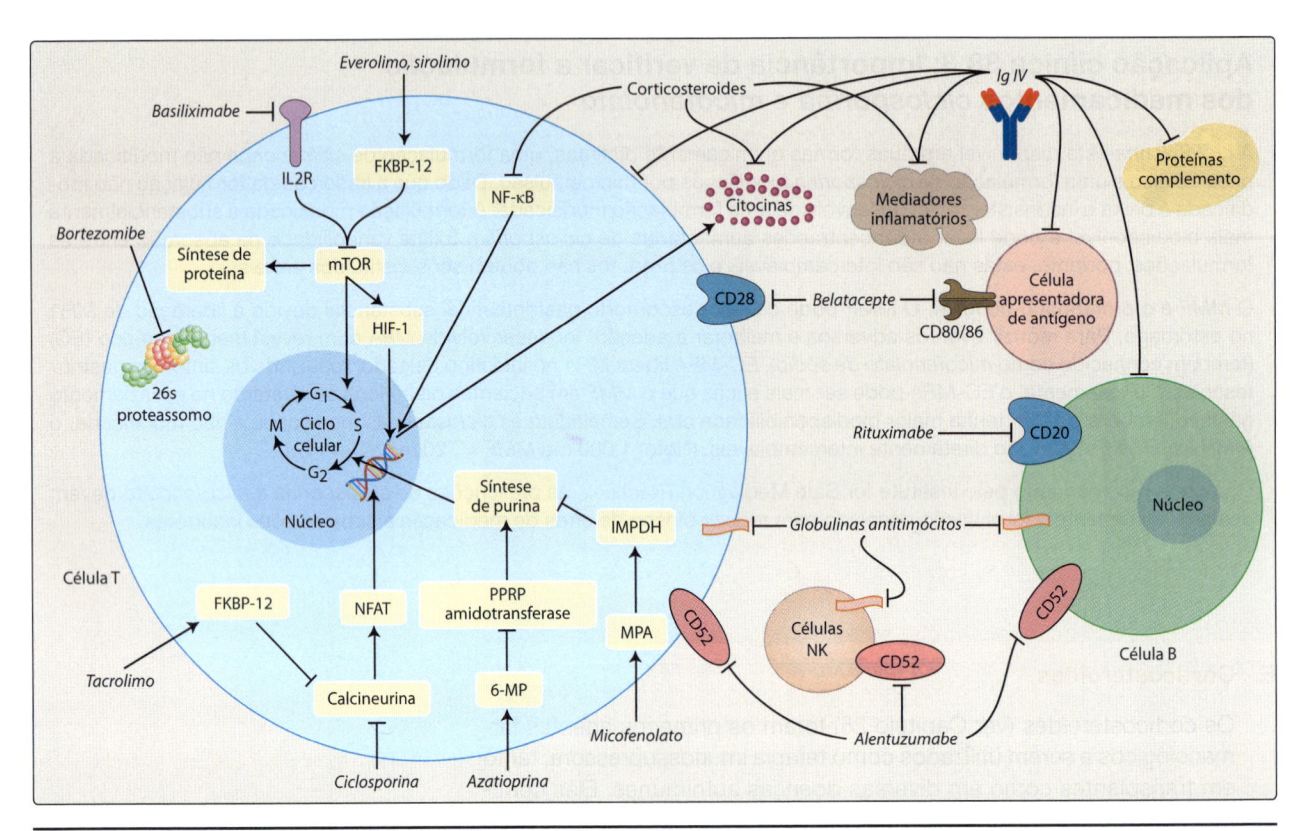

**Figura 38.8**
Mecanismo de ação de fármacos imunossupressores. IL-2, interleucina 2; Ig IV, imunoglobulina intravenosa; mTOR, alvo da *rapamicina* em mamíferos; NFAT, fator nuclear de células T ativadas; NK, células assassinas naturais.

O mecanismo de ação dos imunossupressores utilizados na indução, manutenção e tratamento da rejeição está resumido na Figura 38.8.

## IV. OUTROS MEDICAMENTOS IMUNOSSUPRESSORES

Os imunossupressores que se enquadram nessa categoria têm indicações primárias para outras condições; entretanto, esses agentes ainda podem ser usados para modular a imunossupressão.

### A. Belimumabe

O *belimumabe* é um anticorpo monoclonal totalmente humano, específico para proteína solúvel estimuladora de linfócitos B humanos (BLyS). (Nota: A convenção de nomenclatura para anticorpos monoclonais totalmente humanos contém o infixo "u" antes do sufixo "mabe".) Esse fármaco bloqueia a ligação do BLyS solúvel ao seu receptor nas células B, inibindo sua sobrevivência. Essa inibição também afeta as células B autorreativas e reduz ainda mais a diferenciação das células B em plasmócitos produtores de imunoglobulina. É aprovado para lúpus eritematoso sistêmico. O *belimumabe* também demonstrou eficácia em pacientes receptores de transplante renal e cardíaco com RMA e como possível adição à terapia de manutenção. Ele traz vários alertas sobre infecções graves e fatais em pacientes que recebem agentes imunossupressores concomitantes e naqueles com LMP, depressão e tendências suicidas, bem como possíveis reações de hipersensibilidade. As vacinas de organismos vivos são relativamente contraindicadas durante a terapia. Pode ser administrado por via subcutânea ou intravenosa.

## B. Eculizumabe

*Eculizumabe* é um anticorpo monoclonal humanizado recombinante que se liga com alta afinidade à proteína C5 do complemento e inibe a sua clivagem em C5a e C5b, evitando, em última análise, a formação do complexo terminal do complemento C5b-9. É indicado para o tratamento da síndrome hemolítico-urêmica atípica (SHUa) por meio da prevenção de trombose, inflamação e lise mediadas pelo complemento. Pode ter benefício na prevenção da RMA no transplante renal e é recomendado como alternativa no tratamento da RMA.

O *eculizumabe* é administrado por infusão intravenosa. Embora esse medicamento seja geralmente bem tolerado, cefaleia, nasofaringite, dor nas costas e náusea são os efeitos adversos mais comumente relatados. Esse agente traz uma advertência na bula sobre o risco aumentado de infecções meningocócicas potencialmente fatais. Os pacientes devem receber a vacina meningocócica pelo menos 2 semanas antes da primeira dose de *eculizumabe* ou receber antibióticos profiláticos.

## C. Tofacitinibe

O *tofacitinibe* é uma terapia direcionada específica para o inibidor da Janus cinase (JAK). As JAKs são um tipo de receptor tirosina cinase que facilita a comunicação da membrana celular com o núcleo (Figura 38.9). Os ligantes (citocinas) ativam as JAKs, levando à dimerização do receptor e transfosforilação em resíduos de tirosina. Posteriormente, transdutores de sinal e ativadores da transcrição (STATs) no citoplasma são recrutados para JAKs e fosforilados após o acoplamento. A via de sinalização JAK/STAT tem papéis significativos na função das células imunológicas e na proliferação e sobrevivência celular. O *tofacitinibe* foi aprovado para o tratamento da artrite reumatoide (ver Capítulo 40), artrite psoriática e colite ulcerativa, e o seu papel no transplante de órgãos sólidos está atualmente sendo explorado.

Os efeitos adversos comuns do *tofacitinibe* incluem risco aumentado de infecção do trato respiratório superior, nasofaringite, diarreia e cefaleia. Podem ocorrer interações medicamentosas com fármacos que modulam CYP2C19 e/ou CYP3A4, sendo sugeridos ajustes de dose. Recomenda-se consideração cuidadosa do uso e ajustes de dose em pacientes com insuficiência renal e/ou hepática, linfopenia, neutropenia ou anemia.

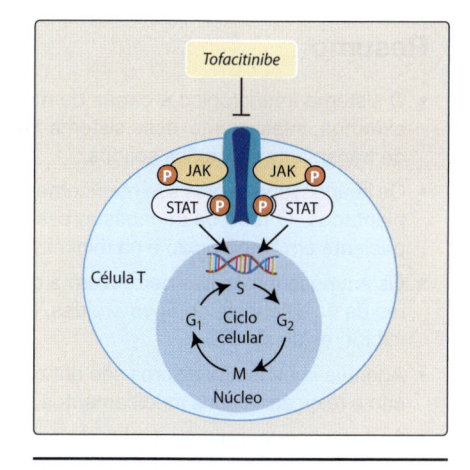

**Figura 38.9**
Mecanismo de ação do *tofacitinibe*. $G_1$, fase 1 de crescimento; $G_2$, fase 2 de crescimento; JAK, Janus cinase; M, mitose; P, fosfato; S, síntese; STAT, transdutor de sinal e ativador de transcrição.

## Resumo

- O sistema imunológico é capaz de muitas funções, incluindo proteger o corpo de moléculas não próprias e invasores externos. Infelizmente, esse sistema também pode comprometer os tecidos enxertados quando uma pessoa necessita de transplante de órgãos sólidos.
- Os imunossupressores são medicamentos utilizados para atenuar a resposta imune direcionada aos órgãos sólidos transplantados. O foco da imunossupressão no transplante de órgãos está na maximização dos resultados do órgão e do paciente em longo prazo e na minimização dos efeitos adversos.
- Os imunossupressores pertencem a diversas classes farmacológicas, incluindo, entre outras, antiproliferativos, inibidores da calcineurina, corticosteroides, bloqueadores de coestimulação, anticorpos monoclonais, anticorpos policlonais e inibidores de mTOR.
- Agentes imunossupressores são utilizados em diversas etapas do transplante de órgãos sólidos para indução, manutenção e rejeição. Alguns medicamentos, como os corticosteroides, podem ser usados para diversas indicações.
- As terapias de indução, incluindo anticorpos e/ou imunoglobulinas intravenosas, são administradas no período pós-transplante inicial para minimizar a rejeição aguda.
- A terapia de manutenção, usada para prevenir a rejeição aguda e crônica, inclui inibidores de calcineurina, bloqueadores de coestimulação, inibidores de mTOR e/ou antiproliferativos.
- As terapias antirrejeição, incluindo anticorpos, imunoglobulinas intravenosas e corticosteroides, são pilares para prevenir danos irreversíveis aos órgãos.
- Ao selecionar a terapia imunossupressora, devem ser considerados o momento apropriado, os parâmetros farmacocinéticos e farmacodinâmicos do medicamento e a formulação do medicamento.

## Questões para estudo

**Escolha a resposta correta.**

**38.1** Qual dos seguintes é um anticorpo monoclonal totalmente humano?

A. *Alentuzumabe*
B. *Belimumabe*
C. *Eculizumabe*
D. *Rituximabe*

**Resposta correta = B.** Infixos (um elemento formativo inserido em uma palavra) são usados para indicar a categoria do anticorpo monoclonal (-mabe). O infixo -u- indica um anticorpo monoclonal totalmente humano (*belimumabe*), -zu- indica um anticorpo monoclonal humanizado (*alentuzumabe* e *eculizumabe*), e -xi- indica um anticorpo monoclonal quimérico (*rituximabe*). A imunogenicidade dos anticorpos monoclonais, da menor para a maior, é totalmente humana < humanizada < quimérica.

**38.2** Uma mulher de 45 anos necessita de transplante renal devido a sequelas relacionadas à hipertensão crônica e ao diabetes. Qual dos seguintes agentes é mais apropriado para incluir no regime de indução para essa paciente?

A. *Azatioprina*
B. *Basiliximabe*
C. *Bortezomibe*
D. *Ciclosporina*

**Resposta correta = B.** *Basiliximabe* é um anticorpo monoclonal usado na indução. A *ciclosporina* e a *azatioprina* são indicadas para terapia de manutenção, e o *bortezomibe* pode ser usado para rejeição de órgãos mediada por anticorpos.

**38.3** Qual das alternativas a seguir melhor descreve o mecanismo de ação da *ciclosporina*?

A. Inibidores de calcineurina
B. Bloqueadores de coestimulação
C. Inibidores de mTOR
D. Antiproliferativos

**Resposta correta = A.** A *ciclosporina* e o *tacrolimo* são inibidores da calcineurina que bloqueiam a transdução de sinal por meio da via cálcio-calcineurina, ativada a jusante do sinal 1, prejudicando a ativação das células T. *Belatacepte* é um bloqueador de coestimulação. Os inibidores de mTOR incluem *everolimo* e *sirolimo*. Os antiproliferativos incluem *micofenolato* e *azatioprina*.

**38.4** Qual dos seguintes medicamentos imunossupressores se liga aos receptores CD52, resultando na depleção de células T e B?

A. Alentuzumabe
B. Belatacepte
C. Belimumabe
D. Rituximabe

**Resposta correta = A.** Como um anticorpo monoclonal humanizado, o *alentuzumabe* se liga seletivamente ao CD52, que é altamente expresso em linfócitos e causa a depleção das células T e B da circulação. O *rituximabe* liga-se ao CD20 e pode resultar na depleção de células B. *Belatacepte* é um bloqueador coestimulatório seletivo de células T, enquanto *belimumabe* é um inibidor específico de linfócitos B.

**38.5** Uma mulher de 29 anos procura seu médico com queixas de azia, ganho de peso e alterações de humor após iniciar um novo medicamento para manutenção do transplante. Uma avaliação laboratorial também revela que a glicemia está elevada. Qual dos seguintes medicamentos provavelmente causou esses efeitos adversos?

A. Ciclosporina
B. Prednisona
C. Sirolimo
D. Tofacitinibe

**Resposta correta = B.** Os efeitos adversos comuns dos corticosteroides (*prednisona*) podem incluir dores de estômago, ganho de peso, acne, insônia, hiperglicemia e alterações de humor. Os pacientes devem ser incentivados a tomar corticosteroides com alimentos e pela manhã, sempre que possível, para minimizar o desconforto estomacal e a dificuldade para dormir.

**38.6** Um homem transplantado de 44 anos comparece ao seu médico para uma consulta de acompanhamento. Ao exame, o paciente está hipertenso e apresenta tremor em ambas as mãos. Ele também reclama de cefaleia. A avaliação laboratorial mostra creatinina sérica elevada. Qual dos seguintes medicamentos provavelmente causou esses efeitos adversos?

A. Ig IV
B. Metilprednisolona
C. Rituximabe
D. Tacrolimo

**Resposta correta = D.** O *tacrolimo* requer monitoramento terapêutico cuidadoso. Seus efeitos adversos podem incluir aumento da pressão arterial, cefaleia e tremor. Além disso, ele é nefrotóxico. Esses efeitos são mais prováveis quando a dose do medicamento está acima da faixa terapêutica. Os outros medicamentos geralmente não causam tais efeitos adversos.

**38.7** Uma mulher de 18 anos, que recebeu um transplante de rim há 6 meses, se apresenta à clínica de transplante reclamando de crescimento de pelos faciais. Seu regime de manutenção atual inclui *ciclosporina*, *micofenolato de mofetila* e *prednisona*. Qual opção de tratamento seria a recomendação mais apropriada para resolver suas preocupações?

A. Interromper o *micofenolato de mofetila*.
B. Interromper a *prednisona* e adicionar *tofacitinibe*.
C. Trocar *ciclosporina* por *tacrolimo*.
D. Trocar *micofenolato de mofetila* por *ácido micofenólico*.

**Resposta correta = C.** Trocar *ciclosporina* por *tacrolimo*. O hirsutismo, ou crescimento excessivo de pelos, é um efeito adverso bem conhecido da *ciclosporina*. Muitos pacientes apresentam crescimento de pelos faciais ou corporais escuros e ásperos enquanto tomam *ciclosporina*. A troca da *ciclosporina* por *tacrolimo* eliminaria esse efeito adverso e manteria o paciente sob tratamento com um inibidor de calcineurina, que é eficaz na prevenção da rejeição. *Micofenolato*, *tacrolimo* e *prednisona* não são conhecidos por causarem hirsutismo.

**38.8** Um homem de 45 anos que recebeu um transplante renal há 3 meses está sendo mantido com *tacrolimo*, *prednisona* e *micofenolato de mofetila*. Os resultados indicam concentrações aumentadas de creatinina, e uma biópsia renal indica rejeição grave. Qual agente adicional, provavelmente, seria apropriado nesse momento?

A. Globulinas antitimócitos
B. Azatioprina
C. Basiliximabe
D. Metilprednisolona

**Resposta correta = A.** Esse paciente está passando por uma rejeição aguda do rim. O tratamento mais eficaz seria a administração de um anticorpo, como a *globulina antitimócito*. A *azatioprina* é um antiproliferativo e não apresenta benefícios adicionais em relação ao *micofenolato de mofetila*. *Basiliximabe* é frequentemente utilizado em combinação com outros imunossupressores para prevenir a rejeição de órgãos, mas não para o tratamento da rejeição aguda. A *metilprednisolona* pode ter algum efeito, mas não seria suficiente para tratar a rejeição, e esse agente não seria adicionado porque o paciente já está em uso de *prednisona*.

**38.9** Qual das seguintes combinações de medicamentos imunossupressores deve ser evitada?

A. *Azatioprina, prednisona* e *sirolimo*
B. *Basiliximabe, belatacepte, everolimo* e *prednisolona*
C. *Ciclosporina, prednisona* e *tacrolimo*
D. *Everolimo, micofenolato de mofetila* e *tacrolimo*

**Resposta correta =** C. O *tacrolimo* e a *ciclosporina* são inibidores da calcineurina e têm o mesmo mecanismo de ação. Os imunossupressores devem atuar sinergicamente em diferentes locais da cascata de ativação das células T. Além disso, ambos são extremamente nefrotóxicos e, quando usados juntos, causam danos ao paciente. Todas as outras combinações são razoáveis.

**38.10** Qual dos seguintes medicamentos imunossupressores evita a necessidade de monitoramento terapêutico medicamentoso?

A. *Ciclosporina*
B. *Tacrolimo*
C. *Micofenolato de mofetila*
D. *Sirolimo*

**Resposta correta =** C. Os inibidores da calcineurina (*ciclosporina* e *tacrolimo*) e os inibidores de mTOR (*sirolimo* e *everolimo*) requerem monitoramento terapêutico dos medicamentos para maximizar a eficácia (prevenir episódios de rejeição) e minimizar a toxicidade (efeitos adversos). *Micofenolato de mofetila* é a resposta correta, uma vez que não há necessidade de monitoramento de rotina com esse medicamento.

# UNIDADE VII
## TÓPICOS ESPECIAIS EM FARMACOLOGIA

# Histamina e serotonina    39

Nancy Borja-Hart

## I. VISÃO GERAL

A histamina e a serotonina, juntamente com as prostaglandinas, pertencem a um grupo de compostos endógenos chamados autacoides. Essas substâncias heterogêneas têm estruturas e atividades farmacológicas muito diferentes. Todas elas têm a característica comum de serem produzidas pelos tecidos sobre os quais atuam e, portanto, funcionam como hormônios locais. (Nota: A palavra "autacoide" vem do grego: *autos* [próprio] e *akos* [agente medicinal ou remédio]). Os autacoides também diferem dos hormônios circulantes porque são produzidos por muitos tecidos, e não por glândulas endócrinas específicas. Os medicamentos descritos neste capítulo são autacoides ou antagonistas de autacoides (compostos que inibem a síntese de certos autacoides ou que interferem em suas interações com os receptores). Este capítulo revisa os antagonistas dos receptores $H_1$ da histamina (anti-histamínicos) e fornece uma visão geral dos agonistas da serotonina usados no tratamento e na prevenção da enxaqueca.

## II. HISTAMINA

A histamina é um mensageiro químico gerado principalmente nos mastócitos. Por meio de sistemas receptores múltiplos, ela medeia uma ampla quantidade de respostas celulares, incluindo as reações alérgicas e inflamatórias, a secreção de ácido gástrico e a neurotransmissão em algumas regiões do cérebro. A histamina não possui aplicações clínicas, mas os fármacos que interferem na sua ação (anti-histamínicos ou bloqueadores do receptor da histamina) têm importantes aplicações terapêuticas. A Figura 39.1 fornece um resumo dos antagonistas dos receptores $H_1$ (anti-histamínicos).

### A. Localização, síntese e liberação da histamina

1. **Localização:** A histamina está presente em praticamente todos os tecidos, com quantidades significativas nos pulmões, na pele, nos vasos sanguíneos e no trato gastrintestinal (TGI). É encontrada em altas concentrações nos mastócitos e basófilos. No cérebro, a

| ANTI-HISTAMÍNICOS $H_1$ |
|---|
| *Alcaftadina* |
| *Azelastina* |
| *Bepotastina* |
| *Bronferinamina* |
| *Cetirizina* |
| *Clorfeniramina* |
| *Clemastina* |
| *Ciproeptadina* |
| *Desloratadina* |
| *Dimenidrinato* |
| *Difenidramina* |
| *Doxilamina* |
| *Fexofenadina* |
| *Hidroxizina* |
| *Cetotifeno* |
| *Levocetirizina* |
| *Loratadina* |
| *Meclozina* |
| *Olopatadina* |
| *Prometazina* |

**Figura 39.1**
Resumo dos anti-histamínicos.

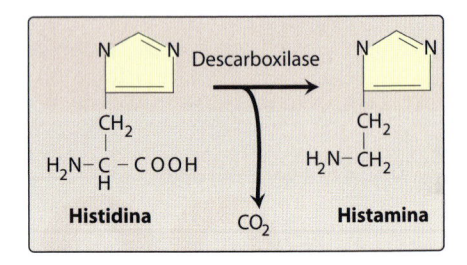

**Figura 39.2**
Biossíntese de histamina.

**Figura 39.3**
Ações da histamina.

**Receptores H₁**

**Excreção exócrina**
Aumento na produção de muco nasal e brônquico, resultando em sintomas respiratórios.

**Musculatura lisa brônquica**
A constrição dos bronquíolos resulta nos sintomas da asma e na redução da capacidade pulmonar.

**Musculatura lisa intestinal**
A constrição resulta em cólicas intestinais e diarreia.

**Terminações nervosas sensória**
Causa prurido e dor.

**Receptores H₁ e H₂**

**Sistema cardiovascular**
Reduz a pressão arterial sistêmica reduzindo a resistência periférica. Provoca cronotropismo positivo (mediado pelos receptores $H_2$) e inotropismo positivo (mediado pelos receptores $H_1$ e $H_2$).

**Pele**
A dilatação e o aumento na permeabilidade dos capilares resulta no vazamento de proteínas e líquido para os tecidos.
Na pele, isso resulta na clássica "tríplice resposta": edema, rubor devido à vasodilatação local e calor.

**Receptores H₂**

**Estômago**
Estímulo da secreção gástrica de ácido clorídrico.

---

histamina funciona como neurotransmissor. Ela também ocorre como componente de venenos e nas secreções de picadas de insetos.

2. **Síntese:** A histamina é uma amina formada pela descarboxilação do aminoácido histidina pela histidina-descarboxilase, que está presente nas células de todo o organismo, inclusive nos neurônios, nas células parietais gástricas e nos mastócitos e basófilos (Figura 39.2). Nos mastócitos, a histamina é armazenada em grânulos. Se ela não é armazenada, é rapidamente inativada pela diaminoxidase.

3. **Liberação de histamina:** Na maioria das vezes, a histamina é apenas um de vários mediadores químicos liberados em resposta ao estímulo. O estímulo para liberação de histamina nos tecidos pode incluir a destruição das células como resultado de frio, de toxinas de organismos, de venenos de insetos e aranhas e de traumas. As alergias e anafilaxias também podem desencadear a liberação significativa de histamina.

### B. Mecanismo de ação

A histamina liberada em resposta a certos estímulos exerce seus efeitos ligando-se a vários tipos de receptores histaminérgicos. Os receptores $H_1$ e $H_2$ são amplamente expressados e são alvos de fármacos com utilidade clínica. A histamina tem um amplo espectro de efeitos farmacológicos mediados pelos receptores $H_1$ e $H_2$. Por exemplo, os receptores $H_1$ são importantes na produção de contração da musculatura lisa e no aumento da permeabilidade dos capilares (Figura 39.3). A histamina promove vasodilatação dos pequenos vasos sanguíneos devido à liberação de óxido nítrico pelo endotélio vascular. Além disso, ela pode aumentar a secreção de citocinas pró-inflamatórias em vários tipos de células e em tecidos locais. Os receptores $H_1$ medeiam vários processos patológicos, incluindo rinite alérgica, dermatite atópica, conjuntivite, urticária, broncoconstrição, asma e anafilaxia. A histamina ainda estimula as células parietais do estômago, causando aumento na secreção ácida pela ativação de receptores $H_2$ (ver Capítulo 42).

### C. Papel na alergia e na anafilaxia

Os sintomas resultantes da injeção intravenosa (IV) de histamina são semelhantes àqueles associados ao choque anafilático e às reações alérgicas. Estes incluem a contração da musculatura lisa das vias aéreas, o estímulo das secreções, a dilatação e o aumento da permeabilidade dos capilares e o estímulo das terminações nervosas sensitivas. Os sintomas associados à alergia e ao choque anafilático resultam da liberação de certos mediadores dos seus locais de armazenamento. Tais mediadores incluem histamina, serotonina, leucotrienos e o fator quimiotático dos eosinófilos da anafilaxia. Em alguns casos, esses mediadores provocam uma reação alérgica localizada, produzindo, por exemplo, reações na pele e no trato respiratório. Em outras condições, podem causar uma resposta anafilática generalizada. Acredita-se que a diferença entre essas duas situações resulte dos distintos locais dos quais os mediadores são liberados e da velocidade da liberação. Por exemplo, se a liberação de histamina for suficientemente lenta para permitir a sua inativação antes de entrar na corrente sanguínea, é provável que resulte em reação alérgica local. No entanto, se a liberação de histamina é rápida demais para a inativação ser eficiente, ocorre uma reação anafilática generalizada.

## III. BLOQUEADORES DO RECEPTOR $H_1$ DE HISTAMINA (ANTI-HISTAMÍNICOS)

O termo "anti-histamínico" refere-se primariamente aos bloqueadores dos receptores $H_1$ clássicos. Os bloqueadores dos receptores $H_1$ podem ser divididos em fármacos de primeira geração e de segunda geração (Figura 39.4). Os fármacos de primeira geração, mais antigos, ainda são amplamente utilizados, já que são eficazes e baratos. Entretanto, a maioria deles entra no sistema nervoso central (SNC), causando sedação. Além disso, eles tendem a interagir com outros receptores, produzindo uma variedade de efeitos indesejados. Em contrapartida, os de segunda geração são específicos para os receptores $H_1$ periféricos. Os anti-histamínicos de segunda geração tornam-se polares, principalmente pela adição de grupos carboxila (p. ex., a *cetirizina* é o derivado carboxilado da *hidroxizina*), e, portanto, esses agentes não penetram a barreira hematencefálica e causam menos depressão do SNC do que os medicamentos de primeira geração. Entre esses fármacos, a *desloratadina*, a *fexofenadina* e a *loratadina* produzem a menor sedação (Figura 39.5). *Cetirizina* e *levocetirizina* são de segunda geração e parcialmente sedantes.

### A. Ações

A ação de todos os bloqueadores $H_1$ é qualitativamente semelhante. A maioria desses fármacos não influencia na formação ou na liberação da histamina. Em vez disso, eles bloqueiam a resposta mediada pelo receptor no tecido-alvo. Eles são muito mais eficazes em prevenir os sintomas do que em revertê-los depois de desencadeados. Contudo, a maioria desses fármacos tem efeitos adicionais não relacionados com o bloqueio $H_1$. Esses efeitos refletem a ligação dos antagonistas $H_1$ a receptores colinérgicos, adrenérgicos ou serotoninérgicos (Figura 39.6). Por exemplo, a *ciproeptadina* também atua como antagonista da serotonina e pode ser usada para estimulação do apetite ou no tratamento da síndrome serotoninérgica. Anti-histamínicos como *azelastina* e *cetotifeno* também têm efeito estabilizador de mastócitos, além do efeito bloqueador do receptor de histamina.

### B. Usos terapêuticos

1. **Condições alérgicas e inflamatórias:** Os bloqueadores $H_1$ são úteis no tratamento e na prevenção de reações alérgicas causadas por antígenos que agem nos anticorpos imunoglobulina E. Por exemplo, os anti-histamínicos orais são os fármacos de escolha para o controle dos sintomas da rinite alérgica e da urticária, pois a histamina é o principal mediador liberado pelos mastócitos. Anti-histamínicos oftálmicos, como *azelastina*, *olopatadina*, *cetotifeno* e outros, são úteis no tratamento da conjuntivite alérgica. No entanto, os bloqueadores $H_1$ não são indicados no tratamento da asma brônquica, pois a histamina é apenas um dos diversos mediadores que são responsáveis por causar reações bronquiais. (Nota: A *epinefrina* tem ações opostas às da histamina sobre a musculatura lisa. Ela atua via receptores $\beta_2$ no músculo liso, causando relaxamento mediado por monofosfato de adenosina cíclico [AMPc]. Assim, a *epinefrina* é o fármaco de escolha no tratamento da anafilaxia sistêmica e das outras condições que envolvem a liberação maciça de histamina.)

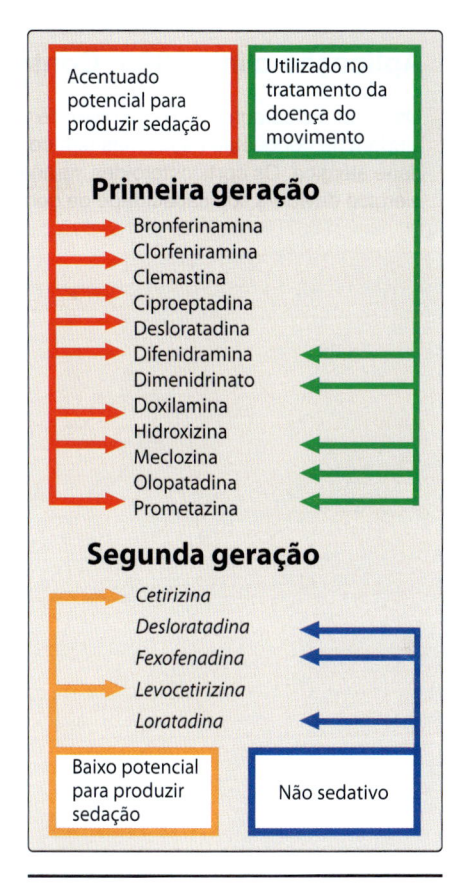

**Figura 39.4**
Resumo das vantagens e desvantagens terapêuticas de alguns agentes bloqueadores dos receptores $H_1$ de histamina.

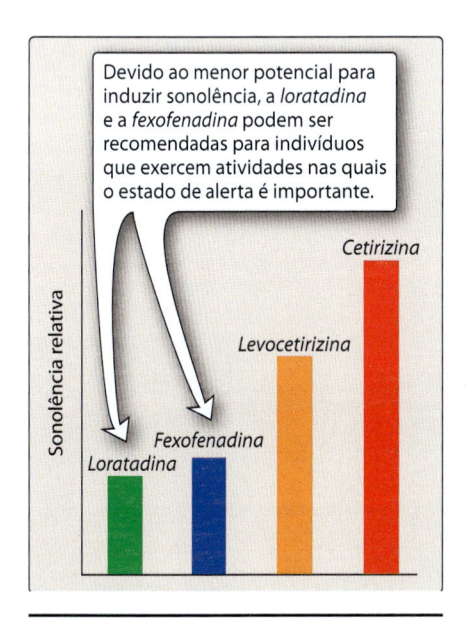

**Figura 39.5**
Potencial relativo de provocar sonolência com anti-histamínicos $H_1$ de segunda geração.

## Aplicação clínica 39.1: Controle da rinite alérgica

Os sintomas característicos da rinite alérgica incluem congestão nasal, rinorreia, coceira e espirros. Os anti-histamínicos não ajudam na congestão nasal, mas têm como alvo os outros três sintomas e são agentes terapêuticos úteis no tratamento da rinite alérgica. Os corticosteroides intranasais (ver Capítulo 41) são os medicamentos mais eficazes disponíveis para a rinite alérgica devido à sua capacidade de controlar todos os sintomas característicos.

2. **Cinetose e náusea:** Juntamente com o agente antimuscarínico *escopolamina*, certos bloqueadores dos receptores $H_1$, como a *difenidramina*, o *dimenidrinato* (uma combinação química de *difenidramina* e um derivado clorado da *teofilina*), a *meclozina* e a *prometazina* são os agentes mais eficazes na prevenção dos sintomas da cinetose. Em geral, não são eficazes se os sintomas já estão presentes e, por isso, devem ser tomados antes da viagem esperada. Os anti-histamínicos evitam ou reduzem a êmese e a náusea mediadas pelas vias quimiorreceptora e vestibular. A ação antiemética desses fármacos parece ser devida ao bloqueio central de receptores $H_1$ e muscarínicos $M_1$. A *meclozina* é útil também para o tratamento de vertigens associadas com distúrbios vestibulares.

3. **Insônia:** Embora não sejam os fármacos de escolha, vários anti-histamínicos de primeira geração, como a *difenidramina* e a *doxilamina*, têm acentuada propriedade sedativa, sendo usados no tratamento da insônia. Os anti-histamínicos $H_1$ de primeira geração devem ser usados com cautela em indivíduos cuja atividade profissional exija atenção máxima. A segunda geração de anti-histamínicos não tem efeito de indução do sono.

### C. Farmacocinética

Os bloqueadores dos receptores $H_1$ são bem absorvidos após administração oral, alcançando concentração sérica máxima de 1 a 2 horas. A duração média de ação é de 4 a 6 horas, exceto a da *meclozina* e dos agentes de segunda geração, que é de 12 a 24 horas, permitindo a administração uma vez ao dia. Os bloqueadores $H_1$ de primeira geração são distribuídos em todos os tecidos, inclusive no SNC. Todos os anti-histamínicos $H_1$ de primeira geração e alguns de segunda geração, como *desloratadina* e *loratadina*, são biotransformados pelo sistema CYP450 hepático. A *levocetirizina* é o enantiômero ativo da *cetirizina*. *Cetirizina* e *levocetirizina* são excretadas quase totalmente inalteradas na urina, e a *fexofenadina* é excretada nas fezes também quase totalmente inalterada. Após uma dose oral simples, o início da ação ocorre dentro de 1 a 3 horas. *Azelastina*, *olopatadina*, *cetotifeno*, *alcaftadina* e *bepotastina* estão disponíveis em formulações oftálmicas que permitem uma distribuição tecidual mais direcionada. *Azelastina* e *olopatadina* têm também formulações intranasais.

### D. Efeitos adversos

Os bloqueadores $H_1$ de primeira geração apresentam baixa especificidade e interagem não apenas com os receptores da histamina, mas também com receptores muscarínicos colinérgicos, α-adrenérgicos e serotoninérgicos (Figura 39.6). A extensão da interação com esses

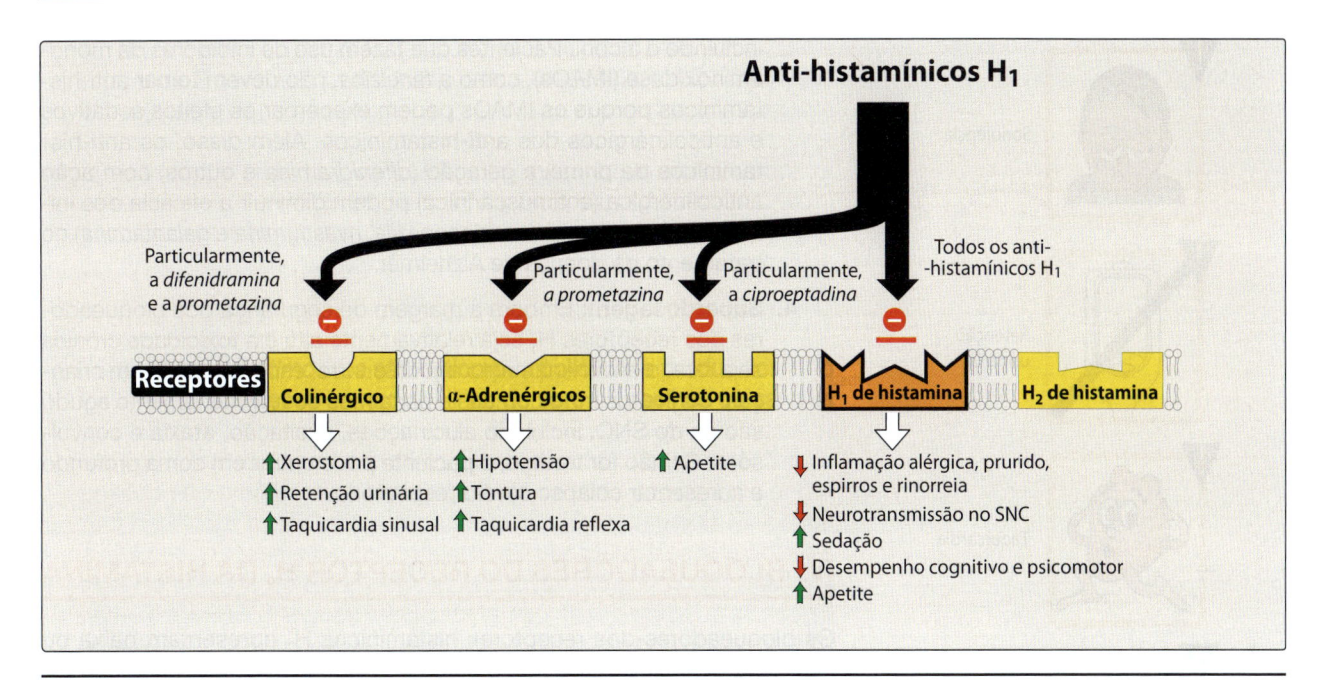

**Figura 39.6**
Efeitos dos anti-histamínicos $H_1$ sobre os receptores histamínicos, adrenérgicos, colinérgicos e serotoninérgicos. SNC, sistema nervoso central.

receptores e, como resultado, a natureza dos efeitos adversos variam conforme a estrutura química do fármaco. Alguns efeitos adversos são indesejáveis, e outros podem ter valor terapêutico. Além disso, a incidência e a gravidade das reações adversas de um dado fármaco variam de um indivíduo para outro.

1. **Sedação:** Os anti-histamínicos $H_1$ de primeira geração, como *clorfeniramina*, *difenidramina*, *hidroxizina* e *prometazina*, ligam-se aos receptores $H_1$ e bloqueiam os efeitos do neurotransmissor histamina no SNC. A reação adversa mais frequentemente observada é a sedação (Figura 39.7); entretanto, a *difenidramina* pode causar hiperatividade paradoxal em crianças pequenas. Outras ações centrais incluem fadiga, tontura, falta de coordenação e tremores. Pacientes idosos são mais sensíveis a esses efeitos. A sedação é menos comum com os fármacos de segunda geração, uma vez que não entram facilmente no SNC. Os anti-histamínicos $H_1$ de segunda geração são específicos para os receptores $H_1$ periféricos.

2. **Outros efeitos:** Os anti-histamínicos de primeira geração exercem efeitos anticolinérgicos, causando ressecamento da mucosa nasal e da cavidade oral. Eles também causam visão turva e retenção de urina. A reação adversa mais comum associada com os anti-histamínicos de segunda geração é a cefaleia. Formulações tópicas de *difenidramina* podem causar reações locais de hipersensibilidade, como dermatite de contato.

3. **Interações farmacológicas:** A interação dos bloqueadores $H_1$ com outros fármacos pode ter consequências graves, como a potencialização dos efeitos de todos os outros depressores do SNC,

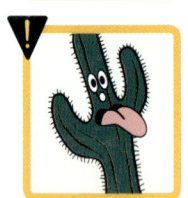

incluindo o álcool. Pacientes que fazem uso de inibidores da monoaminoxidase (IMAOs), como a *fenelzina*, não devem tomar anti-histamínicos porque os IMAOs podem exacerbar os efeitos sedativos e anticolinérgicos dos anti-histamínicos. Além disso, os anti-histamínicos de primeira geração (*difenidramina* e outros) com ação anticolinérgica (antimuscarínica) podem diminuir a eficácia dos inibidores da colinesterase (*donepezila*, *rivastigmina* e *galantamina*) no tratamento da doença de Alzheimer.

4. **Superdosagem:** Embora a margem de segurança dos bloqueadores dos receptores $H_1$ seja relativamente alta e a toxicidade crônica seja rara, o envenenamento agudo ocorre, especialmente em crianças. Os efeitos mais comuns e perigosos do envenenamento agudo são os do SNC, incluindo alucinações, excitação, ataxia e convulsões. Se não for tratado, o paciente pode entrar em coma profundo e apresentar colapso cardiorrespiratório.

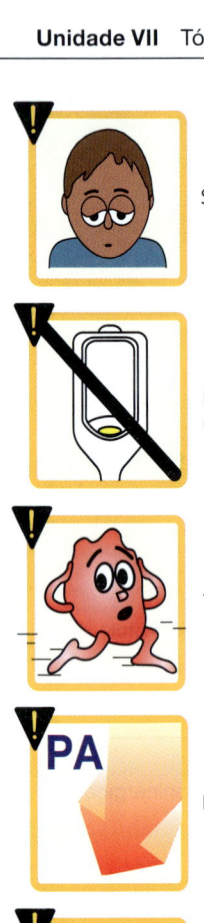

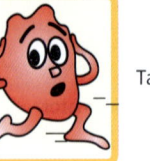

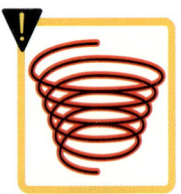

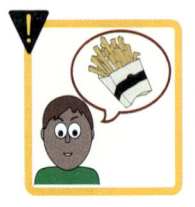

## IV. BLOQUEADORES DO RECEPTOR $H_2$ DA HISTAMINA

Os bloqueadores dos receptores histamínicos $H_2$ apresentam baixa ou nenhuma afinidade pelos receptores $H_1$. Embora os antagonistas do receptor $H_2$ de histamina (antagonistas $H_2$ ou bloqueadores do receptor $H_2$) bloqueiem as ações da histamina em todos os receptores $H_2$, sua utilidade clínica principal é como inibidor da secreção de ácido gástrico no tratamento de úlceras e pirose. Os bloqueadores do receptor $H_2$, *cimetidina*, *famotidina* e *nizatidina*, são discutidos no Capítulo 42.

## V. SEROTONINA

A serotonina é um neurotransmissor do sistema nervoso entérico e do SNC. Desempenha um papel na vasoconstrição, na inibição da secreção gástrica e na estimulação da contração do músculo liso. No trato GI, pode servir como hormônio local para influenciar a motilidade e a secreção GI. No encéfalo, os neurônios serotoninérgicos afetam o humor, o apetite, a regulação da temperatura corporal e o sono. Embora a serotonina não tenha aplicação clínica direta, os agentes que ativam os seus subtipos de receptores ou antagonizam as suas ações têm utilidade clínica no tratamento de vários distúrbios, como depressão e enxaqueca.

A. **Localização, síntese e liberação da serotonina**

1. **Localização:** A serotonina está amplamente presente nas células enterocromafins do trato GI. Também é encontrada em grânulos de armazenamento nas plaquetas e nos núcleos da rafe do tronco cerebral.

2. **Síntese:** A serotonina (também conhecida como 5-hidroxitriptamina, 5-HT) é sintetizada a partir do aminoácido L-triptofano. O L-triptofano sofre hidroxilação do anel indol para formar L-5-hidroxitriptofano, seguida de descarboxilação para formar 5-hidroxitriptamina.

3. **Liberação de serotonina:** Após a síntese, a serotonina é armazenada em vesículas e liberada por exocitose da vesícula em resposta a um potencial de ação. A atividade da serotonina é encerrada pela recaptação pelo neurônio e pelas plaquetas. O metabolismo ocorre principalmente via monoaminoxidase.

**Figura 39.7**
Alguns efeitos adversos observados com o uso dos anti-histamínicos. PA, pressão arterial.

- Sonolência
- Retenção urinária
- Taquicardia
- Hipotensão (PA)
- Vertigem
- Xerostomia
- Aumento do apetite

## B. Mecanismo de ação

Existem várias famílias de receptores 5-HT designados por subscritos numéricos. A maioria deles é de receptores acoplados à proteína G, enquanto o receptor 5-HT$_3$ é um canal catiônico controlado por ligante. Os receptores 5-HT$_1$ e 5-HT$_2$ possuem vários subtipos indicados por letras (p. ex., 5-HT$_{2C}$). A serotonina tem uma gama de efeitos mediados pelos diferentes tipos de receptores de serotonina. Por exemplo, a atividade da serotonina nos receptores 5-HT$_{2C}$ no SNC pode causar uma redução no apetite, e a estimulação dos receptores 5-HT$_3$ no trato GI e no centro do vômito pode desencadear a êmese. (Nota: Os antagonistas dos receptores 5-HT$_3$ são altamente eficazes no tratamento de náuseas e vômitos induzidos por quimioterapia ou pós-cirúrgicos; ver Capítulo 42.)

## C. Usos terapêuticos

Os agonistas seletivos da serotonina têm diversas indicações clínicas, dependendo da especificidade do receptor. A serotonina tem um papel na fisiopatologia da depressão clínica, e agentes como os inibidores seletivos da recaptação da serotonina (ISRSs) e os inibidores da recaptação da serotonina e da noradrenalina (IRSNs) são terapias eficazes para essa condição (ver Capítulo 17). A utilização clínica de agonistas da serotonina no tratamento da enxaqueca é descrita adiante.

## VI. MEDICAMENTOS USADOS PARA TRATAR CEFALEIA

Os tipos de cefaleia mais comuns são: enxaqueca (migrânea), cefaleia em salvas e cefaleia tipo tensional. As enxaquecas geralmente podem ser distinguidas das cefaleias em salvas e das cefaleias tensionais pelas características mostradas na Figura 39.8. Os pacientes que apresentam enxaquecas graves relatam de um a cinco ataques por mês com dor de moderada a intensa, em geral unilateral. As cefaleias afetam significativamente a

| | ENXAQUECA | CEFALEIA EM SALVAS | CEFALEIA TIPO TENSIONAL |
|---|---|---|---|
| **Histórico familiar** | Sim | Não | Sim |
| **Sexo** | Mulheres com mais frequência do que homens | Homens com mais frequência do que mulheres | Mulheres com mais frequência do que homens |
| **Início** | Variável | Variável durante o sono | Sob estresse |
| **Localização** | Geralmente unilateral | Atrás ou ao redor de um olho | Bilateral em faixa ao redor da cabeça |
| **Característica e gravidade** | Pulsante, latejante | Excruciante, afiada, constante | Maçante, persistente, tensa |
| **Duração** | Episódio de 2-72 horas | Episódio de 15-90 minutos | Episódio de 30 minutos a 7 dias |
| **Sintomas associados** | Auras visuais, sensibilidade à luz e ao som, aparência facial pálida, náusea e vômito | Sudorese unilateral ou bilateral, rubor facial, congestão nasal, lacrimejamento, alterações pupilares | Intolerância leve à luz e ao ruído, anorexia |

**Figura 39.8**
Características da enxaqueca, da cefaleia em salvas e da cefaleia tipo tensional.

| TRIPTANAS |
|---|
| Almotriptana |
| Eletriptana |
| Frovatriptana |
| Naratriptana |
| Rizatriptana |
| Sumatriptana |
| Zolmitriptana |
| **ERGOTS** |
| Di-hidroergotamina |
| Tartarato de ergotamina |
| **DITANOS** |
| Lasmiditana |
| **ANTAGONISTAS DOS RECEPTORES CGRP** |
| Rimegepanto |
| Ubrogepanto |
| **AINEs** |
| Ácido acetilsalicílico |
| Ibuprofeno |
| Indometacina |
| Cetorolaco |
| Naproxeno |
| **AGENTES PROFILÁTICOS** |
| Anticonvulsivantes |
| Antidepressivos |
| β-bloqueadores |
| Bloqueadores dos canais de cálcio |
| Antagonistas de CGRP |
| Toxina botulínica AA |

**Figura 39.9**
Resumo dos fármacos usados para tratar cefaleias tipo enxaqueca. CGRP, peptídeo relacionado ao gene da calcitonina.

qualidade de vida e resultam em consideráveis custos de saúde. O manejo das cefaleias envolve evitar as causas deflagradoras (p. ex., álcool, chocolate e estresse) e realizar tratamentos que interrompem as cefaleias agudas, bem como o tratamento profilático em pacientes com enxaquecas frequentes ou graves (Figura 39.9).

### Aplicação clínica 39.2: Tipos de enxaqueca

Existem dois tipos principais de enxaqueca. O primeiro tipo, a enxaqueca sem aura, é uma cefaleia grave, unilateral e pulsante, que dura, em geral, de 2 a 72 horas. Essas cefaleias são frequentemente agravadas por atividades físicas e acompanhadas de náusea, êmese, fotofobia (hipersensibilidade à luz) e fonofobia (hipersensibilidade ao som). A maioria dos pacientes com enxaqueca não tem aura. No segundo tipo, a enxaqueca com aura, a cefaleia é precedida de sintomas neurológicos conhecidos como auras, que podem ser visuais ou sensoriais e/ou causar distúrbios da fala ou motores. Em geral, esses sintomas prodrômicos são visuais (*flashes*, linhas em zigue-zague e ofuscamento) e ocorrem aproximadamente de 20 a 40 minutos antes do início da cefaleia. Em 15% dos pacientes com enxaqueca cujas cefaleias são precedidas por uma aura, esta permite o diagnóstico. A cefaleia nas enxaquecas com e sem aura é similar. Ambos os tipos de enxaqueca são três vezes mais frequentes em mulheres.

### A. Bases biológicas das enxaquecas

A primeira manifestação da enxaqueca com aura é a depressão alastrante da atividade neuronal acompanhada por redução no fluxo sanguíneo na parte mais posterior do hemisfério cerebral. Essa hipoperfusão alastra-se gradualmente para a região anterior por meio da superfície do córtex para outras áreas contíguas do cérebro. A alteração vascular é acompanhada de mudanças funcionais. A hipoperfusão persiste durante toda a aura e até a fase de cefaleia. Os pacientes que sofrem de enxaqueca sem aura não apresentam a hipoperfusão. Contudo, a dor de ambos os tipos de enxaqueca pode ser devida às vasodilatações arteriais extra e intracranial, que levam à liberação de moléculas neuroativas, como a substância P, a neurocinina A e o peptídeo relacionado ao gene de calcitonina (CGRP).

### B. Tratamento sintomático da enxaqueca aguda

Os tratamentos agudos podem ser classificados como inespecíficos (sintomáticos) ou específicos para enxaqueca. O tratamento inespecífico inclui analgésicos como anti-inflamatórios não esteroides (AINEs; ver Capítulo 40) e antieméticos (p. ex., *proclorperazina*) para controlar o vômito. A terapia específica para enxaqueca inclui agonistas da serotonina (p. ex., triptanas, alcaloides do ergot e ditanos), bem como antagonistas do receptor CGRP.

1. **Triptanas:** Essa classe de medicamentos inclui *almotriptana*, *eletriptana*, *frovatriptana*, *naratriptana*, *rizatriptana*, *sumatriptana* e *zolmitriptana*. A *sumatriptana* foi a primeira triptana disponível e é o protótipo da classe. Esses agentes interrompem ou reduzem

acentuadamente a gravidade da enxaqueca em cerca de 70% dos pacientes e são agentes de primeira linha no tratamento da enxaqueca aguda. As triptanas são agonistas do receptor 5-HT$_{1B/1D}$, agindo em um subgrupo de receptores de serotonina encontrado em pequenos nervos periféricos que inervam os vasos intracranianos. Foi proposto que a ativação dos receptores 5-HT$_1$ por esses agentes leva à vasoconstrição e/ou à inibição da liberação de neuropeptídeos pró-inflamatórios do sistema nervoso trigeminal. A *sumatriptana* é administrada por via subcutânea (SC), intranasal ou oral (VO) (a *sumatriptana* também está disponível em um produto em combinação com *naproxeno*). *Zolmitriptana* está disponível na forma de comprimido oral ou *spray* nasal. Todos os outros agentes são administrados por VO. O início da ação da *sumatriptana* parenteral demora cerca de 20 minutos. Já quando o fármaco é administrado por VO, o tempo sobe para 1 a 2 horas. A ação desse fármaco tem duração curta, com meia-vida de eliminação de 2 horas. A cefaleia comumente reaparece dentro de 24 a 48 horas após uma dose única do fármaco, mas, na maioria dos pacientes, uma segunda dose é eficaz para abortá-la. A *frovatriptana* é a triptana de ação mais longa, com meia-vida de mais de 24 horas. A resposta individual às triptanas varia, e um teste com mais de uma triptana pode ser necessário antes que o tratamento seja bem-sucedido. Foram relatados aumento da pressão arterial e outros eventos cardíacos com o uso de triptanas. Portanto, elas não devem ser administradas em pacientes com fatores de risco para doenças coronarianas sem avaliação cardíaca prévia. Outros eventos adversos incluem dor e sensação de pressão no tórax, no pescoço, na garganta e na mandíbula. Tontura e mal-estar também foram observados com o uso de triptanas.

2. **Alcaloides do ergot:** *Ergotamina* e *di-hidroergotamina*, um derivado semissintético da *ergotamina*, são alcaloides do ergot aprovados para o tratamento de enxaquecas. A ação dos alcaloides do ergot é complexa, com habilidade para se ligar aos receptores 5-HT$_1$, receptores α e receptores da dopamina. Os receptores 5-HT$_1$ localizados nos vasos sanguíneos intracraniais são os alvos que causam vasoconstrição com o uso desses fármacos. Atualmente, a *ergotamina* está disponível para uso sublingual e é mais eficaz quando usada nos estágios iniciais da enxaqueca. Também está disponível como comprimido oral ou supositório contendo *ergotamina* e cafeína. A *ergotamina* é administrada com limites de dosagem diária ou semanal estritos, pois pode causar dependência e cefaleias de rebote. A *di-hidroergotamina* é administrada por via IV ou intranasal e tem eficácia similar à da *sumatriptana*. O uso da *di-hidroergotamina* é limitado aos casos graves de enxaqueca. O efeito adverso comum é a náusea. *Ergotamina* e *di-hidroergotamina* são contraindicadas para pacientes com angina e doença vascular periférica, por serem vasoconstritores significativos. Os alcaloides do ergot não devem ser usados dentro de 24 horas após as triptanas devido ao risco de isquemia coronariana. Além disso, a isquemia periférica potencialmente fatal tem sido associada à coadministração desses agentes com inibidores potentes da CYP3A4.

3. **Ditanos:** *Lasmiditano* é um agonista seletivo de 5-HT$_{1F}$ da classe dos ditanos. O mecanismo de ação é desconhecido, mas acredita-se que reduza a ativação das vias de dor do sistema nervoso trigêmeo. Ao contrário das triptanas e dos alcaloides do ergot, esse agente não causa vasoconstrição. *Lasmiditano* é um agente oral indicado para tratamento agudo de enxaqueca em pacientes que apresentam contraindicações ou intolerância às triptanas. O fármaco tem potencial para abuso e é classificado como substância controlada. Pode causar prejuízo significativo ao dirigir, e os pacientes devem ser aconselhados a não se envolverem em atividades perigosas enquanto tomam esse medicamento.

4. **Antagonistas do receptor CGRP:** Os antagonistas do receptor do peptídeo relacionado ao gene da calcitonina (também conhecidos como gepantos) incluem *rimegepanto* e *ubrogepanto*. Acredita-se que o CGRP desempenhe um papel na fisiopatologia da enxaqueca, e as concentrações desse neuropeptídeo estão elevadas na enxaqueca aguda. O *rimegepanto* e o *ubrogepanto* estão indicados no tratamento da enxaqueca aguda em pacientes com contraindicações ou intolerância às triptanas. Esses agentes são administrados por VO. (Nota: *Rimegepanto* e *atogepanto*, outro antagonista oral de CGRP, podem ser usados para a prevenção de enxaquecas.) Os efeitos adversos mais comuns são náuseas e sonolência, embora a incidência seja baixa. A administração concomitante de *ubrogepanto* com inibidores fortes da CYP3A4 é contraindicada.

### C. Profilaxia da enxaqueca

A terapia para prevenir a enxaqueca é indicada se as crises ocorrerem duas ou mais vezes por mês e se as cefaleias forem intensas ou complicadas por sinais neurológicos graves. Os β-bloqueadores (*propranolol*, *metoprolol*) são os medicamentos de escolha para a profilaxia da enxaqueca; entretanto, bloqueadores dos canais de cálcio (*verapamil*), anticonvulsivantes (*topiramato* e *divalproato*), antidepressivos (*amitriptilina*, *venlafaxina*) e *onabotulinumtoxina A* também podem ser usados. Além disso, os antagonistas orais de CGRP *rimegepanto* e *atogepanto* e os anticorpos monoclonais injetáveis que são antagonistas de CGRP (p. ex., *erenumabe*, *galcanezumabe*, *fremanezumabe* e *eptinezumabe*) também demonstraram eficácia na prevenção da enxaqueca (Figura 39.10).

### D. Fármacos contra a cefaleia tensional e em salvas

Analgésicos (AINEs, *paracetamol*, *ácido acetilsalicílico*) são usados para alívio dos sintomas de cefaleias tensionais, sendo os AINEs a terapia preferida. Triptanas, juntamente com a inalação de oxigênio a 100%, são usadas como estratégias de primeira linha para cefaleia em salvas.

Capítulo 39 Histamina e serotonina 609

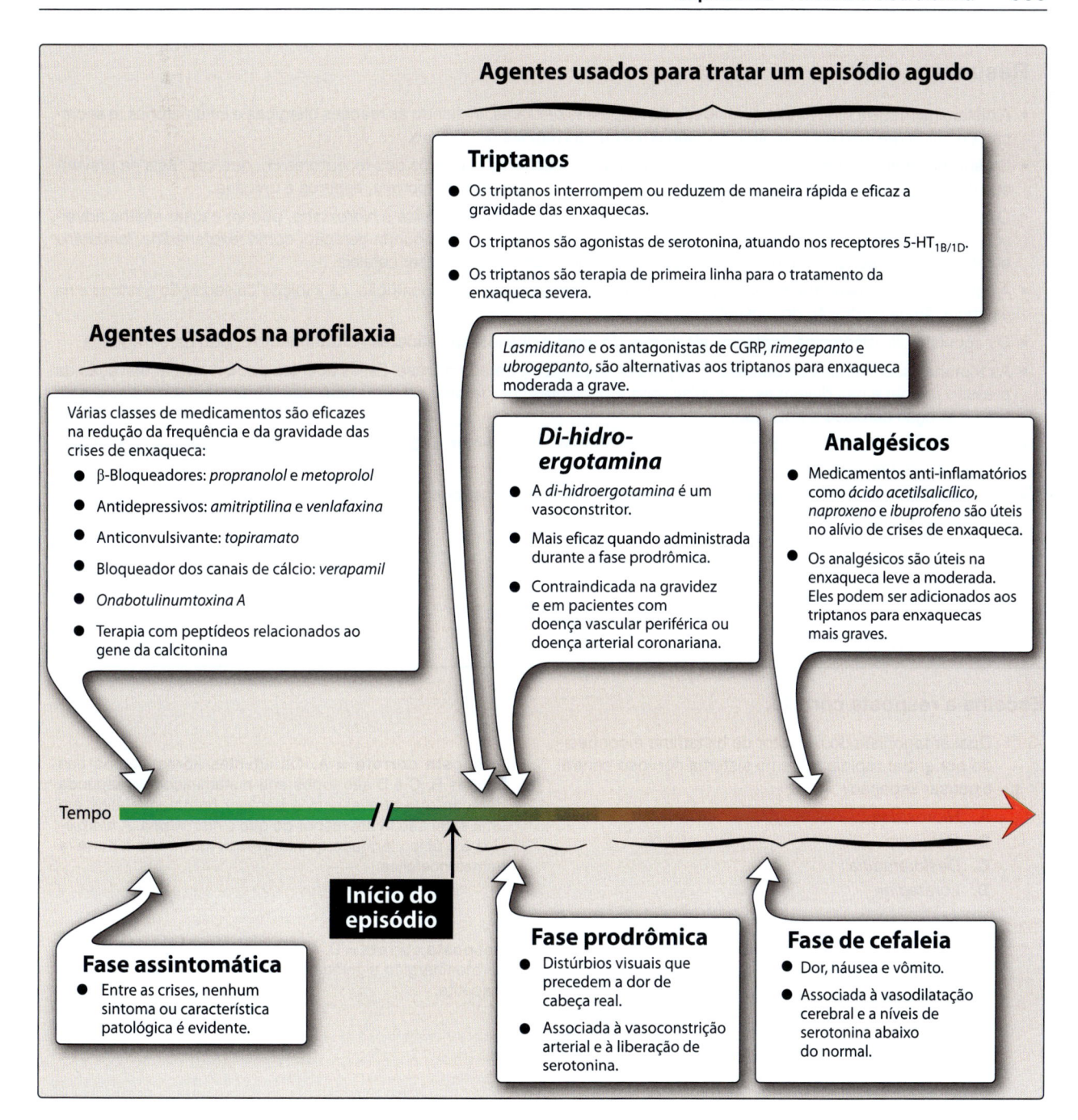

## Agentes usados para tratar um episódio agudo

### Triptanos
- Os triptanos interrompem ou reduzem de maneira rápida e eficaz a gravidade das enxaquecas.
- Os triptanos são agonistas de serotonina, atuando nos receptores 5-$HT_{1B/1D}$.
- Os triptanos são terapia de primeira linha para o tratamento da enxaqueca severa.

*Lasmiditano* e os antagonistas de CGRP, *rimegepanto* e *ubrogepanto*, são alternativas aos triptanos para enxaqueca moderada a grave.

### Di-hidro-ergotamina
- A *di-hidroergotamina* é um vasoconstritor.
- Mais eficaz quando administrada durante a fase prodrômica.
- Contraindicada na gravidez e em pacientes com doença vascular periférica ou doença arterial coronariana.

### Analgésicos
- Medicamentos anti-inflamatórios como *ácido acetilsalicílico*, *naproxeno* e *ibuprofeno* são úteis no alívio de crises de enxaqueca.
- Os analgésicos são úteis na enxaqueca leve a moderada. Eles podem ser adicionados aos triptanos para enxaquecas mais graves.

## Agentes usados na profilaxia

Várias classes de medicamentos são eficazes na redução da frequência e da gravidade das crises de enxaqueca:
- β-Bloqueadores: *propranolol* e *metoprolol*
- Antidepressivos: *amitriptilina* e *venlafaxina*
- Anticonvulsivante: *topiramato*
- Bloqueador dos canais de cálcio: *verapamil*
- *Onabotulinumtoxina A*
- Terapia com peptídeos relacionados ao gene da calcitonina

Tempo

Início do episódio

### Fase assintomática
- Entre as crises, nenhum sintoma ou característica patológica é evidente.

### Fase prodrômica
- Distúrbios visuais que precedem a dor de cabeça real.
- Associada à vasoconstrição arterial e à liberação de serotonina.

### Fase de cefaleia
- Dor, náusea e vômito.
- Associada à vasodilatação cerebral e a níveis de serotonina abaixo do normal.

**Figura 39.10**
Fármacos utilizados no tratamento e na profilaxia das cefaleias tipo enxaqueca. CGRP, peptídeo relacionado ao gene da calcitonina.

## Resumo

- A histamina medeia uma ampla quantidade de respostas celulares, incluindo as reações alérgicas e inflamatórias, a secreção de ácido gástrico e a neurotransmissão em algumas regiões do cérebro.
- Os anti-histamínicos referem-se principalmente aos bloqueadores clássicos dos receptores $H_1$, que são úteis na prevenção e no tratamento de sintomas comuns relacionados a alergias, como rinorreia, espirros e urticária.
- Os anti-histamínicos de primeira geração, como *clorfeniramina*, *difenidramina* e *hidroxizina*, podem causar efeitos adversos como sedação, tontura, visão turva e retenção urinária. Agentes de segunda geração, como *fexofenadina*, *loratadina* e *cetirizina*, têm menor probabilidade de causar sedação, mas podem causar cefaleia.
- A serotonina é um neurotransmissor que desempenha um papel na vasoconstrição, na inibição da secreção gástrica e na estimulação da contração do músculo liso.
- Os agonistas da serotonina (triptanas, alcaloides do ergot e ditanos) são eficazes no tratamento agudo da enxaqueca.
- As triptanas são a terapia de primeira linha para enxaqueca moderada a grave. Esses agentes podem causar elevação da pressão arterial e não devem ser administrados a pacientes com fatores de risco para doença arterial coronariana sem uma avaliação cardíaca apropriada.
- A *ergotamina* e a *di-hidroergotamina* são vasoconstritores importantes e são contraindicadas em pacientes com angina e doença vascular periférica.
- Os antagonistas do CGRP *rimegepanto* e *ubrogepanto* podem ser usados no tratamento agudo da enxaqueca em pacientes que apresentam contraindicações ou intolerância às triptanas.

## Questões para estudo

**Escolha a resposta correta.**

**39.1** Qual antagonista do receptor de histamina é conhecido por entrar rapidamente no sistema nervoso central e causar sedação?
- **A.** Hidroxizina
- **B.** Cetirizina
- **C.** Desloratadina
- **D.** Loratadina

**Resposta correta = A.** Os agentes apresentados nas opções B, C e D são todos anti-histamínicos de segunda geração que atravessam a barreira hematencefálica em uma extensão muito menor do que a *hidroxizina*. A *hidroxizina* é o único fármaco que atravessa facilmente a barreira hematencefálica.

**39.2** Qual dos seguintes fármacos antagonistas $H_1$ também antagoniza o receptor da serotonina no centro do apetite, com propriedade de estimular o apetite?
- **A.** Hidroxizina
- **B.** Loratadina
- **C.** Difenidramina
- **D.** Ciproeptadina

**Resposta correta = D.** A *ciproeptadina* tem antagonismo serotoninérgico significativo e é conhecida por aumentar o apetite.

**39.3** Um homem de 43 anos procura seu médico com queixas de alergias sazonais. Ele é um operador de máquina pesada. Qual medicamento é o mais adequado para o tratamento dos sintomas alérgicos?
- **A.** Difenidramina
- **B.** Doxilamina
- **C.** Hidroxizina
- **D.** Fexofenadina

**Resposta correta = D.** Os anti-histamínicos $H_1$ de primeira geração devem ser evitados no tratamento de indivíduos que devem permanecer alertas, como aqueles que operam máquinas pesadas. Por exemplo, devido aos seus efeitos adversos, não são aprovados para utilização por pilotos. Devido ao seu baixo potencial de induzir sonolência, a *fexofenadina* pode ser recomendada para indivíduos em que a vigília é fundamental.

**39.4** Qual dos seguintes anti-histamínicos também tem efeitos estabilizadores de mastócitos e é usado no tratamento da conjuntivite alérgica?

A. Clorfeniramina
B. Desloratadina
C. Dimenidrinato
D. Cetotifeno

**Resposta correta = D.** O *cetotifeno* é um anti-histamínico com propriedades estabilizadoras de mastócitos. Ele está disponível em uma formulação oftálmica que permite a administração direcionada do medicamento, no tratamento de conjuntivite alérgica sazonal ou perene. Os outros agentes não são conhecidos por terem propriedades estabilizadoras de mastócitos. A *clorfeniramina* e a *desloratadina* são utilizadas no tratamento da rinite alérgica. O *dimenidrinato* (uma combinação de *difenidramina* e um derivado clorado da *teofilina*) é usado para a prevenção da cinetose.

**39.5** Um homem de 55 anos planejou férias em um cruzeiro e gostaria de levar algo para ajudar a prevenir a cinetose durante a viagem. Qual dos seguintes bloqueadores dos receptores H₁ é mais apropriado para esse paciente?

A. Fexofenadina
B. Loratadina
C. Meclozina
D. Cetirizina

**Resposta correta = C.** Dos agentes listados, a *meclozina* é o mais eficaz na prevenção da cinetose. Outras opções podem incluir *dimenidrinato* ou *difenidramina*. *Fexofenadina*, *loratadina* e *cetirizina* são utilizadas no tratamento da rinite alérgica.

**39.6** Qual dos seguintes medicamentos para enxaqueca corresponde ao mecanismo de ação apropriado?

A. Di-hidroergotamina – agonista do receptor 5-HT$_{1F}$
B. Lasmiditano – agonista do receptor 5-HT$_{1B/1D}$
C. Rizatriptana – antagonista do receptor 5-HT$_{1B/1D}$
D. Ubrogepanto – antagonista do receptor CGRP

**Resposta correta = D.** *Ubrogepanto* é um antagonista do CGRP. *Lasmiditano* (não *di-hidroergotamina*) é um agonista específico do receptor 5-HT$_{1F}$. Triptanas, como a *rizatriptana*, são agonistas do receptor 5-HT$_{1B/1D}$ (não antagonistas).

**39.7** Uma mulher de 32 anos foi recentemente diagnosticada com enxaqueca. Ela não consegue alívio das cefaleias com *ibuprofeno*. Qual das alternativas a seguir é o tratamento mais adequado para essa paciente?

A. Ergotamina
B. Lasmiditano
C. Rimegepanto
D. Sumatriptana

**Resposta correta = D.** Triptanas, como a *sumatriptana*, são a terapia de primeira linha para enxaquecas moderadas ou graves. A *ergotamina* é utilizada com menor frequência devido aos efeitos adversos indesejáveis (náuseas e vasoconstrição). *Lasmiditano* e *rimegepanto* são alternativas para pacientes que não toleram ou não respondem às triptanas.

**39.8** Uma mulher de 35 anos tem várias enxaquecas graves por mês, as quais geralmente são aliviadas com uma ou duas doses de triptanas. Qual dos seguintes agentes é o mais apropriado para profilaxia e redução da frequência de suas enxaquecas?

A. Di-hidroergotamina
B. Ibuprofeno
C. Propranolol
D. Sumatriptana

**Resposta correta = C.** β-bloqueador, como o *propranolol*, são usados na profilaxia para reduzir a frequência das enxaquecas. Os outros medicamentos são usados para tratar enxaqueca aguda.

**39.9** Uma mulher de 43 anos tem histórico médico de insuficiência cardíaca, diabetes e hipertensão não controlada, além de extenso histórico de enxaqueca. Suas enxaquecas estão afetando sua capacidade de realizar seu trabalho como motorista de caminhão. Qual dos seguintes medicamentos é o mais apropriado para o tratamento da enxaqueca aguda nessa paciente?

A. Naratriptana
B. Ubrogepanto
C. Lasmiditano
D. Ergotamina

**Resposta correta = B.** Como essa paciente tem uma extensa história cardiovascular, incluindo hipertensão não controlada, as opções A e D não são aceitáveis, pois podem piorar sua condição. *Lasmiditano* é uma opção potencial; entretanto, a sedação associada a esse agente não é adequada devido ao seu trabalho como caminhoneira. O *ubrogepanto* não causa vasoconstrição como as triptanas ou os alcaloides do ergot, por isso pode ser usado em pacientes com doenças cardiovasculares e não causa sedação.

**39.10** Uma paciente com enxaqueca grave toma uma dose de *sumatriptana* e sente alívio parcial da cefaleia. Seis horas depois, a dor começa a voltar. Qual dos passos a seguir é contraindicado para esse paciente?

A. Administrar *di-hidroergotamina*
B. Administrar *naproxeno*
C. Administrar *propranolol*
D. Repetir a dose de *sumatriptana*

**Resposta correta =** A. Os alcaloides do ergot não devem ser administrados dentro de 24 horas após as triptanas, como a *sumatriptana*, devido ao risco de isquemia coronariana. O *naproxeno* é um AINE e costuma ser usado junto com triptanas para ajudar a controlar os sintomas da enxaqueca. O *propranolol* é um agente preventivo para enxaqueca. A administração provavelmente não ajudará no tratamento da enxaqueca aguda, mas não é contraindicada. As enxaquecas em geral reaparecem após uma dose única de triptana, mas, na maioria dos pacientes, uma segunda dose é eficaz para interromper a cefaleia.

# Anti-inflamatórios, antipiréticos e analgésicos

Eric Dietrich e Daniel Rubin

## I. VISÃO GERAL

A inflamação é uma resposta normal de proteção às lesões teciduais causadas por trauma físico, agentes químicos ou microbiológicos nocivos. É a tentativa do organismo de inativar ou destruir os organismos invasores, remover os irritantes e preparar o cenário para o reparo tecidual. Quando a recuperação está completa, normalmente o processo inflamatório cessa. Entretanto, a inflamação também pode advir da ativação imprópria do sistema imune, resultando em doenças imunomediadas, como a artrite reumatoide (AR). Normalmente, o sistema imune distingue o que é próprio do que é estranho. Na AR, os leucócitos veem a sinóvia como estranha e iniciam o ataque inflamatório. A ativação dos leucócitos leva à estimulação dos linfócitos T, que recrutam e ativam monócitos e macrófagos. Essas células secretam citocinas pró-inflamatórias, incluindo o fator de necrose tumoral α (TNF-α) e a interleucina-1 (IL-1) para a cavidade sinovial, finalmente levando à destruição articular e a outras anormalidades sistêmicas características da AR. Além da ativação dos linfócitos T, os linfócitos B também estão envolvidos e produzem o fator reumatoide e outros autoanticorpos para manter a inflamação. Essa reação defensiva causa lesão tecidual progressiva, resultando em lesão e erosão articular, comprometimento funcional, dor e qualidade de vida reduzida. A farmacoterapia da AR inclui anti-inflamatórios e/ou imunossupressores que modulam ou reduzem o processo inflamatório com os objetivos de diminuir a inflamação e a dor e de interromper ou retardar a progressão da doença. Os fármacos considerados neste capítulo (Figura 40.1) incluem os anti-inflamatórios não esteroides (AINEs), o *celecoxibe*, o *paracetamol* e os fármacos antirreumáticos modificadores da doença (FARMDs). Além desses, são revisados aqueles usados no tratamento da gota.

## II. PROSTAGLANDINAS

Os AINEs atuam por meio da inibição da síntese de prostaglandinas (PGs). Assim, para entendê-los, é preciso compreender a biossíntese e as ações das PGs derivadas de ácidos graxos insaturados que contêm 20 carbonos e incluem uma estrutura cíclica anelar. (Nota: Algumas vezes, esses compostos são denominados eicosanoides; "eicosa" se refere aos 20 átomos de carbono.)

| AINEs |
|---|
| *Ácido acetilsalicílico* |
| *Celecoxibe* |
| *Diclofenaco* |
| *Diflunisal* |
| *Etodolaco* |
| *Fenoprofeno* |
| *Flurbiprofeno* |
| *Ibuprofeno* |
| *Indometacina* |
| *Cetorolaco* |
| *Cetoprofeno* |
| *Meclofenamato* |
| *Ácido mefenâmico* |
| *Meloxicam* |
| *Salicilato de metila* |
| *Nabumetona* |
| *Naproxeno* |
| *Oxaprozina* |
| *Piroxicam* |
| *Salsalato* |
| *Sulindaco* |
| *Tolmetina* |
| **Outros analgésicos** |
| *Paracetamol* |

**Figura 40.1**
Resumo dos medicamentos anti-inflamatórios. AINEs, anti-inflamatórios não esteroides; AR, artrite reumatoide. (*Continua*)

| MEDICAMENTOS PARA ARTRITE REUMATOIDE |
|---|
| Abatacepte |
| Adalimumabe |
| Baricitinibe |
| Certolizumabe |
| Etanercepte |
| Golimumabe |
| Hidroxicloroquina |
| Infliximabe |
| Leflunomida |
| Metotrexato |
| Rituximabe |
| Sarilumabe |
| Sulfassalazina |
| Tocilizumabe |
| Tofacitinibe |
| Upadacitinibe |
| **MEDICAMENTOS PARA GOTA** |
| Alopurinol |
| Colchicina |
| Febuxostato |
| Pegloticase |
| Probenecida |

**Figura 40.1**
*Continuação*

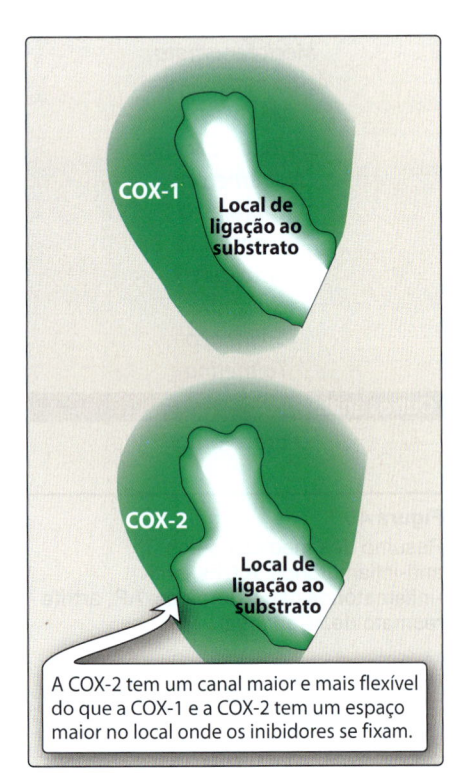

**Figura 40.2**
Diferenças estruturais entre os locais ativos de COX-1 e COX-2.

A COX-2 tem um canal maior e mais flexível do que a COX-1 e a COX-2 tem um espaço maior no local onde os inibidores se fixam.

## A. Papel das prostaglandinas como mediadores locais

As PGs e os compostos relacionados são produzidos em quantidades mínimas por praticamente todos os tecidos. Em geral, elas atuam localmente nos tecidos, onde são sintetizadas, sendo logo metabolizadas em produtos inativos em seus locais de ação. Portanto, PGs não circulam em quantidades significativas no sangue. Tromboxanos e leucotrienos são compostos relacionados, sintetizados a partir dos mesmos precursores que as PGs.

## B. Síntese de prostaglandinas

O ácido araquidônico é o principal precursor das PGs e de compostos relacionados e está presente como componente dos fosfolipídeos das membranas celulares. O ácido araquidônico livre é liberado dos fosfolipídeos teciduais pela ação da fosfolipase $A_2$ por um processo controlado por hormônios e outros estímulos. Existem duas vias principais para a síntese de eicosanoides a partir do ácido araquidônico: a via da cicloxigenase e a da lipoxigenase.

1. **Via da cicloxigenase:** Os eicosanoides com estruturas em anel (i.e., PGs, tromboxanos e prostaciclina) são sintetizados pela via da cicloxigenase. Existem duas isoformas relacionadas da enzima cicloxigenase: a cicloxigenase-1 (COX-1) é responsável pela produção fisiológica de prostanoides, e a COX-2 provoca o aumento da produção de prostanoides em locais de doença e inflamação crônicas. A COX-1 é uma "enzima constitutiva" que regula os processos celulares normais, como a citoproteção gástrica, a homeostase vascular, a agregação plaquetária e as funções reprodutiva e renal. A COX-2 é expressa de maneira constitutiva em tecidos, como cérebro, rins e ossos. A expressão em outros locais pode ser aumentada durante estados de inflamação crônica. Diferenças na forma dos locais de ligação permitiram o desenvolvimento de inibidores COX-2 seletivos (Figura 40.2). Além disso, a expressão de COX-2 é induzida por mediadores inflamatórios como o TNF-α e a IL-1, mas pode também ser inibida por glicocorticoides (Figura 40.3), o que pode contribuir para os efeitos anti-inflamatórios significativos desses fármacos.

2. **Via da lipoxigenase:** Como alternativa, várias lipoxigenases podem atuar no ácido araquidônico formando leucotrienos (Figura 40.3). Fármacos antileucotrienos como *zileutona*, *zafirlucaste* e *montelucaste* são opções de tratamento da asma (ver Capítulo 41).

## C. Ações das prostaglandinas

As ações das PGs são mediadas pela sua ligação a uma variedade de receptores distintos acoplados a proteínas G, localizados nas membranas celulares. As PGs e seus metabólitos atuam como sinais locais que ajustam a resposta de um tipo específico de célula. Suas funções variam dependendo do tecido e das enzimas específicas da via que estão disponíveis naquele local específico. Por exemplo, a liberação de tromboxano $A_2$ ($TXA_2$) das plaquetas durante a lesão tecidual inicia o recrutamento de novas plaquetas para a agregação, bem como promove vasoconstrição local. No entanto, a prostaciclina ($PGI_2$) produzida pelas células endoteliais tem efeitos opostos, inibindo a agregação das plaquetas e produzindo vasodilatação. O efeito líquido sobre as plaquetas e os vasos sanguíneos depende do balanço entre esses dois prostanoides.

### D. Usos terapêuticos das prostaglandinas

As PGs têm seu papel principal na modulação da dor, da inflamação e da febre. Elas controlam várias funções fisiológicas, como a secreção ácida e a produção de muco no trato gastrintestinal (TGI), a contração uterina e o fluxo de sangue nos rins. As PGs estão entre os mediadores químicos liberados nos processos alérgicos e inflamatórios. Portanto, elas encontram utilidade para os transtornos discutidos a seguir (Figura 40.4).

### E. Alprostadil

O *alprostadil* é um análogo de PGE$_1$ produzido naturalmente em tecidos como as vesículas seminais e o tecido cavernoso, a placenta e o ducto arterioso do feto. A PGE$_1$ mantém a patência do ducto arterioso durante a gestação. O ducto se fecha logo após o parto para permitir a circulação normal do sangue entre os pulmões e o coração. Em neonatos com doenças cardíacas congênitas, a infusão de *alprostadil* mantém o ducto aberto, dando tempo até que a correção cirúrgica seja possível. Ele também é usado para disfunção erétil (ver Capítulo 43).

### F. Lubiprostona

A *lubiprostona* é um derivado da PGE$_1$ indicado para o tratamento da constipação idiopática crônica, da constipação induzida por opioides e da síndrome do intestino irritável com constipação. Ela estimula canais de cloro nas células luminais do epitélio intestinal, aumentando a secreção de fluidos intestinais (ver Capítulo 42). Os efeitos adversos mais comuns da *lubiprostona* são náuseas e diarreia (Figura 40.5). As náuseas podem ser reduzidas se o fármaco for ingerido com alimentos.

### G. Misoprostol

O *misoprostol* é um análogo da PGE$_1$ usado para proteger a mucosa gástrica durante o tratamento crônico com AINEs. Ele interage com receptores de PGs nas células parietais gástricas, reduzindo a secreção de ácido gástrico. Além disso, tem efeito citoprotetor gastrintestinal (GI) por estimular a produção de muco e bicarbonato. Essa combinação de efeitos diminui a incidência de úlceras gástricas induzidas por AINEs. (Nota: Existe um produto combinado que contém o AINE *diclofenaco* e *misoprostol*.] O *misoprostol* também é usado extrabula em obstetrícia para indução do parto, pois aumenta as contrações uterinas ao interagir com receptores de PGs no útero. Ele tem potencial para induzir o aborto, por isso é contraindicado durante a gestação. Seu uso é limitado pelos efeitos adversos comuns, incluindo diarreia e dor abdominal.

### H. Análogos da prostaglandina E$_2$

A *dinoprostona* é um análogo sintético da PGE$_2$ usado como agente de amadurecimento cervical para indução do parto e também como

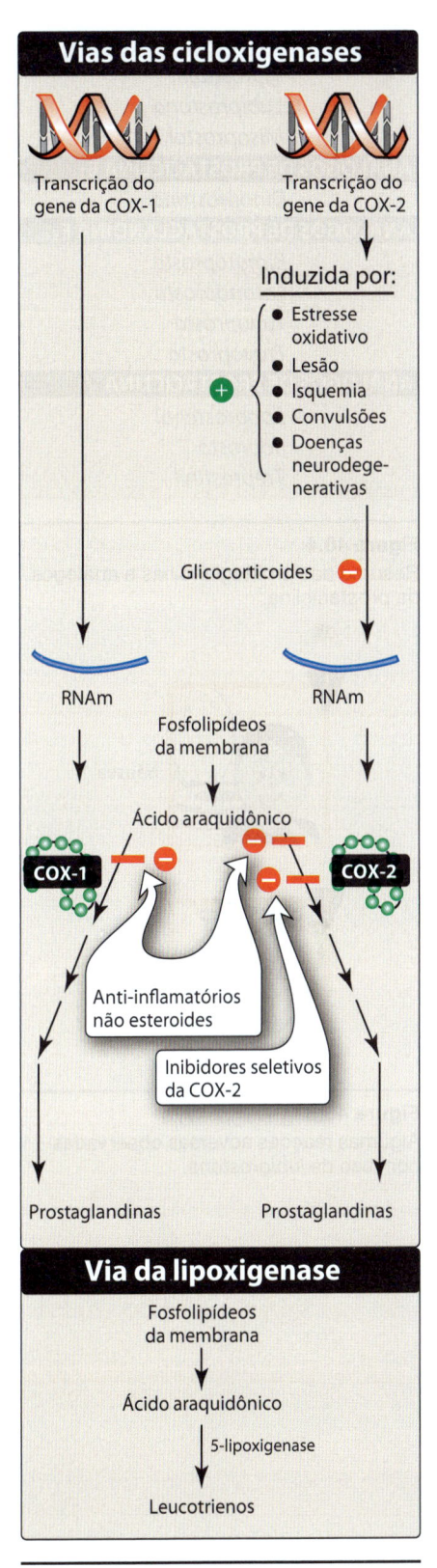

**Figura 40.3**
Síntese de PGs e leucotrienos.
COX, cicloxigenase.

**ANÁLOGOS DE PROSTAGLANDINA E₁**
*Alprostadil*
*Lubiprostona*
*Misoprostol*

**ANÁLOGOS DE PROSTACICLINA E₂**
*Dinoprostona*

**ANÁLOGOS DE PROSTAGLANDINA F₂ₐ**
*Bimatoprosta*
*Latanoprosta*
*Tafluprosta*
*Travoprosta*

**ANÁLOGOS DE PROSTACICLINA**
*Epoprostenol*
*Iloprosta*
*Treprostinil*

**Figura 40.4**
Resumo das prostaglandinas e análogos da prostaciclina.

Náusea

Diarreia

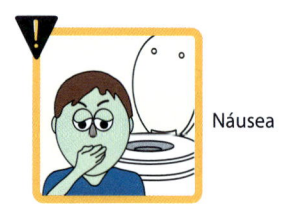

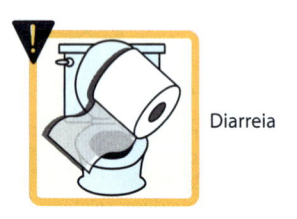

**Figura 40.5**
Algumas reações adversas observadas com uso de *lubiprostona*.

abortivo. É administrado por via vaginal como inserto removível ou como gel aplicado no canal cervical. A administração de *dinoprostona* relaxa o músculo liso cervical e induz contrações uterinas. Os efeitos adversos comuns incluem febre, calafrios, náusea, diarreia e cefaleia.

I. **Análogos da prostaglandina F$_{2\alpha}$**

*Bimatoprosta*, *latanoprosta*, *tafluprosta* e *travoprosta* são análogos da PGF$_{2\alpha}$ indicados para o tratamento do glaucoma de ângulo aberto. Fixando-se aos receptores das PGs, eles aumentam o efluxo uveoescleral e diminuem a pressão intraocular. São usados como soluções oftálmicas uma vez ao dia e são tão eficazes quanto o *timolol* ou ainda melhores em reduzir a pressão intraocular. O *bimatoprosta* aumenta a proeminência, o comprimento e a pigmentação dos cílios e também está aprovado para o tratamento da hipotricose dos cílios. As reações oculares incluem visão turva, alteração na coloração da íris (aumento da pigmentação marrom), aumento do número e da pigmentação dos cílios, irritação ocular e sensação de corpo estranho.

J. **Análogos da prostaciclina (PGI$_2$)**

O *epoprostenol*, a forma farmacêutica da PGI$_2$, de ocorrência natural, e o análogo sintético da PGI$_2$ (*iloprosta* e *treprostinila*) são potentes vasodilatadores pulmonares usados no tratamento da hipertensão arterial pulmonar. Esses fármacos mimetizam os efeitos da PGI$_2$ nas células endoteliais, reduzindo significativamente a resistência arterial pulmonar com subsequente aumento do índice cardíaco e da oferta de oxigênio. Eles têm meias-vidas curtas. O *epoprostenol* e a *treprostinila* são administrados por infusão intravenosa (IV) contínua; a *treprostinila* também pode ser administrada por via oral (VO), por inalação ou infusão subcutânea (SC). A *iloprosta* inalada exige dosagens frequentes devido à meia-vida curta (Figura 40.6). Tonturas, cefaleia, rubor e palidez são os efeitos adversos mais comuns (Figura 40.7). Broncoespasmo e tosse também podem ocorrer após a inalação de *iloprosta*.

## III. MEDICAMENTOS ANTI-INFLAMATÓRIOS NÃO ESTEROIDES

Os AINEs são um grupo de fármacos quimicamente heterogêneos que se diferenciam na sua atividade antipirética, analgésica e anti-inflamatória. A classe inclui derivados do ácido salicílico (*ácido acetilsalicílico [AAS]*, *diflunisal*, *salsalato*), do ácido propiônico (*ibuprofeno*, *fenoprofeno*, *flurbiprofeno*, *cetoprofeno*, *naproxeno*, *oxaprozina*), do ácido acético (*diclofenaco*, *etodolaco*, *indometacina*, *cetorolaco*, *nabumetona*, *sulindaco*, *tolmetina*), do ácido enólico (*meloxicam*, *piroxicam*), dos fenamatos (*ácido mefenâmico*, *meclofenamato*) e o inibidor seletivo da COX-2 (*celecoxibe*). Eles atuam, principalmente, inibindo as enzimas cicloxigenase que catalisam o primeiro estágio da biossíntese de prostanoides (Figura 40.3). Isso leva à redução da síntese de PGs, com efeitos desejados e indesejados. (Nota: Diferenças na segurança e na eficácia dos AINEs podem ser explicadas pela seletividade relativa das enzimas

COX-1 ou COX-2. A inibição da COX-2 parece levar aos efeitos anti-inflamatório e analgésico dos AINEs, ao passo que a inibição da COX-1 é responsável pela prevenção dos eventos cardiovasculares e pela maioria dos efeitos adversos.)

### A. Ácido acetilsalicílico e outros anti-inflamatórios não esteroides

O *AAS* pode ser considerado um AINE tradicional, mas ele apresenta efeito anti-inflamatório apenas em dosagens muito altas, raramente usadas. É administrado com mais frequência em doses mais baixas para prevenir eventos cardiovasculares, como acidente vascular encefálico (AVE) e infarto do miocárdio (IM). O *AAS* é diferenciado dos outros AINEs, frequentemente, por ser um inibidor irreversível da atividade da cicloxigenase.

1. **Mecanismo de ação:** O *AAS* é um ácido orgânico fraco que acetila irreversivelmente e, assim, inativa a cicloxigenase (Figura 40.8). Os outros AINEs são inibidores reversíveis da cicloxigenase. Os AINEs, inclusive o *AAS*, realizam três ações terapêuticas principais: reduzem a inflamação (afeito anti-inflamatório), a dor (efeito analgésico) e a febre (efeito antipirético) (Figura 40.9). Entretanto, nem todos os AINEs são igualmente potentes em cada uma dessas ações.

   a. **Ação anti-inflamatória:** A inibição da cicloxigenase diminui a formação de prostaglandinas e, assim, modula aspectos da inflamação mediada pelas prostaglandinas. Os AINEs inibem a inflamação na artrite, mas não evitam o avanço da doença, nem induzem remissão.

   b. **Ação analgésica:** Acredita-se que a $PGE_2$ sensibiliza as terminações nervosas à ação da bradicinina, da histamina e de outros mediadores químicos liberados localmente pelo processo inflamatório. Assim, diminuindo a síntese de $PGE_2$, a sensação de dor pode ser minimizada. Como a COX-2 é expressa durante inflamações e lesões, parece que a inibição dessa enzima é responsável pelo efeito analgésico dos AINEs. Nenhum AINE demonstrou eficácia superior a outro, e, em geral, eles têm eficácia analgésica equivalente. Os AINEs são usados, principalmente, para combater dores de leves a moderadas originadas de distúrbios musculosqueléticos. Uma exceção é o *cetorolaco*, que pode ser usado contra dores mais graves, mas por um curto período.

   c. **Ação antipirética:** A febre ocorre quando o "ponto de referência" do centro termorregulador hipotalâmico anterior é aumentado. Isso pode ser causado pela síntese da $PGE_2$, que é estimulada quando agentes endógenos causadores de febre (pirógenos), como as citocinas, são liberados pelos leucócitos ativados por infecção, hipersensibilidade, câncer ou inflamação. Os AINEs diminuem a temperatura corporal em pacientes febris, impedindo a síntese e a liberação da $PGE_2$, redefinindo o "termostato" de volta ao normal. Isso rapidamente baixa a temperatura corporal de pacientes febris, aumentando a dissipação do calor por meio da vasodilatação periférica e da sudorese. Os AINEs não têm efeito sobre a temperatura normal do organismo.

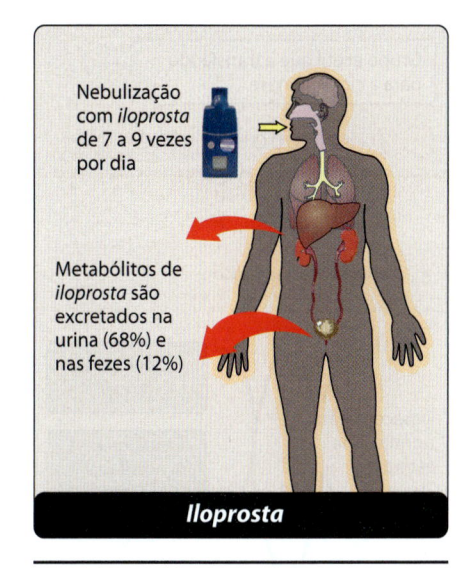

**Figura 40.6**
Administração e destino da *iloprosta*.

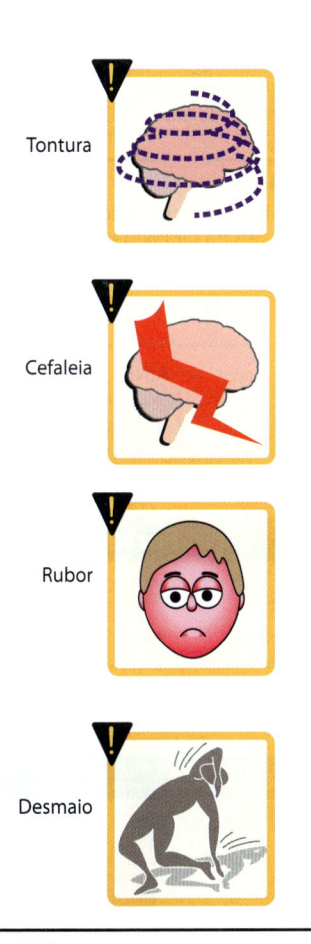

**Figura 40.7**
Algumas reações adversas observadas com o uso de *iloprosta*.

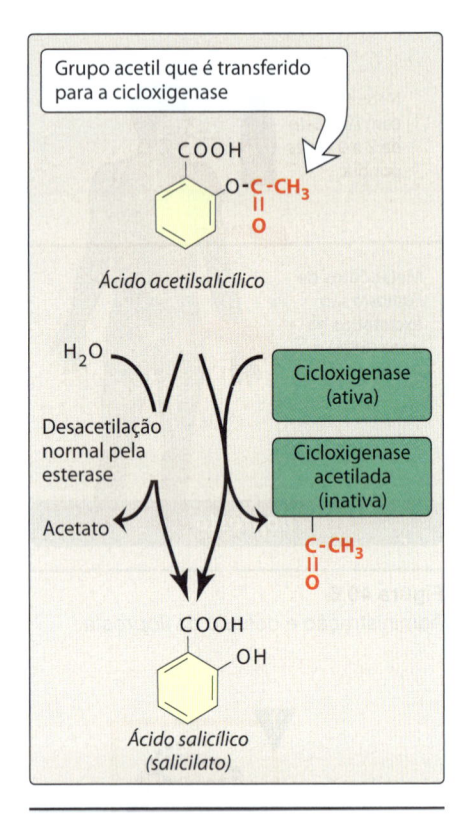

**Figura 40.8**
Biotransformação do ácido acetilsalicílico e acetilação da cicloxigenase pelo *ácido acetilsalicílico*.

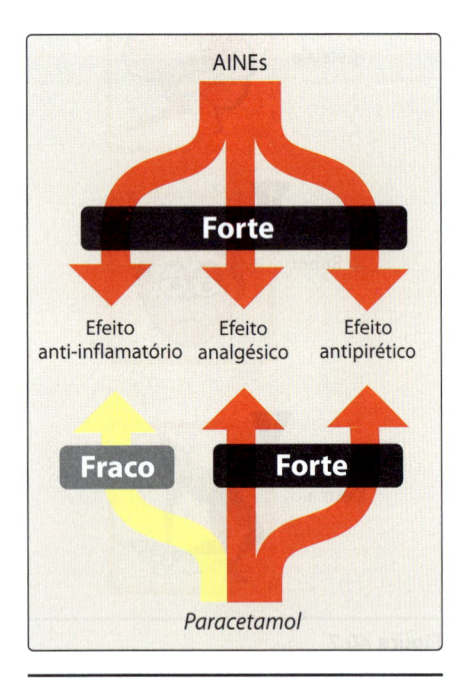

**Figura 40.9**
Atividades dos anti-inflamatórios não esteroides e do *paracetamol*.

2. **Usos terapêuticos**

   a. **Usos anti-inflamatório e analgésico:** Os AINEs são usados no tratamento de osteoartrite, gota, AR e condições comuns que requerem analgesia (p. ex., cefaleia, artralgia, mialgia e dismenorreia). A associação de opioides com AINEs pode ser eficaz no tratamento da dor causada pelo câncer. Além disso, o acréscimo de AINEs pode levar a um efeito poupador de opioide, ao permitir o uso de dosagens menores desse fármaco. Os salicilatos exibem apenas atividade analgésica em dosagens baixas. Somente em dosagens mais altas eles têm atividade anti-inflamatória (Figura 40.10). Por exemplo, dois comprimidos de 325 mg de *AAS* administrados quatro vezes ao dia produzem analgesia, ao passo que 12-20 comprimidos diários de 325 mg produzem analgesia e atividade anti-inflamatória.

   b. **Uso antipirético:** *AAS*, *ibuprofeno* e *naproxeno* podem ser usados para combater a febre. (Nota: O *AAS* deve ser evitado em pacientes com menos de 19 anos de idade com infecção viral, como varicela [catapora] ou gripe [*influenza*], para prevenir a síndrome de Reye — uma síndrome que pode causar hepatite fulminante com edema cerebral, muitas vezes levando à morte.)

   c. **Aplicações cardiovasculares:** O *AAS* inibe irreversivelmente a produção de $TXA_2$ mediada pela COX-1, reduzindo, assim, a vasoconstrição e a agregação plaquetária mediadas pelo $TXA_2$ e o risco subsequente de eventos cardiovasculares (Figura 40.11). Os efeitos antiplaquetários persistem durante a vida da plaqueta. Doses baixas de *AAS* (de 75 a 162 mg, em geral 81 mg) são usadas profilaticamente para reduzir o risco de eventos cardiovasculares recorrentes, ataques isquêmicos transitórios (AITs), acidente vascular encefálico (AVE) e morte em pacientes com histórico de infarto do miocárdio, AIT ou AVE anterior. O uso crônico de *AAS* assegura a inibição continuada à medida que novas plaquetas vão sendo produzidas. O *AAS* também é administrado para diminuir o risco de morte em IM agudo e em pacientes submetidos a certos procedimentos de revascularização.

   d. **Aplicações externas:** O *ácido salicílico* é utilizado topicamente no tratamento de acne, calosidades, calos ósseos e verrugas. O *salicilato de metila* (óleo de gaultéria) é utilizado externamente como um contrairritante cutâneo em linimentos, como pomadas contra artrites e friccionantes de esportes. O *diclofenaco* está disponível em formulações tópicas (gel ou solução) para tratamento de osteoartrite de joelhos ou mãos. Além disso, as formulações oculares de *cetorolaco* são aprovadas para o tratamento da conjuntivite alérgica sazonal e da inflamação e da dor relacionadas à cirurgia ocular.

3. **Farmacocinética**

   a. **Ácido acetilsalicílico:** Após administração oral, o *AAS* é rapidamente desacetilado pelas esterases no organismo, produzindo salicilato. Os salicilatos não ionizados são absorvidos passivamente, sobretudo na parte superior do intestino delgado. Eles (exceto o *diflunisal*) atravessam as barreiras hematencefálica e placentária e são absorvidos pela pele intacta (especialmente o *salicilato de metila*). O salicilato é convertido pelo fígado em conjugados hidrossolúveis que são rapidamente eliminados pelos rins, resultando em eliminação de primeira ordem e meia-vida sérica de 3,5 horas. Em dosagens anti-inflamatórias do *AAS* (mais de 4 g/dia), a via metabólica hepática se torna saturada, sendo observada cinética de ordem zero, resultando em meia-vida de 12 horas ou mais (Figura 40.12). O salicilato é secretado na urina e pode diminuir a excreção de ácido úrico em doses baixas. Por isso, o *AAS* deve ser evitado em pacientes com gota, se possível, ou que tomam *probenecida*.

b. **Outros AINEs:** A maioria dos AINEs é bem absorvida por administração oral e circula extensamente ligada a proteínas plasmáticas. Grande parte é biotransformada pelo fígado, principalmente a metabólitos inativos. Poucos (p. ex., *nabumetona* e *sulindaco*) têm metabólitos ativos. A excreção de fármacos ativos e metabólitos ocorre primariamente pela urina.

4. **Eventos adversos:** Devido ao perfil de eventos adversos, é preferível usar AINEs na dose eficaz mais baixa e pelo menor período possível.

   a. **Gastrintestinais:** Esses são os efeitos adversos mais comuns dos AINEs, variando de dispepsia a sangramento. Normalmente, a produção de $PGI_2$ inibe a secreção de ácido gástrico, e a $PGE_2$ e a $PGF_{2\alpha}$ estimulam a síntese de muco protetor no estômago e no intestino delgado. Fármacos que inibem a COX-1 diminuem nas concentrações benéficas dessas PGs, resultando em elevação da secreção de ácido gástrico, diminuição da proteção da mucosa e aumento do risco de sangramento GI e ulcerações. Fármacos com maior seletividade relativa para a COX-1 podem ter maior risco de eventos GI se comparados àqueles com menor seletividade pela COX-1 (i.e., maior seletividade pela COX-2). Os AINEs devem ser tomados com alimento ou líquido para diminuir o desconforto GI. Se eles forem usados em pacientes com risco alto de eventos GI, inibidores da bomba de prótons ou *misoprostol* devem ser usados concomitantemente para prevenir úlceras induzidas pelos AINEs (ver Capítulo 42).

   b. **Aumento do risco de sangramentos (efeito antiplaquetário):** Conforme descrito anteriormente, o *AAS* inibe a formação de $TXA_2$ mediada pela COX-1 e reduz a agregação plaquetária durante a vida da plaqueta (3-7 dias). A agregação plaquetária é o primeiro passo na formação de trombos, e o efeito antiplaquetário do *AAS* resulta em um tempo de sangramento prolongado. Por esse motivo, o *AAS* é frequentemente suspenso por pelo menos uma semana antes de cirurgias a fim de reduzir o risco de sangramento. Outros AINEs, além do *AAS*, não são utilizados por seu efeito antiplaquetário, mas ainda podem prolongar o tempo de sangramento, especialmente quando combinados com anticoagulantes. O uso concomitante de AINEs e *AAS* pode impedir a ligação do *AAS* à cicloxigenase. Pacientes que tomam *AAS* para cardioproteção devem evitar o uso concomitante de AINE, se possível, ou tomar o *AAS* pelo menos 30 minutos antes do AINE.

   c. **Efeitos renais:** Os AINEs previnem a síntese de $PGE_2$ e $PGI_2$, PGs responsáveis pela manutenção do fluxo sanguíneo renal (Figura 40.13). A diminuição da síntese de PGs pode resultar na retenção de sódio e água e, por consequência, causar edema.

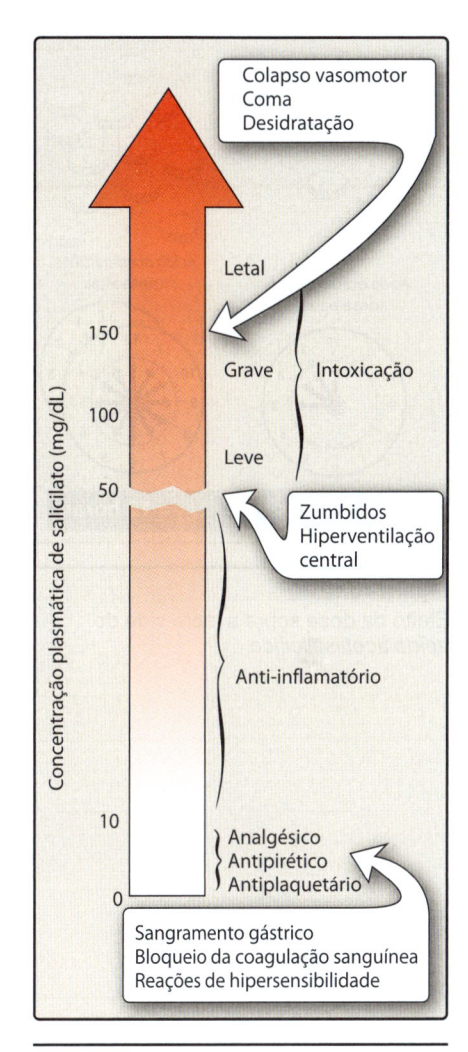

**Figura 40.10**
Efeitos dose-dependentes do *salicilato*.

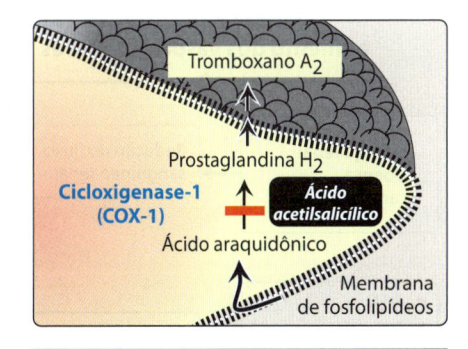

**Figura 40.11**
O *AAS* inibe a COX-1 das plaquetas.

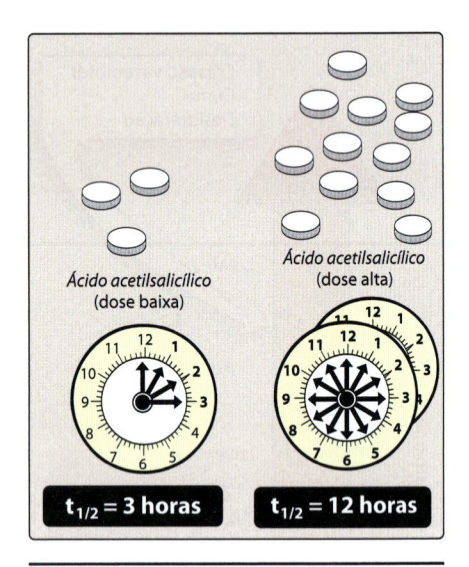

**Figura 40.12**
Efeito da dose sobre a meia-vida do *ácido acetilsalicílico*.

Pacientes com histórico de insuficiência cardíaca ou doença renal estão sob maior risco. Esses efeitos também podem diminuir o efeito benéfico dos anti-hipertensivos. Em pacientes suscetíveis, os AINEs causam lesão renal aguda.

d. **Efeitos cardíacos:** Fármacos como o AAS, com alto grau de seletividade pela COX-1 em baixas doses, possuem efeito protetor cardiovascular que se acredita ser devido à produção reduzida de $TXA_2$. Fármacos com maior seletividade relativa para a COX-2 são associados ao aumento do risco de eventos cardiovasculares, possivelmente por diminuir a produção de $PGI_2$ mediada pela COX-2. O aumento do risco de eventos cardiovasculares, incluindo IM e AVE, é associado a todos os AINEs, com exceção do AAS. Todos os AINEs trazem uma advertência na bula sobre o risco aumentado de eventos cardiovasculares. O uso de AINE, exceto AAS, é desaconselhado em pacientes com doença cardiovascular estabelecida. Para pacientes com doença cardiovascular nos quais o tratamento com AINEs não pode ser evitado, o *naproxeno* pode ser o menos prejudicial.

e. **Outros efeitos adversos:** Os AINEs são inibidores da cicloxigenase e, por isso, inibem a síntese de PGs, mas não a de leucotrienos. Por essa razão, os AINEs devem ser usados com cautela em pacientes com asma, pois a inibição da síntese de PGs pode causar desvio em direção à produção de leucotrienos e, por consequência, aumentar manifestações de asma. Podem ocorrer eventos adversos no sistema nervoso central (SNC), como cefaleia, zumbidos e tonturas. Cerca de 15% dos pacientes tratados com AAS apresentam reações de hipersensibilidade. Os sintomas da alergia verdadeira incluem urticária, broncoconstrição e angioedema. Pacientes com hipersensibilidade grave ao AAS devem evitar usar AINEs.

f. **Interações farmacológicas:** Cerca de 80 a 90% do salicilato é ligado às proteínas plasmáticas (albumina) e pode ser deslocado desses locais, resultando em aumento da concentração

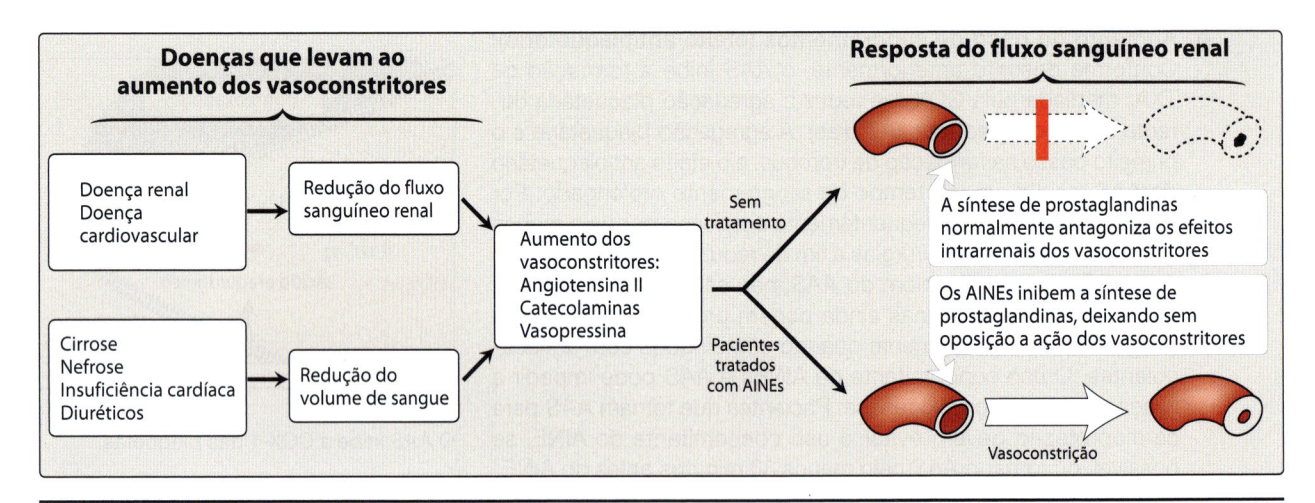

**Figura 40.13**
Efeito renal da inibição da síntese de PGs pelos AINEs. AINEs, anti-inflamatórios não esteroides.

do salicilato livre. Alternativamente, o AAS pode deslocar outros fármacos altamente ligados a essas proteínas, como *varfarina*, *fenitoína* ou *ácido valproico*, levando a maiores concentrações livres dessas substâncias (Figura 40.14).

g. **Toxicidade:** A toxicidade leve do salicilato é chamada de salicilismo, sendo caracterizada por náuseas, êmese, hiperventilação acentuada, cefaleia, confusão mental, tontura e zumbidos (zunidos e ruídos auriculares). Doses elevadas de salicilatos podem causar intoxicação grave (ver Figura 40.10). Podem ocorrer agitação, *delirium*, alucinação, convulsão, coma, acidose respiratória e metabólica e até morte por insuficiência respiratória. As crianças são particularmente propensas à intoxicação por salicilatos; a ingestão de apenas 10 g de AAS pode ser fatal.

h. **Gestação:** Os AINEs devem ser usados durante a gravidez somente se os benefícios superarem os riscos para o feto em desenvolvimento. (Nota: O *paracetamol* é o fármaco preferido para efeito antipirético ou analgésico durante a gestação.) No terceiro trimestre, os AINEs em geral devem ser evitados devido ao risco de fechamento prematuro do ducto arterioso.

B. **Celecoxibe**

O *celecoxibe* é um inibidor seletivo da COX-2, significativamente mais seletivo para inibir a COX-2 do que a COX-1 (ver Figura 40.15). Ao contrário da inibição da COX-1 pelo AAS (que é irreversível), a inibição da COX-2 é reversível.

1. **Usos terapêuticos:** O *celecoxibe* é aprovado para o tratamento de AR, osteoartrite e dor aguda. No tratamento da dor, a eficácia do *celecoxibe* é similar à dos AINEs.

2. **Farmacocinética:** O *celecoxibe* é facilmente absorvido após a administração oral. Ele é extensamente biotransformado no fígado pelo sistema CYP (CYP2C9), e os metabólitos são excretados nas fezes e na urina. Sua meia-vida é de cerca de 11 horas, e ele pode ser dosificado uma ou duas vezes ao dia. Deve ser evitado em pacientes com doença hepática ou renal grave, e a dosagem deve ser reduzida à metade em pacientes com insuficiência hepática moderada.

3. **Efeitos adversos:** Cefaleia, dispepsia, diarreia e dor abdominal são os efeitos adversos mais comuns do *celecoxibe*. Ele está associado a menos sangramento GI e dispepsia do que outros AINEs. Contudo, essa vantagem se perde quando o AAS é adicionado ao tratamento com *celecoxibe*. Pacientes com alto risco de úlcera e que necessitam do AAS para prevenção cardiovascular devem evitar o uso de *celecoxibe*. Assim como outros AINEs, o *celecoxibe* apresenta um risco semelhante de eventos cardiovasculares. Os pacientes que apresentaram reações anafilactoides ao AAS ou aos AINEs não seletivos correm o risco de apresentar efeitos similares com *celecoxibe*. Os inibidores da CYP2C9, como *fluconazol*, podem aumentar as concentração séricas de *celecoxibe*.

A Figura 40.16 resume algumas vantagens e desvantagens terapêuticas dos membros da família dos AINEs.

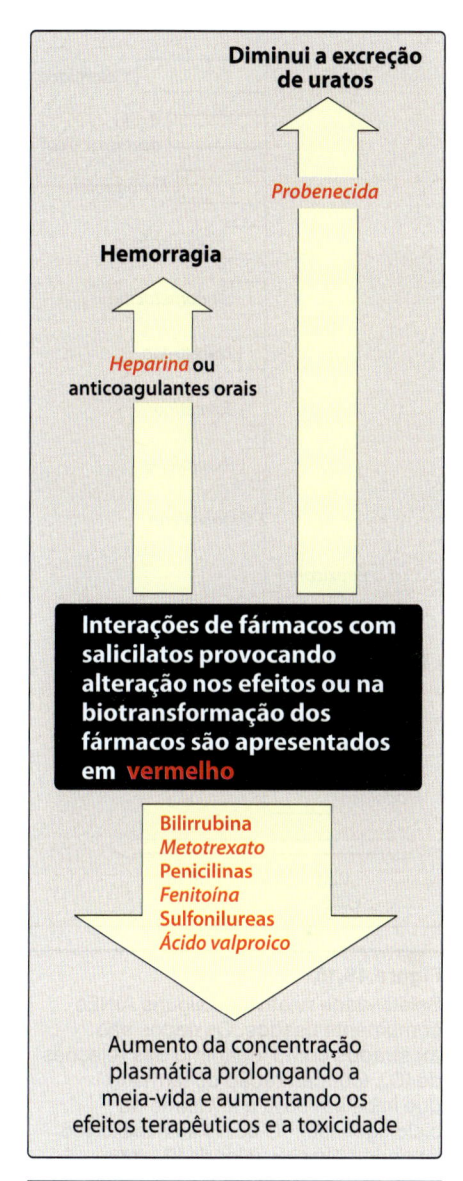

**Figura 40.14**
Fármacos que interagem com os salicilatos.

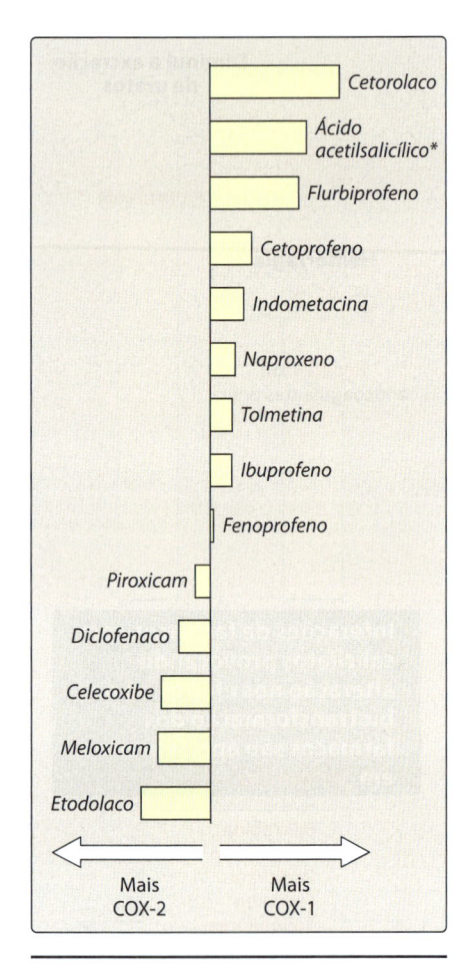

**Figura 40.15**
Seletividade relativa de alguns AINEs comumente usados. Os dados são mostrados como logaritmo das relações de $IC_{80}$ (concentração do fármaco que inibe em 80% a atividade da cicloxigenase). *O ácido acetilsalicílico lançado pelo seu valor de $IC_{50}$ por exibir ação significativamente maior em COX-1 em doses menores, lançado com concentrações maiores, não reflete com precisão o uso ou a seletividade do ácido acetilsalicílico.

## IV. PARACETAMOL

O *paracetamol* (N-acetil-p-aminofenol, ou APAF) inibe a síntese das PGs no SNC, causando efeito antipirético e analgésico. Ele exerce menor efeito sobre as cicloxigenases nos tecidos periféricos devido à inativação periférica, o que contribui para a sua fraca atividade anti-inflamatória. Esse fármaco não afeta a função plaquetária, nem aumenta o tempo de sangramento. O *paracetamol* não é considerado um AINE.

### A. Usos terapêuticos

O *paracetamol* é usado no tratamento da febre e no alívio da dor. É útil em pacientes com queixas/riscos gástricos com AINEs e naqueles que não necessitam da ação anti-inflamatória dos AINEs. O *paracetamol* é o analgésico/antipirético de escolha para crianças com infecções virais ou varicela, pois o *AAS* oferece risco de síndrome de Reye.

### B. Farmacocinética

O *paracetamol* é rapidamente absorvido pelo TGI e sofre metabolismo de primeira passagem significativo. Ele é conjugado no fígado, formando metabólitos glicuronizados ou sulfatados inativos. Uma parte do *paracetamol* é hidroxilada, gerando N-acetil-p-benzoquinoneimina (NAPQI), um metabólito altamente reativo que pode reagir com grupos sulfidrila e causar lesão hepática. Em dosagens normais de *paracetamol*, o NAPQI reage com o grupo sulfidrila da glutationa produzida no fígado, formando uma substância não tóxica (Figura 40.17). O *paracetamol* e seus metabólitos são excretados na urina. O fármaco também está disponível em formulações de uso retal e IV.

### C. Efeitos adversos

Em doses terapêuticas normais, o *paracetamol* apresenta poucos efeitos adversos significativos. Em grandes doses, a glutationa disponível no fígado se esgota, e o NAPQI reage com os grupos sulfidrila das proteínas hepáticas (ver Figura 40.17). Pode ocorrer necrose hepática, uma condição grave e potencialmente fatal. Pacientes com doença hepática, hepatite viral, desnutrição crônica ou histórico de alcoolismo apresentam maior risco de hepatotoxicidade induzida por paracetamol. (Nota: A *N-acetilcisteína* é um antídoto em casos de sobredosagem [ver Capítulo 46].) O *paracetamol* deve ser evitado em pacientes com insuficiência hepática grave.

## V. FÁRMACOS ANTIRREUMÁTICOS MODIFICADORES DA DOENÇA – TRADICIONAIS

Os FARMDs tradicionais (*metotrexato*, *hidroxicloroquina*, *leflunomida* ou *sulfassalazina*) são utilizados no tratamento da AR e mostraram desacelerar o curso da doença, induzir sua remissão e prevenir a destruição adicional das articulações e dos tecidos envolvidos. Após o diagnóstico de AR, esses agentes devem ser iniciados o mais rapidamente possível para retardar a progressão da doença. A monoterapia pode ser iniciada com qualquer um dos FARMDs tradicionais, embora o *metotrexato* seja, em geral, preferido. Para pacientes com resposta inadequada à monoterapia, pode ser necessária uma combinação de FARMDs tradicionais

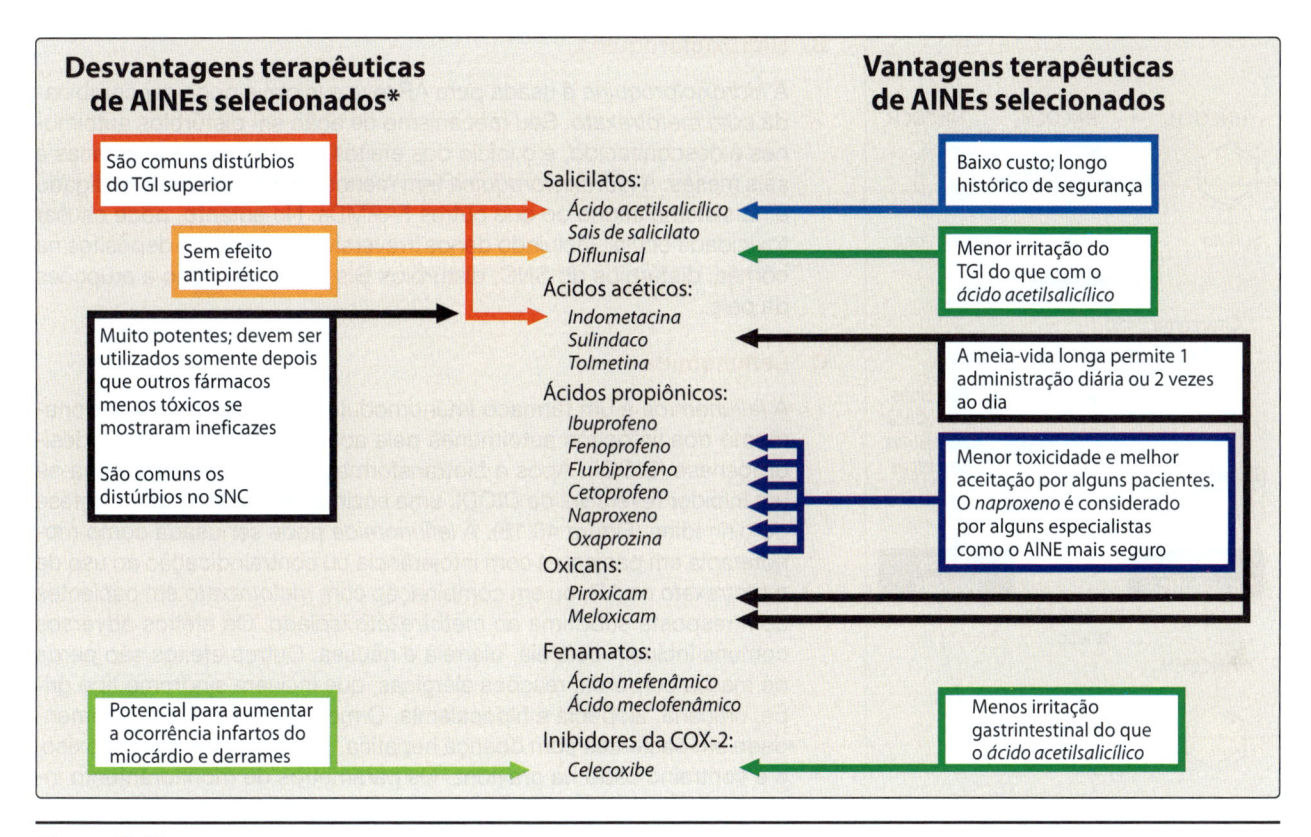

## Desvantagens terapêuticas de AINEs selecionados*

- São comuns distúrbios do TGI superior
- Sem efeito antipirético
- Muito potentes; devem ser utilizados somente depois que outros fármacos menos tóxicos se mostraram ineficazes
- São comuns os distúrbios no SNC
- Potencial para aumentar a ocorrência infartos do miocárdio e derrames

**Salicilatos:**
- Ácido acetilsalicílico
- Sais de salicilato
- Diflunisal

**Ácidos acéticos:**
- Indometacina
- Sulindaco
- Tolmetina

**Ácidos propiônicos:**
- Ibuprofeno
- Fenoprofeno
- Flurbiprofeno
- Cetoprofeno
- Naproxeno
- Oxaprozina

**Oxicans:**
- Piroxicam
- Meloxicam

**Fenamatos:**
- Ácido mefenâmico
- Ácido meclofenâmico

**Inibidores da COX-2:**
- Celecoxibe

## Vantagens terapêuticas de AINEs selecionados

- Baixo custo; longo histórico de segurança
- Menor irritação do TGI do que com o *ácido acetilsalicílico*
- A meia-vida longa permite 1 administração diária ou 2 vezes ao dia
- Menor toxicidade e melhor aceitação por alguns pacientes. O *naproxeno* é considerado por alguns especialistas como o AINE mais seguro
- Menos irritação gastrintestinal do que o *ácido acetilsalicílico*

**Figura 40.16**
Resumo dos anti-inflamatórios não esteroides (AINEs). *Como grupo, com exceção do *AAS*, esses fármacos podem aumentar a ocorrência infartos e ataques do miocárdio. SNC, sistema nervoso central; COX-2, cicloxigenase-2; GI, gastrintestinal.

ou a adição de um FARMD biológico. AINEs ou glicocorticoides também podem ser usados por suas ações anti-inflamatórias.

### A. Metotrexato

O *metotrexato* é um antagonista do ácido fólico que inibe a produção de citocinas e a biossíntese de nucleotídeos purina, causando efeitos imunossupressivos e anti-inflamatórios. Tornou-se um pilar do tratamento em pacientes com AR. A resposta ao *metotrexato* geralmente ocorre dentro de três a seis semanas após o início do tratamento. Outros FARMDs tradicionais ou biológicos podem ser adicionados ao *metotrexato* se houver resposta inadequada à monoterapia com esse agente. As dosagens de *metotrexato* necessárias para o tratamento da AR são muito menores do que as necessárias na quimioterapia contra o câncer. Além disso, elas são administradas, geralmente, uma vez por semana, minimizando, assim, os efeitos adversos. Os efeitos adversos comuns do *metotrexato* quando usado para AR são ulceração da mucosa e náusea. Na administração crônica, podem ocorrer citopenias (particularmente leucopenia), cirrose hepática e síndrome do tipo pneumonia aguda. (Nota: A suplementação com ácido fólico pode melhorar a tolerabilidade do *metotrexato* e reduzir os efeitos adversos GIs e hepáticos.) São recomendados testes periódicos de função hepática, hemograma completo e monitoramento de sinais de infecção. O *metotrexato* é contraindicado na gravidez.

### B. Hidroxicloroquina

A *hidroxicloroquina* é usada para AR leve e inicial e pode ser combinada com *metotrexato*. Seu mecanismo de ação em distúrbios autoimunes é desconhecido, e o início dos efeitos demora de seis semanas a seis meses. A *hidroxicloroquina* tem menos efeitos adversos no fígado e no sistema imune do que outros FARMDs. No entanto, pode causar toxicidade ocular, incluindo danos irreversíveis na retina e depósitos na córnea, distúrbios do SNC, distúrbios GIs e descoloração e erupções da pele.

### C. Leflunomida

A *leflunomida* é um fármaco imunomodulador que causa o aprisionamento dos linfócitos autoimunes pela ação da di-hidro-orotato desidrogenase (DIODI). Após a biotransformação, a *leflunomida* torna-se um inibidor reversível da DIODI, uma enzima necessária para a síntese de pirimidina (Figura 40.18). A *leflunomida* pode ser usada como monoterapia em pacientes com intolerância ou contraindicação ao uso de *metotrexato* na AR, ou em combinação com *metotrexato* em pacientes com resposta subótima ao *metotrexato* isolado. Os efeitos adversos comuns incluem cefaleia, diarreia e náusea. Outros efeitos são perda de massa corpórea, reações alérgicas, que incluem síndrome tipo gripe, urticária, alopecia e hipocalemia. O medicamento não é recomendado em pacientes com doença hepática, pois pode ser hepatotóxico, e é contraindicado na gravidez. Os parâmetros de monitoramento incluem sinais de infecção, hemograma completo, eletrólitos e enzimas hepáticas.

### D. Sulfassalazina

A *sulfassalazina* tem recomendações de uso semelhantes às da *leflunomida* no tratamento da AR, mas seu mecanismo de ação não está claro. O início da atividade é de um a três meses e está associado a efeitos adversos GIs (náuseas, vômitos, anorexia) e leucopenia.

### E. Glicocorticoides

Os glicocorticoides (ver Capítulo 26) são anti-inflamatórios potentes usados comumente em pacientes com AR para dar alívio sintomático e como ponte até que outro FARMD se torne eficaz. Os glicocorticoides devem ser sempre utilizados na dose mais baixa e pelo menor tempo possível para evitar efeitos adversos associados ao uso prolongado.

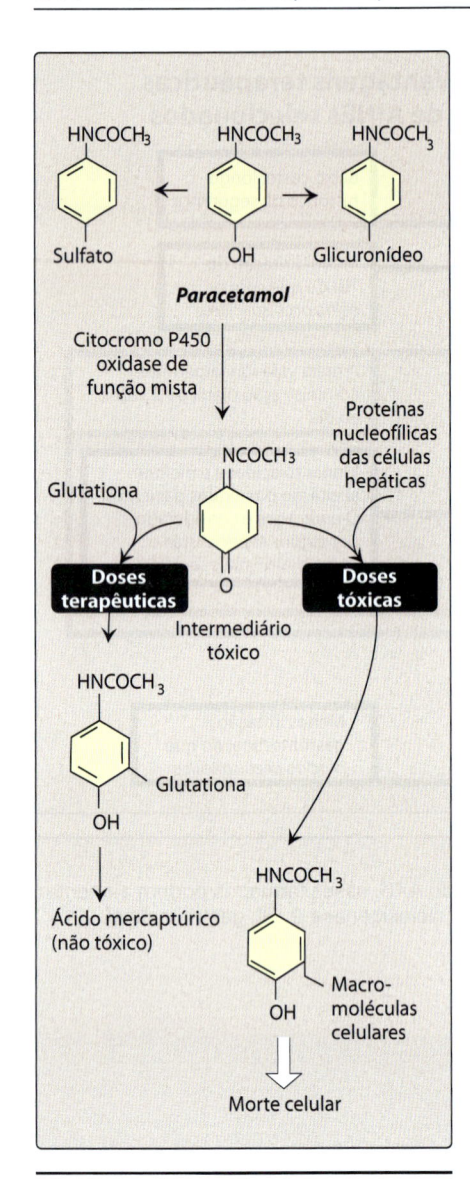

**Figura 40.17**
Biotransformação do *paracetamol*.

---

### Aplicação clínica 40.1: Diagnóstico de artrite reumatoide

O diagnóstico precoce da AR é importante, já que a doença pode levar à destruição das articulações e à perda de função. O diagnóstico é feito por meio da combinação de história clínica, exame físico e avaliação laboratorial. Normalmente, a artrite inflamatória envolve três ou mais articulações, sendo as mais comuns as articulações interfalângicas proximais e metacarpofalângicas das mãos, punhos e articulações metatarsofalângicas dos pés, embora outras possam estar envolvidas. É importante testar a presença de fator reumatoide e/ou anticorpos antipeptídeo citrulinado (anti--CCP), além de marcadores de inflamação, como proteína C-reativa elevada ou taxa de hemossedimentação. Devem ser excluídas doenças com características clínicas semelhantes, como artrite psoriática e lúpus eritematoso sistêmico. Os sintomas devem estar presentes por mais de seis semanas. O tratamento precoce pode levar à limitação ou à prevenção da incapacidade.

## VI. FÁRMACOS ANTIRREUMÁTICOS MODIFICADORES DA DOENÇA – BIOLÓGICOS

A IL-1 e o TNF-α são citocinas pró-inflamatórias envolvidas na patogênese da AR. Quando secretadas pelos macrófagos sinoviais, estimulam as células sinoviais a proliferarem e sintetizarem colagenase; assim, degradam a cartilagem, estimulam a reabsorção óssea e inibem a síntese de proteoglicanos. Os FARMDs biológicos incluem inibidores de TNF-α (*adalimumabe, certolizumabe, etanercepte, golimumabe* e *infliximabe*), antagonistas do receptor de IL-6 (*sarilumabe, tocilizumabe*), o bloqueador de coestimulação, *abatacepte*, e o anticorpo anti-CD20, *rituximabe*. Foi demonstrado que os FARMDs biológicos diminuem os sinais e sintomas da AR, reduzem a progressão dos danos estruturais e melhoram a função física. A resposta clínica pode ser observada em apenas duas semanas de terapia. Os FARMDs biológicos são geralmente empregados na AR depois que o paciente apresenta resposta inadequada aos FARMDs tradicionais. As diretrizes recomendam a adição de um inibidor de TNF-α, ou de um FARMD biológico não relacionado ao TNF, em pacientes que tiveram resposta inadequada ao *metotrexato*. Os pacientes que recebem FARMDs biológicos apresentam risco aumentado de infecções, como tuberculose, infecções fúngicas oportunistas e sepse. (Nota: Inibidores de TNF-α e FARMDs biológicos não TNF não devem ser usados juntos devido ao risco de infecções graves.) A reativação da hepatite B pode ocorrer com o uso desses agentes. As vacinas de organismos vivos não devem ser administradas a pacientes em uso de qualquer um dos FARMDs biológicos. Os inibidores do TNF-α devem ser usados com cautela em pacientes com insuficiência cardíaca, pois podem causar e/ou piorar a insuficiência cardíaca preexistente. Foi observado aumento do risco de linfoma e de outros tipos de câncer com o uso de inibidores de TNF-α. (Nota: Os inibidores de TNF-α são usados em vários distúrbios, como colite ulcerativa e doença de Crohn [ver Capítulo 42], psoríase e espondilite anquilosante.) As características dos FARMDs biológicos para o tratamento da AR são descritas a seguir.

### A. Adalimumabe

O *adalimumabe* é um anticorpo monoclonal recombinante que se liga ao TNF-α e interfere na sua atividade por meio do bloqueio da interação do TNF-α com os receptores da superfície celular. O *adalimumabe* é administrado por via SC, semanalmente ou em semanas alternadas. Pode causar cefaleia, náusea, agranulocitose, erupção cutânea, reação no local da injeção e aumento do risco de infecções.

### B. Certolizumabe

*Certolizumabe* é um anticorpo humanizado que neutraliza as ações biológicas do TNF-α. Ele é associado ao polietilenoglicol (pegilado) e administrado a cada duas semanas via injeção SC. Os efeitos adversos são similares aos dos demais inibidores do TNF.

### C. Etanercepte

O *etanercepte* é uma proteína de fusão sintetizada a partir de engenharia genética, que se liga ao TNF-α, bloqueando, assim, a sua interação com os receptores de TNF-α da superfície celular. A combinação de *etanercepte* e *metotrexato* é mais eficaz do que o *metotrexato* ou o *etanercepte* isoladamente no impedimento do processo da doença AR, melhorando a função e alcançando a remissão (Figura 40.19).

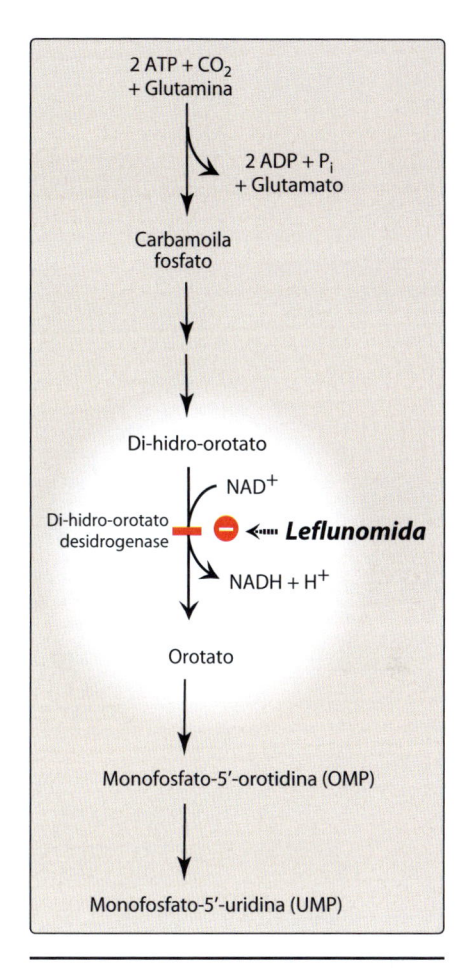

**Figura 40.18**
Locais de ação da *leflunomida*.

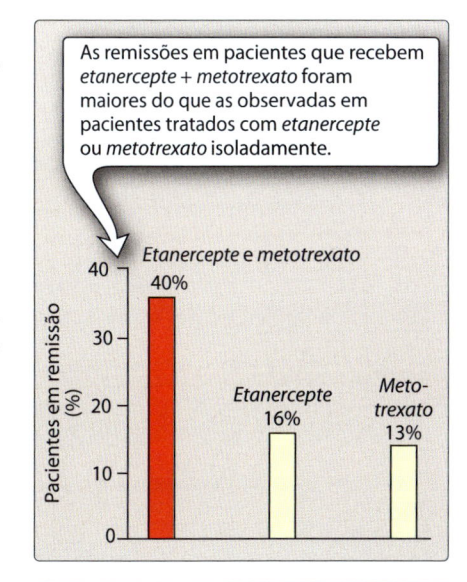

**Figura 40.19**
Incidência de remissão dos sintomas da AR após um ano de tratamento.

O *etanercepte* é administrado por via SC uma vez por semana e costuma ser bem tolerado.

### D. Golimumabe

O *golimumabe* neutraliza a atividade biológica do TNF-α, ligando-se a ele e bloqueando sua interação com os receptores da superfície celular. É administrado por via SC uma vez por mês em combinação com *metotrexato*. O *golimumabe* pode aumentar as enzimas hepáticas.

### E. Infliximabe

O *infliximabe* é um anticorpo monoclonal quimérico composto por regiões humana e murina. O anticorpo se liga especificamente ao TNF-α humano e inibe a ligação com seus receptores. Esse fármaco não é indicado em monoterapia, pois isso leva ao desenvolvimento de anticorpos anti-*infliximabe* e diminui a eficácia; portanto, deve ser administrado com *metotrexato*. O *infliximabe* é administrado em infusão IV a cada oito semanas. Podem ocorrer reações no local da infusão, como febre, calafrio, prurido e urticária.

### F. Tocilizumabe e sarilumabe

*Tocilizumabe* e *sarilumabe* são anticorpos monoclonais recombinantes que se ligam aos receptores de IL-6 e inibem a atividade dessa citocina pró-inflamatória. Tanto *tocilizumabe* quanto *sarilumabe* são administrados por injeção SC a cada duas semanas. O *tocilizumabe* também pode ser administrado por infusão IV a cada quatro semanas. As reações adversas ao *tocilizumabe* incluem enzimas hepáticas elevadas, hiperlipidemia, neutropenia, hipertensão e reações relacionadas à infusão e ao local da injeção. As reações adversas ao *sarilumabe* são semelhantes.

### G. Abatacepte

Os linfócitos T necessitam de duas interações para serem ativados: (1) as células que apresentam antígeno (macrófagos ou células B) precisam interagir com o receptor na célula T; e (2) a proteína CD80/CD86 na célula que apresenta antígeno deve interagir com a proteína CD28 na célula T. O *abatacepte* é uma proteína de fusão recombinante e um modulador de coestimulação que compete com o CD28 pela ligação à proteína CD80/CD86, prevenindo, assim, a ativação total das células T e reduzindo a resposta inflamatória. O *abatacepte* é administrado como infusão IV a cada quatro semanas. Os efeitos adversos comuns incluem reações relacionadas à infusão, cefaleia, infecções respiratórias superiores e náuseas.

### H. Rituximabe

Na AR, os linfócitos B podem perpetuar o processo inflamatório na sinóvia por (1) ativar os linfócitos T; (2) produzir autoanticorpos e fator reumatoide; (3) produzir citocinas pró-inflamatórias, como o TNF-α e a IL-1. O *rituxumabe* é um anticorpo monoclonal quimérico, murino/humano, direcionado contra o antígeno CD20 encontrado na superfície de linfócitos B normais e malignos. A administração de *rituximabe* resulta em depleção de células B. O *rituximabe* é administrado por infusão IV a cada 16 a 24 semanas. Para reduzir as reações à infusão, *metilprednisolona*, *paracetamol* e um anti-histamínico são administrados antes de cada infusão. Reações à infusão (urticária, hipotensão e angioedema) são as queixas mais comuns e ocorrem geralmente durante a primeira infusão.

## VII. OUTROS FÁRMACOS PARA TRATAR ARTRITE REUMATOIDE

Janus cinases são enzimas intracelulares que modulam a atividade das células imunitárias em resposta à ligação de mediadores inflamatórios na membrana celular. *Tofacitinibe*, *baricitinibe* e *upadacitinibe* são pequenas moléculas sintéticas inibidoras de Janus cinases. Esses agentes orais são indicados para o tratamento da AR moderada a grave em pacientes que tiveram resposta inadequada ou intolerância ao *metotrexato* e aos inibidores de TNF-α. O metabolismo desses fármacos é mediado principalmente por CYP3A4, e ajustes posológicos podem ser necessários se o medicamento for administrado com inibidores ou indutores potentes dessa isoenzima. A concentração de hemoglobina precisa ser maior do que 9 g/dL para iniciar o *tofacitinibe* e deve ser monitorada durante o tratamento, devido ao risco de anemia. *Baricitinibe* e *upadacitinibe* devem ser evitados em pacientes com anemia. Do mesmo modo, contagens de linfócitos e neutrófilos devem ser feitas antes de iniciar o tratamento e monitoradas durante. *Tofacitinibe*, *baricitinibe* e *upadacitinibe* também podem aumentar o risco de novas malignidades primárias, infecções oportunistas, perfuração GI e tromboembolismo venoso. Devido a preocupações de segurança a longo prazo, esses agentes são geralmente reservados para pacientes que apresentam resposta inadequada ou intolerância aos outros agentes. Os efeitos adversos comuns dos inibidores da Janus cinase incluem náuseas e infecções do trato respiratório superior. (Nota: *Anakinra*, *azatioprina*, *ciclosporina*, *ouro* e *minociclina* são outros agentes pouco utilizados no tratamento da AR devido ao seu perfil de efeitos adversos ou à disponibilidade de outros agentes com eficácia mais comprovada.)

## VIII. FÁRMACOS USADOS PARA TRATAR GOTA

A gota é um distúrbio metabólico caracterizado por concentrações elevadas de ácido úrico no sangue (hiperuricemia). A hiperuricemia pode causar depósito de cristais de urato de sódio nos tecidos, sobretudo articulações e rins. A deposição dos cristais de urato inicia um processo inflamatório envolvendo a infiltração de granulócitos que fagocitam os cristais de urato (Figura 40.20). As crises agudas de gota geralmente se apresentam com dor, inchaço, sensibilidade e vermelhidão nas articulações afetadas (p. ex., dedão do pé, joelhos, tornozelos, pulsos ou cotovelos). A causa da hiperuricemia na gota é um desequilíbrio entre a superprodução de ácido úrico e/ou a incapacidade de excretar ácido úrico por via renal. A maioria das estratégias terapêuticas contra a gota envolve a redução da concentração de ácido úrico abaixo do ponto de saturação (6 mg/dL), prevenindo a deposição dos cristais de urato. Isso pode ser alcançado com a interferência na síntese de ácido úrico ou com o aumento da sua excreção.

### A. Tratamento da gota aguda

Os ataques agudos de gota podem resultar de várias condições, incluindo consumo excessivo de álcool, dieta rica em purinas e doença renal. AINEs, corticosteroides ou *colchicina* são agentes eficazes para o manejo da artrite por gota aguda. A *indometacina* é considerada o AINE de escolha clássico, embora todos os AINEs possivelmente sejam eficazes em diminuir dor e inflamação. A administração intra-articular de corticosteroides (quando apenas uma ou duas articulações são afetadas) também é apropriada em situações agudas, ou corticosteroides sistêmicos para envolvimento articular mais generalizado.

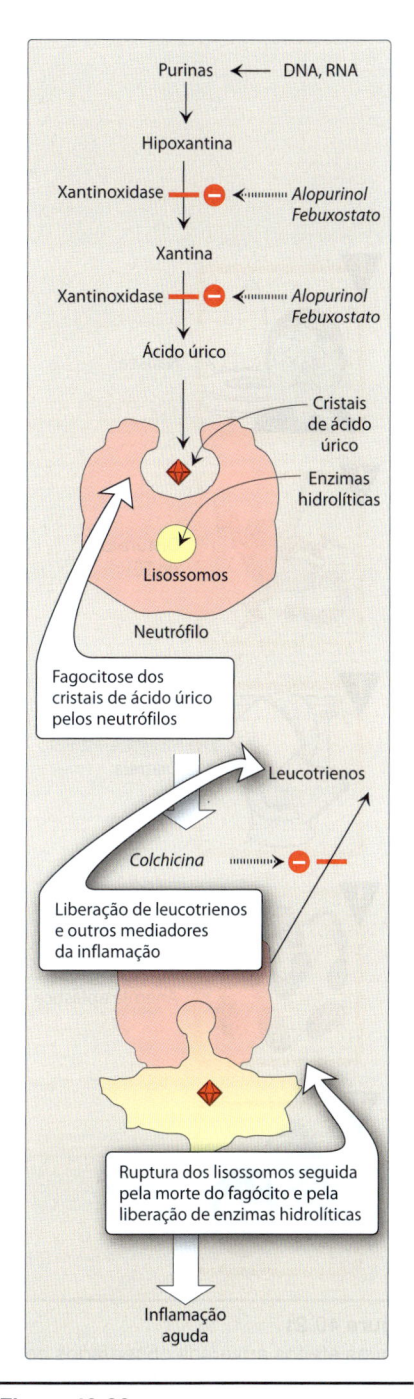

**Figura 40.20**
Papel do ácido úrico na inflamação de gota.

O paciente é candidato ao tratamento profilático redutor de uratos quando tem mais de duas crises de gota por ano ou sofre de doença renal crônica, cálculo renal ou tofo (depósito de cristais de urato em articulações, ossos, cartilagens ou outra superfície corporal).

### B. Tratamento da gota crônica

O tratamento redutor de uratos para a gota crônica visa diminuir a frequência dos ataques e as complicações da gota. As estratégias de tratamento incluem o uso de inibidores da xantinoxidase para reduzir a síntese de ácido úrico ou o uso de fármacos uricosúricos para aumentar a excreção. Os inibidores da xantinoxidase (*alopurinol* e *febuxostato*) são fármacos redutores de urato de primeira linha. Fármacos uricosúricos (*probenecida*) podem ser usados em pacientes intolerantes aos inibidores da xantinoxidase ou naqueles que não têm uma resposta adequada a esses fármacos. (Nota: No início do tratamento com redutores de urato, pode ocorrer um ataque de gota agudo devido à alteração rápida na concentração sérica de urato. Medicamentos para a prevenção do ataque agudo de gota [dose baixa de *colchicina*, AINEs ou corticosteroides] podem ser considerados no início da terapia para redução de urato e continuados por pelo menos seis meses.)

### C. Colchicina

A *colchicina*, um alcaloide vegetal usado no tratamento dos ataques agudos de gota, não é um agente uricosúrico nem analgésico, embora alivie a dor em ataques agudos de gota e às vezes seja usada cronicamente para a prevenção de crises de gota.

1. **Mecanismo de ação:** A *colchicina* se liga à tubulina, uma proteína microtubular, causando despolimerização, o que perturba as funções celulares, tais como a mobilidade dos neutrófilos, diminuindo, assim, a sua migração para a articulação inflamada. Além disso, a *colchicina* bloqueia a divisão celular ao se ligar aos fusos mitóticos.

2. **Usos terapêuticos:** A atividade anti-inflamatória da *colchicina* é específica contra a gota, normalmente aliviando a dor da gota aguda dentro de 12 horas. (Nota: A *colchicina* deve ser administrada dentro de 36 horas do início do ataque para ser eficaz.) Os AINEs substituíram amplamente a *colchicina* no tratamento dos ataques de gota aguda por razões de segurança. A *colchicina* também é usada profilaticamente para prevenir ataque agudo de gota em pacientes que iniciam o tratamento para reduzir uratos.

3. **Farmacocinética:** A *colchicina* é administrada por VO e é rapidamente absorvida no TGI. Ela é metabolizada por CYP 3A4 hepático e em outros tecidos. Sofre recirculação êntero-hepática e apresenta alta variabilidade interpaciente na meia-vida de eliminação. Uma parte do fármaco é excretada inalterada na urina.

4. **Efeitos adversos:** A *colchicina* pode causar náusea, êmese, dor abdominal e diarreia (Figura 40.21). A administração crônica pode causar miopatia, neutropenia, anemia aplástica e alopecia. A *colchicina* não deve ser usada durante a gestação e deve ser empregada com cautela em pacientes com doenças hepáticas, renais ou cardiovasculares. São necessários ajustes posológicos em pacientes que tomam inibidores da CYP3A4 (p. ex., *claritromicina* e

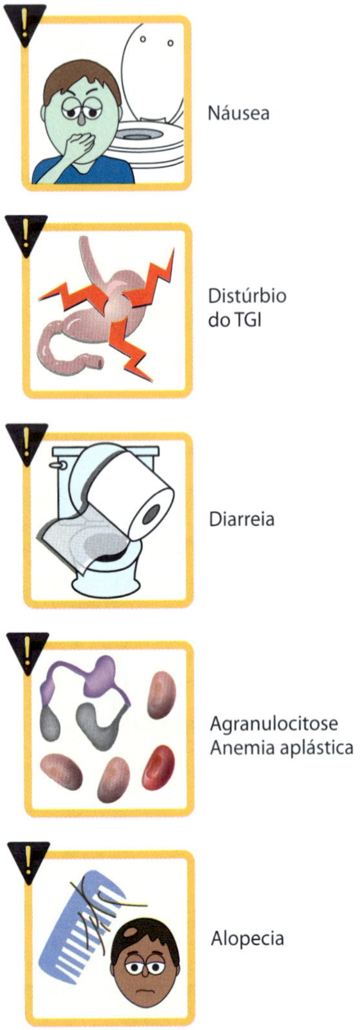

**Figura 40.21**
Alguns efeitos adversos observados com o uso da *colchicina*. GI, gastrintestinal.

*itraconazol*) ou inibidores da gp-P (p. ex., *amiodarona* e *verapamil*) e naqueles com insuficiência renal grave.

### D. Alopurinol

O *alopurinol* é um análogo da purina, inibidor da xantinoxidase. Ele reduz a produção de ácido úrico, inibindo competitivamente as duas últimas etapas da biossíntese do ácido úrico, que são catalisadas pela xantinoxidase (ver Figura 40.20).

1. **Usos terapêuticos:** O *alopurinol* é eficaz em reduzir uratos no tratamento da gota e da hiperuricemia secundária de outras condições, como as associadas a algumas doenças malignas (aquelas nas quais são produzidas grandes quantidades de purinas, particularmente após a quimioterapia) ou doenças renais. No tratamento da gota, é preferível ao *febuxostato* e à *probenecida* para terapia de redução de urato.

2. **Farmacocinética:** O *alopurinol* é completamente absorvido após a administração oral. O principal metabólito, aloxantina (*oxipurinol*), também é inibidor da xantinoxidase, com meia-vida de 15 a 18 horas. Assim, a inibição da xantinoxidase pode ser mantida com uma única dose diária. O fármaco e seu metabólito ativo são excretados na urina. O ajuste da dose é necessário se a taxa de filtração glomerular estimada for inferior a 30 mL/min/1,73 $m^2$.

3. **Efeitos adversos:** O *alopurinol* é bem tolerado pela maioria dos pacientes. Reações de hipersensibilidade, especialmente eritemas cutâneos, são os efeitos adversos mais comuns. O risco é maior naqueles pacientes com função renal diminuída. Como os ataques agudos de gota podem ocorrer com mais frequência durante as primeiras semanas de tratamento, *colchicina*, AINEs ou corticosteroides devem ser administrados ao mesmo tempo.

### E. Febuxostato

O *febuxostato* é um inibidor oral da xantinoxidase estruturalmente não relacionado ao *alopurinol*. O perfil de efeitos adversos é similar ao do *alopurinol*, embora o risco de urticária e de reações de hipersensibilidade seja reduzido. O *febuxostato* não tem o mesmo grau de eliminação renal do *alopurinol*; por isso, requer menor ajuste naqueles pacientes com a função renal diminuída. O *febuxostato* deve ser utilizado com cautela em pacientes com histórico de doença cardíaca ou AVE, pois esse agente pode estar associado a um risco maior desses eventos em comparação com o *alopurinol*. Devido a esse risco, o uso de *febuxostato* deve ser reservado a pacientes que tenham contraindicações ou não toleram o *alopurinol*.

### F. Probenecida

A *probenecida* é um uricosúrico oral. Ela é um ácido orgânico fraco que promove a eliminação renal do ácido úrico, inibindo o trocador urato-ânion no túbulo proximal. Em dosagens terapêuticas, ela bloqueia a reabsorção de ácido úrico no túbulo proximal. A *probenecida* deve ser evitada se a depuração de creatinina for menor do que 50 mL/min. Os efeitos adversos incluem náuseas, vômitos, reações dermatológicas e, raramente, anemia ou reações anafiláticas.

### G. Pegloticase

A *pegloticase* é uma forma recombinante da enzima uratoxidase ou uricase. Ela atua convertendo ácido úrico em alantoína, um metabólito hidrossolúvel não tóxico excretado primariamente pelos rins. A *pegloticase* é indicada para pacientes com gota quando falha o tratamento padrão com inibidores da xantinoxidase. Ela é administrada em infusão IV a cada duas semanas. Podem ocorrer reações relacionadas à infusão e anafilaxia com *pegloticase*, e os pacientes devem ser pré-medicados com anti-histamínicos e corticosteroides.

## Resumo

- As PGs têm seu papel principal na modulação da dor, da inflamação e da febre. Elas controlam várias funções fisiológicas, como a secreção ácida e a produção de muco no trato gastrintestinal (TGI), a contração uterina e o fluxo de sangue nos rins. Os análogos da prostaglandina encontram uso terapêutico como agentes gastroprotetores (*misoprostol*), agentes de amadurecimento cervical (*dinoprostona*), abortivos (*misoprostol, dinoprostona*), vasodilatadores pulmonares para hipertensão arterial pulmonar (*epoprostenol, iloprosta, treprostinil*) e para o tratamento da constipação crônica (*lubiprostona*) e do glaucoma (*bimatoprosta, latanoprosta, tafluprosta, travoprosta*).

- Os AINEs são um grupo de fármacos quimicamente heterogêneos que se diferenciam na sua atividade antipirética, analgésica e anti-inflamatória. Eles atuam por meio da inibição das enzimas ciclixgenase (COX), reduzindo, assim, a síntese de prostaglandinas. Esses agentes são utilizados no tratamento de osteoartrite, gota, AR e condições comuns que requerem analgesia (cefaleia, febre, artralgia, mialgia e dismenorreia).

- Todos os AINEs podem aumentar o risco de sangramento, toxicidade renal e eventos cardiovasculares (CVs) (exceto *AAS* em baixas doses). Os AINEs com seletividade relativa mais elevada para a COX-1 podem ter um risco mais alto de eventos gastrintestinais, enquanto os agentes com seletividade relativa mais elevada para a COX-2 podem ter um risco mais alto de eventos cardiovasculares.

- O *AAS*, um inibidor irreversível da COX, é usado com mais frequência em doses mais baixas para prevenir eventos cardiovasculares, como AVE e infarto do miocárdio.

- O *paracetamol* inibe a síntese de prostaglandinas no SNC, levando a efeitos antipiréticos e analgésicos. Ele tem menos efeitos sobre a ciclixgenase nos tecidos periféricos, o que explica sua fraca atividade anti-inflamatória.

- Em doses elevadas (ou em casos de sobredosagem), o *paracetamol* pode causar toxicidade hepática. Pacientes com doença hepática, hepatite viral, desnutrição crônica ou histórico de alcoolismo apresentam maior risco de hepatotoxicidade induzida por *paracetamol*.

- Os FARMDs são utilizados no tratamento da AR e mostraram desacelerar o curso da doença, induzir sua remissão e prevenir a destruição adicional das articulações e dos tecidos envolvidos.

- A terapia para AR geralmente é iniciada com um FARMD tradicional, como *metotrexato, hidroxicloroquina, leflunomida* ou *sulfassalazina*. O *metotrexato* é geralmente o agente preferido.

- Os FARMDs biológicos incluem inibidores de TNF-α (*adalimumabe, certolizumabe, etanercepte, golimumabe* e *infliximabe*), antagonistas do receptor de IL-6 (*sarilumabe, tocilizumabe*), o bloqueador de coestimulação, *abatacepte*, e o anticorpo anti-CD20, *rituximabe*. Esses agentes são mais comumente adicionados à terapia de AR em pacientes que não apresentam resposta adequada aos FARMDs tradicionais.

- Os pacientes que recebem FARMDs biológicos apresentam risco aumentado de infecções, como tuberculose, infecções fúngicas oportunistas, sepse e reativação da hepatite B. Os inibidores do TNF-α devem ser usados com cautela em pacientes com insuficiência cardíaca, pois podem causar e/ou piorar a insuficiência cardíaca preexistente.

- A gota é um distúrbio metabólico caracterizado por concentrações elevadas de ácido úrico no sangue (hiperuricemia). A deposição de cristais de urato de sódio nas articulações pode causar crises agudas de gota, que podem ser tratadas com AINEs (*indometacina* ou outros), corticosteroides ou, menos frequentemente, *colchicina*.

- As estratégias para minimizar a ocorrência de crises gotosas incluem o uso de inibidores da xantinoxidase (*alopurinol, febuxostato*) para reduzir a síntese de ácido úrico ou o uso de medicamentos uricosúricos (*probenecida*) para aumentar sua excreção.

## Questões para estudo

**Escolha a resposta correta.**

**40.1** Um homem de 60 anos com osteoartrite necessita de terapia crônica com AINEs. Qual dos seguintes agentes prostaglandínicos pode ser adicionado à sua terapia com AINEs para proteger o revestimento da mucosa gastrintestinal e reduzir o risco de úlceras gástricas?

   A. *Misoprostol*
   B. *Epoprostenol*
   C. *Bimatoprosta*
   D. *Alprostadil*

> **Resposta correta = A.** O *misoprostol*, um análogo da $PGE_1$, é usado para proteção gastrintestinal, estimulando os receptores de prostaglandinas nas células parietais do estômago, reduzindo a secreção de ácido gástrico. Além disso, o *misoprostol* tem efeito citoprotetor gastrintestinal (GI) por estimular a produção de muco e bicarbonato. O *epoprostenol*, um análogo do $PGI_2$, é utilizado no tratamento da hipertensão arterial pulmonar. A *bimatoprosta*, um análogo da $PG_{F2\alpha}$, é usada topicamente no olho para o tratamento do glaucoma de ângulo aberto ou nos cílios para hipotricose. O *alprostadil*, um análogo da $PGE_1$, é usado para manter a patência do canal arterial em neonatos com problemas cardíacos congênitos; o medicamento também pode ser usado para disfunção erétil.

**40.2** Qual das seguintes afirmações descreve corretamente o mecanismo proposto de cardioproteção com AAS em baixas doses?

   A. O AAS inibe preferencialmente a COX-2 para levar a uma redução relativa nas concentrações de tromboxano $A_2$.
   B. O AAS inibe preferencialmente a COX-1 para levar a uma redução relativa nas concentrações de tromboxano $A_2$.
   C. O AAS inibe preferencialmente a COX-2, levando a uma redução relativa nas concentrações de prostaciclina.
   D. A aspirina inibe preferencialmente a COX-1 para levar a uma redução relativa nas concentrações de prostaciclina.

> **Resposta correta = B.** Em doses baixas, o *AAS* inibe seletivamente a COX-1, o que reduz a produção de tromboxano $A_2$, uma substância que promove vasoconstrição e agregação plaquetária. Acredita-se que a atividade da COX-2 leve a concentrações relativamente mais elevadas de prostaciclina, que causa vasodilatação e inibe a agregação plaquetária. Os inibidores seletivos da COX-2, assim como todos os AINEs, podem aumentar o risco de eventos cardiovasculares ao inibir a produção benéfica de prostaciclina pela COX-2, levando, assim, a um desequilíbrio relativo do tromboxano $A_2$ e promovendo a agregação plaquetária e a vasoconstrição.

**40.3** Qual das seguintes afirmações está correta em relação à diferença entre *paracetamol* e *ibuprofeno*?

   A. O *paracetamol* tem mais efeitos anti-inflamatórios em comparação com o *ibuprofeno*.
   B. O *paracetamol* tem mais efeitos adversos renais e gastrintestinais em comparação com o *ibuprofeno*.
   C. O *paracetamol* apresenta menor risco de eventos cardiovasculares em comparação com o *ibuprofeno*.
   D. O *paracetamol* apresenta menor risco de eventos cardiovasculares em comparação com o *ibuprofeno*.

> **Resposta correta = C.** Embora o *paracetamol* iniba a síntese de prostaglandinas por meio da inibição da COX, ele é inativado perifericamente, portanto não possui atividade anti-inflamatória e também é desprovido de efeitos adversos sistêmicos gastrintestinais, cardiovasculares e hemorrágicos, que são característicos de AINEs como o *ibuprofeno*. No entanto, como o *paracetamol* tem ação central, ainda é capaz de manter efeitos antipiréticos semelhantes aos de outros AINEs.

**40.4** Um homem de 22 anos apresenta queixas de dor no tornozelo e inchaço devido a uma lesão esportiva um dia antes. As radiografias são negativas para uma fratura e ele é direcionado para descansar a articulação e permitir que ela cicatrize. Qual das alternativas a seguir tem MENOR probabilidade de trazer benefícios para dor e inflamação da articulação inchada?

   A. *Celecoxibe*
   B. *Naproxeno*
   C. *Diclofenaco*
   D. *Paracetamol*

> **Resposta correta = D.** Todos os AINEs possuem propriedades analgésicas e anti-inflamatórias (tornando as opções A, B e C incorretas). Embora o *paracetamol* iniba a enzima COX no SNC e possua ações analgésicas e antipiréticas, ele é inativado perifericamente e, portanto, seria improvável que aliviasse o inchaço inflamatório associado à lesão articular.

**40.5** Um paciente com qual das seguintes condições é o candidato mais apropriado para o uso de *paracetamol* para tratar a dor crônica associada à osteoartrite?

A. Desnutrição crônica
B. Obesidade
C. Alcoolismo
D. Hepatite viral

**Resposta correta = B.** Todas as condições, exceto a obesidade, podem aumentar o risco de hepatotoxicidade relacionada ao *paracetamol*. O *paracetamol* pode esgotar as concentrações de glutationa no fígado, permitindo o acúmulo do metabólito tóxico do *paracetamol*, NAPQI. Condições como a desnutrição podem levar a baixas concentrações de glutationa (tornando A incorreta). O alcoolismo pode consumir a glutationa endógena (tornando C incorreta). A hepatite viral pode danificar o fígado e, portanto, aumentar a suscetibilidade a danos adicionais causados pelo *paracetamol* (tornando D incorreta). Embora a obesidade não esteja associada a melhores resultados de saúde, por si só não aumentaria o risco de toxicidade hepática induzida por *paracetamol*.

**40.6** Um homem de 64 anos apresenta osteoartrite leve a moderada e dor em ambos os joelhos. Ele afirma que tentou *paracetamol* sem alívio. Seu histórico médico revela diabetes, hipertensão, hiperlipidemia, úlcera gástrica (resolvida) e doença arterial coronariana. Qual das alternativas a seguir é o regime de AINE mais apropriado para tratar a dor?

A. *Celecoxibe*
B. *Indometacina* e *famotidina*
C. *Naproxeno* e *pantoprazol*
D. *Naproxeno*

**Resposta correta = C.** Esse paciente apresenta alto risco de úlceras futuras, devido ao histórico de úlcera gástrica. Portanto, é justificado o uso de um regime que inclua um agente que seja mais seletivo para COX-2 e um inibidor da bomba de prótons (p. ex., *pantoprazol*). Por isso, a opção D é incorreta. As opções A e B estão incorretas porque esse paciente apresenta risco cardiovascular significativo e histórico de doença arterial coronariana; além disso, B está incorreta, pois um antagonista do receptor $H_2$, como a *famotidina*, provavelmente seria inadequado para proteger contra uma úlcera induzida por AINE. O *naproxeno* é considerado um dos AINEs mais seguros em relação a doenças cardiovasculares, embora possa ainda apresentar risco. Dessa forma, C é a opção correta, pois usa o AINE de primeira escolha com a proteção GI do inibidor da bomba de prótons.

**40.7** Uma mulher de 64 anos com AR e insuficiência cardíaca iniciou tratamento com *metotrexato* e teve resposta inadequada. Qual dos seguintes agentes é o complemento mais apropriado à terapia com *metotrexato*?

A. *Adalimumabe*
B. *Etanercepte*
C. *Infliximabe*
D. *Tocilizumabe*

**Resposta correta = D.** *Adalimumabe*, *etanercepte* e *infliximabe* são inibidores de TNF-α que devem ser usados com cautela em pacientes com insuficiência cardíaca. O *tocilizumabe* é um FARMD biológico não TNF e é mais apropriado adicioná-lo, dada a condição coexistente de insuficiência cardíaca.

**40.8** Qual afirmação representa corretamente o mecanismo de ação do *tofacitinibe* no tratamento da AR?

A. Inibidor de TNF-α
B. Inibidor de Janus cinase
C. Bloqueador do receptor de IL-6
D. Inibidor da di-hidrofolato redutase

**Resposta correta = B.** O *tofacitinibe* é um inibidor das Janus cinases 1, 3 e, em menor grau, 2. O *metotrexato* inibe a di-hidrofolato redutase. O *etanercepte* é um exemplo de inibidor do TNF-α, e o *tocilizumabe* é um exemplo de inibidor da IL-6.

**40.9** Um homem de 62 anos apresenta sinais e sintomas de crise gotosa aguda. Qual das estratégias a seguir é a mais apropriada para melhorar agudamente os sintomas e a dor da gota?

A. *Alopurinol*
B. *Colchicina*
C. *Probenecida*
D. *Febuxostato*

**Resposta correta = B.** Embora todos os agentes possam ser usados para a prevenção da gota, a *colchicina* é a única usada para uma crise aguda devido às suas propriedades anti-inflamatórias. A *probenecida* é um agente uricosúrico indicado para reduzir as concentração séricas de urato e prevenir ataques de gota. O *alopurinol* e o *febuxostato* são inibidores da xantinoxidase. Eles atuam principalmente diminuindo a produção de ácido úrico e são usados na prevenção da gota.

**40.10** Um homem de 54 anos com gota apresenta superprodução de ácido úrico. Qual dos medicamentos a seguir é um agente oral usado na prevenção da gota que visa a causa de seus ataques?

A. *Alopurinol*
B. *Colchicina*
C. *Probenecida*
D. *Pegloticase*

**Resposta correta =** A. O *alopurinol* é um inibidor da xantinoxidase, que atua principalmente diminuindo a produção de ácido úrico. A *probenecida* é um agente uricosúrico que aumenta a excreção renal ao inibir o trocador urato-ânion no túbulo proximal, bloqueando, assim, a reabsorção do ácido úrico e facilitando sua excreção. A *pegloticase* também atua aumentando a excreção renal de ácido úrico e é administrada por infusão intravenosa.

# 41 Medicamentos para distúrbios do sistema respiratório

Aksha Memon

## I. VISÃO GERAL

A asma, a doença pulmonar obstrutiva crônica (DPOC) e a rinite alérgica são doenças respiratórias comumente encontradas. Cada uma dessas condições pode estar associada com tosse incoercível, que, às vezes, é a única queixa do paciente. A asma é uma doença crônica caracterizada por vias aéreas hiper-responsivas e afeta mais de 341 milhões de pacientes em todo o mundo. Esse distúrbio é subdiagnosticado e subtratado, criando um fardo substancial para indivíduos e famílias e resultando em milhões de atendimentos de emergência. A DPOC consiste em um grupo de doenças caracterizadas por obstrução progressiva e irreversível do fluxo aéreo, que afeta mais de 251 milhões de pacientes em todo o mundo. A DPOC é atualmente a quarta principal causa de morte no mundo e tem previsão de se tornar a terceira principal causa de morte até 2030. A rinite alérgica é uma doença crônica comum que afeta cerca de 10 a 30% da população mundial e é caracterizada por olhos lacrimejantes e com coceira, coriza e tosse improdutiva que pode diminuir significativamente a qualidade de vida. Cada uma dessas condições respiratórias pode ser tratada com uma combinação de mudança de estilo de vida e medicamentos. Os fármacos usados para o tratamento das doenças respiratórias podem ser aplicados topicamente na mucosa nasal, inalados ou administrados por via oral (VO) ou parenteral para absorção sistêmica. Os métodos de aplicação local, como os nebulizadores ou inaladores, são preferidos, pois o fármaco atinge o tecido-alvo e minimiza os efeitos adversos sistêmicos. Os fármacos usados para o tratamento dos distúrbios respiratórios comuns estão resumidos na Figura 41.1.

## II. MEDICAMENTOS PREFERIDOS NO TRATAMENTO DA ASMA

A asma é uma doença inflamatória crônica das vias aéreas caracterizada por episódios de broncoconstrição aguda que causa encurtamento da respiração, tosse, tensão torácica, respiração ruidosa e rápida.

| MEDICAÇÃO | INDICAÇÃO |
|---|---|
| **AGONISTAS β₂ ADRENÉRGICOS DE AÇÃO CURTA (SABAs)** | |
| Salbutamol | Asma, DPOC |
| Levossalbutamol | Asma, DPOC |
| **AGONISTAS β₂ ADRENÉRGICOS DE AÇÃO LONGA (LABAs)** | |
| Arformoterol | DPOC |
| Formoterol | Asma, DPOC |
| Indacaterol | DPOC |
| Olodaterol | DPOC |
| Salmeterol | Asma, DPOC |
| **CORTICOSTEROIDES INALATÓRIOS** | |
| Beclometasona* | Rinite alérgica, asma, DPOC |
| Budesonida* | Rinite alérgica, asma, DPOC |
| Ciclesonida* | Rinite alérgica, asma |
| Fluticasona* | Rinite alérgica, asma, DPOC |
| Mometasona* | Rinite alérgica, asma |
| Triancinolona* | Rinite alérgica, asma |
| **ASSOCIAÇÃO LABA/CORTICOSTEROIDES** | |
| Formoterol/budesonida | Asma, DPOC |
| Formoterol/mometasona | Asma, DPOC |
| Salmeterol/fluticasona | Asma, DPOC |
| Vilanterol/fluticasona | DPOC |
| **ANTAGONISTA MUSCARÍNICO DE AÇÃO CURTA (SAMA)** | |
| Ipratrópio | Rinite alérgica, asma, DPOC |
| **COMBINAÇÃO SABA/ANTICOLINÉRGICO DE AÇÃO CURTA** | |
| Salbutamol/ipratrópio | DPOC |
| **ANTICOLINÉRGICO DE AÇÃO LONGA (LAMA)** | |
| Aclidínio | DPOC |
| Glicopirrolato | DPOC |
| Revefenacina | DPOC |
| Tiotrópio | Asma, DPOC |
| Umeclidínio | DPOC |
| **COMBINAÇÃO LABA/LAMA** | |
| Formoterol/aclidínio | DPOC |
| Formoterol/glicopirrolato | DPOC |
| Vilanterol/umeclidínio | DPOC |
| Olodaterol/tiotrópio | DPOC |
| **MODIFICADORES DE LEUCOTRIENOS** | |
| Montelucaste | Asma, rinite alérgica |
| Zafirlucaste | Asma |
| Zileutona | Asma |
| **ANTITUSSÍGENOS** | |
| Benzonatato | Supressor da tosse |
| Codeína (com guaifenesina) | Supressor da tosse + expectorante |
| Dextrometorfano | Supressor da tosse |
| Dextrometorfano (com guaifenesina) | Supressor da tosse + expectorante |
| Guaifenesina | Expectorante |
| **OUTROS FÁRMACOS** | |
| Benralizumabe | Asma |
| Cromolina* | Asma, rinite alérgica |
| Alfadornase | Fibrose cística |
| Dupilumabe | Asma |
| Mepolizumabe | Asma |
| Omalizumabe | Asma |
| Reslizumabe | Asma |
| Roflumilaste | DPOC |
| Teofilina | Asma, DPOC |

**Figura 41.1**
Resumo dos fármacos que afetam o sistema respiratório.
*Indica formulação intranasal utilizada para rinite alérgica.

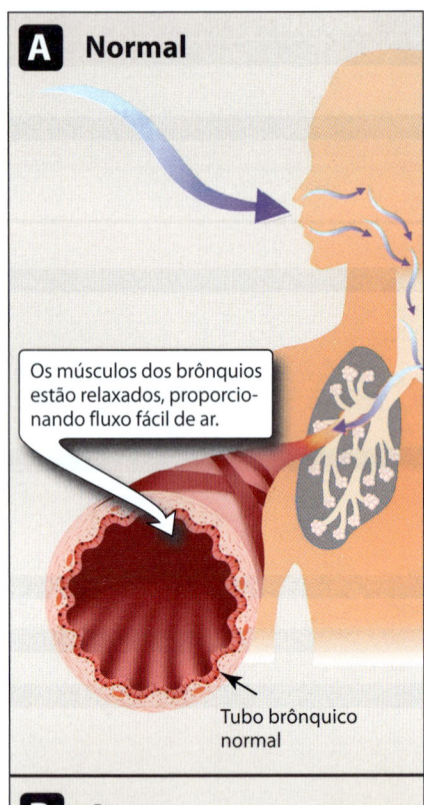

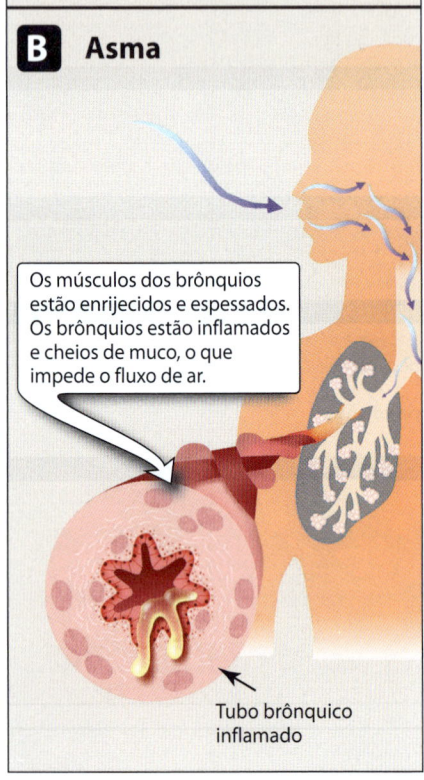

**Figura 41.2**
Comparação do brônquio de um indivíduo normal e de um asmático.

## A. Fisiopatologia da asma

A obstrução do fluxo aéreo na asma resulta de broncoconstrição por contração de músculos lisos brônquicos, inflamação da parede brônquica e aumento na secreção de muco (Figura 41.2). A inflamação subjacente das vias aéreas contribui para a hiper-reatividade das vias aéreas, para a limitação do fluxo aéreo, para os sintomas respiratórios e para a cronicidade da doença. Os ataques de asma podem ser desencadeados por exposição a alérgenos, exercício, estresse e infecções respiratórias. Ao contrário da DPOC, da fibrose cística e da bronquiectasia, a asma geralmente não é uma doença progressiva. Entretanto, se não for tratada, ela pode causar remodelamento das vias aéreas, resultando em aumento da incidência e da gravidade das exacerbações de asma e/ou morte.

## B. Objetivos do tratamento

O tratamento farmacológico para controle de longo prazo objetiva reverter e prevenir a inflamação das vias aéreas. Os objetivos da terapia da asma são diminuir a intensidade e a frequência dos sintomas, prevenir futuras exacerbações, minimizar as limitações nas atividades relacionadas aos sintomas da asma e reduzir os efeitos adversos. As diretrizes da Global Initiative for Asthma (GINA) recomendam que todos os pacientes com asma recebam tratamento com um medicamento de controle de longo prazo e um medicamento de alívio. Os medicamentos de controle contêm corticosteroides inalados (CSIs) para reduzir a inflamação das vias aéreas e o risco de exacerbações da asma. Medicamentos de alívio são usados conforme necessário para alívio rápido dos sintomas durante um surto ou exacerbação de asma. A terapia medicamentosa de primeira linha baseada na frequência e na gravidade dos sintomas da asma é apresentada na Figura 41.3.

## C. Corticosteroides

Os CSIs são a base da terapia farmacológica de controle em pacientes com asma (Figura 41.3). Os corticosteroides (ver Capítulo 26) inibem a liberação de ácido araquidônico por meio da inibição da fosfolipase $A_2$, produzindo, assim, efeito anti-inflamatório direto nas vias aéreas (Figura 41.4). Para serem mais eficazes no controle da inflamação, esses agentes devem ser usados regularmente. Em pacientes com asma leve, o uso conforme necessário de CSI/*formoterol**  para controlar os sintomas diminui o risco de exacerbações graves da asma. O tratamento de exacerbações ou asma grave pode exigir a adição de um ciclo curto de corticosteroides orais ou intravenosos.

1. **Ações no pulmão:** Os CSIs visam diretamente à inflamação subjacente das vias aéreas, diminuindo a cascata inflamatória (eosinófilos, macrófagos e linfócitos T), revertendo o edema de mucosa, reduzindo a permeabilidade dos capilares e inibindo a liberação de leucotrienos. Após vários meses de uso regular, os CSIs reduzem a hiper-reatividade do músculo liso das vias aéreas a vários estímulos broncoconstritores, como alérgenos, irritantes, ar frio e exercício.

2. **Vias de administração**

    a. **Inalação:** O desenvolvimento de CSI reduziu acentuadamente a necessidade do tratamento com corticosteroide sistêmico para o controle dos sintomas da asma. No entanto, como com todas as

---

*N. de R.T. CSI é um corticosteroide inalatório, e o *formoterol* é um agonista $\beta_2$ de longa duração com efeito broncodilatador.

| SINTOMAS DA ASMA | TRATAMENTO PREFERIDO | | TRATAMENTO ALTERNATIVO | |
|---|---|---|---|---|
| | CONTROLE | ALÍVIO | CONTROLE | ALÍVIO |
| Menos de duas vezes por mês | CSI e *formoterol* em dose baixa conforme necessário | | Usar CSI sempre que o SABA for necessário | SABA conforme necessidade |
| Mais de duas vezes por mês, mas menos de quatro a cinco dias por semana | CSI-*formoterol* em dose baixa conforme necessário | | Baixa dose de CSI para manutenção | SABA conforme necessidade |
| Na maioria dos dias da semana ou ao despertar devido à asma pelo menos uma vez por semana | Baixa dose para manutenção CSI e *formoterol* | CSI-*formoterol* em baixa dose conforme necessário | Baixa dose de CSI-LABA para manutenção | SABA conforme necessidade |
| Sintomas diários ou ao despertar por asma pelo menos uma vez por semana; função pulmonar baixa | Média dose de CSI-*formoterol* para manutenção | Baixa dose de CSI-*formoterol* conforme necessário | Média ou alta dose de CSI-LABA para manutenção | SABA conforme necessidade |

**Figura 41.3**
Diretrizes para o tratamento inicial da asma em pacientes com 12 anos ou mais. CSI, corticosteroide inalado; LABA, agonista $\beta_2$ de ação longa; SABA, agonista $\beta_2$ de ação curta.

medicações inalatórias, a técnica de inalação apropriada é crítica para o sucesso do tratamento (ver seção V, Técnica de inalação).

b. **Oral/sistêmico:** Os pacientes com agravamento da asma (asma aguda grave, anteriormente chamada de estado asmático) podem precisar de *metilprednisolona* por via intravenosa (IV) ou *prednisona* por VO para diminuir a inflamação das vias aéreas. Na maioria dos casos, não ocorre supressão do eixo hipotálamo-hipófise-suprarrenal durante o breve curso do "pico" de *prednisona* por VO, usado geralmente nas crises asmáticas. Assim, uma redução gradual da dose é desnecessária antes da descontinuação.

3. **Efeitos adversos:** Os glicocorticoides administrados por via oral ou parenteral têm uma variedade de efeitos adversos potencialmente graves (ver Capítulo 26), ao passo que os CSIs, em particular, se forem usados com o dispositivo espaçador, apresentam poucos efeitos sistêmicos. A deposição de CSI na mucosa oral e laríngea pode causar rouquidão e candidíase orofaríngea (devido à imunossupressão local). Os pacientes devem ser aconselhados a lavarem a boca com água fazendo gargarejo para diminuir esses efeitos adversos. Além disso, o uso de um espaçador de grande volume pode limitar a quantidade de medicamento depositado na boca, reduzindo, assim, as chances de candidíase orofaríngea (ver seção Técnica de inalação). Devido ao potencial de efeitos adversos graves, a manutenção crônica com corticosteroides orais deve ser reservada para pacientes que não são controlados com um CSI.

D. **Agonistas $\beta_2$-adrenérgicos**

A inalação de agonistas $\beta_2$-adrenérgicos relaxa diretamente o músculo liso das vias aéreas. Eles são usados para o alívio rápido dos sintomas, bem como no tratamento auxiliar para controle de longo prazo da asma.

1. **Agonistas $\beta_2$ de ação curta:** Os agonistas $\beta_2$ de ação curta (SABAs, do inglês *short-acting $\beta_2$ agonists*) têm rápido início de ação (5-15 minutos) e proporcionam alívio de 3 a 6 horas. São utilizados no tratamento sintomático do broncoespasmo, resultando em alívio rápido da broncoconstrição aguda. Eles não têm efeitos anti-inflamatórios e não devem ser usados como monoterapia em

pacientes com asma persistente. Os SABAs podem ser usados para prevenção de broncoespasmo induzido por exercício e devem ser administrados conforme a necessidade. Agonistas $\beta_2$ seletivos de ação direta incluem o *salbutamol* e o *levossalbutamol*. Esses fármacos proveem broncodilatação significativa com poucos efeitos indesejados de estimulação $\alpha$ ou $\beta_1$ (ver Capítulo 6). Os efeitos adversos mediados por $\beta_2$, como taquicardia, hiperglicemia, hipocalemia, hipomagnesemia e tremores da musculatura esquelética, são minimizados com administração inalada *versus* administração sistêmica.

2. **Agonistas $\beta_2$ de ação longa:** *Salmeterol* e *formoterol* são agonistas $\beta_2$ de ação longa (LABAs, do inglês *long-acting $\beta_2$ agonists*) e análogos químicos do *salbutamol*. O *salmeterol* e o *formoterol* têm duração de ação longa, proporcionando broncodilatação por pelo menos 12 horas. (Nota: *Formoterol* também tem início de ação rápido, o que o torna útil para alívio rápido dos sintomas.) O uso de LABA em monoterapia é contraindicado na asma, e os LABAs devem ser usados apenas em combinação com um medicamento controlador da asma, como um CSI. Os CSIs são os controladores de escolha em longo prazo, e os LABAs são considerados uma terapia adjuvante útil para obter o controle dos sintomas da asma. Alguns LABAs estão disponíveis como produto combinado com um CSI (ver Figura 41.1). Devido ao rápido início do *formoterol*, uma combinação de CSI/*formoterol* (p. ex., *budesonida/formoterol*) pode ser usada como medicação de controle diário e também para alívio rápido dos sintomas da asma, conforme necessário. (Nota: O CSI/*formoterol* é a terapia de alívio preferida na asma; os SABAs são uma alternativa para alívio rápido dos sintomas; ver Figura 41.3.) Os efeitos adversos dos LABAs são semelhantes aos dos agonistas $\beta_2$ de ação rápida.

### Aplicação clínica 41.1: Regulação negativa dos adrenoceptores $\beta_2$ e capacidade de resposta reduzida aos agonistas $\beta_2$-adrenérgicos

Os adrenoceptores $\beta_2$ ($\beta_2$ ARs) localizados nos músculos lisos das vias aéreas são receptores acoplados à proteína G (ver Capítulo 2), subtipo Gs. Após a ativação por agonistas como SABAs e LABAs, esses receptores levam à estimulação da enzima adenilil ciclase, aumentando, assim, as concentrações de monofosfato de adenosina cíclico (AMPc) celular e causando relaxamento da musculatura lisa das vias aéreas. No entanto, foi observado que o tratamento a longo prazo com esses medicamentos resulta em diminuição da resposta broncodilatadora e da tolerância secundária à internalização e à regulação negativa do $\beta_2$ AR.

O mecanismo que leva ao desenvolvimento da tolerância resulta da fosforilação do receptor, causando a ativação de um grupo de enzimas proteínas cinases, conhecidas como receptores cinases acoplados à proteína G (GRKs). GRKs fosforilam o $\beta_2$ AR, diminuindo, assim, sua capacidade de gerar AMPc e aumentando sua afinidade por uma proteína chamada $\beta$-arrestina. A $\beta$-arrestina causa internalização de $\beta_2$ AR e, portanto, contribui para a dessensibilização dos receptores e resulta em controle prejudicado da asma com o uso crônico de agonistas $\beta_2$-adrenérgicos. Essa é uma das possíveis razões pelas quais as diretrizes da GINA não recomendam o uso de agonistas $\beta_2$-adrenérgicos como monoterapia no tratamento da asma.

## III. FÁRMACOS ALTERNATIVOS PARA O TRATAMENTO DA ASMA

Os fármacos descritos a seguir são úteis no tratamento de asma em pacientes mal controlados com o tratamento convencional ou que apresentam efeitos adversos devidos ao corticosteroide. Esses fármacos devem ser usados junto com os CSIs.

### A. Modificadores de leucotrienos

Os leucotrienos (LTs) $B_4$ e os cisteinil-leucotrienos $LTC_4$, $LTD_4$ e $LTE_4$ são produtos do metabolismo do ácido araquidônico pela via da 5-lipoxigenase e parte da cascata inflamatória. A 5-lipoxigenase é encontrada em células de origem mieloide, como mastócitos, basófilos, eosinófilos e neutrófilos. O $LTB_4$ é um potente atraidor químico de neutrófilos e eosinófilos, ao passo que os cisteinil-leucotrienos promovem contração de músculos lisos bronquiolares, aumentam a permeabilidade endotelial e promovem a secreção de muco. A *zileutona* é um inibidor seletivo e específico da 5-lipoxigenase, prevenindo a formação de $LTB_4$ e de cisteinil-leucotrienos. *Zafirlucaste* e *montelucaste* são antagonistas seletivos do receptor cisteinil-leucotrieno-1 e bloqueiam os efeitos dos cisteinil-leucotrienos (Figura 41.4). Esses fármacos são aprovados para prevenir os sintomas da asma. Eles não devem ser usados em situações em que é necessária a broncodilatação imediata. Os antagonistas dos receptores de leucotrienos também demonstraram eficácia na prevenção do broncoespasmo induzido pelo exercício e da doença respiratória exacerbada por *AAS* (DREAAS). (Nota: DREAAS é uma condição caracterizada por asma, pólipos nasais e desenvolvimento de sintomas respiratórios após exposição ao *AAS* ou a outros anti-inflamatórios não esteroides [AINEs].)

1. **Farmacocinética:** Esses fármacos são ativos por VO e se ligam extensamente às proteínas. Alimentos impedem a absorção do *zafirlucaste*. Os fármacos sofrem extensa biotransformação hepática. *Zileutona* e seus metabólitos são excretados na urina, e *zafirlucaste, montelucaste* e seus metabólitos sofrem excreção biliar.

2. **Efeitos adversos:** Podem ocorrer elevações séricas nas enzimas hepáticas com *zileutona* e *zafirlucaste*, o que exige monitoramento periódico e descontinuação quando as enzimas excedem três a cinco vezes o limite superior do normal. Outros efeitos incluem cefaleia e dispepsia. O *montelucaste* contém um aviso na bula sobre o potencial de sintomas graves de saúde mental, como agitação, depressão, distúrbios do sono e ideações suicidas. Um evento adverso raro com *montelucaste* e *zafirlucaste* é a granulomatose eosinofílica com poliangeíte (EGPA), anteriormente conhecida como síndrome de Churg-Strauss. A síndrome pode incluir eosinófilos elevados (eosinofilia), vasculite, erupção cutânea, dores musculares e articulares, agravamento dos sintomas respiratórios e neuropatia. A ocorrência de EGPA pode estar associada à suspensão da corticoterapia oral. *Zafirlucaste* inibe as isoenzimas 2C8, 2C9 e 3A4 do sistema CYP, e *zileutona* inibe CYP1A2. A coadministração com medicamentos que são substratos dessas isoenzimas pode resultar em aumento dos efeitos e/ou toxicidade.

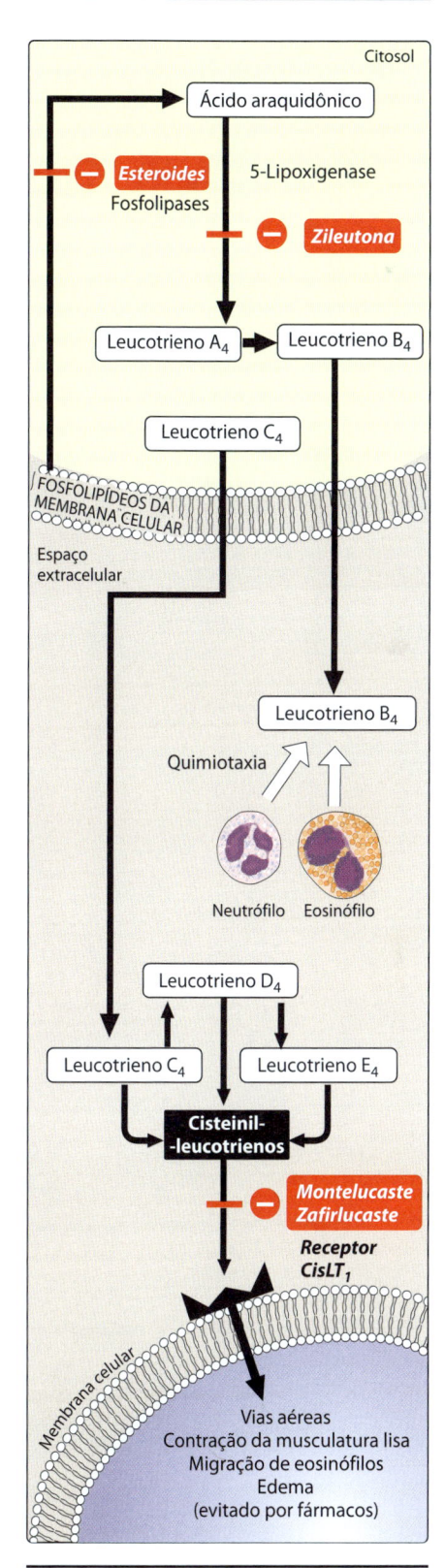

**Figura 41.4**
Locais de ação de diversos medicamentos respiratórios. $CysLT_1$, cisteinil-leucotrieno-1.

### B. Cromoglicato

*Cromoglicato* é um anti-inflamatório profilático que inibe a desgranulação e a liberação de histamina dos mastócitos. É uma terapia alternativa para asma persistente leve e está disponível como solução para nebulização. Como o *cromoglicato* não é um broncodilatador, não é útil no tratamento de uma crise aguda de asma. Uma formulação intranasal é utilizada para tratamento de rinite alérgica, e uma formulação oral, para mastocitose sistêmica. Devido a sua curta duração de ação, esse fármaco exige três ou quatro administrações por dia, o que afeta a adesão e limita o seu uso. Os efeitos adversos são mínimos e incluem tosse, irritação e gosto desagradável.

### C. Antagonistas colinérgicos

Os anticolinérgicos bloqueiam a contração dos músculos lisos das vias aéreas e a secreção de muco mediadas pelo vago (ver Capítulo 5). O *ipratrópio* inalado, um derivado quaternário da *atropina* de ação curta, não é recomendado para o tratamento de rotina do broncoespasmo agudo na asma, pois seu início de ação é muito mais lento que o dos SABAs inalados. No entanto, pode ser útil em pacientes que não toleram um SABA ou em pacientes com síndrome de sobreposição asma-DPOC. O *ipratrópio* também oferece vantagem adicional quando é usado com um SABA para o tratamento de crises agudas de asma em pronto-socorros. O *tiotrópio*, um agente anticolinérgico de ação prolongada, pode ser usado como tratamento complementar em pacientes adultos com asma grave e histórico de exacerbações. Os efeitos adversos, como xerostomia e gosto amargo, são relacionados com os efeitos anticolinérgicos locais.

### D. Teofilina

A *teofilina* é uma metilxantina com efeito broncodilatador que promove alívio na obstrução das vias aéreas na asma crônica e diminui os sintomas da asma. Também pode possuir atividade anti-inflamatória e imunomoduladora, embora o mecanismo de ação exato não esteja claro. Antigamente, a *teofilina* foi a base do tratamento da asma, sendo substituída pelos agonistas $\beta_2$ e corticosteroides, e hoje é raramente utilizada devido à estreita janela terapêutica, ao perfil de efeitos adversos e ao potencial de interações medicamentosas. Dosagens excessivas podem causar convulsões ou arritmias potencialmente fatais. A *teofilina* é biotransformada no fígado, é substrato da CYP1A2 e CYP3A4 e tem numerosas interações medicamentosas. Deve ser feita monitoração da concentração sérica quando esse fármaco é usado cronicamente.

### E. Anticorpos monoclonais

*Omalizumabe* é um anticorpo monoclonal que se liga seletivamente à imunoglobulina E humana (IgE). Isso diminui a ligação de IgE ao seu receptor na superfície dos mastócitos e basófilos. A diminuição da ligação de IgE na superfície limita a liberação de mediadores da resposta alérgica. Os anticorpos monoclonais *mepolizumabe*, *benralizumabe* e *reslizumabe* são antagonistas da interleucina-5 (IL-5). A IL-5 é a principal citocina envolvida no recrutamento, na ativação e na sobrevivência de eosinófilos na asma eosinofílica. *Dupilumabe* é um anticorpo monoclonal contra interleucina-4 (IL-4) e interleucina-13 (IL-13). Ele atua reduzindo a liberação de citocinas pró-inflamatórias, quimiocinas e IgE. Esses agentes são indicados para tratamento complementar da asma persistente grave em pacientes mal controlados com terapia convencional. Seu uso é limitado pelo alto custo, pela via de administração (IV para *reslizumabe* e subcutânea para outros) e pelo perfil de efeitos adversos — estes incluem reações anafiláticas graves (raras), artralgias, febre, erupção cutânea e aumento do risco de infecções. Novas malignidades foram relatadas.

## IV. FÁRMACOS USADOS PARA TRATAR A DOENÇA PULMONAR OBSTRUTIVA CRÔNICA

A DPOC é uma obstrução crônica e irreversível do fluxo aéreo, geralmente progressiva e caracterizada por sintomas persistentes. Os sintomas incluem tosse, produção excessiva de muco, compressão torácica, falta de ar, dificuldade de dormir e fadiga. Ainda que os sintomas sejam similares aos da asma, a característica irreversível da obstrução ao fluxo de ar da DPOC é uma das diferenças mais significativas entre as doenças. O tabagismo é o maior fator de risco da DPOC e está ligado diretamente com o declínio progressivo da função pulmonar, demonstrado pelo volume expiratório forçado em um segundo ($VEF_1$). A cessação do tabagismo deve ser recomendada independentemente do estágio e da gravidade da DPOC ou da idade do paciente. O tratamento farmacológico da DPOC é direcionado ao alívio dos sintomas e à prevenção da progressão da doença. Infelizmente, vários pacientes ainda experimentam declínio da função pulmonar com o tempo, apesar dos cuidados disponíveis.

> ### Aplicação clínica 41.2: Avaliação do paciente e escolha da terapia medicamentosa na DPOC
>
> A seleção da terapia medicamentosa na DPOC estável baseia-se principalmente na avaliação dos sintomas do paciente e no risco de futuras exacerbações da DPOC. Dois questionários comuns usados na avaliação dos sintomas da DPOC incluem o questionário de dispneia modificado do British Medical Research Council (mMRC) e do COPD Assessment Test (CAT). O mMRC avalia o nível de falta de ar em determinadas atividades, com pontuação variando de 0 (falta de ar apenas com exercícios extenuantes) a 4 (falta de ar com atividades simples como vestir-se). O CAT avalia a dispneia, bem como outros sintomas, como tosse, nível de produção de muco, sono e nível geral de energia. A pontuação do CAT varia de 0 a 40, sendo que pontuações mais altas indicam maior carga de sintomas da DPOC. Pacientes com pontuação no mMRC igual ou superior a 2 ou pontuação no CAT igual ou superior a 10 têm uma carga de sintomas maior; já aqueles com pontuação no mMRC de 0 ou 1 ou pontuação no CAT menor que 10 têm menos sintomas de DPOC.
>
> A avaliação do risco de futuras exacerbações também é importante na seleção da terapia medicamentosa para a DPOC estável. Pacientes que apresentam duas ou mais exacerbações moderadas (uma exacerbação que requer tratamento com broncodilatadores de ação curta, antibióticos e/ou corticoterapia oral) ou uma exacerbação grave (requer hospitalização) no ano anterior correm maior risco de futuras exacerbações. Uma vez caracterizada a extensão dos sintomas e o risco de exacerbações, o paciente pode ser classificado em um dos quatro grupos de DPOC (A, B, C ou D), e essa classificação é usada para orientar a seleção da terapia medicamentosa (Figura 41.5).

### A. Broncodilatadores

Os broncodilatadores inalatórios, incluindo os agonistas $\beta_2$-adrenérgicos e os agentes anticolinérgicos (antagonistas muscarínicos), são a base da terapia para a DPOC (Figura 41.5). Esses fármacos

| GRUPO DO PACIENTE | RISCO DE EXACERBAÇÃO DA DPOC | CARGA DE SINTOMAS | TRATAMENTO INICIAL RECOMENDADO |
|---|---|---|---|
| A | Baixo risco | Poucos sintomas | SABA ou SAMA ou LABA |
| B | Baixo risco | Muitos sintomas | LAMA |
| C | Alto risco | Poucos sintomas | LABA ou LAMA |
| D | Alto risco | Muitos sintomas | LAMA |

**Figura 41.5**
Diretrizes para a terapia farmacológica para doença pulmonar obstrutiva crônica estável. $VEF_1$, volume expiratório forçado no primeiro segundo; CSI, corticosteroide inalatório; LABA, agonista $\beta_2$ de ação longa; LAMA, antagonista muscarínico de ação longa; SABA, agonista $\beta_2$ de ação curta; SAMA, antagonista muscarínico de ação curta.

aumentam o fluxo aéreo, aliviam os sintomas e diminuem as exacerbações. O uso conforme necessário de um SABA (p. ex., *salbutamol*) ou de um antagonista muscarínico de ação curta (SAMA; p. ex., *ipratrópio*) é apropriado para o manejo dos sintomas de pacientes do grupo A da DPOC (pacientes que apresentam poucos sintomas e baixo risco de exacerbações). Os broncodilatadores de ação prolongada, LABAs e antagonistas muscarínicos de ação prolongada (LAMAs, do inglês *long-acting muscarinic antagonists*) são preferidos como tratamento de primeira linha para todos os outros grupos de DPOC. Os LABAs incluem *indacaterol*, *olodaterol* e *vilanterol* uma vez ao dia, bem como as formulações inaladas duas vezes ao dia de *arformoterol*, *formoterol* e *salmeterol*. *Aclidínio*, *tiotrópio*, *glicopirrônio*, *revefenacina* e *umeclidínio* são LAMAs. (Nota: *Revefenacina* é administrada apenas por meio de um nebulizador. Os outros LAMAs estão disponíveis em formulações inalatórias dosimetrados ou em pó seco.) A combinação de um LAMA e um LABA pode ser útil em pacientes que apresentam resposta inadequada a um único broncodilatador inalado e estão em risco de exacerbações. Todos os pacientes com DPOC devem ter um broncodilatador de ação curta incluído no regime de tratamento para alívio rápido dos sintomas.

### B. Corticosteroides

A adição de um CSI a um broncodilatador de ação prolongada pode melhorar os sintomas, a função pulmonar e a qualidade de vida em pacientes com DPOC com histórico de hospitalizações por DPOC, ou naqueles com uma ou mais exacerbações moderadas por ano, contagens mais altas de eosinófilos ou sintomas de asma e DPOC. Contudo, o tratamento com CSI na DPOC deve ser restrito a esses pacientes, uma vez que o uso está associado a um risco aumentado de pneumonia. Ainda que usados com frequência nas exacerbações agudas, os corticosteroides orais não são recomendados para o tratamento de longa duração de DPOC.

### C. Outros fármacos

*Roflumilaste* é um inibidor da fosfodiesterase-4 de uso oral, empregado para diminuir as exacerbações em pacientes com bronquite crônica grave. Embora sua atividade não esteja bem definida na DPOC, teoriza-se que reduz a inflamação aumentando as concentrações intracelulares de AMPc nas células pulmonares. *Roflumilaste* não é broncodilatador e não é indicado para o alívio do broncoespasmo agudo. É indicado em pacientes com bronquite crônica que apresentam exacerbações com a terapia combinada LABA/LAMA ou aqueles com exacerbações com a terapia LABA/LAMA/CSI. (Nota: Para pacientes tratados com LABA/LAMA e contagens de eosinófilos elevadas ou sintomas concomitantes de asma, a adição de um CSI pode ser preferida ao *roflumilaste*. A adição de *roflumilaste* à terapia com LABA/LAMA é recomendada para pacientes com contagens de eosinófilos mais baixas [p. ex., < 100 células/μL]. A adição do macrolídeo *azitromicina* é uma alternativa ao *roflumilaste* em não fumantes que apresentam exacerbações durante o tratamento com LABA/LAMA ou LABA/LAMA/CSI.) O uso de *roflumilaste* é limitado por efeitos adversos comuns, incluindo perda de peso, náusea, diarreia e cefaleia. Na DPOC, o uso de *teofilina* foi amplamente substituído por broncodilatadores de ação longa, mais eficazes e tolerados.

## V. TÉCNICA DE INALAÇÃO

A técnica de inalação apropriada difere entre inaladores dosimetrados (IDMs) e inaladores de pó seco (IPSs). A técnica adequada é fundamental para o sucesso da terapia, e a técnica do inalador deve ser avaliada regularmente.

### A. Inaladores dosimetrados e de pó seco

Os IDMs têm propelentes que ejetam a medicação ativa do recipiente. Os pacientes devem ser instruídos a expirarem antes de acionarem o inalador e, em seguida, começarem a inspirar **lentamente** enquanto pressionam o recipiente e continuarem a inspirar **lenta e profundamente** durante a atuação. Essa técnica evita o impacto do medicamento na mucosa laríngea e facilita sua chegada ao local de ação na musculatura lisa brônquica. Uma grande fração (normalmente 80-90%) da medicação inalada (p. ex., corticosteroides) é depositada na boca e na faringe ou engolida (Figura 41.6). Os 10 a 20% restantes de uma dose de glicocorticoides inalados que não são ingeridos atingem o local de ação nas vias aéreas. O uso de técnica apropriada com CSI reduz o risco de absorção sistêmica e efeitos adversos. Os IPSs necessitam de técnica inalatória diferente. Os pacientes devem ser instruídos para inalarem **rápida e profundamente** a fim de otimizar o envio do fármaco aos pulmões. Pacientes em uso de qualquer tipo de dispositivo de CSI devem ser instruídos a enxaguarem a boca após o uso para prevenir o desenvolvimento de candidíase oral.

### B. Espaçadores

O espaçador é uma câmara de grande volume conectada a um IDM. A câmara reduz a velocidade do aerossol injetado antes de ele entrar na boca, permitindo que as partículas grandes do fármaco se depositem no aparelho. As menores partículas do fármaco, e de maior velocidade, são menos propensas a se depositarem na boca e mais propensas a alcançarem os tecidos-alvo nas vias respiratórias (Figura 41.7). Os pacientes devem ser aconselhados a lavarem ou enxaguarem os espaçadores para reduzir o risco de crescimento de bactérias e fungos indutores de ataque de asma.

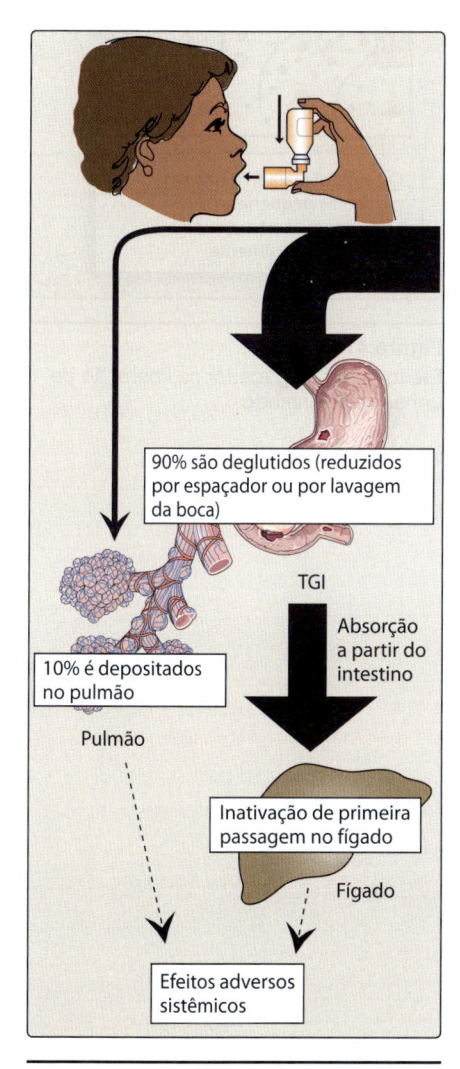

**Figura 41.6**
Farmacocinética dos glicocorticoides inalatórios. TGI, trato gastrintestinal.

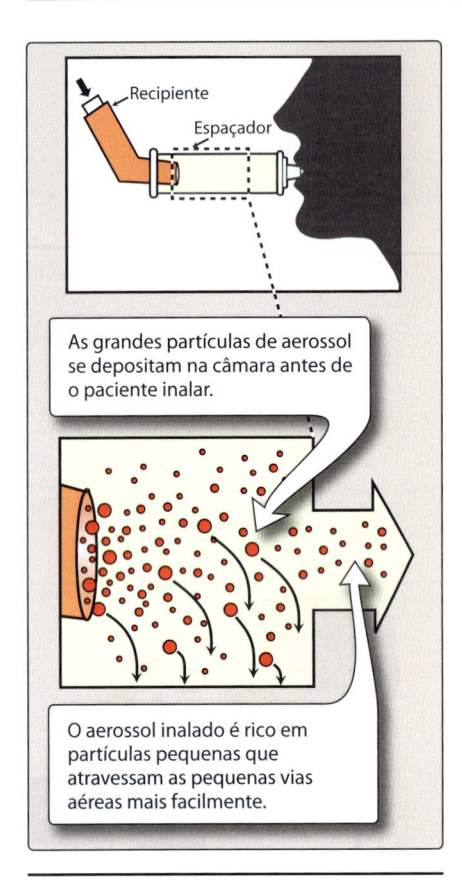

**Figura 41.7**
Efeito de um espaçador na liberação de um aerossol inalado.

## VI. FÁRMACOS PARA TRATAR RINITE ALÉRGICA

A rinite é uma inflamação das membranas mucosas do nariz e é caracterizada por espirros, prurido nasal e ocular, rinorreia aquosa, congestão nasal e, algumas vezes, tosse improdutiva. A crise pode ser desencadeada pela inalação de um alérgeno (como pó, pólen ou pelos de animais). O material estranho interage com mastócitos revestidos com a IgE gerada em resposta à exposição prévia ao alérgeno. Os mastócitos liberam mediadores, como histamina, LTs e fatores de quimiotaxia, que promovem espasmo bronquiolar e espessamento da mucosa por edema e infiltração celular. Os anti-histamínicos e/ou corticosteroides intranasais são preferidos contra a rinite alérgica.

### A. Anti-histamínicos

Os anti-histamínicos orais (antagonistas dos receptores $H_1$; ver Capítulo 39) têm início de ação rápido e são úteis no tratamento dos sintomas da rinite alérgica causados pela liberação de histamina, como espirros, rinorreia aquosa e coceira nos olhos/nariz. No entanto, são mais eficazes na prevenção de sintomas em doenças leves ou intermitentes do que no tratamento, uma vez iniciados os sintomas. Os anti-histamínicos de primeira geração, como *difenidramina* e *clorfeniramina*, geralmente não são preferidos em razão dos efeitos adversos, como sedação, limitações no desempenho e outros efeitos anticolinérgicos. Os anti-histamínicos de segunda geração (p. ex., *fexofenadina*, *loratadina*, *desloratadina*, *cetirizina*, *levocetirizina*) costumam ser mais bem tolerados. Dispositivos de administração de anti-histamínicos oftálmicos e nasais estão disponíveis para administração tópica direcionada nos tecidos. Exemplos de anti-histamínicos intranasais tópicos incluem *olopatadina* e *azelastina*. Os anti-histamínicos intranasais proporcionam maior administração do medicamento com menos efeitos adversos. As combinações de anti-histamínicos com descongestionantes (ver adiante) são eficazes quando a congestão é uma característica da rinite, ou quando os pacientes não apresentam resposta ou apresentam controle incompleto dos sintomas com corticosteroides intranasais.

### B. Corticosteroides

Corticosteroides intranasais, como *beclometasona*, *budesonida*, *fluticasona*, *ciclesonida*, *mometasona* e *triancinolona*, são as medicações mais eficazes para tratamento da rinite alérgica. Com início de ação que varia de 3 a 36 horas após a primeira dose, os corticosteroides intranasais melhoram espirros, coceira, rinorreia e congestão nasal. A absorção sistêmica é mínima, e os efeitos adversos do tratamento são localizados. Incluem-se irritação e sangramento nasal, dor de garganta e, raramente, candidíase. Para minimizar a absorção sistêmica, os pacientes devem ser instruídos a evitarem a inalação profunda durante a administração no nariz, porque o tecido-alvo é o nariz, e não os pulmões ou a garganta. Para pacientes com rinite crônica, a melhora pode não ser percebida antes de uma a duas semanas após iniciar o tratamento.

### C. Agonistas α-adrenérgicos

Os agonistas α-adrenérgicos de ação curta ("descongestionantes nasais"), como a *fenilefrina*, contraem as arteríolas dilatadas na mucosa nasal e reduzem a resistência das vias aéreas (ver Capítulo 6) para ajudar a minimizar os sintomas da rinite alérgica. A *oximetazolina* com ação mais longa também está disponível. Embora esses agentes controlem os sintomas agudos da rinite alérgica, eles não ajudam a prevenir a recorrência dos sintomas. Quando administrados intranasalmente, esses fármacos apresentam um início de ação rápido e poucos efeitos sistêmicos. No entanto, formulações intranasais de agonistas α-adrenérgicos não devem ser usadas por mais de três dias devido ao risco de congestão nasal rebote (rinite medicamentosa) – por essa razão, os agentes α-adrenérgicos não são utilizados no tratamento a longo prazo da rinite alérgica. A administração de agonistas α-adrenérgicos orais resulta não apenas em uma duração de ação mais longa, mas também em efeitos sistêmicos aumentados, como elevação da pressão arterial e da frequência cardíaca (ver Capítulo 6). Da mesma forma que com as formulações intranasais, o uso regular de agonistas α-adrenérgicos (*fenilefrina* e *pseudoefedrina*) isoladamente ou em combinação com anti-histamínicos não é recomendado.

### D. Outros fármacos

O *cromoglicato* intranasal pode ser útil na rinite alérgica, particularmente quando administrado antes do contato com um alérgeno. Para otimizar o efeito terapêutico do *cromoglicato*, as doses devem iniciar de uma a duas semanas antes da exposição ao alérgeno. Embora potencialmente inferiores a outros tratamentos, alguns antagonistas dos receptores de leucotrienos (p. ex., *montelucaste*) são eficazes para a rinite alérgica como monoterapia ou em combinação com outros agentes. O *montelucaste* podem ser uma opção razoável para pacientes que também sofrem de asma. Uma formulação intranasal de *ipratrópio* está disponível para tratar a rinorreia associada com rinite alérgica e o resfriado comum. Ela não alivia os espirros e a congestão nasal.

## VII. FÁRMACOS USADOS PARA TRATAR A TOSSE

A tosse é um mecanismo de defesa importante do sistema respiratório em resposta a irritantes e é uma causa comum para a procura por cuidados médicos. A tosse incoercível tem diversas etiologias, como resfriado comum, sinusite ou doença respiratória crônica subjacente. Em alguns casos, a tosse pode ser um reflexo de defesa eficaz contra uma infecção bacteriana subjacente e não deve ser suprimida. Antes de combater a tosse, é importante identificar suas causas para assegurar que o tratamento antitussivo é apropriado. A prioridade sempre é tratar a causa subjacente, quando possível, o que pode necessitar de terapia com antibiótico. Os medicamentos usados para suprimir a tosse são classificados como antitussígenos, e aqueles usados para ajudar a eliminar o muco das vias aéreas em pacientes com tosse produtiva são os expectorantes.

### A. Opioides

A *codeína*, um opioide, diminui a sensibilidade dos centros da tosse no sistema nervoso central (SNC) aos estímulos periféricos. Esse efeito terapêutico ocorre com dosagens menores do que as necessárias para analgesia. Contudo, podem ocorrer efeitos adversos comuns, como constipação, disforia e fadiga. Além disso, a codeína tem potencial viciante, o que limita a sua utilização, dadas as preocupações crescentes com a dependência de opioides a nível mundial (ver Capítulo 21). O *dextrometorfano* é um derivado sintético da *morfina* que não tem efeito analgésico em dosagens antitussígenas. Além de bloquear o reflexo do centro medular da tosse, também bloqueia os receptores excitatórios do *N*-metil-D-aspartato (NMDA) no SNC. Tem um perfil de efeitos adversos melhor do que a *codeína* e é igualmente eficaz na supressão da tosse. Em doses baixas, o *dextrometorfano* apresenta pouco risco de dependência. No entanto, é também uma potencial droga de abuso, uma vez que pode causar disforia em doses elevadas. Os antitussígenos opioides têm potencial para causarem síndrome serotoninérgica quando coadministrados com medicamentos serotoninérgicos.

### B. Benzonatato

Ao contrário dos opioides, o *benzonatato*, quimicamente semelhante aos anestésicos locais *tetracaína* e *benzocaína*, suprime o reflexo da tosse por ação periférica. Ele anestesia os receptores de estiramento localizados nas passagens respiratórias, nos pulmões e na pleura. Os efeitos adversos incluem tontura e dormência na língua, na boca e na garganta. Esses efeitos adversos localizados podem ser particularmente problemáticos se as cápsulas são rompidas ou mascadas e o fármaco entra em contato direto com a mucosa oral. Os pacientes devem tomar o medicamento com bastante água e engolir imediatamente, sem mastigar, para evitar esses efeitos adversos.

### C. Guaifenesina

A *guaifenesina*, um expectorante, está disponível como formulação de ingrediente único e é comumente encontrada em produtos combinados para tosse com *codeína* ou *dextrometorfano*. Ela reduz a viscosidade do muco e solta o muco nas vias aéreas, aumentando, assim, a depuração mucociliar do escarro. A administração de *guaifenesina* transforma a tosse seca em tosse produtiva, permitindo ao paciente eliminar o muco. Os efeitos adversos incluem distúrbios gastrintestinais, tontura, cefaleia e erupção cutânea. A formação de cálculos renais é possível com o uso excessivo ou o abuso de formulações de medicamentos contendo *guaifenesina*.

### D. Acetilcisteína

A *acetilcisteína* reduz a viscosidade do escarro ao quebrar as ligações dissulfeto das mucoproteínas. É administrada por VO para DPOC. Uma formulação intravenosa também é usada como antídoto na intoxicação por *paracetamol* (ver Capítulo 46). Os efeitos adversos associados à administração oral incluem náuseas, vômitos e estomatite. As injeções intravenosas podem causar erupção cutânea, febre medicamentosa, coceira e, raramente, reações anafiláticas. A *acetilcisteína* inalada não é mais recomendada no tratamento da DPOC ou da fibrose cística devido ao potencial de broncoespasmo reflexo quando o medicamento é inalado. A *acetilcisteína* tem um forte odor desagradável de ovo podre devido aos grupos sulfidrila que contém, tornando o fármaco intragável; por isso, é misturada com refrigerantes ou suco de fruta para administração oral.

### E. Alfadornase

A *alfadornase* é uma desoxirribonuclease humana recombinante purificada, uma enzima que hidrolisa o ácido desoxirribonucleico (DNA). Pacientes com fibrose cística apresentam secreções purulentas viscosas nas vias aéreas, resultando em expectoração de difícil eliminação. A viscosidade das secreções se deve, em parte, ao DNA liberado pelos leucócitos que se acumulam em resposta a infecções pulmonares na fibrose cística. A *alfadornase* cliva o DNA extracelular presente nas secreções pulmonares purulentas, reduzindo, assim, a viscosidade do escarro em pacientes com fibrose cística. O medicamento é administrado uma vez ao dia por meio de um nebulizador. Os efeitos adversos incluem alterações de voz, faringite, laringite, rinite e dor torácica.

## Resumo

- Todos os pacientes com asma devem receber tratamento com medicação de controle e medicação de alívio. Os medicamentos de controle contêm corticosteroides inalados (CSIs) para reduzir a inflamação das vias aéreas e o risco de exacerbações da asma. Medicamentos de alívio são usados conforme necessário para alívio rápido dos sintomas durante um surto ou exacerbação de asma.
- Os corticosteroides inalados (CSI) têm como alvo a inflamação subjacente das vias aéreas na asma. Os pacientes devem ser instruídos a enxaguarem a boca com água por meio do método gargarejo após o uso do CSI, a fim de reduzir o risco de candidíase oral e rouquidão.
- A inalação de agonistas $\beta_2$-adrenérgicos relaxa diretamente o músculo liso das vias aéreas. Agonistas $\beta_2$ de ação curta (SABAs; *salbutamol* ou *levossalbutamol*) são usados para alívio rápido dos sintomas da asma.
- Os agonistas $\beta_2$ de ação longa (LABAs; *salmeterol*, *formoterol*) proporcionam broncodilatação por pelo menos 12 horas. A monoterapia com LABAs é contraindicada na asma, e esses agentes devem ser usados em combinação com CSI.
- Devido ao rápido início de ação do *formoterol*, uma combinação de CSI/*formoterol* pode ser usada tanto como medicação de controle diário quanto para alívio rápido dos sintomas da asma, conforme necessário. O CSI/*formoterol* é o medicamento de alívio preferido para o tratamento da asma.
- Estabilizadores de mastócitos, modificadores de leucotrienos e anticorpos monoclonais são terapias complementares em pacientes com asma que estão inadequadamente controlados, ou são incapazes de tolerar os CSIs.
- Ao contrário da asma, a DPOC é caracterizada por obstrução progressiva e irreversível do fluxo aéreo. A base do tratamento da maioria dos estágios da DPOC consiste nos antagonistas muscarínicos de ação prolongada (LAMAs; *aclidínio*, *glicopirrônio*, *tiotrópio* ou *umeclidínio*) e/ou LABAs.
- Todos os pacientes com DPOC devem ter um SABA incluído no regime de tratamento para alívio rápido dos sintomas.
- *Roflumilaste* é um inibidor oral da fosfodiesterase-4 usado para reduzir exacerbações em pacientes com bronquite crônica em terapia padrão (LABA/LAMA).
- Os corticosteroides sistêmicos são úteis no tratamento de exacerbações graves de asma ou DPOC, que não respondem adequadamente a outros tratamentos.
- Os corticosteroides intranasais (p. ex., *beclometasona*, *budesonida*, *fluticasona*, *ciclesonida*, *mometasona* e *triancinolona*) são os medicamentos mais eficazes para o tratamento da rinite alérgica.
- Os sintomas da rinite alérgica também podem ser controlados com anti-histamínicos de segunda geração (antagonistas dos receptores $H_1$), embora esses agentes sejam mais eficazes na prevenção do que no tratamento dos sintomas.
- Dependendo do mecanismo de ação, os medicamentos utilizados no tratamento da tosse são classificados como antitussígenos (supressores da tosse) ou expectorantes (agentes mucoativos).
- Antitussígenos (*codeína*, *dextrometorfano*, *benzonatato*) suprimem a tosse seca e improdutiva, e os expectorantes (*guaifenesina*) são usados para aumentar a depuração do escarro, diminuindo sua viscosidade e/ou o aumento da produção.

## Questões para estudo

**Escolha a resposta correta.**

**41.1** Uma mulher de 22 anos com asma faz uma caminhada em uma trilha com as amigas em um dia frio e ventoso. Durante o percurso, ela repentinamente sente dificuldade para respirar, tosse seca e aperto no peito. Qual dos seguintes medicamentos pode proporcionar alívio imediato dos sintomas?

   A. *Fluticasona* por inalação
   B. *Beclometasona* por inalação
   C. *Salbutamol* por inalação
   D. *Salmeterol* por inalação

> **Resposta correta = C.** A inalação de um SABA de início rápido, como o *salbutamol*, geralmente proporciona alívio rápido dos sintomas. *Budesonida/formoterol* inalado também seria uma excelente opção. Embora seja um LABA, o *formoterol* tem rápido início de ação. A inclusão do corticosteroide inalado, *budesonida*, ajuda a reduzir o risco de futuras exacerbações. Corticosteroides inalados, como *beclometasona* e *fluticasona*, são medicamentos controladores eficazes a longo prazo para tratar a inflamação crônica das vias aéreas, mas não proporcionam qualquer efeito imediato para o broncoespasmo quando utilizados como agentes únicos. O *salmeterol* é um agonista $\beta_2$ de ação prolongada e o início de ação é tardio. Ele não deve ser usado para alívio rápido dos sintomas.

**41.2** Um paciente com asma queixa-se de frequência crescente de crises de asma. Ele tem usado um inalador de *salbutamol* quando apresenta sintomas. No entanto, isso não o está ajudando muito ultimamente e ele sofre diariamente com sintomas. Qual das alternativas a seguir é a mais apropriada para o manejo da asma nesse paciente?

   A. Adicionar *salmeterol*
   B. Adicionar *prednisona* oral
   C. Mudar *salbutamol* para *budesonida/formoterol*
   D. Mudar *salbutamol* para *salmeterol*

> **Resposta correta = C.** Um paciente que é inadequadamente controlado com *salbutamol* inalado precisa de um tratamento de controle contendo CSI para reduzir os sintomas e o risco de exacerbação da asma. *Budesonida/formoterol* é uma combinação CSI/LABA que pode ser usada conforme a necessidade ou como medicamento de controle diário, dependendo da frequência e da gravidade dos sintomas. A *prednisona* oral seria considerada se o paciente não melhorar com a adição de um CSI ao regime e se estiver apresentando sintomas agudos graves. A monoterapia com LABA (*salmeterol*) é contraindicada na asma. Se usado, o *salmeterol* deve ser associado a um CSI.

**41.3** Durante uma limpeza dentária, um paciente com asma apresenta manchas brancas na cavidade oral, que podem ser facilmente raspadas. Ele afirma que as lesões apareceram depois que ele começou a usar um novo inalador para controlar o agravamento da asma. Qual dos seguintes medicamentos provavelmente contribuiu para os sintomas desse paciente?

   A. *Beclometasona*
   B. *Cromoglicato*
   C. *Levossalbutamol*
   D. *Zileutona*

> **Resposta correta = A.** corticosteroides inalados, como a *beclometasona*, estão associados ao desenvolvimento de candidíase orofaríngea devido a um efeito imunossupressor local. *Levalbuterol*, *cromoglicato* e *zileutona* não estão associados à candidíase orofaríngea.

**41.4** Um homem de 68 anos tem DPOC com obstrução moderada das vias aéreas. Apesar de usar *salmeterol* duas vezes ao dia, ele relata sintomas continuados de falta de ar ao fazer esforço leve. Qual dos seguintes agentes é o complemento mais apropriado à sua terapia atual?

   A. Corticosteroide sistêmico
   B. *Salbutamol*
   C. *Tiotrópio*
   D. *Roflumilaste*

> **Resposta correta = C.** O acréscimo de um broncodilatador anticolinérgico ao LABA *salmeterol* é apropriado e oferece vantagem terapêutica adicional. Corticosteroides sistêmicos são usados no combate a exacerbações em pacientes com DPOC, mas não são recomendados para uso crônico. O acréscimo do SABA (*salbutamol*) é menos provável de oferecer vantagem adicional, pois o paciente já usa um fármaco com o mesmo mecanismo de ação. *Roflumilaste* não está indicado, pois o paciente não relata exacerbações e apresenta apenas obstrução moderada das vias aéreas.

**41.5** Um homem de 56 anos foi recentemente diagnosticado com DPOC. Durante o último ano, ele teve duas doenças respiratórias que exigiram tratamento com antibióticos e um inalador. Sua pontuação no COPD Assessment Test é 9, e o médico o classifica como DPOC grupo C. Qual das alternativas a seguir é o tratamento mais adequado para esse paciente?

A. Formoterol/glicopirrônio
B. Indacaterol
C. Salmeterol/fluticasona
D. Tiotrópio

**Resposta correta = D.** Um LAMA (*tiotrópio*) é o tratamento preferido para DPOC do grupo C. Os pacientes do grupo C apresentam menor carga de sintomas de DPOC, mas correm maior risco de futuras exacerbações. A monoterapia com um LABA (*indacaterol*) pode ser considerada para pacientes do grupo A ou B. Uma combinação de LABA/LAMA (*formoterol/glicopirrônio*) pode ser o próximo passo se o paciente não responder ao *tiotrópio*. Uma combinação LABA/CSI (*salmeterol/fluticasona*) é recomendada para certos pacientes do grupo D (p. ex., aqueles com contagens mais altas de eosinófilos).

**41.6** Qual das seguintes opções terapêuticas para DPOC atua inibindo a fosfodiesterase-4?

A. Dupilumabe
B. Roflumilaste
C. Salmeterol
D. Tiotrópio

**Resposta correta = B.** *Roflumilaste* é um inibidor da PDE-4. *Dupilumabe* é um anticorpo monoclonal contra interleucina-4 (IL-4) e interleucina-13 (IL-13). É indicado para o tratamento da asma. O *salmeterol* é um agonista $\beta_2$ de ação longa (LABA) e o *tiotrópio* é um antagonista muscarínico de ação prolongada (LAMA).

**41.7** Um homem de 32 anos com histórico de dependência de opioides apresenta tosse devido a uma infecção viral do sistema respiratório superior. Qual das seguintes alternativas é o tratamento sintomático apropriado da tosse nesse paciente?

A. Guaifenesina/dextrometorfano
B. Guaifenesina/codeína
C. Benzonatato
D. Montelucaste

**Resposta correta = C.** O *benzonatato* suprime o reflexo da tosse por meio de ação periférica e não tem potencial de abuso. O *dextrometorfano*, derivado opioide, e a *codeína*, um opioide, têm ambos potencial de abuso. *Montelucaste* não é indicado para supressão da tosse.

**41.8** Um paciente queixa-se de aperto no peito e dificuldade em respirar após tomar *AAS* ou outros AINEs. O exame revela pólipos nasais e aumento de eosinófilos na contagem diferencial de leucócitos. Qual dos seguintes medicamentos seria mais apropriado para controlar seus sintomas?

A. Salbutamol
B. Oximetazolina
C. Roflumilaste
D. Zileutona

**Resposta correta = D.** O paciente sofre de doença respiratória exacerbada por *AAS* (DREAAS). *Zileutona*, um medicamento antileucotrieno, é a escolha mais adequada para controlar seus sintomas, que são secundários à produção excessiva de leucotrienos após a administração de AINEs. O *salbutamol* é um agonista $\beta_2$ de ação curta (SABA) usado para aliviar os sintomas de um ataque agudo de asma. O *roflumilaste* é um agente para o tratamento da DPOC, e a *oximetazolina* é um descongestionante nasal usado no tratamento de curto prazo dos sintomas da rinite alérgica.

**41.9** Qual categoria de medicamentos para rinite alérgica tem maior probabilidade de estar associada à rinite medicamentosa (congestão nasal rebote) com uso prolongado?

A. Corticosteroide intranasal
B. Descongestionante intranasal
C. Antagonista de leucotrienos
D. Anti-histamínico oral

**Resposta correta = B.** Descongestionantes intranasais não devem ser usados por mais de três dias devido ao risco de congestão nasal de rebote (rinite medicamentosa). Por essa razão, os agentes α-adrenérgicos não devem ser utilizados no tratamento prolongado da rinite alérgica. Os outros agentes podem ser utilizados como terapias crônicas.

**41.10** Uma mulher de 25 anos queixa-se de sintomas de rinite alérgica, incluindo espirros excessivos e coceira e corrimento nasais. Qual dos seguintes medicamentos seria mais útil nesse caso?

A. Cromoglicato
B. Fluticasona
C. Ipratrópio
D. Montelucaste

**Resposta correta = B.** Corticosteroides intranasais, como a *fluticasona*, são a terapia mais eficaz para sintomas de rinite alérgica. Os sintomas também podem ser prevenidos com antagonistas dos receptores $H_1$. O *cromoglicato* é um estabilizador de mastócitos. O *cromoglicato* intranasal pode ser usado para prevenir ataques de rinite alérgica, embora não seja tão eficaz quanto os corticosteroides. O *ipratrópio* é útil para reduzir a rinorreia (coriza), mas não ajuda com espirros. O *montelucaste* é um agente menos eficaz no tratamento da rinite alérgica.

# 42 Medicamentos para distúrbios gastrintestinais e antieméticos

Carol Motycka e Adonice Khoury

**ANTIMICROBIANOS**
*Amoxicilina*
Compostos de bismuto
*Claritromicina*
*Metronidazol*
*Tetraciclina*

**BLOQUEADORES DO RECEPTOR $H_2$ DA HISTAMINA**
*Cimetidina*
*Famotidina*
*Nizatidina*

**INIBIDORES DA BOMBA DE PRÓTONS (IBP)**
*Dexlansoprazol*
*Esomeprazol*
*Lansoprazol*
*Omeprazol*
*Pantoprazol*
*Rabeprazol*

**PROSTAGLANDINAS**
*Misoprostol*

**ANTIÁCIDOS**
*Hidróxido de alumínio*
*Carbonato de cálcio*
*Hidróxido de magnésio*

**PROTETORES DA MUCOSA**
*Subsalicilato de bismuto*
*Sucralfato*

**Figura 42.1**
Resumo dos medicamentos utilizados no tratamento da úlcera péptica e da doença do refluxo gastresofágico.

## I. VISÃO GERAL

Este capítulo descreve os fármacos usados para tratar seis condições médicas comuns envolvendo o trato gastrintestinal (TGI): (1) úlceras pépticas e doença do refluxo gastresofágico (DRGE), (2) êmese induzida por quimioterapia, (3) diarreia, (4) constipação, (5) síndrome do intestino irritável (SII) e (6) doença inflamatória intestinal (DII). Vários fármacos descritos em outros capítulos também têm aplicação no tratamento dos distúrbios GIs. Por exemplo, o derivado da *meperidina*, o *difenoxilato*, que diminui a atividade peristáltica do intestino, é útil no tratamento da diarreia intensa. Outros fármacos são usados quase exclusivamente para tratar distúrbios do TGI, como os antagonistas do receptor $H_2$ e os inibidores da bomba de prótons (IBPs) usados para cicatrizar úlceras pépticas.

## II. MEDICAMENTOS USADOS PARA TRATAR ÚLCERA PÉPTICA E DOENÇA DO REFLUXO GASTRESOFÁGICO

As duas principais causas de úlcera péptica são a infecção com a bactéria gram-negativa *Helicobacter pylori* e o uso de anti-inflamatórios não esteroides (AINEs). O aumento da secreção de ácido clorídrico (HCl) e a defesa inadequada da mucosa contra o HCl também têm seu papel nesse processo. O tratamento inclui (1) erradicação da *H. pylori*; (2) diminuição da secreção de HCl com uso de IBPs ou antagonistas de receptor $H_2$; e/ou (3) administração de fármacos que protejam a mucosa gástrica da lesão, como *misoprostol* e *sucralfato*. A Figura 42.1 resume os fármacos que são eficazes no tratamento da úlcera péptica.

### A. Fármacos antimicrobianos

Pacientes com úlcera péptica (úlceras gástricas ou duodenais) infectados com *H. pylori* precisam de tratamento antimicrobiano. A infecção por *H. pylori* é diagnosticada por biópsia endoscópica da mucosa gástrica ou por vários métodos não invasivos, incluindo sorologia, testes de antígeno fecal e testes respiratórios de ureia (Figura 42.2). A Figura 42.3 apresenta uma amostra de biópsia na qual a *H. pylori* é identificada na mucosa gástrica. A erradicação da *H. pylori* com várias combinações de medicamentos antimicrobianos resulta na rápida cicatrização de úlceras ativas e em baixas taxas de recorrência (menos de

15%, em comparação com 60–100% por ano para úlceras curadas apenas com terapia redutora de ácido). Atualmente, a terapia quádrupla de *subsalicilato de bismuto*, *metronidazol* e *tetraciclina* mais um IBP é uma opção de primeira linha recomendada. Assim, em geral, obtém-se 90% ou mais de taxa de erradicação. A terapia tripla, que consiste em um IBP combinado com *amoxicilina* (*metronidazol* pode ser usado em pacientes alérgicos à *penicilina*) mais *claritromicina*, é um tratamento preferido quando as taxas de resistência à *claritromicina* são baixas e o paciente não tem exposição prévia a antibióticos macrolídeos.

## B. Antagonistas do receptor $H_2$

A secreção gástrica é estimulada por acetilcolina (ACh), histamina e gastrina (Figura 42.4). As ligações de ACh, histamina ou gastrina com seus receptores resulta na ativação de proteínas cinases, que, por sua vez, estimulam a bomba de prótons $H^+/K^+$-adenosina trifosfatase (ATPase) a secretar íons hidrogênio em troca de $K^+$ para o lúmen do estômago. Ao bloquear competitivamente a ligação da histamina aos receptores $H_2$, a *cimetidina*, a *famotidina* e a *nizatidina* inibem a secreção basal, a secreção estimulada por alimentos e a noturna do ácido gástrico, reduzindo a secreção ácida em aproximadamente 70%. A *cimetidina* foi o primeiro antagonista do receptor $H_2$, mas sua utilidade é limitada por seus efeitos adversos e suas interações medicamentosas. Outro antagonista do receptor $H_2$, a *ranitidina*, foi retirado do mercado devido a preocupações com concentrações inseguras de N-nitrosodimetilamina (NDMA), um potencial carcinógeno humano, em medicamentos contendo *ranitidina*.

1. **Ações:** Os antagonistas dos receptores $H_2$ da histamina atuam seletivamente nos receptores $H_2$ no estômago, sem efeitos nos receptores $H_1$. Eles são antagonistas competitivos da histamina e totalmente reversíveis.

2. **Usos terapêuticos:** Os antagonistas dos receptores $H_2$ podem ser usados no tratamento de úlcera péptica ou no tratamento da azia. O uso desses fármacos diminuiu com o advento dos IBPs.

    a. **Úlceras pépticas:** Todos os antagonistas dos receptores $H_2$ são igualmente eficazes na promoção da cicatrização de úlceras duodenais e gástricas. Contudo, a recorrência é comum se houver presença de *H. pylori* e o paciente for tratado somente com esses fármacos. Pacientes com úlceras pépticas relacionadas à *H. pylori* necessitam de antibióticos para erradicar o organismo e prevenir a recorrência da úlcera. Os pacientes com úlceras induzidas por AINEs devem ser tratados com IBPs, pois esses fármacos curam e previnem úlceras futuras de modo mais efetivo do que os antagonistas $H_2$.

    b. **Úlceras de estresse agudo:** Os anti-histamínicos $H_2$ são usados normalmente por infusão intravenosa (IV) para prevenir e lidar com úlceras de estresse agudo associadas a pacientes de alto risco nas unidades de tratamento intensivo. Entretanto, como pode ocorrer tolerância com esses fármacos, os IBPs também são usados para essa indicação.

    c. **Doença do refluxo gastresofágico:** Os antagonistas dos receptores $H_2$ são eficazes no tratamento de azia ou DRGE.

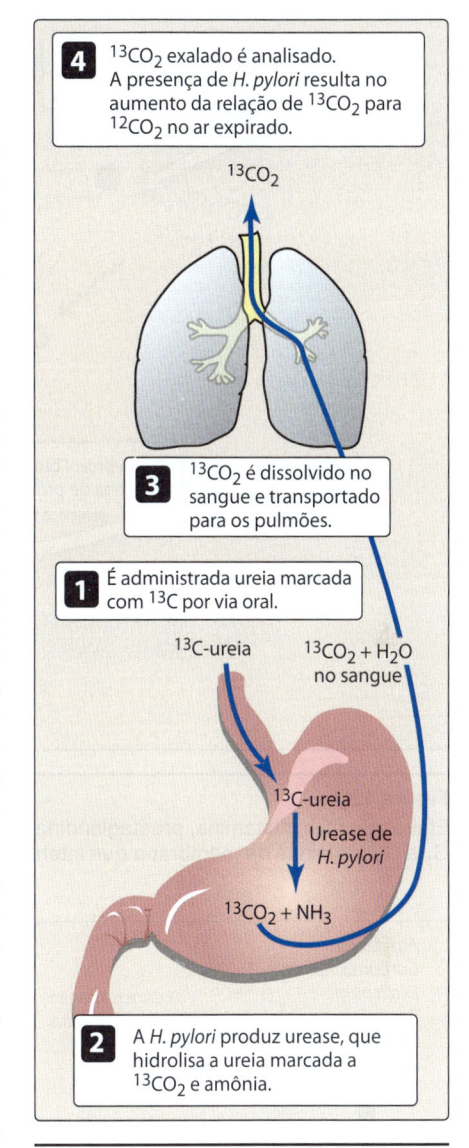

**Figura 42.2**
Teste de respiração de ureia, um dos vários métodos não invasivos para detectar a presença de *H. pylori*.

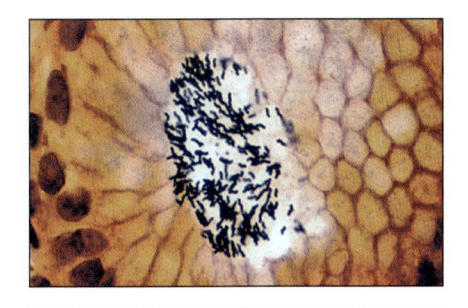

**Figura 42.3**
*H. pylori* na mucosa gástrica.

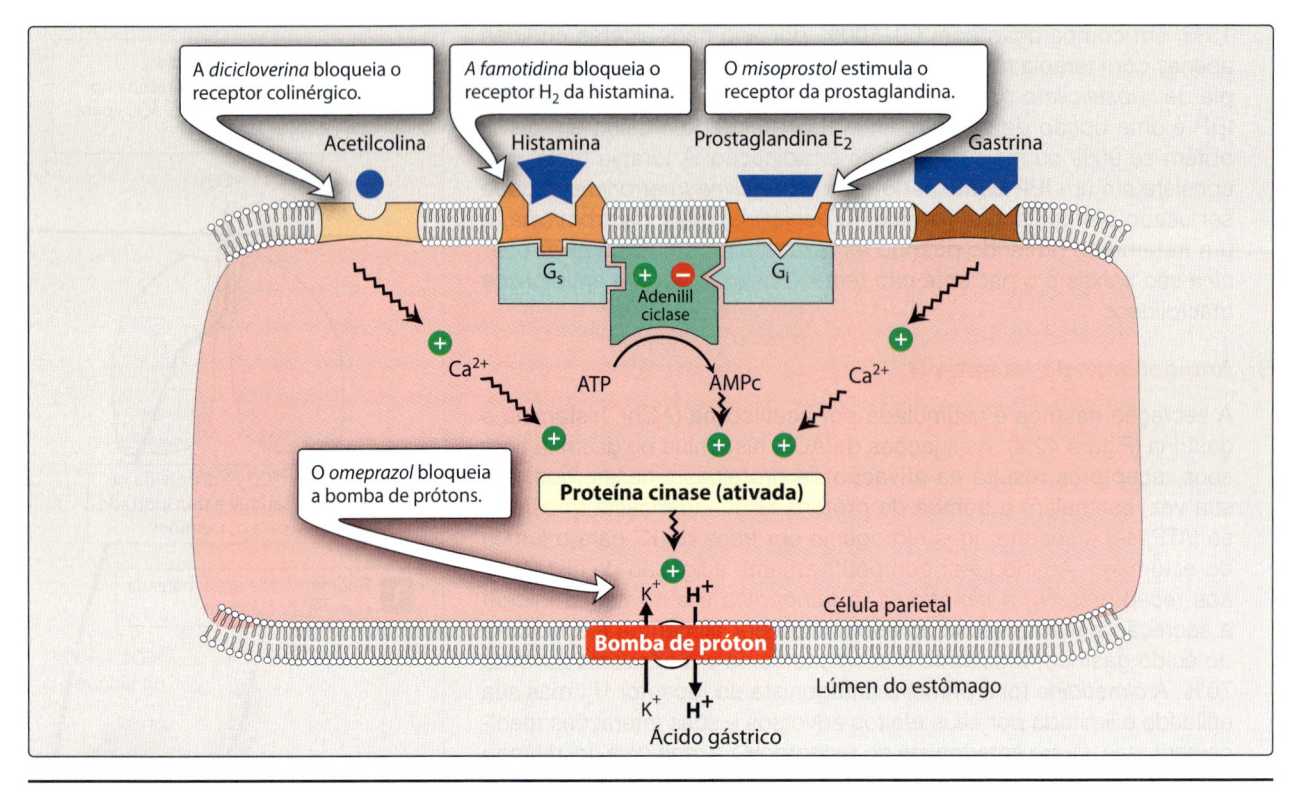

**Figura 42.4**
Efeitos de ACh, histamina, prostaglandina $E_2$ e gastrina na secreção gástrica pelas células parietais do estômago.
$G_s$ e $G_i$, proteínas de membrana que intermedeiam o efeito estimulante ou inibitório do receptor acoplado à adenilil ciclase.

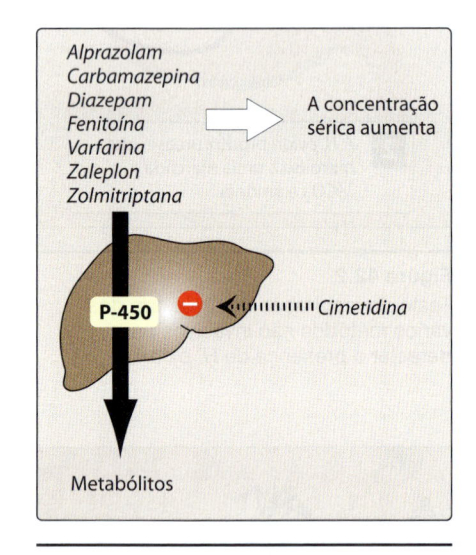

**Figura 42.5**
Interações medicamentosas com a *cimetidina*.

Os antagonistas dos receptores $H_2$ atuam diminuindo a secreção ácida; portanto, eles podem não aliviar os sintomas de azia por até 45 minutos. Os antiácidos neutralizam de forma mais rápida e eficiente o ácido estomacal, mas sua ação é de curta duração. Por essas razões, os IBPs são atualmente utilizados preferencialmente no tratamento da DRGE, sobretudo para pacientes com azia grave e frequente.

3. **Farmacocinética:** Após administração oral, os antagonistas do receptor $H_2$ se distribuem amplamente pelo organismo (incluindo o leite materno e por meio da placenta) e são excretados principalmente na urina. A *famotidina* também está disponível em formulação intravenosa. A meia-vida desses fármacos pode aumentar em pacientes com disfunção renal, portanto é preciso ajustar a dosagem.

4. **Efeitos adversos:** Em geral, os antagonistas do receptor $H_2$ são bem tolerados. No entanto, a *cimetidina* pode ter efeitos endócrinos, como ginecomastia e galactorreia (liberação contínua/descarga de leite), porque atua como um antiandrogênio não esteroide. Outros efeitos no sistema nervoso central, como confusão e alterações mentais, ocorrem primariamente em pacientes idosos ou após administração IV. Os antagonistas do receptor $H_2$ podem reduzir a eficácia de fármacos que exigem um ambiente ácido para absorção, como o *itraconazol*. A *cimetidina* inibe várias isoenzimas do CYP450 e pode interferir na biotransformação de vários fármacos, como *varfarina*, *fenitoína* e *clopidogrel* (Figura 42.5).

## C. Inibidores da bomba de prótons H⁺/K⁺-ATPase

Os IBPs se ligam à enzima H⁺/K⁺-ATPase (bomba de prótons) e suprimem a secreção de íons hidrogênio para o lúmen gástrico. A bomba de prótons ligada à membrana é a etapa final da secreção de ácido gástrico (Figura 42.4). Os IBPs disponíveis incluem *dexlansoprazol*, *esomeprazol*, *lansoprazol*, *omeprazol*, *pantoprazol* e *rabeprazol*.

1. **Ações:** Esses fármacos são profármacos com um revestimento entérico ácido-resistente para protegê-los da degradação prematura pelo ácido gástrico. O revestimento é removido no meio alcalino do duodeno, e o profármaco, uma base fraca, é absorvido e transportado à célula parietal. Ali, ele é convertido no fármaco ativo e forma uma ligação estável covalente com a enzima H⁺/K⁺-ATPase. São necessárias cerca de 18 horas para ressintetizar a enzima, e a secreção ácida é interrompida durante esse período. Em dosagem padrão, os IBPs inibem a secreção gástrica basal e a estimulada em mais de 90%. Também está disponível um produto oral contendo *omeprazol* combinado com *bicarbonato de sódio* para absorção mais rápida.

2. **Usos terapêuticos:** Os IBPs são superiores aos antagonistas $H_2$ no bloqueio da produção de ácido e na cicatrização das úlceras. Portanto, eles são os medicamentos preferidos para o tratamento de DRGE, esofagite erosiva, úlcera duodenal ativa e condições hipersecretoras patológicas, como a síndrome de Zollinger-Ellison. Os IBPs diminuem o risco de sangramento das úlceras causadas por *ácido acetilsalicílico* e outros AINEs e podem ser usados para prevenção ou tratamento das úlceras induzidas por AINEs. Os IBPs também são usados para profilaxia e tratamento de úlceras de estresse. Finalmente, os IBPs são combinados com regimes antimicrobianos usados para erradicar a *H. pylori*.

3. **Farmacocinética:** Esses agentes são eficazes por via oral. Para obter o efeito máximo, os IBPs devem ser ingeridos de 30 a 60 minutos antes do desjejum ou da principal (maior) refeição do dia. (Nota: O *dexlansoprazol* tem uma formulação de liberação postergada dupla e pode ser ingerido sem relação com refeições.) *Esomeprazol* e *pantoprazol* também estão disponíveis em formulações de uso IV. Embora a meia-vida desses fármacos no plasma seja de poucas horas, eles têm duração de longa ação devido à fixação covalente à enzima H⁺/K⁺-ATPase. Os metabólitos são excretados na urina e nas fezes.

4. **Efeitos adversos:** Os IBPs geralmente são bem tolerados, mas eles podem aumentar o risco de fraturas, particularmente se a duração do uso for de um ano ou mais (Figura 42.6). A supressão prolongada do ácido gástrico com os IBPs (e os antagonistas do receptor $H_2$) pode resultar em carência de vitamina $B_{12}$, porque o ácido é necessário para a sua absorção em complexo com o fator intrínseco. O pH gástrico elevado também pode prejudicar a absorção de *carbonato de cálcio*. O *citrato de cálcio* é uma opção eficaz para suplementar cálcio em pacientes sob tratamento de supressão de ácido, pois sua absorção não é afetada pelo pH gástrico. Pode ocorrer diarreia e colite por *Clostridium difficile* em pacientes que recebem IBP. Os pacientes devem ser aconselhados a interromperem o tratamento com IBP e contatarem seu médico se tiverem

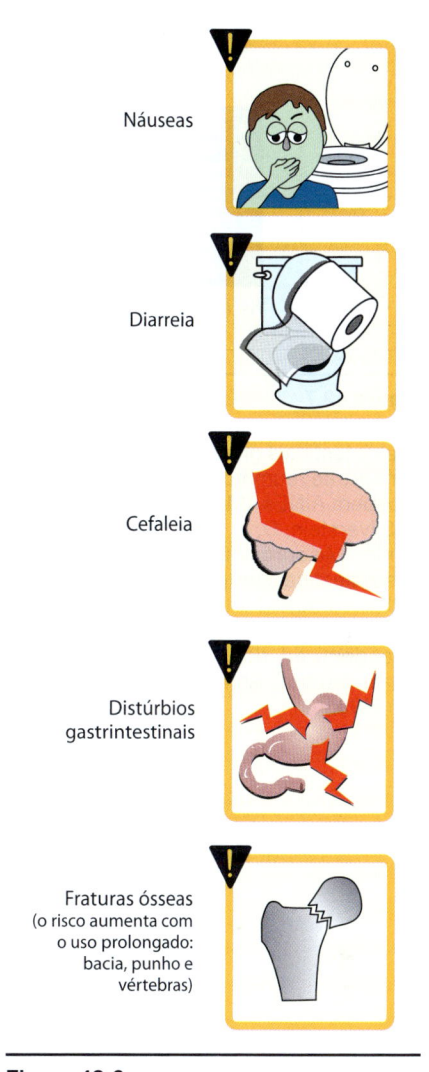

**Figura 42.6**
Alguns efeitos adversos observados com o uso de IBPs. GI, gastrintestinal.

Náuseas

Diarreia

Cefaleia

Distúrbios gastrintestinais

Fraturas ósseas (o risco aumenta com o uso prolongado: bacia, punho e vértebras)

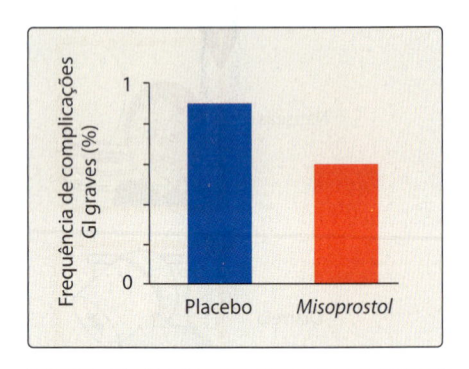

**Figura 42.7**
O *misoprostol* reduz as complicações gastrintestinais graves em pacientes com artrite reumatoide que recebem AINEs. (Modificada de F. E. Silverstein, D. Y. Graham, J. R. Senior. Misoprostol reduces serious gastrintestinal complications in patients with rheumatoid arthritis receiving nonsteroidal anti-inflammatory drugs. A randomized, double-blind, placebo controlled trial. Ann. Intern. Med. 123: 241 [1995].)

diarreia por vários dias. Efeitos adversos adicionais podem incluir nefrite intersticial aguda, hipomagnesemia e aumento da incidência de pneumonia.

### Aplicação clínica 42.1: Interação medicamentosa – *clopidogrel* e inibidores da bomba de prótons

O *clopidogrel* é um profármaco que é metabolizado no seu metabólito ativo, principalmente por meio de CYP2C19. A formação do metabólito ativo é necessária para produzir o efeito antiplaquetário do *clopidogrel*. IBPs como *omeprazol* e *esomeprazol* inibem CYP2C19, resultando em redução significativa da atividade antiplaquetária do *clopidogrel*. Outros IBPs (*dexlansoprazol*, *lansoprazol*, *pantoprazol* e *rabeprazol*) não afetam CYP2C19 nessa extensão. O *clopidogrel* traz uma advertência na bula de que o uso concomitante com *omeprazol* ou *esomeprazol* deve ser evitado. Portanto, recomenda-se que os pacientes que tomam *clopidogrel* recebam um IBP alternativo ou um antagonista do receptor $H_2$.

### D. Prostaglandinas

A prostaglandina E, produzida pela mucosa gástrica, inibe a secreção de ácido e estimula a secreção de muco e bicarbonato (efeito citoprotetor). A deficiência de prostaglandinas pode estar envolvida na patogênese das úlceras pépticas. *Misoprostol*, um análogo da prostaglandina $E_1$, está aprovado para a prevenção de úlceras gástricas causadas por AINEs (Figura 42.7). O uso profilático do *misoprostol* deve ser considerado em pacientes que estão recebendo AINEs e se encontram sob risco moderado ou alto de úlceras induzidas por esses fármacos, como pacientes idosos ou com úlceras prévias. O *misoprostol* é contraindicado na gravidez, pois pode estimular as contrações do útero e causar aborto. A diarreia relacionada à dose é o efeito adverso mais comum e limita o uso desse agente. Assim, os IBPs são os fármacos preferidos para a prevenção de úlceras causadas por AINEs.

### E. Antiácidos

Os antiácidos são bases fracas que reagem com o ácido gástrico formando água e um sal, para diminuir a acidez gástrica. Como a pepsina (uma enzima proteolítica) é inativa em pH acima de 4, os antiácidos reduzem sua atividade.

1. **Características químicas:** Os antiácidos variam amplamente em composição química, capacidade de neutralizar o ácido, concentração de sódio e palatabilidade. A eficácia de um antiácido depende da sua capacidade de neutralizar o HCl gástrico e do fato de o estômago estar repleto ou vazio. Os alimentos retardam o esvaziamento gástrico, permitindo mais tempo para o antiácido reagir e prolongando a duração da ação. Antiácidos comumente usados são combinações de sais de alumínio e magnésio, como *hidróxido de alumínio* e *hidróxido de magnésio* [$Mg(OH)_2$]. O *carbonato de cálcio* ($CaCO_3$) reage com o HCl formando dióxido de carbono ($CO_2$) e cloreto de cálcio ($CaCl_2$) e é também uma preparação comumente usada. A absorção sistêmica de *bicarbonato de sódio* [$NaHCO_3$] pode produzir alcalose metabólica transitória

e uma carga significativa de sódio. Portanto, esse antiácido não é recomendado.

2. **Usos terapêuticos:** Os antiácidos são usados para alívio sintomático de úlcera péptica, azia e DRGE. Para eficácia máxima, devem ser administrados após a refeição. (Nota: As preparações de *carbonato de cálcio* também são utilizadas como suplementos de cálcio para a prevenção da osteoporose.)

3. **Efeitos adversos:** O *hidróxido de alumínio* tende a causar constipação, ao passo que o *hidróxido de magnésio* tende a produzir diarreia. Medicamentos que se associam a esses fármacos ajudam na normalização da função intestinal. A absorção dos cátions dos antiácidos ($Mg^{2+}$, $Al^{3+}$, $Ca^{2+}$), em geral, não é problema em pacientes com função renal normal; entretanto, podem ocorrer acúmulo e efeitos adversos em pacientes com comprometimento renal.

F. **Fármacos protetores da mucosa**

Esses fármacos, também conhecidos como citoprotetores, apresentam várias ações que aumentam os mecanismos de proteção da mucosa, prevenindo lesões, reduzindo inflamação e cicatrizando úlceras existentes.

1. **Sucralfato:** Esse complexo de *hidróxido de alumínio* e sacarose sulfatada se liga a grupos carregados positivamente em proteínas da mucosa normal e necrótica. Formando géis complexos com as células epiteliais, o *sucralfato* cria uma barreira física que protege a úlcera da pepsina e do ácido, permitindo a cicatrização da lesão. Embora o *sucralfato* seja eficaz no tratamento das úlceras duodenais e na prevenção das úlceras por estresse, seu uso é limitado devido à necessidade de múltiplas doses diárias, interações medicamentosas e disponibilidade de agentes mais eficazes. Como requer um pH ácido para sua ativação, o *sucralfato* não deve ser administrado com IBPs, antagonistas $H_2$ ou antiácidos. O *sucralfato* é bem tolerado, mas pode ligar-se a outros medicamentos e interferir na sua absorção.

2. **Subsalicilato de bismuto:** Este fármaco é usado como componente do tratamento quádruplo para cicatrizar úlceras pépticas relacionadas a *H. pylori*. Além da sua ação antimicrobiana, ele inibe a atividade da pepsina, aumenta a secreção de muco e interage com glicoproteínas na mucosa necrótica, revestindo e protegendo a úlcera.

## III. FÁRMACOS USADOS PARA CONTROLAR NÁUSEAS E VÔMITOS INDUZIDOS POR QUIMIOTERAPIA

Embora náuseas e êmese ocorram em uma variedade de condições (p. ex., doença do movimento, gravidez e doenças gastrintestinais) e sejam sempre desagradáveis para o paciente, são a náusea e a êmese produzidas por vários quimioterápicos que exigem manejo eficaz. Entre 70 e 80% dos pacientes submetidos à quimioterapia experimentam náuseas e/ou vômitos. Vários fatores influenciam a incidência e a gravidade da náusea e da êmese induzidas pela quimioterapia (NEIQs), incluindo o quimioterápico específico (Figura 42.8), a dosagem, a via e o esquema de administração e as

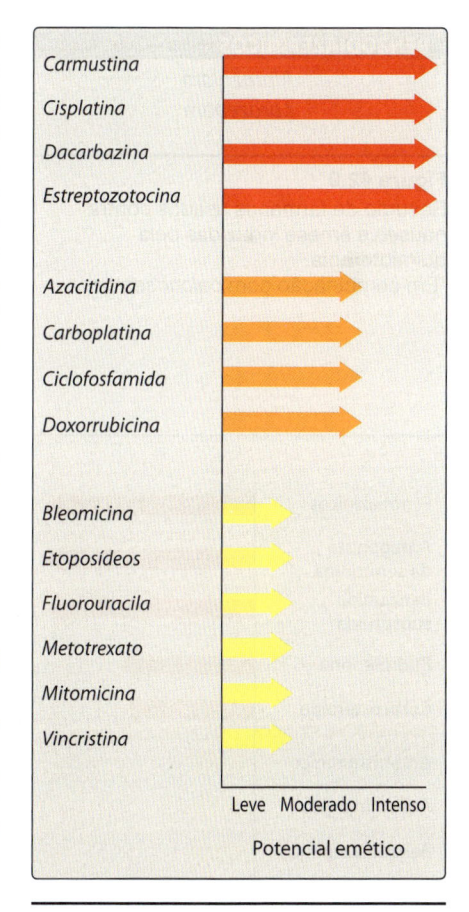

**Figura 42.8**
Comparação do potencial emético de antineoplásicos.

**FENOTIAZINAS**
Proclorperazina

**ANTAGONISTAS DO RECEPTOR 5-HT$_3$**
Dolasetrona
Granisetrona
Ondansetrona
Palonosetrona

**ANTAGONISTA DO RECEPTOR DA SUBSTÂNCIA P/NEUROCININA-1**
Aprepitanto, Fosaprepitanto
Netupitanto, Fosnetupitanto*
Rolapitanto

**CORTICOSTEROIDES**
Dexametasona

**ANTIPSICÓTICO DE SEGUNDA GERAÇÃO**
Olanzapina

**BENZAMIDAS SUBSTITUÍDAS**
Metoclopramida

**BUTIROFENONAS**
Droperidol
Haloperidol

**BENZODIAZEPÍNICOS**
Alprazolam
Lorazepam

**Figura 42.9**
Resumo de fármacos usados contra náusea e êmese induzidas pela quimioterapia.
*Em combinação com *palonosetrona*.

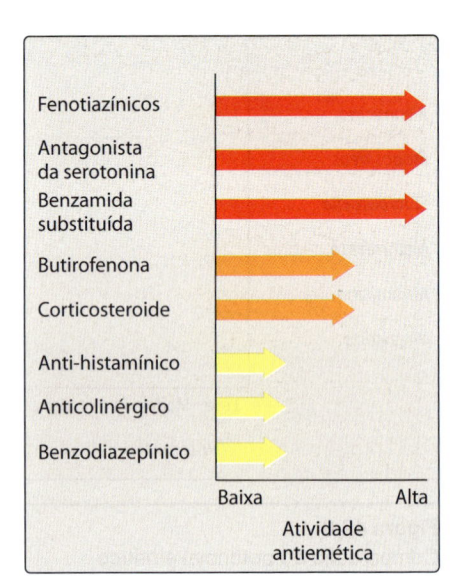

**Figura 42.10**
Eficácia dos fármacos antieméticos.

variáveis do paciente. Por exemplo, pacientes jovens e mulheres são mais suscetíveis do que pacientes idosos e homens, e de 10 a 42% dos pacientes experimentam náuseas e/ou êmese na expectativa da quimioterapia (vômitos por antecipação). NEIQs não só afetam a qualidade de vida, como também podem levar à rejeição da quimioterapia, potencialmente curativa. Além disso, a êmese descontrolada pode produzir desidratação, profundo desequilíbrio metabólico e depleção de nutrientes.

### A. O mecanismo que inicia a êmese

Dois locais no tronco encefálico têm papéis-chave na via da êmese reflexa. A zona do gatilho quimiorreceptora (CTZ, do inglês *chemoreceptor trigger zone*) está localizada na área postrema (uma estrutura circunventricular no fim caudal do quarto ventrículo), fora da barreira hematencefálica. Assim, ela pode responder diretamente a estímulos químicos presentes no sangue ou no líquido cerebrospinal. O segundo local em importância, o centro da êmese, que está localizado na formação reticular lateral do bulbo, coordena os mecanismos motores da êmese. O centro da êmese também responde a impulsos aferentes do sistema vestibular, da periferia (laringe e TGI) e das estruturas superiores corticais e do tronco cerebral. O sistema vestibular funciona principalmente na doença do movimento (cinetose).

### B. Ações eméticas dos quimioterápicos

Os fármacos quimioterápicos podem ativar diretamente a CTZ ou o centro da êmese bulbar. Vários neurorreceptores, incluindo o receptor da dopamina tipo 2 e da serotonina tipo 3 (5-HT$_3$), têm papéis críticos. Com frequência, a cor ou o odor dos quimioterápicos (e mesmo estímulos associados à quimioterapia) podem ativar os centros cerebrais superiores e iniciar a êmese. Os quimioterápicos também podem atuar perifericamente causando lesões celulares no TGI e liberando serotonina das células enterocromafins da mucosa do intestino delgado. A serotonina ativa os receptores 5-HT$_3$ nas fibras aferentes esplâncnicas e vagais, que, então, levam sinais sensoriais ao bulbo, causando a resposta emética.

### C. Fármacos antieméticos

Considerando a complexidade dos mecanismos envolvidos na êmese, não é de surpreender que os antieméticos apresentem uma variedade de classes (Figura 42.9) e ofereçam uma faixa de eficácias (Figura 42.10). Os anticolinérgicos, especialmente o antagonista do receptor muscarínico, *escopolamina*, e os antagonistas de receptor H$_1$, como *dimenidrinato*, *meclizina* e *ciclizina*, são muito úteis na cinetose, mas são ineficazes contra substâncias que atuam diretamente na CTZ. As principais classes de fármacos usadas para controlar as NEIQs incluem as descritas a seguir.

1. **Fenotiazinas:** As fenotiazinas, como a *proclorperazina*, atuam bloqueando os receptores de dopamina na CTZ. A *proclorperazina* é eficaz na profilaxia de NEIQs para agentes quimioterápicos com baixo potencial emetogênico (p. ex., *fluorouracila* e *metotrexato*). Embora o aumento da dosagem melhore a atividade antiemética, os efeitos adversos são dose-limitantes. O medicamento também pode ser usado para o tratamento de NEIQs tardias. (Nota: As NEIQs tardias são a náusea ou o vômito que ocorrem apesar do uso de antieméticos profiláticos e requerem administração imediata de antieméticos adicionais.)

2. **Antagonistas do receptor 5-HT₃:** Os antagonistas do receptor 5-HT₃ incluem *dolasetrona*, *granisetrona*, *ondansetrona* e *palonosetrona*. Esses fármacos bloqueiam seletivamente os receptores 5-HT₃ na periferia (fibras aferentes vagais viscerais) e na CTZ. Essa classe de agentes é importante no tratamento de NEIQ, devido à sua eficácia superior e à maior duração de ação. Eles podem ser administrados como dose simples antes da quimioterapia (por via IV ou oral) e são eficazes contra todos os graus de tratamentos emetogênicos. Para regimes de quimioterapia de vários dias, podem ser necessárias doses repetidas de antagonistas dos receptores 5-HT₃. (Nota: *Palonosetrona* tem uma meia-vida muito mais longa do que os outros antagonistas dos receptores 5-HT₃ [aproximadamente 42 horas], e doses repetidas em geral não são recomendadas.) *Ondansetrona* e *granisetrona* evitam a êmese em 50 a 60% dos pacientes tratados com *cisplatina*. Também são úteis no tratamento de náuseas e êmeses pós-operatórias. Os antagonistas 5-HT₃ são extensamente biotransformados pelo fígado, mas somente a *ondansetrona* exige ajuste de dosagem na insuficiência hepática. A excreção é pela urina. O prolongamento do intervalo QT pode ocorrer com altas doses de *ondansetrona* e *dolasetrona*. Por esse motivo, a formulação intravenosa de *dolasetrona* foi retirada do mercado, e a dosagem máxima de *ondansetrona* foi limitada.

3. **Antagonistas do receptor da substância P/neurocinina 1:** O *aprepitanto*, o *netupitanto* e o *rolapitanto* têm como alvo o receptor de neurocinina no centro do vômito e bloqueiam as ações da substância P. (Nota: O *fosaprepitanto* e o *fosnetupitanto* são profármacos do *aprepitanto* e do *netupitanto*, respectivamente, administrados por via intravenosa.) Esses agentes são indicados para regimes quimioterápicos altamente ou moderadamente emetogênicos e costumam ser administrados com *dexametasona* e um antagonista 5-HT₃. Ao contrário da maioria dos antagonistas 5-HT₃, esses agentes são eficazes para a fase tardia da NEIQ, que ocorre 24 horas ou mais após a quimioterapia. O *aprepitanto* e o *rolapitanto* passam por metabolismo hepático, principalmente pela CYP3A4. A coadministração com inibidores ou indutores fortes de CYP3A4 (p. ex., *claritromicina* ou *erva-de-são-joão*, respectivamente) deve ser evitada. O *aprepitanto* é um indutor de CYP3A4 e de CYP2C9 e também apresenta inibição de CYP3A4 dependente da dose. Portanto, pode afetar o metabolismo de outros medicamentos que são substratos dessas isoenzimas e está sujeito a inúmeras interações medicamentosas. *Rolapitanto* é um inibidor moderado de CYP2D6. Fadiga, diarreia, dor abdominal e soluços são efeitos adversos dessa classe.

4. **Corticosteroides:** A *dexametasona* usada isoladamente é eficaz contra quimioterapia leve a moderadamente emetogênica. Com mais frequência, a *dexametasona* é usada em combinação com antagonistas do receptor 5-HT₃ ou antagonistas do receptor da substância P/neurocinina 1 para prevenção de NEIQs em regimes de quimioterapia moderada ou altamente emetogênica. Seu mecanismo antiemético não é conhecido, mas pode envolver bloqueio de prostaglandinas.

5. **Antipsicóticos de segunda geração:** A *olanzapina* é um antipsicótico de segunda geração (ver Capítulo 18) que bloqueia os receptores 5-HT₂ e os receptores de dopamina, além dos receptores

de histamina-1 e $\alpha_1$. É útil na prevenção de NEIQs e é usada em combinação com antagonistas do receptor 5-$HT_3$ e *dexametasona* (com ou sem antagonistas do receptor da substância P/neurocinina 1) para regimes de quimioterapia moderada ou altamente emetogênica.

6. **Benzamidas substituídas:** Uma das várias benzamidas substituídas com atividade antiemética, a *metoclopramida* é eficaz em doses altas contra a emetogênica *cisplatina*, prevenindo a êmese de 30 a 42% dos pacientes e reduzindo a êmese na maioria. A *metoclopramida* consegue esse efeito com a inibição da dopamina na CTZ. Por ser menos eficaz que outros agentes, a *metoclopramida* deve ser reservada para pacientes que apresentam resposta inadequada aos antagonistas dos receptores 5-$HT_3$ ou aos antagonistas dos receptores da substância P/neurocinina 1. É eficaz no tratamento de náuseas e vômitos tardios. A *metoclopramida* aumenta a motilidade gástrica e é útil para pacientes com gastroparesia. Os efeitos adversos antidopaminérgicos, incluindo sintomas extrapiramidais, limitam o uso prolongado de doses elevadas. O agente traz uma advertência na bula contra o uso por mais de 12 semanas devido ao risco de discinesia tardia.

7. **Butirofenonas:** *Droperidol* e *haloperidol* atuam bloqueando os receptores de dopamina. As butirofenonas são antieméticos moderadamente eficazes. O *haloperidol* é usado no tratamento de NEIQs tardias. O *droperidol* pode prolongar o intervalo QTc, e seu uso deve ser reservado para pacientes com náuseas e vômitos relacionados a procedimentos cirúrgicos e resposta inadequada a outros agentes.

8. **Benzodiazepínicos:** A potência antiemética do *lorazepam* e do *alprazolam* é baixa. Seu efeito benéfico pode ser devido às suas propriedades sedativas, ansiolíticas e amnésicas (ver Capítulo 16). Essas propriedades tornam os benzodiazepínicos úteis no tratamento da êmese por antecipação. O uso concomitante com álcool deve ser evitado devido ao efeito depressor aditivo no SNC.

## IV. FÁRMACOS ANTIDIARREICOS

O aumento da motilidade do TGI e a diminuição de absorção de líquidos são os principais fatores na diarreia. Os antidiarreicos incluem fármacos antimotilidade, adsorventes e fármacos que modificam o transporte de água e eletrólitos (Figura 42.11).

### A. Fármacos antimotilidade

Dois medicamentos usados para controlar a diarreia são o *difenoxilato* e a *loperamida*. Ambos são análogos à *meperidina* e têm ações tipo opioide no intestino. Eles ativam receptores opioides pré-sinápticos no sistema nervoso entérico para inibir a liberação de ACh e diminuir o peristaltismo. Em doses padrão, não têm efeito analgésico. A *loperamida* é mais amplamente utilizada para o tratamento geral da diarreia aguda, incluindo a diarreia do viajante. Está disponível sem receita médica em muitos países. O uso indevido ou excessivo de altas doses de *loperamida* foi observado em pacientes que tentavam obter euforia ou

| AGENTES ANTIMOTILIDADE |
|---|
| *Difenoxilato + atropina* |
| *Loperamida* |
| **ADSORVENTES** |
| *Hidróxido de alumínio* |
| *Metilcelulose* |
| **AGENTES QUE MODIFICAM O TRANSPORTE DE FLUIDO E ELETRÓLITO** |
| *Subsalicilato de bismuto* |

**Figura 42.11**
Resumo de fármacos usados contra a diarreia.

prevenir a abstinência de opioides. Como resultado, quantidades limitadas de *loperamida* podem ser vendidas de uma só vez, e o agente traz uma advertência na bula sobre a importância de seguir as instruções de dosagem recomendadas para evitar reações adversas graves. Como esses medicamentos podem contribuir para o megacólon tóxico, eles não devem ser usados em pacientes com colite ulcerativa ativa. Além disso, esses agentes devem ser evitados em crianças pequenas devido ao risco de depressão respiratória, eventos cardíacos, coma e morte. Pacientes com diarreia infecciosa potencialmente grave (p. ex., febre ou sangue ou muco nas fezes) devem evitar o autotratamento com *loperamida*, pois o efeito antimotilidade pode impedir a expulsão do patógeno causador e prolongar a duração da doença.

### B. Adsorventes

Os fármacos adsorventes, como *hidróxido de alumínio* e *metilcelulose*, são usados para controlar diarreias. Presumivelmente, esses fármacos atuam adsorvendo toxinas intestinais ou microrganismos e/ou revestindo e protegendo a mucosa intestinal. Eles são muito menos eficazes do que os fármacos antimotilidade e podem interferir na absorção de outros fármacos.

### C. Fármacos que modificam o transporte de líquido e eletrólitos

O *subsalicilato de bismuto*, usado na prevenção e no tratamento da diarreia do viajante, diminui a secreção de líquidos no intestino. Sua ação pode ser devida ao componente salicilato, bem como sua ação de revestimento. Os efeitos adversos podem incluir língua escurecida e fezes pretas.

## V. LAXANTES

Os laxantes são comumente usados no tratamento da constipação para acelerar a motilidade intestinal, amolecer as fezes e aumentar a frequência das evacuações. Esses fármacos são classificados com base no seu mecanismo de ação (Figura 42.12). Ao acelerarem o trânsito intestinal de fármacos pouco absorvidos, preparações de ação tardia e preparações orais de liberação estendida de outros medicamentos, os laxantes aumentam o risco de esses agentes perderem seu efeito. Usados cronicamente, eles também podem causar desequilíbrios eletrolíticos. Vários desses fármacos têm risco de dependência para o usuário.

### A. Irritantes e estimulantes

1. **Chá de sene:** Este é um laxante estimulante amplamente usado. Seu componente ativo é um grupo de senosídeos, um complexo natural de glicosídeos antraquinônicos. Usado por via oral, causa evacuação de 6 a 12 horas. Ele também causa secreção de água e eletrólitos para o interior do intestino. Em produtos associados contendo o amolecedor de fezes *docusato*, esse fármaco é útil no tratamento das constipações causadas por opioides.

2. **Bisacodil:** Disponibilizado como supositório e comprimidos revestidos entéricos, o *bisacodil* é um potente estimulante do colo do intestino. Ele atua diretamente nas fibras nervosas na mucosa do colo do intestino.

| IRRITANTES e ESTIMULANTES |
|---|
| Bisacodil |
| Óleo de rícino |
| Chá de sene |
| **LAXANTES FORMADORES DE MASSA FECAL** |
| Metilcelulose |
| Psyllium |
| **LAXANTES SALINOS e OSMÓTICOS** |
| Lactulose |
| Citrato de magnésio |
| Hidróxido de magnésio |
| Polietilenoglicol |
| **LAXANTES EMOLIENTES** |
| Docusato |
| **LAXANTES LUBRIFICANTES** |
| Supositórios de glicerina |
| Óleo mineral |

**Figura 42.12**
Resumo de fármacos usados contra a constipação.

3. **Óleo de rícino:** Este produto é hidrolisado no intestino delgado em ácido ricinoleico, que tende a irritar muito o estômago e, logo, aumenta o peristaltismo. Ele deve ser evitado em gestantes, pois pode estimular contrações do útero. O uso de óleo de rícino geralmente não é recomendado devido à palatabilidade desagradável e ao potencial de efeitos adversos gastrintestinais.

### B. Laxantes formadores de massa fecal

Os laxantes aumentadores de volume incluem coloides hidrofílicos (de partes não digeríveis de frutas e vegetais). Eles formam géis no intestino grosso, causando a retenção de água e a distensão intestinal, aumentando, assim, a atividade peristáltica. Ações similares são produzidas por *metilcelulose*, sementes de linho (*psyllium*) e fibras. Eles devem ser usados com cautela em pacientes que se encontram imobilizados, devido ao potencial de causarem obstrução intestinal. O *psyllium* pode reduzir a absorção de outros medicamentos orais, e a administração de outros agentes deve ser separada do *psyllium* por pelo menos 2 horas.

### C. Laxantes salinos e osmóticos

Os catárticos salinos, como *citrato de magnésio*, *hidróxido de magnésio* e *fosfato de sódio*, são sais não absorvíveis (ânions e cátions) que retêm água no intestino por osmose. Isso distende o intestino, aumentando a atividade intestinal e produzindo defecação em poucas horas. Soluções eletrolíticas contendo *polietilenoglicol (PEG)* são usadas como lavagens colônicas a fim de preparar o intestino para procedimentos endoscópicos ou radiológicos. O pó de *PEG* para solução, sem eletrólitos, também é usado como laxante e demonstrou causar menos cólicas e gases do que outros laxantes. A *lactulose* é um dissacarídeo semissintético que também atua como laxante osmótico. Ela não consegue ser hidrolisada pelas enzimas gastrintestinais. As dosagens orais alcançam o colo do intestino e são degradadas pelas bactérias colônicas em ácidos láctico, fórmico e acético. Isso aumenta a pressão osmótica, causando acúmulo de líquidos que distende o colo do intestino, amolece as fezes e causa defecação. (Nota: A *lactulose* é usada também para o tratamento da encefalopatia hepática, por reduzir as concentrações de amônia.)

### D. Laxantes emolientes (surfactantes)

Os fármacos ativos na superfície que se tornam emulsificados com as fezes produzem fezes amolecidas e facilitam sua progressão. Estão incluídos nessa classe o *docusato de sódio* e o *docusato de cálcio*. Eles podem demorar dias para fazerem efeito e geralmente são usados na profilaxia, em vez de no tratamento agudo. Os amolecedores de fezes não devem ser ingeridos simultaneamente com *óleo mineral*, devido ao risco de absorção do *óleo mineral*.

### E. Laxantes lubrificantes

O *óleo mineral* e os supositórios de *glicerina* são considerados lubrificantes e agem facilitando a passagem de fezes endurecidas. O *óleo mineral* deve ser ingerido por via oral em posição ereta (de pé) para evitar a aspiração e uma potencial pneumonia lipídica ou lipoide.

## F. Ativadores de canais de cloro

A *lubiprostona* atua ativando os canais de cloreto para aumentar a secreção de líquidos no lúmen intestinal. Isso facilita a progressão das fezes e causa pouca alteração no equilíbrio eletrolítico. A *lubiprostona* é usada no tratamento da constipação crônica e da síndrome do intestino irritável com constipação (SII-C), principalmente porque tolerância ou dependência não foram associadas a esse medicamento. Interações entre fármacos também são mínimas, pois a biotransformação ocorre rapidamente no estômago e no jejuno.

## VI. SÍNDROME DO INTESTINO IRRITÁVEL

A SII é caracterizada por dor abdominal crônica e hábitos intestinais alterados na ausência de uma causa orgânica. A SII pode ser classificada como com constipação (SII-C), com diarreia (SII-D) ou uma combinação de ambas. As modificações dietéticas e psicossociais desempenham um papel importante no manejo da doença, bem como na terapia medicamentosa (Figura 42.13). As principais características dos medicamentos utilizados para o tratamento de SII-C e SII-D são fornecidas na Figura 42.14.

| FÁRMACOS PATA TRATAR SII-C |
|---|
| Linaclotida |
| Lubiprostona |
| Plecanatida |
| Tegaserode |
| Tenapanor |
| **FÁRMACOS PATA TRATAR SII- D** |
| Alosetrona |
| Eluxadolina |
| Rifaximina |
| **FÁRMACOS PATA TRATAR SII-C E SII-D** |
| Dicicloverina |
| Hiosciamina |

**Figura 42.13**
Resumo dos fármacos usados no tratamento da síndrome do intestino irritável. SII-C, síndrome do intestino irritável com constipação; SII-D, síndrome do intestino irritável com diarreia.

| FÁRMACO | INDICAÇÕES | MECANISMO DE AÇÃO | EFEITOS ADVERSOS |
|---|---|---|---|
| **Linaclotida** **Plecanatida** | SII-C* | Agonista da guanilato ciclase-C | Diarreia<br>Não usar em obstrução gastrintestinal |
| **Lubiprostona** | Mulheres com SII-C*^ | Ativadores de canais de cloro | Náuseas e vômitos, diarreia<br>Não usar em obstrução gastrintestinal |
| **Tegaserode** | Mulheres com SII-C e < 65 anos | Agonista parcial de 5-HT$_4$ | Diarreia<br>Não usar em obstrução gastrintestinal ou histórico de IM, AVE ou angina |
| **Tenapanor** | SII-C | Inibidor do trocador de sódio/hidrogênio 3 (NHE3) | Diarreia<br>Não usar em obstrução gastrintestinal |
| **Alosetrona** | Mulheres com SII-D grave | Antagonistas de 5-HT$_3$ | Prisão de ventre, náuseas e vômitos, azia, colite isquêmica (raro) |
| **Eluxadolina** | SII- D | Agonista do receptor opioide µ | Constipação, dor abdominal, náusea, pancreatite (raro)<br>Evitar o uso em pancreatite ou alcoolismo |
| **Rifaximina** | Uso de curto prazo na SII-D | Diminui a carga bacteriana (análogo estrutural da *rifampicina*) | Náusea, fadiga, cefaleia, tontura, edema periférico e risco de infecção por *Clostridium difficile* |
| **Dicicloverina** | SII-C e SII-D | Antimuscarínico; diminui espasmos gastrintestinais e a motilidade | Efeitos anticolinérgicos, como sonolência e xerostomia |
| **Hiosciamina** | SII-C e SII-D | Antimuscarínico; diminui espasmos gastrintestinais e a motilidade | Efeitos anticolinérgicos, como sonolência e xerostomia<br>A sobredosagem pode produzir alucinações, arritmias, náuseas e vômitos |

**Figura 42.14**
Características dos fármacos usados no tratamento da síndrome do intestino irritável em adultos. AVE, acidente vascular encefálico; SII-C, síndrome do intestino irritável com constipação; SII-D, síndrome do intestino irritável com diarreia; GI, gastrintestinal; IM, infarto do miocárdio. *Também indicado para o tratamento da constipação crônica idiopática.
^Também indicado para o tratamento da constipação induzida por opiáceos.

## VII. MEDICAMENTOS USADOS PARA TRATAR DOENÇAS INFLAMATÓRIAS INTESTINAIS

A DII é um grupo de condições intestinais crônicas idiopáticas, caracterizadas por inflamação do trato GI imunomediada em resposta a antígenos bacterianos no lúmen do intestino. Os subtipos mais comuns de DII são a doença de Crohn (DC) e a retocolite ulcerativa (RCU). A DC pode afetar qualquer porção do trato gastrintestinal, da boca ao ânus, de forma não contínua e é caracterizada por inflamação transmural. A RCU em geral afeta o reto. Pode estender-se continuamente para afetar outras partes do cólon e é caracterizada por inflamação limitada à camada mucosa (Figura 42.15). A gravidade, a extensão da doença e o risco de complicações orientam o tratamento da DII. Sua remissão pode ser induzida com o uso de 5-aminosalicilatos (5-ASAs) retais e orais, corticosteroides (retais, orais liberados localmente e sistêmicos), agentes biológicos (inibidores de TNF-α, inibidores da integrina α-4 e o inibidor de IL-12/23 *ustequinumabe*) e o inibidor de Janus cinase, *tofacitinibe*. Os medicamentos utilizados para manter a remissão são os mesmos utilizados para a indução. Os imunomoduladores (*azatioprina*, *6-mercaptopurina* e *metotrexato*) são agentes adicionais utilizados na manutenção da remissão na DII. A Figura 42.16 resume os agentes utilizados no tratamento da DII.

### A. 5-Aminossalicilatos

Os agentes 5-ASA incluem *sulfassalazina*, *mesalazina*, *balsalazida* e *olsalazina*. (Nota: A *mesalazina* é 5-ASA.) O primeiro agente 5-ASA utilizado no tratamento da DII, a *sulfassalazina*, é um profármaco constituído por 5-ASA ligado à sulfapiridina. As bactérias do cólon clivam a *sulfassalazina* para produzir 5-ASA (*mesalazina*) e sulfapiridina (Figura 42.17). Quando se descobriu que o 5-ASA era responsável pela eficácia da *sulfassalazina*, enquanto a sulfapiridina era a principal responsável pelos seus efeitos adversos, foram produzidas formulações de 5-ASA não ligadas. Contudo, o 5-ASA não ligado é rapidamente

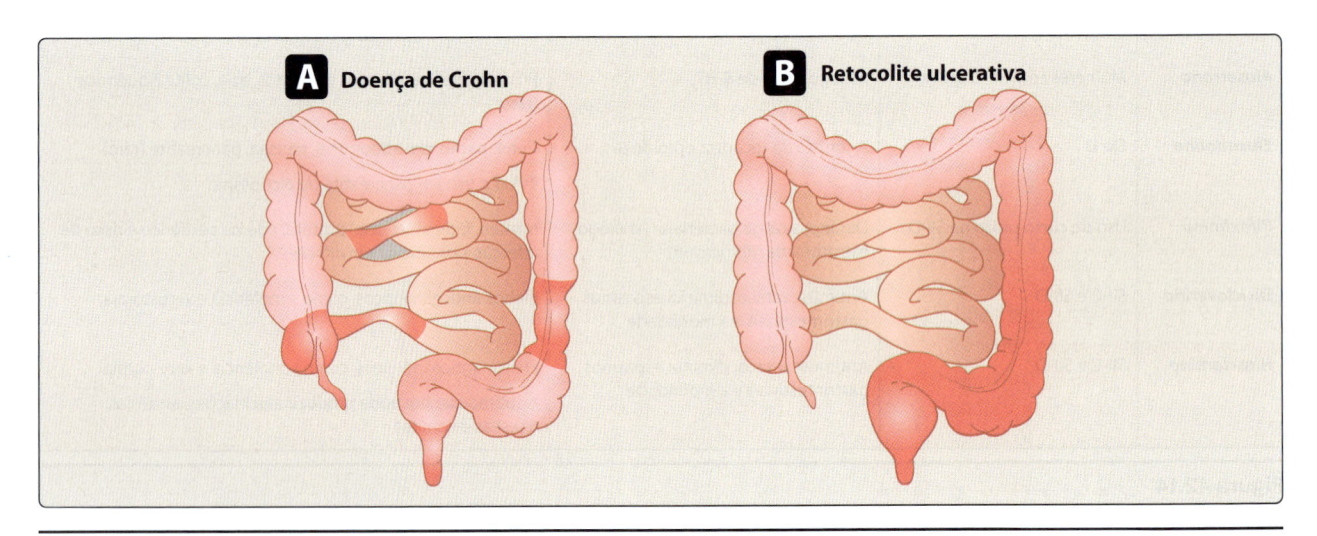

**Figura 42.15**
Padrões de distribuição da doença com (**A**) lesões espaçadas na doença de Crohn e (**B**) envolvimento contínuo do cólon, começando pelo reto, na retocolite ulcerativa.

absorvido, com apenas 20% atingindo o local de ação no íleo terminal e no cólon. Portanto, outros compostos com ligação azo e várias formulações de *mesalazina* foram desenvolvidos para limitar a absorção de 5-ASA no trato GI proximal e permitir maior distribuição do medicamento ao cólon. Os compostos orais de *mesalazina* consistem em moléculas únicas de 5-ASA confinadas em um revestimento entérico ou em uma membrana semipermeável, que proporciona uma libertação tardia ou prolongada do fármaco. Os compostos azo (*balsalazida* e *olsalazina*) são profármacos que consistem em uma molécula de 5-ASA ligada por meio de uma ligação azo (N=N) a outra molécula. Essas formulações diferem em seus locais de aplicação tópica no trato intestinal e na frequência de dosagem (Figura 42.18). Em comparação com a *sulfassalazina*, as formulações de *mesalazina* e os outros compostos azo melhoraram a tolerabilidade com eficácia semelhante, tornando-os a base da terapia na RCU.

1. **Ações:** Os 5-ASAs apresentam propriedades anti-inflamatórias e imunossupressoras que são os principais determinantes da sua eficácia na DII. O mecanismo exato de ação do 5-ASA é desconhecido, mas acredita-se que seja devido em parte a (1) inibição da síntese de citocinas e prostaglandinas; (2) inibição da liberação de leucotrienos; (3) eliminação de radicais livres; (4) inibição da proliferação, ativação e diferenciação de células T; e (5) comprometimento da adesão e da função dos leucócitos. Acredita-se que o 5-ASA atue por meio da interação tópica com a mucosa intestinal, e os mecanismos são os mesmos tanto na administração oral quanto na administração retal.

2. **Usos terapêuticos:** Os medicamentos 5-ASA são a base do tratamento na RCU. Todas as formulações de 5-ASA e *sulfassalazina* são indicadas na RCU para indução e manutenção da remissão. As diretrizes atuais recomendam *mesalazina*, *balsalazida* ou *olsalazina* como primeira linha para doença leve a moderada. Pacientes com RCU moderada a grave podem necessitar do uso de agentes biológicos e imunomoduladores. O uso de medicamentos 5-ASA na DC é limitado devido à falta geral de eficácia.

3. **Farmacocinética:** A farmacocinética do 5-ASA (*mesalazina*) é variável e depende da via de administração (p. ex., retal *vs.* oral), do tipo de formulação oral (ver Figura 42.18) e da atividade da doença. A absorção de 5-ASA aumenta com doenças mais graves e reduz com a diminuição do pH. Na RCU, os 5-ASAs atuam por efeito local. Portanto, as preparações de 5-ASA entregam o fármaco ao cólon para exposição intestinal máxima. A absorção da *mesalazina* administrada por via retal e a exposição sistêmica dependem do tempo de retenção retal. Devido ao mecanismo de ação tópico, as diferenças na exposição sistêmica não estão relacionadas com a eficácia, mas podem ser importantes para efeitos adversos. A *sulfassalazina* é administrada por via oral, com o componente sulfapiridina apresentando absorção significativa (60–80%).

4. **Efeitos adversos:** Os efeitos adversos da *sulfassalazina* ocorrem em até 45% dos pacientes, sendo a maioria devido ao componente sulfapiridina. Cefaleia, náusea e fadiga são mais comuns e estão relacionadas à dose. As reações graves incluem anemia hemolítica, mielossupressão, hepatite, pneumonite, nefrotoxicidade, febre,

---

**5-AMINOSALICILATOS**
Formulação oral
*Balsalazida*
*Mesalazina*
*Olsalazina*
*Sulfassalazina*
Formulação retal
*Mesalazina enema*
*Mesalazina supositório*

**CORTICOSTEROIDES**
Formulação oral
*Budesonida de liberação tardia*
*Budesonida de liberação prolongada*
*Hidrocortisona*
*Prednisona*
*Metilprednisolona*
Formulação intravenosa
*Hidrocortisona*
*Metilprednisolona*
Formulação retal
*Budesonida espuma*
*Hidrocortisona supositório*
*Hidrocortisona enema*
*Hidrocortisona espuma*

**AGENTES BIOLÓGICOS**
Inibidores de TNF-α
*Adalimumabe*
*Certolizumabe*
*Golimumabe*
*Infliximabe*
Inibidores da integrina α-4
*Vedolizumabe*
Inibidores de IL-12/23
*Ustequinumabe*

**INIBIDOR DE JANUS CINASE**
*Tofacitinibe*

**IMUNOMODULADORES**
*Azatioprina*
*6-Mercaptopurina*
*Metotrexato*

**Figura 42.16**
Agentes utilizados no tratamento da doença inflamatória intestinal.

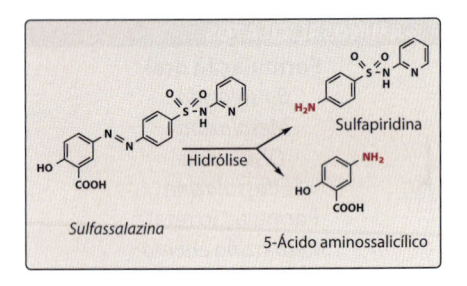

**Figura 42.17**
Metabolismo da *sulfassalazina*.

erupção cutânea e síndrome de Stevens-Johnson. O tratamento deve ser interrompido ao primeiro sinal de erupção cutânea ou hipersensibilidade. A *sulfassalazina* prejudica reversivelmente a fertilidade masculina e inibe a absorção intestinal de folato; por isso, a suplementação de folato é recomendada com uso crônico. As formulações mais recentes de *mesalazina* são bem toleradas; cefaleia e dispepsia são os efeitos adversos mais comuns. Raramente pode ocorrer nefrite intersticial aguda, e a função renal deve ser monitorada em pacientes recebendo *mesalazina*. Diarreia aquosa ocorre em até 20% dos pacientes tratados com *olsalazina*. Algumas formulações de *mesalazina* dependem do pH para sua liberação (ver Figura 42.18), e a coadministração de medicamentos que aumentam o pH (p. ex., IBPs, antagonistas do receptor $H_2$ e antiácidos) pode resultar em aumento da absorção sistêmica e liberação prematura de 5-ASA antes de chegar ao local de ação. O uso concomitante deve ser evitado ou deve ser usada outra formulação de 5-ASA que não seja dependente do pH (p. ex., *olsalazina*, *balsalazida*).

### B. Corticosteroides

Os corticosteroides são usados na DII por seus efeitos anti-inflamatórios, assim como em outras condições inflamatórias (ver Capítulo 26). Embora os corticosteroides sejam muito eficazes na indução da remissão da DII, a manutenção a longo prazo com corticosteroides deve ser evitada devido aos efeitos deletérios do uso crônico. As formulações retais (p. ex., enema de *hidrocortisona* e espuma de *budesonida*) têm menos efeitos adversos do que os esteroides sistêmicos, mas o uso é limitado à doença do lado esquerdo na retocolite ulcerativa. Preparações de liberação entérica de *budesonida* oral liberam o corticosteroide a uma porção do intestino inflamado. Esse agente tem efeitos adversos sistêmicos mínimos devido à baixa biodisponibilidade resultante do extenso metabolismo hepático de primeira passagem.

| FÁRMACO | NOME(S) COMERCIAL (IS) | VIA | FREQUÊNCIA DE ADMINISTRAÇÃO | FORMULAÇÃO | LOCAL DE LIBERAÇÃO |
|---|---|---|---|---|---|
| *Balsalazida* | Colazal | VO | Três vezes diariamente | 5-ASA azo ligado à molécula transportadora inerte; liberação dependente da clivagem por bactérias do cólon | Cólon |
| *Mesalazina* | Apriso | VO | Uma vez ao dia | Liberação tardia dependente do pH (≥ 6), com liberação prolongada da matriz do núcleo | Cólon |
| | Asacol HD | VO | Três vezes ao dia | Liberação tardia dependente do pH (≥ 7) | Íleo distal, cólon |
| | Canasa | Retal | Uma vez ao dia | Supositório | Reto |
| | Lialda | VO | Uma vez ao dia | Sistema multimatriz de liberação tardia dependente de pH (≥ 7) | Íleo distal, cólon |
| | Pentasa | VO | Quatro vezes ao dia | *Micropellets* de liberação controlada por membrana de etilcelulose | Todo o intestino delgado, cólon |
| | Rowasa | Retal | Uma vez ao dia | Enema líquido | Reto, cólon sigmoide |
| *Olsalazina* | Dipentum | VO | Duas vezes ao dia | 5-ASA azo ligado a outra molécula de 5-ASA; liberação dependente da clivagem por bactérias do cólon | Cólon |

**Figura 42.18**
Formulações de 5-aminosalicilato.

A *budesonida* de liberação tardia libera o medicamento no íleo terminal e no intestino grosso proximal e é usada na DC ileocecal. A *budesonida* de liberação prolongada distribui o medicamento por todo o cólon e é usada em pacientes com RCU e pancolite. Embora a exposição sistêmica seja inferior à de outros corticosteroides, a utilização de *budesonida* na manutenção prolongada da remissão é limitada devido a preocupações com a utilização a longo prazo.

### C. Agentes biológicos

Os inibidores de TNF-α, os inibidores da integrina α-4 e o inibidor da IL-12/23 *ustequinumabe* são agentes biológicos utilizados no tratamento da DII. O uso desses agentes está associado a um risco aumentado de infecção. Os pacientes devem ser avaliados para tuberculose, e o tratamento para tuberculose latente deve ser considerado antes do uso desses medicamentos. Muitos desses agentes têm outras indicações terapêuticas, como artrite reumatoide (ver Capítulo 40) ou psoríase (ver Capítulo 45). As ações, a farmacocinética e os efeitos adversos desses medicamentos em outras condições são semelhantes na DII.

1. **Inibidores de TNF-α:** Os inibidores do TNF-α são anticorpos monoclonais parenterais, eficazes tanto para a indução quanto para a manutenção da remissão na DII. O *infliximabe* e o *adalimumabe* são indicados tanto na DC quanto na RCU moderada a grave. O *certolizumabe* é indicado para DC moderada a grave, e o *golimumabe* é indicado para RCU moderada a grave. Os inibidores de TNF-α são, geralmente, reservados como agentes de segunda linha em pacientes com RCU que falharam com 5-ASAs, não respondem ou são dependentes de corticosteroides ou que apresentam doença mais grave. Na DC, os inibidores de TNF-α têm um papel de primeira linha em pacientes com doença moderada a grave e naqueles com maior risco de progressão e piores resultados. Esses agentes estão associados ao desenvolvimento de imunogenicidade e anticorpos antifármaco que podem resultar na perda de resposta em uma proporção significativa de pacientes.

---

**Aplicação clínica 42.2: Monitoramento terapêutico de medicamentos para agentes biológicos**

Os medicamentos biológicos (p. ex., inibidores de TNF-α) estão associados ao desenvolvimento de imunogenicidade e de anticorpos antifármaco que podem resultar na perda de resposta em uma proporção significativa de pacientes com DII. As concentrações séricas de medicamentos biológicos e seus anticorpos antifármaco associados podem ser medidos. Portanto, recomenda-se que pacientes com perda de resposta a um medicamento biológico específico tenham monitoramento terapêutico de medicamentos (MTM) realizado para medir as concentrações séricas mínimas do medicamento biológico específico e de seus anticorpos antifármaco associados. O MTM pode orientar o médico no ajuste da dose, no intervalo de dosagem ou na mudança da terapia para outro agente a fim de melhorar a resposta em pacientes com DII.

---

2. **Inibidores da integrina α-4:** Integrinas α-4 são moléculas de adesão que promovem a migração de leucócitos para locais inflamados. O uso de inibidores da integrina α-4 diminui a migração de linfócitos

para a mucosa intestinal, reduzindo a inflamação. *Vedolizumabe* é um anticorpo monoclonal humanizado que apresenta ligação específica à integrina α-4/β-7 e é indicado na RCU moderada a grave e na DC para indução de remissão e manutenção. As reações adversas mais comuns incluem cefaleia, artralgia, náusea, fadiga e dor musculoesquelética.

3. **Inibidores de IL-12/23:** O *ustequinumabe* inibe as citocinas IL-12 e IL-23 envolvidas na ativação de linfócitos. É indicado para psoríase, artrite psoriática e indução e manutenção da remissão da DC em pacientes refratários ou intolerantes a inibidores de TNF-α, imunomoduladores ou corticosteroides. Os efeitos adversos comuns incluem cefaleia, artralgia, infecção, náusea e nasofaringite.

## D. Inibidores de Janus cinase

Os inibidores da Janus cinase (JAK) são usados para artrite reumatoide, psoríase e outras condições (ver Capítulos 40 e 45) e funcionam inibindo uma ou mais enzimas da família Janus cinase (JAK1, JAK2, JAK3). O *tofacitinibe*, um inibidor de JAK1/JAK3, é indicado para o tratamento de retocolite ulcerativa moderada a grave. O mecanismo de ação do *tofacitinibe* envolve a interferência na via de sinalização JAK-STAT, resultando na diminuição da proliferação e diferenciação de macrófagos e células T. O *tofacitinibe* é atualmente recomendado como monoterapia na RCU moderada a grave em pacientes refratários ou intolerantes aos inibidores de TNF-α, pode ser utilizado para indução e manutenção da remissão e tem a vantagem da administração oral. Tal como acontece com o uso de medicamentos biológicos, o *tofacitinibe* está associado a um risco aumentado de infecção, incluindo um risco aumentado específico de infecção por herpes-zóster. Os pacientes devem ser avaliados para imunização contra herpes-zóster antes de iniciarem a terapia com *tofacitinibe*. Os efeitos colaterais comuns incluem nasofaringite, artralgia e cefaleia.

## E. Imunomoduladores

Os medicamentos imunomoduladores mais utilizados na DII são o *metotrexato* e as tiopurinas *azatioprina* e *6-mercaptopurina* (*6-MP*). O *metotrexato* (*MTX*) também tem aplicações terapêuticas no câncer, na artrite reumatoide e na psoríase (ver Capítulos 37, 40 e 45). As ações, a farmacocinética e os efeitos adversos dos imunomoduladores em outras condições são semelhantes na DII.

1. **Metotrexato:** O *MTX* é um análogo estrutural do ácido fólico que inibe a produção de ácido folínico. O mecanismo de ação exato na DC é desconhecido. Apenas a administração intramuscular ou subcutânea de *MTX* tem eficácia na DC. O *MTX* é uma opção de monoterapia recomendada para manutenção da remissão na DC, mas não é recomendado na manutenção da RCU. Os efeitos adversos comuns do *MTX* são cefaleia, náusea, vômito, desconforto abdominal, elevação das aminotransferases sérica e erupção cutânea. A administração de ácido fólico é eficaz na redução da incidência de efeitos adversos gastrintestinais e é recomendada em pacientes que recebem *MTX*.

2. **Tiopurinas:** As tiopurinas *azatioprina* e *6-MP* são medicamentos orais que apresentam efeitos poupadores de corticosteroides em pacientes com RCU e DC. São consideradas de primeira linha como monoterapia para manutenção da remissão. O uso de tiopurinas na DII é limitado por preocupações de toxicidade, incluindo supressão da medula óssea e hepatotoxicidade. O monitoramento do hemograma completo e dos testes de função hepática é recomendado em todos os pacientes tratados com tiopurina.

## Resumo

- A úlcera péptica é mais comumente causada pela bactéria *H. pylori* ou pelo uso de AINEs. Ela é tratada com agentes antimicrobianos para erradicar a infecção quando a *H. pylori* está presente. A terapia quádrupla com *subsalicilato de bismuto*, *metronidazol* e *tetraciclina* mais um inibidor da bomba de prótons é uma opção de primeira linha recomendada para úlcera péptica secundária à infecção por *H. pylori*.
- Os inibidores da bomba de prótons (IBPs) (p. ex., *omeprazol*) ligam-se ao sistema enzimático $H^+/K^+$-ATPase (bomba de prótons) e suprimem a secreção de íons hidrogênio no lúmen gástrico.
- Ao bloquear competitivamente a ligação da histamina aos receptores $H_2$, os antagonistas dos receptores $H_2$ (p. ex., *famotidina*) inibem a secreção de ácido gástrico.
- Os antagonistas dos receptores $H_2$ são menos eficazes do que os IBPs no tratamento de úlcera péptica e azia grave.
- O uso prolongado de IBPs tem sido associado a um risco aumentado de fraturas, baixas concentrações de vitamina $B_{12}$, infecção por *Clostridium difficile* e nefrite intersticial aguda.
- Os antiácidos atuam neutralizando o ácido gástrico e são usados para alívio imediato e de curto prazo da azia. As diversas formulações salinas contribuem para efeitos adversos, como diarreia ou prisão de ventre.
- Os agentes quimioterápicos ativam diretamente o centro do vômito (CTZ), e os medicamentos usados para NEIQs incluem fenotiazinas, antagonistas do receptor $5-HT_3$ (p. ex., *ondansetrona*), antagonistas do receptor da substância P/neurocinina-1 (p. ex., *aprepitanto*), corticosteroides e antipsicóticos de segunda geração.
- O antagonista do receptor muscarínico *escopolamina* e os antagonistas dos receptores $H_1$ são úteis no tratamento de náuseas e vômitos gerais, bem como da cinetose.
- Os medicamentos antidiarreicos incluem agentes que diminuem a motilidade, atuam como adsorventes e modificam o transporte de fluidos e eletrólitos.
- Os medicamentos utilizados no tratamento da constipação incluem vários tipos de laxantes, como os formadores de massa fecal, os osmóticos e os estimulantes. Os efeitos adversos, incluindo o risco de cólicas, de cada formulação devem ser considerados ao selecionar um medicamento.
- A síndrome do intestino irritável (SII) é uma condição afetada por modificações dietéticas e psicossociais, e os medicamentos são escolhidos com base na forma predominante da síndrome (SII-C, SII-D ou mista).
- Os medicamentos utilizados no tratamento da doença inflamatória intestinal (DII) incluem 5-aminosalicilatos (5-ASAs), corticosteroides, imunomoduladores, agentes biológicos e inibidores de JAK.
- Os 5-ASAs (*mesalazina*, *balsalazida* e *olsalazina*) são semelhantes em eficácia, mas diferem em seus mecanismos de liberação e distribuição no trato GI.
- Corticosteroides, agentes biológicos, imunomoduladores e inibidores de JAK podem aumentar o risco de infecção devido aos efeitos imunossupressores.

## Questões para estudo

**Escolha a resposta correta.**

**42.1** Uma paciente de 68 anos com insuficiência cardíaca é diagnosticada com câncer de ovário. Ela inicia o tratamento com *cisplatina*, mas apresenta náuseas e êmese intensas. Qual dos seguintes fármacos deve ser o mais eficaz contra a êmese dessa paciente, sem agravar o seu problema cardíaco?

A. *Droperidol*
B. *Dolasetrona*
C. *Proclorperazina*
D. *Palonosetrona*

**Resposta correta =** D. A *palonosetrona* é um antagonista da 5-$HT_3$ eficaz contra fármacos com alta atividade emetogênica, como a *cisplatina*. Embora a *dolasetrona* também esteja nessa classe, a sua propensão a apresentar efeitos no coração a torna uma má escolha para essa paciente. O *droperidol* tem potencial para prolongar o intervalo QTc e é recomendado apenas para o tratamento de náuseas e vômitos pós-operatórios. O efeito antiemético da *proclorperazina*, um fenotiazínico, é melhor contra fármacos antineoplásicos com propriedades emetogênicas de baixa a moderada.

**42.2** Uma paciente idosa com histórico de infarto do miocárdio recente deseja medicação para tratar azia ocasional. Atualmente, está tomando vários medicamentos, incluindo *ácido acetilsalicílico*, *clopidogrel*, *sinvastatina*, *metoprolol* e *lisinopril*. Qual dos seguintes medicamentos deve ser evitado nessa paciente?

A. *Carbonato de cálcio*
B. *Famotidina*
C. *Omeprazol*
D. *Nizatidina*

**Resposta correta =** C. Embora todos os agentes listados sejam apropriados para o tratamento da azia, o uso de *omeprazol* deve ser evitado nessa paciente. O *omeprazol* pode reduzir a eficácia do *clopidogrel* porque inibe a sua conversão para a forma ativa.

**42.3** Uma mulher de 45 anos queixa-se de azia noturna grave e persistente nas últimas três semanas e de um gosto desagradável e ácido na boca. O médico suspeita que ela tenha doença do refluxo gastresofágico. Qual dos seguintes fármacos é o mais apropriado?

A. Um antiácido como o *hidróxido de alumínio*
B. *Dicicloverina*
C. *Granisetrona*
D. *Omeprazol*

**Resposta correta =** D. Dada a duração e a gravidade da azia, é apropriado tratar essa paciente com um inibidor da bomba de prótons (IBP) para reduzir a produção de ácido e promover a cura. Um antagonista do receptor $H_2$ também pode ser útil, mas os IBPs são os preferidos. Um antiácido diminuiria o ácido gástrico, mas seus efeitos são de curta duração em comparação com os dos IBPs e antagonistas dos receptores $H_2$. A *dicicloverina* é um medicamento antimuscarínico usado principalmente como antiespasmódico para SII. O antagonista do receptor 5-$HT_3$, *granisetrona*, é um antiemético e não é apropriado para o tratamento da DRGE.

**42.4** Um casal comemorando seu 30° aniversário de casamento fará uma viagem ao Peru para visitar Machu Picchu. Devido a experiências anteriores durante viagens, eles pedem ao médico que prescreva um agente caso tenham diarreia. Qual dos seguintes medicamentos seria eficaz?

A. *Omeprazol*
B. *Loperamida*
C. *Famotidina*
D. *Lubiprostona*

**Resposta correta =** B. A *loperamida* é o único medicamento que possui atividade antidiarreica. O *omeprazol* é um inibidor da bomba de prótons, a *famotidina* antagoniza o receptor $H_2$ para reduzir a produção de ácido, e a *lubiprostona* é indicada para constipação crônica ou SII-C.

**42.5** Uma mulher de 27 anos, grávida de 34 semanas, está em repouso no leito e apresenta constipação leve. Qual dos seguintes medicamentos é mais apropriado para ela?

A. *Óleo de rícino*
B. *Docusato*
C. *Óleo mineral*
D. *Loperamida*

**Resposta correta =** B. Embora seu efeito não seja imediato, o *docusato* pode ser usado contra constipação leve e é considerado geralmente seguro na gravidez. O *óleo de rícino* não deve ser usado na gravidez porque pode provocar contrações do útero. O *óleo mineral* não deve ser usado em pacientes acamados devido à possibilidade de aspiração. A *loperamida* é usada contra a diarreia, não contra constipação.

**42.6** Um homem de 25 anos com histórico médico de transtorno por uso de álcool apresenta SII-D. Ele tentou várias abordagens não farmacológicas e continua a sentir cólicas incômodas, especialmente durante situações estressantes. Qual das alternativas a seguir pode ser considerada uma opção de tratamento para esse paciente?
- **A.** Alosetrona
- **B.** Eluxadolina
- **C.** Linaclotida
- **D.** Dicicloverina

**Resposta correta = D.** A *dicicloverina* é usada na SII-D e é particularmente útil para diminuir espasmos gastrintestinais e motilidade. Atualmente, o *alosetrona* está aprovado apenas para uso em mulheres. A *eluxadolina* deve ser excluída, dado o histórico de transtorno por uso de álcool. *Linaclotida* é usada em SII-C.

**42.7** Sintomas extrapiramidais são associados a qual dos seguintes fármacos?
- **A.** Metoclopramida
- **B.** Sucralfato
- **C.** Aprepitanto
- **D.** Bisacodil

**Resposta correta = A.** Somente a *metoclopramida* está associada a sintomas extrapiramidais. Isso se deve à sua ação inibidora da atividade da dopamina.

**42.8** Qual dos seguintes agentes contra problemas gastrintestinais é contraindicado na gravidez?
- **A.** Carbonato de cálcio
- **B.** Famotidina
- **C.** Lansoprazol
- **D.** Misoprostol

**Resposta correta = D.** O *misoprostol*, um análogo de prostaglandina sintético, é contraindicado na gravidez porque pode estimular as contrações do útero. As outras medicações podem ser usadas durante a gravidez para tratamento da azia (comum na gestação) ou úlcera péptica.

**42.9** Um paciente apresenta história de dois meses de cólica abdominal no quadrante inferior direito. Os resultados da endoscopia são consistentes com doença de Crohn moderada envolvendo o íleo terminal e o intestino grosso proximal. Qual dos seguintes medicamentos é melhor para iniciar nesse paciente neste momento?
- **A.** Budesonida de liberação prolongada
- **B.** Budesonida de liberação tardia
- **C.** Enema de *mesalazina*
- **D.** Ustequinumabe

**Resposta correta = B.** A *budesonida* de liberação retardada é indicada para a doença de Crohn porque é liberada no íleo terminal e no cólon proximal, sendo eficaz na indução de remissão. A *budesonida* de liberação prolongada, embora eficaz na indução de remissão, é indicada apenas para colite ulcerativa, pois não é liberada no intestino delgado e não seria eficaz para a doença ileal deste paciente. O enema de *mesalazina* é eficaz apenas no intestino grosso distal. O *ustequinumabe* é indicado apenas para pacientes refratários ou intolerantes aos inibidores de TNF-α.

**42.10** Uma mulher de 63 anos com doença de Crohn iniciou tratamento com *infliximabe* sem resposta. Ela é considerada refratária, e outra terapia é necessária para induzir a remissão. Qual das seguintes opções seria apropriada para iniciar neste momento?
- **A.** Tofacitinibe
- **B.** Balsalazida
- **C.** Metotrexato
- **D.** Ustequinumabe

**Resposta correta = D.** *Ustequinumabe* é a escolha correta, pois é recomendado em pacientes refratários a inibidores de TNF-α, como o *infliximabe*. O *tofacitinibe* não está indicado na doença de Crohn. A *balsalazida* é um 5-ASA, geralmente ineficaz e não recomendado na doença de Crohn. O *metotrexato* não é indicado para indução da remissão, pois a resposta demoraria meses.

# 43 Medicamentos para distúrbios urológicos

Katherine Vogel Anderson e Kimberly Atkinson

| FÁRMACOS CONTRA A DISFUNÇÃO ERÉTIL |
|---|
| Alprostadil |
| Avanafila |
| Sildenafila |
| Tadalafila |
| Vardenafila |
| **α-BLOQUEADORES** |
| Alfuzosina |
| Doxazosina |
| Prazosina |
| Silodosina |
| Tansulosina |
| Terazosina |
| **INIBIDORES DA 5α-REDUTASE** |
| Dutasterida |
| Finasterida |
| **PRODUTO DE COMBINAÇÃO** |
| Dutasterida/tansulosina |

**Figura 43.1**
Resumo dos fármacos usados no tratamento de disfunção erétil e hiperplasia prostática benigna.

## I. VISÃO GERAL

Disfunção erétil (DE), hiperplasia prostática benigna (HPB) e incontinência urinária são distúrbios urológicos comuns. A DE é a incapacidade de manter a ereção peniana para realizar a atividade sexual bem-sucedida. Pode resultar de doença vascular, diabetes, medicamentos, depressão ou sequelas de cirurgia prostática. Estima-se que afete mais de 30 milhões de homens nos Estados Unidos e 300 milhões em todo o mundo. A HPB é o aumento não maligno da próstata, que ocorre naturalmente com o avanço da idade do homem. Conforme a próstata aumenta, desenvolvem-se sintomas no trato urinário inferior que podem impactar significativamente na qualidade de vida do paciente. Um resumo de fármacos para tratar a DE e a HPB é apresentado na Figura 43.1. Para obter informações sobre medicamentos para o tratamento da incontinência e da bexiga hiperativa, consulte o Capítulo 5 (antimuscarínicos) e o Capítulo 6 ($\beta_3$-agonistas).

## II. FÁRMACOS UTILIZADOS PARA TRATAR A DISFUNÇÃO ERÉTIL

O tratamento da DE inclui implantes penianos, injeções intrapenianas, injeções de *alprostadil*, velas uretrais de *alprostadil* e inibidores da 5-fosfodiesterase (PDE-5) por via oral. Graças à eficácia, à facilidade de uso e à segurança dos inibidores da PDE-5, esses fármacos são a primeira escolha no tratamento da DE.

### A. Inibidores da 5-fosfodiesterase

Vários inibidores da PDE-5, incluindo *sildenafila*, *vardenafila*, *tadalafila* e *avanafila*, são aprovados para o tratamento da DE. (Nota: *Sildenafila* e *tadalafila* também são indicadas para o tratamento da hipertensão pulmonar, mas o regime de dosagem difere para essa indicação.) Todos os inibidores da PDE-5 são igualmente eficazes no tratamento da DE, e os perfis de efeitos adversos dos medicamentos são semelhantes. Contudo, esses fármacos diferem na duração de ação e no efeito dos alimentos sobre sua absorção.

1. **Mecanismo de ação:** A estimulação sexual resulta em relaxamento da musculatura lisa do corpo cavernoso, aumentando o influxo de sangue (Figura 43.2). O mediador dessa resposta é o óxido nítrico (NO). O NO ativa a guanilil ciclase, que forma monofosfato de guanosina cíclico (GMPc) a partir de trifosfato de guanosina.

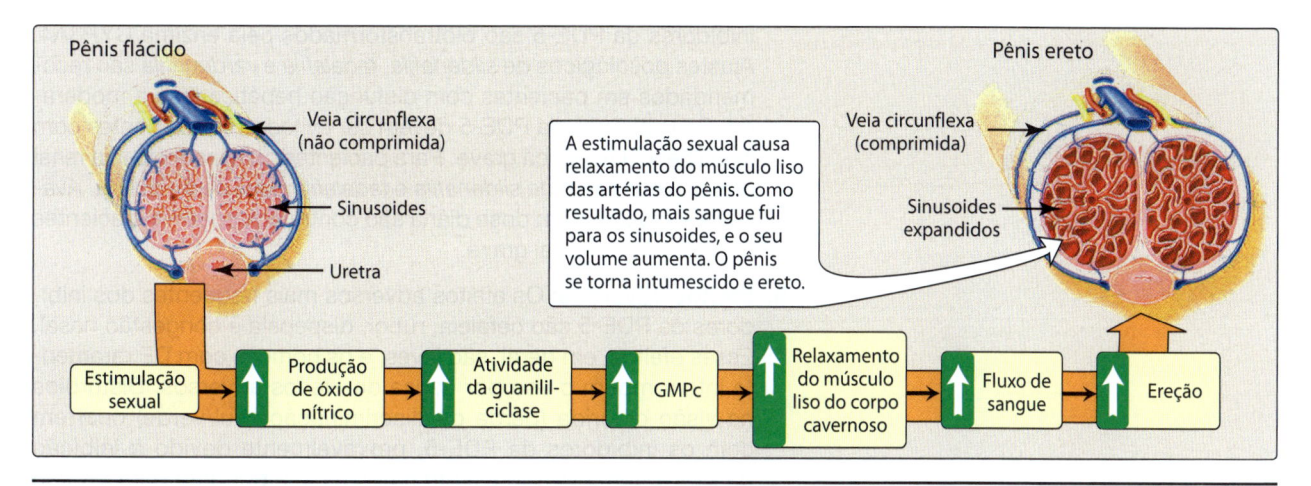

**Figura 43.2**
Mecanismo da ereção do pênis. GMPc, monofosfato de guanosina cíclico.

O GMPc produz relaxamento do músculo liso pela diminuição da concentração intracelular de $Ca^{2+}$. A duração de ação dos nucleotídeos cíclicos (como o GMPc) é controlada pela ação da PDE-5. No mínimo 11 isoenzimas de PDE foram caracterizadas. *Sildenafila, vardenafila, tadalafila* e *avanafila* inibem a PDE-5, a isoenzima responsável pela degradação do GMPc no corpo cavernoso. A inibição da PDE-5 previne a degradação do GMPc, aumentando o fluxo sanguíneo para o corpo cavernoso com qualquer nível de estimulação sexual. Nas doses recomendadas, os inibidores da PDE-5 não têm efeito na ausência de estimulação sexual.

2. **Farmacocinética:** A *sildenafila* e a *vardenafila* têm propriedades farmacocinéticas similares. Ambas devem ser tomadas cerca de 1 hora antes da atividade sexual, com aumento da ereção observado até 4 horas depois da administração. Portanto, a administração de *sildenafila* e *vardenafila* deve ser programada apropriadamente com relação à atividade sexual prevista. A absorção de ambos os fármacos é postergada pelo consumo de refeição rica em gorduras. A *vardenafila* está disponível também como um comprimido formulado para desintegração oral (CDO), o qual não é afetado pela alimentação rica em gorduras. Contudo, a biodisponibilidade do CDO pode diminuir com a água e, assim, esse comprimido deve ser colocado sob a língua e não ser deglutido com líquidos. A *vardenafila* CDO oferece maior biodisponibilidade sistêmica do que o comprimido oral revestido, de forma que os produtos não são intercambiáveis. A *tadalafila* tem início de ação mais lento (Figura 43.3) se comparado aos da *sildenafila* e da *vardenafila*, mas apresenta meia-vida significativamente mais longa, de cerca de 18 horas. Como tal, a *tadalafila* é aprovada para dosagem uma vez ao dia (além da dosagem conforme necessário), e isso resulta em melhora da função erétil por até 36 horas. Além disso, a absorção da *tadalafila* não é influenciada clinicamente pela ingestão de alimentos. A cronometragem da atividade sexual é menos crítica com a *tadalafila*, devido ao seu efeito prolongado. De todos os inibidores da PDE-5, a *avanafila* tem o início de ação mais rápido. Ela deve ser ingerida 30 minutos antes da atividade sexual. Todos os

**A Tempo para o pico de concentração**

| | |
|---|---|
| Avanafila | 30-45 minutos |
| Sildenafila | 60 minutos |
| Vardenafila | 60 minutos |
| Tadalafila | 120 minutos |

**B Meia-vida**

| | |
|---|---|
| Avanafila | 5 horas |
| Sildenafila | 3 a 4 horas |
| Vardenafila | 4 a 5 horas |
| Tadalafila | 18 horas |

**C Interações com alimentos\***

| | |
|---|---|
| Avanafila | Não |
| Sildenafila | Sim |
| Vardenafila | Sim |
| Tadalafila | Não |

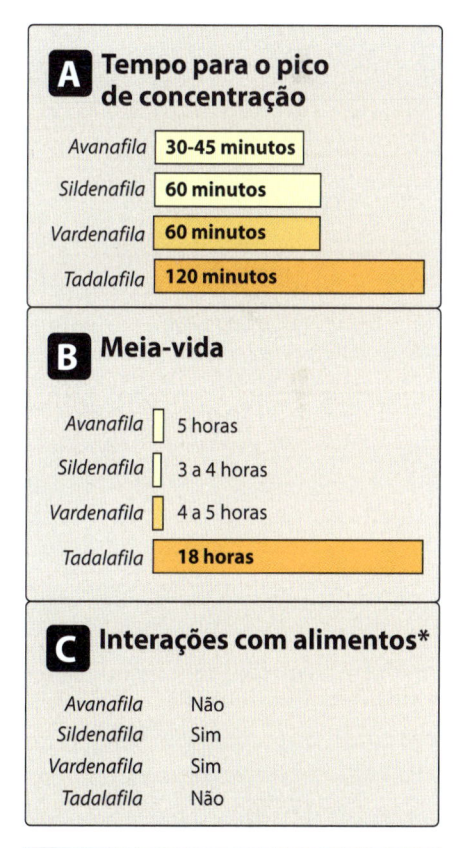

**Figura 43.3**
Algumas propriedades dos inibidores da PDE-5. *Atraso no tempo para atingir o pico de concentração do medicamento quando tomado com alimentos ricos em gordura.

inibidores da PDE-5 são biotransformados pela enzima CYP3A4. Ajustes posológicos de *sildenafila*, *tadalafila* e *vardenafila* são recomendados em pacientes com disfunção hepática leve a moderada. Os inibidores da PDE-5 devem ser evitados em pacientes com insuficiência hepática grave. Para pacientes com insuficiência renal grave, a dosagem de *sildenafila* e *tadalafila* deve ser reduzida. *Avanafila* e *tadalafila* em dose diária são contraindicadas em pacientes com disfunção renal grave.

3. **Efeitos adversos:** Os efeitos adversos mais frequentes dos inibidores da PDE-5 são cefaleia, rubor, dispepsia e congestão nasal. Esses efeitos, em geral, são leves, e os homens com DE raramente interrompem o uso por causa de efeitos adversos. Distúrbios na visão colorida (perda da discriminação azul/verde) ocorrem com os inibidores da PDE-5, provavelmente devido à inibição da PDE-6 (uma PDE presente na retina e importante para a visão colorida). A *tadalafila* parece não interferir na PDE-6, e relatos de distúrbios na visão colorida são raros para esse fármaco. A incidência dessas reações parece dependente da dose. Súbita perda de audição também é relatada com o uso de inibidores PDE-5, talvez decorrente de mudanças na pressão sinusal devido à vasodilatação. A *tadalafila* é associada com dor nas costas e mialgias, provavelmente em decorrência da inibição da PDE-11, uma enzima presente no músculo esquelético. Há um risco cardíaco inerente associado à atividade sexual. Portanto, os inibidores da PDE-5 devem ser usados com cautela em pacientes com história de doença cardiovascular ou naqueles com fatores de risco fortes para isso. Os inibidores da PDE-5 não devem ser usados mais de uma vez por dia para o tratamento da DE. Todos os inibidores da PDE-5 têm potencial de causar priapismo, ereção prolongada e dolorosa. Embora seja um efeito adverso raro, trata-se de uma emergência médica.

### Aplicação clínica 43.1: Tratamento do priapismo isquêmico

O priapismo é definido pela American Urological Association (AUA) como uma ereção peniana persistente que continua horas além da ou que não está relacionada com a estimulação sexual. O priapismo é considerado uma emergência médica e requer avaliação imediata. Existem três tipos de priapismo: isquêmico, não isquêmico e intermitente. O priapismo isquêmico é normalmente causado por medicamentos para DE e se apresenta como um corpo cavernoso totalmente rígido, dor peniana e gases sanguíneos cavernosos anormais. Ele é tratado inicialmente com aspiração terapêutica, com ou sem irrigação. Se persistir, está indicada a injeção intracavernosa de medicamentos simpatomiméticos. A AUA recomenda a *fenilefrina* como tratamento de primeira linha, pois apresenta menor incidência de efeitos adversos cardiovasculares em comparação com outros medicamentos simpatomiméticos, como *epinefrina*, *norepinefrina* e *efedrina*. Um mililitro de *fenilefrina* (diluído a uma concentração de 100-500 µg/mL) deve ser administrado a cada 3 a 5 minutos por até 1 hora. Se o tratamento com *fenilefrina* não for bem-sucedido, podem ser considerados *shunts* cirúrgicos para o tratamento do priapismo isquêmico.

4. **Interações farmacológicas:** Devido à capacidade dos inibidores da PDE-5 de potencializarem a atividade hipotensora do NO, a administração desses medicamentos em combinação com nitratos orgânicos (p. ex., produtos de *nitroglicerina*, *dinitrato de isossorbida* ou *mononitrato de isossorbida*) é contraindicada. Os inibidores da PDE-5 podem produzir efeitos aditivos de redução da pressão arterial em pacientes que tomam antagonistas α-adrenérgicos para tratamento da hipertensão e/ou alívio dos sintomas associados à HPB. A combinação de inibidores da PDE-5 com antagonistas α-adrenérgicos deve ser usada com cautela. Os pacientes devem estar em uso de dose estável do antagonista α-adrenérgico antes de iniciarem o inibidor da PDE-5, e o inibidor da PDE-5 deve ser iniciado na dose mais baixa se essa combinação for usada. Pode ser necessário reduzir a dose de inibidores da PDE-5 na presença de inibidores potentes de CYP3A4, como *claritromicina* e *ritonavir* ou outros inibidores da protease. Devido ao risco de prolongamento do intervalo QT, o uso de *vardenafila* é contraindicado com *dronedarona* e *fluconazol*. Deve-se ter cautela ao prescrever *vardenafila* com outros agentes associados ao prolongamento do intervalo QT.

## B. Alprostadil

*Alprostadil* é uma prostaglandina E1 (PGE-1) sintética. No tecido peniano, a PGE-1 permite o relaxamento da musculatura lisa no corpo cavernoso. O *alprostadil* está disponível como vela uretral* e em formulação injetável. Como os inibidores da PDE-5 são considerados terapia de primeira linha para o tratamento da DE, o *alprostadil* pode ser usado em pacientes que não são candidatos a terapias orais. Ao contrário dos fármacos orais, o *alprostadil* atua localmente, o que reduz os efeitos adversos.

1. **Mecanismo de ação:** O *alprostadil* causa relaxamento do músculo liso por mecanismo desconhecido. Acredita-se que ele aumente as concentrações de monofosfato de adenosina cíclico (AMPc) no tecido cavernoso. Como resultado, ativa-se a proteína cinase, permitindo o relaxamento do músculo liso trabecular e a dilatação das artérias cavernosas. O aumento do fluxo de sangue para a câmara de ereção comprime o efluxo venoso, de modo que o sangue fica aprisionado, levando à ereção.

2. **Farmacocinética:** A absorção sistêmica do *alprostadil* é mínima. Caso algum *alprostadil* seja absorvido, é rapidamente biotransformado. O começo da ação do fármaco é de 5 a 10 minutos quando usado na forma de vela uretral e de 2 a 25 minutos quando administrado por injeção. A ereção resultante pode durar por 30 a 60 minutos ou mais, dependendo de cada paciente.

3. **Efeitos adversos:** Como o *alprostadil* não é absorvido sistemicamente, são raros os efeitos adversos sistêmicos. Contudo, hipotensão e cefaleia são possíveis devido à vasodilatação induzida por PGE-1. Localmente, os efeitos adversos do fármaco incluem dor peniana, dor uretral e dor testicular. Sangramento devido à inserção ou à injeção do *alprostadil* é raro. Hematoma, equimose e urticária são possíveis pela injeção de *alprostadil*, embora esses efeitos adversos também sejam raros. Ele pode causar priapismo.

---

*N. de R.T. Nos EUA, as velas uretrais são denominadas "supositórios uretrais" (*intraurethral suppository*).

## III. HIPERPLASIA PROSTÁTICA BENIGNA

Três classes de medicamentos são usadas para tratar a HPB: antagonistas $\alpha_1$-adrenérgicos, inibidores da 5α-redutase e inibidores da PDE-5.

### A. Antagonistas $\alpha_1$-adrenérgicos

*Terazosina*, *doxazosina*, *tansulosina*, *alfuzosina* e *silodosina* são bloqueadores competitivos seletivos do receptor $\alpha_1$. Os cinco são indicados para o tratamento da HPB (Figura 43.1). A *prazosina* é um α-bloqueador usado sem indicação formal para o tratamento da HPB. Entretanto, as normas atuais não endossam seu uso para essa indicação. Veja no Capítulo 7 a discussão sobre os α-bloqueadores contra a hipertensão.

1. **Mecanismo de ação:** Os receptores $\alpha_{1A}$ são encontrados na próstata; os receptores $\alpha_{1B}$ estão presentes na próstata e nos vasos; e os receptores $\alpha_{1D}$ são encontrados nos vasos. Ao bloquearem os receptores $\alpha_{1A}$ e $\alpha_{1B}$ na próstata, os α-bloqueadores causam relaxamento do músculo liso prostático, o que melhora o fluxo da urina. *Doxazosina*, *terazosina* e *alfuzosina* bloqueiam os receptores $\alpha_{1A}$ e $\alpha_{1B}$, ao passo que *tansulosina* e *silodosina* são mais seletivas para o receptor $\alpha_{1A}$. Como *doxazosina*, *terazosina* e *alfuzosina* bloqueiam os receptores $\alpha_{1B}$, elas diminuem a resistência vascular periférica e a pressão arterial, por relaxarem os músculos lisos arteriais e venosos. Em contrapartida, *tansulosina* e *silodosina* têm menor efeito na pressão arterial, pois são mais seletivas para o receptor $\alpha_{1A}$ específico da próstata.

2. **Farmacocinética:** Os α-bloqueadores são bem absorvidos na administração por via oral. Para maior eficácia, *tansulosina*, *alfuzosina* e *silodosina* devem ser administradas com alimentos. A *doxazosina* e a *terazosina* podem ser tomadas independentemente dos alimentos. *Doxazosina*, *alfuzosina*, *tansulosina* e *silodosina* são biotransformadas pelo sistema citocromo P450. A *silodosina* também é substrato da glicoproteína P (gp-P). A *terazosina* é biotransformada no fígado, mas não pelo sistema CYP. Em geral, os α-bloqueadores apresentam meia-vida de 8 a 22 horas, com pico do efeito entre 1 e 4 horas após a administração. A *silodosina* requer ajuste da dosagem nos comprometimentos renais e é contraindicada para pacientes com disfunção renal grave.

3. **Efeitos adversos:** Os α-bloqueadores podem causar tontura, falta de energia, congestão nasal, cefaleia, sonolência e hipotensão ortostática (Figura 43.4). Como a *tansulosina* e a *silodosina* são mais seletivas para os receptores $\alpha_{1A}$ encontrados no músculo liso da próstata, elas têm efeitos relativamente mínimos sobre a pressão arterial, embora possam ocorrer tonturas e ortostase. Apesar de terem menos efeitos colaterais sistêmicos, os agentes com maior seletividade prostática estão associados a um aumento na incidência de ejaculação retrógrada ou à incapacidade de ejacular. Vários desses agentes exigem cautela quanto à "síndrome da íris flácida" intraoperatória, uma condição na qual a íris ondula em resposta à cirurgia de catarata ocular.

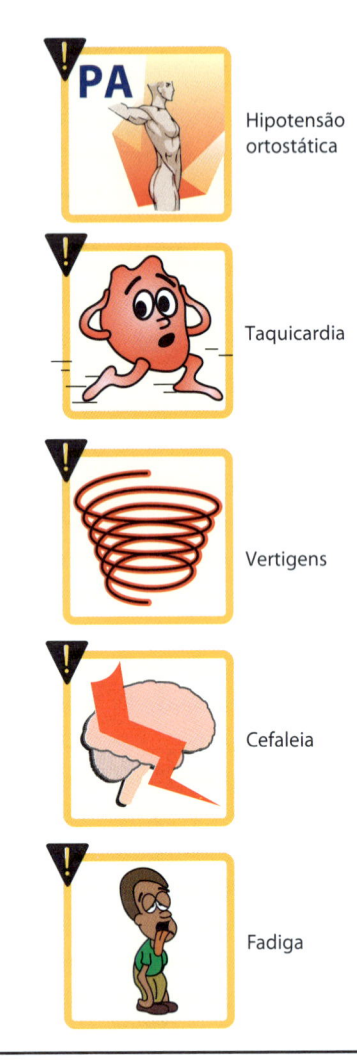

**Figura 43.4**
Alguns efeitos adversos comumente observados com o uso de fármacos bloqueadores α-adrenérgicos não seletivos.

- Hipotensão ortostática
- Taquicardia
- Vertigens
- Cefaleia
- Fadiga

4. **Interações farmacológicas:** Fármacos que inibem CYP3A4 e CYP2D6 (p. ex., *verapamil e diltiazem*) podem aumentar a concentração plasmática de *doxazosina*, *alfuzosina*, *tansulosina* e *silodosina*, ao passo que fármacos que induzem o sistema CYP450 (p. ex., *carbamazepina*, *fenitoína* e *erva-de-são-joão*) podem diminuir as concentrações plasmáticas. A *alfuzosina* pode prolongar o intervalo QT e deve ser usada com cautela com outros fármacos que causam esse efeito (p. ex., antiarrítmicos da classe III). Como a *silodosina* é substrato da gp-P, fármacos que a inibem, como a *ciclosporina*, podem aumentar a concentração de *silodosina*.

## B. Inibidores da 5α-redutase

*Finasterida* e *dutasterida* inibem a 5α-redutase. Comparados a α-bloqueadores, que aliviam os sintomas da HPB em sete a 10 dias, esses agentes geralmente levam de seis a 12 meses para aliviarem os sintomas.

1. **Mecanismo de ação:** *Finasterida* e *dutasterida* inibem a enzima 5α-redutase, que é responsável por converter testosterona em di-hidrotestosterona (DHT) mais ativa. A DHT é o androgênio que estimula o crescimento da próstata. Reduzindo a DHT, a próstata encolhe, e o fluxo melhora. Comparada com *finasterida*, a *dutasterida* é mais potente e causa maior redução na DHT. Para que os inibidores da 5α-redutase sejam eficazes, a próstata deve estar aumentada. Como são necessários vários meses para que os inibidores da 5α-redutase reduzam o tamanho da próstata, é apropriado usar esses agentes em combinação com um α-bloqueador para proporcionar alívio dos sintomas. *Dutasterida* e *tansulosina* estão disponíveis como um produto combinado para essa indicação. As Figuras 43.5 e 43.6 resumem diferenças importantes entre essas duas classes de fármacos. (Nota: *Finasterida* e *dutasterida* também são usadas contra alopecia, pois a redução de DHT no escalpo e no soro previne a queda de cabelos.)

2. **Farmacocinética:** Os alimentos não afetam a absorção de *finasterida* ou *dutasterida*. Ambos os agentes se ligam fortemente às proteínas e são metabolizados pelo sistema CYP450. A meia-vida de eliminação plasmática da *finasterida* é de 6 a 16 horas, e a meia-vida de eliminação terminal da *dutasterida* é de cinco semanas uma vez que for alcançada a concentração de equilíbrio, que se dá, em geral, após seis meses de tratamento.

3. **Efeitos adversos:** Os inibidores da 5α-redutase causam efeitos adversos sexuais, como diminuição do ejaculado, diminuição da libido, DE, ginecomastia e oligospermia. A *finasterida* e a *dutasterida* são teratogênicas. Mulheres grávidas ou em idade fértil não devem manusear ou ingerir qualquer um dos fármacos, pois isso pode causar defeitos congênitos graves envolvendo a genitália de fetos masculinos. Embora ambos os fármacos sejam biotransformados pelo sistema CYP450, são raras as interações medicamentosas. Não é correto usar o inibidor da 5α-redutase com testosterona porque tanto a *finasterida* quanto a *dutasterida* inibem a conversão da testosterona na sua forma ativa, DHT.

**Inibidores da 5α-redutase**
- A *finasterida* e a *dutasterida* atuam reduzindo o tamanho da próstata. Geralmente é necessário o tratamento por 6 a 12 meses antes que o tamanho da próstata diminua o suficiente para aliviar os sintomas.
- Os principais efeitos adversos dos inibores da 5α-redutase são diminuição da libido e disfunção erétil ou de ejaculação.

**Antagonistas $\alpha_1$-adrenérgicos**
- *Terazosina, doxazosina, tansulosina, silodosina* e *alfuzosina* aliviam a obstrução do esvaziamento da bexiga reduzindo a tensão do músculo liso prostático, da cápsula da próstata e do colo da bexiga.
- Os principais efeitos adversos são hipotensão ortostática e tonturas.

**Tratamento combinado**
- O tratamento associando um antagonista $\alpha_1$-adrenérgico a um inibidor da 5α-redutase produz a maior redução nos sintomas da hiperplasia prostática benigna, como retenção urinária aguda, incontinência urinária, insuficiência renal e infecções recorrentes do trato urinário.

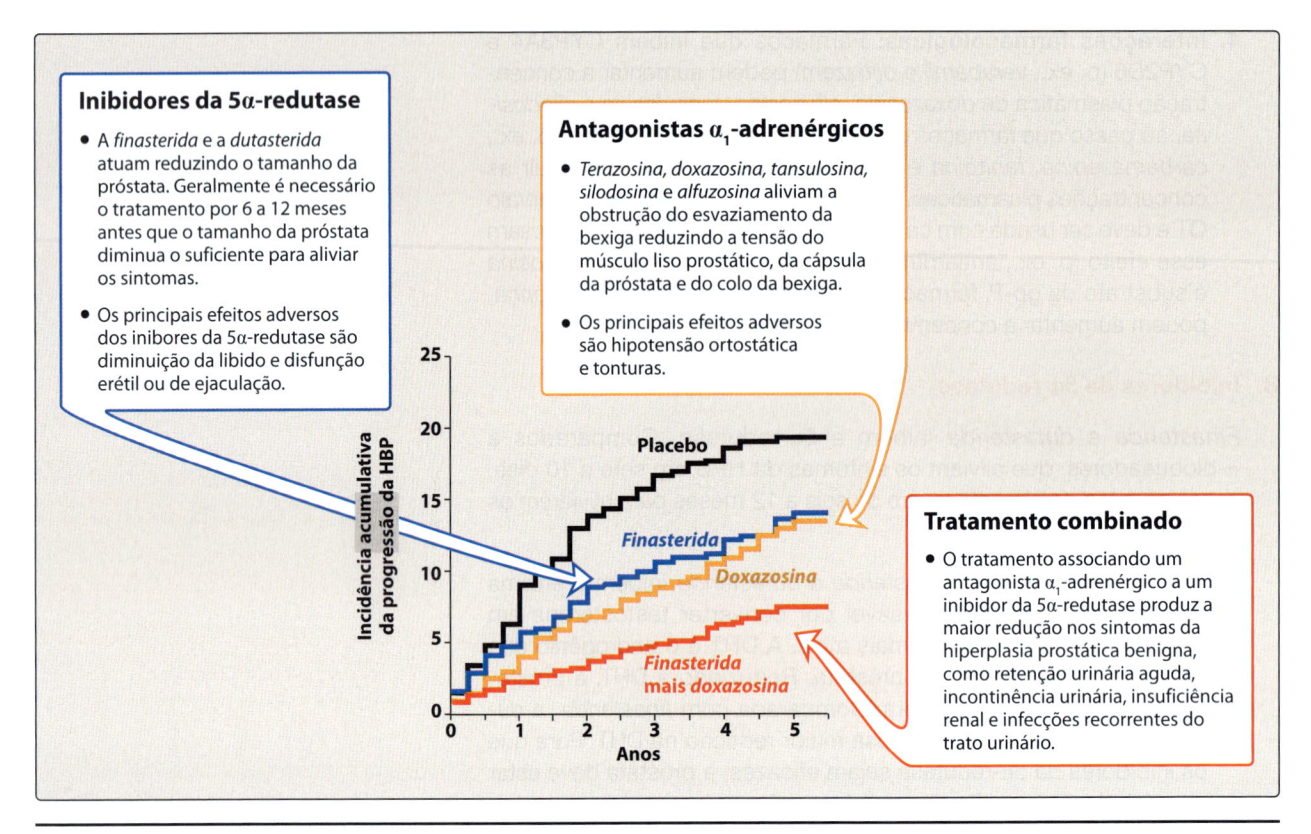

**Figura 43.5**
Tratamento contra a hiperplasia prostática benigna.

### C. Inibidores da fosfodiesterase-5

*Tadalafila* é o único inibidor da PDE-5 aprovado para o tratamento da HPB. A PDE-5 está presente na próstata e na bexiga. Assim, a inibição da PDE-5 pela *tadalafila* permite a vasodilatação e o relaxamento do músculo liso da próstata e da bexiga, o que reduz os sintomas da HPB.

| | ANTAGONISTA $\alpha_1$-ADRENÉRGICO | INIBIDORES DA 5α-REDUTASE |
|---|---|---|
| Diminuição do tamanho da próstata | Não | Sim |
| Pico do efeito | 2-4 semanas | 6-12 meses |
| Diminuição do PSA | Não | Sim |
| Disfunção sexual | + | ++ |
| Efeitos hipotensores | ++ | − |
| Fármacos comumente usados | *Tansulosina* e *alfuzosina* | *Finasterida* e *dutasterida* |

**Figura 43.6**
Comparações dos tratamentos para hiperplasia prostática benigna. PSA, antígeno prostático específico.

## Resumo

- Os inibidores da PDE-5 (*avanafila*, *sildenafila*, *tadalafila* e *vardenafila*) são agentes de primeira linha para o tratamento da DE. No contexto da estimulação sexual, os inibidores da PDE-5 permitem aumentar o fluxo sanguíneo para o corpo cavernoso, inibindo a PDE-5 e aumentando, assim, GMPc.
- Os inibidores da PDE-5 potencializam a atividade hipotensora do óxido nítrico. Portanto, a coadministração de inibidores da PDE-5 com nitratos é contraindicada devido ao potencial de causar hipotensão com risco de vida.
- *Alprostadil*, uma prostaglandina sintética, é um tratamento de segunda linha para DE e é administrado como vela uretral ou injeção. O *alprostadil* aumenta o AMPc no tecido cavernoso, causando relaxamento do músculo liso e dilatação das artérias cavernosas.
- Todos os medicamentos usados para tratar a DE podem causar priapismo. Embora raro, o priapismo é uma emergência médica que merece atenção imediata.
- Os antagonistas $\alpha_1$-adrenérgicos (*alfuzosina*, *doxazosina*, *silodosina*, *tansulosina*, *terazosina*) são usados para tratar os sintomas da HPB. Ao bloquearem os receptores α na próstata, os antagonistas $\alpha_1$-adrenérgicos permitem o relaxamento do músculo liso e melhoram o fluxo urinário.
- *Alfuzosina*, *doxazosina* e *terazosina* bloqueiam os receptores $\alpha_{1A}$ e $\alpha_{1B}$ (não seletivos), enquanto a *tansulosina* e a *silodosina* bloqueiam os receptores $\alpha_{1A}$ (seletivos para a próstata). Os α-bloqueadores seletivos apresentam menor incidência de efeitos colaterais sistêmicos, como hipotensão ortostática, tontura e cefaleia, mas apresentam maior incidência de efeitos colaterais retrógrados ou anejaculação.
- Os inibidores da 5α-redutase *finasterida* e *dutasterida* inibem a conversão da testosterona em DHT, o que, por sua vez, diminui o crescimento da próstata. Os inibidores da 5α-redutase só são eficazes se a próstata estiver aumentada e podem levar de seis a 12 meses para mostrarem eficácia. A *finasterida* e a *dutasterida* são teratogênicas; ambas são contraindicadas na gravidez, e mulheres em idade fértil não devem manusear nenhum dos medicamentos.
- É apropriado tratar a HPB com uma combinação de um bloqueador α e um inibidor da 5α-redutase para pacientes que apresentam sintomas de HPB e próstata significativamente aumentada.

## Questões para estudo

**Escolha a resposta correta.**

**43.1** Um homem de 68 anos procura seu médico com queixas de incapacidade de manter uma ereção durante a relação sexual. Ele é diagnosticado com disfunção erétil e começa a tomar um inibidor PDE-5. Qual é o seu mecanismo de ação no tratamento da DE?

  A. Causar uma ereção na ausência de estimulação sexual.
  B. Bloquear a degradação do GMPc no corpo cavernoso.
  C. Diminuir o fluxo sanguíneo para o corpo cavernoso.
  D. Antagonizar os efeitos do óxido nítrico.

**Resposta correta = B.** A inibição da PDE-5 bloqueia a degradação do GMPc. Sem estimulação sexual, os inibidores da PDE-5 não causarão ereção. Como os inibidores da PDE-5 aumentam a vasodilatação, o fluxo sanguíneo aumenta no corpo cavernoso. Os inibidores da PDE-5 aumentam o efeito do óxido nítrico, evitando a degradação do GMPc.

**43.2** Um paciente que está tomando um inibidor da PDE-5 para DE é diagnosticado com angina. Qual dos seguintes antianginosos é particularmente preocupante nesse paciente?

  A. *Metoprolol*
  B. *Diltiazem*
  C. *Anlodipino*
  D. *Nitroglicerina*

**Resposta correta = D.** Nitratos como a *nitroglicerina* podem causar hipotensão com risco de vida quando tomados com inibidores da PDE-5. Ainda que *metoprolol*, *diltiazem* e *anlodipino* possam diminuir a pressão arterial, a interação com inibidores da PDE-5 não é relevante.

**43.3** Qual das seguintes afirmativas descreve com mais precisão o *alprostadil* no tratamento da DE?

A. É usado como alternativa para pacientes que não são candidatos a terapias orais para DE.
B. Apresenta uma taxa maior de efeitos colaterais sistêmicos em comparação aos inibidores da PDE-5.
C. Não causa priapismo.
D. Deve ser tomado com alimentos para aumentar a absorção.

**Resposta correta =** A. O *alprostadil*, disponível como vela uretral ou injeção, atua localmente. Isso o torna ideal para pacientes que não podem tomar medicamentos orais. Como o *alprostadil* é administrado localmente, a absorção sistêmica é mínima, o que leva a uma menor taxa de efeitos colaterais sistêmicos quando comparado aos inibidores da PDE-5. No entanto, o *alprostadil* ainda pode causar priapismo. Como ele atua localmente, não precisa ser administrado junto com alimentos.

**43.4** Qual das seguintes enzimas ou receptores a *tansulosina* bloqueia para auxiliar no tratamento da hiperplasia prostática benigna?

A. 5α-redutase
B. Receptor $\alpha_{1A}$
C. PDE-5
D. Receptor $\alpha_{1B}$

**Resposta correta =** B. A *tansulosina* bloqueia os receptores $\alpha_{1A}$. A *tansulosina* não afeta a 5α-redutase, os receptores $\alpha_{1B}$ ou a PDE-5.

**43.5** Um paciente está preocupado em iniciar um novo medicamento para tratar sua HPB porque é muito sensível aos efeitos colaterais dos medicamentos. Qual dos seguintes antagonistas $\alpha_1$-adrenérgicos poderia ser recomendado devido à menor incidência de efeitos colaterais sistêmicos?

A. *Doxazosina*
B. *Alfuzosina*
C. *Silodosina*
D. *Terazosina*

**Resposta correta =** C. *Doxazosina*, *terazosina* e *alfuzosina* bloqueiam os receptores $\alpha_{1A}$ e $\alpha_{1B}$, enquanto a *silodosina* é mais seletiva para o receptor $\alpha_{1A}$. O bloqueio do receptor $\alpha_{1B}$ diminui a resistência vascular periférica e reduz a pressão arterial. Ao fazer isso, os bloqueadores $\alpha_{1B}$ podem causar tonturas, falta de energia e hipotensão ortostática. A *silodosina* é mais seletiva para os receptores $\alpha_{1A}$ encontrados no músculo liso da próstata, tendo, assim, efeitos mínimos na pressão arterial em comparação com os agentes menos seletivos.

**43.6** Um paciente de 74 anos se apresenta ao seu médico para discutir o tratamento para DE. Seus medicamentos atuais incluem *furosemida*, *dinitrato de isossorbida*, *lisinopril*, *metformina* e *succinato de metoprolol*. Qual das alternativas a seguir seria a opção mais segura para tratar a DE?

A. *Tadalafila*
B. *Alprostadil*
C. *Sildenafila*
D. *Vardenafila*

**Resposta correta =** B. Devido à capacidade dos inibidores da PDE-5 de potencializar a atividade hipotensora do óxido nítrico, a administração de um inibidor da PDE-5 em combinação com *dinitrato de isossorbida* é contraindicada. O *alprostadil* é uma PGE-1 sintética que não é absorvida, e os efeitos adversos sistêmicos são raros; portanto, é a opção mais segura para esse paciente.

**43.7** Um paciente com HPB está tomando *finasterida* há seis semanas. Ele não relata melhora nos sintomas de frequência urinária, hesitação e urgência. No exame físico, é determinado que sua próstata está significativamente aumentada. Qual das alternativas a seguir é a melhor recomendação para esse paciente?

A. Iniciar *tansulosina* e continuar com *finasterida*.
B. Interromper a *finasterida* e iniciar a *doxazosina*.
C. Mudar de *finasterida* para *dutasterida*.
D. Adicionar *dutasterida* além de *finasterida*.

**Resposta correta =** A. Pode levar vários meses para que a *finasterida* reduza o tamanho da próstata e os sintomas de HPB. Assim, é apropriado usar um α-bloqueador em combinação com *finasterida* para proporcionar alívio dos sintomas. Como a próstata do paciente está aumentada, ele deve continuar a terapia com *finasterida*. Não há razão para mudar da *finasterida* para a *dutasterida*, uma vez que ambas são igualmente eficazes. Da mesma forma, seria inapropriado para esse paciente tomar dois inibidores da 5α-redutase, uma vez que ambos têm o mesmo mecanismo de ação.

43.8 Um homem de 70 anos com HPB e próstata aumentada continua a apresentar sintomas urinários após uma tentativa adequada de *tansulosina*. Ele é diagnosticado com DE. Qual medicamento pode ser usado para tratar HPB e DE nesse paciente?

  A. *Avanafila*
  B. *Sildenafila*
  C. *Tadalafila*
  D. *Vardenafila*

**Resposta correta** = C. *Tadalafila* é o único inibidor PDE-5 aprovado para o tratamento de DE e HPB.

43.9 Um paciente que está atualmente em tratamento de DE com *tadalafila* diz ao médico que o medicamento demora muito para fazer efeito. Por isso, ele gostaria de uma alternativa que tivesse um início de ação mais rápido. Qual dos seguintes inibidores da PDE-5 seria a alternativa mais apropriada para esse paciente?

  A. *Sildenafila*
  B. *Finasterida*
  C. *Avanafila*
  D. *Vardenafila*

**Resposta correta** = C. A *sildenafila* e a *vardenafila* devem ser tomadas aproximadamente 1 hora antes da atividade sexual prevista, portanto a administração deve ser programada de forma adequada em relação à atividade sexual. A *finasterida* não é usada para DE. *Avanafila* tem início de ação mais rápido e deve ser tomada 30 minutos antes da atividade sexual.

43.10 Qual das alternativas a seguir é o mecanismo de ação CORRETO da *finasterida*?

  A. Converte di-hidrotestosterona em testosterona.
  B. Inibe a 5α-redutase.
  C. Inibe os receptores α na próstata.
  D. Bloqueia PDE-5.

**Resposta correta** = B. 5α-redutase é a enzima que converte a testosterona em DHT. Portanto, o bloqueio da 5α-redutase reduz a conversão da testosterona em DHT. A *finasterida* não tem efeito nos receptores α ou na PDE-5.

# 44 Medicamentos para anemia

Jamie K. Alan

**TRATAMENTO DA ANEMIA**
*Cianocobalamina ($B_{12}$)*
*Darbepoetina*
*Alfaepoetina*
*Ácido fólico*
*Ferro*

**TRATAMENTO DA NEUTROPENIA**
*Filgrastim*
*Pegfilgrastim*
*Sargramostim*
*Tbo-filgrastim*

**TRATAMENTO DA ANEMIA FALCIFORME**
*Crizanlizumabe*
*Hidroxiureia*
*Voxelotor*

**Figura 44.1**
Resumo dos fármacos antianêmicos.

## I. VISÃO GERAL

A anemia é definida como a concentração plasmática de hemoglobina abaixo do normal, resultante de uma diminuição do número de eritrócitos circulantes ou de um conteúdo anormalmente baixo de hemoglobina total por unidade de volume de sangue. Os sinais e sintomas gerais de anemia incluem fadiga, palpitações, falta de ar, palidez, tontura e insônia. A anemia pode ser causada por perda sanguínea aguda ou crônica, anormalidades da medula óssea, hemólise, infecções, medicamentos, malignidade, deficiências endócrinas, insuficiência renal e uma série de outras doenças. Muitos fármacos causam efeitos tóxicos nas células sanguíneas, na produção de hemoglobina ou nos órgãos eritropoiéticos, o que pode causar anemia. Anemias nutricionais são causadas por deficiências de substâncias como ferro, *ácido fólico* e *cianocobalamina* (vitamina $B_{12}$), que são necessárias para a eritropoiese normal. Indivíduos com predisposição genética para anemia, como a anemia falciforme, podem se beneficiar do tratamento farmacológico com ações além da suplementação nutricional, como a *hidroxiureia* ou novos agentes biológicos, como o *crizanlizumabe*. A anemia pode ser temporariamente corrigida por transfusão de sangue total ou concentrado de glóbulos vermelhos. Um resumo dos fármacos usados no tratamento da anemia é apresentado na Figura 44.1.

## II. FÁRMACOS USADOS PARA TRATAR ANEMIAS

### A. Ferro

O ferro é armazenado nas células da mucosa intestinal, do fígado, baço e medula óssea como ferritina (um complexo ferro-proteína) e entregue à medula para produção de hemoglobina pela transferrina, uma proteína de transporte. A deficiência de ferro, deficiência nutricional mais comum, resulta de um balanço negativo devido a esgotamento das reservas e/ou ingestão inadequada de ferro, perda sanguínea aguda ou crônica, menstruação, gravidez ou períodos de crescimento acelerado em crianças. Além dos sinais e sintomas gerais de anemia, a anemia por deficiência de ferro pode causar pica (fome de gelo, sujeira, papel, etc.), coiloníquias (curvatura para cima das unhas dos pés e das mãos) e dor e rachaduras nos cantos da boca.

## Aplicação clínica 44.1: Avaliação inicial da anemia por deficiência de ferro

É bastante comum que mulheres na pré-menopausa apresentem anemia por deficiência de ferro. A menstruação pode ser uma razão fisiológica benigna por trás dessa anemia. A anemia por deficiência de ferro também pode ser causada por outros motivos, incluindo deficiências alimentares ou perda evidente de sangue. Homens e mulheres na pós-menopausa sem histórico de sangramento evidente que apresentam anemia por deficiência de ferro devem fazer endoscopia e colonoscopia. Nessas populações, há uma chance aumentada de malignidade ou outras doenças gastrintestinais (GI).

1. **Mecanismo de ação:** A suplementação com ferro elementar corrige a sua deficiência. O Centers for Disease Control and Prevention (CDC) recomenda 60 a 120 mg/dia de ferro elementar oral, dividido em duas ou três doses diárias, para tratar pacientes anêmicos por deficiência de ferro. Em mulheres grávidas, podem ser administrados 30 mg/dia de ferro para atender às necessidades nutricionais aumentadas, mesmo em pacientes com hemoglobina e hematócrito normais. Embora essas doses sejam atualmente recomendadas, estudos mais recentes mostraram que doses mais altas de ferro (60-120 mg/dia) podem não ser mais eficazes do que dosagens mais baixas (40-80 mg/dia). Na verdade, alguns estudos sugerem que dosagens mais elevadas de ferro podem, paradoxalmente, diminuir a absorção dessa substância. Além disso, dosagens mais baixas de ferro oral têm menos probabilidade de produzir efeitos colaterais incômodos, resultando em melhor adesão ao tratamento. A dosagem de ferro em dias alternados também está emergindo como uma opção de tratamento viável para a anemia por deficiência de ferro. Esse tipo de esquema demonstrou ser equivalente à administração uma vez ao dia e também resulta em menos efeitos colaterais.

2. **Farmacocinética:** O ferro é bem absorvido por administração oral. As condições ácidas do estômago mantêm o ferro na forma ferrosa (reduzida), que é a forma mais solúvel. O ferro é, então, absorvido no duodeno. (Nota: A quantidade absorvida depende das reservas correntes de ferro no organismo. Se as reservas de ferro forem adequadas, menos ferro é absorvido; se as reservas forem baixas, mais ferro é absorvido.) A porcentagem relativa de ferro absorvido diminui com o aumento da dosagem. Entre as preparações orais, estão *sulfato ferroso*, *fumarato ferroso*, *gliconato ferroso*, *complexo ferro-polissacarídeo* e *ferro carbonila*. A porcentagem de ferro elementar varia em cada preparação de ferro oral (Figura 44.2). Formulações parenterais de ferro, como *ferro dextrano*, *gluconato férrico de sódio*, *ferumoxitol*, *carboximaltose férrica* e *sacarose férrica*, também estão disponíveis. Enquanto a administração parenteral trata a deficiência rapidamente, a administração oral pode demorar várias semanas para corrigir a deficiência de ferro.

3. **Efeitos adversos:** Distúrbios GI causados por irritação local (dor abdominal, constipação, náusea, diarreia, etc.) e fezes escuras são os efeitos adversos mais comuns de suplementos de ferro

| FORMULAÇÃO DE FERRO | NOME(S) COMERCIAL(IS) | FERRO ELEMENTAR (%) | NOTAS |
|---|---|---|---|
| **Gliconato ferroso** | Fergon, Ferro-Tab | 12 | • Menos ferro elementar, mas tolerabilidade semelhante ao *sulfato ferroso* |
| **Citrato férrico amoniacal** | Ferro citrato | 18 | • Menos biodisponível do que os sais ferrosos<br>• Deve ser reduzido à forma ferrosa no intestino |
| **Sulfato ferroso** | Fer-in-Sol, Feratab | 20 | • Suplemento oral de ferro mais comum<br>• Baixo custo com boa eficácia e tolerabilidade |
| **Sulfato ferroso, anidro** | Slow-Fe | 30 | • Formulação de liberação prolongada de *sulfato ferroso* (dosagem uma vez ao dia)<br>• Custo mais alto do que o do *sulfato ferroso* |
| **Fumarato ferroso** | Ferretts, Ferrimin, Hemocyte | 33 | • Eficácia e tolerabilidade semelhantes às do *sulfato ferroso*<br>• Quase nenhum sabor em comparação com outros sais de ferro |
| **Ferro carbonila** | Icar, Feosol | 100 | • Micropartículas de ferro purificado<br>• Dissolve-se no estômago para formar sal com HCl e ser absorvido<br>• Menos tóxico que os sais de ferro devido à taxa de absorção mais lenta (liberação contínua de ferro por 1 a 2 dias) |
| **Complexo polissacarídeo-ferro** | Bifera, NovaFerrum, Nu-Iron 150 | 100 | • Sem gosto e sem cheiro<br>• Dose de ferro elementar uma vez ao dia semelhante ao *sulfato ferroso* duas vezes ao dia |

**Figura 44.2**
Características das várias formulações de ferro.

orais. As formulações parenterais de ferro podem ser usadas em pacientes que não toleram ou que absorvem inadequadamente o ferro oral, bem como naqueles que recebem eritropoietina com hemodiálise ou quimioterapia. Podem ocorrer reações de hipersensibilidade e anafilactoides raras, mas potencialmente fatais, em pacientes recebendo ferro parenteral (principalmente formulações de ferro dextrano). Uma dose-teste deve ser tomada antes da administração de uma dose completa de ferro dextrano. Além disso, o ferro intravenoso deve ser utilizado com cautela na presença de infecções ativas. (Nota: O ferro é essencial para o crescimento bacteriano.)

### Aplicação clínica 44.2: Quando usar ferro parenteral

Embora o ferro dextrano apresente risco de reações adversas significativas, as formulações parenterais de ferro mais recentes (como *gluconato férrico de sódio*, *ferumoxitol*, *carboximaltose férrica* e *sacarose férrica*) são muito mais seguras nesse aspecto. Uma dose-teste de qualquer formulação parenteral de ferro deve ser dada ao paciente antes da administração de uma dose completa. Essa dose-teste pode ser administrada durante 5 a 30 minutos, e o paciente deve ser observado quanto a quaisquer efeitos colaterais, como reação alérgica anafilática. A administração de ferro intravenoso é mais eficiente na reposição dos estoques de ferro e o faz mais rapidamente em comparação com o ferro oral. A terapia parenteral com ferro deve ser considerada em pacientes que toleram mal o ferro oral, em pacientes com doença de má absorção, doença renal em estágio terminal (DRT) ou em pacientes com perda sanguínea contínua que não pode ser controlada com suplementação oral de ferro.

## B. Ácido fólico (folato)

O uso primário do *ácido fólico* é o tratamento de estados deficitários que se originam da ingestão inadequada da vitamina. A deficiência de folato pode ser causada por (1) aumento da demanda (p. ex., gravidez e lactação), (2) má absorção causada por doença do intestino delgado, (3) alcoolismo ou (4) tratamento com medicamentos inibidores da di-hidrofolato redutase (p. ex., *metotrexato* e *trimetoprima*), medicamentos que inibem diretamente a síntese de DNA (p. ex., *azatioprina* e *zidovudina*) ou medicamentos que reduzem a absorção de folato (p. ex., *fenitoína* e *fenobarbital*). Um resultado primário da deficiência de *ácido fólico* é a anemia megaloblástica (glóbulos vermelhos de grande tamanho, caracterizados por um aumento no volume corpuscular médio [VCM]), que é causada pela diminuição da síntese de purinas e pirimidinas. Isso leva à incapacidade do tecido eritropoiético de produzir DNA e, por consequência, de se proliferar (Figura 44.3). (Nota: Para evitar complicações neurológicas da deficiência de vitamina $B_{12}$, é importante avaliar a base da anemia megaloblástica antes de instituir o tratamento empírico. Tanto a deficiência de vitamina $B_{12}$ como a de folato podem causar sintomas similares.)

O *ácido fólico* é rapidamente absorvido no jejuno, a menos que haja presença de alguma doença. A administração oral de *ácido fólico* não é tóxica e, em altas doses, o excesso de vitamina é excretado na urina. Reações de hipersensibilidade raras foram relatadas após injeção parenteral.

## C. Cianocobalamina e hidroxocobalamina (vitamina $B_{12}$)

Deficiências de vitamina $B_{12}$ podem resultar da baixa oferta na dieta ou, o que é mais comum, de má absorção da vitamina devido à insuficiência das células parietais gástricas em produzir fator intrínseco (como na anemia perniciosa) ou à perda da atividade do receptor necessário para a captação intestinal da vitamina. Síndromes de má absorção inespecífica ou ressecção gástrica também podem causar deficiências de *cianocobalamina*. Além dos sinais e sintomas gerais de anemia, a deficiência de *vitamina $B_{12}$* pode causar formigamento (com sensação de agulhadas) nas mãos e nos pés, dificuldade de caminhar, demência e, nos casos extremos, alucinações, paranoia ou esquizofrenia. (Nota: A administração somente de *ácido fólico* reverte as anormalidades hematológicas e, assim, mascara as deficiências de *cianocobalamina*, a qual pode, então, evoluir para grave disfunção e doença neurológica. A causa da anemia megaloblástica precisa ser determinada para que se possa usar o tratamento específico. Portanto, o tratamento empírico da anemia megaloblástica não deve ser instituído apenas com *ácido fólico*, mas com uma combinação de *ácido fólico* e *vitamina $B_{12}$*, a menos que sejam realizados testes confirmatórios.)

A vitamina $B_{12}$ pode ser administrada por via oral (para deficiências dietéticas), por via sublingual, intramuscular ou subcutânea (para anemia perniciosa). *Hidroxocobalamina* via intramuscular (IM) é preferida, pois tem resposta rápida, é altamente ligada às proteínas e mantém níveis plasmáticos mais longos. Em pacientes com má absorção, como na cirurgia bariátrica (tratamento cirúrgico da obesidade), é necessária a suplementação de vitamina $B_{12}$ na forma de *cianocobalamina* em doses sublinguais diárias ou mensalmente por via parenteral. Essa vitamina não é tóxica, mesmo em grandes dosagens. Na anemia perniciosa, a terapia deve ser continuada por toda a vida.

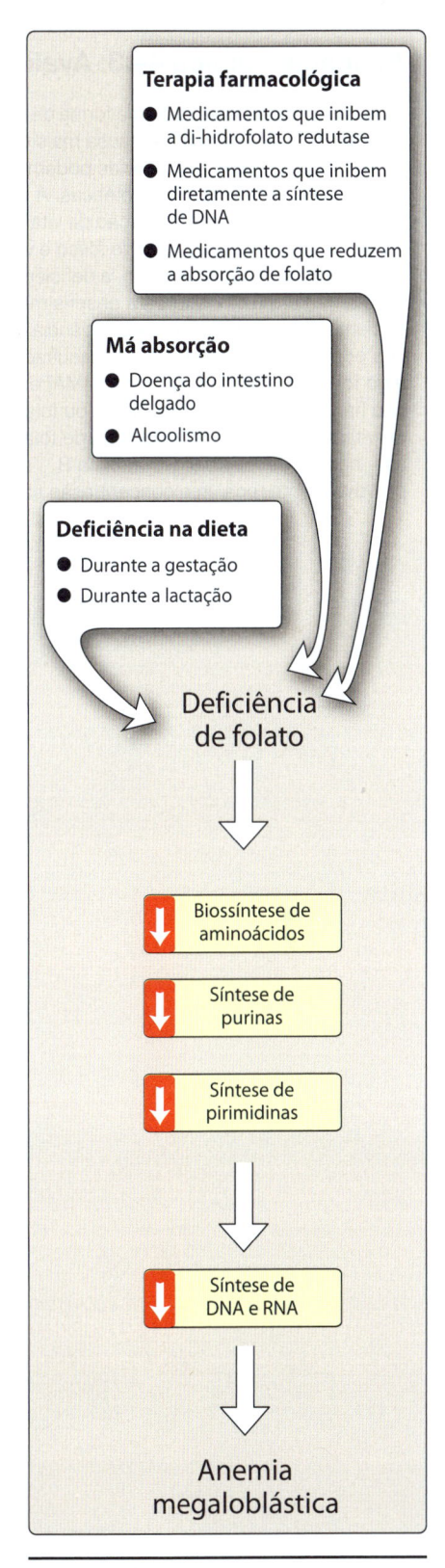

**Figura 44.3**
Causas e consequências da falta de *ácido fólico*.

## Aplicação clínica 44.3: Avaliação da anemia megaloblástica

A anemia megaloblástica é uma forma de anemia caracterizada por células sanguíneas anormalmente grandes (acima do limite superior do VCM normal). A causa mais comum para esse tipo de anemia é a deficiência de folato ou de vitamina $B_{12}$. Entre outras razões, essas deficiências podem ser causadas por aumento da demanda (gravidez), terapia medicamentosa (p. ex., *metotrexato*) e deficiências dietéticas. A deficiência de vitamina $B_{12}$ também pode ser causada pela falta do fator intrínseco, que é um cofator para a absorção da vitamina $B_{12}$. Se houver suspeita de anemia megaloblástica, os pacientes devem ser tratados empiricamente com *ácido fólico* e *vitamina $B_{12}$*. Se o folato for administrado isoladamente, pode reverter as anormalidades hematológicas; no entanto, a deficiência subsequente de vitamina $B_{12}$ pode causar complicações neurológicas. Portanto, o tratamento direcionado para anemia megaloblástica só deve ser administrado após a conclusão da avaliação completa do paciente. Para distinguir entre deficiência de vitamina $B_{12}$ e deficiência de folato, as concentrações séricas de vitamina $B_{12}$ e folato podem ser solicitadas. Se os resultados desses testes forem limítrofes, os intermediários no metabolismo da vitamina $B_{12}$ e do folato (ácido metilmalônico [MMA] e homocisteína) podem ser medidos. Se o MMA e a homocisteína estiverem normais, não há deficiência de vitamina $B_{12}$ ou folato. Se o MMA e a homocisteína estiverem elevados, é provável que haja deficiência de vitamina $B_{12}$, mas a deficiência de folato não pode ser descartada. Se o MMA estiver normal, mas a homocisteína estiver alta, não há deficiência de vitamina $B_{12}$, mas é provável que haja deficiência de folato. Um paciente com anemia perniciosa provavelmente teria uma concentração sérico baixo de vitamina $B_{12}$ e concentrações elevadas de MMA e homocisteína.

### D. Eritropoietina e darbepoetina

As células peritubulares dos rins respondem à hipóxia e sintetizam e liberam *eritropoietina* (EPO), uma glicoproteína. A EPO estimula células-tronco a se diferenciarem em pró-eritroblastos, promove a liberação de reticulócitos da medula e inicia a formação de hemoglobina. Assim, a EPO regula a proliferação e a diferenciação de glóbulos vermelhos na medula óssea. A *eritropoietina* humana (*alfaepoetina*), produzida por tecnologia de DNA recombinante, é eficaz no tratamento da anemia causada por DRT, infecção pelo vírus da imunodeficiência humana, distúrbios da medula óssea, prematuridade e malignidade. Uma forma de *eritropoietina* de ação prolongada, a *darbepoetina*, tem meia-vida cerca de três vezes maior que a da *alfaepoetina* devido à adição de duas cadeias de carboidratos. Esses agentes são bem tolerados e administrados por via intravenosa em pacientes em diálise renal ou por via subcutânea para outras indicações. Efeitos colaterais como elevação da pressão arterial e artralgia podem ocorrer em alguns casos. (Nota: O aumento da pressão arterial pode ser devido à elevação da resistência vascular periférica e/ou da viscosidade sanguínea.) Além disso, a suplementação com ferro pode ser necessária para assegurar uma resposta adequada.

Quando a *alfaepoetina* é usada para alcançar concentrações de hemoglobina acima de 11 g/dL, são observados eventos cardiovasculares graves (como trombose e hipertensão grave), aumento do risco de morte, redução do tempo de progressão de tumor e diminuição da sobrevida. A recomendação para todos os pacientes que recebem *alfaepoetina* ou *darbepoetina* é usar a menor dosagem eficaz que não exceda a concentração de hemoglobina de 12 g/dL e uma concentração de hemoglobina que não aumente mais de 1 g/dL durante um período de duas semanas. Além disso, se a concentração de hemoglobina exceder 10 g/dL, as doses de *alfaepoetina* ou *darbepoetina* devem ser reduzidas, ou o tratamento deve ser interrompido. Nenhum dos agentes tem qualquer valor no tratamento agudo da anemia devido ao seu início de ação tardio.

## III. AGENTES USADOS PARA TRATAR NEUTROPENIA

Fatores de crescimento mieloide ou fatores estimulantes de colônias de granulócitos (G-CSFs), como *filgrastim*, *tbo-filgrastim* e *pegfilgrastim*, além de fatores estimulantes de colônia de macrófagos-granulócitos (GM-CSFs), como *sargramostim*, estimulam a produção de granulócitos na medula óssea, aumentam a contagem de neutrófilos e diminuem a duração da neutropenia grave. Esses fármacos são usados profilaticamente para reduzir o risco de neutropenia após quimioterapia e no transplante de medula óssea. *Filgrastim* e *sargramostim* podem ser administrados por via subcutânea (SC) ou intravenosa (IV); o *tbo-filgrastim* e o *pegfilgrastim*, somente por via SC. A principal diferença entre os fármacos disponíveis é a frequência de administração. *Filgrastim*, *tbo-filgrastim* e *sargramostim* são administrados uma vez ao dia, com base no peso e iniciando de 24 a 72 horas depois da quimioterapia, até que a contagem absoluta de neutrófilos (ANC, do inglês *absolute neutrophile count*) alcance entre 5.000 e 10.000/mL. O *pegfilgrastim* é uma forma peguilada do G-CSF, resultando em meia-vida mais longa quando comparado aos demais agentes, e é administrado em dose única fixa, 24 horas após a quimioterapia. Não é necessário monitorar a ANC com *pegfilgrastim*. Não há evidências que demonstrem a superioridade de um fármaco sobre os demais em termos de eficácia, segurança ou tolerância. Dor óssea é um efeito adverso comum no tratamento com esses fármacos.

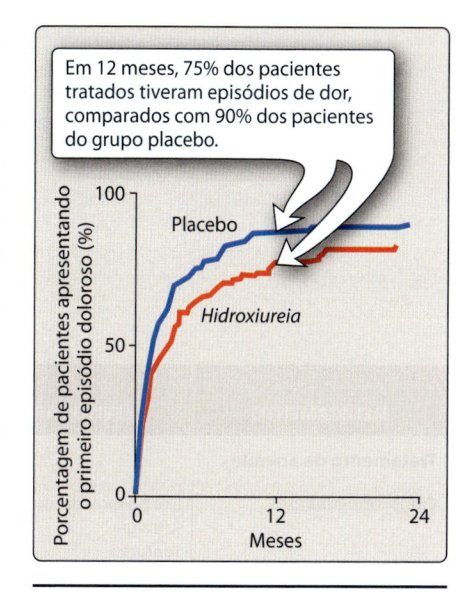

**Figura 44.4**
Efeito do tratamento com *hidroxiureia* na porcentagem de pacientes com anemia falciforme que apresentam o primeiro episódio doloroso.

## IV. FÁRMACOS USADOS PARA TRATAR A DOENÇA FALCIFORME

### A. Hidroxiureia

A *hidroxiureia* é um inibidor oral da ribonucleotídeo redutase, que pode reduzir a frequência das dolorosas crises falciformes (Figura 44.4). Na doença falciforme, a *hidroxiureia* aumenta as concentrações de hemoglobina fetal (HbF), dessa forma diluindo a hemoglobina S anormal (HbS). A polimerização da HbS é atrasada e reduzida nos pacientes tratados, combatendo as crises dolorosas causadas pela obstrução dos capilares e a anoxia tissular causada pela anemia falciforme. A resposta clínica pode levar de três a seis meses. Entre os efeitos adversos da *hidroxiureia*, estão a supressão da medula óssea e a vasculite cutânea. É importante que a *hidroxiureia* seja administrada sob supervisão de um profissional experiente no tratamento da anemia falciforme. A *hidroxiureia* também é usada, sem indicação formal, para tratar leucemia mieloide aguda, psoríase e policitemia vera.

### B. Crizanlizumabe

O anticorpo monoclonal humanizado *crizanlizumabe* se liga à P-selectina e bloqueia interações com seus ligantes. Ao ligar-se à P-selectina na superfície das células endoteliais ativadas e das plaquetas, o *crizanlizumabe* bloqueia as interações entre as células endoteliais, os glóbulos vermelhos, as plaquetas e os leucócitos. Ao bloquear essas interações, o *crizanlizumabe* reduz o bloqueio dos capilares pelas hemácias falciformes, aliviando a anoxia e reduzindo o número de crises falciformes. O *crizanlizumabe* é indicado para pacientes com 16 anos ou mais com anemia falciforme e é administrado como infusão IV nas semanas 0 e 2 e, a partir de então, a cada quatro semanas. Os efeitos adversos mais comuns incluem reações relacionadas à infusão, náusea, artralgia, dor nas costas e febre.

### C. Voxelotor

*Voxelotor* inibe a polimerização da HbS ligando-se à cadeia alfa da HbS. Ele previne a polimerização da HbS diminuindo a concentração de HbS desoxigenada, que se acredita ser a forma de HbS que leva à polimerização e à falcização. *Voxelotor* foi aprovado para pacientes com 12 anos ou mais e é administrado em dose oral, uma vez ao dia. Esse medicamento é geralmente bem tolerado, sendo cefaleia, diarreia e distúrbios GIs os efeitos colaterais mais comuns. *Voxelotor* é metabolizado pelo CYP3A4, e podem ser necessários ajustes posológicos na presença de indutores ou inibidores do CYP3A4.

A Figura 44.5 apresenta um resumo dos fármacos usados no manejo da anemia.

| MEDICAMENTO | EFEITOS ADVERSOS | INTERAÇÕES FARMACOLÓGICAS | PARÂMETROS DE MONITORAMENTO |
|---|---|---|---|
| **Tratamento da anemia** | | | |
| *Cianocobalamina/B$_{12}$* | Dor no local da injeção<br>Artralgia<br>Tontura<br>Cefaleia<br>Nasofaringite<br>Anafilaxia | Inibidores da bomba de prótons – podem diminuir a absorção oral de vitamina B$_{12}$ | Vitamina B$_{12}$<br>Folato<br>Ferro |
| *Eritropoietina/alfaepoetina* | Edema<br>Prurido<br>Náuseas/vômitos<br>Hipertensão<br>AVC<br>Trombose | *Alfadarbepoetina* – a duplicação da terapia pode levar ao aumento de eventos adversos | H/H<br>Ferritina sérica<br>Pressão arterial |
| *Alfadarbepoetina* | Edema<br>Dispneia<br>Hipertensão<br>AVC<br>Trombose | *Alfaepoetina* – a duplicação da terapia pode levar ao aumento de eventos adversos | H/H<br>Ferritina sérica<br>Pressão arterial |
| *Ácido fólico* | Gosto ruim na boca<br>Náusea<br>Confusão<br>Irritabilidade | *Colestiramina* – pode interferir na absorção | Hemograma completo<br>Folato sérico |
| *Ferro* | Prurido<br>N/V/D<br>Cefaleia<br>Anafilaxia | Cálcio e antiácidos contendo cálcio – diminuem a absorção de ferro<br>*Deferoxamina* – quelante de ferro<br>*Dimercaprol* – quelante de ferro<br>Magnésio – diminui a absorção de ferro<br>Antibióticos *tetraciclina* e *fluoroquinolona* – o ferro pode diminuir a absorção desses antibióticos | H/H<br>Ferro sérico<br>TIBC<br>Transferrina<br>Contagem de reticulócitos |
| **Tratamento da anemia falciforme** | | | |
| *Hidroxiureia* | Mielossupressão<br>Úlcera cutânea<br>Leucemia secundária<br>Enzimas hepáticas elevadas | Medicamentos contra o HIV – a *hidroxiureia* pode diminuir a contagem de CD4<br>Salicilatos – aumento do risco de sangramento<br>*Probenecida* – elevação de ácido úrico | Hemograma completo |
| *Crizanlizumabe* | Reações relacionadas à injeção<br>Náusea<br>Dor nas costas<br>Artralgia<br>Febre | Nenhuma conhecida | Hemograma completo |
| *Voxelotor* | Cefaleia<br>Diarreia<br>Distúrbio gastrintestinal | Indutores e inibidores de CYP3A4, como suco de toranja e *fenitoína*, respectivamente | Hemograma completo, função hepática |

**Figura 44.5**
Fármacos usados para o tratamento da anemia. AVC, acidente vascular cerebral; H/H, hemoglobina e hematócrito; N/V/D, náusea/vômito/diarreia; TIBC, capacidade total de ligação ao ferro.

## Resumo

- A anemia é definida como uma concentração plasmática de hemoglobina abaixo do normal. Os sinais e sintomas gerais de anemia incluem fadiga, palpitações, falta de ar, palidez, tontura e insônia.
- A anemia pode estar relacionada a muitas condições, incluindo perda de sangue, medicamentos, predisposições genéticas e deficiências nutricionais (ferro, ácido fólico, vitamina $B_{12}$).
- A deficiência de ferro pode ocorrer devido ao esgotamento dos estoques de ferro e/ou à ingestão inadequada e é tratada com suplementação de ferro. Várias formas orais e parenterais de ferro estão disponíveis. Distúrbios gastrintestinais e fezes escuras são efeitos adversos comuns, e algumas formas de ferro parenteral (*ferro dextrano*) podem causar reações anafilactoides graves.
- A anemia megaloblástica resulta de uma deficiência de vitamina $B_{12}$ e/ou ácido fólico. O tratamento empírico deve consistir em uma combinação de *ácido fólico* e *vitamina $B_{12}$*. Pacientes que não produzem fator intrínseco precisam ser tratados com *vitamina $B_{12}$* parenteral.
- A *eritropoietina* e a *darbepoetina* são usadas para estimular as células-tronco a se diferenciarem e promoverem a liberação de reticulócitos. Esses medicamentos são usados para tratar anemia causada por DRT, infecção pelo vírus da imunodeficiência humana, distúrbios da medula óssea, prematuridade e malignidade.
- Fatores de crescimento mieloide ou G-CSF e GM-CSF estimulam a produção de granulócitos para reduzir a duração da neutropenia grave. Não há evidências que sugiram que um agente seja superior a outro.
- A *hidroxiureia*, um inibidor da ribonucleosídeo redutase, aumenta HgF, o que reduz os eventos de crise falciforme em pacientes com anemia falciforme. Entre os efeitos adversos da *hidroxiureia*, estão a supressão da medula óssea e a vasculite cutânea.
- *Crizanlizumabe* é um anticorpo monoclonal humanizado que se liga à P-selectina, reduzindo o bloqueio dos capilares pelas hemácias falciformes, aliviando a anoxia e reduzindo o número de crises falciformes. Os efeitos adversos mais comuns incluem reações relacionadas à infusão, náusea, artralgia, dor nas costas e febre.

## Questões para estudo

**Escolha a resposta correta.**

**44.1** Qual das alternativas a seguir é um tratamento apropriado para uma anemia nutricional que se apresenta como fome de gelo e/ou curvatura ascendente das unhas?
   A. *Vitamina $B_{12}$ (cianocobalamina)*
   B. *Ácido fólico*
   C. *Vitamina D*
   D. *Ferro*

**Resposta correta = D.** Deficiências de vitamina $B_{12}$, ácido fólico e ferro contribuem para a anemia, mas a deficiência de ferro está associada à pica (fome de gelo ou sujeira) e a coiloníquias (curvatura ascendente das unhas dos pés/unhas). A deficiência de vitamina D existe, mas não causa anemia.

**44.2** Qual dos seguintes suplementos de ferro contém a maior porcentagem de ferro elementar?
   A. *Sulfato ferroso*
   B. *Ferro carbonila*
   C. *Gliconato ferroso*
   D. *Citrato férrico amoniacal*

**Resposta correta = B.** O *sulfato ferroso* contém 20% de ferro elementar (ou 30% na formulação anidra); o *gliconato ferroso* contém 12%; e o *citrato férrico amoniacal* contém 18% de ferro elementar. Todos estão bem abaixo da porcentagem de ferro elementar presente em *ferro carbonila*, que contém 100% de ferro elementar.

**44.3** Uma mulher de 56 anos descobriu que tem anemia megaloblástica. Sua história pregressa é significativa para alcoolismo. Qual dos seguintes é o melhor tratamento para essa paciente?
   A. *Vitamina $B_{12}$* por via oral
   B. *Vitamina $B_{12}$* parenteral
   C. *Ácido fólico* oral
   D. *Vitamina $B_{12}$* oral com *ácido fólico* oral

**Resposta correta = D.** A paciente tem anamnese de alcoolismo, o que sugere anemia por deficiência de *ácido fólico*. No entanto, a administração somente de ácido fólico reverte as anormalidades hematológicas e mascara possível deficiência de vitamina $B_{12}$, que pode, então, evoluir para grave disfunção e doença neurológica. A causa da anemia megaloblástica precisa ser determinada, para que se possa usar o tratamento específico. Dessa forma, a anemia megaloblástica não deve ser tratada apenas com *ácido fólico*, mas com uma combinação de *ácido fólico* e *vitamina $B_{12}$*.

**44.4** Uma mulher de 45 anos visita seu médico para uma consulta de acompanhamento após uma ida ao pronto-socorro, onde foi diagnosticada com anemia. Ela relata que está tomando um comprimido três vezes ao dia para anemia e está preocupada porque suas fezes parecem mais escuras. Qual dos seguintes fármacos provavelmente ela está usando para anemia?

A. *Gliconato ferroso*
B. *Ácido fólico*
C. *Ferro dextrano*
D. *Vitamina $B_{12}$*

**Resposta correta = A.** Qualquer forma de suplementação de ferro pode causar fezes escuras. Foi prescrito para a paciente um medicamento via oral, administrado três vezes ao dia, o que torna o *gliconato ferroso* a melhor opção de resposta. O *ferro dextrano* é administrado por infusão.

**44.5** Uma mulher de 63 anos com anemia secundária à doença renal crônica e concentração de hemoglobina de 8,6 g/dL é tratada com *alfaepoetina*. Oito dias depois da dose inicial desse fármaco, a concentração de hemoglobina da paciente alcança 10,5 g/dL. Qual das alternativas a seguir é o próximo passo mais apropriado no tratamento da anemia dessa paciente?

A. Descontinuar a *alfaepoetina*.
B. Descontinuar a *alfaepoetina* e iniciar a *darbepoetina*.
C. Continuar com *alfaepoetina*.
D. Aumentar a dose de *alfaepoetina*.

**Resposta correta = A.** A hemoglobina aumentou para mais de 10 g/dL e mais de 1 g/dL em duas semanas, portanto a *alfaepoetina* deve ser descontinuada ou a dose reduzida. A mudança para *darbepoetina*, a continuação ou o aumento da dose de *alfaepoetina* continuariam a aumentar a hemoglobina e levariam a um risco aumentado de eventos cardiovasculares.

**44.6** Qual dos seguintes fármacos seria útil para diminuir a frequência de crises dolorosas em um paciente com anemia falciforme?

A. *Alfaepoetina*
B. *Filgrastim*
C. *Hidroxiureia*
D. *Sargramostim*

**Resposta correta = C.** Evidências clínicas apoiam o uso da *hidroxiureia* para diminuir a frequência e a gravidade das crises dolorosas de anemia falciforme durante o curso da doença. A *alfaepoetina* ajuda a aumentar a produção de hemoglobina e eritrócitos em anemias secundárias a doença renal crônica, HIV, distúrbios da medula óssea e outras doenças. O *filgrastim* e o *sargramostim* estimulam a produção de granulócitos na medula para aumentar a contagem de neutrófilos e diminuir a duração da neutropenia grave.

**44.7** Uma mulher de 66 anos está recebendo quimioterapia para câncer de mama em estágio IV. Como parte do seu regime de tratamento, ela recebeu uma dose de *filgrastim* profilaticamente para reduzir o risco de neutropenia. Qual dos seguintes efeitos adversos ela tem maior probabilidade de sentir como resultado do tratamento com *filgrastim*?

A. Perda de cabelo
B. Dor óssea
C. Osteopenia
D. Diarreia

**Resposta correta = B.** Medicamentos que tratam a neutropenia, como o *filgrastim*, podem causar dor óssea como efeito colateral. Esse efeito colateral não é específico do *filgrastim* e pode ser observado para *pegfilgrastim* e *sargramostim*.

**44.8** Um paciente está tomando 325 mg de *sulfato ferroso*, duas vezes ao dia, durante duas semanas e reclama de um gosto ruim após cada dose. Qual das seguintes formulações orais de ferro uma vez ao dia melhoraria a tolerabilidade e forneceria uma dose diária total de ferro elementar semelhante à do *sulfato ferroso*, duas vezes ao dia?

A. *Citrato férrico amoniacal* 25 mg
B. *Gliconato ferroso* 100 mg
C. *Sulfato ferroso*, anidro 142 mg
D. *Complexo polissacarídeo-ferro* 150 mg

**Resposta correta = D.** O complexo *polissacarídeo-ferro*, uma vez ao dia (150 mg = 150 mg de ferro elementar), é insípido e inodoro, com uma dose diária total de ferro elementar semelhante à do *sulfato ferroso* 325 mg, duas vezes ao dia (130 mg de ferro elementar/dia). O *citrato férrico amoniacal* 25 mg (4,5 mg de ferro elementar) uma vez ao dia é menos biodisponível do que o *sulfato ferroso* duas vezes ao dia. O *sulfato ferroso* e o *gliconato ferroso* têm tolerabilidade semelhante, mas o *gliconato ferroso* tomado uma vez ao dia tem menos ferro elementar (12 mg de ferro elementar). O *sulfato ferroso* anidro tem melhor tolerabilidade com a formulação de liberação prolongada, mas tem menos ferro elementar (43 mg de ferro elementar) quando administrado uma vez ao dia em comparação com o *sulfato ferroso* duas vezes ao dia.

**44.9** Uma mulher de 20 anos está atualmente sendo tratada com quimioterapia agressiva para carcinoma de ovário. Ela apresenta fadiga severa e é diagnosticada com anemia significativa por deficiência de ferro. Recomenda-se terapia com *ferro dextrano*. Qual das alternativas a seguir é a mais apropriada para recomendar, antes do início dessa terapia?

A. Reverificar as concentrações de hemoglobina.
B. Administrar uma dose-teste.
C. Pré-tratamento com medicamento antináusea.
D. Iniciar uma transfusão de sangue.

**Resposta correta = B.** Raramente, o *ferro dextrano* pode causar hipersensibilidade fatal e reações anafilactoides. Para evitar esse efeito, uma dose-teste deve ser administrada antes de iniciar a terapia com *ferro dextrano*.

**44.10** Uma mulher de 81 anos chega ao pronto-socorro com fraqueza progressiva, fadiga, confusão e relatos de ter visto pessoas em sua casa que tentavam machucá-la, mas que não estavam fisicamente presentes. O exame físico foi positivo para palidez, mas negativo para coiloníquias ou fissuras nos cantos da boca. Qual das seguintes deficiências seria a mais alta prioridade na investigação dessa paciente?

A. Vitamina $B_{12}$
B. Ferro
C. Folato
D. Cálcio

**Resposta correta = A.** Com base na apresentação de confusão e alucinações, a deficiência de vitamina $B_{12}$ deve ser considerada a mais alta prioridade. A segunda prioridade seria avaliar a deficiência de folato, uma vez que os sintomas são semelhantes aos da deficiência de vitamina $B_{12}$. O ferro seria a terceira prioridade devido à idade da paciente, mesmo sem a presença de coiloníquias ou rachaduras na boca. A última prioridade seria avaliar as deficiências de cálcio relacionadas com a idade, que podem levar à fadiga, bem como a cãibras musculares, falta de apetite e ritmos cardíacos anormais.

# 45 Medicamentos para distúrbios dermatológicos

Stacey D. Curtis e William Cary Mobley

## I. VISÃO GERAL

A pele é um órgão complexo e dinâmico composto por células, tecidos e biomoléculas que se coordenam para fornecer muitas funções interdependentes. A pele fornece proteção contra danos ambientais causados por produtos químicos nocivos, patógenos infecciosos e radiação ultravioleta, além de desempenhar funções vitais no reparo de feridas, sensibilidade, termorregulação e síntese de vitamina D. Este capítulo se concentra em medicamentos usados para algumas das doenças de pele mais comuns, incluindo psoríase, acne, rosácea, infecções, distúrbios de pigmentação e alopecia. Os medicamentos para acne, infecções bacterianas superficiais e rosácea estão resumidos na Figura 45.1. (Nota: Os agentes para infecções fúngicas da pele são abordados no capítulo sobre antifúngicos [ver Capítulo 33].)

## II. PREPARAÇÕES TÓPICAS

A pele é composta por duas camadas principais, a epiderme e a derme (Figura 45.2). A epiderme é constituída por várias camadas de queratinócitos, sendo que a camada mais externa, o estrato córneo, serve como barreira primária aos agentes externos. A derme, localizada entre a epiderme e o tecido subcutâneo, é formada por tecido conectivo e contém muitas estruturas especializadas, como glândulas sudoríparas, glândulas sebáceas, folículos capilares e vasos sanguíneos. Defeitos na estrutura e na função da pele induzidos pela genética e por fatores ambientais podem levar a inúmeras condições dermatológicas, muitas das quais podem ser controladas ou curadas com o uso de terapia medicamentosa.

O uso de fármacos tópicos para o tratamento de distúrbios dermatológicos não só é conveniente como também pode minimizar os efeitos adversos sistêmicos. As formas farmacêuticas tópicas comuns incluem *sprays*, pós, loções, cremes, pastas, géis, pomadas e espumas. A escolha da forma farmacêutica para uma condição específica envolve fatores como oclusividade, facilidade de aplicação, aceitação do paciente e potência do medicamento. A escolha também inclui a consideração da espessura e da integridade do estrato córneo, bem como do tipo, localização e extensão das lesões a serem tratadas.

**AGENTES PARA ACNE**
- Adapaleno
- Ácido azelaico
- Peróxido de benzoíla
- Clindamicina
- Dapsona
- Doxiciclina
- Eritromicina
- Isotretinoína
- Minociclina (oral)
- Minociclina (tópica)
- Ácido salicílico
- Sareciclina
- Tazaroteno
- Tretinoína

**AGENTES PARA INFECÇÕES BACTERIANAS SUPERFICIAIS**
- Bacitracina
- Gentamicina
- Mupirocina
- Neomicina
- Ozenoxacino
- Polimixina
- Retapamulina

**AGENTES USADOS PARA ROSÁCEA**
- Ácido azelaico
- Brimonidina
- Doxiciclina
- Metronidazol
- Minociclina
- Oximetazolina
- Sulfacetamida sódica

**Figura 45.1**
Resumo dos medicamentos para acne, infecções bacterianas superficiais e rosácea.

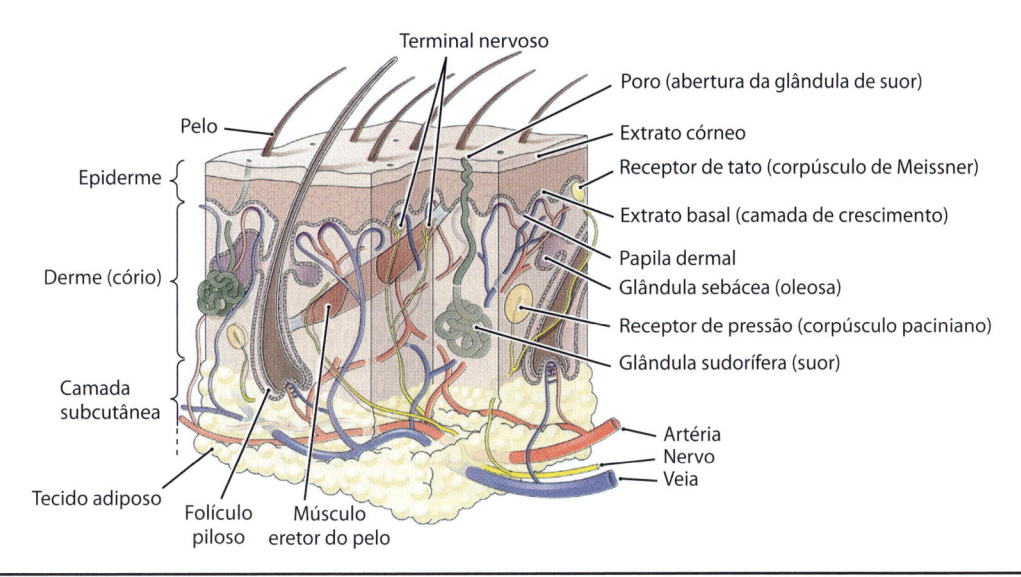

**Figura 45.2**
Secção transversal da pele.

## III. FÁRMACOS USADOS CONTRA ACNE

A acne vulgar (acne comum) é uma doença cutânea comum que ocorre em cerca de 85% dos indivíduos entre 12 e 24 anos de idade, coincidindo com um aumento na produção de androgênios. (Nota: O uso de anticoncepcionais orais pode ajudar a diminuir as concentrações circulantes de androgênios livres e reduzir os sintomas da acne em mulheres [ver Capítulo 25].) A formação de lesões de acne começa com proliferação excessiva e adesão de células da pele que formam um tampão de queratina (microcomedão), o qual fecha o folículo piloso (Figura 45.3). Dentro do folículo piloso fechado, as células da pele são eliminadas e a produção de sebo continua. Isso faz o folículo se dilatar e formar um comedão.

O sebo serve como nutriente para a proliferação de *Cutibacterium acnes*, que, junto com outros fatores, desencadeia uma resposta inflamatória responsável por causar a formação de uma pústula ou pápula — a espinha. Se isso progredir, a parede folicular pode romper, levando à formação de um nódulo inflamado. Diferentes medicamentos podem ser usados isoladamente ou em combinação para afetar um ou mais desses componentes patológicos e eliminar as lesões da acne.

### A. Antibióticos

Antibióticos tópicos e orais são frequentemente usados na acne, sendo os antibióticos orais reservados para acne moderada a grave. O uso de antibióticos na acne baseia-se não apenas nos seus efeitos antibacterianos, mas também nas propriedades anti-inflamatórias, que podem ser significativas para algumas classes de antibióticos, como as tetraciclinas.*

Os antibióticos tópicos mais comuns utilizados no tratamento da acne são a *clindamicina* (solução ou gel) e a *eritromicina* (creme, gel ou

**Figura 45.3**
Acne vulgar. (**A**) Glândula sebácea normal e folículo piloso. (**B**) Formação de comedão. (**C**) Formação de pústula.

---

*N. de R.T.: As tetraciclinas se constituem em um grupo de antibióticos com quatro ciclos na estrutura química.

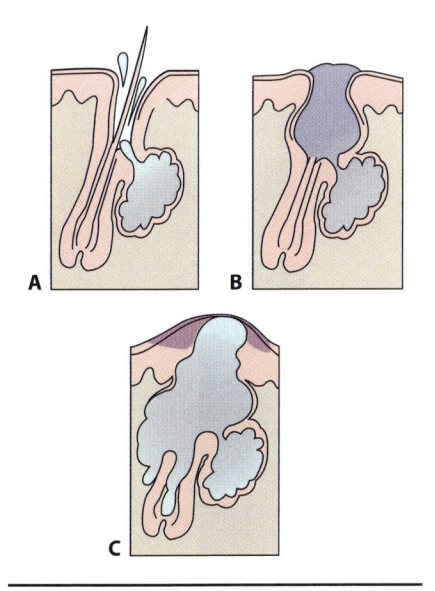

loção). A *minociclina*, um antibiótico do grupo das tetraciclinas, também está disponível como espuma tópica. Os antibióticos tópicos estão associados a uma exposição sistêmica significativamente menor do que os antibióticos orais, e as formas tópicas tendem a ser bem toleradas. Os efeitos adversos incluem irritação e queimação local, eritema e ressecamento.

Os antibióticos orais frequentemente usados para acne são as tetraciclinas *doxiciclina* e *minociclina*. A *sareciclina* é um membro mais novo da família das tetraciclinas e foi aprovada para o tratamento da acne moderada a grave. Em comparação com outras tetraciclinas, possui um espectro antimicrobiano mais estreito, o que, como resultado, pode reduzir a perturbação da microflora gastrintestinal e diminuir o potencial de desenvolvimento de resistência. É usada com menos frequência do que outras tetraciclinas devido a considerações de custo. Os efeitos adversos das tetraciclinas orais incluem distúrbios gastrintestinais e fotossensibilidade. Antibióticos macrolídeos orais, como *eritromicina* e *azitromicina*, são alternativas para o tratamento da acne moderada a grave, em pacientes com contraindicação ao uso de tetraciclinas (p. ex., gravidez).

O desenvolvimento de resistência bacteriana é a preocupação mais significativa com o uso de antibióticos tópicos e orais no tratamento da acne. As medidas para limitar o desenvolvimento de resistência incluem o uso de antibióticos apenas em combinação com outros agentes antiacne, com o uso de antibióticos orais pelo menor tempo possível e em baixas doses (dosagem subantimicrobiana), quando possível. Além disso, uma vez eliminadas as lesões da acne, os pacientes devem descontinuar os antibióticos e iniciar a terapia de manutenção com outros agentes tópicos eficazes, como *peróxido de benzoíla* ou retinoides. Os antibióticos são abordados com mais detalhes nos capítulos sobre terapia anti-infecciosa (ver Capítulo 30).

### B. Ácido azelaico

O *ácido azelaico* é um ácido dicarboxílico natural que possui atividade antibacteriana contra *C. acnes*, por meio de sua capacidade de inibir a síntese de proteínas. Também apresenta atividade anti-inflamatória, inibe a divisão e a diferenciação dos queratinócitos e apresenta atividade comedolítica. O *ácido azelaico* apresenta efeito clareador na pele hiperpigmentada, o que o torna útil para pacientes que apresentam alterações na pigmentação como consequência da acne inflamatória. Ele está disponível na forma de creme e gel, e os principais efeitos adversos são prurido leve e transitório, queimação, ardência e formigamento.

### C. Peróxido de benzoíla

O *peróxido de benzoíla* é um medicamento tópico, comumente usado, que melhora a acne principalmente por sua ação bactericida, em que sua atividade oxidante é letal para *C. acnes*. Ele não apresenta resistência bacteriana. O agente também reduz a inflamação e possui atividade comedolítica. O *peróxido de benzoíla* está disponível em sabonetes tópicos, espumas, cremes e géis. Os principais efeitos adversos são pele seca, irritação e clareamento de roupas de cama e roupas. Também pode causar dermatite de contato em alguns pacientes.

## D. Dapsona

A *dapsona* é uma sulfona que apresenta atividade anti-inflamatória e antibacteriana e é eficaz em reduzir a quantidade de lesões inflamatórias da acne. Também pode proporcionar alguma redução nas lesões não inflamatórias. A atividade anti-inflamatória deriva, em parte, de sua capacidade de interferir na função neutrofílica e de reduzir a produção do fator de necrose tumoral-$\alpha$ (TNF-$\alpha$) pelas células mononucleares. A *dapsona* está disponível na forma de gel tópico. Os efeitos adversos podem consistir em oleosidade transitória, secura e eritema, que podem ser, pelo menos em parte, devidos à fração não ativa da formulação.

## E. Retinoides

Os retinoides são derivados da vitamina A que interagem com os receptores retinoides, regulando a expressão gênica de forma que normalizam a diferenciação dos queratinócitos e reduzem a hiperproliferação (dando-lhes atividade comedolítica). Eles também reduzem a produção de sebo e a inflamação. Esses diversos efeitos tornam os retinoides úteis para a acne, bem como para uma variedade de outras condições, incluindo psoríase e rosácea grave. Para acne vulgar, os retinoides tópicos *tretinoína*, *adapaleno* e *tazaroteno* são usados para formas leves e moderadas, enquanto o retinoide oral *isotretinoína* é reservado para formas nodulares graves de acne.

Os efeitos adversos dos retinoides tópicos incluem eritema, descamação, queimação e ardência. Esses efeitos geralmente diminuem com o tempo. Outros efeitos adversos potenciais incluem mucosas secas e fotossensibilidade. Os pacientes devem ser alertados para usarem protetor solar. Embora a absorção sistêmica das formulações tópicas seja geralmente limitada, a utilização deve ser evitada durante a gravidez, particularmente para o *tazaroteno* tópico, que é o mais teratogênico dos retinoides tópicos para a acne. A *isotretinoína* oral, usada na acne grave, tem efeitos adversos potencialmente graves, incluindo efeitos psiquiátricos e defeitos congênitos. Ela é contraindicada em mulheres grávidas ou que pretendem engravidar.

## F. Ácido salicílico

O *ácido salicílico* tópico, um ácido $\beta$-hidroxi, penetra na unidade pilossebácea e atua como esfoliante para limpar os comedões. Seu efeito comedolítico não é tão pronunciado como o dos retinoides. Tem atividade anti-inflamatória suave e é queratolítico em concentrações mais altas. O *ácido salicílico* é usado como tratamento contra a acne leve e está disponível em vários limpadores faciais de venda livre e em medicamentos. Descamação leve da pele, secura e irritação local são os efeitos adversos.

## G. Sulfacetamida sódica

A *sulfacetamida sódica* interfere no crescimento bacteriano e é frequentemente combinada com enxofre, um agente queratolítico. A combinação é usada para tratar lesões inflamatórias de acne, quando presentes. O produto está disponível como formulação de limpeza, creme, espuma, gel, loção, *pads*, suspensão e sabonete líquido. Os efeitos adversos mais comuns incluem dermatite de contato, eritema, prurido e xerodermia.

> **Aplicação clínica 45.1: Tratamento da acne**
>
> A terapia tópica é o tratamento padrão para acne leve a moderada. No entanto, pacientes com acne moderada a grave geralmente necessitam de terapia sistêmica. Recomenda-se a terapia combinada visando aos quatro mecanismos patogênicos, pois muitas vezes é mais eficaz que a monoterapia, pode reduzir os efeitos colaterais e minimizar a resistência ou tolerância aos tratamentos individuais. A estratégia geral para a terapia combinada é usar o menor número de agentes nas dosagens mais baixas possíveis para garantir eficácia, segurança, evitar resistência e maximizar a adesão do paciente. Para reduzir o desenvolvimento de novas lesões, os agentes tópicos requerem aplicação em toda a área afetada e, como leva cerca de oito semanas para um microcomedão amadurecer, a terapia da acne deve ser continuada além desse período para avaliar completamente a eficácia do regime. Além disso, como os microcomedões podem se recuperar quase imediatamente após a interrupção da terapia, algumas formas de terapia para acne podem precisar ser continuadas por meses ou anos. Assim, é importante manter o apoio e encorajar os pacientes a permanecerem comprometidos a regimes prolongados que abordam as lesões atuais e previnem lesões futuras.

## IV. FÁRMACOS USADOS CONTRA INFECÇÕES BACTERIANAS SUPERFICIAIS

Diversas bactérias gram-positivas e gram-negativas podem causar diferentes infecções superficiais da pele, como foliculite e impetigo, bem como infecções mais profundas, como erisipela e celulite. Em casos mais graves, as infecções de pele podem causar ulcerações e infecções sistêmicas. Esta seção abrange agentes antibacterianos tópicos que podem ser usados para o tratamento e a prevenção de infecções superficiais da pele.

### A. Bacitracina

A *bacitracina* é um antimicrobiano peptídico ativo contra vários microrganismos gram-positivos. É usada principalmente em formulações tópicas. Se for usada sistemicamente, torna-se tóxica. Com frequência é encontrada em associação com *neomicina* e/ou *polimixina* (ver adiante). Quando usada em combinação com a *polimixina*, a *bacitracina* visa principalmente à prevenção de infecções de pele após queimaduras ou pequenos arranhões. Ela está disponível como pomada.

### B. Gentamicina

A *gentamicina* é um antibiótico aminoglicosídeo que interfere na síntese de proteínas bacterianas gram-negativas. Esse agente é frequentemente usado em combinação com outros agentes para tratar infecções de pele causadas por organismos gram-negativos. Ela está disponível como creme e pomada. Seu uso tópico raramente causa efeitos colaterais sistêmicos.

### C. Mupirocina

A *mupirocina* é um antibiótico que atua inibindo a síntese de proteínas de organismos gram-positivos. É útil no tratamento de impetigo (uma infecção cutânea contagiosa causada por estreptococos ou estafilococos; Figura 45.4) e outras infecções cutâneas gram-positivas graves, incluindo infecções causadas por *Staphylococcus aureus* resistente à *meticilina* (MRSA, do inglês *methicillin-resistant Staphylococcus aureus*). Ela está disponível como creme e pomada. (Nota: A *mupirocina* intranasal pode ser usada para erradicar a colonização por MRSA e reduzir o risco de infecção em pacientes hospitalizados.) Os efeitos adversos mais comuns são prurido, erupção cutânea e queimação.

### D. Neomicina

A *neomicina* é um antibiótico que interfere na síntese proteica bacteriana e é ativo principalmente contra organismos gram-negativos, com alguma atividade contra organismos gram-positivos. Esse agente é frequentemente formulado com outros agentes anti-infecciosos tópicos, como *bacitracina* e *polimixina*, para tratar infecções de pele. A combinação está disponível como pomada. Os efeitos adversos comuns associados aos agentes combinados incluem dermatite de contato, eritema, erupção cutânea e urticária.

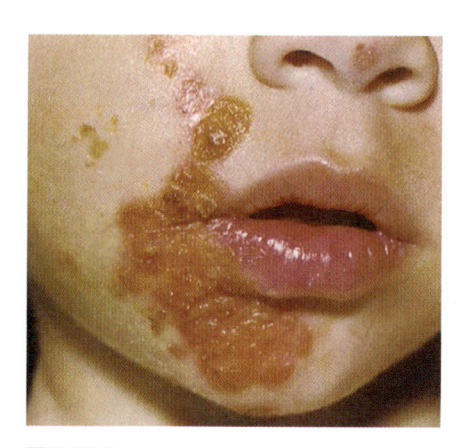

**Figura 45.4**
Impetigo no rosto.

### E. Ozenoxacino

A *ozenoxacino* é um antibiótico quinolônico tópico que inibe as enzimas de replicação do DNA bacteriano, DNA girase A e topoisomerase IV. Possui atividade bactericida contra estafilococos e estreptococos e demonstrou atividade contra isolados de MRSA. A *ozenoxacino* é utilizada no tratamento do impetigo em adultos e crianças com 2 meses de idade ou mais. Os possíveis efeitos adversos incluem coceira, vermelhidão e ressecamento da pele.

### F. Polimixinas

A *polimixina B* é um peptídeo hidrofóbico cíclico que desorganiza a membrana celular bacteriana dos microrganismos gram-negativos. Conforme observado anteriormente, é comumente combinada com *bacitracina* ("antibiótico duplo") e *neomicina* com *bacitracina* ("antibiótico triplo") em produtos tópicos utilizados para a prevenção de infecções cutâneas após pequenos traumas cutâneos. Essas combinações estão disponíveis na forma de pomadas.

### G. Retapamulina

A *retapamulina* é um inibidor da síntese proteica, ativo contra organismos gram-positivos. É indicada para o tratamento do impetigo. A única forma farmacêutica disponível é uma pomada, e os efeitos adversos mais comuns são prurido e irritação cutânea.

## V. FÁRMACOS USADOS CONTRA ROSÁCEA

Rosácea é uma doença inflamatória comum que afeta a porção central da pele facial, incluindo bochechas, queixo, testa e nariz. As características clínicas comuns incluem eritema facial (rubor) e lesões inflamatórias semelhantes às lesões de acne. Os sinais, sintomas e gravidade determinam o tratamento para esse distúrbio. O *ácido azelaico* é um tratamento potencial para a rosácea. Outros produtos tópicos e orais para rosácea são descritos a seguir.

### A. Brimonidina

A *brimonidina* é um agonista do adrenoceptor $\alpha_2$ usado para rosácea eritematotelangiectásica (RET). Reduz o eritema por meio da vasoconstrição. Ela está disponível na forma de gel, e seus principais efeitos adversos são queimação, sensação de calor localizada e rubor. (Nota: A solução oftálmica de *brimonidina* é usada para o tratamento do glaucoma.)

### B. Doxiciclina

A *doxiciclina* é um agente antibacteriano tetraciclina utilizado por via oral em baixas doses, que exerce efeitos anti-inflamatórios sobre a rosácea, em vez de ações antimicrobianas. Ela está disponível na forma de cápsula e comprimido, e seus principais efeitos adversos incluem diarreia, náusea, dispepsia e nasofaringite.

### C. Ivermectina

A *ivermectina* é um agente antiparasitário e seu mecanismo de ação é desconhecido no tratamento da rosácea papulopustulosa (RPP). No entanto, parece ter um efeito anti-inflamatório na pele e um efeito letal nos ácaros *Demodex*, um ácaro da pele associado à rosácea. A *ivermectina* está disponível na forma de creme, usada uma vez ao dia. É bem tolerada, com possibilidade de irritação e queimação na pele.

### D. Metronidazol

O *metronidazol* é um agente antibacteriano usado topicamente contra RPP. Acredita-se que atue na rosácea por meio de efeitos anti-inflamatórios ou imunossupressores, e não por meio de efeitos antibacterianos. Está disponível na forma de creme, gel e loção, e seus principais efeitos adversos são queimação, eritema, irritação da pele, xerodermia e acne vulgar.

### E. Minociclina

A espuma tópica de *minociclina* é usada para o tratamento da RPP. A espuma lipofílica possibilita os efeitos anti-inflamatórios locais da *minociclina*, ao mesmo tempo que reduz o risco de efeitos adversos sistêmicos (ver seção sobre acne).

### F. Oximetazolina

A *oximetazolina* é um agonista do adrenoceptor $\alpha_1$ usado para RET. Ela reduz o eritema por meio de vasoconstrição. A *oximetazolina* está disponível na forma de creme, e seus principais efeitos adversos são dermatite no local de aplicação, agravamento de lesões inflamatórias, prurido, eritema e sensação de queimação.

## Aplicação clínica 45.2: Tratamento da rosácea

Como a rosácea se divide em vários subtipos, é útil reconhecê-los para ajudar na seleção da terapia. Um tipo é a RET, caracterizada por eritema facial, rubor e telangiectasia (dilatação de pequenos vasos sanguíneos próximos à superfície da pele). Outro tipo é a PPR, que se caracteriza por pústulas faciais semelhantes à acne e, às vezes, placas (lesões palpáveis, em geral elevadas > 1 cm de diâmetro). Para a RET, os cuidados gerais com a pele, incluindo produtos de limpeza suaves e o uso de hidratantes e protetores solares, juntamente com a prevenção do gatilho, podem ser uma abordagem terapêutica adequada. Para casos moderados a graves, um dos agonistas tópicos dos receptores α-adrenérgicos (*oximetazolina* ou *brimonidina*) pode ser eficaz na redução do eritema. Esses agentes geralmente são aplicados em todo o rosto pela manhã. Para a PPR, juntamente com os cuidados gerais com a pele, os agentes tópicos e os antibióticos sistêmicos são os pilares da terapia. Para crises de PPR, períodos curtos (p. ex., quatro a seis semanas) de uso de antibióticos sistêmicos podem ser eficazes. A terapia então continua com agentes tópicos (*metronidazol, ivermectina, ácido azelaico* ou *minociclina*) para tratamento de manutenção.

## VI. FÁRMACOS USADOS CONTRA OS DISTÚRBIOS DE PIGMENTAÇÃO

A cor da pele é derivada da melanina produzida pelos melanócitos na camada basal da epiderme. Quando os melanócitos são danificados, as concentrações de melanina são afetadas, o que acaba levando a distúrbios de pigmentação. No entanto, se o corpo não produz melanina suficiente, a pele fica mais clara (hipopigmentação). Por outro lado, se o corpo produz muita melanina, a pele fica mais escura (hiperpigmentação). Os distúrbios de pigmentação podem ser generalizados, afetando muitas áreas da pele, ou localizados. Os agentes usados contra esses distúrbios são discutidos adiante e resumidos na Figura 45.5.

### A. Hidroquinona

A *hidroquinona* é um agente tópico clareador da pele que reduz a hiperpigmentação associada a sardas e melasma (manchas marrons a marrom-acinzentadas na pele; Figura 45.6). É usada, com frequência, em associação com retinoides tópicos para tratar sinais de fotoenvelhecimento. O mecanismo de ação da *hidroquinona* é por meio da inibição da tirosinase, enzima necessária para a síntese de melanina. A *hidroquinona* clareia a pele temporariamente e é usada, em geral, em preparação a 4%. Ela não deve ser usada em concentrações maiores ou em quantidades excessivas, por período prolongado, pois é associada com possível carcinogenicidade. O efeito adverso mais comum é a irritação local da pele.

### B. Metoxisaleno

O *metoxisaleno* é um agente fotoativo de psoraleno oral que estimula os melanócitos e é usado como agente de repigmentação em pacientes com vitiligo (Figura 45.7). Ele precisa ser fotoativado pela radiação ultravioleta (UV) para formar um aduto de DNA, inibindo, assim, a replicação do DNA por um método denominado PUVA (psoraleno mais radiação UVA). O *metoxisaleno* inibe a proliferação celular e promove a diferenciação celular de células epiteliais. Devido às possibilidades de envelhecimento da pele e de carcinogenicidade, deve ser usado com cautela. (Nota: Corticosteroides tópicos e inibidores tópicos de calcineurina [p. ex., *tacrolimo*] também são usados no tratamento do vitiligo.)

| AGENTES CONTRA OS DISTÚRBIOS DE PIGMENTAÇÃO |
|---|
| Hidroquinona |
| Metoxisaleno |
| Tazaroteno |
| **AGENTES CONTRA A PSORÍASE** |
| Acitretina |
| Adalimumabe |
| Apremilaste |
| Brodalumabe |
| Calcipotrieno |
| Calcitriol |
| Certolizumabe pegol |
| Alcatrão mineral |
| Etanercepte |
| Golimumabe |
| Guselcumabe |
| Infliximabe |
| Ixequizumabe |
| Metotrexato |
| Ácido salicílico |
| Secuquinumabe |
| Tazaroteno |
| Ustequinumabe |
| **AGENTES CONTRA A ALOPECIA** |
| Finasterida |
| Minoxidil |

**Figura 45.5**
Resumo dos medicamentos para distúrbios de pigmentação, psoríase e alopecia.

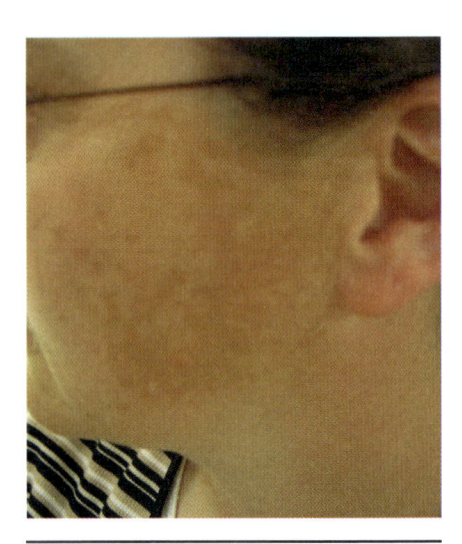

**Figura 45.6**
Melasma no rosto.

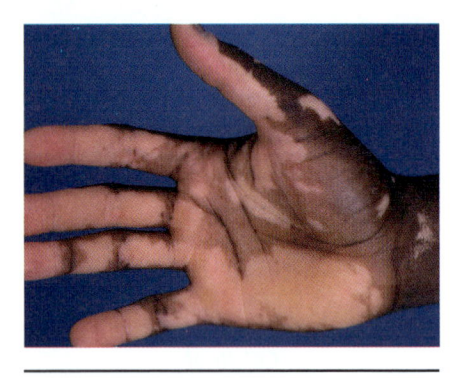

**Figura 45.7**
Com frequência, a palma da mão também é afetada pelo vitiligo.

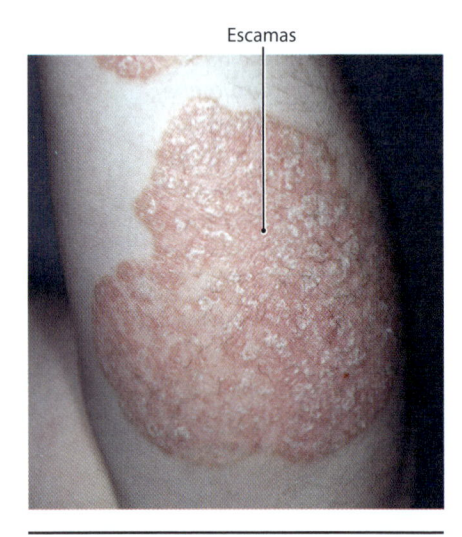

**Figura 45.8**
Psoríase. Placa eritematosa grande e escamosa.

### C. Tazaroteno

O *tazaroteno* é um retinoide tópico que diminui a hiperpigmentação e às vezes é usado para tratar os sinais de fotoenvelhecimento. Ele está disponível em creme, espuma e gel. Os efeitos adversos mais comuns incluem coceira, queimação, eritema, erupção cutânea e ressecamento.

## VII. AGENTES CONTRA A PSORÍASE

A psoríase é uma doença cutânea autoimune crônica que se manifesta como hiperplasia epidérmica e inflamação dérmica, que pode variar de leve a incapacitante. É uma condição que tem associações genéticas significativas e tende a aumentar e diminuir, com crises que podem ser desencadeadas por uma série de fatores ambientais, incluindo estresse e traumas cutâneos. Existem várias formas de psoríase; a mais comum é a psoríase em placas, caracterizada pela presença de placas eritematosas espessas, bem demarcadas, geralmente cobertas por escamas secas branco-prateadas (Figura 45.8). As placas variam em tamanho de 1 centímetro quadrado a vários centímetros quadrados. Em casos leves a moderados, essas placas cobrem menos de 5% da superfície corporal, mas em casos mais graves, podem cobrir mais de 20% do corpo. As terapias podem ter como alvo a inflamação e a resposta imune anormal, bem como a hiperproliferação epidérmica.

### A. Apremilaste

*Apremilaste* é um agente oral, aprovado para psoríase em placas moderada a grave. Funciona inibindo a fosfodiesterase-4, o que acaba por levar à redução da produção de vários mediadores inflamatórios na psoríase. Os efeitos adversos mais comuns são diarreia, náusea e cefaleia. Também pode ocorrer depressão. Indutores fortes de CYP450 (p. ex., *carbamazepina*, *fenitoína*) podem reduzir a eficácia do *apremilaste*; portanto, a coadministração não é recomendada.

### B. Agentes biológicos

Produtos biológicos são agentes isolados de fontes naturais, incluindo humanos, animais e microrganismos. Eles podem ser compostos por açúcares, proteínas ou ácidos nucleicos ou combinações complexas dessas substâncias. Os produtos biológicos aprovados para a psoríase são todos injetáveis, anticorpos baseados em proteínas produzidos por tecnologia do DNA recombinante, e são usados para psoríase moderada a grave. O mecanismo de ação resulta da sua interação com citocinas específicas que induzem ou mediam a função efetora das células T, importantes em doenças autoimunes como a psoríase. Por exemplo, vários produtos biológicos têm como alvo o TNF-α, que desempenha múltiplos papéis na patogênese da psoríase, incluindo a estimulação da proliferação de queratinócitos e neutrófilos e a liberação de citocinas pró-inflamatórias. Os bloqueadores de TNF-α incluem *etanercepte*, *infliximabe*, *adalimumabe*, *certolizumabe pegol* e *golimumabe*. Os produtos biológicos que têm como alvo outras citocinas importantes na patogênese da psoríase incluem o medicamento anti-IL-12/IL-23, *ustequinumabe*; os medicamentos anti-IL-23, *guselcumabe* e *risanquizumabe*; e os medicamentos anti-IL-17A, *secuquinumabe*, *ixequizumabe* e *brodalumabe*. Embora cada agente tenha riscos potenciais e efeitos colaterais específicos, os efeitos adversos compartilhados incluem reações à injeção ou infusão e aumento do risco de infecções devido à supressão do sistema imune. Além disso, por serem proteínas estranhas, existe o risco de desenvolvimento de anticorpos antifármaco, o que pode afetar a eficácia ao longo da terapia.

### C. Fármacos queratolíticos

Os fármacos queratolíticos, como o *alcatrão mineral* e o *ácido salicílico*, são eficazes na psoríase localizada, especialmente no couro cabeludo. Eles melhoram a penetração dos corticosteroides. O *alcatrão mineral* inibe a proliferação celular excessiva da pele e também pode ter efeito anti-inflamatório. Por ser cosmeticamente desagradável, o *alcatrão* tem baixa taxa de aceitação entre os pacientes, e, por consequência, seu uso é largamente suplantado pelos novos fármacos tópicos.

### D. Metotrexato

O *metotrexato* está entre os agentes sistêmicos mais comumente usados para a psoríase. O medicamento é utilizado nas formas mais graves de psoríase, e o principal mecanismo de ação é a atividade imunossupressora, resultante de sua capacidade de reduzir a síntese de DNA nas células do sistema imune, principalmente nos linfócitos T. O *metotrexato* está disponível em formas farmacêuticas orais e injetáveis. Entre os potenciais efeitos adversos comuns estão náuseas, diarreia, úlceras na boca, perda de cabelo e erupções cutâneas. O principal risco a longo prazo é o potencial de danos hepáticos; portanto, testes periódicos de função hepática são necessários para pacientes em uso de *metotrexato*.

### E. Retinoides

Os retinoides normalizam a diferenciação dos queratinócitos e reduzem a hiperproliferação e a inflamação. *Tazaroteno* é um retinoide tópico usado para o tratamento de psoríase em placa. Os efeitos adversos são semelhantes aos de outros retinoides tópicos descritos para acne. *Acitretina* é um retinoide de segunda geração usado por via oral no tratamento de formas pustulares de psoríase. Semelhante à *isotretinoína* oral usada na acne, a *acitretina* é teratogênica, e as mulheres devem evitar a gravidez por pelo menos três anos após o uso do medicamento (devido à sua longa duração do potencial teratogênico). O etanol é contraindicado com esse agente. Queilite, prurido, descamação da pele e hiperlipidemia são efeitos adversos comuns.

### F. Corticosteroides tópicos

Os corticosteroides tópicos são a base da terapia da psoríase e também são usados em muitas outras doenças de pele. Os agentes disponíveis diferem em potências e são formulados em diversas formas farmacêuticas, incluindo soluções, loções, cremes, pomadas, géis e xampus (Figura 45.9). Ao se ligarem aos receptores intracelulares dos

| BAIXA POTÊNCIA | POTÊNCIA INTERMEDIÁRIA | ALTA POTÊNCIA | MUITO ALTA POTÊNCIA |
|---|---|---|---|
| *Dipropionato de alclometasona* 0,05% (c, p) | Dipropionato de betametasona 0,05% (c) | Ancinonida 0,1% (c, l, p) | Dipropionato de betametasona, aumentado 0,05% (p, g) |
| *Fluocinolona acetonida* solução 0,01% (s) | Pivalato de clocortolona 0,1% (c) | Dipropionato de betametasona, aumentado 0,05% (c, l) | Propionato de clobetasol 0,05% (c, g, p) |
| Base ou acetato de *hidrocortisona* 0,25% a 2,5% (p, c) | Desonida 0,05% (c, l, p) | Desoximetasona 0,25% (c) | Fluocinonida 0,1% (c) |
| *Triancinolona acetonida* 0,025% (c, l, p) | Desoximetasona 0,05% (c) | Desoximetasona 0,05% (g) | Flurandrenolida 0,05% (l) |
| | Fluocinolona acetonida 0,025% (c, p) | Diacetato de diflorasona 0,05% (p, c) | Propionato de halobetasol 0,05% (c, p) |
| | Flurandrenolida 0,025 a 0,5% (c, p) | Fluocinonida 0,05% (c, g, p, s) | |
| | Propionato de fluticasona 0,005% a 0,05% (p, c) | Halcinonida 0,1% (c, p) | |
| | Butirato de hidrocortisona 0,1% (c, p, s) | Triancinolona acetonida 0,5% (c, p) | |
| | Valerato de hidrocortisona 0,2% (c, p) | | |
| | Furoato de mometasona 0,1% (c, p, l) | | |
| | Triancinolona acetonida 0,1% a 0,2% (c, p) | | |

**Figura 45.9**
Potência de vários corticosteroides tópicos. c, creme; g, gel; p, pomada; s, solução.

corticosteroides, esses agentes produzem numerosos efeitos que podem ser benéficos para a psoríase, incluindo efeitos anti-inflamatórios, antiproliferativos, imunossupressores e vasoconstritores. Os potenciais efeitos adversos, especialmente com o uso prolongado de corticosteroides potentes, incluem atrofia da pele, estrias, erupções acneiformes, dermatite, infecções locais e hipopigmentação. Em crianças, o uso excessivo de agentes potentes aplicados em uma grande área superficial pode causar efeitos adversos sistêmicos, incluindo possível depressão do eixo hipotálamo-hipófise-suprarrenal e atraso do crescimento.

### G. Análogos de vitamina D

*Calcipotrieno* e *calcitriol* são derivados sintéticos da vitamina $D_3$ usados topicamente para tratar a psoríase em placas. Eles inibem a proliferação e melhoram a diferenciação de queratinócitos, além de impedirem a inflamação. O *calcipotrieno* está disponível em formulações em creme, pomada, solução e espuma, e o *calcitriol* está disponível como pomada. Os potenciais efeitos adversos incluem prurido, desidratação, irritação tipo queimadura e eritema.

## Aplicação clínica 45.3: Tratamento da psoríase

A psoríase em placas pode causar morbidade social significativa, com os pacientes potencialmente enfrentando problemas no trabalho, nas atividades da vida diária e na socialização. Além disso, os pacientes podem se sentir pouco atraentes e ficar deprimidos. Por consequência, a qualidade de vida em geral pode ser prejudicada. Assim, além da redução ou eliminação das placas e escamas e da minimização da frequência dos surtos como resultados terapêuticos importantes, também ocorre uma melhoria nos parâmetros de qualidade de vida. Entre as estratégias terapêuticas para o tratamento da psoríase estão a monoterapia (que pode limitar os efeitos colaterais e melhorar a adesão), a terapia combinada (que muitas vezes pode ser mais eficaz e permitir doses mais baixas do que na monoterapia) e a terapia sequencial (em que agentes mais fortes e às vezes mais tóxicos são usados inicialmente para limpar rapidamente as lesões, seguidos por agentes menos tóxicos para terapia de manutenção). Além da farmacoterapia, as abordagens não farmacológicas são complementos valiosos no tratamento da psoríase. Essas abordagens incluem administrar fatores de estilo de vida que podem desencadear exacerbações (p. ex., estresse, tabagismo, obesidade); limitar o consumo de álcool; e minimizar possíveis gatilhos para a formação de lesões (arranhões, *piercings*, tatuagens, queimaduras solares, irritantes químicos). Além disso, limpeza suave, hidratação, proteção solar, controle da dieta e prática de atividade física podem ser abordagens não farmacológicas valiosas para o tratamento da psoríase.

## VIII. FÁRMACOS USADOS CONTRA A ALOPECIA

Alopecia (calvície) é a perda parcial ou total de cabelo em áreas onde o cabelo normalmente cresce. O tipo mais comum de queda de cabelo é a alopecia androgênica (também conhecida como calvície de padrão masculino), que pode ocorrer em homens ou mulheres. Agentes tricogênicos são usados para estimular o crescimento do cabelo e retardar a progressão da queda de cabelo.

### A. Finasterida

*Finasterida* é um inibidor oral da 5α-redutase que bloqueia a conversão de testosterona ao potente androgênio 5-α-di-hidrotestosterona (DHT). Concentrações elevadas de DHT podem miniaturizar e atrofiar o folículo piloso. A *finasterida* diminui a concentração de DHT no couro cabeludo e no soro, inibindo, assim, o fator-chave na etiologia da alopecia androgênica. (Nota: A *finasterida* é usada em altas doses para o tratamento da hiperplasia prostática benigna [ver Capítulo 43]). Os efeitos adversos incluem diminuição da libido, diminuição da ejaculação e disfunção erétil. O fármaco não deve ser usado ou manipulado na gestação, pois pode causar hipospadias no feto masculino. O uso deve ser continuado para manter os benefícios terapêuticos.

### B. Minoxidil

O *minoxidil*, originalmente usado como anti-hipertensivo sistêmico, mostrou como efeito adverso o aumento do crescimento de cabelos. Esse efeito adverso tornou-se a aplicação terapêutica no tratamento da alopecia. Para a queda de cabelos, o fármaco está disponível em espuma ou solução de venda livre. A formulação tópica não apresenta efeitos anti-hipertensivos. O *minoxidil* é eficaz na interrupção da queda de cabelos em homens e mulheres e pode promover o crescimento em alguns pacientes. Embora o mecanismo de ação não esteja compreendido completamente, parece agir, pelo menos em parte, diminuindo a fase de repouso do ciclo dos pelos. Assim como a *finasterida*, o medicamento deve ser usado continuamente para manter os efeitos no crescimento do cabelo. Os principais efeitos adversos incluem eritema e prurido.

## Resumo

- A acne vulgar é um distúrbio comum em indivíduos de 12 a 24 anos de idade. Sua patogênese é multifatorial com quatro componentes principais: produção excessiva de sebo induzida por androgênios, proliferação folicular de *C. acnes* e resposta inflamatória. Numerosos agentes podem ser usados para acne, incluindo antibióticos tópicos e orais, *ácido azelaico*, *peróxido de benzoíla*, *dapsona*, retinoides, *ácido salicílico* e *sulfacetamida sódica*.

- Para a acne, recomenda-se a terapia combinada visando aos quatro mecanismos patogênicos, já que muitas vezes é mais eficaz do que a monoterapia, pode reduzir os efeitos colaterais e minimizar a resistência ou tolerância aos tratamentos individuais. A terapia, em geral, precisa ser mantida por oito semanas para avaliar a resposta completa e pode necessitar ser continuada por meses ou anos.

- Diversas bactérias gram-positivas e gram-negativas podem causar diferentes infecções superficiais da pele, como foliculite e impetigo, bem como infecções mais profundas, como erisipela e celulite. Os agentes tópicos para infecções bacterianas superficiais que têm como alvo bactérias gram-positivas são *bacitracina*, *mupirocina*, *ozenoxacino* e *retapamulina*. Os agentes que têm como alvo bactérias gram-negativas são a *gentamicina* e a *polimixina*. A *neomicina* é ativa contra organismos gram-negativos e gram-positivos.

- A rosácea é uma doença inflamatória comum que afeta a porção central da pele facial, incluindo bochechas, queixo, testa e nariz. Os agentes comuns usados para rosácea incluem *brimonidina*, *doxiciclina*, *ivermectina*, *metronidazol*, *minociclina* e *oximetazolina*.

- Os distúrbios de pigmentação incluem condições de hipopigmentação, como vitiligo, e condições de hiperpigmentação. Os agentes para hiperpigmentação incluem *hidroquinona* e *tazaroteno*. *Metoxisaleno* é um agente fotossensibilizante oral utilizado no tratamento da hipopigmentação associada ao vitiligo.

- A psoríase é uma doença cutânea autoimune crônica que se manifesta como hiperplasia epidérmica e inflamação dérmica. Pode causar morbidade social significativa. Os agentes usados para a psoríase incluem *apremilaste*, produtos biológicos, *alcatrão mineral*, *ácido salicílico*, *metotrexato*, retinoides, corticosteroides tópicos e análogos da vitamina D. O *metotrexato* está entre os agentes sistêmicos mais comumente usados para a psoríase.

- Os produtos biológicos injetáveis aprovados para a psoríase moderada a grave são anticorpos baseados em proteínas, produzidos por tecnologia de DNA recombinante. Eles têm como alvo diferentes citocinas importantes para a patogênese da psoríase, incluindo TNF-α, IL-12/IL-23 e IL-17A.

- Alopecia (calvície) é a perda parcial ou total de cabelo em áreas onde o cabelo normalmente cresce. Os agentes para a alopecia incluem *finasterida* e *minoxidil*. Qualquer um dos medicamentos deve ser usado continuamente para manter os efeitos no crescimento do cabelo.

## Questões para estudo

**Escolha a resposta correta.**

**45.1** Qual das seguintes alternativas é correta em relação ao uso da *isotretinoína* no tratamento da acne?
- **A.** Ela é usada topicamente no tratamento da acne.
- **B.** Ela atua primariamente nos receptores dos corticosteroides.
- **C.** Ela é usada para formas mais leves de acne.
- **D.** Ela é contraindicada na gravidez.

**Resposta correta = D.** A *isotretinoína* é um retinoide oral reservado para formas mais graves de acne. Os ácidos retinoicos têm um papel importante na embriogênese dos mamíferos. Foi demonstrado que quantidades excessivas de retinoides, como a *isotretinoína*, causam teratogenicidade, mas o mecanismo molecular exato não é conhecido.

**45.2** Uma mulher de 32 anos com rosácea papulopustulosa prefere usar um agente tópico, em vez de um agente oral, para tratar suas lesões. Qual dos seguintes agentes é a recomendação mais apropriada?
- **A.** *Brimonidina*
- **B.** *Doxiciclina*
- **C.** *Metronidazol*
- **D.** *Oximetazolina*

**Resposta correta = C.** *Metronidazol* é um agente antibacteriano usado topicamente para rosácea papulopustular. Acredita-se que atue na rosácea por meio de efeitos anti-inflamatórios ou imunossupressores. A *doxiciclina* também é usada para rosácea papulopustulosa, mas por via oral, em vez de tópica. A *brimonidina* e a *oximetazolina* são agentes tópicos, mas são usadas para rosácea eritematotelangiectásica.

**45.3** Qual dos seguintes medicamentos usados para formas mais graves de psoríase atua reduzindo a síntese de DNA nas células do sistema imune e é conhecido por seu risco de danos ao fígado a longo prazo?

A. Etanercepte
B. Calcipotrieno
C. Tazaroteno
D. Metotrexato

**Resposta correta = D.** O principal mecanismo de ação do *metotrexato* é devido à atividade imunossupressora resultante de sua capacidade de reduzir a síntese de DNA nas células do sistema imune. O principal risco a longo prazo é o potencial de danos hepáticos; portanto, testes periódicos de função hepática são necessários para pacientes em uso de *metotrexato*.

**45.4** Qual das seguintes afirmativas é correta com relação aos fármacos tricogênicos?

A. O *minoxidil* aplicado topicamente é conhecido por seus efeitos hipotensores.
B. Uma vez estabelecido o crescimento do cabelo com *minoxidil* aplicado topicamente, o crescimento capilar será mantido após a interrupção do seu uso.
C. A *finasterida* inibe a 5α-redutase, que controla a produção de DHT a partir de testosterona.
D. Tanto o *minoxidil* oral quanto o tópico são comumente usados para alopecia.

**Resposta correta = C.** Alopecia androgênica está associada com concentrações de DHT, e a *finasterida* inibe a enzima 5α-redutase necessária para a formação de DHT da testosterona. Apenas a forma tópica de *minoxidil* é utilizada para o tratamento da alopecia. Tanto o *minoxidil* quanto a *finasterida* devem ser continuados para manter os efeitos no crescimento do cabelo.

**45.5** Qual dos seguintes medicamentos tópicos antiacne é a melhor recomendação se um dos objetivos for reduzir a hiperpigmentação pós-inflamatória?

A. Ácido azelaico
B. Minociclina
C. Peróxido de benzoíla
D. Clindamicina

**Resposta correta = A.** O *ácido azelaico* apresenta efeito clareador na pele hiperpigmentada, o que o torna útil em pacientes que apresentam despigmentação como consequência da acne inflamatória.

**45.6** Uma menina de 16 anos tem acne leve no rosto. Qual dos seguintes agentes é a escolha menos apropriada para tratar a acne?

A. Peróxido de benzoíla
B. Clindamicina tópica
C. Doxiciclina oral
D. Adapaleno

**Resposta correta = C.** Antibióticos orais, como a *doxiciclina*, são reservados para acne moderada a grave.

**45.7** Um menino de 5 anos apresenta lesões de impetigo ao redor dos lábios. Qual dos seguintes agentes tópicos é melhor para tratar essas lesões causadas por *S. aureus*?

A. Gentamicina
B. Bacitracina
C. Mupirocina
D. Polimixina

**Resposta correta = C.** A *mupirocina* é um antibiótico tópico que atua inibindo a síntese de proteínas visando a organismos gram-positivos, como *S. aureus*. Ela é útil no tratamento do impetigo. A *gentamicina* e a *polimixina* têm como alvo bactérias gram-negativas. A *bacitracina* tem como alvo bactérias gram-positivas, mas é usada para prevenção de infecções.

**45.8** Uma mulher de 45 anos queimou a mão enquanto preparava o jantar. Sua pele ficou com bolhas por causa da queimadura, e agora a área queimada está aberta. Qual dos seguintes medicamentos tópicos é mais apropriado para recomendar à paciente para prevenção de infecção de pele após uma queimadura?

A. Mupirocina
B. Bacitracina/polimixina
C. Ozenoxacino
D. Retapamulina

**Resposta correta = B.** Essa pomada combinada, contendo *bacitracina* e *polimixina*, é usada principalmente para a prevenção de infecções de pele após queimaduras ou pequenos arranhões.

**45.9** Um homem de 33 anos deseja controlar rapidamente sua psoríase em placas em áreas visíveis para uma viagem planejada à Jamaica e quer mantê-la sob controle pelo menos até o resto do verão. Qual das seguintes estratégias terapêuticas para a psoríase seria a melhor para o paciente atingir seus objetivos?

A. Terapia sequencial
B. Terapia combinada
C. Monoterapia
D. Terapia gradual

**Resposta correta = A.** A terapia sequencial provavelmente seria a melhor abordagem, já que agentes mais fortes, e às vezes mais tóxicos, são usados inicialmente para limpar rapidamente as lesões, seguidos por agentes menos tóxicos para terapia de manutenção.

**45.10** Um homem de 32 anos chega à clínica médica com rosácea caracterizada por eritema nas bochechas, queixo e testa. Qual dos seguintes medicamentos tópicos seria a melhor escolha para tratar o eritema?

A. *Brimonidina*
B. *Ivermectina*
C. *Metronidazol*
D. *Minociclina*

**Resposta correta = A.** A *brimonidina* é um agonista do adrenoceptor $\alpha_2$ que reduz o eritema por meio da vasoconstrição.

# Toxicologia clínica

Dawn R. Sollee e Emily Jaynes Winograd

# 46

## I. VISÃO GERAL

Toxicologia é o estudo dos venenos. Por milhares de anos, os venenos teceram uma rica malha de experiências humanas. Homero e Aristóteles descreveram a flecha envenenada; Sócrates foi envenenado com cicuta; o envenenamento por chumbo pode ter contribuído para a queda do Império Romano; Marilyn Monroe, Elvis Presley, Prince e Michael Jackson tiveram *overdose* fatal por medicamentos prescritos. As toxinas podem ser inaladas, aspiradas, ingeridas por via oral, injetadas ou absorvidas pela pele (Figura 46.1). Uma compreensão dos diversos mecanismos de toxicidade ajuda a desenvolver uma abordagem para o tratamento. Este capítulo fornece uma visão geral do manejo do paciente intoxicado, bem como uma breve revisão de algumas das toxinas mais comuns e interessantes, seus mecanismos, apresentações clínicas e manejo clínico.

## II. TRATAMENTO DE EMERGÊNCIA DO PACIENTE INTOXICADO

O primeiro princípio para o manejo do paciente intoxicado é tratar o paciente, e não o veneno. Inicialmente, avaliam-se as vias aéreas, a respiração e a circulação, juntamente com outros efeitos tóxicos que colocam em risco a sobrevivência (p. ex., aumento ou queda acentuados da pressão arterial, frequência cardíaca, respiração, temperatura corporal ou qualquer disritmia cardíaca perigosa). A avaliação dos distúrbios do pH e de eletrólitos, dos níveis plasmáticos de medicamentos como *paracetamol* e *salicilato* e a análise do sangue para a triagem apropriada de medicamentos podem ajudar ainda mais na instituição do melhor regime terapêutico para o paciente intoxicado. Após administração de oxigênio, obtenção de acesso venoso e colocação do paciente em monitores hemodinâmicos, o paciente intoxicado com estado mental alterado deve receber dextrose intravenosa para tratar potencial hipoglicemia, uma possível causa toxicológica de estado mental alterado; *naloxona*, para tratar possível intoxicação por opioides ou *clonidina*; e *tiamina*, se a encefalopatia de Wernicke induzida por etanol for plausível.

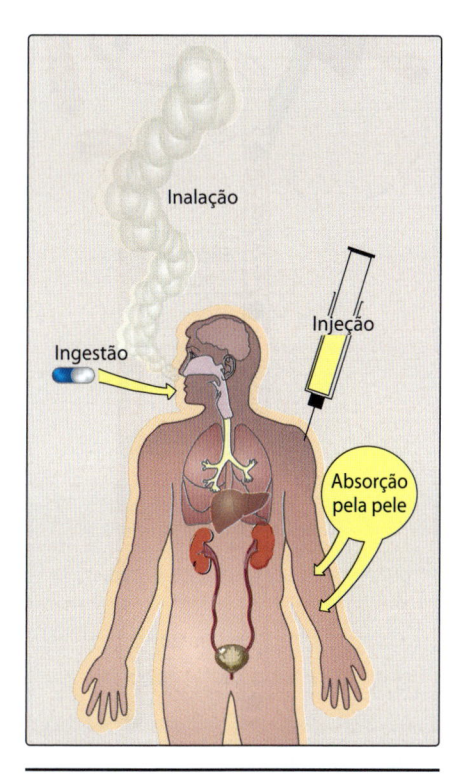

**Figura 46.1**
Vias de exposição a substâncias tóxicas.

### Aplicação clínica 46.1: Uso de naloxona em *overdose* de opioides

A *naloxona* é um antagonista do receptor opioide mais comumente usado para reverter a depressão respiratória com risco de vida, secundária à *overdose* de opioides. A *naloxona* pode ser administrada por múltiplas vias, embora seja mais frequentemente administrada por via intravenosa ou intranasal. Devido à duração de ação relativamente curta (~1 hora), às vezes são necessárias doses repetidas para manter a reversão adequada dos sintomas. Pacientes que necessitam de múltiplas doses repetidas podem receber infusão contínua de *naloxona*. Embora a *naloxona* seja um antídoto extremamente seguro, a administração de mais do que o necessário para reverter a depressão respiratória pode precipitar sintomas de abstinência de opioides, incluindo vômitos, diarreia, taquicardia, hipertensão, agitação e combatividade. Curiosamente, a *naloxona* também pode ser considerada para a reversão da bradicardia e da hipotensão causadas por agonistas dos receptores $\alpha_2$ (p. ex., *clonidina*), embora possam ser necessárias doses elevadas e a eficácia possa ser limitada.

### A. Descontaminação

Uma vez estabilizado o paciente, a necessidade de descontaminação pode ser avaliada. Isso pode incluir lavar os olhos com solução salina ou água tépida até obter pH neutro, no caso de exposições oculares; enxaguar a pele para exposições dérmicas; e/ou fazer descontaminação gastrintestinal (GI) com lavagem gástrica, carvão ativado ou irrigação de todo o intestino (utilizando uma solução balanceada de polietilenoglicol com eletrólitos) no caso de ingestão. A terapia de descontaminação GI deve ser realizada preferencialmente dentro de 1 hora após a ingestão de uma substância tóxica. Várias substâncias não se adsorvem ao carvão ativado (p. ex., chumbo e outros metais pesados, *ferro*, *lítio*, *potássio* e alcoóis), limitando o uso de carvão ativado nesses casos, a menos que haja produtos coingeridos.

### B. Aceleração da eliminação

1. **Hemodiálise:** A eliminação de alguns medicamentos/toxinas pode ser acelerada pela hemodiálise, se forem atendidas certas propriedades, tais como baixa ligação a proteínas, pequeno volume de distribuição, baixa massa molecular e hidrossolubilidade da substância. Exemplos de fármacos ou substâncias que podem ser removidos com a hemodiálise incluem metanol, etilenoglicol, salicilatos, *teofilina*, *fenobarbital* e *lítio*.

2. **Alcalinização urinária:** A alcalinização da urina acelera a eliminação de salicilatos e do *fenobarbital*. O aumento do pH da urina com bicarbonato de sódio intravenoso transforma os medicamentos ácidos em uma forma ionizada que impede a reabsorção, aprisionando-os na urina para serem excretados pelos rins. A meta do pH urinário é de 7,5 a 8, garantindo ao mesmo tempo que o pH sérico não exceda 7,55.

3. **Doses múltiplas de carvão ativado:** O carvão ativado em doses múltiplas aumenta a eliminação de alguns medicamentos (p. ex., *teofilina*, *fenobarbital*, *digoxina*, *carbamazepina*, *quinina*). O carvão ativado é extremamente poroso e possui uma grande área superficial, o que cria um gradiente no lúmen do intestino. Os medicamentos passam de áreas de alta concentração para áreas de baixa concentração, fazendo o medicamento absorvido voltar ao intestino para ser adsorvido pelo carvão ativado. Além disso, o carvão ativado bloqueia a reabsorção de medicações que passam pela recirculação êntero-hepática (p. ex., *fenitoína*), adsorvendo a substância a ele (Figura 46.2). Os ruídos intestinais devem estar presentes antes de cada dose de carvão ativado para evitar obstrução.

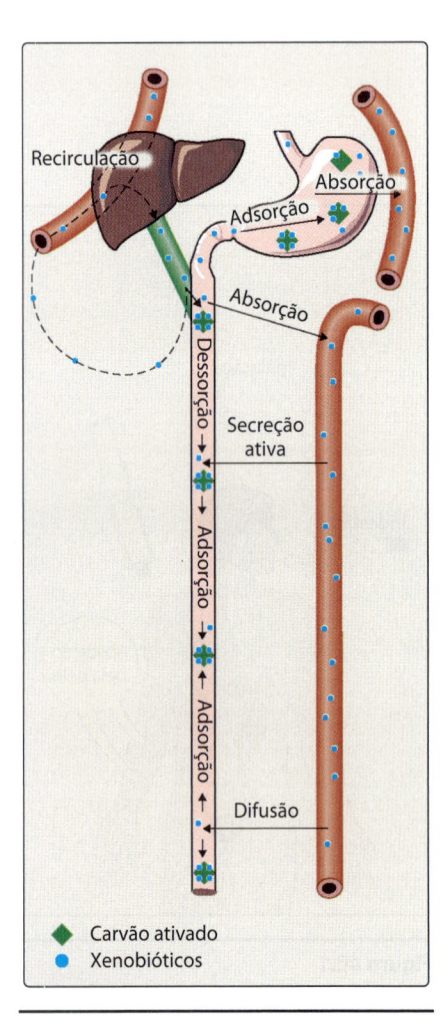

**Figura 46.2**
Mecanismo do carvão ativado em múltiplas doses.

## III. TOXICIDADES FARMACÊUTICA E OCUPACIONAL SELECIONADAS

### A. Paracetamol

O *paracetamol* é tóxico quando as vias metabólicas normais ficam saturadas, levando à produção de um metabólito hepatotóxico (*N*-acetil-*p*-benzoquinona imina [NAPQI]) (Figura 46.3). Após doses terapêuticas de *paracetamol*, o fígado gera glutationa, que desintoxica o NAPQI. Contudo, na dosagem excessiva, a glutationa se esgota, deixando o metabólito livre para provocar toxicidade. Há quatro fases típicas que descrevem a toxicidade por *paracetamol* (Figura 46.4). O antídoto para intoxicação por *paracetamol*, a *N-acetilcisteína (NAC)*, atua como precursor e substituto de glutationa e auxilia com a sulfatação. A *NAC* pode também funcionar como um antioxidante e ajudar na recuperação e é mais eficaz quando iniciada dentro de 8 a 10 horas após a ingestão. O nomograma de Rumack-Matthew (Figura 46.5), baseado no tempo decorrido desde a ingestão e na concentração sérica de *paracetamol*, é utilizado após ingestão aguda para determinar se o tratamento com *NAC* é necessário. O nomograma é útil para prever a toxicidade do *paracetamol*, quando a concentração pode ser obtida entre 4 e 24 horas após a ingestão. Se não for tratada, a toxicidade do *paracetamol* leva a insuficiência hepática aguda, edema cerebral, coma e morte.

### B. Alcoóis

1. **Metanol (álcool de madeira) e etilenoglicol:** O metanol é encontrado em líquidos para limpar vidros e em combustíveis para aeromodelos. Já o etilenoglicol é encontrado em anticongelantes de radiadores. Esses alcoóis primários são relativamente atóxicos e causam principalmente depressão do sistema nervoso central (SNC). Contudo, o metanol e o etilenoglicol são oxidados em produtos tóxicos: ácido fórmico, no caso do metanol, e ácidos glicólico, glioxílico e oxálico, no caso do etilenoglicol. O *fomepizol* inibe essa via oxidativa bloqueando a álcool desidrogenase. (Nota: O etanol é um inibidor alternativo da álcool desidrogenase se o *fomepizol* não estiver disponível.) Ele inibe a formação de metabólitos tóxicos, permitindo que o álcool precursor seja excretado pelos rins (Figura 46.6). A hemodiálise é frequentemente utilizada para remover os ácidos tóxicos que já foram produzidos. Além disso, são administrados cofatores para estimular a biotransformação em metabólitos não tóxicos (*folato* para o metanol, *tiamina* e *piridoxina* para o etilenoglicol). Se não for tratada, a ingestão de metanol pode produzir cegueira, acidose metabólica, convulsões e coma. A ingestão de etilenoglicol pode causar insuficiência renal, hipocalcemia, acidose metabólica e insuficiência cardíaca.

2. **Isopropanol (álcool isopropílico, álcool de fricção):** Este álcool secundário é biotransformado em acetona via álcool desidrogenase. A acetona não pode ser oxidada em ácidos carboxílicos e, assim, ocorre acidemia. Como o álcool isopropílico não é metabolizado em um metabólito tóxico, nenhum antídoto é necessário para tratar a ingestão de álcool isopropílico. O isopropanol é conhecido como depressor do SNC (é aproximadamente duas vezes mais tóxico do que o etanol) e irritante GI. Portanto, o tratamento gira em torno de cuidados de suporte.

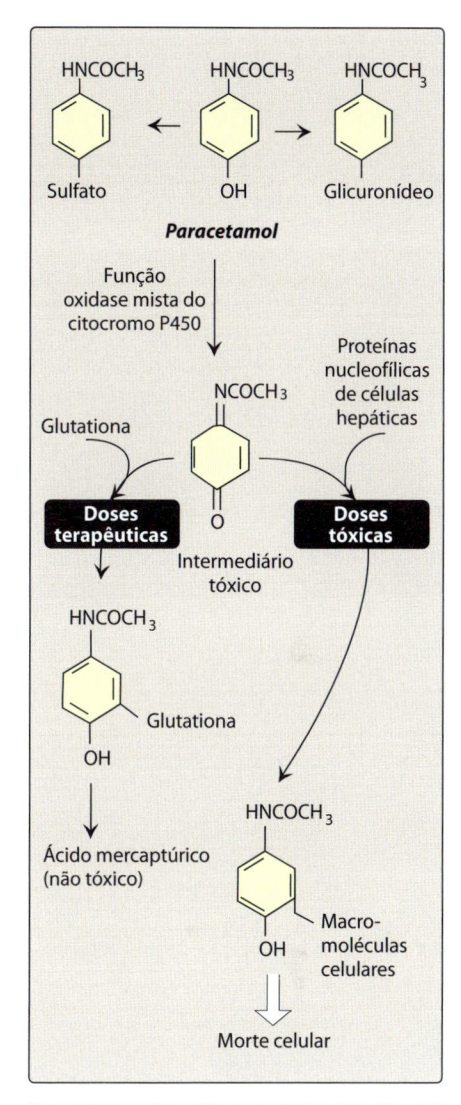

**Figura 46.3**
Biotransformação do *paracetamol*.

---

**Fase 1 (0 a 24 h):** Perda de apetite, náuseas, êmese, mal-estar geral

**Fase 2 (24 a 72 h):** Dor abdominal, aumento das enzimas hepáticas

**Fase 3 (72 a 96 h):** Necrose hepática, icterícia, encefalopatia, insuficiência renal e morte

**Fase 4 (> 4 dias a 2 semanas):** Resolução completa dos sintomas e insuficiência orgânica

**Figura 46.4**
Fases da toxicidade por *paracetamol*.

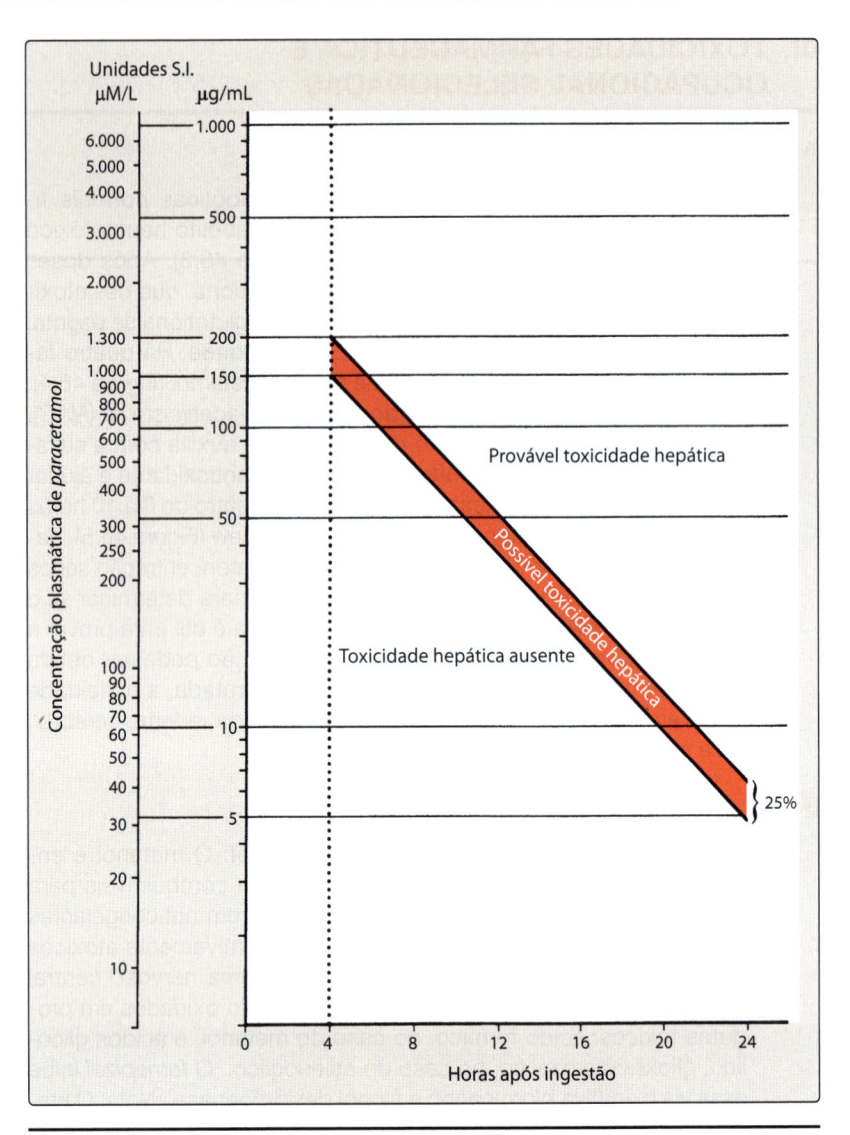

**Figura 46.5**
Nomograma de Rumack-Matthew para avaliação e tratamento da intoxicação com *paracetamol*. Concentração plasmática de *paracetamol* por unidade de tempo após a exposição, para prever a toxicidade potencial e o uso de antídoto.

### C. Monóxido de carbono

O monóxido de carbono é um gás incolor, inodoro e insípido. Ele é um subproduto da combustão de materiais orgânicos. As fontes comuns incluem automóveis, ambientes mal ventilados, lareiras, caldeiras à base de lenha, aquecedores ambientais a querosene, lareiras domésticas, churrasqueiras a carvão e geradores. Após inalação, o monóxido de carbono se liga rapidamente à hemoglobina, resultando em carboxiemoglobina. A afinidade de ligação do monóxido de carbono é de 230 a 270 vezes maior do que a do oxigênio. Como consequência, mesmo baixas concentrações no ar podem produzir níveis significativos de carboxiemoglobina. Além disso, o monóxido de carbono aumenta a afinidade da hemoglobina pelo oxigênio em outros locais fixadores de oxigênio. Essa fixação de alta afinidade do oxigênio impede a sua entrega aos tecidos, diminuindo ainda mais a sua oferta (Figura 46.7). A presença desse sangue altamente oxigenado pode produzir lábios e membranas mucosas "vermelho-cereja". A intoxicação por monóxido de carbono também pode ocorrer após inalação ou ingestão de cloreto de metileno, encontrado em decapantes. Uma vez absorvido, o cloreto de metileno é biotransformado no fígado em monóxido de carbono pela via CYP450. Os sintomas de intoxicação por monóxido de carbono são consistentes com hipóxia, incluindo cefaleia, dispneia, letargia, confusão e sonolência. Níveis mais elevados de exposição podem causar convulsões, coma e morte. Os efeitos neurocognitivos de longo prazo, como demência e alterações de personalidade, são imprevisíveis e podem ter início tardio. A conduta com o paciente intoxicado inclui a imediata remoção da fonte de monóxido de carbono e a instituição de oxigênio a 100% por máscara facial sem reinalação, cânula nasal de alto fluxo ou tubo endotraqueal. Em pacientes com intoxicação grave, a oxigenação em câmara hiperbárica pode ser necessária.

### D. Cianeto

O cianeto é um dos produtos tóxicos da combustão de incêndios ou fogueiras domésticas. Sua principal toxicidade ocorre como resultado da inativação das enzimas citocromo-oxidases (citocromo $A_3$), levando à inibição da respiração celular. Portanto, mesmo na presença de oxigênio, os tecidos com alta demanda de oxigênio, como o cérebro e o coração, são afetados negativamente. A morte pode ocorrer rapidamente devido à interrupção da fosforilação oxidativa e da produção de trifosfato de adenosina (ATP, do inglês *adenosine triphosphate*). O antídoto, a *hidroxocobalamina* (vitamina $B_{12A}$), é administrada por via intravenosa (IV) para fixar o cianeto e produzir *cianocobalamina* (vitamina $B_{12}$), sem os efeitos adversos de hipotensão ou produção de metemoglobina observados com antídotos anteriores. O *kit* anterior de antídoto contra cianeto consistia em *nitrito de sódio* para formar cianometemoglobina e tiossulfato de sódio para acelerar a produção de tiocianato, que é muito menos tóxico do que o cianeto e é rapidamente excretado na urina. Para evitar que a capacidade de transporte de oxigênio se torne muito baixa nos pacientes que inalaram fumaça e que foram intoxicados com cianeto, a indução de metemoglobina com *nitrito de sódio* deve ser evitada, a menos que as concentrações de carboxiemoglobina estejam abaixo de 10%.

### E. Ferro

A incidência de toxicidade pediátrica por ferro diminuiu muito durante as últimas duas décadas devido à educação e às mudanças nas embalagens e na rotulagem dos produtos de ferro. O ferro é radiopaco e pode ser visível em uma radiografia abdominal se o produto contiver uma concentração suficiente de ferro elementar. Efeitos tóxicos podem ser esperados com ingestões tão pequenas quanto 20 mg/kg de ferro elementar, e doses de 60 mg/kg podem ser letais. Cada sal de ferro contém concentração diferente de ferro elementar (Figura 46.8). Deve

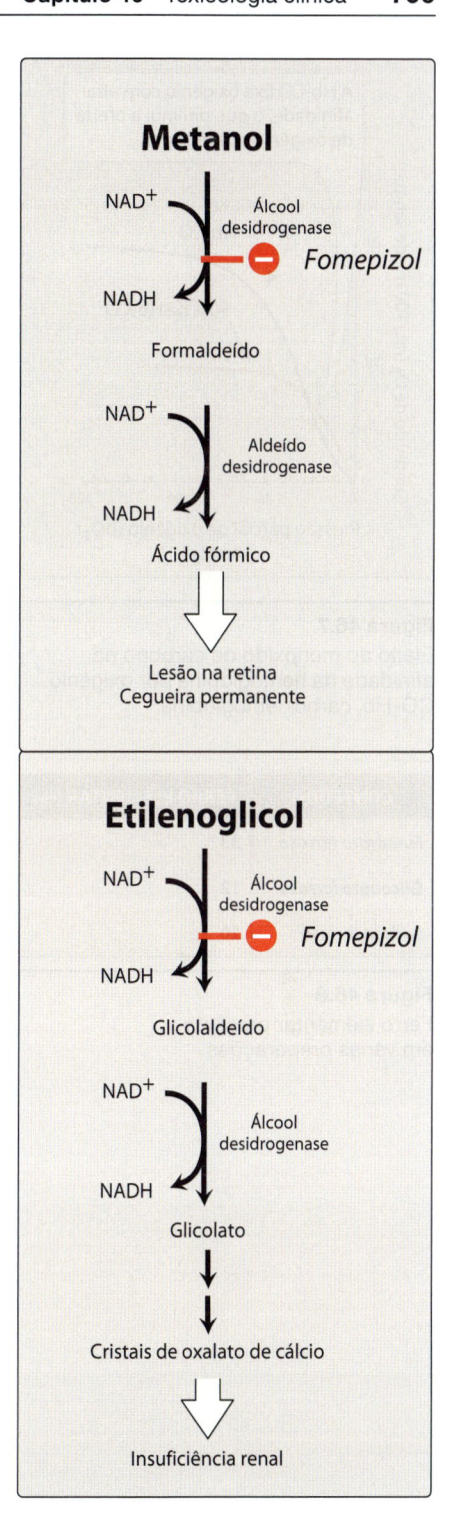

**Figura 46.6**
Biotransformação do metanol e do etilenoglicol.

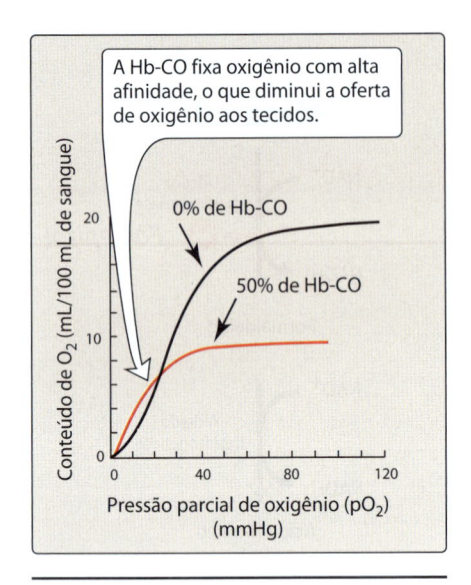

**Figura 46.7**
Efeito do monóxido de carbono na afinidade da hemoglobina por oxigênio. CO-Hb, carboxiemoglobina.

| CONTEÚDO | FERRO ELEMENTAR (%) |
|---|---|
| *Fumarato ferroso* | 33 |
| *Gliconato ferroso* | 12 |
| *Sulfato ferroso* | 20 |

**Figura 46.8**
Ferro elementar presente em várias preparações.

ser medida a concentração sérica de ferro, pois concentrações de 500 e 1.000 μg/dL foram associadas a choque, e concentrações mais altas que 1.000 μg/dL foram associadas à morte. Pacientes intoxicados por ferro geralmente apresentam náuseas, vômitos e dor abdominal. Dependendo da quantidade de ferro elementar ingerida, o paciente pode apresentar um período de latência ou evoluir rapidamente para hipovolemia, acidose metabólica, hipotensão e coagulopatia. Finalmente, pode ocorrer insuficiência hepática, insuficiência multissistemas, coma e morte. A *desferoxamina*, um quelante ferro-específico, fixa o ferro livre formando ferrioxamina, que é excretada na urina. Pode ocorrer hipotensão se forem administrados bólus intravenosos rápidos de *desferoxamina*, em vez de uma infusão contínua.

### F. Chumbo

O chumbo é ubíquo no meio ambiente, com fontes de exposição que incluem pinturas antigas, água potável, poluição industrial, alimentos e pós contaminados. A maior parte da exposição crônica ao chumbo ocorre com sais inorgânicos de chumbo, como os presentes nas tintas utilizadas em habitações construídas antes de 1978. Os adultos absorvem aproximadamente 10% do chumbo ingerido, enquanto as crianças absorvem cerca de 40%. As formas inorgânicas de chumbo são distribuídas inicialmente aos tecidos moles e mais lentamente se redistribuem aos ossos, dentes e cabelos. O chumbo prejudica a formação óssea e causa aumento da deposição de cálcio nos ossos longos, o que é visível no raio X. O chumbo ingerido é radiopaco, podendo aparecer na radiografia abdominal se estiver presente no TGI. O chumbo tem meia-vida no sangue de cerca de um a dois meses; nos ossos, a meia-vida é de 20 a 30 anos. A exposição crônica ao chumbo pode ter efeitos graves em diversos tecidos (Figura 46.9). Os sintomas iniciais da intoxicação por chumbo incluem desconforto e constipação (e ocasionalmente diarreia). Se a exposição for maior, podem ocorrer espasmos intestinais dolorosos. Os efeitos do chumbo no SNC incluem cefaleia, confusão, inépcia, insônia, fadiga e dificuldade de concentração. Conforme a doença avança, podem ocorrer convulsões crônicas e coma. Mortes são raras, devido à possibilidade de tratar a intoxicação com quelantes. Foi demonstrado que concentrações sanguíneas de 5 a 20 μg/dL em crianças diminuem o QI na ausência de outros sintomas. Finalmente, o chumbo pode causar anemia microcítica hipocrômica como resultado da redução da vida útil dos eritrócitos e da interrupção da síntese do heme.

Múltiplos quelantes estão disponíveis para o tratamento da intoxicação por chumbo. Quando as concentrações são superiores a 45 μg/dL, mas inferiores a 70 μg/dL em crianças, o *succímero* (*ácido dimercaptosuccínico* [*DMSA*]), um quelante oral, é o tratamento de escolha. Quando a concentração for acima de 70 μg/dL ou houver encefalopatia, é necessário tratamento parenteral duplo com uso intramuscular (IM) de *dimercaprol* e IV de *edetato dissódico de cálcio*. O *dimercaprol* é suspenso em óleo de amendoim e não deve ser administrado a pacientes alérgicos ao amendoim.

### G. Inseticidas organofosforados e carbamatos

Estes inseticidas exercem sua toxicidade por meio da inibição da acetilcolinesterase, com subsequente acúmulo de excesso de acetilcolina produzindo efeitos nicotínicos (midríase, fasciculações, fraqueza

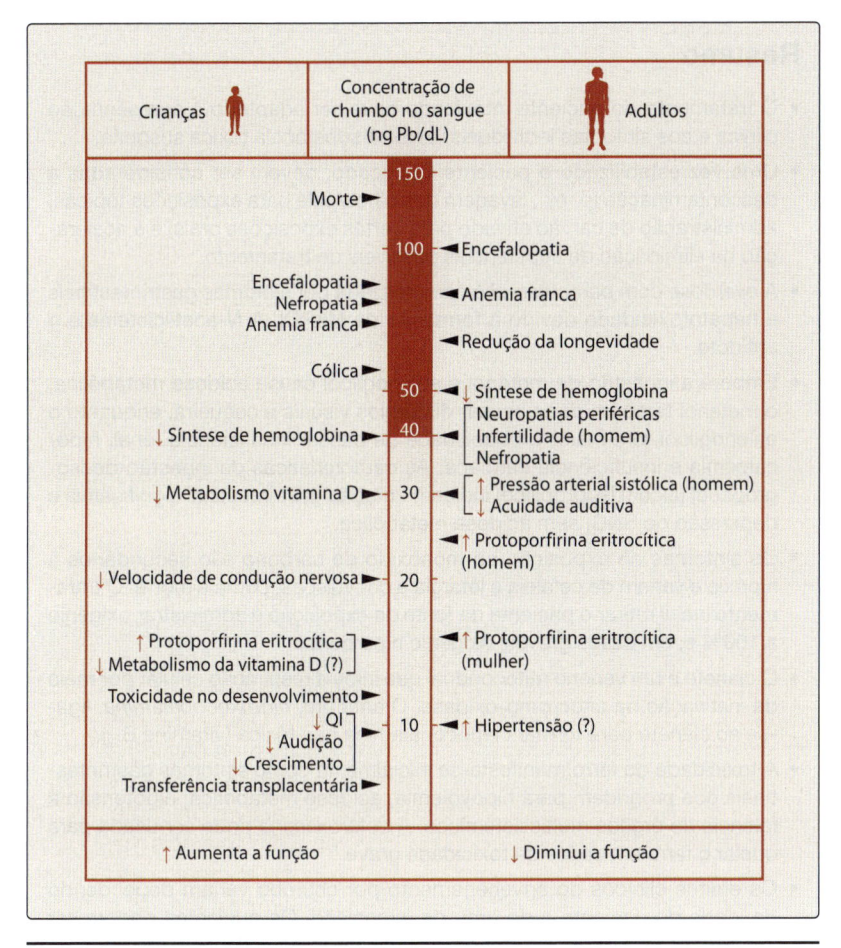

**Figura 46.9**
Comparação dos efeitos causados pelo chumbo em crianças e adultos.

muscular, taquicardia, hipertensão) e efeitos muscarínicos (diarreia, micção, miose, bradicardia, broncorreia, broncoespasmo, êmese, lacrimejamento, salivação). Os carbamatos se ligam de modo reversível à colinesterase, ao passo que os organofosforados sofrem um processo de envelhecimento, que inativa irreversivelmente a enzima, no final. As substâncias organofosforadas que afetam nervos, como sarin, soman, tabun e mais recentemente o Novichok, têm o mesmo mecanismo de ação, mas o processo de envelhecimento é muito mais rápido se comparado ao dos inseticidas. A *atropina*, um antagonista de receptores muscarínicos, e a *pralidoxima*, uma oxima reativadora de colinesterase, devem ser administradas por via IV ou IM para neutralizar os efeitos muscarínicos e nicotínicos, respectivamente (ver Capítulo 4).

## IV. ANTÍDOTOS

Foram desenvolvidos antídotos químicos específicos contra a intoxicação por inúmeros produtos químicos ou classes de substâncias tóxicas (Figura 46.10). Essa não é uma relação completa.

| VENENO | ANTÍDOTO(S) |
|---|---|
| *Paracetamol* | *N-acetilcisteína* |
| Agentes anticolinérgicos (anti-histamínicos, etc.) | *Fisostigmina* |
| Arsênico | *Dimercaprol, succímero (ácido dimercaptosuccínico [DMSA]), dimercaprol* |
| Benzodiazepínicos | *Flumazenil* |
| Monóxido de carbono | *Oxigênio (± câmara hiperbárica)* |
| Cianeto | *Hidroxocobalamina, nitrito de sódio e tiossulfato de sódio* |
| *Dabigatrana* | *Idarucizumabe* |
| Digitálicos | *Digoxina imune Fab* |
| *Heparina* | *Sulfato de protamina* |
| Ácido hidrofluorídrico | *Cálcio* |
| Ferro | *Desferoxamina* |
| Isoniazida e cogumelos *Giromytra* | *Piridoxina* |
| Chumbo | *Edetato dissódico de cálcio, dimercaprol, succímero (ácido dimercaptosuccínico, DMSA)* |
| Metanol e etilenoglicol | *Fomepizol* |
| Metemoglobinemia | *Azul de metileno* |
| Opioides, clonidina | *Naloxona* |
| Organofosforados, gases nervosos | *Atropina, Pralidoxima* |
| *Rivaroxabana* e *apixabana* | *Fator Xa* |
| *Varfarina* | *Vitamina K1 (fitonadiona)* |

**Figura 46.10**
Antídotos ou antagonistas comuns.

## Resumo

- O tratamento do paciente intoxicado deve ser adaptado à apresentação clínica e aos sintomas individuais, e não à substância tóxica suspeita.
- Uma vez estabilizado o paciente intoxicado, devem ser consideradas a descontaminação (p. ex., lavagem dos olhos/pele para exposições tópicas, administração de carvão ativado para certas exposições orais) e a aceleração da eliminação de substâncias passíveis de tratamento.
- A *overdose* com *paracetamol* é caracterizada por sintomas gastrintestinais e hepatotoxicidade devido à formação de NAPQI. A *N*-acetilcisteína é o antídoto.
- Embora a ingestão de metanol e etilenoglicol cause acidose metabólica, o metanol também pode causar distúrbios visuais e cegueira, enquanto o etilenoglicol tem maior probabilidade de causar insuficiência renal, hipocalcemia e insuficiência cardíaca. As características da ingestão de isopropanol (álcool isopropílico) incluem irritação gastrintestinal significativa e depressão do SNC, sem acidose metabólica.
- Os sintomas da exposição ao monóxido de carbono são secundários à hipóxia e variam de cefaleia e letargia a convulsões, coma e morte. O tratamento inclui retirar o paciente da fonte de exposição e administrar oxigênio a 100% e, em casos graves, oxigênio hiperbárico.
- O cianeto é um veneno mitocondrial que inibe a respiração celular por meio da inativação da citocromo-oxidase. O antídoto, *hidroxocobalamina*, liga-se ao cianeto para formar cianocobalamina não tóxica (vitamina $B_{12}$).
- A toxicidade do ferro manifesta-se inicialmente como sintomas gastrintestinais que progridem para hipovolemia, acidose metabólica, hipotensão e falência de órgãos multissistêmicos. A *deferoxamina* pode ser usada para quelar o ferro em casos de toxicidade grave.
- Os efeitos clínicos do envenenamento por chumbo variam dependendo da idade do paciente e do grau de exposição. Os quelantes podem ser usados para tratar concentrações significativamente elevadas de chumbo no sangue ou encefalopatia.
- Os inseticidas organofosforados inibem a acetilcolinesterase, levando a sintomas colinérgicos muscarínicos, incluindo diarreia, micção, miose, bradicardia, broncorreia/broncoespasmo, êmese, lacrimejamento e salivação.
- A maioria dos venenos não possui antídoto específico. Os cuidados de suporte são a base do tratamento para grande parte das intoxicações.

## Questões para estudo

**Escolha a resposta correta.**

**46.1** Um menino de 3 anos é levado ao pronto-socorro pela mãe, que relata choro contínuo e que o filho "não quer comer nem brincar" nos três últimos dias. A mãe também diz que a criança não tem movimentos intestinais regulares, predominando constipação com diarreias ocasionais, e que frequentemente se queixa de dor abdominal. No momento, a criança está com nível de consciência alterado, com dificuldade para despertar, e começa a ter movimentos tônico-clônicos. O clínico exclui infecções e outras causas médicas. Ao ser questionada, a mãe afirma que a casa fica em um bairro mais antigo, que sua casa não foi reformada ou pintada desde a década de 1940 e que a pintura está descascando nas janelas e portas. Apesar disso, a criança respira sozinha e urina normalmente. Qual das seguintes toxinas você esperaria que produzisse efeitos tão graves nessa criança?

A. Ferro
B. Chumbo
C. Monóxido de carbono
D. Cianeto

**Resposta correta = B.** A intoxicação por chumbo é comum entre crianças que residem em casas antigas, cuja pintura foi feita antes de o chumbo ser totalmente retirado das tintas. Escamas de tinta e poeira com chumbo são facilmente ingeridas por crianças que estão aprendendo a caminhar. Concentrações excessivamente altas de chumbo podem causar os sinais e sintomas descritos mais inépcia, confusão, cefaleia, coma, constipação, espasmos intestinais e anemia. Mortes são raras se o tratamento com quelação for feito. O ferro pode produzir dor abdominal, mas mais frequentemente causa diarreia, êmese e perda de volume. O monóxido de carbono afetaria toda a família, dependendo da fonte. Os efeitos clínicos do monóxido de carbono incluem cefaleia, náuseas e depressão do SNC. Se o menino estivesse intoxicado com cianeto, a morte teria ocorrido rapidamente após a parada respiratória da fosforilação oxidativa e a produção de ATP, mas ele vem apresentando os sintomas há vários dias.

**46.2** Uma família composta por uma mulher de 31 anos, uma menina de 3 anos e uma menina de 8 meses se apresenta ao pronto-socorro. As crianças estão vomitando e apáticas, e a mãe reclama de náuseas, vômitos e tonturas. A mãe relata que faltou energia elétrica e elas estão usando um gerador para alimentar o ar-condicionado. A gasometria arterial revela concentrações elevadas de carboxiemoglobina, sugestivos de intoxicação por monóxido de carbono nos três pacientes. Que antídoto deve ser administrado para o envenenamento por monóxido de carbono nessa família?

A. Oxigênio a 100% administrado por meio de uma máscara sem reinalação
B. *Azul de metileno*
C. *Hidroxocobalamina*
D. *Fomepizol*

**Resposta correta = A.** Com a administração de oxigênio a 100%, a meia-vida do monóxido de carbono diminui de 4 a 6 horas para aproximadamente 60 minutos, aumentando, assim, a eliminação do monóxido de carbono. O *azul de metileno* é o antídoto para a metemoglobinemia. A *hidroxocobalamina* é o antídoto para a toxicidade do cianeto. O *fomepizol* é o antídoto contra a toxicidade do metanol ou do etilenoglicol.

**46.3** Um trabalhador do campo, migrante, de 50 anos, vai ao pronto-socorro queixando-se de diarreia, lacrimejamento, náusea, êmese e sudoração. O clínico observa que o paciente parece ansioso e tem fasciculações finas nos músculos do tórax, bem como pupilas puntiformes. Qual dos seguintes antídotos ele deveria receber primeiro?

A. *N-acetilcisteína*
B. *Nitrito de sódio*
C. *Desferoxamina*
D. *Atropina*

**Resposta correta = D.** A *atropina* é apropriada para esse paciente, que apresenta sintomas consistentes com intoxicação por organofosforados (inseticida). O termo mnemônico DUMBBELS (do inglês *diarrhea, urination, miosis, bronchorrhea/bronchospasm, bradycardia, emesis, lacrimation, salivation*) pode ser usado para lembrar sinais e sintomas da intoxicação colinérgica: diarreia, micção, miose, broncorreia/broncoespasmo, bradicardia, êmese, lacrimejamento e salivação. O antagonista anticolinérgico *atropina* controla os sintomas muscarínicos, ao passo que o antídoto pralidoxima combate os sintomas nicotínicos, como fasciculações (abalos e tremores musculares involuntários). A *NAC* é o antídoto contra a intoxicação por paracetamol e atua como doador de sulfidrilas. O *nitrito de sódio* é um dos antídotos incluído no antigo estojo antídoto de cianeto (*nitrito de sódio* e *tiossulfato de sódio*). A *desferoxamina* é o quelante contra o ferro.

**46.4** Um homem de 45 anos chega ao pronto-socorro 18 horas após ingerir um produto desconhecido. Pelo exame, ele está taquicárdico, hipertenso, taquipneico e se queixa de dor no flanco. É realizado um painel metabólico que mostra que o paciente apresenta acidose com grande lacuna aniônica, aumento de creatinina e hipocalcemia. Qual das seguintes substâncias foi provavelmente ingerida?

A. Metanol
B. Paracetamol
C. Etilenoglicol
D. Ferro

**Resposta correta = C.** O etilenoglicol produz acidose metabólica pelos metabólitos tóxicos. A formação de cristais de oxalato de cálcio, que podem ser encontrados na análise de urina, leva à hipocalcemia e à insuficiência renal. O tratamento para esse paciente deve incluir *fomepizol* IV, caso ainda exista algum composto original, e hemodiálise. O metanol também pode provocar acidose metabólica, mas seu órgão-alvo de toxicidade são os olhos, e não os rins, caso do etilenoglicol. A intoxicação por paracetamol pode provocar dor no quadrante superior nas primeiras 24 horas, mas não são observadas anormalidades nos sinais vitais nesse período. A intoxicação por ferro também pode provocar acidose metabólica e taquicardia. Contudo, não ocorre hipocalcemia.

**46.5** Uma mulher de 33 anos e 82 kg chega ao pronto-socorro três horas após ingerir "um frasco inteiro" de comprimidos de *paracetamol*. A paciente queixa-se de náuseas, vômitos e dores abdominais. A concentração de *paracetamol* 4 horas após a ingestão é de 227 µg/mL. Com base no nomograma de Rumack-Matthew, qual é a probabilidade de essa paciente apresentar hepatotoxicidade secundária à sua ingestão?

A. Nenhuma toxicidade hepática é esperada.
B. Possível toxicidade hepática.
C. Provável toxicidade hepática.
D. A concentração não pode ser interpretada porque foi desenhado logo após a ingestão e não pode ser plotado no nomograma.

**Resposta correta = C.** Concentrações superiores a 200 µg/mL 4 horas após uma ingestão aguda indicam provável toxicidade hepática. A administração de *N-acetilcisteína* é justificada. As concentrações antes de 4 horas após a ingestão não podem ser plotadas no nomograma Rumack-Matthew. No entanto, como essa concentração foi obtida 4 horas após uma ingestão aguda, é apropriado usar o nomograma para avaliar a toxicidade potencial e o uso de antídotos.

**46.6** Uma menina de 15 anos chega ao pronto-socorro com depressão do SNC. Ela está bradicárdica e hipotensa. Após novos questionamentos, a mãe admite que a paciente foi encontrada com um frasco aberto de *clonidina*. Qual antídoto pode ser benéfico para essa paciente?

A. *Flumazenil*
B. *Atropina*
C. *Desferroxamina*
D. *Naloxona*

**Resposta correta = D.** A *naloxona* tem taxa de reversão dos efeitos no SNC de cerca de 50% em caso de ingestão de *clonidina*. O *flumazenil* reverte os benzodiazepínicos e não tem efeito contra a *clonidina*. A *atropina* é um fármaco anticolinérgico e não melhora a depressão do SNC. A *desferoxamina* é o quelante de ferro.

**46.7** Uma mulher de 45 anos chega ao pronto-socorro com queixa de vômito persistente. A paciente parece intoxicada, mas a concentração de etanol é negativa, e o painel metabólico básico não tem alterações. Qual das seguintes substâncias ela provavelmente ingeriu?

A. Álcool isopropílico
B. Metanol
C. Etilenoglicol
D. Etanol

**Resposta correta = A.** O álcool isopropílico produz o dobro de depressão do SNC do que o etanol e também causa desconforto GI. O álcool isopropílico é biotransformado em acetona, de modo que não ocorre acidose metabólica (o que contrasta com a acidose gerada pelo metanol e pelo etilenoglicol). A presença de etanol foi negativa, eliminando possível ingestão.

46.8 Um menino de 4 anos e 16 kg chega ao pronto-socorro após ingerir 10 vitaminas pré-natais de sua mãe. Cada comprimido contém 81 mg de fumarato ferroso. Quantos mg/kg de ferro elementar o paciente supostamente ingeriu?

A. 5 mg/kg
B. 16,9 mg/kg
C. 50,6 mg/kg
D. 0,6 mg/kg

**Resposta correta = B.** O fumarato ferroso contém 33% de ferro elementar; portanto, cada comprimido de 81 mg de fumarato ferroso contém 27 mg de ferro elementar (81 mg × 33% = 27 mg). O paciente supostamente ingeriu 10 comprimidos, totalizando uma ingestão de 270 mg de ferro elementar (27 mg × 10 comprimidos = 270 mg). Ele pesa 16 kg; 270 mg de ferro elementar ÷ 16 kg = 16,9 mg/kg. Não se prevê toxicidade significativa após a ingestão dessa quantidade de ferro.

46.9 O SAMU foi chamado para avaliar um homem de 75 anos que foi encontrado inconsciente em sua casa. Na chegada, os paramédicos encontram o paciente sem resposta, com vários comprimidos não identificados espalhados no chão ao seu redor. Qual é o primeiro passo no manejo desse paciente?

A. Induzir o vômito para limpar o estômago de quaisquer comprimidos que o paciente possa ter ingerido.
B. Administrar oxigênio e estabelecer acesso intravenoso.
C. Administrar naloxona 0,4 mg IV.
D. Avaliar vias aéreas, respiração e circulação.

**Resposta correta = D.** Avaliar e abordar as vias aéreas, a respiração e a circulação é o primeiro passo no gerenciamento de qualquer emergência médica, incluindo envenenamento e *overdose* de medicamentos. Na prática, se houver vários socorristas disponíveis, essa avaliação inicial geralmente ocorre em conjunto com a administração de oxigênio e o estabelecimento de acesso intravenoso. A *naloxona*, administrada por via intranasal ou intravenosa, deve ser considerada nesse paciente assim que a avaliação primária de vias aéreas, respiração e circulação tiver sido concluída. A indução de êmese não é uma modalidade recomendada para descontaminação GI devido ao risco de aspiração e eficácia limitada.

46.10 Um homem de 47 anos com história de distúrbio convulsivo, mantido com *fenitoína*, apresentou-se ao pronto-socorro com intoxicação por salicilato. A concentração de salicilato era 50 mg/dL (faixa terapêutica de 15-35 mg/dL) e a concentração de *fenitoína* era 15 mg/L (faixa terapêutica de 10-20 mg/L). Que tratamento pode ser considerado para acelerar a eliminação do salicilato, sem afetar a de *fenitoína*?

A. Doses repetidas de carvão ativado
B. Alcalinização da urina
C. Irrigação intestinal total
D. Acidificação da urina

**Resposta correta = B.** A alcalinização da urina acelera a eliminação do salicilato, mas não afeta a concentração terapêutica da *fenitoína*. Doses múltiplas de carvão ativado diminuiriam a concentração de ambos os medicamentos, tornando a *fenitoína* subterapêutica. A irrigação intestinal total é outra modalidade de descontaminação GI envolvendo a administração de grandes volumes (até 2 L/h em adultos) de solução eletrolítica balanceada em polietilenoglicol, via sonda nasogástrica, até que o paciente elimine efluente retal claro.

# 47 Substâncias de abuso

Carol Motycka e Joseph Spillane

**ESTIMULANTES**
*Anfetaminas*
*Cocaína*
*Metilenodioximetanfetamina (MDMA)*
*Nicotina*
*Catinonas sintéticas ("sais de banho")*

**ALUCINÓGENOS**
*Dextrometorfano*
*Cetamina*
*Dietilamida do ácido lisérgico (LSD)*
*Fenciclidina (PCP)*

**OUTRAS SUBSTÂNCIAS DE ABUSO**
*Benzodiazepínicos*
*Etanol*
*Maconha*
*Opioides*
*Canabinoides sintéticos*

**Figura 47.1**
Resumo das substâncias de abuso mais comuns.

## I. VISÃO GERAL

O uso excessivo ou indevido de drogas para efeitos intoxicantes ou que alteram a mente é considerado uso indevido de substâncias, e aqueles que fazem uso indevido de substâncias são considerados portadores de transtorno por uso de substâncias. Para compreender os transtornos por uso de substâncias, é importante reconhecer a diferença entre dependência física e vício. A dependência física pode ocorrer após o uso crônico de uma substância, independentemente de ela ter sido usada conforme as instruções ou não. Dois atributos da dependência física incluem tolerância e abstinência. A tolerância é a necessidade de usar mais de uma substância para obter o mesmo efeito desejado, enquanto a abstinência ocorre após a interrupção abrupta da substância. A abstinência pode consistir em sintomas mentais e físicos, alguns dos quais podem ser fatais (p. ex., convulsões). O vício é reconhecido como o uso compulsivo de uma substância com a incapacidade de interromper o seu uso, apesar de sofrer consequências negativas, como perda do emprego ou falha em cumprir obrigações familiares. O vício é uma dependência psicológica. Indivíduos viciados muitas vezes apresentam dependência física concomitante, secundária ao uso crônico da substância. A Figura 47.1 mostra uma relação de substâncias comumente usadas.

Os transtornos por uso de substâncias ocorrem de muitas formas, e seus efeitos têm sido testemunhados ao longo da história do mundo. A atração por substâncias viciantes continua a impactar as pessoas atualmente. Em 2020, cerca de 21,4% da população dos Estados Unidos consumiu alguma forma de substância ilícita (Figura 47.2); 7,3% foram considerados portadores de transtorno por uso de álcool; e 6,6% fizeram uso indevido de medicamentos prescritos. As substâncias abusadas tornam-se progressivamente mais potentes, e suas vias de administração tornam-se cada vez mais eficazes no sentido de acelerar e aumentar a absorção, resultando em maiores riscos de dependência (Figura 47.3) e toxicidade. Alguns exemplos de métodos, mecanismos e manifestações clínicas da toxicidade de substâncias comumente abusadas são apresentados neste capítulo.

## II. SIMPATOMIMÉTICOS

Os simpatomiméticos, como a *nicotina*, a *cocaína* e as *anfetaminas*, são estimulantes que imitam o sistema nervoso simpático, produzindo respostas de "luta ou fuga". Os simpatomiméticos geralmente produzem um aumento relativo de neurotransmissores adrenérgicos no local de ação

(Figura 47.4), causando, assim, efeitos hiperadrenérgicos como taquicardia, hipertensão, hipertermia e taquipneia. Esses agentes vêm de fontes naturais, como plantas, ou são sintetizados em laboratórios legítimos ou clandestinos. Além do seu efeito estimulante, muitos desses agentes têm a notável propriedade de causar prazer. Por consequência, o seu potencial viciante é grande, e a utilização de muitos dos agentes continua a aumentar. Um dos simpatomiméticos mais comumente usados e de fácil acesso é a *nicotina* (ver Capítulo 22).

## A. Cocaína

A *cocaína* é derivada do arbusto de coca (*Erythroxylum coca*) que cresce no sopé da Cordilheira dos Andes, na América do Sul.

1. **Ações:** A *cocaína* inibe os transportadores que recuperam norepinefrina, dopamina e serotonina, aumentando, assim, a disponibilidade desses neurotransmissores na sinapse. Causa estimulação do sistema nervoso central (SNC) ao inibir a recaptação de norepinefrina no neurônio adrenérgico. A grande capacidade que a *cocaína* tem de estimular o centro de prazer do cérebro humano parece resultar da inibição da recaptação de dopamina e serotonina.

2. **Via de administração:** A *cocaína* tem biodisponibilidade mínima quando tomada por via oral. Em vez disso, o pó de cloridrato de *cocaína* é aspirado ou solubilizado e injetado. Como o pó de *cocaína* é destruído por aquecimento, ele não pode ser fumado. Contudo, o *crack cocaína*, uma forma alcaloide, pode ser fumado. Fumar é uma via de administração extremamente eficaz, já que os pulmões são ricamente perfundidos com sangue e transportam a droga em segundos para seu local de ação, o cérebro. Isso causa uma euforia, ou "*rush*", imediata e intensa que é seguida rapidamente por uma forte sensação de disforia, ou "*crash*". É esse reforço positivo imediato, seguido rapidamente pelo reforço negativo, que torna a droga tão viciante, particularmente nessa forma. Como os produtos de *cocaína* são frequentemente comprados a peso, a *cocaína* em pó e o *crack* são frequentemente adulterados com outras substâncias para aumentar a quantidade de pó, imitar a ação da *cocaína* e, assim, ampliar a rentabilidade.

3. **Toxicidade:** As manifestações clínicas da toxicidade da *cocaína* são em função dos seus efeitos estimulantes. Razões comuns para os usuários de *cocaína* comparecerem ao pronto-socorro incluem queixas psiquiátricas (depressão precipitada por disforia de *cocaína*, agitação/paranoia), convulsões, hipertermia e dor no peito. A hipertermia é causada pela estimulação do SNC induzida pela *cocaína*, que aumenta a produção de calor, e pelos efeitos vasoconstritores da substância, que minimizam a capacidade de dissipar o calor. A dor no tórax relacionada à *cocaína* pode ter origem nos músculos do tórax ou ser de natureza cardíaca, pois ela causa vasoconstrição das artérias coronárias e acelera os processos ateroscleróticos. Comumente, a *cocaína* é consumida com *etanol*, o que cria um metabólito secundário denominado cocaetileno. Esse metabólito é cardiotóxico e contribui para os problemas cardíacos relacionados ao consumo de *cocaína*. A dor no peito causada pela *cocaína* também pode estar relacionada ao dano pulmonar causado pela inalação dessa substância impura aquecida. As convulsões causadas pela *cocaína* são uma extensão do efeito estimulante do

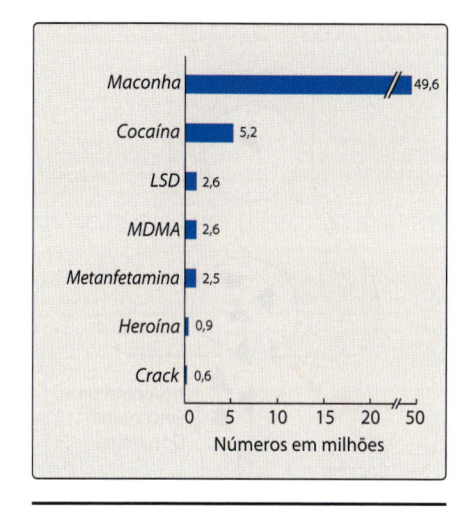

**Figura 47.2**
Uso de substâncias ilícitas no último ano entre pessoas com 12 anos ou mais nos Estados Unidos. LSD, *dietilamida do ácido lisérgico*; MDMA, *metilenodioximetanfetamina*.

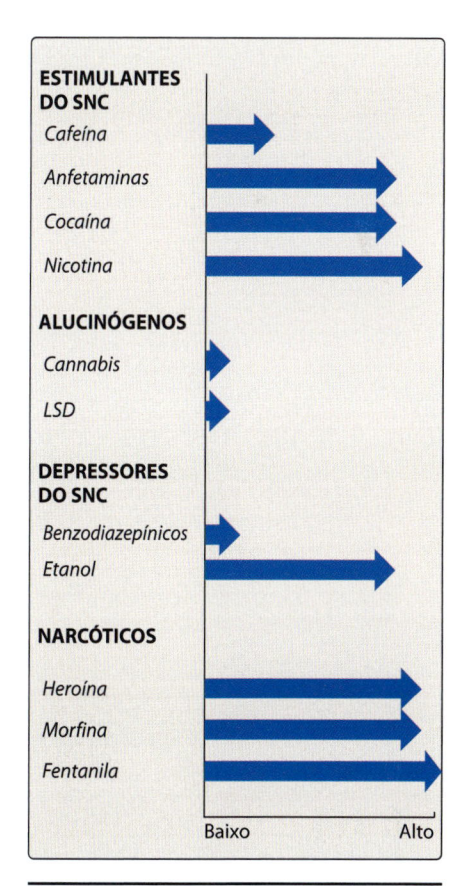

**Figura 47.3**
Potencial relativo para dependência física de substâncias comumente abusadas.

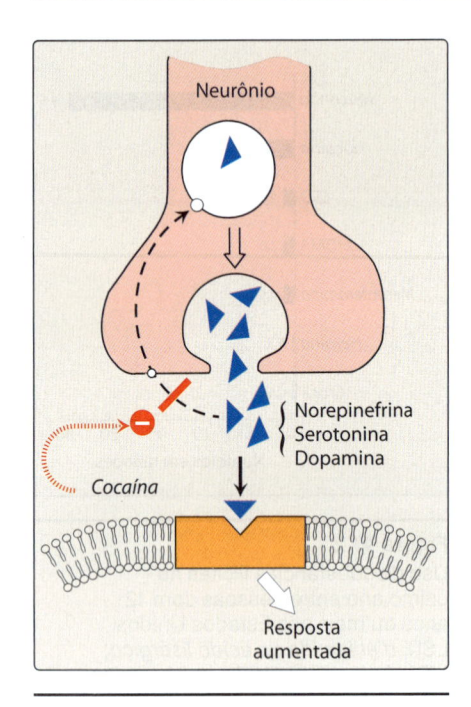

**Figura 47.4**
Mecanismo de ação da *cocaína*.

SNC (Figura 47.5). A toxicidade da *cocaína* é tratada por meio da tranquilização e da resfriação do paciente. Os benzodiazepínicos, como o *lorazepam* (ver Capítulo 16), ajudam a acalmar o paciente agitado e podem prevenir e tratar convulsões. Além disso, o efeito calmante ajuda a resfriar o paciente e a controlar a hipertermia. Este é um efeito terapêutico importante, pois a hipertermia é uma das principais causas de fatalidades pela *cocaína*. O restante da toxicidade da *cocaína* é tratado com anti-hipertensivos de curta ação, anticonvulsivantes e cuidados de apoio sintomático.

## B. Anfetaminas

As *anfetaminas* atuam aumentando a liberação de aminas biogênicas dos locais de armazenamento nas terminações nervosas e inibindo a recaptação de neurotransmissores, levando ao aumento das concentrações de neurotransmissores na fenda sináptica. As *anfetaminas* como a *metanfetamina* são simpatomiméticos com efeitos clínicos similares aos da *cocaína*. As manifestações clínicas do uso de *metanfetaminas* também podem incluir ranger de dentes (bruxismo), coceira e escoriação da pele e xerostomia, levando a cáries dentárias significativas. Em vários casos, esses efeitos podem ser mais longos e estar associados a maior estimulação ou menor euforia, em comparação com a *cocaína*. O tratamento da toxicidade da *anfetamina* é similar ao da toxicidade por *cocaína*. Os usos terapêuticos das *anfetaminas* são apresentados no Capítulo 22.

## C. Metilenodioximetanfetamina

*Metilenodioximetanfetamina* (*MDMA*),* comumente conhecido como *ecstasy* ou Molly, é uma anfetamina alucinogênica com acentuado efeito liberador de serotonina (Figura 47.6). Também aumenta a atividade da norepinefrina e, em menor grau, da dopamina. Devido a suas propriedades singulares serotoninérgicas, *MDMA* é referida algumas vezes como "empatógena", e a estimulação tátil é particularmente prazerosa aos usuários. Muitos deles descrevem uma sensação de bem-estar e interatividade social. Como muitas anfetaminas, a *MDMA* pode causar bruxismo e trismo (apertamento da mandíbula). Seu uso pode causar hipertermia profunda, alteração do estado mental e síndrome serotoninérgica. Os benzodiazepínicos contribuem para acalmar e resfriar o paciente. A hipertermia que ameaça a vida pode requerer tratamento com bloqueadores neuromusculares e intubação endotraqueal, para controlar o movimento excessivo e a geração de calor. A *ciproeptadina* é um antagonista da serotonina usado para tratar a síndrome serotoninérgica; no entanto, uma de suas limitações práticas é que só está disponível em formulação oral. (Nota: Os produtos contendo *MDMA* são frequentemente adulterados com outras substâncias, como *metanfetamina*, *cetamina* ou *metilona* [uma catinona sintética; veja adiante], que podem ser mais baratas ou mais fáceis de produzir. A estrutura química da *metilona* difere daquela da *MDMA* em um grupo carbonila [Figura 47.7]. A ingestão de uma combinação desconhecida de substâncias em produtos adulterados pode aumentar os graves riscos de uso indevido de *MDMA*.)

---

*N. de R.T. Tendo sido patenteado no século XX com finalidade terapêutica, o uso terapêutico do MDMA foi abandonado em função dos efeitos colaterais. O exército norte-americano também chegou a cogitar seu uso durante períodos de guerra, mas também foi abandonado. Desde então, seu uso está proscrito tanto nos Estados Unidos como no Brasil, sendo considerada, atualmente, substância de abuso.

### D. Catinonas sintéticas

A catinona é o componente psicoativo do arbusto perene Khat (*Catha edulis*), nativo da África Oriental e da Península Arábica. Catinonas sintéticas (também conhecidas como "sais de banho") são substâncias produzidas pelo homem que são quimicamente semelhantes à catinona. *Metilona*, *metcatinona*, *3,4-metilenodioxipirovalerona* (*MDPV*) e *mefedrona* são exemplos de catinonas sintéticas. Esses fármacos aumentam a liberação e inibem a captação de catecolaminas (norepinefrina, epinefrina e dopamina) de modo similar ao da *cocaína* e das anfetaminas. Um início rápido de estimulação tipo *anfetamina* com efeitos psicotomiméticos de duração variável é comum com as catinonas sintéticas. Esses produtos são promovidos como alternativas acessíveis a outros estimulantes e são frequentemente vendidos como "sais de banho", "limpadores de jóias" ou "alimentos vegetais". Os pacotes são rotulados como "não para consumo humano" a fim de evitar detecção, processo e fiscalização. Os "sais de banho" em geral são inalados ou ingeridos, mas também podem ser injetados. As catinonas sintéticas não são facilmente detectadas nos testes toxicológicos de urina. O tratamento da intoxicação é similar ao tratamento de emergência das anfetaminas e da *cocaína*.

---

**Aplicação clínica 47.1: Gerenciamento da intoxicação com estimulantes**

Um homem de 25 anos que faz uso indevido de estimulantes simpatomiméticos chega ao pronto-socorro agitado, taquicárdico, hipertenso e hipertérmico. As principais preocupações agudas com risco de vida incluem convulsões, arritmias cardíacas, infarto do miocárdio, eventos neurológicos (acidente vascular cerebral [AVC] isquêmico ou hemorrágico) e hipertermia profunda, bem como comportamento combativo e/ou autodestrutivo. O tratamento inicial deve incluir acalmar o paciente e fornecer tratamento profilático contra convulsões, que consiste em benzodiazepínicos, medidas de resfriamento e cuidados sintomáticos/de suporte adicionais. Dependendo dos estimulantes ingeridos, pode-se suspeitar de síndrome serotoninérgica e considerar a adição de *ciproeptadina*.

---

## III. ALUCINÓGENOS

Os alucinógenos (também chamados de psicodélicos) são substâncias que podem alterar a percepção da realidade, bem como dos pensamentos e sentimentos individuais. Essa categoria de agentes inclui alucinógenos clássicos, como a *dietilamida do ácido D-lisérgico*, e alucinógenos dissociativos, como a *fenciclidina*.

### A. Dietilamida do ácido D-lisérgico

A *dietilamida do ácido D-lisérgico* (*LSD*) é, talvez, a droga mais comumente conhecida na classe dos alucinógenos. O *LSD* foi criado pela primeira vez a partir do *ergot*, um fungo que cresce no centeio e em outros grãos, em 1938, pelo Dr. Albert Hoffman. O *LSD* produz efeitos psicodélicos atuando como potente agonista parcial nos receptores 5-HT$_{2A}$. Geralmente causa aumento da percepção de informações sensoriais, uma sensação distorcida do tempo e uma mistura de sentidos, na qual os usuários podem "ouvir" cores ou "ver" sons. Junto com alucinações multicoloridas, a droga também é responsável por alterações de humor, distúrbios de sono e ansiedade. O uso repetido rapidamente produz tolerância por meio de dessensibilização (*downregulation*)

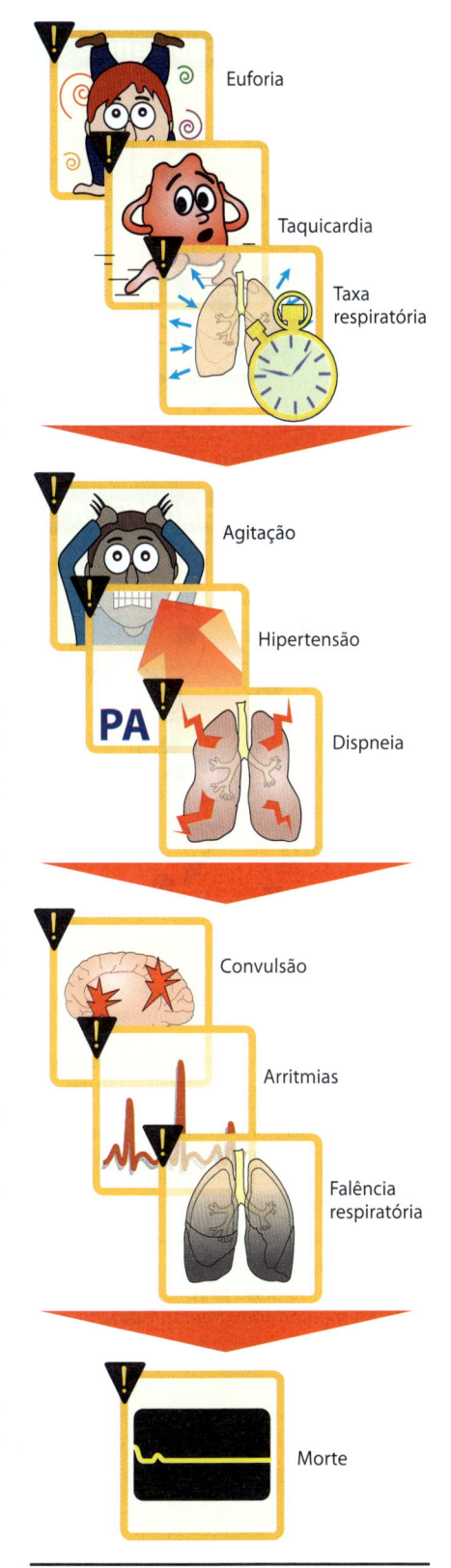

**Figura 47.5**
Principais efeitos do uso da *cocaína*.

**A Ausência da substância**

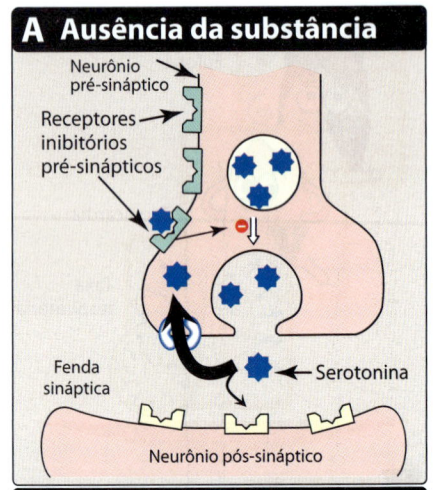

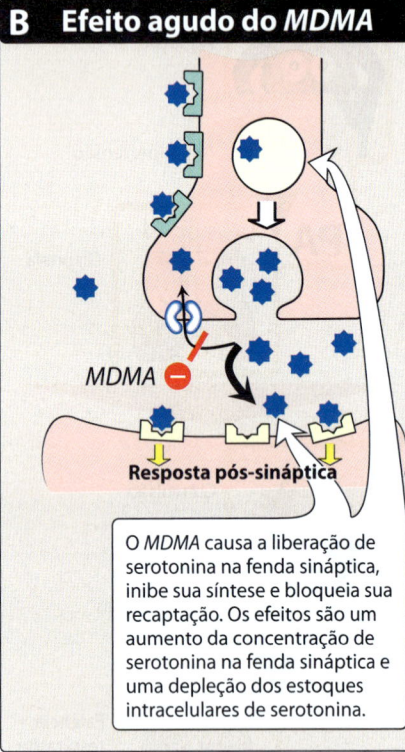

- Neurônio pré-sináptico
- Receptores inibitórios pré-sinápticos
- Fenda sináptica
- Serotonina
- Neurônio pós-sináptico

**B Efeito agudo do MDMA**

- MDMA
- Resposta pós-sináptica

O *MDMA* causa a liberação de serotonina na fenda sináptica, inibe sua síntese e bloqueia sua recaptação. Os efeitos são um aumento da concentração de serotonina na fenda sináptica e uma depleção dos estoques intracelulares de serotonina.

**Figura 47.6**
Mecanismo de ação proposto para a ação da *metilenodioximetanfetamina*.

dos receptores de serotonina. O *LSD* pode ser administrado por meio de papel (pequenas folhas de papel embebidas em drogas que são absorvidas pelo revestimento da boca), líquido ou comprimidos.

Embora os efeitos adversos físicos sejam normalmente mínimos, o *LSD* pode causar midríase, taquicardia, aumento da pressão arterial e da temperatura, tonturas, diminuição do apetite e sudorese. Além disso, a perda de julgamento e o raciocínio prejudicado estão associados ao uso de *LSD*. O uso às vezes resulta em sentimentos de pânico extremo, o que pode levar a traumas. Também podem ocorrer *flashbacks*, nos quais um indivíduo pode apresentar recorrência dos sintomas meses ou anos após o último uso da droga.

### B. Alucinógenos dissociativos

Os alucinógenos dissociativos resultam em percepções de distanciamento do ambiente e de si mesmos (despersonalização), fazendo os usuários se sentirem desconectados e fora do controle de seu corpo. Os agentes nessa categoria incluem *fenciclidina* (PCP), *cetamina* e *dextrometorfano*. A *PCP* (também conhecida como "pó de anjo") foi originalmente desenvolvida para uso como anestésico na década de 1950; entretanto, devido a efeitos adversos significativos, como agitação, alucinações e disforia pós-operatória, o uso para esse fim foi logo descontinuado. Tornou-se uma droga de abuso devido às suas propriedades alucinógenas e à capacidade de causar uma sensação de despersonalização. Embora o uso de *PCP* tenha diminuído significativamente, o uso de *cetamina* aumentou, talvez devido à sua disponibilidade como medicamento aprovado. A *cetamina* está aprovada para uso como anestésico em medicina humana e veterinária (ver Capítulo 20). É usada de forma ilícita, pois causa estado de sonho e alucinações semelhantes aos causados pela *PCP*. Tanto a *PCP* quanto a *cetamina* são antagonistas do receptor *N*-metil-D-aspartato (NMDA). O *dextrometorfano* é um composto antitússico disponível em muitos medicamentos de venda livre para tosse (ver Capítulo 41). Além de bloquear o reflexo do centro medular da tosse, também bloqueia os receptores NMDA no SNC. Em doses baixas, o *dextrometorfano* apresenta baixo perfil de dependência; entretanto, com o uso indevido, pode causar alucinações e euforia.

### C. Outros alucinógenos

Um grupo de agonistas sintéticos da serotonina conhecidos coletivamente como "*N-bomb*" foi substituído pelo *LSD*. Assim como o *LSD*, esses agentes são usados na forma líquida ou em papel e resultam em hipertensão, convulsões, lesões traumáticas acidentais e morte. A *mescalina* (do cacto peiote) e a *psilocibina* (também conhecida como "cogumelo mágico") também são alucinógenos comuns que produzem efeitos neuropsiquiátricos semelhantes aos do LSD.

## IV. *CANNABIS* (MACONHA)

A *Cannabis* é uma planta usada pelos humanos há mais de 10.000 anos. Documentos chineses de séculos atrás descrevem o uso da *Cannabis* para a produção de vestuário, alimento e como um meio de comunicar-se com espíritos. Certas plantas do gênero *Cannabis* podem ser usadas para fazer cordas ou roupas; no entanto, a espécie *Cannabis sativa* é a planta mais utilizada pelas suas propriedades psicoativas.

## A. Maconha

Maconha refere-se às partes da planta *Cannabis* que contêm quantidades substanciais do principal alcaloide psicoativo, $\Delta^9$-*tetraidrocanabinol* (*THC*). Embora a maconha contenha dezenas de componentes, os mais comumente conhecidos são o *THC* e o *canabidiol* (*CBD*). As técnicas de cultivo da maconha evoluíram nos últimos 60 anos, e a concentração de *THC* na planta aumentou cerca de 20 vezes durante esse período. Atualmente, a maconha é uma droga comumente usada tanto para fins ilícitos como para medicinais e é a substância ilícita que os novos usuários têm maior probabilidade de experimentar (Figura 47.8). Espera-se que esses números aumentem, à medida que a liberalização das leis sobre a maconha continue em muitos países.

1. **Ações:** Receptores específicos no cérebro, canabinoides ou $CB_1$, foram descobertos no final da década de 1980 e são reativos ao *THC*. Quando os receptores $CB_1$ são ativados pela maconha, os efeitos incluem relaxamento físico, hiperfagia (aumento do apetite), aumento da frequência cardíaca, redução da coordenação motora, conjuntivite e algum controle da dor (Figura 47.9). Dependendo da situação social, o *THC* pode produzir euforia, seguida de sonolência e relaxamento. Embora a alucinação não seja tão intensa como aquelas obtidas com o uso de *LSD*, com frequência a maconha é usada por seus efeitos alucinogênicos leves.

2. **Usos terapêuticos:** O *CBD* é o componente da maconha mais frequentemente usado por seus potenciais farmacológicos benéficos, incluindo distúrbios convulsivos, dor e espasticidade associadas à esclerose múltipla. Ele não produz o efeito eufórico associado ao *THC*. Embora os estudos para uso medicinal sejam incompletos, a maconha é usada como adjuvante no tratamento de náusea e da êmese induzidas pela quimioterapia (NEIQs), caquexia secundária ao câncer e à síndrome da imunodeficiência adquirida (Aids, do inglês *acquired immunodeficiency syndrome*), epilepsia, esclerose múltipla, glaucoma e ansiedade.

3. **Via de administração:** A maconha é fumada de diversas formas (cigarros, narguilés, cachimbos), inalada por vaporizador, ingerida em alimentos como biscoitos ou doces, ou consumida em bebidas (p. ex., chá). Os efeitos do *THC* aparecem logo depois que a droga é fumada, mas o efeito máximo demora cerca de 20 minutos para ocorrer. Cerca de 3 horas depois, o efeito praticamente desapareceu.

4. **Efeitos adversos:** A maconha estimula a amígdala, fazendo o usuário ter uma sensação de novidade com qualquer coisa que encontre, por meio de reforço da atividade sensorial. Por essa mesma razão, os usuários "pesados" têm uma dessensibilização dos receptores $CB_1$, o que os deixa com uma sensação de enfado quando não estão sob efeito da droga. Os efeitos da maconha sobre o ácido gama-aminobutírico (GABA) no hipocampo diminuem a capacidade da memória de curta duração nos usuários, e esse efeito parece mais pronunciado nos adolescentes. Além de afetar adversamente a memória de curta duração e a atividade mental, o *THC* diminui a força muscular e impede atividade motora que exige perícia, como dirigir um automóvel. A frequência cardíaca aumenta após fumar maconha e pode haver um risco aumentado de infarto do miocárdio na primeira hora após o uso.

Os efeitos adversos em usuários crônicos podem incluir tosse, infecções pulmonares, síndrome de hiperêmese induzida por canabinoides

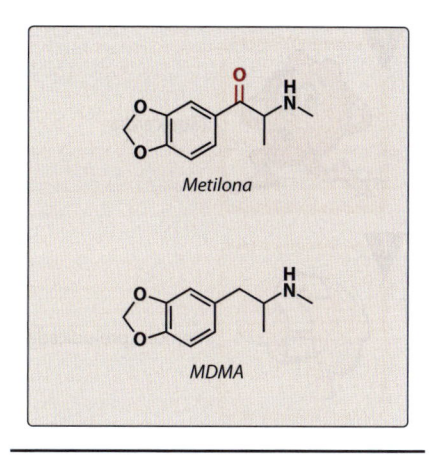

**Figura 47.7**
Comparação das estruturas da *metilenodioximetanfetamina* e da *metilona*.

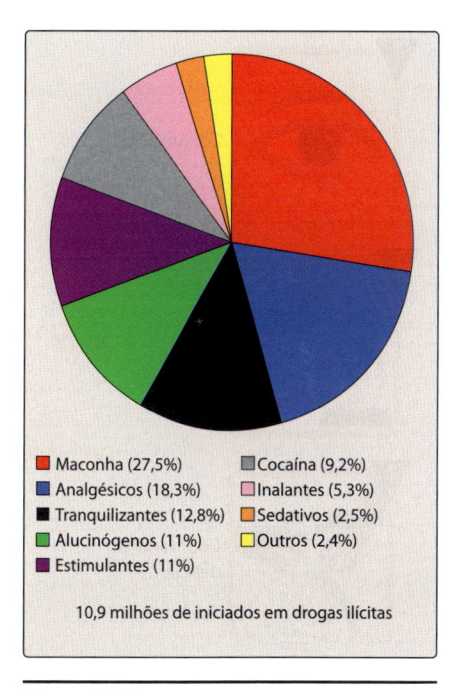

**Figura 47.8**
Iniciação do uso de drogas ilícitas entre jovens de 12 anos ou mais.

- Maconha (27,5%)
- Analgésicos (18,3%)
- Tranquilizantes (12,8%)
- Alucinógenos (11%)
- Estimulantes (11%)
- Cocaína (9,2%)
- Inalantes (5,3%)
- Sedativos (2,5%)
- Outros (2,4%)

10,9 milhões de iniciados em drogas ilícitas

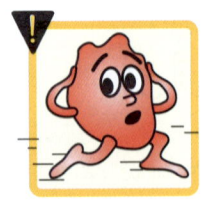

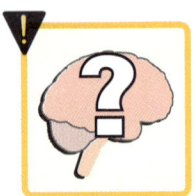

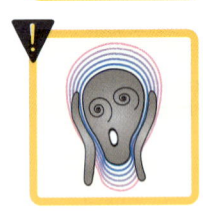

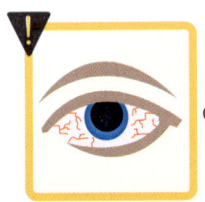

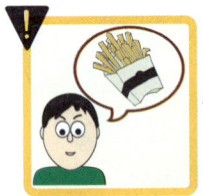

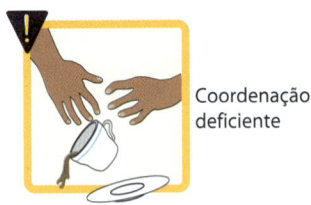

(Figura 47.10) e declínio da função cognitiva. A tolerância desenvolve-se rapidamente; 9% de todos os usuários e 17% dos usuários adolescentes desenvolvem dependência, e foi observada abstinência. A maconha pode ser encontrada no organismo até três meses depois do último uso em usuários crônicos "pesados". Por essa razão, a abstinência ocorre bem tardiamente nesses usuários. A abstinência pode incluir desejo, insônia, depressão, dor e irritabilidade.

### B. Derivados sintéticos de THC

Medicamentos sintéticos de THC estão disponíveis como produtos de prescrição e incluem *dronabinol* e *nabilona*. Esses medicamentos são usados para a prevenção de NEIQs. *Nabiximols* (não disponível nos Estados Unidos), medicamento criado a partir do extrato da planta *C. sativa*, é um *spray* oromucoso disponível em vários países para o tratamento da espasticidade na esclerose múltipla.

### C. Canabinoides sintéticos

Os canabinoides sintéticos são pulverizados sobre material vegetal em um processo conhecido como pulverização. Esses produtos, como "*Spice*" e "K2", são então fumados ou ingeridos na forma de chá para produzir intoxicação. Como a estrutura molecular dos canabinoides sintéticos é muito diferente da dos canabinoides presentes na maconha, os testes dos usuários não foram positivos para o *THC* em comparação com a droga tradicional. Os efeitos simpatomiméticos também são observados nos usuários, incluindo taquicardia e hipertensão. O maior perigo com o uso desses agentes inclui alucinações extremas e reações psicóticas. Formulações de canabinoides sintéticos e seus contaminantes causaram convulsões, lesão renal aguda e morte.

## V. ETANOL E AGENTES PARA O TRATAMENTO DA DEPENDÊNCIA DE ÁLCOOL

O *etanol* é a substância mais comumente usada em excesso na sociedade moderna, com a prevalência de transtorno por uso de álcool chegando a 12,6% da população em algumas regiões do mundo.

### A. Etanol

O *etanol* (ou álcool) é um hidrocarboneto hidroxilado claro que é produto da fermentação de frutas, grãos ou vegetais. O consumo de *etanol* é a principal causa de acidentes fatais com automóveis, afogamentos e quedas e é fator relacionado com várias admissões em hospitais. O transtorno por uso de álcool diminui a expectativa de vida entre 10 e 15 anos e impacta uma em cada três famílias.

1. **Ações:** Pensa-se que o *etanol* exerce os seus efeitos desejados e os tóxicos por meio de vários mecanismos, incluindo amplificação dos efeitos do neurotransmissor inibitório GABA, aumento da liberação de opioides endógenos e alteração das concentrações de serotonina e dopamina. Seus efeitos sedativos e ansiolíticos estão provavelmente relacionados ao seu efeito no receptor $GABA_A$. Há também evidências de que afeta o receptor NMDA, que pode ter um papel na tolerância, na dependência e na síndrome de abstinência associadas ao álcool. O *etanol* é um depressor seletivo do SNC

**Figura 47.9**
Efeitos do *tetraidrocanabinol*.

em doses baixas, resultando na diminuição da inibição e no aumento característico do comportamento social e da impulsividade. Em concentrações elevadas, ele é um depressor geral do SNC, o que pode resultar em coma e depressão respiratória.

2. **Farmacocinética:** Beber *etanol*, tradicionalmente, tem sido a via de administração mais comum. O *etanol* é absorvido no estômago e no duodeno, e o alimento retarda e diminui a absorção. Os picos de *etanol* em geral são alcançados entre 20 minutos e 1 hora após a ingestão. Há maior sensação subjetiva de intoxicação enquanto as concentrações estão aumentando (absorção), em comparação com o momento em que as concentrações estão diminuindo. O *etanol* é biotransformado no fígado pela álcool desidrogenase em acetaldeído e então pela aldeído desidrogenase em acetato (Figura 47.11). Ele é biotransformado por eliminação de ordem zero em aproximadamente 15-40 mg/dL/h. Como existe uma relação constante sangue:ar de 2.100:1, a amostra do ar expirado pode ser usada para determinar a concentração alcoólica do sangue. O manejo farmacológico da intoxicação aguda por *etanol* inclui cuidados de suporte sintomáticos e administração de *tiamina* e *folato*. Pacientes com concentrações extremamente elevadas de álcool podem ser dialisadas, embora isso raramente seja necessário e possa precipitar a abstinência em um indivíduo com transtorno por uso de álcool.

3. **Efeitos adversos:** O abuso crônico de *etanol* pode causar profundas lesões hepáticas, cardiovasculares, pulmonares, hematológicas, endócrinas, metabólicas e do SNC (Figura 47.12). A interrupção repentina da ingestão de *etanol* em alguém com transtorno grave por uso de álcool pode precipitar a abstinência manifestada por taquicardia, sudorese, tremor, ansiedade, agitação, alucinações e convulsões. O *delirium tremens* é a forma mais grave de abstinência, que pode levar a alterações do estado mental, alucinações e instabilidade autonômica (hiperatividade) capaz de resultar em colapso cardiovascular. A abstinência de álcool pode ser uma situação de risco de vida que deve ser tratada clinicamente com cuidados sintomáticos/de suporte, benzodiazepínicos e tratamento de longo prazo para transtorno por uso de álcool.

B. **Medicamentos para dependência de álcool**

Os medicamentos para o tratamento da dependência do álcool ajudam os pacientes a manterem a abstinência do *etanol*. Esses fármacos devem ser usados junto com psicoterapia de apoio. O *dissulfiram* bloqueia a oxidação do acetaldeído a ácido acético, inibindo a aldeído desidrogenase (Figura 47.13). Se o *etanol* for ingerido, resulta no acúmulo de acetaldeído no sangue, causando rubor, taquicardia, hiperventilação e náusea. Cria-se uma resposta condicionada, de forma que o paciente se abstém de *etanol* para evitar os efeitos desagradáveis do acúmulo de acetaldeído induzido pelo *dissulfiram*. O *dissulfiram* pode ser útil em pacientes motivados a pararem com a ingestão de bebidas alcoólicas. A *naltrexona* é um antagonista opioide competitivo e de ação relativamente prolongada que ajuda a diminuir o desejo por álcool. A *naltrexona* é mais bem tolerada do que o *dissulfiram* e não produz as reações adversas que este fármaco produz. Acredita-se que o *acamprosato* diminui os desejos por meio dos seus efeitos reguladores na excitação glutamatérgica mediada por NMDA.

Náusea

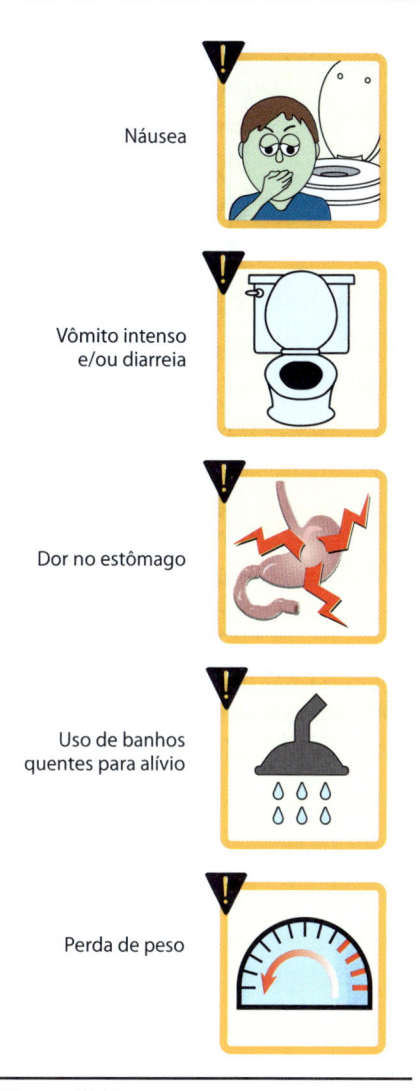

Vômito intenso e/ou diarreia

Dor no estômago

Uso de banhos quentes para alívio

Perda de peso

**Figura 47.10**
Sintomas da síndrome de hiperêmese canabinoide.

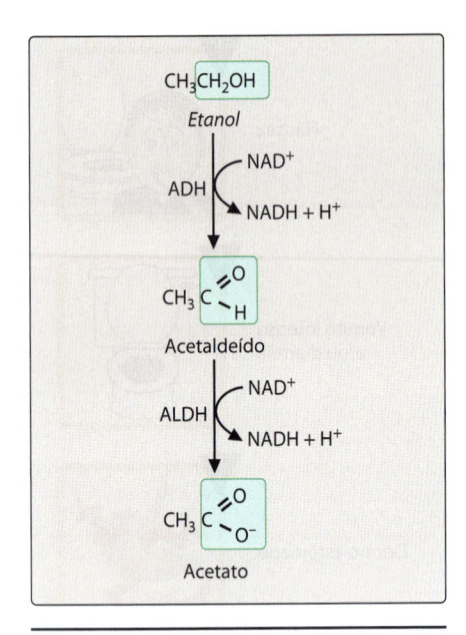

**Figura 47.11**
A via da biotransformação do *etanol*.
ADH, álcool desidrogenase;
ALDH, acetaldeído desidrogenase.

## Aplicação clínica 47.2: Tratamento da intoxicação aguda por *etanol*

Uma mulher de 56 anos com história de 35 anos de uso crônico de álcool em excesso chega ao pronto-socorro com hipotensão limítrofe. Sua concentração inicial de álcool no sangue é de 320 mg/dL. (Nota: Essa concentração de álcool no sangue é quatro vezes o limite legal de álcool para dirigir um automóvel nos Estados Unidos.) Seu histórico, a obnubilação e a pressão arterial justificam observação atenta na sala de emergência do pronto-socorro. O tratamento inicial deve incluir manejo das vias aéreas conforme necessário, fluidos intravenosos e cuidados sintomáticos e de suporte.

Nas 8 horas seguintes, ela fica progressivamente mais alerta e, eventualmente, agitada e taquicárdica. Nesse ponto, a abstinência do álcool torna-se uma preocupação. O tratamento subsequente pode incluir benzodiazepínicos de forma aguda, seguido de tratamento para transtorno por uso de álcool em longo prazo.

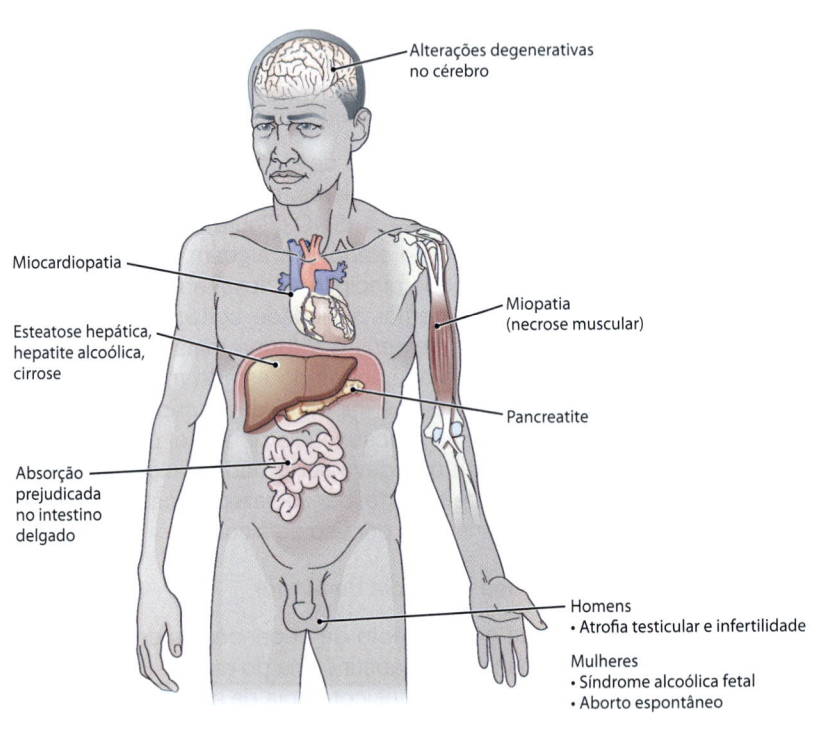

**Figura 47.12**
Os efeitos do abuso crônico de *etanol*.

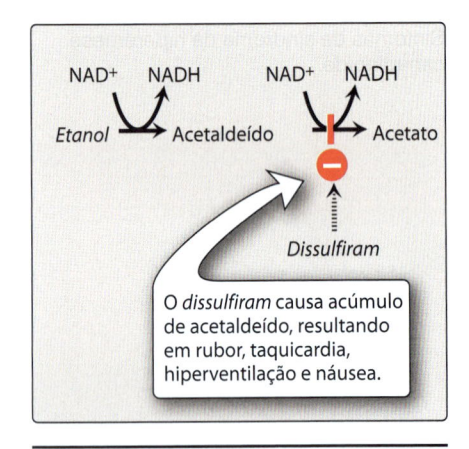

**Figura 47.13**
O efeito do *dissulfiram* no metabolismo do *etanol*.

## VI. USO INDEVIDO DE MEDICAMENTOS PRESCRITOS

Este capítulo discutiu muitas das substâncias que são utilizadas indevidamente pelos indivíduos. Além disso, muitas partes do mundo, incluindo os Estados Unidos e partes da Europa, continuam a sofrer uma epidemia de uso indevido de medicamentos prescritos. Alguns medicamentos prescritos comumente usados de forma indevida incluem opioides e benzodiazepínicos. O aumento na ênfase em combater a dor como o "quinto sinal vital", junto com a crença exagerada na capacidade benéfica desses medicamentos e a minimização de sua toxicidade inerente, tanto entre os leigos como entre os profissionais de saúde, estava entre as muitas explicações possíveis para a epidemia. Têm sido feitos esforços para diminuir o uso indevido de opioides prescritos, o que resultou em aumento do uso de *heroína* e *fentanila*, muitas vezes adulterados com derivados extremamente potentes da *fentanila*, como a *carfentanila*. A reversão da *fentanila* e de seus derivados é muito mais difícil do que a reversão de opioides como a *morfina*, o que contribuiu para um aumento dramático nas taxas de mortalidade (Figura 47.14). Os medicamentos para o tratamento da toxicidade e da dependência de opioides são abordados no Capítulo 21.

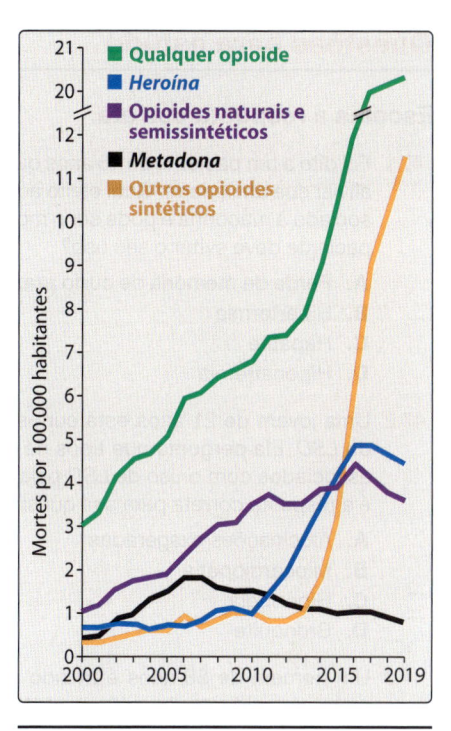

**Figura 47.14**
Mortes por *overdose* de opioides nos Estados Unidos entre 2000 e 2019. Os opioides naturais e semissintéticos incluem *hidrocodona* e *oxicodona*. Outros opioides sintéticos incluem *fentanila*, derivados de *fentanila* e *tramadol*.

## Resumo

- Muitas substâncias de abuso são simpatomiméticas (*cocaína*, *anfetaminas*, *catinonas*, etc.); estimulação do sistema nervoso central (SNC), taquicardia, hipertensão e hipertermia são efeitos tóxicos comuns e potencialmente graves.
- O *crack* é uma forma alcaloide de *cocaína* altamente viciante e manufaturada que fornece uma via de administração extremamente eficaz (fumado) com reforços positivo e negativo potentes e rápidos.
- A toxicidade simpatomimética aguda é tratada com benzodiazepínicos (p. ex., *lorazepam*, *diazepam*), medidas de resfriamento conforme necessário e cuidados de suporte sintomáticos.
- Embora a *dietilamida do ácido lisérgico* (*LSD*) possa causar taquicardia leve e midríase, os efeitos físicos são relativamente mínimos. No entanto, o trauma é uma preocupação quando os usuários de *LSD* agem de acordo com as alucinações vívidas e potentes que experimentam.
- A maconha é uma das substâncias mais comumente abusadas, e seu componente psicoativo, *tetraidrocanabinol* (*THC*), normalmente produz relaxamento físico e uma sensação de novidade. Os usuários crônicos, especialmente os adolescentes, podem experimentar uma diminuição da memória de curto prazo; a intoxicação aguda inclui diminuição da coordenação motora e da capacidade de condução.
- O *etanol* é a substância mais comumente mal utilizada, e grandes doses resultam em depressão do SNC, enquanto a cessação súbita do uso intenso e crônico pode resultar em estimulação profunda do SNC. Os efeitos agudos e crônicos do *etanol* são motivos comuns de idas ao pronto-socorro.
- O uso indevido de medicamentos prescritos exigiu esforços para restringir a oferta, o que levou a um aumento no uso de *heroína*, *fentanila* e análogos da *fentanila*.

# Questões para estudo

**Escolha a resposta correta.**

**47.1** Foi dito a um paciente de 15 anos que a maconha pode aliviar sua ansiedade. Qual efeito adverso tem sido associado à maconha e pode ser o motivo pelo qual esse paciente deve evitar o seu uso?

   A. Perda de memória de curto prazo
   B. Hipertermia
   C. Hepatite
   D. Hiponatremia

> **Resposta correta = A.** A perda de memória de curto prazo é observada com o uso de maconha e é mais pronunciada em adolescentes. Hipertermia, hepatite e hiponatremia não estão associados ao uso de maconha.

**47.2** Uma jovem de 21 anos está curiosa sobre os efeitos do *LSD*. Ela pergunta que tipos de risco podem estar associados com o uso de *LSD* pela primeira vez. Qual é a resposta correta para sua questão?

   A. Alucinações exageradas
   B. Miocardiopatia
   C. Hiperfagia
   D. Bronquite

> **Resposta correta = A.** Alucinações exageradas, algumas vezes denominadas *bad trips* ("viagens ruins"), podem ocorrer mesmo no primeiro uso. Essas alucinações podem levar a pânico extremo, que tem causado reações muito distintas das características típicas em alguns indivíduos.

**47.3** Um homem de 58 anos é trazido ao pronto-socorro após um acidente de automóvel. A alcoolemia na admissão é de 280 mg/dL. No passado, ele foi tratado contra convulsões atribuídas ao transtorno por uso de álcool, e ele confirma que bebeu pesadamente durante o último mês, desde que perdeu seu emprego. Que tratamento deve ser administrado a esse paciente se ele apresentar abstinência de álcool enquanto estiver hospitalizado?

   A. *Acamprosato*
   B. *Lorazepam*
   C. *Naltrexona*
   D. *Dissulfiram*

> **Resposta correta = B.** Caso o paciente apresente abstinência alcoólica, ele poderá manifestar convulsões associadas, considerando seu passado. Os benzodiazepínicos são usados para tratar convulsões associadas à abstinência alcoólica. Essas substâncias estimulam os receptores $GABA_A$, causando diminuição da atividade neuronal e sedação. *Acamprosato*, *naltrexona* e *dissulfiram* podem ser considerados mais tarde para tratar a dependência por álcool, mas não serão úteis na condição de abstinência aguda.

**47.4** Um homem de 35 anos faz uso indevido de *cocaína* e está agitado, taquicárdico, hipertenso e hipertérmico. Qual das alternativas a seguir é o tratamento inicial mais adequado?

   A. O paciente deve ser submetido à lavagem gástrica (fazer lavagem gástrica imediatamente).
   B. *Atropina* deve ser administrada para reverter a depressão do SNC que pode ocorrer com a intoxicação por *cocaína*.
   C. Benzodiazepínicos devem ser administrados para acalmar o paciente e diminuir a frequência cardíaca, a pressão arterial e a temperatura corporal.
   D. O *fenobarbital* é a primeira escolha como anticonvulsivante.

> **Resposta correta = C.** Benzodiazepínicos como o *lorazepam* têm propriedades ansiolíticas e podem acalmar o paciente intoxicado com *cocaína* e, assim, diminuir a frequência cardíaca e a pressão arterial. À medida que o paciente fica menos agitado, a movimentação diminui e a temperatura corporal cai. Além disso, o uso de benzodiazepínico reduz a possibilidade de o paciente apresentar convulsões e é a primeira escolha contra as convulsões induzidas por *cocaína*.

**47.5** Um homem de 22 anos com histórico de abuso de substâncias chega ao pronto-socorro hipertenso, hipertérmico e taquicárdico. Ele também apresenta estado mental alterado e hiper-reflexia. Qual substância provavelmente está causando esses sintomas?

A. Etanol
B. Sais de banho
C. Heroína
D. Maconha

**Resposta correta = B.** "*Sais de banho*" geralmente contêm catinonas sintéticas. Esses produtos podem causar uma toxíndrome simpatomimética tipo anfetamina, bem como uma síndrome serotoninérgica, que são tratadas com cuidados sintomáticos de apoio e possivelmente com antagonista da serotonina, como a *ciproeptadina*. Além disso, as catinonas sintéticas geralmente não são detectadas na triagem toxicológica da urina, por isso muitas vezes a avaliação dos sintomas é usada para determinar a substância ingerida. *Etanol*, maconha e opioides não produziriam esses efeitos.

**47.6** Qual dos seguintes agentes contém o alcaloide psicoativo THC?

A. N-bomb
B. Khat
C. LSD
D. Maconha

**Resposta correta = D.** O THC é o principal alcaloide psicoativo contido na maconha. O *N-bomb* é um alucinógeno sintético derivado da mescalina. *Khat* é um arbusto que contém catinonas e não contém THC. O *LSD* também é uma droga psicoativa, mas contém dietilamida do ácido lisérgico.

**47.7** Qual substância tem efeitos clínicos semelhantes aos da *cocaína*?

A. LSD
B. Maconha
C. Metanfetamina
D. Etanol

**Resposta correta = C.** A *cocaína* e a *metanfetamina* têm efeitos estimulantes semelhantes, como ansiedade, taquicardia, hipertensão, hipertermia e aumento do estado de alerta. Os efeitos estimulantes podem causar arritmias, AVC ou infarto do miocárdio. O *LSD* e a maconha causam principalmente efeitos psicoativos, como alucinações e paranoia. O *etanol* é um depressor que produz efeitos opostos aos estimulantes, incluindo relaxamento, sonolência e, em altas doses, hipotermia.

**47.8** Qual substância leva à formação de metabólito cardiotóxico quando administrada com *cocaína*?

A. Lorazepam
B. Maconha
C. Etanol
D. Khat

**Resposta correta = C.** A *cocaína* combinada com *etanol* forma cocaetileno, o que pode levar a comportamentos agressivos e impulsivos, bem como ao potencial de infarto do miocárdio súbito.

**47.9** Qual agente é frequentemente encontrado como adulterante na heroína e levou a um aumento nas mortes por *overdose*?

A. LSD
B. Carfentanila
C. Maconha
D. Catinonas

**Resposta correta = B.** A *fentanila* e seus derivados, como a *carfentanila*, são frequentemente encontrados em amostras de heroína. Os derivados da *fentanila* são muitas vezes mais potentes do que a heroína ou a *fentanila*, o que levou a um aumento significativo de *overdoses* nos últimos anos.

**47.10** A morte secundária ao uso de *MDMA* ocorreu devido a qual efeito adverso?

A. Depressão respiratória
B. Lesão renal aguda
C. Depressão do SNC
D. Hipertermia

**Resposta correta = D.** O *MDMA* (também conhecido como *ecstasy*) é um estimulante com propriedades semelhantes às da *cocaína*. Os efeitos estimulantes podem incluir hipertermia, hipertensão e taquicardia.

# 48 Farmacogenômica

Emily J. Cicali e Kelsey Jean Cook

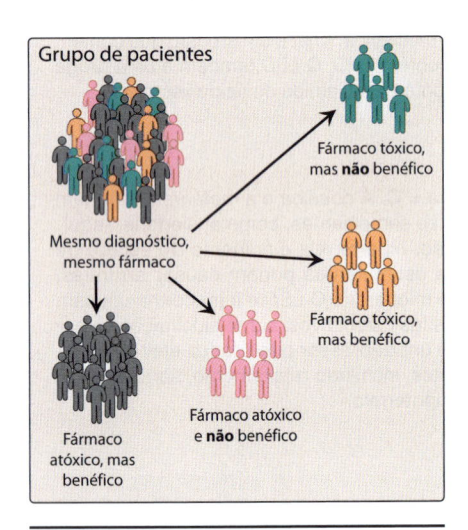

**Figura 48.1**
Definição de farmacogenômica. Em uma abordagem "tamanho único", alguns indivíduos respondem conforme esperado, enquanto outros experimentam toxicidade e/ou ineficácia do medicamento. A farmacogenômica tenta prever a resposta e mitigar os efeitos indesejados por meio da implementação de ajustes de dose ou alternativas.

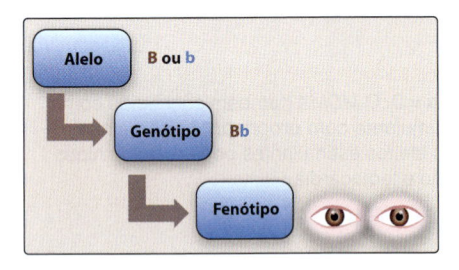

**Figura 48.2**
Terminologia genética. Cada indivíduo possui dois alelos, um do pai e um da mãe, e os dois alelos constituem o genótipo, que representa o gene. O fenótipo é a expressão externa, ou característica observável, do genótipo.

## I. VISÃO GERAL

A medicina genômica descreve como os genes afetam a saúde. A medicina de precisão, também conhecida como medicina personalizada, é uma ampla área da medicina que se concentra na personalização do atendimento ao indivíduo. A farmacogenômica é um campo crescente na medicina de precisão que examina o impacto da variação genética na resposta aos medicamentos. Ao compreender melhor os fatores que influenciam a resposta aos medicamentos, incluindo a genética, a terapia medicamentosa pode ser mais bem personalizada para o indivíduo.

## II. FARMACOGENÔMICA

A prescrição atual normalmente usa uma abordagem "tamanho único". No entanto, o mesmo medicamento e a mesma dose podem levar a uma gama de respostas em pacientes diferentes (Figura 48.1). A farmacogenômica tenta prever melhor como um indivíduo pode responder a um medicamento com base em sua genética. O Clinical Pharmacogenetics Implementation Consortium (CPIC) identificou mais de 250 medicamentos com implicações farmacogenômicas, com mais de 40 deles classificados no mais alto nível de evidência (nível A) para alteração da prescrição.

### A. Definições

Alelos são formas variantes de genes, tal como B para cor dos olhos castanhos ou b para olhos azuis (Figura 48.2). Na farmacogenômica, os alelos são normalmente relatados pela nomenclatura em estrela (p. ex., *4) como uma forma de relatar concisamente a variação genética. Um alelo estrela específico para um gene pode representar um polimorfismo de nucleotídeo único (SNP, do inglês *single nucleotide polymorphism*) ou um grupo de variações herdadas como um haplótipo. A falta de variação genética identificada resulta na designação *1. Um genótipo é uma coleção de genes de um indivíduo, tal como BB, Bb ou bb para a cor dos olhos. Na farmacogenômica, o genótipo é frequentemente usado para se referir a um único gene (p. ex., *1/*4). Um fenótipo é uma característica observável, como olhos castanhos ou azuis (Figura 48.2). A farmacogenômica usa os resultados do genótipo para prever um fenótipo. A tradução do genótipo para o fenótipo envolve a avaliação dos alelos individuais do genótipo e do estado funcional correspondente. O estado funcional é atribuído com base no nível de atividade proteica associada ao alelo: função aumentada, normal, diminuída, sem

| | ESTADO FUNCIONAL DO ALELO E TRADUÇÕES DO FENÓTIPO | | |
|---|---|---|---|
| | **FENÓTIPO** | **NÍVEL DE ATIVIDADE EM GERAL** | **COMBINAÇÕES DE ALELOS** |
| **FENÓTIPOS DE ENZIMAS METABOLIZADORAS DE FÁRMACOS** | Metabolizador fraco | Pouca ou nenhuma atividade enzimática | Combinação de alelos sem função e/ou função diminuída |
| | Metabolizador intermediário | Diminuição da atividade enzimática (entre metabolizador normal e fraco) | Combinações de função normal, função reduzida e/ou alelos sem função |
| | Metabolizador normal | Atividade enzimática totalmente funcional | Combinações de função normal e alelos de função diminuída |
| | Metabolizador rápido | Aumento da atividade enzimática (entre metabolizador normal e ultrarrápido) | Combinações de função normal e alelos de função aumentada |
| | Metabolizador ultrarrápido | Atividade enzimática significativamente aumentada (mais do que metabolizador rápido) | Combinação de dois alelos de função aumentada ou mais de dois alelos de função normal |
| **FENÓTIPOS DE TRANSPORTADORES DE FÁRMACOS** | Função deficiente | Pouca ou nenhuma função transportadora | Combinação de alelos sem função e/ou alelos com função reduzida |
| | Função reduzida | Diminuição da função do transportador (entre função normal e deficiente) | Combinações de função normal, função reduzida e/ou alelos sem função |
| | Função normal | Função transportadora totalmente funcional | Combinações de função normal e/ou alelos de função reduzida |
| | Função aumentada | Aumento da função transportadora (em comparação com a função normal) | Um ou mais alelos de função aumentada |

**Figura 48.3**
Traduções dos fenótipos das enzimas metabolizadoras de fármacos e dos transportadores de fármacos.

função, desconhecida ou incerta. A combinação de alelos é usada para prever o fenótipo geral com base em traduções padronizadas (Figura 48.3). As classificações fenotípicas utilizadas na farmacogenômica variam de acordo com o tipo de proteína. Os fenótipos das enzimas metabolizadoras de medicamentos descrevem o nível geral de atividade enzimática como um estado do metabolizador, que pode ser classificado como fraco, intermediário, normal, rápido ou ultrarrápido (Figura 48.4). Os fenótipos para transportadores de fármacos descrevem o nível de função proteica e são categorizados como função ruim/baixa, intermediária ou normal. Em alguns casos, o fenótipo é relatado como positivo ou negativo para refletir a presença ou a ausência da variante em questão (p. ex., genes associados a reações de hipersensibilidade).

### B. Recursos farmacogenômicos

Uma variedade de recursos está disponível para fornecer informações sobre o campo da farmacogenômica, que está em rápida evolução. O CPIC publica diretrizes clínicas revisadas por pares e baseadas em evidências para vários pares de genes-fármacos. As diretrizes fornecem recomendações graduadas para o uso de medicamentos em pacientes quando há dados de testes farmacogenéticos disponíveis; no entanto, as diretrizes não abordam quem e quando testar. O CPIC também cria recursos para ajudar na implementação clínica da farmacogenômica, como algoritmos de apoio à decisão clínica. O PharmGKB é uma base de dados interativa e disponível publicamente que fornece informações sobre o impacto da variação genética na resposta aos medicamentos. Ele contém várias categorias de dados, incluindo informações de prescrição, diagramas que descrevem

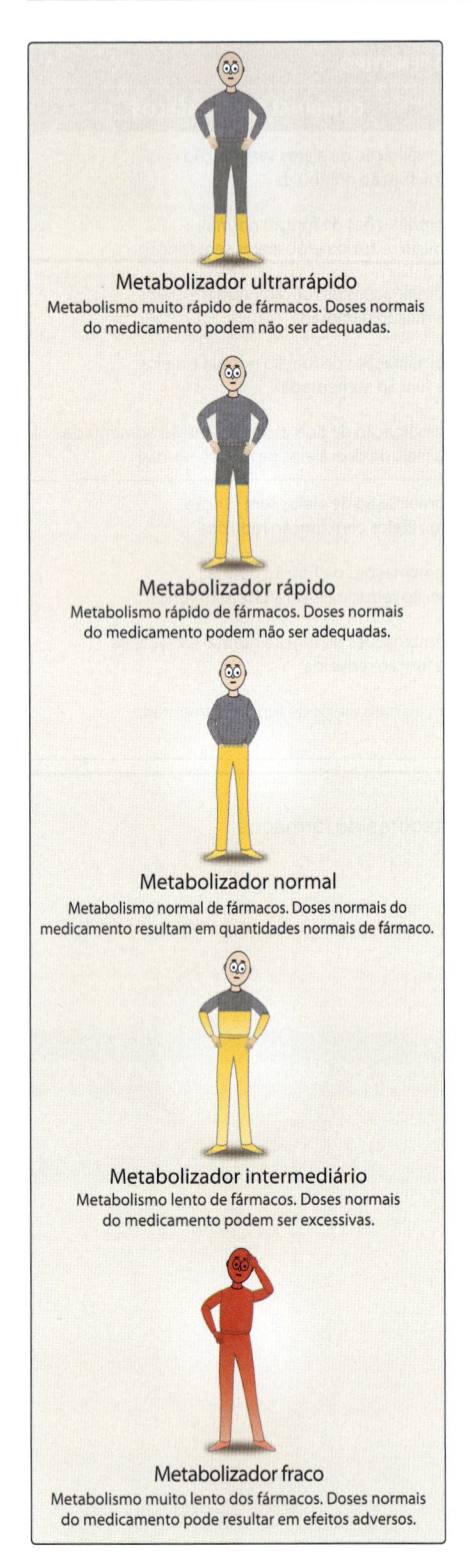

**Figura 48.4**
Fenótipos das enzimas que metabolizam fármacos. A extensão da atividade enzimática resulta em concentrações variadas de fármaco no corpo, conforme representado pela quantidade de cor em cada fenótipo da figura.

- **Metabolizador ultrarrápido** — Metabolismo muito rápido de fármacos. Doses normais do medicamento podem não ser adequadas.
- **Metabolizador rápido** — Metabolismo rápido de fármacos. Doses normais do medicamento podem não ser adequadas.
- **Metabolizador normal** — Metabolismo normal de fármacos. Doses normais do medicamento resultam em quantidades normais de fármaco.
- **Metabolizador intermediário** — Metabolismo lento de fármacos. Doses normais do medicamento podem ser excessivas.
- **Metabolizador fraco** — Metabolismo muito lento dos fármacos. Doses normais do medicamento pode resultar em efeitos adversos.

as vias do metabolismo dos medicamentos (vias selecionadas) e rótulos dos medicamentos, anotações clínicas e de variantes. O Grupo de Trabalho de Farmacogenômica da Association for Molecular Pathology (AMP) publica recomendações sobre variações a serem incluídas em painéis de testes farmacogenômicos. As diretrizes gene-específicas do AMP categorizam os alelos para um gene específico como "obrigatórios" (nível 1) ou "opcionais" (nível 2) para testes de genótipos com base em fatores como função do alelo, frequência populacional e disponibilidade de materiais de referência. O sistema escalonado visa promover a padronização de testes em diferentes laboratórios. Além das informações farmacogenômicas incluídas em alguns rótulos de medicamentos, a Food and Drug Administration (FDA) possui uma "tabela de associações farmacogenéticas" que categoriza os pares gene-fármaco em três seções: (1) associações farmacogenéticas para as quais os dados apoiam recomendações de manejo terapêutico; (2) associações farmacogenéticas para as quais os dados indicam um impacto potencial na segurança ou na resposta; e (3) associações farmacogenéticas para as quais os dados demonstram um impacto potencial apenas nas propriedades farmacocinéticas.

## III. ENZIMAS METABOLIZADORAS DE FÁRMACOS

As enzimas metabolizadoras de fármacos (EMFs) são um grupo diversificado de proteínas que metabolizam uma ampla variedade de produtos químicos xenobióticos (p. ex., medicamentos, poluentes, produtos químicos endógenos). Seu papel principal é transformar compostos em entidades polares mais hidrofílicas para aumentar a eliminação dos produtos químicos xenobióticos do corpo. Isso normalmente leva a metabólitos farmacologicamente inativos, mas às vezes provoca a formação de metabólitos com atividade farmacológica, como é o caso dos profármacos. As EMFs podem ser afetadas por polimorfismos genéticos nos genes que codificam sua síntese. Essa variação genética pode resultar em diferenças no nível de atividade enzimática, variando de pouca ou nenhuma atividade (metabolizador fraco) até atividade aumentada (metabolizador rápido ou ultrarrápido). As diferenças na atividade dos EMFs podem afetar significativamente a depuração ou a ativação do medicamento e, em última análise, a eficácia e a segurança. A família de enzimas do citocromo P450 (CYP) é responsável pelo metabolismo dos medicamentos mais comumente usados. Portanto, a maioria das EMFs incluídas nas diretrizes do CPIC consiste em enzimas CYP450. O impacto global da variação genética nas EMFs na resposta ao medicamento depende do nível de atividade enzimática e do papel da EMF na degradação ou ativação de um medicamento específico (Figura 48.5). Os possíveis fenótipos das EMFs são: metabolizador fraco (MF), metabolizador intermediário (MI), metabolizador normal (MN), metabolizador rápido (MR) e metabolizador ultrarrápido (MU).

### A. CYP2C19

A enzima CYP2C19 metaboliza aproximadamente 10% dos medicamentos, incluindo, entre outros, o *clopidogrel*, certos inibidores seletivos da recaptação de serotonina e inibidores da bomba de prótons. Atualmente existem 38 alelos estelares CYP2C19 identificados, três dos quais são classificados como variantes de nível 1 ("teste obrigatório") pela AMP. Os alelos de nível 1 para CYP2C19 incluem dois alelos sem função, *2 e *3, e um alelo de função aumentada, *17. Se essas variantes não forem identificadas, presume-se que o indivíduo tenha

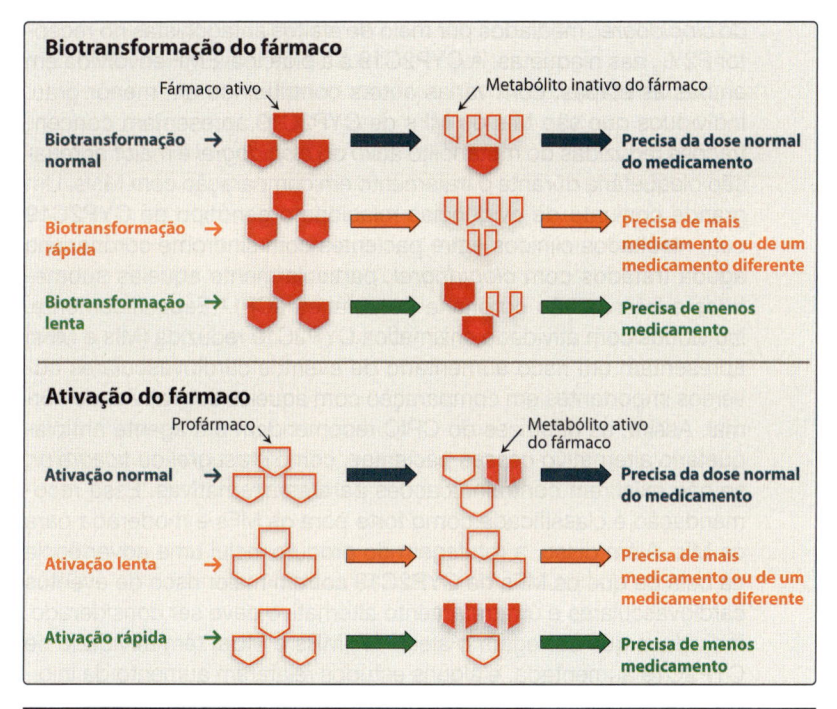

**Figura 48.5**
Impacto das enzimas metabolizadoras de fármacos na resposta aos medicamentos com base no fenótipo individual e no papel da enzima no metabolismo dos medicamentos.

| FENÓTIPOS DAS ENZIMAS METABOLIZADORAS DE FÁRMACOS | EXEMPLO DE GENÓTIPOS | | |
|---|---|---|---|
| | CYP2C19 | CYP2D6 | CYP2C9 |
| Metabolizador fraco | *2/*2 | *4/*4 | *3/*3 |
| Metabolizador intermediário | *1/*3 | *1/*4 | *1/*2 |
| Metabolizador normal | *1/*1 | *1/*1 | *1/*1 |
| Metabolizador rápido | *1/*17 | — | — |
| Metabolizador ultrarrápido | *17/*17 | *1/*2x2 | — |

**Figura 48.6**
Exemplos de genótipos e fenótipos de enzimas metabolizadoras de fármacos. CYP, citocromo P-450.

alelo(s) de função normal, *1. Os fenótipos da CYP2C19 são definidos com base na combinação específica de alelos em um indivíduo, conforme descrito na Figura 48.3. CYP2C19 abrange todos os cinco grupos fenótipos, e um exemplo de genótipo para cada grupo fenótipo de CYP2C19 é encontrado na Figura 48.6. A frequência do alelo *2 é maior nas populações asiáticas (27%), em comparação com as populações europeias ou afro-americanas (15% e 18%, respectivamente). Como resultado, as populações asiáticas têm uma frequência aumentada de MIs e MFs. Por outro lado, o alelo *17 é mais frequente nos europeus (22%), o que resulta em maior frequência de MRs e MUs.

1. **Clopidogrel:** O *clopidogrel* é um profármaco tienopiridínico que requer uma biotransformação em duas etapas até seu metabólito ativo. O metabólito ativo é responsável pelos efeitos antiplaquetários

do *clopidogrel*, mediados por meio de efeitos antagonistas no receptor $P2Y_{12}$ nas plaquetas. A CYP2C19 é a principal EMF envolvida em ambas as etapas, com várias outras contribuindo em menor grau. Indivíduos que são MIs ou MFs de CYP2C19 apresentam concentrações reduzidas do metabólito ativo do *clopidogrel* e maior agregação plaquetária durante o tratamento em comparação com MNs. Um grande conjunto de evidências relaciona o genótipo de CYP2C19 com resultados clínicos entre pacientes com síndrome coronariana aguda tratados com *clopidogrel*, particularmente aqueles submetidos a intervenção coronária percutânea (ICP).* Especificamente, indivíduos com atividade enzimática CYP2C19 reduzida (MIs e MFs) apresentam um risco aumentado de eventos cardiovasculares adversos importantes em comparação com aqueles com atividade normal. Assim, as diretrizes do CPIC recomendam um agente antiplaquetário alternativo nesses pacientes, como *prasugrel* ou *ticagrelor*, se não existirem contraindicações para as alternativas. Essa recomendação é classificada como forte para os MFs e moderada para os MIs. Além disso, a rotulagem do produto inclui uma advertência na bula de que os MFs de CYP2C19 correm maior risco de eventos cardiovasculares e um tratamento alternativo deve ser considerado. Indivíduos que carregam o alelo *17 (MRs e MUs) têm atividade de CYP2C19 aumentada, e alguns estudos relataram aumento da inibição plaquetária e risco potencialmente maior de sangramento. No entanto, surgiram evidências que mostraram que o risco de sangramento para MRs ou MUs em uso de *clopidogrel* é menor do que com antagonistas mais potentes dos receptores $P2Y_{12}$ (*prasugrel*, *ticagrelor*). Portanto, o CPIC recomenda o uso de *clopidogrel* em doses-padrão (forte recomendação) para MRs e MUs de CYP2C19.

## Aplicação clínica 48.1: Escolha da terapia antiplaquetária com base em resultados genéticos

Um homem de 62 anos recebeu alta hospitalar há três semanas após um infarto do miocárdio com elevação do segmento ST e tratamento com intervenção coronária percutânea. Ele se apresentou a um cardiologista ambulatorial para acompanhamento. Seu histórico médico inclui acidente vascular cerebral (AVC), diabetes e hipertensão. Os medicamentos em curso incluem *ticagrelor*, *ácido acetilsalicílico*, *lisinopril*, *metoprolol* e *metformina*. O cardiologista está avaliando a conveniência de reduzir a terapia antiplaquetária de *ticagrelor* para *clopidogrel*. Os resultados genéticos de CYP2C19 estão disponíveis e o genótipo é *2/*17. Esta combinação de genótipos consiste em um alelo sem função (*2) e um alelo com função aumentada (*17). As evidências mostram que o *17 não supera a falta de atividade proporcionada pelo *2, e esse genótipo é classificado como MI. Assim, o *clopidogrel* deve ser evitado nesse indivíduo se alternativas puderem ser administradas sem contraindicações. *Prasugrel* não é apropriado devido ao histórico de AVC, mas *ticagrelor* é apropriado para continuar. Portanto, a terapia não deve ser reduzida nesse momento.

2. **Inibidores seletivos da recaptação de serotonina:** *Citalopram*, *escitalopram* e *sertralina* são inibidores seletivos da recaptação de serotonina (ISRSs) que são metabolizados pela CYP2C19 (Figura 48.7). Eles são administrados como medicamentos farmacologicamente ativos e depois sofrem metabolismo em produtos menos ativos ou inativos por várias EMFs, com a CYP2C19 contribuindo mais. O *citalopram* é uma mistura racêmica de enantiômeros R- e S-.

---

*N. de R.T. A ICP, também conhecida como angioplastia, constitui-se no tratamento não cirúrgico das obstruções das artérias coronárias que objetiva proporcionar aumento do fluxo de sangue nas artérias coronárias por meio da colocação de um cateter de balão. Nesse caso, o clopidogrel é previamente administrado para prevenir a formação de coágulos resultantes do procedimento que possam causar embolias.

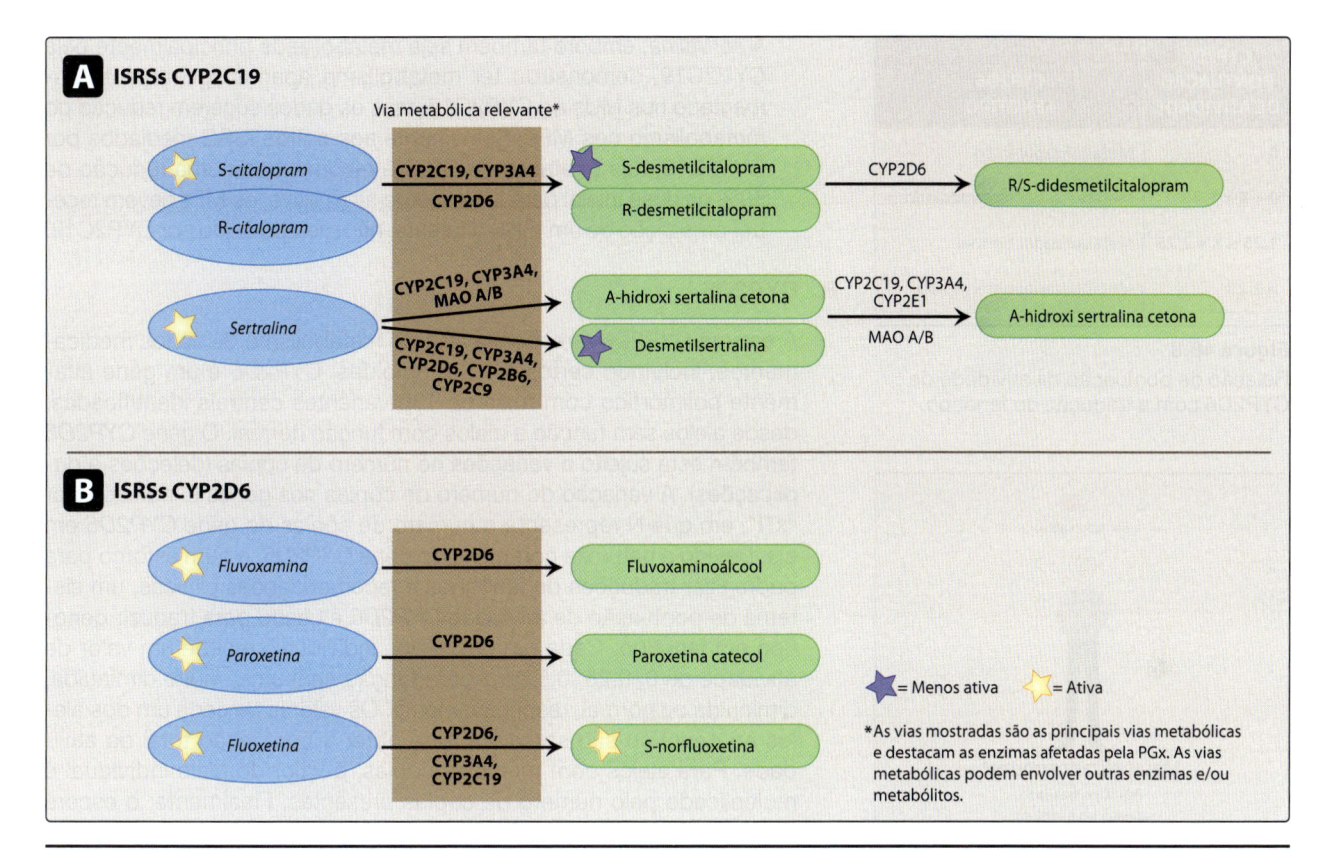

**Figura 48.7**
Os inibidores seletivos da recaptação de serotonina são metabolizados principalmente (enzima em negrito) por CYP2C19 (painel **A**) ou por CYP2D6 (painel **B**), de um medicamento original ativo para um metabólito menos ativo ou inativo. MAO, monoaminoxidase; PGx, farmacogenômica.

O enantiômero S é farmacologicamente ativo e é comercializado como *escitalopram*. Os ISRS são usados para tratar depressão e transtornos de ansiedade (ver Capítulos 16 e 17). Variações na CYP2C19 podem colocar os indivíduos em risco de resultados terapêuticos desfavoráveis, uma vez que a farmacocinética desses ISRS é diretamente afetada pelo genótipo. Se o estudo do genótipo for utilizado, o risco de resultados ruins pode ser reduzido.

Os MUs CYP2C19 têm concentrações significativamente mais baixas de *citalopram* e *escitalopram*, em comparação com os MNs. O aumento da atividade de CYP2C19 resulta em medicamento menos ativo, colocando o indivíduo em risco de falha na farmacoterapia. As diretrizes do CPIC recomendam um ISRS alternativo, não metabolizado por CYP2C19 para MRs e MUs. A diminuição da atividade enzimática, como observada com MIs e MFs, resulta em concentrações ligeira e altamente elevadas de fármaco ativo para esses ISRSs, respectivamente. As concentrações mais elevadas do medicamento ativo nos MFs podem aumentar o risco de efeitos adversos, e as diretrizes do CPIC recomendam considerar um ISRS alternativo. Além disso, as diretrizes do CPIC também recomendam que, se o uso de *citalopram/escitalopram* for justificado, a dose inicial deve ser reduzida em 50% em MFs. A bula do *citalopram* indica uma dose máxima recomendada de 20 mg em MFs de CYP2C19 para evitar o risco de prolongamento do intervalo QTc.

| CYP2D6 PONTUAÇÃO DE ATIVIDADE | CYP2D6 FENÓTIPO |
|---|---|
| 0 | Metabolizador fraco |
| 0 < X < 1,25 | Metabolizador intermediário |
| 1,25 ≤ X ≤ 2,25 | Metabolizador normal |
| > 2,25 | Metabolizador ultrarrápido |

**Figura 48.8**
Relação da pontuação da atividade de CYP2D6 com a tradução do fenótipo.

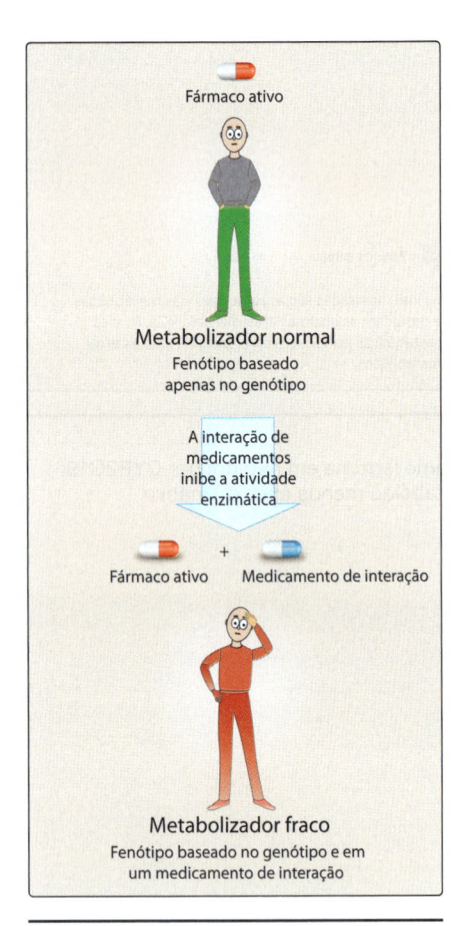

**Figura 48.9**
O fenótipo de um indivíduo pode diferir do fenótipo previsto com base no genótipo na presença de um medicamento de interação (p. ex., inibidor de CYP2D6), um processo denominado fenoconversão.

A *sertralina*, embora também seja metabolizada principalmente pela CYP2C19, demonstrou ter metabolismo apenas ligeiramente aumentado nos MUs de CYP2C19, mas os dados sugerem redução do metabolismo nos MFs. Semelhante aos outros ISRS mediados por CYP2C19, nas diretrizes do CPIC é recomendada uma redução de 50% na dose inicial para MFs. Como alternativa, os MFs devem receber prescrição de um ISRS diferente, não metabolizado por CYP2C19.

### B. CYP2D6

A enzima CYP2D6 é responsável pelo metabolismo de vários medicamentos, incluindo certos ISRS e opioides. *CYP2D6* é um gene altamente polimórfico com mais de 130 variantes centrais identificadas, desde alelos sem função a alelos com função normal. O gene *CYP2D6* também está sujeito a variações no número de cópias (deleções e duplicações). A variação do número de cópias nos genes é indicada por "xN", em que N representa o número de cópias do gene *CYP2D6* em cis. Devido à natureza complexa do gene *CYP2D6*, e num esforço para padronizar traduções de fenótipos e recomendações clínicas, um sistema de pontuação de atividade *CYP2D6* é usado para traduzir genótipo em fenótipo. Cada um dos alelos individuais recebe um valor de atividade de 0; 0,25; 0,5 ou 1 para função nenhuma, muito diminuída, diminuída ou normal, respectivamente. Os valores de cada um dos alelos no genótipo são somados para obter a pontuação total da atividade. Para alelos com múltiplas cópias, o valor do alelo individual é multiplicado pelo número de cópias presentes. Finalmente, o escore de atividade é usado para traduzir o genótipo em fenótipo (Figura 48.8). Por exemplo, CYP2D6*1 × 2/*4 recebe uma pontuação de atividade de 2. O alelo CYP2D6 *1 é um alelo de função normal e recebe um valor de atividade de 1, mas há duas cópias, portanto, é atribuído a ele um valor de atividade de 2 (1 × 2 = 2). O alelo CYP2D6*4 é um alelo sem função e obtém o valor de atividade 0. Os dois valores são então somados, 2 + 0, para obter uma pontuação geral de atividade de 2, que se traduz em CYP2D6 MN. É digno de nota que os MFs são mais frequentes nas populações europeias (cerca de 6%) e são menos frequentes nas populações latinas e afro-americanas (3% e 2%, respectivamente).

A CYP2D6 também está sujeita à fenoconversão, um fenômeno pelo qual um fator externo não genético, como uma interação medicamentosa ou comorbidade, altera o fenótipo previsto (Figura 48.9). A fenoconversão foi mais extensivamente estudada para a CYP2D6, com grande foco nas interações medicamentosas. As interações medicamentosas são incorporadas ao cálculo da pontuação de atividade para determinar o fenótipo clínico previsto. Uma vez calculada a pontuação de atividade, se um paciente também estiver tomando um inibidor da CYP2D6, a pontuação de atividade será multiplicada por 0 quando em uso de um inibidor forte ou por 0,5 quando em uso de um inibidor moderado. Usando o exemplo anterior (CYP2D6*1 × 2/*4 com pontuação de atividade 2), se o paciente também estivesse tomando um inibidor forte de CYP2D6, como *bupropiona* ou *fluoxetina*, a pontuação de atividade seria multiplicada por 0, resultando em uma pontuação de atividade 0 (traduzindo para um MF; Figura 48.8). Para que a fenoconversão ocorra, deve haver uma mudança no fenótipo previsto após contabilizar a interação medicamentosa (p. ex., MN convertido em MF devido ao uso de um inibidor forte de CYP2D6). Nem todos os casos de iniciação de um inibidor de CYP2D6 causam fenoconversão; esse fenômeno depende da pontuação de atividade inicial e do efeito do inibidor da CYP2D6. Por exemplo, um metabolizador fraco não pode experimentar fenoconversão, pois não há atividade enzimática de base para alterar, e 0 multiplicado por qualquer número resulta em 0 (MF).

1. **Inibidores seletivos da recaptação de serotonina:** A *fluvoxamina* e a *paroxetina* são dois ISRS que são metabolizados principalmente via CYP2D6 (Figura 48.7). São medicamentos farmacologicamente ativos que são convertidos em metabólitos com pouca atividade sobre a recaptação da serotonina. Variações na atividade de CYP2D6 podem levar a distinções na exposição do paciente ao medicamento ativo, resultando em diferenças na resposta ao medicamento. A genotipagem de CYP2D6 pode ajudar a evitar uma resposta indesejada com esses agentes, especialmente quando utilizada em conjunto com a genotipagem de CYP2C19. Os CYP2D6 MFs diminuíram significativamente a biotransformação da *paroxetina* e da *fluvoxamina* em compostos menos ativos, em comparação com os MNs. O aumento resultante nas concentrações plasmáticas do fármaco ativo pode intensificar a probabilidade de efeitos adversos. As diretrizes do CPIC recomendam a seleção de um medicamento alternativo, não predominantemente metabolizado pela CYP2D6, para CYP2D6 MFs. Contudo, se o uso de *fluvoxamina* ou *paroxetina* for justificado, os prescritores podem considerar uma redução de 25 a 50% ou 50% na dose inicial recomendada, respectivamente (recomendação opcional). Para MIs de CYP2D6, pode ser razoável monitorar esses pacientes mais de perto ou considerar um esquema de titulação mais lento. Os MUs de CYP2D6 convertem a *paroxetina* ativa em compostos menos ativos mais extensivamente do que os MNs, e concentrações plasmáticas mais baixas ou indetectáveis podem aumentar a probabilidade de falha na farmacoterapia. As diretrizes do CPIC não recomendam o uso de *paroxetina* para CYP2D6 MUs (forte recomendação). A *fluoxetina* é um forte inibidor de CYP2D6 e também é biotransformada, principalmente, em seu metabólito ativo S-norfluoxetina via CYP2D6. Como o medicamento original é ativo e a soma total das concentrações de *fluoxetina* e S-norfluoxetina não é afetada pela variação de CYP2D6, não há recomendações para ajustes posológicos da *fluoxetina* nos polimorfismos da CYP2D6.

2. **Opioides:** CYP2D6 desempenha um papel crítico no metabolismo de certos analgésicos opioides. *Codeína*, *tramadol*, *hidrocodona* e *oxicodona* são opioides convertidos em metabólitos mais ativos via CYP2D6. O papel que o metabólito ativo desempenha depende da eficácia e da potência relativas do metabólito em comparação com o medicamento original. Por exemplo, a *codeína* e o *tramadol* são fortemente dependentes da ativação mediada pela CYP2D6, formando *morfina* e O-desmetiltramadol, respectivamente (Figura 48.10), que são muito mais potentes do que seus respectivos compostos originais e responsáveis pelos efeitos analgésicos primários da *codeína* e do *tramadol*. Os MUs de CYP2D6 apresentam concentrações significativamente mais altas de *morfina* ou O-desmetiltramadol após a administração de doses-padrão de *codeína* ou *tramadol*, respectivamente, levando a um risco potencial de toxicidade, incluindo depressão respiratória com risco de vida com a dose padrão. As diretrizes do CPIC não recomendam o uso de *codeína* ou *tramadol* em CYP2D6 MUs (pontuação de atividade > 2,25; recomendação forte). O metabolismo da *codeína* e do *tramadol* mediado pela CYP2D6 em compostos mais ativos é significativamente

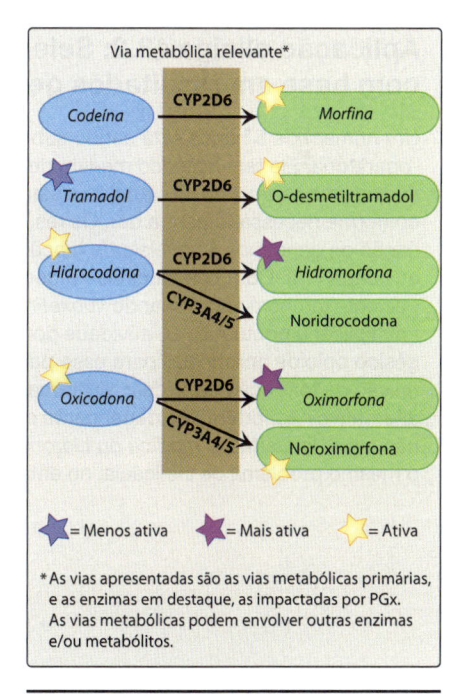

**Figura 48.10**
Certos opioides (*codeína*, *tramadol*, *hidrocodona* e *oxicodona*) são metabolizados pela CYP2D6 em metabólitos mais ativos que podem ser os principais responsáveis pelos efeitos analgésicos.
PGx, farmacogenômica.

reduzido nos MFs de CYP2D6, levando a concentrações médias mais baixas de *morfina* e *O-desmetiltramadol*, respectivamente. Também foi demonstrado que os MFs de CYP2D6 apresentam eficácia reduzida tanto da *codeína* quanto do *tramadol*, em comparação com os MNs. As diretrizes do CPIC não recomendam o uso de *codeína* ou *tramadol* em CYP2D6 MUs (pontuação de atividade = 0; recomendação forte).

A *hidrocodona* e a *oxicodona* também são convertidas via CYP2D6 em metabólitos ativos mais potentes, *hidromorfona* e *oximorfona*, respectivamente (Figura 48.10). A resposta clínica a esses dois opioides não é tão dependente da ativação via CYP2D6, em comparação com a *codeína* e o *tramadol*, em parte porque os medicamentos parentais *hidrocodona* e *oxicodona* têm propriedades analgésicas. Apenas uma pequena porcentagem da *hidromorfona* é metabolizada via CYP2D6 no metabólito secundário *hidromorfona*, e a relação entre a concentração plasmática de *hidromorfona* ou *hidrocodona* e o efeito analgésico não está clara. O CPIC recomenda idade padrão no rótulo ou dosagem específica por peso para MFs e MIs de CYP2D6 (recomendação opcional). Se o controle adequado da dor não for alcançado, um opioide alternativo deve ser considerado. A *oxicodona* é metabolizada via CYP2D6 no metabólito secundário, *oximorfona*. Os dados sobre a variação de CYP2D6 e a *oxicodona* são limitados e conflitantes; portanto, o CPIC não tem recomendações para o estado do metabolizador de CYP2D6 e o uso de *oxicodona*.

### Aplicação clínica 48.2: Seleção de terapia com opioides com base em resultados genéticos

Um homem de 57 anos está sendo submetido a uma artroplastia total do joelho direito e se apresenta para consulta pré-operatória. Ele tem histórico médico de hipertensão, obesidade e depressão. Os medicamentos em uso incluem *lisinopril*, *fluoxetina* e *naproxeno*. O cirurgião o está preparando para os cuidados pós-operatórios, incluindo a prescrição de *tramadol* conforme necessário para a dor. Os resultados genéticos de CYP2D6 estão disponíveis, e o genótipo é *1/*4. Essa combinação de genótipos é um alelo de função normal (*1, pontuação de atividade = 1) e um alelo sem função (*4, pontuação de atividade = 0). Com base apenas no genótipo, a pontuação de atividade de CYP2D6 é 1 e se traduz em MI. No entanto, o paciente também está tomando *fluoxetina*, que é um forte inibidor de CYP2D6. Depois de contabilizar o inibidor de CYP2D6 (multiplicar a pontuação de atividade por 0), o fenótipo clínico é MF (pontuação de atividade = 0). O *tramadol* não é um analgésico opioide apropriado para esse paciente, pois os MFs de CYP2D6 reduzem a eficácia desse fármaco devido à diminuição da formação de O-desmetiltramadol, o metabólito ativo do *tramadol*. As diretrizes do CPIC recomendam um opioide alternativo não fortemente dependente da ativação mediada por CYP2D6. As opções alternativas de opioides incluem, mas não estão limitadas a, *morfina* ou *hidromorfona*. A *oxicodona* também pode ser considerada, mas teoricamente poderia ter o mesmo problema de ineficácia; no entanto, os dados são limitados.

### C. CYP2C9

A enzima CYP2C9 metaboliza aproximadamente 15% dos medicamentos, incluindo *varfarina* e anti-inflamatórios não esteroides (AINEs). Existem 70 alelos estrela identificados, seis dos quais são definidos como variantes de nível 1 (obrigatório testar) pela AMP. Quatro desses alelos são classificados como função reduzida (*2, *5, *8 e *11), e os outros dois são classificados como sem função (*3 e *6). CYP2C9 é outro gene que atribui valores de atividade a alelos estelares para ajudar na tradução de genótipo para fenótipo. Alelos de função reduzida têm um valor de atividade 0,5, enquanto os alelos sem função têm um valor de atividade 0. As definições na Figura 48.3 se aplicam, mas apenas três grupos de fenótipos são relevantes para CYP2C9. Os MNs têm uma pontuação de atividade de CYP2C9 de 2, os MIs podem ser 1,5 ou 1,0, e os MFs são 0,5 ou 0, o que indica que um MF de CYP2C9 pode ter alguma atividade enzimática, mas é bastante reduzida em comparação à dos MIs e MNs. Existem diferenças clinicamente relevantes nas frequências alélicas entre afro-americanos e europeus. Especificamente, *5, *6, *8 e *11 são muito raros em europeus (~0-0,2%), mas são detectados em 1 a 6% dos afro-americanos. Os alelos *2 e *3 são frequentes entre os europeus, com 13 e 8%, respectivamente, mas menos frequentes entre os afro-americanos, 2%. Essas frequências fazem os MIs e os MFs serem mais comuns nos europeus (35 e 3%, respectivamente), em comparação com os afro-americanos (24 e 0,5%, respectivamente).

1. **Varfarina:** A *varfarina* é um anticoagulante oral que possui índice terapêutico estreito e grande variabilidade interpaciente em relação à dosagem necessária para permanecer na janela terapêutica (ver Capítulo 13). Muitos fatores influenciam as necessidades de dosagem de *varfarina*, incluindo variações genéticas em CYP2C9, VKORC1 e CYP4F2. A *varfarina* é administrada como uma mistura racêmica farmacologicamente ativa, sendo o enantiômero S mais potente do que o enantiômero R em sua capacidade de inibir o alvo do medicamento, a subunidade 1 do complexo epóxido redutase da vitamina K (VKORC1). Quando o VKORC1 é inibido, não é capaz de reduzir a vitamina K, o que leva à diminuição da formação de fatores de coagulação. CYP2C9 metaboliza a S-*varfarina* em metabólitos inativos (Figura 48.11). Se houver variação que resulte na diminuição da atividade da enzima CYP2C9, um medicamento mais ativo estará disponível para exercer o efeito farmacológico, resultando em uma necessidade de dose menor para atingir o índice normalizado internacional (INR) alvo. O alvo do fármaco, VKORC1, também é codificado por um gene com uma variante bem estudada, −1639 G>A. O alelo A está associado à menor expressão de VKORC1 em comparação com o alelo G, resultando em um indivíduo mais sensível à *varfarina* e necessitando de doses mais baixas. CYP4F2 metaboliza a vitamina K reduzida, o que a remove do ciclo. A variação de CYP4F2 está associada à redução da atividade enzimática, o que resulta em mais vitamina K disponível para formar os fatores da coagulação e, portanto, em doses mais altas para atingir o INR-alvo.

A rotulagem da *varfarina* inclui um gráfico que mostra três intervalos de doses de manutenção esperadas, com base em diferentes combinações de genótipos para CYP2C9 e VKORC1. Recomenda-se considerar esses intervalos, se o genótipo for conhecido, ao escolher a dose inicial de *varfarina*. Além de os MIs ou MFs de CYP2C9 necessitarem de doses mais baixas, também pode levar mais tempo para que esses indivíduos atinjam o efeito máximo para uma determinada dose. É importante ressaltar que esse gráfico inclui apenas os alelos CYP2C9 *2 e *3, que, conforme observado anteriormente, são variações comuns em indivíduos com ascendência europeia. No geral, as variações em CYP2C9, VKORC1 e CYP4F2 são responsáveis por uma grande parte da variação da dose de *varfarina*, mas explicam menos a variabilidade para outros ancestrais. A diretriz do CPIC sobre *varfarina* inclui um algoritmo de dosagem para recomendações baseadas em genótipos, em vez de recomendações baseadas em fenótipos. Recomenda-se a utilização de um algoritmo farmacogenético publicado e validado (p. ex., warfarindosing.org) em determinados cenários. Também é recomendado

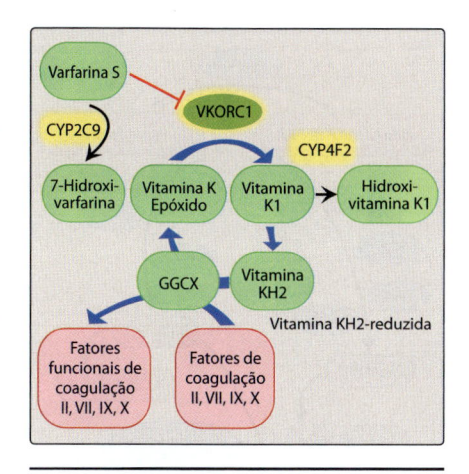

**Figura 48.11**
A *varfarina* é metabolizada por CYP2C9 em um metabólito inativo. O alvo da *varfarina* é o VKORC1, que tem a função de reduzir a vitamina K para formar fatores de coagulação. CYP4F2 metaboliza a vitamina K reduzida, removendo-a do ciclo. GGCX, gama-glutamil carboxilase.

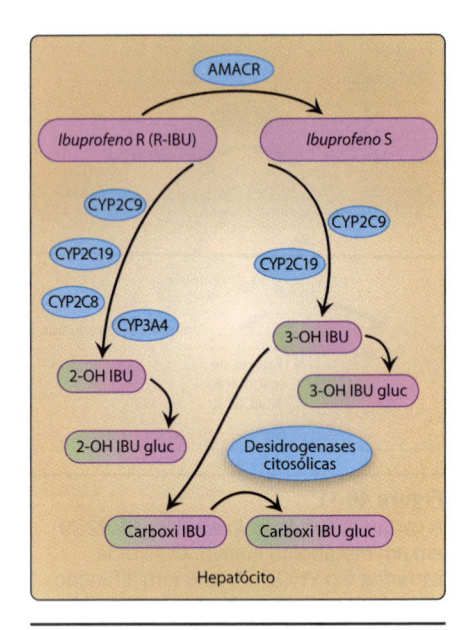

**Figura 48.12**
Os AINEs são metabolizados principalmente pela CYP2C9 em vários metabólitos inativos. AMACR, α-metil-CoA racemase.

aumentar a dose em 5 a 10% se o indivíduo for portador de uma variante de CYP4F2. Os algoritmos farmacogenéticos validados, usados para dosagem de *varfarina*, incluem variáveis genéticas juntamente com variáveis clínicas (p. ex., idade, sexo, peso, tabagismo, interação de medicamentos) para permitir a melhor previsão de uma dose de manutenção de *varfarina*.

2. **Medicamentos anti-inflamatórios não esteroides:** Os AINEs (p. ex., *celecoxibe*, *diclofenaco*, *ibuprofeno*, *meloxicam*, *naproxeno*) são comumente usados para tratar dor leve a moderada (ver Capítulo 40). Os AINEs, como o *ibuprofeno*, são administrados como agentes farmacologicamente ativos e são metabolizados principalmente pela CYP2C9, junto com outras EMFs, em metabólitos inativos (Figura 48.12). A atividade reduzida da enzima CYP2C9 (MIs e MFs) tem sido associada a uma maior exposição às concentrações de AINEs. Embora os AINEs sejam geralmente considerados seguros, eles têm potencial para causar complicações graves, como sangramento gastrintestinal, hipertensão, infarto do miocárdio e danos renais. Evidências clínicas limitadas ligam uma variação genética em CYP2C9 a efeitos adversos associados aos AINEs; no entanto, como a maioria dos efeitos adversos dos AINEs depende da dose, é razoável assumir que concentrações elevadas aumentam o risco de efeitos adversos.

*Celecoxibe*, *flurbiprofeno* e *ibuprofeno* têm meia-vida curta ou moderadamente longa (2-16 horas). As diretrizes do CPIC recomendam iniciar esses medicamentos com 25 a 50% da dose inicial mais baixa recomendada em MFs de CYP2C9 e com a dose inicial mais baixa recomendada em MIs de CYP2C9 com pontuação de atividade 1. O *meloxicam* tem meia-vida mais longa (15-20 horas); a do *piroxicam* é ainda mais longa (30-86 horas). Para ambos os medicamentos, as diretrizes do CPIC recomendam um fármaco alternativo que não seja metabolizado pela CYP2C9 nos MFs. Esta também é a mesma recomendação para MIs com pontuação de atividade de 1,0 para *piroxicam*, enquanto para *meloxicam* é recomendado iniciar com 50% da dose inicial mais baixa. Para todos os AINEs, as diretrizes do CPIC recomendam o início com a dose inicial habitual em MNs e MIs com uma pontuação de atividade de 1,5. A Tabela de Associações Farmacogenéticas da FDA apoia essas recomendações em MFs de *celecoxibe*, *flurbiprofeno* e *piroxicam*, em que a redução de 50% da dose é recomendada para *celecoxibe* e uma dose reduzida é recomendada para *flurbiprofeno* e *piroxicam*.

## IV. TRANSPORTADORES DE FÁRMACOS

Os transportadores são proteínas ligadas à membrana que transportam medicamentos, juntamente com outras substâncias endógenas e exógenas (p. ex., nutrientes, resíduos celulares, toxinas) através das membranas biológicas. Os transportadores estão localizados em todo o corpo. Os locais mais importantes para os transportadores de fármacos incluem o fígado, os rins, o intestino e a barreira hematencefálica. Os transportadores promovem o influxo ou o efluxo de moléculas do fármaco, ou seja, eles movem o fármaco para dentro ou para fora da célula, respectivamente (Figura 48.13). Fatores genéticos podem impactar a expressão do transportador, que, por sua vez, pode impactar a eficácia ou a toxicidade de um medicamento. Por exemplo, se um transportador de influxo tiver variação genética resultando na redução da expressão do transportador, entrará menos

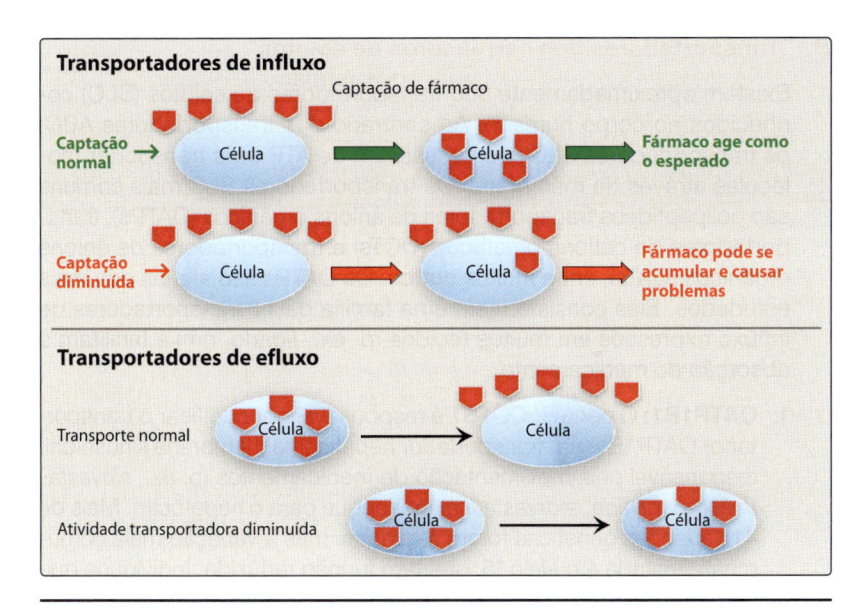

**Figura 48.13**
Os transportadores estão ligados à membrana e movem os medicamentos para dentro (influxo) ou para fora (efluxo) da célula. A variação genética pode resultar na redução da expressão do transportador, o que leva à diminuição da movimentação do fármaco através da membrana; o efeito disso depende da localização do medicamento e do transportador.

fármaco na célula e será acumulado no espaço extracelular – o que pode causar toxicidade, dependendo do medicamento e da localização (p. ex., *sinvastatina*-SLCO1B1, conforme descrito adiante). Se um transportador de efluxo tiver variação genética e uma expressão reduzida, o fármaco não será bombeado para fora da célula e poderá acumular-se intracelularmente. Isso também pode ser problemático, embora a resposta exata dependa da localização e do medicamento. A maioria dos transportadores de fármacos pode ser classificada em uma de duas famílias: transportadores de soluto ou transportadores ABC (do inglês, *ATP-binding cassette transporters*).

### A. Transportadores ABC

Essas proteínas ligam-se ao trifosfato de adenosina (ATP, do inglês *adenosine triphosphate*) e usam a energia para conduzir o transporte de moléculas através da membrana. Os transportadores do tipo cassete de ligação ao ATP (ABC) são categorizados em sete subfamílias de ABCA a ABCG, e há um total de 48 transportadores ABC humanos conhecidos. O transportador mais amplamente estudado está dentro da subfamília ABCB, conhecido como ABCB1, glicoproteína P ou proteína 1 multirresistente (MDR). A glicoproteína P (PGP), codificada pelo gene *ABCB1*, é um transportador de efluxo responsável por impedir que uma ampla variedade de fármacos e compostos endógenos entrem nos locais dos tecidos onde a glicoproteína é expressa (p. ex., fígado, barreira hematencefálica). A PGP possui múltiplos substratos, incluindo, entre outros, *ciclosporina*, *digoxina*, *fexofenadina* e *cetoconazol*. Além disso, vários medicamentos inibem ou induzem a PGP (p. ex., *verapamil* ou *carbamazepina*, respectivamente), contribuindo para interações medicamentosas. Espera-se que a variação genética da PGP, que resulta na diminuição da expressão, leve ao aumento das concentrações plasmáticas quando expressa no intestino, fígado e rim. Isso foi confirmado em alguns estudos, mas não foi replicado. Assim, não existem recomendações clínicas para variações genéticas da PGP neste momento.

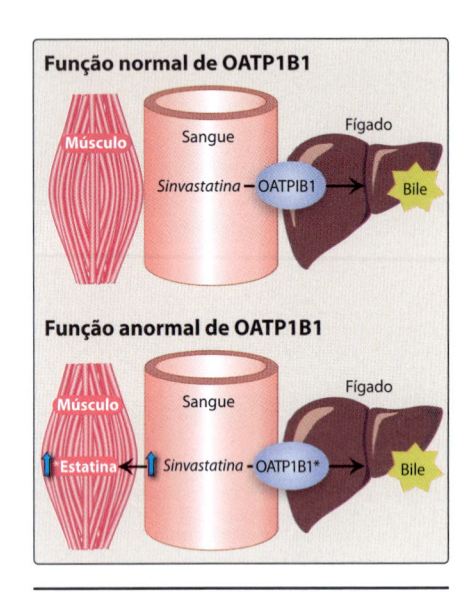

**Figura 48.14**
A *sinvastatina* é transportada pelo OATP1B1 para o fígado. A diminuição da função do OATP1B1 resulta em concentrações aumentadas de *sinvastatina* no sangue, levando a um maior risco de efeitos adversos.

### B. Transportadores tipo carreadores de solutos

Existem aproximadamente 350 transportadores de solutos (SLC) conhecidos no corpo humano. Ao contrário dos transportadores ABC, os transportadores SLC não necessitam de ATP para transportar moléculas através da membrana. Os transportadores SLC mais comuns são polipeptídeos transportadores de ânions orgânicos (OATPs), transportadores de cátions orgânicos (OCTs) e transportadores de ânions orgânicos (OATs), entre muitos outros. Os OATPs são alguns dos mais estudados. Eles consistem em uma família de 11 transportadores de influxo expressos em muitos tecidos (p. ex., fígado, rim) e facilitam a absorção do medicamento.

1. **OATP1B1:** O gene *SLCO1B1* é responsável por codificar o transportador OATP1B1, um transportador hepático na membrana sinusoidal, responsável pela movimentação de medicamentos (p. ex., *sinvastatina*, *repaglinida*, *atorvastatina*) do sangue para o hepatócito. Mais de 41 variações genéticas foram relatadas, mas a variação mais comumente testada é o alelo *5, que tem função reduzida. Indivíduos que carregam esse alelo apresentam expressão reduzida de OATP1B1, e seu fenótipo é classificado como função diminuída (*1/*5) ou função deficiente (*5/*5). Por consequência, os medicamentos transportados pelo OATP1B1 (p. ex., *sinvastatina*) não conseguem entrar na célula de forma tão eficiente, e as concentrações plasmáticas aumentam, resultando em risco elevado de efeitos adversos (Figura 48.14). As estatinas lipofílicas (*atorvastatina*, *lovastatina*, *sinvastatina*) são melhores substratos para transportadores, em comparação com as estatinas hidrofílicas. A *sinvastatina* tem maior evidência quanto a variações genéticas do SLCO1B1, que têm sido fortemente associadas ao aumento do risco de miopatia muscular, um efeito adverso resultante das concentrações plasmáticas mais elevadas do medicamento. As diretrizes do CPIC recomendam prescrever uma dose mais baixa de *sinvastatina* ou considerar uma estatina alternativa em pacientes com função SLCO1B1 reduzida ou deficiente. A Tabela de Associações Farmacogenéticas da FDA reconhece o maior risco de miopatia em indivíduos com a função do transportador diminuída, e esse risco é maior quando a dose de 80 mg é usada, em comparação com dosagens mais baixas. Um aviso na bula do produto orienta os prescritores a não iniciarem o tratamento com sinvastatina 80 mg, de modo que menos pacientes recebem a dose elevada.

2. **OATP1A2:** Os transportadores localizados no intestino ajudam na absorção do medicamento. O OATP1A2 é um transportador de influxo responsável por mover moléculas, como a *fexofenadina*, do lúmen intestinal para a célula endotelial do intestino, o que permite que o medicamento chegue ao sangue e seja absorvido. Polimorfismos genéticos que resultam na diminuição da atividade do OATP1A2 reduzem a capacidade do medicamento de passar do intestino para o sangue e, por consequência, na redução da absorção e menores concentrações do fármaco. Por exemplo, seria de esperar que a *fexofenadina* tivesse eficácia reduzida com a diminuição da atividade do OATP1A2, devido à menor concentração do fármaco. Além dos polimorfismos genéticos, outras substâncias podem inibir os transportadores e causar efeito semelhante. Por exemplo, existe uma interação medicamentosa conhecida entre a *fexofenadina* e o suco de toranja. Essa é uma interação medicamentosa mediada por transportador. O suco de toranja inibe o OATP1A2, portanto, se consumido durante o tratamento com *fexofenadina*, serão observadas

concentrações sanguíneas reduzidas do fármaco, em comparação com a *fexofenadina* tomada isoladamente.

## V. REAÇÕES DE HIPERSENSIBILIDADE

Nem todas as implicações farmacogenômicas estão relacionadas a enzimas e transportadores metabolizadores de medicamentos. Algumas variações em certos genes estão associadas a um risco aumentado de reações adversas a medicamentos potencialmente fatais, independentemente da concentração deles. Para esses resultados farmacogenéticos, os produtos do genótipo e do fenótipo são relatados de forma que indica positivo (portando uma ou duas cópias) ou negativo (portando nenhuma cópia) para as variantes de interesse.

### A. Antígeno leucocitário humano

Os genes do antígeno leucocitário humano (HLA) fazem parte do complexo gênico da histocompatibilidade principal humana (MHC). Eles codificam proteínas da superfície celular que apresentam antígenos intracelulares ao sistema imune, permitindo a ele distinguir proteínas próprias de proteínas estranhas. Quando proteínas estranhas são identificadas, uma resposta imune é desencadeada. Os genes do HLA são alguns dos mais polimórficos do genoma humano. A variação genética nos genes do HLA está associada a reações adversas cutâneas com o uso de determinados medicamentos. Os resultados genéticos do HLA são relatados como "HLA*##:##", em que o "#" é substituído por um identificador de quatro ou seis dígitos que indica o tipo de alelo e o subtipo específico de proteína.

Duas importantes variantes de HLA associadas a reações cutâneas induzidas por medicamentos são HLA-B*15:02 e HLA-A:*31:01. O HLA-B*15:02 é observado com mais frequência nas populações do Leste Asiático (6,9%), da Oceania (5,4%) e do Sul/Centro da Ásia (4,6%). A frequência do HLA-B*15:02 é muito menor nas populações japonesa (< 1%) e coreana (< 2,5%). Em contrapartida, o HLA-A*31:01 é observado com maior frequência em japoneses (8%), hispânicos/sul-americanos (6%), sul-coreanos (5%) e caucasianos (3%). Embora as frequências possam ajudar a determinar o risco populacional em geral, essa informação não pode ser substituída pela genotipagem individualizada.

1. **Carbamazepina:** A *carbamazepina* é um anticonvulsivante utilizado no tratamento da epilepsia e outros distúrbios neurológicos. Embora alguns efeitos adversos induzidos pela *carbamazepina* sejam dependentes da dose ou da concentração (p. ex., tonturas ou ataxia), outras reações adversas medicamentosas, como reações de hipersensibilidade cutânea, têm uma relação dose-resposta mais complexa e uma etiologia imunológica.

   O HLA-B*15:02 está associado ao risco de desenvolvimento da síndrome de Stevens-Johnson (SSJ) induzida pela *carbamazepina* e da necrólise epidérmica tóxica (NET). SSJ/NET é um grupo de reações cutâneas potencialmente fatais que envolvem descolamento epidérmico. A classificação para SSJ é de até 10% do envolvimento da área de superfície corporal (ASC), enquanto NET é superior a 30% da ASC. As taxas de mortalidade por NET podem chegar a 30% ou mais, sendo a sepse a causa de morte mais frequente. Com base na gravidade da reação adversa e nas fortes evidências que ligam o HLA-B*15:02 à SSJ/NET induzida pela *carbamazepina*, a bula do produto contendo *carbamazepina* inclui uma advertência de que os pacientes portadores do alelo HLA-*15:02 não devem ser tratados com *carbamazepina*, a menos que os benefícios superem claramente os riscos. O alelo HLA-A*31:01 está associado a um risco aumentado de SSJ/NET induzida por *carbamazepina*, exantema maculopapular (EMP) e reação medicamentosa com eosinofilia e sintomas sistêmicos (DRESS). Tanto o EMP como o DRESS são reações de hipersensibilidade caracterizadas por erupções cutâneas generalizadas. DRESS é a reação mais grave, com manifestações sistêmicas que podem ser fatais.

Para pacientes portadores de HLA-B*15:02 e/ou HLA-A*31:01, as diretrizes do CPIC sugerem que a *carbamazepina* deve ser evitada se outros agentes estiverem disponíveis (forte recomendação). Se não houver alternativas disponíveis, o uso de *carbamazepina* pode ser considerado com monitoramento clínico mais frequente e deve ser interrompido ao primeiro sinal de evento adverso cutâneo. É importante observar que a *oxcarbazepina*, o cetoanálogo da *carbamazepina*, também apresenta um risco maior de SSJ/NET induzida por medicamentos em pacientes positivos para HLA-B*15:02. As diretrizes do CPIC não recomendam o uso de *oxcarbazepina* nesses pacientes (forte recomendação).

2. **Fenitoína:** O HLA-B*15:02 também está associado à SSJ e à NET induzidas pela *fenitoína*. A *fenitoína* e a *fosfenitoína* (profármaco da *fenitoína* geralmente usado em situações de emergência) são anticonvulsivantes utilizados no tratamento de vários distúrbios convulsivos. O uso de *fenitoína* diminuiu devido à dosagem complexa, às altas taxas de efeitos adversos e à multiplicidade de interações medicamentosas (ver Capítulo 19). Semelhante à *carbamazepina*, a *fenitoína* apresenta uma gama de efeitos adversos relacionados com a dose, incluindo sedação e comprometimento cognitivo, bem como reações alérgicas não relacionadas com a dose, variando de erupções leves a reações de hipersensibilidade potencialmente fatais. As diretrizes do CPIC não recomendam o uso de *fenitoína* ou *fosfenitoína* em pacientes que não tenham feito uso prévio de *fenitoína* e sejam positivos para o alelo HLA-B*15:02, a menos que os benefícios superem claramente os riscos (recomendação forte).

É digno de nota que a *fenitoína* também é afetada pela variação genética de CYP2C9. A *fenitoína* é um medicamento com índice terapêutico estreito, e a atividade reduzida da enzima CYP2C9 está

### Aplicação clínica 48.3: Uso de *fenitoína* com base em resultados genéticos

Uma mulher de 37 anos foi recentemente diagnosticada com convulsões focais. Ela é saudável e não toma medicamentos. O neurologista quer iniciar o tratamento com *fenitoína*. Os resultados farmacogenômicos são os seguintes: HLA-B*15:02 positivo, HLA-A*31:01 negativo, CYP2C9*1/*3. Essa paciente é portadora do alelo HLA-B*15:02 e, portanto, apresenta risco aumentado de SSJ/NET induzida por *fenitoína*. Assim, a *fenitoína* deve ser evitada nessa paciente se o benefício não superar o risco, especialmente se estiverem disponíveis agentes alternativos. É digno de nota que a *carbamazepina* e a *oxcarbazepina* são alternativas inadequadas pelo mesmo motivo. Se a paciente fosse negativa para HLA-B*15:02 e HLA-A*31:01, a *fenitoína* poderia ser usada, e o resultado de CYP2C9 deveria ser considerado. CYP2C9*1/*3 é uma combinação de um alelo de função normal (valor de atividade 1) e um alelo sem função (valor de atividade 0), que recebe uma pontuação de atividade 1 e se traduz em um metabolizador intermediário. De acordo com as diretrizes do CPIC, a *fenitoína* deve ser administrada usando uma dose inicial ou de ataque típica para a primeira dose. A dose de manutenção deve ser reduzida em 25%, com doses subsequentes ajustadas de acordo com o monitoramento terapêutico do medicamento, a resposta e os efeitos adversos, incluindo monitoramento de SSJ/NET induzida por *fenitoína*.

associada a concentrações plasmáticas mais elevadas, o que pode aumentar o risco de toxicidade relacionada à *fenitoína*. As diretrizes do CPIC recomendam uma dose de manutenção 25 e 50% menor em MIs de CYP2C9 com pontuação de atividade 1 e MFs de CYP2C9, respectivamente (recomendação moderada para MI, recomendação forte para MF). A dosagem subsequente deve ser ajustada de acordo com o monitoramento da dose terapêutica, resposta e efeitos adversos.

### B. RYR1

O gene *RYR1* codifica a proteína isoforma 1 do receptor de rianodina (RYR1), uma subunidade do canal de cálcio homotetramérico integral da membrana do retículo sarcoplasmático. A liberação de cálcio mediada por *RYR1* desempenha um papel importante no acoplamento excitação-contração nas fibras musculares esqueléticas. A despolarização do sarcolema causa liberação de cálcio do retículo sarcoplasmático e desencadeia a contração muscular. Variantes no gene *RYR1* predispõem os indivíduos à suscetibilidade à hipertermia maligna (SHM), uma reação hipermetabólica grave e, às vezes, letal, a agentes anestésicos voláteis halogenados (*sevoflurano*, *isoflurano*, *desflurano*; ver Capítulo 20) e ao relaxante muscular despolarizante *succinilcolina*. Para pacientes com SHM, a exposição a qualquer um dos anestésicos voláteis halogenados ou à *succinilcolina* pode levar ao aumento sustentado do cálcio citoplasmático nas fibras musculares esqueléticas, resultando em contrações musculares descontroladas. A hipertermia maligna (HM) pode causar acidose metabólica e respiratória, hipercalemia, hipertermia, arritmia e, se não for tratada adequadamente, parada cardíaca e morte. Existem mais de 50 variantes identificadas do gene *RYR1* com vários níveis de evidência para apoiar a patogenicidade, o que significa que aumentam a suscetibilidade à HM. A variação patogênica no gene *RYR1* é responsável por cerca de 70% dos indivíduos com SHM. As evidências atuais sugerem fortemente que as variantes patogênicas da SHM fazem os canais RYR1 serem hipersensíveis à ativação; no entanto, o mecanismo exato ainda é desconhecido. O uso de anestésicos voláteis halogenados ou *succinilcolina* é relativamente contraindicado em pacientes com SHM. O CPIC recomenda que esses agentes sejam utilizados apenas em circunstâncias extremas, quando os benefícios superam os riscos (recomendação forte). Para aqueles com suscetibilidade incerta, o CPIC recomenda que os achados clínicos, o histórico familiar, testes genéticos adicionais e outros dados laboratoriais orientem o uso desses agentes (recomendação forte).

## VI. IMPLEMENTAÇÃO

Conforme descrito ao longo do capítulo, vários pares gene-fármaco estão prontos para implementação clínica, enquanto outros requerem evidências adicionais. Atualmente, a farmacogenômica clínica está sendo implementada, sobretudo em grandes instituições acadêmicas, e está expandindo constantemente em diferentes ambientes clínicos. Embora a adoção generalizada da farmacogenômica nos cuidados clínicos tenha sido um tanto lenta, ela mantém a promessa de aprimorar o atendimento ao paciente e otimizar o uso de medicamentos, melhorando a eficácia e diminuindo a toxicidade. O impacto clínico da farmacogenômica continuará a crescer à medida que a pesquisa científica avança e novos pares gene-fármaco são descobertos, ou os dados existentes são reforçados (Figura 48.15).

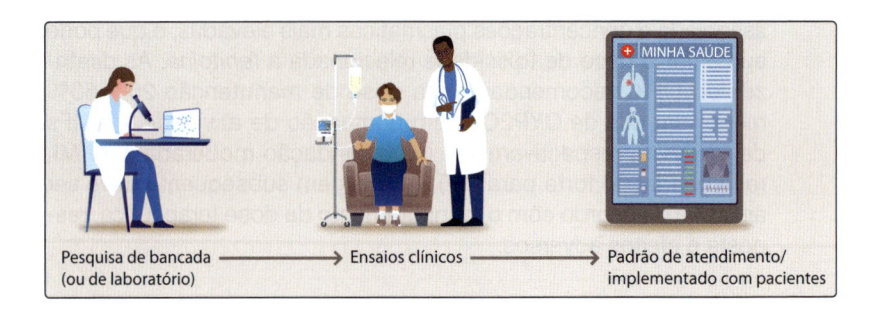

**Figura 48.15**
As variações genéticas são frequentemente descobertas em laboratório, e o efeito sobre a farmacoterapia deve, então, ser estudado em ensaios clínicos para determinar as consequências das variações e a relação com os resultados clínicos. Uma vez estabelecidas as evidências, a ação sobre a variação genética na prática clínica pode ser implementada e, eventualmente, tornar-se o padrão de tratamento.

## Resumo

- A farmacogenômica é o estudo do impacto da variação genética na resposta aos medicamentos; pode ajudar a melhorar o uso de fármacos por meio da adaptação da dosagem e da seleção de medicamentos ao indivíduo.
- O *clopidogrel* é um profármaco que requer atividade funcional da enzima CYP2C19 para ser ativado e exercer seu efeito farmacológico; MFs e MIs de CYP2C19 correm risco de falha na farmacoterapia.
- A variação na atividade da enzima CYP2D6 pode alterar a segurança e a eficácia de certos opioides (*codeína, tramadol* e, em menor grau, *hidrocodona*).
- Muitos ISRSs são metabolizados principalmente pela CYP2C19 ou pela CYP2D6, e os resultados genéticos podem prever se o indivíduo corre risco de falha da farmacoterapia ou risco aumentado de efeitos adversos.
- As necessidades de dose de *varfarina* são afetadas por variações farmacogenéticas, particularmente em CYP2C9 e VKORC1.
- Os AINEs são metabolizados pela CYP2C9 em metabólitos inativos. Para AINEs com meias-vidas mais longas (*meloxicam, piroxicam*), uma alternativa deve ser considerada nos MFs de CYP2C9.
- A variação genética nos transportadores pode impactar a farmacocinética de certos medicamentos. *Sinvastatina* e SLCO1B1 é um exemplo-chave em que a expressão reduzida de um transportador de fármaco (OATP1B1) resulta em concentrações plasmáticas mais elevadas e pode levar a efeitos adversos, como miopatia.
- O HLA-B*15:02 está associado a um risco aumentado de reações de hipersensibilidade induzidas por *carbamazepina, oxcarbazepina* e *fenitoína*.
- O HLA-A*31:01 está associado a um risco aumentado de reações de hipersensibilidade induzidas pela *carbamazepina*.
- Variantes patogênicas no *RYR1* predispõem um indivíduo à SHM, uma reação potencialmente fatal aos anestésicos voláteis halogenados e ao agente despolarizante do músculo esquelético, *succinilcolina*.

## Questões para estudo

**Escolha a resposta correta.**

48.1 Qual organização profissional cria diretrizes para o uso de resultados farmacogenômicos em cuidados clínicos?
- A. FDA
- B. CPIC
- C. AMP
- D. PharmVar

**Resposta correta = B.** O CPIC cria diretrizes para o uso de resultados farmacogenômicos em cuidados clínicos. As alternativas A, C e D estão incorretas porque as instituições apresentadas não criam diretrizes centradas no uso da farmacogenômica no atendimento clínico. A FDA inclui algumas informações farmacogenômicas nas bulas, mas não fornece orientações específicas. A AMP cria diretrizes, mas elas estão centradas em alelos específicos que devem ser incluídos na genotipagem.

**48.2** Uma combinação de dois alelos sem função se traduz em que tipo de fenótipo de enzima metabolizadora de medicamentos?

A. Metabolizador fraco
B. Metabolizador intermediário
C. Metabolizador normal
D. Metabolizador rápido

**Resposta correta = A.** Dois alelos sem função significam um metabolizador fraco. As alternativas B, C e D estão incorretas porque esses fenótipos são criados por diferentes combinações de alelos que incluem pelo menos um alelo que não seja sem função.

**48.3** Um homem de 58 anos acabou de colocar um *stent* metálico. Ele recebe prescrição de *clopidogrel* e *ácido acetilsalicílico*, além de outros medicamentos. Os resultados de CYP2C19 indicaram um genótipo *2/*2. Qual das afirmações a seguir está correta em relação à prescrição de *clopidogrel*?

A. A CYP2C19 ativará o *clopidogrel* conforme esperado, é apropriado continuar o *clopidogrel*.
B. A CYP2C19 ativará o *clopidogrel* mais do que o esperado, é apropriado continuar o *clopidogrel*.
C. A CYP2C19 ativará o *clopidogrel* menos do que o esperado, não é apropriado continuar o *clopidogrel*.
D. A CYP2C19 ativará o *clopidogrel* menos do que o esperado, é apropriado continuar o *clopidogrel*.

**Resposta correta = C.** CYP2C19 *2/*2 significa ser um metabolizador fraco e ter pouca ou nenhuma atividade enzimática. Portanto, o *clopidogrel* não será capaz de ser ativado pela CYP2C19, e não se espera que o medicamento tenha efeitos terapêuticos. Uma alternativa deve ser selecionada.

**48.4** Uma mulher de 30 anos é diagnosticada com depressão, e seu médico deseja iniciar um ISRS. Os resultados do genótipo dela são os seguintes: CYP2C19 *1/*17, CYP2D6 *1/*4. Qual dos seguintes ISRSs seria melhor para iniciar?

A. *Citalopram*
B. *Escitalopram*
C. *Paroxetina*
D. *Sertralina*

**Resposta correta = C.** *Citalopram*, *escitalopram* e *sertralina* são todos metabolizados pela CYP2C19, e a paciente é um metabolizador rápido, o que pode colocá-la em risco de falha terapêutica com esses ISRSs. Embora fosse razoável iniciar a *sertralina* e depois mudar para uma alternativa se não houver resposta, os resultados de CYP2D6 tornam a *paroxetina* uma opção melhor. Os resultados de CYP2D6 indicam que ela é um metabolizador intermediário, mas nenhum ajuste de dose é recomendado nessa população.

**48.5** Qual das alternativas a seguir é o principal responsável pelos efeitos analgésicos do *tramadol*?

A. *Morfina*
B. *Tramadol*
C. *Oximorfona*
D. *O-desmetiltramadol*

**Resposta correta = D.** O-desmetiltramadol é mais potente do que o *tramadol* e é o principal metabólito responsável pelos efeitos analgésicos do *tramadol*. A e C estão incorretas porque a morfina é um metabólito da codeína e a oximorfona é um metabólito da oxicodona.

**48.6** Qual das seguintes afirmações está correta em relação à farmacogenética da *varfarina*?

A. A atividade reduzida da enzima CYP2C9 está associada ao aumento da sensibilidade à *varfarina* e pode resultar na necessidade de doses mais baixas.
B. A atividade reduzida da enzima CYP2C9 está associada à diminuição da sensibilidade à *varfarina* e pode resultar na necessidade de doses mais elevadas.
C. É apropriado usar uma dosagem de *varfarina* guiada por farmacogenética para um afro-americano testado para CYP2C9 em que foram detectados apenas os alelos *2 e *3.
D. Os alelos CYP2C9 *5, *6, *8 e *11 são altamente frequentes entre todos os grupos étnicos.

**Resposta correta = A.** A *varfarina* é metabolizada por CYP2C9 em metabólitos inativos. Se a atividade da enzima CYP2C9 for reduzida, há mais *varfarina* disponível para inibir o VKORC1, o que tornaria o indivíduo mais sensível à *varfarina* e necessitaria de doses mais baixas. Os alelos CYP2C9 *5, *6, *8 e *11 são frequentes apenas entre os afro-americanos e não entre os de ascendência europeia. Uma vez que esses alelos são frequentes em afro-americanos, eles devem ser testados para utilizar uma abordagem guiada pela farmacogenética no uso de *varfarina* nessa população.

**48.7** Quais das seguintes recomendações para CYP2C9-AINEs estão corretas?

A. *Celecoxibe* – escolher uma alternativa em um metabolizador fraco do CYP2C9.
B. *Meloxicam* – escolher uma alternativa em um metabolizador fraco do CYP2C9.
C. *Piroxicam* – reduzir a dose em 50% em um metabolizador intermediário CYP2C9 com pontuação de atividade 1,0.
D. *Ibuprofeno* – reduzir a dose em 50% em um metabolizador normal do CYP2C9.

**Resposta correta** = B. A recomendação para *celecoxibe* é reduzir a dose em 25 a 50% em um MF de acordo com o CPIC e a FDA. A recomendação para o *meloxicam* é escolher um fármaco alternativo não metabolizado pela CYP2C9, em um MF de CYP2C9. A recomendação para o *piroxicam* é escolher um fármaco alternativo não metabolizado pela CYP2C9, em um CYP2C9 MI com pontuação de atividade 1,0. Não há recomendações para alterar a terapia padrão nos MNs de CYP2C9 para o *ibuprofeno*.

**48.8** Um homem de 61 anos com hipertensão, hiperlipidemia e diabetes recebe atualmente prescrição de *sinvastatina*, *lisinopril*, *HCTZ* e *metformina*. Ele se apresenta ao seu médico reclamando de dores musculares, e seu médico solicita a genotipagem SLCO1B1, que retorna como *5/*5. Qual dos seguintes ajustes farmacológicos é mais apropriado para esse paciente?

A. Nenhuma alteração é necessária.
B. A dose de *sinvastatina* deve ser reduzida ou uma alternativa, como a *rosuvastatina*, deve ser prescrita em seu lugar.
C. A dose de *sinvastatina* deve ser aumentada.
D. O paciente deve ser monitorado, mas nenhuma alteração é necessária até que o exame de sangue seja concluído.

**Resposta correta** = B. A *sinvastatina* é transportada para o fígado pelo SLCO1B1. O genótipo *5/*5 indica função deficiente, e o CPIC recomenda uma dose mais baixa de *sinvastatina* ou uma estatina alternativa, como *pravastatina* ou *rosuvastatina*.

**48.9** Qual das alternativas a seguir está associada a um risco aumentado de reações de hipersensibilidade induzidas pela *fenitoína*?

A. CYP2D6
B. CYP2C19
C. HLA-B*15:02
D. HLA-A*31:01

**Resposta correta** = C. A e B estão incorretas porque não têm nenhum papel nos efeitos adversos da *fenitoína*. D está incorreta porque está associada a reações de hipersensibilidade induzidas pela *carbamazepina*.

**48.10** Qual das alternativas a seguir melhor descreve a relação entre as variantes RYR1 e a *succinilcolina*?

A. O metabolismo deficiente do RYR1 leva ao aumento das concentrações plasmáticas de *succinilcolina*, resultando em MHS.
B. O metabolismo ultrarrápido do RYR1 leva à diminuição das concentrações plasmáticas de *succinilcolina*, resultando em redução da eficácia.
C. Variantes patogênicas no RYR1 podem causar aumento sustentado de cálcio citoplasmático nas fibras musculares esqueléticas, levando a contrações musculares descontroladas.
D. Variantes patogênicas estão associadas a um risco aumentado de SSJ/NET induzida por *succinilcolina*.

**Resposta correta** = C. A e B estão incorretas porque o RYR1 não está relacionado às concentrações plasmáticas de *succinilcolina*. D está incorreta porque RYR1 não está associado à SSJ/NET induzida por *succinilcolina*.

# Créditos das figuras

Figura 1.21. Modificada de H. P. Range e M. M. Dale. *Pharmacology*. Churchill Livingstone (1987), com permissão de Elsevier.

Figura 1.23. Modificada de Figura 6.3, Libby. *Braunwald's Heart Disease: A Textbook of Cardiovascular Medicine*, 8th ed. Philadelphia, PA, Saunders (2007), com permissão de Elsevier.

Figura 3.3. Modificada de B. J. Cohen e K. L. Hull. *Memmler's Structure and Function of the Human Body*, 12th ed. Philadelphia, PA, Wolters Kluwer (2020), Figura 8.14, com permissão.

Aplicação clínica 5.1 Figura. De E. S. Guimaraes, M. Davis, J. R. Kirsch e G. Woodworth. *The Anesthesia Technologist's Manual*, 2nd ed. Wolters Kluwer, (2019), Figura 19.7.

Figura 6.9. Modificada de M. J. Allwood, A. F. Cobbold e J. Ginsburg. Peripheral vascular effects of noradrenaline, isopropylnoradrenaline and dopamine. *Br. Med. Bull*. 19: 132 (1963).

Figura 6.11. Modificada de M. J. Allwood, A. F. Cobbold e J. Ginsburg. Peripheral vascular effects of noradrenaline, isopropylnoradrenaline and dopamine. *Br. Med. Bull*. 19: 132 (1963).

Figura 10.6. Modificada de J. B. King, A. P. Bress, A. D. Reese e M. A. Munger. Neprilysin inhibition in heart failure with reduced ejection fraction: a clinical review. *Pharmacotherapy*. 35: 823 (2015).

Figura 10.7. Modificada de P. Deedwania. Selective and specific inhibition of If with ivabradine for the treatment of coronary artery disease or heart failure. *Drugs*. 73: 1569 (2013).

Figura 10.11. Modificada de M. Jessup e S. Brozena. *N. Engl. J. Med*. 348: 2007. Copyright ©2003 Massachusetts Medical Society. Reprinted com permissão de Massachusetts Medical Society e atualizado de C. W. Yancy, et al. 2017 ACC/AHA/HFSA Focused Update of the 2013 ACCF/AHA Guideline for the Management of Heart Failure: a report of the American College of Cardiology/American Heart Association Task Force on Clinical Practice Guidelines and the Heart Failure Society of America. *Circulation*. 136: 1 (2017).

Figura 11.4. Modificada de J. A. Beven e J. H. Thompson. *Essentials of Pharmacology*. Philadelphia, PA, Wolters Kluwer (1983).

Figura 13.9. Dados de D. J. Schneider, P. B. Tracy e B. E. Sobel. *Hosp. Pract*. 107 (1998).

Figura 13.10. De J. S. Berek e D. L. Berek: *Berek & Novak's Gynecology*, 16th ed. Wolters Kluwer, (2020), Figura 33.1.

Figura 16.5. Dados de A. Kales. Excerpta Medical Congress Series. 899: 149 (1989).

Figura 16.6. Dados de E. C. Dimitrion, A. J. Parashos e J. S. Giouzepas. *Drug Invest*. 4: 316 (1992).

Figura 19.9. De SCIENCE SOURCE, New York, NY.

Figura 19.10. Dados de G. A. Baker, R. L. Bromley, M. Briggs, et al. *Neurology*. 84: 382 (2015).

Figura 21.11. Modificada de T. R. Kosten e P. G. O'Connor. Management of drug and alcohol withdrawal. *N. Engl. J. Med*. 348: 1786 (2003).

Figura 22.4. Modificada de N. L. Benowitz. Pharmacologic aspects of cigarette smoking and nicotine addiction. *N. Engl. J. Med*. 319: 1318 (1988).

Figura 23.2. Modificada de B. G. Katzung. *Basic and Clinical Pharmacology*. Appleton and Lange (1987); permissão obtida por meio do Copyright Clearance Center, Inc.

Figura 23.6. Adaptada de R. R. Preston e T. E. Wilson. *Lippincott Illustrated Reviews: Physiology*. Philadelphia, PA, Lippincott Williams & Wilkins (2013).

Figura 23.11. Modificada de K. Okamura, H. Ikenoue e A. Shiroozu. Reevaluation of the effects of methylmercaptoimidazole and propylthiouracil in patients with Graves' hyperthyroidism. *J. Clin. Endocrinol. Metab*. 65: 719 (1987).

Figura 24.5. Modificada de M. C. Riddle. *Postgrad. Med*. 92: 89 (1992).

Figura 24.7. Modificada de I. R. Hirsch. Insulin analogues. *N. Engl. J. Med*. 352: 174 (2005).

Figura 24.9. Dados de O. B. Crofford. Diabetes control and complications. *Annu. Rev. Med*. 46: 267 (1995).

Figura 25.8. Dados de Current Contraceptive Status Among Women Aged 15–49; United States, 2017–2019, Disponível em https://www.cdc.gov/nchs/products/databriefs/db388.htm.

Figura 26.7. Dados de K. G. Saag, R. Koehnke e J. R. Caldwell, et al. Low dose long-term corticosteroid therapy in rheumatoid arthritis: an analysis of serious adverse events. *Am. J. Med*. 96: 115 (1994).

Figura 30.5. Dados de P. J. Neuvonen, K. T. Kivisto e P. Lehto. *Clin. Pharm. Ther*. 50: 499 (1991).

Figura 32.4. Dados de D. A. Evans, K. A. Maley e V. A. McRusick. Genetic control of isoniazid metabolism in man. *Br. Med. J*. 2: 485 (1960).

Figura 33.11. Modificada de Springer Nature: Y. Nivoix, D. Leveque e R. Herbrecht, et al. The enzymatic basis of drug-drug interactions with systemic triazole antifungals. *Clin. Pharmacokinet*. 47: 779 (2008).

Figura 34.5. Dados de Surveillance for Viral Hepatitis—United States 2015. Disponível em https://www.cdc.gov/hepatitis/statistics/2015surveillance/commentary.htm

Figura 34.14. Dados de H. H. Balfour. Antiviral drugs. *N. Engl. J. Med*. 340: 1255 (1999).

Figura 37.4. Reimpressa de Dr. Thomas George, MD, com permissão.

Figura 37.6. Modificada de N. Kartner e V. Ling. Multidrug resistance in cancer. *Sci. Am*. (1989).

Figura 39.8. Dados de D. D. Dubose, A. C. Cutlip e W. D. Cutlip. Migraines and other headaches: an approach to diagnosis and classification. *Am. Fam. Physician*. 51: 1498 (1995).

Figura 40.15. Dados de T. D. Warner, F. Giuliano, I. Vojnovic, et al. Nonsteroid drug selectivities for cyclo-oxygenase-1 rather than cyclo-oxygenase-2 are associated with human gastrointestinal toxicity: a full in vitro analysis. *Proc. Natl. Acad. Sci. U. S. A*. 96: 7563 (1999).

Figura 42.2. Modificada de D. R. Cave. Therapeutic approaches to recurrent peptic ulcer disease. *Hosp. Pract*. 27(9A): 33–49, 199 (1992). Com permissão de Taylor & Francis Ltd, www.tandfonline.com.

Figura 42.7. Modificada de Annals of Internal Medicine, F. E. Silverstein, D. Y. Graham e J. R. Senior. Misoprostol reduces serious gastrointestinal complications in patients with rheumatoid arthritis receiving nonsteroidal antiinflammatory drugs. A randomized, double-blind, placebo controlled trial. *Ann. Intern. Med*. 123: 241 (1995). Copyright © 1995. American College of Physicians. Todos os direitos reservados. Reimpressa com permissão de American College of Physicians, Inc.

Figura 42.8. Dados de S. M. Grunberg e P. J. Hesketh. Control of chemotherapy-induced emesis. *N. Engl. J. Med*. 329: 1790 (1993).

Figura 45.6. Reprinted from S. Jensen. *Pocket Guide for Nursing Health Assessment: A Best Practice Approach*, 2nd ed. Philadelphia, PA, Wolters Kluwer (2015), com permissão.

Figura 46.5. Reprinted from B. H. Rumack. *Acetaminophen* overdose in children and adolescents. *Pediatr. Clin. North Am*. 33: 691 (1986), com permissão de Elsevier.

Figura 46.9. De Centers for Disease Control and Prevention, http://wonder.cdc.gov/

Figura 47.2. Dados de Substance Abuse and Mental Health Services Administration. (2021). Key substance use and mental health indicators in the United States: Results from the 2020 National Survey on Drug Use and Health (HHS Publication No. PEP21-07-01-003, NSDUH Series H-56). Rockville, MD: Center for Behavioral Health Statistics and Quality, Substance Abuse and Mental Health Services Administration. Disponível em https://www.samhsa.gov/data/.

Figura 47.14. Source: De Centers for Disease Control and Prevention; National Center for Health Statistics. *National Vital Statistics System, mortality. CDC WONDER*. Atlanta, GA, US Department of Health and Human Services, CDC (2020).

Figura 48.1. Adaptada de J. K. Hicks, H. L. McLeod. *Genomic and Precision Medicine*, 3rd ed. Elsevier (2017).

Figura 48.3. Adaptada de K. E. Caudle, et al. *Genet Med*. 19(2): 215–223 (2017).

Figura 48.5. Source: De Centers for Disease Control and Prevention, Genomics and Precision Health Topics, Pharmacogenomics.

Figura 48.8. Adaptada de J. K. Hicks, J. R. Bishop, K. Sangkuhl, et al. Supplement to: Clinical Pharmacogenetics Implementation Consortium (CPIC) Guideline for CYP2D6 and CYP2C19 Genotypes and Dosing of SSRIs. Disponível em https://files.cpicpgx.org/data/guideline/publication/SSRI/2015/25974703-supplement.pdf.

Figura 48.13. Adaptada de M. Whirl-Carrillo, R. Huddart, L. Gong, K. Sangkuhl, C. F. Thorn, R. Whaley e T. E. Klein. An evidence-based framework for evaluating pharmacogenomics knowledge for personalized medicine. *Clin. Pharmacol. Ther*. 110(3): 563–572 (2021) e M. Whirl-Carrillo, E. M. McDonagh, J. M. Hebert, L. Gong, K. Sangkuhl, C. F. Thorn, R. B. Altman e T. E. Klein. Pharmacogenomics knowledge for personalized medicine. *Clin. Pharmacol. Ther*. 92(4): 414–417 (2012).

Figura 48.14. Source: De Centers for Disease Control and Prevention, Genomics and Precision Health Topics, Pharmacogenomics.

Figura 48.15. Modificada de C. D. Klaassen. *Casarett and Doull's Toxicology: The Basic Science of Poisons*, 9th ed. McGraw-Hill Education.

# Índice

Observação: Os números das páginas seguidos de 'f' indicam figuras. Os nomes comerciais dos fármacos são mostrados em letras maiúsculas e os *nomes genéricos* são mostrados em itálico. Os números das páginas em negrito indicam as principais discussões.

## A

*Abacavir* (ABC), 510f–511f, 520–521, 522f
*Abacavir + lamivudina*, 510f–511f
*Abacavir + lamivudina + dolutegravir*, 510f–511f
*Abacavir + zidovudina + lamivudina*, 510f–511f
*Abaloparatida*, 411f
*Abatacepte*, 626
*Abciximabe*, 193f, 197f
   mecanismo de ação, 200, 200f
ABILIFY. *Ver Aripiprazol*
*Abiraterona, acetato*, 578
Absorção de fármacos, 4–9
   fluxo sanguíneo e, 6
   glicoproteína-P e, 7, 8f
   pH e, 6
   via de administração e, 5f
ABSTRAL. *Ver Fentanila*
*Acarbose*, 368f, 379
Acatisia, 280–281
AcCoA. *Ver Acetilcoenzima A (AcCoA)*
ACCOLATE. *Ver Zafirlucaste*
ACCUNEB. *Ver Salbutamol*
ACCUPRIL. *Ver Quinapril*
*Acebutolol*, 102f, 109, 115f–116f
*Acetazolamida*, 131f, 142
*Acetilcisteína*, para tosse, 646
Acetilcoenzima A (AcCoA), 52, 54f
Acetilcolina (ACh), 46, 56–57
   ações da, 57
   armazenamento em vesículas, 53
   degradação da, 54, 54f
   liberação da, 53
   ligação ao receptor, na via excitatória, 232f
   síntese de, 52, 52f
   transdução de sinal no receptor muscarínico, mecanismo, 55
Acetilcolinesterase (AChE), 54, 240–241
   mecanismo de ação, 61
   reativação da, 52f, 62
*Aciclovir*, 510f–511f, 516
*Ácido acetilsalicílico*, 193f, 196–198, 617–621
   + *oxicodona*, 329
   ação analgésica, 617
   ação antipirética, 617
   ações anti-inflamatórias, 617
   com revestimento entérico, 2
   efeitos adversos da, 198
   efeitos cardíacos, 620
   efeitos renais, 619–620, 620f
   farmacocinética, 198, 618–619
   gravidez, 621
   interações farmacológicas, 620–621
   mecanismo de ação, 196–198, 197f–198f
   toxicidade, 621
   usos terapêuticos, 198
*Ácido aminocaproico*, 193f, 211
*Ácido aminosalicílico*, 486f
Ácido araquidônico, 614
*Ácido azelaico*, 692
*Ácido clavulânico*, 438

*Ácido clavulânico + amoxicilina*, 447, 447f
Ácido docosanoico, 236
Ácido eicosapentaenoico (EPA), 226
*Ácido etacrínico*, 115f–116f, 120, 131f
*Ácido fólico*, 683
Ácido folínico. *Ver Leucovorina*
Ácido glicurônico, 15
*Ácido nalidíxico*, 472–473
Ácido nicotínico. *Ver Niacina*
*Ácido paraaminosalicílico* (PAS), para tuberculose, 491f
Ácido paraminobenzoico (PABA), 477
*Ácido salicílico*, 618, 693
*Ácido tranexâmico*, 193f, 211
*Ácido valproico*, 263f–264f, 296
Ácido vanilmandélico, 88
*Ácido zoledrônico*, 411f, 412, 413f
Ácido γ-aminobutírico (GABA), 232, 233f
   benzodiazepínicos, 248–249
   como neurotransmissor, 45
   na doença de Parkinson, 233
Ácido(s), fraco, 6, 7f
Ácidos graxos essenciais, 226
Ácidos graxos ômega-3, 215f–216f, 226
Ácidos graxos ômega-3 poli-insaturados (AGPIs), 226
Ácidos micólicos, 486
*Acinetobacter baumannii*, 444
*Aclidinium*, 67f
*Acne vulgaris*, 691f
   agentes, 691–694
Acroleína, 10
ACTEMRA. *Ver Tocilizumabe*
ACTIQ. *Ver Fentanila*
ACTIVASE. *Ver Alteplase (tPA)*
ACTONEL. *Ver Risedronato*
ACTOS. *Ver Pioglitazona*
ACULAR. *Ver Cetorolaco*
ACUVAIL. *Ver Cetorolaco*
ACZONE. *Ver Dapsona*
ADALAT. *Ver Nifedipino*
*Adalimumabe*, 625
Adamantano, antivirais, 511
ADDERALL. *Ver Anfetamina*
Addison, doença de, 403
   hidrocortisona para, 403
*Adefovir*, 510f–511f, 513–514
Adenilil ciclase, sistema, 26, 26f, 48
ADENOCARD. *Ver Adenosina*
*Adenosina*, 179
Adesão plaquetária, 195
Adesivo transdérmico, 4f, 71
Adesivo transdérmico de nicotina, 4f
ADIPEX-P. *Ver Fentermina*
Adjuvante na quimioterapia, 554
ADLYXIN. *Ver Lixisenatida*
Administração de fármacos intravenosos (IV), 3
Administração enteral de fármacos, 2
Administração intraventricular de fármacos, 3
Administração oral de fármacos, 2

ADRENALIN. *Ver Epinefrina*
Adrenérgicos, agonistas, 81–98, 81f
   características dos, 86–87
   de ação direta, 87–95
   de ação indireta, 95
   de ação mista, 95–96
   efeitos adversos dos, 96f
   locais de ação dos, 82f
   mecanismo de ação dos, 86–87
   substituições no nitrogênio da amina e, 86
   α-, 644–645
   β$_2$-, para asma
      de curta ação, 637–638
      de longa ação, 638
Adrenérgicos, antagonistas, 102–112
   α- (*Ver α-Bloqueadores*)
   α$_1$-, 674–675
   β-. (*Ver β-Bloqueadores*)
Adrenérgicos, fármacos, 52
   de ação central, 126
Adrenérgicos, neurônios, 81–85
Adrenérgicos, receptores (adrenoceptores), 82–85
   α-, 83–84
   α$_1$-, 84
   α$_2$-, 84
   β-, 84–85
   β$_1$-, 84
   β$_2$-, 84
   dessensibilização dos, 85
   distribuição dos, 85
   respostas mediadas por, 85
   tipos de, 82–85
ADRIAMYCIN. *Ver Doxorrubicina*
ADRUCIL. *Ver 5-Fluorouracil*
Adsorventes, antidiarreicos, 659
ADTs. *Ver Antidepressivos tricíclicos (ADTs)*
*Aducanumabe*, 241–242
ADVAIR. *Ver Salbutamol*
ADVIL. *Ver Ibuprofeno*
Afinidade, receptor-ligante, 31f
AFREZZA. *Ver Insulina inalatória*
AFRIN. *Ver Oximetazolina*
Agentes adutores, 565–568, 565f
Agentes alquilantes, 565–568, 565f
Agentes biológicos, 698–699
   doença inflamatória intestinal, 665–666
Agentes bloqueadores de adrenoceptores
   α-, 126
   β-, 121–122
Agentes bloqueadores de β-adrenoceptores, 121–122
   ações dos, 121
   efeitos adversos dos, 122
   farmacocinética dos, 122
   usos terapêuticos dos, 121
Agentes contranervos, 62
Agentes inotrópicos, para insuficiência cardíaca, 146, 151
Agentes protetores da mucosa, 655

Agentes queratolíticos, 699
Agentes quimioterápicos. *Ver também*
 Quimioterapia neoadjuvante
  ações eméticas dos, 656
  adjuvantes, 554
  amebíase, 529–532, 532f
  células de mamíferos, ciclo de crescimento das, 557f
  combinação, 554
  e morte logarítmica, 556
  e santuários farmacológicos, 557
  efeitos adversos da, 557–558
  giardíase, 531, 542
  indicações para, 554
  leishmaniose, 539, 541
  manutenção, 554
  neoadjuvante, 554
  para malária, 532–537, 533f, 537f
  para o câncer, 553, 553f–554f
  para tuberculose, 486–492
  potencial mielossupressor da, 558, 558f
  princípios da, 553–558
  protocolos de tratamento para, 554–556, 556f
  regime R-CHOP, 554
  regimes para, 554–556
  resistência à, 557
  resistência a múltiplos fármacos e, 557
  toxoplasmose, 541–542
  tripanossomíase, 538–540, 539f
AGGRASTAT. *Ver Tirofibana*
Agonista(s)
  e dessensibilização/regulação negativa do receptor, 27–28, 29f
  inverso, 32, 32f
  parcial, 32, 32f
  totais, 32, 32f
Agonistas $\beta_2$ de curta ação (SABAs), 637–638
Agonistas $\beta_2$ de longa ação (LABAs), 85, 638
Agonistas muscarínico, 55
Agregação plaquetária, 196
Agregação plaquetária, inibidores, 196–201
AINEs. *Ver Anti-inflamatórios não esteroides*, fármacos (AINEs)
AITs. *Ver* Ataques isquêmicos transitórios (AITs)
AKOVAZ. *Ver Efedrina*
AKPENTOLATE. *Ver Ciclopentolato*
ALAWAY. *Ver Cetotifeno*
*Albendazol*, 542, 548, 549–550
ALBENZA. *Ver Albendazol*
Albumina, como proteína de ligação a fármacos, 10
Alça de Henle, 16f, 17f, 133
Alcalinização, urina, 706
Alcaloides da Vinca, 569–570
Álcool, 707–708. *Ver também Etanol; Metanol*
  dependência, 722–724
ALDACTONE. *Ver Espironolactona*
Aldosterona, 402
  síntese da, 401
Aldosterona, antagonistas, 140–141
  local de ação dos, 132f
  para insuficiência cardíaca, 141
*Alendronato*, 411f, 413, 413f
*Alentuzumabe*, 242f, 243–244, 586–587, 586f
Alergia, papel da histamina na, 600
α-Bloqueadores, 102f, 126, 674
  efeitos adversos dos, 104
  mecanismo de ação dos, 104
  usos terapêuticos, 104
  $\alpha_1$, 104
*Alfadornase*, para tosse, 647
*Alfaepoetina*, 684
*Alfafolitropina*, 355f
α-Glicosidase, inibidores, 367f–368f
*Alfainterferona*, 513, 513f
*Alfapeginterferona 2a*, 510f–511f
*Alfentanila*, 323f, 330–331
*Alfuzosina*, 102f, 104, 674
ALIMTA. *Ver Pemetrexeda*
ALINIA. *Ver Nitazoxanida*

*Alirocumabe*, 215f
*Alisquireno*, 115f–116f, 124
ALKERAN. *Ver Melfalana*
*Aloglipitina*, 367f–368f, 378
Alopecia, agentes para, 701
*Alopurinol*, 629
ALORA. *Ver Estradiol (transdérmico)*
*Alprazolam*, 248f
*Alprostadil*, 615, 673
  efeitos adversos do, 673
  farmacocinética do, 673
  mecanismo de ação do, 673
ALSUMA. *Ver Sumatriptana*
ALTABAX. *Ver Retapamulina*
ALTACE. *Ver Ramipril*
*Alteplase* (tPA), 193f, 210
ALTOPREV. *Ver Lovastatina*
Alucinógenos, 719–720
Alucinógenos dissociativos, 720
*Amantadina*, 231f, 510f–511f, 511
AMBIEN. *Ver Zolpidem*
Amebíase, 529–532, 532f
Amebicidas luminais, 531
Amebicidas, mistos, 529–531
Amebicidas sistêmicos, 529, 531–532
AMICAR. *Ver Ácido aminocaproico*
AMIDATE. *Ver Etomidato*
Amilina, análogo sintético, 367f–368f, 373
*Amilorida*, 115f–116f, 131f, 141
Aminas não catecólicas, 86
Aminoglicosídeos, 455f, 460–461, 491f
  absorção do, 461
  administração e destino do, 461f
  aplicações terapêuticas do, 460f
  bloqueio neuromuscular causado por, 461
  distribuição do, 11, 461
  efeitos adversos do, 461, 461f
  eliminação do, 461
  espectro antibacteriano do, 460
  farmacocinética do, 461
  interações farmacológicas do, 76
  mecanismo de ação do, 460
  nefrotoxicidade do, 461
  ototoxicidade do, 461
  reações alérgicas, 461
  resistência ao, 460
Aminopenicilinas, 438
5-Aminosalicilatos (5-ASAs), 662–664
  ações do, 663
  efeitos adversos dos, 663–664
  farmacocinética do, 663
  usos terapêuticos dos, 663
*Amiodarona*, 170f, 174
AMITIZA. *Ver Lubiprostona*
*Amitriptilina*, 263f, 268
Amnésia
  anterógrada, induzida por benzodiazepínicos, 250
  induzida por benzodiazepínicos, 251
*Amobarbital*, 248f. *Ver também* Barbitúricos
*Amoxapina*, 263f, 269
*Amoxicilina*, 437f–438f, 438, 441, 441f
AMOXIL. *Ver Amoxicilina*
AMPc. *Ver* Monofosfato de adenosina cíclico (AMPc)
*Ampicilina*, 429, 430f, 437f–438f, 438, 440f
AMPYRA. *Ver Dalfampridina*
AMYTAL. *Ver Amobarbital*
Anafilaxia, papel da histamina na, 600
ANAFRANIL. *Ver Clomipramina*
Analgesia
  e morfina, 325
  uso terapêutico, 329f
Analgésicos, 302f. *Ver também* Opioide(s)
  AINEs como. (*Ver Anti-inflamatórios não esteroides* (AINEs), fármacos)
ANASPAZ. *Ver Hiosciamina*
*Anastrozol*, 572
ANCEF. *Ver Cefazolina*
ANCOBON. *Ver Flucitosina*

*Ancylostoma duodenale*, 545
ANDRODERM. *Ver Testosterona* (adesivo)
ANDROGEL. *Ver Testosterona* (tópica)
Androgênio(s), 395–398, 397f
  antiandrogênios, 398
  efeitos adversos dos, 397
  farmacocinética dos, 396–397
  mecanismo de ação dos, 396
  secreção dos, 396f
  usos não aprovados dos, 396
  usos terapêuticos dos, 396
ANDROID. *Ver Metiltestosterona*
ANECTINE. *Ver Succinilcolina*
Anemia falciforme, 685–686
Anemia hemolítica, 478
Anemia. *Ver também* Anemia falciforme
  agentes usados no tratamento, 680–684
  causas da, 683f
  definição da, 680
  hemolítica, 478
  induzida por *cloranfenicol*, 467
  manejo da, 686f
  megaloblástica, 479, 683
  nutricional, 680
Anestesia, 302, 302f–303f
  adjuvantes, 317–319
   ações dos, 319f
   agentes gastrintestinais, 318
   analgesia, 319
   ansiolíticos, 319
   medicamentos para NVPO, 318–319
  bloqueadores neuromusculares, 314–315
  emergência, 304
  etapas da geral, 303–303
  inalação, 304–311
   captação e distribuição, 306
   características comuns dos, 305
   características dos, 310f
   débito cardíaco, 307
   *desflurano*, 309
   difusão alveolar, 306
   eliminação, 308, 308f
   gordura, 308
   grupo pobre em vasos, 308
   grupo rico em vasos, 307
   hipertermia maligna, 311
   *isoflurano*, 308
   mecanismo de ação, 308, 309f
   músculo esquelético, 307
   *óxido nitroso*, 309–310
   potência, 305–306, 305f
   pressão parcial alveolar-venosa gradiente, 307
   *sevoflurano*, 309
   solubilidade no sangue, 306–307, 306f
  indução dos, 304
  intravenoso, 311–314
   barbitúricos, 313
   benzodiazepínicos, 313
   *cetamina*, 314
   *dexmedetomidina*, 314, 315f
   efeito da redução do débito cardíaco, 312
   emergência, 312
   *etomidato*, 314
   indução, 311–312
   opioides, 313–314
   *propofol*, 312–313
  local, 315–317, 316f
   ações da, 316
   duração da ação, 316–317
   início da, 316–317
   metabolismo, 317
   potência da, 316–317
   propriedades farmacológicas da, 318f
   reações alérgicas, 317
   toxicidade sistêmica anestésica local, 317
  manutenção da, 304
  níveis de sedação, 302–303, 303f
  uso terapêutico da, 255

Anestesia inalatória, 304–311
   absorção e distribuição, 306–308
   características comuns da, 305
   características da, 310f
   débito cardíaco, 307
   *desflurano*, 309
   difusão alveolar, 306
   gordura, 308
   gradiente de pressão parcial alveolar-venosa, 307
   grupo pobre em vasos, 308
   grupo rico em vasos, 307
   hipertermia maligna, 311
   *isoflurano*, 308
   mecanismo de ação, 308
   músculos esqueléticos, 307
   *óxido nitroso*, 309–310
   potência, 305–306, 305f
   remoção, 308, 308f
   *sevoflurano*, 309
   solubilidade no sangue, 306–307, 306f
Anestesia intravenosa, 311–314
   barbitúricos, 313
   benzodiazepínicos, 313
   *cetamina*, 314
   *dexmedetomidina*, 314, 315f
   efeito de redução do débito cardíaco, 312
   emergência, 312
   *etomidato*, 314
   indução, 311–312
   opioide, 313–314
   *propofol*, 312–313
Anestésicos gerais, 302f, 303–304
Anestésicos hidrocarbonetos halogenados. *Ver também* Anestésico(s), interações medicamentosas inaladas com, 75–76
Anestésicos inalatórios. *Ver* Anestésico(s), inalatórios
Anestésicos locais, 315–317, 316f
   ações dos, 316
   duração da ação, 316–317
   início de ação, 316–317
   metabolismo, 317
   potência dos, 316–317
   propriedades farmacológicas dos, 318f
   reações alérgicas, 317
   toxicidade sistêmica dos anestésicos locais, 317
Anestésicos(s)
   geral. (*Ver* Anestesia(s) geral(is))
   inalada, 304–311
   intravenosa, 311–314
   local. (*Ver* Anestésico(s) local(is))
*Anfetamina*, 81f, 95, 237, 341f, 718
   ações da, 345
   contraindicações, 346
   efeitos adversos da, 346
   efeitos cardiovascular, 346
   efeitos no sistema gastrintestinal, 346
   efeitos no SNC, 346
   farmacocinética da, 346
   mecanismo de ação da, 345
   usos terapêuticos da, 345–346
*Anfotericina B*, 496–498, 496f
   administração e destino, 498f
   efeitos adversos, 498
   espectro antifúngico, 497–498
   farmacocinética, 498
   mecanismo de ação, 496–497
   modelo de formação de poros, 498f
   resistência, 498
*Angina pectoris*
   características da, 182
   clássica, 183
   estável, 183
   induzido por esforço, 183
   instável, 183
   fármacos usados para tratar, 184. (*Ver também* Antianginosos, fármacos)
   Prinzmetal, 183
   *propranolol* para, 111f
   repouso, 183
   típica, 183
   tipos de, 182–183
   variante, 183
   vasoespástica, 183
   β-bloqueadores para, 106, 106f
Angioedema, 478
ANGIOMAX. *Ver Bivalirudina*
Angiotensina, bloqueadores do receptor de (BRAs), 152–153
Angiotensina II
   bloqueadores do receptor de, 115f–116f, 124
   e regulação da pressão arterial, 117, 117f
Angiotensina-neprilisina, inibidor do receptor de, para insuficiência cardíaca, 153–154
Anidrase carbônica, inibidores da, 58, 131f, 141–142
*Anidulafungina*, 496f, 503–504
*Anlodipino*, 182f, 186
*Anopheles*, 532
Anorexígenos/supressores de apetite, 348
Ansiolíticos, fármacos, 248f
Antagonismo, funcional, 33
Antagonista β não seletivo, 105–108
Antagonista(s), 33
   agonista parcial como, 32
   alostérico, 33
   competitivo, 33
   irreversível, 33
   não competitivo, 33
Antagonistas $β_1$ seletivos, 109
Antiácidos, 302f
   efeitos adversos dos, 655
   mecanismo de ação dos, 23
   propriedades químicas dos, 654–655
   usos terapêuticos dos, 655
Antiandrogênios, 397f, 398, 573
Antianginosos, fármacos, 182–189, 182f
Antiarrítmicos, 168–179, 168f–169f
   ações dos, 169f, 172f
   classe IA
      efeitos adversos, 173–174
      farmacocinética, 173
      mecanismo de ação, 173, 173f
      usos terapêuticos, 173
   classe IB
      efeitos adversos, 174
      farmacocinética, 174
      mecanismo de ação, 174, 174f
      usos terapêuticos, 174
   classe IC
      efeitos adversos, 175
      farmacocinética, 175
      mecanismo de ação, 175, 175f
      usos terapêuticos, 175
   classe II, 175
   classe III, 176–177
   classe IV, 177–178
   e automaticidade, 168, 171
   fármacos, 178–179
Antibióticos, 438f, 691–692. *Ver também* Antimicrobianos, fármacos
Antibióticos antitumorais, 563–565, 564f
Anticâncer, fármacos. *Ver também* Agentes alquilantes; Antibióticos; Antimetabólitos; Quimioterapia neoadjuvante; Inibidores de microtúbulo; Anticorpos monoclonais; Esteroides hormônios(s)
   e taxa de crescimento do tumor, 556
   efeitos adversos dos
      comum, 558, 558f
      minimizar, 558
   especificidade do ciclo celular, 556, 557f
   multirresistência e, 557
   potencial mielossupressor de, 558, 558f
   que afeta RNA e DNA, 555f
   suscetibilidade tumoral e ciclo de crescimento, 556
   tumores induzidos por, 558

Anticoagulantes, 193f, 193–212
Anticoagulantes orais diretos, 208–209
Anticoagulantes parenterais, 202–206
Anticorpos, 575, 575f.
   sobrevivência do aloenxerto, 585
Anticorpos monoclonais, 575, 575f, 640–641
Antidepressivos, 248f, 253, 258, 263f. *Ver também* Inibidores da monoaminoxidase (IMAOs); Inibidores da recaptação de serotonina (ISRSs); Inibidores da recaptação de serotonina-norepinefrina (IRSNs)
   atípico, 266–268
   mecanismo dos, 263
   tricíclico. (*Ver* Antidepressivos tricíclicos)
Antidepressivos policíclicos, 272f. *Ver também* Antidepressivos tricíclicos (ADTs)
Antidepressivos tricíclicos (ADTs), 74, 263f, 268–270
   ações dos, 269
   bloqueio de receptores, 269
   efeitos adversos, 269–270
   farmacocinética dos, 269
   inibição da recaptação de neurotransmissores, 269
   mecanismo de ação, 269
   usos terapêuticos, 269
Antidiarreicos, 658–659
Antídotos, 711, 712f
Antieméticos, 302f, 656–658
   eficácia dos, 656f
Antifúngicos antimetabólitos, 498–499
Antifúngicos azóis, 499–500, 502
Antifúngicos, fármacos, 496–557
   alvos celulares dos, 497f
Antígeno leucocitário humano (HLA), 741–743
Anti-helmínticos, fármacos, 545–550
Anti-hiperlipidêmico, fármacos, 215f
   características dos, 227f
   terapia combinada com, 227
Anti-hipertensivo, fármacos, 115f–116f, 115–128
   terapia individualizada com, 119
   usos terapêuticos dos, estratégias para, 118–119
Anti-histamínicos, 248, 248f
   anti-histamínicos $H_1$, 599f, 601–604
   para rinite alérgica, 644
Anti-inflamatórios, fármacos, 613f. *Ver também Paracetamol*; Cicloxigenase (COX-2); Antirreumáticos modificadores da doença, fármacos (FARMDs); Anti-inflamatórios não esteroides, fármacos (AINEs)
Anti-inflamatórios não esteroides, fármacos (AINEs), 613f, 616–621
   ação analgésica, 617
   ação antipirética, 617
   ações anti-inflamatórias, 617
   aplicações cardiovasculares, 618
   aplicações externas, 618
   CYP2C9, 738
   eventos adversos, 619–621
   farmacocinética, 618–619
   mecanismo de ação, 617
   usos antipiréticos, 618
   usos terapêuticos, 618
Antimetabólitos, 553f, 559–563, 559f
   especificidade do ciclo celular de, 559
Antimicobacterianos, fármacos, 486–493
Antimicrobianos, fármacos, 650–651
Antimicrobianos, fármacos
   amplo espectro, 429–430, 430f
   bacteriostático *vs.* bactericida, 423–424, 426f
   classificação dos, 433, 433f
   combinações de, 430
   concentração bactericida mínima (CBM), 424, 425f
   concentração inibitória mínima (CIM), 424, 425f
   custo dos, 427
   dosagem racional de, determinantes de, 428–429

e barreira hematoencefálica, 425
e efeito pós-antibiótico, 429
espectro estendido, 429, 430f
espectro estreito, 429, 430f
fatores do paciente, 425–427
genes resistentes a antimicrobianos, 422
hipersensibilidade, 432–433
ligação às proteínas por, e penetração no SNC, 425
locais de ação dos, 423, 424f, 425
morte bacteriana dependente da concentração, 428, 429f
morte bacteriana dependente do tempo (independente da concentração), 428–429
para infecção por *Helicobacter pylori*, 650–651
peso molecular de, e penetração no SNC, 425
resistência aos, 430–432, 431f
  alterações genéticas que levam, 431
  diminuição do acúmulo de fármacos e, 431–432
  inativação enzimática e, 432
  modificação de locais de destino e, 431
segurança dos, 427
seleção dos, 421–427
solubilidade lipídica de, e penetração no SNC, 425
terapia com
  complicações dos, 432–433
  princípios dos, 421–433
terapia empírica com, 422–423
toxicidade direta dos, 433
transportadores/bombas de efluxo, 425
uso profilático de, 432, 432f
via de administração dos, 427–428
Antimobilidade, agentes, 658–659
Antimuscarínico, agentes, 67–73, 67f, 240
  locais de ação dos, 68f
Antiproliferativos, 591–592
Antiprotozoários, fármacos, 529–542
Antipsicóticos, fármacos, 276–282, 276f, 283f
  absorção dos, 279–280
  ações dos, 278–279, 278f
  antagonismo de dopamina, 277
  atividade bloqueadora dos receptores de serotonina dos, 278
  contraindicações dos, 282
  discinesia tardia e, 281
  efeitos adversos dos, 280–282
  efeitos anticolinérgicos dos, 281–282
  efeitos antieméticos dos, 279
  efeitos dos, 278–279
  manutenção do tratamento com, 282, 282f
  mecanismo de ação, 277–278
  metabolismo dos, 279–280
  pacientes refratários e, 277
  para esquizofrenia, 276
    tratamento, 279
  para prevenção de náuseas e vômitos, 279
  primeira geração, 277
  segunda geração, 277, 657–658
  seleção dos, 277
  síndrome neuroléptica maligna, 281
  sintomas extrapiramidais com, 280–281
  usos terapêuticos de, 279
Antitrombina III, 202–203, 206
ANTIVERT. *Ver* Meclizina
Antivirais, fármacos, 510–525, 510f–511f
Antraciclinas, 563–564, 564f
APC. *Ver* Célula apresentadora de antígeno (APC)
APIDRA. *Ver* Insulina glulisina
Apixabana, 193f, 208–209
Apneia, induzida por *succinilcolina*, 70
APOKYN. *Ver* Apomorfina
Apomorfina, 231f, 238
Apraclonidina, 108f
Apremilaste, 698
APTIOM. *Ver* Eslicarbazepina
APTIVUS. *Ver* Tipranavir
AR. *Ver* Artrite reumatoide (AR)

ARALEN. *Ver* Cloroquina
ARANESP. *Ver* Darbepoetina
ARAVA. *Ver* Leflunomida
Arcos reflexos, 39, 44, 45f
Área sob a curva (ASC), 8
AREDIA. *Ver* Pamidronato
Argatrobana, 193f, 205
ARICEPT. *Ver* Donepezila
*Aripiprazol*, 276f, 280
*Aripiprazol mono-hidratado*, 280
ARISTADA. *Ver* Aripiprazol
ARISTOSPAN. *Ver* Triancinolona
ARIXTRA. *Ver* Fondaparinux
*Armodafinila*, 347–348
Aromatase, inibidores da, 572–573
Arritmias, 168–171
  ações dos fármacos, 169f
  causas, 168, 171
  indicações terapêuticas para, 170f
  tratamento farmacológico das, 169f. (*Ver também* Antiarrítmicos)
Arritmias ventriculares, 173–175
*Arteméter/lumefantrina*, 536
*Artemisinina*, 535
Artrite reumatoide (AR), 618, 627
  fármacos para, 627
Artrite. *Ver* Osteoartrite; Artrite reumatoide (AR)
ARYMO ER. *Ver* Morfina
Ascaridíase, 547f
Ascaridíase, 547f
*Ascaris lumbricoides*, 545
*Asenapina*, 276f, 280
Asfixia, morte por, 107
Asma, 637f
  controle de longo prazo, 636
  corticosteroides para, 636–637
  fármacos usados para tratar, 634–638
    administração dos, 3
  medicamentos alternativos usados para, 639–641
  patofisiologia da, 636
ASPIRINA. *Ver* Ácido acetilsalicílico
ASTAGRAF XL. *Ver* Tacrolimo
ASTELIN. *Ver* Azelastina
ASTEPRO. *Ver* Azelastina
ATACAND. *Ver* Candesartana
Ataques isquêmicos transitórios (AITs), prevenção de, 199
*Atazanavir*, 510f–511f, 523
ATELVIA. *Ver* Risedronato
*Atenolol*, 102f, 109, 115f–116f, 182f
  relação dose-resposta quântica para, 34
ATGAM. *Ver* Globulinas antitimócitos
Ativação plaquetária, 194–196, 194f
Ativador do plasminogênio tecidual (APt), 210
ATIVAN. *Ver* Lorazepam
Atividade intrínseca, agonistas, 31–33
Atividade simpatomimética intrínseca (ASI), de β-bloqueadores, 105
*Atomoxetina*, 341f, 347
*Atorvastatina*, 215f, 218–219
*Atovaquona–proguanil*, 535
ATP. *Ver* Trifosfato de adenosina (ATP)
ATRIPLA. *Ver* Efavirenz + entricitabina + tenofovir disoproxil fumarato
*Atropina*, 68–70
  ações da, 68–69
  como antídoto para agonistas colinérgicos, 70
  como antiespasmódico, 69
  efeitos adversos da, 70
  efeitos cardiovasculares da, 69
  efeitos dose-dependentes da, 69f
  efeitos gastrintestinais da, 69
  farmacocinética da, 70
  glândulas exócrinas, 69
  pulmonar, 69
  usos oftálmicos da, 69
  usos terapêuticos da, 69–70
*Atropina, sulfato*, usos terapêuticos da, 57
ATROVENT HFA. *Ver* Ipratrópio

AUBAGIO. *Ver* Teriflunomida
AUGMENTIN. *Ver* Ácido clavulânico + amoxicilina
Autacoides, 599
Automaticidade, anormal, 168, 171
Autonômicos, fármacos, 39
AVAGE. *Ver* Tazaroteno
*Avanafil*, 672
AVANDIA. *Ver* Rosiglitazona
AVAPRO. *Ver* Irbesartana
AVELOX. *Ver* Moxifloxacino
*Avelumabe*, 576
*Avibactam/ceftazidima*, 449f
AVINZA. *Ver* Morfina
AVODART. *Ver* Dutasterida
AVONEX. *Ver* Betainterferon 1a
AVYCAZ. *Ver* Avibactam + ceftazidima
AXERT. *Ver* Almotriptana
AYGESTIN. *Ver* Noretindrona, acetato
*Azacitidina*, 562
AZACTAM. *Ver* Aztreonam
AZASAN. *Ver* Azatioprina
*Azatioprina*, 242f, 560, 589f, 592
*Azelastina*, 601, 602
AZELEX. *Ver* Ácido azelaico
AZILECT. *Ver* Rasagilina
*Azilsartana*, 115f–116f
*Azitromicina*, 455f, 462, 492, 692
  contraindicações, 463
  espectro antibacteriano da, 463
  ototoxicidade da, 464
Azotemia, 498
*Aztreonam*, 437f–438f, 446f, 447
AZULFIDINE. *Ver* Sulfasalazina

# B

*Babesia sp.*, 535, 538
Babesiose, 538
*Bacitracina*, 694
*Baclofeno*, efeitos relaxantes musculares do, 279
*Bacteroides*, 530
*Bacteroides fragilis*, 443
  fármacos usados para para tratar, 473
BACTROBAN. *Ver* Mupirocina
Balanço de sódio. *Ver* Hiponatremia
BANZEL. *Ver* Rufinamida
BARACLUDE. *Ver* Entecavir
Barbitúricos, 248, 248f
  ações dos, 254–255
  anticonvulsante, 255
  como sedativo, 255
  depressão do SNC por, 255
  depressão respiratória por, 255
  duração da ação dos, 255f
  e anestesia, 255
  efeitos adversos, 256
  farmacocinética, 255–256
  mecanismo de ação, 254
  usos terapêuticos, 255
Barorreceptor, arco reflexo, 45, 45f
Barorreceptores
  e sistema nervoso simpático, 147
  reflexo, norepinefrina e, 44
Barreira hematencefálica, 10
BASAGLAR. *Ver* Insulina glargina
Base(s), fraca, 6, 7f
*Basiliximabe*, 586f, 587
BAXDELA. *Ver* Delafloxacino
BAYCADRON. *Ver* Dexametasona
BAYER. *Ver* Ácido acetilsalicílico
*Bedaquilina*, 486f
  para tuberculose, 492
*Belatacepte*, 589f
BELBUCA. *Ver* Buprenorfina
*Belimumabe*, 594–595
BELSOMRA. *Ver* Suvorexanto
*Benazepril*, 115f–116f
BENICAR. *Ver* Olmesartana
Benzamidas substituídas, 658
*Benzilpenicilina*, 438
*Benznidazol*, 540

Benzodiazepínicos(s), 125, 248–253
  absorção dos, 251
  ação curta, 250
  ação dos, 249–250
  ação intermediária, 250–251
  ação longa, 250
  ácido γ-aminobutírico e, 248
  amnésia anterógrada, 250
  antagonista, 252–253
  anticonvulsivante, 250
  confusão causada por, 252
  definição de, 248
  dependência, 252
  descontinuação dos, insônia rebote depois da, 252f
  distribuição dos, 251
  duração da ação dos, 251, 251f
  efeitos adversos, 252
  efeitos relaxantes musculares dos, 250
  farmacocinética dos, 251–252
  mecanismo de ação, 248–249, 249f
  meia-vida dos, 251
  metabolismo e eliminação, 252
  propriedades antieméticas dos, 658
  propriedades sedativo-hipnóticas dos, 250
  redução da ansiedade, 249
  sonolência causada por, 252
  usos terapêuticos dos, 250–251
*Benzonatato*, 646
*Benztropina*, 67f, 72, 231f
  ação antiparkinsoniana da, 240
  usos terapêuticos da, 74f
β-Adrenérgicos, agonistas, 163, 164f
β-Adrenérgicos, antagonistas, 175
β-Bloqueadores, 102f, 121, 674
  ações dos, 105–106, 121
  aplicações clínicas dos, 110f
  arritmias, 107
  atividade simpatomimética intrínseca dos, 105
  β$_1$-, 105
  β$_1$-β$_2$, 105
  broncoconstrição causada por, 107
  com atividade agonista parcial, 110, 110f
  distúrbios metabólicos, 107
  e metabolismo da glicose, 104
  efeitos adversos, 107–108, 107f, 122
  efeitos no SNC dos, 107–108
  farmacocinética dos, 122
  interações medicamentosas com, 108
  meia-vida de eliminação dos, 105f
  não seletivo, 105–108
  para glaucoma, 108
  para hipertensão, 105
  para hipertireoidismo, 107
  para infarto do miocárdio, 106
  para insuficiência cardíaca, 105, 154–155
  para profilaxia da enxaqueca, 111f
  β$_1$ seletivo, 109
  usos terapêuticos, 106–107, 121
  vasoconstrição periférica causada por, 105–106
β-Bloqueadores cardiosseletivos, 109
β-Feniletilamina, 86
*Betafolitropina*, 355f
BETAGAN. *Ver Levobunolol*
Betainterferona 1a, 242, 242f
Betainterferona 1b, 242, 242f
β-Lactamase de espectro estendido (β-LEE), 444, 449f
β-Lactamase, e resistência à penicilina, 439–440
β-Lactamase, inibidor(es), 447–448, 448f
β-Lactâmicos, 439–440. *Ver também* Carbapenêmicos; Cefalosporinas; Monobactâmicos; *Penicilina*
  administração de, 441
  distribuição de, 441
  estrutura dos, 438f
  metabolismo de, 441
*Betametasona*, 401f, 405f
*Betanecol*, 52f, 57

BETAPACE. *Ver Sotalol*
BETASERON. *Ver Betainterferona* 1b
*Betaxolol*, 102f, 109, 115f–116f
BETIMOL. *Ver Timolol*
BETOPTIC-S. *Ver Betaxolol*
BIAXIN. *Ver Claritromicina*
*Bicalutamida*, 397f, 398
BICILLIN C-R. *Ver Penicilina G benzatina*
BICILLIN L-A. *Ver Penicilina G benzatina*
BiCNU. *Ver Carmustina*
*Bictegravir + tenofovir alafenamida + entricitabina*, 510f–511f
Biguanidas, 367f, 375–376
BIKTARVY. *Ver Bictegravir + tenofovir alafenamida + entricitabina*
Bile, eliminação de fármacos na, 16
BILTRICIDE. *Ver Praziquantel*
*Bimatoprosta*, 108f
BINOSTO. *Ver Alendronato*
Biodisponibilidade
  definição de, 8
  determinação da, 8, 8f
  fatores que afetam, 8–9
Bioequivalência, 9
Biotransformação de fármacos, 13f
*Bisacodil*, 659
Bisfosfonatos, 412–413
  efeitos adversos dos, 413
  farmacocinética dos, 413, 414f
  mecanismo de ação dos, 412
*Bisoprolol*, 102f, 109, 115f–116f, 155, 182f
*Bivalirudina*, 193f, 205–206
*Bleomicina*, 558, 564–565, 565f
Bloqueadores adrenérgicos. *Ver* Adrenérgicos, antagonistas
Bloqueadores dos canais de cálcio, 124–125
  ações dos, 124f, 125
  classes dos, 124–125
  di-hidropiridínicos, 182f, 186
  efeitos adversos dos, 125, 125f
  farmacocinética dos, 125
  não di-hidropiridínicos, 182f, 186
  usos terapêuticos, 125
Bloqueadores do receptor H$_1$. *Ver* Histamina, antagonistas (H$_1$)
Bloqueadores do receptor H$_2$. *Ver* Histamina, antagonistas (H$_2$)
Bloqueadores dos canais de sódio, 182f, 188–189
Bloqueadores ganglionares, 67f, 73–74
  locais de ação dos, 68f
Bloqueadores β-adrenérgicos, terapia antianginal com, 184–185
Bloqueio neuromuscular, agentes, 74–77
  ações dos, 74–75
  despolarizantes, 76
  efeitos adversos dos, 75
  farmacocinética dos, 75
  interações medicamentosas com, 75–76
  mecanismo de ação dos, 74
  não despolarizantes (competitivo), 74–75
BLOXIVERZ. *Ver Neostigmina*
Bomba de próton H$^+$/K$^+$-ATPase, 653–654
BONINE. *Ver Meclizina*
BONIVA. *Ver Ibandronato*
*Bortezomibe*, 579, 586f, 588
Bradicardia, 105, 122
Bradicinina, 123
BRAs. *Ver* Angiotensina, bloqueadores do receptor de (BRAs)
BRAVELLE. *Ver Urofolitropina*
BREVIBLOC. *Ver Esmolol*
*Brexiprazol*, 276f, 283f
BRILINTA. *Ver Ticagrelor*
*Brimonidina*, 108f, 696
*Brinzolamida*, 108f
*Brivaracetam*, 287f, 292
BRIVIACT. *Ver Brivaracetam*
Bromocriptina, 231f, 238–239, 359, 381
Broncodilatação, *epinefrina* e, 88

Broncodilatadores, para DPOC, 641–642, 642f
*Brugia malayi*, 546
*Brugia timori*, 546
BUFFERIN. *Ver Ácido acetilsalicílico*
*Bumetanida*, 115f–116f, 139
BUMEX. *Ver Bumetanida*
*Bupivacaína*, 302f
BUPRENEX. *Ver Buprenorfina*
*Buprenorfina*, 323f, 333
*Bupropiona*, 263f, 267
*Buspirona*, 248f, 253–254
*Busulfano*, 568
*Butalbital*, 255
*Butenafina*, 506
Butirofenonas, 658
*Butoconazol*, 496f
*Butorfanol*, 323f, 334
BUTRANS. *Ver Buprenorfina*
BYDUREON. *Ver Exenatida*
BYETTA. *Ver Exenatida*
BYSTOLIC. *Ver Nebivolol*

## C

Cabelo, deposição de fármacos no, 16
CAFCIT. *Ver Cafeína*
*Cafeína*, 341–342
Calafrios, relacionado à *anfotericina B*, 498
CALAN. *Ver Verapamil*
Calcineurina, inibidores, 590
Cálcio
  contração cardíaca, 162
  excreção, diuréticos e, 135
  intracelular, 125, 161
*Calcipotrieno*, 700
*Calcitonina*, 411f, 416
CAM. *Ver* Concentração alveolar mínima (CAM); Complexo *Mycobacterium avium* (MAC)
CAMPATH. *Ver Alentuzumabe*
Camptotecinas, 573–574
*Canabidiol*, 292
Canabinoides sintéticos, 722
*Canagliflozina*, 378–379
Canais de cloreto, ativadores, como laxantes, 661
Canais de sódio, voltagem-dependente, 53
Canais iônicos, controlado por ligante, 26
Canais iônicos controlados por ligante, 26
Canal controlado por nucleotídeo cíclico ativado por hiperpolarização, 146, 155–156
CANCIDAS. *Ver Caspofungina*
*Candesartana*, 115f–116f
  potência da, 29
*Cangrelor*, 193f
*Cannabis*, 720–722
CAPASTAT. *Ver Capreomicina*
*Capecitabina*, 562, 563f
Capilar(es)
  estrutura do, 7, 10f
  permeabilidade, e distribuição de fármacos, 7, 10f
*Capreomicina*, 491f
*Captopril*, 115f–116f, 152
*Carbacol*, 52f, 57–58
*Carbamazepina*, 263f–264f, 287f, 292, 741–742
  e indução do citocromo P450, 15
Carbapenêmicos, 437f–438f, 446–447
  efeitos adversos, 446–447
  espectro antibacteriano dos, 446
  farmacocinética dos, 446
CARBATROL. *Ver Carbamazepina*
*Carbidopa*, 231f
  absorção e metabolismo, 235
  efeitos adversos dos, 236
  mecanismo de ação dos, 235
CARBOCAÍNA. *Ver Mepivacaína*
*Carboplatina*, 567
CARDENE. *Ver Nicardipino*
CARDIZEM. *Ver Diltiazem*
CARDURA. *Ver Doxazosina*
*Carfentanila*, 330–331

Carga de células cancerígenas, efeitos de diversos tratamentos sobre a, 555f
*Cariprazina*, 276f
*Carmustina*, 566
*Carteolol*, 102f
CARTIA. *Ver Diltiazem*
Carvão ativado em doses múltiplas, 706–707, 706f
*Carvedilol*, 109, 115f–116f, 126, 155
Cascata de ativação imunológica, 584, 584f
CASODEX. *Ver Bicalutamida*
*Caspofungina*, 496f, 503
CATAPRES. *Ver Clonidina*
Catecol *O*-metiltransferase (COMT), 82
   inibidores, 237–238
Catecolaminas, 81f, 86
   endógenas, 87
Catecolaminas endógenas, 87
Catinona, 718–719
CAVERJECT. *Ver Alprostadil*
CBM. *Ver* Concentração bactericida mínima (CBM)
$CE_{50}$, 28–29, 29f
*Cefaclor*, 437f–438f
*Cefadroxila*, 437f–438f
Cefaleia. *Ver* Enxaqueca
*Cefalexina*, 437f–438f
Cefalosporinas, 437f–438f, 442–445, 443f
   administração das, 444
   distribuição das, 444
   efeitos adversos das, 444–445
   eliminação das, 444
   espectro antibacteriano das, 442–444, 444f
   farmacocinética das, 444
   primeira geração
      espectro antibacteriano das, 442–443, 444f
      usos terapêuticos das, 445f
   quarta geração, espectro antibacteriano das, 443, 444f
   resistência das, 444
   segunda geração
      espectro antibacteriano das, 443, 444f
      usos terapêuticos das, 445f
   terceira geração
      espectro antibacteriano das, 443, 444f
      usos terapêuticos das, 445f
*Cefazolina*, 437f–438f
*Cefdinir*, 437f–438f
*Cefepima*, 437f–438f, 443
*Cefixima*, 445f
CEFOTAN. *Ver Cefotetano*
*Cefotaxima*, 437f–438f
*Cefotetano*, 437f–438f
*Cefoxitina*, 437f–438f
*Cefprozila*, 437f–438f
*Ceftarolina*, 437f–438f
*Ceftazidima*, 437f–438f
CEFTIN. *Ver Cefuroxima*
*Ceftriaxona*, 437f–438f
*Cefuroxima*, 437f–438f
CEFZIL. *Ver Cefprozila*
Cegueira dos rios, 546, 547f
CELEBREX. *Ver Celecoxibe*
*Celecoxibe*, 302f, 621, 623f
CELESTONE. *Ver Betametasona*
Célula apresentadora de antígeno (APC), 584
Células de Leydig, 395
Células endoteliais, vasculares, mediadores químicos sintetizados por, 194
Células marca-passo, cardíaco, 168
*Cenobamato*, 292
CEREBYX. *Ver Fosfenitoína*
*Certolizumabe*, 625
Cestódeos, 545, 549–550
*Cetamina*, 267, 314, 716f, 718, 720
*Cetirizina*, 602
*Cetoconazol*, 401f, 496f, 506
   como inibidor do citocromo P450, 13
   e síntese de esteroides, 407
*Cetotifeno*, 601

*Cevimelina*, 52f
CHANTIX. *Ver Vareniclina*
*Chemo Man*, 579, 579f
*Chlamydia trachomatis*, 457f
Choque anafilático, *epinefrina para*, 88
Chumbo, toxicidade, 710
CIALIS. *Ver Tadalafila*
Cianeto, toxicidade, 709
*Cianocobalamina* ($B_{12}$), 683
Ciclo celular, 556
CICLODAN. *Ver Ciclopirox*
*Ciclofosfamida*, 242f, 554, 565–566, 566f
*Ciclopentolato*, 67f, 72
*Ciclopirox*, 496f, 507
Cicloplegia, 68
*Cicloserina*, 486f
   para tuberculose, 491
*Ciclosporina*, 583, 589f
Cicloxigenase (COX)
   COX-1, 614, 614f
      acetilação pelo *ácido acetilsalicílico*, 197, 198f
   COX-2, 614, 614f
   vias, 614
Cicloxigenase (COX-1), inibidores, 196, 197f
Cicloxigenase (COX-2), inibidores, 614, 614f
*Cidofovir*, 510f–511f, 516–517
CIM. *Ver* Concentração inibitória mínima (CIM)
*Cimetidina*, 651
CIMZIA. *Ver Certolizumabe*
Cinase, inibidores, 575, 576f
Cinética de Michaelis-Menten, 12
Cinética de ordem zero, 12–13
Cinética de primeira ordem, 12, 12f
Cinética não linear, 13
Cinetose, 71
   anti-histamínicos $H_1$, 602
CINQAIR. *Ver Reslizumabe*
CIPRO. *Ver Ciprofloxacino*
*Ciprofloxacino*, 473f–475f, 475
*Ciproeptadina*, 601, 718
Cirrose, hepática, 140
*Cisatracúrio*, 67f, 302f
*Cisplatina*, 567
Cisticercose, 549, 550f
*Citalopram*, 263f
*Citarabina*, 562
Citocromo P450 (CYP450)
   especificidade de, 13–14
   *eszopiclona* e, 257
   indutores, 14, 15f
   inibição do, 464f
   inibidores, 15
   isoenzimas, 14
   na fase I do metabolismo, 113
   nomenclatura do, 13
   variabilidade genética do, 14
   *zolpidem* e, 256
Citomegalovírus (CMV), 510f–511f, 516
*Cladribina*, 244
*Claritromicina*, 376f, 455f, 462–463
   absorção da, 463
   interações farmacológicas com, 464
CLEOCIN. *Ver Clindamicina*
*Clevidipino*, 127
CLEVIPREX. *Ver Clevidipino*
CLIMARA. *Ver Estradiol* (transdérmico)
*Clindamicina*, 455f, 465, 465f, 538, 691
*Clobazam*, 287f
*Clofazimina*, 486f
   para tuberculose, 493
CLOMID. *Ver Clomifeno*
*Clomifeno*, 385f, 389–390
*Clomipramina*, 263f
*Clonazepam*, 248f, 251, 287f
*Clonidina*, 81f, 92, 126, 126f
*Clonorquíase*, 548f
*Clopidogrel*, 193f, 731–732
   efeitos adversos do, 199

   farmacocinética do, 199
   mecanismo de ação do, 198–199
   usos terapêuticos do, 199
*Clorambucil*, 568
*Cloranfenicol*, 425, 455f, 467–468
*Clorazepato*, 248f
*Clordiazepóxido*, 248f
*Cloroprocaína*, 302f
*Cloroquina*, 531–533
   efeitos adversos da, 535
   farmacocinética da, 535
   mecanismo de ação da, 534–535
*Clorotiazida*, 131f, 134
*Clorpromazina*, 276f, 282
   relação entre a dose letal e a dose eficaz para, 249f
*Clortalidona*, 115f–116f, 131f
*Clostridioides difficile*, 530
   fármacos usados para tratar, 465, 472
*Clostridium perfringens*, 438
CLOTRIM. *Ver Clotrimazol*
*Clotrimazol*, 496f, 506
*Clozapina*, 276f, 278
CLOZARIL. *Ver Clozapina*
CMV. *Ver* Citomegalovírus (CMV)
Coagulação sanguínea, 201–202
   inibidores da, 202. (*Ver também* Anticoagulantes)
   via extrínseca da, 201, 202f
   via intrínseca da, 201, 202f
Coágulo, formação, 194, 196
COARTEM. *Ver Artemeter/lumefantrina*
*Cobicistate*, 510f–511f, 523
*Cocaína*, 81f, 95, 341f, 344
   ações da, 717
   mecanismo de ação da, 718f
   toxicidade da, 717–718
   via de administração, 717
*Codeína*, 323f, 327f
   para tosse, 645–646
Coestimulação, bloqueador, 590–591
COGENTIN. *Ver Benztropina*
Colágeno, 195
*Colchicina*, 557, 628–629
COLCRYS. *Ver Colchicina*
Cólera, fármacos usados para tratar, 457f
*Colesevelam*, 215f, 222, 381
Colesterol, inibidores da absorção, 215f, 221
Colesterol, níveis plasmáticos do, 225f
COLESTID. *Ver Colestipol*
*Colestipol*, 215f
*Colestiramina*, 215f, 221
Colina
   na síntese de acetilcolina, 52
   reciclagem de, 55
Colina acetiltransferase, 52
Colinérgicos, agonistas, 52–63
   antídoto para, 70
   de ação direta, 56–59
   de ação indireta (irreversível), 61–62
   de ação indireta (reversível), 59–61
   efeitos adversos dos, 57f
   estruturas dos, 56f
   locais de ação dos, 53f
Colinérgicos, antagonistas, 67f, 67–78, 640
   efeitos adversos dos, 73f
   locais de ação dos, 68f
Colinérgicos, fármacos, 56
Colinesterase, inibidores, interações farmacológicas com, 75
Colinomiméticos, agentes, 55
*Colistina*, 452
COLY-MYCIN M. *Ver Colistina*
COMBIVIR. *Ver Zidovudina + lamivudina + abacavir*
Compartimento plasmático, distribuição de fármacos no, 10–11
Compartimentos aquosos, distribuição de fármacos nos, 10
COMPAZINE. *Ver Proclorperazina*

COMPLERA. *Ver Rilpivirina + tenofovir disoproxil fumarato + entricitabina*
Complexo de replicação NS5A, inibidores, 515
Complexo fármaco-receptor, 24
Complexo *Mycobacterium avium* (MAC), 488–489
Complexos de coordenação de platina, 567–568, 567f
COMT. *Ver* Catecol *O*-metiltransferase (COMT)
COMTAN. *Ver Entacapona*
Concentração alveolar mínima (CAM), 305
Concentração bactericida mínima (CBM), 424, 425f
Concentração inibitória mínima (CIM), 424, 425f, 473
Concentração plasmática do fármaco no estado estacionário
   com infusão intravenosa contínua, 17–18
   com regime de dose fixa/tempo fixo, 18–19
CONCERTA. *Ver Metilfenidato*
Condições alérgicas e inflamatórias, bloqueadores de receptores $H_1$ de histamina, 601
Constante de ionização ($pK_a$), 6
Constante de Michaelis ($K_m$), 12
CONSTULOSE. *Ver Lactulose*
Contração muscular, 146
   receptores controlados por ligantes e, 26
Contração muscular cardíaca, *digoxina* e, 146
Contraceptivos hormonais, 392–395
   adesivo transdérmico como, 393
   anel vaginal como, 393
   classes dos, 392–394
   dispositivo intrauterino de progestina como, 394
   efeitos adversos dos, 395
   implantes de progesterona como, 393
   mecanismo de ação dos, 395
   minipílula como, 393
   pílulas apenas de progestogênio, 393
   pós-coito, 394
   progesterona injetável como, 393
   seleção, 394
Convulsões. *Ver também Epilepsia*
   atônica, 289
   ausência, 288
   benzodiazepínicos para, 251
   causas da, 287
   classificação da, 288–289
   clônica, 288
   em idosos, fármacos usados para tratar, 290f
   etiologia da, 287–288
   farmacocinética dos fármacos anticonvulsivantes, 291f
   focal, 288
   generalizada, 288
   mecanismo de ação, 289
   mioclônicas, 288
   rolândica benigna, fármacos usados para tratar, 290
   seleção dos fármacos, 289
   tônica, 289
   tônico-clônica, 288
CONZIP. *Ver Tramadol*
COPAXONE. *Ver Glatiramer*
Coração, inervação dupla do, 44
CORDARONE. *Ver Amiodarona*
COREG CR. *Ver Carvedilol*
COREG. *Ver Carvedilol*
CORGARD. *Ver Nadolol*
*Coriogonadotropina alfa*, 359
CORLANOR. *Ver Ivabradina*
CORLOPAM. *Ver Fenoldopam*
CORRECTOL. *Ver Bisacodil*
CORTEF. *Ver Hidrocortisona*
Corticosteroide(s), 401f, 593–594. *Ver também* Glicocorticoide(s); Mineralocorticoides
   absorção dos, 405–406
   artrite reumatoide, 406, 408f
   descontinuação, 406–407
   destino dos, 405–406
   doença inflamatória intestinal, 664–665
   dosagem dos, 406
   duração da ação dos, 404f
   efeito de retenção de sal dos, 404f
   efeitos adversos dos, 406
   efeitos anti-inflamatórios dos, 404f
   eliminação dos, 405f
   farmacocinética dos, 405–406, 405f
   função, inibidores, 407–408
   inalatórios
      ações no pulmão, 636
      administração, 636–637
      efeitos adversos dos, 637
      para asma, 636
   para DPOC, 642
   para rinite alérgica, 644
   propriedades antieméticas dos, 657
   síntese dos, 401, 401f
      inibidores, 407–408
   sintéticos, 404f
   sintomas inflamatórios, 403
   terapia de longo prazo com, efeitos adversos dos, 406, 407f
   tratamento de alergias, 403
   usos terapêuticos dos, 403–405, 403f
   vias de administração, 405f
Corticosteroides tópicos, 699–700
*Corticotropina*, 355f
*Cortisol*, 401–402
*Cortisona*, 401f
CORTROSYN. *Ver Cosintropina*
CORVERT. *Ver Ibutilida*
*Cosintropina*, 355f
COTEMPLA. *Ver Metilfenidato*
Cotransmissão, de neurônios autônomos, 53
COUMADIN. *Ver Varfarina*
COX. *Ver* Cicloxigenase (COX)
COZAAR. *Ver Losartana*
CRESEMBA. *Ver Isavuconazol*
CRESTOR. *Ver Rosuvastatina*
CRH. *Ver* Hormônio liberador de corticotropina (CRH)
Crise colinérgica, 62
Cristalúria, 478
*Crizanlizumabe*, 685
*Cromolin*, 640
   intranasal, para rinite alérgica, 645
CRUEX. *Ver Clotrimazol*
*Cryptococcus neoformans*, 497–498
*Cryptosporidium parvum*, 542
CTZ. *Ver* Zona de gatilho quimiorreceptora (CTZ)
CUBICIN. *Ver Daptomicina*
Curare, 74
Curva dose-resposta, graduada, 30f
CYCLOGYL. *Ver Ciclopentolato*
CYCLOSET. *Ver Bromocriptina*
CYKLOKAPRON. *Ver Ácido tranexâmico*
CYMBALTA. *Ver Duloxetina*
CYP. *Ver* Citocromo P450 (CYP)
CYP2C19, 730–734
CYP2C9, 736–738
CYP2D6, 734–736
CYTOMEL. *Ver Liotironina*
CYTOTEC. *Ver Misoprostol*
CYTOVENE. *Ver Ganciclovir*

## D

*Dabigatrana*, 193f, 208
DAC. *Ver* Doença arterial coronariana (DAC)
*Dacarbazina*, 567, 567f
*Dactinomicina*, 557
DAG. *Ver* Diacilglicerol (DAG)
*Dalbavancina*, 450, 451f
*Dalfampridina*, 242f, 244
DALIRESP. *Ver Roflumilaste*
*Dalteparina*, 193f
DALVANCE. *Ver Dalbavancina*
*Danazol*, 396, 397f
*Dantroleno*, 311
*Dapagliflozina*, 378
*Dapsona*, 486f, 693
   para tuberculose, 492–493
*Daptomicina*, 427–428, 450, 450f–451f
DARAPRIM. *Ver Pirimetamina*
*Darbepoetina*, 684
*Darifenacina*, 67f
*Darunavir*, 510f–511f, 523
DAYTRANA. *Ver Metilfenidato*
DC. *Ver* Doença de Crohn (DC)
DCC. *Ver* Doença cardíaca coronariana (DCC)
DCI. *Ver* Doença cardíaca isquêmica (DCI)
DCVA. *Ver* Doença cardiovascular aterosclerótica (DCVA)
DDAVP. *Ver Desmopressina*
$DE_{50}$, 34
DECADRON. *Ver Dexametasona*
DECLOMYCIN. *Ver Demeclociclina*
*Delafloxacino*, 476
DELATESTRYL. *Ver Testosterona enantato*
DELTASONE. *Ver Prednisona*
DEMADEX. *Ver Torsemida*
*Demeclociclina*, 455f
DEMEROL. *Ver Meperidina*
DENAVIR. *Ver Penciclovir*
*Denosumabe*, 411f, 413
Densidade óssea, 389, 389f. *Ver também* Osteoporose
DEPAKENE. *Ver Ácido valproico*
DEPAKOTE. *Ver Divalproato; Ácido valproico*
Dependente do estado (dependência de uso), 171–172
DEPOCYT. *Ver Citarabina*
DEPO-PROVERA. *Ver Medroxiprogesterona*
DEPO-TESTOSTERONA. *Ver Testosterona cipionato*
Depressão. *Ver Antidepressivos*
Depuração (CL)
   corpo inteiro ($CL_{total}$, $CL_t$), 16–17
   de fármacos, metabolismo e, 12–16
   e concentração plasmática no estado estacionário do fármaco infundido, 17
   na bile, 15
Descontaminação, 706
DESCOVY. *Ver Entricitabina + tenofovir alafenamida*
DESENEX. *Ver Clotrimazol*
*Desflurano*, 75–76, 309
Desidroepiandrosterona (DHEA), 385
*Desipramina*, 263f, 269
*Desmopressina*, 355f, 360
DESOGEN. *Ver Desogestrel*
*Desogestrel*, 386f
DESOXINA. *Ver Metanfetamina*
Dessensibilização de receptores, 27–28, 29f
*Desvenlafaxina*, 263f, 266
DETROL. *Ver Tolterodina*
*Dexametasona*, 242f, 401f, 404–405
DEXEDRINA. *Ver Dextroanfetamina*
*Dexmedetomidina*, 242f
*Dexmetilfenidato*, 341f, 346–347
*Dextroanfetamina*, 341f, 344
*Dextrometorfano*, 329
   para tosse, 646
DHA. *Ver Ácido docosa-hexaenoico* (DHA)
DHE 45. *Ver Di-hidroergotamina*
DHEA. *Ver* Desidroepiandrosterona (DHEA)
DHFR. *Ver* Di-hidrofolato redutase (DHFR)
DHT. *Ver* Di-hidrotestosterona (DHT)
DIABETA. *Ver Glibenclamida*
Diabetes melito, 367–369
   gestacional, 367
   tipo 1, 368, 368f
      tratamento da, 368
   tipo 2, 368f, 369
      tratamento da, 369
Diacilglicerol (DAG), 26, 48f, 85f
DIAMOX. *Ver Acetazolamida*
Diarreia, tratamento da, 328f
DIASTAT. *Ver Diazepam*

*Diazepam*, 248f
   para distúrbios musculares, 251
DIBENZYLINE. *Ver Fenoxibenzamina*
*Dicloxacilina*, 437f–438f, 441
*Didanosina*, 510f–511f, 520–521
*Dienogeste*, 384f, 391
   com valerato de estradiol, 385f, 388
*Dietilcarbamazina*, 546, 548
Difenilalquilaminas, 124
DIFICID. *Ver Fidaxomicina*
Difilobotríase, 549, 550f
DIFLUCAN. *Ver Fluconazol*
Difosfato de adenosina (ADP), e ativação plaquetária, 195
Difusão
   facilitada, 4
   passiva, 4
*Digoxina*, 94, 163, 178
   dosagem e administração de, 19
   mecanismo de ação de, 161–162
*Di-hidroergotamina,* 607
Di-hidrofolato redutase (DHFR), 560
Di-hidropiridinas, 125
Di-hidrotestosterona (DHT), 395–396, 675
Di-hidroxifenilalanina (DOPA), 81
DII. *Ver* Doença inflamatória intestinal (DII)
DILANTIN. *Ver Fenitoína*
DILATRATE-SR. *Ver Isossorbida dinitrato*
DILAUDID. *Ver Hidromorfona*
*Diltiazem*, 125, 177, 182f, 186
*Dimercaprol,* 710
*Dimetil fumarato*, 242f
*Dinoprostona*, 615
DIOVAN. *Ver Valsartana*
Dipeptidil peptidase-4, inibidores, 378, 378f
*Dipiridamol*, 193f, 200–201
DIPRIVAN. *Ver Propofol*
DIPROLENE. *Ver Betametasona*
Discinesia tardia, 281
Disfunção erétil (DE), 670f
   definição de, 670
   fármacos usados para tratar, 670–673
Disfunção hepática, 426
Disfunção renal, 376
Disfunção sexual. *Ver* Disfunção erétil (DE)
Disfunção vestibular, 458
*Disopiramida*, 173–174
Distonias, 280
Distribuição de fármacos, 1, 9–11
Distúrbio bipolar, fármacos usados para tratar, 263f–264f, 272–273
Distúrbios de pigmentação, fármacos usados para tratar, 697–698
Distúrbios dermatológicos, fármacos usados para tratar, 690–701, 690f
   preparações tópicas, 690, 691f
Distúrbios do sono, benzodiazepínicos para, 250–251
Distúrbios do sono, ISRSs e, 265
Distúrbios hematopoiéticos, sulfonamidas, 478
Distúrbios musculares, benzodiazepínicos, 251
Distúrbios ósseos, 411f
Distúrbios trombóticos, 193f
Distúrbios urológicos, fármacos usados para tratar, 670–676
Ditanos, 608
DITROPAN. *Ver Oxibutinina*
Diurese, 138
Diuréticos, 115f–116f, 120, 131f, 131–143
   de alça, 120, 137–139
      ações dos, 138
      efeitos adversos, 139, 139f
      farmacocinética dos, 139
      mecanismo de ação, 137
      usos terapêuticos, 138–139
   de teto, 134
   locais de ação dos, 132f
   osmóticos, 131f, 142–143
   para diabetes insípido, 136
   para hipercalciúria, 136
   para insuficiência cardíaca, 136
   poupadores de potássio, 120, 139–141
      ações dos, 140
      efeitos adversos dos, 141
      farmacocinética dos, 141
      mecanismo de ação, 140
      usos terapêuticos dos, 140–141
   tiazídicos, 120, 120f, 134–137
      ações dos, 134–135
      efeitos adversos, 136–137
      farmacocinética, 136
      mecanismo de ação, 134
      usos terapêuticos, 135–136
DIURIL. *Ver Clorotiazida*
*Divalproato*, 263f–264f, 287f, 296
DIVIGEL. *Ver Estradiol* (tópico)
DNA girase, 472
*Dobutamina*, 91f, 93, 163
DOBUTREX. *Ver Dobutamina*
*Docosanoico e eicosapentaenoico* ácidos, 215f
Doença arterial coronariana (DAC), 182. *Ver também* Doença cardíaca coronariana
Doença autoimune, 583
Doença cardíaca coronariana (DCC), 215, 218f
Doença cardíaca isquêmica (DCI), 182
Doença cardiovascular aterosclerótica (DCVA), 215
Doença de Alzheimer, 56–57
   tratamento farmacológico para, 231f
Doença de Chagas, 538, 540
Doença de Crohn (DC), 560, 562, 562f
   azatioprina, 561
   natalizumabe, 243
Doença de Graves, 362
Doença de Hansen. *Ver* Hanseníase, fármacos usados para tratar
Doença de Lyme, tratamento farmacológico da, 457f, 459
Doença de Paget, 411
Doença de Parkinson
   etiologia da, 233–234
   fármacos usados para tratar, 234–240
   tratamento da, 234, 231f
Doença do refluxo gastresofágico (DRGE), fármacos, 650–655, 650f
Doença do sono africana. *Ver* Tripanossomíase
Doença do sono americana. *Ver* Tripanossomíase
Doença do sono. *Ver* Tripanossomíase
Doença do tricurídeo, 547f
Doença dos legionários, 462f
Doença hidática, 549–550, 550f
Doença inflamatória intestinal (DII), 662–667, 663f
Doença neurodegenerativa, 231–244
Doença por oxiúros, 547f
Doença pulmonar obstrutiva crônica (DPOC), 71, 94, 634
   fármacos usados para tratar, 641–643
*Dofetilida*, 177
DOLOPHINE. *Ver Metadona*
*Dolutegravir*, 510f–511f, 525
*Donepezila*, 52f, 60, 231f
DOPA. *Ver* Di-hidroxifenilalanina (DOPA)
*Dopamina*, 81f, 163
   ações da, 91
   efeitos adversos da, 91
   usos terapêuticos da, 91
Dopamina, agonistas do receptor de, 238–239
   propriedades dos, 239f
Dopamina β-hidroxilase, 82
Dor, definição de, 323
DORAL. *Ver Quazepam*
DORIBAX. *Ver Doripeném*
*Doripeném*, 437f–438f, 446
DORYX. *Ver Doxiciclina*
*Dorzolamida*, 108f
Dose
   e efeito do fármaco, 30
   e ligação do fármaco ao receptor, 30–31
Dose de manutenção, 20
*Doxazosina*, 102f, 103–104, 126, 674
*Doxepina*, 248f, 258, 263f
*Doxiciclina*, 455f, 457–459, 536, 696
DOXIL. *Ver Doxorrubicina*
*Doxorrubicina*, 558, 563–564, 564f
DPOC. *Ver* Doença pulmonar obstrutiva crônica (DPOC)
DRISTAN. *Ver Oximetazolina*
*Dronedarona*, 176
*Drospirenona*, 386
DROXIA. *Ver Hidroxiureia*
$DT_{50}$, 34
*Dulaglutida*, 367f
DULCOLAX. *Ver Bisacodil*
DULERA. *Ver Formoterol*
*Duloxetina*, 82, 263f, 266
*Dupilumabe,* 640
DURACLON. *Ver Clonidina*
DURAGESIC. *Ver Fentanila*
*Dutasterida*, 398, 675
DYANAVEL. *Ver Anfetamina*
DYRENIUM. *Ver Triantereno*

# E

E.E.S. *Ver Eritromicina*
ECA. *Ver* Enzima conversora de angiotensina (ECA)
*Echinococcus granulosus*, 549
*Econazol*, 496f
*Ecotiofato*, 52f, 61–62
ECOTRIN. *Ver Ácido acetilsalicílico*
ECOZA. *Ver Econazol*
Ecstasy. *Ver* Metilenodioximetanfetamina (MDMA)
*Eculizumabe*, 595
*Edaravona*, 242f
EDARBI. *Ver Azilsartana*
EDECRIN. *Ver Ácido etacrínico*
Edema pulmonar agudo, tratamento do, 328f
EDEX. *Ver Alprostadil*
*Edoxabana*, 193f
*Edrofônio*, 52f, 59
EDURANT. *Ver Rilpivirina*
*Efavirenz*, 510f–511f, 521
*Efavirenz + entricitabina + tenofovir disoproxil fumarato*, 510f–511f
*Efedrina*, 81f
Efeito da primeira dose, de antagonista adrenérgico, 103f, 104
Efeito pós-antimicrobiano (PAE), 429, 460
Efeito Wolff-Chaikoff, 363
EFFEXOR. *Ver Venlafaxina*
EFFIENT. *Ver Prasugrel*
Eficácia, fármaco, 14
*Efinaconazol*, 507
*Eflornitina*, 540
Eicosanoides, 614
*Elbasvir/grazoprevir*, 510f–511f
ELDEPRYL. *Ver Selegilina*
Eliminação de fármacos, 16
Eliminação, taxa de, após a interrupção da infusão do fármaco, 18, 18f
ELIQUIS. *Ver Apixabana*
ELIXOPHYLLIN. *Ver Teofilina*
ELLA. *Ver Ulipristal acetato*
*Elvitegravir + cobicistate + tenofovir alafenamida + entricitabina*, 510f–511f
*Elvitegravir + cobicistate + tenofovir disoproxil fumarato + entricitabina*, 510f–511f
*Elvitegravir*, 510f–511f, 525
$E_{máx}$, 29
Embolia *vs.* trombose, 193f
EMEND. *Ver Aprepitanto*
Emergência hipertensiva, 127
Êmese, 325
EMSAM. *Ver Selegilina*
EMTRIVA. *Ver Entricitabina*
EMVERM. *Ver Mebendazol*
ENABLEX. *Ver Darifenacina*
*Enalapril*, 115f–116f
*Enalaprilato*, 123, 152

ENBREL. *Ver* Etanercepte
Encéfalo
　　capilares, estrutura do, 7, 10*f*
　　permeabilidade capilar, 7, 10*f*
Endocitose, 6
*Enfuvirtida*, 510*f*–511*f*, 524
ENLON. *Ver* Edrofônio
ENOVA RX. *Ver* Tramadol
*Enoxaparina*, 193*f*
*Entacapona*, 231*f*, 237*f*, 238
*Entamoeba histolytica*, 529, 530*f*
*Entecavir*, 510*f*–511*f*, 514
*Enterobacter*, espécies, 443
Enterobíase, 547*f*
*Enterobius vermicularis*, 545
*Enterococcus faecium*, 460
*Enterococcus faecium* resistente à *vancomicina* (VRE), 468
Enterococos resistentes à *vancomicina* (VRE), 450
ENTRESTO. *Ver* Sacubitril/valsartana
*Entricitabina + tenofovir alafenamida*, 510*f*–511*f*
*Entricitabina + tenofovir disoproxil fumarato*, 510*f*–511*f*
*Entricitabina*, 510*f*–511*f*, 520
ENTYVIO. *Ver* Vedolizumabe
ENULOSE. *Ver* Lactulose
Envenenamento por cogumelos, tratamento do, 70
Enxaqueca
　　base biológica, 606
　　características, 605*f*
　　fármacos usados para tratar, 606*f*, 609*f*
　　profilaxia, 608
　　tratamento sintomático, 606–608
*Enzalutamida*, 397*f*, 398
Enzima conversora da angiotensina (ECA), inibidores, 151–152
　　ações dos, 151, 151*f*
　　efeitos adversos dos, 152
　　farmacocinética dos, 152
　　usos terapêuticos dos, 151–152
Enzimas metabolizadoras de fármacos (EMFs), 730–738
　　genótipos e fenótipos das, 731*f*
　　impacto das, 731*f*
EPA. *Ver* Ácido eicosanoico
EPCLUSA. *Ver* Sofosbuvir/velpatasvir
Epilepsia, 287–299. *Ver também* Convulsões
　　estratégias terapêuticas para, 289*f*
　　focal, 290*f*
　　parcial, fármacos usados para tratar, 290*f*
　　primária generalizada, fármacos usados para tratar, 290*f*
　　rolândica benigna, fármacos usados para tratar, 290*f*
　　saúde reprodutiva e, 297 298*f*
　　tratamento farmacológico da, 287*f*
*Epinefrina*, 33, 81*f*, 601
　　ações da, 87–88
　　antagonistas adrenérgicos e, 82
　　como neurotransmissor, 46
　　efeitos adversos da, 88–89
　　efeitos cardiovasculares da, 87–88
　　farmacocinética da, 88
　　usos terapêuticos da, 88
EPIPEN. *Ver* Epinefrina
EPIVIR-HBV. *Ver* Lamivudina
*Eplerenona*, 115*f*–116*f*, 131*f*, 140, 401*f*, 408
EPOGEN. *Ver* Alfaepoetina
*Epoprostenol*, 616
Epstein–Barr, vírus (EBV), 516
*Eptifibatida*, 197*f*
　　farmacocinética da, 200
　　mecanismo de ação da, 200
EPZICOM. *Ver* Abacavir + lamivudina
EQUETRO. *Ver* Carbamazepina
Equilíbrio de potássio. *Ver* Hiponatremia
*Equilina*, 386
Equinocandinas, 503–504

Equinococose, 550*f*
Equivalência terapêutica, 9
ERAXIS. *Ver* Anidulafungina
Ergot, alcaloides, 607
*Ergotamina*, 607
*Eritromicina*, 27, 455*f*, 462, 464*f*, 691
　　contraindicações à, 464
　　espectro antibacteriano da, 462
　　icterícia colestática causada por, 464
　　interações farmacológicas com, 464
　　ototoxicidade da, 464
*Eritropoietina*, 682, 684
ERTACZO. *Ver* Sertaconazol
*Ertapeném*, 437*f*–438*f*, 446
*Ertugliflozina*, 378
ERY-TAB. *Ver* Eritromicina
*Escherichia coli*
　　crescimento *in vitro* da, 447*f*
　　resistência antimicrobiana da, 438
*Escitalopram*, 263*f*
Esclerose lateral amiotrófica (ELA), tratamento farmacológico para, 242*f*, 244
Esclerose múltipla, tratamento farmacológico para, 242–244
Esclerostina, inibidor, 415
*Escopolamina*, 67*f*, 70–71
Esfingosina 1-fosfato, modulares do recetor de, 242
*Eslicarbazepina*, 287*f*
*Eslicarbazepina, acetato*, 291*f*, 298*f*
*Esmolol*, 102*f*, 115*f*–116*f*, 122, 175
Espaçador, para inalador dosimetrado, 643, 644*f*
*Espironolactona*, 115*f*–116*f*, 120, 131*f*, 140–141, 401*f*
　　usos terapêuticos da, 407–408
Esquistossomose, 548, 548*f*
Esquizofrenia, 276, 279*f*
Estado de mal epiléptico, 297
Estado estacionário, 17–18, 18*f*
Estatinas. *Ver* 3-Hidroxi-3-metilglutaril coenzima A (HMG-CoA) redutase, inibidores
*Estazolam*, 248*f*, 251
Ésteres de colina, 56
Esteroides adrenocorticais. *Ver* Corticosteroide(s)
*Estibogliconato de sódio*, 541
Estimulantes psicomotores, 341–348
*Estiripentol*, 296
ESTRACE. *Ver* Estradiol (oral); Estradiol (vaginal)
*Estradiol*, 385, 385*f*
*Estradiol* (oral), 385*f*
*Estradiol* (tópico), 385*f*
*Estradiol* (transdérmico), 385*f*
*Estradiol* (vaginal), 385*f*
*Estradiol, valerato*, 388
*Estreptomicina*, 455*f*
　　para tuberculose, 487*f*
Estresse oxidativo, 148–149
ESTRING. *Ver* Estradiol (vaginal)
*Estriol*, 385
ESTROGEL. *Ver* Estradiol (tópico)
Estrogênio(s), 385–388
　　de ocorrência natural, farmacocinética dos, 388
　　efeitos adversos dos, 388, 389*f*
　　farmacocinética dos, 388
　　mecanismo de ação dos, 385–386
　　metabolismo do, 388
　　sintéticos, 388
　　sintomas de menopausa, 387
　　usos terapêuticos dos, 386–387
Estrogênios conjugados, 385*f*
*Estrona*, 385, 388
Estrongiloidíase, 546, 547*f*
Estrongiloidíase disseminada, 546
*Estropipato*, 385*f*
Esvaziamento gástrico, fármacos que afetam, 7
*Eszopiclona*, 248*f*, 257
*Etambutol*, 486*f*
　　para tuberculose, 490
*Etanercepte*, 625, 625*f*

*Etanol*, 11, 722–723. *Ver também* Álcool
　　oxidação do, 15
*Etidronato*, 411*f*
*Etilenoglicol*, 707, 709*f*
*Etinilestradiol*, 385, 385*f*, 388, 393
*Etionamida*, 486*f*
　　para tuberculose, 491
*Etomidato*, 302*f*, 314
*Etonogestrel*, 386*f*
*Etonogestrel* (anel vaginal), 386*f*
*Etonogestrel* (subcutâneo), 386*f*
*Etoposídeo*, 574
*Etosuximida*, 287*f*, 293
*Etravirina*, 510*f*–511*f*, 521
*Everolimo*, 589*f*
EVISTA. *Ver* Raloxifeno
*Evolocumabe*, 215*f*
EVOXAC. *Ver* Cevimelina
EVZIO. *Ver* Naloxona
EXALGO. *Ver* Hidromorfona
Excipiente(s), 8
EXELDERM. *Ver* Sulconazol
EXELON. *Ver* Rivastigmina
*Exemestano*, 572–573
*Exenatida*, 367*f*, 374
EX-LAX. *Ver* Senna
Exocitose, 6
EXTAVIA. *Ver* Betainterferona 1b
EXTINA. *Ver* Cetoconazol
*Ezetimiba*, 215*f*, 221

# F

FACTIVE. *Ver* Gemifloxacino
Fadiga, 150
*Famotidina*, 651
FANAPT. *Ver* Iloperidona
*Fanciclovir*, 510*f*–511*f*, 518
Farmacocinética(s), 1, 1*f*
Farmacodinâmica, definição de, 24
Farmacogenômica, 728–744
　　definições de, 728–729, 729*f*–730*f*
　　fenótipos de enzimas metabolizadoras de fármacos, 729, 730*f*
　　implementação, 743, 744*f*
　　recursos da, 729–730
　　terminologia genética, 728, 728*f*
　　traduções de fenótipo de, 729, 729*f*
Fármacos antirreumáticos tradicionais modificadores da doença (FARMDs), 622–624
Fármacos biológicos antirreumáticos modificadores da doença, 625–626
Fármacos solúveis em água, absorção de, 4
FARMDs. *Ver* Fármacos antirreumáticos modificadores da doença (FARMDs)
FARXIGA. *Ver* Dapagliflozina
Fase de distribuição, 9
Fator de transcrição, 27
Fator estimulador de colônias de granulócitos (G-CSF). *Ver* Filgrastim
Fator nuclear do tipo 2 (derivado eritroide 2), ativadores, 243
Fator tecidual, 201
Fator Xa, 212
Fator Xa, inibidores orais diretos do, 208–209
FAZACLO. *Ver* Clozapina
Febre maculosa, fármacos usados para tratar, 457*f*
Febre, relacionada a *anfotericina B*, 498
*Febuxostato*, 629
*Felbamato*, 287*f*, 293
FELBATOL. *Ver* Felbamato
*Felodipino*, 182*f*
FEMHRT. *Ver* Noretindrona, acetato
FEMRING. *Ver* Estradiol (vaginal)
*Fenciclidina*, 314, 716*f*, 719–720
Fenda sináptica, 46
*Fenelzina*, 236, 263*f*, 270
*Fenfluramina*, 293
*Fenilefrina*, 32, 81*f*, 91–92

*Fenitoína*, 287f, 291, 295, 488, 488f, 742–743
  hiperplasia gengival, 295, 295f
  metabolismo da, 12
*Fenobarbital*, 248f, 254–255, 287f. *Ver também*
  Barbitúricos
*Fenofibrato*, 224–225
*Fenoldopam*, 127
Fenômeno Raynaud, 109
*Fenotiazinas*, 656
*Fenoxibenzamina*, 102–103
  efeitos adversos da, 103
  efeitos cardiovasculares, 102–103
  para reversão da epinefrina, 103
  usos terapêuticos da, 103
*Fentanila*, 323f, 327f, 330
*Fentermina*, 345–346
*Fentolamina*, 90, 102f, 103
FENTORA. *Ver Fentanila*
Feocromocitoma, 103
*Ferro*, 680–682
  efeitos adversos do, 681–682
  farmacocinética do, 681
  mecanismo de ação do, 681
  toxicidade, 709–710
*Fesoterodina*, 67f
FETZIMA. *Ver Levomilnaciprano*
Fibratos, 215f, 224–225
Fibrilação ventricular, 173–174
Fibrina, formação de, 201–202, 203f
Fibrinólise, 195f, 196
Fibrinolíticos, agentes, 210
*Fidaxomicina*, 455f, 464–465
Filariose, 546, 547f, 548
*Filgrastim*, 685
Filtração glomerular, 15–16, 16f
FINACEA. *Ver Ácido azelaico*
*Finasterida*, 398, 675, 701
*Fingolimode*, 242f, 242
*Fisostigmina*, 52, 59–60
*Fitonadiona* (vitamina K₁). *Ver* Vitamina K₁
  (fitonadiona)
FLAGYL. *Ver Metronidazol*
*Flecainida*, 174–175, 175f
FLOLAN. *Ver Epoprostenol*
FLOMAX. *Ver Tansulosina*
*Flucitosina*, 496f, 498, 500f
*Fluconazol*, 496f, 500–501
*Fludarabina*, 561
*Fludrocortisona*, 401f, 403
*Flufenazina*, 276f, 280
*Flufenazina decanoato*, 280
Fluido extracelular, distribuição de fármacos no, 11
Fluidos e eletrólitos, regulação renal normal de, 131–134
FLUMADINE. *Ver Rimantadina*
*Flumazenil*, 248f, 252–253
Fluoroquinolonas, 472–476, 486f
  absorção, 474
  administração e destino, 474f
  aplicações terapêuticas, 473f
  clinicamente útil, 475–476
  degradação, 474
  destino de ligação alterada, 474
  diminuição do acúmulo, 474
  distribuição, 474
  eliminação, 474
  espectro antimicrobiano, 473
  farmacocinética, 474
  interações medicamentosas com
    ciprofloxacino, 475f
  mecanismo de ação, 472
  para tuberculose, 492
  reações adversas, 474–475, 475f
  resistência, 474
5-*Fluorouracila*, 561–562
*Fluoxetina*, 263f, 264
*Flurazepam*, 248f
*Flutamida*, 397f, 398
*Fluvastatina*, 215f, 218

*Fluvoxamina*, 263f, 265, 735
Fluxo sanguíneo
  e absorção de fármacos, 7
  e distribuição de fármacos, 9
FOCALIN. *Ver Dexmetilfenidato*
Folato
  antagonistas, 476, 476f
  redução, inibidores, 472f
  síntese e redução, combinação de inibidores, 472f
  síntese, inibidores, 472f
FOLLISTIM AQ. *Ver Betafolitropina*
FOLOTYN. *Ver Pralatrexato*
*Fondaparinux*, 193f, 206
FORADIL AEROLIZER. *Ver Formoterol*
FORADIL. *Ver Formoterol*
FORANE. *Ver Isoflurano*
Formaldeído, 481–482, 482f
*Formoterol*, 73f, 85, 94
Formulação(ões), e biodisponibilidade do
  fármaco, 8–9
Formulações com revestimento entérico, 2
Formulações de depósito, 3
Formulações de liberação prolongada, 2
FORTAMET. *Ver Metformina*
FORTAZ. *Ver Ceftazidima*
FORTEO. *Ver Teriparatida*
FOSAMAX. *Ver Alendronato*
*Fosamprenavir* (FPV), 510f–511f, 522
*Foscarnete*, 510f–511f, 517
FOSCAVIR. *Ver Foscarnete*
*Fosfenitoína*, 287f, 291f, 295
Fosfodiesterase, inibidores, 163
Fosfodiesterase-5 (PDE-5), inibidores, 670–673
  efeitos adversos, 672
  farmacocinética da, 671–672
  interações medicamentosas com, 673
  mecanismo de ação da, 670–671, 671f
Fosfolipase C (PLC), 26, 55, 84
*Fosfomicina*, 451–452, 483
Fosforilação de proteínas, 25f, 48f
*Fosinopril*, 115f–116f, 123
*Fostensavir*, 523–524
Fototoxicidade, 458
FRAGMIN. *Ver Dalteparina*
Frequência cardíaca, regulação da, 56
FROVA. *Ver Frovatriptana*
*Frovatriptana*, 607
*Fulvestranto*, 572
*Furosemida*, 115f–116f, 131f
FUZEON. *Ver Enfuvirtida*
FYCOMPA. *Ver Perampanel*

## G

GABA. *Ver* Ácido γ-aminobutírico (GABA)
*Gabapentina*, 287f, 291f, 293
GABITRIL. *Ver Tiagabina*
*Galantamina*, 52f, 231f
*Ganciclovir*, 510f–511f, 517, 518f
Gânglio (s), 40
GELNIQUE. *Ver Oxibutinina*
*Gemfibrozila*, 224–225
*Gemifloxacino*, 476
GEMZAR. *Ver Gencitabina*
*Gencitabina*, 562–563, 563f
GENOTROPIN. *Ver Somatropina*
*Gentamicina*, 76, 455f, 694
GENVOYA. *Ver* Elvitegravir + cobicistate + 
  tenofovir alafenamida + entricitabina
GEODON. *Ver Ziprasidona*
GERMANIN. *Ver Suramina*
*Giardia lamblia*, 530, 542f
Giardíase, 531, 542
GILENYA. *Ver Fingolimode*
Ginecomastia, 141
Glândula tireoide, fármacos que afetam, 361f
Glândulas exócrinas, 69
*Glatiramer*, 242, 242f
Glaucoma, 108, 108f
*Glecaprevir/pibrentasvir*, 510f–511f

GLEOSTINE. *Ver Lomustina*
*Glibenclamida*, 367f–368f
*Glicerina*, 660
Glicilciclinas, 455f, 459–460
Glicocorticoide(s), 401–402, 624
  ação anti-inflamatória, 402
  e metabolismo intermediário, 402
  e níveis de células sanguíneas no plasma, 402
  e resistência ao estresse, 402
  regulação gênica por, 403f
  síntese de, 402
*Glicopirrolato*, 67f, 71
Glicoproteína (GP) IIb/IIIa, bloqueadores do
  receptor de, 200f
Glicoproteína (GP) IIb/IIIa, receptor(es), 196, 200f
Glicoproteína IIb/IIIa, inibidores, 200, 200f
GlicoproteínaP (gpP), 196, 200
  e multirresistência, 557
Glicose-6-fosfato desidrogenase (G6PD), 478
Glicosídeos cardíacos, 161. *Ver também*
  Digoxina
Glicosídeos digitálicos, 161–163
Glicuronidação, 15
*Glimepirida*, 367f
*Glipizida*, 367f, 376
Globulinas antimócitos, 586f, 587
GLUCOPHAGE. *Ver Metformina*
GLUCOTROL. *Ver Glipizida*
Glutamato, como neurotransmissor, 46
GLYNASE PRESTAB. *Ver Glibenclamida*
GLYSET. *Ver Miglitol*
GMPc. *Ver* Guanosina monofosfato cíclico
  (GMPc)
GOCOVRI. *Ver Amantadina*
*Golimumabe*, 626
GOLYTELY. *Ver Polietilenoglicol*
Gonadotropina coriônica humana, 359
Gonadotropinas, 359
Gonadotropinas humanas da menopausa (hMG), 359
GONAL-F. *Ver Alfafolitropina*
*Gosserrelina*, 355f
*Gosserrelina acetato*, 573
Gota
  aguda, fármacos usados para tratar, 627–628
  crônica, fármacos usados para tratar, 628
  fármacos usados para tratar, 627–630
  papel do ácido úrico na inflamação, 627f
GRANIX. *Ver Tbo-filgrastim*
Granulocitopenia, induzida por sulfonamida, 478
GRIFULVIN V. *Ver Griseofulvina*
*Griseofulvina*, 496f, 506, 506f
*Guaifenesina*, para tosse, 646
*Guanfacina*, 81f
Guanilato ciclase solúvel, estimuladores, 160–161
GYNAZOLE. *Ver Butoconazol*

## H

H.P. ACTHAR. *Ver Corticotropina*
*Haemophilus influenzae*, 438, 463, 489
HALCION. *Ver Triazolam*
HALDOL. *Ver Haloperidol*
*Haloperidol*, 276f, 279
*Haloperidol decanoato*, 280
*Halotano*, efeitos adversos do. *Ver* Hipertermia
  maligna
Hanseníase, fármacos usados para tratar, 486f, 492–493, 492f
HARVONI. *Ver Ledipasvir/sofosbuvir*
HCTZ. *Ver* Hidroclorotiazida (HCTZ)
*Helicobacter pylori*
  e úlcera péptica, 650–651
  fármacos usados para tratar, 463
Helmintos, 545, 546f. *Ver também* Cestódeos;
  Nematódeos; Trematódeos
Hemodiálise, 706
Hemoglobina glicosilada, 368
Hemostase, 193, 193f
Hemozoína, 534, 534f

*Heparina*, 193f
 administração parenteral da, 2
 baixo peso molecular, 203
 distribuição da, 11
 efeitos adversos da, 205, 205f
 farmacocinética da, 204–205, 204f
 mecanismo de ação da, 203, 203f–204f
 usos terapêuticos, 203–204
*Heparina* de baixo peso molecular (HBPMs). *Ver Heparina*, baixo peso molecular
Hepatite B, fármacos usados para tratar, 510f–511f, 513–514
Hepatite C, fármacos usados para tratar, 510f–511f, 514–515
Hepatotoxicidade, 458
HEPSERA. *Ver Adefovir*
Heroína, 323f, 331, 337, 725
Herpes vírus-simples (HVS), 516
HETLIOZ. *Ver Tasimelteona*
Hibridomas, 586
*Hidralazina*, 127, 127f, 157–158
*Hidroclorotiazida* (HCTZ), 115f–116f, 120, 131f
*Hidrocodona*, 323f, 327f, 329–330, 736
*Hidrocodona*, 736
*Hidrocortisona*, 401f
 duração da ação da, 404f
 efeito anti-inflamatório da, 404f
 para doença de Addison, 403
 para insuficiência suprarrenal secundária ou terciária, 403
 retenção de sal da, 404f
*Hidromorfona*, 323f, 327f, 329–330
*Hidroquinona*, 697
3-Hidroxi-3-metilglutaril coenzima A (HMG CoA) redutase, inibidores, 215f–216f, 219f
 efeitos adversos dos, 221, 221f
 farmacocinética dos, 219–220
 mecanismo de ação dos, 218, 220f
 usos terapêuticos dos, 218–219
Hidroxiapatita, 411
*Hidroxicloroquina*, 624
*Hidroxicobalamina*, 683
*Hidroxidaunorubicina*, 554
*Hidróxido de alumínio*, para úlcera péptica, 655
*Hidróxido de magnésio*, para úlcera péptica, 655
*Hidroxiureia*, 685
*Hiosciamina*, 67f
Hiperaldosteronismo, 402
Hipercalcemia, 137
Hipercalciúria, 136
Hipercalemia, 139, 141, 479, 481
 induzida por *succinilcolina*, 76f
Hipercolesterolemia, 219
Hipercortisolismo, 403
Hiperglicemia
 *epinefrina* e, 88
 no diabetes tipo 1, 368
 no diabetes tipo 2, 369, 369f
Hiperlipidemia
 diretrizes de tratamento para, 219f
 fármacos para, 215f, 215–227
Hiperplasia gengival, induzida por *fenitoína*, 295, 295f
Hiperplasia prostática benigna (HPB), 104, 674–676
Hiperplasia suprarrenal congênita, tratamento da, 405
Hiperprolactinemia, 359
Hipersensibilidade
 *penicilina*, 441–442
 reações, 741–743
 sulfonamidas, 478
Hipertensão
 β-bloqueadores para, 105
 classificação da, 116, 116f
 de rebote, após retirada da *clonidina*, 122
 definição de, 115
 diuréticos de alça, 120
 diuréticos para, 120

 e acidente vascular encefálico recorrente, tratamento da, 119f
 e diabetes, 118f
 e doença concomitante, 118
 e doença renal crônica, 119f
 e infarto do miocárdio prévio, 121
 e insuficiência cardíaca, 119f
 essencial, 116
 etiologia da, 116
 fatores de risco para, 115
 prevalência de, 116
 resistente, 128
 tratamento. (*Ver também* Anti-hipertensivo, fármacos)
  estratégias para, 118–119
  individualizado, 119
Hipertensão resistente, 128
Hipertermia maligna (HM), 311
Hipertireoidismo, 107, 363
 tratamento do, 362–363
Hipertrigliceridemia, 225
Hiperuricemia. *Ver* Gota
Hipnóticos, fármacos, 248–259
Hipocalemia, 136
Hipoglicemia, 107, 370–371
Hipomagnesemia, 136
Hiponatremia, 136, 139
Hipotensão, 137
 relacionado à *anfotericina B*, 498
Hipotireoidismo, tratamento do, 361–362
Hipovolemia aguda, 139
Histamina, 599–600
 liberação, 600
 localização, 599–600
 mecanismo de ação, 600, 600f
 papel na alergia e na anafilaxia, 600
 síntese, 600, 600f
Histamina, antagonistas (H$_2$)
 ações da, 651
 e regulação da secreção de ácido gástrico, 652f
 efeitos adversos da, 652, 652f
 farmacocinética da, 652
 para úlcera péptica, 651–652
 usos terapêuticos da, 651–652
Histamina, bloqueadores de receptor H$_2$, 604
Histamina, bloqueadores do receptor H$_1$, 601–604
 ações, 601
 cinetose, 602
 condições alérgicas e inflamatórias, 601
 efeitos adversos, 602–604
 farmacocinética, 602
 insônia, 602
 náusea, 602
 primeira geração, 603
 usos terapêuticos, 601–602
*Histrelina*, 355f
hMG. *Ver* Gonadotropinas humanas da menopausa (hMG)
Hormônio adrenocorticotrófico (corticotropina, ACTH), 356–357, 356f–357f
Hormônio antidiurético, 134. *Ver também Vasopressina*
Hormônio do crescimento (GH), 357–358, 358f
Hormônio folículo-estimulante (FSH), 358, 359f
 contraceptivos hormonais e, 358
Hormônio liberador de corticotropina (CRH), 356–357
Hormônio liberador de gonadotropina (GnRH), 358, 573
Hormônio liberador de tireotropina (TRH), 359, 359f
Hormônio luteinizante (LH), 358, 359f
Hormônio(s), 43
Hormônio(s) esteroide(s), 571–573, 571f–572f. *Ver* Androgênio(s); Corticosteroide(s); Hormônio esteroide, receptores de, 27
Hormônios da hipófise anterior, 355–359, 355f–356f

Hormônios da hipófise posterior, 355f, 360
Hormônios da suprarrenal, 401–408, 401f. *Ver também* Corticosteroide(s)
Hormônios da tireoide, 360–363, 361f
Hormônios hipofisários, 355f. *Ver também* Hormônios da hipófise anterior; Hormônios da hipófise posterior
Hormônios hipotalâmicos, 355–359, 365f
Hormônios sexuais, 385, 388, 406. *Ver também* Androgênio(s); estrogênio(s)
HPB. *Ver* Hiperplasia prostática benigna (HPB)
HSV. *Ver* Herpes vírus-simples (HSV)
HUMALOG. *Ver Insulina lispro*
HUMATROPE. *Ver Somatotropina*
HUMIRA. *Ver Adalimumabe*
HUMULIN N. *Ver* Suspensão de *insulina* NPH
HUMULIN R. *Ver Insulina regular*
HYDREA. *Ver Hidroxiureia*
HYSINGLA ER. *Ver Hidrocodona*

# I

*Ibalizumabe*, 524
*Ibandronato*, 411f, 413
*Ibuprofeno + oxicodona*, 329
*Ibutilida*, 177
IC. *Ver* Insuficiência cardíaca (IC)
ICFEr. *Ver* IC com fração de ejeção reduzida (ICFEr)
*Icosapent etil*, 215f
Icterícia, colestático, induzida por eritromicina, 464
Idade, e terapia antimicrobiana, 426
IDAMYCIN. *Ver Idarubicina*
*Idarubicina*, 563–564
*Idarucizumabe*, 193f
IDMs. *Ver* Inaladores dosimetrados (IDMs)
IFEX. *Ver Ifosfamida*
*Ifosfamida*, 558, 565–566
IL-12/23, inibidor, 666
*Iloperidona*, 276f
*Iloprosta*, 616, 616f
IMAOs. *Ver* Inibidores da monoaminoxidase (IMAOs)
Imidazóis, 499, 506
*Imipeném*, 446, 446f
*Imipeném/cilastatina*, 437f–438f, 449f
*Imipramina*, 82, 263f, 268–269
IMITREX. *Ver Sumatriptana*
IMODIUM A-D. *Ver Loperamida*
IMPAVIDO. *Ver Miltefosina*
*Imunoglobulina intravenosa* (IgIV), 586f, 588–589
Imunomoduladores, 666–667
Imunomoduladores, agentes, 578–579
Imunossupressores, 583–595, 583f
 fundamento dos, 583–584
 indução e rejeição, 584–589, 586f
 manutenção, 589–594
 mecanismo de ação, 594f
 princípios dos, 584, 585f
Imunoterapia, 576–577, 577f
IMURAN. *Ver Azatioprina*
Inalação de fármacos, 3, 5f
Inalação oral de fármacos, 3
Inaladores de pó seco (IPSs), 643
Inaladores dosimetrados (IDMs)
 espaçador para, 644
 uso de, técnica para, 644
*Indapamida*, 115f–116f, 131
INDERAL. *Ver Propranolol*
Índice normalizado internacional (INR), 33, 206
Índice terapêutico (IT), 34
INDOCIN. *Ver Indometacina*
*Indometacina*, 134, 627
Inervação dupla, 44
Infarto do miocárdio, 122–123
Infecção por *Corynebacterium diphtheriae*, 462f
Infecção tuberculosa latente (ITBL), 486
Infecções bacterianas superficiais, agentes para, 694–695

Infecções micobacterianas, 486, 486f. *Ver também* Hanseníase, fármacos usados para tratar; Tuberculose
Infecções por clamídia, fármacos usados para tratar, 457f, 462f
Infecções por herpes-vírus, fármacos usados para tratar, 516–518
Infecções por protozoários, 538, 541
Infecções virais hepáticas, fármacos usados para tratar, 510f–511f, 512–513
Infecções virais respiratórias, fármacos usados para tratar, 510–512
INFED. *Ver* Ferro
INFLECTRA. *Ver* Infliximabe
*Infliximabe*, 626
Inibidor do cotransportador sódio-glicose 2 (SGLT2), 159–160, 378–379, 379f
Inibidores da monoaminoxidase (IMAOs), 93, 263f–264f, 604
   ações dos, 264
   efeitos adversos dos, 264–265
   farmacocinética dos, 264
   mecanismo de ação, 264
   usos terapêuticos, 264
Inibidores da recaptação de serotonina e norepinefrina (IRSNs), 82, 263f, 265–266
Inibidores de endonucleotídeo, 511
Inibidores de entrada, 510f–511f, 523–524
Inibidores de microtúbulos, 569–570, 569f–571f
Inibidores não nucleosídicos da transcriptase reversa (ITRNNs), 489, 510f–511f, 521
Inibidores nucleosídicos da transcriptase reversa (ITRNs), 520–521
Inibidores seletivos da recaptação de serotonina (ISRSs), 263–265, 732–734, 733f
   ações dos, 264, 264f
   CYP2D6, 735
   disfunção sexual, 265
   e distúrbios do sono, 265
   efeitos adversos, 264
   farmacocinética dos, 264
   síndrome da interrupção, 265
   superdosagem, 265
   usos terapêuticos, 264
INNOPRAN XL. *Ver* Propranolol
INR. *Ver* Índice normalizado internacional (INR)
Inseticidas, 62
Inseticidas carbamatos, toxicidade, 710–711
Insônia, 258, 602
INSPRA. *Ver* Eplerenona
Instabilidade química, e biodisponibilidade de fármacos, 8
Insuficiência cardíaca (IC), 146–164
   aguda (descompensada), 150
   consequências cardiovasculares de, 149f
   crônica, 147
   disfunção diastólica na, 148
   diuréticos de alça, 136
   estratégias terapêuticas para, 150–151
   fisiopatologia, 146–151
   intervenção na, 146
   respostas fisiológicas compensatórias na, 147–150
   sistólica, 120
   β-bloqueadores para, 121–122
Insuficiência cardíaca com fração de ejeção reduzida (ICFEr), 148
Insuficiência renal, relacionada à *anfotericina B*, 498
*Insulina*, 367
   bomba para, 370
   combinações, 372
   deficiência de, 367
   duração da ação da, 372f
   efeitos adversos, 370–371, 371f
   farmacocinética, 370
   início de ação da, 372f
   mecanismo de ação da, 370
   para diabetes tipo 1, 368, 368f
   para diabetes tipo 2, 368f, 369
   preparações de, 371–373
   preparações de ação curta, 371
   preparações de ação intermediária, 371–372
   preparações de ação prolongada, 372, 372f
   preparações de ação rápida, 371
   regimes para, 373f
   regular, 370–371
   resistência, 369, 369f
      na doença dos ovários policísticos, fármacos usados para tratar, 375
   secretagogos, 375
   sensibilizadores, 377
   tratamento padrão *vs.* tratamento intensivo com, 373, 374f
*Insulina asparte*, 367f–368f, 371
*Insulina degludeca*, 367f–368f
*Insulina detemir*, 367f–368f
*Insulina glargina*, 367f–368f, 372
*Insulina glulisina*, 367f–368f, 371
*Insulina inalatória*, 367f
*Insulina lispro*, 367f, 371
*Insulina NPH, suspensão*, 367f–368f
*Insulina protamina neutra Hegedorn* (NPH), 371–372
*Insulina regular*, 367f–368f, 371
Integrase, inibidores, 510f–511f, 525
INTEGRILIN. *Ver* Eptifibatida
Integrina α-4, inibidores, 665–666
INTELENCE. *Ver* Etravirina
Interferonas, 513, 513f
INTERMEZZO. *Ver* Zolpidem
Intervenção coronária percutânea (ICP), 199
INTUNIV. *Ver* Guanfacina
INVANZ. *Ver* Ertapeném
INVEGA. *Ver* Paliperidona
INVIRASE. *Ver* Saquinavir
INVOKANA. *Ver* Canagliflozina
IODETO DE FOSFOLINA. *Ver* Ecotiofato
Iodeto, usos terapêuticos do, 363
Iodo e iodeto de potássio, 355f
*Iodoquinol*, 530–531
IONSYS. *Ver* Fentanila
*Ipilimumabe*, 576
*Ipratrópio*, 67f, 71, 640, 645
IPSs. *Ver* Inaladores de pó seco (IPSs)
*Irbesartana*, 29, 115f–116f
IRSNs. *Ver* Inibidores da recaptação de serotonina-norepinefrina (IRSNs)
*Isavuconazol*, 496f, 502, 504f
ISENTRESS. *Ver* Raltegravir
ISMO. *Ver* Isossorbida, mononitrato
*Isocarboxazida*, 283f
*Isoflurano*, 308f
*Isoniazida*, 429, 430f, 486f, 486–487
   administração e destino da, 488f
   efeitos adversos, 488
   espectro antibacteriano, 487
   farmacocinética, 488
   mecanismo de ação, 487
   para tuberculose, 487–488
   resistência, 488
Isopropanol, 708
*Isoproterenol*, 81f, 83, 93
ISOPTIN. *Ver* Verapamil
ISOPTO CARBACHOL. *Ver* Carbacol
ISOPTO CARPINE. *Ver* Pilocarpina
ISORDIL. *Ver* Isossorbida, dinitrato
*Isossorbida*, 158
*Isossorbida, dinitrato*, 158
*Isossorbida, mononitrato*, 182f, 187
Isquemia, 186
*Isradipino*, 125
ISRSs. *Ver* Inibidores seletivos da recaptação de serotonina (ISRSs)
ISTALOL. *Ver* Timolol
ISUPREL. *Ver* Isoproterenol
*Itraconazol*, 496f, 501, 504f
ITRNNs. *Ver* Inibidores não nucleosídicos da transcriptase reversa (ITRNNs)
ITRNs. *Ver* Inibidores nucleosídicos da transcriptase reversa (ITRNs)
*Ivabradina*, 155–156
*Ivermectina*, 546, 548, 696

## J

Janela terapêutica, 19–20
JANTOVEN. *Ver* Varfarina
Janus cinase (JAK), inibidores, 666
JANUVIA. *Ver* Sitagliptina
JNM. *Ver* Junção neuromuscular (JNM)
JUBLIA. *Ver* Efinaconazol
Junção de fenda, 9, 10f
Junção neuromuscular (JNM), 56
Junções estreitas, 10f

## K

KADIAN. *Ver* Morfina
KALETRA. *Ver* Lopinavir
KEFLEX. *Ver* Cefalexina
KEFZOL. *Ver* Cefazolina
KENALOG. *Ver* Triamcinolona
KENGREAL. *Ver* Cangrelor
KEPPRA. *Ver* Levetiracetam
*Kernicterus*, induzida por *sulfonamida*, 478
KERYDIN. *Ver* Tavaborol
KETALAR. *Ver* Cetamina
KEVZARA. *Ver* Sarilumabe
*Klebsiella pneumoniae*, 440
KLONOPIN. *Ver* Clonazepam
KRYSTEXXA. *Ver* Pegloticase

## L

LABAs. *Ver* Agonistas $β_2$ de ação prolongada (LABAs)
*Labetalol*, 102f, 115f–116f, 126
*Lacosamida*, 287f, 293–294
*Lactulose*, 660
LAMICTAL. *Ver* Lamotrigina
LAMISIL AF. *Ver* Tolnaftato
LAMISIL. *Ver* Terbinafina
*Lamivudina*, 510f–511f, 513
*Lamotrigina*, 263f–264f
LAMPRENE. *Ver* Clofazimina
LANOXIN. *Ver* Digoxina
*Lanreotida*, 355f
LANTUS. *Ver* Insulina glargina
LARIAM. *Ver* Mefloquina
LASIX. *Ver* Furosemida
*Lasmiditana*, 608
*Latanoprosta*, 108f
LATISSE. *Ver* Bimatoprosta
LATUDA. *Ver* Lurasidona
Laxantes, 659–661
   amaciadores de fezes, 659f, 660
   ativadores de canal de cloreto como, 661
   emolientes, 660
   formadores de massa fecal, 659f, 660
   irritantes e estimulantes, 659–660, 659f
   lubricantes, 659f, 660
   salinos e osmóticos, 660
   tensoativo (surfactantes), 660
LAZANDA. *Ver* Fentanila
*Ledipasvir/sofosbuvir*, 510f–511f
*Lefamulina*, 466–467
*Leflunomida*, 624
Leishmaniose, 539, 541
LEITE DE MAGNÉSIA. *Ver* Hidróxido de magnésio
Leite materno, eliminação de fármacos no, 16
LEMTRADA. *Ver* Alentuzumabe
*Lenalidomida*, 578
LESCOL. *Ver* Fluvastatina
*Letrozol*, 572
Leucopenia, 479
Leucotrieno, 639
*Leucovorina*, 537, 541, 560
LEUKERAN. *Ver* Clorambucil
LEUKINE. *Ver* Sargramostim
*Leuprolida*, 355f, 359, 573

LEVAQUIN. *Ver Levofloxacino*
LEVBID. *Ver Hiosciamina*
LEVEMIR. *Ver Insulina detemir*
Levetiracetam, 287f, 291f, 294
LEVITRA. *Ver Vardenafila*
Levobunolol, 102f
Levocetirizina, 602
Levodopa, 231f
    absorção e metabolismo, 235
    efeitos adversos da, 236
    mecanismo de ação, 235
*Levofloxacino*, 473f, 476
*Levomilnaciprano*, 263f, 266
*Levonorgestrel*, 385f–386f
    para contracepção de emergência, 394
    dispositivo intrauterino, 394
LEVOPHED. *Ver Norepinefrina*
*Levorfanol*, 323f
*Levotiroxina*, 355f, 361
LEVSIN. *Ver Hiosciamina*
LEXAPRO. *Ver Escitalopram*
LEXIVA. *Ver Fosamprenavir*
LIBRIUM. *Ver Clordiazepóxido*
*Lidocaína*, 302f, 174
Ligação, fármaco-receptor, 24
Ligante(s)
    hidrofílico, 25
    hidrofóbico, 25
    ligação ao receptor, 30
*Linagliptina*, 367f–368f, 378
Lincosamidas, 455f
*Linezolida*, 424, 455f, 465–466, 492
*Liotironina*, 355f
*Liotrix*, 355f
Lipase, inibidor, 349
LIPITOR. *Ver Atorvastatina*
Lipólise, *epinefrina e*, 85
Lipoproteína colesterol de alta densidade (HDL-C), 215
Lipoproteína colesterol de baixa densidade (LDL-C), 215
Lipoproteína de baixa densidade (LDL), 389
Lipoproteína de densidade muito baixa (VLDL), 215
Lipoproteínas plasmáticas, metabolismo das, 216f
Líquido cerebrospinal (LCS). *Ver também* Barreira hematencefálica
    administração de fármacos na, 3
*Liraglutida*, 367f–368f, 373
*Lisdexamfetamina*, 341f, 344
*Lisinopril*, 115f–116f, 123
*Listeria monocytogenes*, 438, 466
LITHOBID. *Ver Lítio*
*Lítio*, 263f–264f, 272–273
LIVALO. *Ver Pitavastatina*
*Lixisenatida*, 367f–368f, 374
LODOSYN. *Ver Carbidopa*
LOESTRIN. *Ver Noretindrona, acetato*
*Lomustina*, 566
*Loperamida*, 658–659
LOPID. *Ver Gemfibrozila*
*Lopinavir*, 510f–511f, 522
LOPRESSOR. *Ver Metoprolol*
LOPROX. *Ver Ciclopirox*
*Lorazepam*, 248f, 251, 287f
LORTAB. *Ver Hidrocodona*
*Losartana*, 115f–116f, 124
LOTENSIN. *Ver Benazepril*
LOTRIMIN AF. *Ver Clotrimazol*
LOTRIMIN ULTRA. *Ver Butenafina*
*Lovastatina*, 215f, 218
LOVAZA. *Ver Ácidos docosanoico e eicosapentaenoico*
LOVENOX. *Ver Enoxaparina*
*Loxapina*, 276f
*Lubiprostona*, 615, 661
LUGOL's. *Ver Iodo e iodeto de potássio*
LUMIGAN. *Ver Bimatoprosta*
LUNESTA. *Ver Eszopiclona*

LUPRON. *Ver Leuprolida*
*Lurasidona*, 276f, 279
LUVOX. *Ver Fluvoxamina*
LYRICA. *Ver Pregabalina*
LYSTEDA. *Ver Ácido tranexâmico*

# M

Maconha, 720–721
MACROBID. *Ver Nitrofurantoína*
MACRODANTINA. *Ver Nitrofurantoína*
Macrolídeos, 455f, 462–464, 486f
    absorção, 463, 463f
    aplicações terapêuticas dos, 462f
    distribuição dos, 463
    efeitos adversos dos, 464
    espectro antibacteriano dos, 462–463
    excreção dos, 463
    farmacocinética dos, 463
    interações medicamentosas com, 464
    mecanismo de ação dos, 26, 462
    metabolismo, 463
    para tuberculose, 492
    resistência aos, 463
*Mafenida*, 472f
Magnésio, perda, tiazídicos e, 136
Magnésio, perda urinária de, 136
Malária, 532–537. *Ver também Plasmodium malariae*
MALARONE. *Ver Atovaquona–proguanil*
Mania, 263
*Manitol*, 131f, 142
MAO. *Ver* Monoaminoxidase (MAO)
*Maprotilina*, 263f
*Maraviroque*, 510f–511f, 524
MARCAINE. *Ver Bupivacaína*
MARPLAN. *Ver Isocarboxazida*
Maturação pulmonar, fetal, corticosteroides para, 405
MAVYRET. *Ver Glecaprevir/pibrentasvir*
MAXIPIME. *Ver Cefepima*
MDMA. *Ver* Metilenodioximetanfetamina (MDMA)
*Mebendazol*, 545
*Meclizina*, 602
*Mecloretamina*, 568
Medicamentos anticonvulsivantes, 289–297
    indicações para, 290f
    mecanismo de ação dos, 289
    primários, 290f
Medicina de precisão, 728
Medicina genômica, 728
Medicina personalizada, 728
MEDROL. *Ver Metilprednisolona*
*Medroxiprogesterona*, 385f–386f
*Medroxiprogesterona, acetato*, 393
*Mefloquina*, 535–536
MEFOXIN. *Ver Cefoxitina*
Meglitinidas, 376–377
Meia-vida, 2
    definição de, 11, 11f
    e tempo necessário para atingir a concentração plasmática do fármaco no estado estacionário, 17
*Melarsoprol*, 539–541
Melatonina, receptores, *ramelteona e*, 257
*Melfalana*, 568
*Memantina*, 231f, 241
MENOPUR. *Ver Menotropinas*
*Menotropinas*, 355f, 359
MENTAX. *Ver Butenafina*
*Meperidina*, 323f, 332
MEPHYTON. *Ver Vitamina K1 (fitomenadiona)*
*Mepivacaína*, 302f
*Meprobamato*, 248f
6-*Mercaptopurina*, 560–561, 667
*Meropeném*, 437f–438f
MERREM. *Ver Meropeném*
MESTINON. *Ver Piridostigmina*
Metabolismo de fármacos, 1, 1f
Metabolismo de fase I, 13
Metabolismo de fase II, 15

Metabolismo de primeira passagem, 8, 9f
Metabolismo ósseo, fármacos que afetam, 411–416
*Metacolina*, 52f
*Metadona*, 323f, 327f, 331
*Metanfetamina*, 82, 341f, 344
Metanol, 707, 709f
*Metaproterenol*, 81f, 93
*Metazolamida*, 108f
*Metenamina*, 472f, 481–482, 482f
*Metformina*, 367f–368f, 375
METHADOSE. *Ver Metadona*
*Meticilina*, 438–439
*Metildopa*, 126
*Metilenodioximetanfetamina* (MDMA), 718
*Metilfenidato*, 341f, 346–347
    efeitos adversos do, 347, 347f
    farmacocinética do, 347
    mecanismo de ação, 347
    usos terapêuticos, 347
*Metilprednisolona*, 401f, 404f, 586f, 589f
*Metiltestosterona*, 397, 397f
Metiltriazenoimidazol, carboxamida (MTIC), 567
Metilxantinas, 341–342
    ações das, 341–342
    efeitos adversos das, 342
    farmacocinética das, 342
    mecanismo de ação, 341
    usos terapêuticos das, 342
*Metimazol*, 355f, 363
*Metolazona*, 115f–116f, 120, 131f, 134, 136
*Metoprolol*, 102f, 115f–116f, 155, 175, 363
*Metoprolol, succinato*, 155
*Metotrexato* (MTX), 478, 559–560, 623, 666, 699
    administração e destino do, 561f
    com leucovorina, 560
    efeitos adversos do, 560
    farmacocinética do, 560
    mecanismo de ação do, 560, 560f
    usos terapêuticos do, 560
*Metoxsaleno*, 697
METROGEL. *Ver Metronidazol*
*Metronidazol*, 425, 696, 530–531, 531f
    efeitos adversos do, 531
    farmacocinética do, 530–531
    mecanismo de ação do, 530
*Mexiletina*, 174
MIACALCIN. *Ver Calcitonina*
*Miastenia gravis* (MG), 59
*Micafungina*, 496f, 503–504
MICARDIS. *Ver Telmisartana*
Micobactérias não tuberculosas (MNT), 486, 493
*Micofenolato*, 589f, 592, 592f
*Miconazol*, 496f
Micoses, 496
    cutâneas, 496f, 504–507
    subcutâneas, 496f, 496–504
MICROZIDE. *Ver Hidroclorotiazida* (HCTZ)
MIDAMOR. *Ver Amilorida*
*Midazolam*, 248f, 251
*Midodrina*, 81f
Midríase, 72
MIFEPREX. *Ver Mifepristona*
*Mifepristona*, 385g–386f, 391
*Miglitol*, 367f–368f, 379
MIGRANAL. *Ver Di-hidroergotamina*
*Milrinona*, 163
*Miltefosina*, 541
Mineralização óssea, 411
Mineralocorticoides, 402, 404f
MINIPRESS. *Ver Prazosina*
MINITRAN. *Ver Nitroglicerina*
*Minociclina*, 455f, 458, 691, 696
MINOCIN. *Ver Minociclina*
*Minoxidil*, 127, 701
MIOCHOL-E. *Ver Acetilcolina*
Miose, 58
MIOSTAT. *Ver Carbacol*
*Mirabegrona*, 81f, 94
MIRALAX. *Ver Polietilenoglicol*

MIRAPEX. *Ver* Pramipexol
*Mirtazapina*, 263f, 267–268
MIRVASO. *Ver* Brimonidina
*Misoprostol,* 615, 654
*Mitoxantrona,* 563–564
MIVACRON. *Ver* Mivacúrio
*Mivacúrio*, 302f
MNT. *Ver* Micobactérias não tuberculosas (MNT)
MOBIC. *Ver* Meloxicam
*Modafinila*, 347–348
MODERIBA. *Ver* Ribavirina
Moduladores seletivos de receptores de estrogênio (MSREs), 385f, 388–390, 571–572
　efeitos adversos dos, 390
　farmacocinética dos, 389–390
　mecanismo de ação dos, 389, 389f
　para osteoporose, 415
　usos terapêuticos dos, 389
*Moexiprila*, 115f–116f
Moléculas efetoras, 24. *Ver também Segundo mensageiro*
*Molindona*, 276f
Molly. *Ver* Metilenodioximetanfetamina (MDMA)
MONISTAT-1. *Ver* Tioconazol
Monoaminoxidase (MAO), 95, 270, 270f. *Ver também* Inibidores da monoaminoxidase
Monobactâmicos, 437f–438f, 447
Monofosfato de adenosina cíclico (AMPc)
　como segundo mensageiro, 26, 82
　e atividade plaquetária, 194, 194f
Monofosfato de guanosina cíclico (GMPc), 187
　inibidores de PDE, efeitos sobre, 671
　na ereção peniana, 670, 671f
Monóxido de carbono, envenenamento por, 708–709
*Montelucaste,* 645
MONUROL. *Ver* Fosfomicina
*Morfina*, 15, 323f
　ações da, 325–326
　ações hormonais, 326
　administração da, 326
　analgesia e, 325
　cardiovascular, 326
　depressão do reflexo da tosse, 325
　distribuição da, 326
　efeitos adversos, 328
　êmese, 325
　euforia, 325
　farmacocinética da, 326, 328
　formulações de liberação prolongada, 2
　interações medicamentosas com, 329
　liberação de histamina, 326
　mecanismo de ação, 324–329
　meia-vida da, 2
　metabolismo e eliminação, 328
　miose, 325
　parto, 326
　respiração, 325
　tolerância e dependência física, 328
　trato GI, 325–326
　trato urinário, 326
Morfina-6-glicuronídeo, 15, 328
MORPHABOND. *Ver* Morfina
Mostarda nitrogenada. *Ver* Mecloretamina
MOTRIN. *Ver* Ibuprofeno
MOXEZA. *Ver* Moxifloxacino
*Moxidectina*, 546
*Moxifloxacino*, 476
MRSA. *Ver Staphylococcus aureus* resistente à meticilina (MRSA)
MRSE. *Ver Staphylococcus epidermidis* resistente à meticilina (MRSE)
MS CONTIN. *Ver* Morfina
MSSA. *Ver Staphylococcus aureus* sensível à meticilina (MSSA)
mTOR, inibidores, 591
MTX. *Ver* Metotrexato (MTX)
MULTAQ. *Ver* Dronedarona
*Mupirocina,* 694–695
Muscarina, 55

Muscarínico, agonistas, 55
Muscarínicos, receptores, 55
　bloqueio, por antidepressivos tricíclicos, 263
MUSE. *Ver* Alprostadil
MYAMBUTOL. *Ver* Etambutol
MYCAMINE. *Ver* Micafungina
*Mycobacterium avium*, 462f
*Mycobacterium tuberculosis*, 429, 486, 487f
　fármacos usados para tratar, 466
MYCOBUTIN. *Ver* Rifabutina
*Mycoplasma pneumoniae*, 457f
MYDAYIS. *Ver* Anfetamina
MYDRIACYL. *Ver* Tropicamida
MYLERAN. *Ver* Bussulfano
MYRBETRIQ. *Ver* Mirabegrona
MYSOLINE. *Ver* Primidona

# N

NAC. *Ver N*-acetilcisteína (NAC)
*N*-acetilcisteína (NAC), 707
*N*-acetilprocainamida (NAPA), 173
*Nadolol*, 102f, 115f–116f, 182f
*Nafarelina*, 355f
*Nafcilina*, 437f–438f, 441, 441f
*Naftifina*, 505–506
NAFTIN. *Ver* Naftifina
*Nalbufina*, 323f, 325, 334
*Naloxona*, 323f, 325, 335–337, 706
*Naltrexona*, 323f, 337
NAMENDA. *Ver* Memantina
Não di-hidropiridínico, 182f
NAPA (*N*-acetilprocainamida), 173
NARCAN. *Ver* Naloxona
Narcolepsia, 345
NARDIL. *Ver* Fenelzina
NAROPIN. *Ver* Ropivacaína
NASACORT. *Ver* Triancinolona
NASALCROM. *Ver* Cromoglicato
*Natalizumabe*, 242f, 243
NATAZIA. *Ver* Dienogeste
*Nateglinida*, 367f, 376–377
Náuseas e êmeses induzidos por quimioterapia (NEIQs), 655–658, 655f
NAVELBINE. *Ver* Vinorelbina
*Nebivolol*, 102f, 115f–116f, 121, 182f
NEBUPENT. *Ver* Pentamidina
*Necator americanus*, 545
Necrólise epidermal tóxica, 433, 444
*Nefazodona*, 263f, 268
NEIQ. *Ver* Náuseas e êmeses induzidos por quimioterapia (NEIQs)
*Nelfinavir*, 522
Nematódeos, 545–549, 547f
NEMBUTAL. *Ver* Pentobarbital
Neoestriado, na doença de Parkinson, 233
*Neomicina*, 455f, 695
NEORAL. *Ver* Ciclosporina
*Neostigmina*, 52, 60
NEO-SYNEPHRINE. *Ver* Fenilefrina
Nervo vago, 44
NESACAINE. *Ver* Cloroprocaína
NESINA. *Ver* Alogliptina
NEUPOGEN. *Ver* Filgrastim
NEUPRO. *Ver* Rotigotina
Neuraminidase, inibidores, 510–511
Neurolépticos. *Ver* Antipsicóticos, fármacos
Neurônios aferentes, do sistema nervoso autônomo, 39
Neurônios colinérgicos, 52–55
Neurônios efetores, do sistema nervoso autônomo, 40, 40f
Neurônios motores, 45
Neurônios parassimpáticos, 42
Neurônios pós-ganglionares, 38, 38f, 41f, 44f
Neurônios pré-ganglionares, 40
NEURONTIN. *Ver* Gabapentina
Neurotransmissão, 45
　em neurônios colinérgicos, 52–55
　segundos mensageiros e, 26
　sistema nervoso central, 231–232

Neurotransmissor(es), 46
　captação ou liberação, fármacos que afetam, 102f
　excitatório, 232
　inibitório, 232
　sistema nervoso central, 231–232
Neutropenia, agentes usados para tratar, 684–685
*Nevirapina*, 510f–511f, 521
NEXPLANON. *Ver* Etonogestrel (subcutânea)
*Niacina*, 215f, 225–226
NIASPAN. *Ver* Niacina
*Nicardipino*, 127
*Niclosamida*, 549
NICODERM CQ. *Ver* Nicotina
NICODERM. *Ver* Nicotina
NICORETTE. *Ver* Nicotina
*Nicotina*, 52f, 56, 341f, 342–344
　ações da, 343
　efeitos adversos da, 343
　efeitos centrais, 343
　efeitos periféricos, 343
　farmacocinética da, 343
　mecanismo de ação, 343
Nicotínico, receptor(es), 48
NICOTROL. *Ver* Nicotina
*Nifedipino*, 182f, 186
*Nifurtimox*, 540, 540f
NILANDRON. *Ver* Nilutamida
*Nilutamida*, 397f, 398
NIMBEX. *Ver* Cisatracúrio
NIPRIDE. *Ver* Nitroprusseto
*Nistatina*, 496f, 506
*Nitazoxanida*, 542
Nitratos, 182f
　efeitos adversos dos, 187–188
　farmacocinética dos, 187
　mecanismo de ação, 187
　orgânicos. (*Ver* Nitratos orgânicos)
Nitratos orgânicos
　efeitos adversos, 187–188
　farmacocinética, 187
　mecanismo de ação, 187
NITRO-DUR. *Ver* Nitroglicerina
*Nitrofurantoína*, 472f, 482
*Nitroglicerina*, 158–159, 182f
NITROPRESS. *Ver* Nitroprusseto
*Nitroprusseto*, 158–159
Nitrosoureias, 566, 566f
NITROSTAT. *Ver* Nitroglicerina
*Nivolumabe,* 576
NIZORAL. *Ver* Cetoconazol
*N*-Metil-D-aspartato (NMDA), 308
*N*-Metil-D-aspartato (NMDA), receptor, 308
*N*-Metil-D-aspartato (NMDA), receptor de glutamato, 239, 267
Nó atrioventricular (AV), 168
NO DOZ. *Ver* Cafeína
Nó sinoatrial (SA), 56, 168
Nomograma de Rumack-Matthew, para paracetamol, 708f
NORCO. *Ver* Hidrocodona
*Norelgestromina (transdérmica)*, 385f–386f
*Norelgestromina*, 393
*Norepinefrina*, 46, 81f
　antagonistas adrenérgicos e, 103
　armazenamento em vesículas, 82
　efeitos adversos, 103
　liberação da, 82
　monoaminoxidase e, 82
　recapturada, destinos potenciais da, 82
　remoção da, 82
　síntese de, 81
*Noretindrona*, 385f–386f
*Noretindrona, acetato*, 385f–386f
*Norgestimato*, 385f–386f
NORPACE. *Ver* Disopiramida
NORPRAMIN. *Ver* Desipramina
*Nortriptilina*, 263f
NORVASC. *Ver* Anlodipino

NORVIR. *Ver Ritonavir*
NOVOLIN N. *Ver insulina NPH, suspensão*
NOVOLIN R. *Ver Insulina regular*
NOVOLOG. *Ver Insulina asparte*
NOXAFIL. *Ver Posaconazol*
Nucleosídeo, análogos. *Ver Abacavir* (ABC); *Didanosina*; *Entricitabina*; *Lamivudina*; *Zidovudina*
NUCYNTA. *Ver Tapentadol*
NULOJIX. *Ver Belatacepte*
NUVARING. *Ver Etonogestrel* (anel *vaginal*)
NUVIGIL. *Ver Armodafinil*

## O

OATP1A2, 740–741
OATP1B1, 740
Obesidade, fármacos para, 348–350
*Ocitocina*, 355f, 360
Ocrelizumabe, 242f, 243
OCREVUS. *Ver Ocrelizumabe*
*Octreotida*, 355f, 358
ODEFSEY. *Ver Rilpivirina + tenofovir alafenamida + entricitabina*
OFIRMEV. *Ver Paracetamol*
*Olanzapina*, 276f, 282
*Olanzapina pamoato*, 280
*Óleo de castor*, 660
*Óleo mineral*, 660
*Oliceridina*, 335
*Olmesartana*, 115f–116f
*Olopatadina*, 602
*Omalizumabe*, 640
OMNICEF. *Ver Cefdinir*
Oncocercose, 546, 547f
ONCOVIN, 554
ONFI. *Ver Clobazam*
ONGLYZA. *Ver Saxagliptina*
ONMEL. *Ver Itraconazol*
ONZETRA. *Ver Sumatriptana*
OPANA. *Ver Oximorfona*
Opioide(s), 313–314, 323f
    CYP2D6, 735–736
    efeitos adversos dos, 331f
    mecanismo de ação dos, 324–325
    para tosse, 645–646
    propriedades analgésicas dos, 323–324
    usos clínicos dos, 328f
Opioides, agonista(s), 324–332
    eficácia, 329f
    forte, 323f
    moderados/baixos, 323f
    origem dos, 324f
    parcial, 323f
    receptor μ (mu), mecanismo de ação dos, 326f
Opioides, agonista-antagonista(s), misto, 334
Opioides, antagonistas, 335–337
Opioides, receptores, 323–324
    δ (delta), 323–324
    κ (kappa), 323–324
    μ (mu), 323–324
ORACEA. *Ver Doxiciclina*
ORAP. *Ver Pimozida*
ORAPRED. *Ver Prednisolona*
ORBACTIV. *Ver Oritavancina*
ORENCIA. *Ver Abatacepte*
ORENITRAM. *Ver Treprostinila*
Orexinas, antagonistas do receptor de, 258, 259f
Organismo multirresistente, fator de risco para, 427
Organofosfato, toxicidade, 710–711
Organofosforado, 62
*Oritavancina*, 450, 451f
ORTHO MICRONOR. *Ver Noretindrona*
ORTHO TRI-CYCLEN. *Ver Norgestimato*
ORTHO-NOVUM. *Ver Noretindrona*
OSCIMIN. *Ver Hiosciamina*
*Oseltamivir*, 510, 510f–511f
OSMITROL. *Ver Manitol*
*Ospemifeno*, 385f–386f

OSPHENA. *Ver Ospemifeno*
Osteoartrite, 403
Osteomalácia, 411
Osteonecrose, 413
Osteoporose, 388f, 389, 411
    pós-menopausa, 416
    prevenção da, 411–412, 412f
    tratamento da, 411f, 412–416
Ototoxicidade, 139
OTREXUP. *Ver Metotrexato*
*Oxacilina*, 437f–438f, 441, 441f
*Oxaliplatina*, 568
OXANDRIN. *Ver Oxandrolona*
*Oxandrolona*, 397f, 397
OXAYDO. *Ver Oxicodona*
*Oxazepam*, 248f
Oxazolidinonas, 455f, 465–466, 466f
*Oxcarbazepina*, 287f, 294, 298f
*Oxibutinina*, 67f
*Oxicodona*, 323f, 327f, 329, 736
*Oxiconazol*, 496f
*Oximetazolina*, 81f, 92, 696
*Oximorfona*, 323f, 327, 329
OXISTAT. *Ver Oxiconazol*
OXYCONTIN. *Ver Oxicodona*
OXYTROL. *Ver Oxibutinina*
OZEMPIC. *Ver Semaglutida*
*Ozenoxacina*, 695

## P

$P2Y_{12}$, antagonista do receptor, 198–199
PACERONE. *Ver Amiodarona*
*Paclitaxel*, 7, 570
PAE. *Ver Efeito pós-antimicrobiano (PAE)*
*Paliperidona*, 276f, 279–280
*Paliperidona palmitato*, 280
PAMELOR. *Ver Nortriptilina*
*Pamidronato*, 411f, 412
*Pancurônio*, 67f, 74–75, 302f
*Paracetamol*, 302f, 622
    + hidrocodona, 329–330
    + oxicodona, 329
    efeitos adversos, 622
    farmacocinética, 622
    fases do, 707f
    metabolismo do, 624f, 707f
    nomograma de Rumack-Matthew para, 708f
    toxicidade do, 707f
    usos terapêuticos, 622
*Paracetamol*. *Ver Paracetamol*
Parada cardíaca, *epinefrina* para, 88
Paragonimíase, 548f
Parar de fumar, 344
*Parationa*, 61
Parkinsonismo, 233
    secundário, 234
PARLODEL. *Ver Bromocriptina*
PARNATE. *Ver Tranilcipromina*
*Paromomicina*, 531, 541
*Paroxetina*, 263f, 265, 735
PASER. *Ver Ácido aminosalicílico*
PATADAY. *Ver Olopatadina*
PATANASE. *Ver Olopatadina*
PATANOL. *Ver Olopatadina*
PAXIL. *Ver Paroxetina*
PEDIAPRED. *Ver Prednisolona*
PEGASYS. *Ver Alfapeginterferona 2a*
*Pegloticase*, 630
Pele, 690
    seção transversal da, 691f
*Pembrolizumabe*, 576
*Pemetrexeda*, 559–560
*Penciclovir*, 510f–511f, 518
*Penicilina*, 425, 437f–438f, 437–442
    absorção da, 441
    administração da, 441
    alergia a, e alergia à *cefalosporina*, 444–445

    amplo espectro, 438
    antiestafilocócico, 438–439
    antipseudomonal, 439
    destino da, 442f
    diarreia causada por, 442
    distribuição da, 441
    espectro antibacteriano da, 437–438
    estabilidade ácida da, 441f
    excreção da, 441
    farmacocinética da, 441
    índice terapêutico da, 34
    mecanismo de ação da, 437
    metabolismo da, 441
    natural, 438
    nefrite causada por, 442
    neurotoxicidade causada por, 442
    penetração no LCS, 441, 442f
    reações adversas a, 441–442, 443f
    reações de hipersensibilidade a, 441–442
    resistência a, 439–440
    resistente à penicilinase, 438–439
    semissintético, 438
    toxicidade hematológica causada por, 442
*Penicilina G*, 437f–439f, 438, 441
*Penicilina G benzatina*, 437f–438f
*Penicilina G procaína*, 437f–438f
*Penicilina V*, 437f–438f, 438, 441
PENLAC. *Ver Ciclopirox*
PENTAM. *Ver Pentamidina*
*Pentamidina*, 538–539
    efeitos adversos, 539
    farmacocinética da, 539
    mecanismo de ação da, 539
*Pentazocina*, 323f, 325f, 334
*Pentobarbital*, 248f, 255. *Ver também Barbitúricos*
Peptídeo natriurético tipo B recombinante, insuficiência cardíaca, 147
Peptídeo relacionado ao gene da calcitonina (CGRP), antagonistas do receptor do, 608
Peptídeo semelhante ao glucagon, agonistas do receptor do, 349, 373–374
Peptídeos natriuréticos, 149–150
PEPTO-BISMOL. *Ver Subsalicilato de bismuto*
*Perampanel*, 287f, 294
PERCOCET. *Ver Oxicodona*
*Perfenazina*, 276f
PERFOROMIST. *Ver Formoterol*
*Perindopril*, 115f–116f
Peróxido de benzoíla, 692
PERSANTINE. *Ver Dipiridamol*
PFIZERPEN. *Ver Penicilina G*
pH
    e absorção de fármacos, 6
    instabilidade química, 8
*Pilocarpina*, 52f, 56, 58–59
*Pimozida*, 276f, 279
*Pindolol*, 102f, 110, 115f–116f
*Pioglitazona*, 367f, 377
*Piperacilina*, 429f, 439, 440f
*Pirantel, pamoato*, 545–546
*Pirazinamida*, 486f, 487
    para tuberculose, 490
*Piridostigmina*, 52f, 60
*Piridoxina* (vitamina $B_6$), interações medicamentosas com, 236
*Pirimetamina*, 472f, 477, 537, 541
*Pitavastatina*, 215f, 218
PITOCIN. *Ver Ocitocina*
PLAN B ONE-STEP. *Ver Levonorgestrel*
PLAQUENIL. *Ver Hidroxicloroquina*
Plaquetas(s)
    em repouso, 194–195, 195f
    resposta à lesão vascular, 193–196
Plasmódio, 532, 534f
*Plasmodium falciparum*, 532
*Plasmodium knowlesi*, 532
*Plasmodium malariae*, 532
*Plasmodium ovale*, 532
*Plasmodium vivax*, 532

PLAVIX. *Ver* Clopidogrel
Plexo mioentérico, 45
PLPs. *Ver* Proteínas de ligação à penicilina (PLPs)
*Pneumocystis jirovecii*, 480, 492, 535, 538–539, 542
Pneumonia adquirida na comunidade (PAC), 476
Pneumonia por *Pneumocystis jirovecii*, 480*f*
Poiquilotermia, 282
*Polietilenoglicol* (PEG), 660
Polimerase NS5B, inibidores, 515
*Polimixina*, 695
*Polimixina B*, 452
Polimixinas, 452
Polimorfismo de nucleotídeo único (SNP), 728
Polimorfismos genéticos, em isoenzimas do citocromo P450, 14
*Pomalidomida*, 578
Porinas, 440
*Posaconazol*, 496*f*, 501, 504*f*
Potência, fármacos, 28–29, 29*f*
Potenciadores farmacocinéticos, 510*f*–511*f*, 518
Potenciais pós-sinápticos excitatórios (PPSEs), 232
Potenciais pós-sinápticos inibitórios (PPSIs), 232
Potenciais sinápticos, no sistema nervoso central, 232–233
Potencial de ação, cardíaco, 168, 169*f*
Potencial de ação cardíaco, 168, 169*f*
Potencialização de fármacos, sulfonamidas, 478
PPARs. *Ver* Receptores ativados por proliferadores de peroxissoma (PPARs)
PPSE. *Ver* Potenciais pós-sinápticos excitatórios (PPSEs)
PRADAXA. *Ver* Dabigatrana
*Pralatrexato*, 559–560
*Pralidoxima*, 52*f*, 62
PRALUENT. *Ver* Alirocumabe
*Pramipexol*, 231*f*, 238–239
PRANDIN. *Ver* Repaglinida
*Pranlintida*, 367*f*–368*f*, 373
*Prasugrel*, 193*f*
  efeitos adversos do, 199
  farmacocinética do, 199
  mecanismo de ação do, 198
  usos terapêuticos do, 199
PRAVACHOL. *Ver* Pravastatina
*Pravastatina*, 215*f*, 218
PRAXBIND. *Ver* Idarucizumabe
*Praziquantel*, 548–549
*Prazosina*, 102*f*, 103–104, 126
PRECEDEX. *Ver* Dexmedetomidina
PRECOSE. *Ver* Acarbose
*Prednisolona*, 401*f*, 406, 589*f*
*Prednisona*, 242*f*, 401*f*, 406, 556, 589*f*
  para artrite reumatoide, efeitos adversos relacionados à dose de, 406
*Pregabalina*, 287*f*, 291*f*, 295
PRELONE. *Ver* Prednisolona
PREMARIN. *Ver* Estrogênio conjugado
Pressão sanguínea. *Ver também* Hipertensão; Hipotensão
  arterial, fatores que afetam, 116, 117*f*
  classificação, 116, 116*f*
  mecanismos de controle, 116–117
*Pretomanida*, 492
PREVALITE. *Ver* Colestiramina
PREZISTA. *Ver* Darunavir
PRIFTIN. *Ver* Rifapentina
*Primaquina*, 532–533
  efeitos adversos da, 532–533
  farmacocinética da, 532
  mecanismo de ação da, 532
PRIMAXIN. *Ver* Imipeném/cilastatina
*Primidona*, 287*f*, 291*f*, 295
PRIMSOL. *Ver* Trimetoprima
PRINIVIL. *Ver* Lisinopril
PRISTIQ. *Ver* Desvenlafaxina
PROAIR HFA. *Ver* Salbutamol
PROAIR. *Ver* Salbutamol
*Probenecida*, 441, 629

PROBUPHINE. *Ver* Buprenorfina
*Procainamida*, 173–174
PROCARDIA. *Ver* Nifedipino
Processo de primeira ordem, definição do, 11
*Proclorperazina*, 276*f*
PROCOMP. *Ver* Proclorperazina
PROCRIT. *Ver* Alfaepoetina
Produtos celulares, 577–578
*Progesterona*, 385*f*–386*f*
  antagonista, 391
progestogênios, 385*f*–386*f*
  efeitos adversos dos, 391
  farmacocinética dos, 391
  mecanismo de ação dos, 390, 390*f*
  usos terapêuticos dos, 391
PROGRAF. *Ver* Tacrolimo
*Proguanila*, 535
*Prolactina*, 359
PROLIA. *Ver* Denosumabe
PROMETRIUM. *Ver* Progesterona
*Propafenona*, 174–175
PROPECIA. *Ver* Finasterida
*Propiltiouracila* (PTU), 355*f*, 363
*Propofol*, 302*f*
*Propranolol*, 102*f*, 115*f*–116*f*, 122, 182*f*, 363
  ações do, 105–106
  angina pectoris, 106
  arritmias causadas por, 105
  broncoconstrição causada por, 106
  e metabolismo da glicose, 106
  efeitos adversos do, 107–108
  efeitos cardiovasculares do, 105
  farmacocinética, 107
  para enxaqueca, 106–107
  para hipertensão, 106
  para hipertireoidismo, 107
  para infarto do miocárdio, 106
  usos terapêuticos do, 106–107
  vasoconstrição periférica causada por, 105–106
PROSCAR. *Ver* Finasterida
*Prostaciclina* (PGI$_2$), análogos, 616
Prostaglandina E$_2$, análogos, 615–616
Prostaglandina F$_{2\alpha}$, análogos, 616
Prostaglandina(s), 108, 613–616
  ações, 614–615
  como mediadores locais, 614
  para úlcera péptica, 654, 654*f*
  PGE$_2$, análogos, 615–616
  PGF$_{2\alpha}$, análogos, 616
  PGI$_2$, análogos, 616, 617*f*
  síntese, 614
  usos terapêuticos, 615, 616*f*
  via da cicloxigenase, 614, 614*f*
  via da lipoxigenase, 614, 615*f*
PROSTIN VR. *Ver* Alprostadil
*Protamina, sulfato*, 193*f*, 205, 211–212
Protease, inibidores, 489, 510*f*–511*f*, 514–515, 523*f*–525*f*
  efeitos adversos dos, 522
  farmacocinética, 522
  interações medicamentosas com, 522–523
  mecanismo de ação dos, 522
  resistência a, 523
Protease NS3/NS4A, inibidores, 514–515
Proteassomo, inibidores, 579
Proteína cinase C (PKC), 55
Proteína da vesícula sináptica (SV2A), 292
Proteína de transferência de triglicerídeos microssomais, inibidor, 224
Proteína isoforma 1 do receptor de rianodina (RYR1), 743
Proteína(s) plasmática(s), ligação de fármacos à, e distribuição de fármacos, 10
Proteínas carreadoras, 4
Proteínas de ligação à *penicilina* (PLPs), 437, 440
Proteínas G, 26, 26*f*
  G$_i$, 26
  G$_q$, 32
  G$_s$, 26

Proteínas teciduais, fármaco ligado a, e distribuição de fármacos, 10
*Proteus mirabilis*, 438
PROTOPAM. *Ver* Pralidoxima
*Protriptilina*, 263*f*
PROVENTIL. *Ver* Salbutamol
PROVERA. *Ver* Medroxiprogesterona
PROVIGIL. *Ver* Modafinila
PROVOCHOLINE. *Ver* Metacolina
PROZAC. *Ver* Fluoxetina
*Pseudoefedrina*, 81*f*, 95–6
*Pseudomonas aeruginosa*, 439, 473, 475
Pseudotumor cerebral, 458
Psicose, 278. *Ver também* Esquizofrenia
Psoríase, 698*f*
  fármacos para, 698–701
PTT. *Ver* Púrpura trombocitopênica trombótica (PTT)
PURINETHOL. *Ver* 6-Mercaptopurina
Púrpura trombocitopênica trombótica (PTT), 199

## Q

QUALAQUIN. *Ver* Quinina
*Quazepam*, 248*f*
QUELICIN. *Ver* Succinilcolina
QUESTRAN. *Ver* Colestiramina
*Quetiapina*, 273, 276*f*
Quimioterapia neoadjuvante, 554
*Quinapril*, 115*f*–116*f*
*Quinidina*, 270, 173–174, 536
QUINIDINE GLUCONATE. *Ver* Quinidina
*Quinina*, 536, 538
Quinolonas. *Ver* Fluoroquinolonas
*Quinupristina/Dalfopristina*, 455*f*, 468–469

## R

RADICAVA. *Ver* Edaravona
*Raloxifeno*, 385*f*, 389, 389*f*, 415, 571
*Raltegravir*, 510*f*–511*f*
*Ramelteona*, 248*f*, 257
*Ramipril*, 115*f*–116*f*
RANEXA. *Ver* Ranolazina
*Ranitidina*, 651
RANKL, inibidores, 413
*Ranolazina*, 179, 182*f*, 184, 189
RAPAFLO. *Ver* Silodosina
Rapamicina. *Ver também* Sirolimo
RAPAMUNE. *Ver* Sirolimo
*Rasagilina*, 231*f*, 237
RAZADYNE. *Ver* Galantamina
Reabsorção óssea, 411
Reações de conjugação, interações medicamentosas com, 15
REBETOL. *Ver* Ribavirina
REBIF. *Ver* Betainterferona 1a
Receptor 5-HT$_3$, antagonistas, 657
Receptor de adenosina, antagonista, 240
Receptor de mineralocorticoides, antagonistas, 153
Receptor(es). *Ver também* Complexo fármaco-receptor
  ativado (R*), 26
  de reserva, 27
  dessensibilização/regulação negativa dos, 27–28
  estados dos, 25
  famílias de (tipos de), 25
  inativo (R) (não ligado), 26, 32
  ligação do fármaco ao, 10
  membrana, 46
Receptores acoplados à proteína G, 26, 26*f*
Receptores ativados por proliferadores de peroxissomo (PPARs), 224–225
Receptores colinérgicos (colinoceptores), 55–56. *Ver também* Receptores muscarínicos; Receptores nicotínicos
Receptores de membrana, 46
Receptores de reserva, 27
Receptores muscarínicos, 55
  bloqueio, por antidepressivos tricíclicos, 263

Receptores nicotínicos, 48
RECLAST. *Ver Ácido zoledrônico*
5α-redutase, inibidores
    efeitos adversos, 675
    farmacocinética, 675
    mecanismo de ação, 675
Reentrada, 171, 171f
Regime de dosagem(s)
    dose fixa/tempo fixo, 18–19
    e ajuste de dose, 20, 21f
    infusão contínua, 17–18
    otimização do, 19
    projeto de, 17–21
Relação dose-resposta quantal, 34
Relações dose-resposta
    graduada, 28–29
    quantal, 34
RELENZA. *Ver Zanamivir*
REMERON. *Ver Mirtazapina*
REMICADE. *Ver Infliximabe*
*Remifentanila*, 323f, 325f, 330–331
Remodelação óssea, fármacos usados para tratar, 411, 411f
REMODULIN. *Ver Treprostinila*
*Rendesivir*, 512
RENFLEXIS. *Ver Infliximabe*
Renina, inibidores de, para hipertensão, 115f–116f, 124
Renina, liberação de, *epinefrina e*, 87
REOPRO. *Ver Abciximabe*
*Repaglinida*, 367f–368f
REPATHA. *Ver Evolocumabe*
REQUIP. *Ver Ropinirol*
*Reserpina*, 82, 102f
Resinas ligadoras de ácidos biliares, 221–222
*Reslizumabe*, 641
Resposta de luta ou fuga, 43, 44f
Respostas de repouso e digestão, 43
RESTORIL. *Ver Temazepam*
*Retapamulina*, 695
Retinoides, 693, 699
RETROVIR. *Ver Zidovudina*
REVIA. *Ver Naltrexona*
REXULTI. *Ver Brexpiprazol*
REYATAZ. *Ver Atazanavir*
RHEUMATREX. *Ver Metotrexato*
RHOFADE. *Ver Oximetazolina*
*Ribavirina*, 510f–511f, 511–512, 512f, 515
*Rifabutina*, 486f
    para tuberculose, 489
RIFADIN. *Ver Rifampina*
*Rifampina*, 486f, 487
    e indução do citocromo P450, 14
    para tuberculose, 488–489
*Rifapentina*, 486f
    para tuberculose, 489
*Rilpivirina + tenofovir alafenamida + entricitabina*, 510f–511f
*Rilpivirina + tenofovir disoproxil fumarato + entricitabina*, 510f–511f
*Rilpivirina*, 510f–511f, 521
RILUTEK. *Ver Riluzol*
*Riluzol*, 242f, 244
*Rimantadina*, 510f–511f, 511
Rinite alérgica
    anti-histamínicos para, 644
    corticosteroides para, 644
    fármacos usados para tratar, 644–645
Rins, depuração de fármacos pelos, 15–16
*Risedronato*, 411f, 413
RISPERDAL. *Ver Risperidona*
*Risperidona*, 276f, 279–280, 283f
    microesferas, 280
RITALIN. *Ver Metilfenidato*
*Ritonavir*, 510f–511f, 523
    como indutor do citocromo P450, 15
RITUXAN. *Ver Rituximabe*
*Rituximabe*, 554, 586f, 587–588, 626
*Rivaroxabana*, 193f, 208–209, 212
*Rivastigmina*, 52f, 60, 231f, 240–241

ROBINUL. *Ver Glicopirrolato*
*Rocurônio*, 67f, 75, 302f
*Roflumilaste*, 642–643
ROGAINE. *Ver Minoxidil*
*Ropinirol*, 231f, 238–239
*Ropivacaína*, 302f
Rosácea, fármacos para, 695–696
*Rosiglitazona*, 367f–368f, 377
*Rosuvastatina*, 215f, 218
Rotas de administração de fármacos, 1–4, 2f
*Rotigotina*, 231f, 239
ROXICODONE. *Ver Oxicodona*
ROZEREM. *Ver Ramelteona*
*Rufinamida*, 295
RYTHMOL. *Ver Propafenona*

## S

SABRIL. *Ver Vigabatrina*
*Sacubitril/valsartana*
    ações do, 154
    efeitos adversos do, 154
    farmacocinética do, 154
    uso terapêutico de, 154
*Safinamida*, 237
*Sais de lítio*, 272
SALAGEN. *Ver Pilocarpina*
*Salbutamol*, 81f, 93, 94f
*Salmeterol*, 81f, 94
SANDIMMUNE. *Ver Ciclosporina*
SANDOSTATIN. *Ver Octreotida*
Sangramento, fármacos utilizados para o tratamento, 193f, 211–212
SAPHRIS. *Ver Asenapina*
*Saquinavir*, 510f–511f, 522
*Sareciclina*, 692
*Sargramostim*, 685
*Sarilumabe*, 626
SAVAYSA. *Ver Edoxabana*
*Saxagliptina*, 367f–368f, 378
SAXENDA. *Ver Liraglutida*
*Secobarbital*, 248f. *Ver também* Barbitúricos
SECONAL. *Ver Secobarbital*
Sedação, anti-histamínicos H₁, 603
SEEBRI. *Ver Glicopirrolato*
Segundo mensageiro, 24, 26
*Selegilina*, 231f, 237, 237f, 263f
SELZENTRY. *Ver Maraviroque*
*Semaglutida*, 367f–368f
*Senna*, 659
SENOKOT. *Ver Senna*
SEP. *Ver* Sintomas extrapiramidais (SEPs)
Sequestrantes de ácidos biliares, 215f. *Ver também* Resinas ligadoras de ácidos biliares
SEREVENT DISKUS. *Ver Salmeterol*
SEREVENT. *Ver Salmeterol*
SERMs. *Ver* Moduladores seletivos de receptores de estrogênio (MSREs)
SEROMYCIN. *Ver Cicloserina*
SEROQUEL. *Ver Quetiapina*
Serotonina, 604–605
    liberação, 604
    localização, 604
    mecanismo de ação, 605
    síntese, 604
    usos terapêuticos, 605
Serotonina, como neurotransmissor, 46
Serotonina, receptor(es), 604
Serotonina–dopamina, antagonistas, 272
*Serratia marcescens*, 443
*Sertaconazol*, 496f
*Sertralina*, 263f, 734
*Sevoflurano*, 309
Sífilis, 438. *Ver também Treponema pallidum*
SII. *Ver* Síndrome do intestino irritável (SII)
*Sildenafila*, 187, 671
SILENOR. *Ver Doxepina*
*Silodosina*, 102f, 674
SILVADENE. *Ver Sulfadiazina de prata*
Simpatolíticos. *Ver* Antagonistas adrenérgicos
Simpatomiméticos, 81, 716–719

SIMPONI. *Ver Golimumabe*
SIMULECT. *Ver Basiliximabe*
Sinalização sináptica, 46f
Sinapse, 40
Síndrome coronariana aguda, 183
Síndrome da íris flácida, 104
Síndrome de Cushing
    diagnóstico de, 403–405
    iatrogênica, 404–405
Síndrome de hiperinfecção, 546
Síndrome de Lennox-Gastaut, fármacos usados para tratar, 292
Síndrome de Prader-Willi, 358
Síndrome de Sjögren, 58
Síndrome de Stevens-Johnson (SSJ), 433, 444, 478
Síndrome do bebê cinza, 468
Síndrome do intestino irritável (SII), 661, 661f
Síndrome maligna neuroléptica, 281
SINEMET. *Ver Levodopa*
Síntese da parede celular, inibidores, 437f–438f, 437–452
Síntese de proteínas, inibidores, 455–469.
    *Ver também* Aminoglicosídeos; Glicilciclinas; Macrolídeos; Tetraciclina
Sintomas extrapiramidais (SEPs), 280–281
*Sinvastatina*, 215f, 218
*Sipuleucel-T*, 577–578
*Sirolimo*, 589f
SIRTURO. *Ver Bedaquilina*
Sistema cálcio/fosfatidilinositol, 48, 48f. *Ver também* Diacilglicerol (DAG)
Sistema endócrino, 39
Sistema nervoso, 39–45
Sistema nervoso autônomo (SNA), 39–48, 41f, 116–117
    agonistas colinérgicos em, locais de ação do, 53f
    anatomia do, 40, 42
    funções do, 42–44
    inervação do, 44
    sinalização química entre células em, 45–47
Sistema nervoso central (SNC), 39, 39f, 121
    estimulantes, 231f, 231–244. (*Ver também* Alucinógenos; Estimulantes psicomotores)
    neurotransmissão no, 231–232
    potenciais sinápticos no, 232–233
    vias neurais
        excitatórias, 232, 232f
        inibitórias, 232, 233f
Sistema nervoso entérico, 42
Sistema nervoso parassimpático, 42
    características do, 45f
    funções do, 43–44
Sistema nervoso periférico (SNP), 39
Sistema nervoso simpático, 40–42
    barorreceptores e, 147
    funções do, 42–43
Sistema nervoso somático, 40, 44, 47f
Sistema P450. *Ver* Citocromo P450 (CYP450)
Sistema renina-angiotensina-aldosterona, 117, 117f
    ativação do, 147
    inibidores do, 124
Sistema respiratório, fármacos que afetam, 634–647, 635f
*Sitagliptina*, 367f–368f, 378
SIVEXTRO. *Ver Tedizolida*
SJS. *Ver* Síndrome de Stevens-Johnson (SSJ)
SKELID. *Ver Tiludronato*
SLO-NIACIN. *Ver Niacina*
SNA. *Ver* Sistema nervoso autônomo (SNA)
SNC. *Ver* Sistema nervoso central (SNC)
*Sofosbuvir*, 510f–511f
*Sofosbuvir/velpatasvir*, 510f–511f
*Sofosbuvir/velpatasvir/voxilaprevir*, 510f–511f
*Solifenacina*, 67f, 72
Solubilidade, de fármacos, e absorção, 8
SOLU-MEDROL. *Ver Metilprednisolona*
*Somatostatina*, 358

Somatotropina, 357–358
*Somatropina*, 355f, 357–358
SOMATULINE DEPOT. *Ver Lanreotida*
SONATA. *Ver Zaleplona*
Sono ausente de movimento rápido dos olhos (REM), 250
SORINE. *Ver Sotalol*
*Sotalol*, 176–177
SOVALDI. *Ver Sofosbuvir*
SPECTAZOLE. *Ver Econazol*
SPIRIVA RESPIMAT. *Ver Tiotrópio*
SPORANOX. *Ver Itraconazol*
SPRINTEC. *Ver Norgestimato*
Squaleno epoxidase, inibidores, 505, 505f
STALEVO. *Ver Levodopa*
*Staphylococcus aureus* resistente à *meticilina* (MRSA), 424f, 439–440, 443, 448–449, 473
*Staphylococcus aureus* sensível à *meticilina* (MSSA), 438, 450f
*Staphylococcus aureus*. *Ver Staphylococcus aureus* resistente à *meticilina* (MRSA)
    fármacos usados para tratar, 473
    *resistente à meticilina*, 427, 439–440, 443, 476
    *sensível à meticilina*, 438
*Staphylococcus epidermidis* resistente à *meticilina* (MRSE), 448
STARLIX. *Ver Nateglinida*
STAXYN. *Ver Vardenafila*
STEGLATRO. *Ver Ertugliflozina*
STELARA. *Ver Ustequinumabe*
STENDRA. *Ver Avanafil*
*Stenotrophomonas maltophilia*, 473, 476
STRATTERA. *Ver Atomoxetina*
*Streptococcus agalactiae*, 423
*Streptococcus pneumoniae*, 423, 438, 476
*Streptomyces nodosus*, 496
STRIANT. *Ver Testosterona* (bucal)
STRIBILD. *Ver Elvitegravir + cobicistato + tenofovir disoproxil fumarato + entricitabina*
STROMECTOL. *Ver Ivermectina*
Subcutâneo, 386f
*Subsalicilato de bismuto*
    na terapia antidiarreica, 659
    para úlcera péptica, 655
Substância negra, na doença de Parkinson, 233, 234f
Substância P/receptor de neuroquinina-1 antagonistas, 657
SUBSYS. *Ver Fentanila*
SUBUTEX. *Ver Buprenorfina*
*Succinilcolina*, 67f, 76f
*Sucralfato*, para úlcera péptica, 655
SUDAFED PE. *Ver Fenilefrina*
SUDAFED. *Ver Pseudoefedrina*
SUFENTA. *Ver Sufentanila*
*Sufentanila*, 323f, 325, 330–331
*Sugamadex*, 315
*Sulbactam*, 438
*Sulbactam + ampicilina*, 441f
*Sulconazol*, 496f
*Sulfacetamida sódica*, 693
*Sulfadiazina de prata*, 472f
*Sulfametoxazol*, 478–480, 480f, 539, 541–542
SULFAMYLON. *Ver Mafenida*
*Sulfassalazina*, 472f, 624, 664
Sulfato de magnésio, 179
SULFAZINE. *Ver Sulfassalazina*
Sulfonamidas, 476–478
    absorção, 477
    administração e destino, 477f
    contraindicações, 478
    cristalúria, 478
    distribuição, 477–478
    distúrbios hematopoiéticos, 478
    efeitos adversos, 478, 478f
    espectro antibacteriano, 477
    excreção, 478
    farmacocinética, 477
    hipersensibilidade, 478
    inibição da síntese de tetra-hidrofolato, 476f
    mecanismo de ação, 477
    metabolismo, 478
    nefrotoxicidade, 478
    potenciação de fármacos, 478
    resistência, 477
Sulfonilureias, 367f–368f, 376
*Sumatriptana*, 607
SUMAVEL. *Ver Sumatriptana*
SUPPRELIN LA. *Ver Histrelina*
SUPRANE. *Ver Desflurano*
Suprarrenal, córtex 403
Suprarrenal, insuficiência
    primária
        diagnóstico da, 357
        tratamento da, 403
    secundária
        diagnóstico da, 357
        tratamento da, 403
    terciária, tratamento da, 403
Suprarrenal, medula, 43, 402f
    neurotransmissão na, 43f
SUPRAX. *Ver Cefixima*
*Suramina*, 539
SURMONTIL. *Ver Trimipramina*
SUSTIVA. *Ver Efavirenz*
*Suvorexanto*, 248f, 258
SYMAX. *Ver Hiosciamina*
SYMBICORT. *Ver Formoterol*
SYMLIN. *Ver Pranlintida*
SYMMETREL. *Ver Amantadina*
SYNAREL. *Ver Nafarelina*
SYNERCID. *Ver Quinupristina/Dalfopristina*
SYNTHROID. *Ver Levotiroxina*

# T

Tacrina, 60
*Tacrolimo*, 589f
*Tadalafila*, 671, 676
*Tafenoquina*, 533–534
*Talidomida*, 578
TALWIN NX. *Ver Pentazocina*
TALWIN. *Ver Pentazocina*
TAMBOCOR. *Ver Flecainida*
TAMIFLU. *Ver Oseltamivir*
*Tamoxifeno*, 385f, 389–390, 571
*Tansulosina*, 102f, 104, 674
TAPAZOLE. *Ver Metimazol*
*Tapentadol*, 323f, 327f, 334
Taquiarritmias, 171, 175
Taquiarritmias atrioventricular juncional, 173
Taquiarritmias ventriculares, 176
Taquicardia ventricular, 174
Taquifilaxia, 28
*Tasimelteona*, 248f, 257
TASMAR. *Ver Tolcapona*
*Tavaborol*, 496f, 507
Taxanos, 570
TAXOL. *Ver Paclitaxel*
*Tazaroteno*, 698
*Tazobactam*, 439, 447
*Tazobactam + ceftolozano*, 447–448, 449f
*Tazobactam + piperacilina*, 440f–441f
TAZORAC. *Ver Tazaroteno*
TB multirresistente (TBMR), 486–487
TBMR. *Ver TB multirresistente (TBMR)*
TDAH. *Ver Transtorno de déficit de atenção/hiperatividade (TDAH)*
TECFIDERA. *Ver Dimetil fumarato*
Técnica inalatória, 643
*Tedizolida*, 455f
TEFLARO. *Ver Ceftarolina*
TEGRETOL. *Ver Carbamazepina*
TEKTURNA. *Ver Alisquireno*
*Telavancina*, 450, 451f
*Telmisartana*, 115f–116f
*Temazepam*, 248f
TEMODAR. *Ver Temozolomida*
*Temozolomida*, 567
Tempestade tireoidiana, 363
Tempo de tromboplastina parcial ativada (TTPa), 204
*Tenecteplase*, 193f
TENEX. *Ver Guanfacina*
Teníase, 549, 550f
*Tenofovir alafenamida*, 510f–511f
*Tenofovir disoproxil fumarato*, 510f–511f, 520
TENORMIN. *Ver Atenolol*
Tensão, fármacos para, 608
*Teofilina*, 341f, 640
Terapia hormonal na menopausa, 386–387
Terapia hormonal (TH) na pós-menopausa, 386
Terapias gênicas, 577
TERAZOL. *Ver Terconazol*
*Terazosina*, 102f, 103–104, 126, 674
*Terbinafina*, 505, 505f
*Terbutalina*, 81f, 93
*Terconazol*, 496f
*Teriflunomida*, 243
*Teriparatida*, 411f, 414–415
TESSALON PERLES. *Ver Benzonatato*
TESTIM. *Ver Testosterona* (tópica)
TESTOPEL. *Ver Testosterona* (implante)
*Testosterona* (adesivo), 397f
*Testosterona* (implante), 397f
*Testosterona* (tópica), 397f
*Testosterona*, 395–396
    derivados da, farmacocinética da, 397
    efeitos adversos da, em mulheres, 397
    farmacocinética da, 396–397
    secreção da, 396, 396f
*Testosterona* cipionato, 397f
*Testosterona* enantato, 397f
TESTRED. *Ver Metiltestosterona*
*Tetracaína*, 302f
*Tetraciclina*, 455f, 455–459, 536
    absorção da, 457, 457f
    administração e destino da, 457f
    aplicações terapêuticas da, 457f
    contraindicações, 458
    distribuição da, 458
    efeitos adversos da, 458
    eliminação da, 458
    espectro antibacteriano da, 455
    farmacocinética da, 457–458
    mecanismo de ação da, 455, 456f
    resistência a, 456–457
Tetra-hidrofolato, síntese, 476f
*Tetraidrocanabinol* (THC), 722
THC. *Ver Tetraidrocanabinol (THC)*
THEO-24. *Ver Teofilina*
THEOCHRON. *Ver Teofilina*
THERMAZENE. *Ver Sulfadiazina de prata*
THYMOGLOBULIN. *Ver Globulinas antitimócitos*
THYROLAR. *Ver Liotrix*
*Tiagabina*, 287f, 291f, 296
TIAZAC. *Ver Diltiazem*
Tiazolidinedionas (TZDs), 367f–368f, 377
*Ticagrelor*, 193f, 197f
    efeitos adversos do, 199
    farmacocinética do, 199
    mecanismo de ação do, 198, 198f
    usos terapêuticos do, 199
*Ticlopidina*, 193f
    efeitos adversos da, 199
    farmacocinética da, 199
    mecanismo de ação da, 198, 198f
    usos terapêuticos da, 199
*Tigeciclina*, 455f, 459–460
TIH. *Ver* Trombocitopenia induzida por *heparina* (TIH)
TIKOSYN. *Ver Dofetilida*
*Tiludronato*, 413f
*Timolol*, 58, 102f, 108–109
TIMOPTIC. *Ver Timolol*
TINACTIN. *Ver Tolnaftato*
TINDAMAX. *Ver Tinidazol*
*Tinidazol*, 531, 542

*Tioconazol*, 496f
*Tiopental. Ver Barbitúricos*
Tiopurinas, 667
*Tioridazina*, 276f
*Tiotixeno*, 276f
*Tiotrópio*, 67f, 72, 640
*Tipranavir*, 510f–511f, 522
Tiramina, 95, 271
Tireotoxicose, 362–363
*Tirofibana*, 197f
    farmacocinética da, 200
    mecanismo de ação da, 200
Tirosina cinase, atividade, 26
Tirosina hidroxilase, 81
Tiroxina (T4), 356f
*Tisagenlecleucel,* 577
TIVICAY. *Ver Dolutegravir*
TNF-α, inibidores, 665
TNKASE. *Ver Tenecteplase*
TOBI. *Ver Tobramicina*
*Tobramicina*, 76, 429f, 455f
TOBREX. *Ver Tobramicina*
*Tocilizumabe,* 626
*Tofacitinibe,* 595, 595f
TOFRANIL. *Ver Imipramina*
*Tolcapona,* 231f
*Tolnaftato,* 496f, 507
*Tolterodina,* 67f
TOPAMAX. *Ver Topiramato*
*Topiramato,* 287f, 296
Topoisomerase, inibidores, 573–574, 574f
TOPROL XL. *Ver Metoprolol; Metoprolol succinato*
TORADOL. *Ver Cetorolaco*
*Torsemida,* 115f–116f, 120, 131f, 139
Tosse
    alívio da, 328f
    fármacos usados para tratar, 645–647
Total de água corporal, e volume de distribuição, 11
TOUJEO. *Ver Insulina glargina*
TOVIAZ. *Ver Fesoterodina*
Toxicologia, 705–711
Toxina botulínica, ações da, 53
Toxina(s)
    descontaminação, 706
    eliminação, 706–707
    exposição à, 705f
    farmacêutica e ocupacional, 707–711
    hemodiálise, 706
    mecanismo de ação das, 706f
    tratamento de emergência, 705–707
*Toxoplasma gondii,* 537, 541
Toxoplasmose, 541–542
TRADJENTA. *Ver Linagliptina*
*Tramadol,* 323f, 325f, 327f, 334–335
TRANDATE. *Ver Labetalol*
*Trandolapril,* 115f–116f
*Tranilcipromina,* 263f, 271
Tranquilizantes, principais. *Ver* Antipsicótico, fármacos
Tranquilizantes principais. *Ver* Antipsicóticos, fármacos
Transcriptases reversas (RTs), 513. *Ver também* Inibidores nucleosídicos da transcriptase reversa; Inibidores não nucleosídicos da transcriptase reversa
TRANSDERM SCÔP. *Ver Escopolamina*
Transdução de sinal, 24–28
Transpeptidase, inibição por penicilinas, 437
Transplante de órgãos, fármacos usados no, 496, 583. *Ver também* Imunossupressores
Transportadores de cassetes de ligação de ATP, 739
Transportadores de fármacos, 738–741
Transportadores de solutos, 740–741
Transporte ativo, 4, 6, 6f
Transporte de fluido e eletrólito, agentes que modificam, no tratamento antidiarreico, 659

Transtorno de ansiedade generalizada (TAG), 253
Transtorno de déficit de atenção/hiperatividade (TDAH)
    anfetamina para, 345
    metilfenidato para, 347
Transtorno de Tourette, 279
Transtornos de ansiedade, benzodiazepínicos para, 250
Transtornos por uso de substâncias, 716
TRANXENE. *Ver Clorazepato*
Tratamento observado diretamente (TOD), 487
Trato urinário, antissépticos/antimicrobianos, 472f, 481–483
Trato urogenital, atrofia pós-menopausa, terapia com estrogênio para, 388f
TRAVATAN Z. *Ver Travoprosta*
*Travoprosta,* 108f
*Trazodona,* 263f, 268
TRECATOR. *Ver Etionamida*
Trematódeos, 545, 548–549, 548f
Tremor, com fármacos antipsicóticos, 281. *Ver também* Doença de Parkinson
*Treponema pallidum,* 438
*Treprostinila,* 616
TRESIBA. *Ver Insulina degludeca*
TREXALL. *Ver Metotrexato*
*Triancinolona,* 401f
*Triantereno,* 115f–116f, 120, 131f, 141
Triazol, 499–501, 503f–504f
*Triazolam,* 248f
*Trichomonas vaginalis,* 530
*Trichuris trichiura,* 545
*Triclabendazol,* 549
TRICOR. *Ver Fenofibrato*
Tricuríase, 547
*Triexifenidil,* 67f, 72, 231f
*Trifluridina,* 518
Trifosfato de adenosina (ATP)
    e transporte ativo, 4, 6, 6f
    nas vesículas de armazenamento de acetilcolina, 53
Trifosfato de adenosina citrato liase inibidor, 223
TRIGLIDE. *Ver Fenofibrato*
*Tri-iodotironina* (T3), 360, 361f
TRILEPTAL. *Ver Oxcarbazepina*
*Trimetoprima,* 472f, 476, 476f, 539, 541–542
    efeitos adversos, 479
    espectro antibacteriano, 479
    farmacocinética, 479
    inibição da síntese de tetra-hidrofolato, 476f
    mecanismo de ação, 479
    resistência, 479
    sinergismo, 480f
*Trimetoprima/sulfametoxazol,* 472f
    administração e destino da, 481f
    aplicações terapêuticas da, 480f
    efeitos adversos, 481, 481f
    espectro antibacteriano, 480
    farmacocinética, 481
    mecanismo de ação, 480
    resistência a, 481
*Trimipramina,* 263f, 268
TRIMPEX. *Ver Trimetoprima*
TRI-NORINYL. *Ver Noretindrona*
TRINTELLIX. *Ver Vortioxetina*
Tripanosoma, 538, 539f
Tripanossomíase, 538–540
Triptanas, 606–607, 606f
Triquinose, 547
TRIUMEQ. *Ver Abacavir + lamivudina + dolutegravir*
TRIZIVIR. *Ver Abacavir + zidovudina + lamivudina*
Trocador sódio/cálcio, e contratilidade cardíaca, 162f
Trombina, 195
Trombocitopenia, 478
Trombocitopenia induzida por *heparina* (TIH), 205
Tromboembolismo, fármacos usados para tratar, 199, 212

Tromboflebite, relacionada à *anfotericina B,* 498
Trombolíticos, fármacos, 193f, 209–210
Tromboplastina, 201, 204
Trombose venosa profunda (TVP), 193f, 390
Trombose *vs.* embolia, 193f
Trombose. *Ver também* Trombose venosa profunda (TVP)
    arterial, 193f
    definição de, 193f
    induzido por fármacos, 203
    venosa, 193f
Tromboxano $A_2$ (TXA$_2$), 615
Tromboxano(s), 195
    síntese, *ácido acetilsalicílico* e, 197
TROPICACYL. *Ver Tropicamida*
*Tropicamida,* 67f, 72
*Tróspio,* 67f, 73
TRULICITY. *Ver Dulaglutida*
TRUVADA. *Ver Entricitabina + tenofovir disoproxil fumarato*
*Trypanosoma brucei,* 538
*Trypanosoma brucei gambiense,* 538
*Trypanosoma brucei rhodesiense,* 538
*Trypanosoma cruzi,* 538
Tuberculose
    em pacientes infectados pelo HIV (aids), fármacos usados para tratar, 489
    esquemas multimedicamentosos para, 487
    fármacos usados para tratar, 486f
        primeira linha, 486, 486f, 490f
        segunda linha, 486, 491–492, 491f
    quimioterapia para, 486–492
    resistente a medicamentos, estratégias de tratamento, 487, 487f
    resistente a múltiplos medicamentos, 486
    terapia observada diretamente, 487
*Tubocurarina,* 74
Tubular distal, reabsorção, 16
Túbulo contorcido distal, 16, 17f, 133
Túbulo contorcido proximal, 132–133
Túbulo e ducto coletor, 133–134
Túbulo proximal, secreção, 16
TUDORZA PRESSAIR. *Ver Aclidínio*
TUDORZA. *Ver Aclidínio*
TXA$_2$. *Ver* Tromboxano $A_2$ (TXA$_2$)
TYBOST. *Ver Cobicistate*
TYGACIL. *Ver Tigeciclina*
TYLENOL. *Ver Paracetamol*
TYMLOS. *Ver Abaloparatida*
TYSABRI. *Ver Natalizumabe*
TYVASO. *Ver Treprostinila*
TZDs. *Ver* Tiazolidinedionas (TZDs)

## U

UDP-glicuronosiltransferase (UGT), e metabolismo dos fármacos antiepilépticos, 292
Úlcera péptica, fármacos usados para tratar, 650–655, 650f
*Ulipristal,* 394
*Ulipristal acetato,* 385f–386f
ULORIC. *Ver Febuxostato*
ULTANE. *Ver Sevoflurano*
ULTIVA. *Ver Remifentanila*
ULTRAM. *Ver Tramadol*
UNASYN. *Ver Sulbactam + ampicilina*
Unidade motora, 45
UNIPHYL. *Ver Teofilina*
URECHOLINE. *Ver Betanecol*
UREX. *Ver Metenamina*
Urina
    acidificação da, e eliminação de fármacos, 16
    alcalinização da, e eliminação de fármacos, 16, 706
    pH e eliminação de fármacos, 16
*Urofolitropina,* 355f, 359
UROXATRAL. *Ver Alfuzosina*
Uso indevido de medicamentos prescritos, 725
*Ustequinumabe,* 666

## V

VABOMERE. *Ver Vaborbactam + meropeném*
*Vaborbactam + meropeném*, 448
VAGIFEM. *Ver Estradiol* (vaginal)
VAGISTAT-1. *Ver Tioconazol*
*Valaciclovir*, 510f–511f
VALCYTE. *Ver Valganciclovir*
*Valganciclovir*, 510f–511f
VALIUM. *Ver Diazepam*
*Valproato*, 296
*Valsartana*, 115f–116f
    ações da, 154
    efeitos adversos da, 154
    farmacocinética da, 154
    uso terapêutico da, 154
VALTREX. *Ver Valaciclovir*
VANCOCIN. *Ver Vancomicina*
*Vancomicina*, 432–433, 437f–438f, 448–449, 449f
VANTAS. *Ver Histrelina*
*Vardenafila*, 671
*Vareniclina*, 341f, 344
*Varfarina*, 193f, 206–207, 737–738
    efeitos adversos da, 207
    farmacocinética da, 207, 207f
    índice terapêutico da, 34
    interações medicamentosas com, 15
    mecanismo de ação da, 206–207
    metabolismo da, 15
    usos terapêuticos da, 207
VASCEPA. *Ver Icosapente etílicol*
Vasoconstrição, 90, 92, 105–106
Vasodilatação, regulamentação da, 85, 85f
Vasodilatadores, 127, 157–159
Vasomotor, 386–387, 388f
Vasopressina, 355f, 360. *Ver também* Hormônio antidiurético
VASOSTRICT. *Ver Vasopressina*
VASOTEC. *Ver Enalapril*
*Vecurônio*, 67f, 75
VELCADE. *Ver Bortezomibe*
VELETRI. *Ver Epoprostenol*
VEMLIDY. *Ver Tenofovir alafenamida*
Veneno de aranha, ações do, 53
Veneno de aranha viúva negra, ações do, 53
*Venlafaxina*, 263f, 266
VENOFER. *Ver Ferro*
VENTAVIS. *Ver Iloprosta*
VENTOLIN HFA. *Ver Salbutamol*
VENTOLIN. *Ver Salbutamol*
*Verapamil*, 124–125, 177, 182f, 186
VERELAN. *Ver Verapamil*
Verminose, 547f
VESICARE. *Ver Solifenacina*
VFEND. *Ver Voriconazol*
Via bucal de administração de fármacos, 2
Via da lipoxigenase, 614, 615f
Via parenteral de administração de fármacos, 2–3
Via retal de administração de fármacos, 4
Via subcutânea (SC) de administração de fármacos, 3
Via sublingual de administração de fármacos, 2
Via tópica de administração de fármacos, 3
VIAGRA. *Ver Sildenafila*
VIBATIV. *Ver Telavancina*
*Vibegrona*, 94
VIBRAMYCIN. *Ver Doxiciclina*
VICODIN. *Ver Hidrocodona*
VICTOZA. *Ver Liraglutida*
VIDAZA. *Ver Azacitidina*
VIDEX. *Ver Didanosina*
*Vigabatrina*, 287f, 296–297
VIGAMOX. *Ver Moxifloxacino*
VIIBRYD. *Ver Vilazodona*
*Vilazodona*, 263f, 268
*Vimblastina*, 569
VIMPAT. *Ver Lacosamida*
VINCASAR PFS. *Ver Vincristina*
VINCASAR PFS. *Ver Vincristina*
*Vincristina*, 569
*Vinorelbina*, 569
VIRACEPT. *Ver Nelfinavir*
VIRAMUNE. *Ver Nevirapina*
VIRAZOLE. *Ver Ribavirina*
VIREAD. *Ver Tenofovir disoproxil fumarato*
VIROPTIC. *Ver Trifluridina*
Vírus da imunodeficiência humana (HIV), infecção. *Ver também* Inibidores de entrada; Inibidores não nucleosídicos da transcriptase reversa (INNTRs); Inibidores nucleosídicos da transcriptase reversa (INTRs)
    combinação de dose fixa, 510f–511f
    inibidores da protease usados para tratar, 514–515
    INNTRs usados para tratar, 521–523
    INTRs usados para tratar, 520–521
    fármacos usados para tratar, 518–520
Vírus sincicial respiratório (RSV), 510, 519f
Vírus varicela-zóster (VVZ), 516
Vitamina $B_{12}$ (cianocobalamina), endocitose da, 6
Vitamina D, análogos, 700
Vitamina K, antagonistas, 206–207. *Ver também Varfarina*
Vitamina $K_1$ (fitomenadiona), 193f, 212
VIVACTIL. *Ver Protriptilina*
VIVARIN. *Ver Cafeína*
VIVELLE. *Ver Estradiol* (transdérmico)
VIVITROL. *Ver Naltrexona*
VOGELXO. *Ver Testosterona* (tópica)
Volume aparente de distribuição, 10
Volume de distribuição ($V_d$), 10–11
Vômito. *Ver também* Êmese
    desencadeadores de, 656
    induzido por fluoroquinolona, 474–475
    morfina e, 325
    trimetoprima/sulfametoxazol, 481
*Vorapaxar*, 201
*Voriconazol*, 496f, 501–502, 502f
*Vortioxetina*, 263f, 268
VOSEVI. *Ver Sofosbuvir/velpatasvir/voxilaprevir*
*Voxelotor*, 685–686
VRAYLAR. *Ver Cariprazina*
VYVANSE. *Ver Lisdexamfetamina*

## W

WELCHOL. *Ver Colesevelam*
WELLBUTRIN. *Ver Bupropiona*
*Wuchereria bancrofti*, 546

## X

XADAGO. *Ver Safinamida*
XALATAN. *Ver Latanoprosta*
XANAX. *Ver Alprazolam*
XARELTO. *Ver Rivaroxabana*
XELJANZ. *Ver Tofacitinibe*
XELODA. *Ver Capecitabina*
Xerostomia, 58
XOLAIR. *Ver Omalizumabe*
XOLEGEL. *Ver Cetoconazol*
XTANDI. *Ver Enzalutamida*
XULANE. *Ver Norelgestromina* (transdérmica)
XYLOCAINE. *Ver Lidocaína*
XYZAL. *Ver Levocetirizina*

## Y

YASMIN. *Ver Drospirenona*
YAZ. *Ver Drospirenona*
YODOXIN. *Ver Iodoquinol*

## Z

ZADITOR. *Ver Cetotifeno*
*Zafirlucaste*, 639
*Zaleplona*, 248f, 257
*Zanamivir*, 510f–511f, 511, 512f
ZARONTIN. *Ver Etosuximida*
ZAROXOLYN. *Ver Metolazona*
ZARXIO. *Ver Filgrastim*
ZELAPAR. *Ver Selegilina*
ZEMBRACE. *Ver Sumatriptana*
ZENZEDI. *Ver Dextroanfetamina*
ZEPATIER. *Ver Elbasvir/grazoprevir*
ZERBAXA. *Ver Tazobactam + ceftolozana*
ZESTRIL. *Ver Lisinopril*
ZETIA. *Ver Ezetimiba*
ZIAGEN. *Ver Abacavir*
*Zidovudina + lamivudina + abacavir*, 510f–511f
*Zidovudina*, 510f–511f, 518
*Zileutona*, 639
ZINACEF. *Ver Cefuroxima*
*Ziprasidona*, 276f, 282
ZITHROMAX. *Ver Azitromicina*
ZOCOR. *Ver Sinvastatina*
ZOHYDRO ER. *Ver Hidrocodona*
ZOLADEX. *Ver Gosserrelina*
*Zolmitriptana*, 607
ZOLOFT. *Ver Sertralina*
*Zolpidem*, 248f, 256–257
    dosagem e administração de, 17
ZOLPIMIST. *Ver Zolpidem*
ZOMETA. *Ver Ácido zoledrônico*
ZOMIG. *Ver Zolmitriptana*
Zona de gatilho quimiorreceptora (CTZ), 656
Zona glomerulosa, 401
ZONEGRAN. *Ver Zonisamida*
*Zonisamida*, 287f, 297
ZORTRESS. *Ver Everolimo*
ZOSYN. *Ver Tazobactam + piperacilina*
ZOVIRAX. *Ver Aciclovir*
ZYBAN. *Ver Bupropiona*
ZYFLO CR. *Ver Zileuton*
ZYLOPRIM. *Ver Alopurinol*
ZYPREXA. *Ver Olanzapina*
ZYRTEC. *Ver Cetirizina*
ZYVOX. *Ver Linezolida*